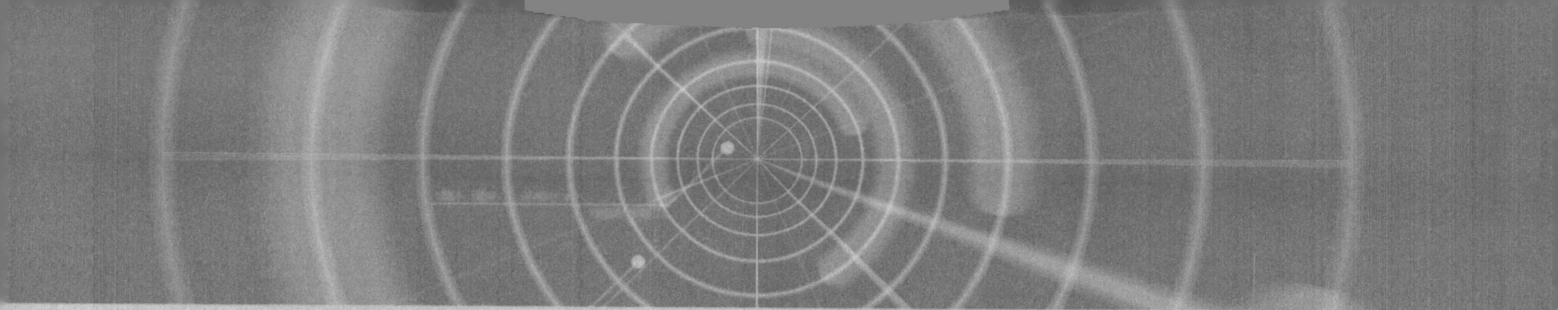

TECNOLOGIA DO PESCADO

Ciência, Tecnologia, Inovação e Legislação

2ª edição

Organizador

Alex Augusto Gonçalves

Universidade Federal Rural do Semi-Árido (Ufersa), Mossoró, RN.
Secretaria de Aquicultura e Pesca (SAP), Ministério da Agricultura,
Pecuária e Abastecimento (MAPA), Brasília, DF.

Atheneu

Rio de Janeiro • São Paulo
2021

Joice Teixeira Souza, MSc.
Universidade Federal Rural do Semi-Árido (Ufersa), Programa de Pós-Graduação em Ciência Animal (PPGCA), Mossoró, RN.

José Carlos de Almeida, Dr.
Instituto Federal de Educação, Ciência e Tecnologia do Amazonas (IFAM), Manaus, AM.

José de Assis Fonseca Faria, Dr.
Universidade Estadual de Campinas (Unicamp), Faculdade de Engenharia de Alimentos (FEA), Campinas, SP.

José Milton Barbosa, Dr.
Universidade Federal de Sergipe (UFS), Aracaju, SE.

Judite Lapa Guimarães, Dr.
Faculdade de Zootecnia e Engenharia de Alimentos (FZEA), Universidade de São Paulo (USP), Pirassununga, SP.

Juliana Antunes Galvão, Dr.
Universidade de São Paulo, Escola Superior de Agricultura Luiz de Queiroz (ESALQ), Piracicaba, SP.

Léa Silvia Sant´Ana, Dr.
Faculdade de Ciências Agronômicas (FCA), Universidade Estadual Paulista "Júlio de Mesquita Filho" (Unesp), Botucatu, SP.

Luciana Guimarães Alves Filgueira, Dr.
Universidade Federal do Rio Grande do Norte (UFRN), Natal, RN.

Luis Antonio de Almeida Pinto, Dr.
Universidade Federal do Rio Grande (FURG), Rio Grande, RS.

Luis Antônio de Oliveira Proença, Dr.
Instituto Federal de Educação, Ciência e Tecnologia de Santa Catarina (IFSC), Itajaí, SC.

Mara Cristina Pessôa da Cruz, Dr.
Faculdade de Ciências Agrárias e Veterinárias (FCAV), Universidade Estadual Paulista (Unesp), Jaboticabal, SP.

Márcia Menegassi, MSc.
Nutricionista autônoma, Brasília, DF.

Maria Leonor Nunes, Dr.
Centro Interdisciplinar de Investigação Marinha e Ambiental (CIIMAR), Lisboa, Portugal.

Maria Lúcia Nunes, Dr. (*in memoriam*)
Universidade Federal do Ceará (UFC), Fortaleza, CE.

Maria Luiza Rodrigues de Souza Franco, Dr.
Universidade Estadual de Maringá (UEM), Maringá, PR.

Marina Feitosa Carvalho, MSc.
Bolsista da Fundação de Apoio à Pesquisa e à Inovação Tecnológica do Estado de Sergipe (Fapitec), Universidade Federal de Sergipe (UFS), Aracaju, SE.

Mario Tavares
Instituto Adolfo Lutz (IAL) – Laboratório Regional de Santos, Santos, SP.

Mathias Alberto Schramm, Dr.
Instituto Federal de Educação, Ciência e Tecnologia de Santa Catarina (IFSC), Itajaí, SC.

Melina Franco Coradini, MSc.
Universidade Estadual de Maringá (UEM), Maringá, PR.

Meritaine da Rocha, Dr.
Universidade Federal do Rio Grande (FURG), Rio Grande, RS.

Milton Luiz Pinho Espírito Santo, Dr.
Universidade Federal do Rio Grande (FURG), Rio Grande, RS.

Mônica Queiroz de Freitas, Dr.
Universidade Federal Fluminense (UFF), Faculdade de Veterinária, Niterói, RJ.

Nádia Carbonera, Dr.
Universidade Federal de Pelotas (UFPel), Pelotas, RS.

Oscarina Viana de Sousa, Dr.
Instituto de Ciências do Mar (LABOMAR), Universidade Federal do Ceará (UFC), Fortaleza, CE.

Regine Helena Silva dos Fernandes Vieira, Dr.
Instituto de Ciências do Mar (LABOMAR), Universidade Federal do Ceará (UFC), Fortaleza, CE.

Rogério de Jesus, Dr.
Instituto Nacional de Pesquisas da Amazônia (INPA), Manaus, AM.

Rose Meire Vidotti, Dr.
Polo Regional Centro Norte – Agência Paulista de Tecnologias dos Agronegócios (APTA), Pindorama, SP.

Rubison Olivo, Dr.
OLIVOS – Ciência & Technologia, Cocal do Sul, SC.

Sergio Marcos Arins
Caviar Brasil Produtos Alimentícios Ltda.,
Itajaí, SC.

Sérgio Carmona de São Clemente, Dr. (*in memoriam*)
Universidade Federal Fluminense (UFF), Faculdade de Veterinária, Niterói, RJ.

Sónia Cristina Nunes Salvador Correia Pedro, Dr.
Instituto Português do Mar e da Atmosfera (IPMA),
Lisboa, Portugal.

Soraya Nassereddine Cheung
Canadian Food Inspection Agency (CFIA), Ottawa, Canadá.

Thais Mirapalheta, MSc.
Universidade Federal de Santa Catarina (UFSC),
Florianópolis, SC.

Thaís Moron Machado, MSc.
Unidade Laboratorial de Referência em Tecnologia do Pescado, Instituto de Pesca, Santos, SP.

Thiago Pereira Alves, Dr.
Instituto Federal de Educação, Ciência e Tecnologia de Santa Catarina (IFSC), Itajaí, SC.

Tito Roberto Sant'Anna Cadaval Junior, Dr.
Universidade Federal do Rio Grande (FURG),
Rio Grande, RS.

Uilians Emerson Ruivo
Ruivo Consultoria Industrial Ltda., Balneário Camboriú, SC.

Walter Augusto Ruiz, Dr.
Universidade Federal do Rio Grande (FURG),
Rio Grande, RS.

Wellington de Freitas Castro, Dr.
Instituto Federal do Sudeste de Minas Gerais,
Barbacena, MG.

Wilson Luiz Juliano dos Santos
Consultor Industrial, Diretor da WS Consultoria Ltda.,
Itajaí, SC.

Dedicatória

"Dedico este livro a todos os profissionais que atuam na área de Ciência, Tecnologia, Inspeção e Controle de Qualidade do Pescado, principalmente, à minha esposa, Márcia, e aos meus filhos, Lucas e Gabriel, pelo estímulo, parceria e compreensão durante as incansáveis horas de trabalho."

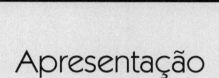

Apresentação

Honra-me a satisfação que experimento nesta oportunidade de reeditar este livro, ao lado de excelentes profissionais, e, ainda, publicado pela Editora Atheneu, de renome acadêmico (nacional e internacional), sob a direção do Dr. Paulo Rzezinski, ao qual agradeço o convite e a confiança no trabalho aqui depositado.

Esta obra foi a realização de um sonho que se concretizou no ano de 2011, e para surpresa de todos obteve o segundo lugar na categoria "Tecnologia e Informática" no 54º Prêmio Jabuti em 2012. Hoje, nesta segunda edição revisada e ampliada, tenho a convicção que esta obra permanecerá como um dos livros de referência nos cursos de Engenharia de Pesca, Oceanografia, Engenharia de Aquicultura, Medicina Veterinária, Engenharia de Alimentos, Tecnologia de Alimentos, Nutrição, Gastronomia, e áreas afins, bem como nos referidos Programas de Pós-Graduação. Além do meio acadêmico, este livro certamente somará aos profissionais que atuam nos órgãos governamentais, como Secretaria de Defesa Agropecuária, Secretaria de Aquicultura e Pesca, Secretaria de Agricultura Familiar e Cooperativismo (Ministério da Agricultura, Pecuária e Abastecimento), Agência Nacional de Vigilância Sanitária (Ministério da Saúde), e aos profissionais que atuam nas indústrias de processamento do pescado.

Este livro tem o objetivo de promover o avanço da pesquisa e o desenvolvimento da área de pescado, bem como estimular o progresso profissional de técnicos e pesquisadores da área. Está organizado em seis importantes sessões: Ciência do Pescado, Tecnologia do Pescado, Pesquisa e Desenvolvimento de Novos Produtos, Aproveitamento de Resíduos para a Obtenção de Novos Subprodutos, Sanitização e Higiene, e Legislação do Pescado.

Ao final, abordamos uma síntese das principais espécies comerciais de pescado em cada região do Brasil, uma extensa tabela de composição química de importantes espécies e produtos de pescado, bem como exemplos de fluxogramas operacionais dos principais processamentos do pescado.

O livro é destinado a vários níveis e contém informação tanto atual quanto inovadora, além de ser muito relevante para futuras consultas e aplicações práticas. Cada capítulo foi extensivamente trabalhado pelos seus respectivos autores, que se dedicaram à apresentar informações-chave, exemplos práticos e referências bibliográficas, sendo outro diferencial das obras até então publicadas.

No fim, este material poderá ser um complemento importante para indústrias, instituições de pesquisa, instituições de ensino técnico e superior e bibliotecas pessoais. Ele será inestimável para tecnólogos da indústria de pescado, consultores, pesquisadores, estudantes de graduação e pós-graduação e autoridades do governo envolvidas na regulação ou fiscalização e no controle de qualidade do pescado.

Desejo humildemente poder contribuir com as suas pesquisas acadêmicas, consultas nas plantas industriais, consultas no momento de uma fiscalização ou no controle de qualidade.

Alex Augusto Gonçalves
Brasília (DF), 2020

Prefácio

É uma honra, para mim, ter a possibilidade de prefaciar esta obra do Dr. Alex Augusto Gonçalves. Para aqueles que trabalham com tecnologia, asseguramento da qualidade, pesquisa, desenvolvimento tecnológico, arcabouço legislativo para a produção e comercialização do pescado e produtos pesqueiros, dentre outros aspectos, o livro nos brinda com elementos substantivos robustos para melhor capacitar e facilitar o conhecimento de profissionais de diferentes formações acadêmicas, direta ou indiretamente relacionadas à área de pescado e derivados.

Quando analisamos a importância do pescado e os seus produtos quanto à inocuidade alimentar e ao comércio, identificamos diferentes capítulos desta obra com informações valiosas para a melhor fundamentação científica na busca de tais objetivos.

Dados consistentes sobre físico-química, aspectos sensoriais, microbiologia e aspectos nutricionais do pescado, assim como aqueles relacionados à certificação e rastreabilidade, ao processo de desenvolvimento de produtos, à inovação e à capacitação, proporcionam aos leitores uma base sólida para consultas sobre a segurança e o comércio dos produtos pesqueiros.

É fundamental ressaltar a base científica desta obra. O princípio científico, para a tomada de decisões, é o elemento mais importante quando consideramos a necessidade de manutenção da saúde pública e as práticas leais de comércio, conforme preconizado pela Comissão do *Codex Alimentarius*.

Destaco, também, a importância deste livro como referência nos cursos acadêmicos de Engenharia de Pesca, Engenharia de Alimentos, Medicina Veterinária, Zootecnia, Nutrição, Oceanografia, Ciências do Mar e nos programas de Pós-Graduação, bem como no meio empresarial, ou seja, para a indústria de processamento do pescado e derivados.

Finalmente, gostaria de sublinhar a grande satisfação profissional para mim, em poder trabalhar com o autor desta obra em missão da ONU, mais especificamente da Organização das Nações Unidas para a Alimentação e a Agricultura (FAO/ONU), na África. Tal experiência e oportunidade de troca de informações científicas com o Professor Alex foram marcantes na minha vida profissional. A qualidade técnica e o profissionalismo do autor, àquela época, são replicados no valor inestimável desta obra.

Guilherme Antonio da Costa Júnior
Adido Agrícola na Missão do Brasil junto à União Europeia
Presidente da Comissão do Codex Alimentarius

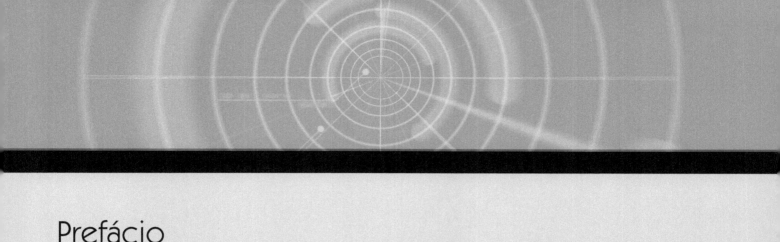

Sumário

Material Suplementar

Este livro disponibiliza aos leitores algumas figuras coloridas e para visualizar basta acessar o QR *code* abaixo.

O acesso é gratuito, rápido e fácil! Caso haja alguma mudança no sistema ou dificuldade de acesso, entre em contato conosco pelo SAL.

Capítulo	**QR *code***
1 Aspectos Gerais do Pescado Alex Augusto Gonçalves	
8 Parasitos em Pescado Sérgio Carmona de São Clemente (*in memoriam*)	
11.1 Resfriamento e Congelamento do Pescado Alex Augusto Gonçalves	
11.2 Enlatamento do Pescado Wilson Luiz Juliano dos Santos ▪ Alex Augusto Gonçalves	
11.3 Secagem do Pescado Sónia Cristina Nunes Salvador Correia Pedro ▪ Maria Leonor Nunes	

Capítulo	QR *code*
11.4 Salga do Pescado Maria Leonor Nunes ▪ Sónia Cristina Nunes Salvador Correia Pedro	
11.5 Defumação do Pescado Alex Augusto Gonçalves ▪ Alexandra Correa Marques de Oliveira	
11.6 Fermentação do Pescado Elisabete Maria Macedo Viegas ▪ Judite Lapa Guimarães	
11.8 Carne Mecanicamente Separada (CMS) de Pescado Cristiane Rodrigues Pinheiro Neiva	
11.9 Produção de *Surimi* e Suas Aplicações Alex Augusto Gonçalves	
12.1 Embalagem Ativa e com Atmosfera Modificada Alex Augusto Gonçalves ▪ Adriano Gomes da Cruz ▪ José de Assis Fonseca Faria	
12.2 Irradiação do Pescado Alessandra A. Z. Cozzo de Siqueira	

Capítulo	QR *code*
12.3 Tecnologias de Melhoramento Mecânico de Pescado e Seus Benefícios aos Consumidores Rubison Olivo	
12.4 Produtos Formatados e Reestruturados de Pescado Antonio Diogo Lustosa Neto ▪ Alex Augusto Gonçalves	
12.5 Produtos Empanados de Pescado Alex Augusto Gonçalves ▪ Cristina Leonhardt	
12.6 Produtos Embutidos de Pescado Thaís Moron Machado ▪ Alex Augusto Gonçalves	
12.7 Tecnologia de Alta Pressão Aplicada ao Pescado Alex Augusto Gonçalves	
13 O Processo de Desenvolvimento de Produtos de Pescado Alex Augusto Gonçalves	
14 Inovação de um Novo Produto Alex Augusto Gonçalves	

Capítulo	QR *code*
16 **Embalagens para Pescado** Alex Augusto Gonçalves ▪ José de Assis Fonseca Faria ▪ Wellington de Freitas Castro	
18 **Vida de Prateleira do Pescado** Walter Augusto Ruiz ▪ Alex Augusto Gonçalves	
19 **Farinha de Pescado** Alex Augusto Gonçalves ▪ Maria Lúcia Nunes (*in memoriam*)	
21 **Concentrado Proteico de Pescado** Rogério de Jesus ▪ José Carlos de Almeida	
23 **Compostagem de Resíduos da Pesca e Aquicultura** Ivã Guidini Lopes ▪ Mara Cristina Pessôa da Cruz ▪ Rose Meire Vidotti	
24 **Transformação da Pele em Couro** Maria Luiza Rodrigues de Souza Franco	
26 **Quitina e Quitosana Obtidas de Rejeitos de Pescado e Aplicações no Tratamento de Efluentes** Luis Antonio de Almeida Pinto ▪ Bruna Silva de Farias ▪ Tito Roberto Sant'Anna Cadaval Junior	

Capítulo	QR *code*
27 **Extração de Pigmentos Carotenoides** Carlos Prentice-Hernández (*in memoriam*)	
29 **Aproveitamento Integral de Algas Marinhas** Hugo Alexandre de Oliveira Rocha ▪ Luciana Guimarães Alves Filgueira ▪ Edda Lisboa Leite	
30 **Aproveitamento de Ovas** Nádia Carbonera ▪ Alex Augusto Gonçalves ▪ Milton Luiz Pinho Espírito Santo ▪ Thais Mirapalheta	
31 **Produção de Bottarga** Sergio Marcos Arins ▪ Alex Augusto Gonçalves	
32 **Aproveitamento de Conchas de Moluscos Bivalves** Alex Augusto Gonçalves	
33 **Limpeza e Higienização na Indústria de Pescado** Uilians Emerson Ruivo ▪ Alex Augusto Gonçalves	
34 **Processos Oxidativos Avançados: Ozônio** Alex Augusto Gonçalves	

1 parte

Ciência do Pescado

1 Aspectos Gerais do Pescado

Alex Augusto Gonçalves

Introdução

O pescado é um componente extremamente importante na dieta humana, como fonte de nutrientes (proteínas, lipídios e componentes bioativos), e para chegar à mesa do consumidor, a indústria do pescado vem contribuindo para o fornecimento de uma grande variedade de produtos e subprodutos para o consumidor final. Essas ofertas vão desde peixes inteiros (grandes ou pequenos), em pedaços (postas ou filés), resfriados ou congelados, enlatados em uma infinidade de formas, produtos secos e curados, óleos de peixe, até produtos prontos para o consumo.[1,2,8,9]

Como pode ser evidenciado, a lista de produtos é enorme e está em expansão. A variedade, até dentro de um tipo de produto, é grande e a diversidade de espécies utilizadas como alimento passa dos milhares. Cada uma dessas variações e combinações apresenta uma matriz enorme de possibilidades, oportunidades e problemas. Ao longo dos últimos 80 anos ou mais, tecnólogos e cientistas de alimentos têm se esforçado para redigir algumas regras gerais, a partir de observações e experimentações com pescado e produtos derivados, para controlar e predizer suas propriedades em um grande número de circunstâncias. Os dois principais temas de condução para esses esforços têm sido a segurança e a qualidade – expressa principalmente em termos de propriedades mensuráveis.[1,2]

Por fim, são conhecidas mais de 12 mil espécies de pescado que vivem em diferentes oceanos, mares, estuários, rios e lagos, e apenas 1,5 mil dessas espécies são capturadas em quantidades suficientes para serem consideradas de relevância comercial. A maioria dos peixes de interesse comercial pertence às ordens superiores de peixes ósseos (teleósteos), embora alguns sejam cartilaginosos (elasmobrânquios).[3,9,10]

Definição do pescado

Entende-se por pescado os peixes, os crustáceos, os moluscos, os anfíbios, os répteis, os equinodermos e outros animais aquáticos usados na alimentação humana.[12]

Reino animal
Filo Arthropoda
▪ *Subfilo Crustacea*: camarão, *krill*, lagosta, lagostins, siris, caranguejos etc.
Filo Echinodermata
▪ *Subfilo Echinozoa*
▪ Classe *Echinoidea*: ouriços do mar

(continua)

Nota ao Leitor: Este capítulo apresenta algumas figuras coloridas e para visualizar basta acessar o QR *code* disponível na página XIX, "Material Suplementar".

Reino animal (continuação)
Filo Mollusca
▪ Classe *Gastropoda*: moluscos univalves (abalones)
▪ Classe *Bivalvia*: moluscos bivalves (mariscos, ostras, mexilhão, vieiras)
▪ Classe *Cephalopoda*: lulas, sépias, polvos
Subfilo Vertebrata
▪ Superclasse *Pisces*
▪ Classe *Chondrichthyes*: peixes cartilaginosos (tubarão, cação, raias)
▪ Classe *Osteichthyes*: peixes ósseos (anchova, pescada, sardinha, atum, robalo, badejo, namorado, pampo, vermelho, pargo, cioba, dentão, corvina, trilha, carapau, linguado, abrótea, merluza, manjuba, congrio, bagre, tainha, truta, salmão, pacu, tambaqui, corimbatá, pirarucu, dourado, piranha etc.)
Superclasse Tetrapoda
▪ Classe *Amphibia*: anfíbios (rãs)
▪ Classe *Reptilia*: répteis (tartarugas, jacarés, crocodilos)
▪ Classe *Mammalia*: mamíferos (baleias)

Apesar de o novo RIISPOA[12] não incluir na definição do pescado, os vegetais aquáticos (*i.e.* macroalgas) na definição do pescado, alguns autores comentam que a necessidade desse alimento para a humanidade é grande e, já estão sendo utilizadas como fontes de alimentos.[4,9,10,13] O termo algas é aplicado a um grande número de organismos, constituído de 1,8 mil gêneros e 21 mil espécies (ver detalhes no Capítulo 27).

Reino vegetal	
Divisão *cyanophyta*	Algas azuis
Divisão *charophyta*	Algas verdes
Divisão *chlorophyta*	Algas verdes
Divisão *rhodophyta*	Algas vermelhas
Divisão *phaeophyta*	Algas pardas

Características do pescado

Conhecer as inter-relações entre as diversas espécies de pescado pode ajudar a entender melhor as dependências entre as espécies e seus constituintes químicos. A dieta alimentar tem grande influência sobre a sua composição química geral e, em especial, sobre a composição em ácidos graxos; por isso, é interessante destacar algumas informações sobre o *habitat*. Em geral, os peixes são classificados de acordo com sua posição trófica na coluna de água,[4,9,10] sendo denominados:

- **Pelágicos**, aqueles grandes predadores (atum) e presas (sardinha, arenque, cavala) que formam cardumes e podem desenvolver grandes velocidades na migração à procura de alimento ou para a desova, que permanecem na coluna de água e geralmente habitam a superfície. São de grande importância industrial, visto que, por formarem cardumes, podem ser extraídos em grande quantidade e em menor tempo;
- **Demersais**, aqueles que estão bem próximos ao fundo, ou seja, as espécies de águas mais profundas, pouco velozes e que geralmente não têm hábitos migratórios (pescada, corvina, castanha, abrótea, papa-terra etc.);
- **Bentônicos**, aqueles que permanecem junto ao fundo do mar (linguados, raias etc.).

Estrutura do corpo

A forma externa das espécies marinhas é o resultado da adaptação às condições específicas do *habitat* para sobreviverem e reproduzirem-se. Assim, os grandes nadadores (pelágicos) se caracterizam pelo formato fusiforme; e uma compressão lateral, mais forte na dorsal que na ventral, produz uma forma de pera (pescada, corvina, castanha etc.), característica de espécies demersais. Se a compressão lateral for muito intensa, a espessura do corpo diminui proporcionalmente (galo, pampo, tilápia, tambaqui etc.). A compressão máxima ocorre nos linguados, raias, violas e outros peixes de fundo arenoso ou lodoso. Já a forma de serpente é típica das espécies bentônicas (enguias, moreias etc.), porém há espécies demersais típicas com esse formato (congro, espada etc.).[4,10]

A forma do corpo tem grande importância na escolha dos equipamentos para a pesca, armazenamento a bordo e no processamento: (i) influi nas operações de decapitação, evisceração e limpeza geral por métodos manuais ou mecanizados; (ii) influi no dimensionamento das caixas, prateleiras, câmaras e outros implementos para armazenamento a bordo; (iii) influi na adequação e no rendimento da carne quando pré-processada na forma de corpo limpo, postas ou filés; (iv) afeta a velocidade de resfriamento em gelo e do congelamento a bordo ou na indústria.[4,9]

A maioria dos peixes, com exceção dos planos (peixe-galo, linguado etc.), tem estrutura simétrica, que pode ser dividida em cabeça, corpo e cauda. A superfície é coberta de pele e nela, na maior parte das espécies, assentam-se as escamas. A musculatura do peixe consta de três grupos de músculos estriados: cabeça, corpo e aletas. Os músculos do corpo encontram-se dos dois lados da espinha vertebral e compõem-se de quatro músculos dispostos de forma longitudinal, dois dorsais e dois ventrais, separados uns dos outros por tecido conjuntivo forte (Figura 1.1).[3,4,9]

Os músculos dos peixes correm no sentido do eixo principal, mas as fibras não apresentam continuidade desde a cabeça até a cauda, pois estão interrompidas (segmentadas) regularmente por divisórias do tecido conjuntivo (colágeno) chamadas de **miosepta**. Os segmentos são chamados de

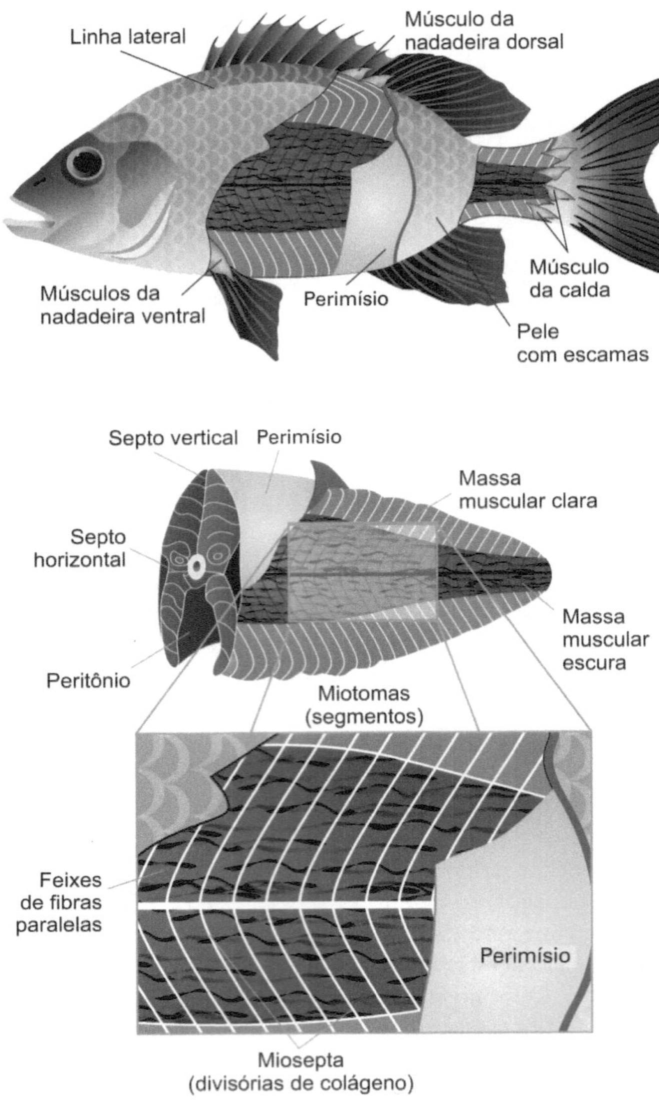

Figura 1.1. ■ Localização dos mioséptos e miotomas no tecido muscular de peixes.[4]

miômeros ou **miotomas** e têm o comprimento em função do tamanho do peixe. Os miotomas podem ser observados após a remoção da pele e o desprendimento do perimísio (membrana de fibras entrecruzadas que envolve ou forra os músculos) (Figura 1.1).

Em geral, os **miotomas** têm a forma de W e vão desde a superfície até a coluna vertebral, inclinando-se de maneira típica de acordo com a classe do peixe (Figuras 1.2 e 1.3). Em virtude da inclinação, ocorre uma superposição dos miotomas, o que permite a formação de cones visíveis como anéis concêntricos em um corte transversal, particularmente nos peixes de tamanho grande (Figura 1.2). O ápice do cone, nos teleósteos, é orientado para a cabeça.[4,6,10]

O músculo do peixe é funcionalmente muito parecido com o dos mamíferos, mas há diferenças importantes quanto ao comprimento das fibras musculares (mais curtas, nos peixes) e à inserção das fibras na miosepta. Assim como nos mamíferos, o tecido muscular dos peixes é composto de músculo estriado, cuja unidade funcional é a fibra muscular, constituída de miofibrilas (proteínas contráteis – actina e miosina) e envolvida pelo sarcolema. Essas proteínas ou miofilamentos são ordenados de forma alternada, proporcionando o estriamento muscular característico. Além disso, é importante mencionar que no pescado existem dois tipos de tecido muscular, o branco (ou claro) e o vermelho (ou escuro), sendo que a proporção do músculo claro é predominante (Figura 1.4), exceto em algumas espécies em que a porção do músculo escuro é significativa.[2-4,6,9]

Já a parte útil dos peixes, também denominada corpo limpo ou carcaça, é a parte do corpo pronta para o consumo ou para a industrialização. Trata-se do tronco sem vísceras, barbatanas, com pele (sem escamas), porém com a coluna vertebral. O corpo limpo representa, em média, 62,6% do peso dos peixes marinhos e de água doce, considerados em

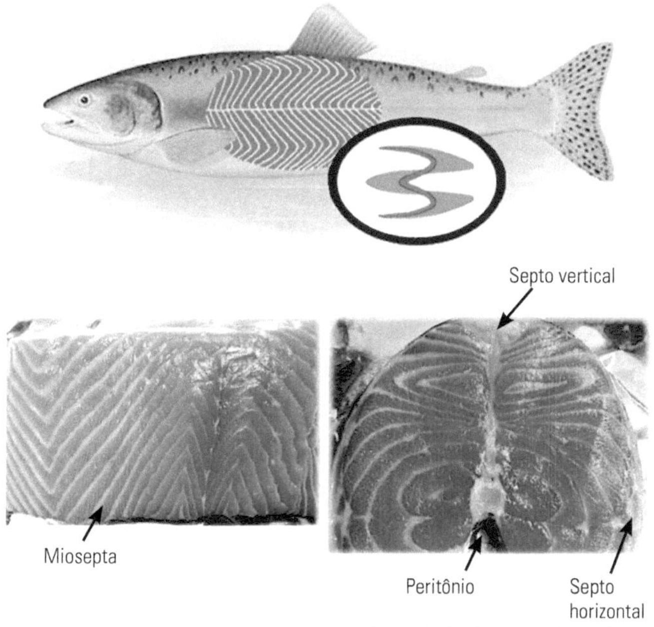

Figura 1.2 ■ Miotomas no salmão (corte longitudinal e transversal).

conjunto. O percentual do corpo limpo permite comparar as espécies, avaliar fatores críticos e visualizar o potencial para a industrialização.[4,6,10]

O pescado filetado apresenta um rendimento que varia segundo a espécie do peixe. O rendimento em filé com pele das espécies marinhas e de água doce encontra-se entre 33% e 60% (com média de 50%). A retirada da pele para preparo de produtos mais elaborados reduz o rendimento para 43%, dos quais a pele perfaz em média 7,5% do peso dos peixes ósseos. O rendimento depende principalmente da forma externa da matéria-prima.[4] Os peixes com forma fusiforme apresentam rendimentos altos em razão da massa muscular cilíndrica. Os atuns, bonitos, serras, sardinhas, curimbatás e outros fusiformes têm rendimento de filé com pele superior a 54%. Os fusiformes alongados (sororoca, bicudinha) também apresentam rendimentos elevados; entretanto, peixes comprimidos como a corvina, pargo, tilápia etc. estão entre as espécies de rendimento mais baixo (< 42%). A cabeça geralmente acompanha a forma externa típica (achatada, espremida, comprimida), porém sua contribuição percentual depende de sua relação com o restante do corpo. Os peixes de cabeça grande e, ainda, comprimi-

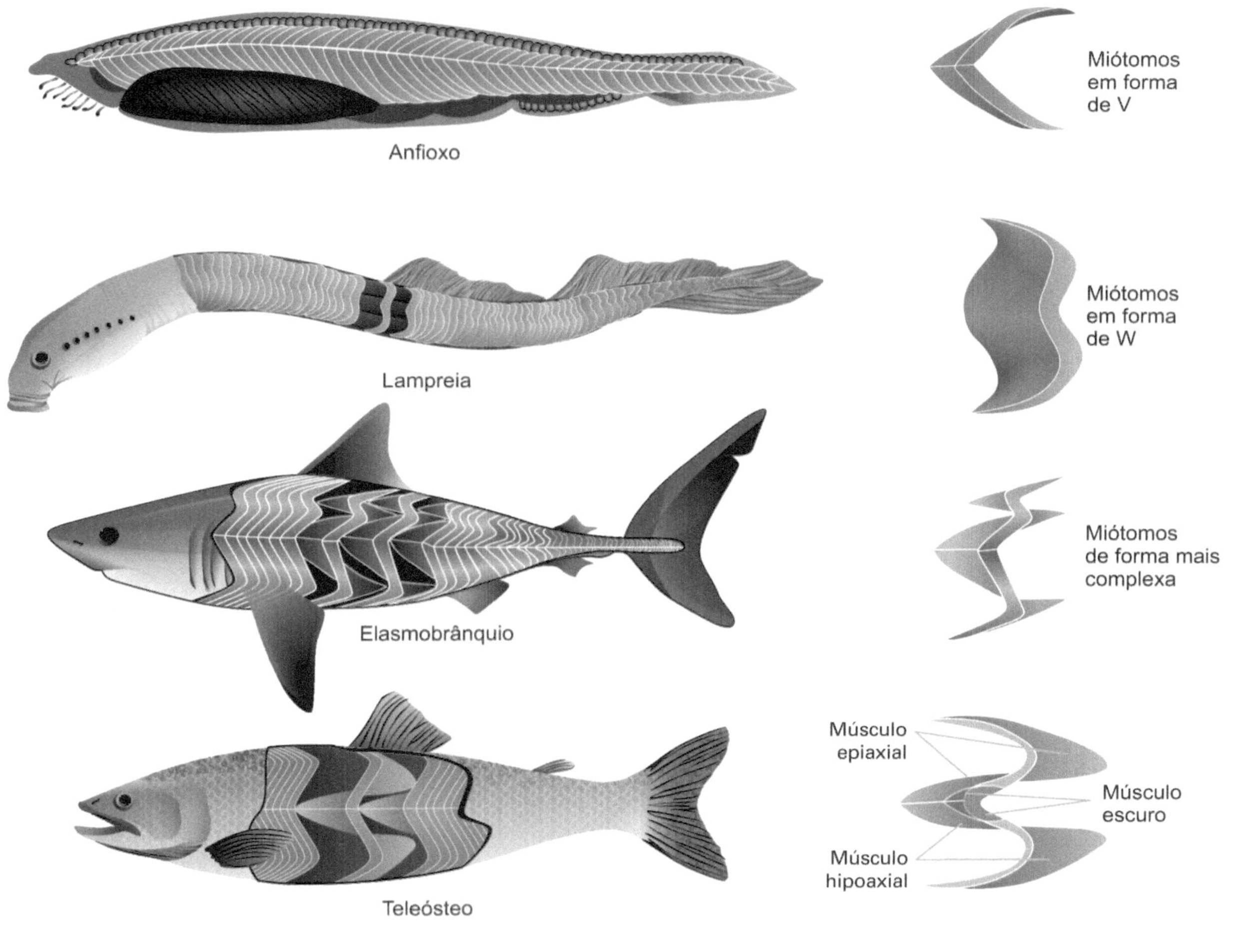

Figura 1.3 ■ Diagrama simplificado do formato dos miotomas em diferentes grupos de pescado.

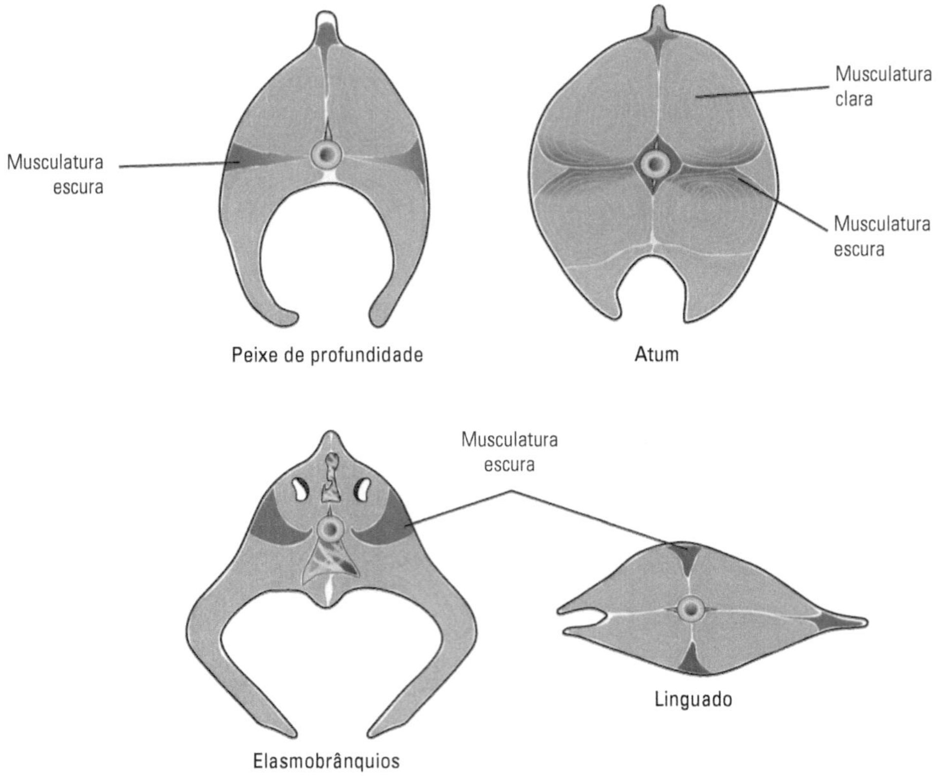

Figura 1.4 ■ Proporção da musculatura clara e escura em diferentes grupos de peixes.[7,10]

da apresentam baixos rendimentos, mas se eles têm uma cabeça pequena, como o linguado e o pacu, o rendimento atinge valores altos.[4,9]

Na Tabela 1.1, observa-se a contribuição, em percentual, de cada parte do corpo e o rendimento final do filé de espécies marinhas e fluviais. Pode-se observar que existe uma correlação entre o percentual da cabeça e os rendimentos de corpo limpo e filé com pele. Além da cabeça, os resíduos formados pelas nadadeiras, pele e vísceras também influenciam o rendimento da parte comestível do pescado, pois podem representar em torno de 25% do peso do peixe. A inclusão da cabeça aumenta os resíduos para 47%, um percentual muito alto de materiais de qualidade nutricional razoavelmente boa que devem ser aproveitados como farinha, solúveis ou silagem ou compostagem, para diminuir custos e a poluição das áreas costeiras. Nos peixes ósseos, as vísceras perfazem em torno de 11% do peso dos peixes inteiros, e nos elasmobrânquios, entre 15% e 20%, principalmente devido ao maior tamanho do fígado, que pode chegar até 15% do peso do peixe.[4]

A pele é importante, pois várias espécies são comercializadas sob a forma de filé com pele. Há um grande interesse em aproveitá-la como matéria-prima para curtume (ver detalhes no Capítulo 23) e, hoje, em tratamento de queimados. A pele do peixe pode ser mantida nas queimaduras por vários dias e, por apresentar um percentual de colágeno (ver detalhes no Capítulo 24) superior ao da pele humana, melhora a cicatrização e evita infecções e perda de líquidos e proteínas. Já na elaboração de farinha integral (Capítulo 18) há uma dificuldade, pois, em virtude de seu alto teor de colágeno, gruda nos equipamentos, podendo dificultar a concentração dos líquidos da cocção e prensagem.

Com exceção dos cefalópodes (lulas, sépias e polvos), os moluscos e crustáceos apresentam rendimento de carne útil para a industrialização (congelados, enlatados, salgados, defumados) mais baixo que o dos peixes, principalmente em razão da presença da concha e/ou carapaça (exoesqueleto). Em alguns moluscos, apenas é consumido o músculo adutor (que junta ou separa as duas valvas), como na vieira brasileira, de que se aproveita apenas 15% do molusco vivo. O mexilhão brasileiro apresenta em torno de 65% de concha, e 37% constituem-se de suco e carne, e a diferença, por vísceras e apêndices. A ostra do mangue apresenta aproximadamente 83% de concha e 17% de conteúdo interno, dos quais apenas 7% correspondem a carne e o restante, a vísceras. As lulas e os polvos são a grande exceção, pois só são descartados os olhos, as vísceras, o bico e a pele (em alguns casos), cuja soma não ultrapassa 30% do animal.[4,9]

Dos caranguejos e siris só são aproveitadas a carne das pinças e pernas e uma parte mínima de carne do

TABELA 1.1 Relação entre forma externa das principais espécies marinhas e fluviais com os rendimentos em filé com e sem pele. (Adaptada de Contreras-Guzmán ES.)[4]

Nome vulgar	(nome científico)	Peso (kg)	Cabeça (%)	Corpo limpo (%)	Filé com pele (%)	Filé sem pele (%)
Albacora	*Germo alalunga*	14,10	20,0	64,0	56,8	49,0
Anchova	*Pomatomus saltatrix*	1,20	21,5	61,6	50,0	46,9
Bagre	*Trachysurus barbus*	2,40	21,4	63,2	49,9	38,6
Cavalinha	*Scomber scomnbrus*	0,40	20,9	57,0	43,5	–
Curimbatá	*Prochilodus scrofa*	0,70	13,7	69,9	59,0	50,2
Corvina	*Micropogonias furnieri*	1,80	28,2	48,5	37,2	32,0
Linguado	*Paralichthys orbignianus*	0,90	12,1	76,9	39,8	48,3
Manjuba	*Anchoviella hubsi*	0,02	14,0	67,0	57,5	–
Pacu	*Colossoma mitrei*	3,0	–	–	–	52,7
Pargo	*Lutyanus purpureus*	0,71	26,3	55,6	45,5	39,0
Pescada	*Macrodon ancylodon*	0,37	15,4	64,5	54,2	49,1
Sardinha	*Sardinella brasiliensis*	0,04	19,6	63,6	54,3	–
Tainha	*Mugil brasiliensis*	1,10	18,4	58,2	48,4	43,0
Tilápia	*Sarotheredon niloticus*	0,53	19,1	56,1	–	32,2
Traíra	*Hoplias malabaricus*	0,63	18,1	68,8	58,6	47,5
Xixarro	*Trachurus trachurus*	0,02	20,4	57,3	49,1	–

corpo. O rendimento não excede 15% do animal vivo. Para tirar a carne desses animais é preciso cozinhá-los previamente; portanto, os rendimentos resultam na base de carne cozida. A forma e tamanho das pinças influem muito no rendimento desses crustáceos. No camarão-rosa (*Penaeus paulensis*), cabeça e tórax (cefalotórax) perfazem 28% a 33%, a cauda com casca, 40% a 48%, e, após a limpeza, o rendimento de carne fica entre 30% e 33%. No camarão-gigante-da-malásia (*Macrobrachium rosengergii*), a carne limpa corresponde aproximadamente a 31% da matéria-prima. Na lagosta brasileira (*Panulirus argus*), a cauda limpa perfaz em torno de 36%, e a carne do cefalotórax contribui com mais 3%, dando 39% de carne útil.[4]

Composição química

A determinação da composição química do pescado permite classificá-lo em grandes grupos de alimentos, de acordo com os teores de água, lipídios, proteínas e minerais. A disponibilidade dessas informações possibilita a execução dos seguintes objetivos: (a) padronização dos produtos alimentares com base em critérios nutricionais; (b) fornecimento de subsídios para decisões de caráter dietético; (c) acompanhamento de processos industriais e pesquisas por meio de mudanças nos componentes químicos; e (d) seleção de certos equipamentos para a otimização econômico-tecnológica.[4,9,11]

A composição química percentual (ou centesimal) do pescado comumente não inclui a determinação de carboidratos, visto que nos peixes e em alguns crustáceos o teor é inferior a 1%. Entretanto, em alguns moluscos (ostra, mexilhão), o glicogênio pode atingir até 10% da matéria seca; portanto, deve-se tomar cuidado ao proceder à determinação química da espécie-alvo.[4,11]

A água é um dos componentes do pescado que apresenta maiores variações relacionadas às espécies e às épocas do ano, podendo compreender de 53% a 80% do total. De maneira geral, admite-se que há, nos peixes, correlação inversa entre o conteúdo de água e lipídio total, muito mais acentuada no caso das espécies gordas. Não é fácil oferecer a composição química das principais espécies comerciais de pescado (ver Anexo 2) por causa das variações sazonais, espécie, idade, sexo, estado fisiológico, dentre outras. Variações na composição química das espécies, causadas por estados fisiológicos ocasionais, são frequentes e aceitas pelos analistas (Tabela 1.2), desde que haja uma amostragem bem-feita para que não ocorram erros maiores que as flutuações naturais.

TABELA 1.2 Composição química aproximada (%) de algumas espécies de pescado.[3]

Espécie	Água	Proteína total	Gordura total	Sais minerais
Atum	70,4	24,7	3,9	1,3
Bacalhau	80,8	17,3	0,4	1,2
Cavala	67,5	18,0	13,0	1,5
Merluza	79,2	17,9	1,5	1,3
Truta	78,2	18,3	3,1	1,4
Lagostim	78,0	19,0	2,0	1,4
Ostra	83,0	9,0	1,2	2,0
Mexilhão	83,0	10,0	1,3	1,7

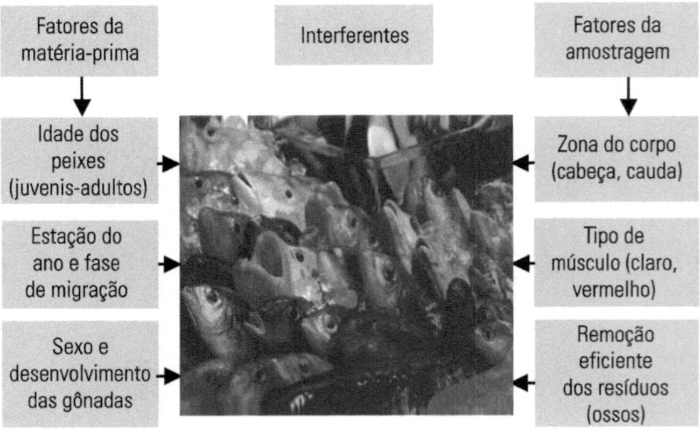

Figura 1.5 ▪ Fatores intrínsecos e extrínsecos que influem na composição química do pescado.[4]

Os fatores que afetam a composição química são resumidos no esquema da Figura 1.5.[3-5,9,11]

- **Água**: a água é o principal componente do pescado, chegando a constituir, em média, até 80% da porção comestível (60% a 85%), sendo que esse percentual pode variar com a espécie, época do ano, idade, sexo e estado nutricional. Uma parte da umidade da carne de peixe encontra-se fortemente ligada a proteínas e carboidratos (15% a 25%) e denomina-se água de constituição. A outra fração está envolvida na estrutura de rede do músculo fibrilar e do tecido conectivo, atuando como meio de dissolução, e é chamada de água livre.[4,6,9,11]
- **Proteína**: a maioria dos componentes nitrogenados do pescado faz parte das proteínas; no entanto, o tecido muscular contém igualmente compostos nitrogenados não proteicos. O conhecimento da composição e das propriedades dos diversos componentes nitrogenados é de grande relevância prática, uma vez que as características próprias do músculo dependem, em grande parte, da concentração e da proporção desses componentes. Dependendo da solubilidade, as proteínas podem ser divididas em: sarcoplasmáticas (20% a 30%: solúveis em água, e a maioria tem atividade enzimática), miofibrilares (65% a 75%: importantes do ponto de vista nutritivo e tecnológico, sendo 50% a 54% miosina, 25% a 27% actina, e 15% a 20% tropomiosina), insolúveis (vasos sanguíneos, nervos etc.), e do estroma (10% a 15%: importantes na textura do pescado – colágeno, elastina etc.).[4,6,7,9,11]
- **Gordura (lipídios)**: o conteúdo de gordura do pescado sofre variações muito significativas, dependendo da época do ano, da dieta, da temperatura da água, da salinidade, da espécie, da parte do corpo analisada etc. As variações lipídicas entre indivíduos da mesma espécie são muito acentuadas, bem como entre as espécies (bacalhau: < 1%; merluza: 1% a 1,5%; truta: aproximadamente 5%; sardinha, cavala e arenque: até 25%, ou mais). A gordura não se distribui por igual em todo o corpo do animal e varia também entre os tecidos e órgãos. Os lipídios ocorrem no peixe como dois amplos grupos. O primeiro, o grupo dos lipídios neutros (LN), consiste de triacilgliceróis, hidrocarbonetos, carotenoides, vitaminas, esteróis, alquil e alquenil-ésteres de diacilgliceróis, álcoois graxos e ceras, e é a principal forma na qual a fonte energética é estocada (muitas vezes observada como glóbulos de óleos que tenham sido acumulados no músculo, fígado e, em algumas espécies, ao redor do intestino). O segundo, o grupo dos lipídios polares (LP), compreende os glicolipídios, fosfolipídios e colesterol, que são os componentes essenciais da parede celular, mitocôndria e outras estruturas subcelulares.[4,6,9,11]
- **Componentes inorgânicos (elementos minerais)**: esses componentes representam 1,5% da composição química bruta, sendo mais expressivos em peixes marinhos, e são influenciados pela qualidade da água ambiente e

alimentação. Dependendo da água, às vezes, os peixes acumulam certos metais específicos em grande quantidade (Ca, Ni, As, Hg), podendo-se considerar riscos de intoxicação à ingestão desses animais (ver Capítulo 6). Em geral, os animais aquáticos são sensivelmente influenciados quali e quantitativamente por eletrólitos, em virtude da osmorregulação, em que utilizam os sais inorgânicos; exceto os elasmobrânquios, que fazem a osmorregulação mediante a utilização de substâncias orgânicas, como ureia e óxido de trimetilamina. Pode-se considerar que a maioria dos átomos metálicos está contida no músculo do peixe. Normalmente, Na, K, Ca, Mg, P, Cl e S são majoritários, e Cu, Fe, Mn, Co, Al, Ni, Zn, I e Br apresentam níveis mais baixos. Entre esses elementos, o Na, K, Ca e Cl encontram-se no estado inorgânico, enquanto os demais (P, S, I, Fe, Cu e Co), na sua maioria, encontram-se presentes no estado inorgânico, ligados a proteínas, lipídios e açúcares.[4,6,9,11]

- **Carboidratos**: os principais carboidratos do pescado são o glicogênio e mucopolissacarídeos (principalmente na forma de quitina, no exoesqueleto de crustáceos; ácido hialurônico, na cartilagem de baleia, couro de cação etc.; condroitina, na pele de lula e polvo; sulfato de condroitina, na pele e cartilagem de elasmobrânquios), mas também existem açúcares livres e fosfossacarídeos. O conteúdo de carboidratos no peixe é de 0,3% a 1%, exceto em algumas espécies de moluscos e crustáceos que os estocam como reserva energética (até 5% ou mais).[6,11]

Referências bibliográficas

1. Bremmer HA. Safety and quality issues in fish processing. Cambridge (England): Woodhead Publishing Limited and CRC Press LLC. 2002; 520 p.
2. Hyldig G, Larsen E, Green-Petersen D. Fish and sensory analysis in the fish chain. (Chap. 39, p. 499-510). In: Nollet LML (ed.). Handbook of meat, poultry & seafood quality. Iowa (USA): Blackwell Publishing. 2007; 719 p.
3. Ordóñez-Peneda JA. Tecnologia de alimentos - Vol. 2. Alimentos de origem animal. Porto Alegre (RS): Artmed Editora. 2005; 280 p.
4. Contreras-Guzmán ES. Bioquímica de pescado e derivados. Jaboticabal: FUNEP. 1994; 409 p.
5. Ludorff W, Meyer V. El pescado y los productos de la pesca. 2 ed. Zaragoza (Espanha): Acribia. 1978; 342 p.
6. Ogawa M, Maia EL. Manual da pesca: ciência e tecnologia do pescado - Vol. I. São Paulo: Varela. 1999; 430 p.
7. Spinelli J, Dassow JA. Fish proteins: their modification and potential uses in the food industry (Chap. 2, p. 13-25). In: Martin RE, Flick GJ, Ward DR (eds.). Chemistry & Biochemistry of marine food products. Westport, Connecticut (USA): AVI Publishing Co. 1982; 474 p.
8. Alasalvar C, Taylor T. Seafood: quality, technology and nutraceutical applications. Berlin (Alemanha): Springer. 2002; 225 p.
9. Yüksel Genç I, Esteves E, Diler A. Handbook of seafood: quality and safety maintenance and applications. Hauppauge, New York: Nova Science Publishers Inc. 2016; 350 p.
10. Granata LA, Flick Jr GJ, Martin RE. The Seafood Industry: species, products, processing, and safety. 2 ed. West Sussex (United Kingdom): Wiley-Blackwell. 2012; 488 p.
11. Machado ZL. Tecnologia de recursos pesqueiros: parâmetros, processos, produtos. Recife: SUDENE-DRN-Div. Recursos Pequeiros. 1984; 277 p.
12. Brasil. Ministério da Agricultura, Pecuária e Abastecimento (MAPA). Decreto n° 9.013, de 29 de março de 2017, aprova o novo Regulamento de Inspeção Industrial e Sanitária de Produtos de Origem Animal – RIISPOA. Brasília, DF: Diário Oficial da União, Seção 1, No. 62, p. 3-27, 30 de março de 2017.
13. Vasconcelos BMF, Gonçalves AA. Macroalgas e seus usos – alternativas para as indústrias brasileiras. Revista Verde (Mossoró – RN - BRASIL). 2013; 8(5):125-40.

2 Aspectos Físico-Químicos do Pescado

Mario Tavares ▪ Alex Augusto Gonçalves

Considerações iniciais

O pescado é um dos alimentos mais perecíveis e, por isso, necessita de cuidados adequados em toda cadeia produtiva (captura, processamento, armazenamento, distribuição e comercialização).[9,13,21,22,30] A maneira de manipular o pescado nesse intervalo de tempo determinará a intensidade com que se apresentam as alterações enzimática, oxidativa e microbiológica.[14]

A rapidez com que se desenvolve cada uma dessas alterações depende de como foram aplicados os princípios básicos de manuseio, higiene, boas práticas, manutenção da cadeia do frio, assim como os métodos de captura.[14] É evidente que todo pescado recém-capturado está fresco; por outro lado, grande proporção do pescado é comercializada na forma "resfriado em gelo", e nem sempre em estado de frescor adequado. Assim, o frescor do pescado determina a qualidade dos produtos e os limita significativamente.[14,30]

Dentre os fatores que influenciam o frescor do pescado, pode-se destacar: grau de esgotamento energético pós-captura e pós-despesca (influencia o tempo de *rigor mortis*); danos físicos (equipamento de captura e manuseio a bordo ou na despesca); limpeza e higiene (ambiente de trabalho ou na manipulação); produção de muco superficial (meio de desenvolvimento de microrganismos); autólise (proteínas e lipídios); e decomposição microbiana.[7,9,21,22]

Alterações *post-mortem* do pescado

O pescado, logo após a captura, sofre uma série de alterações (bio)químicas, físicas, e microbiológicas que se iniciam pela ação autolítica de enzimas musculares que hidrolisam proteínas e gorduras.[11,12,27] Logo a seguir, ocorre a ação dos microrganismos, o que provoca alterações físicas e químicas no pescado, cujo estágio final é a sua completa deterioração (Figura 2.1).[7,10,12,26]

Quando o animal morre (pouco antes do *rigor mortis* ou até o início deste), o músculo não se converte instantaneamente em carne. O trifosfato de adenosina ou adenosina trifosfato (ATP) continua proporcionando energia durante certo período de tempo para a manutenção das funções musculares (por causa da ação da creatina fosfoquinase). Uma limitada reserva de nutrientes, na forma de glicogênio muscular, continua possibilitando a síntese de ATP. A falência do sistema circulatório provoca alterações no mecanismo de utilização da energia, uma vez que não há mais oxigênio disponível para o metabolismo aeróbico (sintetização do ATP por meio da reação de fosforilação oxidativa).[9,12,21,22]

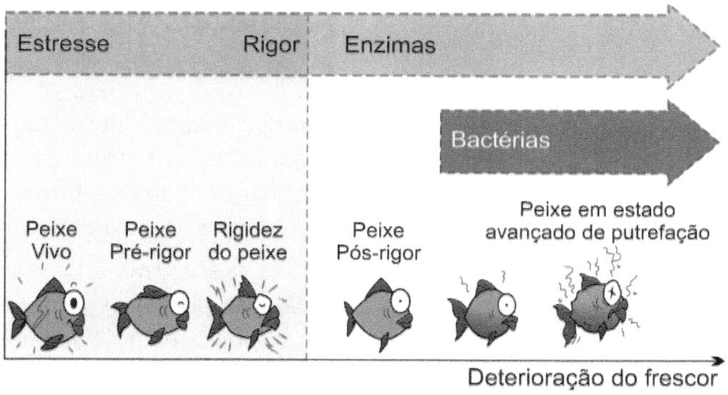

Figura 2.1 ▪ Vias de deterioração do pescado. (Adaptada de SITO).[26]

Sob condições de anoxia, o metabolismo anaeróbico é desencadeado por meio da glicólise anaeróbica. Por essa via, cada molécula de glicose proporciona três moléculas de ATP, fornecendo energia para a fisiologia muscular. Um dos metabólitos resultantes da atividade anaeróbica é o ácido lático, que se acumula no músculo e provoca a queda do pH. De acordo com o grau de utilização do ATP remanescente no músculo *post-mortem* e o grau de contração muscular, o período em que essas alterações aparecem, normalmente, se distribui em três etapas, a saber:

- **Pré-*rigor mortis***: etapa compreendida entre a morte do animal e o início da contração muscular *post-mortem*. Nessa fase, o músculo ainda se encontra flexível e responde a estímulos elétricos. O oxigênio residual é consumido, e tem início a glicólise anaeróbica, acúmulo de ácido lático, degradação de ATP, e a queda do nível de creatina fosfato. A duração da fase do pré-rigor depende das reservas de trifosfato de adenosina (ATP) e glicogênio (GG) no momento da morte. Qualquer situação que as tiver reduzido diminuirá o período de pré-rigor, o que afetará proporcionalmente a duração do período de *rigor mortis* pleno. Algumas características físicas dos músculos frescos, próximos dos que existiam na célula viva, estão resumidas na Tabela 2.1. Situações práticas influem na duração do período de pré-rigor, como: (1) boa condição nutricional no momento da captura, espécimes de tamanho maiores e resfriamento rápido após a captura aumentam o período do pré-rigor; e (2) maus-tratos físicos a bordo ou na indústria, esforços intensos na captura, espécimes de carne escura e espécimes em fase de desova diminuem o período do pré-rigor.[9,21,22]
- ***Rigor mortis***: essa fase é caracterizada pelo enrijecimento do músculo por contração extrema e irreversível de suas fibras. Não há possibilidade de relaxamento para a contração muscular produzida no rigor, em consequência do esgotamento das fontes energéticas. O pH muscular chega a seu valor mínimo. O pescado geralmente exibe um período de *rigor mortis* menor, iniciando-se entre 1 e 7 horas após a morte. O início do *rigor mortis* pode ser evidenciado pela ausência de reação ao estímulo elétrico pelo tato, registrando diferenças da dureza em diferentes partes do corpo, ou pela avaliação da rigidez com aparelhos. Utiliza-se também a medição da curvatura do peixe para obter um índice do *rigor mortis* (Figura 2.4). O período de *rigor mortis* depende da espécie, de fatores fisiológicos, do grau de exaustão do pescado, do tamanho, da temperatura da água e da condição da morte. Face à importância da duração do *rigor mortis* na conservação do pescado, pesquisas estão abordando a influência dos métodos de abate e tratamentos imediatos após a morte na duração do *rigor mortis*. O resfriamento a bordo imediato é o melhor meio de produzir um *rigor mortis* prolongado nos peixes marinhos. Algumas características da matéria-prima que afetam o período do *rigor mortis* aparecem na Tabela 2.2.[9,12,21,22]
- **Pós-*rigor mortis***: após um período variável de rigidez, o músculo torna-se macio e recupera muitas das propriedades que tinha no pré-rigor, como é apre-

TABELA 2.1 Propriedades físicas do músculo na etapa do pré-*rigor mortis*.

Propriedades	Situação no pré-rigor
pH muscular	Encontra-se em torno de 7,0 na maioria das espécies
Retenção de água	Tem um valor de 100% (não há exsudação com a pressão)
Extensibilidade	Pode ser esticado até 15% além do seu comprimento
Resistência elétrica	A resistência é máxima (condutância mínima)
Extração de proteínas	Atinge o valor máximo em torno de 90%
Resposta ao estímulo	Os músculos contraem-se ao estímulo elétrico

TABELA 2.2 Influência da matéria-prima na duração e intensidade do *rigor mortis*.

Características	Duração e intensidade do *rigor mortis*
Idade	É mais breve nos peixes jovens
Classe do peixe	É mais curto nos elasmobrânquios que nos teleósteos
Tipo do músculo	É mais rápido e dura menos nas espécies de carne escura
Família do peixe	É mais prolongado nas espécies planas, como o linguado

TABELA 2.3 Propriedades físicas do músculo na etapa do pós-*rigor mortis*.

Propriedades	Situação no pós-*rigor mortis*
pH muscular	Aumenta e atinge valores ligeiramente inferiores ao pré-rigor
Retenção de água	Aumenta e estabiliza-se em um valor ligeiramente inferior ao pré-rigor
Extensibilidade	É maior que no músculo em *rigor mortis* e muito próxima à do pré-rigor
Resposta ao estímulo	Não responde ao estímulo
Resistência elétrica	É menor que o valor no pré-*rigor mortis*

sentado na Tabela 2.3. O término do *rigor mortis* é caracterizado pela descontração e recuperação da elasticidade muscular, além de um acréscimo notável da solubilidade das proteínas. Não se trata de uma autólise no sentido convencional em que as proteínas são hidrolisadas, pois nessa fase não há um incremento de oligopeptídeos e aminoácidos (aa) que justifique as mudanças dramáticas da textura. Há o convencimento de que os fenômenos de relaxamento e amolecimento envolvem vários sistemas proteolíticos interligados que atuam por meio do ciclo completo, desde o pré-rigor até o final do *rigor mortis*, após o qual a influência das proteases microbianas torna-se definitivamente mais importante.[9,21] O amolecimento por hidrólise não é sempre indesejável. Nos anchovados, por exemplo, a variação da textura, sabor e odor se dá pelas enzimas proteolíticas, sem permitir o desenvolvimento microbiano. A boa atividade dessas enzimas sobre o músculo do pescado e o fato de serem ativas, ainda em temperaturas próximas de 0 °C, são vantagens intrínsecas de enzimas do pescado que poderiam tornar-se interessantes em processos alimentares em maior escala por meio da bioengenharia.

Avaliação do frescor e qualidade do pescado

Em razão da complexidade do processo de decomposição do pescado, torna-se impossível o uso de apenas um método para a avaliação de sua qualidade. Portanto, a utilização combinada de métodos, dependendo dos objetivos, é o mais viável.[21,33]

O frescor traz uma contribuição importante para a qualidade do pescado e, consequentemente, para seus produtos, em razão da complexidade do processo de decomposição do mesmo. Tem sido discutido com frequência que nenhum método, utilizado individualmente, é geralmente confiável para a avaliação do estado de frescor e qualidade do pescado. Portanto, a utilização combinada de métodos, dependendo dos objetivos, é o mais viável[21,33] e uma série de métodos tem sido proposta para avaliar o frescor e sua qualidade (Figura 2.2).[1,12] Cada método com suas vantagens e desvantagens específicas.

Em geral, existem dois principais métodos disponíveis para a avaliação do frescor e qualidade do pescado: (i) sensorial (subjetivo), e (ii) não sensorial (objetivo). Os métodos sensoriais são os mais antigos e amplamente utilizados para a avaliação da qualidade do pescado (detalhes no Capítulo 3). Entre os métodos não sensoriais podemos citar: (i) *métodos físicos* (pH, tensão das fibras musculares, propriedades elétricas, dureza do músculo, viscosidade do suco extraído da carne, entre outros); (ii) *métodos químicos* (nitrogênio das bases voláteis totais – N-BVT; nitrogênio de trimetilamina – N-TMA; hipoxantina – Hx; valor de K; aminas biogênicas e histamina; aminoácidos livres; H_2S etc.); (iii) *métodos histológicos* (grau ou taxa de destruição das miofibrilas); e (iv) *microbiológicos* (ver detalhes no Capítulo 4).[12,21,31-33]

Métodos de avaliação do frescor e qualidade do pescado

Em face de vários testes químicos objetivos para acompanhamento do frescor, baseados na formação de produtos metabólicos solúveis, só serão detectados acréscimos quando a velocidade de formação exceder a velocidade de lixiviação. Esta é uma das principais deficiências dos testes objetivos de avaliação do frescor, particularmente quando se trata de pescado. O conceito mais próximo sobre a evolução da qualidade é chamado **frescor bioquímico**, ou seja, aquela fase entre a captura e o fim do *rigor mortis*, e **frescor microbiológico**, a fase crítica de alterações de qualidade no pós-*rigor mortis*.

Os compostos que caracterizam o estado do frescor, na *primeira fase*, são de origem autolítica e impossíveis de se evitar. Na realidade, o termo deterioração não é adequado para essa fase, pois não ocorrem mudanças indesejáveis; ocorre apenas uma pequena diminuição da qualidade extra do pescado. Os compostos da *segunda fase* são produtos da atividade microbiana que, apesar de não poder ser eliminada, pode ser deprimida para se compatibilizar com as atividades de comercialização ou processamento. Na Figura 2.3, se encontra a inter-relação entre qualidade geral e tipo de compostos acumulados durante a armazenagem com gelo.

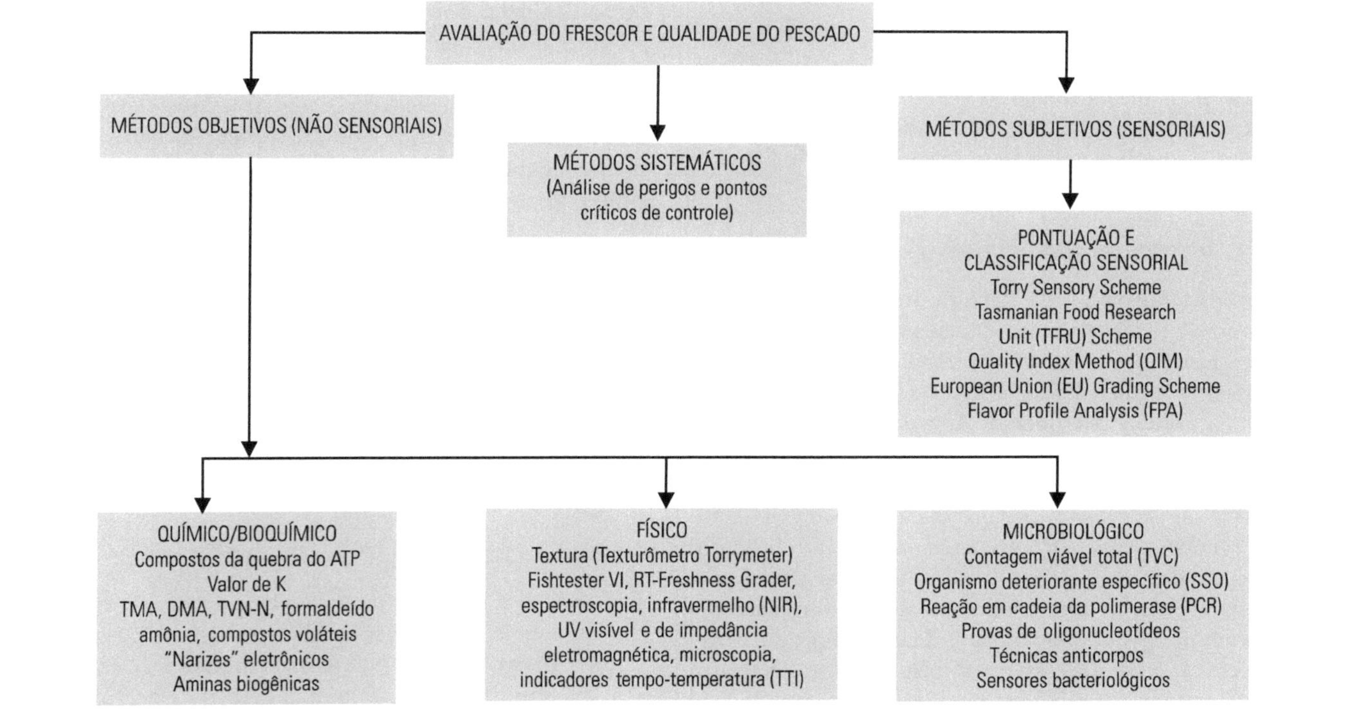

Figura 2.2 ■ Métodos de avaliação do frescor e qualidade do pescado.[1]

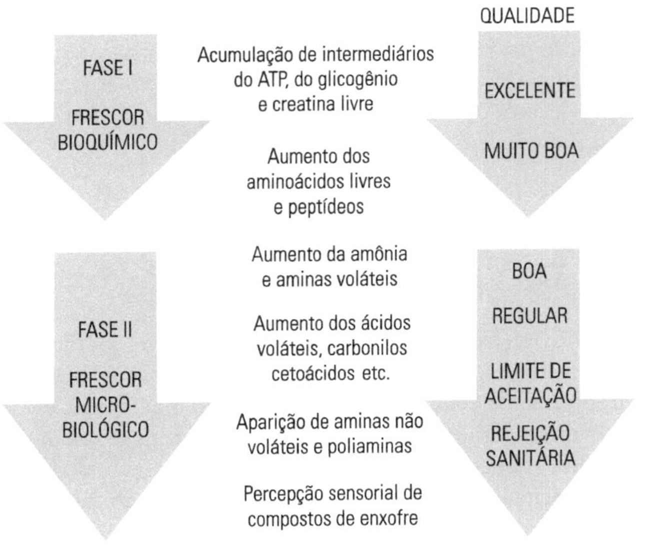
QUALIDADE
FASE I
FRESCOR BIOQUÍMICO
Acumulação de intermediários do ATP, do glicogênio e creatina livre
EXCELENTE
Aumento dos aminoácidos livres e peptídeos
MUITO BOA
Aumento da amônia e aminas voláteis
BOA
FASE II
FRESCOR MICRO-BIOLÓGICO
Aumento dos ácidos voláteis, carbonilos cetoácidos etc.
REGULAR
LIMITE DE ACEITAÇÃO
Aparição de aminas não voláteis e poliaminas
REJEIÇÃO SANITÁRIA
Percepção sensorial de compostos de enxofre

Figura 2.3 ■ Alterações da qualidade do pescado durante a armazenagem refrigerada.[9]

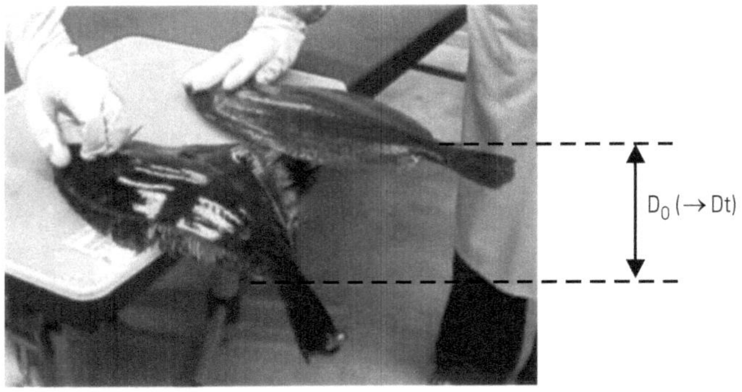

Figura 2.4 ■ Avaliação do grau de *rigor mortis* em linguado por meio da medição do encurvamento.[9,21]

Métodos de avaliação do frescor

Método de determinação do índice de *rigor mortis*

Para a avaliação do índice de *rigor mortis*, o peixe inteiro deve ser colocado sobre uma mesa, num plano horizontal, de forma que a metade do corpo (região caudal) fique suspensa, como mostra a Figura 2.4.

Em intervalos de tempos selecionados, define-se o índice de *rigor mortis* (IR) de acordo com a seguinte equação: $IR = [(D_0 - D_t / D_0] \times 100$, em que D_0 e D_t representam a distância da base da nadadeira caudal à linha horizontal da mesa no início do pré-*rigor mortis* e durante a estocagem, respectivamente. Antes de iniciar o *rigor mortis*, $D_t = D_0$; então, IR = 0%. No início do *rigor mortis*, a parte caudal se levanta e, consequentemente, vai gradualmente reduzindo a distância D_t. Quando atinge o máximo, $D_t = 0$ e IR = 100%.[9,21]

Método físico-químico

Diversas análises físico-químicas são executadas pelos laboratórios públicos ou da iniciativa privada para controlar a qualidade do frescor do pescado e derivados.[29] Estão destacadas, a seguir, as diretamente relacionadas à legislação vigente nacional e internacional.[3,5,17]

Preparo e acondicionamento da amostra

O preparo da amostra é uma etapa muito importante antes da execução de qualquer tipo de análise. Temos presenciado divergências no que tange ao preparo das amostras de pescado para as análises físico-químicas. Seguindo os procedimentos da Official Methods of Analysis of AOAC International (*Official method for fish and other marine products*, cap. 35, AOAC, 2011) para a amostra de pescado congelado, a norma oficial *recomenda descongelar a amostra na temperatura ambiente, e que seja descartado o exsudado* (líquido decorrente do descongelamento). Recomenda-se a coleta de várias porções do músculo, triturando-as até a formação de uma massa homogênea.[4] As amostras de carne e produtos de carne devem ser separadas dos ossos, pele ou couro. No caso de pescado, devem ser retirados os diferentes componentes não comestíveis da amostra (pele e espinhas), utilizando-se somente o filé.

O acondicionamento será considerado adequado se for capaz de impedir qualquer alteração na amostra. A escolha do tipo de acondicionamento ou do recipiente depende do estado físico do produto (líquido, sólido ou semissólido) e do tipo de análise à qual vai ser submetido. Recomenda-se o uso de recipientes de vidro, louça e outras embalagens semelhantes para gordura, frituras, produtos úmidos ou higroscópicos, como carnes e outros.[25]

Caso a análise não seja iniciada imediatamente, a amostra deverá ser acondicionada em frascos esterilizados, bem fechados e mantidos em congelador. Para a análise de resíduos de metais, não é aconselhável utilizar vidro para o acondicionamento das amostras de alimentos; alternativamente, deve-se usar recipientes de polietileno.

Determinação do potencial hidrogeniônico (pH)

A determinação do pH representa um dado importante na avaliação da qualidade de diversos alimentos, como o pescado.[29,33] Este é considerado um alimento de baixa acidez, ou seja, tem pH maior que 4,5.[10] A concentração dos íons de hidrogênio é quase sempre alterada quando se processa a decomposição hidrolítica, oxidativa ou fermentativa de seu músculo;[23] porém, isoladamente, o valor de pH não pode ser utilizado como indicador de perda de frescor ou de que o pescado esteja impróprio para o consumo.

Os processos que avaliam o pH são colorimétricos ou eletrométricos. Os primeiros usam certos indicadores que produzem ou alteram sua coloração em determinadas concentrações de íons de hidrogênio. São processos de aplicação limitada, pois as medidas são aproximadas e não se aplicam às soluções intensamente coloridas ou turvas, bem como às soluções coloidais que podem absorver o indicador, falseando os resultados. Nos processos eletrométricos empregam-se aparelhos que são potenciômetros especialmente adaptados e permitem uma determinação direta, simples e precisa do pH.[23]

Em razão do exposto, o processo eletrométrico é empregado no tocante ao pescado. No entanto, não é conclusivo, por isso as análises bioquímicas, microbiológicas e sensoriais também devem ser realizadas para se ter maior confiabilidade nos resultados.[29] A legislação em vigor no território nacional – RIISPOA[17] – estabelece os seguintes valores de pH: (i) pH da carne inferior a 7,00 nos peixes; (ii) pH da carne inferior a 7,85 nos crustáceos; (iii) pH da carne inferior a 6,85 nos moluscos;

Reação de Éber para gás sulfídrico

Essa reação é indicada para avaliar o estado de frescor do pescado, pois a decomposição bacteriana do músculo do animal libera enxofre, que, em meio ácido, se transforma em gás sulfídrico (H_2S). Já a reação de Éber para amônia não é empregada para avaliar a qualidade do pescado, nem consta dos regulamentos técnicos, pois esse tipo de alimento contém naturalmente pequenas quantidades dessa substância, o que pode levar a resultados falso-positivos. O método da reação de Éber para gás sulfídrico baseia-se na reação do H_2S com solução de acetato de chumbo, que, em caso positivo, forma sulfeto de chumbo, enegrecendo o papel de filtro tratado com a referida solução,[29] conforme a reação a seguir:

$$H_2S + Pb(CH_3\text{-}COO)_2 \rightarrow PbS + 2\ CH_3\text{-}COOH$$

Nitrogênio das bases voláteis totais (N-BVT)

Quando refrigerado, o pescado pode ser deteriorado por ação enzimática e bacteriana, causando a formação de vários compostos nitrogenados, dos quais os de maior ocorrência são a dimetilamina, trimetilamina, amônia, putrescina, cadaverina e espermidina.[30,31,33] A Figura 2.5 apresenta alguns dos principais produtos de decomposição dos aminoácidos do pescado.

O teor de bases voláteis totais (N-BVT) pode ser indicativo do grau de conservação do pescado, especialmente os peixes, pois é diretamente proporcional à deterioração do produto.[29] Cabe ressaltar que há espécies, como o cação, raia, lula e siri, que apresentam esses teores elevados (em até 10 vezes o valor de referência), sem que estejam necessariamente em decomposição. A legislação brasileira (RIISPOA[17]) limita os teores das bases voláteis totais inferiores a 30 mg de nitrogênio/100 g de tecido muscular e, ainda, salienta que poderão ser estabelecidos valores de pH e bases voláteis totais distintos para determinadas espécies, a serem definidas em normas complementares, quando houver evidências científicas que os

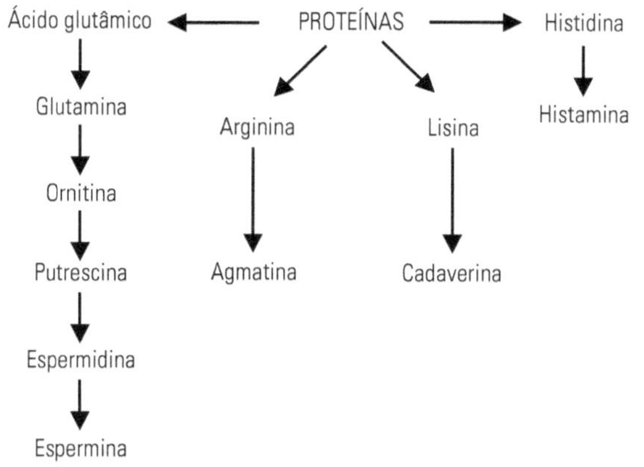

Figura 2.5 ■ Principais produtos de decomposição dos aminoácidos do pescado.[9]

valores naturais dessas espécies diferem dos fixados. Também enfatiza que as características físico-químicas são aplicáveis ao pescado fresco, resfriado ou congelado, no que couber.[17]

A metodologia analítica disponibiliza várias técnicas para a determinação de N-BVT. Uma das mais utilizadas se fundamenta na destilação da amônia e aminas voláteis por arraste de vapor, em meio levemente alcalino, e quantificação por volumetria de neutralização.[16,29]

Histamina

Entre as aminas biogênicas encontradas nos alimentos, a histamina merece atenção especial porque pode causar intoxicações, cujos sintomas mais frequentes são inflamações da face e do pescoço. A histamina tem fórmula química $C_5H_9N_3$, é formada principalmente por atividade bacteriana, ou seja, pela ação da enzima histidina descarboxilase sobre o aminoácido histidina, e ocorre principalmente em peixes da família Scombridae, como o atum, bonito e cavala.[19,28]

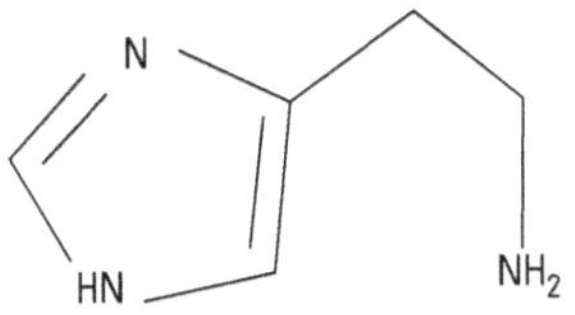

Histamina

A histamina só é tóxica ao homem quando está em níveis acima de 100 partes por milhão (ppm) no músculo do peixe.[5,19,28] Esse parâmetro apareceu pela primeira vez na legislação brasileira para pescado fresco, e estabeleceu o nível máximo de 100 ppm, com base na Resolução n.º 40/1994 do Mercosul.[3] Essa determinação é restrita às espécies das famílias Scombridae, Scombressocidae, Clupeidae, Coryphaenidae e Pomatomidae. Dentre as metodologias, o método espectrofluorimétrico para a determinação de histamina no pescado[4] ainda tem sido aplicado e baseia-se no acoplamento da histidina com o ortoftalaldeído, resultando num composto fluorescente.[19,24,28] É uma metodologia simples, reprodutiva, sensível e precisa; contudo, exige instrumentação cara e complexa. Outra metodologia utilizada é por meio da técnica de cromatografia líquida de alta eficiência (HPLC).

Método de determinação do valor de K

Após a morte do pescado, e consumida toda a reserva de fósforo, o ATP não pode ser regenerado, seguindo uma rota degenerativa regulada por enzimas do tecido muscular. Têm sido propostos dois mecanismos de degradação de nucleotídeos em peixes. O primeiro envolve a formação de inosina monofosfato (IMP) na presença da enzima 5'AMP-amino-hidrolase, e o segundo mecanismo considera uma sequência de fosforilações até adenosina (AdR) na presença da enzima adenosina amino-hidrolase, conforme o esquema a seguir.[33]

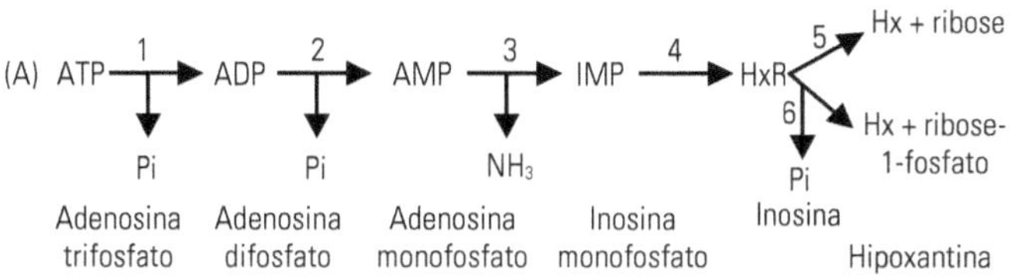

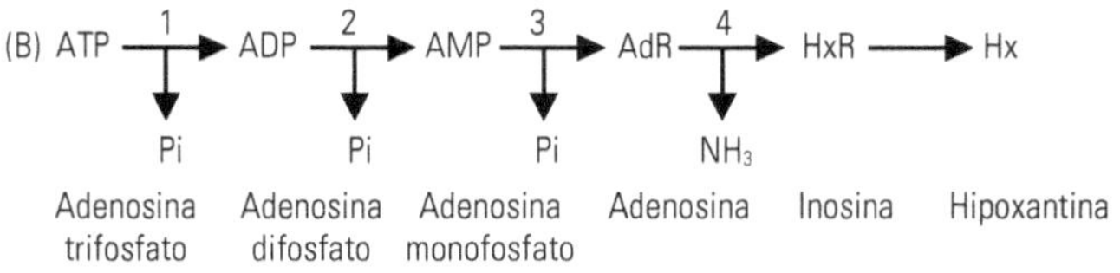

1. Adenosina trifosfatase; 2. Mioquinase; 3. AMP deaminase; 4. Nucleotidase; 5. Nucleosídeo hidrolase; 6. Nucleosídeo fosforilase.

O valor de K[33] é um indicador de frescor do pescado, pois se baseia na determinação dos compostos resultantes da degradação do ATP (ADP, AMP, IMP, inosina, hipoxantina).

$$K = \frac{\text{Inosina} + \text{Hipoxantina}}{\text{Nucleotídeos} + \text{Inosina} + \text{Hipoxantina}} \times 100$$

sendo que Nucleotídeos = (ATP + ADP + AMP + IMP)

Alguns sistemas, para determinar o frescor do pescado, baseiam-se unicamente no conteúdo de hipoxantinas; isso é útil, sobretudo, nos primeiros momentos de armazenamento. O valor de K baixo (< 5%) indica, de maneira geral, pescado fresco (recém-abatido, morte sem sofrimento); os valores 5% ≤ K ≤ 20% indicam que o pescado ainda está fresco e pode ser consumido (sushi e sashimi); os valores 20% ≤ K ≤ 60% indicam que o pescado deve ser submetido a cocção antes de ser consumido ou processado; e os valores 60% ≤ K ≤ 80% indicam sinais de putrefação.[9,12,21]

Método de determinação do índice de qualidade

No índice de qualidade (IQ) ou Biogenic Amine Index (BAI), sob denominação genérica de aminas incluem-se a histamina, tiramina, agmatina (típica de lula), cadaverina, putrescina, espermidina, espermina e triptamina são mensurados (ver detalhes no Capítulo 6). A mais interessante dessas aminas é a histamina, que procede da descarboxilação da histidina livre. Sua determinação quantitativa constitui um indicador de qualidade sob o ponto de vista sanitário, sendo útil a sua determinação nas conservas de peixes (termoestável a 116 °C por 90 min.). Para o atum, formulou-se um indicador de qualidade[33] que tem boa correlação com a avaliação sensorial, expressado como:

$$IQ = \frac{\text{ppm histamina} + \text{ppm putrescina} + \text{ppm cadaverina}}{1 + \text{ppm espermidina} + \text{ppm espermina}} \times 100$$

A escolha desse índice baseia-se no conhecimento de que as concentrações de histamina, putrescina e cadaverina aumentam à medida que a decomposição avança, enquanto a espermidina e a espermina diminuem. Valor de BAI < 5 mg/kg (ppm) = pescado fresco (boa qualidade); valores 5 ≤ BAI ≤ 20 mg/kg (ppm) = pescado ainda está fresco (aceitável), mas com sinais de início de deterioração; valores 20 ≤ BAI ≤ 50 mg/kg (ppm) = pescado baixa qualidade; valor de BAI > 50 mg/kg (ppm) = pescado com sinais de putrefação.[22,33]

Contaminantes inorgânicos

O pescado é um alimento de elevado valor nutricional. Todavia, pode oferecer alto risco à saúde do consumidor se estiver contaminado por compostos inorgânicos, como, por exemplo, metais pesados (arsênio, cádmio, cromo, cobre, mercúrio, chumbo), em quantidades superiores aos limites máximos de ingestão estabelecidos pelos órgãos competentes (ver detalhes no Capítulo 6).[2,24] O mercúrio tem merecido atenção especial e vem sendo muito estudado nas últimas décadas em razão dos efeitos nocivos causados aos organismos vivos, como os animais aquáticos.[8,15,18,20] Nestes, a assimilação daquele metal, quase totalmente sob a forma de metilmercúrio, se dá pelo contato com a água e pela ingestão de alimentos contaminados.[15,20]

A determinação de minerais e contaminantes inorgânicos em alimentos pode ser realizada por diferentes técnicas analíticas, como as espectrométricas. Nestas incluem-se, entre outras, a espectrometria de absorção atômica com chama ou de emissão atômica por plasma de argônio indutivamente acoplado.[24] No caso do mercúrio, o nível máximo tolerado é de 0,50 mg/kg para os peixes e produtos da pesca; exceto os predadores de topo de cadeia, com tolerância de 1,00 mg/kg.[6,15]

A técnica da espectrometria de absorção atômica com chama mencionada acima está descrita a seguir. O método apresentado refere-se à quantificação dos minerais: ferro, cobre, cálcio, magnésio, zinco, manganês, sódio e potássio em alimentos. Baseia-se na determinação, por espectrometria de absorção atômica com chama, dos referidos minerais em uma amostra representativa do alimento, previamente digerida.

Referências bibliográficas

1. Alasalvar C, Garthwaite T, Öküz A. Practical evaluation of fish quality (cap. 3, p. 17-31). In: Alasalvar C, Taylor T (eds.). Seafood – quality, technology and nutraceutical applications. Berlin: Springer-Verlag; 2002. 225 p.
2. Albertini S, Oetterer M, Prado Filho LG. Fontes de contaminação e toxicologia por chumbo. Campinas: Bol Soc Bras Ciênc Tecnol Aliment. 1997; 31(2):137-47.
3. Brasil. Ministério da Saúde (MS), Agência Nacional de Vigilância Sanitária (ANVISA). Resolução da Diretoria Colegiada – RDC nº 331, de 23 de dezembro de 2019, dispõe sobre os padrões microbiológicos de alimentos e sua aplicação (Brasília, DF: Diário Oficial da União, Seção 1, Edição 249, p. 96, 26 de dezembro de 2019); e Instrução Normativa - IN nº 60, de 23 de dezembro de 2019, estabelece as listas de padrões microbiológicos para alimentos (Brasília, DF: Diário Oficial da União, Seção 1, Edição 249, p. 133, 26 de dezembro de 2019).
4. Association of Official Analytical Chemists. Official methods of the association of official analytical chemists. 16 ed. Arlington: AOAC; 1995. Chapter 35: Method 977.83: Fluorimetric method for determination of histamine.
5. Souza LM, Calixto FAA, Mesquita EFM, Packness MP, Azeredo, DP. Histamina e rastreamento de pescado: revisão de literatura. São Paulo: Arq Inst Biol. 2015; 82:1-11.
6. Brasil. Portaria n. 685, de 27 de agosto de 1998. O Ministério da Saúde através da Agência Nacional de Vigilância Sanitária estabelece princípios gerais para o estabelecimento de níveis máximos de contaminantes químicos em alimentos. Diário Oficial da União, Brasília, n.183-E, 24 set. 1998. Seção 1, pt. 1, p. 1415-37.
7. Burt JR, Hardy R. Composition and deterioration of pelagic fish. In: Burt JR, Hardy R, Whittle KJ (eds.). Pelagic fish. London: Fishing News Book; 1992. p. 115-41.
8. Chicourel EL, Tenuta-Filho A, Sakuma AM, Zenebon O, Amorim AR. Mercúrio em pescado comercializado em São Paulo-SP, Brasil. Ciênc Tecnol Alimentos. 1995; 15(2): 144-9.
9. Contreras-Guzmán E. Bioquímica de pescado e derivados. Jaboticabal: FUNEP; 1994. 409 p.
10. Geromel EJ, Foster RJ. Princípios fundamentais em tecnologia de pescado. São Paulo: Secretaria de Indústria, Comércio, Ciência e Tecnologia; 1989. 127 p. Série: Tecnologia Agroindustrial, 11.
11. Granata LA, Flick Jr GJ, Martin RE. The Seafood Industry: species, products, processing, and safety. 2 ed. West Sussex (UK): Wiley-Blackwell; 2012. 488 p.
12. Haard N. The role of enzymes in determining seafood color, flavor and texture. In: Bremmer HA (ed.). Safety and quality issues in fish processing. Cambridge (England): Woodhead Publishing Limited and CRC Press LLC; 2002. 520 p.

13. Hirota T. Nutrition and function of seafood. In: Motohiro T, Kadota H, Hashimoto K, Kayama M, Tokunaga T (eds.). Science of processing marine food products. Japan: International Cooperation Agency (JICA); 1990. p. 173-85.
14. Huss HH. Quality and quality changes in fresh fish. FAO Fisheries Technical Paper n° 348. Rome: FAO/UN; 1995. 126 p.
15. Kitahara SE, Okada IA, Sakuma AM, Zenebon O. Mercúrio total em pescado de água doce. Ciênc Tecnol Alimentos. 2000; 20(2):267-73.
16. Brasil. Ministério da Agricultura, Pecuária e Abastecimento. Brasília: Manual de métodos oficiais para análise de alimentos de origem animal; 2017(c). 140 p.
17. Brasil. Ministério da Agricultura, Pecuária e Abastecimento (MAPA). Decreto n° 9.013, de 29 de março de 2017, aprova o novo Regulamento de Inspeção Industrial e Sanitária de Produtos de Origem Animal – RIISPOA. Brasília, DF: Diário Oficial da União, Seção 1, No. 62, p. 3-27, 30 de março de 2017.
18. Morales-Aizpurúa IC, Tenuta-Filho A, Sakuma AM, Zenebon O. Mercúrio total em cação comercializado em São Paulo - SP, Brasil. Ciênc Tecnol Alimentos. 1999; 19(3):429-32.
19. Moreno RB, Torres EAFB. Avaliação dos níveis de histamina em sardinhas frescas comercializadas na Ceagesp de São Paulo. Rev Instituto Adolfo Lutz. 2001; 60(1):93-6.
20. Morgano MA, Gomes PC, Mantovani DMB, Perrone AM, Santos TF. Níveis de mercúrio total em peixes de água doce de pisciculturas paulistas. Ciênc Tecnol Alimentos. 2005; 25(2):250-3.
21. Ogawa M, Maia EL. Manual da pesca - Ciência e Tecnologia do Pescado - vol. I. São Paulo: Varela; 1999. 430 p.
22. Ordóñez-Peneda JA. Tecnologia de alimentos - vol. 2. Alimentos de origem animal. Porto Alegre (RS): ARTMED Editora; 2005. 280 p.
23. Sakuma AM, et al. Procedimentos e determinações gerais. In: Instituto Adolfo Lutz. Métodos físico-químicos para análise de alimentos. 4 ed. Brasília: ANVISA; 2005. p. 103-5.
24. Sakuma AM, et al. Minerais e contaminantes inorgânicos. In: Instituto Adolfo Lutz. Métodos físico-químicos para análise de alimentos. 4 ed. Brasília: ANVISA; 2005. p. 735-54.
25. Sakuma AM, et al. Colheita de amostras. In: Instituto Adolfo Lutz. Métodos físico-químicos para análise de alimentos. 4 ed. Brasília: ANVISA; 2005. p. 44-54.
26. Seafood Industry Training Organisation (SITO). Identify characteristics of quality and describe seafood spoilage factors and how seafood spoilage is controlled. Learning Resource for Unit Standards: 5316, 5328 and 15884. Wellington, New Zealand; 2000. 70 p.
27. Yüksel Genç I, Esteves E, Diler A. Handbook of seafood: quality and safety maintenance and applications. 1 ed. Hauppauge, NY: Nova Science Publishers Inc.; 2016. 350 p.
28. Soares FMV, Vale SR, Junqueira RG, Glória MBA. Teores de histamina e qualidade físico-química sensorial de filé de peixe congelado. Ciênc Tecnol Alimentos. 1998; 18(4): 462-70.
29. Brasil. Ministério da Agricultura, Pecuária e Abastecimento. Brasília: Manual de métodos oficiais para análise de alimentos de origem animal; 2017. 140 p.
30. Whittle GP, Wood CD. Utilization of pelagic fish for human consumption. In: Burt JR, Hardy R, Whittle KJ (eds.). Pelagic fish. London: Fishing News Book; 1992. p. 238-53.
31. Howgate P. A critical review of total volatile bases and trimethylamine as indices of freshness of fish. Part 1: Determination. Elec J Environ Agricult Food Chem. 2010; 9(1): 29-57.
32. Howgate P. A critical review of total volatile bases and trimethylamine as indices of freshness of fish. Part 2: Formation of the bases, and application in quality assurance. Elec J Environ Agricult Food Chem. 2010; 9(1):58-88.
33. Nollet LML, Toldrá F. Handbook of seafood and seafood products analysis. Boca Raton, FL (USA): CRC Press – Taylor & Francis Group; 2010. 910 p.

3 Aspectos Sensoriais do Pescado

Léa Silvia Sant´Ana ▪ Mônica Queiroz de Freitas

Generalidades

O pescado é um dos alimentos mais perecíveis da dieta humana e os fatores que causam sua rápida decomposição são os de origem fisiológica, química e microbiológica.

A percepção sensorial é o método mais antigo e confiável para a avaliação do frescor do pescado, sendo largamente empregado no dia a dia na indústria de pescado (inspeção e controle de qualidade), pela necessidade da rapidez no julgamento de lotes de matéria-prima e do produto acabado, bem como pela facilidade de execução.

No entanto, a análise sensorial é considerada subjetiva, uma vez que depende dos órgãos do sentido, da experiência e da capacidade de julgamento do analista, estando ainda sujeita à influência de fatores externos que cercam o local da avaliação, estado emocional do analista, seu estado de saúde, e do que fez antes de iniciar o exame (se bebeu, fumou, provou outro tipo de produto minutos antes etc.).

As informações colhidas pela análise sensorial devem ser somadas aos dados obtidos pelas análises físico-químicas e microbiológicas quando desenvolvidas em paralelo, pois completarão os dados sobre a qualidade do produto, sendo essas últimas de aceitação universal e possíveis de serem reproduzidas em outro laboratório, em qualquer parte do mundo.

A análise sensorial é exercida em diferentes situações, iniciando na recepção da matéria-prima, durante o processamento e no produto acabado. Em qualquer uma dessas fases, ela deverá ser realizada em local apropriado, isolado de fatores que possam influenciar e introduzir erros no julgamento.

Tanto para o pescado *in natura* como para o processado, a análise sensorial deve ser feita considerando o sentido a ser utilizado, como:

- **Visão**: a seleção ou a classificação do pescado em espécie e tamanho logo após a captura; a detecção dos sinais visíveis de deterioração, como perda do frescor do pescado armazenado no gelo, queimaduras pelo frio e pescado congelado, áreas de pele em pescado filetado sem pele, detecção de ossos e parasitas, brilho e cor do pescado defumado. As características mais importantes que determinam a qualidade e são visíveis do sentido da visão são: a pele, os olhos, as guelras, o peritônio e o músculo.
- **Tato**: utiliza-se o sentido do tato para avaliar os atributos de textura (oral e não oral). O método não oral se efetua medindo a deformação, apertando a amostra entre os dedos. No pescado fresco, o músculo deve ser firme e elástico, características essas que vão se perdendo com o tempo de estocagem. O método oral tem os órgãos receptores na boca. O processo de mastigação ne-

cessita não somente dos dentes, mas também dos lábios, das bochechas, da língua, do palato, das glândulas e de todas as estruturas orais para preparar o alimento para a deglutição.

- **Olfato**: no pescado cru, o odor do músculo fresco é definido como odor a algas; é um odor fresco que vai se tornando amoniacal à medida que vai se deteriorando. No pescado gordo pode aparecer o odor de ranço, à medida que a oxidação lipídica avançar.
- **Paladar**: no pescado refrigerado, o paladar (sabor) vai desde próprio da espécie no pescado fresco até sabor amargo, amoniacal e estranho ou ranço para peixe gordo. No pescado congelado, a alteração de paladar (sabor) também aparece, com o tempo de estocagem.
- **Audição**: quando se mastiga um produto, ouve-se o ruído produzido, e essa sensação é integrada com todo o conjunto de sensações que vão determinar a aceitabilidade do alimento. Esse sentido tem pouca influência na aplicação de análise sensorial em pescado.

Considerando que a qualidade do pescado como um todo envolve a soma dos atributos físicos, sensoriais, químicos e microbiológicos, e que está estritamente ligada com o estado do frescor, a seguir teceremos alguns comentários sobre a deterioração do pescado e sua influência na qualidade sensorial.

Deterioração do pescado

Como já bem descrito no Capítulo 2, a deterioração do pescado causa alterações sensoriais que envolvem textura, odor, aparência e sabor, resultantes de uma complexa combinação de processos bioquímicos, físicos, químicos e microbiológicos, sendo influenciada por diversos fatores, como: (i) *habitat* (água doce ou salgada); (ii) condições climáticas do *habitat* (águas frias, temperadas ou tropicais); (iii) tipo de pescado; (iv) condições de armazenamento.

Esses fatores serão responsáveis por diferentes alterações sensoriais durante o armazenamento do pescado. Sendo o odor um dos mais importantes parâmetros percebidos na perda de frescor do pescado, é amplamente utilizado nos métodos sensoriais de avaliação de qualidade; porém, alterações de textura do músculo e perda de coloração também são atributos importantes para a avaliação do grau de frescor.

Habitat

Peixes armazenados em baixas temperaturas (0–5 °C) têm como microflora dominante as bactérias psicrotróficas, principalmente Gram-negativas (*Shewanella putrefaciens*, *Photobacterium phosphoreum*, *Aeromonas* spp. e *Pseudomonas* spp.), que são as responsáveis pela deterioração do pescado.[1] No entanto, existem alguns microrganismos predominantes que são chamados de organismos deteriorantes específicos (ODE). O *habitat* do pescado determina a espécie de microrganismo predominante.[2,3] Peixes marinhos armazenados em gelo têm como ODE *S. putrefaciens*, enquanto peixes de água doce, *Pseudomonas* sp.[3] O baixo teor de carboidratos dos peixes leva a um pH *post-mortem* elevado, o que favorece o crescimento de bactérias sensíveis ao pH como *Shewanella*. A *S. putrefaciens* reduz o óxido de trimetilamina a trimetilamina, composto responsável pelo odor de "peixe"; além disso, produz sulfeto de hidrogênio a partir do aminoácido cisteína, composto responsável pelo odor de vegetal estragado do pescado armazenado em gelo.[4] As *Pseudomonas* produzem dimetilmercaptano e dimetilsulfeto a partir da metionina, compostos responsáveis pelo odor de fruta estragada ou ovo podre, além de diversas cetonas, ésteres e aldeídos, mas não produzem sulfeto de hidrogênio.[5]

Condições climáticas do *habitat*

Peixes de regiões frias em geral têm como principal ODE a bactéria *Shewanella putrefaciens*, enquanto peixes de regiões tropicais, as *Pseudomonas* spp. Uma característica importante de peixes de regiões tropicais armazenados em gelo é que estes possuem uma maior vida de prateleira quando comparados com a duração de peixes de águas frias, e esse fato pode ser explicado pela presença de uma microflora mesofílica ou mesotrófica nessas espécies, enquanto espécies de *habitat* frio possuem flora psicrófila ou psicrotrófica.[6]

Tipo de pescado

Peixes

A manutenção dos processos vitais dos animais é feita por meio da oxidação de todos os compostos orgânicos existentes nos tecidos, para a produção de energia, que é armazenada como trifosfato de adenosina ou ATP. A energia para a contração muscular vem da hidrólise de ATP a difosfato de adenosina (ADP), catalisada pela enzima miosina ATPase. Após o abate, os músculos tendem a se contrair e esse processo é chamado *rigor mortis*.[5]

As alterações bioquímicas que ocorrem logo após a morte são ocasionadas pela diminuição do suprimento de oxigênio e, como consequência, o uso da rota glicolítica anaeróbica para a produção de ATP, por meio da degradação do glicogênio e produção de ácido lático. Além do glicogênio, em condições anaeróbicas o ATP pode também ser sintetizado a partir da creatina fosfato.[7] Porém, em razão da pequena quantidade de carboidratos no músculo do pescado, essas reações cessam rapidamente, e, como consequência, o pH da carne do pescado é elevado, quando comparado com a carne de outros animais. O ADP liberado pela hidrólise do ATP é convertido enzimaticamente em uma série de compostos que alteram o odor e o sabor do pescado.

O monofosfato de inosina (IMP) é a substância responsável pelo odor agradável de peixes, observado nos primeiros dias de armazenamento em gelo, uma vez que esse composto atua como realçador de sabor. Contudo, essa sequência de reações é relativamente rápida, e após dois dias de estocagem em gelo todo o IMP já estará degradado, formando os produtos derivados.[5,7,8] A oxidação de inosina, em hipoxantina, é mais lenta e resulta da atividade de enzimas dos microrganismos. A hipoxantina é responsável pelo sabor amargo do peixe cozido.[8]

As alterações autolíticas do pescado devem-se também à ação de enzimas endógenas que promovem tanto a proteólise, das proteínas musculares e conjuntivas, como a hidrólise lipídica. A proteólise leva a alterações de textura do pescado armazenado em gelo, ocasionando o amolecimento. Essa proteólise ocorre por ação de duas classes de enzimas: as calpaínas, que são enzimas ativadas pelos íons de cálcio e causam a separação das unidades das miofibrilas; e as catepsinas, que são enzimas lisossomais ativas em pH 3,0 a 6,0.[9]

As alterações autolíticas, químicas e bioquímicas, levam à formação de compostos de baixo peso molecular derivados de proteínas, lipídios e carboidratos, possibilitando uma utilização mais eficaz desses compostos pelos microrganismos. A última etapa das reações de degradação do ATP é a formação de ácido úrico e peróxido de hidrogênio (H_2O_2). O H_2O_2 é uma espécie reativa do oxigênio, sendo responsável pela oxidação lipídica, com o aparecimento de odor rançoso. Essa característica da oxidação lipídica é mais acentuada em peixes com elevado teor lipídico.

Moluscos

Os moluscos caracterizam-se por uma carne branca, de sabor e textura suave. Uma importante característica dos moluscos é que na glicólise a degradação do ATP não produz lactato, pois na etapa anterior o piruvato se condensa com o aminoácido arginina formando a octopina, pela ação catalítica da enzima octopina desidrogenase. Assim, a produção de ATP cessa quando a arginina fosfato é depletada e, como a octopina é menos ácida que o lactato nesses animais, o pH *post-mortem* não se altera significativamente.[7] As principais alterações de polvos e lulas se referem à descoloração da pele, odor azedo e fácil remoção dos tentáculos.

Crustáceos

No armazenamento de crustáceos em gelo, a principal alteração ocorre na aparência pelo surgimento de manchas pretas. Essa alteração, conhecida como melanose, é causada pela enzima polifenoloxidase que oxida fenóis a quinonas. As quinonas formadas reagem não enzimaticamente com aminas ou com oxigênio e formam melaninas, responsáveis pelas manchas pretas.[10] Nas reações de autólise, a rápida desaminação do monofosfato de adenosina (AMP) é responsável pelo odor de amônia desses crustáceos.

Condições de armazenamento

Os estudos sobre deterioração do pescado são conduzidos em condições controladas, bastante diferente do que ocorre em situações comerciais.[10] Os principais pontos que devem ser considerados para garantir a manutenção dos atributos de qualidade dos produtos da pesca comercial, por um período mais longo, são: condições do armazenamento nas embarcações, tempo decorrente entre a pesca e o desembarque, relação peixe/gelo utilizado. A utilização do gelo para manter os atributos de qualidade do pescado por um período maior é vantajosa, pois ele tem uma enorme capacidade refrigerante, é inócuo e relativamente barato.[11] O pescado pode ser mantido em gelo por um período entre 10 a 18 dias, dependendo da espécie e das condições de pesca.

Fases da deterioração do pescado

A deterioração do pescado ocorre em fases, nas quais cada evento acontece em uma sequência lógica e crescente. As alterações autolíticas, proteolíticas, oxidativas e microbiológicas vão desencadeando mudanças sensoriais e, por outro lado, os metabólitos formados por essas alterações favorecem o desenvolvimento microbiológico (Tabela 3.1).

TABELA 3.1 Fases da deterioração do pescado.

Fase	Dias em gelo	Principal alteração	Alteração sensorial	UFC/g ou cm²
1	0-2	Autolítica	Odor agradável	10^2-10^3
2	2-6	Autolítica Proteolítica Oxidativa	Odor neutro Modificação da textura Odor rançoso ou metálico	10^3-10^5 (fase lag)
3	6-12	Microbiológica Proteolítica	Odores de fruta podre e amoniacal Modificação da textura	10^5-10^6 (fase log)
4	12-final	Microbiológica Física	Odores pútridos Modificação de textura	> 10^6 (fase estacionária)

Métodos de avaliação sensorial

Em razão da rápida deterioração do pescado, quando comparada com a de outros tipos de carne, a avaliação do frescor utilizando a análise sensorial é amplamente estudada nesses animais. A análise sensorial é definida como a disciplina científica capaz de evocar, medir, analisar e interpretar reações das características percebidas em alimentos, por meio dos órgãos do sentido.[12] Durante os últimos 50 anos foram desenvolvidos vários esquemas para a análise sensorial de pescado fresco. Dentre esses, podem-se destacar três: a escala Torry, o esquema da União Europeia (UE) e o método do índice de qualidade (MIQ). Em termos gerais, pode-se chegar às seguintes características sensoriais:

- **Peixe fresco**: olhos transparentes, brilhantes e salientes; guelras róseas, não apresentando cheiro estranho; ventre roliço, não deixando sinal de dedo, quando comprimido; escamas brilhantes e firmes, carne firme, consistente, elástica.
- **Camarão fresco ou congelado**: corpo curvo, não deixando escapar facilmente as pernas e o cefalotórax. No camarão de carapaça transparente, deverá aparecer a coloração dos músculos. Deve ainda apresentar ausência de qualquer pigmentação rósea, músculos consistentes, pedúnculos oculares de cor negra e bem destacados e carapaça aderente ao corpo.
- **Siris e caranguejos frescos**: não devem apresentar pigmentação estranha (especialmente na face inferior do corpo), e pereópodes (ou pereiópodes ou patas torácicas), bem como as pinças devem ser resistentes à separação do corpo.
- **Moluscos bivalves**: devem ser expostos à venda vivos, com valvas fechadas e com retenção de grande quantidade de água incolor e límpida nas conchas. A carne deverá estar bem aderente às conchas e amarelada nos mexilhões e mariscos.
- **Polvo e lula frescos**: devem ter pele lisa e úmida; olhos transparentes; carne consistente e elástica; ausência de pigmentação avermelhada.

Método da Torry Research Station

O método pioneiro para a avaliação sensorial do pescado foi desenvolvido em 1950, na Torry Research Station, situada em Aberdeen, Escócia. Esse método utiliza quatro sentidos (visão, olfato, paladar e tato) para avaliar determinados atributos de qualidade do pescado[18] (Tabela 3.2). Esse instituto de pesquisa muito contribuiu com estudos de qualidade de pescado e foi fechado em 1996.

A ideia fundamental era a de que cada parâmetro de qualidade seria independente dos demais. Depois, a avaliação foi modificada, sendo feita a análise de um grupo de características que eram expressas por uma pontuação. A partir das sensações observadas para os quatro sentidos foram desenvolvidas três tabelas: para peixes magros, peixes com níveis intermediários de lipídios e peixes gordurosos.

TABELA 3.2 Sentidos e atributos de qualidade avaliados pelo esquema sensorial desenvolvido pela Torry Research Station.[17]

Sentido	Atributos avaliados
Visão	Aparência geral, tamanho, forma, manchas, cor e brilho
Olfato	Frescor, odores estranhos, ranço, cheiro de óleo, de fumaça, odores pútridos
Sabor	Frescor, ranço, adstringência, sabor adocicado, sabor salgado, sabor ácido
Textura*	Textura geral, dureza, maciez, fragilidade, umidade, crocância, presença de ossos

*Apertar com os dedos e mastigar.

As tabelas possuem uma escala de dez pontos e são utilizadas em análises do produto cozido. O valor 10 indica elevado nível de frescor no sabor e odor, enquanto 3 indica pescado deteriorado. Valores abaixo de 3 não são utilizados, pois esses produtos são impróprios para o consumo humano.[18] O valor 5,5 é o limite de aceitabilidade para o consumo humano. O pescado era considerado apto para o consumo quando seu escore era igual ou superior a 6.[21]

Para peixes magros, os odores ácidos provenientes da deterioração de bactérias láticas e o sabor amargo ou amoniacal ocasionado pelo desenvolvimento de *Shewanella* são os mais importantes indicadores para rejeição (Tabela 3.3).

Esquemas da União Europeia

Em razão das dificuldades na comercialização do pescado, a União Europeia elaborou o Regulamento Comunitário 103/76, de janeiro de 1976, que estabeleceu critérios para a comercialização de peixes. Neste, o pescado era dividido em três níveis de qualidade: E (extra), A e B, em que E expressava a melhor qualidade e B demonstrava que o peixe estava descartado para consumo humano.

O esquema UE foi aceito nos países da União Europeia para avaliação sensorial. Entretanto, existia uma discrepância no resultado obtido, uma vez que o esquema não considerava diferenças entre espécies e só utilizava parâmetros gerais. Uma sugestão para a atualização desse esquema foi descrita no "Guia multilíngue para os graus de frescor do esquema UE para produtos de pesca", em que esquemas específicos para algumas espécies foram desenvolvidos.[20] Posteriormente, foi elaborado o Regulamento Comunitário 104/76, exclusivo para crustáceos.[7] O Regulamento Comunitário 2406/96 estabeleceu critérios sensoriais para a determinação do grau de frescor das espécies de peixes economicamente importantes, crustáceos e apenas um cefalópode, a lula.[13]

Os esquemas elaborados pela União Europeia têm o objetivo de encontrar uma resposta rápida para os inspetores do pescado envolvidos na comercialização desses pro-

TABELA 3.3 Escala de escores Torry Research Station para peixe magro cozido.[17]

Odor	Sabor	Escore
Inicialmente adocicado, de leite cozido, amiláceo, com crescente aumento da percepção desses odores	Aguado, metálico. Inicialmente não adocicado, depois leve doçura e sabor de carne	10
Pescado, carne cozida	Doce, sabor de carne	9
Perda de odor, odor neutro	Doce, redução da percepção de sabor	8
Madeira, baunilha	Neutro	7
Leite condensado, batata cozida	Insípido	6
Tecido molhado	Levemente azedo, sabores estranhos	5
Ácido lático	Levemente amargo, azedo	4
Grama, ranço	Fortemente amargo, borrachudo, sabor de enxofre	3

dutos. Quarenta espécies comercialmente importantes têm normas fixadas, nas categorias: peixes brancos (peixes magros, que possuem músculos claros, como o bacalhau) (Tabela 3.4); peixes azuis (peixes gordurosos, como sardinha, pescada); esqualos (como tubarões e arraias); crustáceos e cefalópodes.[12,19]

Método do índice de qualidade

A Tasmanian Food Research Unit (Tasmânia, Austrália), desenvolveu um método para a avaliação individual das espécies de pescado[14-16] denominado **método do índice de qualidade (MIQ)**. Pesquisadores do laboratório islandês de

TABELA 3.4 Esquema da União Europeia para peixes brancos.[13]

Atributos	Critérios			
	Categorias de frescor			Não admitidos
	Extra	A	B	
Pele	Pigmentação viva, brilhante, sem descoloração	Pigmentação viva, mas sem brilho	Pigmentação opaca, descolorida	Pigmentação opaca
Muco cutâneo	Aquoso, transparente	Ligeiramente turvo	Leitoso	Cinzento, amarelado, opaco
Olho	Convexo, pupila negra e viva, córnea transparente	Convexo e ligeiramente encovado, pupila negra e embaçada, córnea esbranquiçada	Chato, córnea opaca, pupila opaca	Côncavo no centro, pupila cinzenta, córnea leitosa
Guelras	Cor viva, sem muco	Cor menos viva, muco transparente	Cor castanho/cinza, muco opaco e espesso	Amareladas, muco leitoso
Peritônio (em peixe eviscerado)	Liso, brilhante, difícil de separar da carne	Ligeiramente opaco, pode ser separado da carne	Grumoso, fácil de separar da carne	Descolado da carne
Cheiro das guelras e da cavidade abdominal	Algas marinhas Óleo fresco Pimenta De terra	Ausência de cheiro Adocicado Algas Neutro	Fermentado, ligeiramente amargo	Amargo
Carne	Firme e elástica	Menos elástica	Flácida, mole, opaca	Mole, flácida, escamas soltando

pescado afirmam que o MIQ é um método de pontuação para determinar o frescor e a qualidade do pescado, capaz de fornecer resultados confiáveis e rápidos, apresentando uma relação linear entre pontuação e frescor, e entre pontuação e tempo de armazenamento em gelo. Além disso, o MIQ tem a vantagem de ser barato, simples, de requerer pouco treinamento em relação aos outros métodos e não destruir a amostra. Pelo fato de o MIQ ser considerado um método preciso e objetivo para determinação do frescor de pescado, uma aliança estratégica chamada Quality Index Method – QIM Eurofish foi criada com a missão de promover e programar a utilização do MIQ como uma ferramenta de qualidade na recepção e na distribuição de produtos da pesca, como também nas cadeias de produção de pescado da UE.[22]

As diferentes espécies de peixes têm diversos modos e indicadores de deterioração, por isso o MIQ é específico para cada espécie. O princípio do esquema MIQ baseia-se na proposição de que não é julgado o grau de perfeição do pescado, mas sim realizada a avaliação global do produto, possibilitando aos analistas sensoriais detecção rápida dos desvios ou variações dos atributos de qualidade ou grau de frescor.[19] Nos países europeus, esquemas MIQ foram desenvolvidos para várias espécies de pescado[16,17] e têm sido adaptados para diversas espécies: *Sebastes* marinus,[24] *Scophthalmus rhombus*, *Limanda limanda*, *Melanogrammus aeglefinus*, *Pollachius virens*, *Pleuronectes vetulus*, *Scophthalmus maximus*, *Pandalus borealis*,[25] *Sparus aurata*,[26] *Salmo salar*,[27] *Merluccius merluccius*,[28] *Sardina pilchardus*,[28] *Octopus vulgaris*,[30] *Engraulis encrasicholus*,[31] *Litopenaeus vannamei*,[32] *Illex coindetii*,[33] *Mullus barbatus* e *Upeneus moluccensis*,[34] *Sépia officinalis*,[35] entre outras. Esses esquemas são compostos de uma precisa descrição de características de qualidade. O MIQ foi também empregado em filés de *Gadus morhua*[36] e em *Trachurus mediterraneus* irradiados.[37]

O MIQ consiste na avaliação dos diversos atributos de qualidade, como aparência, textura, olhos, guelras e abdome, e na modificação desses de acordo com o tempo de estocagem. Dessa forma, não se enfatiza um único atributo, evitando a rejeição do pescado com base em único critério. A cada atributo é dada uma pontuação, que varia de zero a três ou de zero a dois (de acordo com o seu grau de importância), sendo considerado zero como a melhor e três como a pior qualidade. O pescado, no momento da captura, tem pontuação zero ou próxima de zero. Conforme vai se deteriorando, os atributos vão adquirindo pontuações mais elevadas, acumulando pontos de demérito, cujo valor máximo varia de acordo com o protocolo desenvolvido para a espécie específica.

Os atributos de qualidade são classificados em pontos de deméritos, e estes variam em razão das alterações que ocorrem no pescado armazenado em gelo.[14] Os descritores que correspondem a elevado grau de frescor recebem escore zero, enquanto os escores mais altos correspondem à perda de qualidade até o máximo de três pontos de deméritos.[14,16,20] O somatório de todos os descritores observados fornece o índice de qualidade (IQ), o qual é comparado com uma curva de calibração de acordo com o dia de estocagem em gelo. Dessa forma, além da avaliação da qualidade do pescado em questão, é possível estimar o prazo de vida comercial da espécie estudada.[23] Produtos com elevado grau de frescor recebem valor próximo de zero, e à medida que o pescado se deteriora o valor vai tendendo ao máximo.

Deve-se atentar para o fato de essa pontuação ser exatamente o contrário das avaliações sensoriais do Torry Research Station. Os inspetores da Tasmanian Food Research Unit utilizaram dez descritores importantes para a avaliação, sendo estes com diferentes pontos de deméritos[14] (Tabela 3.5). A partir desses parâmetros é possível elaborar esquemas MIQ para qualquer pescado.

TABELA 3.5 Principais atributos para elaboração de MIQ.[15]

Atributo de qualidade	Parâmetro	Característica	Nota
Aparência		Muito brilhante Brilhante Levemente opaco Opaco	0 1 2 3
Pele		Firme Macia	0 1
Escamas		Firmes Levemente soltas Soltas	2 0 1
Muco		Ausente Leve presença Presente Excessivo	0 1 2 3

(continua)

TABELA 3.5 Principais atributos para elaboração de MIQ.[15]

Atributo de qualidade	Parâmetro	Característica	Nota
Rigidez		Pré-rigor Rigor Pós-rigor	0 1 2
Olhos	Claridade	Claro Levemente embaçado Embaçado	0 1 2
	Íris	Visível Não visível	0 1
	Forma	Plano Convexo Côncavo Deformado	0 1 2 3
	Sangue	Ausente Levemente sanguinolento Sanguinolento	0 1 2
Brânquias	Cor	Vermelho brilhante Vermelho, levemente marrom Marrom e/ou verde	0 1 2
	Muco	Ausente Moderado Excessivo	0 1 2
	Odor	Algas marinhas, óleo fresco Peixe Metálico Podre	0 1 2 3
Abdome	Descoloração	Ausente Detectável Moderada Excessiva	0 1 2 3
	Firmeza	Firme Mole Estourado	0 1 2
Área anal	Odor	Fresco Neutro Peixe Podre	0 1 2 3
	Condição	Fechado Aberto Excessivamente aberto Opalescentes	0 1 2 0
Cavidade abdominal	Manchas	Acinzentadas Marrons amareladas	1 2
	Sangue	Vermelho Marrom avermelhado Marrom	0 1 2
TOTAL			0-39

Os esquemas do MIQ devem ser desenvolvidos utilizando parâmetros que permitam uma relação linear entre o tempo de estocagem em gelo e os valores do índice de qualidade (somatória dos pontos de demérito).[20] Se bem conduzida, a relação linear pode ser utilizada para estimar a vida útil remanescente do pescado. Para a obtenção de esquemas bem elaborados é necessário utilizar lotes homogêneos, provenientes sempre de uma mesma data de captura, e os analistas devem avaliar de cinco a dez peixes por sessão.[19]

A elaboração de um esquema de MIQ se inicia com um primeiro experimento, no qual o pescado armazenado em gelo é avaliado em períodos de 12 a 48 horas, dependendo da expectativa da vida útil. Essa avaliação termina com o pescado completamente deteriorado. Todos os atributos de qualidade devem ser descritos em detalhes. Após esse teste preliminar, haverá uma seleção dos parâmetros com maior nível de variação e a estes serão atribuídos pontos de deméritos que variam de zero (ótimo) a três (péssimo). A última etapa para a elaboração de MIQ é a curva de calibração.[20] Nessa etapa, verifica-se se a relação obtida é linear e é importante que o coeficiente de correlação seja próximo de um.

Para o desenvolvimento do protocolo MIQ, utiliza-se uma equipe de julgadores, em que todos os membros devem ter informação prévia sobre as atividades requeridas, de acordo com a norma ISO 5492[37] e ISO 8586.[38] A análise sensorial deve ser realizada sob condições laboratoriais e as amostras apresentadas à equipe sob fundo branco. Para estabelecer a base do protocolo, um primeiro lote da espécie em estudo deve ser estocado em gelo e analisado sensorialmente todos os dias, sendo previamente mantido sob condições ambientais por 30 minutos.[35] A partir das alterações de aparência, aroma e textura perceptíveis pela equipe, o líder produzirá um protocolo preliminar, que poderá sofrer modificações nas sessões de avaliação sensorial subsequentes. De acordo com a norma ISO 11035,[40] durante a etapa de treinamento da equipe várias sessões são requeridas. Na literatura, o número mínimo de três sessões de treinamento da equipe é requerido. Nessa etapa, o líder da equipe deve conduzir as atividades em grupo de modo que busque o consenso, devendo ter sensibilidade para perceber como os membros estão interagindo entre si. No treinamento, o líder poderá rejeitar julgadores que não estejam alcançando os objetivos propostos. Nesse sentido, é conveniente iniciar o treinamento com um número maior de julgadores, prevendo futuras rejeições. O número de julgadores que comporão a equipe final varia entre autores, sendo observado na literatura equipes com no mínimo cinco a sete indivíduos treinados.[35]

A amostra de pescado fresco, inteiro, podendo ser eviscerado ou não, deve ser transportada em caixa térmica com gelo em escama. No laboratório, a amostra deve ser mantida em continente com gelo em escama e ser estocada, refrigerada à temperatura de 2 ± 2 °C, e o gelo deve ser reposto quando necessário. Esse procedimento imita as condições ideais de estocagem a bordo dos barcos de pesca, mantendo a temperatura superficial do pescado próxima a 0 °C.[33,35] É imprescindível a obtenção de amostras logo após a captura para que as alterações sensoriais sejam observadas a partir de espécimes comprovadamente frescas. Na literatura, observa-se o desenvolvimento de protocolos a partir de pescado recém-capturado ou até o prazo máximo de 24 horas de estocagem em gelo.[35] A maioria dos protocolos criados emprega espécimes eviscerados; no entanto, nada impede que seja realizado em espécimes não eviscerados, devendo ser relatada a presença ou não das vísceras. O número mínimo de amostra por tempo de estocagem deverá ser de três exemplares. Em estudo em salmão-do-atlântico (*Salmo salar*), pesquisadores atingiram uma precisão na determinação do prazo de validade comercial da espécie de 1,5 dias, quando utilizaram cinco exemplares por tempo de estocagem em gelo.[23]

Após o período de treinamento, o protocolo MIQ poderá ser empregado pela mesma equipe, utilizando-se também o número mínimo de três exemplares para cada tempo de armazenamento. O pescado deve ser apresentado sob fundo branco, previamente codificado com números aleatórios de três dígitos, sem a indicação do tempo de estocagem. Cada julgador deve analisar as amostras individualmente e registrar sua avaliação para cada parâmetro de qualidade do protocolo desenvolvido pelo MIQ. Os resultados devem ser analisados pela regressão linear do valor médio do IQ em relação ao tempo de estocagem em gelo.[32,35,41,42]

O tempo de estocagem do pescado em gelo, assim como o número total de deméritos que comporão o protocolo MIQ final, varia de acordo com a espécie em estudo. Assim sendo, a espécie *Sepia officinalis* foi estocada durante 13 dias, estabelecendo-se o prazo de validade em 8 ± 1 dias com protocolo composto de 13 atributos de qualidade que somavam 29 pontos de deméritos.[35] Após estocagem por 13 dias, ficou estabelecido o prazo de validade de 8 dias para a espécie *Mullus barbatus* e de 11 dias para a espécie *Upeneus moluccensis*, cujos protocolos somavam 18 pontos de deméritos, sendo aceitável para consumo humano o IQ máximo de 13.[34]

Ao se produzir o protocolo MIQ para uma espécie, os autores associam análises sensoriais com análises bacteriológicas e físico-químicas, cujos resultados contribuirão para o estabelecimento do prazo de validade comercial. As análises mais empregadas pelos autores incluem a contagem de bactérias heterotróficas aeróbias mesófilas e psicrotróficas, associadas às análises de pH, bases voláteis totais, ácido tiobarbitúrico, peróxido, aminas biogênicas, entre outras.[32-34,37,41,42]

A espécie *Oreochromis niloticus* foi estudada para a obtenção do protocolo MIQ, associando a contagem de bactérias heterotróficas aeróbias mesófilas e psicrotróficas, além das análises físico-químicas de pH, bases voláteis totais e trimetilamina, entre outras, indicando que o consumo humano, segundo os limites legais brasileiros, é permitido até o 15º dia de estocagem.[41]

Empregando-se o MIQ (Tabela 3.6) em corvina (*Micropogonias furnieri*), as pontuações do IQ variaram de 0 (máximo frescor) a 22 (limite aceitável). Os autores sugerem,

TABELA 3.6 Protocolo de avaliação do índice de qualidade desenvolvido para a corvina (*Micropogonias furnieri*) eviscerada e estocada em gelo.[42]

Parâmetros		Características	
Aspecto geral	Aspecto superficial	Pigmentação viva, cores vivas Perda de brilho, cores mais opacas Sem brilho, cores desvanecidas	0 ( ) 1 ( ) 2 ( )
	Rigidez	Tenso (rigor) Flexível Mole	0 ( ) 1 ( ) 2 ( )
	Firmeza da carne	Muito rígida e firme Ligeiramente mole Mole	0 ( ) 1 ( ) 2 ( )
Olhos	Transparência (globo ocular)	Límpida Ligeiramente opaca Leitosa, opaca	0 ( ) 1 ( ) 2 ( )
	Pupila	Preto-azulada, bem delineada Enevoada, perda do delineamento Cinzenta, sem delineamento	0 ( ) 1 ( ) 2 ( )
	Forma	Protuberante, convexa Achatada, plana Côncava, afundada	0 ( ) 1 ( ) 2 ( )
Brânquias	Cor	Vermelho-vivo a púrpura Menos viva, pálida nos bordos Descoradas	0 ( ) 1 ( ) 2 ( )
	Odor	De algas Neutro, de algas menos intenso Ligeiramente acre ou rançoso	0 ( ) 1 ( ) 2 ( )
	Forma	Íntegra Ligeiramente disforme Disforme	0 ( ) 1 ( ) 2 ( )
Rim	Cor	Vermelho-escuro Vinho Marrom	0 ( ) 1 ( ) 2 ( )
Musculatura	Aparência e cor	Translúcida, rósea Ligeiramente opaca Escura	0 ( ) 1 ( ) 2 ( )

para o intervalo de 0 a 4 dias de estocagem, o valor de IQ entre 0 e 8; para o dia 7 de estocagem, IQ entre 9 e 13; e para o intervalo de 10 a 14 dias, IQ entre 13 e 22. A corvina eviscerada e estocada à temperatura de 0 °C pode ser consumida até o 14º dia. Nesse período de estocagem, o número de bactérias heterotróficas aeróbias mesófilas e psicrotróficas na musculatura se manteve dentro do limite aceitável para o consumo humano.[42]

Os resultados das análises físico-químicas obtidos para o camarão *Litopenaeus vannamei* indicaram um aumento significativo dos valores de bases voláteis totais e pH em razão do tempo de estocagem; porém, essas, quando utilizadas de forma isolada, não foram suficientes para avaliar a qualidade dos camarões. O protocolo desenvolvido pelo MIQ (Tabela 3.7) indicou pontuações de IQ que variam entre zero e dez para o camarão inteiro, e o intervalo aceitável para o consumo humano varia entre zero e seis. Com base nos resultados obtidos, indicou-se o prazo de validade comercial de 12 dias para o camarão estocado em gelo.[32]

Os sistemas de garantia de qualidade exigem o monitoramento de toda a cadeia de produção, sendo a avaliação do frescor um parâmetro crítico na produção de alimentos. Informações sobre a temperatura de estocagem e o tempo decorrido da captura são de grande importância na avaliação de frescor de pescado. O MIQ poderá ser útil para informar a qualidade da captura, podendo contribuir para a melhoria

TABELA 3.7 Esquema do método de índice de qualidade desenvolvido para camarão (*Litopenaeus vannamei*) estocado em gelo.[32]

Parâmetros de qualidade	Descrição	Pontos
Aroma	Fresco, suave de algas marinhas	0
	Fraco, lembrando mar (maresia)	1
	Amoniacal fraco	2
	Amoniacal forte, pútrido	3
Cor	Acinzentado com pontos escuros e bem definidos	0
	Cinza amarelada com pontos escuros pouco definidos	1
Melanose	Ausência de melanose	0
	Presença de alguma melanose na cabeça	1
	Presença de muita melanose na cabeça e no corpo	2
Aderência da carapaça	Fortemente aderida	0
	Aderência média	1
	Aderência fraca	2
Aderência da cabeça ao corpo	Fortemente aderida	0
	Aderência média	1
	Aderência fraca	2
Índice de Qualidade Total		0-10

do tratamento do pescado a bordo. As plantas processadoras de pescado, ao manusear a matéria-prima de sua própria frota, têm registros de tempo e de temperatura. No entanto, muitas vezes a matéria-prima é proveniente de outras fontes.

Nesse contexto, o protocolo IQ poderá fornecer informações exatas e precisas sobre o frescor e, consequentemente, auxiliará na previsão do prazo de validade comercial dos produtos processados. Esses procedimentos minimizariam o custo e o esforço de compradores e vendedores, contribuindo para a qualidade de toda a cadeia. Nos leilões de pescado realizados na UE são utilizados *softwares* específicos para as espécies mais comercializadas. Os inspetores trabalham com terminais manuais para a pontuação dos atributos de qualidade, com fotos que surgem na tela. Ao final, o somatório da pontuação é fornecido, indicando o IQ e o tempo de estocagem em gelo, fazendo oscilar o valor comercial do lote em leilão. Publicações sobre o MIQ, novos ou modificados, cobrem 34 espécies de frutos do mar e derivados. O método está sendo desenvolvido principalmente para peixes crus inteiros, mas vários protocolos têm sido desenvolvidos para outros tipos de frutos do mar e produtos, como os filés crus congelados/resfriados e os filés cozidos. Muitas informações sobre o assunto podem ser obtidas na página de internet do QIM Eurofish.[17]

Referências bibliográficas

1. Tzouros NE, Arvanitoyannis IS. Implementation of hazard analysis critical control point (HACCP) system to the fish/seafood industry: A review. Food Reviews Internat. 2000; 16:273-325.
2. Gram L, Huss HH. Microbiological spoilage of fish and fish products. Intern J Food Microbiol. 1996; 33:121-37.
3. Gram L, Dalgaard P. Fish spoilage bacteria – problems and solutions. Current Opinion Biotechnol. 2002; 13: 262-6.
4. Vogel BF, Venkateswaran K, Satomi M, Gram L. Identification of Shewanella baltica as a the most important H2S-producing species during iced storage of Danish marine fish. Applied Environ Microbiol. 2005; 71:6689-97.
5. Howgate P. A review of the kinetics of degradation of inosine monophosphate in some species of fish during chilled storage. Intern J Food Sci Technol. 2006; 41:341-53.
6. Lima dos Santos CA, James D, Teutscher F. Guidelines for chilled fish storage experiments. Rome: FAO Fisheries Technical Paper. 1981; n. 210.
7. Huss HH. Post-mortem changes in fish. In: Quality and quality changes in fresh fish. Rome: FAO Fisheries Technical Paper. 1995; n. 348.
8. Venupogal V. Postharvest quality changes and safety hazards. In: Seafood processing: Adding value through quick freezing, retortable packaging and cook-chilling. Boca Raton: Taylor Francis. 2006; p. 23-60.
9. Delbarret-Ladrat C, Cheret R, Taylor R, Verrez-Bagnis V. Trends in postmortem aging in fish: Understanding of proteolysis and disorganization of the myofibrillar structure. Critical Rev Food Sci. Nutr. 2006; 46:490-21.
10. Graham J, Johnston WA, Nicholson FJ. La conservación por medio del frío. In: El hielo en las pesquerías. Rome: FAO Fisheries Technical Paper. 1993; (331):1-8.

11. Graham J, Johnston WA, Nicholson FJ. La conservación por medio del frío. In: Cuanto hielo se necesita. Rome: FAO Fisheries Technical Paper. 1993; (331),12.19.

12. Institute of Food Technologists. Sensory evaluation guide for testing food and beverage products. Food Technol. 1981; 4:50-9.

13. Nunes ML, Batista I, Cardoso C. Aplicação do Índice de Qualidade (QIM) na avaliação do pescado. Publicações avulsas IPIMAR. 2007; (15):51.

14. Botta JR. Sensory evaluation: Freshness quality grading. In: Evaluation of seafood freshness quality. New York: VCH Publishers. 1995; p. 65-97.

15. Branch AC, Vail AMA. Bringing fish inspection into the computer age. Australia: Food Technol. 1985; 37:352-5.

16. Bremner HA. A convenient, easy to use system for estimating the quality to chilled seafoods. Fish Proc. Bull. 1985; 7:59-70.

17. QIM Eurofish. Your ideal tool for quality determination of fish freshness. Island. Disponível em: http://www.qim-eurofish.com. Acesso em: 2 fev 2009.

18. Torry Research Station. Torry sensory assessment of fish quality. Aberdeen: Torry Advisory Note n. 91; 1989.

19. Hyldig G, Larsen E, Greenpettersen D. Fish and sensory analysis in the fish chain. In: Nollet LML, et al. (eds.). Handbook of meat, poultry & seafood quality. Ames: Blackwell Publishing. 2007; 39:499-510.

20. Hyldi G, Bremner A, Martinsdóttir E, Schelvis R. Quality Index Methods (Chap. 41, p. 529-47). In: Nollet LML (ed.). Handbook of Meat, Poultry & Seafood Quality. Iowa (USA): Blackwell Publishing; 2007. 719 p.

21. Food and Agriculture Organization – FAO. Multilingual guide to EC freshness grade for fishery products; 1992. Disponível em: www.fao.org. Acesso em: 14 set 2009.

22. Icelandic Fisheries Laboratories. Annual Report; 2002. 38 p.

23. Sveinsdottir K, Martinsdóttir E, Hyldig G, Jorgensen B, Kristbergsson K. Application of quality index method (QIM) scheme in shelf-life study of farmed Atlantic Salmon (Salmo salar). J Food Sci. 2002; 67(4):1570-9.

24. Martinsdóttir E, Arnason A. Nordic industrial fund, quality standards for fish: final report phase II. Reykjavik: Icelandic Fisheries Laboratories; 1992. p. 21-35.

25. Luten JB. Development and implementation of a computerised sensory system (QIM) for evaluating fish freshness. Wageningen, CRAFT FAIR CT97 9063. Final report for the period from 01-01-98 to 31-03-00. Rivo, The Netherlands Institute for Fisheries Research; 2000.

26. Huidobro A, Pastor A, Tejada M. Quality index method developed for raw gilthead seabream (Spaurus aurata). J Food Sci. 2001; 67(7):1202-5.

27. Sveinsdottir K, Hyldig G, Martinsdóttir E. Quality Index Method (QIM) scheme developed for farmed Atlantic salmon (Salmo salar). Food Qual Prefer. 2003; 14:237-45.

28. Baixas-Nogueras S, Bover-Cid S, Veciana-Nogués M, Vidal-Carou M. Development of quality index method to evaluate freshness in Mediterranean hake (Merluccius merluccius). J Food Sci. 2003; 68(3):1067-71.

29. Triqui R, Bouchriti N. Freshness assessments of Marroccan sardine (Sardina pilchardus): comparison of overall sensory changes to instrumentally determined volatiles. J Agric Food Chem. 2003; 51:7540-6.

30. Barbosa A, Vaz-Pires P. Quality index method (QIM): development of a sensorial scheme for common octopus (Octopus vulgaris). Food Control. 2004; 15:161-8.

31. Pons-Sánchez-Cascado S, Vidal-Carou MC, Nunes ML, Veciana-Nogués MT. Sensory analysis to assess the freshness of Mediterranean anchovies (Engraulis encrasicholus) stored in ice. Food Control. 2005; 17:564-9.

32. Oliveira VM, Freitas MQ, São Clemente SC, Mársico ET. Método de Índice de Qualidade (MIQ) desenvolvido para camarão (Litopenaeus vannamei) cultivado. Rev Ciênc Vida EDUR. 2009; 29(1):60-71.

33. Vaz-Pires P, Seixas P, Mota M, Lapa-Guimarães J, Pickova J, Lindo A, et al. Sensory, microbiological, physical and chemical properties of cuttlefish (Sepia officinalis) and broadtail shortfin squid (Illex coindetii) stored in ice. Food Sci Technol. 2008; 41:1655-64.

34. Ozyurt G, Kuley E, Ozkutuk S, Ozogul F. Sensory, microbiological and chemical assessment of the freshness of red mullet (Mullus barbatus) and goldband goatfish (Upeneus moluccensis) during storage in ice. Food Chem. 2009; 114:505-10.

35. Sykes AV, Oliveira AR, Domingues PM, Cardoso CM, Andrade JP, Nunes ML. Assessment of European cuttlefish (Sepia officinalis, L.) nutritional value and freshness under ice storage using a developed Quality Index Method (QIM) and biochemical methods. Food Sci Technol. 2009; 42:424-32.

36. Bonilla AC, Sveinsdottir K, Martinsdottir E. Development of Quality Index Method (QIM) scheme for fresh cod (Gadus morhua) fillets and application in shelf life study. Food Control. 2007; 18:352-8.

37. Mbarki R, Sadok S, Barkallah I. Quality changes of the Mediterranean horse mackerel (Trachurus mediterraneus) during chilled storage: The effect of low-dose gamma irradiation. Radiat Phys Chem. 2009; 78:288-92.

38. International Standards Organization – ISO. Sensory analysis – vocabulary, ISO 5492. Geneva, Switzerland: The International Organization for Standardization; 1992.

39. International Standards Organization – ISO. Sensory analysis – general guidance for the selection, training and monitoring of assessors. Part I: selected assessors, Part II: experts, ISO 8586. Geneva, Switzerland: The International Organization for Standardization; 1993.

40. International Standards Organization – ISO. Sensory analysis – identification and selection of descriptors for establishing a sensory profile by a multidimensional approach, ISO 11035. Geneva, Switzerland: The International Organization for Standardization; 1994.

41. Rodrigues TP, Freitas MQ, Mársico ET, Franco RM, Mello SCRP, Zúniga NOC. Avaliação da qualidade da tilápia do Nilo (Oreochromis niloticus) cultivada, eviscerada e estocada em gelo. Rev Bras Ciênc Vet. 2008; 15:67-71.

42. Teixeira MS, Borges A, Franco RM, São Clemente SC, Freitas MQ. Método de Índice de Qualidade (QIM): desenvolvido de um protocolo sensorial para corvina (Micropogonias furnieri). Rev Bras Ciênc Vet. 2009; 16(2):83-8.

4 Aspectos Microbiológicos do Pescado

Regine Helena Silva dos Fernandes Vieira ▪ Oscarina Viana de Sousa

Introdução

O pescado é um alimento diferenciado e considerado nobre sob o ponto de vista nutricional. É abundante em minerais essenciais para a alimentação humana, como zinco, iodo, cálcio e selênio, além de possuir outros benefícios nutricionais como vitaminas (A, B e D), proteínas de alta qualidade, ácidos graxos poli-insaturados (ácido ômega 3) e aminoácidos essenciais. Semelhante a outros tipos de proteína de origem animal, o pescado sofre alterações oxidativas, enzimáticas e microbianas. A diferença é que o músculo desses animais aquáticos é mais vulnerável ao processo autolítico do que o músculo dos mamíferos, tornando a reação mais rápida e menos ácida, e favorecendo a proliferação de bactérias.[1] O alto valor nutricional e características como elevada atividade de água, pH tendendo à neutralidade, presença de enzimas autolíticas e a vulnerabilidade do tecido muscular com baixo conteúdo de tecidos conectivos explicam a alta perecibilidade e suscetibilidade do pescado a eventos de deterioração durante as etapas de manuseio, processamento e armazenamento.[2] Esse processo de deterioração se inicia logo após a captura ou despesca, resultando em perdas das características sensoriais e, consequentemente, no valor nutricional e econômico.

O acondicionamento do pescado, em contato com gelo, logo após a captura/despesca é a ação mais simples e eficiente na busca pela manutenção de sua qualidade. Importante também atentar para que o gelo utilizado nesse processo esteja dentro das exigências higiênico-sanitárias e não represente um risco de introdução de carga bacteriana adicional ao alimento. A manutenção em temperaturas baixas do pescado inibe o desenvolvimento de microrganismos mesófilos. De modo geral, a observância de regras do trinômio tempo × temperatura × higiene favorece a permanência dos aspectos relacionados ao frescor e a segurança alimentar do produto.

Sabe-se que outras variáveis podem ser determinantes na maior ou menor eficiência da conservação desses alimentos. Isso ocorre porque a microbiota envolvida na degradação do pescado é dependente da espécie capturada/cultivada, da microbiota, salinidade e temperatura da água de origem, e da forma de captura dos animais. Para se entender a dinâmica de deterioração do pescado e do risco potencial como um veiculador de microrganismos patogênicos é importante entender a microbiota natural desses organismos e do ambiente do qual se originam.

Métodos avançados para o estudo da microbiota do pescado

A detecção rápida de patógenos e entendimento dos processos de deterioração são essenciais para garantir a segurança e qualidade do pescado e seus subprodutos. Para isso é importante a precisão e facilidade das técnicas utilizadas. Existe uma diversidade de técnicas independentes de cultivo disponíveis que fornecem resultados robustos sobre a microbiota do pescado. Podem ser citados: *real-time* PCR, biblioteca genômica, métodos de *fingerprinting* de comunidades (TTGE, DGGE, FISH), sequenciamento de nova geração (NGS). Essas tecnologias permitem a geração de resultados mais fidedignos, rápidos e menos laboriosos tanto em pesquisas qualitativas como quantitativas sobre o microbioma, diversidade genética e metabólica das espécies presentes e detecção de microrganismos potencialmente patogênicos para os consumidores.[3]

Até a década de 1990, todo o conhecimento produzido sobre microbiota de pescado era baseado em métodos dependentes de cultivo com abordagem restrita que apresentavam limitações para estudo de diversidade devido à baixa culturabilidade da microbiota de peixes em meios de cultivo artificiais.[4] Apesar de ter sido considerada obsoleta por muitos pesquisadores, essa abordagem "dependente de cultivo" vem sendo revista nos estudos do microbioma. O uso de condições e substratos diversificados mais próximos ao ambiente de origem das amostras permitiu a redução da "grande anomalia das contagens em placa" que representa a diferença entre o que é "contável" em meio de cultura e o que é visto em microscópio.[5,6] Mais recentemente, o uso de técnicas moleculares e de espectrometria facilitaram a identificação de estirpes bacterianas não dominantes e ou não conhecidas. Essas inovações resultaram na abordagem chamada "culturômica" definida por Greub[7] como um método que permite a descrição da composição microbiana usando técnicas de cultivo de alta eficiência.

Microbiota quantitativa

O músculo do pescado é normalmente estéril imediatamente após a captura; entretanto, esses tecidos podem ser contaminados com bactérias participantes da microbiota da superfície e intestino. O pescado possui um bacterioma diversificado e abundante tanto na superfície como em órgãos internos. Estudos usando técnicas microbiológicas tradicionais, dependentes de cultivo, mostram que os números e composição taxonômica das populações bacterianas geralmente refletem aquelas da água de origem. Essas pesquisas normalmente apresentam números relativos às bactérias heterotróficas aeróbias devido a limitações das técnicas.

Intestino, pele e guelras são as maiores superfícies mucosas e barreiras imunes em peixes. A densidade populacional bacteriana varia bastante, dependendo da porção de onde é retirado o muco para análise, como exemplo: na pele (varia de 10^2 a 10^4 cm^{-2}); na guelra (10^6 g^{-1}); no trato intestinal (10^8 g^{-1}); e em ovos e larvas (10^3 a 10^6 g^{-1}).[8-10] No caso da carga bacteriana superficial, esses números poderão ser reduzidos se o pescado for lavado.[11] A microbiota superficial e do intestino de peixes tem influência sobre a decomposição dos tecidos como consequência da contaminação cruzada, manipulação e estocagem inadequadas.[12,13]

Vieira *et al.*[14] acompanharam a carga bacteriana na carne de siri beneficiada em Antonina (PR) antes e após a adoção de medidas de boas práticas. Os autores registraram redução média da carga bacteriana até 43 vezes após mudanças no processo de higienização, tempo de exposição da carne de siri à temperatura ambiente e implementação do uso de luvas pelos manipuladores. Esses números comprovaram a importância da higiene e temperatura aliadas à rapidez (tempo) na redução da microbiota iniciante do pescado.

Tanto o número como as estirpes bacterianas que compõem a microbiota superficial no pescado influenciarão na sua decomposição, uma vez que há grande variação no comportamento dessas, no que diz respeito à capacidade de causar deterioração.[15] O estresse dos animais também é um fator determinante na estrutura da microbiota superficial.[16] Nesse caso, os métodos de captura e períodos pré-abate influenciam a qualidade do alimento e estão relacionados à redução do período de *rigor mortis* devido ao gasto de glicogênio e produção de ácido lático.[17,18]

A microbiota intestinal dos organismos aquáticos também contém bactérias relacionadas à deterioração do pescado em significativa concentração. A composição pode ser influenciada por fatores como estágio de vida,[19] nível trófico,[20] dieta, sexo,[21] estação do ano,[22] *habitat*[23] e forma de captura.[24] Já foi verificada uma relação entre o maior número de bactérias na microbiota do intestino e uma maior velocidade de degradação dos tecidos.[25] A evisceração logo após a captura ou despesca é um procedimento importante na manutenção da qualidade do pescado. Entretanto, o procedimento deve ser realizado adequadamente e sob condições sanitárias apropriadas ou poderá contribuir para a contaminação do músculo com a microbiota visceral.

A análise da microbiota de peixes eviscerados e não eviscerados estocados em gelo revelou contagens mais elevadas de bactérias heterotróficas totais e Enterobacteriaceae nos espécimes eviscerados. A vida de prateleira desse pescado, determinada pelos parâmetros microbiológicos, foi levemente mais ampla para os peixes não eviscerados – 18 a 20 dias –, enquanto aqueles eviscerados estavam adequados para consumo por 16 a 18 dias.[26]

A legislação brasileira não estabelece limite para o número de bactérias heterotróficas aeróbias mesófilas em pescado como indicador de qualidade ou frescor, mas existe uma recomendação do International Commission on Microbiological Specifications for Foods (ICMSF) que essa contagem não ultrapasse 10^7 UFC por grama.[27] Esse limite, entretanto, varia consideravelmente principalmente em peixes de água tropicais. Pesquisa com peixes amazônicos constatou contagens de bactérias mesófilas aeróbias em peixes frescos variando de 10^6 a 10^8 UFC/g para piramutaba (*Brachyplatystoma vaillantii*) e 10^4 a 10^7 UFC/g para tucunaré (*Cichla ocellaris*). Os pesquisadores também detectaram contagens elevadas de bactérias psicrotróficas.[13] Esse grupo de bactérias[28] cresce bem a 7 °C ou abaixo e tem sua temperatura ótima entre 20 e 30 °C; são proteolíticas e reconhecidas como os principais microrganismos deterioradores em pescado refrigerado.[29-31] A presença de grande número de bactérias psicrotróficas na microbiota do pescado compromete a eficiência do processo de refrigeração como método de conservação desse alimento.

Independentemente da origem, a microbiota do pescado sofrerá influência quantitativa e qualitativa de variáveis intrínsecas, como espécie e sexo dos animais; e extrínsecas, como estação do ano, local de captura ou cultivo etc. Assim, o tecnologista de pescado terá que estabelecer procedimentos de higienização e controle da multiplicação bacteriana de modo que essa microbiota iniciante seja reduzida e seja alcançado o objetivo de extensão da vida de prateleira desses alimentos.

Microbiota qualitativa

Pescado marinho e estuarino

A microbiota do pescado marinho é influenciada diretamente pela qualidade microbiológica das águas de origem. Em alto-mar, as águas oligotróficas apresentam concentração pequena de bactérias por mililitro, enquanto águas costeiras e os sedimentos, ricos em matéria orgânica, podem apresentar concentrações de bactérias de até 10^6 UFC/mL.[32]

Com relação ao aspecto nutricional e bioquímico, as bactérias do pescado fresco são mais proteolíticas que sacarolíticas, significando que crescem mais rapidamente em meios contendo proteínas, peptídeos e/ou aminoácidos como principal fonte de carbono do que em meios contendo polissacarídeos ou açúcares simples. Esse fato reflete a natureza dos substratos sobre os quais as bactérias crescem: muco, exsudatos e superfícies.[33]

Estudo de metanálise utilizando o conjunto de dados de 16 pesquisas sobre a microbiota de camarões em diferentes países revelou que fatores ambientais e do hospedeiro moldam a estrutura e função das bactérias. Os filos Proteobacteria, Bacteroides e Firmicutes foram os mais abundantes em todos os estágios de desenvolvimento dos animais de diferentes regiões e espécies. Os grupos bacterianos se sucedem em abundância de um estágio de desenvolvimento para outro.[34]

A análise de tecidos moles dos moluscos e da água em região costeira da Bahia revelou similaridade entre a diversidade de bactérias do gênero *Vibrio* com maior concentração nos tecidos dos bivalves, principalmente de *Vibrio parahaemolyticus*. Outras ocorrências foram: *V. pelagicus*, *V. alginolyticus*, *V. cholerae*, *V. coralliilyticus*, *V. litoralis*, *V. alginolyticus*, *V. ponticus*, *V. metschnikovii*, *V. crassostreae*.[35] *Vibrio parahaemolyticus* também foi isolado e identificado durante o ciclo de crescimento de ostras cultivadas. Outras estirpes também isoladas das ostras foram: *V. carchariae* e *V. vulnificus*, embora em menor frequência.[36] Esses achados reforçam a contribuição da microbiota da água como fonte principal dos microrganismos presentes nos organismos aquáticos e que podem representar um risco, principalmente aos moluscos filtradores.

Devaraju e Setty[37] encontraram em alguns peixes marinhos tropicais uma população predominantemente de bactérias Gram-negativas, dentre as quais as principais foram: *Flavobacterium*, *Pseudomonas*, *Acinetobacter*, *Moraxella*, *Alcaligenes* e *Vibrio*. Dentre as Gram-positivas, em menores números, as principais foram: *Micrococcus* sp., *Corynebacterium* e *Bacillus*. Os autores compararam os isolados bacterianos de pescado tropical com o pescado marinho de águas frias/temperadas em relação ao crescimento e atividades bioquímicas. Os isolados de águas frias/temperadas cresciam melhor em temperaturas mais baixas (2 a 8 °C) do que os de pescado tropical e também mostraram melhores atividades bioquímicas. Somente os grupos das *Moraxella* e dos *Corynebacterium* provenientes tanto de águas tropicais como das frias/temperadas puderam crescer bem, em 37 e 42 °C.

A natureza poiquiloterma[1] do pescado permite às bactérias crescerem num vasto intervalo de temperatura. Assim, a microbiota do pescado de água temperada é dominada por Gram-negativas psicrotróficas pertencentes aos gêneros: *Pseudomonas*, *Moraxella*, *Acinetobacter*, *Shewanella*, *Flavobacterium*, e às famílias Vibrionaceae e Aeromonadaceae; porém, organismos Gram-positivos também podem crescer em variadas proporções. A microbiota do pescado tropical carrega, frequentemente, uma maior quantidade de bactérias entéricas e de Gram-positivas, mas é muito semelhante à microbiota do pescado de águas temperadas.[38]

A microbiota do pescado também pode receber outras contribuições ao longo da cadeia de comercialização principalmente de bactérias relacionadas à má condição de higiene na manipulação, acarretando riscos de transmissão de doenças para os consumidores. Machado *et al.*[39] analisaram amostras de pescado marinho comercializado em mercado de peixes na cidade de Fortaleza (Ceará). Foram isoladas cepas de *Escherichia coli* com perfis de multirresistência a an-

[1]Animais de "sangue frio" – animais de temperatura variável (poiquilotérmicos, pecilotérmicos, ectotérmicos ou heterotérmicos) – não têm um mecanismo interno que regule a temperatura do seu corpo. Dessa forma, ou os seus corpos permanecem com temperatura variável, consoante a que existe no meio onde estão inseridos, ou têm hábitos comportamentais que, por si só, lhes permitem manter a temperatura em níveis aceitáveis para o seu organismo.

timicrobianos, provenientes de amostras de pargo (*Lutjanus purpureus*) e de cavala (*Scomberomorus cavala*).

Em geral, o pescado congelado tem contagem microbiana mais baixa se comparada com a do produto fresco. Algumas bactérias psicrotróficas, com o ótimo crescimento entre 20 e 30 °C, crescem em temperaturas de refrigeração e causam a deterioração não só de pescado, mas de todos os alimentos armazenados nessas temperaturas. Dentre elas são citadas *Pseudomonas* e *Enterococcus*.[40] Em um estudo do efeito da temperatura na deterioração de camarões cultivados *Litopenaeus vannamei* foram isoladas as seguintes estirpes, predominantes como potenciais degradadoras: *Enterobacter* e *Acinetobacter* nos camarões em temperatura ambiente; *Pseudomonas* e *Aeromonas* naqueles mantidos em temperatura de refrigeração; e *Aeromonas* e *Enterococcus* nos camarões mantidos em gelo.[41]

A redução da microbiota natural do pescado poderá ser feita por meio de um programa de controle de qualidade que contemple desde a lavagem, evisceração, até a refrigeração imediata após a captura do pescado. As deteriorações, especialmente a baixas temperaturas, são causadas por bactérias psicrófilas; por essa razão o frescor do pescado estocado em gelo se correlaciona bem com análises sensoriais, juntamente a contagens em placas de UFC/g a 20 °C. Tais relações não funcionam bem quando contagens são procedidas a 37 °C.[42]

Pescado de água doce

A microbiota do pescado de água doce é semelhante à do pescado marinho. Dessa forma, ambas poderão ser influenciadas pelo ambiente aquático de origem quanto ao número e diversidade de microrganismos. A análise comparativa da microbiota bacteriana fluvial com a (microbiota) marinha permite algumas comparações: (a) a presença de *Pseudomonas* é muito mais pronunciada no pescado marinho, independentemente das condições de temperatura da água; (b) em pescado fluvial, nota-se uma presença mais frequente de representantes da família Aeromonadaceae; (c) a presença de membros da família Enterobacteriaceae, principalmente coliformes, é mais frequente no pescado fluvial, provavelmente como consequência da poluição fecal dos mananciais aquáticos; (d) a temperatura das águas e de armazenamento do pescado parece ser muito mais significativa em termos da definição da microbiota predominante do que propriamente a sua origem, se fluvial ou marinha.[43]

O estudo da microbiota superficial do peixe amazônico mapará (*Hypophthalmus* sp.) revelou o gênero *Bacillus* como dominante entre as bactérias Gram-positivas; enquanto, entre os representantes Gram-negativos, a maioria foi pertencente à família com predomínio dos gêneros *Pseudomonas* e *Enterobacter*.[44]

Nedoluha e Westhoff[45] estudaram a taxa de renovação de água em diferentes sistemas de cultivo (tanque de terra, tanques com alta renovação de água e tanques com recirculação de água) de *striped bass* (*Morone saxatilus*) híbridos. Esses autores buscaram determinar o efeito sobre a dinâmica da população bacteriana nos diferentes microambientes (superfície corporal, brânquia, conteúdo intestinal e água do tanque). O gênero *Aeromonas* predominou em todos os microambientes, não havendo diferenças nas contagens bacterianas entre os sistemas de cultivo analisados com diferentes taxas de renovação de água.

O gênero *Aeromonas* desponta como dominante na microbiota de peixes de água doce. Martins *et al.*[46] analisaram 30 amostras de peixes capturados no estuário do rio Bacanga, em São Luis (MA) e isolaram 184 cepas de *Aeromonas*. As espécies relacionadas foram: *A. caviae*, *A. hydrophila*, *A. veronii*, e *A. sobria*. Esse gênero tem importância para a saúde pública com estirpes implicadas em casos de gastrenterite, feridas infecciosas e septicemias em indivíduos imunodeprimidos.

O perfil da microbiota bacteriana pode ser determinado por fatores físico-químicos da água. A microbiota bacteriana em sistemas de cultivo de tilápia-do-nilo, em água salobra, apresentou menor diversidade de espécies bacterianas quando comparada a sistemas em água doce. Nessas condições, predominaram bactérias do gênero *Vibrio*.[47] A microbiota do ambiente de cultivo (água e sedimento) é determinante sobre a composição bacteriana nas brânquias e intestino de tilápias.[47,48] Entretanto, a água exerce maior influência devido ao modo de alimentação, por meio de filtração do plâncton, nos juvenis desse pescado (tilápia).[49]

Fatores determinantes da microbiota do pescado

A qualidade da microbiota do pescado pode ser influenciada pelo método de captura. Por exemplo, capturas de rede que entram em contato com o fundo do mar resultam na exposição desses organismos aquáticos a altas quantidades de bactérias, principalmente pelo distúrbio das águas e dos sedimentos. Isso pode refletir nas contagens iniciais dos microrganismos do pescado.[11] A temperatura é outro fator importante na quantidade e qualidade da microbiota, havendo predominância de determinados microrganismos dependendo da origem dos animais, se de águas temperadas e/ou tropicais. A temperatura natural do local de captura determinará uma microbiota própria que, por outro lado, influenciará a vida útil do pescado quando estocado em gelo. A microbiota do pescado marinho é geralmente psicrófila ou psicrotolerante, sendo que a quantidade e os gêneros bacterianos presentes no animal dependem do tipo da água e de onde procedem.

Outro ponto importante que deve ser levado em conta é a espécie do pescado, pois sua composição química determinará a predominância de diferentes espécies de microrganismos. Ostras e outros moluscos filtradores refletem mais ainda as condições do local de onde foram capturados. Se o local for contaminado por bactérias patógenas, estas podem ser isoladas dos animais.[33]

Ambos, pescado de água doce e marinha, contêm altos níveis de proteínas e outros constituintes nitrogenados, sendo a natureza desses compostos de particular importância para seu frescor. Nem todos os compostos nitrogenados estão sob a forma de proteína. Entre os compostos não proteicos, estão os aminoácidos livres e as bases voláteis nitrogenadas: amônia, trimetilamina, creatina, taurina, betaínas, ácido úrico, anserina, carnosina e histamina[40] (detalhes no Capítulo 6).

Normalmente, o músculo e a parte interna do pescado recém-capturado são estéreis; entretanto, a pele, na sua porção externa, as guelras e o intestino são colonizados por diferentes espécies e variado número de microrganismos.[33] Há controvérsias a respeito da condição estéril do tecido muscular do pescado recém-capturado; contudo, se não forem tomados cuidados com a higiene, temperatura e tempo nessas operações, esse animal entrará seguramente num processo gradativo e irreversível de deterioração.[50]

Bactérias contaminantes do pescado

De acordo com classificação proposta por Gelli,[51] os contaminantes do pescado se distribuem da seguinte forma:

a) **Microrganismos deteriorantes**: apresentam metabolismos que provocam a deterioração do pescado (ex.: os que apresentam capacidade proteolítica, pectinolítica, lipolítica etc.). Essa classe de microrganismos tem a temperatura ótima de crescimento perto da temperatura ambiental, e alguns podem se desenvolver à temperatura de refrigeração (ex.: *Pseudomonas*).

b) **Microrganismos indicadores de higiene e/ou processamento**: são usados para avaliar as condições higiênicas do pescado (ex.: bactérias heterotróficas mesófilas, coliformes totais, estafilococos coagulase-positivos e, para o pescado processado, os bolores e leveduras).

c) **Microrganismos indicadores de contaminação fecal**: coliformes termotolerantes (com destaque para *Escherichia coli*); *Salmonella* e *Enterococcus faecalis*.

d) **Microrganismos indicadores de manipulação inadequada**: indicam falhas nos pontos críticos de controle (ex.: *Staphylococcus aureus*, uma bactéria mesofílica que produz uma exotoxina em condições adequadas).

e) **Microrganismos capazes de causar doenças veiculadas ao pescado**: *Vibrio parahaemolyticus*, *V. cholerae*, *V. vulnificus*, *Listeria*, *Salmonella*, *E. coli* enteropatogênica.

f) **Microrganismos capazes de produzir histamina**: a produção de histamina por degradação bacteriana acontece, em particular, com peixes da família Scombridae (atum e bonito). A histamina é uma descarboxilação da histidina (ver detalhes no Capítulo 1.6). Entre as bactérias produtoras de histamina estão membros da família Enterobacteriaceae e dos gêneros *Vibrio*, *Clostridium* e *Lactobacillus*. As estirpes bacterianas mais frequentemente relacionadas à presença de histamina em pescado são: *Morganella morganii*, *Klebsiella pneumoniae* e *Hafnia alvei*.[52]

g) **Toxinas biológicas**: tetrodotoxina, ciguatera, toxinas paralisantes (PSP), toxinas diarreicas (DSP), neurotoxinas (NSP) e toxinas amnésicas (ASP), todas relacionadas ao consumo de pescado intoxicado com dinoflagelados e/ou bactérias simbiontes (detalhes no Capítulo 7). O controle das biotoxinas marinhas é difícil e a doença não pode ser inteiramente prevenida. As toxinas são todas de natureza não proteica e extremamente estáveis.[53]

Deterioração do pescado

O pescado é um alimento altamente perecível devido: (a) aos fatores microbiológicos; (b) à rápida instalação da fase de rigidez *post-mortem*[54] (endurecimento do peixe); (c) à liberação de muco; (d) à alta quantidade de água nos tecidos; (e) à frouxa constituição do tecido conjuntivo; e (f) à constituição dos tecidos ricos em proteínas, fosfolipídios e ácidos graxos poli-insaturados que servem de substrato para as bactérias.

Como qualquer outro animal, o pescado, logo após a morte, sofre uma série de alterações, culminando com sua deterioração. Essas alterações são iniciadas pela ação das enzimas musculares na hidrólise de proteínas e lipídios. O passo seguinte é a degradação microbiana, provocando alterações químicas e físicas irreversíveis no pescado.

A deterioração de peixes de água doce e de água salgada parece ocorrer da mesma maneira. A parte mais suscetível do peixe é a região das brânquias, incluindo as próprias brânquias. Os primeiros sinais de deterioração sensorial podem ser notados quando há um forte e desagradável odor exalando das brânquias. Se o pescado não for eviscerado imediatamente, as bactérias do intestino vão logo para as paredes e cavidades intestinais. Acredita-se que esse processo seja auxiliado pela ação de enzimas proteolíticas do intestino, inerentes do peixe, enzimas de origem bacteriana do interior do canal intestinal ou ambas.[40]

Essa fase de rigidez (*rigor mortis*),[54] que ocorre algumas horas após a morte do peixe, caracteriza-se pela redução do pH da carne, resultado de reações bioquímicas que utilizam o glicogênio muscular, como fonte de energia, e produzem o ácido lático. As reservas de glicogênio, normalmente, estão associadas à quantidade de ácido lático produzido. Quanto maiores as reservas de glicogênio, maior é a acidificação do músculo e maior a proteção do mesmo contra o ataque bacteriano. Assim, a movimentação excessiva dos peixes na captura diminui, consideravelmente, as reservas de glicogênio de seus músculos, proporcionando uma menor redução do pH. Por esse motivo, a fase de *rigor mortis* em pescado inicia-se rapidamente, com curta duração. Sabe-se que as alterações bacteriológicas serão iniciadas após essa fase, e como ela é de curta duração em peixes, a vida comercial do pescado é menor que a de outras proteínas de origem animal.[55]

A respeito da deterioração do pescado, Liston[38,56] estabeleceu, em dois trabalhos, uma sequência para explicar:

1. Logo após o término do *rigor mortis*, os aminoácidos e outras substâncias não proteicas são utilizados pelos microrganismos.
2. Há o desenvolvimento seletivo de bactérias, principalmente dos gêneros *Pseudomonas* e *Shewanella* que usam rapidamente esses compostos e formam substâncias voláteis com características pronunciadas e desagradáveis.
3. A baixa reserva de aminoácidos para as bactérias provoca uma interrupção na repressão de proteinase, iniciando-se assim um novo processo na decomposição das proteínas, o que resulta na reposição de aminoácidos no substrato.
4. Como resultado, há um aumento nos produtos de decomposição dos aminoácidos (bases, compostos voláteis, H_2S e outros compostos sulfurados) o que acelera, sobremaneira, a deterioração do pescado.

As mudanças que ocorrem no pescado, após sua morte, são difíceis de ser distinguidas; se procedem de atividades microbianas ou enzimáticas. A espécie do pescado e o manuseio que este recebe antes da morte influenciam bastante os processos deteriorantes. Salienta-se que a classe e quantidade de substâncias extrativas nitrogenadas disponíveis nos músculos na forma de aminoácidos livres, peptídeos simples como anserina e glutationa, óxido de trimetilamina, creatina e taurina exercem importante papel no aparecimento de outros produtos de degradação, uma vez que a presença dessas substâncias extrativas constitui o ponto fundamental da partida para a atividade dos microrganismos.[57]

As maiores alterações químicas associadas à deterioração estão relacionadas com a produção de bases nitrogenadas voláteis (BVT), particularmente trimetilamina (TMA) e amônia (NH_3). A primeira é resultado da redução de óxido de trimetilamina (OTMA), presente no pescado de origem marinha.[43] A produção de amônia decorre principalmente da desaminação oxidativa da creatina e da decomposição de aminoácidos por meio de processos de desaminação, oxidorredução entre pares de aminoácidos e degradação anaeróbica.[58,59] Microrganismos urease-positivos, como *Proteus*, *Morganella*, *Moraxella* e *Flavobacterium*, produzem níveis elevados de NH_3.

Os processos de alteração, em qualquer espécie de pescado, seguem sempre o mesmo curso, independentemente de sua origem ou procedência. Entretanto, a velocidade com que essas alterações acontecem varia entre espécies.[60]

- Os elasmobrânquios, por exemplo, produzem grandes quantidades de amoníaco, inclusive nos primeiros oito dias de estocagem em gelo. São mais propensos a deterioração porque apresentam como característica a elevada concentração de componentes solúveis, cerca de duas vezes maior que outros tipos de pescado.[61] As arraias contêm 1% a 2% de ureia nos músculos, sangue, órgãos e esqueleto, e têm uma concentração de OTMA duas a três vezes maior que o bacalhau, por exemplo.[62] Durante a deterioração, a ureia armazenada se decompõe com a formação de amônia que causa rejeição, limitando a comercialização. Acreditava-se que a enzima responsável por essa atividade era a urease de algumas bactérias; entretanto, agora se sabe que essa produção de amônia está mais correlacionada com a atividade dos mecanismos endógenos envolvidos na degradação de proteínas e compostos nitrogenados não proteicos do que com a atividade de microrganismos proteolíticos.[63]
- Entre os teleósteos, sabe-se que a cavala se altera muito rapidamente, e que o peixe vermelho (ou *gallineta nordica*) se conserva melhor que o bacalhau, mas não tão bem quanto o linguado. Além disso, há grandes diferenças entre os teleósteos marinhos e os de água doce.[33]
- Moluscos apresentam, relativamente, alto conteúdo de glicogênio e alta carga microbiana. A deterioração desse pescado se caracteriza pela multiplicação de bactérias ácido-láticas com consequente formação de ácido lático e diminuição simultânea do pH.[64]
- As principais diferenças na deterioração de camarões, lagostas, caranguejos e lagostins são atribuídas à maneira como eles são manipulados. Os crustáceos se diferenciam dos peixes por apresentarem 0,5% de carboidratos. Os camarões possuem um nível maior de aminoácidos livres do que os peixes e contêm as enzimas catepsinas que quebram as proteínas rapidamente. Muitos dos microrganismos presentes nos peixes são também encontrados nos crustáceos, sendo *Pseudomonas*, *Acinetobacter*, *Moraxella* e leveduras os microrganismos predominantes na deterioração da carne dos crustáceos.[40] Foi demonstrado que os músculos dos crustáceos contêm mais de 300 mg de nitrogênio/100 g de carne; portanto, muito mais do que o peixe.[65] A presença de altas quantidades de certos aminoácidos e extratos nitrogenados em carnes de crustáceos faz com que esses alimentos se tornem suscetíveis a um rápido ataque da biota deteriorante. A deterioração inicial da carne de crustáceos é seguida de uma grande produção de bases voláteis nitrogenadas, assim como acontece nos peixes.[40]

Vieira *et al.*[66,67] estudaram as alterações químicas, sensoriais e microbiológicas em lagostas *Panulirus argus* e *P. laevicauda* estocadas em gelo. Após procedimentos de descabeçamento, evisceração, lavagem e estocagem em caixa isotérmica contendo gelo, as caudas de lagosta eram retiradas do gelo, em intervalos predeterminados, e analisadas sensorialmente por painelistas treinados e seguindo a tabela da Torry Research Station (Escócia) modificada para lagostas. A soma dos caracteres sensoriais (SCS) correspondeu à soma dos valores dados aos parâmetros odor, textura e cor. Alguns resultados foram pinçados e estão ressaltados aqui: (a) as lagostas da espécie *P. laevicauda* foram aceitáveis até o 13º dia de estocagem enquanto *P. argus* foram até o 12º dia; (b) o TMA não foi um critério bom na avaliação da qualidade das lagostas; (c) a contagem padrão em placas (CPP) de bactérias heterotróficas a 35 °C não apresentou correlação linear com a SCS, enquanto esse mesmo parâmetro relacionou-se, significantemente, com a SCS quando a temperatura de incubação foi de 5 °C e 25 °C e mostrou uma tendência ascendente com os dias de estocagem; (d) a CPP obtida a 25 °C não mostrou diferença significativa em relação às duas espécies; (e) em uma mesma espécie, o número de bactérias obtido a 5 °C foi estatisticamente diferente do obtido a 25 °C; (f) das variáveis químicas, a hipoxantina foi a que apresentou uma variação mais coerente em relação aos dias de estocagem no gelo; (g) o limite máximo de bactérias permitido, às temperaturas de 5 °C e 25 °C, quando correlacionado com a SCS, foi de 10^{10} e 10^{9} UFC/g das lagostas, respectivamente.

Há muito foi retirada da legislação[68] a máxima contagem padrão em placas permitida para músculo de pescado para se dizer se um pescado estaria apto ou não para o consumo. A principal razão é que diferentes pescados podem se deteriorar com diferentes contagens. Disney *et al.*[69] relataram que o pescado indiano se conservava de forma aceitável para o consumo por até 45 dias de estocagem em gelo, enquanto peixes marinhos do oeste da África se conservavam por 20 a 26 dias. As enzimas proteolíticas do músculo do pescado e as de origem bacteriana têm um papel mais importante na deterioração do pescado tropical do que nas espécies de águas frias. Peixes tropicais podem deteriorar-se rapidamente em temperaturas ambientes, mas demoram mais tempo em estocagens em gelo do que o pescado de águas frias. Isso acontece porque os processos de deterioração não ocorrerão até que os organismos psicrófilos se multipliquem e produzam substâncias voláteis relacionadas a maus odores.

Pescado como fonte de microrganismos patogênicos para humanos

As doenças transmitidas por alimentos (DTA) constituem um dos problemas de saúde pública mais frequentes do mundo contemporâneo. No Brasil, existe uma falha nos sistemas de notificação, o que prejudica a análise de ocorrência de surtos de DTA, agentes etiológicos mais comuns, alimentos mais frequentemente implicados, população de maior risco e fatores contribuintes.[70] Huss *et al.*[71] dividiram as bactérias patogênicas encontradas em pescado em três grupos: (1) bactérias autóctones do *habitat* das espécies e parte da microbiota, como *Vibrio* spp., em pescados marinhos; (2) bactérias presentes nos ambientes em geral, como *Clostridium botulinum, Clostridium perfringens, Bacillus* spp.; (3) bactérias que fazem parte da microbiota do homem e outros animais: *Salmonella* spp., *Shigella* spp., *Escherichia coli, Staphylococcus aureus.*

A legislação brasileira vigente (RDC 331/2019 e IN 60/2019) da Agência Nacional de Vigilância Sanitária (ANVISA)[68] estabelece padrões para algumas bactérias (*Escherichia coli*, estafilococos coagulase-positivos, *Salmonella* sp. em 25 g) que estão relacionadas a enfermidades por meio do consumo do pescado; e estabelece, ainda, limites de toxina/metabólito (*i.e.*, histamina) para pescado em natureza e processado. Afora essas, *Aeromonas hydrophila, Listeria monocytogenes, Clostridium botulinum, Vibrio parahaemolyticus* e *V. cholerae*, além de outros víbrios, podem ser detectados em pescado (Tabela 4.1).

TABELA 4.1 Bactérias isoladas de pescados marinhos, estuarinos, de água doce e na linha de processamento de algumas indústrias brasileiras.

Objetos de estudo	Bactérias
Linha de processamento de camarões dentro da indústria	Coliformes termotolerantes[72]
Camarão e na indústria de processamento	*Salmonella* e *Shigella*[73]
Carne de siri processada e industrializada	*Escherichia coli* e *Salmonella*[74]
Tilápias e instalações de processamento na indústria	*Listeria monocytogenes*[75]
Ostras extraídas de banco natural	*Vibrio parahaemolyticus* e *V. cholerae*[76]
Peixes no estuário do rio Bacanga (MA)	*Aeromonas*[46]
Peixe defumado importado	Estafilococos coagulase-positivos, coliformes termotolerantes[77]
Tilápias frescas e congeladas comercializadas (mercados públicos)	Estafilococos coagulase-positivos, coliformes termotolerantes[78]
Camarão *Litopenaeus vannamei in natura* de comércio varejista	Estafilococos coagulase-positivos, enterobactérias[79]
Caranguejos do comércio de rua	*Vibrio* spp. e *Salmonella*[80]

Microbiologia de pescado processado

Pescado resfriado e/ou congelado

Peixes

A maior comercialização no Brasil é de pescado cru (resfriado em gelo) e congelado. Logo depois que o peixe chega à indústria, é classificado, escamado, filetado, é feita a toalete e é, posteriormente, congelado. Essas operações são feitas manualmente e/ou mecanicamente. As alterações microbianas podem ser causadas por bactérias da microbiota natural se a temperatura não for observada durante todo o processamento e sempre que houver demora nas operações industriais. Nesse caso, o peixe não será congelado em bom estado, visível após o descongelamento, trazendo prejuízo para o consumidor e um atestado negativo para a indústria.[33]

Os contaminantes bacterianos mais encontrados durante as fases de processamento são os coliformes, principalmente *Escherichia coli*, enterococos e estafilococos, tendo como fonte de contaminação o manuseador do pescado; entretanto, se o pescado tiver sido capturado em locais contaminados com efluentes domésticos sem tratamento, também poderá apresentar altos índices dessas bactérias. O esperado é que o peixe saia da indústria com uma carga bacteriana menor do que a que tinha ao chegar, principalmente por causa das inúmeras lavagens com solução clorada que o pescado sofre durante seu processamento. Isso pode não ser verdade se, durante uma determinada fase, houver uma contaminação adicional.[81]

Normalmente, as fontes primárias de contaminação do pescado recém-capturado são a própria pele, as guelras e o intestino. Uma vez removidos, isso resultará numa considerável redução da contaminação do músculo. Entretanto, é preciso pensar nas contaminações cruzadas que acontecem na indústria, provenientes das facas, das mãos dos manipuladores, dos equipamentos, a despeito de todo cuidado e do uso de desinfetantes; portanto, todo cuidado deverá ser observado durante as operações na indústria.

Caranguejos

Na industrialização da carne de caranguejo, a grande fonte de contaminação são as mãos dos manipuladores. Estas poderão transmitir *Staphylococcus* spp. se não estiverem devidamente higienizadas. Aconselha-se o uso de luvas e aplicações de boas práticas de higiene aliadas à manutenção de temperaturas adequadas e esfriamento rápido da carne. *Vibrio parahaemolyticus* poderá ser transferido do animal não processado para o processado. Essas contaminações cruzadas podem ser evitadas, bastando que se separem as áreas de recepção daquelas de processamento e o pessoal envolvido em ambas. Temperaturas inferiores a 5 °C são indicadas para a manutenção do produto cozido e processado. *V. parahaemolyticus* é sensível a baixas temperaturas.[33] Numa pesquisa em amostras de carne crua e cozida de caranguejo-uçá (*Ucides cordatus*) comercializado em três barracas da Praia do Futuro, Fortaleza (CE), Theophilo e Vieira[82] constataram a presença de *V. parahaemolyticus* em 75% das amostras de carne crua e 21% das de carne cozida. Bactérias pertencentes à família Rhodobacteraceae e ao gênero *Vibrio* foram os microrganismos dominantes nos tecidos do caranguejo-azul (*Callinectes sapidus*) em ponto de rejeição quanto aos aspectos sensoriais quando estocados a temperaturas de 4 °C e 10 °C.[83]

Camarões e lagostas

Ambos, por serem crustáceos, são muito contaminados com *V. parahaemolyticus*; portanto, a manutenção em baixas temperaturas impede a proliferação da bactéria. A evisceração é uma etapa fundamental para a extensão da vida útil de crustáceos. *Pseudomonas*, *Moraxella*, *Acinetobacter* e *Proteus* foram alguns dos gêneros bacterianos encontrados na microbiota intestinal de espécimes da lagosta *Panulirus argus*[84] e que estão envolvidos em alterações pós-morte nesses crustáceos. Os camarões são os animais aquáticos mais suscetíveis a alterações oxidativas, hidrolíticas e/ou microbiológicas devido à sua elevada atividade de água, composição química, alto teor de gordura insaturada e pH próximo à neutralidade. Por essa razão, sua comercialização deve ser cercada de cuidados. Muitas vezes os manipuladores são os transmissores de bactérias que se somam às de sua microbiota, o que só prejudicará sua qualidade.[85] Albuquerque *et al.*[86] isolaram *Staphylococcus aureus* de utensílios, estruturas e mãos dos vendedores de camarão em pontos de comercialização de camarões, em um mercado de peixes. Os autores concluíram que o treinamento e transferência de informações sobre higiene pessoal seriam procedimentos importantes para a manutenção da qualidade microbiológica do pescado comercializado. Camarões de água doce, geralmente, são mais contaminados com bactérias fecais que os marinhos.[43] Reforçando essa ideia, Vieira e Oliveira[87] estudaram as águas de uma lagoa de Fortaleza (CE) e de amostras de camarões nativos capturados no local. Os três pontos amostrados da lagoa se encontravam altamente contaminados com dejetos fecais e os camarões apresentaram contaminação por enterobactérias, com valores acima do preconizado na legislação vigente, na época, para crustáceos *in natura*.[88]

Moluscos

A depuração é um processo em que os moluscos são transportados de seus locais de origem e deixados em águas limpas e correntes a fim de terem o teor de sílica e a carga bacteriana diminuídos.[89] Corrêa *et al.*[90] testaram um sistema fechado de depuração, em Santa Catarina, usando ostras *Crassostrea gigas*, contaminadas artificialmente com *Salmonella enterica*, sorovar Typhimurium. O sistema combinava exposição à radiação UV e cloração como estratégia de esterilização da água. Após 12 horas de exposição, o tratamento combinado reduziu a carga bacteriana, tornando as salmonelas indetectáveis nos tecidos dos moluscos. A característica de filtradores e bioacumuladores dos moluscos bivalves estabelece a necessidade de esses organismos serem depurados e resfriados para garantir a qualidade do produto e segurança dos consumidores. A ingestão de ostras cruas, sem cozimento prévio, aumenta o risco de ocorrência de doenças relacionadas a esse tipo de alimento. A carne dos moluscos apresenta um alto teor de carboidratos e sua microbiota depende da qualidade da água de onde foram retirados e da qualidade da água da sua lavagem, dentre outros fatores. Os seguintes gêneros foram isolados de ostras deterioradas: *Serratia*, *Pseudomonas*, *Proteus*, *Clostridium*, *Bacillus*, *Escherichia*, *Enterobacter*, *Shewanella*, *Lactobacillus*, *Flavobacterium* e *Micrococcus*. No início e no desenvolvimento da deterioração predominam *Pseudomonas*, *Acinetobacter* e *Moraxella* spp. Nos estágios mais avançados, *Enterococcus*, *Lactobacillus* e leveduras foram dominantes. Por causa do nível relativamente alto de glicogênio, a deterioração de moluscos é basicamente fermentativa.[40] Alguns autores, entre eles, Pottinger,[91] propuseram uma escala de pH para a avaliação da qualidade microbiana da ostra: pH 6,2–5,9: boa; pH 5,8: não muito boa; pH 5,7–5,5: mofada; pH 5,2: pútrida ou azeda. Mexilhões e vieiras parecem apresentar a mesma deterioração das ostras, ao contrário das lulas. Nessas, as bases voláteis nitrogenadas aumentam de acordo com a deterioração, e o mesmo acontece com os crustáceos.

Pescado salgado

A salga é um processo barato, fácil e eficiente de preservação do pescado. Baseia-se na retirada da água dos tecidos, o que dificulta a proliferação dos deteriorantes. Entretanto, se não forem seguidas as boas condições higiênicas e o uso de sal de boa qualidade, o produto final poderá apresentar alteração de cor causada por bactérias halofílicas produtoras de pigmentos e que também são fortemente proteolíticas. Por isso, além de conferir coloração vermelha ao pescado, essas bactérias (*Halococcus* e *Halobacterium*) causam amolecimento dos tecidos, produzindo substâncias voláteis responsáveis por odores desagradáveis.[11,64] A recomendação para assegurar um produto salgado de boa qualidade, segundo Watanabe,[92] é a esterilização do sal antes do contato com o alimento a ser processado. O processamento de salga mista e secagem da pescada-branca (*Plagioscion squamosissimus*) usando sal esterilizado resultou em um produto de excelente qualidade.[93] Nas regiões tropicais, principalmente, o pescado salgado pode sofrer a ação de fungos. As espécies de fungos relacionadas a deterioração de pescado salgado são variáveis de acordo com a zona climática. Atapattu e Samarajeewa,[94] analisando a micobiota de peixes salgados comercializados em mercados no Sri Lanka, encontraram as espécies *Aspergillus flavus*, *A. fumigatus*, *A. glaucus*, *A. restrictus*, *Aureobasidium* spp., *Basipetospora halophila* (um fungo halofílico verdadeiro), *Cladosporium herbarum*, *Gliomastix* spp., *Penicillium chalybeum* e *Penicillium expansum*.

Pescado defumado

O pescado defumado é também preservado pela redução do seu conteúdo de água, o que dificulta o crescimento de microrganismos. É considerado alimento de alto risco em razão de sua ingestão se dar com pequeno ou nenhum calor adicional. A fumaça que é usada para conferir sabor ao pescado é suficiente para matar a maioria das formas vegetativas, mas não os esporos. Assim, o maior risco do consumo de pescado marinho defumado, sob o ponto de vista da segurança alimentar, é a intoxicação por *Clostridium botulinum*. Bolores e leveduras podem se desenvolver nesse tipo de pescado, ao longo da estocagem, devido à desidratação parcial durante a defumação. O tempo de vida de prateleira do pescado defumado dependerá da espécie e qualidade do produto inicial, padrões de higiene durante o processamento e condições adequadas de armazenamento.[95]

Pescado enlatado

O pescado enlatado está classificado como alimento de baixa acidez (pH > 4,6). As características do processo de enlatamento garantem uma vida longa ao produto, uma vez que os microrganismos são eliminados pelo calor. Entretanto, falhas nas etapas de processamento podem levar à má qualidade do produto. Isso acontece quando a matéria-prima é subprocessada; quando não se aplicam baixas temperaturas adequadamente; quando as latas são contaminadas na selagem; ou quando a matéria-prima é contaminada nos pré-processos.[40] Em processo de enlatamento da pescada-amarela, *Cynoscion acoupa*, e pescada-do-piauí, *Plasgioscion squamosissimus*, foi verificada a redução da carga bacteriana nas fases de pós- cozimento (após o pré-cozimento, após exaustão e após esterilização).[96] A deterioração bacteriana de enlatados pode ser constatada por: (1) abaulamento de uma ou ambas as extremidades da lata; (2) aspecto e aroma anormais do produto; (3) turvamento da salmoura ou do líquido de cobertura, normalmente límpidos; e (4) depósitos de coloração branca no alimento. Segundo Vieira,[33] é necessário que se tenha o conhecimento do tempo e temperatura requeridos para tornar o alimento enlatado estéril. Dois grupos principais de bactérias esporogênicas causam deterioração em pescado enlatado: espécies do gênero *Bacillus* (amolecimento e azedume) e do gênero *Clostridium* (por exemplo, *C. sporogenes*), produtores de estufamento pútrido. Se a metodologia de enlatamento seguir os códigos de prática para pescado e produtos pesqueiros da FAO,[97] os riscos para a saúde do consumidor de peixes enlatados serão, sobremaneira, diminuídos.[11]

Pescado fermentado

Os microrganismos presentes nos produtos fermentados de pescado são provenientes de quatro fontes: do próprio pescado, do ambiente de origem, do solo e de contaminantes das manipulações e equipamentos usados na pesca e no processamento. A microbiota dos alimentos fermentados marinhos exibe uma grande variedade de lactobacilos. Esses produtos dividem-se em duas categorias: uma com alto teor salino (20% a 30%) – nesse a carga microbiana tende a decrescer durante a cura – e outra com baixo teor de cloreto de sódio, em que carboidratos fermentescíveis são adicionados.[98] Os produtos à base de pescado fermentado geralmente têm um nicho específico de consumidores devido às suas características únicas, especialmente em termos de aromas, sabores e textura. Essas características são o resultado da transformação, microbiana ou enzimática, de componentes orgânicos dos tecidos do pescado em compostos mais simples durante o processo de fermentação.[99] Oetterer *et al.*[100] utilizaram sardinha (*Sardinella brasiliensis*) como matéria-prima para o preparo de pescado fermentado. Foram monitorados quatro tratamentos: peixes inteiros ou eviscerados, ambos com e sem condimentos e com 20% de sal. Foram pesquisadas *Escherichia coli* e *Salmonella* sp. na matéria-prima e ao longo dos quatro tratamentos. As bactérias não foram detectadas, indicando que a concentração de sal usada foi apropriada para manter o produto sob adequado controle microbiológico. Além disso, o processamento do pescado com vísceras não interferiu na segurança microbiológica.

Controle na qualidade microbiológica do pescado

Para se ter um pescado com características de um recém-capturado, é necessário que, imediatamente à sua captura, ele seja: lavado, eviscerado e refrigerado. Planos de controle de qualidade (análise de perigos e pontos críticos de controle, APPCC) e de boas práticas de processamento deverão ser aplicados desde o ponto de origem até a comercialização do pescado. Pessoal treinado e apto para lidar com esse tipo de produto alimentar, e qualidade dos insumos, utensílios e materiais em contato com o pescado são fundamentais para o prolongamento da vida útil do pescado e segurança para o consumidor.

Referências bibliográficas

1. Hassoun A, Karoui R. Quality evaluation of fish and other seafood by traditional and nondestructive instrumental methods: advantages and limitations. Crit Rev Food Sci Nutr. 2017; 57(9):1976-98.
2. Cheng JH, Sun DW, Zeng XA, Liu D. Recent advances in methods and techniques for freshness quality determination and evaluation of fish and fish fillets: A review. Crit Rev Food Sci Nutr. 2015; 55(7):1012-225.
3. Vieira RHSF, Menezes FGR, Sousa OV. Microbiology of fish and Fish products and itis Implications on Public Health. In: Genç İY, Esteves E, Diler A (orgs.). Handbook of Seafood. 2 ed. New York: Nova Science Publishers; 2016. p. 13-29.
4. Zhou Z, Yao B, Romero J, Waines P, Ringø E, Emery M, et al. Methodological approaches used to assess fish gastrointestinal communities. Aquaculture nutrition: gut health, probiotics and prebiotics. Oxford: Wiley-Blackwell Publishing. 2014; 101:101-27.
5. Lagier JC, Armougom F, Million M, Hugon P, Pagnier I, Robert C, et al. Microbial culturomics: paradigm shift in the human gut microbiome study. Clin Microbiol Infect. 2012; 18(12):1185-93.
6. Lagier JC, Hugon P, Khelaifia S, Fournier PE, La Scola B, Raoult D. The rebirth of culture in microbiology through the example of culturomics to study human gut microbiota. Clin Microbiol Rev. 2015; 28(1):237-64.
7. Greub G. Culturomics: a new approach to study the human microbiome. Clin Microbiol Infect. 2012; 18(12):1157-9.
8. Manikantan G, Lyla S, Khan SA, Vijayanand P, Jothi GEG. Bioactive potency of epidermal mucus extracts from greasy grouper, *Epinephelus tauvina* (Forsskal, 1775). J Coastal Life Med. 2016; 4:510-20. doi: 10.12980/jclm.4.2016j6-34.
9. Chiarello M, Villéger S, Bouvier C, Bettarel Y, Bouvier T. High diversity of skin-associated bacterial communities of marine fishes is promoted by their high variability among body parts, individuals and species. FEMS Microbiol Ecol. 2015; 91(7).
10. Austin B. The bacterial microflora of fish, revised. Sci World J. 2006; 6:931-45.
11. Frazier WC, Westhoff DC. Food Microbiology. 4 ed. New York: McGraw-Hill; 1988. 576 p.
12. Cruz-Romero M, Kelly JP. Influence of packaging strategy on microbiological and biochemical changes in high-pressure-treated oyster (Crassostrea gigas). J Sci Food Agricult. 2008; 88(15):2713-23.
13. Damasceno EIT, da Gama Pantoja LN, de Figueiredo HM, da Silva LHM, da Cruz Rodrigues AM. Microbiota of two species of commercially important fish in the Amazon region (Belm-Par-Brazil): Butterfly peacock bass (*Cichla ocellaris*) and piramutaba (*Brachyplatystoma vailantii*). Afr J Microbiol Res. 2015; 9(9):572-80.
14. Vieira DM, Naumann CR, Ichikawa T, Cândido LMB. Características microbiológicas de carne de siri beneficiada em Antonina (PR) antes e após a adoção de medidas de boas práticas. Scientia Agraria. 2006; 7(1):41-8.
15. Rosinvalli LJ, Charm SE. Spoilage and shelf life prediction of refrigerated fish. Mar Fish Rev. 1975; 37(4):32-4.
16. Boutin S, Bernatchez L, Audet C, Derôme N. Network analysis highlights complex interactions between pathogen, host and commensal microbiota. PLOS One. 2013; 8(12):e84772.
17. Saker-Sampaio S, Vieira RHSF. Manuseio do pescado a bordo. In: Vieira RHSF. Microbiologia, higiene e qualidade do pescado. São Paulo, SP: Varela; 2004. p. 25-36.
18. Castro PLD, Lewandowski V, Souza MLRD, Coradini MF, Alexandre AADC, Sary C, et al. Effect of different periods of pre-slaughter stress on the quality of the Nile tilapia meat. Food Sci Technol. 2017; 37(1):52-8.
19. Trinh LT, Bakke I, Vadstein O. Correlations of age and growth rate with microbiota composition in Atlantic cod (*Gadus morhua*) larvae. Sci Rep. 2017; 7(1):8611.
20. Liu H, Guo X, Gooneratne R, Lai R, Zeng C, Zhan F, et al. The gut microbiome and degradation enzyme activity of wild freshwater fishes influenced by their trophic levels. Sci Rep. 2016; 6:24340.
21. Bolnick DI, Snowberg LK, Hirsch PE, Lauber CL, Knight R, Caporaso JG, et al. Individuals' diet diversity influences gut microbial diversity in two freshwater fish (three spine stickleback and Eurasian perch). Ecol Lett. 2014; 17(8):979-87.

22. Hatje E, Neuman C, Stevenson H, Bowman JP, Katouli M. Population dynamics of Vibrio and *Pseudomonas* species isolated from farmed Tasmanian Atlantic salmon (*Salmo salar* L.): a seasonal study. Microb Ecol. 2014; 68(4):679-87.

23. Sullam KE, Essinger SD, Lozupone CA, O'Connor MP, Rosen GL, Knight ROB, et al. Environmental and ecological factors that shape the gut bacterial communities of fish: a meta-analysis. Molec Ecol. 2012; 21(13):3363-78.

24. Dhanasiri AK, Brunvold L, Brinchmann MF, Korsnes K, Bergh Ø, Kiron V. Changes in the intestinal microbiota of wild Atlantic cod *Gadus morhua* L. upon captive rearing. Microb Ecol. 2011; 61(1):20-30.

25. Jalal KCA, Akbar JB, Nurul LMS, Faizul HN, Isma Y, Irwandi J, et al. Comparative study on spoilage and pathogenic bacteria in selected commercial marine and freshwater fishes. Internat Food Res J. 2017; v. 24.

26. Tsighe N, Wawire M, Bereket A, Karimi S, Wainaina I. Physicochemical and microbiological characteristics of fresh Indian mackerel, spotted sardine and yellowtail scad, from Eritrea Red Sea waters. J Food Compos Anal. 2018; 70:98-104.

27. ICMSF. International Commission on Microbiological Specifications for Foods. Microorganisms in foods 5: Characteristics of microbial pathogens. London: Chapman & Hall; 1996. 513 p.

28. Hassan MA, Shaltout FA, Maarouf AA, El-Shafey WS. Psychrotrophic bacteria in frozen fish with special reference to *Pseudomonas* species. Benha Vet Med J. 2014; 27(1):78-83.

29. Gram L, Huss HH. Microbiological spoilage of fish and fish products. Internat J Food Microbiol. 1996; 33(1):121-37.

30. Møretrø T, Moen B, Heir E, Hansen AA, Langsrud S. Contamination of salmon fillets and processing plants with spoilage bacteria. Internat J Food Microbiol. 2016; 237:98-108.

31. Fogarty C, Whyte P, Brunton N, Lyng J, Smyth C, Fagan J, et al. Spoilage indicator bacteria in farmed Atlantic salmon (*Salmo salar*) stored on ice for 10 days. Food Microbiol. 2019; 77:38-42.

32. Sikorsky ZE. Tecnología de los productos del mar: recursos, composición nutritiva y conservación. 1 ed. Zaragoza: Acribia; 1990.

33. Vieira RHSF. Microbiologia, higiene e qualidade do pescado. São Paulo: Varela; 2004. 380 p.

34. Cornejo-Granados F, Gallardo-Becerra L, Leonardo-Reza M, Ochoa-Romo JP, Ochoa-Leyva A. A meta-analysis reveals the environmental and host factors shaping the structure and function of the shrimp microbiota. PeerJ. 2018; 6:e5382.

35. Silva IP, de Souza Carneiro C, Saraiva MAF, de Oliveira TAS, de Sousa OV, Evangelista-Barreto NS. Antimicrobial resistance and potential virulence of *Vibrio parahaemolyticus* isolated from water and bivalve mollusks from Bahia, Brazil. Mar Pollut Bull. 2018; 131:757-62.

36. Vieira RHSF, Sousa OV, Costa RA, Theophilo GND, Macrae A, Fonteles-Filho AA, et al. Raw oysters can be a risk for infections. Braz J Infect Dis. 2010; 14(1)66-70.

37. Devaraju AN, Setti TMR. Comparative study of fish bacteria from tropical and cold/temperate marine waters. In: Reilly A (ed.). Spoilage of Tropical Fish and Product Development. Rome: FAO; 1985. p. 97-107.

38. Liston J. Fish and shellfish and their products. In: International Commission on Microbiological Specifications for Foods-ICMSF (ed.). Microbial ecology of foods, vol. 2: Food commodities. New York: Academic Press; 1980. p. 567-605.

39. Machado AL, Lima RA, Sousa OV, Vieira RHSF. Resistência Antimicrobiana em cepas de *Escherichia coli* de pescado marinho comercializado na feira do Mucuripe - Fortaleza-Ce, Brasil. Bol Inst Pesca. 2015; 41:931-43.

40. Jay JM. Microbiologia de alimentos. 6 ed. Porto Alegre: Artmed; 2005.

41. Don S, Xavier KM, Devi ST, Nayak BB, Kannuchamy N. Identification of potential spoilage bacteria in farmed shrimp (*Litopenaeus vannamei*): Application of Relative Rate of Spoilage models in shelf life-prediction. LWT. 2018; 97:295-301.

42. Simmonds CK, Lamprecht EC. South African fishing industry research. Inst Ann Rep. 1980; (34):88-91.

43. Leitão MFF. Microbiologia e deterioração do pescado fresco e refrigerado de origem fluvial ou marinha. In: Kai M, Ruivo EU (coordenadores técnicos). Controle de Qualidade de pescado. Santos: Leopoldium editora e Loyola edições; 1988. p. 40-5.

44. Fernandes GST. Diversidade bacteriana e prospecção de substância bioativa da microbiota do muco superficial da pele do mapará (*Hypophthalmus* sp.). 2017; 113 p. Tese (Doutorado) – Programa de Pós-Graduação em Ciências Marinhas Tropicais. Instituto de Ciências do Mar, Universidade Federal do Ceará, Fortaleza.

45. Nedoluha PC, Westhoff D. Microbiology of striped bass grown in three aquaculture systems. Food Microbiol. 1997; 14(3):255-64.

46. Martins AGLA, Vieira RHSF, Nascimento AR, Marinho SC, Mouchrek Filho VE. Incidência de bactérias do gênero *Aeromonas* em peixes capturados no estuário do rio Bacanga, em São Luís (MA). Revisa. 2006; 2(1):41-5.

47. Al-Harbi AH, Uddin N. Bacterial diversity of tilapia (*Oreochromis niloticus*) cultured in brackish water in Saudi Arabia. Aquaculture SL. dez 2005; 250(3-4):566-72. Elsevier BV.

48. Del'Duca A, Cesar DE, Abreu PC. Bacterial community of pond's water, sediment and in the guts of tilapia (*Oreochromis niloticus*) juveniles characterized by fluorescent in situ hybridization technique. Aquaculture Res. 2015; 46(3):707-15.

49. Beveridge MCM, Begum M, Frerichs GN, Millar S. The ingestion of bacteria in suspension by the tilapia *Oreochromis niloticus*. Aquaculture. 1989; 81(3-4):373-8.

50. Shewan JM, Murray CK. The microbial spoilage of fish with special reference to the role of psychrophiles . In: Russel AD, Fuller R (ed.). Cold-tolerant microbes in spoilage and the environment. London: Academic Press; 1979. p. 117-36.

51. Gelli DS. Análise microbiológica de pescado marinho. In: Kai M, Ruivo EU (coordenadores técnicos). Controle de Qualidade de pescado. Santos: Leopoldium editora e Loyola edições; 1988. p. 59-62.

52. Stratton JE, Taylor SL. Scombroid poisoning. In: Kvenberg JE (ed.). Microbiology of marine food products. 2 ed. New York: AVI; 1991. p. 331-51.

53. Gill TA, Thompson JW, Gould S. Thermal Resistance of Paralytic Shellfish Poison in Soft Shell Clams. J Food Protect. 1985; 48(8):659-62.

54. Rabelo AMA. Métodos físicos para análise do pescado, In: Kai M, Ruivo EU (coordenadores técnicos). Controle de Qualidade de pescado. Santos: Leopoldium editora e Loyola edições; 1988. p. 145-64.
55. Ferreira SO. Aplicação de tecnologia a espécies de pescado de água doce visando atender a agroindústria rural. Piracicaba; 1987. 121 p. Dissertação (Mestrado) – Escola Superior de Agricultura "Luiz de Queiroz", Universidade de São Paulo.
56. Liston J. Microbiology in Fishery Science. In: Connel JJ (ed.). Advances in Fishery Science and Technology. Farnham: Fishing New Books; 1980. p. 138-57.
57. Ogawa M, Maia EL. Manual de pesca: ciência e tecnologia do pescado. São Paulo: Varela; 1999.
58. Banwart GF. Basic food microbiology. 2 ed. Boston: Springer; 1989. 773 p.
59. Connel JJ, Shewan JM. Past, present and future of fish science. In: Connell JJ (ed.). Advances in Fish Science and Technology. England: Fishing News Books Ltd; 1980. p. 56-65.
60. Huss HH. Fresh fish--quality and quality changes: a training manual prepared for the FAO/DANIDA Training Programme on Fish Technology and Quality Control. Rome: FAO Fisheries Series. 1988; (29):132.
61. Huss HH. Quality and changes in fresh fish. Food and Agriculture Organization of the United Nations. Rome: FAO Fisheries Technical Paper – 348. 1995; 195 p.
62. Broekaert K, Noseda B, Heyndrickx M, Vlaemynck G, Devlieghere F. The spoilage microbiota of ray (Raja sp.) during ice storage under different conditions: molecular identification and characterization of the spoilage potential. Molecular Identification of the Dominant Microbiota and Their Spoilage Potential of Crangon Crangon and Raja Sp. Ghent University; 2012. p. 93-118.
63. Múgica B, Barros-Velázquez J, Miranda JM, Aubourg SP. Evaluation of a slurry ice system for the commercialization of ray (*Raja clavata*): Effects on spoilage mechanisms directly affecting quality loss and shelf-life. LWT-Food Sci Technol. 2008; 41(6):974-81.
64. Gram L. Microbiological spoilage of fish and seafood products. In: Sperber WH, Doyle MP (eds.). Compendium of the microbiological spoilage of foods and beverages. New York, NY: Springer; 2009. p. 87-119.
65. Velankar NK, Govindan TK. A preliminary study of the distribution of non-protein nitrogen in some marine fishes and invertebrates. In: Proceedings of the Indian Academy of Sciences-Section B. India: Springer. 1958; 47:202-09.
66. Vieira RHSF, Vieira GHF, Rocha CAS, Saker AS, Sampaio AH. Estudo organoléptico e bacteriológico de caudas de lagostas estocadas em gelo. Arq Ciênc Mar. 1986; 25(1/2):63-75.
67. Vieira RHSF, Vieira GHF, Rocha CAS, Saker- Sampaio S, Sampaio AH. Avaliação sensorial e química de lagostas do gênero Panulirus White, estocadas em gelo. Arq Ciênc Mar. 1989/1990; 28:69-92.
68. Brasil. Ministério da Saúde (MS), Agência Nacional de Vigilância Sanitária (ANVISA). Resolução da Diretoria Colegiada – RDC nº 331, de 23 de dezembro de 2019, dispõe sobre os padrões microbiológicos de alimentos e sua aplicação (Brasília, DF: Diário Oficial da União, Seção 1, Edição 249, p. 96, 26 de dezembro de 2019); Instrução Normativa - IN nº 60, de 23 de dezembro de 2019, estabelece as listas de padrões microbiológicos para alimentos (Brasília, DF: Diário Oficial da União, Seção 1, Edição 249, p. 133, 26 de dezembro de 2019).
69. Disney JG, Cole RC, Jones NB. Consideration in the use of tropical fish species. In: Kreuzer R (ed.). Fishery Products. London: Fishing News Books; 1974. p. 329-37.
70. Santos CAML, Vieira RHSF. Bacteriological hazards and risks associated with seafood consumption in Brazil. Rev Inst Med Trop São Paulo. 2013; 55:219-28.
71. Huss HH, Ababouch L, Gram L. Assessment and management of seafood safety and quality. Food and Agriculture Organization of the United Nations. Rome: FAO Fisheries Technical Paper (FAO) – 444. 2003; 230 p.
72. Santos MG, Vieira RHSF, Iaria ST, Sousa OV. Coliformes isolados de utensílios e equipamentos, na linha de processamento de camarão, de uma indústria de pescado de Fortaleza, Ceará. São Paulo: Hig Aliment. 2002; 101:67-75.
73. Vieira RHSF, Caland-Noronha C. Estudo sanitário de uma indústria de pesca, e do camarão destinado à exportação. Bol Ciênc Mar. 1991; 47:1-9.
74. Evangelista-Barreto NS, Pereira AF, da Silva RAR, Ferreira LTB. Carne de siri como veículo na disseminação de enteropatógenos resistentes aos antimicrobianos. Acta Fish Aquatic Res. 2013; 1(1):45-56.
75. Vázquez-Sánchez D, Galvao JA, Oetterer M. Contamination sources, serogroups, biofilm-forming ability and biocide resistance of Listeria monocytogenes persistent in tilapia-processing facilities. J Food Sci Technol. 2017; 54(12):3867-79.
76. Sousa OV, Vieira RHSF, Menezes FGR, Reis CMF, Hofer E. Detection of *Vibrio parahaemolyticus* and *Vibrio cholerae* in oyster *Crassostrea rhizophorae* collected from natural nursery in the Cocó River Estuary, Fortaleza, Ceará, Brazil. Rev Inst Med Trop São Paulo. 2004; 46:59-62.
77. dos Santos Ribeiro ALM, de Oliveira GM, de Magalhães Ferreira V, Pereira MMD, de Oliveira Silva PP. Avaliação microbiológica da qualidade do pescado processado, importado no estado do Rio de Janeiro. Rev Bras Ciênc Vet. 2009; 16(3).
78. Silva RX, Abrantes MR, Nascimento JPA, Pinheiro CDGM, Filgueira CLP, Silva JBA. Sanitary-hygienic quality of fresh and frozen tilapia (Oreochromis spp.) in public markets. Ciênc Animal Bras. 2016; 17(4):574-80.
79. Costa RA, Moreira BAB, Carvalho FCT, Menezes FGR, Silva CM, Vieira RHSF. *Staphylococcus* coagulase-positiva e enterobactérias em camarão *Litopenaeus vannamei* comercializado "*in natura*". Rev Inst Adolfo Lutz. 2011; 70(4):566-71.
80. Vieira RHSF, Lima EA, Rolim D, Reis EMF, Costa RG, Rodrigues DP. *Vibrio* spp. and *Salmonella* spp. presence and susceptibility in crabs *Ucides cordatus*. Rev Inst Med Trop São Paulo. 2004; 46(4):179-82.
81. Vieira RHSF, Silva MNO, Morais IVS. Estudo bacteriológico do Pargo, *Lutjanus purpureus* Poey, exportado pelas empresas de pesca do Estado do Ceará (Brasil). Arq Ciênc Mar. 1982; 22(1/2):67-72.
82. Theophilo GND, Vieira RHSF. Pesquisa de *Vibrio parahaemolyticus* em caranguejos crus e cozidos na Praia do Futuro (Fortaleza, Ceará). Bol Soc Bras Ciênc Tecnol Aliment. 1994; 28:134-42.

83. Parlapani FF, Michailidou S, Anagnostopoulos DA, Koromilas S, Kios K, Pasentsis K, et al. Bacterial communities and potential spoilage markers of whole blue crab (*Callinectes sapidus*) stored under commercial simulated conditions. Food Microbiol. 2019; 82:325-33.

84. Caland MC, Sousa TT. Estudo preliminar sobre a bacteriologia da lagosta *Panulirus argus* (Latreille). Arq Ciênc Mar. 1968; 8(2):155-6.

85. Lancette GA, Bennett RW. *Staphylococcus aureus* and Staphylococcal Enterotoxins. In: Donnes FP, Ito K (ed.). Compendium of methods for the microbiological examination of foods. 4 ed. Washington: Am Publ Health Assoc. 2001; p. 387-403.

86. Albuquerque WF, Vieira RHSF, Vieira GHF. Isolamento de *Staphylococcus aureus* do gelo, água, bancadas e vendedores de pescado da feira do Mucuripe, Fortaleza, Ceará. Rev Ciênc Agron. 2006; 37(3):299-303.

87. Vieira RHSF, Oliveira RA. Avaliação do grau de contaminação fecal da água e do camarão sossego (*Macrobrachium jelskii*), na lagoa de Parangaba (Fortaleza, Ceará). Hig Aliment. 2001; 15(80/81):69-74.

88. Brasil. Ministério da Saúde. Secretaria Nacional de Vigilância Sanitária. Divisão Nacional de Vigilância Sanitária de alimentos. Portaria n. 451. Diário Oficial, Brasília, 22 set. 1997, p. 8-15.

89. Lee R, Lovatelli A, Ababouch L. Bivalve depuration: fundamental and practical aspects. Rome: Food and Agriculture Organization of the United Nations. FAO Fisheries Technical Paper 511; 2008. 140 p.

90. Corrêa AA, Albarnaz JD, Moresco V, Poli CR, Teixeira AL, Simões CMO, et al. Depuration dynamics of oysters (*Crassostrea gigas*) artificially contaminated by *Salmonella enterica* serovar Typhimurium. Mar Environ Res. 2007; 63(5):479-89.

91. Pottinger SR. Some data on pH and the freshness of shucked eastern oysters. Commer Fish Rev. 1948; 10(9):1-3.

92. Watanabe K. Bactéria vermelha do peixe salgado. Brasil Salineiro; 1960. p. 12-3.

93. Lourenço LFH, Fernandes GML, Cintra IHA. Características físicas, químicas e microbiológicas da pescada-Branca *Plagioscion squamosissimus* (Heckel) salgada e seca em secador solar. Bol Téc Cient CEPNOR. 2001; 1(1):135-44.

94. Atapattu R, Samarajeewa U. Fungi associated with dried fish in Sri Lanka. Mycopathologia. 1990; 111(1):55-9.

95. Dutta M, Majumdar PR, Islam RUI, Saha D. Bacterial and Fungal Population Assessment in Smoked Fish during Storage Period. J Food Microbiol Saf Hyg. 2018; 3(127):2476-2059.1000127.

96. Telles FJS, Vieira RHSF, Vieira GHF. Industrialização de pescado marinhos e de águas doces. II Processamento em forma de produto enlatado. Arq Ciênc Mar. 1975; 15(2):111-13.

97. Joint FAO/WHO Codex Alimentarius Commission, World Health Organization, Food and Agriculture Organization of the United Nations. Code of practice for fish and fishery products. Rome: World Health Organization; 2009.

98. Ostergaard A, Embarek PKB, Wedell-Neergaard C, Huss HH, Gram L. Characterization of anti-listerial lactic acid bacteria isolated from Thai fermented fish products. Food Microbiol. 1998; 15(2):223-33.

99. Giyatmi G, Irianto H. Chapter Ten: Enzymes in Fermented Fish. In: Se-Kwon K, Fidel T (eds.). Marine Enzymes Biotechnology: Production and Industrial Applications, Part III - Application of Marine Enzymes. Academic Press. 2017; 80:199-216.

100. Oetterer M, Perujo SD, Gallo CR, Arruda LF, Borghesi R, Cruz AMP. Monitoring the sardine (*Sardinella brasiliensis*) fermentation process to obtain anchovies. Scientia Agricola. 2003; 60(3):511-7.

5 Aspectos Nutricionais do Pescado

Márcia Menegassi

Conceito de pescado e espécies consumidas no Brasil

Segundo o art. 205 do novo Regulamento da Inspeção Industrial e Sanitária de Produtos de Origem Animal (RIISPOA),[1] conceituam-se por pescado os peixes, os crustáceos, os moluscos, os anfíbios, os répteis, os equinodermos e outros animais aquáticos usados na alimentação humana. Observa-se que a palavra **pescado**, mesmo que escrita no singular, descreve todos os animais aquáticos usados para a alimentação humana.

A Organização Mundial da Saúde[2] recomenda, como medida para uma alimentação saudável e sustentável, o consumo de pescado em torno de duas vezes por semana, preferencialmente proveniente de uma fonte sustentável certificada. A rastreabilidade e as certificações de sustentabilidade são elementos fundamentais para tornar a cadeia produtiva de pescado mais eficiente, assegurando a qualidade dos produtos aos consumidores.[4]

Define-se como segurança alimentar quando todas as pessoas, em todos os momentos, têm acesso físico, social e econômico a alimento suficiente, seguro e nutritivo que atenda às suas necessidades alimentares e preferências alimentares para uma vida ativa e saudável.[3]

De acordo com o Dietary Guidelines for Americans,[5] como parte de um padrão alimentar saudável, a ingestão frequente de pescado pode oferecer benefícios para o crescimento e desenvolvimento infantil, assim como claras vantagens para a saúde cardíaca, podendo ainda, diminuir o risco de obesidade.

Recomendações nutricionais para o consumo do pescado devem-se às evidências científicas sobre a influência dos hábitos alimentares na ocorrência de doenças cardiometabólicas, como a doença arterial coronariana, o acidente vascular cerebral e o diabetes *mellitus*, sendo essas as principais causas de morbimortalidade no mundo.[6] Na maioria dos países, em particular naqueles economicamente emergentes como o Brasil, a frequência da obesidade e do diabetes vem aumentando rapidamente e, de modo semelhante, evoluem outras doenças crônicas relacionadas ao consumo excessivo de calorias e à oferta desequilibrada de nutrientes na alimentação, como a hipertensão arterial sistêmica, doenças cardiovasculares e certos tipos de cânceres.[7]

O pescado brasileiro é proveniente da pesca marinha ou continental, como da aquicultura. Segundo a Empresa Brasileira de Pesquisa Agropecuária (EMBRAPA),[8] a pesca baseia-se na retirada de recursos pesqueiros do ambiente natural. Já a aquicultura é baseada no cultivo de organismos aquáticos, geralmente em um espaço confinado e controlado. A grande diferença entre as duas atividades é que a primeira, por ser extrativista, não atende as premissas de um mercado competitivo. Já a aquicultura possibilita produtos mais homogêneos, rastreabilidade durante toda a cadeia e outras vantagens que contribuem para a segurança alimentar, no sentido de gerar alimento de qualidade, com planejamento e regularidade. A aquicultura no Brasil está presente em todo o território nacional, com investimentos na criação de peixes, camarões e crustáceos em geral.

A tilápia lidera a produção de peixes de cultivo no mundo, sendo o Brasil o quarto maior produtor mundial. Os mais importantes peixes nativos são o tambaqui, pacu, pirapitinga, tambacu e tambatinga.[9] Segundo dados da Associação Brasileira da Piscicultura (PEIXE BR),[9] o Brasil produziu 802.930 toneladas de peixes de cultivo em 2020, com crescimento de 5,93%.

O Brasil apresenta expressiva variedade de espécies de pescado, e as principais consumidas, *provenientes da pesca*, são: albacora (*Thummus alalunga* e *T. albacares*), atum-de-olhos-grandes (*Thunnus Obesus*), bacalhau (*Gadus morhua* e *G. macrocephalus*), bonito-listrado (*Katsuwonus pelamis*), budião-azul (*Scarus coeruleus*), camarão (*Penaeus brasiliensis*, *P. paulensis* e *P. subtilis*), caranguejo-uçá (*Ucides cordatus*), castanha (*Umbrina canosai*), corvina (*Micropogonias furnieri*), dourado (*Coryphaena hippurus*), lagosta-espinhosa (*Panulirus argus*), pargo (*Lutjanos porpureus*), piramutaba (*Brachyplatystoma vaillantii*), polaca (*Gadus chalcogramma*), polvo (*Octopus vulgaris*), salmão-do-atlântico (*Salmo salar*), salmão-*chum* (*Oncorhynchus keta*), salmão-rosa (*Oncorhynchus gorbuscha*), salmão-*sockeye* (*Oncorhynchus nerka*), sardinha-verdadeira (*Sardinella brasiliensis*), tainha (*Mugil liza*), tubarão-azul (*Prionace glauca*). Já as espécies *provenientes da aquicultura* são: camarão-branco-do-pacífico (*Litopenaeus vannamei*), mexilhão (*Perna perna*), mexilhão-chileno (*Mytilus chilensis*), ostra (*Crassostrea brasiliana* e *C. rhizophorae*), panga (*Pangasionodon hypophthalmus* e *Pangasius bocourti*), surubim (*Pseudoplatystoma* ssp.), tilápia-do-nilo (*Oreochromis niloticus*), truta-arco-íris (*Oncorhynchus mykiss*), vieira (*Nodipecten nodosus*).[4]

Variação do conteúdo dos nutrientes nos alimentos

Estudos sobre a composição nutricional são realizados para identificar e determinar os componentes presentes nos alimentos que afetam a saúde humana.[10] O banco de dados sobre pescado (uFiSh) da composição global de alimentos desenvolvido pela Food and Agriculture Organization (FAO/INFOODS) inclui um perfil completo de nutrientes (minerais, vitaminas, aminoácidos e ácidos graxos) para 78 espécies cruas, cozidas e processadas. O banco de dados uFiSh é relevante para examinar a importância dos alimentos aquáticos na segurança alimentar e nutrição em várias escalas geográficas. Pode ser usado para comparar a composição de nutrientes, para estimar a porcentagem de nutrientes dos peixes na produção agrícola e dietas e para identificar espécies e produtos para produção e dietas saudáveis.[11]

Um dos mais renomados pesquisadores que trabalhou com bioquímica do pescado, Dr. Emílio Contreras-Guzmán[12] comenta que variações na composição química das espécies de pescado, causadas por estados fisiológicos ocasionais, são frequentes e aceitas pelos analistas, desde que haja uma amostragem bem-feita para que não ocorram erros maiores que as flutuações naturais. Com relação aos peixes, eles são compostos basicamente por água, lipídios e proteínas, cuja maior oscilação se encontra na fração lipídica.[13]

Conforme o International Network of Food Data Systems (INFOODS),[14] ao utilizar um banco de dados sobre a composição de alimentos, deve-se ter o senso crítico e conhecimento sobre a possibilidade de haver significativa variação na composição nutricional decorrente das diferenças naturais (por exemplo, solo, genética, clima) ou das diferenças artificiais (por exemplo, definições ou expressões de nutrientes, enriquecimento, fortificação), reforçando a necessária atenção com a variabilidade do conteúdo de nutrientes nos alimentos, visto que ela pode diferenciar significativamente devido a:

a) Influências ambientais, genéticas e de processamento, como ração, solo, clima, recursos genéticos (variedades/cultivares, espécies), condições de armazenamento, processamento, fortificação e participação de mercado;
b) Cada país tem seu próprio padrão de consumo, resultando em alimentos, receitas e alimentos de marca específicas do país (os alimentos comerciais com a mesma marca podem ter composição variável devido a regulamentos de sabor ou fortificação além-fronteiras);
c) A biodiversidade dos alimentos influencia fortemente a composição dos alimentos: os valores dos nutrientes podem variar em até mil vezes entre variedades e/ou espécies dos mesmos alimentos. Isso significa que o conteúdo de nutrientes dos alimentos pode variar tanto entre os alimentos quanto entre as variedades do mesmo alimento.

Composição nutricional do pescado

O pescado, além da presença de ácidos graxos poli-insaturados (AGPI) ômega-3 em algumas espécies, apresenta baixo teor de gordura saturada; é importante fonte alimentar de proteínas de alta qualidade, apresentando alta digestibilidade (PAVB); tem baixo teor calórico e, ainda, contém outros nutrientes essenciais, muitas vezes em quantidades maiores do que em qualquer outro alimento. Exemplos desses nutrientes são as vitaminas lipossolúveis calciferol (vitamina D) e tocoferol (vitamina E), vitaminas hidrossolúveis, especialmente a cobalamina (vitamina B_{12}), e, ainda, minerais como o ferro – importante para bebês, crianças pequenas e mulheres grávidas ou que possam engravidar –, o selênio, o iodo, o magnésio e o zinco.[15,16] O Guia Alimentar para a População Brasileira[17] destaca que, assim como as carnes vermelhas e de aves, o pescado é rico em proteína de alto valor biológico e rico em vitaminas e minerais. Além disso, devido ao menor conteúdo de gorduras e, em particular, pela alta proporção de gorduras saudáveis (gorduras insaturadas), indica que o pescado representa uma excelente substituição para as carnes vermelhas. Do ponto de vista nutricional, o pescado pode ser considerado: (1) fonte de nutrientes indispensáveis; (2) alimento que reduz o risco de doenças crônicas; (3) nutriente que serve como base para a concepção de alimento funcional.[18]

Proteínas

As proteínas são as biomoléculas mais abundantes nos seres vivos e apresentam importantes funções fisiológicas na manutenção da distribuição de água entre o compartimento intersticial e o sistema vascular do organismo, além de participarem da homeostase, coagulação sanguínea e nutrição dos tecidos.[19] O pescado é rico em proteínas de alto valor biológico, constituindo uma importante fonte de aminoácidos essenciais. Outra importante vantagem da proteína do pescado quando comparada àquela de outras carnes é a alta digestibilidade atribuída à maior fração miofibrilar, cuja digestibilidade é superior à das proteínas do tecido conjuntivo. Outro fator citado é o menor comprimento da fibra muscular do pescado, que resulta numa maior área de atuação das enzimas digestivas;[12] e a digestibilidade dessas proteínas é facilitada pelo menor conteúdo em tecido conjuntivo e pela sua mais rápida dissolução sob ação do calor, quando comparadas com as proteínas da carne. Além do alto valor nutritivo e digestibilidade, as proteínas dos peixes também têm boas propriedades funcionais, como a capacidade de retenção de água, geleificação, emulsificação e propriedades texturais.[20] De forma geral, na composição dos peixes, 80% do corpo livre de gordura e umidade consiste em proteína. Em comparação a outras carnes, como as de gado e de frango, a carne de peixe apresenta aproximadamente a mesma quantidade de proteínas, contendo especial quantidade dos aminoácidos essenciais lisina e isoleucina (Tabela 5.1).

Segundo a Tabela Brasileira de Composição de Alimentos (TACO),[24] nas espécies de pescado analisadas, a

TABELA 5.1 Composição de aminoácidos de algumas espécies de pescado (g/100 g de tecido muscular).[21-23]

Aminoácidos	Camarão[1]	Camarão[2]	Linguado[3]	Linguado[4]	Truta[5]	Salmão[6]
Ácido aspártico	–	–	10,020	10,240	9,940	9,920
Ácido aspártico + asparagina	1,456	1,704	–	–	–	–
Treonina	1,213	1,129	4,620	4,490	4,760	4,950
Serina	1,069	1,027	4,480	4,690	4,660	4,610
Ácido glutâmico	–	–	14,420	15,180	14,220	14,310
Ácido glutâmico + glutamina	1,854	1,504	–	–	–	–
Prolina	2,889	3,862	4,680	4,730	4,890	4,640
Glicina	1,182	0,871	6,650	6,540	7,760	7,410
Alanina	1,525	1,601	6,000	6,390	6,570	6,520
Cisteína	0,528	0,547	0,870	0,970	0,800	0,950
Valina	1,159	1,078	5,240	4,570	5,090	5,090
Metionina	1,396	1,298	2,830	2,920	2,880	1,830
Isoleucina	2,586	2,411	4,360	3,910	4,340	4,410
Leucina	2,974	3,153	7,820	7,590	7,590	7,720
Taurina	–	–	0,900	0,580	–	–
Tirosina	1,956	1,967	2,820	3,310	3,380	3,500
Fenilalanina	2,277	1,967	4,630	4,550	4,380	4,360
Lisina	0,654	0,630	8,850	9,150	8,490	9,280
Histidina	0,667	0,666	2,880	2,360	2,960	3,020
Arginina	4,273	3,494	6,850	6,750	6,410	6,610
Triptofano	–	–	1,070	1,060	0,930	0,930

[1]Camarão-tigre-preto, *P. monodon*; [2]Camarão-branco, *P. vannamei*; [3]Linguado-do-atlântico, *Pleuronectes ferruginea*; [4] Linguado-do-Japão, *Paralichthys olilaceus*; [5]Truta-arco-íris, *Oncorhynchus mykiss*; [6]Salmão-do-atlântico, *Salmo salar*.

cada 100 gramas de parte comestível, as quantidades de proteínas variam de 10 g (camarão marinho cru) a 25,7 g (atum fresco cru), sendo essa última superior à encontrada no filé-mignon cru de carne bovina, e a primeira, comparável à encontrada no ovo de galinha inteiro cru. Na Tabela 5.2, encontram-se espécies de pescado, habitualmente consumidas no litoral nordestino brasileiro – como o camarão (*Penaeus brasiliensis*), o caranguejo (*Ucides cordatus*), a lagosta (*Panulirus argus*), a ostra (*Crassostrea rhizophorae*) e o marisco-pedra (*Anomalocardia brasiliana*), crus e cozidos (provenientes da cidade de Natal), nas quais se observa uma alta quantidade proteica e um baixo conteúdo lipídico e calórico.[25]

Gorduras

As gorduras ou lipídios são moléculas orgânicas constituídas por grupos de ácidos graxos, ácidos carboxílicos com longas cadeias não ramificadas formadas por inúmeros pares de átomos de carbonos unidos por ligações simples ou duplas. As principais funções dos lipídios são o fornecimento de energia com alta densidade calórica, fornecimento de ácidos graxos essenciais, transporte de vitaminas lipossolúveis (A, D, E, K), proteção mecânica (ossos e órgãos), manutenção da temperatura corpórea, síntese de estruturas celulares como a membrana fosfolipídica, síntese de hormônios, mediadores intracelulares e extracelulares sobre a resposta imune, participação no processo inflamatório e no estresse oxidativo.[26] Em muitas espécies de pescado, os lipídios são usualmente o segundo maior componente bioquímico após a proteína,[15] e o peixe é uma opção única quando comparado a outras carnes ou alternativas alimentares no que se refere ao seu perfil lipídico, pois apresenta quantidades reduzidas de gorduras saturadas e quantidade elevada de ácido graxo poli-insaturado (AGPI).[27] A Tabela 5.3 compara a composição nutricional de algumas espécies de peixes com outras fontes alimentares, especialmente as carnes.[16]

A composição do conteúdo lipídico e de ácidos graxos em peixes varia entre as espécies, assim como entre a mesma espécie, de acordo com alguns fatores, como: sexo, tamanho, ciclo reprodutor, estação do ano e área de coleta, dieta e estado nutricional.[18] Além disso, a forma de preparo de alimentos ricos em ômega-3 pode afetar sua biodisponibilidade e seu teor.[28]

Algumas espécies de pescado, precisamente peixes e crustáceos, apresentam altos níveis de ácido eicosapentaenoico (EPA) e ácido docosaexaenoico (DHA), como a anchova, pescada, arenque, cavala-do-atlântico, tainha, salmão, dourado, truta-arco-íris, siri-azul, camarão, mexilhão, marisco e ostra.[16] As variações na composição de ácidos graxos nessas espécies ocorrem devido às flutuações na qualidade e quantidade de comida disponível, especialmente fitoplâncton,[29] e, em peixes de cultivo, a quantidade de ácido graxo poli-insaturado de cadeia longa (PUFA) dependerá do percentual disponibilizado na ração oferecida. As espécies de superfície ou pelágicas parecem ter melhores fontes de EPA e DHA,[30] ácidos graxos de cadeia longa (PUFA) sintetizados a partir do AGPI ômega-3, conforme demonstrado na Tabela 5.4.

Pode-se observar que os triacilgliceróis constituem a maior classe dos lipídios em todas as espécies estudadas, exceto para a anchoita e atum, nas quais essas quantidades foram menores que 40% dos lipídios totais. Os triacilgliceróis são geralmente mais altos em peixes de grande porte. Os níveis de colesterol se mostraram com a mesma variação dos triacilgliceróis e lipídios totais.

TABELA 5.2 Quantidade de proteínas, lipídios e calorias em pescado comercializado na cidade de Natal/RN, Brasil.[25]

Espécie	Proteínas (%)	Lipídios (%)	Calorias (kcal)
Camarão cru	10,62 ± 0,09	0,36 ± 0,03	45,72
Camarão cozido	16,78 ± 0,02	1,55 ± 0,25	81,07
Caranguejo cru	13,30 ± 0,47	0,49 ± 0,03	61,93
Caranguejo cozido	15,01 ± 0,32	0,28 ± 0,02	66,16
Lagosta crua	21,38 ± 0,05	0,66 ± 0,06	91,98
Lagosta cozida	19,04 ± 0,29	0,74 ± 0,04	83,14
Ostra crua	14,19 ± 0,19	1,79 ± 0,07	84,67
Ostra cozida	15,82 ± 0,44	2,62 ± 0,12	98,46
Marisco-pedra cru	12,67 ± 0,12	1,10 ± 0,11	70,70
Marisco-pedra cozido	11,24 ± 0,21	0,92 ± 0,07	62,00

TABELA 5.3 Nutriente em pescado e outras carnes. (Adaptada de Health Canada).[16]

Alimento	Conteúdo em 75 g (cozido)										
	Gordura total (g)	ALA (mg)	DHA (mg)	EPA (mg)	Gordura saturada (g)	Ferro[a] (mg)	Magnésio (mg)	Potássio (mg)	Zinco (mg)	Selênio (mcg)	Vitamina D (mcg)
Salmão-do-atlântico (cultivo)	9,26	85	1093	518	1,88	0,26	22	288	0,32	31	5,10
Salmão-vermelho (enlatado)	7,58	65	835	554	1,75	0,67	21	262	0,58	26,6	14,62
Salmão (selvagem)	3,22	41	494	301	0,79	0,28	23	326	0,42	28,5	12,67
Truta-arco-íris (cultivo)	5,40	62	615	250	1,58	0,25	24	331	0,37	11,2	4,79
Truta-arco-íris (selvagem)	4,36	140	390	351	1,21	0,28	23	336	0,38	9,9	5,25
Truta-do-ártico	3,75	75	300	375	0,67	0,38	22	n/a	0,45	n/a	2,79
Cavala (enlatado)	4,72	32	597	326	1,39	1,53	28	146	0,76	28,3	4,72
Atum *light* (enlatado)	0,62	2	167	35	0,18	1,15	20	178	0,58	60,3	0,91
Bacalhau	0,64	1	116	3	0,13	0,37	32	183	0,44	28,2	0,52
Polaca-do-atlântico	0,94	n/a	338	68	0,13	0,44	64	342	0,45	35,1	1,42
Linguado (Canadá)	13,3	41	378	506	2,33	0,64	25	258	0,38	35,1	14,25
Linguado	1,15	12	194	182	0,272	0,26	44	258	0,47	43,6	1,12
Tilápia	1,99	34	98	4	0,70	0,52	26	285	0,31	40,8	n/a
Camarão	0,81	9	108	128	0,217	2,32	26	136	1,17	29,7	0
Ovas enriquecidas de ω-3	9	n/a	150	n/a	2,25	n/a	n/a	n/a	n/a	n/a	n/a
Frango (carne escura)	7,30	68	38	8	1,99	1,00	17	180	2,10	13,5	0,07
Peito de frango	1,54	13	9	4	0,437	0,42	22	301	0,75	23,7	0,64
Ovos	7,42	25	28	3	2,32	1,37	9	100	0,82	31,6	0,86
Carne suína	2,85	22	0	0	1,19	23	23	319	1,65	n/a	0,15

[a]Quantidade total de ferro consiste nas proporções variáveis de ferro heme e não heme.
Carne de ruminantes (vacas, cordeiros, cabras) é naturalmente baixa em DHA.

TABELA 5.4 Conteúdo de lipídio total, ácido eicosapentaenoico (EPA), ácido docosaexaenoico (DHA), colesterol e triacilglicerol do músculo branco de peixes pelágicos de valor comercial da costa da Espanha.[30]

Espécies	Lipídio total (g/100 g)	EPA (g/100 g)	DHA (g/100 g)	Colesterol (mg/100 g)	Triacilglicerol (g/100 g)
Albacora	3,71	0,32	1,08	75,20	2,77
Anchoita	1,82	0,17	0,57	49,10	0,77
Atum	2,10	0,15	0,65	69,30	0,63
Cavala	8,51	0,62	1,39	148,9	5,19
Sardinha	5,71	0,51	0,52	70,80	3,51

Altos conteúdos de ácidos graxos poli-insaturados geram uma maior suscetibilidade a oxidação, sendo esse o mais importante limitador da vida de prateleira, pois os produtos da reação de oxidação desses lipídios têm um efeito negativo sobre as propriedades sensoriais dos produtos da pesca e da aquicultura.[31]

O ácido graxo poli-insaturado ômega-3 é assim denominado por possuir sua primeira dupla ligação no carbono 3 a partir do radical metil do ácido graxo, sendo classificado como de cadeia longa por ter 14 a 22 átomos de carbono, e como do tipo insaturado por ter mais de uma dupla ligação.[28] Não pode ser sintetizado no organismo humano e, por isso, é considerado essencial, devendo ser obtido pela dieta. Sua deficiência causa sintomas neurológicos, redução da acuidade visual, lesões de pele, retardo no crescimento, diminuição da capacidade de aprendizado e eletrorretinograma anormal.[26,28,32]

A síntese dos ácidos graxos poli-insaturados de cadeia longa (PUFA), como o ácido eicosapentaenoico (EPA) e o ácido docosaexaenoico (DHA), a partir do ômega-3, utiliza vias que incluem os estágios de alongamento de cadeias, realizado pelas enzimas elongases, e de dessaturação modulada pelas deltadessaturases.[26,28] Uma vez que o ácido linoleico (ômega-6), precursor do ácido araquidônico (AA), prevalece na dieta ocidental, o metabolismo do AA predomina e a conversão do ômega-3 em EPA e DHA tende a ser limitada.[33] Portanto, para se obter AGPI ômega-3, a ingestão de peixes gordos (atum, cavala, arenque, salmão selvagem, truta) e a suplementação de óleo de peixes são as melhores fontes.[6]

A relação de ácido linoleico:ácido alfalinolênico na dieta é importante porque esses ácidos competem com as mesmas enzimas de dessaturação. Assim, uma relação elevada de ômega-6 em relação ao ômega-3 pode inibir a conversão do ácido alfalinolênico a DHA, enquanto uma baixa relação inibirá a conversão do ácido linoleico a AA. A ingestão de PUFA maior que 10% do total energético não é recomendada, e a garantia para uma boa utilização dos PUFA exige uma proporção ômega-6:ômega-3 de 5:1 a 10:1.[34] As maiores fontes de ômega-3 incluem algumas espécies de pescado e principalmente óleos de peixes. Os óleos de peixe fornecem uma mistura de EPA e DHA, sendo os peixes gordos e de águas frias as principais fontes alimentares desses ácidos graxos.[32] A Tabela 5.5 demonstra a quantidade de EPA e DHA em algumas espécies de pescado.

Visentainer *et al.*[36] realizaram, em análises experimentais, a composição quantitativa dos ácidos graxos EPA e DHA do olho (órbita ocular e material gorduroso da cavidade ocular) e de filés em espécies de peixes marinhos da costa brasileira (atum, bonito, olho-de-boi, cavalinha, sardinha e serra) e observaram que a somatória dos níveis de EPA e DHA em filés foi maior para as espécies de sardinha e bonito, representando uma boa fonte alimentar desses ácidos.

Vários autores relatam que os peixes de água fria apresentam concentrações maiores de PUFA quando comparados a peixes de água tropical. No entanto, na comparação entre 15 espécies de peixes marinhos capturados no litoral do sudeste brasileiro com duas espécies da Antártica, observou-se que a quantidade em percentuais de EPA + DHA (g/100 g de ácido graxo total) obtida das espécies estudadas de peixes do Brasil foram similares às espécies estudadas da Antártica, demonstrando que a composição de ácidos graxos das espécies brasileiras são uma boa fonte de EPA e DHA,[29] conforme demonstrado na Tabela 5.6.

TABELA 5.5 Ácido eicosapentaenoico (EPA) e o ácido docosaexaenoico (DHA) no pescado.[35]

Pescado	EPA (mg/100 g)	DHA (mg/100 g)
Catfish (cultivo)	49	128
Bacalhau	40	154
Caranguejo-do-alasca	295	118
Linguado	243	258
Linguado-do-atlântico	91	374
Cavala	504	699
Salmão-do-atlântico	690	1.457
Perca-marinha	206	556
Camarão	171	144
Espadarte	138	681
Truta-arco-íris	334	820
Atum (enlatado)	233	629
Atum (fresco)	283	890

EPA: Ácido eicosapentaenoico; DHA: Ácido docosahexaenoico.

Avaliando algumas das espécies mais consumidas no Brasil entre 2008 e 2009, Sartori e Amancio,[13] com base na Tabela Brasileira de Composição de Alimentos (TACO),[24] demonstraram a quantidade de ácidos graxos saturados, insaturados, EPA e DHA em pescado proveniente de água salgada e água doce, conforme demonstrado na Tabela 5.7.

Scherr *et al.*[37] analisaram as composições teciduais de colesterol e ácidos graxos de peixes brasileiros, sendo três de água doce (filhote, truta e pirarucu), três de águas salgadas da costa brasileira (namorado, pescadinha e sardinha) e três de alto-mar (badejo, robalo e cherne), além do salmão de cativeiro (Tabela 5.8).

Os peixes utilizados para a análise foram adquiridos no mercado formal em várias regiões do país e a forma de preparo padronizada de todos os peixes foi a grelhada. Os resultados mostraram que todos os peixes que fizeram parte desse estudo apresentaram baixos teores de gordura saturada; contudo, a maioria continha pouca quantidade de ácidos graxos ômega-3. Nos ácidos graxos insaturados, o salmão, filhote e truta foram as espécies com maior quantidade de poli-insaturados, e a pescadinha, truta e filhote

TABELA 5.6 Quantidade de ácidos graxos poli-insaturados (PUFA) em g/100 g lipídio, em diferentes espécies de pescado da costa de Santos (SP) e Antártica.[29]

Espécies	PUFA ω-6	PUFA ω-3
Badejo-mira (*Mycteroperca acutirostris*)	4,8 ± 0,2	39,0 ± 1,5
Xerelete (*Caranx crysus*)	5,4 ± 0,3	31,4 ± 1,2
Sardinha-laje (*Opisthonema oglinum*)	3,4 ± 0,2	30,3 ± 1,4
Sardinha-brasileira (*S. janeiro*)	3,7 ± 0,2	34,5 ± 1,4
Peixe-espada (*Trichiurus lepturus*)	10,7 ± 0,2	36,1 ± 0,8
Serra (*Sarda sarda*)	6,1 ± 0,3	23,1 ± 1,2
Peixe-porco (*Aluterus monoceros*)	4,0 ± 1,9	44,9 ± 1,9
Tainha (*Mugil liza*)	4,5 ± 0,3	40,7 ± 1,7
Cavalinha (*Scomber colias*)	6,9 ± 0,4	20,5 ± 0,7
Savelha (*Brevoortia aurea*)	5,3 ± 0,2	39,8 ± 1,9
Bonito-cachorro (*Auxis thazard thazard*)	3,1 ± 0,1	45,3 ± 1,7
Xixarro (*Trachurus trachurus*)	4,7 ± 0,1	41,9 ± 1,8
Goete (*Cynoscion jamaicensis*)	5,4 ± 0,2	33,4 ± 1,2
Anchova (*Pomatomus saltatrix*)	4,9 ± 0,2	22,9 ± 0,8
Atum (*Thunnus thynnus*)	3,8 ± 0,2	43,4 ± 0,2
Icefish (*Chaenocephalus aceratus*)	3,2 ± 0,1	43,6 ± 1,9
Rock-perch (*Notothenia neglecta*)	4,8 ± 0,2	44,4 ± 2,1

apresentam quantidade de monoinsaturados mais significativa. A Tabela 5.8 mostra as concentrações de ômega-6 e ômega-3 dos peixes analisados e sua respectiva razão.

O colesterol, que aparece com grande variabilidade de níveis no pescado (Tabela 5.9), é um componente essencial das membranas celulares e um precursor dos sais biliares e dos hormônios esteroides. Está presente na parte comestível na maioria das espécies de pescado como colesterol livre, sendo que apenas no fígado e ovas dos peixes se encontra na forma esterificada.[12,38]

O consumo de colesterol, principalmente gorduras saturadas, associa-se ao aumento das concentrações de colesterol LDL (LDL-C) do sangue, enquanto as gorduras poli e monoinsaturadas exercem efeitos contrários quando consumidas no lugar das saturadas.[41] Tal efeito pode ser observado num estudo clínico randomizado[42] em que foram avaliados sujeitos sem dislipidemia após a ingestão de 300 g de camarão, equivalentes a 590 mg de colesterol por dia. Apesar de apresentarem aumento dos níveis de colesterol LDL (com sua dieta comparada à dieta inicial, contendo apenas 190 mg de colesterol), esses indivíduos obtiveram aumento também do HDL colesterol e obtiveram redução dos níveis plasmáticos dos triglicerídeos. Childs *et al.*[43] avaliaram a resposta das lipoproteínas em seis diferentes espécies de pescado ricos em colesterol (ostra, marisco, caranguejo, mexilhão, lula e camarão) em 18 voluntários sem dislipidemias e não foi observado aumento do colesterol LDL plasmático. Em uma metanálise, foi demonstrado que o colesterol alimentar exerce pouca influência na mortalidade cardiovascular, apesar da associação entre o consumo de colesterol alimentar e a concentração plasmática de LDL-C.[44] Já o aumento do consumo de ovos, em um contexto de dieta com baixo teor de gordura, manteve a relação LDL-C/HDL-C tanto entre indivíduos que absorvem mais colesterol da dieta quanto nos hiporresponsivos.[45]

Apesar do número reduzido de estudos e tamanho amostral pequeno e população estudada sem a presença de dislipidemia, parece não haver malefício do consumo de pescado rico em colesterol nos níveis de lipoproteínas plasmáticas,

TABELA 5.7 Quantidade de ácidos graxos saturados, insaturados, EPA, DHA (g/100 g) de algumas espécies mais consumidas no Brasil entre 2008 e 2009.

Espécie	Fonte	Ácidos graxos	Ácidos graxos monoinsaturados	Ácidos graxos poli-insaturados	EPA	DHA
Pescada fresca	Marinho	0,8	2,4	0,9	0,18	0,43
Camarão fresco	Marinho	0,1	0,1	0,2	0,08	–
Corvina fresca	Marinho	0,7	0,5	0,1	0,03	0,04
Sardinha em conserva	Marinho	4,1	5,5	11,9	0,44	0,46
Sardinha fresca	Marinho	1,7	0,5	0,2	0,03	0,06
Bacalhau fresco	Marinho	0,6	0,3	0,2	0,02	0,06
Tucunaré fresco	Água doce	0,6	0,4	0,4	–	0,12
Merluza fresca ou congelada	Marinho	0,9	0,5	0,4	0,03	0,11

TABELA 5.8 Quantidade de colesterol, ácidos graxos saturados, poli-insaturados, monoinsaturados, ácidos graxos ômega-3, ômega-6 e sua razão em algumas espécies consumidas no Brasil.

Espécie	Colesterol (mg/100 g)	Ácidos graxos saturados (g/100 g)	Ácidos graxos monoinsaturados (g/100 g)	Ácidos graxos poli-insaturados (g/100 g)	Ômega-6 (mg/100 g)	Ômega-3 (g/100 g)	Razão ômega 6/ ômega-3
Badejo	70,03 ± 1,68	0,69 ± 0,03	0,37 ± 0,01	0,03 ± 0,00	0,02 ± 0,00	0,009 ± 0,00	2,22 ± 0,00
Cherne	107,61 ± 2,91	1,56 ± 0,02	2,50 ± 0,05	0,44 ± 0,12	0,16 ± 0,02	0,27 ± 0,10	0,64 ± 0,20
Filhote	94,31 ± 0,88	4,53 ± 0,07	3,73 ± 0,07	1,84 ± 0,03	1,46 ± 0,01	0,38 ± 0,01	3,85 ± 0,13
Namorado	73,49 ± 0,80	0,70 ± 0,02	0,63 ± 0,01	0,08 ± 0,01	0,04 ± 0,005	0,04 ± 0,01	1,19 ± 0,17
Pescadinha	84,90 ± 2,34	2,13 ± 0,07	5,98 ± 0,25	1,26 ± 0,09	0,36 ± 0,02	0,90 ± 0,11	0,40 ± 0,07
Pirarucu	88,12 ± 3,84	1,76 ± 0,02	1,21 ± 0,04	0,18 ± 0,03	0,15 ± 0,02	0,03 ± 0,01	5,25 ± 1,14
Robalo	73,76 ± 2,50	0,68 ± 0,02	0,34 ± 0,005	0,07 ± 0,10	0,016 ± 0,005	0,01 ± 0,00	0,18 ± 0,06
Sardinha	86,05 ± 1,55	1,85 ± 0,05	0,60 ± 0,03	0,02 ± 0,00	0,02 ± 0,00	0,09 ± 0,00	0,22 ± 0,00
Truta	86,82 ± 3,50	2,57 ± 0,04	4,03 ± 0,07	1,60 ± 0,06	1,44 ± 0,05	0,16 ± 0,01	9,03 ± 0,43
Salmão	93,33 ± 18,42	2,57 ± 0,66	2,41 ± 0,71	3,11 ± 0,72	0,29 ± 0,07	0,79 ± 0,66	0,36 ± 0,016

TABELA 5.9 Teor de colesterol total em pescado.[12,39,40]

Espécie	Colesterol (mg/100 g carne)
Merluza (*Merluccius merluccius*)	44,0
Cação (*Squalus acanthia*)	60,6
Pargo (*Lutjanus purpureus*)	33,5
Sardinha (*Triportheus angulatus*)	61,2
Carapeba (*Euguerres plumieri*)	159,32
Cavala (*Scomberomorus cavalla*)	175,23
Tainha (*Mugil cephalus*)	188,00
Camurim (*Centropomus undecimalis*)	187,52
Tilápia-do-nilo (*Oreochromis niloticus*)	28,4
Curimatã (*Prochilodus cearensis*)	93,8
Camarão (*Pandalus borealis*)	128,9
Camarão-branco (*Litopenaeus vannamei*)	142,0
Abalone (*Concholepas concholepas*)	235,0
Ostra (*Crassostrea gigas*)	50,7
Gônada de ouriço	182,0

demonstrando que o colesterol alimentar tem menor efeito sobre a colesterolemia quando comparado à gordura saturada.[42,43] Além disso, as atuais diretrizes internacionais sobre prevenção cardiovascular mostram que não há evidências suficientes para o estabelecimento de um valor de corte para o consumo de colesterol.[46]

Vitaminas

As vitaminas são os compostos orgânicos presentes naturalmente em pequenas quantidades nos alimentos e essenciais para a manutenção do metabolismo normal. Não fornecem energia diretamente, porém regulam muitos processos envolvidos na sua produção. São divididas de acordo com a sua solubilidade física, sendo classificadas em lipossolúveis e hidrossolúveis. As lipossolúveis A, E, D e K são absorvidas juntamente aos lipídios; e as vitaminas hidrossolúveis, complexo B e vitamina C, em sua grande maioria, são componentes de complexos dos sistemas enzimáticos.[47]

A quantidade de vitamina A, E e D no pescado varia entre as espécies (Tabela 5.10), sendo maior em peixes mais gordos.[48]

As vitaminas lipossolúveis desempenham importantes funções. A deficiência de vitamina A é um problema de saúde pública nos países em desenvolvimento, e o pescado é uma excelente fonte para suprir essa carência. Além de a vitamina A desempenhar um importante papel como antioxidante, possui outras funções centrais como a manutenção da visão, diferenciação celular, desenvolvimento embrionário, espermatogênese, resposta imune, paladar, audição, apetite e crescimento.[47]

TABELA 5.10 Concentração de vitaminas lipossolúveis em algumas espécies de pescado.[48]

Pescado	Vitamina A		Vitamina E		Vitamina D		Vitamina K	
	UI/100 g[a]	%VD[b]	UI/100 g[c]	%VD	UI/100 g[d]	%VD	µg/100 g	%VD
Catfish (cru)	50	1	–[e]	–	500	125	–	–
Bacalhau (cru)	27	< 1	0,64	3	–	–	0,1	< 1
Linguado (cru)	157	3	0,85	4	–	–	0,1	< 1
Arenque (cru)	93	2	1,07	5	1628	407	0,1	< 1
Cavala (cru)	167	3	1,52	8	360	90	5,0	6
Salmão (cru)	117	2	0,64	3	–	–	0,4	1
Atum (cru)	60	1	0,50	3	–	–	0,1	< 1
Marisco (cru)	300	6	0,31	2	4	1	0,2	< 1
Lagosta (cru)	70	1	1,47	7	–	–	0,1	< 1
Camarão (cru)	180	4	1,10	6	152	38	0,0	0
Mexilhão (cru)	160	3	0,55	3	–	–	0,1	< 1
Ostra (cru)	100	2	0,85	4	320	80	0,1	< 1
Vieira (cru)	50	1	0,00	0	–	–	0,1	< 1
Lula (cru)	33	< 1	1,20	6	–	–	0,0	0
Gastrópode (cru)	87	2	0,13	< 1	–	–	0,1	< 1
Caviar	905	18	1,89	9	232	58	0,6	1
Ovas de peixe (cru)	299	6	7,00	35	–	–	0,2	< 1
Óleo de peixe (arenque)	0	0	–	–	–	–	–	–
Óleo de fígado (bacalhau)	100.000	2.000	–	–	10.000	2.500	–	–

[a]UI: Unidade Internacional: 1 UI de vitamina A = 0,3 µg de transretinol ou 0,6 µg de β-caroneto; [b]%VD: Valor diário em percentual, estabelecido pelo FDA; [c]como mg α-tocoferol; [d]1 UI de vitamina D = 0,025 µg de colecalciferol ou ergocalciferol; [e]Nenhum dado de composição foi fornecido.

As deformidades ósseas causadas pela deficiência de vitamina D eram comuns no século XIX. Em Boston, em meados de 1900, cerca de 80% das crianças pobres sofriam desse problema. O tratamento sintomático com óleo de fígado de bacalhau e luz do sol só foi descoberto em 1919. São poucas as fontes alimentares de vitamina D, e o fígado de peixe contém muito dessa vitamina, motivo pelo qual seu óleo tem sido usado há anos, e com êxito, na prevenção e no tratamento de deficiências dessa vitamina. Peixe gorduroso de água salgada, como o arenque, contém até 30 µg/100 g e o óleo de fígado de bacalhau, até 200 µg/100 g.[49] Por fim, quanto à vitamina E em humanos, o alfatocoferol é o composto que possui maior atividade biológica, com importante função antioxidante por meio da inibição da peroxidação lipídica e da preservação da integridade das membranas biológicas e funções inibidoras da proliferação celular, agregação plaquetária e adesão de monócitos.[47] As estimativas adequadas de ingestão de vitamina E dependem da ingestão de ácidos graxos poli-insaturados.[49]

O pescado é considerado, também, uma excelente fonte alimentar de vitaminas do complexo B,[48] conforme a Tabela 5.11. Essas vitaminas podem ser divididas, de acordo com as suas funções, em liberadoras de energia (niacina, riboflavina, tiamina, biotina e ácido pantotênico) ou hematopoiéticas (B_6, B_{12} e folato). Normalmente não são estocadas no organismo em grandes quantidades e, em condições normais, são facilmente excretadas por meio da urina. Em função disso, é comum a ocorrência de deficiência, sendo fundamental uma oferta diária adequada para evitar a depleção e a interrupção das funções fisiológicas normais.[47]

Geralmente, as vitaminas são sensíveis a oxidação, calor, luz, umidade e degradação de enzimas e de elementos-traço. Assim, o processamento, armazenamento e os métodos de cozimento e preparo podem afetar as concentrações de vitaminas no pescado.[48]

Minerais

Os minerais e elementos-traço são micronutrientes com funções orgânicas essenciais e que atuam tanto na forma iônica quanto como constituintes de compostos (enzimas, hormônios, secreções e proteínas do tecido orgânico). Regulam o metabolismo enzimático, mantêm o equilíbrio ácido-básico, regulam a irritabilidade nervosa, muscular e a pressão osmótica; facilitam a transferência de compostos pelas membranas celulares e compõem tecidos orgânicos. Têm funções sinérgicas entre si, visto que o excesso ou deficiência de um interfere no metabolismo de outro.[50] O pescado é a única fonte natural que contém quantidades consideráveis de iodo. Além de iodo, o selênio, o zinco, o lítio e o arsênio são nutrientes essenciais e de fundamental importância para a biologia humana, e o pescado representa uma fonte natural com quantidades elevadas desses elementos.[51]

O iodo é um elemento-traço componente da tri-iodotironina (T3) e tiroxina ou tetraiodotironina (T4), hormônios tiroidianos responsáveis pela regulação da atividade e crescimento de vários tecidos.[49] Sua deficiência, atualmente, é rara, mas quando ocorre está associada ao desenvolvimento do bócio, esterilidade, redução do metabolismo basal, elevação do colesterol sérico total e, o mais grave, cretinismo, surdo-mudez endêmica e retardo neurofísico.

O selênio é um elemento-traço componente da enzima glutationa peroxidase. É um antioxidante poupador de vitamina E em muitas reações metabólicas. Promove o crescimento corpóreo, ajuda na prevenção de alterações pancreáticas, necrose hepática e da cardiomiopatia juvenil. É importante na citotoxicidade de neutrófilos e polimorfonucleares.[49]

O zinco, depois do ferro, é o microelemento mais abundante no organismo, sendo que 95% de seu total encontram-se no espaço intracelular. É constituinte das metaloenzimas e apresenta importante função antioxidante. Exerce funções fisiológicas específicas, atuando no crescimento e na replicação celular, na maturação sexual, na fertilidade e na

TABELA 5.11 Concentração de vitaminas hidrossolúveis em algumas espécies de pescado.[48]

Pescado	Tiamina		Riboflavina		Niacina		Vitamina B_6	
	mg/100 g	%VD[a]	mg/100 g	%VD	mg/100 g	%VD	mg/100 g	%VD
Catfish (cru)	0,210	14	0,072	4	1,907	10	0,116	6
Bacalhau (cru)	0,022	1	0,042	2	2,040	10	0,400	20
Linguado (cru)	0,060	4	0,075	4	5,848	29	0,344	17
Arenque (cru)	0,092	6	0,233	14	3,217	16	0,302	15
Cavala (cru)	0,176	12	0,312	18	9,080	45	0,399	20
Salmão (cru)	0,170	11	0,060	4	7,000	35	0,200	10
Atum (cru)	0,434	29	0,047	3	9,800	49	0,900	45
Marisco (cru)	0,080	5	0,213	13	1,765	9	0,060	3
Lagosta (cru)	0,006	< 1	0,048	3	1,455	7	0,063	3
Camarão (cru)	0,028	2	0,034	2	2,552	13	0,104	5
Mexilhão (cru)	0,160	11	0,210	12	1,600	8	0,050	3
Ostra (cru)	0,100	7	0,095	6	1,380	7	0,062	3
Vieira (cru)	0,012	1	0,065	4	1,15	6	0,150	8
Lula (cru)	0,029	1	0,412	24	2,175	11	0,056	3
Gastrópode (cru)	0,026	2	0,107	6	1,050	5	0,342	17
Caviar	0,190	13	0,620	36	0,120	< 1	0,320	16
Ovas de peixe (cru)	0,240	16	0,740	44	1,800	9	0,160	8
Óleo de peixe (arenque)	0	0	0	0	0	0	0	0
Óleo de fígado (bacalhau)	0	0	0	0	0	0	0	0

[a]%VD: Valor diário em percentual, estabelecido pelo FDA.

(continua)

TABELA 5.11 Concentração de vitaminas hidrossolúveis em algumas espécies de pescado.[48] (continuação)

Pescado	Folato		Vitamina B_{12}		Ácido pantotênico		Vitamina C	
	μg/100 g	%VD[a]	μg/100 g	%VD	μg/100 g	%VD	μg/100 g	%VD
Catfish (cru)	10	3	2,23	37	0,765	8	0,7	1
Bacalhau (cru)	7	2	0,90	15	0,140	1	2,9	5
Linguado (cru)	12	3	1,18	20	0,329	3	0,0	0
Arenque (cru)	10	3	13,67	228	0,645	6	0,7	1
Cavala (cru)	1	< 1	8,71	145	0,856	9	0,4	< 1
Salmão (cru)	4	1	3,00	50	0,750	8	0,0	0
Atum (cru)	2	< 1	0,52	9	0,750	8	1,0	2
Marisco (cru)	16	4	49,44	824	0,362	4	13	22
Lagosta (cru)	9	2	0,93	16	1,630	16	0,0	0
Camarão (cru)	3	< 1	1,16	19	0,276	3	2,0	3
Mexilhão (cru)	42	11	12,00	200	0,500	5	8,0	13
Ostra (cru)	10	3	19,46	324	0,185	2	3,7	6
Vieira (cru)	16	4	1,53	26	0,143	1	3,0	5
Lula (cru)	5	1	1,30	22	0,500	5	4,7	8
Gastrópode (cru)	6	2	9,07	151	0,208	2	4,0	7
Caviar	50	13	20,00	333	3,500	35	0	0
Ovas de peixe (cru)	80	20	10,00	167	1,000	10	16,0	27
Óleo de peixe (arenque)	0	0	0	0	0	0	0	0
Óleo de fígado (bacalhau)	0	0	0	0	0	0	0	0

[a]%VD: Valor diário em percentual, estabelecido pelo FDA.

reprodução. A deficiência de zinco pode causar alterações do comportamento, apatia, diminuição do paladar, falta de apetite, hipogonadismo, hipospermia e retardamento da maturação sexual, deficiências de imunidade, intolerância à glicose, alopecia, lesões de pele, anergia cutânea, retardo do crescimento e redução do colesterol HDL.[50]

Contreras-Guzmán[12] refere que o teor de minerais dos moluscos e crustáceos tem sido pouco pesquisado no Brasil, no entanto revela que os moluscos apresentam mais sódio (Na) e menos potássio (K) que os peixes. A relação Na/K tem valores menores que 1, enquanto, nos moluscos, a relação pode atingir 2 ou mais. Os teores de cálcio (Ca) e magnésio (Mg) são, também, maiores. Elucida ainda, que há grande variação nos teores dos minerais e que, por isso, não recomenda fazer comparações entre as classes de pescado, o que é notoriamente demonstrado na ilustração a seguir.

Relações de grandeza quanto à concentração de alguns minerais importantes da parte comestível de peixes, crustáceos e moluscos

Elemento	Relação de concentração
Sódio (Na)	Moluscos > Crustáceos > Peixes
Potássio (K)	Peixes > Moluscos = Crustáceos
Cálcio (Ca)	Crustáceos > Moluscos > Peixes
Magnésio (Mg)	Moluscos = Crustáceos > Peixes
Fósforo (P)	Peixes = Crustáceos > Moluscos
Ferro (Fe)	Moluscos > Peixes > Crustáceos
Zinco (Zn)	Moluscos > Peixes > Crustáceos

Carboidratos

Os carboidratos são as moléculas orgânicas mais abundantes na natureza, podendo ou não ser metabolizadas no organismo humano. Possuem uma ampla faixa de funções, incluindo o fornecimento de cerca de 50% a 70% da energia proveniente da dieta humana normal. São uma forma importante de depósito de energia no corpo, além de atuarem como componentes da membrana celular, intermediando algumas formas de comunicação intercelular.[52] O conteúdo de carboidratos no peixe é baixo, assim como na maioria dos alimentos de origem animal. O carboidrato existente sofre modificações antes e durante a captura, o que interfere na depleção do glicogênio que continua a ser metabolizado, resultando num aumentado do teor de ácido lático durante o *post-mortem*. Com isso, é gerado, juntamente à redução do pH, uma perda gradual do sabor adocicado, característico da carne de peixe fresco.[27] Algumas espécies de invertebrados marinhos caracterizam-se por um alto conteúdo de carboidratos. Até 10,2% e 12,5% de açúcares totais podem ser encontrados no tecido epitelial subcuticular da lagosta e do siri-azul, respectivamente, com maiores quantidades de glicose, seguida de galactose e manose. Os estoques de glicogênio em vieiras são altos e essas quantidades oscilam com a estação do ano, a temperatura, o ciclo de vida e a disponibilidade de alimentos, sendo que as maiores quantidades são usualmente encontradas após o verão, quando se observam níveis acima de 23% a 25% de glicogênio no músculo adutor.[27]

Benefícios para a saúde

Peixes e seus derivados têm um papel crucial na nutrição e na segurança alimentar global, pois representam uma fonte valiosa de nutrientes e micronutrientes de importância fundamental para dietas diversificadas e saudáveis. Mesmo que o consumo médio *per capita* de peixes seja baixo, como no caso do Brasil, pequenas quantidades de peixe são suficientes para fornecer aminoácidos essenciais, gorduras e micronutrientes, como ferro, iodo, vitamina D e cálcio. Ainda, os efeitos positivos do alto consumo de peixe superam em grande parte os potenciais efeitos negativos associados à contaminação ou outros riscos à segurança.[3]

Muitas publicações sobre os benefícios do pescado na alimentação, principalmente em relação ao peixe marinho, concentram-se quase com exclusividade na quantidade elevada de ácidos graxos poli-insaturados, especialmente o EPA e DHA, em algumas espécies.[53] No entanto, deve-se destacar que outros importantes nutrientes como as proteínas, vitaminas e minerais encontrados no pescado são fundamentais para a manutenção da saúde. Nesse contexto, além dos benefícios já bem conhecidos, como a presença de proteínas de alto valor biológico e alta digestibilidade, o baixo teor calórico e a presença de baixos teores de gordura saturada e altas quantidades de gorduras poli-insaturadas (gorduras "boas"), o pescado apresenta quantidades vantajosas de nutrientes com potencial contribuição no tratamento nas infecções virais, como descrito na recente revisão sistemática publicada no Journal of Medical Virology,[54] que pontua intervenções nutricionais para o tratamento de infeções virais, incluindo alguns nutrientes como a vitamina A, vitamina C, vitamina E, vitamina D, vitaminas do complexo B, os minerais zinco, selênio e ferro, além do ômega-3.

Fundamental é a análise crítica em relação aos estudos sobre a avaliação da dieta, como acontecem nos estudos prospectivos de coorte, devido a memória incompleta, limitações do questionário e alterações nos hábitos alimentares ao longo do tempo, em que cada um desses fatores geralmente atenua as estimativas de risco, subestimando os efeitos etiológicos.[55]

Inicialmente, o que despertou o interesse da comunidade científica no pescado foi a observação epidemiológica sobre a menor incidência de doenças cardiovasculares em esquimós relacionada à sua dieta rica em ácidos graxos poli-insaturados (AGPI) do tipo ômega-3,[51] e o estudo de coorte publicado no Journal of Nutrition,[56] mostrando que em pacientes com síndrome metabólica – definida pelo grupo de sinais clínicos e/ou laboratoriais que podem promover o desenvolvimento conjunto de hipertensão arterial, diabetes *mellitus* tipo 2, dislipidemias e doença arterial coronariana – a inclusão de ômega-3 na dieta melhorou o metabolismo das lipoproteínas pós-prandiais.

Na metanálise (NutriCoDE)[55] foram identificados dez alimentos e sete nutrientes com provável ou convincente evidência para efeitos causais em resultados cardiometabólicos específicos, em que se observou, como fator dietético protetor, o pescado e a presença de ômega-3 no desfecho para a doença cardíaca coronária fatal. Curiosamente, a maioria dos fatores causais identificados representavam grupos de alimentos, em vez de nutrientes isolados. Esses resultados são consistentes com recentes estudos que sugerem uma maior relevância dos alimentos para o risco de doenças crônicas.

O estudo japonês JELIS[57] (*The Japan* EPA *Lipid Intervention Study*) randomizou mais de 18 mil pacientes com ou sem a presença de doença arterial coronariana que apresentavam níveis de colesterol total iguais ou acima de 251 mg/dL. Para o tratamento, os pacientes foram divididos em um grupo que recebeu apenas estatina[1] e outro grupo que recebeu estatina + 1.800 mg por dia de EPA. Após cinco anos, os pacientes com história de doença arterial coronariana que receberam o EPA apresentaram redução 19% maior nos eventos coronários do que o grupo que recebeu apenas a estatina. No entanto, não foi observada diferença significativa entre os dois grupos nas taxas de morte súbita cardíaca, infarto do miocárdio fatal, infarto do miocárdio não fatal, revascularização do miocárdio ou intervenção coronariana percutânea. Esse foi o maior estudo randomizado comparando o uso da estatina isoladamente e em combinação com ácidos graxos ômega-3, demonstrando que a terapia combinada pode reduzir o risco de eventos coronarianos, principal objetivo do tratamento da dislipidemia. Porém, a população

[1]As estatinas têm estrutura esteroide e inibem a enzima HMG-CoA redutase (3-hidroxi-3-metil-glutaril-coenzima A redutase), enzima limitadora da formação de colesterol no fígado.

estudada apresenta um alto consumo de peixes gordos e os resultados podem não ser aplicáveis a outros países.[35]

O estudo GISSI-*Heart Failure* (GISSI-HF)[58] avaliou o papel do ômega-3 na insuficiência cardíaca (IC). Esse estudo randomizou pacientes com IC crônica para receber 1 g de ômega-3 (EPA + DHA) por dia (n = 3.494) ou placebo (n = 3.481).[35] O desfecho primário foi tempo para morte e tempo para morte ou internação hospitalar por causas cardiovasculares (CV). Durante mediana de seguimento de 3,9 anos, ocorreu menor taxa de mortalidade no grupo que recebeu 1 g de ômega-3 (EPA + DHA) por dia e também menor incidência do desfecho primário no grupo ômega-3.

A dieta mediterrânea tradicional (MedDiet) é caracterizada por ter o peixe como a principal fonte de proteína animal, além de uma alta ingestão de alimentos à base de plantas, incluindo frutas, vegetais, legumes, nozes e sementes e grãos integrais. O azeite é usado como principal gordura de cozinha e adicionado generosamente a saladas, pão e massas. Além disso, o vinho tinto é consumido em quantidade moderada, enquanto carne vermelha, confeitaria e alimentos processados são consumidos com pouca frequência. Maior adesão à MedDiet está associada a uma melhor função cognitiva e menor risco de baixa cognição em adultos idosos do Reino Unido. Essa evidência sustenta o desenvolvimento de intervenções para melhorar a adesão à MedDiet, particularmente em indivíduos com maior risco de doença cardiovascular (DCV), com o objetivo de reduzir o risco de declínio cognitivo relacionado à idade em populações não mediterrâneas.[59]

Há evidências de que o consumo regular de peixe por mulheres grávidas ou mulheres em período fértil desempenha um importante papel no desenvolvimento cerebral do feto e no desenvolvimento da visão.[16] A gravidez é um período de crescimento no qual a necessidade de nutrientes está aumentada; no entanto, a quantidade necessária de gorduras durante a gravidez e a lactação (em porcentagem de energia) deve ser a mesma que o recomendado para a população em geral.[60] Tanto na gestação quanto no período de lactação há um aumento na demanda de ácidos graxos poli-insaturados de cadeia longa (LC n-3 PUFA) para o feto e o lactente, necessário para o desenvolvimento do sistema nervoso central.[61] A gordura é a principal fonte de energia na dieta dos lactentes alimentados exclusivamente com leite humano. O alto consumo de gordura e a densidade de energia do leite materno são importantes para fornecer a energia necessária para um crescimento rápido durante a primeira infância.[32] O ácido docosaexaenoico e o ácido araquidônico são importantes para o desenvolvimento do sistema nervoso central em mamíferos, pois se acumulam em grande quantidade no último trimestre, quando a maior parte das células cerebrais estão se formando.[28]

A ingestão materna de ácidos graxos essenciais tem sido associada com o crescimento fetal e maturação pulmonar. Além disso, a suplementação de docosaexaenoico (DHA) tem demonstrado proteção no processo de visão, no desenvolvimento cognitivo e no desenvolvimento do cérebro.[62] Alguns estudos têm encontrado bebês com peso maior ao nascer e aumento do tempo de gestação,[63] fatos atribuídos à ingestão aumentada de EPA proveniente de peixes e outros alimentos marinhos. Alguns estudos de intervenção indicam que a suplementação por meio de óleo de peixe de 10,8 g de ômega-3 está associada com um aumento do período da gestação em até quatro dias.[64]

Durante a gravidez, o DHA é transferido da mãe por meio da placenta e se acumula no cérebro e outros tecidos de crescimento fetal. Após o nascimento, o DHA é transferido pelo leite materno.[65] Por isso, as gestantes, as lactantes (no período de amamentação) e as mulheres em idade fértil devem ter como objetivo ingerir uma quantidade de PUFA com pelo menos 200 mg de DHA. Para alcançar essa quantidade, aconselha-se a ingestão de uma a duas porções por semana de peixe de água salgada, preferencialmente peixes gordurosos. Essa quantidade recomendada raramente excede a ingestão tolerável de contaminantes ambientais. Ressalta-se que a ingestão do ácido linolênico é muito menos eficaz no que diz respeito à deposição de DHA no cérebro do feto do que a ingestão do DHA pré-formado, encontrado no óleo de peixe.[60]

Além da importância já conhecida dos PUFA, um estudo retrospectivo canadense comprovou que crianças com síndrome do intestino curto (SIC) e disfunções hepáticas relacionadas à nutrição parenteral apresentaram melhora do quadro de hiperbilirrubinemia (alta concentração de bilirrubina no sangue) quando receberam ácidos graxos ômega-3 na emulsão parenteral.[66]

Numa revisão sistemática da literatura foram avaliados quais alimentos desempenham um papel na prevenção e promoção da recuperação de transtornos depressivos, com a elaboração de uma escala de alimentos antidepressivos, a *antidepressant food score* (AFS),[67] elaborada para informar as recomendações alimentares referentes à saúde mental, nas quais o pescado representa 16% como alimento antidepressivo conforme descrito na Tabela 5.12.

TABELA 5.12 Categorias de alimentos e escala de alimentos antidepressivos.

Categoria de alimento	Escala de alimentos antidepressivos
Vegetais	48%
Carnes orgânicas	25%
Frutas	20%
Pescado	16%
Legumes	8%
Carnes	8%
Grãos	5%
Nozes e sementes	5%
Laticínios	3%

O perfil alimentar mediterrâneo é um exemplo de um padrão alimentar que contém mais alimentos ricos em nutrientes e menos alimentos ultraprocessados. Os mecanismos de ação desses nutrientes têm importante papel na prevenção de doenças cardiovasculares, acidente vascular cerebral, declínio cognitivo associado à idade e doença de Alzheimer.[68]

Riscos no consumo de pescado

De uma forma geral, a preocupação com o consumo de pescado concentra-se nos riscos associados com os contaminantes como o metilmercúrio (MeHg) e os bifenilos policlorados (PCB).[69,71] Traços de MeHg podem ser encontrados em quase todas as espécies de peixes, embora os níveis sejam mais elevados em alguns peixes do que em outros. Diante dos benefícios do ômega-3, mundialmente, as pessoas são incentivadas a comer peixes que contenham maiores quantidades desses ácidos, que normalmente apresentam níveis baixos de metilmercúrio.[16]

O acúmulo de metilmercúrio nos tecidos do músculo do peixe ocorre principalmente como resultado da alimentação, composta por plantas e outros organismos que o contêm previamente. Com o passar do tempo, os peixes, principalmente os predadores como o tubarão, espadarte e o peixe-espada, podem ter aumentadas essas concentrações de MeHg.[8,70]

De acordo com o Food and Drug Administration (FDA) e a United States Environmental Protection Agency (EPA) para o consumo de pescado, deve-se seguir critérios considerando os níveis de mercúrio. Elevadas concentrações podem comprometer a saúde em humanos, pois metilmercúrio é facilmente absorvido pela corrente sanguínea e distribuído por todo o corpo, incluindo o cérebro; em mulheres grávidas, pode afetar o desenvolvimento do feto.[16] O Food and Drug Administration (FDA) aconselha as mulheres que estejam grávidas ou amamentando a não consumirem os peixes predadores.[72,73] Informações mais detalhadas sobre esse assunto serão discutidas no capítulo 6 (Aspectos toxicológicos do pescado).

Recomendação nutricional

Embora seja consensual que o consumo regular de peixes ricos em ácido graxos ômega-3 faça parte de uma dieta saudável, a recomendação de suplementar a dieta com cápsulas de óleo de peixe cerca-se por controvérsias, fomentadas por resultados conflitantes de estudos clínicos. Muita da dificuldade em relação à análise dos estudos com suplementação de ômega-3 é a diversidade na sua composição e na falta de controle para a ingesta de ômega-3 na dieta.[74] Segundo a Sociedade Brasileira de Cardiologia,[74] as recomendações para o consumo e ou suplementação de produtos ricos em ácidos graxos ômega-3 dependem da condição clínica do paciente.

Hipertrigliceridemia grave (> 500 mg/dL na ausência de quilomicronemia familiar) com risco de pancreatite, refratária a medidas não farmacológicas e tratamento medicamentoso	Suplementação com ômega-3 marinho, de 2-4 g por dia ou até em doses mais elevadas
Recomendação para diminuir o risco cardiovascular. Recomendação particularmente dirigida para indivíduos de alto risco, como os que já apresentaram infarto do miocárdio	Como parte de uma alimentação saudável, consumo de peixe pelo menos duas vezes por semana
Pacientes de prevenção secundária, em uso de estatinas e TG entre 150-499 mg/dL	Suplementação de ômega-3 na forma de EPA em dose de 4 g/dia
Pacientes portadores de IC classe funcional de II a IV	Suplementação de ômega-3 (EPA + DHA) em dose de 1 g/dia
Indivíduos de prevenção primária, utilizando ou não tratamentos preventivos baseados em evidência	Não se recomenda a suplementação de EPA + DHA

DHA: Ácido docosaexaenoico; EPA: Ácido eicosapentaenoico IC: Insuficiência cardíaca; TG: Triglicerídeos.

De acordo com a American Heart Association (AHA),[75] recomenda-se, para indivíduos saudáveis, que 30% ou menos do total de energia consumida deverá ser proveniente da gordura, sendo 20%-23% de ácidos graxos poli-insaturados e monoinsaturados, menos de 10% de ácidos graxos saturados e menos de 300 mg de colesterol/dia.

A FAO/OMS recomenda uma ingestão de ácidos graxos ômega-3 correspondente a 1-2% das calorias totais da dieta. A AHA e o Comitê Científico de Nutrição do Reino Unido (CSN) recomendam o consumo de, pelo menos, duas porções de peixe (especialmente, óleos de peixe) por semana, sendo que uma dessas porções deverá ser de peixe gordo, como cavala, arenque, sardinha, atum e salmão.[61,76] Essa recomendação deve também se aplicar a mulheres grávidas. A porção semanal deve conter aproximadamente 0,45 g/dia a 0,2 g/dia de PUFA ômega-3.[61] O Guia Alimentar Canadense recomenda o consumo de pelo menos 150 g de peixe cozido por semana como parte de um padrão alimentar saudável, havendo consenso mundial entre especialistas de todo o mundo nessa recomendação.[77-79] As fontes alimentares e a quantidade de ácidos graxos ômega-3 a ser ingerida diariamente para se alcançar a recomendação de aproximadamente 1 g de EPA e DHA encontram-se na Tabela 5.13.

A Associação Portuguesa de Nutricionistas[80] exemplifica, na Tabela 5.14, as recomendações relativas à ingestão de ácidos graxos ômega-3, de origem marinha.

Incentivo ao consumo

Até 2030, a Organização das Nações Unidas para a Alimentação e a Agricultura (FAO) prevê que o consumo *per capita* aparente mundial de pescado atinja 21,5 kg em 2030, com um crescimento de 33% do consumo de pescado na América Latina e no Caribe (SOFIA, 2020).[3]

É fundamental destacar que toda a estatística referente ao consumo aparente de pescado deriva de dados obtidos da

TABELA 5.13 Quantidade de EPA + DHA no pescado e em óleos de peixes, e a quantidade necessária de ingestão de peixe para fornecer aproximadamente 1 g de EPA + DHA por dia.

Pescado	Conteúdo de EPA + DHA mg/g pescado (porção comestível) ou g/g de óleo	Quantidade necessária para fornecer ≈ 1 g de (EPA + DHA)/dia, g (peixe) ou g (óleo)
Atum		
Light, enlatado em água, drenado	3,1	340,2
Claro, enlatado em água, drenado	8,5	113,4
Fresco	2,8-15,0	70,8-340,2
Sardinha	1,15-20,0	56,7-85,0
Salmão		
Chum salmon	8,0	127,6
Sockeye salmon	8,0	127,6
Pink salmon	13,0	70,8
Chinook salmon	17,4	56,7
Atlântico, cultivado	12,8-21,5	42,5-70,8
Atlântico, selvagem	10,5-18,3	56,7-99,2
Cavala	4,0-18,5	56,7-241,0
Arenque		
Pacífico	21,3	42,5
Atlântico	20,1	56,7
Truta-arco-íris		
Cultivada	11,5	85,0
Selvagem	9,8	99,2
Linguado (*halibut*)	4,7-11,8	85,0-212,6
Linguado (*flounder/sole*)	4,9	198,4
Bacalhau		
Pacífico	1,5	652,0
Atlântico	3,0	354,4
Haddock	2,4	425,2
Catfish		
Cultivado	1,8	567,0
Selvagem	2,4	425,2

(continua)

TABELA 5.13 Quantidade de EPA + DHA no pescado e em óleos de peixes, e a quantidade necessária de ingestão de peixe para fornecer aproximadamente 1 g de EPA + DHA por dia. (continuação)

Pescado	**Conteúdo de EPA + DHA mg/g pescado (porção comestível) ou g/g de óleo**	**Quantidade necessária para fornecer ≈ 1 g de (EPA + DHA)/dia, g (peixe) ou g (óleo)**
Linguado (*flounder/sole*)	4,9	198,4
Ostra		
Pacífico	19,4	70,8
Oriental	5,5	198,5
Cultivada	4,4	226,8
Lagosta	0,8-4,8	212,6-1204,9
Caranguejo-do-alasca (*King crab*)	4,10	241,0
Camarão	3,20	312,0
Marisco	2,80	354,4
Vieira	2,0	486,2
Cápsulas		
Óleo de fígado de bacalhau*	0,19	5,0
Óleo de peixe (padronizado)	0,30	3,0
Concentrado de ácido graxo ômega-3	0,50	2,0
Omacor (Pronova Biocare)	0,85	1,0

Dados obtidos do USDA Nutrient Data Laboratory – http://www.nalusda.gov/fnic/foodcomp/

A ingestão de peixes listados nesta tabela é uma estimativa grosseira, pois o teor de óleo pode variar significativamente (> 300%), entre as espécies, época do ano, dieta, embalagem e método de cocção.

*Esse consumo de óleo de fígado de bacalhau daria aproximadamente a ingestão recomendada de vitaminas A e D.

TABELA 5.14 Recomendação de ingestão de ácidos graxos ômega-3.

Categoria de alimento	**Seção geográfica**	**Ano**	**Recomendação**
American Heart Association (AHA)	Estados Unidos	2015	Duas vezes por semana de peixe (preferencialmente, peixe gordo)
The Norwegian Directorate of Health (VKM)	Noruega	2014	Refeições de peixe ao jantar, pelo menos duas a três vezes por semana
Food and Agriculture Organization of the United Nations (FAO) e World Health Organization (WHO)	Mundial	2011	Pelo menos uma a duas porções de 100 g de peixe gordo por semana
European Food Safety Association (EFSA)	Europa	2010	250 mg EPA + DHA diariamente
Scientific Advisory Committee for Nutrition (SACN)	Reino Unido	2004	450 mg EPA + DHA diariamente
International Society for the Study of Fattu Acids and Lipids (ISSFAL)	Mundial	2004	500 mg EPA + DHA diariamente

quantidade total de peixes e produtos da pesca produzidos em um país, adicionada à quantidade total importada e ajustada a qualquer mudança nos estoques, descontada as exportações e os usos não alimentares, fornecendo o suprimento disponível para o período de referência indicado, levando-se em consideração, também, as pessoas fisicamente presentes dentro dos limites geográficos dos países (FAO – Food Balance Sheets on Apparent Consumption).[81]

Segundo dados da POF 2017-2019 (Pesquisa de Orçamento Familiar – POF)[86] realizada pelo IBGE com o objetivo de disponibilizar informações sobre a composição dos orçamentos domésticos e as condições de vida da população brasileira, incluindo a percepção subjetiva da qualidade de vida, além de gerar bases de dados e estudos sobre o seu perfil nutricional, a média do consumo de pescado no Brasil permanece baixa (2.796 kg/ano), com exceção da região Norte (9.855 kg), avaliada pela aquisição alimentar domiciliar *per capita* anual.

Estudos demonstram que as qualidades observadas pelas pessoas que consomem pescado são a aparência ou apresentação; consistência; odor, sabor e textura; segurança alimentar; valor nutritivo; preço e venda; sendo que a ordem ou prioridade desses atributos variará de acordo com as necessidades de cada consumidor. Para alguns, a segurança alimentar pode ser o atributo mais importante, enquanto para outros, a consistência do produto ou o custo.[82]

A qualidade nutricional e os benefícios do consumo de pescado para a recuperação ou manutenção da saúde justificam seu consumo e sua efetiva introdução no hábito alimentar do ser humano, especialmente nas dietas ocidentais. Conforme dados sobre o consumo de pescado na América Latina e no Caribe (SOFIA, 2020),[3] a região tem o menor consumo *per capita* aparente de peixes do mundo: de apenas 9,8 quilos por ano. Para reverter tal situação, é fundamental a aplicação de estratégias políticas, científicas e empresariais que realmente visem incentivar o consumo do pescado no Brasil.

Maciel *et al.*,[83] com objetivo de avaliar o perfil do consumo de pescado durante a realização de uma campanha de incentivo ao consumo, denominada "Semana do Peixe" em uma comunidade universitária, mesmo com o fornecimento de pescado no restaurante universitário e aprovação por 83,7% dos entrevistados, a média de consumo autorreferido da maior parte dos entrevistados encontrou-se abaixo de níveis recomendados, mesmo com 90% dos participantes se declarando conhecedores dos benefícios do consumo de pescado. Esses resultados reforçam a necessidade de investir em alternativas de incentivo ao consumo de pescado como aumento da oferta em comunidade universitária, tendo em vista o estímulo a hábitos nutricionais mais adequados e consequente promoção da saudabilidade dos alimentos.

A mesma pesquisadora,[84] num estudo transversal, avaliou o nível de atividade física e a percepção da qualidade de vida entre grupos com a frequência do consumo de pescado estratificado em dois grupos: alta e baixa ingestão. Foi observado que o grupo de participantes com maior consumo de peixe apresentou melhor percepção da qualidade de vida e foi o mais ativo fisicamente. Os resultados reforçam que o consumo regular de peixes pode estar relacionado a um estilo de vida mais saudável e, consequentemente, levar a uma melhor percepção da qualidade de vida

A introdução do pescado na merenda escolar pode ser uma alternativa para o aumento do consumo por meio do uso de metodologias lúdicas como forma de intervenção extensionista, e tem importante papel no processo de mudanças dos hábitos alimentares dos escolares por estimular o interesse e curiosidade pelo alimento (nesse caso, o pescado), e contribuir para mudanças e aquisição de novos hábitos de alimentação do escolar, estimulando hábitos saudáveis para a promoção da saúde humana.[85] O pescado pode ser inserido na alimentação escolar de diversas formas, como: assado, grelhado, ao molho, entre outros. Porém, além da forma tradicional, o pescado pode ser oferecido como principal ingrediente, como em: pão de peixe, hambúrguer de peixe, almôndega de peixe, entre outros.

Referências bibliográficas

1. Brasil. Ministério da Agricultura, Pecuária e Abastecimento (MAPA). Decreto nº 9.013, de 29 de março de 2017, aprova o novo Regulamento de Inspeção Industrial e Sanitária de Produtos de Origem Animal – RIISPOA. Brasília, DF: Diário Oficial da União, Seção 1, No. 62, p. 3-27, 30 de março de 2017.
2. World Health Organization (WHO). Information Shett – A healthy diet sustainably produced; nov 2018. Disponível em: https://www.who.int/nutrition/publications/nutrientrequirements/healhtydiet-information-sheet/en. Acesso em dez 2019.
3. FAO. The State of World Fisheries and Aquaculture 2020. Sustainability in action. Rome, Italy: FAO – Food and Agriculture Organization of United Nations, 244 p. DOI: 10.4060/ca9229en. Acesso em Fev 2021.
4. Guia de Consumo Responsável de pescado Brasil. São Paulo: WWF-Brasil – Fundo Mundial Para a Natureza; abr 2019. Disponível em: https://www.wwf.org.br/consumoconsciente.cfm. Acesso em dez 2019.
5. U.S. Department of Health and Human Services, U.S. Department of Agriculture. 2015–2020 Dietary Guidelines for Americans. 8 ed; dez 2015. Disponível em: http://health.gov/dietaryguidelines/2015/guideline. Acesso em jan 2020.
6. GBD 2013 Mortality and Causes of Death Collaborators. Global, regional, and national age-sex specific all-cause and cause-specific mortality for 240 causes of death, 1990–2013: a systematic analysis for the Global Burden of Disease Study 2013. Lancet. 2015; 385(9963):117–71.
7. Ministério da Saúde – Secretaria de Vigilância em Saúde – Secretaria de Atenção à saúde. Diretrizes e Recomendações para o Cuidado Integral de Doenças Crônicas Não-Transmissíveis – Promoção da Saúde, Vigilância, Prevenção e Assistência. Série B. Textos Básicos de saúde. Série pactos pela saúde. Brasil; 2006. 8:72.
8. Empresa Brasileira de Pesquisa Agropecuária. Ministério da Agricultura, Pecuária e Abastecimento, Embrapa. Pesca e Aquicultura. Disponível em: https://www.embrapa.br/tema-pesca-e-aquicultura. Acesso em jan 2020.
9. Anuário 2021 Peixe BR da Piscicultura. Anuário Brasileiro da Piscicultura PEIXE BR 2021 - Veículo oficial da Associação

Brasileira da Piscicultura. Disponível em: https://www.peixe-br.com.br/anuario-2021. Acesso em fev 2021.

10. Greenfield H, Southgate DAT. Food composition data: Production, Management, and use. 2 ed. Rome: FAO Food and Agriculture Organization of the United Nations; 2003.
11. International Network of Food Data Systems (INFOODS). Food and Agriculture Organization of the United Nations (FAO) for a world without hunger. FAO/INFOODS Food Composition Databases. Disponível em: http://www.fao.org/infoods/infoods/tables-and-databases/faoinfoods-databases/en. Acesso em jan 2020.
12. Contreras-Guzmán E. Bioquímica de pescado e derivados. Jaboticabal: FUNEP; 1994.
13. Sartori AGO, Amancio RD. Pescado: importância nutricional e consumo no Brasil. Seg Aliment Nutr. 2012; 19(2):83-93.
14. International Network of Food Data Systems (INFOODS). Food and Agriculture Organization of the United Nations (FAO). Last update: 03-01-2017 12:50. Disponível em: http://www.fao.org/infoods/infoods/en. Acesso em jan 2020.
15. Health Canada. Prenatal Nutrition Guidelines for Health Professionals. Fish and omega-3 fatty acids. Canada; 2009.
16. Health Canada. Food and Nutrition: Fish & Seafood Survey. Disponível em: www.healthcanada.gc.ca/mercuryandfish. Acesso em fev 2010.
17. Brasil. Ministério da Saúde. Secretaria de Atenção à Saúde. Departamento de Atenção Básica. Guia alimentar para a população brasileira / Ministério da Saúde, Secretaria de Atenção à Saúde, Departamento de Atenção Básica. – 2 ed., 1. reimpr. – Brasília: Ministério da Saúde, 2014.
18. Schaafsma G. Introduction to Part II: health benefits of seafood. In: Borresen T (ed.). Improving seafood products for the consumer. Boca Raton, FL: CRC Press LLC and Woodhead Publishing Ltd; 2008. p. 113-5.
19. Alves CC, Waitzberg D. Proteínas. In: Waitzberg DL (ed.). Nutrição oral, Enteral e Parenteral na Prática Clínica. 4 ed. São Paulo: Atheneu; 2009. p. 85-108.
20. Rustad T. Peptides and Proteins. In: Nollet LML, Toldrá F (eds.). Handbook of Seafood and Seafood Products Analysis. Boca Raton, FL: CRC Press – Taylor & Francis Group; 2010. p. 11-20.
21. Sriket P, Benjakul S, Visessanguan W, Kijroongrojana K. Comparative studies on chemical composition and thermal properties of black tiger shrimp (Penaeus monodon) and white shrimp (Penaeus vannamei) meats. Food Chem. 2007; 103:1199-207.
22. Kim JD, Lall SP. Amino acid composition of whole body tissue of Atlantic halibut (Hippoglossus hippoglossus), yellowtail flounder (Pleuronectes ferruginea) and Japanese flounder (Paralichthys olivaceus). Aquaculture. 2000; 187:367-73.
23. Wilson RP, Cowey CB. Amino acid composition of whole body tissue of rainbow trout and Atlantic salmon. Aquaculture. 1985; 48:373-6.
24. Tabela brasileira de composição de alimentos (TACO) / NEPA-UNICAMP – Versão II. 2 ed. Campinas, SP: NEPA-UNICAMP; 2006.
25. Pedrosa L, Cozzolino S. Composição centesimal e de minerais de mariscos crus e cozidos da cidade de Natal/RN. Campinas: Ciênc Tecnol Aliment. mai-ago 2001; 21(2):154-7.
26. Torrinhas R, Campos L, Waitzberg D. Gorduras. In: Waitzberg DL (ed.). Nutrição oral, Enteral e Parenteral na Prática Clínica. 4 ed. São Paulo: Atheneu; 2009. p. 121-48.
27. Falch E, Overrein I, Solberg C, Slizyte R. Composition and Calories. In: Nollet LML, Toldrá F (eds.). Handbook of Seafood and Seafood Products Analysis. Boca Raton, FL: CRC Press – Taylor & Francis Group; 2010. p. 257-85.
28. Waitzberg Dan L. Ômega-3: o que existe de concreto? Nutrilite. Disponível em: http://www.nutritotal.com.br. Acesso em dez 2010.
29. Visentainer J, Noffs M, Carvalho P, Almeida V, Oliveira C, Souza N. Lipid Content and Fatty Acid Composition of 15 Marine Fish Species from the Southeast Coast of Brazil. J Amer Oil Chem Soc. 2007; 84:543-7.
30. Burt JR, Hardy R. Composition and deterioration of pelagic fish. In: Burt JR, Hardy R, Whittle KJ (eds.). Pelagic Fish. London: Fishing News Book; 1992. p. 115-41.
31. Rustad T. Lipid Oxidation. In: Nollet LML, Toldrá F (eds.). Handbook of Seafood and Seafood Products Analysis. Boca Raton, FL: CRC Press – Taylor & Francis Group; 2010. p. 87-95.
32. Dietary Reference Intakes for Energy, Carbohydrate, Fiber, Fat, Fatty Acids, Cholesterol, Protein, and Amino Acids (Macronutrients). Disponível em: http://www.nap.edu/catalog/10490.html. Acesso em fev 2010.
33. Calder PC. N-3 fatty acids and cardiovascular disease: evidence explained and mechanisms explored. Clin Sci. 2004; 107:1-11.
34. FAO/WHO (Food and Agricultural Organization/World Health Organization). General conclusions and recommendations of the consultation. In: Fats and Oils in Human Nutrition. Rome: FAO; 1994. p. 3-7.
35. Chan EJ, Cho L. What can we expect from omega-3 fatty acids? Cleveland Clin J Med. 2009; 76(4):245-51.
36. Visentainer J, Carvalho P, Ikegaki M, Park YK. Concentração de ácido eicosapentaenóico (EPA) e ácido docosahexaenóico (DHA) em peixes marinhos da costa brasileira. Ciênc Tecnol Aliment. 2000; 20(1):90-3.
37. Scherr C, et al. Ácidos graxos e colesterol em peixes do Brasil. Arq Bras Cardiol. 2014; [online]. ahead print, p. 0-0.
38. Ogawa M, Maia EL. Manual de Pesca – Ciência e Tecnologia do Pescado (Vol I). São Paulo: Varela; 1999.
39. Caula FCB, Oliveira MP, Maia EL. Teor de colesterol e composição centesimal de algumas espécies de peixes do estado do Ceará. Ciênc Tecnol Aliment. 2008; 28(4):959-63.
40. Menezes MES. Valor nutricional de espécies de peixes (água salgada e estuário) do estado de Alagoas. [dissertação de mestrado]. Maceió (AL): Universidade Federal do Alagoas; 2006. 119 p.
41. Santos RD, Gagliardi ACM, Xavier HT, Magnoni CD, Cassani R, Lottenberg AM, et al. Sociedade Brasileira de Cardiologia. I Diretriz sobre o consumo de gorduras e saúde cardiovascular. Arq Bras Cardiol. 2013; 100(1 Supl. 3):1-40.
42. Silva ERO, Seidman CE, Tian JJ, Hudgins LC, Sacks FM. Effects of shrimp consumption on plasma lipoproteins. Am J Clin Nutr. 1996; 64:712-7.

43. Childs MA, Dorsett CA, King IB, Ostrander JG, Yamanaka WK. Effects of shellfish consumption on lipoproteins in normolipidemic men. Am J Clin Nutr. 1990; 51:1020-7.
44. Berger S, Raman G, Vishwanathan R, Jacques PF, Johnson EJ. Dietary cholesterol and cardiovascular disease: a systematic review and metaanalysis. Am J Clin Nutr. 2015; 102(2):276-94.
45. Mutungi G, Ratliff J, Puglisi M, Torres-Gonzalez M, Vaishnav U, Leite JO, et al. Dietary cholesterol from eggs increases plasma HDL cholesterol in overweight men consuming a carbohydrate-restricted diet. J Nutr. 2008; 138(2):272-6.
46. Faludi AA, Izar MCO, Saraiva JFK, Chacra APM, Bianco HT, Afiune Neto A, et al. Atualização da Diretriz Brasileira de Dislipidemias e Prevenção da Aterosclerose – 2017. Arq Bras Cardiol. 2017; 109(2 Supl. 1):1-76.
47. Oliveira G, et al. Vitaminas. In: Waitzberg DL (ed.). Nutrição oral, Enteral e Parenteral na Prática Clínica. 4 ed. São Paulo: Atheneu; 2009. p. 169-82.
48. Kim YN. Vitamins. In: Nollet LML, Toldrá F (eds.). Handbook of Seafood and Seafood Products Analysis. Boca Raton, FL: CRC Press – Taylor & Francis Group; 2010. p. 327-50.
49. Biesalski HK, Grimm P. Nutrição: Texto e Atlas. Porto Alegre: Artmed; 2007.
50. Borges V, et al. Eletrólitos e Minerais, elementos traço e elementos ultra-traço. In: Waitzberg DL (ed.). Nutrição oral, Enteral e Parenteral na Prática Clínica. 4 ed. São Paulo: Atheneu; 2009. p. 183-210.
51. Bjerregaard P, Johansen LG. Mortality pattern in Greenland. Arctic Med Res. 1987; 46:71-7.
52. Waitzberg D, Galizia M, Horie L. Carboidratos. In: Waitzberg DL (ed.). Nutrição oral, Enteral e Parenteral na Prática Clínica. 4 ed. São Paulo: Atheneu; 2009. p. 55-84.
53. Kris-Etherton PM, Harris WS, Appel LJ. American Heart Association. Nutrition Committee. Fish consumption, fish oil, omega-3 fatty acids, and cardiovascular disease. Circulation. 2002; 106(21):2747-57.
54. Zhang Lei, Liu Yunhui. Potential interventions for novel coronavirus in China: A systematic review. J Med Virol. 2020; 92:479-90.
55. Micha R, Shulkin ML, Peñalvo JL, Khatibzadeh S, Singh GM, Rao M, et al. Etiologic effects and optimal intakes of foods and nutrients for risk of cardiovascular diseases and diabetes: Systematic reviews and meta-analyses from the Nutrition and Chronic Diseases Expert Group (NutriCoDE). PLOS One. 2017; 12(4):e0175149.
56. Jiménez-Gómez, et al. A low-fat, Hight-complex Carbohydrate Diet supplemented with Long-Chain (n-3) fatty Acids alters the Postprandial Lipoprotein Profile in patients with metabolic Syndrome. J Nutr. 2010; p. 1595-601.
57. Yokoyama M, Origasa H, Matsuzaki M, et al. Japan EPA lipid intervention study (JELIS) Investigators. Effects of eicosapentaenoic acid on major coronary events in hypercholesterolaemic patients (JELIS): a randomised open-label, blinded endpoint analysis. Lancet. 2007; 369:1090-8.
58. Tavazzi L, Maggioni AP, Marchioli R, Barlera S, Franzosi MG, Latini R, et al. Effect of n-3 polyunsaturated fatty acids in patients with chronic heart failure (the GISSI-HF trial): a randomised, double-blind, placebo-controlled trial. Lancet. 2008; 372(9645):1223-30.
59. Shannon OM, Stephan BCM, Granic A, Lentjes M, Hayat S, Mulligan A, et al. Mediterranean diet adherence and cognitive function in older UK adults: the European Prospective Investigation into Cancer and Nutrition–Norfolk (EPIC-Norfolk) Study. Am J Clin Nutr. out 2019; 110(4):938-48.
60. Koletzko B, Cetin I, Thomas Brenna JT. Dietary fat intakes for pregnant and lactating women. Br J Nutr. 2007; p. 1-5.
61. U.K. Scientific Advisory Committee on Nutrition/Committee on Toxicology. Advice on fish consumption: benefits & risks; 2004. Disponível em: www.sacn.gov.uk/pdfs/fics_sacn_advice_fish.pdf. Acesso em mar 2010.
62. Dias MCG, Catalani LA. Gravidez não complicada. In: Waitzberg DL (ed.). Nutrição oral, Enteral e Parenteral na Prática Clínica. 4 ed. São Paulo: Atheneu; 2009. p. 1129-50.
63. Olsen SF, Hansen HS, Jensen B, Sørensen TIA. Pregnancy duration and the ratio of long-chain n-3 fatty acids to arachidonic acid in erythrocytes from Faroese women. J Intern Med. 1989; 225:185-9.
64. Olsen SF, Sorensen JD, Secher NJ, Hedegaard M, Henriksen TB, Hansen HS, et al. Randomised controlled trial of effect of fish-oil supplementation on pregnancy duration. Lancet. 1992; 339:1003-7.
65. Institute of Medicine. Seafood Choices: Balancing Benefits and Risks. Committee on Nutrient. Relationships in Seafood Selections to Balance Benefits and Risks; 2007. (Washington DC: National Academies Press). Disponível em: http://www.iom.edu/Activities/Nutrition/Seafood.aspx. Acesso em jan 2010.
66. Diamond IR, Sterescu A, Pencharz PB, Kim JH, Wales PW. Changing the paradigm: Omegaven for the treatment of liver failure in pediatric short bowel syndrome. J Pediatr Gastroenterol Nutr. 2009; 48(2):209-15.
67. LaChance LR, Ramsey D. Antidepressant foods: An evidence-based nutrient profiling system for depression. World J Psychiatr. set 2018; 8(3):97-104.
68. Roman GC, et al. Mediterranean diet: The role of long-chain v-3 fatty acids in fish; polyphenols in fruits, vegetables, cereals, coffee, tea, cacao and wine; probiotics and vitamins in prevention of stroke, age-related cognitive decline, and Alzheimer disease. Rev Neurol (Paris); 2019.
69. Stern AH. Public health guidance on cardiovascular benefits and risks related to fish consumption. Environ Health. 2007; 6:31.
70. Forsyth DS, Casey C, Dabeka RW, McKenzie A. Methylmercury levels in predatory fish species marketed in Canada. Food Additives and Contaminants. 2004; 21(9):849-56.
71. Scientific Advisory Committee on Nutrition – SACN. Committee on Toxicity. Advice on fish consumption: benefits & risks. TSO (The Stationery Office). London; 2004.
72. United States Department of Agriculture. Nutrient Data Laboratory. Disponível em: www.nal.usda.gov/fnic/foodcomp/search. Acesso em fev 2010.
73. U.S. Food & Drug Administration FDA. Advice about eating fish For Women Who Are or Might Become Pregnant, Breastfeeding Mothers, and Young Children. Disponível em: https://www.fda.gov/food/consumers/advice-about-eating-fish.
74. Précoma DB, Oliveira GMM, Simão AF, Dutra OP, Coelho OR, Izar MCO, et al. Atualização da Diretriz de Prevenção

Cardiovascular da Sociedade Brasileira de Cardiologia – 2019. Arq Bras Cardiol. 2019; 113(4):787-891.

75. American Heart Association. Fish and Omega-3 Fatty Acids. Disponível em: http://www.americanheart.org/presenter.jhtml? identifier=4632. Acesso em jan 2010.

76. International Society for the Study of Fatty Acids and Lipids. Recommendations for Intake of Polyunsaturated Fatty Acids in Healthy Adults; jun 2004. Disponível em: http://www.issfal.org.uk/images/stories/pdfs/PUFAIntakeReccomdFinalReport.pdf. Acesso em jan 2010.

77. Joint WHO/FAO Expert Consultation on Diet, Nutrition and the Prevention of Chronic Diseases. Report of the joint WHO/FAO expert consultation WHO Technical Report Series; 2003. Disponível em: www.fao.org/docrep/005/ac911e/ac91 1e00.htm. Acesso em fev 2010.

78. Dietary Guidelines Advisory Committee. The Report of the Dietary Guidelines Advisory Committee on Dietary Guidelines for Americans; 2005. Disponível em: http://www.health.gov/dietaryguidelines/dga2005/report. Acesso em mar 2010.

79. European Food Safety Authority. Opinion of the Scientific Panel on Contaminants in the Food Chain on a Request from the European Parliament Related to the Safety Assessment of Wild and Farmed Fish. EFSA J. 2005; 236:1-118.

80. Associação Portuguesa dos Nutricionistas. Pescar Saúde; 2016. Disponível em: www.apn.org.pt. Acesso em jan 2020.

81. FAO. Fishery and Aquaculture Statistics. Food balance sheets; 2017. Disponível em: http://www.fao.org/cwp-on-fishery-statistics/handbook/socio-economic-data/food-balance-sheets/en. Acesso em jan 2020.

82. Harvie R. Fish for Food: an introduction to seafood quality and spoilage. Seafood Industry Training Organization; 1998.

83. Maciel ES, et al. Avaliação do consumo de pescado durante campanha de incentivo em comunidade universitária. Rev Ciênc Ext. 2019; 15(1):93-100.

84. Maciel ES, et al. Fish consumption and lifestyle: a cross-sectional study. Campinas: Food Sci Technol; 2018.

85. Rodrigues JN, et al. Metodologias lúdicas e educação alimentar e nutricional para promover o consumo de pescado em escolares. Florianópolis: R Eletr Extensão. 2019; 16(34):126-42.

86. Ministério da Economia Instituto Brasileiro de Geografia e Estatística (IBGE), Diretoria de Pesquisas Coordenação de Trabalho e Rendimento. Pesquisa de Orçamentos Familiares 2017-2018. Avaliação Nutricional da Disponibilidade Domiciliar de Alimentos no Brasil. Pesquisa de Orçamentos Familiares – POF 2017-2019. Rio de Janeiro; 2020.

6 Aspectos Toxicológicos do Pescado

Alex Augusto Gonçalves

Toxinas produzidas no *post-mortem*

A prática de preservação do pescado em gelo faz com que a evolução do frescor se processe num meio em torno de 1 °C com degelo contínuo. No armazenamento, desde o pré-rigor, o degelo carrega compostos solúveis e microrganismos e, dependendo do sistema, pode disseminá-los pela massa restante ou eliminá-los por uma drenagem eficiente.[16,49]

Os produtos do catabolismo das substâncias nitrogenadas, geralmente indesejáveis, são diminuídos pela lixiviação; porém, simultaneamente, podem ser eliminados compostos musculares indispensáveis para o desenvolvimento do aroma e sabor. Por meio da autólise que ocorre no pós-*rigor mortis* do pescado, uma série de componentes nitrogenados é produzida pela ação de enzimas proteolíticas teciduais. Tais enzimas degradam proteínas em peptídeos e aminoácidos livres, os quais constituem um meio adequado para o desenvolvimento de microrganismos.[4,9,22]

O nitrogênio não proteico (NNP) é a primeira fração a ser afetada pelo crescimento dos microrganismos, que poderão utilizá-la como fonte de energia (consumo) ou produzir maior quantidade de NNP por meio de suas proteases secretadas no músculo. A ação microbiana sobre esses componentes é regida por seu sistema enzimático, principalmente por descarboxilases e desaminases (Figura 6.1).[9,22,48] A descarboxilação origina inúmeras aminas biogênicas que se acumulam e conferem odores estranhos ao pescado (Figura 6.2). O consumo de pescado contendo altas concentrações de aminas biogênicas tem sido associado a efeitos tóxicos e constitui um perigo em potencial à saúde.[62]

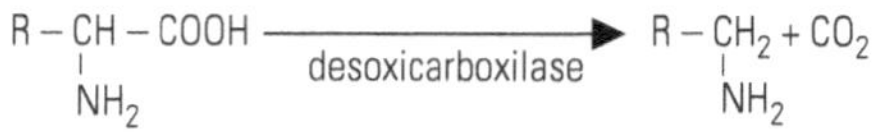

Figura 6.1 ■ Degradação dos aminoácidos e formação de aminas biogênicas.

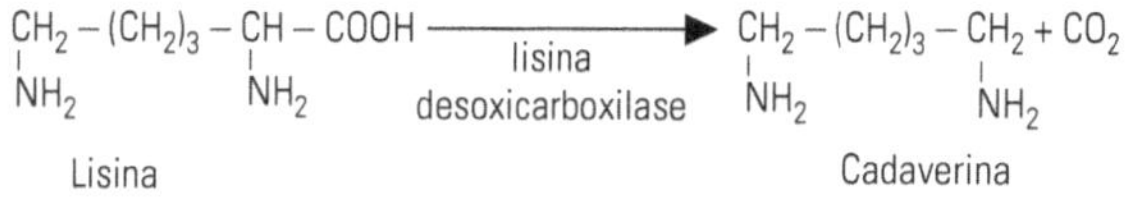

Figura 6.2 ■ Esquema da decomposição de lisina em cadaverina.

As espécies de carne vermelha, como os atuns, apresentam naturalmente elevado conteúdo do aminoácido, o qual atua *in vivo*, como sistema-tampão, nas mudanças de pH. Um esquema dos mecanismos de formação de aminas de cadeias longas é mostrado na Figura 6.3.[12]

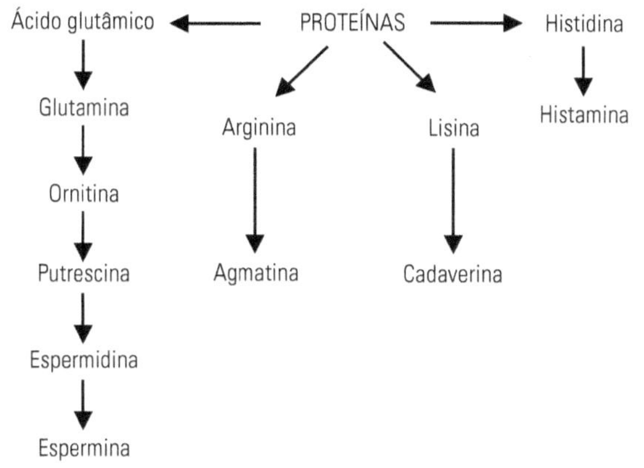

Figura 6.3 ▪ Mecanismo de formação de aminas.

A Tabela 6.1 resume alguns dos principais produtos de decomposição de diferentes aminoácidos. A prevalência de aminas biogênicas em pescado depende de vários fatores, como o tipo de músculo e a microflora presente. Em geral, as concentrações em espécies recém-capturadas são baixas.[12] Diferenças significativas nas concentrações de aminas biogênicas (espermina, espermidina, putrescina, cadaverina, histamina e tiramina), variando de 0,59 a 4,56 mg/100 g, foram encontradas em carne de atum.[13] Nenhuma diferença significativa foi encontrada nos níveis de aminas biogênicas nos músculos acima e abaixo do lombo, porém os músculos escuros continham altos níveis de espermidina.

O efeito tóxico de algumas aminas pode ainda ser potencializado pela presença concomitante de outras aminas como putrescina, cadaverina, tiramina, triptamina, fenilalanina, espermidina e espermina.[12,20,46,54] Algumas espécies apresentam elevado conteúdo de histidina no músculo, principalmente os peixes da família Scombridae (atum, bonito, serra, arenque, cavala, sardinhas etc.). Se não forem imediatamente resfriados e mantidos em baixas temperaturas após a morte, a ação de enzimas descarboxilantes de aminoácidos de origem bacteriana (histidina descarboxilase), darão origem à histamina 4-(2aminoetil)imidazol (Figura 6.4), um alérgeno muito ativo. Devido à sua toxicidade, a histamina tem sido abordada com um enfoque múltiplo,[62] envolvendo estudos bioquímicos, fisiológicos, farmacológicos e microbiológicos, particularmente em relação às práticas de manuseio e conservação de produtos marinhos.[5,13,21,54,55]

TABELA 6.1 Principais produtos de decomposição de aminoácidos.

Tipo de aminoácido	Produtos de decomposição
Lisina (descarboxilação)	Cadaverina (amina) + CO_2
Ornitina (descarboxilação)	Putrescina (amina) + CO_2
Histidina (descarboxilação)	Histamina (amina) + CO_2
Aminoácidos sulfurados (cisteína, metionina)	H_2S, dimetil sulfeto, metil mercaptano
Glicina, leucina, serina	Ésteres dos ácidos acético, propiônico, butírico
Triptofano	Indol, escatol

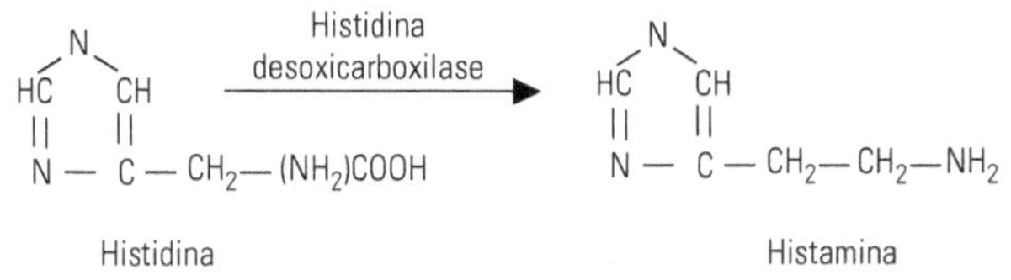

Figura 6.4 ▪ Esquema representando a decomposição de histidina em histamina.

A influência da microflora, da atividade da descarboxilase e do conteúdo do trato intestinal na formação da amina biogênica (*i.e.* histamina) podem ser as razões, além do fraco desenho experimental, pelas quais encontramos, na literatura, discrepâncias entre os níveis de aminas biogênicas em pescado fresco e processado.[12] Fica claro que o alto teor de aminoácidos livres e a atividade bacteriana podem rapidamente resultar na elevada concentração de aminas biogênicas, caso o controle (frio) não seja efetuado corretamente (Tabela 6.2).

O fator mais importante que contribui para a produção de aminas biogênicas durante o manuseio pós-captura é a temperatura e duração do armazenamento. A formação de aminoácidos no *post-mortem* e sua rápida descarboxilação são dependentes da temperatura.[62] Assim, o efeito da temperatura na formação de histamina tem sido objeto de muitos estudos e o controle de sua produção tem sido observado por meio de baixas temperaturas (0 °C). A histamina é termoestável e é apenas parcialmente destruída após três horas de aquecimento a 102 °C ou 90 minutos a 116 °C em conservas de sardinha (250 g), podendo estar presente em alimentos comercialmente esterilizados, considerados seguros sob o ponto de vista sanitário. Nessas condições, mesmo produtos enlatados de baixa acidez podem apresentar níveis tóxicos dessa amina, independente de quaisquer alterações evidentes no produto após o processamento térmico.[5]

A intensidade da intoxicação por histamina depende da dose ingerida no alimento e da suscetibilidade do orga-

TABELA 6.2 Produção de aminas biogênicas pelo crescimento bacteriano em meio de cultura (adaptada).[12]

Produtores de histamina	Concentração de histamina	Temperatura e tempo
Morganella spp.	400 mg/100 g (máx.)	76 h
Morganella spp.	100 mg/100 g	25 °C por 24 h
	100 mg/100 g	25 °C por 19 h
	0 mg/100 g	5 °C por 100 h
Proteus morganii	> 200 nmol/mL	–
Proteus vulgaris (3 cepas)	3,03 a 4,8 g/L	25 °C por 24 h
Proteus vulgaris (3 spp.)	2,04 a 6,35 g/L	5 °C por 72 h
Enterobacter aerogenes	> 200 nmol/mL	–
Pseudomonas putida (3 spp.)	1,57 a 2,26 g/L	5 °C por 72 h

nismo.[21] A histamina exerce seu efeito pela ligação com os receptores nas membranas celulares do sistema respiratório, cardiovascular, gastrintestinal e hemato/imunológico, bem como na pele.[12] Podem ocorrer vários sintomas nesse tipo de intoxicação: cutâneos (urticária, coceira, inflamação localizada, edema), gastrintestinais (náusea, vômito, diarreia, dor abdominal), hemodinâmicos (hipotensão) e neurológicos (queimação, dor de cabeça, palpitação, taquicardia). Vários surtos de intoxicação têm sido associados aos peixes das famílias Scombridae (atum, bonito, cavala), Scomberesocidae (agulhões), Clupeidae (arenque, sardinha).[54]

A intoxicação dos peixes escombrídeos, também chamada de escombrotoxismo,[62] ou ainda por intoxicação histamínica, refere-se a uma síndrome clínica que resulta da ingestão de peixes deteriorados, normalmente da família Scombridae e Scomberesocidae, como o atum (*Thunnus thynnus*), a cavala (*Scomber scombrus*), o bonito (*Auxis thazard*) e o bonito-listrado (*Katsuwonus pelamis*).[21] Entretanto, os peixes de outras famílias, como Pomatomidae, Coryhaenidae, Carangidae, Clupeidae e Engraulidae, também estão envolvidos.[12,21,29] A intoxicação histamínica é comumente comparada à intoxicação alimentar.[53] Frequentemente, a carne escura, crua ou processada desses peixes mostra a presença de 100 a 500 mg/100 g de histamina, sendo que uma concentração acima de 50 mg/100 g pode provocar uma reação alérgica.[12,21,62] O elevado acúmulo de histamina em alimentos industrializados é um fato relativamente pouco frequente, somente vindo a ocorrer em situações muito deficientes de processamento ou de estocagem de matérias-primas que ofereçam riscos potenciais.[5,21]

A histamina não parece ser o único agente responsável pelos sintomas de intoxicação, uma vez que ela, por si só, não é tóxica quando tomada oralmente. É possível ingerir até 180 mg de histamina na ausência de alimento, sem nenhum efeito sério, embora a sensibilidade alérgica varie de indivíduo para indivíduo.[29] Estudos em humanos mostraram que a histamina age sinergicamente com outras aminas (putrescina e cadaverina)[35] que potencializam a ação da histamina, quando presentes no peixe deteriorado, por meio da inativação intestinal da enzima que metaboliza a histamina – histamina-N-metil-transferase – e diamina oxidase (DAO)[2,52] e da ligação da histamina com a mucina.[2]

Outros componentes nitrogenados encontrados na carne do pescado são o óxido de trimetilamina (OTMA) e a ureia. Quantitativamente, as maiores alterações químicas associadas à deterioração constituem-se na produção de bases nitrogenadas voláteis (BVT ou N-BVT), particularmente trimetilamina (TMA) e amônia (NH_3). A formação de BVT e suas aminas constituintes na degradação do músculo do peixe e sua relevância como avaliação do frescor têm sido amplamente discutidas. Durante o armazenamento em gelo, as BVT são produzidas com maior velocidade pelas bactérias aeróbicas; porém, em períodos prolongados, as anaeróbicas facultativas assumem importância.[18,19]

O OTMA é um componente natural do músculo de peixes marinhos, cuja função no músculo *in vivo* é promover o equilíbrio osmótico do tecido frente ao meio hipertônico. No período *post-mortem*, o OTMA (substância inodora) é reduzido a TMA (substância com odor semelhante a amônia) por meio da ação de sistemas enzimáticos microbianos (bactérias psicrófilas – Figura 6.5). A trimetilamina é um dos principais agentes na produção do odor em pescado deteriorado.[18,19]

A amônia do catabolismo dos aminoácidos é eliminada de várias maneiras nas diversas espécies animais: **amoniotélicos** (geralmente excretam amônia diretamente na atmosfera ou na água); **uricotélicos** (convertem a amônia em ácido úrico); e **ureotélicos** (o excesso de amônia é convertido em ureia mediante ácido da ureia). A ureia e parte da amônia são eliminadas prontamente com outros resíduos metabólicos (ornitina, creatinina, OTMA etc.).[18,19]

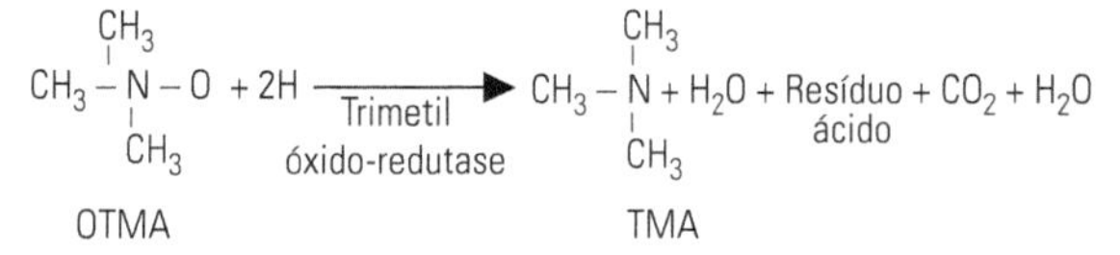

Figura 6.5 ■ Esquema de redução de OTMA em TMA.

Nos elasmobrânquios (raias, tubarões, cações), a ureia e outros solutos são reabsorvidos nos túbulos renais, e, por isso, há um alto teor de ureia no músculo, sangue, pele e vísceras desses animais. Assim, a ureia é o maior empecilho para a aceitação da carne dessas espécies que, quando fresca, é ligeiramente ácida e, após alguns dias, torna-se alcalina (amoniacal).[15] Por isso, os elasmobrânquios salgados sempre tiveram uma maior aceitação, visto que durante a salga ocorre a lixiviação da ureia na salmoura e na reidratação doméstica. Atualmente, a aceitação de elasmobrânquios frescos aumentou, principalmente devido à melhor manipulação a bordo (sangria pós-captura) e na indústria.

Os elasmobrânquios cuja necessidade de solutos orgânicos para a regulação osmótica é preenchida, em grande parte, por ureia e óxido de trimetilamina (OTMA) apresentam altos teores de nitrogênio não proteico (NNP), da ordem de 36% do nitrogênio proteico (NT). Há, porém, uma grande diferença de qualidade entre o NNP dos escombrídeos (atuns) e os elasmobrânquios. Nesses últimos, os solutos (ureia e OTMA) depreciam o aroma e sabor e respondem pela menor aceitação de sua carne.

A ureia, presente em quantidades elevadas nos tecidos dos elasmobrânquios (como cações), exerce *in vivo* a mesma função que o OTMA. No período *post-mortem*, é degradada a amônia, que é volátil e apresenta odor pronunciado (Figura 6.6). Essa produção de NH_3 decorre, principalmente, de desaminação oxidativa da creatina e da decomposição de aminoácidos por meio de processos como a desaminação e oxidorredução anaeróbica, sendo os microrganismos urease-positivos os responsáveis pela produção de níveis elevados de NH_3.[15]

Nos produtos embalados a vácuo (filés, porções e postas), a produção de amônia é reduzida numa primeira fase; porém, após um período prolongado, a produção de amônia torna-se vigorosa por causa dos microrganismos anaeróbicos, não proteolíticos, que desaminam os aminoácidos livres formados por outros microrganismos. Considerações especiais devem ser feitas com relação aos aminoácidos, não apenas em função de sua preponderância quantitativa entre as substâncias nitrogenadas não proteicas, mas também em função da diversidade de produtos resultantes de sua decomposição.[15]

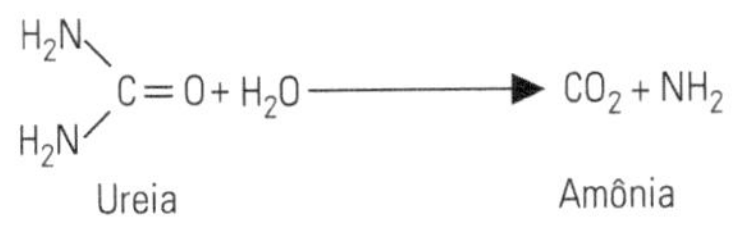

Figura 6.6 ■ Produção de amônia (NH_3) a partir de ureia.

Alérgenos em pescado

Alérgenos

O aumento da produção e nível de consumo de pescado conduziu, e continua a conduzir, comunicados mais frequentes de reações adversas, incluindo reações imunologicamente mediadas.[23,57] A alergia ao pescado é comum entre as populações que o consomem. A prevalência de um tipo imediato de alergia ao pescado é alta quando sua ingestão, inteiro ou em parte, é usual na dieta da comunidade.[23,38]

As reações adversas são representadas por qualquer reação anormal à ingestão de alimentos ou aditivos alimentares. Elas podem ser classificadas em tóxicas e não tóxicas. As reações tóxicas dependem mais da substância ingerida (ex.: toxinas bacterianas presentes em alimentos contaminados) ou das propriedades farmacológicas de determinadas substâncias presentes em alimentos (ex.: histamina em pescado).[47,51] Já as reações não tóxicas são aquelas que dependem de suscetibilidade individual e podem ser classificadas em: não imunomediadas (intolerância alimentar) ou imunomediadas (hipersensibilidade alimentar ou alergia alimentar).

Os alérgenos alimentares são antígenos (proteínas ou glicoproteínas) capazes de estimular o sistema imunológico do corpo para produzir imunoglobulinas antígeno-específicas. Pacientes com alergia a peixe produzirão anticorpos IgE específicos contra sequências específicas de aminoácidos encontrados nas estruturas dos antígenos de proteína de peixe. Não é bem compreendido porque alguns indivíduos desenvolvem esses anticorpos contra antígenos de peixes e outros não.[60]

Por vezes, confundem-se manifestações clínicas decorrentes de intolerância com alergia alimentar. Alergia alimentar é um termo utilizado para descrever reações adversas a alimentos, dependentes de mecanismos imunológicos, mediados ou não pela imunoglobulina E (IgE).[31] A liberação não imunológica de histamina pode ocorrer após a ingestão de atum e sardinha (podem converter a histidina em níveis elevados de histamina), gerando urticária por intoxicação exógena; essa situação pode ser confundida com alergia alimentar.[27] A alergia alimentar é uma imunoglobulina E (IgE) mediada por reação do sistema imunológico do organismo a um alimento ou ingrediente alimentar (alérgeno alimentar). O indivíduo normal geralmente desenvolve tolerância às proteínas do alimento ingerido, que são inofensivas. No entanto, em alguns indivíduos, a mesma proteína alimentar pode provocar uma reação alérgica.

A avaliação de pacientes que sofrem de reações adversas após a ingestão de alimentos pode ser difícil se a origem da reação é não alérgica. Se nenhum mecanismo imunológico é responsável, a reação é chamada de intolerância alimentar. A intolerância alimentar é muitas vezes confundida com alergia alimentar devido às reações semelhantes após a ingestão de alimentos. Por exemplo, um paciente pode ter sintomas abdominais após a ingestão do leite. Essa reação geralmente é causada por intolerância à lactose e não alergia ao leite. O mesmo é verdadeiro para os peixes como o atum e cavala, para os quais o envenenamento ocorre devido a sua pobre refrigeração. Um diagnóstico exato entre intolerância alimentar e alergia alimentar é muito importante no tratamento de pacientes (Tabela 6.3).[60]

Os sintomas mais comuns dessa reação incluem rápido início de dificuldades respiratórias, coriza, espirros, prurido oral, vômitos, náuseas, cólicas abdominais e diarreia. Em alguns casos, o consumo de alérgenos pode causar uma reação de risco à vida, chamada anafilaxia. Os sinais de anafilaxia incluem inchaço da boca, espirros severos, falta de ar e choque. Os alérgenos alimentares mais comuns são proteínas alergênicas de crustáceos, peixes, leite, ovos e amendoim. As reações de hipersensibilidade aos alimentos podem ser classificadas de acordo com o mecanismo imunológico:[27,47]

1. **Mediadas pela IgE**: decorrem de sensibilização a alérgenos alimentares com formação de anticorpos específicos da classe IgE que se fixam a receptores de mastócitos e basófilos. Contatos subsequentes com esse mesmo alimento e sua ligação com duas moléculas de IgE próximas determinam a liberação de mediadores vasoativos que induzem as manifestações clínicas de hipersensibilidade imediata. São exemplos de manifestações mais comuns: reações cutâneas (dermatite atópica, urticária, angioedema), gastrintestinais (edema e prurido de lábios, língua ou palato, vômitos e diarreia), respiratórias (asma, rinite) e reações sistêmicas (anafilaxia com hipotensão e choque).
2. **Reações mistas (mediadas pela IgE e células)**: nesse grupo estão incluídas as manifestações decorrentes de mecanismos mediados por IgE, com participação de linfócitos T e de citocinas pró-inflamatórias. São exemplos clínicos desse grupo a esofagite eosinofílica, a gastrite eosinofílica, a gastrenterite eosinofílica, a dermatite atópica, a asma e a hemossiderose.
3. **Reações não mediadas pela IgE**: as manifestações não mediadas por IgE, e consequentemente não tão imediatas, compreendem as reações citotóxicas (trombocitopenia por ingestão de leite de vaca, com poucas evidências), reações por imunocomplexos (também com poucas evidências) e, finalmente, aquelas envolvendo a hipersensibilidade mediada por células. Nesse grupo estão representados os quadros de proctite, enteropatia induzida pela proteína alimentar e enterocolite induzida por proteína alimentar.

Os **alérgenos alimentares** são, na sua maior parte, representados por glicoproteínas hidrossolúveis com peso molecular entre 10 e 70 kDa, termoestáveis e resistentes à ação de ácidos e proteases, capazes de estimular resposta imunológica humoral (IgE) ou celular. Segundo a forma de indução da reação alérgica ao alimento, esses podem ser classificados como alérgeno de classe I (ingestão; proteínas ingeridas) e de classe II (proteínas inaladas pelo trato respiratório, polens, reatividade cruzada com epítopos homólogos de alimentos derivados de plantas).[7,23,51]

TABELA 6.3 Formação de aminas biogênicas em peixes e produtos de pescado (adaptada).[12]

Pescado	Temperatura	Tempo	Histamina (mg/100 g)	Cadaverina (mg/100 g)	Putrescina (mg/100 g)
Bonito	0 °C	1 dia	< 0,1	< 1	< 1
		24 dias	< 0,1	< 1	< 1
	22 °C	1 dia	> 50	ND	ND
Albacora	0 °C	1 dia	7,5	ND	ND
		33 dias	82,5	ND	ND
	25 °C	7 dias	100	ND	ND
Arenque-do-atlântico	1 °C	3 dias	ND	< 3	< 3
		7 dias	ND	< 3	< 3
Arenque-do-pacífico	10 °C	14 dias	5,5	NR	NR
Cavala-do-atlântico	1 °C	3 dias	ND	< 3	< 3
		7 dias	ND	< 3	< 3

(continua)

TABELA 6.3 Formação de aminas biogênicas em peixes e produtos de pescado (adaptada).[12] (continuação)

Pescado	Temperatura	Tempo	Histamina (mg/100 g)	Cadaverina (mg/100 g)	Putrescina (mg/100 g)
Atum-amarelo	0 °C	1 dia	0	0,1	3,9
		3 dias	0	0	5,9
		5 dias	0	0	6,5
		9 dias	0	0	18
	4 °C	1 dia	0	0,1	5,0
		3 dias	0	0	21,6
		5 dias	0,17	0	25,6
		9 dias	0,92	12,5	68,8
	10 °C	1 dia	0	0	4
		3 dias	0	2,2	125
		5 dias	1,71	15,1	281
		9 dias	2,39	44,9	564
	22 °C	1 dia	0	0	0,6
		3 dias	3,58	147	832
		5 dias	3,61	165	4.533
Pescada	0 °C	0 dia	ND	0,47	ND
		5 dias	ND	0,52	ND
		12 dias	ND	7,21	ND
		19 dias	ND	29,94	ND
		25 dias	ND	72,1	ND
Sardinha marinada (2% ácido acético)	–	0 mês	4,5	70	575
		1 mês	3,5	40	565
		2 meses	2,5	30	400
		3 meses	7,0	30	200
		4 meses	8,0	37	300
		5 meses	8,5	40	280
Sardinha marinada (4% ácido acético)	–	0 mês	7,2	38	360
		1 mês	4,0	24	250
		2 meses	3,3	25	200
		3 meses	3,5	16	170
		4 meses	4,3	20	240
		5 meses	4,5	34	325

Nota: ND – não detectado; NR – não reportado.

Os sintomas de alergias causados por pescado não são diferentes dos causados por outros alimentos alergênicos. Sintomas alérgicos resultam da ingestão de alimentos ofensivos por pessoas com hipersensibilidade.[36] São identificados como principais alérgenos responsáveis pela alergia alimentar em crianças: o leite de vaca, o ovo, o trigo, o milho, o amendoim, a soja, os **peixes** (parvalbuminas – alérgeno M) e os **crustáceos** (tropomiosinas).[27,51]

A ingestão de peixe reduz doença coronária; no entanto, os peixes têm alérgenos potentes que podem causar um tipo de hipersensibilidade nas populações pediátricas e adultas. Alergia ao pescado é mais prevalente em populações em que o consumo de peixe é elevado.[38] A atividade alergênica reside na carne (músculo), mas recentemente foi levantada a hipótese de que produtos como gelatina do peixe, extraída de pele e ossos, também pudessem conter atividade alergênica na forma de colágeno.[36,60]

Consumo de pescado *vs.* alergia

Pesquisas sobre alergias provenientes do consumo de pescado têm se concentrado em crustáceos e alguns peixes como bacalhau e o atum; no entanto, o consumo de pescado, assim como sua exposição (e subsequentemente alergia), depende muito da disponibilidade de pescado regional.[31]

O alérgeno principal responsável pela ingestão relacionada com reações alérgicas devido ao consumo de pescado é a proteína estrutural do músculo, tropomiosina. Além da tropomiosina, outros alérgenos foram identificados e caracterizados em crustáceos, como a arginina quinase 40 kDa, que pode ser uma nova classe de invertebrados panalérgenos. Um estudo recente demonstrou ligação IgE a um alérgeno 20 kDa em 55% dos pacientes reativos ao camarão-branco-do-pacífico (*Litopenaeus vannamei*).[27,31,32] A tropomiosina é uma proteína encontrada em vertebrados e invertebrados, mas apenas as proteínas dos invertebrados possuem propriedades alergênicas. É frequente encontrar em camarões, siris, caranguejos, lagostas.[58] No entanto, a tropomiosina não é apenas um alérgeno de crustáceo; foi confirmada em uma série de espécies de moluscos, embora não sejam tão bem caracterizados como os de peixes ou crustáceos. Tornou-se aparente que os moluscos, como mexilhão, ostra, lula e abalone, são os alergênicos alimentares mais significativos (Tabela 6.4). Além de tropomiosina, moluscos contêm alergênicos como a miosina de cadeia pesada, hemocianina e a amilase. Mesmo embora a reatividade cruzada de IgE tenha sido comumente relatada, até recentemente limitados trabalhos foram realizados sobre a identidade molecular desses alérgenos.[31]

Vários peixes, como bacalhau, são conhecidos por causar reações alérgicas, sendo o alérgeno principal dominante o Gad c 1 (glicoproteína com um peso molecular de 12 kDa com uma parvalbumina ligada ao Ca^{2+}). Embora outras proteínas de peso molecular tenham sido descritas como alergênicas em bacalhau e outras espécies de peixes, parece que há forte correspondência entre a reatividade de IgE ao Gad c 1, e reatividade clínica ao bacalhau e outras espécies de peixes.

TABELA 6.4 Proteínas alergênicas caracterizadas em pescado (adaptada).[31]

Fonte do alergênico	Alergênico identificado	Classificação proteica
Lagosta-chinesa (*Panulirus stimpsoni*)	Pan s 1	Tropomiosina
Lagosta-americana (*Homarus americanus*)	Hom a 1	Tropomiosina
Caranguejo-vermelho (*Charybdis feriatus*)	Cha f 1	Tropomiosina
Camarão-da-areia (*Metapenaeus ensis*)	Met e 1	Tropomiosina
Camarão-branco-da-Índia (*Penaeus indicus*)	Pen i 1	Tropomiosina
Camarão-rosa (*Parapenaeus fissurus*)	Par f 1	Tropomiosina
Camarão-marrom (*Penaeus aztecus*)	Pen a 1	Tropomiosina
Camarão-tigre (*Penaeus monodon*)	Pen m 2	Tropomiosina
	–	Proteína sarcoplasmática ligada ao cálcio
Camarão-branco (*Litopenaeus vannamei*)	Lit v 2	Arginina quinase
	Lit v 3	Miosina de cadeia leve
Krill (*Euphausia superba*)	Eup s 1	Tropomiosina
Krill (*Euphausia pacifica*)	Eup p 1	Tropomiosina
Anfípoda (*Gammarus* sp. e *Caprella equilibra*)	–	Tropomiosina

(continua)

TABELA 6.4 Proteínas alergênicas caracterizadas em pescado (adaptada).[31] (continuação)

Fonte do alergênico	Alergênico identificado	Classificação proteica
Lula comum (*Todarodes pacificus*)	Tod p 1	Tropomiosina
Ostra-do-pacífico (*Crassostrea gigas*)	Cra g 1	Tropomiosina
	Cra g 2	Tropomiosina
Gastrópode (*Turbo cornutus*)	Tur c 1	Tropomiosina
Abalone (*Haliotis midae*)	Hal m 1	Tropomiosina
Craca (*Balanus rostratus*)	Bal r 1	Tropomiosina
Craca (*Capitulum mitella*)	Cap m 1	Tropomiosina
Bacalhau-do-báltico (*Gadus callarias*)	Gad c 1	β-Parvalbumina
Salmão-do-atlântico (*Salmo salar*)	Sal s 1	β-Parvalbumina
Carpa (*Cyprinus carpio*)	Cyp c 1.01	β-Parvalbumina
	Cyp c 1.02	
Bacalhau-do-atlântico (*Gadus morhua*)	Gad m 1	β-Parvalbumina
Cavala (*Scomber japonicas*)	Sco j 1	β-Parvalbumina
Cavala (*Scomber australasicus*)	Sco a 1	β-Parvalbumina
Cavala (*Scomber scombrus*)	Sco s 1	β-Parvalbumina
Polaca-do-alasca (*Theragra chalcogramma*)	P1; P2	β-Parvalbumina
Sardinha (*Sardinops sagax*)	Sar sa 1.0101	β-Parvalbumina
Cioba (*Lutjanus campechanus*)	–	Tetrâmero da parvalbumina
Pargo (*Lutjanus inermis*)	–	Tetrâmero da parvalbumina
Atum (*Thunnus obesus*)	–	Colágeno tipo I
Pele de atum, salmão, cavala	–	Gelatina
Bacalhau	p41	Homólogo ao aldeído desidrogenase
Caviar de truta	–	Vitelogenina
Caviar de beluga	–	Vitelogenina
Anisakis (*Anisakis simplex; Anisakis pegreffii*)	Ani s 1	Inibidor de protease de serina tipo Kunitz
	Ani s 2	Paramiosina
	Ani s 3	Tropomiosina
	Ani s 4	Inibidor de cisteína protease
	Ani s 5	Proteína SXP/RAL
	Ani s 6	Inibidor de protease de serina
	Ani s 7	Glicoproteína
	Ani s 8	Proteína SXP/RAL
	Ani s 9	Família SXP/RAL-2

A reatividade cruzada clínica entre bacalhau e outras espécies de peixes é acompanhada por uma sensibilização cruzada IgE entre as muitas espécies de peixes.[27,31,36,60]

Essa proteína (parvalbumina) é distribuída nas células musculares e das fibras, e pelas experiências inibitórias, a proteína pode inibir cerca de 80% a 90% da atividade total da ligação IgE aos extratos de bacalhau, atum e salmão. Em um estudo feito com crianças com alergia ao bacalhau, demonstraram-se resultados positivos ao teste de punctura cutânea para outras espécies de peixes.[10] As crianças não foram clinicamente sensíveis a todas as espécies, indicando a possibilidade de tolerância para algumas. Há vários antígenos comuns entre as diferentes espécies de peixes[40] e uma reatividade cruzada[34] entre diferentes espécies de peixes por meio da utilização de testes cutâneos. Um percentual significativo dos pacientes foi positivo para todas as espécies de peixes estudadas, mesmo que o paciente nunca tenha ingerido aquela espécie.[27,60]

Testes de punctura cutânea e teste de IgE específico (*radio-allergo-sorbent test* – RAST; radioimunoensaio para detectar anticorpos IgE específicos) entre extratos de camarão, caranguejo-azul e lagosta foram altamente correlacionados, sugerindo que um determinante alergênico está presente em diferentes espécies, tendo reativo cruzado.[28] Há registros de que algumas pessoas alérgicas a camarão são também intolerantes a ostras; há rápida ativação do potencial de reatividade cruzada entre as espécies de camarão, caranguejo, lagostas e ostras.[36]

Estudos realizados em duas espécies de atum,[61] *Thunnus alalunga* e *T. albacares*, foram caracterizados por meio da técnica de eletroforese em gel de poliacrilamida com dodecil sulfato de sódio (SDS-PAGE). Pacientes não típicos, sensíveis ao atum, foram imunizados para caracterizar os componentes de ligação IgE dos dois tipos de atum. A expressão "não típica" normalmente se refere a uma tendência a ter alergias por meio de uma predisposição hereditária, porém alguns pacientes podem ser os únicos da família a ter sintomas alérgicos. Os resultados sugeriram que os componentes alergênicos nos atuns são diferentes, bem como em diferentes preparações de atum (atum fresco cozido e atum enlatado).

Vários alérgenos podem produzir reações cruzadas entre os alimentos, ou seja, as reações cruzadas ocorrem quando duas proteínas alimentares compartilham parte de uma sequência de aminoácidos que contém um determinado epítopo alergênico. Algumas proteínas podem ser alergênicas apenas para determinadas espécies; por exemplo, a tropomiosina dos invertebrados é alergênica, mas não a dos mamíferos. Podemos citar outros exemplos de proteínas causadoras de reatividades cruzadas com alimentos: (a) alérgico a salmão – alimentos com possível reação cruzada são o peixe-espada e o linguado, o risco de reatividade clínica é de 50%, e a principal proteína é a parvalbumina; (b) alérgico a camarão – alimentos com possível reação cruzada são o caranguejo e o siri), o risco de reatividade clínica é de 75%, e a principal proteína é a tropomiosina.[51]

Níveis elevados de IgE específico podem indicar a presença de uma doença alérgica. Os alérgenos alimentares são capazes de fazer ligações IgE cruzadas com anticorpos na superfície dos mastócitos em tecidos ou em leucócitos de basófilos no sangue. Quando duas moléculas IgE são cruzadas, a célula liberará substâncias, como a histamina, que causarão uma reação alérgica por vezes muito grave. Essa reação é frequentemente chamada de hipersensibilidade, mais especificamente "hipersensibilidade tipo 1". Ela não deve ser confundida com "dermatite de hipersensibilidade", também denominada "dermatite de contato". A dermatite de contato ao antígeno de peixes é um risco ocupacional geralmente relatado na indústria do pescado.[56,60]

O ambiente de trabalho: processamento do pescado

As plantas de processamento de pescado variam em níveis de tecnologia, desde pequenos locais de trabalho, que confiam inteiramente na manipulação manual do pescado, até grandes empresas que utilizam modernos processos altamente automatizados. Há uma grande variação nos procedimentos de tratamento para os diferentes tipos de pescado. Estudos de avaliação para medir a exposição ambiental de partículas de aerossóis e concentrações de alérgenos entre os trabalhadores no processamento do pescado demonstraram preocupação entre os processadores.[23]

Um grande número de estudos tem confirmado que as alergias ocupacionais ao pescado podem manifestar-se como asma, rinite, conjuntivite, urticária e dermatite de contato. A produção do aerossol se dá pela dispersão de pequenas partículas de sólido ou líquido que ficam suspensos no ar e podem causar sensibilização pela inalação. Esta é frequentemente relatada na indústria do pescado, em que a dermatite de contato e a asma ocupacional são resultado direto de uma exposição ao pescado durante o processamento.[32,36,60]

Devido à habilidade para produzir asma ocupacional em um grande percentual de trabalhadores expostos ao processamento do caranguejo, o alérgeno do seu extrato também tem sido estudado. Estudos conduzidos por Hoffman *et al.*[17] sugeriram a presença de um alérgeno múltiplo com uma massa de 5-14 kDa e 25-45 kDa. Embora uma confirmação seja necessária, esses dados sugerem que existem vários alérgenos importantes no caranguejo.[17,36]

A dermatite de contato ocupacional[23] varia de 3% a 11% e a asma ocupacional varia de 7% a 36%. Semelhantes perfis SDS-PAGE de camarão[14] em água fervente, e também o destilado (vapor recolhido ao longo de fervura de camarão) mostraram padrões de proteína semelhantes, ou seja, continha um alérgeno estável ao calor, a tropomiosina. Isso também era verdade quando estudaram as vieiras durante a cocção. Devido ao aumento da produção e do consumo de pescado, os alérgenos na forma de vapor durante a produção e consumo são uma fonte potencial de alergias respiratórias e de contato.[60]

Outros alérgenos em pescado

As reações alérgicas ao pescado não são sempre relacionadas aos alérgenos particulares das espécies derivadas. Por exemplo, contaminantes, como o parasita *Anisakis*, quando presente, podem causar reações alérgicas graves. Os oito alérgenos desse parasita caracterizados atualmente incluem tropomiosina, com reações cruzadas com alérgenos do marisco, bem como paramiosina e diferentes inibidores de protease (Tabela 6.4). Um estudo recente demonstrou que esses parasitas também podem causar sensibilização alérgica entre os trabalhadores durante o processamento do pescado.[37]

Apesar de serem frequentemente relacionados com reações adversas, apenas uma porção muito pequena de aditivos alimentares – antioxidantes, aromatizantes, corantes, conservantes, espessantes etc. – apresenta verdadeira relação causa/efeito quando testados por provocação oral. Manifestações como urticária, angioedema, asma ou anafilaxia consequentes a aditivos alimentares são extremamente raras e alguns autores chegam a desconsiderar essa possibilidade.[6,50,51] No entanto, existem alguns relatos de reações anafiláticas relacionadas a aditivos como glutamato monossódico, nitritos/nitratos, benzoatos, parabenzoicos, sulfitos (metabissulfito de sódio), butil-hidroxianisol (BHA), butil-hidroxi-tolueno (BHT) e tartrazina.[51]

Metais pesados em pescado

Muitos elementos presentes no pescado são essenciais para o ser humano em baixas concentrações, no entanto, podem ser tóxicos em altas concentrações. Outros elementos como cádmio, mercúrio e chumbo são tóxicos, mesmo em baixas concentrações, quando ingeridos durante um longo período; por esse motivo, muitos consumidores reconhecem a presença desses elementos no pescado como um perigo à saúde. A presença e concentração de metais pesados no meio ambiente e, mais especificamente, no ambiente aquático e em sua biota, ou seja, em animais e plantas que são usados para alimentação humana, baseia-se em fontes naturais e antrópicas.[39]

Uma determinada quantidade de metal pesado no pescado é consequência de sua vida na água; no entanto, a proporção entre as concentrações de metais e o tipo de ambiente onde o pescado vive varia de elemento para elemento. Pode-se afirmar que, em mar aberto, ainda pouco afetado pela poluição, a maioria do pescado carrega apenas a concentração natural de metais pesados presentes ali. Em áreas altamente poluídas, ou em águas que não têm suficiente intercâmbio com os oceanos (por exemplo, no mar Báltico e mar Mediterrâneo), ou ainda em estuários, rios e, especialmente, em lugares que são próximos aos locais de atividades industriais, as concentrações de metais pesados encontrados são superiores à carga natural.[8,11,26,42,39]

Peixes e outros organismos aquáticos absorvem metais pesados de seus alimentos e também da água que passa por suas brânquias.[41] A captação de metais é, muitas vezes, dependente da quantidade de alimentos ingeridos e do teor de metal pesado presente no alimento ou presas. Foi demonstrado que, em áreas do mar onde há uma alta concentração de fitoplâncton, a acumulação de metais pesados no pescado foi maior do que em áreas de baixa concentração. O acúmulo de metais pesados leva um longo tempo e resulta em altas concentrações em peixes grandes e adultos. Algumas espécies, principalmente de peixes predadores que possuem vida relativamente longa, são conhecidas por armazenar maiores quantidades de metais pesados em diferentes órgãos. Essa acumulação em função da idade pode conduzir a uma elevada carga de metais pesados em grandes espécimes de pescado que podem chegar a mais de 25 anos de idade (linguado-do-atlântico e pacífico, atum, tubarões, espadartes e outras espécies de predadores). Altas concentrações de metais pesados são raramente encontradas no músculo dos peixes.[39,45]

A seguir, apresentaremos uma síntese sobre a concentração de metais pesados (mercúrio, chumbo, cádmio, cobre, zinco e alumínio) normalmente encontrados em partes comestíveis do pescado.

Mercúrio em pescado

A toxicidade do mercúrio depende da sua forma química (iônico < metálicos < orgânicos). O mercúrio está presente em peixes, predominantemente na forma orgânica como dimetilmercúrio.[1,3,39] Esse é um composto lipofílico, tem uma tendência a acumular no tecido gorduroso dos peixes e invertebrados.[8] Portanto, concentrações elevadas de mercúrio são encontradas principalmente no fígado de espécies magras e em espécies gordas.

O metilmercúrio tem a tendência de se acumular com a idade dos peixes, o que leva a uma maior concentração de mercúrio nas espécies predadoras adultas e gordurosas como o atum, tubarão e espadarte. Os produtos processados com tais espécies (*i.e.* conservas) podem apresentar níveis de mercúrio entre 0,5 e 1,0 mg/kg para a maioria das espécies.[39] Hoje a indústria de conservas (atum) não usa mais exemplares grandes, preferindo pequenos peixes de médio porte que apresentam baixas concentrações desses compostos. Embora o mercúrio inorgânico seja a forma dominante de mercúrio no meio ambiente e seja facilmente absorvido pelo pescado, é também depurado rapidamente; no entanto, o metilmercúrio acumula rapidamente, mas depura muito lentamente. Devido a isso, a maioria do mercúrio encontrado no músculo dos peixes está na forma de metilmercúrio (> 95%).[3,24,25,39]

Em peixes marinhos, a correlação de acúmulo de mercúrio com a biomassa presente na água do mar foi encontrada. Os compostos de mercúrio estão ligados ao plâncton e, consequentemente, aos peixes que se alimentam de plâncton (peixes herbívoros), mas também estão presentes em peixes carnívoros, que se alimentam de peixes herbívoros. Diferentes espécies de peixes do mar de Barents e do mar da Groelândia (bacalhau, hadoque, arenque, linguado) apresentaram concentrações de mercúrio entre 0,01 mg/kg e 0,06 mg/kg e teor médio no peixe vermelho em torno de 0,13 mg/kg.[39] Os níveis de mercúrio em moluscos são geralmente na faixa entre 0,02 e 0,05 mg/kg de peso úmido. Invertebrados geralmente carregam uma proporção muito menor de metilmercúrio em relação ao peixe. Todas as espécies de água doce também acumulam mercúrio.[33,39]

Chumbo em pescado

A situação com o chumbo é completamente diferente do que com o mercúrio. O chumbo, como um elemento de interesse toxicológico, foi trazido para o ambiente pelo homem em quantidades extremas, apesar de sua baixa mobilidade geoquímica, e foi distribuído em todo o mundo. O chumbo está presente no ambiente tanto na forma orgânica como inorgânica. A espécie orgânica é principalmente o chumbo tetralquil, que foi encontrado em uma série de espécies de peixes de água doce e marinhos em concentrações de 5 a 100 µg/kg.

Embora os teores de chumbo na água do mar profunda do Pacífico Sul (1 a 2 ng Pb/L) e em águas profundas da Antártida (0,4 ng/L) pareçam ser o nível de fundo natural, o conteúdo de chumbo na água de superfície no Atlântico Norte e Pacífico Norte é de 5 a 50 ng/L. No entanto, a absorção do chumbo por meio da cadeia alimentar é de pouca importância, pois a concentração de chumbo em peixes não aumenta com o nível trófico e idade, mas sim com o aumento da concentração na água.[26,33,39,42]

O peixe deposita chumbo principalmente nos ossos, enquanto os tecidos moles, como coração, gônadas e órgãos gastrintestinais não apresentam quantidades elevadas de chumbo. Os ossos são compartimentos que normalmente não são consumidos ou transformados em alimentos para consumo humano. O elevado teor de chumbo no tecido muscular é relatado somente em áreas com intensa atividade industrial e de agricultura, além da entrada de águas sem tratamento de resíduos urbanos e industriais.[39,59]

Muitos dos dados publicados mostram um teor muito baixo de chumbo nas partes comestíveis do pescado entre 0,2 e 1 µg/kg; entretanto, esses números não são confiáveis, porque o controle de contaminação e controle de qualidade dos procedimentos analíticos, bem como os seus resultados, é insuficiente. A maioria dos valores apresentados refletiu mais a poluição geral por chumbo no meio ambiente do que no tecido analisado. Isso aconteceu porque o chumbo foi, e é, onipresentemente distribuído na terra, em laboratórios, equipamentos e utensílios. As análises corretas demonstraram que o teor de chumbo no músculo do peixe que é capturado no mar aberto ainda é muito baixo (2 a 10 µg/kg). Os peixes do mar do Norte ou do mar Báltico exibem conteúdo um pouco maior (20 a 50 µg/kg), apesar desses resultados serem muito inferiores aos registrados anteriormente.[26,45,39]

O teor de chumbo em invertebrados como moluscos e crustáceos é maior que o teor médio de chumbo (1 mg/kg) de peso fresco, com uma grande variação em torno dessa média. Isso é causado por uma acumulação ativa do chumbo no trato digestivo, hepatopâncreas, nos moluscos e crustáceos. Em crustáceos, o aparelho digestivo tem que ser removido antes do consumo, de preferência imediatamente após a captura, para evitar uma migração de chumbo do intestino para o tecido muscular, o qual tem sido observado durante o armazenamento prolongado.[33,39]

Cádmio em pescado

O cádmio é um dos metais pesados mais tóxicos para os seres humanos. Ele está presente na crosta terrestre, juntamente ao zinco, e veio para o meio ambiente ao longo dos séculos devido às práticas de mineração de zinco. O cádmio é também amplamente distribuído no ambiente aquático, e a bioacumulação de cádmio pelos organismos aquáticos é amplamente reconhecida. O teor de cádmio na parte comestível do peixe (tecido muscular) é geralmente muito baixo. O peixe deposita o cádmio nos órgãos, como rins e fígado, e, quando contaminados, não devem ser consumidos.[26,39]

O teor de cádmio na parte comestível de peixes marinhos da região central do Atlântico Norte, a partir do mar de Barents e de águas em torno da Groelândia chega a 0,5 a 5 µg/kg de peso fresco. Nas zonas costeiras e no mar Báltico, o conteúdo de cádmio do mar pode ser maior, chegando a 10 a 20 µg/kg. Todos esses valores são muito inferiores aos limites legais ou recomendados pelos governos (0,05 a 1 mg/kg).

A situação com invertebrados marinhos, como moluscos e crustáceos, é diferente. Moluscos, especialmente os cefalópodes, são acumuladores ativos de cádmio. Polvos, lulas e sépias podem armazenar enormes quantidades de cádmio em seus intestinos (até 30 mg/kg), enquanto o seu tecido muscular (manto e tentáculos) contém a mesma quantidade baixa de cádmio encontrada nos músculos de peixes. Por conseguinte, é de extrema importância remover todos os intestinos de cefalópodes imediatamente após a captura. Se isso não for feito, o cádmio poderá migrar do intestino para o tecido muscular e contaminá-lo a um determinado nível que não passa dos limites legais.[33,39,45]

Os mexilhões mostram o mesmo efeito em um nível inferior, mas deve ser verificado regularmente o seu teor de cádmio. O maior teor de cádmio em moluscos é a justificativa para o maior limite legal de cádmio para esse grupo de pescado. As ostras também podem acumular cádmio por meio de contaminação industrial e os níveis devem ser monitorados regularmente.

Cobre em pescado

O cobre é um elemento essencial para o ser humano, sua oferta na dieta é necessária, e não é tóxico em baixas concentrações,[30] sendo que excelentes fontes de cobre são as ostras, que acumulam cobre nas glândulas digestivas e rins. Elevadas concentrações de cobre em pescado têm sido relatadas somente quando as águas residuais provenientes de atividades de mineração têm contaminado as áreas de onde o pescado foi capturado.[30,39]

Altas quantidades de cobre estão presentes em crustáceos decápodes, gastrópodes e cefalópodes que o utilizam em suas hemocianinas para transportar oxigênio aos tecidos. Apesar das elevadas concentrações de cobre em alguns moluscos e crustáceos, as concentrações de cobre no pescado não apresentam nenhum problema para a saúde humana. Sua concentração no músculo dos peixes é, em média, de 0,2 a 0,5 mg/kg de peso fresco, enquanto os órgãos podem conter maiores quantidades (em ordem decrescente: fígado, rim, brânquias). O excesso de cobre é armazenado principalmente no fígado.[39]

Zinco em pescado

O zinco é um microelemento essencial para o ser humano e faz parte integrante de muitas enzimas. Está presente no pescado, porém não houve relatos de concentrações de zinco nas partes comestíveis que constituam um perigo para a saúde. Com um teor médio de zinco de 3 a 5 mg/kg (peso úmido do pescado), o pescado é uma boa fonte desse elemento essencial. Uma fonte de qualidade excepcional é o *wolffish* (*Anarhichas* spp.), que contém até 9 mg/kg, e moluscos como a ostra, que muitas vezes pode ter até dez vezes o nível de *wolffish*, desde que as formas de zinco sejam oriundas da enzima anidrase carbônica responsável pela formação de sua concha.[39]

Alumínio em pescado

O alumínio é de interesse, pois foi argumentado que seu alto consumo pode estar relacionado com a doença de Alzheimer. Isso ainda é questionável, mas o fato de que o alumínio é um dos metais mais abundantes na terra e que tem muito contato com os peixes (latas de alumínio, equipamentos de processamento, utensílios de cozinha, papel-alumínio etc.) tem levado muitos pesquisadores a investigar o conteúdo de alumínio em peixes. O teor de alumínio do músculo dos peixes de mar aberto é próximo a 0,1 mg/kg de peso fresco.[43,44] O músculo dos peixes de águas costeiras, nas proximidades de uma planta de fundição de alumínio, mostrou níveis elevados no músculo até 1 mg/kg de peso fresco, sendo que as maiores concentrações foram encontradas em órgãos como brânquias.[39] Minuciosa pesquisa em produtos enlatados mostrou que o teor de alumínio nas especiarias, legumes e molhos utilizados como ingredientes em produtos de conservas de peixe foi sempre maior que o teor de alumínio nos peixes. Foi demonstrado que somente após o armazenamento prolongado (> 4 anos) o teor de alumínio nos peixes foi maior do que o encontrado em outros componentes. Outro estudo recente revelou que o peixe embrulhado em papel-alumínio acumula mais do elemento do que se tivesse sido grelhado.[39,43,44]

Referências bibliográficas

1. Barghiarni G, Pellegini D, D'ulivo A, Deranieri S. Mercury assessment and its relation to selenium levels in edible species of the Northern Tyrrhenian Sea. Mar Pollut Bull. 1991; 22(8):406-9.
2. Ben-Gigirey B, et al. Histamine and cadaverine production by bacteria isolated from fresh and frozen albacore (*Thunnus alalunga*). J Food Prot. 1999; 62(8):933-9.
3. Bloom NS. On the chemical form of mercury in edible fish and marine invertebrate tissue. Can J Fish Aquat Sci. 1992; 49:1010-7.
4. Burt JR, Hardy R. Composition and deterioration of pelagic fish. In: Burt JR, Hardy R, Whittle KJ (eds.). Pelagic Fish. London: Fishing News Book; 1992. p. 115-41.
5. Carmo FBT, Mársico ET, São Clemente SC, Carmo RP, Freitas MQ. Histamina em conservas de sardinha. Ci Anim Bras. 2010; 11(1):174-80.
6. Chapman JA, Bernstein IL, Lee RE. Food Allergy: a practice parameter. Ann Allergy Asthma Immunol. 2006; 96(3 Suppl 2):S1-68.
7. Chehade M, Mayer L. Oral tolerance and its relation to food hypersensitivities. J Allergy Clin Immunol. 2005; 115(1):3-12.
8. Claisse D, Cossa D, Bretaudeau-Sanjuan J, Touchard G, Bombled B. Methylmercury in molluscs along the French coast. Mar Pollut Bull. 2001; 42(4):329-32.
9. Contreras-Guzmán E. Bioquímica de pescado e derivados. Jaboticabal: FUNEP; 1994.
10. De Martino M, Novembre E, Galli L, De Marco A, Botarelli P, Marano E, et al. Allergy to different fish species in cod-allergic children: in vivo and in-vitro studies. J Allergy Clin Immunol. 1990; 86(6):909-14.
11. Dobson J. Long term trends in trace metals in biota in the Forth estuary, Scotland, 1981–1999. Mar Pollut Bull. 2000; 40(12):1214-20.
12. Flick GJ, Granata LA. Biogenic amines in food. In: Dabrowski WM, Sikorski ZE (eds.). Toxins in Food. Boca Raton, FL: CRC Press LLC; 2005.
13. Gloria M, Daeschel MA, Craven C, Hilenbrand Jr KS. Histamine and other biogenic amines in albacore tuna. J Aquat Food Technol. 1999; 8:54.
14. Goetz DW, Whisman BA. Occupational asthma in a seafood restaurant worker: cross-reactivity of shrimp and scallops. Ann Allergy Asthma Immunol. 2000; 85(6): 461-6.
15. Gonçalves AA. Ocorrência de off-flavor em pescado: um problema a ser resolvido em peixes marinhos. Rev Aquic Pesca. 2006; 18:30-1.
16. Hirota T. Nutrition and function of seafood. In: Motohiro T, Kadota H, Hashimoto K, Kayama M, Tokunaga T (eds.). Science of Processing Marine Food Products. Japan: International Cooperation Agency (JICA); 1990. p. 173-85.
17. Hoffman DR, Day Jr ED, Miller JS. The major heat stable allergen on shrimp. Ann Allergy. 1981; 47:17-22.
18. Howgate P. A critical review of total volatile bases and trimethylamine as indices of freshness of fish. Part 1. Determination. Elec J Env Agric Food Chem (EJEAFChe). 2010; 9(1):29-57.
19. Howgate P. A critical review of total volatile bases and trimethylamine as indices of freshness of fish. Part 2. Formation of the bases, and application in quality assurance. Elec J Env Agric Food Chem. 2010; 9(1):58-88.

20. Hui YJ, Taylor LS. High pressure liquid chromatographic determination of putrefactive amines in foods. J Assoc Off Anal Chem. 1983; 66(4):853-7.
21. Hungerford JM. Scombroid poisoning: A review. Toxicon. 2010; in press: 1-13.
22. Huss HH. Quality and quality changes in fresh fish. FAO Fisheries Technical Paper n° 348. Rome: FAO/UN; 1995.
23. Jeebhay MF, Robins TG, Lehrer SB, Lopata AL. Occupational seafood allergy: a review. J Occup Env Med. 2001; 58(9):553-62.
24. Joiris CR, Ali IB, Holsbeek L, Bossicart M, Tapia G. Total and organic mercury in Barents Sea pelagic fish. Bull Env Contam Toxicol. 1995; 55(5):674-81.
25. Joiris CR, Ali IB, Holsbeek L, Kanuya-Kinoti M, Tekele-Michael Y. Total and organic mercury in Greenland and Barents Seas demersal fish. Bull Env Contam Toxicol. 1997; 58(1):101-7.
26. Kalay M, Ay Ö, Cahli M. Heavy metal concentrations in fish tissues from the northeast Mediterranean Sea. Bull Env Contam Toxicol. 1999; 63(5):673-81.
27. Kucharska E. Food Allergies and Food Intolerance. In: Dabrowski WM, Sikorski ZE (eds.). Toxins in Food. Boca Raton, FL: CRC Press LLC; 2005.
28. Lehrer SB. The complex nature of food antigens: Studies of cross-reacting crustacean allergens. Ann Allergy. 1986; 57:267-72.
29. Lenza RC. Ocorrência de histamina no pescado. [Monografia]. São Paulo: UCB; 2006. 59 p. Curso de pós-graduação "Lato Sensu" em Higiene e Inspeção de Produtos de Origem Animal.
30. Linder MC, Hazegh-Azam M. Copper biochemistry and molecular biology. Am J Clin Nutr. 1996; 63:797S-811S.
31. Lopata AL, Lehrer SB. New insights into seafood allergy. Allergy Clin Immunol. 2009; 9:270-7.
32. Lopata AL. Seafood Allergies: Control, prevention key to workplace management. Glob Aquac Alliance. set/out 2007; p. 53-5.
33. Mason RP, Laporte JM, Andres S. Factors controlling the bioaccumulation of mercury, methylmercury, arsenic, selenium, and cadmium by freshwater invertebrates and fish. Arch Env Contam Toxicol. 2000; 38(3):283-97.
34. McCants ML, Helbling A, Schwartz HJ, Lopez M, Lehrer SE. Skin test and RAST reactivity to seafood. J Allergy Clin Immunol. 1992; 89:194.
35. Middlebrooks BL, Toom PM, Douglas WL, Harrison RE, McDowell S. Effects of stored time and temperature on the microflora and amine development in Spanish Mackerel (*Scomberomorus maculatus*). J Food Sci. 1998; 53(4): 1024-9.
36. Nascimento FCA, Prado Filho LG, Oetterer M. Alérgenos em pescado. Boletim da SBCTA. 1997; 31(2):207-13.
37. Nieuwenhuizen N, Lopata AL, Jeebhay MLF, et al. Exposure to the fish parasite Anisakis causes allergic airway hyperreactivity and dermatitis. J Allergy Clin Immunol. 2006; 117:1098-105.
38. O'Neil C, Helbling AA, Lehrer SB. Allergic reactions to fish. Clin Rev Allergy. 1993; 11:183-200.
39. Oehlenschläger J. Identifying heavy metals in fish. In: Bremmer HA (ed.). Safety and quality issues in fish processing. Cambridge (England): Woodhead Publishing Limited and CRC Press LLC; 2002.
40. Pascual C, Esteban MM, Crespo JF. Fish allergy: evaluation of the importance of cross-reactivity. J Pediatr. 1992; 121(5):S29-34.
41. Phillips DJH. The chemistries and environmental fates of trace metals and organochlorines in aquatic ecosystems. Mar Pollut Bull. 1995; 31(4/12):193-200.
42. Prudente M, Kim EY, Tanabe S, Tatsukawa R. Metal levels in some commercial fish species from Manila Bay, the Philippines. Mar Pollut Bull. 1997; 34(8):671-4.
43. Ranau R, Oehlenschläger J, Steinhart H. Aluminium content in edible part of seafood. Eur Food Res Technol. 2001a; 212:431-8.
44. Ranau R, Oehlenschläger J, Steinhart H. Aluminium levels of fish fillets baked and grilled in aluminium foil. Food Chem. 2001b; 73(1):1-6.
45. Ratkowski DA, Thrower SJ, Eustace IJ, Olley J. A numerical study of the concentration of some heavy metals in Tasmanian oysters. J Fish Res Board Can. 1974; 31(7):1165-71.
46. Rice S, Eitenmiller RR, Koehler PE. Biologically active amines in food: a review. J Milk Food Technol. 1876; 39:353-8.
47. Sampson HA. Update on food allergy. J Allergy Clin Immunol. 2004; 113(5):805-19.
48. Seafood Industry Training Organisation (SITO). Identify characteristics of quality and describe seafood spoilage factors and how seafood spoilage is controlled. Learning Resource for Unit Standards: 5316, 5328 and 15884. Wellington, New Zealand; 2000.
49. Sikorski ZE, Kolakowska A, Su Pan B. The nutritive composition of the major groups of marine foods organisms. In: Sikorski ZE (ed.). Seafood: Resources, Nutritional Composition and Preservation. Boca Raton, FL: CRC Press Inc; 1990. p. 29-54.
50. Simon RA. Adverse reactions to foods and drug additives. Immunol Allergy Clin North Am. 1996; 16(1):137-76.
51. Solé D, Silva LR, Rosário Filho NA, Sarni ROS. Consenso Brasileiro sobre Alergia Alimentar: 2007. Rev Bras Alergia Imunopatol. 2008; 31(2):64-89.
52. Stratton JE, Taylor SL. Scombroid Poisoning. In: Ward DR, Hackney C (eds.). Microbiology of Marine Food Products. Aspen: Aspen Publishers; 1991. p. 331-51.
53. Taylor SL, Stratton JE, Nordlee JA. Histamine poisoning (Scombroid fish poisoning): an allergy like intoxication. Clin Toxicol. 1989; 27(4/5):225-40.
54. Taylor SL. Histamine food poisoning: toxicology and clinical aspects. Crit Rev Toxicol. 1986; 17(2):91-128.
55. Taylor SL. Marine Toxins of microbial origin. Food Technol. 1988; 42(3):94-8.
56. Weinberg JM, Haimowitz JE, Spiers EM, Mowad CM. Fish skin-induced dermatitis. J Eur Acad Dermatol Venereol. 2000; 14(3):222-3.
57. Whittle GP, Wood CD. Utilization of pelagic fish for human consumption. In: Burt JR, Hardy R, Whittle KJ (eds.). Pelagic Fish. London: Fishing News Book; 1992. p. 238-53.

58. Witteman AM, et al. Identification of a cross-reactive allergen (presumably tropomyosin) in shrimp, mite and insects. Int Arch Allergy Immunol. 1994; 105(1):56-61.

59. Wong CK, Wong PPK, Chu LM. Heavy metal concentrations in marine fishes collected from fish culture sites in Hong Kong. Arch Env Contam Toxicol. 2001; 40(1): 60-9.

60. Yamada S, Zychlinsky E. Identifying allergens in fish. In: Bremmer HA (ed.). Safety and quality issues in fish processing. Cambridge (England): Woodhead Publishing Limited and CRC Press LLC; 2002.

61. Yamada S, Nolte H, Zychlinsky E. Identification and characterization of allergens in two species of tuna fish. Ann Allergy Asthma Immunol. 1999; 82(4):395-400.

62. Ruiz-Capillas C, Jiménes-Colmenero F. Biogenic amines in seafood products. In: Nollet LML, Toldrá F (eds.). Handbook of seafood and seafood products analysis. Boca Raton, FL: CRC Press – Taylor & Francis Group; 2010. p. 833-50.

7 Biotoxinas Marinhas em Pescado

Mathias Alberto Schramm ▪ Luis Antônio de Oliveira Proença ▪ Thiago Pereira Alves

Introdução

A ingestão de pescado pode, eventualmente, provocar o aparecimento de efeitos diversos nos consumidores, desde reações alérgicas até intoxicações graves. De modo geral, quaisquer efeitos diferentes daqueles referentes às funções nutricionais dos alimentos podem ser considerados como "não esperados" e são objetos de estudo da toxicologia. A toxicologia é uma ciência multidisciplinar e complexa que estuda os agentes tóxicos, suas ações e efeitos sobre os sistemas biológicos, a probabilidade de suas ocorrências e contribui para a determinação dos limites máximos aceitáveis para a exposição dos sistemas biológicos a esses agentes tóxicos. Ou seja, a toxicologia estuda a intoxicação sob todos os seus aspectos, fundamentando-se na compreensão da interação entre um agente intoxicante capaz de produzir um efeito específico a um sistema biológico determinado. Nesse aspecto, a toxicologia de alimentos tem o papel de prevenir as intoxicações alimentares, definindo os limites máximos permitidos e as condições seguras na ingestão de alimentos potencialmente nocivos aos consumidores.

O pescado está entre os alimentos que podem provocar intoxicações alimentares em consumidores.[7] O ambiente aquático, principalmente marinho, favorece uma complexa rede de interações entre os organismos. Um exemplo da complexidade dessas relações pode ser observado em recifes de corais. A interação entre as espécies nesses ecossistemas envolve desde microrganismos solitários até peixes e possibilitou o desenvolvimento de diversas substâncias bioativas, sendo algumas delas classificadas como tóxicas. As toxinas são substâncias produzidas por organismos vivos que desempenham alguma função metabólica, fisiológica e/ou ecológica. Intoxicações humanas, por toxinas de origem aquática, podem ocorrer por contato primário, exposição ao aerossol, inalação ou ingestão, sendo as toxinas mais perigosas ou tóxicas aquelas produzidas por algumas espécies de microalgas (protistas), denominadas ficotoxinas. Intoxicações alimentares associadas ao consumo de pescado ocorrem com diferentes tipos de organismos, como peixes, crustáceos e moluscos, especialmente aqueles filtradores (*i.e.* moluscos bivalves).[7]

As ficotoxinas são produzidas por organismos que estão na base dos sistemas tróficos aquáticos (produtores primários), e são transferidas ao longo dos níveis tróficos por meio do processo denominado bioacumulação. Os níveis de toxinas encontrados no pescado dependem de uma série de fatores como a posição dentro do sistema trófico, sua dieta, metabolismo e fisiologia e podem magnificar rapidamente a quantidade de toxinas.

As microalgas exibem diferentes estratégias de sobrevivência, aquisição de recursos (orgânicos e inorgânicos), e competição interespecífica, seja por meio de um crescimento populacional mais intenso, chamado floração ou *bloom*,[48] ou por meio de mecanismos que minimizem suas perdas por herbivoria, como a produção de mucilagem, toxinas e substâncias alopáticas.[11] Como consequência, tais estratégias frequentemente resultam em elevada biomassa, alterando a cor, odor e demais aspectos sanitários da água. As florações de microalgas são fenômenos naturais e, na maioria dos casos, contribuem positivamente na produção de recursos pesqueiros naturais e de cultivo (aquicultura). Quando esses processos ecológicos ocorrem associados a algum tipo de efeito deletério ao homem, à fauna aquática ou ao ambiente, seja de forma direta ou indireta, o evento recebe a denominação floração de alga nociva (FAN), fenômeno popularmente conhecido como *maré vermelha*.[13]

Os efeitos negativos de uma FAN, associados à produção de compostos tóxicos pela microalga, podem incluir desde o decréscimo nas taxas alimentares, reprodutivas e de crescimento de organismos marinhos contaminados, até a morte ou a intoxicação de seus consumidores, inclusive do homem.[9] A virulência e a magnitude de uma FAN variam conforme a espécie ou grupo taxonômico envolvido, do modo de ação do composto tóxico produzido,[21] o tipo de organismo exposto ao evento (ex.: moluscos, crustáceos, peixes, aves, mamíferos)[2] e das condições ambientais locais, que determinam a dimensão espacial e temporal do evento e dos seus impactos associados.[10]

As florações de algas nocivas ocorrem em diferentes locais distribuídos por todo o planeta. No Brasil, um dos primeiros registros da ocorrência de florações de algas marinhas é do início do século XX, quando foram relatadas mortandades de peixes na Baía da Guanabara em junho de 1913. Porém, somente nos últimos 125 anos essa linha de investigação manteve trabalhos contínuos, principalmente devido ao início da aquicultura marinha (maricultura), como o cultivo de moluscos bivalves nos estados de São Paulo e Santa Catarina. A Tabela 7.1 apresenta algumas ocorrências de ficotoxinas registradas no litoral de Santa Catarina.

O acúmulo de ficotoxinas nos tecidos de organismos marinhos é um dos maiores problemas na aquicultura, especialmente para o cultivo de moluscos bivalves.[3] Embora a presença na água de algumas espécies de algas possa causar a mortandade dos moluscos, as toxinas produzidas por outras não afetam os organismos, sendo bioacumuladas. Uma vez que a presença dos organismos produtores de ficotoxinas não é mais observada, os mexilhões e ostras, assim como os outros moluscos filtradores, são depurados naturalmente. Por exemplo, a redução na concentração de ácido ocadaico (toxina lipofílica) no tecido de mexilhões pode ocorrer em poucos dias ou demorar semanas, dependendo da concentração inicial da toxina no tecido e das suas condições fisiológicas. Entretanto, há casos em que a depuração é praticamente impossível, pois depende das interações entre as toxinas e o molusco. No caso de vieiras (pectinídeos) contaminadas por ácido domoico (toxina amnésica), a depuração pode levar anos ou nunca ocorrer, pois as vieiras não têm a capacidade de eliminar esse composto de seus tecidos.

Casos de intoxicações entre os consumidores de pescados contaminados figuram a principal preocupação de ordem socioeconômica associada aos impactos negativos das FAN.[8] São reconhecidas diferentes síndromes, conforme a etiologia e os sintomas característicos da intoxicação. As mais conhecidas são: a síndrome amnésica, provocada pela intoxicação por ácido domoico; a síndrome paralisante, relacionada ao consumo de moluscos contaminados por toxinas do grupo da saxitoxina; e a síndrome diarreica, que tem o ácido ocadaico e congêneres como principais causadores. Já para as intoxicações provocadas pelo consumo de peixes contaminados por ficotoxinas, a síndrome mais conhecida é a ciguatera.

Recentemente, houve uma revisão sobre a classificação das ficotoxinas, na qual, entre outros aspectos, foi sugerido que esta fosse baseada em suas estruturas ou características químicas.[8] Como resultado, foram agrupadas em: grupo dos azaspirácidos (AZA), grupo das iminas cíclicas, grupo do ácido domoico (DA), grupo do ácido ocadaico (OA), grupo das brevetoxinas (BTX), grupo das pectenotoxinas (PTX), grupo da saxitoxina (STX), grupo da yessotoxina (YTX) e grupo da ciguatoxina (CTX). Além dessas síndromes de origem marinha, existem toxinas que ocorrem em ambientes epicontinentais associadas a florações de cianobactérias, as chamadas cianotoxinas. Em grande parte, os efeitos nocivos aos seres humanos derivados das cianotoxinas estão associados ao contato direto ou pela ingestão de água contaminada. As cianotoxinas são divididas em hepatotoxinas (microcistinas, nodularina), neurotoxinas (saxitoxina e congêneres e anatoxinas) e citotoxinas (cilindrospermopsina).

São poucos os registros de intoxicações humanas causadas por florações de algas nocivas no Brasil. Algumas ocorrências de florações de algas e ficotoxinas na costa sul-sudeste brasileira foram investigadas e relatadas, como, por exemplo, as florações produtoras de ficotoxinas paralisantes em Santa Catarina e no Rio de Janeiro;[22,38] e a contaminação de mexilhões e ostras por ficotoxinas diarreicas em Santa Catarina, provocando a intoxicação de 130 pessoas.[31] Embora as florações sejam os eventos mais comuns a causarem contaminação em pescado, a presença de algumas espécies toxigênicas mesmo em baixa abundância pode também contaminar determinados grupos de pescados.

Toxinas hidrossolúveis

Grupo da saxitoxina

A síndrome do envenenamento paralisante pelo consumo de mariscos (*paralytic shellfish poisoning* – PSP) é provocada por um grupo de aproximadamente duas dúzias de potentes neurotoxinas, dentre elas a saxitoxina, que causam efeitos neurológicos severos. Essas toxinas bloqueiam a corrente de excitação das células nervosas e musculares, resultando em paralisia do intoxicado e, em casos extremos, morte por asfixia.[12]

TABELA 7.1 Ocorrências de ficotoxinas no litoral de Santa Catarina.

Toxinas	Organismo	Ano	Município
DSP – não determinado	Mexilhão	1990	Florianópolis
Ácido ocadaico	Mexilhão	1996	Penha
Neo-STX, GTX1-4, C1	Mexilhão	1997	Penha
DSP – ác do ocadaico C1, C2	*Dinophysis acuminata* *Gymnodinium catenatum*	1998	Penha
ASP – ácido domoico	Pseudo-*nitzschia pseudodelicatissima*	2001	Penha
DSP – não determinado	Mexilhão	2004	São Francisco do Sul
PSP	Mexilhão	2006	Penha
DSP	Mexilhão e ostra	2007	Florianópolis, Bombinhas
DSP	Mexilhão	2008	Penha, Bombinhas, Governador Celso Ramos
ASP – ácido domoico DSP – ácido ocadaico	Mexilhão e ostra Mexilhão	2009	Florianópolis
Ácido ocadaico, DTX-1, DTX-2 AZA-1, AZA-2, YTX, 45-OH-YTX, GYM, SPX-1, PTX-2	*Dinophysis acuminata* e mexilhão Mexilhão (glândula digestiva)	2010	São Francisco do Sul Penha
DSP – ácido ocadaico	Mexilhão	2014	Balneário Camboriú, Governador Celso Ramos, Palhoça, São Francisco do Sul
DSP – ácido ocadaico	Mexilhão, ostras, berbigão e outros organismos	2016	Todo o litoral de Santa Catarina, Paraná e São Paulo
PSP	Mexilhão	2017	Porto Belo, Penha, Governador Celso Ramos, Balneário Camboriú, Florianópolis e Bombinhas (SC)
DSP – ácido ocadaico	Mexilhão	2018	Porto Belo, Florianópolis, Palhoça (SC)
DSP – ácido ocadaico	Mexilhão	2019	Balneário Camboriú, Itapema, Porto Belo, Bombinhas (SC)

Fonte: Autoria própria.

O grupo das toxinas paralisantes (Figura 7.1) é composto por moléculas divididas em subgrupos químicos de acordo com a composição de seu radical R:[4] (a) H_2N-CO (carbamoil); (b) O_3S-NH-COO (N-sulfocarbamoil); (c) OH (decarbamoil); (d) H (deoxicarbamoil). Os subgrupos se diferenciam entre si pelos radicais R^1, R^2 e R^3, que podem apresentar os íons H^+, OH^- ou OSO_3^-. Nesse universo de toxinas paralisantes, já foram descritas pelo menos 21 moléculas que apresentam diferentes graus de toxicidade dependendo de como se ligam aos canais de sódio eletro-dependentes. Entre as mais tóxicas estão as do subgrupo carbamoil (STX, NeoSTX, GTX1 e GTX4), enquanto as demais toxinas são menos tóxicas.[24]

As ficotoxinas paralisantes, por serem hidrossolúveis, podem ser encontradas distribuídas por todos os tecidos dos moluscos. No meio marinho, a saxitoxina e seus congêneres são produzidos por algumas espécies de dinoflagelados, ao contrário do que ocorre na água para consumo humano, na qual a produção de saxitoxina está associada às cianobactérias.[12]

Na América do Sul, um dos registros mais antigos da ocorrência da síndrome paralisante data de 1886 no Chile, e foi associado ao dinoflagelado *Alexandrium catenella*. Na costa da Argentina, as ficotoxinas paralisantes foram detectadas em 1980, depois do registro de duas mortes causadas pelo consumo de mexilhões contaminados.

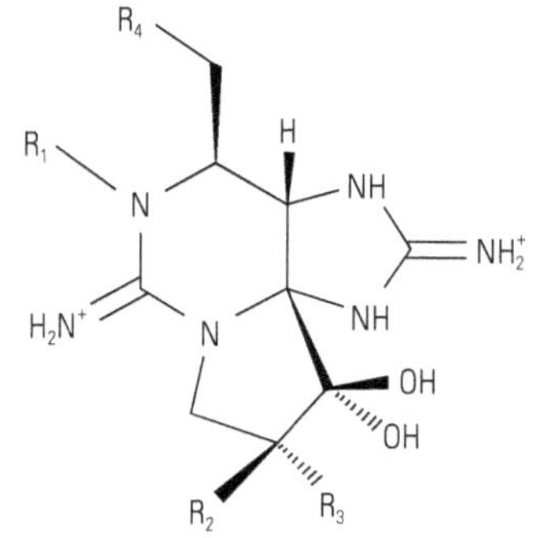

R_1	R_2	R_3	R_4: $-O-C(=O)-NH_2$	$-O-C(=O)-NHSO_3$	$-OH$
H	H	H	STX	B1 (GTX5)	dcSTX
H	H	OSO_3^-	GTX2	C1	dcGTX2
H	OSO_3^-	H	GTX3	C2	dcGTX3
OH	H	H	NEO	B2 (GTX6)	dcNEO
OH	H	OSO_3^-	GTX1	C3	dcGTX1
OH	OSO_3^-	H	GTX4	C4	dcGTX4

Figura 7.1 ▪ Estrutura química geral das toxinas paralisantes.

Depois disso, intoxicações humanas por ficotoxinas paralisantes também foram associadas com a ocorrência de dinoflagelados dos gêneros *Alexandrium* e *Gymnodinium* na Argentina, Uruguai e Brasil. Toxinas paralisantes também foram detectadas em mexilhões verdes (*Perna viridis*) na costa norte da Venezuela e do Golfo de Paria em Trinidad, atribuídas à presença eventual de microalgas do gênero *Gymnodinium*.

No Brasil, talvez o registro mais antigo de intoxicações de seres humanos associados ao consumo de mexilhões seja o de Santa Catarina por volta do ano de 1900. O relato histórico do general José Vieira da Rosa, publicado em 1905 sob o título de *Chorographia de Santa Catharina*, descreve a intoxicação e morte de animais e humanos que se alimentaram de mexilhões contaminados por todo o litoral de Santa Catarina.[6] Supõe-se que se tratava de uma ocorrência de ficotoxinas paralisantes em grandes proporções, visto que essa intoxicação tende a ser aguda e pode causar morte de várias pessoas durante um evento, conforme foi descrito por Vieira da Rosa. Além desse relato, não existem outros no Brasil associados a intoxicação de humanos por saxitoxina presente na carne de pescados. Porém, vários organismos produtores já foram identificados em águas da costa brasileira: *Alexandrium tamarense*,[28] *Alexandrium minutum*,[22] *Gymnodinium catenatum*.[29]

Pelo menos em três ocasiões foram observadas toxinas paralisantes em moluscos cultivados (*Perna perna*) em Santa Catarina. Em 1999, moluscos cultivados na Armação do Itapocoroy (Município de Penha) apresentaram valores acima daqueles recomendados como limite para o consumo humano (*i.e.* 400 MU/100 g de carne de mexilhão). Durante os meses de abril e maio de 2006, houve uma floração de *Gymnodinium catenatum* no litoral de Santa Catarina que contaminou mexilhões com ficotoxinas paralisantes em concentrações que chegaram a 774,78 µg/kg, muito próximas do limite máximo permitido na legislação internacional que é de 800 µg/kg.[37] Já em 2017, a contaminação de moluscos por toxinas paralisantes foi provocada pela floração do dinoflagelado do gênero *Alexandrium*, o que resultou na interdição da colheita e comercialização de moluscos de diferentes regiões do estado.

Diferentes métodos podem ser utilizados para a identificação e quantificação de toxinas paralisantes. Para essas toxinas, a metodologia normativa utilizada internacionalmente é o bioensaio com camundongos, descrito na AOAC.[4] Esse método, desenvolvido por Sommer e Meyer,[39] é amplamente utilizado e aceito devido à sua simplicidade analítica e reduzido custo operacional, porém apresenta várias limitações. O método alternativo ao bioensaio mais utilizado é o de cromatografia líquida de alta performance (HPLC) com derivatização pós-coluna e detecção fluorimétrica, descrito em Oshima.[26] Além desses, existem ainda outro método por HPLC com derivatização pré-coluna e métodos de imunoensaio e eletroforese capilar, que são menos utilizados. Atualmente, com a evolução dos materiais utilizados nas colunas de separação cromatográfica, métodos que utilizam a cromatografia líquida com detecção por espectrometria de massas têm sido desenvolvidos com grande potencial para aplicação na identificação e quantificação das ficotoxinas paralisantes.[8,27]

Grupo do ácido domoico

A síndrome do envenenamento amnésico pelo consumo de mariscos (*amnesic shellfish poisoning* – ASP) é causada pelo ácido domoico e seus isômeros. Em 1987, essa síndrome causou a morte de três pessoas no Canadá, entre 105 que ingeriram a carne de mexilhões *Mytilus edulis* contaminados durante uma floração de *Pseudo-nitzschia multiseries* na costa leste do país. Os sintomas dessa síndrome incluem dores abdominais e vômitos, além de desorientação e perda de memória; por isso, é chamada de amnésica.

O ácido domoico (Figura 7.2) foi originariamente descrito como sendo produzido pela macroalga *Chondria armata*, mas também é metabólito de outros gêneros de microalgas marinhas, como, por exemplo, a *Pseudo-nitzschia*.[19,20] Trata-se de um aminoácido análogo ao ácido glutâmico, classificado como neuroexcitante ou excitotoxina. Essa toxina atua na despolarização dos neurônios, provocando a ruptura das sinapses e interferindo na neurotransmissão no cérebro. O ácido domoico imita a ação do ácido glutâmico, o que explica por que a amnésia é o efeito final dessa síndrome. Entre os inúmeros isômeros do ácido domoico produzidos por microalgas, encontram-se os ácidos isodomoico D, E e F, e o ácido epidomoico.[32]

Após o evento de 1987 no Canadá, muitos pesquisadores têm registrado a ocorrência de espécies de *Pseudo-nitzschia* produtoras de ácido domoico em várias regiões do mundo. Em 1994, por exemplo, o ácido domoico foi detectado em uma área produtora de moluscos na região da Galícia na Espanha e, no ano seguinte, contaminou moluscos em Portugal.[45]

No Brasil, o primeiro registro da ocorrência de ácido domoico em áreas de cultivo de moluscos ocorreu em 2001, quando o ácido domoico foi associado à presença de *Pseudo-nitzschia pseudodelicatissima* em águas costeiras de Santa Catarina. Ressalta-se que a abundância < 100 mil células/L não provocou a contaminação dos mexilhões cultivados nessa área. Entre março de 2006 e junho de 2007, em 3,2% das amostras de moluscos cultivados em Santa Catarina, foi detectada a presença de ácido domoico em concentrações < 1,6% do limite máximo permitido na legislação internacional de 20 mg/kg.[37] Em janeiro de 2009 ocorreu, também em Santa Catarina, talvez a primeira floração nociva, que contaminou moluscos com ácido domoico em concentrações acima do limite máximo permitido internacionalmente, provocando a proibição da colheita e consumo de mexilhões, ostras e vieiras.[4,32]

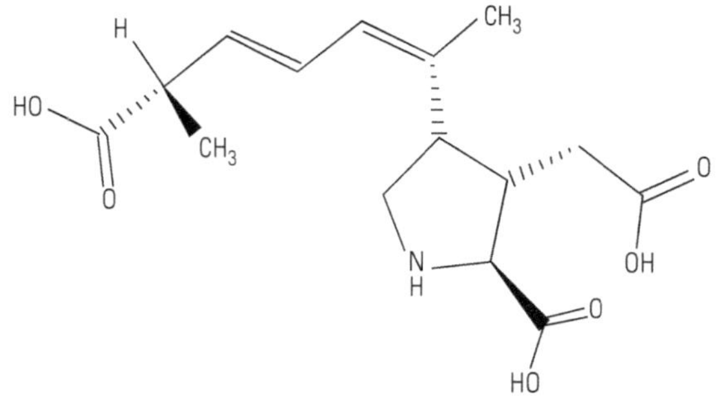

Figura 7.2 ▪ Estrutura química do ácido domoico.

Vários métodos foram desenvolvidos para quantificar o ácido domoico em amostras de água do mar, fitoplâncton e moluscos, como ensaios enzimáticos, bioensaios e análises químicas. A metodologia de análise de ácido domoico por meio da cromatografia líquida (HPLC)[27] com detecção por fotodiodo de varredura é a mais antiga e a mais utilizada para o monitoramento dessa toxina em áreas de cultivo de moluscos.

Nos países-membros da União Europeia (UE) o valor máximo permitido no tecido inteiro ou qualquer parte comestível de moluscos é 20 mg de ácido domoico/kg de carne, sendo a cromatografia líquida o método analítico oficial a ser utilizado. A metodologia de reação enzimática, ELISA, foi oficializada como alternativa para a detecção de ácido domoico em carne de moluscos, e recentemente um método oficial de cromatografia líquida e detecção por espectrometria de massas foi desenvolvido e publicado na União Europeia.

Diferente de outras toxinas, o ácido domoico tende a se acumular e permanecer em níveis elevados em alguns organismos. As vieiras acumulam ácido domoico em seus tecidos, principalmente no músculo adutor, entretanto seu metabolismo não é capaz de eliminar essa toxina de seus tecidos, podendo permanecer tóxica por vários anos. Além dos moluscos bivalves, gastrópodes, cefalópodes e outras espécies de pescado também podem acumular ácido domoico em seus tecidos. Peixes que se alimentam do plâncton marinho, como anchoitas (*Engraulis mordax*) e sardinhas (*Sardinops sagax*), podem acumular ácido domoico em seus tecidos e intoxicar, além de humanos, seus predadores naturais como aves e mamíferos. Algumas espécies de siris também podem apresentar concentrações superiores a 20 mg/kg, sendo também vetores potenciais de ácido domoico.

Toxinas lipofílicas

As toxinas lipofílicas associadas ao pescado são, em sua maioria, poliéteres não polares ou com baixa polaridade, facilmente solubilizadas em solventes orgânicos como acetona, metanol e clorofórmio. Essas toxinas são divididas em diferentes grupos de acordo com as suas estruturas químicas e características toxicológicas em: (a) grupo do ácido ocadaico; (b) grupo da pectenotoxina; (c) grupo da yessotoxina; (d) grupo dos azaspirácidos; (e) grupo das iminas cíclicas; (f) grupo da brevetoxina; (g) grupo da ciguatoxina. Além dessas toxinas, outros poliéteres podem representar problemas emergentes, como o caso da palitoxina e análogos, produzidos por dinoflagelados bentônicos.

Grupo do ácido ocadaico

O grupo do ácido ocadaico (Figura 7.3) e seus congêneres, as dinofisistoxinas, são os principais responsáveis pela sín-

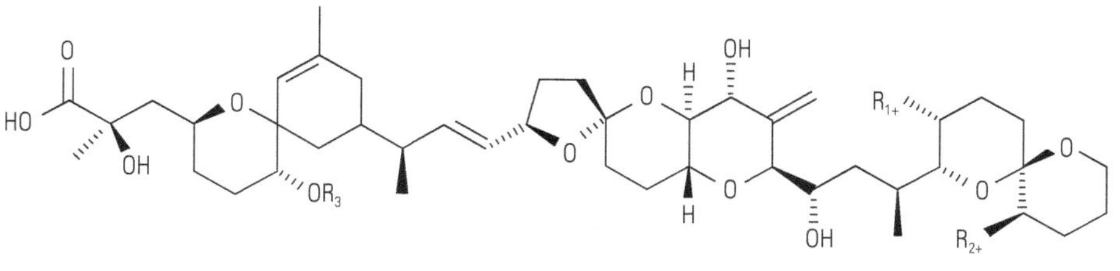

	R_1	R_2	R_3
AO	CH_3	H	H
DTX-1	CH_3	CH_3	H
DTX-2	H	CH_3	H
DTX-3	H ou CH_3	H ou CH_3	Acil

Figura 7.3 ■ Estrutura química básica do ácido ocadaico e das dinofisistoxinas.[33]

drome diarreica associada ao consumo de moluscos, *diarrhetic shellfish poisoning* – DSP.[18] Essas ficotoxinas são poliéteres termoestáveis, com peso molecular entre 804 e 1473 Da, sintetizados por várias espécies de dinoflagelados marinhos pertencentes aos gêneros *Dinophysis* e *Prorocentrum*.[34]

No Brasil, a síndrome diarreica tem ocorrido com frequência em diferentes regiões e constituído o principal causador das interrupções de colheita e comercialização de moluscos em Santa Catarina, com consequências econômicas principalmente para produtores.

As ficotoxinas desse grupo acumulam na glândula digestiva (hepatopâncreas) dos moluscos e apresentam potente efeito de inibição das proteínas fosfatase, com inflamação das células do trato digestivo, causando diarreias. O ácido ocadaico e seus congêneres, além de estarem relacionados aos casos de doenças gastrointestinais, também estão sendo associados ao risco crônico à saúde dos consumidores, visto que diversos estudos têm demonstrado que exposições a baixas concentrações dessas ficotoxinas podem causar alterações de ordem molecular, celular, de expressão genética que podem promover o surgimento de tumores e até o desenvolvimento de câncer.[5,14,40,44]

No Chile, a ocorrência de ficotoxinas lipofílicas é considerada problema endêmico desde 1970, pois todos os anos, durante a primavera e verão, florações de *Dinophysis* sp. contaminam os moluscos de bancos naturais e de cultivos. No Brasil, o ácido ocadaico foi detectado pela primeira vez por Proença *et al.*[30] em amostras de mexilhões de cultivos em Santa Catarina, e em vários trabalhos posteriores,[31,35,36] associando a contaminação de mexilhões por toxinas diarreicas à presença de microalgas do gênero *Dinophysis*. Durante a ocorrência de floração em larga escala desse gênero em 2016, o ácido ocadaico e as dinofisistoxinas foram encontrados na carne de mexilhões, ostras, vieiras (coquiles), berbigões (vôngoles), moluscos cavadores de praias arenosas, peixes e outros organismos em diferentes regiões do litoral sul e sudeste do Brasil.

Durante eventos de florações de *Dinophysis acuminata*, por exemplo, o ácido ocadaico e as dinofisistoxinas podem acumular rapidamente no tecido dos moluscos, superando os limites permitidos na legislação em poucas horas. Todavia, essas toxinas podem ser eliminadas naturalmente por meio do processo de depuração, em uma taxa que pode variar de 5% a 10% ao dia, dependendo da espécie de molusco e de outros fatores fisiológicos e ambientais.

As toxinas diarreicas são moléculas muito solúveis em solventes orgânicos, principalmente em metanol, acetona e acetonitrila. A detecção das ficotoxinas da DSP tem sido realizada por meio de bioensaios com camundongos a partir do método proposto por Yasumoto *et al.*[47] Entretanto, dependendo do procedimento de extração adotado, esses ensaios apresentam problemas de especificidade e de falso-positivos, pois no mesmo extrato orgânico podem estar presentes outras ficotoxinas de natureza lipofílica ou outros interferentes.

Atualmente, o método normativo amplamente utilizado para ácido ocadaico e outras toxinas lipofílicas é o bioensaio com camundongos baseado em Yasumoto *et al.*[27,46] Alternativamente, a cromatografia líquida (HPLC), imunoensaios e testes enzimáticos baseados na inibição da enzima fosfatase PP2A também têm sido utilizados para a detecção de toxinas em moluscos bivalves. Entretanto, com o intuito de eliminar os problemas analíticos associados aos métodos citados anteriormente, a cromatografia líquida acoplada à espectrometria de massas (LC-MS/MS) é atualmente a metodologia mais confiável e utilizada como referência para a detecção de ficotoxinas causadoras de DSP.[7,34] Os regulamentos do CODEX e da União Europeia (UE) estabelecem o limite máximo permitido de ácido ocadaico somado a dinofisistoxinas e pectenotoxinas na carne de moluscos como sendo de 160 µg/kg.

Grupo das pectenotoxinas

Esse grupo de ficotoxinas é composto por poliéteres lactonas, de peso molecular variando de 858 a 888 Da, e que apresentam absorbância na faixa UV entre 235 nm e 239 nm. A principal ficotoxina desse grupo é a pectenotoxina-2 (PTX-2), produzida por algumas espécies de microalgas do gênero *Dinophysis*. Mais de 15 análogos diferentes já foram descritos (Figura 7.4).

No Brasil, resultados preliminares com análise por LC-MS/MS mostram a presença de PTX-2 em amostras de mexilhões (*Perna perna*) de áreas afetadas por florações de *Dinophysis*. As pectenotoxinas já foram anteriormente encontradas em amostras de moluscos, como ostras e mexilhões, na Austrália, Japão, Nova Zelândia e em diversos países europeus.[42] Na carne de moluscos bivalves, esse grupo de ficotoxinas sempre aparece em conjunto com as toxinas do grupo do ácido ocadaico devido à solubilidade em solventes orgânicos. Por essa razão, a regulamentação europeia incluiu as pectenotoxinas no grupo de toxinas lipofílicas a serem analisadas. Entretanto, elas não apresentam o mesmo mecanismo de ação do ácido ocadaico e dinofisistoxinas, não produzindo diarreia; por isso devem ser excluídas das toxinas do grupo DSP. Nas normas da UE, o limite máximo permitido de pectenotoxinas na carne de moluscos é de 160 µg/kg expressos em equivalentes de ácido ocadaico.[42] Algumas pesquisas têm mostrado que o grupo das pectenotoxinas apresenta toxicidade para camundongos em injeções intraperitoneais, entretanto, até o momento, nenhum efeito adverso em humanos foi associado a esse grupo de ficotoxinas.[8]

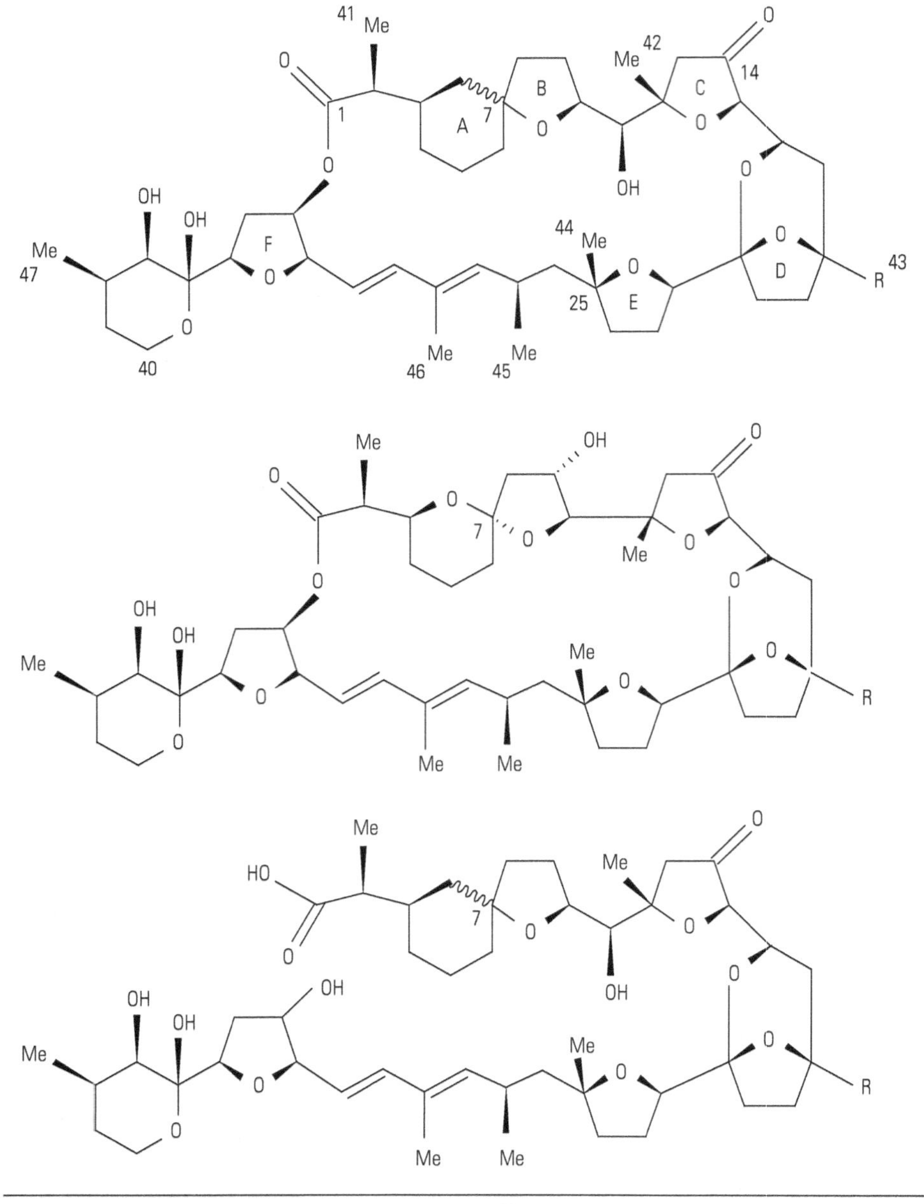

A

	R	C7
PTX2	CH_3	R
PTX1	CH_2OH	R
PTX4	CH_2OH	S
PTX3	CHO	R
PTX6	COOH	R
PTX7	COOH	S

B

	R	C7
PTX8	CH_2OH	S
PTX9	COOH	S

C

	R	C7
PTX2sa	CH_3	R
7-epi-PTX2sa	CH_3	S

Figura 7.4 ▪ Estrutura química das pectenotoxinas.[42]

Grupo das yessotoxinas

As ficotoxinas do grupo das yessotoxinas (Figura 7.5) são éteres policíclicos com 11 anéis, representadas por uma molécula com uma extremidade insaturada e a outra com dois éteres sulfatados, com absorbância na faixa UV entre 225 nm e 230 nm, e peso molecular entre 1062 e 1188 Da. Mais de 90 análogos diferentes são conhecidos, e a yessotoxina (YTX) é a principal representante desse grupo de ficotoxinas que podem ser produzidas pelas espécies de dinoflagelados *Protoceratium reticulatum* e *Lingulodinium polyedrum*.[15,23] Essas duas espécies de dinoflagelados ainda não foram descritas para águas brasileiras. Entretanto, já foram detectadas a presença de YTX e de 45-hidroxi-yessotoxina (45-hyd-YTX) em amostras de mexilhão provenientes de áreas de cultivo de moluscos em Santa Catarina.

Da mesma forma que as pectenotoxinas, o grupo das yessotoxinas apresentam apenas toxicidade para camundongos em injeções intraperitoneais e nenhum efeito adverso em humanos foi associado a esse grupo até o momento. A regulamentação europeia estabelece o limite de 3,75 mg de equivalentes de yessotoxina por quilograma de porção comestível do molusco, sendo o ensaio biológico com camundongos um dos métodos normativos. Entretanto, devido ao método biológico ser de baixa especificidade, não quantitativo e ainda apresentar alto grau de incerteza, a legislação europeia recomenda a utilização de métodos alternativos; entre eles, os métodos LC-MS/MS aparecem como melhores opções para substituir o método biológico.[15]

Grupo dos azaspirácidos

As ficotoxinas desse grupo apresentam em sua estrutura química uma amina heterocíclica terminal e um grupo funcional carboxílico alifático. Atualmente, mais de 60 compostos análogos fazem parte desse grupo, provocando náuseas, vômitos, diarreias e cólicas abdominais agudas nos consumidores de moluscos como ostras, mexilhões, vieiras (coquiles) e berbigões (vôngoles). Os azaspirácidos (Figura 7.6) foram descobertos em 1995 na Irlanda, após a investigação de casos de intoxicação alimentar e diarreias provocadas pelo consumo de mexilhões contaminados. Entretanto, desde então, novas ocorrências têm sido raras, sendo encontradas na costa atlântica da Europa, desde a Noruega até Portugal e também

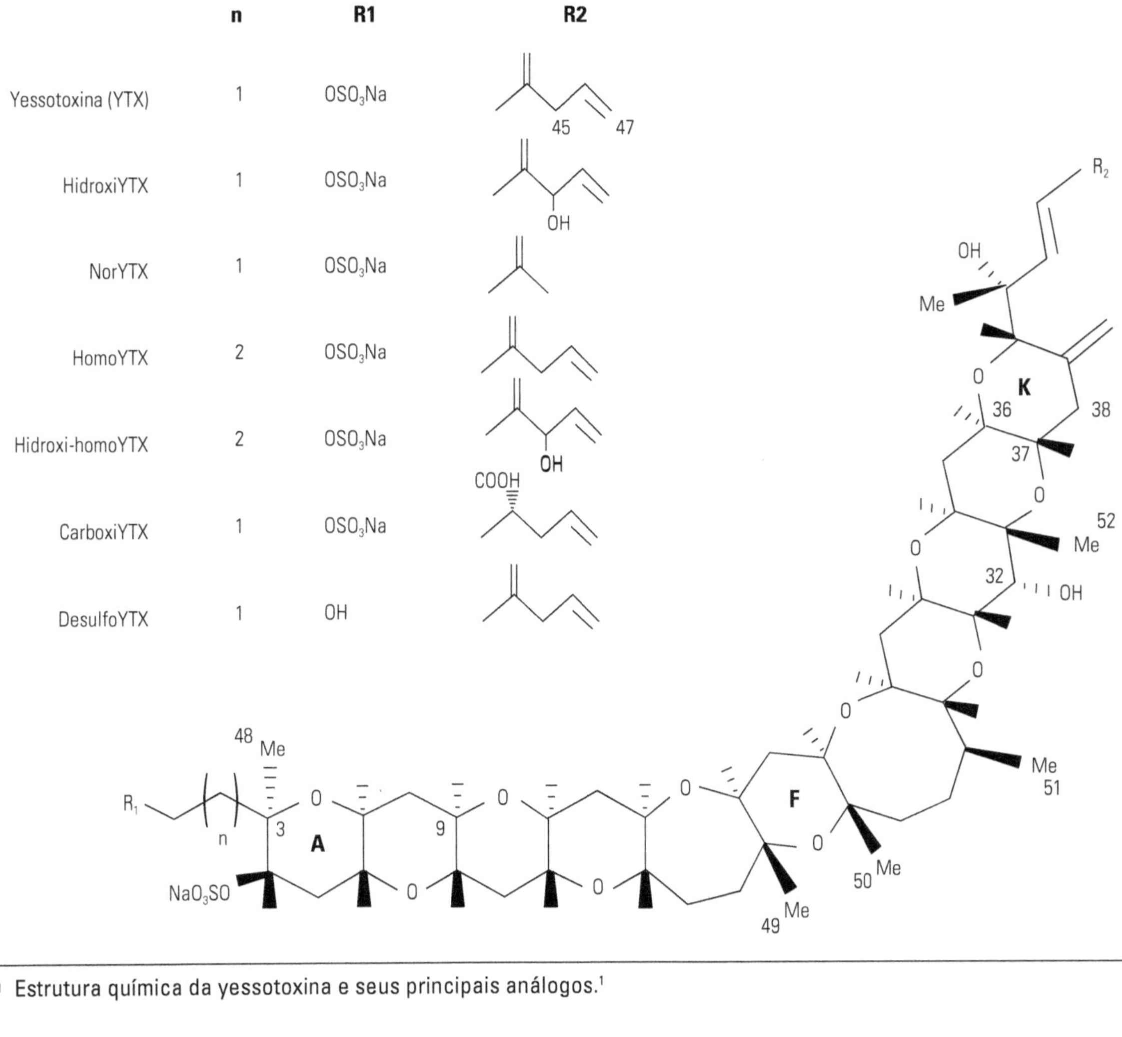

Figura 7.5 ▪ Estrutura química da yessotoxina e seus principais análogos.[1]

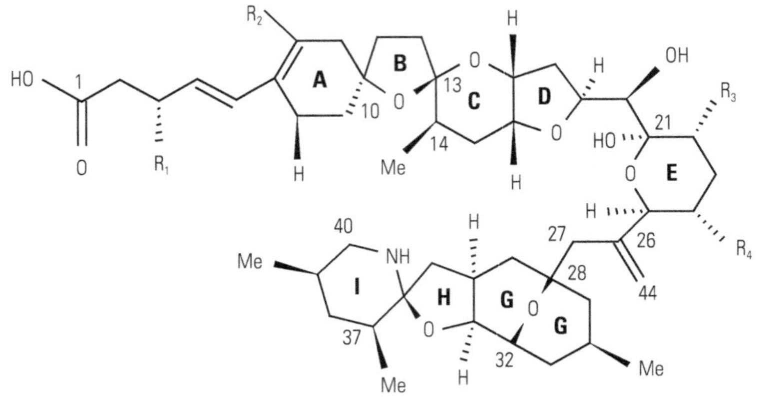

	R_1	R_2	R_3	R_4
(AZA1)	: H	H	Me	H
(AZA2)	: H	Me	Me	H
(AZA3)	: H	H	H	H
(AZA4)	: OH	H	H	H
(AZA5)	: H	H	H	OH
(AZA6)	: H	Me	H	H
(AZA7)	: OH	H	Me	H
(AZA8)	: H	H	Me	OH
(AZA9)	: OH	Me	H	H
(AZA10)	: H	Me	H	OH

Figura 7.6 ▪ Estrutura química das principais moléculas de azaspirácido.[16]

no Marrocos.[16] A produção dessas toxinas é atribuída ao dinoflagelado *Azadinium spinosum*, sendo esse organismo ainda não descrito para águas brasileiras. Porém, é provável que essa ou outra espécie ocorra na costa do Brasil, pelo menos em Santa Catarina, onde já foram detectadas em *P. perna* as variantes AZA-1 e AZA-2.

O limite máximo permitido na regulamentação da União Europeia é de 160 µg/kg, expressos em equivalentes de AZA-1 por quilograma de carne de molusco, sendo os ensaios biológicos com ratos e camundongos os métodos de referência. Atualmente, as metodologias de LC-MS/MS são as mais recomendadas para a substituição dos métodos biológicos na detecção e quantificação de azaspirácidos.[8]

Grupo das iminas cíclicas

As ficotoxinas desse grupo são compostas por estruturas macrocíclicas (Figura 7.7) com uma função imina, incluindo a gymnodimina, espirolídeos, pinnatoxinas, pteriatoxinas, entre outras. *Karenia selliformis* é um dos dinoflagelados relacionados com a produção de gymnodiminas. Espirolídeos são produzidos por *Alexandrium ostenfeldii*, enquanto pinnatoxinas e pteriatoxinas foram isoladas dos moluscos *Pinna muricata* e *Pteria penguin*, que se alimentam de dinoflagelados.[41]

Essas ficotoxinas foram descobertas devido a sua alta toxicidade aguda em injeções intraperitoneais de extratos lipofílicos em camundongos. Quando presentes em concentrações elevadas, essas toxinas matam rapidamente os animais, interferindo nos ensaios de identificação das toxinas dos grupos do ácido ocadaico e dos azaspirácidos. O potencial tóxico das iminas cíclicas por meio da ingestão é extremamente reduzido. Até o momento não existem evidências de qualquer efeito tóxico em humanos que tenha sido provocado pela ingestão de moluscos contaminados por essas ficotoxinas. A identificação e quantificação de iminas cíclicas tem sido realizada experimentalmente por meio de cromatografia líquida acoplada a espectrômetros de massas (LC-MS/MS), principalmente para gymnodimina e espirolídeos.[7,8]

Grupo da brevetoxina

As brevetoxinas (Figura 7.8) são compostos formados por éteres policíclicos arranjados em duas configurações estruturais básicas (tipo A e tipo B), produzidos pelo dinoflagelado *Karenia brevis*. Anualmente, são relatadas florações desse organismo na costa norte-americana do Golfo do México e em algumas regiões da Nova Zelândia. Esse grupo de ficotoxinas é responsável pela síndrome neurotóxica pelo consumo de mariscos (*neurotoxic shellfish poisoning* – NSP) por produzir sintomas neurológicos e gastrointestinais em humanos. As brevetoxinas também estão associadas a mortandades de peixes e mamíferos marinhos.[25]

Na regulamentação internacional, o CODEX estabelece o limite máximo de 200 MU/kg ou 800 µg de equivalentes de brevetoxina-2 por quilograma de carne de moluscos, medidos por meio de bioensaio com camundongos. Na União Europeia, essas toxinas não estão regulamentadas, pois sua distribuição geográfica é considerada limitada a algumas regiões dos Estados Unidos e da Nova Zelândia. No Brasil, algumas espécies de *Karenia* foram descritas, porém até o momento não há registro dessas toxinas.[43]

Pinatoxina

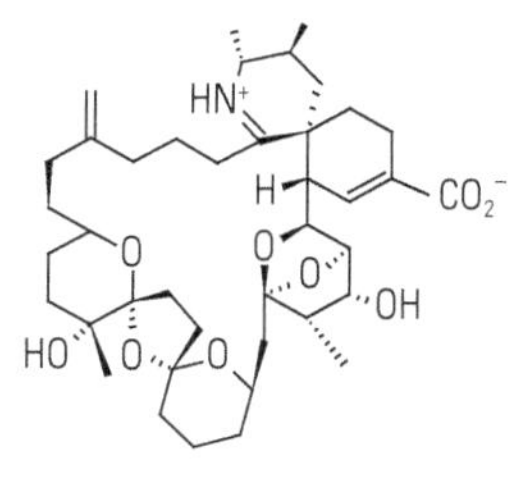

Pinatoxina A

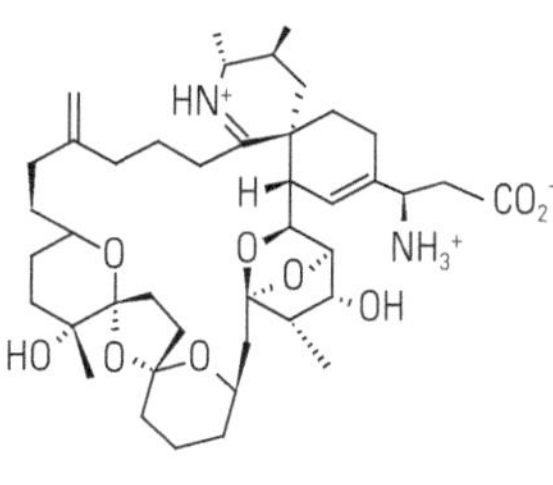

Pinatoxina B

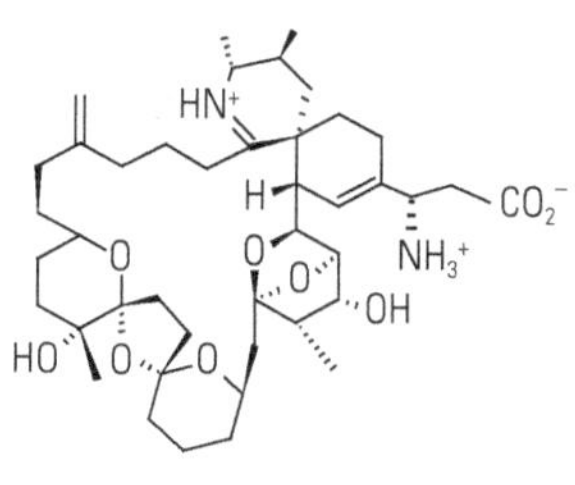

Pinatoxina C

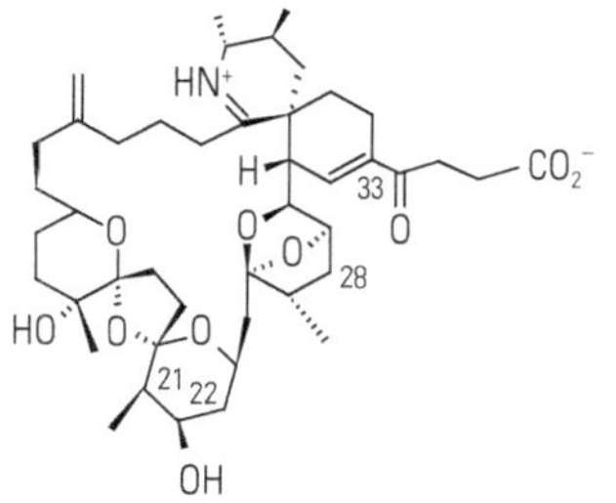

Pinatoxina D

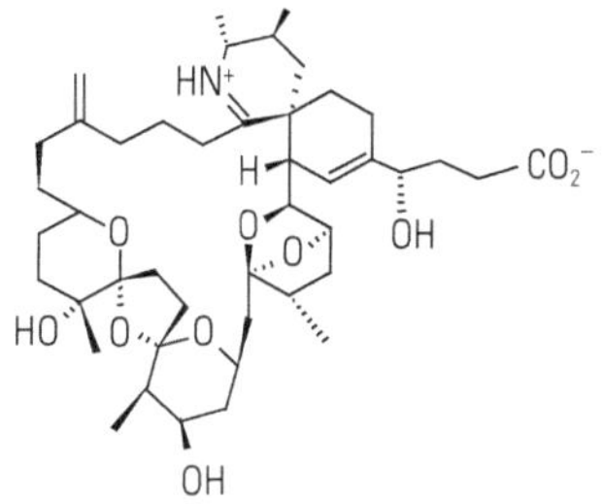

Pinatoxina E

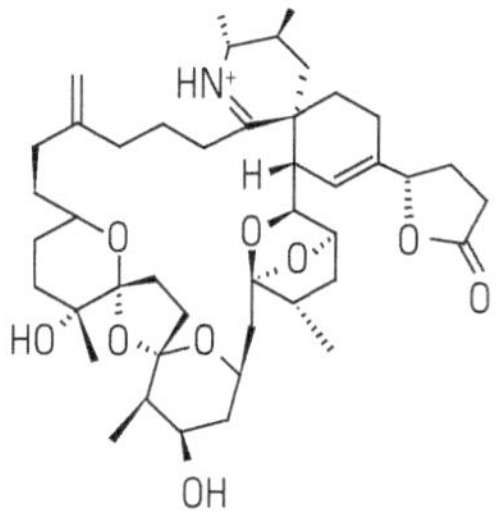

Pinatoxina F

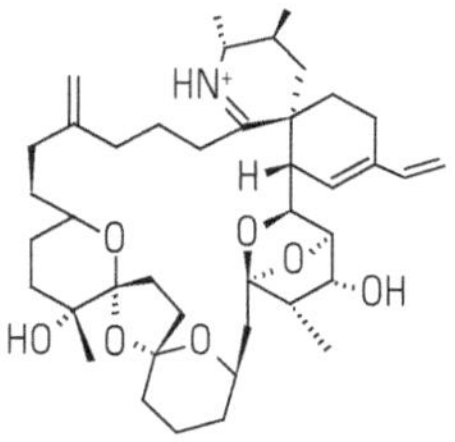

Pinatoxina G

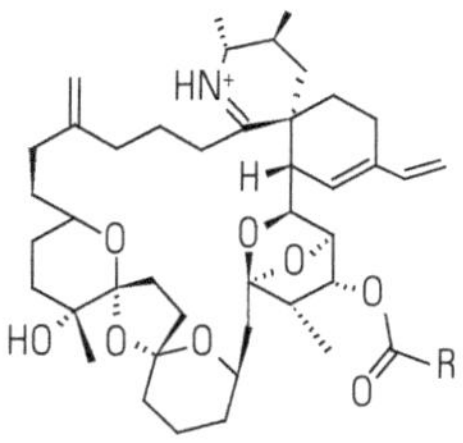

28-*O*-acil graxo Pinatoxina G

Pteriatoxina

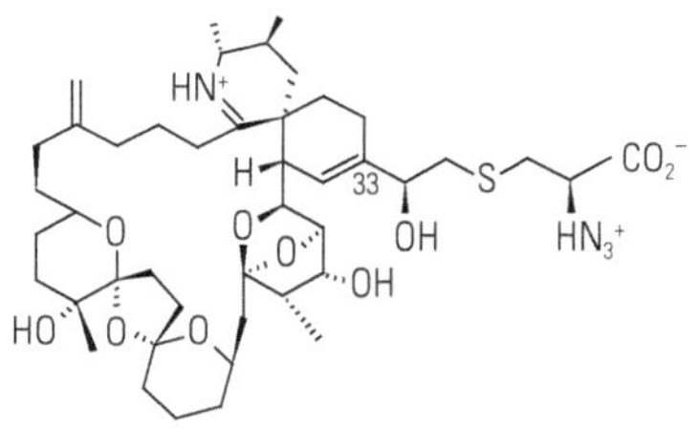

Pteriatoxina A

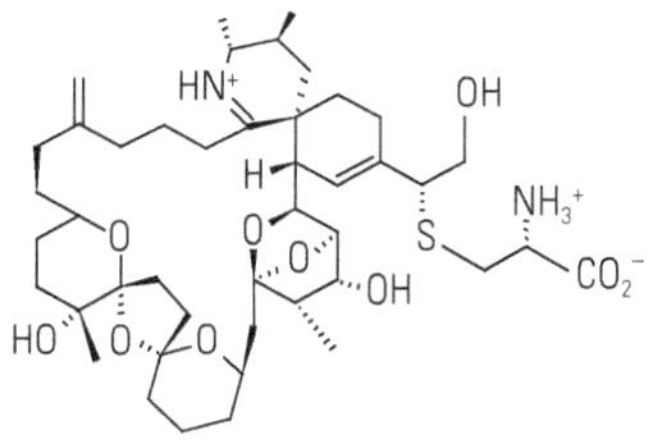

Pteriatoxina B

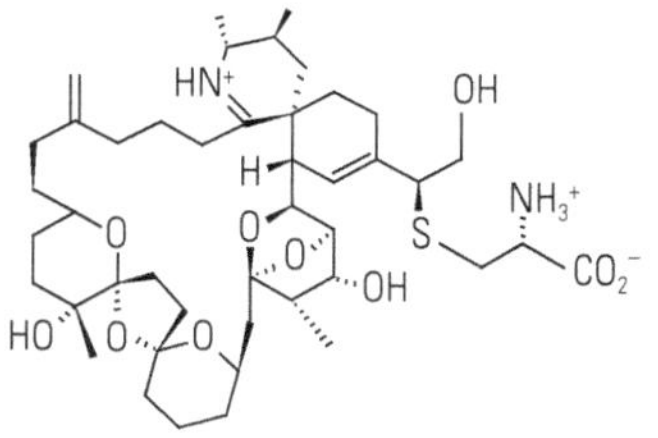

Pteriatoxina C

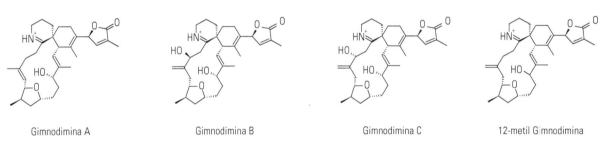

Gimnodiminas

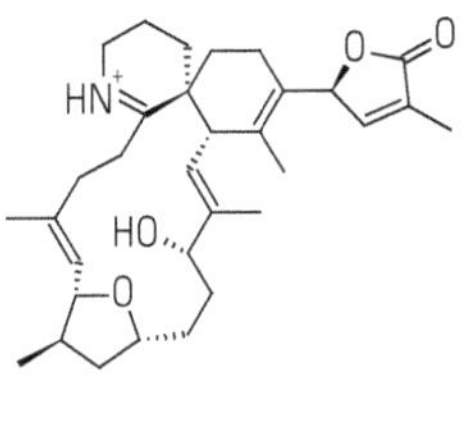

Gimnodimina A

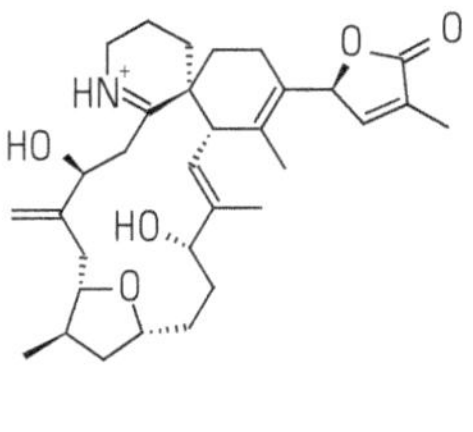

Gimnodimina B

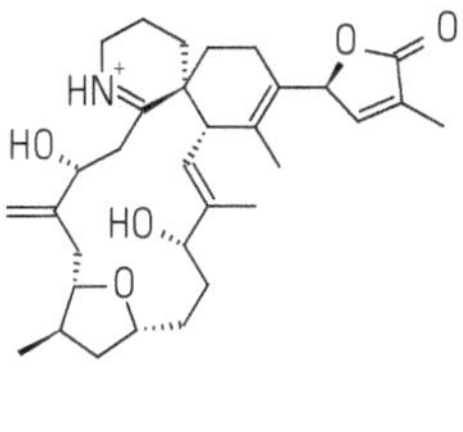

Gimnodimina C

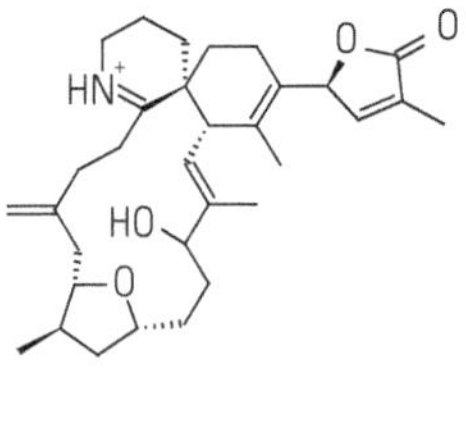

12-metil Gimnodimina

Espirolídeos

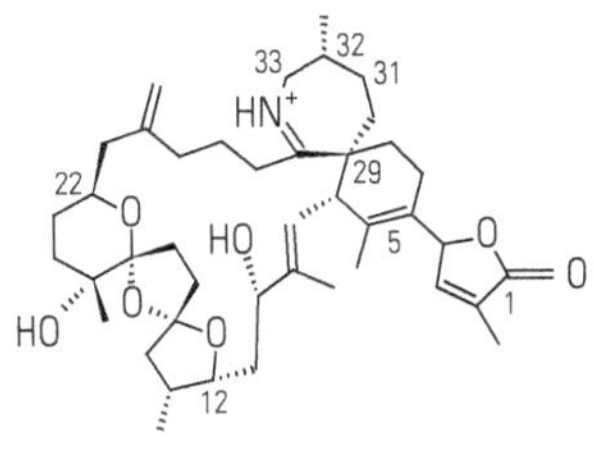

Espirolídeo A

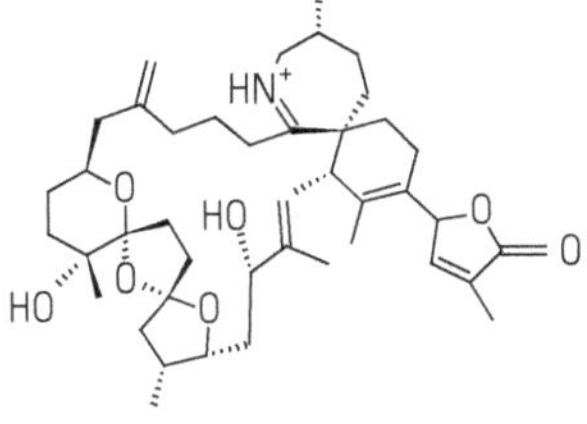

Espirolídeo B

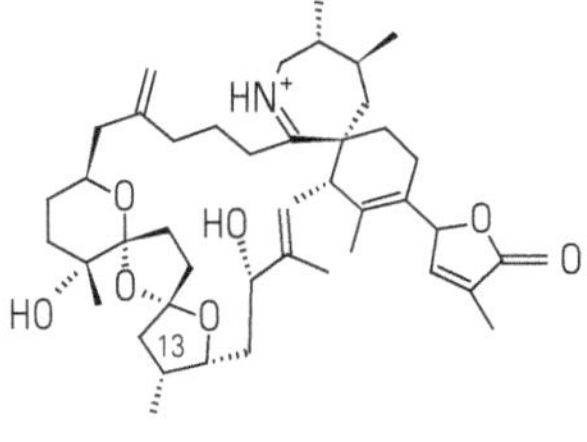

R = Me: Espirolídeo C
R = H: 13-desmetil Espirolídeo C

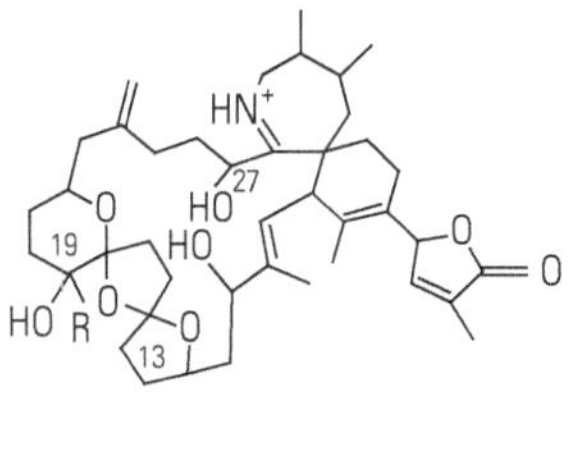

R = Me: 27-hidroxi-13-desmetil Espirolídeo C
R = H: 27-hidroxi-13,19-desmetil Espirolídeo C

Figura 7.7 ▪ Estrutura química das iminas cíclicas.[41]

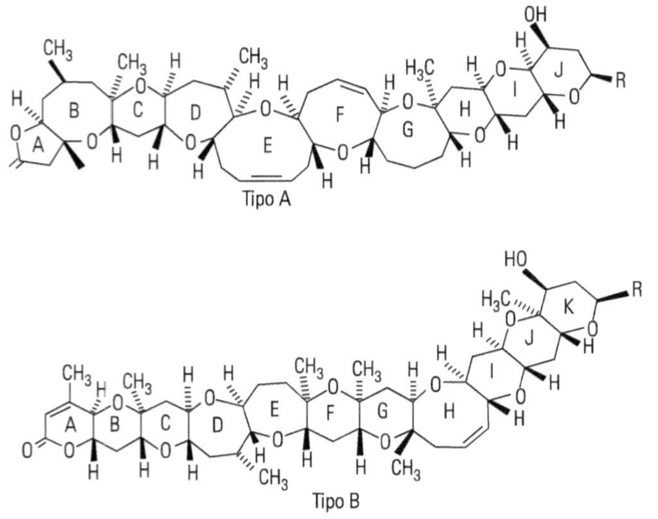

Figura 7.8 ▪ Estruturas químicas das brevetoxinas dos tipos A e B.

A metodologia normativa nos Estados Unidos para analisar essas toxinas é o bioensaio com camundongos de acordo com protocolo descrito pela Associação Americana de Saúde Pública (APHA). Entretanto, existem outras metodologias capazes de identificar as brevetoxinas, entre elas os ensaios ELISA e de neuroblastoma, além das análises químicas por meio de LC-MS/MS.

Grupo da ciguatoxina

Ciguatera é uma intoxicação alimentar causada por um grupo de potentes ficotoxinas que acumulam em diversos organismos marinhos, especialmente na carne de peixes, sendo considerada um dos maiores problemas econômicos e sociais em regiões tropicais e subtropicais, atingindo de 20 mil a 30 mil pessoas anualmente.[9] A ciguatera é causada por um "coquetel" de toxinas, entre elas as ciguatoxinas (Figura 7.9), maitotoxinas (Figura 7.10) e ácido ocadaico.

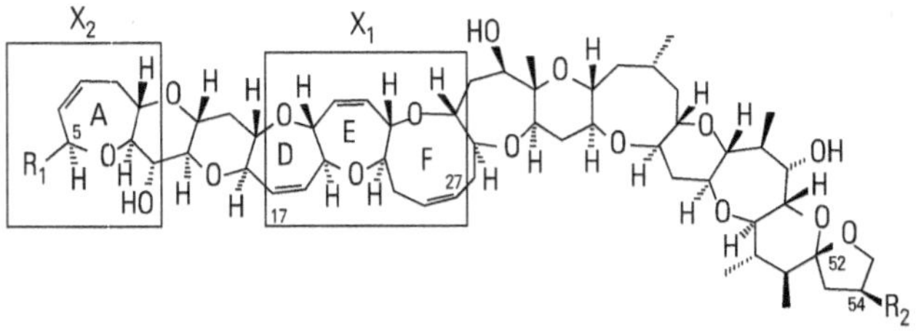

Figura 7.9 ▪ Estrutura química da ciguatoxina.

Esses poliéteres provocam desde distúrbios gastrointestinais até neurológicos. Outras toxinas, como a palitoxina, ovatoxina também podem estar envolvidas na intoxicação ciguatérica.

As toxinas são produzidas por dinoflagelados bentônicos epífitos de macrófitas, como *Gambierdiscus toxicus*, *Prorocentrum lima*, *Coolia* e *Ostreopsis*. As toxinas são transferidas ao longo da cadeia trófica e acumuladas em peixes que ocorrem próximos a recifes biológicos. Tanto peixes herbívoros como carnívoros podem acumular toxinas ciguatéricas em seus tecidos, principalmente nas vísceras. Mais de 400 espécies de diferentes famílias de peixes de recifes de coral estão relacionadas a ciguatera, como, por exemplo, *Acanthuridae*, chamados vetores-chave, pois podem transferir a toxina para peixes carnívoros. Entretanto, aproximadamente 90% dos casos de ciguatera estão associados a peixes carnívoros, principalmente das famílias Serranidae, Lethrinidae, Scombridae, Lutjanidae, Carangidae, Haemulidae e Scaridae.[9] De modo geral, dentro de uma mesma espécie, o consumo de peixes mais jovens representa menor risco de intoxicação devido ao menor tempo de acumulação das toxinas. Por outro lado, espécies de peixes que estão no topo da cadeia alimentar representam maior risco.

Os sintomas da ciguatera variam conforme a composição do coquetel de toxinas acumuladas nos peixes. Em intoxicações severas, os sintomas podem ser observados após 30 minutos, mas na maioria dos casos isso ocorre de 24 a

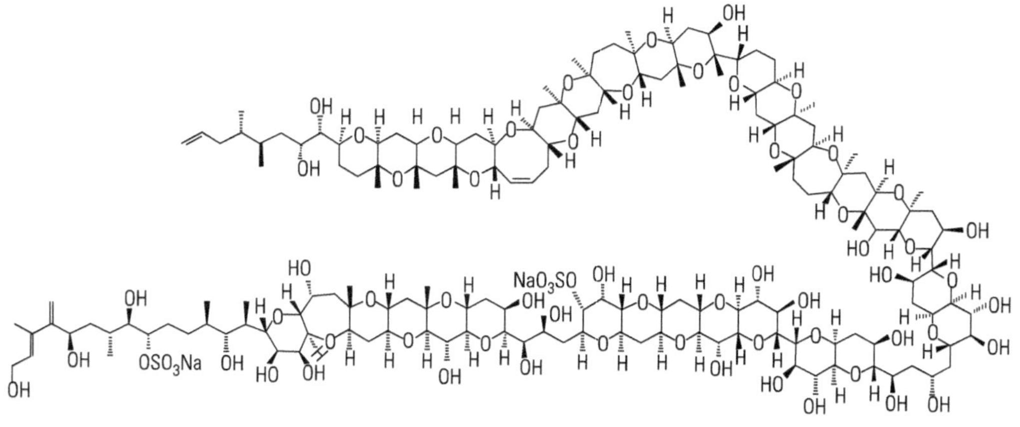

Figura 7.10 ▪ Estrutura química da maitotoxina.

48 horas depois da ingestão dos peixes contaminados. Os primeiros sintomas podem ser tanto gastrointestinais como neurológicos, como, por exemplo, o formigamento das extremidades do corpo como lábios, mãos e pés. A doença, tipicamente, dura de algumas semanas a meses, podendo se prolongar a anos em aproximadamente 5% dos casos.

A União Europeia proíbe a comercialização e consumo de pescado que contenha essas ficotoxinas, não estabelecendo valor-limite. O bioensaio com mosquitos é um dos métodos utilizados para sua detecção. Métodos de imunoensaios e teste de afinidade também são empregados, além de HPLC com detecção em fluorímetros e de LC-MS/MS. Porém, atualmente, não existe nenhum método rápido e sensível para a detecção imediata e eficiente de toxinas ciguatéricas em pescado. A ocorrência da ciguatera é típica em regiões tropicais de águas quentes e transparentes, associadas a recifes de corais. Embora não tenhamos registros confirmados de intoxicação por ciguatera no Brasil, existem registros não formais de intoxicação após o consumo de peixes de recifes nas regiões tropicais do país. Tal ocorrência é confirmada pela presença de organismos causadores já descritos, entre eles *Gambierdiscus toxicus*, *Ostreopsis*, *Prorocentrum lima* e *Coolia*. As ficotoxinas marinhas são objeto de estudo de muitos grupos de pesquisa em vários países.[17] Com o avanço nas técnicas analíticas, principalmente relacionado à capacidade de identificação e caracterização dos compostos químicos e de suas estruturas químicas, muitas ficotoxinas novas, incluindo seus congêneres, são descobertas todos os anos, como as ostreotoxinas produzidas por *Ostreopsis ovata*, karlotoxinas produzidas por *Karlodinium veneficum* e *Karlodinium conicum*, gymnocinas A e B produzidas por *Karenia mikimotoi*, entre tantas outras. Embora essas toxinas sejam descritas, seus mecanismos de ação, toxicidade e risco são, em geral, ainda desconhecidos e objeto de pesquisas.

Grupo da tetrodotoxina

Além das ficotoxinas produzidas por microalgas, outras toxinas marinhas também podem estar associadas ao pescado, como as toxinas produzidas por bactérias, entre elas a tetrodotoxina. A estrutura da tetrodotoxina (Figura 7.11) e seu mecanismo de ação são semelhantes aos da saxitoxina. Sua

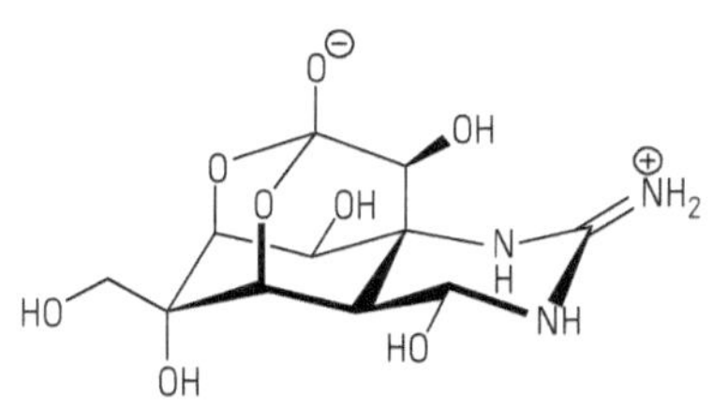

Figura 7.11 ■ Estrutura química da tetrodotoxina.

estrutura apresenta um anel imidazol responsável pela sua afinidade aos canais de sódio das células nervosas, provocando a interrupção da passagem dos íons de sódio através da membrana celular. A intoxicação, conhecida como *pufferfish poisoning*, inicia de 20 minutos a 3 horas após a ingestão do pescado contaminado, apresentando sintomas como o formigamento de lábios, parada respiratória, arritmia cardíaca, podendo levar à morte. Muitos casos de óbitos são relatados anualmente por todo o planeta, especialmente no Japão e outros países asiáticos, em virtude do costume do consumo das espécies de peixes da família Tetrodontidae.[8]

Várias espécies de baiacus apresentam tetrodotoxina e congêneres em concentrações variadas. Além de baiacus, essa toxina também é encontrada nas glândulas salivares do polvo-de-anéis-azuis da costa australiana, sintetizada por bactérias como *Alteromonas*. Em algumas espécies de baiacus a bactéria *Pseudoalteromonas haloplanktis tetraodonti* produz essa toxina que pode ser encontrada em concentrações letais aos seres humanos. Naturalmente, os baiacus produzidos em cativeiro não contêm a tetrodotoxina; entretanto, uma vez alimentados com carne de baiacus que apresentem tetrodotoxina, esses peixes tornam-se produtores desta toxina.

No Brasil, a intoxicação por baiacu está no conhecimento popular e seu consumo é evitado. No entanto, em algumas regiões, é comum o consumo de certas espécies de baiacus preparados de forma apropriada. No romance *Viva o povo brasileiro*, de João Ubaldo Ribeiro, em uma passagem, o personagem é desafiado a comer uma moqueca de baiacu, e, segundo a cozinheira que a prepara, "só come moqueca de baiacu quem já comeu moqueca de baiacu".

Referências bibliográficas

1. Alfonso A, Vieytes MR, Botana LM. Yessotoxin, a promising therapeutic tool. Mar Drugs. 2016; 14(2):11-15.
2. Alves T, Mafra L. Diel Variations in Cell Abundance and Trophic Transfer of Diarrheic Toxins during a Massive Dinophysis Bloom in Southern Brazil. Toxins. 2018; 10(6):232.
3. Alves TP, Schramm MA, Proença LAO, Pinto TO, Mafra LL. Interannual variability in *Dinophysis* spp. abundance and toxin accumulation in farmed mussels (Perna perna) in a subtropical estuary. Env Monit Assess. 2018; 190(6):329.
4. Association of Analytical Communities – AOAC. Official methods of analysis: method 959.08, paralytic shellfish poison – biological method. Washington; 2000. p. 49-51. Cap. 49.
5. Aune T, Espenes A, Aasen JAB, Quilliam MA, Hess P, Larsen S. Study of possible combined toxic effects of azaspiracid-1 and okadaic acid in mice via the oral route. Toxicon. 2012; 60(5):895-906.
6. Da Rosa V. Chorographia de Santa Catharina. Florianópolis: Typographia da Livraria Moderna; 1905.

7. Daguer H, Hoff RB, Molognoni L, Kleemann CR, Felizardo LV. Outbreaks, toxicology, and analytical methods of marine toxins in seafood. Curr Opin Food Sci. 2018; 24:43-55.
8. FAO/WHO. Technical paper on Toxicity Equivalency Factors for Marine Biotoxins Associated with Bivalve Molluscs. Rome; 2016. 108 p.
9. Friedman MA, Fernandez M, Backer LC, Dickey RW, Bernstein J, Schrank K, et al. An updated review of ciguatera fish poisoning: Clinical, epidemiological, environmental, and public health management. Mar Drugs. 2017; 15(3).
10. Glibert PM. Margalef revisited: A new phytoplankton mandala incorporating twelve dimensions, including nutritional physiology. Harmful Algae. 2016; 55:25-30.
11. Granéli E, Weberg M, Salomon PS. Harmful algal blooms of allelopathic microalgal species: The role of eutrophication. Harmful Algae. 2008; 8(1):94-102.
12. Hallegraeff GM, Anderson DM, Cembella AD (eds.). Manual on Harmful Marine Microalgae. Paris: UNESCO; 2003.
13. Hallegraeff GM. Ocean climate change, phytoplankton community responses, and harmful algal blooms: A formidable predictive challenge. J Phycol. 2010; 46(2):220-35.
14. Ito E, Suzuki T, Oshima Y, Yasumoto T. Studies of diarrhetic activity on pectenotoxin-6 in the mouse and rat. Toxicon. 2008; 51(4):707-16.
15. Krock B, Seguel CG, Valderrama K, Tillmann U. Pectenotoxins and yessotoxin from Arica Bay, North Chile as determined by tandem mass spectrometry. Toxicon. 2009; 54(3):364-7.
16. Krock B, Tillmann U, Tebben J, Trefault N, Gu H. Two novel azaspiracids from Azadinium poporum, and a comprehensive compilation of azaspiracids produced by Amphidomataceae, (Dinophyceae). Harmful Algae. 2019; 82(12):1-8.
17. Lewis RJ. Ciguatera: Australian perspectives on a global problem. Toxicon. 2006; 48(7):799-809.
18. Lopez-Rodas V, Maneiro E, Martinez J, Navarro M, Costas E. Harmful algal blooms, red tides and human health: diarrhetic shellfish poisoning and colorectal cancer. An R Acad Nac Farm. 2006; 72:391-408.
19. Mafra L, Bricelj V, Ouellette C, Léger C, Bates S. Mechanisms contributing to low domoic acid uptake by oysters feeding on Pseudo-nitzschia cells. I. Filtration and pseudofeces production. Aquat Biol. 2009; 6(1-3):201-12.
20. Mafra LL, Bricelj VM, Fennel K. Domoic acid uptake and elimination kinetics in oysters and mussels in relation to body size and anatomical distribution of toxin. Aquat Toxicol. 2010; 100(1):17-29.
21. Manerio E, Rodas VL, Costas E, Hernandez JM. Shellfish consumption: a major risk factor for colorectal cancer. Med Hypotheses. 2007; 70(2):409-12.
22. Menezes M, Branco S, Proença LAO, Schramm MA. Bloom of *Alexandrium minutum* Halim on Rio de Janeiro coast: occurrence and toxicity. Harmful Algae News. 2007; 34:7-9.
23. Miles CO, Samdal IA, Aasen JAG, Jensen DJ, Quilliam MA, Petersen D, et al. Evidence for numerous analogs of yessotoxin in Protoceratium reticulatum. Harmful Algae. 2005; 4(6):1075-91.
24. Molognoni L, Dos Santos JN, Kleemann CR, Costa ACO, Hoff RB, Daguer H. Cost-Effective and High-Reliability Analytical Approach for Multitoxin Screening in Bivalve Mollusks by Liquid Chromatography Coupled to Tandem Mass Spectrometry. J Agric Food Chem. 2019; 67(9):2691-9.
25. Naar JP, Flewelling LJ, Lenzi A, Abbott JP, Granholm A, Jacocks HM, et al. Brevetoxins, like ciguatoxins, are potent ichthyotoxic neurotoxins that accumulate in fish. Toxicon. 2007; 50(5):707-23.
26. Oshima Y. Postcolumn derivatization liquid chromatographic method for paralytic shellfish toxins. J AOAC Int. 1995; 78(2):528-32.
27. Palleschi G, Moscone D, Micheli L, Botta D. Rapid detection of seafood toxins. In: Bremmer HA (ed.). Safety and quality issues in fish processing. Cambridge (England): Woodhead Publishing Limited and CRC Press LLC; 2002.
28. Persich GR, Kulis DM, Lilly EL, Anderson DM, Garcia VMT. Probable origin and toxin profile of *Alexandrium tamarense* (Lebour) Balech from southern Brazil. Harmful Algae. 2006; 5:36-44.
29. Proença LAO, Lagos N, Rörig L, Silva M, Guimarães S. Occurrence of paralytic shellfish toxins – PST in southern Brazilian waters. Ciência e Cultura J Braz Assoc Adv Sci. 1999; 51(1):16-21.
30. Proença LAO, Rörig L, Barreiros MA, Lagos N. First occurrence of okadaic acid, a diarrhetic shellfish toxin in cultured mussels in the Brazilian coast. In: IV Congresso Latino-Americano de Ficologia, Caxambu; 1996.
31. Proença LAO, Schramm MA, Tamanaha MS, Alves TP. Diarrhoetic shellfish poisoning (DSP) outbreak in subtropical southwest Atlantic. Harmful Algae News. 2007; 33:19-20.
32. Quilliam MA. Chemical methods for domoic acid, the amnesic shellfish poisoning (ASP) toxin. In: Hallegraeff GM, Anderson DM, Cembella AD (eds.). Manual on Harmful Marine Microalgae. Paris: UNESCO; 2003. p. 247-65.
33. Quilliam MA, Vale P, Antonia M, Sampayo M. Direct detection of acyl esters of okadaic acid and dinophysistoxin-2 in Portuguese shellfish by LC-MS. Molluscan Shellfish Safety. 2003; 2(1):67-73.
34. Reguera B, Riobó P, Rodríguez F, Díaz PA, Pizarro G, Paz B, et al. Dinophysis toxins: causative organisms, distribution and fate in shellfish. Mar Drugs. 2014; 12(1):394-461.
35. Schmitt F, Proença LA. Ocorrência de dinoflagelados do gênero Dinophysis (Enrenberg, 1839) na enseada de Cabeçudas (verão e outono de 1999). Notas Técnicas da FACIMAR. 2000; 4:49-59.
36. Schmitt F, Proença LA. Nova detecção da toxina diarréica, ácido ocadáico, em área de cultivo de moluscos em Santa Catarina. Anais da XIV Semana Nacional de Oceanografia; 2001.
37. Schramm MA. Ocorrência de toxinas amnésicas, paralisantes e diarréicas na carne de moluscos cultivados em Santa Catarina: Segurança alimentar e saúde pública. [Tese]. Florianópolis: Universidade Federal de Santa Catarina; 2008. Doutorado em Ciência dos Alimentos, Programa de Pós-Graduação em Ciência dos Alimentos. 239 p.
38. Schramm MA, Tamanaha MS, Beirão LH, Proença LAO. Toxinas paralisantes em mexilhão *Perna perna* em áreas de cultivo da costa sul do Brasil: estudo de caso. Aliment Nutr. 2006; 17(4):443-50.

39. Sommer H, Meyer KF. Paralytic shellfish poisoning. Arch Pathol. 1937; 24:560-98.
40. Sosa S, Ardizzone M, Beltramo D, Vita F, Dell'Ovo V, Barreras A, et al. Repeated oral co-exposure to yessotoxin and okadaic acid: A short term toxicity study in mice. Toxicon. 2013; (76):94-102.
41. Stivala CE, Benoit E, Aráoz R, Servent D, Novikov A, Molgó J, et al. Synthesis and biology of cyclic imine toxins, an emerging class of potent, globally distributed marine toxins. Nat Prod Rep. 2015; 32(3):411-35.
42. Suzuki T, Beuzenberg V, Mackenzie L, Quilliam MA. Liquid chromatography-mass spectrometry of spiroketal stereoisomers of pectenotoxins and the analysis of novel pectenotoxin isomers in the toxic dinoflagellate Dinophysis acuta from New Zealand. J Chromatogr A. 2003; 992(1-2):141-50.
43. Twiner MJ, Bottein Dechraoui MY, Wang Z, Mikulski CM, Henry MS, Pierce RH, et al. Extraction and analysis of lipophilic brevetoxins from the red tide dinoflagellate Karenia brevis. Anal Biochem. 2007; 369(1):128-35.
44. Valdiglesias V, Prego-Faraldo M, Pásaro E, Méndez J, Laffon B. Okadaic Acid: More than a Diarrheic Toxin. Mar Drugs. 2013; 11(11):4328-49.
45. Vale P, Sampayo MA. Domoic acid in Portuguese shellfish and fish. Toxicon. 2001; 39(6):893-904.
46. Yasumoto T, Murata M, Oshima Y, Sano M. Diarrhetic shellfish toxins. Tetrahedron. 1985; 41(6):1019-25.
47. Yasumoto T, Oshima Y, Yamaguchi M. Occurrence of a new type of shellfish poisoning in the Tohoku district. Bull Japan Soc Sci Fish. 1978; 44:1249-55.
48. Zingone A, Enevoldsen HO. The diversity of harmful algal blooms: a challenge for science and management. Ocean Coast Manag. 2000; 43(8-9):725-48.

8 Parasitos em Pescado

Sérgio Carmona de São Clemente (*in memoriam*)

Introdução

O consumo da carne de pescado é uma ótima opção para as pessoas que buscam uma alimentação saudável pela fácil digestibilidade associada aos altos níveis proteicos, baixa taxa de gordura e presença de ácidos graxos insaturados. Porém, se ingeridos crus, semicrus ou parcialmente defumados, e não tomadas as devidas medidas de controle e prevenção, o consumo desse tipo de alimento pode se tornar um problema de Saúde Pública.

O pescado marinho e de água doce possui uma vasta fauna parasitológica. Entre os importantes grupos de formas parasitárias, destacam-se: os cestoides *Pseudophyllidea* e da ordem *Trypanorhyncha*, os nematoides da família Anisakidae e algumas famílias de trematódeos digenéticos. Apesar de ter sido descrita uma diversidade de parasitos que afetam os peixes, são poucas as espécies capazes de infectar o ser humano. Entretanto, tais parasitos podem ser também capazes de produzir ou possuir toxinas que provocam algum tipo de reação adversa.[1] Os helmintos parasitos com potencial zoonótico possuem ciclo de vida complexo, não são transmitidos de peixe para peixe e precisam passar por hospedeiros intermediários durante seu desenvolvimento. Frequentemente, os moluscos e crustáceos servem como hospedeiros primários, e os peixes como hospedeiros intermediários, enquanto o parasito sexualmente maduro encontra-se em aves e mamíferos marinhos como baleias, golfinhos e lobos do mar.[2]

Classe cestoda

Ordem:	*Pseudophyllidea*
Família:	*Diphyllobothriidea*
Gênero:	*Diphyllobothrium*

Os cestoides da ordem *Pseudophyllidae*, em especial as espécies do gênero *Diphyllobothrium*, são importantes por causarem a zoonose conhecida como difilobotriose humana. O ciclo de vida do *Diphyllobothrium* envolve dois hospedeiros intermediários, um crustáceo e um peixe teleósteo, e o hospedeiro definitivo, o homem ou outro mamífero.[48] A difilobotriose nos peixes, que são os hospedeiros intermediários, pode causar enfermidade e morte em condições naturais e de cultivo.[4] No homem, pode ser adquirida com o consumo de pescado cru, malcozido, defumado a frio ou submetido a congelamento insuficiente e que esteja infectado com a larva plerocercoide.[5-9] A difilobotriose humana é muito frequente nos países asiáticos, Oriente Médio, norte e leste europeu, norte da América do Norte e América do Sul.[10] No continente sul-americano, ocorre com mais intensidade no Peru e no Chile.[11] Os casos autóctones ocorridos no Brasil têm em comum o relato de pacientes que consumiram sushi e sashimi.[7,8]

Nota ao Leitor: Este capítulo apresenta algumas figuras coloridas e para visualizar basta acessar o QR *code* disponível na página XIX, "Material Suplementar".

As espécies mais registradas de *Diphyllobothrium* na América do Sul são *D. latum*, *D. dendriticum* e *D. pacificum*, tendo como hospedeiros definitivos o intestino de aves e mamíferos, e a larva infectante é denominada plerocercoide (Figura 8.1). São encontradas parasitando peixes teleósteos.[10] Na América do Sul, várias espécies de peixes teleósteos já foram registradas como parasitadas por cestoides *Pseudophyllidae*, ressaltando que em alguns trabalhos foi possível a identificação específica para *D. latum*, *D. dendriticum*, e outros no nível de gênero. Na Argentina,[12,13] Chile,[14,15] Peru[16,17] e Brasil,[18] os registros da presença de plerocercoides de *Diphyllobothrium* sp. em vários sítios de infecção no peixe, inclusive na musculatura, enfatizam a importância de o Serviço de Inspeção Sanitária adotar normas e procedimentos específicos para detectar a presença e controle de parasitos devido à sua importância zoonótica.

No Brasil, já foram registrados casos de infecção humana por cestoides pertencentes ao gênero *Diphyllobthrium*, principalmente *D. latum*, cuja principal via de transmissão é a ingestão de pescado cru (sushi e sashimi), malcozido ou defumado a frio. Os casos foram registrados nos estados de São Paulo, Rio de Janeiro, Bahia, Rio Grande do Sul e Paraíba, tendo como principal responsável pela infecção humana o salmão importado.[7,8,19-25] Com relação ao ciclo biológico (Figura 8.2), o *Diphyllobotrium* sp. se instala no intestino delgado, onde ataca a mucosa, podendo chegar a até dez metros de comprimento, com mais de 3 mil proglotes.

Ovos imaturos são liberados pelas proglotes e atingem as fezes. Sob condições apropriadas, os ovos maduros (em aproximadamente 18 a 20 dias) desenvolvem-se em coracídios. Estes são ingeridos por crustáceos e se transformam em larvas procercoides. Os peixes ingerem esse crustáceo com a larva que migra para o músculo e se desenvolve em plerocercoide. A transmissão ocorre quando um peixe de maior tamanho se alimenta de um peixe de menor tamanho contaminado. A infecção em humanos ocorre quando são ingeridos peixes crus ou malcozidos que contêm a larva infectante; outros mamíferos podem ser infectados. Os ovos aparecem nas fezes de cinco a seis semanas após a infecção. A infecção é diagnosticada pelo encontro de ovos operculados nas fezes dos pacientes por avaliação microscópica.

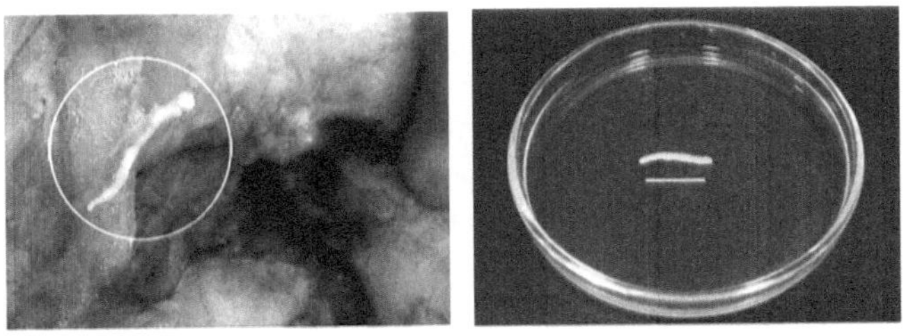

Figura 8.1 ▪ Larvas plerocercoide de *Diphyllobothrium* sp. *em Genipterus brasiliensis.*[18]

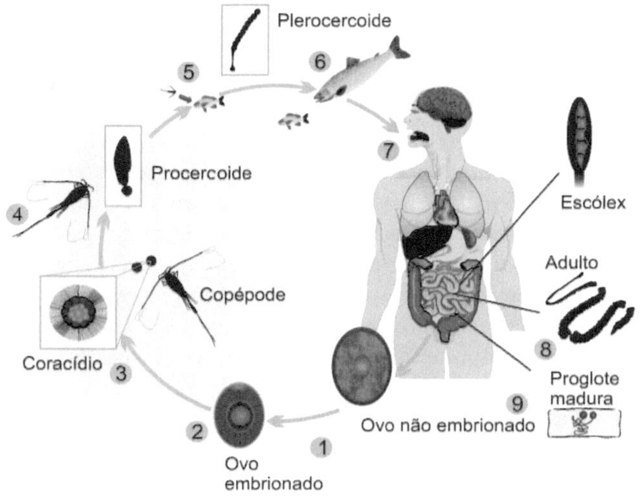

Figura 8.2 ▪ Ciclo biológico de *Diphyllobothrium latum* (adaptada de http://www.dpdc.cdc.gov/dpdx).

Ordem *Trypanorhyncha*

A ordem *Trypanorhyncha* é composta por grande diversidade de famílias, todas parasitando peixes e invertebrados marinhos. Os vermes adultos habitam o intestino de peixes elasmobrânquios (tubarões e raias), enquanto as formas larvais são encontradas em microcrustáceos (1º hospedeiro intermediário – HI) e na cavidade celomática e na musculatura de peixes teleósteos, crustáceos e moluscos cefalópodes (2º HI) (Figura 8.3).

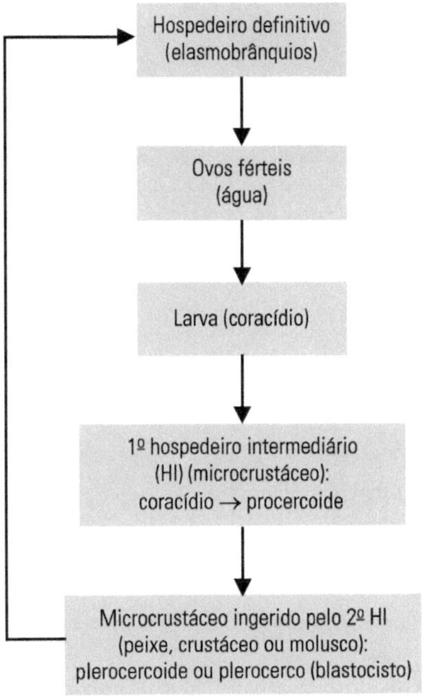

Figura 8.3 ▪ Ciclo biológico generalizado de *Trypanorhyncha*. (Fonte: Autoria própria.)

Ressaltando a importância desses cestoides para a inspeção e higiene do pescado, em muitas espécies de teleósteos é comum observar altas taxas de infecção na musculatura. O aspecto higiênico-sanitário dessa parasitose obteve maior importância a partir da década de 1980, por meio de pesquisas com diferentes espécies de peixes teleósteos.[26] Os cistos de *Trypanorhyncha* não são transmissíveis aos vertebrados homeotérmicos e o reencapsulamento das pós-larvas não ocorre em animais de sangue quente.[27] Porém, há relato de parasitismo pelo cestoide *Gymnorhynchus gigas* no peixe da espécie *Brama raji*, atribuindo danos à saúde do homem devido a componentes antigênicos presentes nas larvas do parasito.[1] Essas larvas são capazes de provocar episódios anafiláticos, induzindo o desenvolvimento de resposta imunitária humoral com desordens alérgicas ou modulação da atividade colinérgica, fato que dá origem a importantes alterações da motilidade e do trânsito intestinal.[1]

Na inspeção e higiene do pescado, os cestoides da ordem *Trypanorhyncha* adquirem importância pelo aspecto repugnante que transferem aos consumidores e são descartados pelos mesmos ou condenados pelo Serviço de Inspeção na indústria de beneficiamento, ocasionando prejuízo econômico (Figura 8.4).

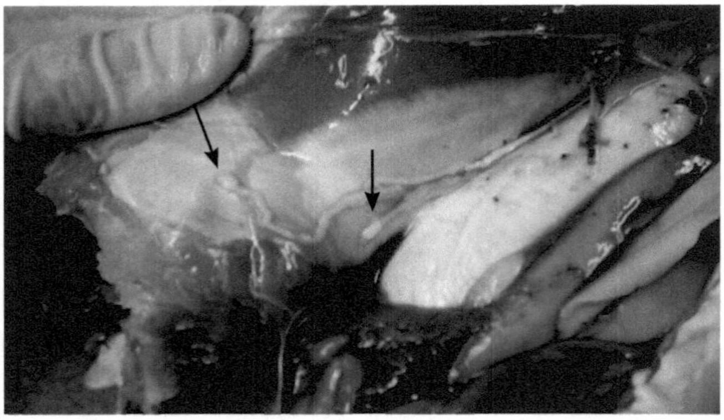

Figura 8.4 ▪ Blastocistos de cestoides da ordem *Trypanorhyncha* aderidos à serosa da cavidade abdominal de *Cynoscium striatus*. (Cortesia de Freitas e São Clemente.)

Classe Nematoda

Ordem:	*Ascaridoidea*
Família:	*Anisakidae*
Gêneros:	*Anisakis* sp.
	Pseudoterranova sp.
	Contracaecum sp.

A família Anisakidae possui três gêneros principais: *Anisakis* sp., *Pseudoterranova* sp. e *Contracaecum* sp., os quais parasitam mamíferos marinhos, tendo como hospedeiros intermediários peixes teleósteos, moluscos cefalópodes e pequenos crustáceos.[48] Quanto ao seu ciclo de vida, os estágios do adulto do *Anisakis simplex* e *Pseudoterranova decipiens*, por exemplo, residem no estômago e intestino de mamíferos marinhos. Ovos não embrionados produzidos pela fêmea adulta são eliminados pelas fezes. Esses ovos tornam-se embrionados na água, e larvas de primeiro estágio (L_1) são formadas nesses ovos. As larvas mudam, tornando-se larvas de segundo estágio (L_2), e, depois que saem dos ovos, tornam-se nadantes livres. Larvas libertas do ovo são ingeridas por crustáceos (1º HI), nos quais se transformam em larvas de terceiro estágio (L_3), que é a forma infectante aos peixes e lulas. As larvas migram do intestino para os tecidos na cavidade peritoneal. Após a morte do hospedeiro intermediário, elas migram para os tecidos musculares e, por meio de predação, são transferidas de peixe para peixe. Quando peixes e lulas (2º HI) contendo as larvas em terceiro estágio (L_3) são ingeridos por mamíferos marinhos, inicia-se a evolução das larvas para a forma adulta. As fêmeas adultas produzem ovos que são eliminados pelos mamíferos marinhos (Figura 8.5).

O ser humano é um hospedeiro acidental, adquirindo a anisaquiose por meio da ingestão de pescado cru, ligeiramente curado e/ou condimentado. O sushi e sashimi japoneses, os arenques salgados ou pescado a escabeche, típicos da Holanda, o *gravlax* nórdico, o lomi-lomi havaiano, anchovas ao vinagrete, *ceviche* e *picked anchovies*, muito comuns na Espanha, são exemplos associados à transmissão desse parasita. A partir das primeiras descrições sobre as manifestações clínicas causadas no ser humano por larvas de terceiro estágio (L_3), observa-se a anisaquiose decorrente da invasão da mucosa gástrica ou intestinal, ocasionando sintomas gastrintestinais. A ingestão do próprio parasito ou de seus antígenos pode ocasionar reações alérgicas mediadas por imunoglobulina E (IgE), com presença de urticária e/ou angioedema, sintomas respiratórios como asma e bronquite, irritação da garganta e sintomas oculares. Dessa maneira, o *A. simplex* é considerado um agente etiológico capaz de originar alergias alimentares.[28]

O primeiro caso de infestação por larvas de *Anisakis simplex* foi diagnosticado em 1955.[29] No Japão, foram relatados mil casos de *A. simplex* no ano de 1990.[28] As larvas ingeridas pelo homem podem determinar lesões em diferentes pontos do trato gastrintestinal ou migrar para localizações extragastrintestinais, com diferentes formas clínicas da enfermidade. De acordo com a localização, podem ser descritas três formas clínicas de anisaquiose: anisaquiose gástrica, anisaquiose intestinal e anisaquiose extraintestinal ou ectópica. Essas três formas clínicas, especialmente as duas primeiras, podem causar a forma aguda ou fulminante, quando as manifestações clínicas são severas e de evolução rápida, ou de forma crônica, quando os sintomas são subagudos.[28]

A anisaquiose é resultante da combinação de dois fatores: ação direta da larva durante a invasão dos tecidos e interações entre o sistema imunológico do hospedeiro e as substâncias liberadas ou presentes no parasita. No sistema

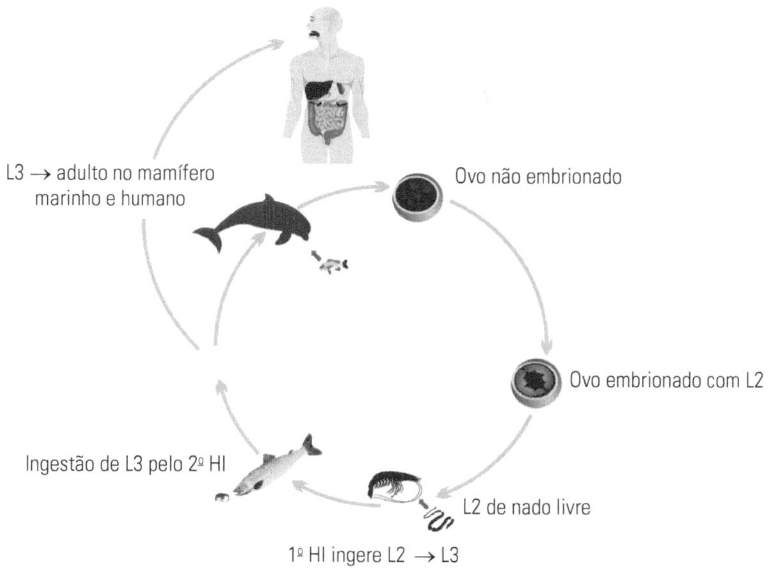

Figura 8.5 ▪ Ciclo biológico de anisaquídeos. (Adaptada de http://www.dpdc.cdc.gov/dpdx.)

imunológico ocorrem reações mediadas por IgE e hipersensibilidade do tipo IV (reação tardia), que se caracterizam pela presença de granuloma eosinofílico, com ou sem a presença dessas larvas. Adicionado a esses fatores, pode acarretar alergia gastrintestinal, urticária, eczemas, vômitos, conjuntivite, dermatite de contato, úlceras gástrica e/ou intestinal, e determinar até mesmo um choque anafilático e morte humana.[30] Para o Brasil, até o momento, não existem relatos da anisaquiose humana. No entanto, vários trabalhos foram publicados que mostram a presença de larva de anisaquídeos (Figura 8.6) em peixes teleósteos utilizados para consumo humano, com enfoque taxonômico e higiênico-sanitário.[18,31]

Família: *Dioctophymatidae*
Gênero: *Eustrongylides*

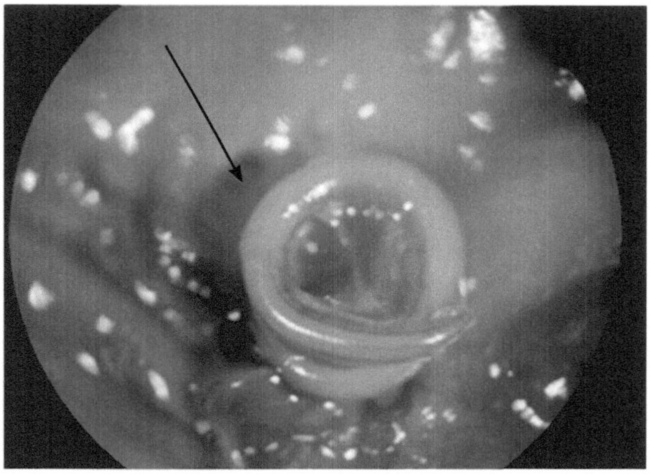

Figura 8.7 ▪ Larva de *Eustrogylides* sp. na musculatura de *Hoplias malabaricus*. (Cortesia de Benigno e São Clemente.)

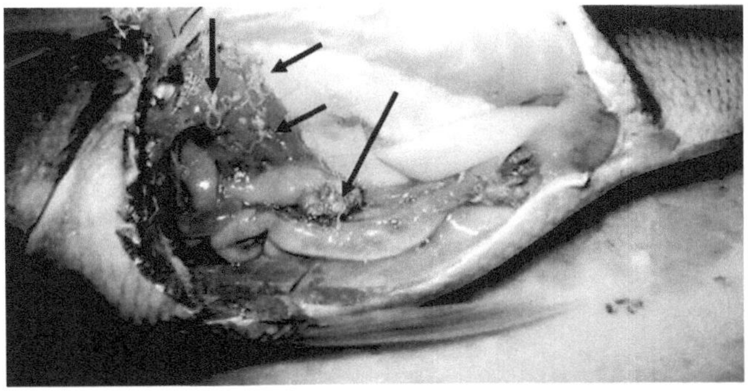

Figura 8.6 ▪ Anisaquídeos na musculatura e serosa das vísceras de *P. pagrus*. (Cortesia de Freitas e São Clemente.)

As larvas do gênero *Eustrongylides* (Figura 8.7) podem ser encontradas no proventrículo, intestinos, fígado, rim, peritônio, bexiga ou músculos de aves piscívoras. As larvas L_1 liberadas são ingeridas por oligoquetas aquáticas, nas quais se desenvolvem até L_3. O peixe suscetível ingere a oligoqueta, que permanecerá encistada até ser consumida pelo hospedeiro definitivo. A infecção por larvas de *Eustrongylides* sp. em pacientes humanos foi descrita nos Estados Unidos,[32] com relato de sintomatologia de dor abdominal e recuperação das larvas infectantes por meio de laparotomia exploratória. No Brasil, larvas de *Eustrongylides* foram encontradas em peixes teleósteos de água doce em 2009,[33] o que chama a atenção para os cuidados no consumo desses peixes.

Classe Trematoda

Família: *Opisthorchidae*
Gêneros: *Opisthorchis*
Clonorchis

A espécie *Opisthorchis viverrini* é encontrada principalmente no nordeste da Tailândia, Laos e Camboja; e a espécie *O. felineus* é encontrada principalmente na Europa e Ásia, incluindo a antiga União Soviética. A maioria das infecções provocadas pelas espécies de *Opisthorchis* é assintomática. Nos casos leves, as manifestações incluem dispepsia, dor abdominal, diarreia ou constipação. Com infecções de maior duração, os sintomas podem ser mais graves, e hepatomegalia e desnutrição podem estar presentes. Em casos raros, podem desenvolver colangite, colecistite e colangiocarcinoma. Além disso, as infecções devido a *Opisthorchis felineus* podem apresentar uma fase aguda, assemelhando-se à *Katayama fever* (esquistossomose), com febre, edema facial, linfadenopatia, artralgia, erupção cutânea e eosinofilia. Nas formas de infecção crônica, *O. felineus* apresenta as mesmas manifestações de *O. viverrini*.

No ciclo biológico (Figura 8.8), os vermes adultos plenamente desenvolvidos liberam os ovos na água por meio das fezes. Após a liberação dos miracídios dos ovos, estes são ingeridos por um caramujo (1º HI), no qual sofrem vários estágios de desenvolvimento (esporocistos, *rediae*, cercárias). As cercárias são liberadas do caramujo e penetram em peixes de água doce (2º HI), nos quais encistam nos músculos e evoluem até metacercárias. O hospedeiro definitivo (HD) (mamíferos, entre eles, gatos, cães e seres humanos) torna-se infectado pela ingestão de peixes crus contendo metacercárias. Após a ingestão, as metacercárias migram para os ductos biliares, onde se fixam e se desenvolvem até a forma adulta, liberando ovos depois de três a quatro semanas. Os vermes adultos de *O. viverrini* e *O. felineus* residem nos ductos biliares e pancreáticos do hospedeiro definitivo fixados à mucosa.

Foram registrados casos de opistorquiose no Brasil, na cidade de São Paulo, em imigrantes do leste asiático.[34,35]

Família *Heterophyidae*
Gênero: *Heterophyes*

O gênero *Heterophyes* apresenta distribuição cosmopolita, com registro em várias espécies de peixes, principalmente aquelas pertencentes ao gênero *Mugil*. A espécie mais comum é *H. heterophyes*.[36] No Brasil, o primeiro caso de heterofiose em humanos foi descrito no estado de Pernambuco.[37]

É considerado o menor trematódeo parasita de peixe (2 mm) que vive no intestino delgado de humanos. Outros mamíferos podem se infectar ingerindo peixes crus ou malcozidos contaminados. Os principais sintomas da infecção por *Heterophyes* em humanos são diarreia e dor abdominal. O revestimento do intestino delgado pode romper, permitindo que os ovos do parasita penetrem na corrente sanguínea e sejam levados a outros órgãos, especialmente para coração, fígado e cérebro, onde podem causar doença grave.

No ciclo biológico, os vermes adultos liberam, por meio das fezes do hospedeiro, os ovos embrionados, cada um contendo um miracídio. Após a ingestão por um caramujo (1º HI), os ovos eclodem liberando os miracídios, que penetram no intestino do caramujo, onde sofrerão vários estágios de desenvolvimento, como esporocistos, *rediae* e cercárias. As cercárias são liberadas do caramujo e encistam nos tecidos de peixes de água doce/salobra (2º HI), evoluindo até ao estágio de metacercárias. O hospedeiro definitivo é infectado pela ingestão de peixe cru, inadequadamente salgado ou malcozido, contendo metacercárias. Após a ingestão, as metacercárias se fixam na mucosa do intestino delgado e evoluem até a forma adulta. Além de seres huma-

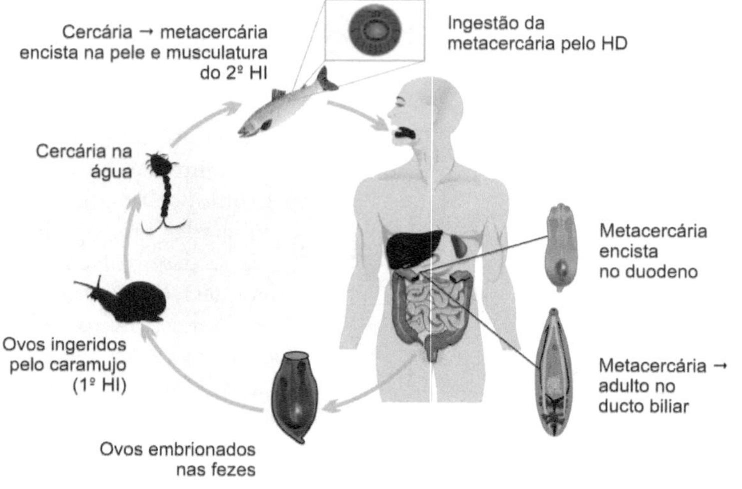

Figura 8.8 ▪ Ciclo biológico de *Opisthorchis* sp. e *Clonorchis* sp. (Adaptada de http://www.dpdc.cdc.gov/dpdx.)

nos, vários outros mamíferos e aves podem ser infectados por *Heterophyes* sp. (Figura 8.9).

Gênero: *Ascocotyle (Phagicola) longa*

Essa espécie de parasita ocorre em várias espécies de peixes no mundo. No Brasil, sua presença é relatada por vários autores em diferentes regiões do país, com ênfase na importância higiênico-sanitária.[38] Os primeiros relatos da fagiculose em humanos ocorreram no estado de São Paulo.[39,40,41] O ciclo biológico e a patogenia são similares aos do gênero *Heterophyes*.

Família: *Paragonimidae*

Gênero: *Paragonimus*

A paragonimiose é uma doença parasitária de animais carnívoros causada por trematódeos do gênero *Paragonimus*. Os sintomas clínicos são frequentemente causa de um diagnóstico errôneo de tuberculose em muitos pacientes com paragonimiose. No ciclo biológico (Figura 8.10), os ovos do parasito são expelidos pelo hospedeiro definitivo por meio das fezes e tornam-se embrionados.

Ao eclodirem, os ovos liberam os miracídios que penetram em um caramujo (1º HI), fixando-se em seus tecidos moles, onde se transformarão em vários estágios de desenvolvimento: esporocistos, *rediae* e cercárias. As cercárias liberadas penetram em um caranguejo ou lagosta (2º HI), no qual evoluem até o estágio de metacercária, que é a forma infectante para os mamíferos. A infecção humana com *Paragonimus* ocorre pela ingestão do 2º HI inadequadamente cozido ou em conserva. As metacercárias são libe-

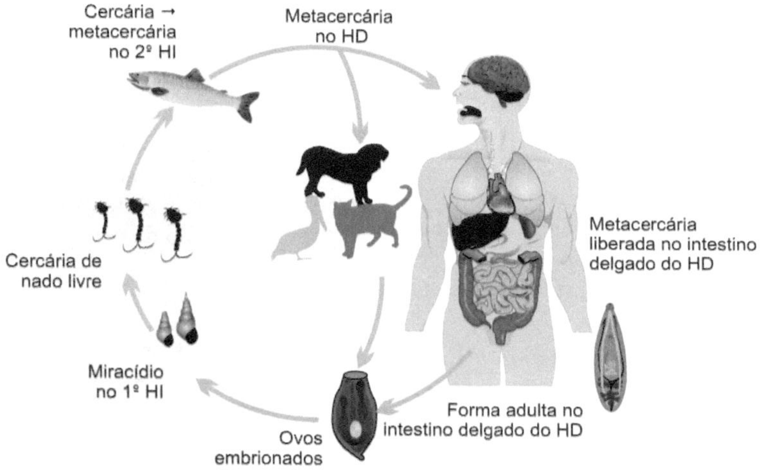

Figura 8.9 ▪ Ciclo biológico de *Heterophyes* sp. (Adaptada de http://www.dpdc.cdc.gov/dpdx.)

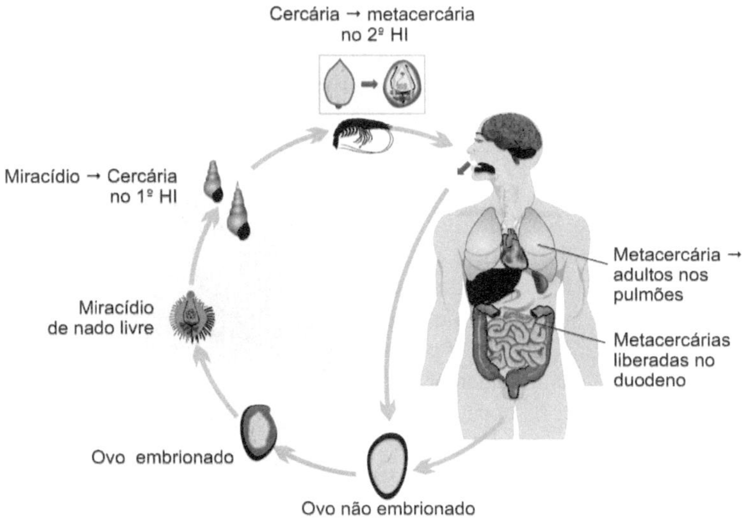

Figura 8.10 ▪ Ciclo biológico de *Paragonimus* sp. (Adaptada de http://www.dpdc.cdc.gov/dpdx.)

radas do cisto no duodeno e, através da parede intestinal, passam para a cavidade peritoneal. Em seguida, chegam ao diafragma e aos pulmões, onde se tornam encapsuladas e evoluem até a forma adulta. Os vermes podem atingir também outros órgãos e tecidos, como cérebro e músculos estriados; no entanto, o ciclo não se completa quando isso acontece, pois os ovos não podem sair desses locais. As infecções podem persistir por 20 anos em humanos. Animais como porcos, cachorros e uma variedade de espécies de felinos também podem abrigar o parasita. A paragonimiose é um importante problema de saúde pública, ocorrendo praticamente em todos os continentes. Estima-se que oito espécies de *Paragonimus* estejam relacionadas à doença. A espécie mais importante envolvida na paragonimiose é *P. westermani*. No Brasil, o primeiro caso de paragonimiose foi registrado em 2007.[42]

Família:	*Clinostomatidae*
Gênero:	*Clinostomum*

Os trematódeos do gênero *Clinostomum* são os principais causadores do parasitismo em peixes, doença conhecida mundialmente como doença dos pontos amarelos. A presença de cistos do parasita na musculatura faz com que o peixe seja descartado pelo consumidor ou condenado na linha de inspeção de filés em indústrias de beneficiamento de pescado. Apresentam ampla distribuição geográfica, ocorrendo em peixes de água doce no mundo inteiro, sendo *C. complanatum* a espécie mais conhecida.

A infecção de peixes por *Clinostomum complanatum* pode desencadear, por um lado, mudanças de comportamento, doenças e até mesmo óbito; por outro, ocasionam perdas econômicas. Além disso, as espécies do gênero *Clinostomum* apresentam potencial zoonótico, podendo infectar a cavidade oral de seres humanos que consomem peixe cru parasitado.[43] Esse parasita pode causar laringofaringite e até a morte por asfixia em seres humanos.[44] No Brasil, a presença de *Clinostomum* em peixes de água doce foi relatada por vários autores, no entanto não há relatos em humanos.

No ciclo biológico do *Clinostomum* (Figura 8.11), os ovos férteis são liberados pelos vermes adultos que parasitam o hospedeiro definitivo (ave piscívora). Os ovos são liberados na água e eclodem, eliminando o miracídio que penetra no molusco (1º HI). Dentro do molusco, o miracídio evolui até a forma de cercária que, liberada na água, penetra no peixe de água doce (2º HI), no qual evolui até a forma de metacercária dentro de cistos. Quando o peixe parasitado é consumido pela ave (HD), a metacercária é liberada do cisto e evolui até a forma adulta na boca da ave, completando o ciclo.

As infecções humanas causadas por esses parasitos estão associadas ao consumo de pescado cru ou submetido a processos que não alteram a viabilidade das larvas. Tradicionalmente, essas infecções eram frequentes em países onde

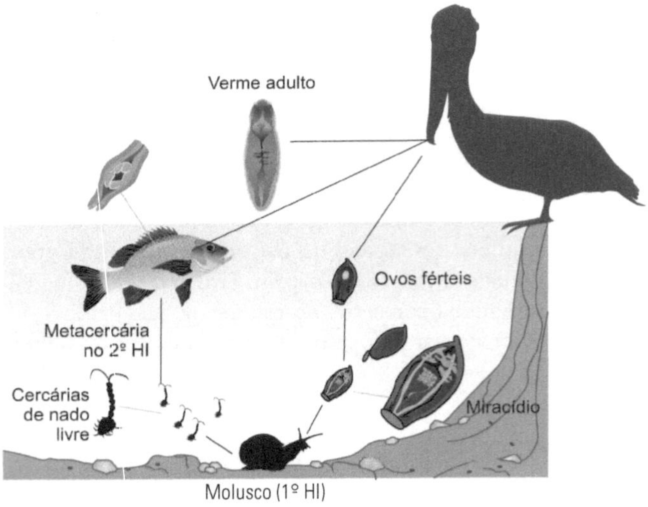

Figura 8.11 ■ Ciclo biológico do *Clinostomum* sp. (Adaptada de Hunter e Hunter, 1935.)

se praticavam hábitos alimentares típicos de algumas culturas. No entanto, na atualidade, algumas infecções alcançaram a transcendência médica em numerosos países devido à popularidade crescente de alguns pratos orientais e pelo incremento de movimentos naturalistas, que preconizam o consumo de pescado cru ou com pouca cocção.[6]

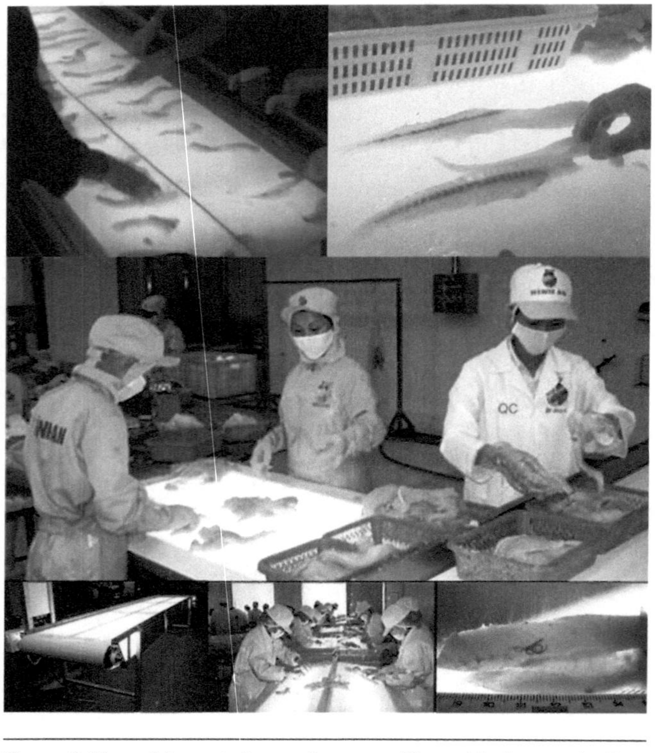

Figura 8.12 ■ Mesa de inspeção – *candling table*. Larvas de *Eustrongylides* em filé de *Hoplias malabaricus*, visualizadas em *candling table*. (Cortesia de Benigno e São Clemente.)

Controle e prevenção

A presença de larvas na musculatura dos peixes é própria de algumas espécies de anisaquídeos, como *Anisakis simplex* e *Pseudoterranova decipiens*, de reconhecida importância zoonótica. Contudo, a presença de outras espécies de larvas de anisaquídeos na musculatura somática pode ser consequência de migração *post-mortem* ou durante o processo de congelamento.[45]

A utilização do congelamento a -20 °C por 7 dias ou a -35 °C por, no mínimo, 15 horas, são suficientes para inviabilizar as larvas de anisaquídeos e larvas plerocercoides de *Diphyllobothrium* e outros parasitos.[46]

Pode-se prevenir a infecção humana pela não ingestão da carne crua de peixes, salientando que os peixes parasitados pelas espécies de anisaquídeos com potencial zoonótico devem ser submetidos ao cozimento a temperatura mínima de 70 °C por 7 a 10 minutos.[47]

Vários autores relatam que a defumação a quente e a salga na concentração mínima de 20 °Bé (Baumé) são suficientes para inviabilizar larvas de parasitos no pescado. O tempo de inviabilização das larvas, por meio dos processos de temperatura de congelamento, cocção e salga são variáveis entre as espécies de parasitos provenientes de hospedeiros variados. Outro procedimento para prevenção e controle dos parasitos em filés de peixe é a observação física da carne no processo de filetagem na indústria, com o uso da mesa de inspeção, ou *candling table* (Figura 8.12), permitindo a visualização de larvas na musculatura.

Hoje são conhecidos os problemas de saúde pública que podem ser acarretados pelo consumo de pescado parasitado, elaborado sob certas condições. Diante disso, o papel dos serviços de inspeção e vigilâncias sanitárias traduz-se na necessidade do conhecimento de normas, padrões e legislações compatíveis com a realidade de cada estado e/ou país, visando reduzir perdas, salvaguardar a saúde do consumidor por meio da garantia de oferecimento de um alimento de qualidade.

Referências bibliográficas

1. Vázquez-López C, Armas-Serra C, Rodríguez-Caabeiro F. *Gymnorhynchus gigas*: taxonomía, morfología, biología y aspectos sanitarios. Analecta Veterinaria, Madrid: Universidad de Alcalá; 2001. 21(2):38-49.
2. Huss HH. Garantia de qualidade dos produtos da pesca. Roma: FAO Fisheries and Aquaculture Department, Documento Técnico de Pesca nº. 334. 1997; 176 p.
3. Roberts LS, Janovy JR, Schmidt GD, Roberts LS. Foundations of Parasitology. 7 ed. New York (NY): McGraw Hill; 2005.
4. Rahkonen R, Aalto J, Koski P, Särkkä J, Juntunen K. Cestode larvae *Diphyllobothrium dendriticum* as a cause of a heart disease leading to mortality in hatcheryreaded sea trout and brown trout. Dis Aquat Org. 1996; 25:15-22.
5. Semenas L, Ubeda C. Difilobotriasis humana en la Patagonia, Argentina. Rev Saúde Públ. 1997; 31(3):302-7.
6. Ferre I. Anisakiosis y otras zoonosis parasitarias transmitidas por consumo de pescado. Aqua Tec. 2001; 14:1-2.
7. Eduardo MBP, Sampaio JLM, Gonçalves EMN, Castilho VLP, Randi AP, Thiago C, et al. Diphyllobothrium spp: um parasita emergente em São Paulo, associado ao consumo de peixe cru – sushis e sashimis. Bol Epidemiol Paulista. 2005a; 2(15):1-5.
8. Eduardo MBP, Sampaio JLM, Suzuki E, César MLVS, Gonçalves EMN, Castilho VLP, et al. Investigação epidemiológica do surto de difilobotríase. Bol Epidemiol Paulista. 2005b; 2(17):1-20.
9. Fernandéz AW. Parasitismo en peces de interés comercial y su repercusión en la salud pública. Rev Dig Ceniap Hoy [serial online]. 2006; (10). Disponível em: http://www.ceniap.gov.ve/caniaphoy/articulos/n10/arti/aragort_w/arti/aragort_w.htm. Acessado em jun 2006.
10. Acha PN, Szyfres B. Zoonoses and Communicable Diseases Common to Man and Animals. 3 ed. Vol. III. Scientific and Technical Publication n. 580, Parasitoses. Washington, DC: PAHO; 2003.
11. Semenas L, Kreiter A, Urbanski J. New cases of human diphyllobothriasis in Patagonia, Argentina. Rev Saúde Públ. 2001; 35(2):214-6.
12. Revenga J, Semenas L. Difilobotriasis en salmónidos introducidos en el Parque y Reserva Nacional Nahuel Huapi, Argentina: Morfologia de plerocercoides. Arch Med Vet. 1991; 23(2):157-64.
13. Revenga JE, Perfumo CJ, Ubeda CA, Semenas LG. Difilobotriasis en salmónidos introducidos en el Parque y Reserva Nacional Nahuel Huapi, Argentina: patología de las lesiones producidas por Diphyllobothrium spp. Arch Med Vet. 1995; 28(2):115-22.
14. Torres P, Lopez JC, Cubillos V, Lobos C, Silva R. Visceral diphyllobothriosis in a cultured rainbow trout, Oncorhynchus mykiss (Walbaum), in Chile. J Fish Dis. 2002; 25:375-9.
15. Torres P, Cuevas C, Tang M, Barra M, Franjola R, Navarrete N, et al. Introduced and native fishes as infection foci of Diphyllobothrium spp. in human and dogs from two localities at lake Panguipulli in Southerm Chile. Comp Parasitol. 2004; 71(2):111-7.
16. Escalante H, Miranda H. Diphyllobothrium pacificum: Hallazgo de larvas plerocercoides en peces, marinos del Perú y desarrollo de formas adultas del parásito en Canis familiares. Bol Chil Parasitol. 1986; 41:7-13.
17. Pérez I, Chávez A, Casas E. Presencia de formas parasitarias en peces comerciales del mar Peruano. Rev Investig Vet Perú. 1999; 10(1):1-5.
18. Knoff M, São Clemente SC de, Andrada CDG, Lima FC, Padovani RES, Fonseca MCG, et al. Cestóides Pseudophylidea parasitos de congro-rosa, Genypterus braziliensis Regan, 1903 comercializados no Estado do Rio de Janeiro, Brasil. Rev Bras Cienc Vet. 2008; 15(1):28-32.

19. Castilho VLPC, Gonçalves EMN, Uemura IH, Buratini MN. Diphyllobothrium latum: descrição de um caso no Hospital das Clínicas-FMUSP. J Bras Patol. 2001; 37(4 Supl. XV):89.
20. Sampaio JLM, Andrade VP, Lucas MC, Fung L, Gagliardi SMB, Santos SRP, et al. Diphyllobothriasis, Brazil. Emerg Infect Dis. 2005; 11(10):1598-600.
21. Tavares LER, Luque JL, Bonfim TCB. Humam diphyllobothriasis: reports from Rio de Janeiro, Brazil. Rev Bras Parasitol Vet. 2005; 14(2):85-7.
22. Santos FLN, Faro LB. The first confirmed case of Diphyllobothrium latum in Brazil. Mem Inst Oswaldo Cruz. 2005; 100(6):685-6.
23. Emmel VE, Inamine E, Secchi C, Brodt TCZ, Amaro MCO, Cantarelli VV, et al. Diphyllobothrium latum: relato de caso no Brasil. Rev Soc Bras Med Trop. 2006; 39(1):82-4.
24. Capuano DM, Okino MHT, Mattos HRM, Torres DMAGV. Difilobotríase: Relato de caso no município de Ribeirão Preto, SP, Brasil. Rev Bras Anál Clín. 2007; 39(3):163-4.
25. Lacerda JUV, Almeida Filho GG, Coutinho HDM. Ocorrência de difilobotríase na Paraíba não relacionada a viajantes. Rev Méd Ana Costa. 2007; 12(3):1-4.
26. São Clemente SC, Knoff M, Padovani RES, Lima FC, Gomes DC. Cestóides Trypanorhyncha parasitos de congro-rosa, Genypterus brasiliensis Regan 1903 comercializados nos municípios de Niterói e Rio de Janeiro, Brasil. Rev Bras Parasitol Vet. 2004; 13(3):97-102.
27. Dollfus RP. Études critiques sur lês tetrarhynques du Muséum de Paris. Arch Mus Natl Hist Nat (Paris). 1942; 19(6):1-466.
28. Daschner A, Alonso-Gómez A, Mora C, Moreno-Ancillo A, Villnueva R. Anisakiasis gastro-alérgica con parasitación masiva. Rev Esp Alergol Inmmunol Clin. 1997; 12(6):370-2.
29. Van Thiel PH, Huippers CF, Roskam RT. A Nematode Parasitic to herring causing Acute Abdominal Syndromes in Man. Trop Grog Med. 1960; 2:97-113.
30. Ubeira FM, Valinñas B, Lorenzo S, Iglesias R, Figueiras A, García-Villaescusa R. Anisaquiosis y Alergia: Estudio seroepidemiológico en La Comunidad Autónoma Gallega. In: Documentos Técnicos de Salud Pública n. 24. Xunta de Galícia: Consellería de Sanidad y Servicios Sociales; 2000.
31. Prado SPT, Capuano DM. Relato de nematóides da família Anisakidae em bacalhau comercializado em Ribeirão Preto, SP. Rev Soc Bras Med Trop. 2006; 39(6):580-1.
32. Eberhard ML, Hurwitz H, Sun A, Coletta D. Intestinal perforation caused by larval Eustrongylides (Nematodo: Dioctophymatoidae) in New Jersey. Am Soc Trop Med Hig. 1989; 40:648-50.
33. Barros LA, Oliveira RL, Moraes Filho J, Justino CHS, Mateus LAF. Análise do parasitismo por Contracaecum sp. e Eustrongylides sp. em cacharas, Pseudoplatystoma fasciatum (Linnaeus, 1766) (Pisces: Pimelodidae) provenientes do rio Cuiabá, Mato Grosso, Brasil. R Bras Ci Vet. 2009; 16(2):58-61.
34. Leite OHM, Higaki Y, Serpentini SLP, Carvalho SA de, Amato NV, Torres DMA, et al. Infecção por Clonorchis sinensis em imigrantes asiáticos no Brasil: tratamento com praziquantel. Rev Inst Med Trop. 1989; 31(6):416-22.
35. Dias RMDS, Mangini ACS, Torres DMAGV, Vellosa SAG, Silva RM da, Silva MIPG. Introdução de Clonorchis sinensis por imigrantes do leste asiático no Brasil e a suspensão da obrigatoriedade de exames laboratoriais para obtenção de vistos de permanência. Rev Bras Anal Clin. 1992; 24(2):29-30.
36. Gibson DI. Digenea. In: Costello MJ, et al. European register of marine species: a check-list of the marine species in Europe and a bibliography of guides to their identification. Collection Patrimoines Naturels; 2001. p. 136-42.
37. Gonçalves JF, Tanabe M, Medeiros FPM, Gonçalves FJ, Aca IS, Motta SRN, et al. Parasitological and sorological studies on amoebiasis and other intestinal parasitic infections in the rural sector around Recife northeast Brazil. Rev Inst Med Trop. 1990; 36(6):428-35.
38. Simões SBE, Barbosa HE, Santos CP. The life cycle of Ascocotyle (Phagicola) longa (Digenea: Heterophyidae), a causative agent of fish-borne trematodosis. Acta Trop; 2009. doi: 10.1016/j.actatropica.2009.10.020.
39. Chieffi PP, Leite OH, Dias RMDS, Torres DMAV, Maglni AS. Human parasitism by Phagicola sp. (Trematoda, Heterophyidae) in Cananéia, São Paulo State, Brazil. Rev Inst Med Trop São Paulo. 1990; 32:285-8.
40. Chieffi PP, Gorla COM, Torres DMAGV, Dias RMDS, Mangini AC, Mangini AV, et al. Human infection by Phagicola sp. (Trematoda, Heterophyidae) in the municipality of Registro, São Paulo State, Brazil. Jour Trop Med Hyg. 1992; 95:346-8.
41. Dias ERA, Woiciechovskj E. Ocorrência de Phagicola longa (Trematoda: Heterophyidae) em mugilídeos e no homem, em Registro e Cananéia, SP. Hig Aliment. 1994; 8(31):3-6.
42. Lemos ACM, Coelho JC, Matos ED, Montal G, Aguiar F, Badaró R. Paragonimiasis: first case reported in Brazil. Braz. J. Infect. Dis. 2007; 11(1):153-6.
43. Kitagawa N, Oda M, Totoki T, Washizaki S, Oda M, Kifune T. Lidocaine spray used to capture a live Clinostomum Parasite causing human laryngitis. Am J Otolaryngol. 2003; 24(5):341-3.
44. Eiras JC. Elementos de ictioparasitologia. 1 ed. Porto (Portugal): Fundação Engenheiro Antônio de Almeida; 1994.
45. Lymbery AJ, Cheah FY. Anisakid nematodes and anisakiasis. In: Murrell KD, Fried Be (eds.). Food-Borne parasitic zoonoses: fish and Plant-Borne parasites. New York: Springer. 2007; 11:185-207. (World Class parasites)
46. FDA. Fish and Fishery Products Hazards and Controls Guide. 3 ed. US Food and Drug Administration, Center for Food Safety and Applied Nutrition, Office of Seafood, Washington DC, USA; 2001. Disponível em: www.cfsan.fda.gov/~comm/haccpsea.html.ICMSF.
47. Acha PN, Szyfres B. Zoonoses and Communicable Diseases Common to Man and Animals. 3 ed. Vol. III. Scientific and Technical Publication n. 580. Parasitoses. Washington, DC: PAHO/WHO; 2003. 395 p.
48. Murrell KD. Fishborne zootic parasites: epidemiology, detection and elimination (Chap. 8). In: Bremmer HA (ed.). Safety and quality issues in fish processing. Cambridge (England): Woodhead Publishing Limited and CRC Press LLC; 2002. 520 p.

9 Qualidade do Pescado

Carlos Alberto Muylaert Lima dos Santos ▪ Juliana Antunes Galvão

Introdução

O consumidor da atualidade busca por produtos de qualidade. No caso do pescado, este deve ser inócuo, nutritivo, fresco, saboroso e, quer seja da pesca ou da aquicultura, advindo de uma cadeia sustentável. O enfoque deste capítulo versará sobre aspectos da qualidade do pescado que se relacionam com todos os elos da cadeia produtiva do pescado com foco direto no consumidor brasileiro, sendo os aspectos relacionados à inocuidade inerentes à qualidade do pescado. Uma ênfase especial será dada aos problemas existentes quanto à inocuidade e qualidade comercial dos produtos da pesca e da aquicultura em nosso país. Porém, quais os atributos propriamente ditos de um pescado de qualidade?

Conceitos de qualidade

Qualidade em si deve determinar o grau de excelência de um serviço ou produto: sendo capaz de satisfazer as necessidades estabelecidas ou implícitas de um "terminado bem" ou um "serviço prestado".[5]

Qualidade é uma das palavras mais usadas no comércio por ser ambígua e dar lugar a interpretações que são próprias a todas as negociações. Para as empresas, a qualidade pode significar baixos custos de produção, padronização e otimização dos produtos ou serviços oferecidos.[12] Para o cliente, o termo qualidade pode estar relacionado tanto a praticidade, conveniência e segurança quanto à satisfação pessoal, sendo um conjunto de características que são desejáveis associadas a determinadas propriedades do produto.[4,22,27]

A qualidade do pescado se refere principalmente à aparência e grau de frescor.[9,21] O conceito de qualidade engloba também o fator inocuidade, ou seja, o alimento deve ser inócuo, sadio, seguro ao consumo, não sendo capaz de causar danos à saúde do consumidor final.

Portanto, a noção de qualidade apresenta múltiplas facetas que por final se complementam, levando-se em consideração as diferentes visões, anseios e perspectivas de cada elo participante e atuante da cadeia produtiva. Dessa forma, não é possível avaliar a real qualidade do pescado com referência a um atributo único, ou unidade de medida. É necessária uma análise holística a respeito do produto como um todo, levando-se em consideração os principais fatores de interesse para um dos atores envolvidos nessa cadeia produtiva.[15]

No que concerne ao pescado, podemos distinguir objetivos distintos, dependendo das expectativas dos quatro segmentos principais que participam da cadeia produtiva do pescado: (1) os diferentes elos da cadeia de produção e distribuição; (2) os agentes de transformação e agregação de valor à matéria-prima; (3) o consumidor final; e (4) os poderes públicos.[27,29,30,38]

Qualidade e a cadeia de produção e distribuição

A água é o primeiro gargalo no que tange ao pescado quando se trata de qualidade. Tanto na pesca extrativa quanto na aquicultura, é preciso se levar em conta a sustentabilidade da produção desse alimento, focando em assuntos relativos à preservação das espécies e impactos ambientais, produtividade, inocuidade e segurança alimentar, bem como suas características sensoriais.

Os componentes da cadeia de distribuição baseiam suas expectativas quanto à qualidade focando em alguns aspectos que estão fora de sua zona de controle, considerando a cadeia produtiva como um todo:[29,38]

- A disponibilidade do produto em volume e regularidade, levando em consideração que a sazonalidade das espécies é uma realidade;
- A origem do produto, visto que é informação básica do elo de produção para os demais elos da cadeia, levando em consideração também a qualidade do ambiente;
- A vida útil do produto, ligada estreitamente com a forma e data de abate, cadeia do frio, dado fundamental para o atacadista e distribuidor;
- A homogeneidade do produto, levando em consideração espécie, tamanho e peso, coloração, tempo de captura ou despesca, textura, almejando a padronização do produto;
- A variedade de produtos fornecidos, dando preferência a um fornecedor que ofereça várias espécies e produtos;
- O preço, essencial nas transações feitas pelas centrais de compra dos grandes distribuidores. De uma maneira geral, os intermediários de distribuição privilegiam o volume e preferem comprar e comercializar a preços mais acessíveis e competitivos.

A qualidade e o setor de transformação e agregação de valor da matéria-prima

A indústria de transformação possui necessidades específicas que devem ser conhecidas a fim de que se possa antecipar a evolução e atender a demanda. Geralmente, suas exigências se concentram sobre a taxa de rendimento da carne do pescado com relação ao peso vivo, à facilidade de descabeçamento, evisceração, filetagem, escamação, e/ou descasque, e sobre o preço da matéria-prima, muito importante para a obtenção no final da cadeia de um produto final com preço acessível ao consumidor. Ela também busca obter uma matéria-prima uniforme no que se refere à espécie, origem, tempo de captura ou despesca, tamanho, cor, textura, frescor. Para atender uma clientela cada vez mais exigente, e buscando sobreviver e vencer no complexo e turbulento mercado atual, no qual é oferecida uma grande variedade de produtos, a qualidade da matéria-prima torna-se fator decisivo para as empresas de transformação.[15]

A conveniência e diversidade de produtos é outro quesito importante, visto que o consumidor atual busca produtos prontos para a consumo, e na cadeia produtiva do pescado faltam produtos que atendam essa necessidade cada vez maior.

Qualidade e o consumidor final

Quando comparamos produtos provenientes de outros gêneros alimentícios, percebemos que o consumidor final leva em conta diversos aspectos quando busca comprar um produto à base de pescado,[29,31] entre eles:

- A qualidade nutricional. Na atualidade existe uma busca por alimentos que satisfaçam requisitos quanto a saudabilidade;
- A qualidade higiênica, considerada prioridade básica pelo consumidor. Como não possui a capacidade de medir esse parâmetro antes da negociação somente por meio da aparência do produto, o comprador é obrigado a confiar nos meios públicos (inspeção governamental), no conhecimento e na confiança adquiridos por um produto ou marca, criados por sua experiência individual da cadeia de distribuição;
- A qualidade sensorial, que é uma variável antes de tudo cultural. A carne branca, a ausência de um sabor mais pronunciado, pouca ou nenhuma espinha são razões para o sucesso do linguado nos mercados do sudoeste e do sul do Brasil, porém essas características não são as mesmas apreciadas nos mercados do nordeste do país, por exemplo;
- A qualidade de uso, igualmente influenciada por diferenças culturais, mas, sobretudo, pela rápida evolução do hábito. Por exemplo, a demanda no caso dos produtos pesqueiros nos países industrializados da América do Norte e Europa tende a produtos de fácil preparação (camarão descascado, eviscerado, filés de peixe, anéis de lula), com facilidade de armazenamento (bandejas embaladas a vácuo, pratos prontos congelados) e disponíveis em todos os pontos de venda. A maior parte dos países em desenvolvimento ainda está muito longe dessa realidade;
- A qualidade simbólica, que associa o consumo de produtos aquáticos a um retorno à natureza, à utilização

sem limites de um recurso natural, com se este fosse inesgotável;

- A qualidade social, que leva em conta os riscos externos da produção agrícola em relação à qualidade do meio ambiente.

A qualidade e os poderes públicos

O Estado procura intervir fortemente no estabelecimento de padrões de sanidade e qualidade para alcançar seus objetivos de proteção da saúde. As normas e regras permitem a redução dos riscos sanitários do produto, diminuem a percepção desse risco por parte do consumidor, procurando favorecer o estabelecimento de uma relação de confiança entre o produtor e o comprador.

As regulamentações impostas pelos poderes públicos são obrigatórias. Nesse sentido, elas não devem permitir práticas desleais de comércio no que se refere à qualidade de produtos. Porém, na realidade, existem disparidades regulamentares entre países que podem ser uma fonte de distorção da concorrência, transformando-se em barreiras à entrada de produtos em certos mercados.[38]

Conceito de frescor

O conceito de frescor do pescado está intimamente ligado àquele da qualidade sensorial. As características de um pescado quando fresco, imediatamente após a sua morte, são aquelas específicas de cada espécie, ligadas à aparência, odor, sabor e textura. Após a morte do pescado, essas características alteram-se gradativamente, deteriorando sua qualidade sensorial até que ele se torne impróprio ao consumo humano.[2,4,21]

Quanto ao frescor, a qualidade do pescado seria o resultado de quatro fatores: (1) as condições do pescado no momento de sua captura ou despesca; (2) as condições de manipulação do pescado a partir de sua captura ou despesca (incluindo o método de captura); (3) a forma como este foi abatido; e (4) as alterações ocorridas *post-mortem*, incluindo seu armazenamento. A vida útil do pescado armazenado em gelo é o período de tempo decorrido entre a morte do pescado e o momento em que não é mais considerado comestível. Dentre as causas (autólise, ação bacteriana e oxidação) que levam à deterioração do pescado fresco em gelo, a ação bacteriana é aquela considerada de maior importância, pois contribui decisivamente para as alterações sensoriais que levam a sua deterioração.[19]

Em geral, quaisquer que sejam suas condições socioeconômicas e culturais, consumidores de pescado desejam um produto o mais fresco possível. Em geral, desconfiam do pescado congelado, por serem incapazes de precisar o frescor do produto no momento da compra.[26,42,49] A bibliografia internacional especializada sobre a qualidade e a perda da qualidade do pescado fresco é volumosa, sendo o texto preparado por Lupín[34] sobre o uso de gelo e os métodos de manipulação do pescado fresco a principal referência didática sobre o assunto.

Frescor e as espécies brasileiras

A falta de informação científica sobre como se dá o processo de deterioração, suas causas e a vida útil em gelo das principais espécies de peixe de valor comercial no Brasil é um dos principais obstáculos ao aprimoramento da utilização do pescado como alimento em nosso país. Entre as muitas espécies de valor comercial no Brasil, apenas algumas delas têm seu tempo de armazenamento em gelo estudado, com parâmetros físicos, sensoriais, químicos e microbiológicos associados ao seu frescor e à perda de características desejáveis devidamente definidos.

A grande maioria dos trabalhos publicados se concentra em poucas espécies, sendo o esforço dos pesquisadores multiplicado desnecessariamente, geralmente devido a maior disponibilidade, facilidade de obtenção e menor preço da espécie estudada, sem uma preocupação mais séria com a metodologia analítica a ser empregada, com a análise de pesquisas anteriormente realizadas sobre o tema e com a finalidade da investigação propriamente dita.

Das publicações disponíveis quanto à vida útil das diferentes espécies no Brasil, em 2010, salientamos a revisão sobre o tempo de vida útil em gelo dos bagres de água doce.[31] Em 2013, foi publicada uma revisão quanto ao tempo de vida útil de peixes amazônicos estocados em gelo.[33] Em 2014, um estudo de vida útil do pirarucu estocado em gelo.[36] Em 2015, da lagosta estocado em gelo pelo método QIM (Quality Index Method).[18] Em 2016, do beijupirá de cultivo por meio do método QIM.[13] Por fim, em 2017, da carapeba armazenada em gelo pelo método QIM.[17] Porém, em se tratando da infinidade de espécies brasileiras de importância comercial, há necessidade eminente de pesquisas direcionadas a esse tema.

Conceito de inocuidade

A inocuidade é uma das maiores preocupações da indústria de alimentos e, particularmente, da indústria mundial envolvendo a cadeia produtiva do pescado, refletindo a conscientização crescente de todos os elos da cadeia de produção e distribuição, inclusive dos consumidores finais. Qualquer noticiário negativo associando o consumo de pescado com doenças para o homem acarreta declínio nas vendas, perdas de mercado, prejuízos financeiros e complicações legais. Portanto, nenhuma indústria de pescado pode sobreviver e crescer sem possuir – e investir – em um sistema de gestão de qualidade que previna e controle de problemas que possam vir a acarretar problemas ao consumidor.[22]

Perigos associados ao consumo de pescado

A análise dos problemas reais de inocuidade do pescado – aqueles associados aos perigos significativos para a saúde do consumidor, indicam a necessidade da prevenção e controle de perigos biológicos, químicos e físicos, identificados por meio da aplicação do conceito de HACCP (Hazard Analysis and Critical Control Points; em português: "análise de perigos e pontos críticos de controle").[5,6]

Bactérias, vírus e parasitas patogênicos para o homem são os perigos biológicos a serem prevenidos e controlados. Quanto às bactérias patogênicas associadas com doenças transmitidas pelo pescado, Huss *et al.*[22,23] recomendam a necessidade de diferenciar aquelas que fazem parte da flora natural do ambiente aquático onde habita o pescado daquelas bactérias cuja presença indica uma contaminação exógena. No primeiro caso enquadram-se principalmente os víbrios (*V. parahaemolyticus*, *V. cholerae*, *V. vulnificus*), *Listeria* spp., *Clostridium botulinum*, *Aeromonas*, *Plesiomonas* e outros. No caso das bactérias de contaminação estão *Salmonella*, *Shigella*, *Escherichia coli* e *Staphylococcus aureus*, entre outros. A presença do primeiro grupo deve ser sempre esperada, tendo em vista que essas bactérias fazem parte do *habitat* natural do pescado. No caso das demais bactérias, sua presença, considerada indicadora de contaminação por fezes humanas ou animais, indicaria falha nos processos de higienização.[5,22,23]

Estudo recente realizado no Brasil visou diagnosticar os principais microrganismos patogênicos na cadeia produtiva da tilápia, no intuito de otimizar os procedimentos de limpeza aplicados na indústria pesqueira e reduzir o risco de contaminação bacteriana e o impacto ambiental dos biocidas utilizados. Com esse objetivo, foi realizado o diagnóstico e a incidência das principais bactérias patogênicas transmitidas por alimentos (*Listeria monocytogenes*, *Salmonella* spp., *Staphylococcus aureus* e *Escherichia coli* termotolerantes) que podem ser veiculadas por meio do pescado, bem como o estudo da formação de biofilme e de resistência ao hipoclorito de sódio, biocida esse mais usado na indústria de alimentos. Alternativas quanto à concentração e efeitos sinérgicos dos produtos, bem como a seleção de produtos seguros ao ambiente, foram testados visando melhorar o controle de biofilmes bacterianos na indústria pesqueira, problema esse eminente nessa cadeia produtiva. Possuem o intuito de minimizar os problemas de contaminação, melhorar o processo de sanitização e higienização, que muitas vezes é realizado de forma ineficiente, bem como reduzir o atual impacto ambiental causado pelo uso de alguns produtos químicos.[45-49]

Apesar do grande número de vírus que podem estar no ambiente aquático, somente alguns são descritos como causadores de doenças relacionadas ao consumo de pescado. Dentre outros, os principais são os seguintes: hepatite tipo A (VHA), vírus Norwalk, calicivírus, astrovírus. Suas presenças são fruto da poluição das águas habitadas pelo pescado ou de contaminação causada pelos manipuladores. Os moluscos bivalves são aqueles animais aquáticos que apresentam o maior risco de transmissão de doenças para o homem em razão de sua capacidade de filtrar a água e concentrar patógenos.[22,26]

As doenças transmitidas por parasitas do pescado ao homem têm sua principal causa na ingestão de pescado cru, impropriamente cozido ou processado, infectado por esses parasitas. Um grande número de parasitas infecta o pescado; porém, somente um número reduzido deles pode causar doenças no homem. Entre os parasitas patogênicos para o homem, transmitidos pelo consumo de pescado, sobressaem-se helmintos pertencentes às famílias Opisthorchiidae, Heterophyidae, Paragonimidae (trematoides), Anisakidae, Gnathostomidae (nematoides) e Diphyllobothridae (cestoides). A incidência dessas ictiozoonoses parasitárias tem aumentado de maneira significativa nos últimos anos. Entre as razões apontadas para esse aumento estão incluídas as seguintes: novos e mais acurados métodos de diagnóstico; o hábito crescente do consumo de pratos à base de pescado cru e/ou inadequadamente cozido (sushi, sashimi, *ceviche*, *carpaccio*, entre outros); o desenvolvimento acelerado do comércio internacional de pescado; e o incremento da aquicultura.[8]

As biotoxinas são responsáveis por um número substancial de doenças relacionadas ao pescado. Entre as principais biotoxinas que são intrínsecas ao pescado estão a tetraodontoxina e o veneno paralisante, diarreico e amnésico produzido pelos moluscos. A histamina é uma importante biotoxina formada pelo desdobramento da histidina por ação bacteriana, após a morte do pescado.[22]

No Brasil, a presença de cianotoxinas em corpos de água tem sido recorrente principalmente nos estados do Nordeste e Sudeste;[12,14,16] isso é preocupante em termos de saúde pública, pois muitos desses corpos de água são utilizados para abastecimento, bem como para pesca e cultivo de organismos aquáticos. É conhecida a habilidade que algumas espécies aquáticas utilizadas como alimento possuem de bioacumular essas toxinas em seus tecidos e órgãos. Há registros de ocorrência de saxitoxina, importante neurotoxina em filés e hepatopâncreas de tilápia.[16]

No caso dos perigos químicos estão os resíduos de metais pesados, de agrotóxicos, de medicamentos veterinários e de aditivos alimentares. Esses casos, apesar do número reduzido de evidências científicas sobre sua ocorrência, vêm merecendo um cuidado particular por parte das autoridades sanitárias dos principais países importadores de pescado (União Europeia, Estados Unidos, Japão), sendo uma das principais razões de detenções e rejeições de pescado e derivados.[1]

Situação brasileira

Com referência à ocorrência de doenças transmissíveis por alimentos (DTA) no Brasil, somente alguns estados e/ou municípios dispõem de estatísticas e dados sobre a ocorrência de surtos, dos agentes etiológicos mais comuns, alimentos mais frequentemente implicados, população de maior risco e fatores contribuintes. Presume-se alta morbidade; entretanto, como poucas DTA estão incluídas no Sistema Nacional de Vigilância Epidemiológica, não se conhece sua magnitude. Pela informação disponível, a mortalidade e a letalidade são baixas, dependendo das condições do paciente, do agente etiológico envolvido e do acesso aos serviços de saúde.[41]

Em 2009, dados da Secretaria de Vigilância em Saúde[41,42] indicam que o número de surtos de DTA no Brasil

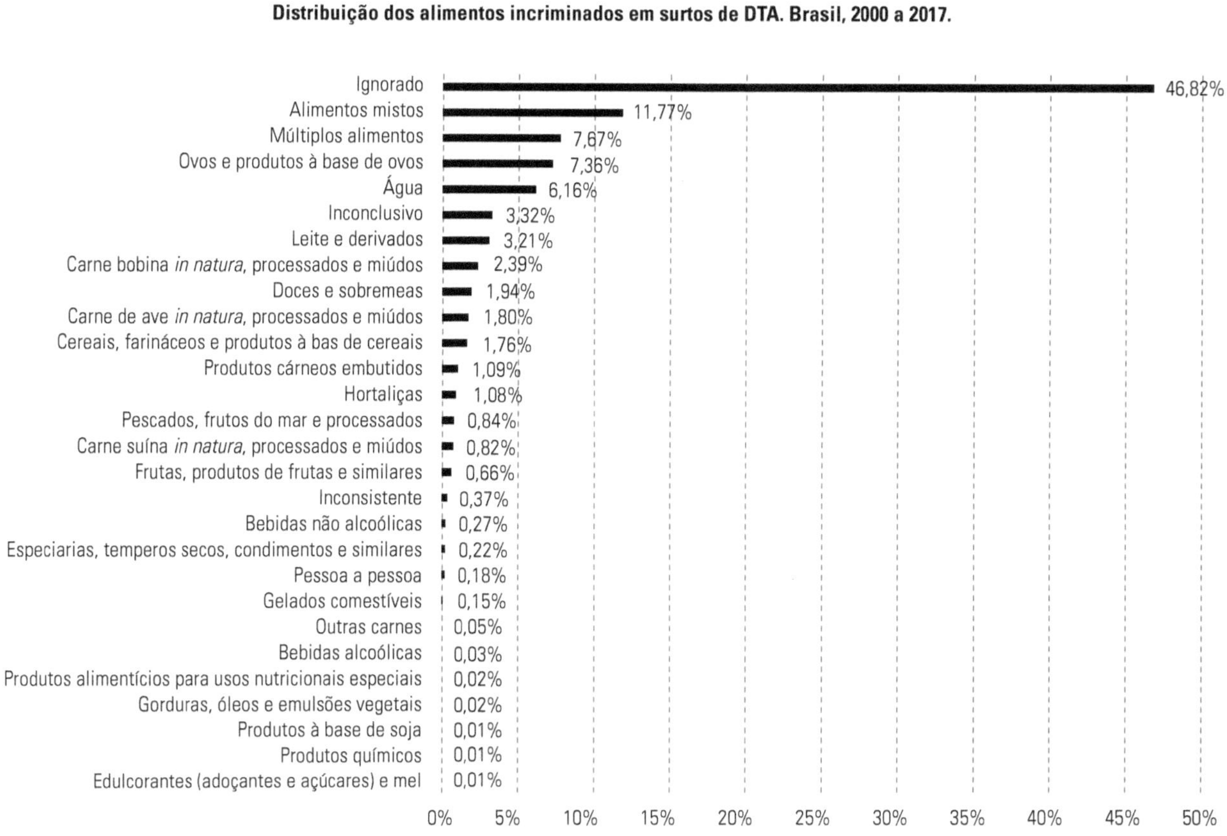

Figura 9.1 ■ Surtos de DTA por tipo de alimento contaminado, Brasil, 2000-2017. (Fonte: COVEH/CGDT/DEVEP/SVS/SMS.) Dados sujeitos a alterações. Atualizados em 16.12.2019.

durante o período de 1999 a 2008 atingiu 6.602, envolvendo 117.330 pessoas doentes e 64 óbitos. Os dados mostram que em 34,3% dos surtos o veículo (alimento) era ignorado. A Figura 9.1 mostra os alimentos envolvidos nesses surtos: entre os 6.602 surtos, o pescado teria causado 69 deles. Segundo a SVS30, esses números estariam muito aquém do quadro real (< 5%), sendo que a maior parte dos surtos de DTA (84%) foi causada por bactérias patogênicas e/ou suas toxinas, predominando *Salmonella*, *Staphylococcus*, *Bacillus cereus*, *Clostridium perfringens*, *Shigella* e outros (> 1%), seguidos por vírus (13,6%), contaminantes químicos (1,2%) e parasitos (1%).[42]

Em 2010, um estudo sinalizou que houve um total de 23 surtos, 312 casos e 3 óbitos durante o período 1983–2010. Os principais agentes etiológicos incriminados nessas ocorrências foram as biotoxinas marinhas (8 surtos, 179 casos e 3 óbitos), seguidas pelas parasitoses (13 surtos e 117 casos) e por bactérias patogênicas (1 surto e 16 casos).[32]

Dados de publicação recente da Secretaria de Vigilância em Saúde, analisando dados de 2000 a 2017, trazem a distribuição dos alimentos envolvidos em surtos de DTA (Figura 9.1). Nesses, somou-se um total de 12.503 surtos notificados; os casos confirmados causados por pescado totalizaram 105 casos.[41]

Gestão da qualidade

Tradicionalmente, um programa de controle de qualidade tinha como base a implantação de um controle higiênico. A confirmação da inocuidade dos produtos finais e a identificação de problemas potenciais eram obtidas por meio da análise laboratorial dos produtos finais. O controle da higiene era garantido pela inspeção das instalações do estabelecimento produtor, visando assegurar a conformidade com códigos de boas práticas de higiene (BPH) e boas práticas de fabricação (BPF). Hoje, esses códigos e boas práticas (BPH/BPF) são ainda a base da higiene alimentar; entretanto, apesar de ainda serem consideradas essenciais, essas ferramentas somente fornecem requisitos genéricos, sem levar em conta características específicas de um alimento e de seu processamento.[13]

Contrastando com os métodos tradicionais de controle de alimentos, hoje se recomenda a aplicação de um sistema que leve ao controle de todas as condições que ocorrem em cada fase da cadeia de produção e distribuição de alimentos. Trata-se do sistema HACCP, do inglês Hazard Analysis and Critical Control Points (em português: APPCC, Análise de Perigos e Pontos Críticos de Controle). O HACCP não funciona sozinho: opera com base em procedimentos de higiene considerados pré-requisitos para a sua aplicação.

As boas práticas de fabricação (General Manufacturing Practices – GMP), baseadas nos princípios gerais de higiene alimentar do CODEX, são um dos principais pré-requisitos para a aplicação do HACCP.[6,38] Sistemas de controle baseados no HACCP são amplamente usados em todo o mundo. A indústria de pescado foi o primeiro setor da indústria de alimentos a aplicar o HACCP e é hoje um de seus maiores empregadores.[30]

Ferramentas de gestão

Todo aquele vinculado ao controle de qualidade de alimentos se depara com uma parafernália de sistemas, normas, códigos, identificados por abreviações individuais em língua inglesa ou portuguesa. Dentre essas ferramentas de gestão da qualidade,[15] merecem destaque as seguintes:

- Princípios gerais de higiene alimentar do CODEX.
- *Good hygienic practices* (GHP)/*good manufacturing practices* (GMP) ou boas práticas de higiene (BPH)/boas práticas de fabricação (BPF).
- *Sanitation standard operating procedures* (SSOP) ou procedimentos-padrão de higiene operacional (PPHO).
- *Hazard analysis and critical control points* (HACCP) ou análise de perigos e pontos críticos de controle (APPCC).
- *Risk analysis* ou análise de riscos.
- *Quality control* (QC) ou controle de qualidade (CQ).
- *Quality assurance* (QA) ou garantia da qualidade (GA).
- *Quality management* (QM) ou gestão de qualidade (GQ).
- *Total quality management* (TQM) ou gestão total da qualidade (GTQ).
- *ISO standards* ou normas ISO.

Os princípios gerais de higiene alimentar cobrem toda a cadeia alimentar, desde a produção primária até o consumidor final, estabelecendo as condições higiênicas necessárias para produzir alimentos inócuos e saudáveis para o consumo. Os princípios recomendam a implantação do conceito de HACCP como instrumento fundamental para o aprimoramento da inocuidade dos alimentos. Sua aplicação permite aos estabelecimentos que produzam, manipulem, processem e/ou distribuam alimentos, operando dentro de condições ambientais favoráveis à produção de alimentos inócuos. O documento foi elaborado e é atualizado pela Comissão do *Codex Alimentarius* (CODEX), sendo recomendado a governos, indústrias e consumidores.[6,38]

Existem diversas versões das GHP/GMP/BPH/BPF em razão de seus múltiplos autores (governos, entidades privadas, órgãos internacionais); entretanto, todas elas baseiam-se nos princípios de higiene alimentar do CODEX. Geralmente estão incluídas, de alguma forma, na legislação sobre alimentos de cada nação. Elas têm uma abordagem ampla e cobrem muitos aspectos operacionais dos estabelecimentos e do pessoal que manipula alimentos.

Os SSOP (PPHO) são procedimentos específicos extraídos das GHP/GMP/BPH/BPF e julgados essenciais para a aplicação eficiente do HACCP. Eles foram originalmente incluídos na legislação de alimentos dos Estados Unidos, inicialmente para a indústria de pescado e para a indústria de carnes. Nesse caso, existe também uma proliferação de diferentes versões da ferramenta, dependendo de seus autores (governos, entidades privadas, órgãos internacionais).

O sistema HACCP tem base científica, identifica perigos específicos e medidas para seu controle, visando assegurar a inocuidade e qualidade do alimento. O HACCP é um instrumento que serve para avaliar perigos e estabelecer sistemas de controle que se concentram na prevenção desses perigos, ao invés de se dedicar à amostragem e análise de produtos finais. Conforme indicado anteriormente, para que o HACCP funcione de modo eficaz, deve ser executado sobre uma base sólida de pré-requisitos. O HACCP é aceito e recomendado em âmbito internacional, fazendo parte da legislação alimentar da maior parte dos países.[6,38]

Análise de riscos consiste no estudo sistemático dos riscos causados pela presença de perigos nos alimentos, incluindo três procedimentos: avaliação, gestão e comunicação de riscos. Por meio de seu uso, geralmente é possível chegar a uma conclusão clara e objetiva sobre se um atributo específico de um alimento representa um perigo para a inocuidade desse alimento e qual a intensidade do risco para a saúde pública que esse perigo representa.[7] As definições dos termos "perigo" e "risco" são essenciais para a compreensão dessa ferramenta. Segundo o CODEX,[5,6] "perigo é um agente biológico, químico ou físico, ou uma condição presente num alimento com o potencial de causar um efeito adverso à saúde", enquanto "risco é a função da probabilidade de um efeito adverso à saúde ocorrer e a gravidade deste efeito como consequência deste perigo". O CODEX e a OMC (Organização Mundial do Comércio) consideram a aplicação da análise de riscos fundamental para a obtenção da inocuidade dos alimentos.

Os outros programas de interesse, entretanto, são de aplicação voluntária, e empregados pelas empresas privadas na produção, processamento, distribuição e comercialização de alimentos. Assim, seu emprego fica a critério de cada empresa, devendo ser usado quando um cliente exige sua aplicação, como no caso de uma norma ISO.

Boas práticas de manejo na produção/captura do pescado

Quando se fala em gestão da qualidade na cadeia produtiva do pescado, é preciso ter em mente que a qualidade deve começar no meio ambiente no qual o pescado é capturado ou cultivado, pois a qualidade ambiental é o primeiro gargalo dessa cadeia produtiva.

A adoção de boas práticas de manejo (BPM) é uma das estratégias mais eficientes para reduzir eventuais impactos ambientais negativos causados pelos sistemas de produção/captura do pescado. Sua finalidade é contribuir para a melhoria da qualidade da água, seleção da melhor área de pesca, apetrechos de pesca utilizados, e dos índices de desempenho zootécnico, de forma a aumentar a efetividade, produtividade e a rentabilidade da produção/captura.

É preciso avaliar e assegurar a sustentabilidade dessa cadeia produtiva, quer seja ela advinda do extrativismo ou do cultivo. Na pesca temos que garantir os estoques das espécies-alvo, preservar as áreas de pesca vulneráveis, selecionar o melhor aparato pesqueiro e técnica utilizada, maximizando o rendimento para a indústria. Na aquicultura, outros quesitos devem ser avaliados no intuito de garantir a sustentabilidade desde meio produtivo, assegurando a competitividade e sustentabilidade da aquicultura, levando em consideração primeiramente o projeto de infraestrutura visando a conservação da bacia hidrográfica e o uso racional dos recursos hídricos, utilização de locais adequados para armazenamento de insumos, instalações para eliminação de resíduos gerados, análise de variáveis responsáveis pela qualidade da água, uso correto de fertilizantes, rações, materiais para calagem e terapêuticos e, ainda, medidas de emergência em resposta a baixas concentrações de oxigênio dissolvido, espécie a ser cultivada, densidade de estocagem, entre outros.

As BPM contribuirão para a conservação dos recursos naturais e para a redução da descarga de resíduos para o meio ambiente, promovendo ação preventiva e proativa, visando a conservação dos recursos aquáticos e assegurando a qualidade da água, já que esta interfere na qualidade do pescado.

Gestão da qualidade na indústria

Enquanto as ferramentas mais genéricas (GMP/BPF, SSOP/PPHO) são extensivamente utilizadas para o controle da qualidade na cadeia de produção e distribuição de alimentos (inclusive pescado e derivados), maior lentidão é observada quanto à aplicação do HACCP e, particularmente, quanto ao uso do conceito de análise de riscos. O quadro é observado em todo o mundo, em especial nos países em desenvolvimento.

A situação atual na indústria de pescado é caracterizada por esforços para a implementação correta do sistema HACCP. Observam-se também as primeiras tentativas para a introdução dos conceitos de análise de risco e de rastreabilidade. Em todos os países se observa um esforço coordenado indústria-governo (inspeção) para a implementação do sistema nas empresas que destinam seus produtos ao mercado internacional, em particular para a União Europeia e Estados Unidos. Esse esforço geralmente se concentra dentro das fábricas de processamento. Muito pouco ou quase nada é feito fora das fábricas, ou seja, nos barcos pesqueiros, fazendas de cultivo, lugares de desembarque de pescado e mercados. Bem poucas vezes se dá atenção ao mercado nacional, quase sempre relegado a um plano secundário nos países em desenvolvimento, no que se relaciona à aplicação do sistema HACCP.[30]

Os níveis de aplicação do sistema HACCP variam de país para país, não existindo uma uniformidade. Eles dependem de certos parâmetros, dentre os quais o país, a região e o tipo de indústria. As principais dificuldades enfrentadas são as seguintes:

- Os principais partícipes (indústria, governo, universidade, consumidores) da aplicação do sistema HACCP ainda não se acham plenamente convencidos de suas necessidades, benefícios e vantagens;
- A multiplicidade de regras prejudica a clareza e a transparência do que deve ser colocado em prática: confundem-se HACCP, BPF, SSOP e normas ISO;
- Existe uma concentração excessiva de esforços nos aspectos higiênico-sanitários (banheiros, vestiários, paredes, pisos, higiene pessoal), em detrimento dos aspectos tecnológicos ligados à manipulação, processamento, armazenamento e comercialização de pescado, negligenciados e colocados em segundo plano;
- Falta "vontade política" em muitos países para forçar a aplicação e implementação do sistema em sua totalidade.
- A falta de pessoal treinado. Apesar dos esforços significativos de vários países, muito ainda carece de ser realizado quanto a esse aspecto, em todos os âmbitos governamentais e da iniciativa privada;
- A falta de recursos econômicos para a colocação em prática dos programas de planejamento e implementação do sistema;
- O período de tempo necessário para a introdução correta de planos HACCP pela indústria: sua supervisão efetiva e eficaz pelos órgãos de controle é muito mais longa do que a princípio se estimava;
- Os países em desenvolvimento são os mais afetados quanto à inocuidade e qualidade dos produtos destinados ao mercado interno e ao desenvolvimento tecnológico de seu parque industrial;
- Em muitos casos, o governo, a indústria e os consumidores acham-se virtualmente "perdidos" quanto à aplicação prática do sistema.

Ação governamental

No Brasil, o controle governamental da qualidade e inocuidade dos produtos da pesca e aquicultura possui uma estrutura consistente. No âmbito federal, a inspeção sanitária e industrial de pescado e derivados é uma obrigação estatutária do Ministério da Agricultura desde 1933. A partir de 1950, a atividade foi regulamentada pelo RIISPOA (Regulamento de Inspeção Industrial e Sanitária de Produtos de Origem Animal). Em 1951, a atividade regida pelo RIISPOA passou a ser executada pela então Divisão de Inspeção de Produtos de Origem Animal (DIPOA).

A DIPOA é responsável pela inspeção dos estabelecimentos de pescado e derivados que destinam sua produção ao mercado interestadual e internacional. A inspeção dos estabelecimentos destinados ao comércio intermunicipal é coberta pela ANVISA (Agência Nacional de Vigilância Sanitária) e pelas Secretarias de Agricultura e Saúde dos estados ou municípios. A inspeção de pescado e derivados no âmbito da venda direta ao consumidor é também de responsabilidade desses órgãos. Hoje, a DIPOA tem sua sede em Brasília (DF), onde são executadas as atividades normativas relacionadas à inspeção de pescado e derivados. As estruturas estaduais do Ministério da Agricultura são responsáveis pela execução das operações diárias de inspeção. É óbvio que a eficácia dessas diversas estruturas varia de estado para estado, de município para município, refletindo as diversidades econômico-sociais de nosso país.

A principal filosofia diretora das ações do Serviço de Inspeção Federal (SIF), na área de pescado e derivados, sempre foi buscar e manter uma ativa participação em todos os níveis e lugares onde haja necessidade de prevenção, controle, assistência técnica, e quando exista uma solicitação nesse sentido. A base legal que guia as atividades da inspeção de pescado na DIPOA possibilita uma ação controladora e assistencial muito forte: a ideia-mãe é aquela do veterinário-tecnólogo de pescado. Com esse objetivo, o SIF possui um quadro selecionado de inspetores treinados e especializados no Brasil e no exterior.

Assim, os lugares escolhidos para a construção de um estabelecimento manipulador ou processador de pescado devem ser previamente inspecionados e aprovados pelo SIF. Amostras da água a ser usada devem ser analisadas e aprovadas. Um projeto completo da edificação do estabelecimento deve ser previamente aprovado pelo SIF, sem o qual sua construção não pode ser iniciada. Os novos produtos, métodos de manipulação e processamento, instalações, equipamentos e materiais de embalagem devem ser previamente analisados e aprovados pelo SIF. A rotulagem dos produtos também deve ser previamente aprovada e registrada na DIPOA.

Para exportar seus produtos, os estabelecimentos necessitam de uma autorização especial baseada em suas condições técnico-higiênico-sanitárias, na natureza do produto a ser exportado e no país de destino. Todo estabelecimento exportador deve possuir um sistema HACCP operacional e eficiente.

Nos estabelecimentos inspecionados, a DIPOA dedica muita atenção ao controle do frescor e da qualidade das matérias-primas, do pescado nas linhas de produção, locais de armazenamento e dos produtos finais. Uma atenção especial é dedicada às áreas de recepção do pescado, que devem possuir equipamentos adequados para a lavagem, inspeção e seleção do pescado fresco. O treinamento de pessoal, no que se refere à avaliação sensorial do pescado fresco, é um ponto básico na formação dos inspetores do SIF, que exige um treinamento rigoroso dos controladores de qualidade dos estabelecimentos fiscalizados.

As auditorias frequentes realizadas pelas autoridades sanitárias dos principais países importadores de pescado e derivados (União Europeia, Estados Unidos) têm contribuído positivamente para o aprimoramento das atividades de controle de qualidade e inocuidade exercidas pela DIPOA. Entretanto, a inspeção de pescado sofreu mudanças radicais durante os últimos 10 a 15 anos. Muito terá que aprender o inspetor de pescado, no Brasil e em outros países. Seu conhecimento científico deverá ser ampliado a fim de englobar as doenças emergentes e reemergentes, sua etiologia e seu controle. Deverá familiarizar-se com as práticas da aquicultura de diversas espécies e os problemas de sanidade e qualidade dos produtos derivados dessa atividade. Ele também deverá melhorar seu conhecimento sobre os métodos de identificação de perigos e seu controle: o que ele sabe hoje a respeito não é suficiente. Os maiores desafios estarão no entendimento mais amplo do conceito de HACCP e sua aplicação, nos procedimentos de verificação, na auditoria, na inspeção, na avaliação de sistemas HACCP e no entendimento e aplicação do conceito de análise de risco.

Em âmbito internacional, com exceção da harmonização obtida pela União Europeia, falharam até o momento os esforços no sentido de obter uma "equivalência" entre os sistemas de inspeção de pescado dos principais países exportadores e importadores, em particular entre os sistemas dos países industrializados e aqueles em desenvolvimento. Como exemplo, surge o fracasso norte-americano de estabelecer equivalências entre o seu sistema de inspeção e aquele dos países que para lá exportam pescado e derivados. Ao contrário, persistem, e muitas vezes tornam-se maiores, as diferenças de métodos de atuação e critérios. A demonstração mais fragrante dessa negativa está na continuidade absurda da realização de análises laboratoriais de produtos finais nos portos, aeroportos e fronteiras dos principais países importadores, apesar das declarações repetidas sobre a necessidade do emprego do HACCP.[29,30]

Garantia da qualidade e segurança alimentar

O pescado é uma importante parte da dieta diária de muitos países, contribuindo com um quarto da oferta mundial de proteína de origem animal. Em grande número de países o pescado é uma fonte relevante de emprego, lucro e moeda externa. O consumo *per capita* de pescado aumentou de 11,6 kg em 1971 para 15,7 kg em 1997, principalmente devido aos países em desenvolvimento.[10]

Sob o ponto de vista nutricional, o pescado possui características específicas que o tornam um alimento benéfico. Dentre essas características sobressaem as seguintes:

- Rico em proteínas de alta qualidade e de rápida digestibilidade;
- Rico em lisina e aminoácidos essenciais. A lisina constitui mais de 10% da proteína do pescado, enquanto o arroz tem só 2,8%. Isso faz com que o pescado seja um complemento adequado para dietas ricas em carboidratos, alimentação característica da população carente;
- Rico em micronutrientes que geralmente não são encontrados em alimentos básicos. Por exemplo, é uma importante fonte das vitaminas A e D, caso suas gorduras sejam ingeridas. Também contém tiamina e ribo-

flavina (vitaminas B1 e B2). É fonte de ferro, fósforo e cálcio. Além disso, o pescado marinho também é fonte de iodo;

- O pescado também contribui com ácidos graxos necessários ao desenvolvimento do cérebro e do corpo. O peixe gordo é rico em ácidos graxos poli-insaturados, especialmente ômega-3.

Segurança alimentar

Existem mais de 200 definições do que seja a segurança alimentar. Escolhemos citar aquela descrita no World Food Summit de 1996:[28] "*Existe segurança dos alimentos quando todas as pessoas, em todos os momentos, têm acesso físico e econômico à alimentação suficiente, sadia e nutritiva a fim de atender suas necessidades deitárias e preferências alimentares para uma vida ativa e saudável*".

Segurança dos alimentos coletiva ou nacional

Existe uma importante diferença entre a segurança dos alimentos coletiva, ou nacional, e aquela individual. Um país pode ter segurança alimentar coletiva, nacional, porém alguns de seus indivíduos podem não dispor dessa segurança. Podem ser malnutridos e até mesmo passar fome. Um país pode ser rico em pescado, porém sua população pode rejeitar o seu consumo, devido a outras preferências sociais e culturais. Riqueza em pescado e desnutrição podem coexistir. Uma estratégia essencial, em longo prazo, seria suscitar na população o hábito de comer pescado.[10]

Um conceito básico para garantir a segurança alimentar é o da "capacidade de absorção do alimento", ou seja, o pescado, em nosso caso específico. Para que isso possa ser possível, as condições de higiene e inocuidade do pescado são essenciais. Somada a certas características sensoriais do pescado, a "capacidade de absorção" seria o que chamamos de "qualidade".[11] Por conseguinte, para alcançarmos a segurança alimentar, há a necessidade de que coexistam três fatores: *disponibilidade*, *acesso* e *qualidade*.

Disponibilidade de pescado no Brasil quanto a produtividade e mercado

Dados estatísticos divulgados pela FAO indicam que a produção total brasileira de pescado foi de 1.286 toneladas no ano de 2016, tendo perspectiva de crescimento de 46,6% até 2030. Para a aquicultura, as estimativas foram de 561 toneladas em 2016 com perspectiva de crescimento de 89% até 2030.[40]

Segundo levantamento nacional da Associação Brasileira da Piscicultura, entidade de âmbito nacional que reúne empresas de todos os segmentos da cadeia produtiva da aquicultura, além de entidades de classe regionais, o Brasil produziu 722.560 toneladas de peixes de cultivo em 2018, com crescimento de 4,5% sobre as 691.700 toneladas do ano anterior.[39]

Apesar do grande potencial do Brasil para a produção de pescado, existe no país uma forte e crescente dependência das importações para atender a elevada demanda. Em 2010, a produção nacional atendia 68,3% da demanda doméstica e, em 2017, caiu para 44%; isso porque o crescimento da demanda tem sido maior que o da produção. O setor não é competitivo frente a outros grandes produtores mundiais. É por isso que o mercado interno é inundado por produtos importados, pois os preços de determinadas espécies estrangeiras nos supermercados locais estão abaixo do custo de produção do produto nacional.[51]

Quanto à exportação, em 2019 o país exportou mais tilápia. Segundo dados da Secretaria de Comércio Exterior, nos primeiros oito meses do ano o país comercializou 520,5 toneladas, com crescimento de 33% em relação ao mesmo período de 2018, sendo o produto de maior destaque o filé congelado, com aumento de 110% nas vendas. Nessa mesma data, os Estados Unidos foram o maior comprador da tilápia brasileira, com 97% do total, sendo que Canadá, Equador, África do Sul e Panamá também estão entre os importadores.[39]

Acesso ao pescado no Brasil

Quanto à comercialização de pescado em importantes cidades brasileiras, foram publicados pelo INFOPESCA[32] dados oferecendo um quadro panorâmico da oferta e consumo de pescado nas cidades de Recife, Aracaju, Brasília, Rio de Janeiro e São Paulo, confirmando uma grande variação no que se refere às quantidades disponíveis, locais de acesso, formas de apresentação, principais espécies comercializadas, origem dos produtos e preços dos produtos (Tabela 9.1).

Perdas pós-captura e qualidade do pescado

Essas perdas, em certos países, chegam a alcançar 25%, podendo afetar o volume de pescado disponível. Entre as principais perdas incluem-se aquelas que ocorrem ainda nas águas, resultantes da captura de peixes de pequeno porte e de espécies de baixo valor comercial, jogadas novamente ao meio ambiente pelas tripulações dos barcos pesqueiros, transformadas em farinha de peixe pelas indústrias ou desperdiçadas das mais variadas maneiras. O pequeno tamanho das malhas das redes de arrasto dos barcos de pesca de espécies demersais também é uma das principais razões para essas perdas, pois os espécimes diminutos, sem valor comercial, são desperdiçados.

As más condições de manipulação, armazenamento e transporte do pescado fresco muito contribuem para a perda da qualidade e mesmo deterioração do pescado desembarcado. Nesse caso está incluído o Brasil, onde o quadro é precário em quase todos os locais de descarga de pescado. As práticas tradicionais de passagem do pescado fresco por um ou mais intermediários, em sua viagem até a mesa do consumidor final, também contribuem decisivamente para a perda da qualidade e deterioração do pescado fresco dis-

TABELA 9.1 Consumo de pescado nas principais capitais.[50]

Mercado	Aracaju	Brasília	Recife	Rio	São Paulo
Volume total	7.760 t/a	23.201 t/a	26.872 t/a	167.124 t/a	249.087 t/a
Volume fresco	2.076 t/a	4.961 t/a	N/A	54.452 t/a	145.317 t/a
Consumo	16,8 kg/c/a	12,8 kg/c/a	8,05 kg/c/a	16,4 kg/c/a	15,3 kg c/a
Supermercado	71%	59%	34%	50%	4%
Restaurantes	5%	17%	6%	3%	49% + (1)
Mercados	20%	14% (1)	29%	7%	35%
Feiras/ambulantes	4%	4%	4%	25%	(mercados)
Peixarias/outros	6%	6%	27%	15%	12% (2)

(1) Restaurantes institucionais; (2) "Pesque e pague".

ponível ao consumidor nas feiras livres, mercados, peixarias e supermercados do país. A indústria também é prejudicada pelo recebimento de matéria-prima de qualidade inferior à desejável.[3,29]

Práticas artesanais e/ou industriais inadequadas de preservação e processamento dão como resultado produtos de qualidade inferior e mesmo deteriorados, aumentando as perdas. Más condições de transporte, armazenamento, comercialização e distribuição também contribuem para o aumento das perdas pós-captura.[3] Lamentavelmente, esse é o quadro dominante em nosso país, excetuando-se a industrialização e comercialização do pescado por meio das cadeias de supermercados, que mostram melhoras significativas em alguns casos específicos.

Todas essas negativas são de maior seriedade nos países em desenvolvimento, particularmente nas regiões tropicais e subtropicais, acrescida a dificuldade de se manter a cadeia do frio. Na atualidade, a prevenção, eliminação ou redução dessas negativas em níveis adequados fica sob a responsabilidade do produtor, ou seja, aquele diretamente responsável pela captura, cultivo, descarga, transporte, processamento, armazenamento, distribuição e comercialização do pescado. Esse é o conceito de HACCP (análise de perigos e pontos críticos de controle). Aos Serviços Nacionais de Inspeção de Pescado cabe a supervisão da atuação de todos os partícipes, verificando que o sistema HACCP por eles aplicado seja eficiente.

Papel do tecnologista de pescado

O ensino e a pesquisa na área de tecnologia de pescado estão entre os elos mais importantes para o aprimoramento da utilização do pescado em benefício da segurança alimentar e do desenvolvimento econômico. A participação do(a) especialista em tecnologia de pescado é essencial junto às frotas de captura, às fazendas de cultivo, aos locais de descarga, às indústrias de processamento, aos mercados e supermercados, e aos serviços de inspeção e controle de qualidade. Somente com sua participação ativa será possível garantir a inocuidade do pescado, aprimorar e assegurar sua qualidade, reduzir as perdas pós-captura, diversificar as linhas de produção e de comercialização de pescado e derivados, trabalhar no desenvolvimento de novos produtos, com foco em produtos de conveniência, aumentar o consumo nacional de pescado e os ganhos de todos aqueles vinculados ao setor.

Referências bibliográficas

1. Ababouch L, Gandini G, Ryder J. Causes of detentions and rejections in international fish trade. FAO Fisheries Technical Paper No. 473; 2005. 473 p.
2. Alasalvar C, Garthwaite T, Öküz A. Practical evaluation of fish quality (Chap. 3, p. 17-31). In: Alasalvar C, Taylor T (eds.). Seafood – Quality, Technology and Nutraceutical Applications. Berlin: Springer-Verlag; 2002; 225 p.
3. Avdalov NN. Mirando hacia adentro: La situación higiénico-sanitaria del pescado en los mercados internos de la región. INFOPESCA Internacional. 2009; (39):15-9.
4. Bremner HA. Understanding the concepts of quality and freshness in fish (Chap. 10). In: Bremmer HA. (ed.). Safety and quality issues in fish processing. Cambridge (England): Woodhead Publishing Limited and CRC Press LLC; 2002. 520 p.
5. CAC. Code of Practice for fish and fishery products. Rome: WHO/FAO; 2009; 156 p.
6. CAC. Food Hygiene Basic Texts. Rome: WHO/FAO; 1997. 58 p.
7. CAC. Principles of Risk analysis. Alinorm 99/9. 23rd Session of the Codex Alimentarius Commission, 28 June - 3 July 1999. Rome: FAO; 1999. 15 p.

8. Chai JY, Murrell KD, Lymbery AJ. Fish-borne parasitic zoonoses: Status and issues. Int J Parasitol. 2005; 35(11-2):1233-54.
9. Contreras-Guzmán E. Bioquímica de pescado e invertebrados. Santiago de chile: Centro de Estúdios en Ciencia y Tecnologia de Alimentos. 2002; 309 p.
10. Delgado CL, Wada N, Rosengrant MW, Meijer S, Ahmed M. Outlook for fish to 2020: Meeting global demand. Penang, Malaysia: International Food Policy Research Institute, World Fish Center; 2003. 28 p.
11. FAO. Alimentação para todos. Cimeira Mundial da Alimentação, 13-17 nov 1996. Roma: FAO; 1996. 64 p.
12. Ferrão Filho AS. Bioacumulação de cianotoxinas e seus efeitos em organismos aquáticos. Oecol Bras. 2009; 13(2):272-312.
13. Fogaça FHS, Gonzaga Junior MA, Vieira SGA, Araujo TDS, Farias EA, Ferreira-Bravo IA, et al. Appraising the Shelf Life of Farmed Cobia, *Rachycentron canadum*, by Application of a Quality Index Method. J World Aquac Soc. 2016; 48:70-9.
14. Fonseca JR, Vieira PCS, Kujbida P, Costa IAS. Ocorrência de cianobactérias e detecção de microcistinas e saxitoxinas em reservatórios do semiárido brasileiro. Acta Limnol Bras [online]. 2015; 27(1):78-92.
15. Galvão JA, Oetterer M. Qualidade e processamento do pescado. 1 ed. GEN Atlas; 2014. 237 p.
16. Galvão JA, Oetterer M, Bittencourt-Oliveira MC, Gouvêa-Barros S, Hiller S, Erler L, et al. Saxitoxins acumulation by freshwater tilápia (*O. niloticus*) for human consumption. Toxicon. 2009; 54:891-4.
17. Gonçalves AA, Soares KMP. Quality Index Method scheme for whole fresh carapeba (Eucinostomus gula, Quoy & Gaimard, 1824) stored in ice. Braz J Food Technol. 2017; 20:e2016088.
18. Gonçalves AA, Lima JTAX, Paula FER. Development of Quality Index Method (QIM) scheme for spiny lobster (Panulirus argus, Latreille, 1804) stored in ice. Food Control. 2015; 47:237-45.
19. Gram L, Dalgaard P. Fish spoilage bacteria - problems and solutions. Curr Opin Biotechnol. 2002; 13:262-6.
20. Howgate PF. Quality assessment and quality control. In: Aitken A, et al. (eds.). Fish handling and processing. Edinburgh: HMSO Press; 1982. p. 177-86.
21. Huss HH (ed.). El pescado fresco: su calidad y cambios de su calidad. FAO Documentos de Pesca No. 348; 1998. 202 p.
22. Huss HH, Ababouch L, Gram L. Assessment and management of seafood safety and quality. FAO Fisheries Technical Paper No. 444; 2004. 230 p.
23. Huss HH, Reilly A, Ben Embarek PK. Prevention and control of hazards in seafood. Food Control. 2000; 11:149-56.
24. IBAMA. Estatística da Pesca 2007. Brasil: Grandes Regiões e Unidades da Federação. Brasília, DF: Ministério do Meio Ambiente, Instituto Brasileiro do Meio Ambiente e dos recursos Naturais Renováveis (IBAMA); 2009. 175 p.
25. Koopmans M, Von Bonsdorff C-H, Vinjé J, de Medici D, Monroe S. Foodborne viruses. FEMS Microbiol Rev. 2002; 26:187-205.
26. Kubitza F, Ono EA. Percepções sobre a qualidade dos produtos de pescado. Panorama Aquic. 2005; 15(87):17-25.
27. Kurien J. Responsible fish trade and food security. FAO Fisheries Technical Paper No. 456; 2005. 102 p.
28. Lima dos Santos CAM. A qualidade do pescado e a segurança dos alimentos. In: II SIMCOPE (Simpósio sobre a Qualidade do Pescado); 2006; Santos, São Paulo. Disponível em: ftp://ftp.sp.gov.br/ftppesca/qualidade_pescado.pdf. Acessado em: 31 jan 2010.
29. Lima dos Santos CAM. A view of fish inspection and HACCP in Latin America. In: Seafood International Conference 2007; 25-27 de set 2007; Dublin, Irlanda. 2007. 10 p.
30. Lima dos Santos CAM. Gestão de qualidade na indústria do camarão de cultivo. In: Plataforma tecnológica do camarão marinho cultivado. Brasília, DF: Departamento de Pesca e Aquicultura, Ministério da Agricultura, MAPA/SARC/DPA, CNPq, ABCC; 2001. p. 143-76.
31. Lima dos Santos CAM. Tempo de guarda dos bagres de água doce conservados em gelo: alterações sensoriais e bacteriológicas. Hig Aliment; 2010. In press.
32. Lima dos Santos CAM. Doenças transmitidas por pescado no Brasil: Análise preliminar dos dados disponíveis. In: IV Simpósio de Controle do Pescado (SIMCOPE) e XVI Reunião da Rede Pan-Americana de Inspeção, Controle de Qualidade e Tecnologia de Pescado; 20-24 set 2010; Santos, São Paulo, Brasil. Disponível em: http://www.simcope.com.br/downloads.
33. Lima dos Santos CAM, Jesus RS. Tempo de guarda dos peixes amazônicos armazenados em gelo. Infopesca Internacional. 2013; 56:11-6.
34. Lupín HM. Métodos mejorados para la manipulación del pescado fresco. In: Huss HH (ed.). El pescado fresco: su calidad y cambios de su calidad. FAO Documentos de Pesca No. 348; 1998. p. 93-130.
35. Ministério da Pesca e Aquicultura – MPA. Produção de Pescado aumenta 25% nos últimos oito anos. Brasília, DF: Ministério da Pesca e Aquicultura (MPA); 2010. Disponível em: http://www.mpa.gov.br/#imprensa/ 2010/AGOSTO/nt_AGO_19-08-Producao-de-pescado-aumenta. Acessado em: 23 out 2010.
36. Oliveira PR, Jesus RS, Batista GM, Lessi E. Avaliação sensorial, físico-química e microbiológica do pirarucu (Arapaima gigas, Schinz 1822) durante estocagem em gelo. Braz J Food Technol [online]. 2014; 17:67-74.
37. Organização Pan Americana da Saúde – OPS. HACCP: Instrumento essencial para a inocuidade de alimentos. Buenos Aires, Argentina: Instituto Pan-Americano de Proteção de Alimentos (INPPAZ), Organização Pan Americana da Saúde (OPS); 2001. 333 p.
38. Paquotte P. La qualité en aquaculture: Quel enjeu dans la concurrence internationale? In: Joint Conference WAS (World Aquaculture Society) – EAS (European Aquaculture Society); 26-28 mai 1993; Torremolinos, Espanha. 1993. 18 p.
39. Peixe BR. Anuário Peixe Br da Piscicultura 2019. 2019; 146 p.
40. SOFIA 2018. State of The World Fisheries and Aquaculture (Sofia). Organização das Nações Unidas para a Agricultura e Alimentação (FAO/ONU); 2018. 227 p. Disponível em: http://www.fao.org/3/I9540EN/i9540en.pdf. Acessado em: 18 dez 2019.

41. SVS 2019. Análise epidemiológica dos surtos de Doenças Transmitidas por Alimentos no Brasil. Secretaria de Vigilância em Saúde (SVS); 2018. Disponível em: https://portalarquivos2.saude.gov.br/images/pdf/2018/janeiro/17/Apresentacao-Surtos-DTA-2018.pdf. Acessado em: 16 dez 2019.

42. SVS. Manual Integrado de Prevenção e Controle de Doenças Transmitidas por Alimentos. Secretaria de Vigilância em Saúde (SVS), Ministério da Saúde; 2000. 136 p. Disponível em: http://www.bvsde.paho.org/bvsacd/cd41/manual.pdf. Acessado em: 29 jan 2010.

43. Tomazelli Jr O, Philippi LMN. O brasileiro é um consumidor de pescado? Um olhar sobre o mercado domiciliar de pescado no país. Panorama Aquic. 2006; 16(95):39-45.

44. Vázquez-Sánchez D, Galvão JA, Mazine MR, Gloria EM, Oetterer M. Control of Staphylococcus aureus biofilms by the application of single and combined treatments based in plant essential oils. Int J Food Microbiol. 2018; 286:128-38.

45. Vázquez-Sánchez D, Galvão J, Oetterer M. Contamination sources, biofilm-forming ability and biocide resistance of *Staphylococcus aureus* in tilapia-processing facilities. Food Sci Technol Int. 2017; 24(3):209-22.

46. Vázquez-Sánchez D, Galvão JA, Oetterer M. Contamination sources, biofilm-forming ability and biocide resistance of Shiga toxin-producing *Escherichia coli* O157:H7 and non-O157 isolated from tilapia-processing facilities. J Food Saf. 2018; 1:e12446.

47. Vázquez-Sánchez D, Galvão JA, Ambrosio CMS, Gloria EM, Oetterer M. Single and binary applications of essential oils effectively control Listeria monocytogenes biofilms. Ind Crops Prod. 2018; 121:452-60.

48. Vázquez-Sánchez D, Galvão JA, Mazine MR, Micotti G, Vieira ES, Ferreira TM. Anti-biofilm efficacy of single and binary treatments based on plant essential oils against persistent in food-processing facilities. Food Sci Technol Int. 2019; 25(5):385-93.

49. Vázquez-Sánchez D, Galvão JA, Oetterer M. Contamination sources, serogroups, biofilm-forming ability and biocide resistance of Listeria monocytogenes persistent in tilapia-processing facilities. J Food Sci Technol. 2017; 54:3867-79.

50. Wiefels R, Pereira G, Marquez Escudero H, Ayala M. Present and future markets for fish and fish products from small scale fisheries in Latin América, with special attention to the cases of México, Peru and Brazil. Montevideo, Uruguay: INFOPESCA; 2005. Disponível em: http://www.infopesca.org. Acessado em: 31 jan 2010.

51. Ximenes LJF, Vidal MF. Pescado no Brasil: Produzir Bem e Vender Melhor. Caderno Setorial ETENE; 2018 nov. 49 n.

10 Certificação e Rastreabilidade do Pescado

Juliana Antunes Galvão

Introdução

A segurança alimentar é uma preocupação mundial recorrente. Incidentes devidos à contaminação de alimentos por diversos agentes químicos, físicos, biológicos e toxicológicos têm sido relatados constantemente em várias partes do mundo, sendo esses dados, ainda, referentes a surtos alimentares que são noticiados. Aquém da realidade quanto à incidência desse tipo de problema, sabe-se que a grande maioria dos casos nem sequer é relatada, estando fora dos dados estatísticos.

Para que seja possível propor ações passíveis de serem implementadas, na tentativa de erradicar e/ou minimizar esse tipo de ocorrência, é preciso conhecer a causa e a magnitude do problema, que é fundamentalmente de saúde pública. A implementação de sistemas de monitoramento de surtos alimentares e suas causas é condição *sine qua non* para que se conheça, em sua totalidade, o problema e suas causas, bem como para elaborar ações de prevenção. Nessa temática, cabe destacar casos de sucesso como o Sistema de Alerta Rápido para Alimentos e Rações (RASFF)[9] e o trabalho de monitoramento da Food and Drug Administration (FDA) dos Estados Unidos.[10]

A rastreabilidade é uma ferramenta que pode ajudar a mitigar esses perigos, dando respostas precisas à cadeia produtiva de alimentos. A implementação de uma estrutura de rastreabilidade viável pode auxiliar na garantia de qualidade e segurança dos alimentos e, utilizando-se desse valioso banco de dados, é possível também reduzir riscos e permitir rápidas ações corretivas.

A Organização Internacional de Normalização definiu pioneiramente a rastreabilidade como sendo "a capacidade de disponibilizar o histórico e localizar um produto utilizando informações registradas em banco de dados".[21] De acordo com o *Codex Alimentarius*, rastreabilidade é a capacidade de acompanhar o movimento de um alimento por meio de etapas específicas de produção, processamento e distribuição.[5]

A União Europeia define rastreabilidade como sendo a capacidade de detectar a origem de determinado gênero alimentício e refazer o caminho por ele percorrido. De acordo com os padrões descritos para o pescado rastreado proveniente de captura, o ponto-chave para a rastreabilidade de produtos pesqueiros está na efetiva rotulagem numérica de cada unidade de produto a ser rastreado.[6]

A rastreabilidade do pescado começou a ser desenvolvida seriamente por meio de um projeto intitulado TraceFish, financiado pela União Europeia no ano 2000, cujo objetivo era reunir empresas e institutos de pesquisa para a elaboração de um manual sobre sistemas de rastreabilidade para o pescado, estabelecendo pontos de vista comuns, elencando a relevância dos dados a serem rastreados ao logo da cadeia até chegar à mesa do consumidor.[17] Concomitantemente a esse projeto, a União Europeia fez o primeiro movimento requerendo a rastreabilidade dessa cadeia e seus produtos por meio do Regulamento nº 178/2002. O regulamento sobre rastreabilidade exige informações de todos os componentes da cadeia, da água ao prato; no entanto, há muitas dúvidas sobre quais informações em específico deveriam conter num sistema passível de ser rastreável.

Uma das muitas vantagens da implementação de sistemas de rastreabilidade é a habilidade de ligar vários fatores de qualidade em prol da tomada de decisões que visem melhorar a produtividade, segurança e qualidade dos produtos.[14,15,19,27]

O setor pesqueiro brasileiro necessita implementar controle de qualidade efetivo em todos os elos envolvidos nessa cadeia produtiva: "da água ao prato". Nesse contexto, a adoção de sistema de rastreabilidade eficiente abrangendo toda a cadeia produtiva é essencial. Com a integração dos dados disponíveis da pesca/despesca e os demais dados da cadeia de processamento do pescado, é possível melhorar o rendimento e a qualidade do produto.[15,16]

Certificação na cadeia produtiva do pescado

Definindo certificação e atores envolvidos

A certificação pode ser definida como um processo por meio do qual um nível de qualidade referente a um produto ou processo é averiguado/divulgado por um organismo certificador oficialmente reconhecido.[3]

A certificação de produtos, processos, serviços, sistemas de gestão e pessoal deve ser realizada por terceiros, como uma entidade certificadora. Esta é uma organização independente, acreditada para executar a avaliação da conformidade de um ou mais desses objetos, avaliando sua conformidade, e dando, dessa forma, uma garantia por escrito de que um produto, processo e/ou serviço atende requisitos específicos.[21]

Dentro do Sistema Brasileiro de Avaliação da Conformidade (SBAC), o organismo acreditador oficial é o Instituto Nacional de Metrologia, Qualidade e Tecnologia (INMETRO), levando em conta os requisitos estabelecidos pela International Organization for Standardization (ISO), entidade normalizadora internacional.[1,23]

Dentro da estrutura de certificação, é de extrema importância entendermos como se dá o processo de normalização, pois esta é pré-requisito para o estabelecimento da certificação. Norma é um documento de uso voluntário, estabelecido de uma forma que representa o consenso das partes interessadas, aprovado por um organismo reconhecido, que fornece regras, diretrizes ou características mínimas para atividades ou para seus resultados. O processo de normalização consiste em elaborar, difundir e implementar normas. A normalização é a atividade que estabelece prescrições destinadas a problemas existentes ou potenciais visando a obtenção de excelência em um determinado contexto.[1]

Benefícios da certificação

A certificação é uma ferramenta de mercado com potencial para minimizar os impactos negativos envolvidos na cadeia produtiva do pescado e, por conseguinte, aumentar a confiança dos consumidores. Com isso, garante a produção do pescado com qualidade e responsabilidade social e ambiental, pode suprir deficiências regulatórias e identifica novas demandas por iniciativas que subsidiarão a formulação de políticas públicas para o setor.[14]

A certificação é fundamental para o fortalecimento do pescado brasileiro no mercado internacional, pois traz segurança e transparência sobre a origem daquele pescado, da procedência de uma cadeia sustentável de produção de alimentos e detalhes de processos de produção. Atualmente, o foco de exportações brasileiras é destinado ao mercado americano, sendo essa iniciativa muito importante para o futuro do setor no Brasil.[31]

O grande desafio é ainda sensibilizar o pescador/produtor da importância da certificação. É um trabalho que tem que ser feito no dia a dia, explicando as vantagens. Nesse caso, o resultado financeiro não acontece de imediato. É um projeto de longo prazo. No atual momento em que o setor se encontra, torna-se importante "vender a ideia", o que nem sempre é fácil. Quanto mais atores forem agregados ao processo, maior a solidez.

Há no mercado órgãos que prestam serviços de certificação voltada aos diferentes elos da cadeia produtiva: frotas de pesca, empreendimentos aquícolas, transportadoras, atacado, varejistas de pequena e grande escala, restaurantes e cozinhas industriais, podendo focar a certificação quanto à sustentabilidade da produção, certificação de origem, treinamentos em geral, bem como diversas ferramentas voltadas à qualidade. Organizações certificadas podem rotular seus produtos e processos quanto à certificação relativa à sustentabilidade da pesca, da aquicultura e das cadeias a jusante, para diversificar os seus produtos das propostas básicas e oferecer a seus clientes pescado que é capturado ou criado, de acordo com princípios de sustentabilidade e em conformidade com as normas legais aplicáveis.

Entre os principais benefícios dos processos de certificação estão a atualização do setor às exigências de mercado, o desenvolvimento e capacitação da equipe de trabalho, sustentabilidade, segurança e higiene alimentar, garantia de origem do pescado advindo da pesca extrativa e da aquicultura.[17]

Certificações que garantem a qualidade e sustentabilidade do pescado

O mar é uma fonte de recursos alimentares importantíssima; é ameaçado hoje por um alto nível de exploração, gerando riscos de comprometer a renovação natural e a preservação dos estoques pesqueiros, sua biodiversidade e o ecossistema marinho.

Atualmente, temos várias certificações disponíveis no mercado em âmbito internacional. A certificação Friend of the Sea (FOS) garante a qualidade do pescado no que diz respeito à pesca extrativa e à proveniente de cultivo sustentável, abrangendo também a cadeia da farinha, óleo de peixe e ração, bem como empresas de distribuição e fornecimento de refeições. Essa certificação é baseada na Política Comum da Pesca da União Europeia (UE), que compreende uma série de ferramentas que garantem a sustentabilidade do pescado, com foco nos estoques naturais, ecossistema marinho e gestão sustentável de pesca por parte dos operadores de todos os países-membros da UE. Esse processo diz respeito a todos os elos da cadeia, como empresas de pesca, instalações de aquicultura, fábricas e a cadeia de serviços e distribuição de alimentos. Entre os principais benefícios dessa certificação estão: diversificação de espécies marinhas, baseada na sustentabilidade dos estoques pesqueiros; garantia de sustentabilidade da pesca para grandes varejistas e compradores; documentação da origem do pescado capturado ou cultivado em relação ao meio ambiente, estoque pesqueiro e espécies ameaçadas ou protegidas; demonstração do compromisso dos operadores em relação às questões de sustentabilidade ambiental e conformidade legislativa.[13] A certificação Friend of the Sea (FOS) trabalha globalmente com pescadores, empresas de pesca, cientistas, grupos de conservação e consumidores, no intuito de prover conhecimento que subsidiará a promoção da melhor escolha com foco nas questões ambientais em se tratando de produtos pesqueiros.

Para alcançar esse tipo de certificação, é necessário um alto nível de responsabilidade social, incluindo padrões para a saúde e segurança dos trabalhadores e a proibição do trabalho infantil ou trabalho forçado. O padrão de Cadeia de Custódia da FOS é projetado para garantir que produtos certificados possam ser rastreados e que sejam sempre provenientes de fonte sustentável e com gestão total da qualidade. Os testes de DNA são realizados com base em amostras de produtos certificados para monitorar a rastreabilidade. Os requisitos de certificação FOS foram reconhecidos como de alto desempenho por vários estudos internacionais de referência. A Comissão Europeia lista o FOS entre as principais marcas de certificação ecológica para produtos pesqueiros sustentáveis em seus relatórios referentes à área. O FOS é o único programa de certificação de pescado a ser acreditado por um membro da rede nacional de acreditação da UE, a Accredia, tudo isso construído pensando em todas as partes envolvidas, garantindo a diversidade de opinião.

Para a pesca, a certificação Friend of the Sea tem como principais requisitos a proteção de espécies excessivamente exploradas, a limitação da geração de resíduos, a redução dos impactos sobretudo no fundo do mar, a observância de regulamentos como o Total Allowable Catch (TAC) que diz respeito à quantidade total permitida para determinada espécie. Já para a aquicultura, o foco está em salvaguardar o meio ambiente, limitar fugas e pesca acidental, observância de parâmetros de qualidade da água, exclusão de anti-incrustantes, questões relativas à utilização de organismos geneticamente modificados (OGM), bem como hormônios que promovem crescimento, e redução gradual das emissões de dióxido de carbono proveniente da atividade.[13] Os requisitos FOS refletem as diretrizes da FAO para a rotulagem ecológica do pescado, sendo que o certificado apenas é emitido para atividades que não procedam de estoques pesqueiros excessivamente explorados. O FOS é apreciado e reconhecido por muitos varejistas internacionais, como: Manor, Selex, Great Food Hall, Coop Italia, Conad, Metro e Morisons. A certificação FOS é baseada em exigentes auditorias que analisam os métodos de funcionamento de organizações e sua observância da regulamentação; por conseguinte, a própria auditoria constitui a documentação exigida por lei. O FOS disponibiliza listas atualizadas quanto às instituições de cada país que são certificadas, sendo que em setembro de 2019 o Brasil possuía cinco instituições credenciadas e auditadas pelo FOS.[13]

Entre as certificações existentes no mercado, outra certificação de renome internacionalmente é a Marine Stewardship Council (MSC). Essa certificação é uma ferramenta que facilita o processo de evolução das frotas pesqueiras e suas cadeias de suprimentos em direção à pesca sustentável, a fim de assegurar um futuro para o ambiente marinho e para os operadores que dele dependem, e a rastreabilidade (por meio da certificação da cadeia de custódia) para o pescado capturados na natureza.

Entre os principais benefícios desse tipo de certificação estão a preservação quanto à diversificação de espécies marinhas, a garantia da sustentabilidade da água à mesa, assegurando ao varejo e consumidores que o pescado comercializado foi capturado por meio de métodos de pesca que têm como premissa preservar estoques, espécies protegidas e desprotegidas, mamíferos marinhos e outros animais, bem como o meio ambiente em geral, assegurando estar em acordo com os regulamentos que estão em vigência.

A certificação do Marine Stewardship Council (MSC) compreende duas normas independentes: MSC *fishery*, aplicável à pesca de captura, e a cadeia de custódia MSC para a rastreabilidade na cadeia de suprimentos dos produtos à base de pescado provenientes da pesca ou aquicultura sustentáveis (certificado MSC *fishery* ou ASC – Aquaculture Stewardship Council – *certified*). O processo de certificação envolve as seguintes etapas: implementação da norma MSC *fishery*; pré-avaliação (opcional); avaliação de certificação (avaliação completa); inspeção anual; recertificação de cinco anos; norma de cadeia de custódia MSC; auditoria de certificação; auditorias de inspeção (frequência é definida em cada auditoria); recertificação de três anos.

A certificação MSC é baseada nos códigos de sustentabilidade ambiental fundamentais, como: códigos FAO para a pesca sustentável e rotulagem ecológica; código ISEAL; barreiras técnicas da OMC para acordo comercial. Uma das características do programa Marine Stewardship Council é o envolvimento de todas as partes interessadas. A obtenção da certificação é, portanto, um sucesso que é apreciado e partilhado em nível público.

Quanto ao Brasil, está em andamento o Programa de Certificação do Pescado Brasileiro (PCPB), que tem como objetivo promover o desenvolvimento sustentável do pescado advindo da aquicultura. Com essa iniciativa, busca-se certificar o sistema de produção da aquicultura, avaliando a gestão dos empreendimentos e as práticas de cultivo, tratando basicamente de três requisitos: cuidado com o ambiente, com o trabalhador e a sanidade do peixe. A norma trata de requisitos para selecionar o local do empreendimento quanto ao terreno, condições da água, higiene pessoal, treinamento de pessoal, gestão de resíduos e efluentes, sanidade e biossegurança, tratando de maneira integrada todas as práticas que o empreendimento tem que ter para proteger o ambiente e também garantir que o pescado apresente padronização e qualidade. A certificação é importante para o crescimento da cadeia produtiva do pescado: além da confiabilidade, a certificação de processos e posterior rotulagem resultam na obtenção de produtos diferenciados dos demais, podendo ser identificados pelo consumidor por algum atributo ou característica com garantia de processo e produto.[35]

O PCPB pode representar uma estratégia de desenvolvimento para a aquicultura brasileira, visto que mercados do mundo inteiro têm aumentado cada vez mais as exigências quanto à comprovação da responsabilidade dos sistemas de produção de pescado. Quanto à aquicultura, o setor produtivo brasileiro, composto em sua maioria por pequenos aquicultores, ainda tem dificuldade de se profissionalizar e ser absorvido por um mercado que demanda cada vez mais qualidade comprovada dos produtos.[35] É preciso o desenvolvimento e implementação de estratégias e políticas públicas para subsidiar e estimular a adoção da certificação para o setor aquícola, bem como promover a ampliação da certificação para a integração de toda a cadeia de custódia (incluindo produção de formas jovens e rastreabilidade), identificando as melhores práticas de sustentabilidade aplicadas aos diferentes perfis de produção em aquicultura mapeados no país. A pesquisa realizada nessa área fornece dados e traz à tona desafios, incentivando novos estudos e construção de novas políticas públicas, que não só complementarão o desenvolvimento do PCPB, facilitando a adesão ao programa, mas também são necessárias para fortalecer a aquicultura brasileira e promover sua sustentabilidade.[35]

Rastreabilidade do pescado: da água ao prato

Características gerais de sistemas rastreáveis

Partindo do pressuposto que a rastreabilidade pode ser elencada como um banco de armazenamento e consulta de dados, o sistema de rastreabilidade pode ser caracterizado em função da amplitude desses dados em relação às informações coletadas. Quanto à mensuração da profundidade dos dados armazenados, isso está intimamente ligado à habilidade de rastrear as informações relevantes tanto para frente quanto para trás.

Os requisitos quanto à funcionalidade de um sistema de rastreabilidade vão de acordo com os requisitos impostos a cada nível da pirâmide de gerenciamento. O requisito fundamental em nível operacional serve como um sistema de gerenciamento de informações em que se realiza a coleta e documentação das principais informações relevantes, visando segurança e qualidade do produto. Em nível intermediário, serve como um sistema inteligente no intuito de dar suporte a decisões para monitorar e supervisionar valores, parâmetros em tempo real em todos os elos da cadeia, avaliando informações quanto a seu potencial de risco. Em nível de requisito estratégico considerado de alto nível, o sistema de rastreabilidade pode ser utilizado como componente principal do sistema de plataforma e suporte executivo de comércio e decisões quanto ao *marketing*, podendo diferenciar o produto final de seus concorrentes, integrando a cadeia de suprimentos via recursos de troca de informações para parceiros de negócios, como plataforma de comércio eletrônico com informações quanto a segurança, qualidade e certificação. É preciso ter conhecimento quanto ao que se tem disponível, bem como o objetivo a ser alcançado por um determinado sistema de rastreabilidade para poder escolher o nível de sistema que se deseja trabalhar.[33]

A precisão de um sistema de rastreabilidade está no grau de garantia e segurança para identificar um determinado alimento e seu movimento, bem como suas características. A largura desse sistema está relacionada à quantidade de atributos conectados a cada unidade rastreável. Já a acessibilidade está ligada à velocidade com que as informações de rastreamento podem ser comunicadas aos membros da cadeia de suprimentos e a velocidade com que informações importantes podem ser disseminadas para as autoridades de saúde pública durante emergências relacionadas a produtos alimentícios dentro de sistemas rastreáveis.

A implementação de uma estrutura de rastreabilidade envolve a totalidade de uma rede em que se requer o envolvimento de todos os elos envolvidos, vinculando o fluxo físico dos itens ao fluxo de informações sobre estes. Podemos ter dois tipos de rastreabilidade: a rastreabilidade externa, que compreende todos os elos envolvidos na cadeia produtiva; e a rastreabilidade interna, quando a rastreabilidade se restringe internamente a um único elo da cadeia, sendo mais comum e fácil de ser implementada. Na verdade, toda a rastreabilidade externa possui uma rastreabilidade interna implementada em cada elo a ser rastreável.[18]

Dados a serem rastreados em sistemas de rastreabilidade para produtos à base de pescado

Quando o assunto é rastreabilidade, as três maiores questões que o setor pesqueiro enfrenta e deve estar apto a responder são as seguintes: (1) que informações devem ser coletadas, mantidas e compartilhadas num sistema de rastreabilidade? (2) como essas informações devem ser armazenadas para atender as demandas (incluindo a rapidez) de clientes e autoridades sanitárias? (3) como coletar e armazenar informações de forma economicamente viável?

Na tentativa de responder às questões elencadas, destacamos algumas informações e variáveis imprescindíveis para o sucesso desse sistema. O local de captura/despesca é o dado inicial a ser armazenado e rastreado, tornando-se possível o certificado de origem da matéria-prima. É preciso ter a identidade (ID) especificada em cada elo rastreado e etapa subsequente; o ID pode ir se modificando à medida que o produto é alterado ao longo da cadeia produtiva.

O sistema pesqueiro islandês é um exemplo a ser seguido quanto à adoção e desenvolvimento de sistemas de rastreabilidade. Tanto as plantas de processamento de pescado quanto o varejo têm acesso a vários tipos de informações provenientes do diário de bordo dos barcos pesqueiros antes do desembarque: área de pesca, horário da captura, dia e horário do desembarque, maquinário pesqueiro utilizado para captura, métodos de processamento a bordo – em que o pescado islandês deve ser desembarcado eviscerado se tiver sido abatido há mais de 12 horas, por exemplo –, classificação de tamanho, peso e temperatura de armazenamento. Usualmente os lotes são armazenados em gelo em grandes recipientes plásticos que já vêm enumerados de fábrica. Pós-desembarque, por meio das numerações desses recipientes, já se tem acesso obrigatoriamente aos seguintes dados: nome da embarcação e origem do lote pescado, data de captura, peso e espécie.[15]

Como a qualidade do pescado está intrinsecamente ligada a diversas variáveis como área de pesca, estação, tempo entre captura e processamento, idade e maturidade do pescado, incidência de hematomas e parasitas, defeitos físicos na estrutura do filé, entre outros, é preciso estudar e entender o sinergismo dessas variáveis, buscando a melhor qualidade da matéria-prima. O sistema de rastreabilidade passa ser um banco de dados eficiente nesse sentido, podendo ser utilizado como tomador de decisão pela indústria.[15,27]

Quanto à correlação de dados que podem ser armazenados e rastreados num sistema de rastreabilidade, a literatura relata que: área de pesca e estação do ano influenciaram significativamente o rendimento e defeitos físicos no filé, bem como a incidência de parasitas; tempo despendido entre captura e processamento influenciaram a incidência de defeitos físicos e hematomas no filé; rendimento em filé foi influenciado pelo fator de condição do indivíduo e a proporção da cabeça × corpo;[27] área de pesca pode influenciar a incidência de parasitas; o volume do aparato pesqueiro pode influenciar a incidência de defeitos físicos no filé.[15]

É importante frisar que o uso do sistema de rastreabilidade na cadeia produtiva do pescado, de forma isolada, não garante nem está apto a melhorar a qualidade da matéria-prima/produto final. Estudando e correlacionando as variáveis desde a captura/despesca, passando pelo processamento e varejo, é possível obter informações extremamente úteis para a indústria pesqueira, mas isso só é possível quando o uso dos dados rastreados trabalha de forma sinérgica às demais ferramentas de controle de qualidade.[15]

Tecnologia a serviço da rastreabilidade

A tecnologia é um aliado imprescindível para a efetividade de sistemas de rastreabilidade. Das tecnologias e programas que temos no momento, o GS1 *barcode system* é uma organização internacional sem fins lucrativos que desenvolve e mantém padrões para a cadeia de suprimentos. O GS1 estabeleceu um padrão internacional privado para uso de código de barras para a identificação de produtos, tendo desenvolvido também sistemas específicos para rastreabilidade voltada à cadeia alimentícia como um todo,[18] sendo o modelo de código de barras o mais utilizado para esse fim, trazendo as informações por meio de barras relacionadas a um determinado item – por meio de *scanner* de um leitor óptico é possível ler as diferentes linhas paralelas, captando as informações nelas contidas.[15]

Entre as ferramentas disponíveis e utilizadas com sucesso, o dispositivo de identificação por radiofrequência (RFID) é uma ferramenta utilizada em sistemas de rastreabilidade, pois lança mão de uma tecnologia que se utiliza de um *chip* que pode ser identificado por meio da frequência das ondas de rádio emitidas. Esse sistema é utilizado por vários setores da pesca, oferecendo vantagens sobre os sistemas manuais ou código de barras. A leitura é feita por meio de *tags* que, ao contrário de um código de barras, não ficam dentro da linha de visão do leitor e podem ser lidas todas de uma só vez.[18]

Os dados bidimensionais (QR *code quick response*) são códigos de barras em duas dimensões, cuja leitura é feita por meio de telefones celulares com câmera fotográfica e o software específico, podendo ser interpretados rapidamente mesmo com imagens de baixa resolução. Esse sistema foi criado na década de 1990 por uma empresa japonesa e começou a ser utilizado no Brasil em 2007. É um sistema que possui alta velocidade de leitura, precisão e funcionalidade, permitindo armazenar grande aporte de dados como informações de lote, validade e característica do produto;[15] esse tipo de sistema pode ser utilizado como ferramenta de acesso a informações pelo consumidor, sendo necessário um telefone celular com câmera fotográfica.

A rastreabilidade, associada ao uso de ferramentas tecnológicas como o QR *code*, pode ser o caminho para a comercialização segura do pescado. Já temos protótipos desenvolvidos para a tilápia minimamente processada rastreada.[25]

Sinergia entre ferramentas de controle de qualidade e rastreabilidade

Na cadeia produtiva do pescado, a rastreabilidade pode atuar como uma ferramenta de qualidade que auxiliará na identificação de possíveis entraves, desde o local de captura/despesca, maquinário pesqueiro, qualidade da água, forma de abate, cadeia do frio, processamento e comercialização. Portanto, é necessária a associação da rastreabilidade com ferramentas que visem à garantia da qualidade como APPCC e seus pré-requisitos BPF PPHO.[17]

A análise de perigos e pontos críticos (HACCP ou APPCC) foi estabelecida para elencar e controlar perigos químicos, físicos e microbiológicos de forma preventiva, tendo seus princípios reconhecidos pelo *Codex Alimentarius*. Com isso, a partir da década de 1990, muitos governos determinaram a obrigatoriedade do HACCP no setor alimentício.[17]

O HACCP é um dos principais impulsionadores da rastreabilidade; é um método utilizado para avaliar os riscos associados às diferentes etapas da produção de alimentos. A certificação ISO 22005 se propõe a garantir a tipicidade, autenticidade e rastreabilidade dos alimentos em toda a cadeia de suprimentos. Essa norma satisfaz as necessidades de organizações relacionadas a gestão e controle eficazes do sistema de rastreabilidade de alimentos, tanto dentro da empresa quanto na cadeia de suprimentos. Ela destaca a origem do produto e/ou ingredientes específicos, e agrega valor às características significativas de tipicidade, autenticidade, caracterização geográfica e/ou de produção.[17]

Sistemas de rastreabilidade podem ser utilizados como ferramenta para melhorar a qualidade da matéria-prima, trabalhando em conjunto com outras ferramentas de controle de qualidade como um efeito sinérgico. Por meio do banco de dados de sistemas de rastreabilidade é possível ver como alguns fatores podem influenciar na qualidade da matéria-prima e sugerir como produtores podem maximizar seus ganhos em rendimento e qualidade.[15,16]

Na Romênia, foi proposta por cientistas a utilização de tecnologia baseada em código de barras e armazenamento das informações do sistema em nuvens como sistema de rastreabilidade para a cadeia produtiva do pescado, sistema esse que cobrirá informações de toda a cadeia de suprimentos, desde a produção até a comercialização, cobrindo todos os elos da cadeia produtiva.[33]

No Brasil, sabe-se o quão deficitário é o sistema de controle de qualidade nas embarcações pesqueiras, principalmente porque grande parte da nossa produção pesqueira advinda do extrativismo vem da pesca artesanal, sem estrutura adequada para a implementação desses sistemas.[15,16]

A implementação de programas de rastreabilidade integrados em toda a cadeia é vital para o controle de qualidade efetivo na cadeia produtiva pesqueira.[15] Entre os principais benefícios da implementação de um sistema de rastreabilidade estão: definição transparente e completa da história e origem de cada produto; exatidão de todas as informações específicas do produto; aumento da eficiência e produtividade das organizações; identificação das funções e responsabilidades de cada operador na cadeia de suprimentos; observância dos regulamentos locais, nacionais ou internacionais; rápida retirada de circulação de produtos em caso de qualquer situação potencialmente perigosa.

A implementação de um sistema de rastreabilidade só é efetiva se auditada por uma agência certificadora. Entre as etapas do processo de certificação estão: compilação do questionário; envio da proposta técnica/econômica que, uma vez aceita, constitui o contrato de prestação de serviços; auditoria nas instalações da empresa e relatórios relacionados. Se as etapas anteriores são bem-sucedidas, a certificação é revisada por um comitê técnico, e, então, o certificado ISO 22005 é emitido.

Um grande número de aplicativos e softwares foi desenvolvido especificamente para atender a cadeia produtiva do pescado visando a rastreabilidade. Geralmente esses sistemas vêm incorporados, trabalhando em conjunto com o HACCP. Alguns dos pacotes tecnológicos mais utilizados são:

- Trace Register (http://www.traceregister.com/).
- Shellcatch (http://www.shellcatch.com/).
- Scoring Ag (http://www.scoringag.com).
- Tracetracker (https://www.tracetracker.com).

A rastreabilidade desempenha um papel essencial na segurança alimentar, possibilitando a integração dos elos envolvidos numa cadeia produtiva. No Brasil, as particularidades são imensas, em função prioritariamente do tamanho do nosso território, das diferentes práticas de captura, tendo a pesca artesanal predominante, diversidade de espécies; fatos esses que dificultam a implantação de sistemas de padronização, principalmente em locais de difícil logística. Um sistema de rastreabilidade efetivo no Brasil não pode ser alcançado sem a integração vertical dos elos envolvidos nesse processo: pescadores/aquicultores, processadores, transportadores, atacadistas e varejistas.[15,16]

Pescado rastreado: uma ferramenta contra fraudes e problemas referentes à segurança do produto

Atualmente, há uma crescente preocupação por parte dos consumidores quanto à qualidade, segurança e origem dos produtos à base de pescado, principalmente devido a casos de contaminação, descrição errônea do produto nos rótulos e embalagens, bem como fraudes relativas à origem e espécie. Hoje, o consumidor consciente exige que cheguem até ele informações claras e fidedignas, utilizando comunicação acessível, incluindo informações relativas à área de proveniência do produto, como o produto foi pescado, para que, com essas informações em mãos, o consumidor tenha o poder de decisão de compra baseado em informações e preferências.[31]

A implementação de sistemas de rastreabilidade para essa cadeia de produtos é uma necessidade vigente, pois diminuiria significativamente a produção e distribuição de pescado com problemas de segurança alimentar, dando confiabilidade à cadeia produtiva e minimizando possíveis riscos de doenças veiculadas pelo pescado. Em um mundo globalizado, tem que ser levada em consideração a importância da comercialização do pescado em função da qualidade assegurada e da autenticidade do produto,[28] bem como da problemática constante e eminente da facilidade, dentro dessa cadeia, de se substituir uma espécie por outra, o que é proibido tanto nacionalmente quanto internacionalmente.[29,32,38] Por exemplo, produtos processados e importados muitas vezes não podem ser reconhecidos visualmente pós-processo de filetagem.[39] Devido a inúmeros problemas quanto a isso, a União Europeia sancionou a resolução EC 2065/2001 que torna obrigatória a nomeação apropriada da espécie por meio da rastreabilidade e rotulagem do produto.

Sabe-se que a identificação das espécies é difícil em muitas situações, e, devido a esse fato, tem-se investido em tecnologias e metodologias acessíveis para identificação, bem como para averiguar a autenticidade das espécies.[2,12] Entre os métodos utilizados para tal, a genética molecular tem sido uma importante ferramenta para a identificação e a diferenciação de espécies comerciais de pescado, o que muitas vezes restringe seu uso devido ao alto custo, capacitação de mão de obra para realizar essas análises, bem como interpretação de dados.

O método conhecido como código de barras de DNA tem se mostrado eficiente, sendo utilizado na identificação específica de alguns grupos de espécies de pescado como anchovas,[24] tubarões,[4] tunídeos,[37] peixes de fundo como linguado,[8] piaba-facão,[34] bem como para diversos produtos processados.[12]

Na Itália, foi realizado um levantamento quanto à veracidade das informações contidas no rótulo de produtos processados à base de pescado. Utilizando o método de código de barras de DNA, averiguou-se que cerca de 32% das amostras analisadas apresentaram inconformidade quanto às espécies declaradas no rótulo, demonstrando insuficiente controle quanto à segurança do produto. Entre as rotulagens que apresentavam erro quanto à descrição relativa à espécie (26%), denotou-se fraude quanto a questões econômicas bem como nutricionais. Entre as substituições encontradas, podemos relatar a substituição de uma espécie de linguado (*Renhardritus hippoglossus*) por panga (*Pangasianodon hippophthalmus*), espécie esta de baixo valor comercial.[12]

Estudos realizados no estado do Rio de Janeiro, utilizando testes moleculares para a averiguação da autenticidade das espécies descritas, bem como para a avaliação das informações nutricionais de sardinha, encontraram 40% das amostras analisadas com algum tipo de fraude. Além dos fatores econômicos e nutricionais, caracterizando fraude ao consumidor, outro fator importante do uso dessa ferramenta está voltado à conservação da biodiversidade, no intuito de não se comercializar espécies que estejam em seu período de defeso, ou vulneráveis, com perigo de extinção, sendo o ato de comercialização, nessas condições, considerado crime ambiental.[2,4,11,12,20,34,36]

É preciso que haja adoção de técnicas precisas e confiáveis por parte dos governos, como as moleculares, como ferramenta para controlar e identificar fraudes em produtos de pescado, bem como melhorar os sistemas de rastreabilidade e autenticidade da matéria-prima.[12] Para a identificação de diferentes espécies de pescado, estudos têm sido realizados utilizando a metodologia de PCR, do código de barras de DNA, tendo essas metodologias se mostrado eficientes, podendo ser utilizadas como importantes ferramentas, auxiliando os programas de segurança alimentar, proteção e conservação da biodiversidade, e colaborando sobremaneira com a sustentabilidade da cadeia produtiva do pescado.[12]

Procedimentos de *recall* e retirada de lotes de produtos de circulação

Do ponto de vista da segurança alimentar, a mais importante atuação de um sistema de rastreabilidade é quando vem à tona um incidente em que há a detecção de um determinado problema que recai sobre a empresa alimentícia, mesmo que muitos problemas desse tipo tenham sido originários de outros elos da cadeia alimentícia.

Quando há a necessidade de retirada de um determinado lote de produto do mercado, a empresa deve ter um plano de procedimentos para que seja realizada essa operação com sucesso. Esse plano deve definir os procedimentos, detalhes das pessoas responsáveis designadas para tal, instruções de como lidar com o produto retirado, levando em consideração a natureza e gravidade do perigo. O plano de *recall* deve também informar ao consumidor que o produto não deve ser consumido e que deve ser devolvido ao local de compra, bem como instruções do recebimento de reembolso da compra.[18]

Garantir que o *recall* de um produto alimentício seja realizado de forma adequada é parte importante das autoridades competentes que possuem responsabilidade quanto a vigilância e controle. Esses planos de atuação devem estar documentados por escrito, devendo também envolver os operadores comerciais, que serão participantes ativos nesse procedimento, e cabe às autoridades competentes a ampla divulgação na imprensa para garantir que os consumidores estejam conscientes do que ocorreu e que tenham todas as instruções de como agir quanto ao ocorrido.[18]

Geralmente esses planos de ação são requeridos apenas para processadores e distribuidores. Produtores primários como pescadores e aquicultores não são cobrados quanto a isso; a esses cabe fornecer informações para alimentar o banco de dados do sistema de rastreabilidade, bem como prestar quaisquer esclarecimentos adicionais quando solicitados.

Custos e benefícios de sistemas de rastreabilidade

O sistema de rastreabilidade deve ser considerado como um investimento, tanto em termos de design de sistema, quanto de preparação de formulários, recrutamento e treinamento de pessoal, adequações de estrutura e compra de equipamentos necessários, software, adequação quanto à estrutura em relação a espaço devido a armazenamento de matéria-prima, materiais e produto final com garantia de separação por lote, aumento de custos operacional etc.[18]

Devido a toda essa demanda, o pequeno produtor/pescador artesanal em muitos casos não tem condições de arcar com as alterações necessárias para tal, nem a capacidade técnica necessária para a gestão de tudo isso. Nesses casos é fortemente recomendável a existência de uma associação cooperativa em que possam se ajudar mutuamente na implementação desse sistema.

Implementada corretamente, a rastreabilidade pode melhorar o controle de estoque e reduzir perdas, identificar dificuldades de processos e fornecedores, aumentar a eficiência logística e operação de distribuição. Além de dados relacionados à qualidade, operadores podem também coletar dados quantitativos sobre rendimento associado a lotes e procedimentos específicos, melhorando a compreensão e conhecimento quanto às variáveis críticas do processo, aumentando significativamente a eficiência de seus processos de produção.

Em longo prazo, a melhoria na gestão do processo, com foco na segurança alimentar resultante da rastreabilidade, fornece maiores garantias em termos de acesso ao mercado, confiança do consumidor e fortalecimento e fidelização quanto a marca.

Sistemas de rastreabilidade no setor pesqueiro brasileiro: uma necessidade

A cadeia produtiva do pescado, em sua totalidade, precisa trabalhar em conjunto para a implementação de um sistema de rastreabilidade da água ao prato, sendo esse sistema essencial para alcançar de maneira robusta o mercado externo, bem como para fortalecer e dar confiabilidade e segurança ao mercado interno.

Ações pontuais em todo o mundo mostram a tendência para a unificação da legislação, também em função da globalização dos mercados, já vivenciada na comercialização do pescado. Há uma série de dificuldades quanto à implementação da padronização da nossa matéria-prima, a começar pelas diferenças e peculiaridades em função do tamanho do território brasileiro, diversidade de espécies, diferentes tipos de captura com a pesca artesanal predominante, logística e cadeia do frio frágil ou inexistente.[15,16]

A certificação de identidade de espécies de pescado no Brasil é uma necessidade vigente, para assegurar a confiabilidade durante o processo de comercialização.[7] No Brasil, a legislação preconiza que no rótulo haja a informação da espécie de pescado que está sendo comercializada, sendo esse dado motivo de grande desafio para a indústria pesqueira.

Acordos bilaterais entre exportador e importador podem ser um caminho para o pescado brasileiro, superando problemas legais e práticos em termos de rastreabilidade. Esse tipo de contrato pode esclarecer os requisitos mínimos de rastreabilidade, tanto para a indústria quanto para o serviço de inspeção.[15,16]

Quando falamos em pesca extrativa no Brasil, temos que levar em consideração que grande parte da produção proveniente de captura advém da pesca artesanal, contando com embarcações de pequeno porte, e que não possuem instalações adequadas que dariam subsídios para a implementação de sistemas de controle de qualidade e rastreabilidade das capturas. Além disso, são operados por pescadores locais, muitas vezes sem conhecimento e qualificação necessárias para lidar com requisitos regulatórios e contratuais de controle de qualidade e rastreabilidade.[15,16]

Estabelecer parâmetros de qualidade e certificação da pesca/despesca ao processamento é importante para garantir a qualidade da matéria-prima para a indústria. A captura/despesca é o primeiro elo, sendo a base de um sistema de rastreabilidade, e por isso pode ser considerado um dos mais importantes. Na pós-captura/despesca o pescado passa pelos processos de: sangria, evisceração, lavagem e, posteriormente, é estocado em gelo com um número de identificação previamente estabelecido. As unidades a serem rastreadas são rotuladas com informações detalhadas como número do lote desembarcado, data em que foi pescado/despescado, área de origem, temperatura de estocagem.[15]

O monitoramento de embarcações de pesca por satélite é considerado fundamental na gestão do setor pesqueiro, tendo sido implementado em todos os países pesqueiros tradicionais da América do Sul. No Brasil, desde 2000 a rastreabilidade estava restrita às frotas de navios estrangeiros. O principal objetivo de se monitorar as embarcações pesqueiras está na segurança dos trabalhadores embarcados, bem como da área onde a pesca está sendo realizada. Em casos de acidentes no mar, o monitoramento permite o acompanhamento em tempo real da pesca, permitindo que o governo verifique e identifique as embarcações. Por meio do GPS (sistema de posicionamento global) é possível identificar a embarcação, sua localização, e consequentemente as áreas que estão sendo utilizadas para a pesca.[15,16]

O Programa Nacional de Rastreamento de Embarcações Pesqueiras por Satélite (PREPS), tem por finalidade o monitoramento da gestão pesqueira e das operações das frotas pesqueiras autorizadas pelo MAPA, tendo como marco legal a Instrução Normativa Interministerial nº 02 de 4 de setembro de 2006. Nela, os responsáveis legais pelas embarcações devem escolher uma empresa prestadora de serviço de rastreamento homologada ao PREPS e, em seguida, efetuar a compra e instalação do GPS para que seja emitido o posicionamento das embarcações a cada uma hora à central de rastreamento do programa. O uso do PREPS é obrigatório apenas a embarcações com algumas características em específico.[26]

O PREPS não inclui em seus objetivos a coleta de informações sobre a origem da matéria-prima durante o processo de captura, tampouco denota obrigatoriedade às embarcações utilizadas na pesca artesanal, sendo a estrutura desse grupo em específico sem condições prévias de coleta desse tipo de dado. O PREPS já está em vigência há algum tempo no Brasil. Embora seja cobrada obrigatoriedade a embarcações com certas especificidades, pode ser utilizado com uma ferramenta de coleta de dados com foco na rastreabilidade, sendo o dado referente a área de pesca (origem), dado básico fundamental na coleta de dados de um sistema de rastreabilidade.[15,16]

Por meio da literatura disponível pode-se constatar que a coleta de informações relativas à captura, correlacionando essas informações com as coletas no processamento do pescado, pode ser importante na tomada de decisão no intuito de melhorar a qualidade da matéria-prima. No entanto, é importante observar que o sistema de rastreabilidade por si só não melhora a qualidade do produto, devendo ser utilizado de forma sinérgica ao controle de qualidade.[15,16]

Quanto aos dados básicos a serem coletados num sistema de rastreabilidade a ser implementado no Brasil, sugere-se iniciar esse processo com as seguintes variáveis a serem rastreadas: espécie, área de pesca, método e equipamento utilizado para captura, horário de captura, dia e hora de desembarque, método de processamento a bordo e registro de temperatura de armazenamento a bordo.[15,16]

Os diferentes elos da cadeia produtiva do pescado desempenham diferentes papéis, bem como responsabilidades frente a um sistema de rastreabilidade. No caso da aquicultura, a forma de produção implementada demanda requisitos diferenciados de registro. A adoção efetiva de um sistema de rastreabilidade único depende da estreita cooperação das partes envolvidas e, dessa forma, o sistema em questão deve buscar atender de forma efetiva o interesse de todos os elos envolvidos.[33]

Quando se trata de implementação de sistemas de rastreabilidade para a aquicultura, o processo é menos moroso quando comparado ao da captura, sendo mais facilmente controlável. Recomenda-se que para a aquicultura sejam coletadas as seguintes informações básicas: ração, reprodução, análises referentes a qualidade, dados quanto ao transporte da matéria-prima, processamento e embalagem, bem como comercialização. Todas essas informações são rastreáveis, muitas delas provenientes de documentos que devem acompanhar o produto, incluindo a nota fiscal.

No caso da tilapicultura, pesquisas no Brasil têm sido feitas visando implementar um software de fácil condução para atender o produtor e auxiliá-lo a colocar um produto diferenciado no mercado.[16] A pesquisa científica aplicada nesse tema, além de analisar informações disponíveis, pode aprimorar o sistema ao aparar as áreas solucionando problemas que venham a surgir, desenvolvendo modelos, desde os mais simples aos mais complexos, aplicando modelagem matemática e inteligência artificial a fim de estabelecer modelos práticos e integrados. Os parâmetros elencados em cada modelo a ser rastreado não apenas descrevem a estrutura e o comportamento estático da cadeia de suprimentos, mas também mostram claramente a evolução do sistema quanto a segurança e qualidade em si. Da mesma forma, fazem uma avaliação dos fatores de risco que causam impacto em cada elo envolvido, fornecendo suporte a diferentes elos e dando subsídios às autoridades para monitorar a qualidade no intuito de sancionar a retirada de algum lote de produto do mercado.[33]

Para que o Setor Pesqueiro Brasileiro esteja apto à implementação de sistemas de rastreabilidade da água ao prato, é preciso que o governo brasileiro revise a legislação pesqueira do país para que esta dê subsídios e estrutura básica para a implementação desse tipo de sistema.[15,16]

Melhorias quanto à segurança alimentar na cadeia produtiva do pescado são extremamente importantes, não só pensando no mercado externo, mas também no interno, visto que os consumidores brasileiros se beneficiariam com a utilização do sistema de rastreabilidade associada a ferramentas com foco no controle de qualidade.[15,16]

Considerações finais

Para a rastreabilidade da cadeia produtiva do pescado, é essencial que toda a cadeia de suprimentos esteja integrada. Mesmo que a rastreabilidade por si só não melhore diretamente a qualidade e a segurança dos produtos alimentícios, ela constitui um elemento-chave na produção e distribuição global do pescado. O sistema de rastreabilidade também pode ser melhorado adotando diferentes tecnologias e softwares como ERP, RFID e outras ferramentas tecnológicas.

Um sistema eficaz de rastreabilidade dá acesso a informações quanto à natureza, origem e quesitos de qualidade do produto, trazendo informações relevantes ao consumidor para que estes tenham subsídio para optar no ato da compra.[16]

Quanto ao produtor, a rastreabilidade pode ser utilizada para melhorar o processo como um todo, por meio da identificação de procedimentos a serem corrigidos e da busca de soluções para possíveis inconformidades.[16]

A rastreabilidade não deve ser vista, todavia, como garantia de qualidade na produção de alimentos, visto que é apenas um sistema informatizado, alimentado por dados provenientes dos diferentes elos envolvidos, dando a estes a habilidade de identificar e localizar rapidamente produtos para o consumo humano ou animal ao longo da cadeia produtiva.[16]

O grande diferencial do sistema de rastreabilidade, quando comparado às demais ferramentas de qualidades, é a possibilidade de *recall*. Esse sistema também auxilia na melhoria de processos e dos produtos e no atendimento às necessidades dos consumidores, pois permite a localização de uma falha qualitativa, minimizando os impactos causados em produtos com problemas.[16]

Por meio da rastreabilidade é possível correlacionar, de maneira clara e rápida, o lote de um insumo com o produto final, bem como localizar o lote de um produto terminado no varejo.[16]

O Brasil precisa reconhecer a importância da cadeia produtiva do pescado, tanto economicamente quanto pensando no futuro da produção de proteína animal de qualidade. A aquicultura vem se mostrando a solução para o aumento da nossa produção, visto que o extrativismo está em declínio. É preciso o investimento e valorização dessa cadeia, não só por meio de marcos regulatórios, mas também de competência técnica, para assumir responsabilidades com uma série de compromissos públicos associados à sustentabilidade e segurança alimentar.

Referências bibliográficas

1. ABNT – Associação Brasileira de Normas Técnicas. ABNT Normalização. Rio de Janeiro: ABNT. Disponível em: http://www.abnt.org.br/normalizacao/o-que-e/oque-e. Acessado em: 20 ago 2017.
2. Ardura A, Planes S, Garzia-Vazquez E. Beyond biodiversity: fish metagenomes. PLOS One. 2011; 6(8):e22592.
3. Auriol E, Shilizzi SGM. Quality Signaling through Certification. Theory and an application to agricultural seed markets. Toulouse: Institut d'Économie Industrielle (IDEI), IDEI Working Papers 165; 2003.
4. Barbuto M, Galimbert A, Ferri E, Labra M, Malambra R, Galli P. DNA barcoding reveals fraudulent substitutions in shark seafood products: the Italian case of "palombo" (*Mustellus* spp.). Food Res Int. 2010; 43:376-81.
5. CAC – Codex Alimentarius Commission. Principles for Traceability/Product Tracing as a tool within a Food Inspection and Certification System. CAC/GL 60-2006.
6. CEN – Comité Européen de Normalisation (CEN). CEN workshop on traceability of fish products; 2002. Acessado em: 8 nov 2007.
7. ECLAC. Economic Commission for Latin American and the Caribbean. United Nations Publications; 2006.
8. Espineira M, González- Lavin N, Vieites JM, Santa Clara F. Development of a method for the genetic identification of flatfish species on the basis of mitochondrial DNA sequences. J Agric Food Chemistry. 2008; 56:8954-61.
9. EU – European Union. The Rapid Alert System for Food and Feed. Ann Rep; 2012. 60 p.
10. FDA – Food & Drug Administration. Outbreaks of Foodborne Illness; 2019. Disponível em: https://www.fda.gov/food/recalls-outbreaks-emergencies/outbreaks-foodborne-illness.
11. Fergusson I, Compagno L, Marks M. *Carcharodon carcharis*. In: IUCN 2008 red list of threatened species. Disponível em: http:www.iuvnredlist.org.
12. Filonzi L, Chiesa S, Vaghi M, Marzano FN. Molecular barcoding reveals mislabelling of commercial fish products in Italy. Food Res Int. 2010; 43:1383-8.
13. FOS – Friend of the Sea; 2019. Disponível em: https://friendofthesea.org/pt-pt/produtos-e-servicos-certificados-sustentaveis.
14. Gadarsson F. Traceability of Icelandic brand products in Iceland. Icelandic Services LTD. Disponível em: http://www.icelandic.is. Acessado em: 2 nov 2007.
15. Galvão JA, Margeirsson S, Garate C, Viðarsson JR, Oetterer M. Traceability system in cod fishing. Food Control. 2010; 21:1360-6.
16. Galvao JÁ, Maciel ES, Oetterer M. Rastreabilidade permite busca de soluções para inconformidades. Piracicaba, SP: Visão Agrícola (USP/ESALQ). 2012 dez; p. 108-10.
17. Galvao JA, Oetterer M. Qualidade e Processamento do Pescado. 1 ed. Rio de Janeiro: Elsevier. 2014; 1:237.
18. Goulding IC. Manual on Traceability Systems for Fish and Fishery Products. CRFM Special Publication. 2016; (13):15.
19. Guðmundsson R, Margeirsson S, Arason S, Jensson P. Cod processing forecast. Icelandic Fisheries Laboratory; 2006. Disponível em: http://www.matis.is/media/utgafa//Skyrla_27-06.pdf. Acessado em: 14 fev 2007.
20. Ibáñez AL. Fish Traceability: Guessing the origin of fish from a seafood Market using fish scale shape. Fish Res. 2015; 170:82-8.
21. INMETRO – Instituto Nacional de Metrologia, Qualidade e Tecnologia. Avaliação da Conformidade. Certificação. Disponível em: http://www.inmetro.gov.br/qualidade/certificacao.asp. Acessado em: 7 dez 2017.
22. ISO – International Standard Organisation. Quality management and quality assurance – Vocabulary. Geneva; 2004. Disponível em: http://www.cenorm.be/standardization/tech_bodies/workshop/otherthanict/ws8.htm.
23. ISO – International Organization for Standardization. All About ISO; 2017. Disponível em: https://www.iso.org/about-us.html. Acessado em: 7 dez 2017.
24. Jérôme M, Martinsohm JT, Ortega D, Carreau P, Verrez-Bagnis V, Mouchel O. Toward fish and seafood traceability: Anchovy species determination in fish products by molecular markers and support through a public domain database. J Agric Food Chem. 2008; 56:3460-9.
25. Maciel ES, Vasconcelos JS, Savay-Da-Silva LK, Galvão JÁ, Sonati JG, Christofoletti JC, et al. Label Designing for minimally processed tilapia aiming the traceability of the productive chain. Bol Cent Pesqui Process Aliment (Impresso). 2012; 30:157-68.
26. MAPA – Ministério da Agricultura, Pecuária e Abastecimento. Monitoramento da Aquicultura e da Pesca; 2019. Disponível em: http//www.agricultura.gov.br/assuntos/aquicultura-e-pesca/pesca-no-brasil.

27. Margeirsson S, Jonsson GR, Arason S, Thorkelsson G. Influencing factors on yield, gaping, bruises and nematodes in cod (Gadus morhua) fillets. J Food Engin. 2007; 80(2):503-8.

28. Marko PB, Lee SC, Rice AM, Gramling JM, Fitzhenry TM, McAlister JS. Mislabelling of a depleted reef fish. Nature. 2004; 430:309-10.

29. Martinez I, James D, Loreal H. Application of modern analytical techniques to ensure seafood safety and authenticity. Rome, Italy: FAO Fisheries Technical Paper 445; 2005. 73 p.

30. Milanez AY, Guimarães DD, Maia GBS, Muñoz AEP, Pedroza Filho MX. Potencial e Barreiras para a exportação de carne de Tilápias pelo Brasil. Rio de Janeiro: BNDES Set. 2019 mar; 25(49):155-213.

31. Moga LM, Cretu M. The Fish and Fish Products traceability Legal Framework Analysis. Food Saf Manag. 2016 out; 17:97-100.

32. Moretti VM, Turchini GM, Bellagamba F, Caprino F. Traceability issues in fishery and aquaculture products. Vet Res Commun. 2003; 27(Suppl. 1):497-505.

33. Nicolae CG, Neculita M, Cristea DS. Trends in the Development of Traceability Systems for Fish Products. Food Saf Manag. 2014 dez; 15(143).

34. Rodrigues AS, Brandão JHSG, Bintecourt JA, Jucá-Chagas R, Sampaio I, Scheneider H, et al. Molecular Identification and Traceability of Illegal Trading in *Lignobrycon myersi* (Teleostei: Characiformes), a Threatened Brazilian Fish Species, using DNA Barcode. Sci World J; 2016.

35. Silva MR. A construção do Programa de Certificação do Pescado Brasileiro: estratégia para a formulação de políticas públicas para a aquicultura brasileira. [tese (Doutorado)]. Rio de Janeiro: Universidade Federal do Rio de Janeiro, Instituto de Economia, Programa de Pós-Graduação em Políticas Públicas, Estratégias e Desenvolvimento; 2017. 197 p.

36. Stevens A, Comesana AS. Isurus oxyrinchus. In: IUCN Red List of Threatened Species; 2008. Disponível em: http:www.iucnredlist.org.

37. Terol J, Mascarell R, Fernandez-Pedrosa V, Perez-Alonso M. Statistical validation of the identification of tuna species: Boostrap analysis of mitochondrial DNA sequences. J Agric Food Chem. 2002; 50:963-9

38. USFDA. U.S. Food and Drug Administration Center for Food Safety and Applied Nutrition. Seafood substitution. College Park: U.S. Food and Drug Administration Center for Food Safety and Applied Nutrition; 2006.

39. van Leeuwen SP, van Velzen MJ, Swart CP, van der Veen I, Traag WA, Boer J. Halogenated contaminants in farmed salmon, trout, tilapia, pangasius, and shrimp. Env Sci Technol. 2009; 43:4009-15.

2 parte Tecnologia do Pescado

11 Tecnologias Tradicionais

11.1 Resfriamento e Congelamento do Pescado

Alex Augusto Gonçalves

Princípios da refrigeração

Os princípios básicos da refrigeração por compressão de vapor foram estabelecidos no século 19, e essa forma de refrigeração é quase universalmente adotada hoje em dia. Na sua forma mais simples, como um sistema mecânico de refrigeração, possui quatro componentes interligados: um evaporador, um compressor, um condensador e uma válvula de expansão (Figura 11.1.1).

Os componentes frigoríficos são frequentemente construídos de cobre com alta condutividade térmica, que permite altas taxas de transferência de calor e alta eficiência térmica. Um gás refrigerante circula entre os quatro elementos, mudando do estado líquido para o gasoso e de volta ao estado líquido, da seguinte forma: (i) no evaporador, o líquido refrigerante evapora sob baixa pressão, e assim absorve o calor latente de vaporização e resfria o meio. Essa é a parte mais importante do equipamento de refrigeração; o restante do equipamento é usado para reciclar o refrigerante. (ii) O vapor refrigerante passa do evaporador ao compressor, onde a pressão é maior. (iii) O vapor, em seguida, passa para o condensador, onde a pressão alta é mantida e o vapor é condensado. (iv) O líquido passa através da válvula de expansão onde a pressão é reduzida para, então, reiniciar o ciclo de refrigeração. O vapor frio é então alimentado de volta ao compressor para completar o ciclo.[8,21,36,40]

Nota ao Leitor: Este capítulo apresenta algumas figuras coloridas e para visualizar basta acessar o QR *code* disponível na página XIX, "Material Suplementar".

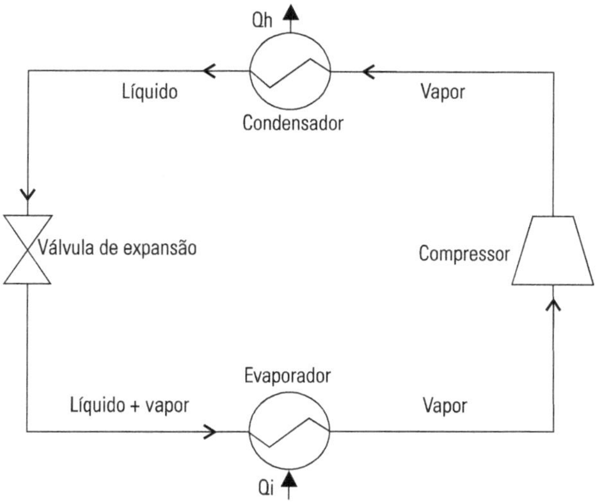

Figura 11.1.1 ■ Circuito básico de refrigeração por compressão de vapor. Qi: calor absorvido do produto; Qh: calor liberado ao meio ambiente.[21,36,40]

Embora o calor seja extraído do processo pelo evaporador, o calor extraído, mais o equivalente calor proveniente da energia de compressão, devem ser repelidos no condensador. Isso significa que qualquer dispositivo de refrigeração deve eliminar uma quantidade de calor, a qual é maior do que a energia do calor removida do produto ou do espaço que está sendo resfriado. Assim, quanto maior for a diferença de temperatura entre o evaporador e condensador, menor será a capacidade de refrigeração do sistema.[21,36,40]

Fluidos refrigerantes e o meio ambiente

Até o início de 1990, a escolha de fluidos refrigerantes para uso dentro do ciclo fechado de refrigeração por compressão de vapor era um assunto de pouco interesse para os usuários desses equipamentos. Infelizmente, percebeu-se que os fluidos desenvolvidos ao longo dos anos, com eficiência e segurança, têm efeitos colaterais inesperados ao meio ambiente quando liberados para a atmosfera. A camada de ozônio, que protege a superfície da Terra da radiação ultravioleta excessiva, é prejudicada pela emissão de substâncias químicas estáveis que contêm cloro, flúor ou bromo, como o primeiro refrigerante sintético, o CFC (clorofluorcarbono).[21,36]

O refrigerante deve também ser química e termicamente estável, não deve atacar qualquer um dos materiais utilizados no sistema, incluindo selos e lubrificantes do compressor, e deve ser também ambientalmente benigno, não inflamável e não tóxico. Na prática, a escolha do refrigerante é praticamente limitada à amônia ou uma série de compostos orgânicos halogenados (clorofluorcarboneto – CFC; hidroclorofluorocarboneto – HCFC; e hidrofluorcarboneto – HFC) (Tabela 11.1.1).[36]

Portanto, deve-se conhecer as principais propriedades dos refrigerantes: (i) possuir um ponto de ebulição baixo e alto calor latente de vaporização; (ii) possuir um denso vapor para reduzir o tamanho do compressor; (iii) possuir baixa toxicidade e não ser inflamável; (iv) possuir baixa miscibilidade com o óleo no compressor; e (v) possuir baixo custo (Tabela 11.1.2).[8,21,40] Um refrigerante com compressão

TABELA 11.1.1 Principais refrigerantes utilizados.[36]

Refrigerante	Número	Classe	Fórmula	Temperatura (°C)
Amônia	R 717	Amônia	NH_3	–60 a +10
Triclorofluormetano	R 11	CFC	$CFCl_3$	–10 a +20
Diclorofluormetano	R 12	CFC	CF_2Cl_2	–40 a +20
R 12 azeotrópico Difluoroetano (R152a)	R 500	CFC	–	–40 a +20
R 22 azeotrópico Cloropentafluoretano (R115)	R 502	CFC	–	–60 a 0
Clorodifluormetano	R 22	HCFC	CHF_2Cl	–70 a +20
Tetrafluoretano	R 134a	HFC	$C_2H_2F_4$	–
Etano	R 170	HC	C_2H_6	–110 a –70
Eteno (etileno)	R 1150	HC	C_2H_4	–110 a –80
Propano	R 290	HC	C_3H_8	–60 a –20
Propeno (propileno)	R 1270	HC	C_3H_6	–60 a –20

R: composto com fórmula $C_aH_bCl_cF_d$, numerado R[a–1][b+1][d]; Compostos insaturados '1'; 'a', 'b' etc. = isômeros; 'B' = bromados; 'C' = cíclicos.

TABELA 11.1.2 Propriedades dos refrigerantes.[8,36]

Refrigerante		Ponto de ebulição (°C) a 100 kPa	Calor latente (kJ kg^{-1})	Toxicidade	Inflamabilidade	Densidade do vapor (kg m^{-3})	Solubilidade em óleo
Número	Fórmula						
11	CCl_3F	23,8	194,20	Baixa	Baixa	1,31	Completa
12	CCl_2F_2	−29,8	163,54	Baixa	Baixa	10,97	Completa
21	$CHCl_2F$	−44,5	254,20	Baixa	Baixa	1,76	Completa
22	$CHClF_2$	−40,8	220,94	Baixa	Baixa	12,81	Parcial
717	NH_3	−33,3	1.328,48	Alta	Alta	1,97	< 1%
744	CO_2	−78,5	352,00	Baixa	Baixa	60,23	< 1%

de vapor ideal tem pressão de vapor ligeiramente acima da pressão atmosférica na temperatura do evaporador, para que o ar não possa entrar no sistema, no caso de um vazamento. Ao mesmo tempo, um bom refrigerante deve ter um baixo volume específico (m^3 kg^{-1}) na fase vapor e alta entalpia de vaporização (kJ kg^{-1}).

A amônia tem baixo custo, tem boa propriedade termodinâmica e, também, uma excelente propriedade de transferência de calor e não é miscível com o óleo. Porém, é tóxica, inflamável e provoca corrosão das tubulações de cobre. O dióxido de carbono é não inflamável e não tóxico, tornando-se mais seguro para uso, por exemplo, em navios refrigerados; entretanto, requer pressões operacionais consideravelmente mais elevadas em comparação à amônia. Os refrigerantes halogênios (CFC) são todos não tóxicos e não inflamáveis e têm boas propriedades de transferência de calor e custos mais baixos do que outros refrigerantes. Os CFC parcialmente halogenados (ou HCFC) são menos prejudiciais ao ambiente e os já existentes estão sendo temporariamente substituídos pelo CFC.[74,109] Os principais refrigerantes utilizados são o freon-22 e a amônia, com a possibilidade do uso de propano. No entanto, esses dois últimos, em particular, são mais caros e podem causar riscos localizados, o que exige precauções adicionais de segurança e treinamento para os usuários do equipamento.[8,21,36]

Resfriamento

O resfriamento é a medida de controle mais importante para a qualidade do pescado *in natura*, incluindo a segurança microbiológica. Reduzindo a temperatura rapidamente para 0 °C, após a captura e/ou despesca, e, em seguida, mantendo efetivamente a cadeia de frio, pode-se controlar os processos enzimáticos e a deterioração bacteriana por até 12 a 14 dias. Ao mesmo tempo, pode-se minimizar o crescimento de microrganismos patogênicos presentes no pescado.[20,22,40] Os equipamentos de refrigeração e equipamentos de armazenamento refrigerado são bastante diferentes em suas necessidades e concepção; apesar da utilização de alguns equipamentos de refrigeração para o armazenamento refrigerado, equipamentos de armazenamento não são projetados para resfriar produtos, apenas para manter a temperatura. O transporte refrigerado para a distribuição do pescado resfriado é um caso especial de armazenamento. Nesse caso, especialmente, os equipamentos de refrigeração devem proporcionar um rápido resfriamento.[20,22,40]

Métodos de resfriamento a bordo

A chave para a conservação do pescado é, portanto, o imediato resfriamento, no momento da captura, para uma temperatura ligeiramente acima do ponto de congelamento, bem como sua manutenção nessa temperatura até processamento posterior. Isso também se aplica ao pescado que deverá ser congelado, pois o processo de congelamento leva tempo para ser finalizado e apenas diminui ou estabiliza a deterioração.

Tradicionalmente, o gelo é usado no pré-resfriamento do pescado, porém esse procedimento necessita de algumas exigências como: um bom contato entre o gelo e pescado, permitindo a boa transferência de calor para o gelo; e o derretimento ao redor do gelo, que requer uma grande quantidade de energia térmica a ser removida do pescado. A desvantagem do gelo é que utilizá-lo pode ser trabalhoso, e para o pescado em caixas, o contato com o gelo pode não ser o ideal.[22,28] É possível o resfriamento rápido com gelo, capaz de manter a aparência do pescado brilhante e atraente, impedindo a perda de umidade e o congelamento parcial, como ocorre na refrigeração mecânica. O gelo mantém o pescado numa temperatura ligeiramente acima do ponto de congelamento. Para os peixes marinhos, este é em torno de −1 °C, porque a mistura de gelo e peixes geralmente contém um pouco de sal e sangue, que reduzem o seu ponto de congelamento para um nível ligeiramente inferior ao da água pura. Para ser considerado um método de resfriamento eficaz, o gelo deve ser capaz de derreter e ao mesmo resfriar. Na prática, a relação de pescado e gelo é de aproximadamente 2:1, sendo suficiente para resfriar o pescado e, em seguida, mantê-lo nas condições refrigeradas por um período razoável de tempo (Figura 11.1.2).[20]

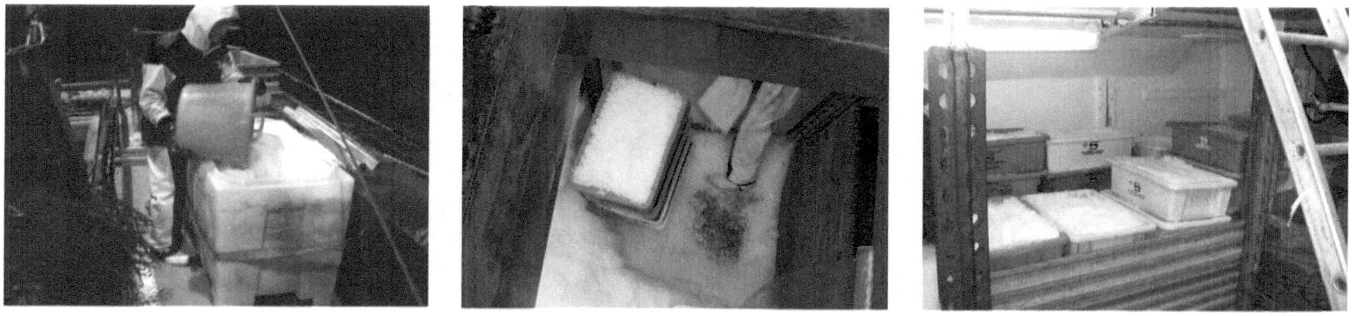

Figura 11.1.2 ■ Boas práticas a bordo de resfriamento em gelo.

Os peixes podem também ser resfriados em água do mar refrigerada (*refrigerated sea water* – RSW),[49] o que permite a remoção rápida de calor do peixe e faz com que o processo de resfriamento seja mais rápido. Além disso, a temperatura do peixe pode ser reduzida para -1 °C a -2 °C, que pode oferecer vantagens na redução das taxas de deterioração. Uma extensão do "super-resfriamento" é permitir que o pescado possa congelar-se parcialmente.[13,22] RSW é geralmente usado apenas a bordo das embarcações pesqueiras, onde a água do mar é resfriada abaixo de 0 °C por refrigeração mecânica. Uma salmoura de aproximadamente o mesmo teor de sal da água do mar (3,3%) é por vezes utilizada. RSW tem as vantagens de um resfriamento rápido e de reduzida pressão de armazenamento em peixes delicados como o atum, e da facilidade de manipulação de grandes quantidades de peixes, como os peixes pelágicos capturados por rede de cerco. Uma desvantagem é que ele pode causar absorção excessiva de sal e água pelo peixe, levando a uma perda proteica e acelerada rancificação.[13,20,22]

Por outro lado, a água do mar resfriada (*chilled sea water* – CSW),[49] como um meio de resfriamento, está se tornando muito mais comum em pequenas embarcações de pesca. O controle da temperatura nos tanques CSW é conseguido pela adição de gelo à água do mar em baixa temperatura durante a captura e, também, durante a viagem. Para evitar a estratificação de temperatura em tanques CSW, dois sistemas básicos são usados: ar comprimido, também conhecido como o sistema "champanhe", e o outro é a recirculação da CSW por bomba. O acondicionamento do pescado em CSW oferece as seguintes vantagens sobre o acondicionamento em gelo: a captura é resfriada mais rapidamente; é necessário menos esforço para armazená-lo e descarregá-lo; e há menor probabilidade de o peixe ser esmagado ou perder peso. Além disso, a água do mar pode manter o pescado seguramente em baixas temperaturas (cerca de -1 °C), sem congelá-lo. Outras vantagens são a lavagem e a remoção de resíduos de sangue efetivos e uma tendência de conferir firmeza à carne do peixe, o que pode auxiliar no tratamento posterior. As desvantagens desse método, que o impedem de sua aplicação em grande escala, são: algumas espécies, como o arenque, mantêm-se bem ou um pouco melhor do que no gelo por 3 a 4 dias, mas depois se deterioram mais rapidamente; e algumas espécies absorvem quantidades inaceitáveis de água e sal quando mantidas em água do mar. Por essas razões, o método é geralmente limitado para o armazenamento em curto prazo e para determinadas espécies capturadas em grandes quantidades num curto espaço de tempo.[29,44]

Recentemente, o gelo líquido (*slurry ice*) tem sido utilizado como uma nova alternativa de resfriamento do pescado. Consiste em uma mistura binária, de gelo em escamas ou triturado e água do mar, ou seja, é formado por uma suspensão de gelo em água gelada a uma temperatura abaixo de 0 °C. Devido à presença do sal, a temperatura da mistura ficará em torno de -1,5 °C, embora a adição de mais sal possa reduzi-la. O gelo líquido é usado nas embarcações de pesca para o resfriamento rápido do pescado de alto valor, e também no processamento de produtos que exigem um pré-resfriamento antes da embalagem para a distribuição refrigerada. É um excelente método para atingir o resfriamento rápido do pescado, pois na forma líquida o frio está em contato com toda a sua superfície. Trabalhos experimentais têm demonstrado que mesmo os peixes de grande porte necessitam de apenas quatro horas para resfriar a 0 °C no gelo líquido. Para ser eficaz, o gelo líquido deve estar na proporção de 1 kg de gelo para 1 kg de água do mar. Na prática, isso significa dois baldes de gelo para um de água e contínua agitação do tanque.[20,39,49]

Muitos experimentos e aplicações revelam que o gelo líquido tem as seguintes características benéficas sobre o resfriamento convencional: (i) melhor resfriamento do pescado, evitando o congelamento; (ii) controle eficaz e constante da temperatura do pescado no nível mais desejável; (iii) prevenção de contusões na pele e dano físico (corporal); (iv) melhoramento da produtividade como resultado do fácil manuseio e transporte da bomba do gelo líquido; (v) possibilidade de drenagem de água salgada para fornecer gelo livre para o armazenamento prolongado do pescado; (vi) eliminação da contaminação de gelo, pois este é produzido, armazenado e distribuído num ambiente fechado; e (vii) operação com menor gasto energético, de trabalho e manutenção.[49]

Outra maneira de manter os peixes refrigerados é por meio do ar frio por refrigeradores (*chillers*). ***Chiller* com ar forçado** (*forced-air chiller*): na grande maioria dos locais de armazenamento de peixe resfriado encontram-se grandes *chillers*, em que o ar refrigerado (temperaturas de -1 °C a 3 °C) é soprado por ventiladores. Na realidade, esses *chillers* não são muito eficazes na retirada de calor do peixe. O ar é um condutor muito pobre e, com os peixes mantidos em caixas empilhadas, é muito difícil o ar frio alcançar todas as superfícies. Os *chillers* são projetados para manter os peixes refrigerados até chegar ao local de desembarque, ou, quando o peixe não é totalmente refrigerado, deve ser combinado com gelo para assegurar o efetivo resfriamento. Nesta situação, a temperatura do *chiller* deve estar acima de 0 °C para que o gelo possa derreter. **Salas frias** (*cold rooms*): em alguns barcos de pesca, lojas de venda e veículos de transporte, é criado um ambiente frio por meio da utilização de serpentinas refrigeradas. Como os *chillers* de ar forçado, a real capacidade de resfriamento dessas instalações é muito limitada e só deve ser usada para manter as condições refrigeradas ou em conjugação com o derretimento do gelo.[20]

Armazenamento refrigerado

O maior benefício do armazenamento refrigerado é o prolongamento da vida útil do pescado em bom estado, pela diminuição da taxa de deterioração. No resfriamento, deve ser ressaltado que não é possível melhorar a qualidade de um produto de baixa qualidade, tampouco existe a possibilidade de parar o processo de deterioração. O equipamento de armazenamento refrigerado pode ser encontrado ao redor do mundo em uma grande variedade de tamanhos, adequados para operações específicas para as quais o equipamento foi concebido. No seu tamanho menor, pode ser um ciclo frigorífico de absorção em um caminhão ou barco. Existem ainda sistemas de armazenamento refrigerado domésticos e comerciais (cabines refrigeradas) e, finalmente, câmaras refrigeradas grandes o suficiente para serem estocadas e abastecidas por empilhadeiras, algumas das quais podem acomodar milhares de toneladas de produtos.[21,40]

Transporte refrigerado

O transporte refrigerado do pescado deve ser visto como uma operação que envolve a mudança do pescado resfriado de uma área de armazenamento fixo para outra. A operação envolve uma "cadeia" de eventos, na qual o transporte em veículo rodoviário, contêiner, vagão ferroviário, embarcação ou aeronave representa apenas uma parte. A manutenção da temperatura ao longo da cadeia é essencial para o sucesso, e os melhores equipamentos de transporte não podem compensar a má manipulação no embarque, a embalagem e o acondicionamento malfeitos, ou o resfriamento do produto de maneira inadequada. O termo "transporte refrigerado" pode ser enganoso: deveria ser chamado "transporte sob temperatura controlada".[21]

A distinção entre "refrigeração" e "controle de temperatura" é importante para usuários de equipamentos de baixas temperaturas, que podem não perceber que uma temperatura ajustada erroneamente em equipamentos de transporte pode levar o produto ao aquecimento. Em geral, os equipamentos de transporte são projetados para manter a temperatura e não para fornecer refrigeração. Apesar de permitir que os produtos fiquem resfriados durante o transporte, até certo ponto, esse é um processo lento e um método não uniforme de tentar resfriar. Por essa razão não podemos depender do mesmo. O pescado resfriado deve ser carregado sob condições de temperatura controlada, sempre que possível.[21]

Expositores refrigerados (supermercado)

Os expositores refrigerados (*refrigerated display cabinets*), utilizados em lojas de varejo, estão divididos em dois grupos distintos. A maioria compreende expositores verticais com prateleiras (*vertical multi-deck cabinets* – Figura 11.1.3A) para a exibição e autosserviço de varejo para pescado embalado refrigerado. Há também os expositores (*serve-over display cabinets* – Figura 11.1.3B), em que os produtos não estão embalados e são geralmente preparados e apresentados em diferentes cortes (filés, postas etc.).

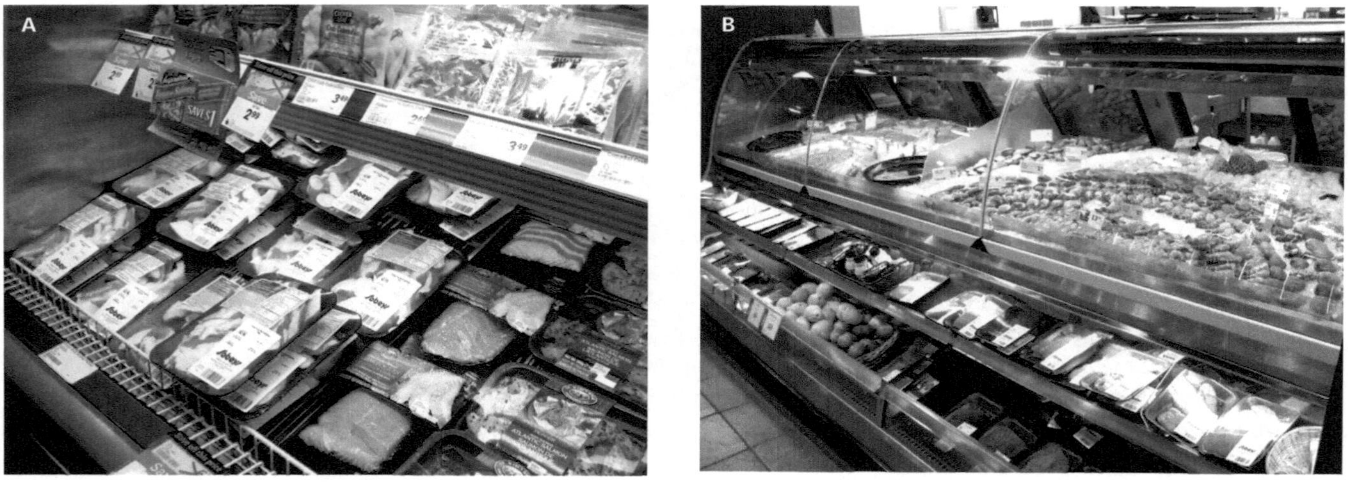

Figura 11.1.3 ▪ Expositores refrigerados: (A) *vertical multi-deck cabinets*; (B) *serve-over display cabinets*.

Os modernos expositores são projetados para manter a temperatura dos alimentos em ≤ 5 °C, e não devem ser abastecidos com alimentos ainda quentes; entretanto, alguns expositores antigos frequentemente têm dificuldade em atingir temperaturas abaixo de 10 °C, o que causa danos ao produto e diminuição de sua vida de prateleira. Em alguns países, expositores com portas de abertura frontal fornecem refrigeração mais homogênea, porém, com sérias desvantagens para o varejista, tanto no tempo necessário para o abastecimento como na resistência do cliente. Alguns expositores ainda podem incorporar prateleiras para a exposição de produtos não refrigerados, relacionadas com os refrigerados em exposição, para atrair o consumidor.[21]

Nos expositores do tipo *serve-over* (Figura 11.1.3B), o pescado está disposto na base, sobre o fluxo de ar frio, e geralmente há uma parede de vidro separando-o do consumidor. O ar e o evaporador podem ser alimentados por gravidade ou ventilação mecânica, mas, como grande parte do pescado nesses expositores não é embalada, a velocidade excessiva do ar deve ser evitada para prevenir a desidratação e perda de peso. Pela mesma razão, esses expositores são normalmente utilizados para exibir os produtos apenas enquanto as vendas estão em andamento, enquanto outros expositores de armazenamento são usados para armazená-los durante a noite.[21]

Congelamento

O pescado possui grande quantidade de água, normalmente entre 60% e 90%, dependendo da espécie, e o processo de congelamento converte a maior parte dessa água em gelo. O congelamento exige remoção do calor. A Figura 11.1.4 ilustra como é feita a redução de temperatura do pescado nesse procedimento.

Durante o primeiro estágio de resfriamento, a temperatura cai rapidamente até um pouco abaixo de 0 °C (ponto de congelamento da água). Quanto maior a exigência de

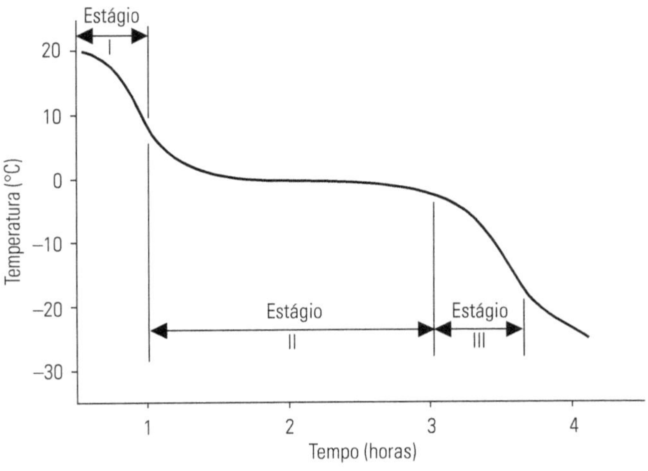

Figura 11.1.4 ▪ Gráfico tempo-temperatura para o pescado durante o congelamento.[27]

calor a ser removido durante durante o segundo estágio, a fim de transformar a maior parte da água em gelo, maior a alteração de temperatura em alguns graus. Essa fase é conhecida como o período de "estabilidade térmica". Quando aproximadamente 55% da água se transforma em gelo, a temperatura começa a cair mais rapidamente. Durante esse terceiro estágio, a maioria da água remanescente congela. Uma quantidade relativamente pequena de calor deve ser retirada durante essa fase.[3,9,19,22,27,40]

O processo de congelamento como método de conservação da qualidade do pescado tem sido estabelecido há muito tempo, datando do início do século 20, quando Clarence Birdseye descobriu que o pescado e carnes congeladas no severo inverno ártico promoviam melhores sabores do que aqueles congelados durante a suave primavera e outono. Foi a partir dessa observação que ele desenvolveu e refinou o que hoje é descrito como "equipamento de congelamento rápido" (*quick freeze machine*).[19,23]

O processo de congelamento rápido continua sendo bom e, sem dúvida, representa a melhor maneira de preservar o pescado numa forma natural e segura, por períodos de vários meses ou mesmo anos, mas não existe uma definição amplamente aceita para congelamento rápido. Uma vez que a temperatura pouco abaixo de 0 °C é a zona crítica de deterioração por desnaturação proteica, para um congelamento rápido, todo pescado deve reduzir sua temperatura inicial de 0 °C a -5 °C em ≤ 2 horas. A temperatura do pescado deve ser reduzida de modo que a temperatura média no final do processo de congelamento seja equivalente à de conservação recomendada de −30 °C. Com a prática tradicional de congelamento, esse último requisito é definido pela redução de temperatura da parte mais quente do pescado (−20 °C) no fim do congelamento. Quando essa temperatura é atingida, a parte mais fria do pescado vai ser próxima da temperatura do refrigerante, ou seja, −35 °C, e a temperatura média do pescado será de aproximadamente −30 °C. Essa é uma definição usual de congelamento rápido e é provavelmente mais rigorosa do que é necessário para garantir um produto de boa qualidade.[3,5,9,22,27]

Os métodos de congelamento têm um efeito importante sobre o conteúdo de água no pescado, e o consenso é que o congelamento rápido (1 °C/min) produz a melhor qualidade na medida em que induz a formação de pequenos cristais de gelo, distribuídos no músculo. O congelamento lento (5 °C/h) produz grandes e danosos cristais de gelo.[19,27] Alguns códigos de congelamento e recomendações definem a velocidade de congelamento em função da espessura a ser congelada pela unidade de tempo. A velocidade de congelamento, no entanto, é sempre maior perto da superfície do pescado, onde está em contato com o meio refrigerante, e menor no centro. As velocidades de congelamento são, portanto, apenas as médias e não representam o que realmente acontece na prática. As velocidades médias de congelamento variam entre 2 e 1.000 mm/h. Para dar ao leitor uma ideia do que essas velocidades representam, na prática, a escala foi subdividida conforme mostrado na Tabela 11.1.3.

TABELA 11.1.3 Velocidades de congelamento.[9,27]

Velocidade de congelamento*	Características do congelador
2 mm/h	Congelamento lento (sala com circulação forçada)
5 a 30 mm/h	Congelamento rápido em túnel de circulação fechada ou em congelador de placa
50 a 100 mm/h	Congelamento rápido de pequenos produtos
100 a 1.000 mm/h	Congelamento ultrarrápido em gases liquefeitos: nitrogênio (N_2) ou gás carbônico (CO_2)

*Espessura do congelado por unidade de tempo.

Uma exceção a esses requisitos gerais, para o congelamento rápido de pescado, requer uma menção especial. O atum congelado, consumido na forma fresca como produto japonês sashimi, aparentemente exige uma redução de temperatura mais rápida que outro pescado ou produtos à base de pescado. Os navios de pesca que capturam os peixes para esse produto (sashimi) operam com congeladores entre -50 °C e -60 °C (para evitar a atividade enzimática que causa sabores de ranço). O atum é um peixe grande e, quando congelado inteiro por imersão em salmoura de cloreto de sódio a uma temperatura de -12 °C a -15 °C, leva até três dias para congelar. O congelador rápido com ventilação forçada (*air blast freezing*), substituto do congelamento em salmoura, opera com temperaturas muito baixas, que podem resultar em tempo de congelamento de aproximadamente 24 horas ou menos. As baixas temperaturas, excepcionalmente utilizadas nesses congeladores (aproximadamente -50 °C a -60 °C), deram origem a condições que exigem precauções especiais para evitar possíveis rachaduras nas estruturas metálicas nos navios.[27]

Os peixes são também congelados em blocos regulares ou individualmente, como filés ou porções. Para os blocos congelados, os filés são colocados em filmes de PVC dentro de moldes retangulares de aço inoxidável, fechados e encaixados em congeladores de placa, presos entre duas placas extremamente frias (entre -30 °C e -40 °C).[23,27] Já os produtos referidos como "congelados individualmente" (*individually quick-frozen* – IQF), como filés de peixe, camarão, mexilhão, anéis de lula etc., são congelados individualmente e não precisam ser descongelados para a subdivisão ou talvez até mesmo para fins de cocção. A demanda por produtos IQF aumentou com o crescimento do número de expositores com baixas temperaturas, tanto nos pontos de venda como em casa. O congelamento IQF permite a compra de um produto congelado a granel, apenas em quantidades suficientes para satisfazer necessidades imediatas.[63] Um dos problemas com o processamento IQF para porções de peixe é controlar o peso do produto final na embalagem.[23]

Pré-tratamento ao congelamento

O congelamento e o armazenamento a frio são métodos eficientes de conservação do pescado, mas deve ser enfatizado que não melhoram a qualidade do produto. A qualidade final depende da qualidade do pescado no momento do congelamento, bem como outros fatores durante a manipulação, pré-resfriamento, congelamento, armazenamento a frio e distribuição. É requisito importante que o pescado seja sempre mantido em condição refrigerada antes do congelamento (próximo a 0 °C), recomendando-se a utilização de gelo ou outros métodos de refrigeração. Além de manter o produto refrigerado, é também indispensável a adoção de um alto padrão de higiene durante a manipulação e processamento, a fim de evitar a contaminação e o início da deterioração. Em alguns países, os aditivos alimentares são usados para tratar o pescado fresco, auxiliar na retenção de cor e ainda na retenção dos fluidos naturais. Porém, o tratamento do pescado com tais aditivos está sujeito a restrições nacionais e internacionais.[15-18,22,27]

Uso de fosfatos

Cientes da perda de água durante a captura e processamento, as práticas comerciais têm envolvido o uso de aditivos no controle, na adição (hidratação) e na retenção da umidade do pescado durante a captura, processamento, distribuição, armazenamento e preparação.[15,18,47,48] As soluções de fosfatos são geralmente aplicadas no pescado *in natura*, antes do congelamento por imersão, pulverização (*spray*), injeção ou tambleamento. O objetivo principal é fornecer um produto que tenha mais umidade e, portanto, fique mais suculento quando cozido ou após descongelamento. Os polifosfatos são utilizados, pois são capazes de se ligar com a água e com as proteínas musculares do pescado. Eles funcionam melhor com peixe fresco, quando as proteínas ainda não tenham sido hidrolisadas pelas enzimas.[15,18,20,47,48]

Portanto, pode-se dizer que o fosfato é um aditivo de grau alimentar indispensável para a manutenção das propriedades funcionais das proteínas miofibrilares do pescado, ajudando na preservação da integridade muscular, além de inibir a perda de umidade por gotejamento (*drip loss*) e prevenir a perda econômica durante o descongelamento e cozimento. Além disso, os fosfatos também aumentam a estabilidade térmica das proteínas do pescado, normalmente menor do que a de outros animais.[15,18,47]

Uso de crioprotetores

O aumento da vida de prateleira do pescado congelado durante o armazenamento pode ser obtido mediante a inclusão de ingredientes (por exemplo, crioprotetores) capazes de prevenir contra o crescimento de cristais de gelo e a migração de moléculas de água das proteínas, estabilizando, assim, a proteína em sua forma natural durante o armazenamento congelado. Uma grande variedade de compostos crioprotetores disponíveis é satisfatoriamente utilizada para preservar o pescado durante o congelamento. Estes incluem: mono e dissacarídeos, glicerol, sorbitol, alguns sais, ácido ascórbico, ácido cítrico, aminoácidos, polióis, metilaminas, carboidratos, algumas proteínas e sais inorgânicos (como fosfato de potássio e sulfato de amônio), carboximetilcelulose, gomas ou suas combinações.[19,22,33]

Provavelmente, as aplicações mais extensas de agentes crioprotetores foram para a estabilização do *surimi*. Por exemplo, crioprotetores como os carboidratos (especialmente açúcares) e polifosfatos (permitidos apenas em alguns países) têm sido usados para minimizar a perda das propriedades funcionais da proteína causada pelo congelamento e armazenamento congelado do *surimi*. Uma importante revisão sobre os princípios gerais da criopreservação na qualidade dos alimentos foi publicada, em 1997, por MacDonald e Lanier.[33] Para aplicações em filé de peixe, o crioprotetor mais utilizado para controlar a capacidade de retenção de água é o tripolifosfato. Tem sido relatado, também, que a adição de polifosfato pode melhorar a textura e a cor dos produtos de pescado.[6,22,41]

Processo de congelamento

O processo de congelamento deve ser realizado em equipamento adequado, de tal forma que o intervalo de temperatura de cristalização máxima passe rapidamente. O processo de congelamento rápido não deve ser considerado completo, a menos e até que a temperatura do produto tenha alcançado −18 °C ou abaixo no centro térmico após estabilização térmica.[63,66] Algumas variáveis determinam o coeficiente de transferência de calor e, consequentemente, o tempo de congelamento,[22,27] como:

- **Tipo de *freezer***: influenciará grandemente no tempo de congelamento. Por exemplo, devido ao melhoramento da transferência de calor superficial, o produto geralmente congela mais rápido em um congelador de imersão do que em um sistema de ar forçado operando na mesma temperatura;
- **Temperatura operacional**: quanto mais frio o congelador, mais rapidamente o pescado congelará. No entanto, o custo do congelamento aumenta com a redução da temperatura do congelador e, na prática, a maioria dos congeladores é projetada para operar apenas alguns graus abaixo da temperatura de armazenamento necessária para o produto (ex.: congeladores de placa geralmente operam a cerca de −40 °C e túneis de congelamento a cerca de −35 °C quando a temperatura de armazenamento é de −30 °C);
- **Velocidade do ar nos túneis de congelamento**: a relação geral entre a velocidade do ar e o tempo de congelamento revela que este é reduzido quando a velocidade do ar é aumentada. Esse fato, no entanto, é uma relação bastante complexa e depende de uma série de fatores. Se a resistência à transferência de calor no limite da camada estagnada do ar é importante, as mudanças na velocidade do ar farão uma diferença significativa no tempo de congelamento. Se, no entanto, a embalagem é grande e a resistência do próprio pescado é o fator importante, então as mudanças na velocidade do ar serão menos significativas. A temperatura, densidade, umidade e turbulência do ar são outros fatores que devem ser levados em conta quando o efeito da condição do ar no tempo de congelamento é considerado. Alguns desses fatores, no entanto, só podem ter um efeito menor;
- **Temperatura do pescado antes do congelamento**: quanto mais quente o pescado, maior a necessidade de troca térmica e mais tempo levará para congelar. O pescado deve ser mantido refrigerado (ou resfriado) antes do congelamento, tanto para manter a qualidade quanto para reduzir o tempo de congelamento e a exigência de refrigeração. Por exemplo, atum de 150 mm de diâmetro congelado em um congelador por ar forçado será congelado em 7 h, quando a temperatura inicial é de 35 °C, mas esse tempo despenca para apenas 5 h quando a temperatura é de 5 °C;
- **Espessura do pescado**: quanto mais espesso o pescado, maior é o tempo de congelamento. Por exemplo, considerando um pescado com espessura ≤ 50 mm, para o dobro dessa espessura pode ser necessário mais do que o dobro do tempo de congelamento. Considerando uma espessura ≥ 100 mm, o tempo de congelamento pode aumentar em quatro vezes. Assim, a taxa de variação do tempo de congelamento com a espessura dependerá da importância relativa da resistência do pescado à transferência de calor;
- **Formato do pescado**: a forma do pescado ou a sua embalagem podem apresentar um efeito considerável sobre o tempo de congelamento, dependendo da relação da área de superfície para o volume;
- **Área de contato do pescado e densidade**: em um congelador de placa, o mau contato entre o pescado e a placa devido ao gelo sobre as placas, espessuras desiguais das embalagens, embalagens parcialmente cheias ou vazias etc. resultam no aumento do tempo de congelamento.
- **Embalagem do pescado**: o método de embalagem, o tipo e a espessura do material utilizado podem influenciar fortemente no tempo de congelamento. O ar aprisionado entre a embalagem e o pescado apresenta, muitas vezes, maior influência sobre o tempo de congelamento do que a própria resistência do material da

embalagem. No caso de um peixe defumado embalado numa caixa de papelão, este pode necessitar de 15 h para o completo congelamento, num congelador com ar forçado; já numa caixa de alumínio, da mesma forma e tamanho, pode necessitar de 12 h. Porém, se a tampa for retirada, o tempo de congelamento cai para 8 h, pois não há ar aprisionado agindo como isolante;

- **Espécies do pescado**: quanto maior o conteúdo de gordura, menor é o conteúdo de água. A maior parte do calor removido durante o congelamento é para mudar o estado da água (líquido) para o gelo (sólido) e, então, se há menos água, menos calor terá de ser removido para congelá-lo. Uma vez que o conteúdo de gordura de pescado está sujeito a variações sazonais, é mais seguro assumir o mesmo conteúdo de calor usado para pescado magro para qualquer cálculo térmico. Isso também garante que a capacidade do congelador será adequada a qualquer pescado a ser congelado.

Equipamentos de congelamento

Existem hoje diferentes tipos de congeladores disponíveis para congelamento do pescado; porém, a escolha do tipo mais adequado às necessidades de cada produto deve levar em consideração os seguintes aspectos: financeiro, funcional e viabilidade.[27]

Túneis de congelamento estático (*stationary tunnel freezers*)

O túnel de congelamento estático é um dos tipos mais simples de congelador mecânico (Figura 11.1.5). O produto é colocado em bandejas, prateleiras ou carrinhos e carregado em uma câmara fria, equipada com serpentinas de refrigeração e ventiladores de circulação de ar. O congelador pode funcionar com a capacidade máxima, em que o produto é colocado até que se congele completamente. Em uma variação mais sofisticada, os carrinhos com rodas são movidos continuamente no congelador, manualmente ou automaticamente. Os coeficientes de transferência de calor são geralmente na faixa de 20-40 W m^{-2} K^{-1}. O túnel estático é um congelador versátil, mas é trabalhoso e perdas por desidratação podem ser elevadas. Os carrinhos com o produto devem ser cuidadosamente posicionados para garantir um fluxo de ar uniforme.[36]

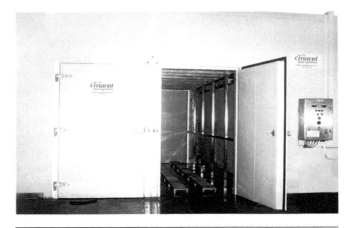

Figura 11.1.5 ▪ Túnel de congelamento estático. (Cortesia de Marel Food Systems.)

Congeladores por ar forçado (*air blast freezers*)

O congelamento por ar forçado é realizado em câmaras isoladas (túneis de congelamento), utilizando ar frio (de -35 °C a -40 °C) em alta velocidade que circula em torno do produto, que geralmente é embalado em caixas empilhadas em carrinhos. Em alguns casos, o produto pode ser carreado por uma esteira para dentro do túnel (Figura 11.1.6) e pode facilmente atingir o congelamento rápido necessário para minimizar quaisquer danos ao reduzir a temperatura interna final a -25 °C dentro de 12 a 16 horas.[9,20,40]

A vantagem do congelador por ar forçado é sua versatilidade. Ele pode trabalhar com uma variedade de produtos de forma irregular e, sempre que houver uma grande variedade de formas e tamanhos para ser congelada, este será a melhor escolha. No entanto, devido a essa versatilidade, muitas vezes se torna difícil para o processador especificar exatamente o que ele espera atingir e, uma vez instalado, é muito fácil usá-lo de forma incorreta e ineficaz.[27]

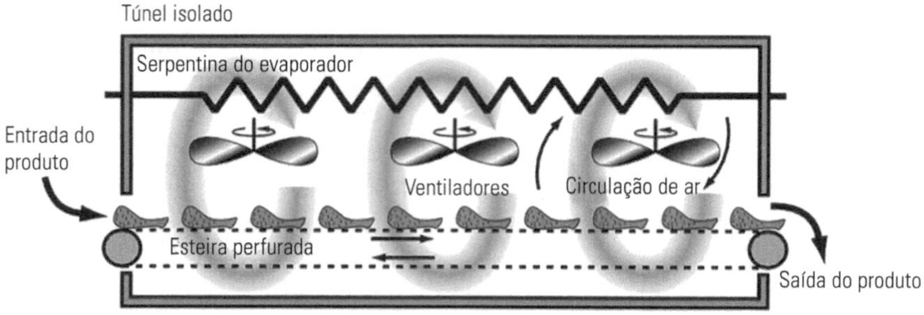

Figura 11.1.6 ▪ Congelador por ar forçado: esteira horizontal que carreia o produto ao longo do túnel; acima da esteira os ventiladores promovem a circulação do ar e melhora a transferência térmica.[36]

Congeladores criogênicos (*cryogenic tunnel freezers*)

O congelamento criogênico é o equipamento mais bem-sucedido para produtos pequenos que precisam ser congelados individualmente (*individually quick-frozen* – IQF) e têm alto valor (Figura 11.1.7). O congelamento rápido produz um produto superior de aparência e qualidade, mas o custo desses tipos de congelador é muito elevado e, portanto, o preço do produto deve justificar a despesa. O nitrogênio líquido ou dióxido de carbono é usado em congeladores criogênicos. As temperaturas são tão baixas que o congelamento ocorre muito rapidamente. Congeladores de nitrogênio líquido operam entre −50 °C e −196 °C, e o dióxido de carbono líquido entre −50 °C e −70 °C. O produto é colocado em contato direto com o refrigerante. Uma vantagem do congelamento criogênico é que a unidade de congelamento necessita de um pequeno espaço, mas, inversamente, o armazenamento dos gases pode ser um grande problema.[9,20,27,36,40]

Além disso, o consumo do refrigerante é medido como uma relação de consumo igual ao peso do fluido refrigerante utilizado, dividido pelo peso do produto congelado. Para um congelador de nitrogênio líquido, a típica relação de consumo varia de 0,3 para produto com baixo teor de umidade, até 2 para alimentos complexos, como o pescado. Alto consumo de refrigerante pode ser um problema significativo em túneis criogênicos, especialmente após uma mudança na intensidade ou no tipo de produto. A razão para isso é o controle deficiente. A temperatura de admissão é fixada aproximadamente a −150 °C, um pouco acima do ponto de ebulição do nitrogênio líquido. Para evitar o desperdício de energia, a temperatura do gás na saída deve ser próxima à temperatura de entrada do produto (−30 °C) para um produto entrando a 20 °C. A taxa de injeção de nitrogênio líquido e a velocidade do ventilador são normalmente controladas, de modo a manter uma temperatura constante em um ponto único ao longo do túnel.[36]

Congeladores espirais (*spiral freezers*)

Os congeladores espirais representam os tipos mais comuns utilizados na indústria de alimentos (Figura 11.1.8). As capacidades estão na faixa de 500-10.000 kg h^{-1}, com uma típica unidade de 2.600 kg h^{-1} (7,6 m de comprimento, 5,3 m de largura e 4,6 m de altura). As melhores aplicações e desempenho são em geral no modelo de congelador de túnel com ar forçado em linha reta (coeficientes de transferência de calor em torno de 35 W m^{-2} K^{-1}).[36]

Os congeladores espirais têm um cinto de malha flexível contínuo, formado por camadas em espiral, que leva o produto para cima através de uma câmara refrigerada. Em alguns modelos, cada camada baseia-se nos lados verticais da camada abaixo da cintura e configura, portanto, "autoempilhamento". Isso elimina a necessidade de trilhos de apoio e melhora a capacidade em até 50% para uma determinada altura. O ar frio ou *spray* de nitrogênio líquido são direciona-

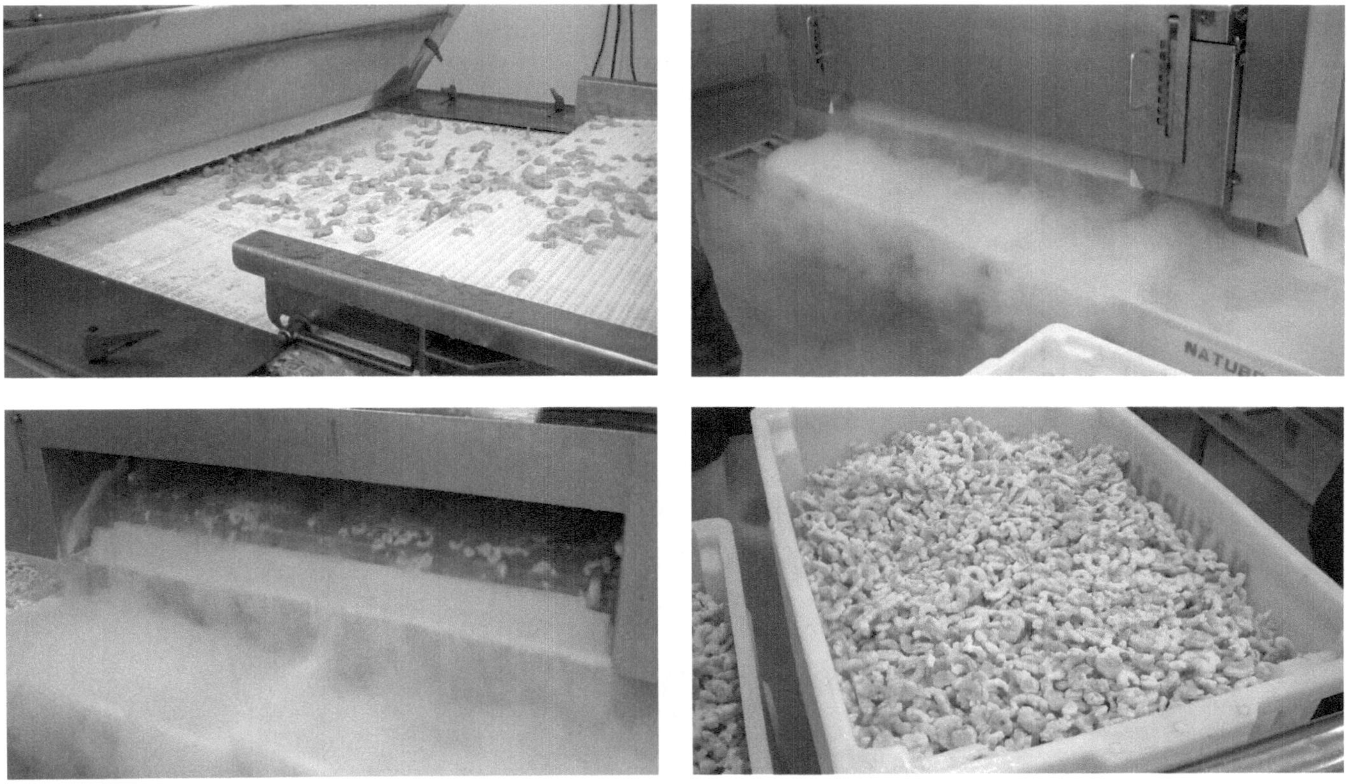

Figura 11.1.7 ▪ Túnel de congelamento criogênico (congelamento criogênico de camarão). (Cortesia de Natubrás Pescados Ltda.)

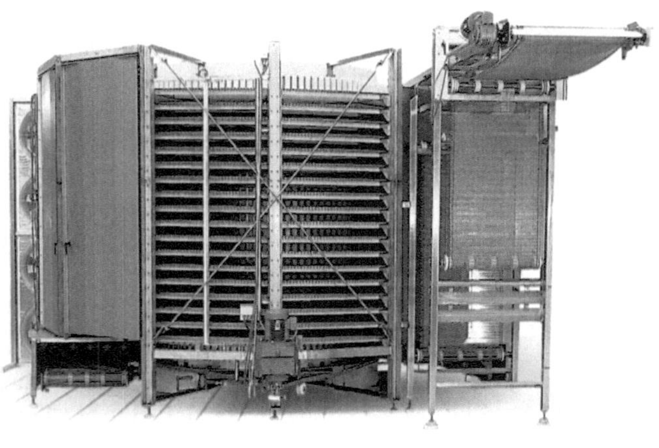

Figura 11.1.8 ▪ Congelador espiral. (Cortesia de Marel Food Systems.)

dos para baixo através da esteira num fluxo contracorrente, o que reduz as perdas de peso devido à evaporação da umidade. Esses congeladores exigem espaços no chão relativamente pequeno e têm alta capacidade (por exemplo, uma esteira de 50-75 cm de largura, em uma espiral de 32 camadas, pode processar até 3.000 kg h^{-1}). Outras vantagens incluem carregamento e descarregamento automático, baixos custos de manutenção e flexibilidade para congelar uma grande variedade de alimentos, incluindo peixes inteiros, camarão, *nuggets*, hambúrgueres etc.[9,36]

Congeladores de placa (*plate freezers*)

Utilizados para congelar grandes blocos de produto, os congeladores de placa são destinados ao armazenamento em massa e distribuição do produto em vez de porções individuais para venda a varejo. As aplicações típicas são congelar o peixe inteiro ou em filés, incluindo a bordo de navios.[36,40] O congelamento de placas é, como o nome sugere, realizado entre as placas de metal oco, por meio do qual o líquido ou gás refrigerante é circulado. Essas placas são organizadas e conectadas dentro de um armário. Quando as embalagens de produtos são colocadas entre as placas, são comprimidas em conjunto para que entrem em contato com os lados superior e inferior do produto. Esse contato próximo significa que o congelamento pode ser muito rápido e até mais rápido do que o congelamento por ar forçado. Porém, não tem a versatilidade de túneis de congelamento tradicionais e só pode ser usado para congelar blocos de forma regular e pacotes. Os congeladores podem ser construídos com as placas horizontais para formar uma série de prateleiras, quando então são chamados de congeladores de placas horizontais (*horizontal plate freezers* – HPF, Figura 11.1.9). Quando as placas são dispostas em um plano vertical, formam uma série de silos e, dessa forma, são chamados de congeladores de placas verticais (*vertical plate freezers* – VPF).[20,27,40]

Um típico congelador de placa horizontal tem até 20 placas. O produto pode ser carregado manualmente para bandejas ou, alternativamente, automaticamente carregado, com a distribuição de pacotes não congelados. As placas são

A

B

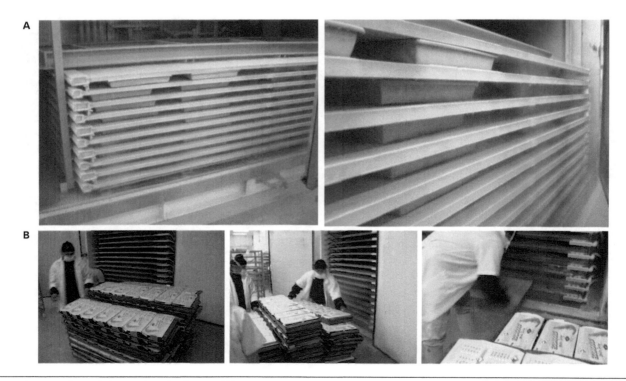

Figura 11.1.9 ▪ Congelador de placa horizontal: (A) congelamento de bloco de *surimi*; (B) congelamento de camarão em bloco. (Cortesia de Alex Augusto Gonçalves.)

separadas uma das outras por 25-75 milímetros e atuadores hidráulicos (5-30 kPa) são usados para manter contato das placas com os produtos. Os congeladores de placa verticais trabalham com princípios semelhantes, no entanto os métodos de manipulação dos produtos são diferentes. Esse tipo de congelador é mais adequado para produtos não embalados. O tempo típico de congelamento de blocos de peixes com 75 milímetros de espessura é de 120 min a -34 °C ou 90 min a -40 °C. Os congeladores de placa requerem cerca de metade do tempo para atingir o congelamento quando comparados a túneis de congelamento para a mesma espessura do produto.[27,40]

Congelador de imersão (*immersion freezers*)

Os congeladores de imersão, nos quais os produtos entram em contato direto com o líquido refrigerante, são importantes para duas classes completamente diferentes de produtos: pequeno tamanho (camarão, mexilhão) e grandes tamanhos (peixes inteiros).[36] Utilizando um líquido para a remoção de calor de um produto, as velocidades de congelamento favoráveis podem ser alcançadas. O líquido pode remover mais calor por unidade de volume que o gás (por exemplo, ar); contudo, como o gás, forma-se uma camada-limite estagnada, o que diminui a transferência do calor. Os líquidos utilizados para a transferência de calor devem ser circulados sobre o produto. Geralmente surgem dificuldades devido à alta viscosidade quando um líquido em baixa temperatura é utilizado. Muitos líquidos que possuem propriedades adequadas de refrigeração e de transferência de calor não têm permissão para serem utilizados em contato direto com os alimentos.

Caso não seja possível ou conveniente o uso de gás refrigerante expandido para resfriamento, um refrigerante secundário é empregado. Na maioria dos casos, salmoura, cloreto de cálcio ou cloreto de sódio são empregados para essa finalidade. O cloreto de cálcio é utilizado para o resfriamento de processos industriais, congelamento e armazenamento de produtos, além de outras aplicações, quando temperaturas inferiores a -18 °C são necessárias. A temperatura mais baixa, possível sem que o cloreto de cálcio precipite, é de -55 °C, com uma solução de 29,87% p/v (temperatura eutética). A solução de cloreto de sódio é utilizada para aplicações que não exigem temperaturas tão baixas ou quando a solução é utilizada em contato direto com os alimentos embalados, por exemplo, refrigeração e congelamento de aves e produtos de carne. A temperatura mais baixa (eutética), que pode ser alcançada é -21,2 °C, com uma solução de 23% p/v.[20,36,40]

No entanto, o uso dessas soluções é limitado, pois podem causar mudanças na textura e no sabor dos alimentos com os quais estão em contato direto. Alguns produtos de pescado, como o camarão, são congelados numa solução contendo sal e açúcar, mas, novamente, pode haver algum grau de absorção, responsável pela alteração no sabor. O etilenoglicol e propilenoglicol são usados também como congelantes de contato direto, e tendem a diluir-se em uso. Assim, os cuidados devem ser tomados para manter a concentração no nível exigido. As concentrações de soluções aquosas de etilenoglicol variam de 15-50% vol., correspondendo a temperaturas de -5,3 a -35,8 °C. Já para soluções aquosas de propilenoglicol, as concentrações variam de 5-59% vol., o que correspondente a temperaturas de -1,7 °C a -49,4 °C. O propilenoglicol é um dos agentes anticongelantes mais amplamente utilizado na indústria de refrigeração, particularmente estável e não corrosivo.[20,40]

Congelador em leito fluidizado (*fluidized-bed freezers*)

O gás ou líquido que flui para cima através de uma camada de partículas sólidas pode fazer com que o material sólido passe a se comportar como um fluido (Figura 11.1.10). Trata-se de um leito fluidizado, e congeladores que utilizam esse princípio de funcionamento são uma boa forma de congelamento IQF para produtos pequenos, como o camarão.[36,40]

Os congeladores em leito fluidizado são túneis de congelamento modificados nos quais o ar (-25 °C e -35 °C) passa a uma velocidade elevada (2-6 m s^{-1}), através de uma camada de 2-13 cm de produto, contida em uma bandeja perfurada ou correia transportadora. Em alguns projetos, há duas etapas: após o congelamento rápido inicial, em um leito raso para produzir uma camada de gelo na superfície do produto, o congelamento é finalizado numa segunda correia com leitos de 10-15 cm de profundidade.[9,27] Em seguida, um tipo de congelador por ar forçado "fluidifica" o produto com um sopro forte de ar por baixo. O produto, então, se comporta como um fluido e, quando derramado na entrada do equipamento, se move ao longo do comprimento do congelador sem assistência mecânica, sobre o fluxo até a saída. Esse tipo de congelador tem sido usado com sucesso para produtos como camarão e mexilhão, facilmente separados

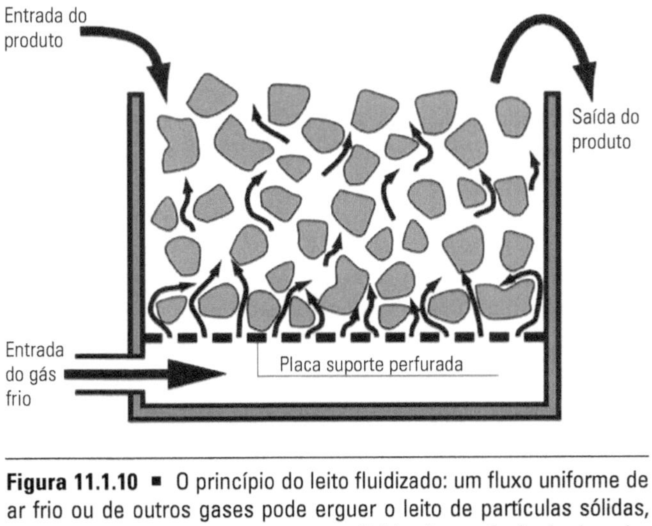

Figura 11.1.10 ▪ O princípio do leito fluidizado: um fluxo uniforme de ar frio ou de outros gases pode erguer o leito de partículas sólidas, levando-as a se comportar como um fluido. A transferência de calor é normal e elimina os problemas de aglomeração em produtos congelados.[36]

e afastados uns dos outros, mas, ainda assim, não tem tido uma ampla aplicação na indústria do pescado. Pequenos camarões sem casca e cozidos são produtos que foram congelados com sucesso por esse método.[9,27,40]

Túnel de congelamento criogênico por rotação e tambleamento (*tumbling and rotator cryogenic tunnel freezers*)

Como alternativa ao congelador em leito fluidizado para produtos IQF, o túnel de congelamento criogênico por rotação e tambleamento pode oferecer produto de alta qualidade e alta taxa de transferência por metro quadrado. O produto deve ser capaz de resistir à ação do tombamento. Ele é introduzido num tubo de aço inoxidável isolado, montado em um pequeno ângulo com a horizontal, e rotacionado em vários ângulos. O nitrogênio líquido é pulverizado no mesmo tubo. À medida que o tubo gira, o produto é jogado sobre a mistura de nitrogênio líquido e gás nitrogênio frio. A inclinação do tubo faz com que o produto se mova lentamente para a outra extremidade, junto com o escape de nitrogênio. O movimento giratório evita a agregação do produto durante o congelamento.[36]

Congelamento criomecânico (*cryomechanical freezing*)

O congelamento criomecânico ou combinado consiste na associação de dois sistemas de congelamento: um *congelamento criogênico* (usando N_2 líquido ou CO_2), combinado com um *congelador mecânico* (com o ar frio produzido pelo equipamento de refrigeração convencional). O processo combinado usa a seguinte sequência: (1) **congelamento criogênico**: congelamento rápido das camadas exteriores formando uma crosta fina congelada, proporcionando maior força de resistência ao produto; e (2) **congelamento mecânico**: congelamento completo do produto até que o centro do produto atinja a temperatura final desejada.[1,2,17]

Um exemplo de congelamento criomecânico estudado para o camarão vermelho, *Pleoticus muelleri* (133 camarão/kg), foi conduzido por dois métodos de congelamento IQF: (1) congelamento criogênico realizado a –86 °C, expondo as amostras ao vapor de N_2 líquido por 1 min (formação do congelamento superficial); e (2) congelamento por ar forçado a –30 °C, com velocidade do ar de 6 m s^{-1}. Em seguida, os camarões foram transferidos para armazenamento (a –30 °C) até que a temperatura interna atingisse –20 °C.[16,17]

O uso de congeladores combinados promove uma redução do tempo de congelamento e da perda de água durante o processo, resultando numa melhora na qualidade final do produto. Além disso, o sistema combinado também oferece uma solução simples e econômica para aumentar a capacidade de congelamento. No entanto, a sua aplicação mais importante é o congelamento de produtos delicados, ou seja, produtos que não tenham uma boa resistência mecânica (camarões) ou de produtos que de alguma forma possam modificar seu aspecto (vieiras). Nesses casos, o maior custo causado pelo consumo de nitrogênio líquido é compensado pela realização de um produto com menor perda de peso e maior qualidade e aparência final.[1,2]

Pós-tratamento ao congelamento

A deterioração do pescado começa imediatamente após a captura, e continua a vários graus, dependendo das condições de armazenamento. O melhor método de conservação do pescado é o congelamento e armazenamento a baixas temperaturas. Se adequadamente congelado, o pescado mantém sua qualidade e sabor. No entanto, um grande problema encontrado pelos produtores de pescado fresco e congelado é a desidratação do produto; assim, o produto deve ser protegido contra essa perda excessiva de água. Dois métodos de proteção são utilizados, geralmente em combinação: glaciamento (*glazing*) e embalagem. Uma boa embalagem impede a circulação do ar sobre a superfície do produto e protege contra a umidade nas camadas superficiais do mesmo.[25,47]

Processo de glaciamento (*glazing process*)

O glaciamento (*glazing*) significa a aplicação de um revestimento de gelo (*glaze*) na superfície do produto que já foi congelado. O processo de glaciamento é geralmente realizado por imersão (Figura 11.1.11) ou pulverização do produto com água para formar uma fina camada de gelo.[14,25] Em geral, essa película é simplesmente água, mas outros ingredientes podem ser adicionados. Assim que o pescado é retirado do congelador, deve ser glaciado ou embalado (a menos que tenha sido embalado antes do congelamento) e imediatamente transferido para uma câmara fria para rapidamente recongelar o produto e preservar sabor, aroma e textura, bem como para minimizar a perda de água no descongelamento posterior.[14,25,26,47]

O glaciamento proporciona uma excelente barreira à oxidação e queima pelo frio durante o armazenamento congelado. É também uma forma de garantir a perda de umidade por sublimação durante o armazenamento congelado, que se torna um importante fator econômico na indústria do pescado.[9] Ingredientes como espessantes, ao serem adicionados, garantem uma boa camada quando aplicados; antioxidantes previnem a rancidez oxidativa e a perda de cor em todo o peixe; e, às vezes, o sal é adicionado apenas para manter o sabor.[14,20,40,47]

A aplicação do *glaze* pode ser de difícil controle, e se for administrado de forma descontrolada, a quantidade de gelo não será constante, a espessura não será uniforme e a proteção oferecida poderá estar comprometida. Para obter um *glaze* completo e uniforme na superfície do pescado, o processo necessita ser rigorosamente controlado e depende dos seguintes fatores: tempo do glaciamento, temperatura do pescado, temperatura da água, tamanho e espessura do pescado.[14,25-27]

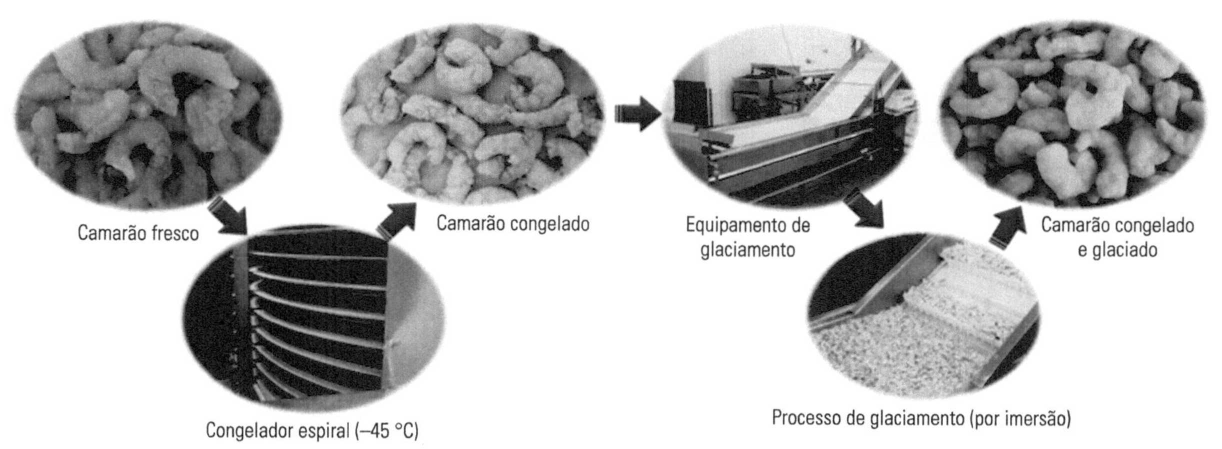

Figura 11.1.11 ▪ Processamento de glaciamento de camarão.[14,16]

Na indústria, o glaciamento é geralmente aplicado em torno de 4-10%, dependendo do produto. Em casos extremos, pode-se encontrar até 25% de *glaze* em alguns produtos. Algumas empresas preferem apenas confiar na própria embalagem como forma de proteção do produto durante o armazenamento, porém é indicado apenas para o produto que é mantido estocado por períodos curtos.[9] Um percentual razoável de *glaze* poderia ser entre 15% e 20% para garantir a qualidade final do camarão congelado,[14] estocado por três meses a –18 °C. No entanto, abusos têm sido relatados com *glaze* de 25-45% (ou mais), mas a forma mais adequada para atingir a garantia de qualidade deve ser a introdução de procedimentos padronizados para o glaciamento, que obedeçam um percentual regulamentado, garantindo a confiança dos consumidores.

Armazenamento do pescado congelado

As técnicas de armazenamento a frio podem ser aplicadas em qualquer fase da cadeia de frio entre o processo de produção e o consumo. Consequentemente, entrepostos frigoríficos variam entre pequenas câmaras frias na planta de produção, antes da transferência para as câmaras de grande volume, e, ainda, expositores menores, mais próximos do varejista, geograficamente convenientes para corresponder à procura dos consumidores.[11]

O objetivo do armazenamento congelado do pescado é prolongar sua vida de prateleira e limitar a atividade enzimática e microbiana que provoca sua deterioração.[46] A temperatura média do ar normalmente recomendada para o armazenamento do pescado congelado é de –18 °C a –30 °C e, mesmo nessa temperatura, não é possível manter sua qualidade indefinidamente. A ação microbiana cessa abaixo de aproximadamente –10 °C, mas as reações químicas que levam a alterações irreversíveis no odor, sabor e aparência continuarão lentamente. Além disso, a menos que o peixe seja devidamente protegido contra a desidratação, alterações físicas poderão torná-lo não atraente – condição conhecida como queimadura pelo frio (*freezer burn*).[19,40]

No Código de Prática para o Peixe e Produtos da Pesca,[7] a instalação do armazenamento congelado deve ser capaz de manter a temperatura do pescado em valores ≤ –18 °C e com flutuações mínimas de temperatura (± 3 °C), especialmente para produtos empanados IQF. Para os peixes congelados e armazenados a bordo, o mesmo controle deve ser feito.

De acordo com a Tabela 11.1.4, existe uma distinta e vantajosa vida de prateleira para produtos congelados armazenados a –30 °C. É possível que essa vantagem (melhor qualidade) possa ser maior, para compensar o custo adicional de armazenamento em temperatura mais baixa. Esses períodos (em meses) são valores práticos da vida de prateleira durante o armazenamento e definidos como o tempo em que o produto continua em condições para consumo ou para outro processamento.[27]

TABELA 11.1.4 Vida de prateleira para pescado.[11,27]

Produto	Vida de prateleira em meses		
	–18 °C	–24 °C	–30 °C
Peixe gordo (glaciado)	5	9	> 12
Peixe magro (filé)	9	12	24
Linguado	10	18	> 24
Camarão (cozido/descascado)	5	9	12

Transporte do pescado congelado

Pescado congelado que será transferido para outros armazéns frigoríficos deve ser transportado em um veículo isolado, de preferência com algum tipo de equipamento de refrigeração para manter o ambiente a uma temperatura de aproxima-

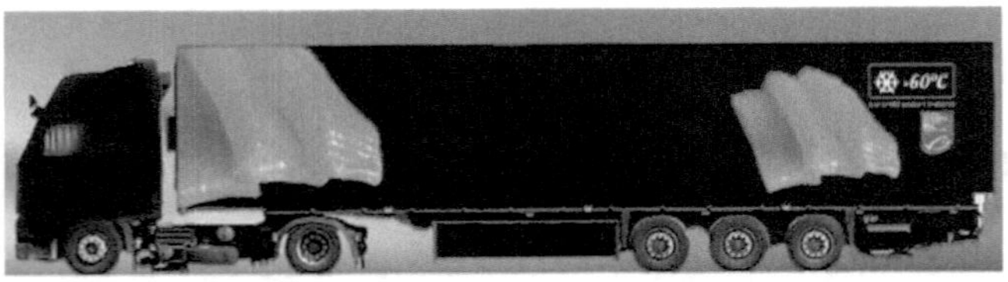

Figura 11.1.12 ▪ Transporte de atum congelado a −60 °C pela Tunamar. A integridade da cadeia do frio não é comprometida e o caminhão distribui o atum em várias partes da Europa.

damente −20 °C.[27] Durante todas as etapas do transporte do produto congelado, a temperatura deve ser mantida a −18 °C (máxima flutuação de ± 3 °C). A utilização de dispositivos de gravação de temperatura com a remessa também é recomendada.[7,27] Os veículos devem ser concebidos e construídos de tal forma que as paredes, chãos e tetos, quando necessário, sejam construídos com materiais resistentes à corrosão, não absorventes; o piso deve ser adequadamente drenado e de fácil higienização (Figura 11.1.12).[7,27]

Equipamentos de exposição ao varejo

O expositor de varejo é um dos pontos fracos da cadeia de produtos congelados, principalmente devido às contrastantes formas em que os produtos são expostos à venda ao consumidor (na tentativa de convencer o cliente a comprá-los) e na necessidade de preservá-los adequadamente. Para fins de comercialização, os produtos devem ser claramente visíveis e de fácil acesso, a fim de seduzir os potenciais clientes; no entanto, essas características promovem a flutuação de temperatura dos produtos (superior ao recomendado de −18 °C).[7,11] Essa é a principal causa de perda de qualidade, sendo que a melhor maneira de protegê-los das flutuações de temperatura é mantê-los longe de todas as possíveis fontes de calor, embora – na prática – signifique mantê-los fora da vista dos clientes.

A unidade frigorífica do tipo "expositor de parede aberto" (Figuras 11.1.13A e B) foi projetada para ficar contra a parede da loja, permitindo, assim, a compra apenas de um lado. Muitas vezes esses expositores são equipados com um painel de vidro, garantindo a visibilidade dos produtos empilhados por meio de um efeito vitrine.

A unidade frigorífica do "tipo ilha" (Figura 11.1.13C), por outro lado, pode ser acessada por todos os lados, e os painéis laterais de vidro podem ser utilizados para melhorar a visibilidade do produto. A distribuição de ar frio pelos produtos empilhados pode ser assegurada por meio de circulação forçada ou, menos frequentemente, por convecção natural. Esse último tipo é em geral encontrado em pequenos expositores. As características dos expositores abertos os tornam eficientes e eficazes para sua função de preserva-

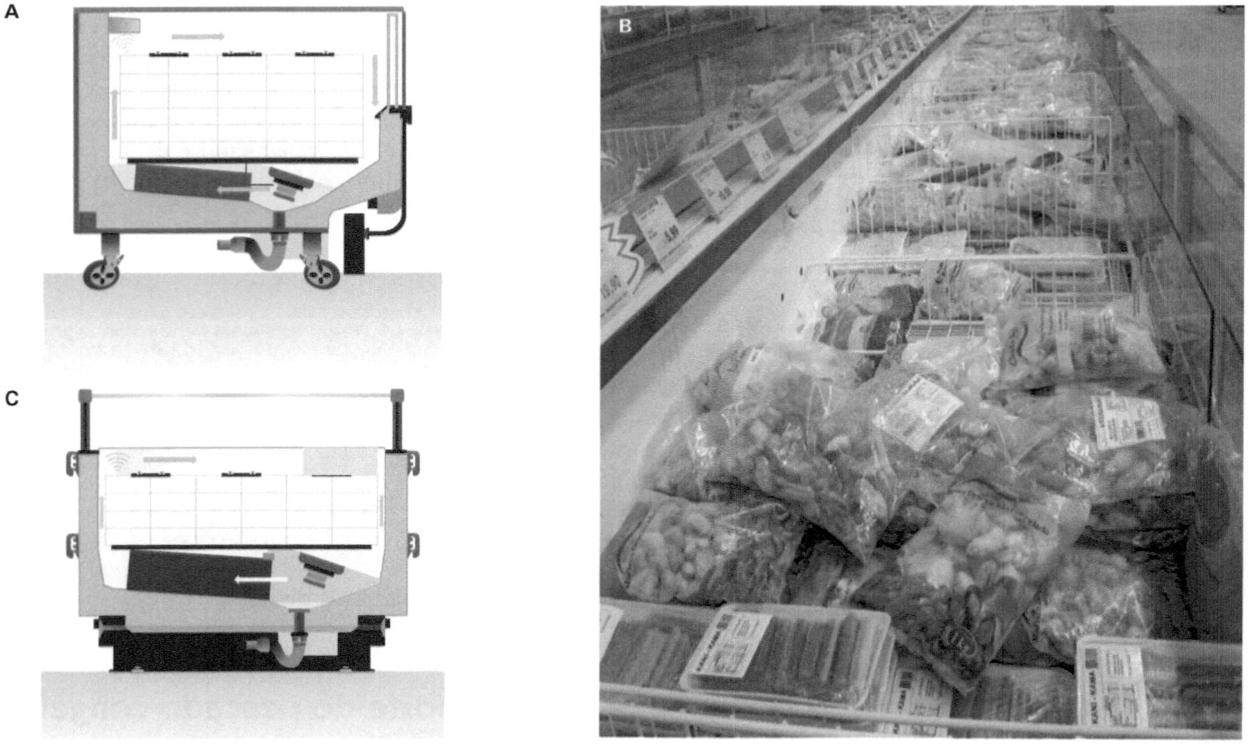

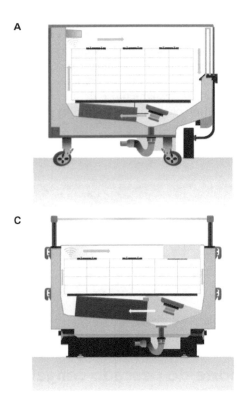

Figura 11.1.13 ▪ Expositores: (A) expositor de parede aberto, com vidro; (B) expositor de parede aberto, sem vidro – mais comum nas redes de supermercado; (C) expositor tipo ilha aberto – com vidro. As setas indicam a circulação do ar frio e as linhas com triângulos indicam o limite de carregamento.[11]

ção e manutenção da temperatura, desde que mantenham o limite de carregamento e que, no caso dos expositores com tampa, que a mesma permaneça fechada. Os expositores verticais são também muito utilizados no autosserviço: são prateleiras revestidas (variando de duas a seis), a fim de economizar espaço. Considerando sua função de exibição, expositores com uma frente aberta são mais adequados (Figura 11.1.14A), embora essa frente aberta represente uma fonte de infiltração de ar quente do ambiente, resultando em um alto risco de flutuação de temperatura e alto consumo de energia.

Flutuações de temperatura podem ser evitadas por meio de duas ou três cortinas de ar em paralelo. Isso melhora o controle de temperatura do lado do produto, mas não reduz o consumo de energia. Para evitar qualquer infiltração de ar quente do ambiente (e, assim, reduzir as flutuações de temperatura e melhorar a eficiência energética), os expositores verticais são também equipados com portas de vidro (Figuras 11.1.14B e C). Infelizmente, as portas de vidro diminuem a eficácia da função de "mostrar o produto ao consumidor", uma vez que devem abri-las para obter o produto. Enquanto as portas estão abertas, a infiltração de ar quente indesejado é inevitável: a umidade do ar de entrada tende a condensar no interior da porta de vidro, logo que ela é fechada. Algumas lojas utilizam uma combinação de expositores, compreendendo um gabinete aberto e um vertical acima dele – normalmente com uma porta de vidro (Figura 11.1.15). Essa combinação oferece a vantagem de uma grande capacidade por unidade de área.

Manutenção segura da cadeia do frio

Criar um produto resfriado (a 0-1 °C) e/ou congelado (a –20 °C) e transportá-lo pela cadeia para o consumidor não é, do ponto de vista tecnológico, tão difícil. Os problemas surgem devido à necessidade de utilizar pessoas, equipamentos e infraestrutura para executar toda a operação a um custo razoável. As maiores dificuldades surgem nos pontos de transferência, por exemplo, entre entrepostos frigoríficos e transporte, nos expositores de venda a varejo que possuem grande visibilidade e fácil acesso (que conflitam com o controle da ótima temperatura) e durante o transporte para o domicílio do consumidor.

O controle e monitoramento da cadeia de frio é ainda mais complicado, pelo fato de que diferentes produtos respondem às alterações de temperatura de diferentes maneiras. O que é um abuso drástico de temperatura para um produto pode não ter nenhum efeito significativo sobre outro. Apesar dessa dificuldade, não há dúvida de que a pressão legal para a adoção da rastreabilidade em toda a indústria de pescado pode afetar toda a logística de distribuição de produtos congelados.[30] A cadeia de frio é representada exclusivamente pela temperatura. Para o pescado fresco significa mantê-lo próximo a 0 °C, desde a captura até o consumidor. A cadeia de frio é interrompida toda vez que a temperatura do pescado sobe acima de 1 °C, e, dessa forma, há uma crescente perda de qualidade, que infelizmente não pode ser revertida por qualquer meio.[20] Se a qualidade do pescado está condicionada à data de captura em todas as etapas, o consumidor tem todas as informações críticas para tomar uma decisão sobre o que

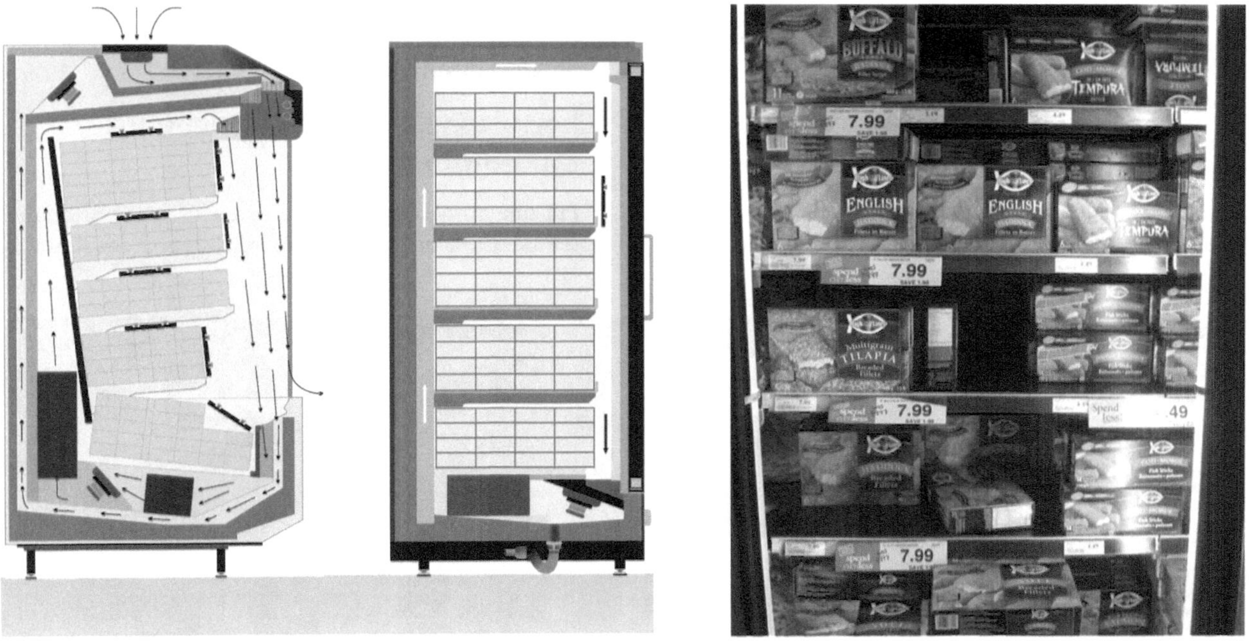

A B C

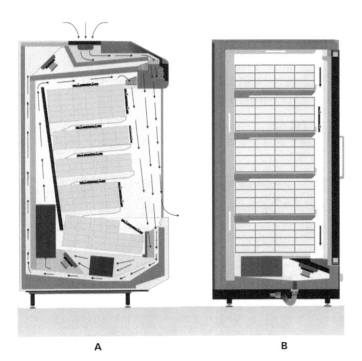

Figura 11.1.14 ▪ Expositor vertical com a frente aberta (A); Expositor vertical com porta de vidro (B,C). As setas indicam a circulação do ar frio e as linhas com triângulos indicam o limite de carregamento.[11]

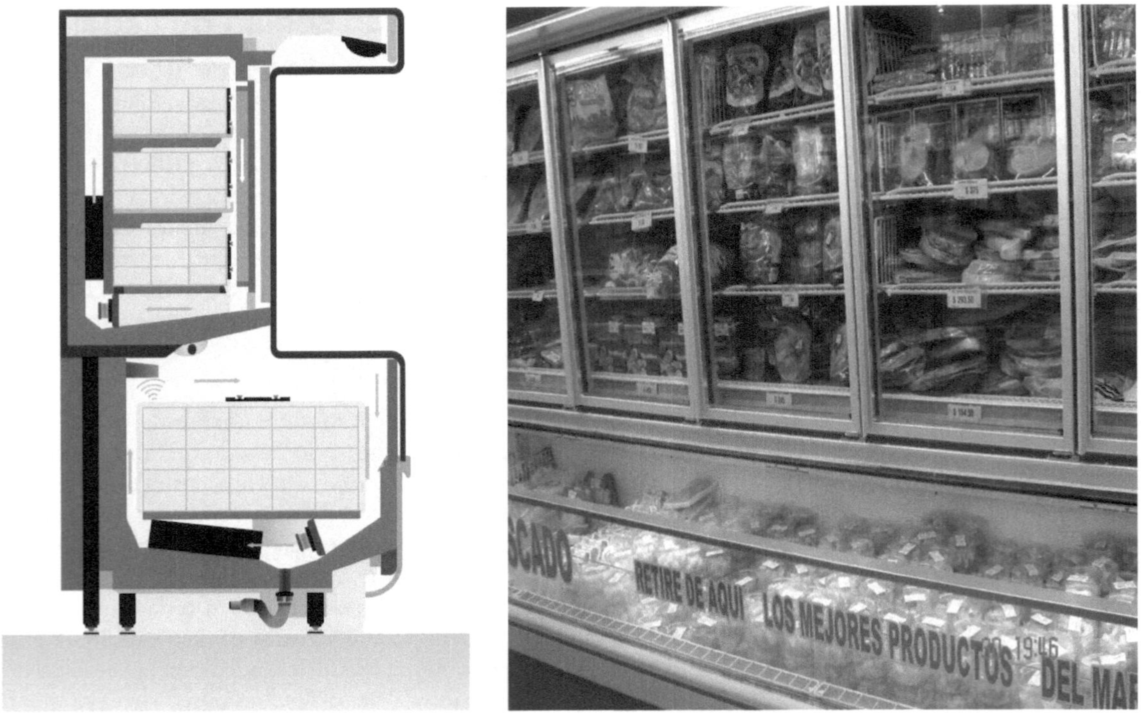

Figura 11.1.15 ■ Combinação de expositores: expositor de parede aberto, sem vidro, e expositor vertical com porta de vidro. As setas indicam a circulação do ar frio e as linhas com triângulos indicam o limite de carregamento.[11]

comprar. A unidade escolhida para a qualidade é o equivalente de dias em gelo a 0 °C (algumas vezes chamado "dias no gelo"). A variação nas propriedades de qualidade é definida como a mistura do pescado com diferentes "dias no gelo" (dois ou vários dias no gelo); porém, pode-se minimizar o problema evitando a mistura de pescado com diferentes dias no gelo, embora a manutenção da condição refrigerada seja necessária para garantir a sua qualidade (Figura 11.1.16).[10]

Monitoramento da temperatura

A temperatura é o fator mais importante que afeta a velocidade de deterioração do pescado e a multiplicação dos microrganismos. Para as espécies propensas à produção de histamina, e no caso do escurecimento (ou melanose – *black spot*) em crustáceos, o controle do tempo e temperatura pode ser o método mais eficaz para garantir a segurança do produto. Portanto, é essencial que o pescado fresco, que necessita de refrigeração, seja mantido a uma temperatura tão próxima quanto possível de 0 °C.[7]

Importância do monitoramento da temperatura

Há um número enorme de sistemas de monitoramento de temperatura disponível comercialmente, desde um simples

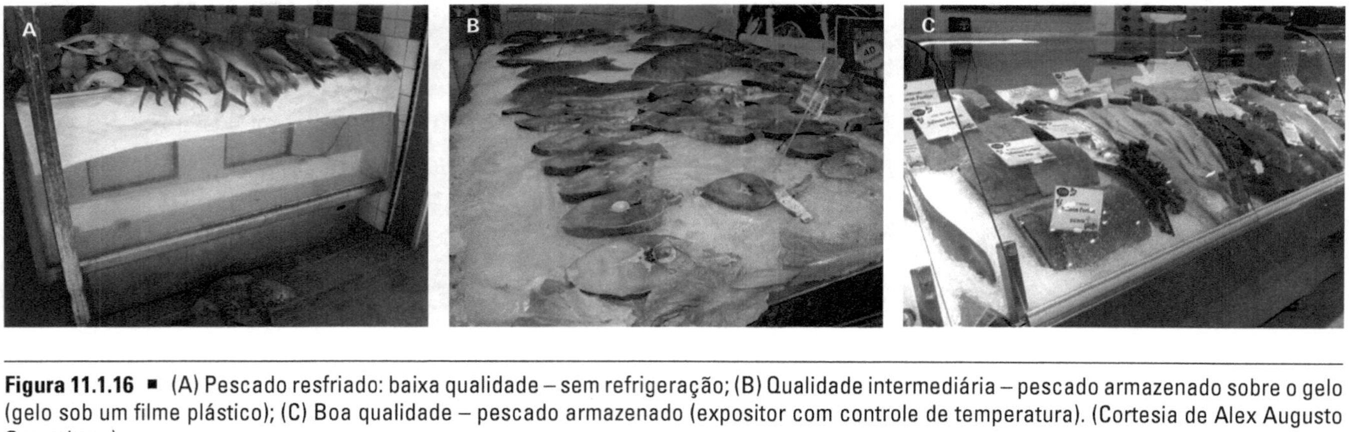

Figura 11.1.16 ■ (A) Pescado resfriado: baixa qualidade – sem refrigeração; (B) Qualidade intermediária – pescado armazenado sobre o gelo (gelo sob um filme plástico); (C) Boa qualidade – pescado armazenado (expositor com controle de temperatura). (Cortesia de Alex Augusto Gonçalves.)

termômetro até um sistema totalmente informatizado, conectado a um sistema de refrigeração. A escolha do sistema dependerá exatamente da quantidade de detalhes que o operador exige e seu custo. Se o monitoramento for realizado apenas para garantir que o produto se mantenha dentro de uma determinada temperatura (ponto crítico), então a quantidade de informação que será coletada pode ser reduzida, e o custo cai.[50]

Ao projetar um sistema de monitoramento, existem algumas considerações na escolha da temperatura a ser monitorada no sistema de refrigeração, como: (i) a escolha do controle da temperatura ambiente, do produto ou da temperatura simulada do produto dependerá do sistema individual e da maneira como ele opera; (ii) os sensores devem preferencialmente ser fixados em uma posição onde não serão danificados durante a atividade comercial – se as leituras manuais forem utilizadas, devem ser tomadas a partir de posições acessíveis; (iii) a temperatura escolhida deve ser representativa do sistema de refrigeração, dar uma imagem do seu funcionamento e, portanto, estar ligada indiretamente com a temperatura do produto.[50]

Uma nova ferramenta de controle de qualidade para evitar a perda de produtos congelados e aumentar a qualidade, assim como garantir a integridade da temperatura desde a indústria até o ponto de venda é o sensor ColdLog® (Figuras 11.1.17 e 11.1.18). O sistema é provido de um dispositivo constituído por um aviso mecânico, ativado por meio do congelamento do líquido interno ao sensor. Possui vários modelos de acordo com o ponto de fusão do líquido (0 °C, -5 °C, -8 °C, -12 °C, -15 °C, -18 °C e -21 °C). Enquanto o líquido congelado ainda não sofreu fusão, a mola é mantida comprimida e a posição do indicador vermelho fica sobre a tarja azul ("conservado", Figura 11.1.18B2), indicando que o produto foi mantido dentro das condições adequadas de temperatura.

O sensor ColdLog® é fabricado desativado (Figura 11.1.18), transportado e armazenado sob temperatura ambiente (acima de 0 °C, para o Brasil). É ativado quando o líquido interno é congelado (Figura 11.1.18B) e abre-se, devido ao congelamento, a tampa interna. Recomenda-se ativar o sensor juntamente ao produto (alimento, fármaco etc.) que será monitorado com o aparelho. Se ocorrer uma quebra na cadeia do frio, o líquido descongela e a mola expulsa o fluido de dentro do tubete do sensor; o fluido é atóxico, mas, ainda assim, deve permanecer dentro do *blister*. A extensão da mola é irreversível e a posição do indicador sobre a faixa vermelha ("alterado") indica que houve a quebra do frio (Figura 11.1.18C). Em resumo, nas suas mais diversas formas de aplicação, pode ser usado em caixas de transportes, embalagens individuais, câmaras frias, contêineres etc.

Considerando a importância do monitoramento da temperatura no armazenamento a frio, uma lista de monitoramento da temperatura, na prática, deve ser mencionada: (i) armazenamento refrigerado (estabelecimentos frigoríficos e expositores); (ii) transporte refrigerado (temperatura controlada de veículos e pequenos veículos de entrega); (iii) expositores verticais; (iv) expositores tipo parede aberta ou ilha (Figura 11.1.19). No entanto, em alguns casos, se a temperatura não for controlada, a perda dos atributos de qualidade e a sua integridade ficam comprometidas (Figura 11.1.20).

Indicadores de tempo-temperatura (*time-temperature indicators* – TTI)

Conforme mencionado previamente, o pescado deteriora-se rapidamente após a morte, devido ao efeito de uma grande variedade de mecanismos bioquímicos, enzimáticos e, por fim, pela própria degradação microbiana.[31,37] O controle da temperatura desde a produção, por meio da distribuição e armazenamento, até o consumo final, é um dos principais fatores para a garantia da qualidade do pescado fresco. A quebra da cadeia de frio resulta em uma rápida diminuição da vida de prateleira. Assim, a tecnologia de embalagem inteligente vem fornecendo novas ferramentas para controlar a

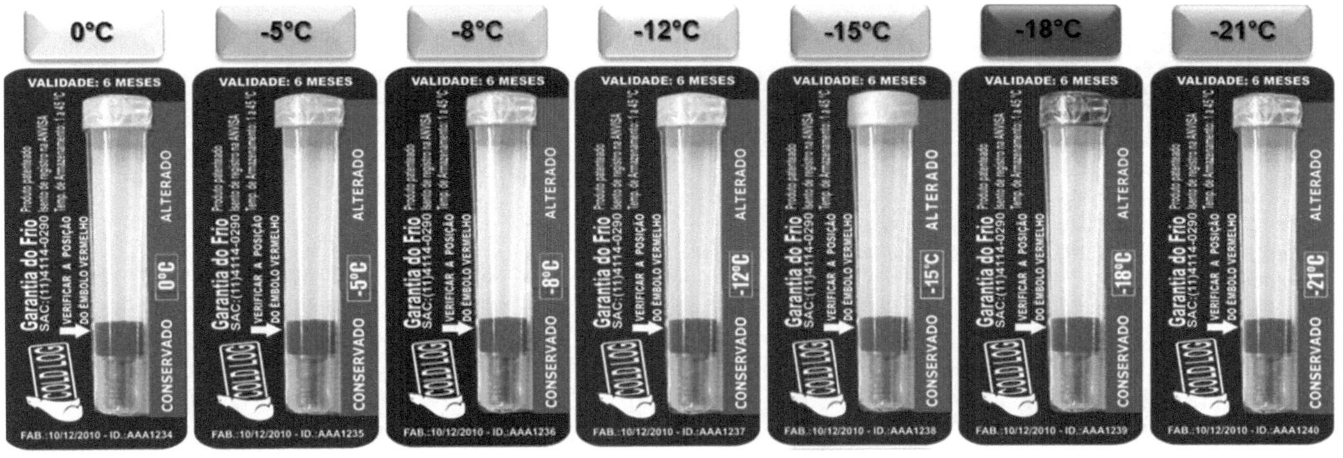

Figura 11.1.17 ▪ Sensor Cold Log®: identificação da garantia do frio por toda a cadeia do frio, disponível em várias temperaturas; cada modelo de temperatura está indicado por uma cor de sobretampa. (Cortesia de ColdLog®.)

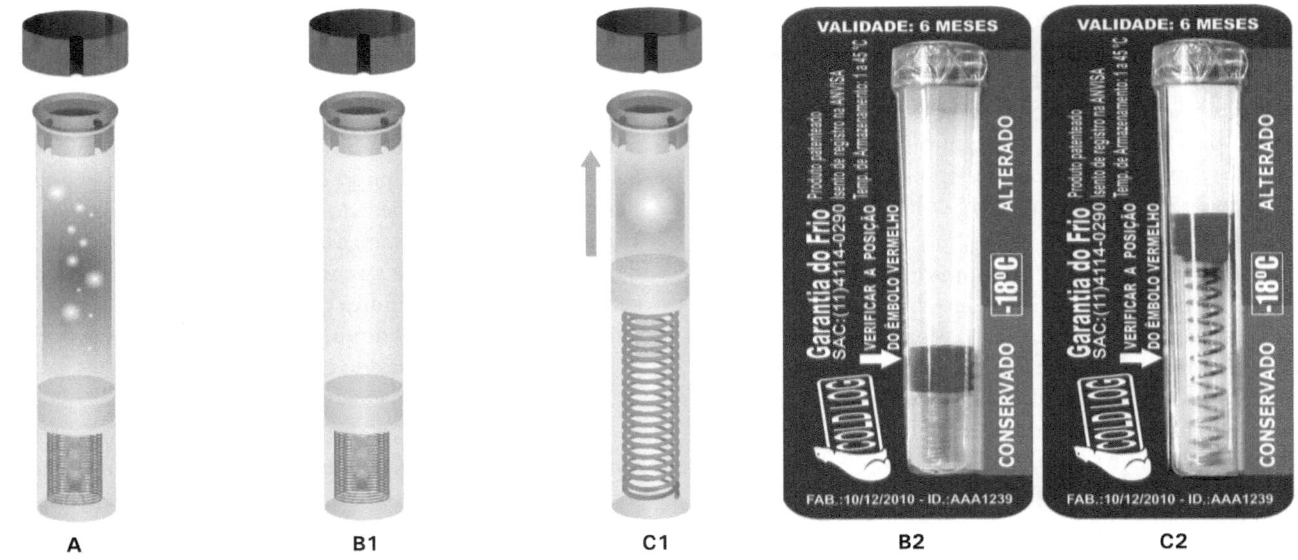

Figura 11.1.18 ▪ Etapas do sensor: (A) desativado; (B1) ativado; (B2) ativado e ilustrado juntamente ao *blister*; (C1) alterado, em detalhe dentro do *blister*; (C2) alterado e ilustrado juntamente ao *blister*. (Cortesia de ColdLog®.)

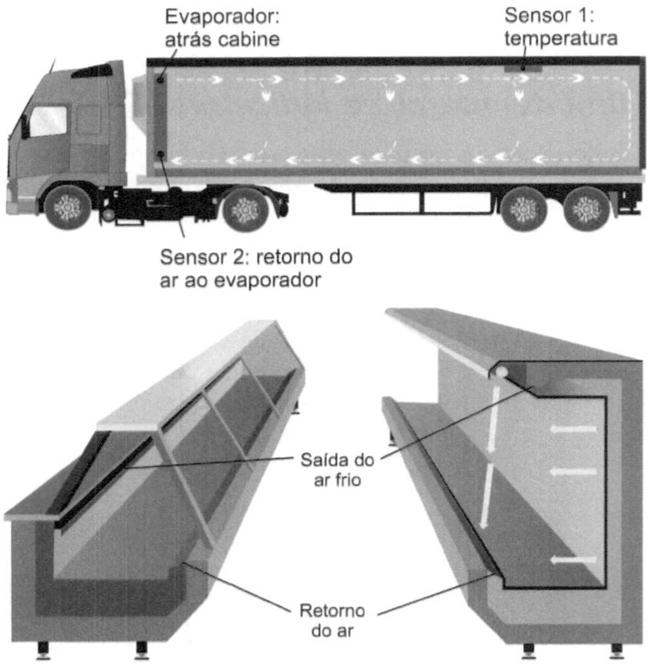

Figura 11.1.19 ▪ Locais potenciais para o monitoramento da temperatura: em caminhões frigoríficos e nos expositores no varejo. (Adaptada de Woolfe.[50])

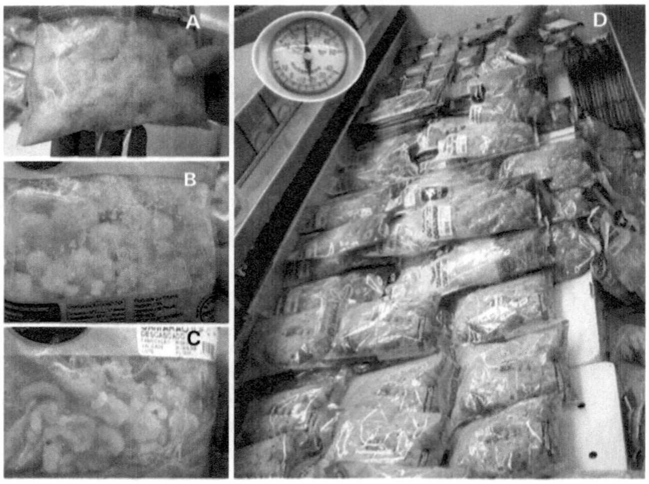

Figura 11.1.20 ▪ Camarão congelado IQF sendo comercializado em expositores do tipo parede aberta sem vidro, na temperatura de –18 °C (ver termômetro): camarão congelado com gelo recristalizado (A); camarão parcialmente congelado (B); e camarão descongelado (C). Onde está o controle de temperatura e de qualidade do produto? (Cortesia de Alex Augusto Gonçalves.)

evolução do tempo-temperatura em cada produto embalado de forma independente. O indicador de tempo-temperatura (TTI)[42,43,50] é um dispositivo simples anexado ao produto (geralmente integrado à embalagem), que dá uma resposta visível à temperatura resultante de uma alteração irreversível, seja ela química, mecânica, eletroquímica, enzimática ou microbiológica. Essa resposta ao TTI reflete o efeito da temperatura sobre as reações de deterioração do produto, permitindo a determinação do tempo gasto e o restante da vida de prateleira, em qualquer momento da cadeia de distribuição ou durante o período de armazenamento.[37]

Os tipos de informação que podem ser fornecidas são os seguintes: (i) rejeitar ou aceitar o produto com base numa mudança de cor; (ii) temperatura abusiva e acima de um determinado limite; (iii) histórico parcial do tempo-

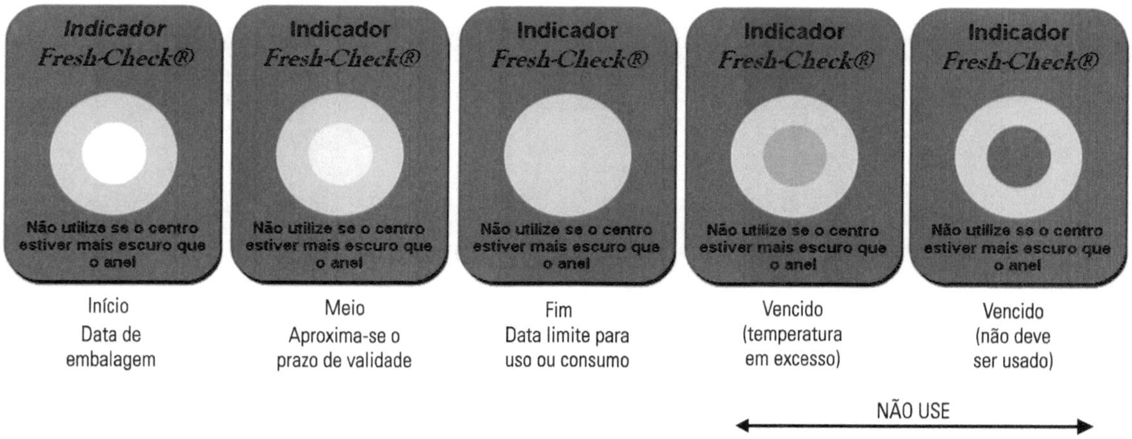

Figura 11.1.21 ▪ Etapas do indicador Fresh-Check® – encenando um exemplo.[50]

temperatura acima de um determinado limite; (iv) histórico completo de tempo-temperatura ligado à vida de prateleira do produto.[42,43,50] A aplicação do TTI tem sido estudada para monitorar o histórico do tempo-temperatura para o pescado refrigerado,[35,37,45] como, por exemplo, salmão,[38] robalo[32] e dourado.[12]

A mudança de cor nos indicadores TTI está baseada na polimerização de monômeros acetilênicos que reagem mais rapidamente em temperaturas mais altas, levando a um escurecimento mais rápido do indicador. A evolução dessas tecnologias resultou no desenvolvimento do indicador Fresh-Check® (Figura 11.1.21), um dispositivo composto por dois círculos, sendo um pequeno círculo que contém o polímero, e um círculo impresso ou anel externo escuro. O anel interior escurece quando exposto a combinações de tempo e temperatura, numa determinada velocidade preestabelecida (pela vida de prateleira do produto).

O consumidor é aconselhado a não consumir o produto quando o anel interno se torna mais escuro do que o impresso exterior. Esses indicadores não são fisicamente ativados e, uma vez fabricados, respondem a qualquer temperatura a que estão expostos. Portanto, antes de usar, os indicadores devem, em todos os momentos, ser armazenados a −18 °C ou mais frio.[50]

Outros indicadores coloridos estão sendo desenvolvidos para: (i) mostrar a temperatura dos alimentos (por exemplo, revestimentos de cristal líquido que mudam de cor com a temperatura de armazenamento); (ii) alertar para temperatura elevada (por exemplo, a cera derrete e libera um corante quando um aumento inaceitável na temperatura ocorre); (iii) integrar a combinação de tempo-temperatura que um alimento recebeu após a embalagem; e (iv) indicar a vida útil remanescente (Figura 11.1.22).

As embalagens de pescado da marca Fresh & Easy trazem uma etiqueta TTI (Fresh Meter *time-temperature indicator*) que, ativada em linha durante a embalagem, fornece a garantia do alimento seguro e de alta qualidade desde a loja até a casa (Figura 11.1.23). Fresh Meter é um aplicativo de marca da tecnologia "OnVu" da Bizerba que usa tinta "inteligente" sensível à temperatura para imprimir o indicador dinâmico (ver detalhes no Capítulo 12.1). A tinta especial compreende o alvo na etiqueta Fresh Meter, que é cercada por um anel externo impresso em tinta comum que serve como padrão. As etiquetas pré-impressas são fornecidas à planta de processamento e embalagem e são ativadas em linha após a vedação da bandeja. Os consumidores podem comparar esse círculo central dinâmico com o anel de cor estática circundante; o último é impresso de azul a cinza para saber quando o pescado é fresco (azul) e quando não o é (cinza).

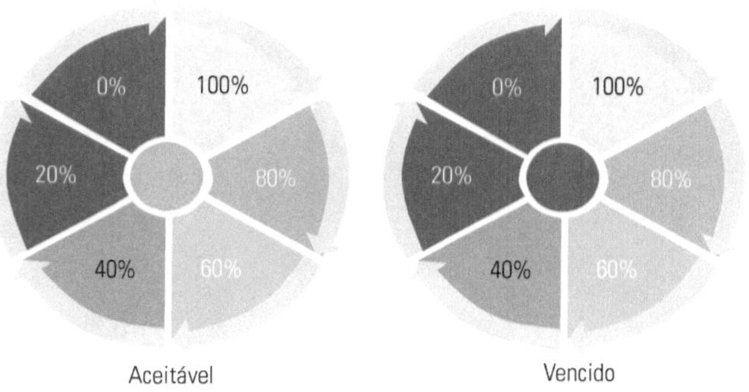

Figura 11.1.22 ▪ Integrador tempo-temperatura (indicador baseado na alteração de cor do interior da circunferência: os porcentuais mostram a equivalência da cor com o tempo remanescente de vida do produto).[50]

Alterações durante o resfriamento e armazenamento

O processo deteriorante do pescado é muito mais rápido por meio das reações enzimáticas, químicas e microbiológicas, em altas temperaturas ambientes. Por exemplo, o bacalhau-do-atlântico (*Gadus morhua*), mantido a 0 °C, tem uma

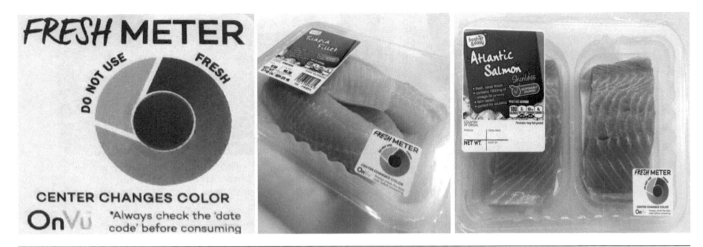

Figura 11.1.23 ▪ Rótulo para pescado fresco legível pelo consumidor indicando os efeitos da temperatura acumulada ao longo do tempo na qualidade e segurança do produto embalado. (Cortesia OnVu® Smart Seafood.)

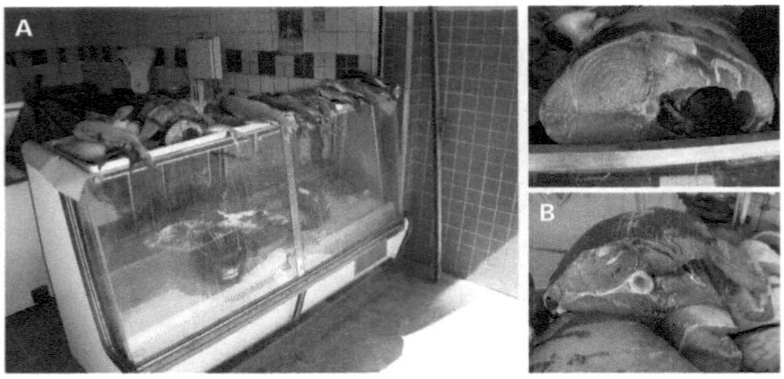

Figura 11.1.24 ▪ "Pescado fresco" comercializado em expositores no varejo, em um mercado público: peixe fresco, mas com má qualidade; o peixe pode estar caracterizado como estragado ou pútrido, mas continua sendo comercializado. Nota: o expositor não foi usado para armazenar o pescado (apenas para materiais pessoais); a temperatura ambiente estava marcando 28 °C (muito mais do que o mínimo necessário para peixe fresco resfriado).

vida útil de 12-16 dias, enquanto a 4 °C sua vida útil reduz para 7-9 dias; 5-6 dias a 8 °C; e despenca para 3-4 dias a 12 °C.[24,34,49]

O processo de deterioração pode acelerar uma vez que o peixe é cortado (postas, filés etc.), e também se a condição de frio não foi aplicada corretamente,[49] conforme verificado na Figura 11.1.24. Em contraste, a Figura 11.1.25 mostra uma boa imagem do pescado fresco, mesmo após os diferentes cortes, evidenciando, portanto, a importância da manutenção da cadeia de frio.

Alterações durante o processo de congelamento

No início do congelamento, os cristais de gelo começam a se formar nos espaços entre as microscópicas células da carne. Se a velocidade de congelamento for muito lenta, o gelo não se forma totalmente no interior da célula. Na verdade, a água existente no interior das células é retirada através das paredes celulares para os espaços extracelulares (entre as células), onde o gelo se formará. No momento em que o interior das células estiver bastante frio para congelar, pode haver pouca água. Grandes cristais de gelo se formarão entre as células – as próprias células são perfuradas e desidratadas. Durante o congelamento rápido, a água não tem tempo para ser retirada para fora das células para se juntar à formação de cristais – a água é congelada onde quer que esteja, dentro ou fora das células. Durante o congelamento lento também podem ocorrer danos causados pela desnaturação das proteínas, ou seja, as proteínas perdem a sua estrutura natural e, em consequência, sua capacidade de reter água. O pescado danificado por congelamento lento tende a perder muita água quando descongelado.[20,22,27]

Alterações no armazenamento congelado

No padrão de temperatura de armazenamento congelado (–25 °C), as mudanças no sabor e textura do pescado congelado serão notadas após alguns meses, e com o tempo, as mudanças mais significativas são: (i) desnaturação proteica (a carne firme e elástica torna-se amorfa e esponjosa e, consequentemente, perderá líquido); (ii) oxidação lipídica (produz sabores e odores indesejáveis); (iii) alterações sensoriais (a translucidez da carne se perde e a sua cor torna-se esbranquiçada - em seguida, creme ou amarelada –; quando cozida, o sabor se perde, e a carne se torna seca e fibrosa); e (iv) alterações por desidratação (queimadura pelo frio).[20,22,27]

Perda de peso durante o congelamento e armazenamento

O peso pode ser perdido por desidratação ou devido a danos físicos no pescado durante o processo de congelamento. O dano físico pode estar associado a problemas durante o congelamento, resultando em pequenos pedaços quebradiços,

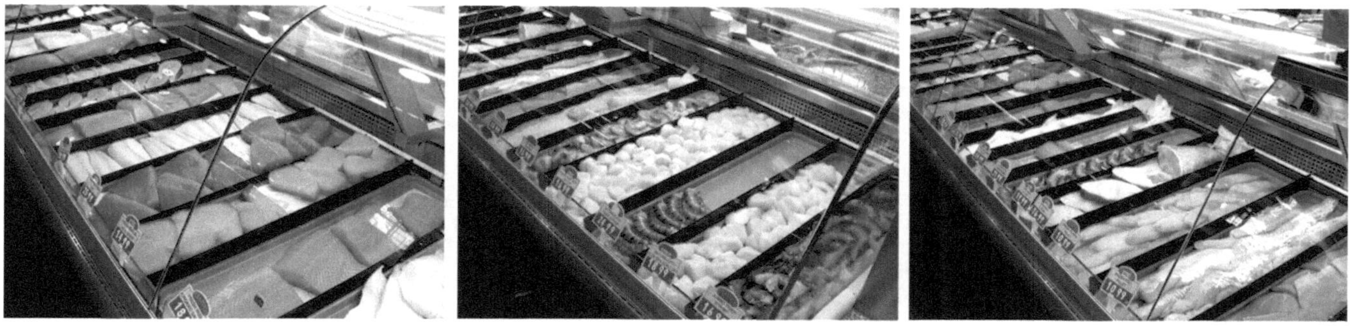

Figura 11.1.25 ▪ Pescado fresco comercializado em expositores, com controle de temperatura, em um mercado público.

por exemplo, em *freezers* onde o produto é fluidizado pelo ar frio. A outra forma de dano físico encontrada é devida à adesão do pescado à bandeja ou esteira. Se a perda de peso na liberação do pescado das bandejas for excessiva, as bandejas podem ser pulverizadas na parte de baixo com água para ajudar na liberação. Pescado congelado em congeladores contínuos, conectados às malhas ou esteiras de aço inoxidável, também pode perder peso devido a pequenas partículas presas nesses equipamentos. Se o congelador e o processo de congelamento forem adequados ao produto, as perdas por danos físicos devem ser mínimas e não superiores a 1%.[4,27]

A perda de peso por desidratação em um congelador depende de uma série de fatores, e as perdas de peso em túneis de congelamento por ar forçado geram grandes controvérsias (Tabela 11.1.5). A perda de peso por desidratação dependerá: (i) do tipo de *freezer*; (ii) do tempo de congelamento; (iii) do tipo de produto (superfície a ser congelada); (iv) da velocidade do ar; (v) das condições operacionais do congelador; e (v) do armazenamento (flutuações da temperatura).[4,27]

TABELA 11.1.5 Perda de peso do peixe durante o congelamento.[27]

Produto	Método de congelamento	Porcentual de perda de peso
Camarão IQF	Ar forçado	2 a 2,5
Bacalhau IQF	Ar forçado	1,2
Bacalhau IQF	Criogênico com CO_2	0,6
Produtos IQF	Criogênico com N_2	0,3 a 0,8
Bandejas de filés	Ar forçado	1,0
Peixes grandes ou em blocos	Ar forçado	0,5
Blocos de peixes	Congelador de placa	0
Peixe em caixas	Congelador de placa	0,5 dentro da embalagem

Referências bibliográficas

1. Agnelli ME, Mascheroni RH. Cryomechanical freezing. A model for the heat transfer process. J Food Engineering. 2001; 47(4):263-70.
2. Agnelli ME, Mascheroni RH. Quality evaluation of foodstuffs frozen in a cryomechanical freezer. J Food Eng. 2002; 52(3):257-63.
3. Archer DL. Freezing: an underutilized food safety technology? Int J Food Microbiol. 2004; 90:127-38.
4. Campañone LA, Salvadori VO, Mascheroni RH. Weight loss during freezing and storage of unpackaged foods. J Food Eng. 2001; 47:69-79.
5. Chevalier D, Siqueira-Muñoz A, Le Bail A, Simpson BK, Ghoul M. Effect of freezing conditions and storage on ice crystal and drip volume in turbot (Scophthalmus maximus). Evaluation of pressure shift freezing vs. air-blast freezing. Innov Food Sci Emerg Technol. 2001; 1:193-201.
6. Cormier A, Leger LW. Effect of sodium polyphosphate on frozen cod fillets (Gadus morhua). Can Inst Food Sci Technol J. 1987; 20(4):222-8.
7. FAO/WHO – Food and Agriculture Organization of the United Nations/World Health Organization. Code of Practice for fish and fishery products. 1 ed. Rome: Codex Alimentarius Commission; 2009. 144 p.
8. Fellows P. Chilling. In: Food Processing Technology - Principles and Practice. 2 ed. Boca Raton, FL (USA): CRC Press LLC; 2001. 575 p.
9. Fellows PJ. Tecnologia do processamento de alimentos: princípios e prática. 2 ed. Porto Alegre: Artmed; 2006. 602 p.
10. Frederiksen M. Quality chain management in fish processing. In: Bremmer HA (ed.). Safety and quality issues in fish processing. Cambridge (England): Woodhead Publishing Limited and CRC Press LLC; 2002. 520 p.
11. Fuller R. Storing frozen food: cold store equipment and maintenance. In: Kennedy CJ (ed.). Managing frozen foods. 1 ed. Boca Raton (USA): CRC Press LLC; 2000. 286 p.
12. Giannakourou MC, Koutsoumanis K, Nychas GJ, Taoukis PS. Field evaluation of the application of time temperature

integrators for monitoring fish quality in the chill chain. Int J Food Microbiol. 2005; 102:323-36.

13. Gibbard G, Lee F, Gibbard S, Bilinski E. Transport of salmon over long distances by partial freezing in RSW vessels. Refr Sci Technol. 1981; 4:285-90.
14. Gonçalves AA, Gindri Jr CSG. The effect of glaze uptake on storage quality of frozen shrimp. J Food Eng. 2009; 90(2):285-90.
15. Gonçalves AA, Ribeiro JLD. Do phosphates improve the seafood quality? Reality and legislation. Pan-Am J Aquat Sci. 2008; 3(3):237-47.
16. Gonçalves AA, Ribeiro JLD. Optimization of the freezing process of red shrimp (Pleoticus muelleri) previously treated with phosphates. Int J Refr. 2008; 31(7):1134-44.
17. Gonçalves AA, Ribeiro JLD. Effects of phosphate treatment on quality of red shimp (Pleoticus muelleri) processed with cryomechanical freezing. LWT – Food Sci Technol. 2009; 48(8):1435-8.
18. Gonçalves AA, Rech BT, Rodrigues PM, Pucci DMT. Quality evaluation of frozen seafood (Genypterus brasiliensis, Prionotus punctatus, Pleoticus muelleri and Perna perna) previously treated with phosphates. Pan-Am J Aquat Sci. 2008; 3(3):248-58.
19. Gormley TR. Developments in fish freezing in Europe with emphasis on cryoprotectants. In: Oliveira FAR, Oliveira JC, Hendrickx ME, Korr D, Gorris LGM (eds.). Processing Foods – Quality optimization and process assessment. Boca Raton, FL (USA): CRC Press LLC; 1999. 415 p.
20. Harvie R. Fish for Food. Wellington, New Zealand: Seafood Industry Training Organization (Seafood ITO); 1998. 68 p.
21. Heap RD. The refrigeration of chilled foods. In: Stringer M, Dennis C (eds.). Chilled foods – a comprehensive guide. 2 ed. Boca Raton (USA): CRC Press LLC; 2000. 428 p.
22. Hedges N. The selection and pre-treatment of fish. In: Kennedy CJ (ed.). Managing frozen foods. 1 ed. Boca Raton (USA): CRC Press LLC; 2000. 286 p.
23. Hedges N. Maintaining the quality of frozen fish. In: Bremmer HA (ed.). Safety and quality issues in fish processing. Cambridge (England): Woodhead Publishing Limited and CRC Press LLC; 2002. 520 p.
24. Huss HH. Quality and quality changes in fresh fish. Rome, Italy: Food and Agriculture Organization of the United Nations. FAO Fisheries Technical Paper No. 348; 1995.
25. Jacobsen S, Fossan KM. Temporal variations in the glaze uptake on individually quick-frozen prawns as monitored by the CODEX standard and the enthalpy method. J Food Eng. 2001; 48:227-33.
26. Jacobsen S, Pedersen W. Noncontact determination of coldwater prawn ice-glaze content using radiometry. Lebensm Wiss Technol – Food Sci Technol. 1997; 30:578-84.
27. Johnston WA, Nicholson FJ, Roger A, Stroud GD. Freezing and refrigerated storage in fisheries. FAO: Rome, FAO Fisheries Technical Paper No. 340; 1994. 109 p.
28. Ke LCB, Chang J, Chyuan YS, Pan BS. Biochemical, microbiological and sensory changes of sea bass (Lateolabrax japonicus) under partial freezing and refrigerated storage. J Agric Food Chem. 1998; 46(2):682-6.
29. Kelman JH. Stowage of fish in chilled sea water. Torry Advisory Note 73; [s.d.]. 10 p.
30. Kennedy CJ. Future trends in frozen foods. In: Kennedy CJ (ed.). Managing frozen foods. 1 ed. Boca Raton, FL (USA): CRC Press LLC; 2000. 286 p.
31. Koutsoumanis K. Predictive modeling of the shelf life of fish under nonisothermal conditions. Appl Env Microbiol. 2001; 67:1821-9.
32. Koutsoumanis K, Giannakourou MC, Taoukis PS, Nychas GJ. Application of shelf life decision system (SLDS) to marine cultured fish quality. Int J Food Microbiol. 2002; 73:375-82.
33. MacDonald GA, Lanier TC. Cryoprotectants for improving frozen food quality. In: Erickson MC, Hung YC. (eds.). Quality in Frozen Foods. New York (USA): International Thompson Publishing; 1997. p. 197-232.
34. Magnussen OM, Nordtvedt TS. Effects of chilling and storage on fish quality. In: Proceedings of the 20th International Congress of Refrigeration, International Institute of Refrigeration, Sydney, Australia, 19–24 September 1999. Paris, France: International Institute of Refrigeration; 1999.
35. Mendoza TF, Welt BA, Otwell S, Teixeira AA, Kristonsson H, Balaban MO. Kinetic parameter estimation of time–temperature integrators intended for use with packaged fresh seafood. J Food Sci. 2004; 69:91-6.
36. Miller JP. Freezer technology. In: Kennedy CJ (ed.). Managing frozen foods. 1 ed. Boca Raton, FL (USA): CRC Press LLC; 2000. 286 p.
37. Nuin M, Alfaro B, Cruz Z, Argarate N, George S, Le Marc Y, et al. Modelling spoilage of fresh turbot and evaluation of a time–temperature integrator (TTI) label under fluctuating temperature. Int J Food Microbiol. 2008; 127:193-9.
38. Otwell WS. Time, temperature, travel - a quality balancing act. Seafood Int. 1997; p. 57-61.
39. Piñeiroa C, Barros-Velázquez B, Aubourg SP. Effects of newer slurry ice systems on the quality of aquatic food products: a comparative review versus flake-ice chilling methods. Trends Food Sci Technol. 2004; 15:575-82.
40. Ranken MD, Kill RC, Baker C. Food Industries Manual. London (UK): Blackie Academic and Professional. 1997; 718 p.
41. Schober P, Duerr F. Effects of polyphosphate on the quality and yield of fish products. Fisch Forsch. 1989; 27(3):71-6.
42. Selman JD. Time-temperature indicators: how they work. Food Manuf. 1990; 65(8):30-1, 33-4.
43. Selman JD, Ballantyne A. Time-temperature indicators: Do they work? Food Manuf. 1988; 63(12):36-8, 49.
44. Shawyer M, Pizzali AFM. The use of ice on small fishing vessels. Rome: Food and Agriculture Organization of the United Nations (FAO/UN). FAO Fisheries Technical Paper 436; 2003. 108 p.
45. Taoukis PS, Koutsoumanis K, Nychas GJ. Use of time-temperature integrators and predictive modelling for shelf life control of chilled fish under dynamic storage conditions. Int J Food Microbiol. 1999; 53:21-31.
46. Tsironi T, Dermesonlouoglou E, Giannakourou M, Taoukis P. Shelf life modelling of frozen shrimp at variable temperature conditions. LWT – Food Sci Technol. 2009; 42:664-71.

47. Turan H, Kaya Y, Erkoyuncu I. Effects of glazing, packaging and phosphate treatments on drip loss in rainbow trout (Oncorhynchus mykiss W., 1792) during frozen storage. Turk J Fish Aquat Sci. 2003; 3:105-9.

48. Unal SB, Erdogdu F, Ekiz HI, Ozdemir Y. Experimental theory, fundamentals and mathematical evaluation of phosphate diffusion in meats. J Food Eng. 2004; 65: 263-72.

49. Wang MJ, Goldstein V. Ice Slurry: Advanced Fish Chilling and Preservation Technology. Am Fish Soc Symp. 2003; 38:379-86.

50. Woolfe ML. Temperature monitoring and measurement. In: Stringer M, Dennis C (eds.). Chilled foods – a comprehensive guide. 2 ed. Boca Raton (USA): CRC Press LLC; 2000. 428 p.

51. Gonçalves AA. Packaging for chilled and frozen seafood. In: Nollet L et al. (eds.). Handbook of Meat, Poultry and Seafood Quality. 2 ed. Iowa (USA): John Wiley & Sons Inc; 2012. 562 p.

52. Gonçalves AA, Nielsen J, Jessen F. Quality of frozen fish. In: Nollet L et al. (eds.). Handbook of Meat, Poultry and Seafood Quality. 2 ed. Iowa (USA): John Wiley & Sons Inc; 2012. 562 p.

11.2 Enlatamento do Pescado

Wilson Luiz Juliano dos Santos ▪ Alex Augusto Gonçalves

Conservas de pescado enlatado

O enlatamento pertence a uma das categorias mais importantes na tecnologia de conservação de pescado para consumo humano. Durante esse processo que envolve um intenso tratamento térmico em etapas de cozimento e esterilização, a natureza da matéria-prima (pescado) sofre significativas alterações, originando produtos com diferentes características sensoriais e mantendo um elevado padrão de saudabilidade.

Muitas espécies marinhas resultam em excelentes produtos enlatados, como: atuns, sardinhas, cavalinhas, arenques, mexilhões, salmões, camarões, polvos, lulas etc. (Figura 11.2.1). A abrangência de espécies que se adaptam ao processo de enlatamento e a praticidade dos produtos desenvolvidos fazem com que esse segmento tenha importância significativa no campo da nutrição humana. Por outro lado, existem espécies marinhas que não se adaptam ao processo de enlatamento porque a estrutura física se desintegra quando submetidas a severas condições de tratamento térmico. Também existe o aspecto financeiro, já que existem espécies que se adaptam ao processo, mas não são industrializadas por falta de competitividade econômica.

O mercado brasileiro de conservas de pescado em 2018 foi estimado em 112 mil toneladas, sendo 72% nos enlatados de sardinha e 28% de atum. Em número de latas, isso representa 650 milhões de latas de sardinha e 180 milhões de latas de atum. Embora nos últimos anos inexistam estatísticas oficiais em relação à pesca, projeta-se que o consumo brasileiro em 2018 se encontra na faixa de 10 kg *per capita* por ano. Com base nesses números, o segmento de enlatados de pescado representa cerca de 8% do consumo total do brasileiro.

Com relação ao parque industrial brasileiro, as transformações continuam fortes e iniciamos o ano de 2019 com as plantas a seguir. Rio de Janeiro, que foi o berço dessa atividade, inicia 2019 com

---

Nota ao Leitor: Este capítulo apresenta algumas figuras coloridas e para visualizar basta acessar o QR *code* disponível na página XIX, "Material Suplementar".

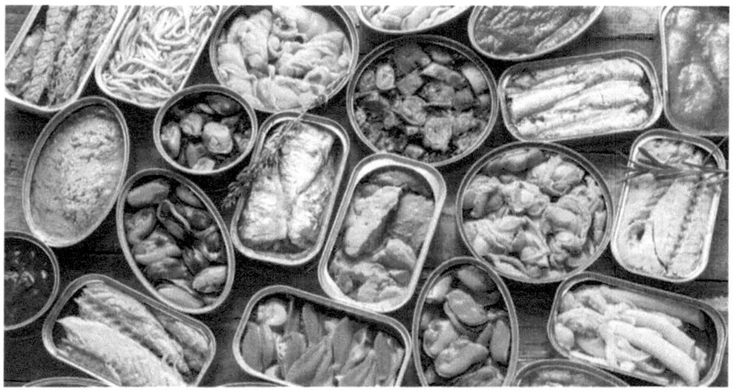

Figura 11.2.1 ▪ Diversidade de produtos enlatados. (Cortesia de Dulce De La Rubia Ramirez.)

apenas uma empresa operando com enlatamento de sardinha. Santa Catarina concentra a maior produção com três empresas, com produção de conservas de sardinha em todas as três, e com atum em duas das empresas. Ceará aparece como a grande novidade no setor com uma empresa produzindo conservas tanto de sardinha como de atum. Rio Grande do Sul inicia com uma unidade de produção de conservas de atum.

Neste capítulo, trataremos especificamente das conservas de pescado enlatado das espécies sardinha e atum, mostrando sempre que possível as características próprias do processo brasileiro.

Princípios do enlatamento

O processo de conservação do alimento embalado em recipientes hermeticamente lacrados foi primeiramente descrito por Nicolas Appert em 1810, o qual embalou o alimento num recipiente de vidro e o submeteu ao cozimento e aquecimento em água fervente. Mais de meio século depois, Louis Pasteur provou cientificamente o trabalho de Appert, verificando ainda a relação entre a presença de microrganismos e a deterioração dos alimentos.[14,18,19] Assim, o objetivo principal do enlatamento do pescado consiste na preparação de um produto de boa qualidade capaz de ser armazenado durante um tempo razoável, além de ser uma excelente forma de transporte do produto e não necessitar de refrigeração. É fundamental o frescor da matéria-prima utilizada no enlatamento, pois a diminuição do frescor geralmente é acompanhada de alterações na cor, sabor, odor e outras características da matéria-prima, o que interfere na elaboração de produtos de boa qualidade.[9,14,17]

Para que esse produto possa ser conservado satisfatoriamente, as seguintes condições devem ser consideradas: (1) o conteúdo das latas deve ser isento de bactérias e enzimas ativas; (2) as paredes internas da lata devem ser resistentes ao ataque de qualquer substância do conteúdo, como também a superfície exterior à corrosão sob condições razoáveis de armazenamento; (3) a lata deve ser hermeticamente fechada para evitar a entrada de ar, água e contaminantes. Todas essas condições nem sempre podem ser conseguidas na prática, mas comercialmente se preparam alimentos que, com segurança, têm vida média de pelo menos dois anos.[13-16,18,19]

Para que os produtos enlatados sejam seguros, os fabricantes de pescado em conserva devem certificar-se de que o tratamento térmico ao qual estão sendo submetidos seja suficiente para eliminar todos os microrganismos patogênicos responsáveis pela deterioração.[19,20] A esterilização a quente objetiva a inativação de bactérias e enzimas presentes no pescado. As enzimas são inativadas a uma temperatura relativamente baixa; porém, deve-se imprimir um tratamento térmico mais forte para as bactérias, ou seja, temperaturas relativamente elevadas por determinados períodos de tempo, especialmente se são capazes de formar esporos. Dessa maneira, a temperatura e a duração do processo devem ser suficientes para a destruição dos esporos mais resistentes ao calor.[10,12]

Na verdade, a esterilização está baseada na baixa probabilidade de sobrevivência das formas vegetativas das bactérias ou de seus esporos. Algumas formas de esporos dos gêneros *Bacillus* (*B. coagulans* e *B. stearothermophilus*), *Desulfotomaculum* (gênero contendo esporos altamente resistentes ao calor) e *Clostridia* (*C. botulinum*, *C. sporogenes*, *C. bifermentans*, *C. butyricum*, *C. pasteurianum*, *C. perfringens*, *C. thermosaccharolyticum*) são microrganismos resistentes ao calor que normalmente causam deterioração devido ao processamento inadequado.[12,14,15,18,19] O principal inimigo público de produtos enlatados é o *Clostridium botulinum*, pois seus esporos são resistentes ao calor e podem sobreviver quando o processo térmico não é suficiente. Apresentam habilidade de crescer mesmo em condições anaeróbicas e de produzir toxinas. Assim, a indústria de enlatados tem como principal meta reduzir a zero a presença de *C. botulinum*.[7-9,13-15,19] Esse microrganismo não é capaz de crescer e produzir toxinas quando o pH do substrato for $\leq 4{,}7$, sendo que o perigo do botulismo não aparecerá se o pH for menor que 4,6. O pH 4,6 é geralmente considerado como a linha divisória entre o alimento com baixa acidez (pH > 4,6) e o alimento ácido (pH $\leq 4{,}6$).[13-16]

Na seleção do processo térmico deve ser levado em conta o pH da matéria-prima:[13,18,19]

- **pH baixo (muito ácido) (pH < 4,5)**: peixes marinados e picles contendo ácido acético, cítrico ou lático não suportam o crescimento de formas esporuladas ou microrganismos patogênicos. Esses microrganismos que possam crescer em tais condições são destruídos por tratamento térmico brando, como elevar a temperatura ambiente até 90 °C, seguido pelo imediato resfriamento;
- **pH médio (4,5 ≤ pH ≤ 5,3)**: muitos dos produtos à base de peixe enlatados em molho de tomate se encaixam nessa categoria e, consequentemente, requerem um processo de esterilização completo (frequentemente baseado na destruição do *C. botulinum*) que é designado para essa categoria de pH, promovendo segurança no armazenamento;

- **pH alto (pH > 5,3)**: muito dos produtos enlatados pertencentes a essa categoria necessitam de um processo de esterilização completo. Adicionalmente pode ser necessário levar em conta a possibilidade de alguns microrganismos formadores de esporos extremamente resistentes ao calor, como o termófilo *Bacillus stearothermophilus* que tem sido encontrado em enlatados deteriorados.

Os fungos e as leveduras, bem como suas formas de resistência, não suportam temperaturas em torno de 100 °C; no entanto, os esporos de bactérias necessitam de temperaturas bem mais elevadas para serem destruídos. A resistência dos esporos varia com o tipo de bactéria. O tempo e temperatura do processamento são estabelecidos com base na resistência dos esporos de *C. botulinum* ao calor.[10,12,14] A estabilidade no armazenamento de produtos enlatados é um importante fator que deve ser considerado na indústria de enlatados. Os esporos que causam a deterioração podem resultar em grandes perdas econômicas, visto que o *C. botulinum* é muito resistente ao calor. Por causa disso, as indústrias de enlatados, para melhorar a estabilidade no armazenamento, aplicam um severo tratamento térmico (121,1 °C), além do mínimo requerido para a segurança.[13,14,16,19]

A taxa de destruição é uma reação de primeira ordem, ou seja, quando o alimento é aquecido a uma temperatura alta o suficiente para destruir microrganismos contaminantes, a mesma porcentagem morre em um determinado intervalo de tempo, independentemente do número presente no início. Isso é conhecido como ordem logarítmica de morte e é descrito pela curva da taxa de letalidade (Figura 11.2.2).

O tempo, a certa temperatura, necessário para destruir 90% dos microrganismos de uma população (reduzir seu número por um fator de 10), ou seja, o tempo em minutos necessário para a curva atravessar um ciclo logarítmico na escala de sobrevivência térmica, é referido como **tempo de redução decimal (DRT)** ou valor D.[7,14,15] Nem todos os esporos bacterianos possuem os mesmos valores de D, e um maior valor de D indica maior resistência ao calor. Um tratamento térmico por um período de 12 D (tratamento térmico necessário para reduzir o número de esporos de *C. botulinum* em 12 ciclos log; valor 12 D a $D_{121,11°C}$ = 2,8 a 3,0 minutos) tem sido geralmente adotado para alimentos de baixa acidez. Para alimentos ácidos, o tratamento térmico é de 5 D. Na pasteurização usa-se normalmente um tratamento 4 D.[18-19]

Assim, a destruição dos microrganismos depende da temperatura, e contrapondo os valores D sob diferentes temperaturas, pode-se construir uma curva de **tempo de destruição térmica (TDT)**, na qual a inclinação da curva é denominada valor Z (intervalo de temperatura que ocasiona uma variação de dez vezes no valor de D) e definida pelo número de graus Celsius necessário para alterar em dez vezes o tempo de redução decimal (Figura 11.2.3).

Se o valor D é de 10 minutos para uma temperatura de 110 °C, e de 1 minuto para uma temperatura de 120 °C, o valor de Z é de 10 °C (120 - 110 = 10). A destruição microbiana é mais rápida em temperaturas mais elevadas, isto é, 100 minutos a 102,5 °C tem o mesmo efeito letal que 10 minutos a 113 °C. Os valores D e Z são utilizados para caracterizar a resistência térmica de um microrganismo e sua dependência da temperatura, respectivamente. A maioria das enzimas possui valores de D e Z dentro de uma faixa

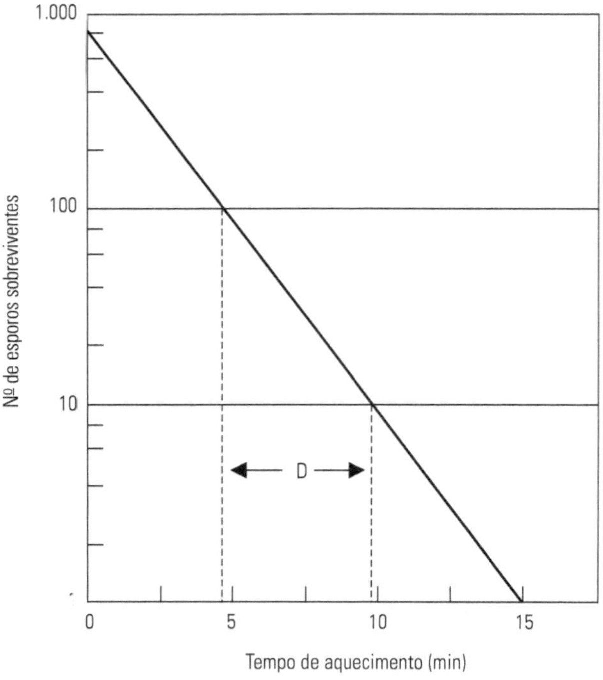

Figura 11.2.2 ▪ Curva da taxa de letalidade.[7]

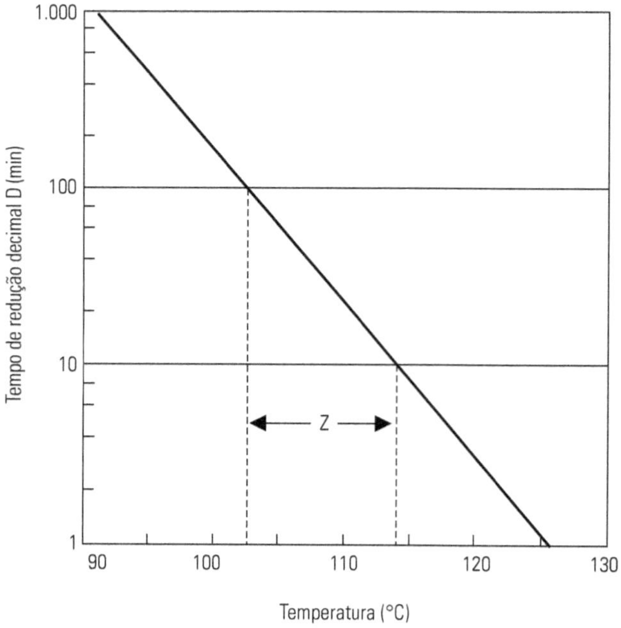

Figura 11.2.3 ▪ Curva de tempo de destruição térmica (TDT).[7]

similar à dos microrganismos, no entanto algumas enzimas são muito resistentes ao calor. Isso é importante, sobretudo em alimentos ácidos, nos quais elas podem não ter sido completamente desnaturadas pelo tratamento térmico relativamente curto em temperaturas mais baixas necessárias para a destruição microbiana.[14,16,18,19]

A curva de destruição térmica (TDT), ou valor F, é utilizada como base de comparação entre processos de esterilização térmica e é obtida grafando-se na ordenada, em escala logarítmica, o tempo em minutos e, na abscissa, a temperatura. Dessa curva pode ser extraído também o valor F que é definido como o tempo, em minutos, a 250 °F (121,11 °C), necessário para a destruição "completa" dos microrganismos. Para a determinação do processo térmico, os valores D, F e Z, a uma dada temperatura em °F, estão relacionados segundo a equação:

$$\log\frac{D}{F} = \frac{250 - F}{Z}, \quad \text{onde } F/D = \text{índice letal}$$

Um valor de referência de F (F_0) é utilizado para descrever processos que operam em 121 °C, baseados em um microrganismo com um valor Z de 10 °C.[7,18,19]

O processo térmico é influenciado, entre outros, pelos seguintes fatores:[7,13-15,18,19] (a) qualidade e quantidade de microrganismos e enzimas a destruir (resistência ao calor); (b) pH do produto – o pescado é considerado um produto de baixa acidez (pH ≥ 4,5), portanto o tratamento deve ser suficiente para eliminar os esporos de *Clostridium botulinum*); (c) velocidade de penetração do calor (transferência de calor) até o centro geométrico da lata, sendo essa velocidade influenciada pela forma, tamanho, condutibilidade do material da lata, estado físico do produto, composição do líquido de cobertura e pré-cozimento; (d) sistema de aquecimento – a rotação dos recipientes facilita a transmissão de calor e, assim, reduz-se o tempo de aquecimento e/ou resfriamento.

Conservas de sardinha (processo tradicional)

Ver Figura 11.2.4.

Matéria-prima

O crescimento do mercado nacional nas conservas de sardinha impôs na indústria um grande desafio com relação ao suprimento de matéria-prima. Em 2018, essa demanda alcançou a expressiva soma de 130 mil toneladas de sardinha. Nos últimos dois anos a captura local ficou abaixo das 20 mil toneladas, levando a indústria a desenvolver grandes fornecedores externos. A importação de matéria-prima representou mais de 90% da sardinha processada na indústria. Projeta-se que, mesmo com a captura local retornando aos níveis normais ocorridos antes de 2017, a indústria, nesse momento, dependerá no mínimo de 40% da matéria-prima importada.

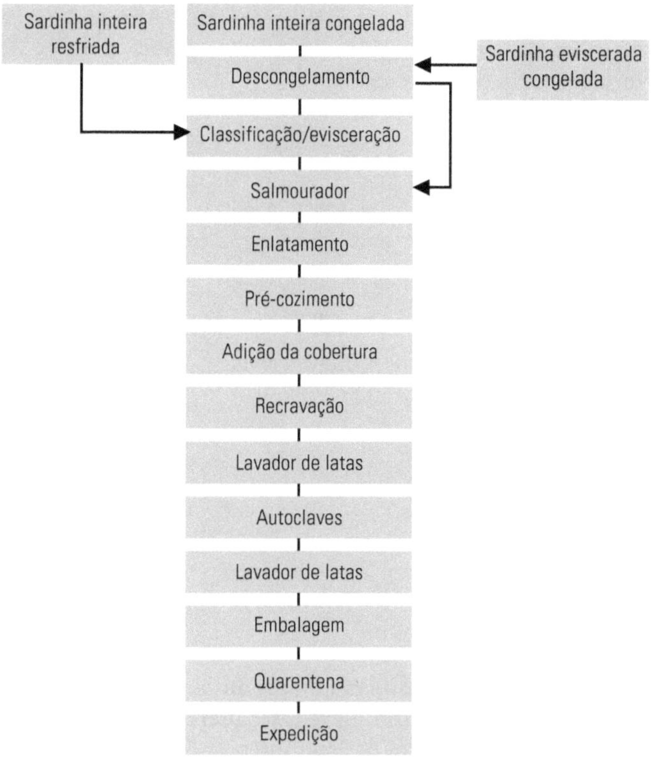

Figura 11.2.4 ▪ Fluxograma operacional para conserva de sardinha.

A principal fonte de sardinha inteira e sardinha eviscerada congelada para indústria local é o Marrocos, que representou nesses últimos dois anos mais de 80% do total importado. A outra fonte importante desenvolvida é Omã, exportando sardinha inteira congelada. Essa mudança no perfil de fornecimento de matéria-prima altera significativamente a dinâmica na definição e controle de parâmetros de qualidade do pescado a ser processado. No caso do pescado resfriado, o fundamental é a análise de temperaturas abaixo de 4 °C, quantidade de gelo suficiente e observação de fatores organolépticos no momento exato da descarga na indústria.

Já no pescado congelado e principalmente o eviscerado, passa a ser fundamental a identificação de lotes, sistema de amostragem, descongelamento adequado das amostras, análise de histamina, organolépticos, incluindo qualidade da evisceração e tamanho do corte do tronco, oxidação aparente etc. Por exemplo, a sardinha do Marrocos apresenta uma grande variação do teor de gordura na sardinha durante o ano, podendo variar de um mínimo de 2% até um máximo de 16% de gordura.

No âmbito local, durante o último grande ano de captura que foi 2015 (86 mil toneladas), o número de barcos foi de aproximadamente 100 embarcações, cerca de 10% trabalhando com água do mar ou salmoura refrigerada e 90% com sistema tradicional de gelo em escama misturado na sardinha após a captura.

Conforme a Resolução DIPOA/SDA/MAPA nº 1 de 12 de julho de 2011, a seguinte definição quanto a nome de rotulagem foi estabelecida:

Espécies que podem ser rotuladas como **sardinha**	Espécies que podem ser rotuladas como **sardinha-laje**	Espécies que podem ser rotuladas como **sardinha-do-pacífico**
▪ *Sardinella janeiro* (*S. brasilienses*) ▪ *Sardinella aurita* ▪ *Sardinella pilchardus* ▪ *Sardinella gibbosa* ▪ *Sardinella longiceps* ▪ *Clupea bentincki*	▪ *Opisthonema oglinum* ▪ *Opisthonema libertate*	▪ *Sardinops sagax* e suas linhagens

Já sardinhas em conserva ou produtos análogos, conforme o *Codex Alimentarius*, devem ser preparadas com pescado fresco ou congelado, das seguintes espécies:

- *Sardina pilchardus.*
- *Sardinops melanostictus, S. neopilchardus, S. ocellattus, S. sagax, S. caeruleus.*
- *Sardinella aurita, S. brasiliensis* (= *S. janeiro*), *S. maderensis, S. longiceps, S. gibbosa.*
- *Clupea harengus.*
- *Clupea bentincki.*
- *Sprattus sprattus.*
- *Nyperlophus vittatus.*
- *Nematolosa vlaminghi.*
- *Etrumeus teres.*
- *Ethmidium maculatum.*
- *Engraulius anchoita, E. mordax, E. ringens.*
- *Ophisthonema oglinum.*

O Codex também estabelece que somente a espécie *Sardina pilchardus* possa ser rotulada apenas como sardinha. Todas as outras espécies devem ser chamadas de "sardinhas X", em que o "X" é o nome de um país ou de uma região geográfica, desde que esteja em total conformidade com a legislação e costume do país onde o produto é comercializado, assim como colocado de maneira que não induza o consumidor ao engano.

Congelamento de sardinha

Para congelar sardinha destinada ao enlatamento, a indústria usa basicamente três tipos de processo que oferecem melhor equivalência entre o custo de congelamento e o valor do produto a ser congelado: processo por salmoura, processo com túneis de ar forçado e processo de placas. Sem entrar em detalhes do custo de investimento e do custo operacional, os três processos oferecem vantagens e desvantagens dependendo do ponto de análise.

No *processo por salmoura*, a sardinha passa por uma solução concentrada de água e sal, mantida refrigerada a baixa temperatura (–20 °C) em um sistema que pode ser contínuo ou estático, seguindo depois para um túnel a baixa temperatura (–30 °C), que também pode ser estático ou contínuo, onde o produto, além de continuar o processo de congelamento, sofre desidratação osmótica pela salmoura. A embalagem utilizada nesse processo é o saco plástico e caixa de papelão normalmente com cerca de 20 kg.

No *processo por túnel de congelamento*, cerca de 10 kg de sardinha são colocados em caixas plásticas perfuradas, formando blocos de pescado com aproximadamente 12 cm de espessura, no máximo, que são levadas para túneis onde existe circulação de ar a alta velocidade (5 m/s) e baixíssima temperatura (–35 °C). Os blocos congelados de pescado são retirados das caixas plásticas e colocados em sacos plásticos e caixas de papelão formando 20 kg com dois blocos de sardinha.

Por último, existe o processo chamado *congelamento por placas*, que podem ser horizontais ou verticais. Nesse caso há um equipamento formado por um conjunto de placas de alumínio em cujo interior circula o fluido frigorífico (–35 °C) que realiza a troca térmica por contato direto da placa com o produto. Entre as placas é colocada a sardinha, formando blocos levemente pressionados com espessura máxima de 8 cm. Terminado o ciclo de congelamento, um sistema hidráulico afasta novamente as placas e os blocos de produto são retirados. O peso de cada bloco pode variar, usando-se normalmente para a sardinha de 8 a 10 kg. Os blocos são retirados do equipamento e colocados diretamente em paletes, separando-se as camadas com filme plástico de espessura reduzida. O palete com cerca de uma tonelada é envolto por filme plástico que protege o produto durante o tempo de estocagem.

Independentemente do tipo de processo, a qualidade e a uniformidade inicial da matéria-prima são fatores fundamentais no congelamento de sardinha, principalmente para operações que envolvem descongelamento e enlatamento com processamento térmico.[2] Analisando os três processos quanto à rapidez de congelamento para alcançar o mais rápido possível a temperatura de –18 °C, sem dúvida o congelamento por placas é o melhor, atingindo esse ponto em menos de 120 minutos de contato. Se a análise for pelo tempo de descongelamento, o processo por salmoura é o mais rápido, com menos de 30 minutos, contra cerca de 120 minutos para placas e 90 minutos para túnel.[2]

Com relação à vida de prateleira, o processo de placas é o melhor sistema com no mínimo um ano, contra seis meses do processo salmoura e cerca de dez meses no sistema de túnel. Entretanto, o sistema de placas tem uma perda de qualidade no procedimento em que as placas são pressionadas para formar o bloco. Quanto menor a sardinha, maior será essa perda.

Com relação ao uso de mão de obra durante o processo de congelamento, manuseio na estocagem e consumo de embalagem, o melhor processo é o de placas, seguido pelo de túnel e, por último, por salmoura. Operacionalmente o sistema por salmoura precisa de uma atenção muito grande para manter os níveis de temperatura em adequadas condições. O contato direto da salmoura com a sardinha leva a uma rápida perda de temperatura. Bons sistemas para regeneração da salmoura devem ser instalados e acompanhados durante a operação.

O congelamento de sardinha eviscerada, sem cabeça e sem cauda, que agrega valor e reduz custos de transportes e estocagem, tem crescido muito nestes últimos anos. Esse procedimento, desenvolvido e realizado pela indústria brasileira, iniciou na década de 1990 nas importações realizadas de sardinha congelada na Venezuela. A partir de 2003, o procedimento teve início na importação realizada com origem no Marrocos. Em 2018, o Brasil importou 70 mil toneladas do Marrocos, com mais de 90% sendo de sardinha eviscerada usando o processo de túnel estático para congelamento. O grande inconveniente na importação de matéria-prima semielaborada é que a indústria local reduziu significativamente a sua capacidade de eviscerar sardinha inteira, assim como reduziu a matéria-prima destinada à produção de farinha de pescado, fundamental no uso da aquicultura. Com isso, também ficou reduzida a capacidade de absorção de matéria-prima resfriada nacional com impacto no setor de captura.

Para esse tipo de produto, o uso do processo de salmoura deve ser extremamente analisado quanto à qualidade do produto na região de corte da retirada da cabeça. A tendência é ocorrer uma sensível redução da vida de prateleira. Por último, deve ser analisada a flexibilidade do equipamento quanto a operar com outros tipos de pescado. Nesse caso, tanto a salmoura como placas são processos bastante restritivos, operando basicamente somente com pequeno pescado como sardinha e cavalinha. Já o túnel oferece outras opções de operação, como atum, tainha, corvina.

Processo de descongelamento

Como consequência do aumento do uso de sardinha congelada na indústria de enlatados, o processo de descongelamento também passou a ser etapa importante. Durante o descongelamento, realiza-se a operação de elevar a temperatura do pescado, que se encontra congelado, sendo importante manter sob total controle a temperatura máxima a ser atingida. O desafio é compatibilizar as necessidades da indústria de grandes volumes e processos rápidos com um nível de qualidade adequado para as próximas etapas do processo. Após descongelar o pescado, é de fundamental importância acelerar o processo até a etapa de esterilização, mantendo a temperatura da sardinha o mais baixa possível nessas etapas intermediárias e, se precisar formar algum pulmão regulador, a temperatura deverá ser reduzida a níveis abaixo de 4 °C pela adição de gelo ou água gelada. A indústria de conservas trabalha basicamente com dois processos: o descongelamento lento, realizado em uma câmara com temperatura ambiente controlada, ou o descongelamento rápido, realizado por imersão em água também com temperatura controlada. Na primeira opção (lento), o produto é colocado em ambiente mantido a temperaturas positivas abaixo de 4 °C, com uma circulação de ar suficiente para uniformizar a troca térmica de todo o produto. Esse tipo de descongelamento requer a ocupação de grande área por longo período de tempo, sendo recomendado para pequenos volumes e para produto congelado com salmoura. O descongelamento por imersão em águas (rápido) pode ser em processo estático ou contínuo, sendo importante manter a temperatura da água em no máximo 15 °C e ter uma reposição de água em torno de 20% por hora. Ambos os processos devem possuir sistemas para uniformizar a temperatura da água. Algumas empresas também utilizam o processo *mix*, que consiste em fazer o chamado pré-descongelamento em câmaras até o produto atingir –5 °C a –7 °C e depois terminar com processo de imersão na água.

Classificação

Em regiões onde a sardinha capturada não apresenta uniformidade de tamanho e/ou apresenta mistura com outras espécies, existe a necessidade de realizar uma classificação por tamanho e separação das espécies. Quanto maior o valor da sardinha, mais importante se torna a realização desse procedimento. A quantidade de sardinha em uma lata pode variar conforme o tamanho do pescado: por exemplo, em uma lata retangular de 125 g poderá haver de duas até quatro sardinhas. O que precisa ser evitado é colocar em uma mesma lata sardinhas com diferença muito grande de tamanho que prejudica o padrão de qualidade. O mecanismo do equipamento de classificação da sardinha pelo tamanho é simples e de alta capacidade, chegando a até 20 toneladas por hora. A classificação é realizada com base na relação que existe entre a espessura da sardinha e seu comprimento (Figura 11.2.5). Quanto mais espessa, maior é a sardinha. Passando a sardi-

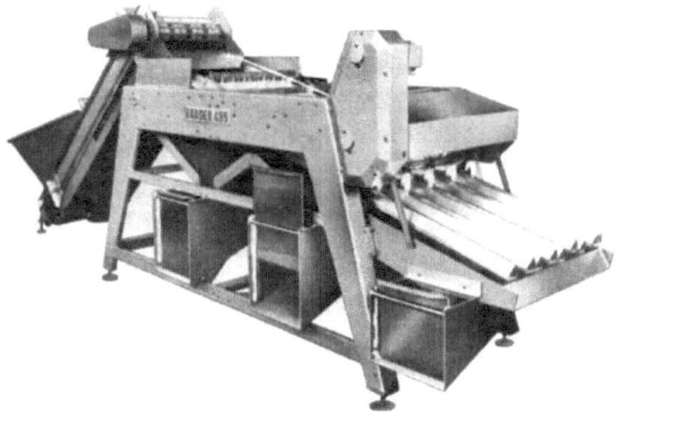

Figura 11.2.5 ■ Classificador de sardinha por tamanho (Fonte: Warne.[18,19])

nha por uma canaleta formada por dois rolos cilíndricos com afastamento regulável, a menor sardinha cairá no primeiro estágio dos rolos, a média, no segundo estágio e a grande, no último estágio. O equipamento pode ser regulado para quantos estágios forem necessários, podendo separar outras espécies também pela diferença de espessura.

Evisceração

A etapa chamada de evisceração (Figura 11.2.6) tem cinco objetivos: retirar as vísceras, retirar a cabeça, retirar a cauda, cortar o tronco da sardinha do tamanho adequado ao tipo de lata que está sendo processado e também separar todo o pescado considerado impróprio para o processo. Alguns países e até a comunidade europeia permitem a presença de caudas, especialmente quando a sardinha é muito pequena. Embora muitas empresas estejam trabalhando no processo manual, existem as chamadas evisceradoras, desde as mais simples até as mais sofisticadas, com capacidade de até 400 sardinhas por minuto. O custo da matéria-prima, disponibilidade da sardinha inteira, disponibilidade de mão de obra, padrão de qualidade da empresa, consumo de água e sistemas de gerenciamento *on-time* são fatores determinantes na escolha do equipamento.

Uma evisceradora opera com a sardinha sendo colocada manualmente em calhas transportadoras a uma base de 40 a 50 sardinhas por operário, por minuto. Ao final do transportador, existe uma serra circular que corta a cabeça, deixando as vísceras expostas para serem extraídas tanto por processo mecânico como por processo a vácuo. A seguir, por intermédio de um jato de água, cada sardinha é reposicionada na outra extremidade da calha, onde outra serra circular realiza o corte da cauda (Figura 11.2.7).

A rejeição de sardinha imprópria para o processo ocorre manualmente quando a operadora alimenta as calhas com pescado (Figura 11.2.8). Os principais itens de sofisticação desse equipamento são: possuir um sistema de alimentação automática das sardinhas nas calhas operando com um único operador por máquina; sofisticado sistema de extração das vísceras, via vácuo, com o material extraído sendo colocado diretamente em tanques; autorregulagem para corte

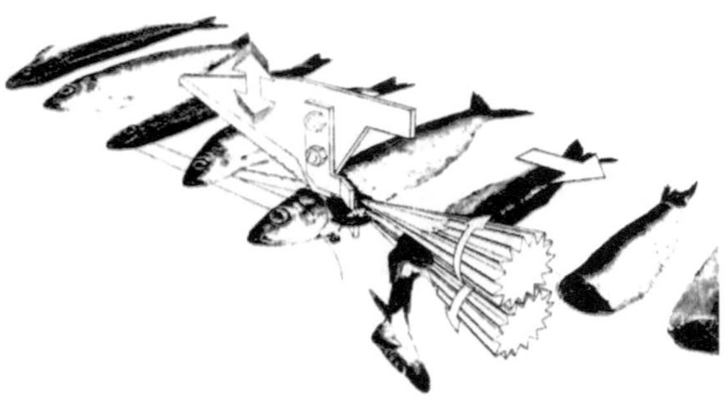

Figura 11.2.6 ▪ Sequência das fases de limpeza (descabeçamento/evisceração).[18,19]

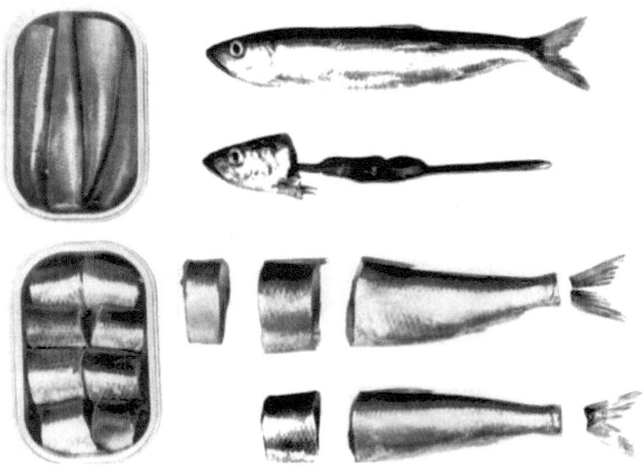

Figura 11.2.7 ▪ Exemplos de formas de apresentação da sardinha limpa mecanicamente.[18,19]

do tronco na dimensão desejada; controle de gerenciamento visual (fotos instantâneas) de 100% do pescado, sendo rejeitado todo pescado programado como impróprio; informatização de todo o controle de produção e parada de máquina; sistema de reaproveitamento de água e instalações de segurança pessoal dos operadores.

Salmouragem

O processo chamado salmouragem é realizado por meio da imersão da sardinha em uma solução de salmoura saturada a temperatura ambiente. O processo pode ser contínuo ou estático e o tempo de imersão depende do nível de sal desejado da sardinha, tamanho do pescado, grau de frescor e conteúdo de gordura. Sardinhas de maior tamanho, mais frescas e com maior teor de gordura requerem um tempo maior de imersão. Para conservas destinadas ao mercado brasileiro, o teor de sal deve ficar entre 1,4% e 1,7%; já para o mercado europeu, o teor fica em torno de 1%. O ajuste do tempo de imersão é bastante simples e pode variar entre 10 e 18 minutos. Produto congelado em salmoura precisa de atenção especial, sobretudo se for congelado na forma eviscerada, pois significa que a matéria-prima recebida já tem um determinado teor de sal que precisa ser considerado na determinação do tempo de imersão. Além de dar sabor à sardinha, essa operação provoca aderência e brilho da pele, limpeza do músculo e separação de escamas soltas e outros materiais indesejáveis durante processo. A regeneração constante com reposição de salmoura nova na base de 20% por hora, a passagem da salmoura por peneiras estáticas durante o retorno e a troca diária de toda salmoura são condições simples para um bom manuseio dessa operação.

Enlatamento

Embora existam alguns equipamentos desenvolvidos para realizar automaticamente o enlatamento da sardinha, a pre-

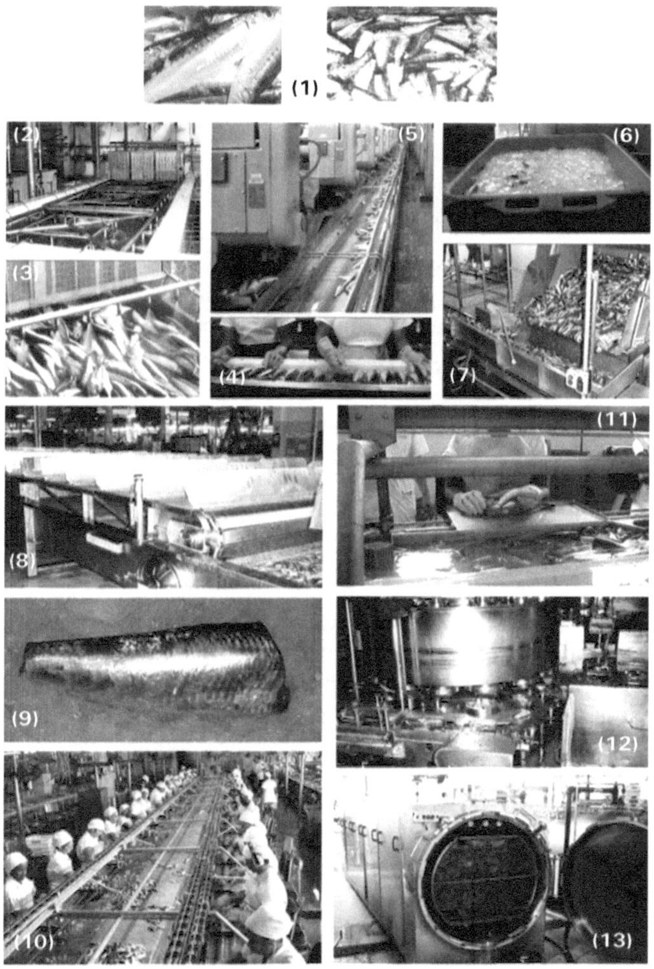

Figura 11.2.8 ■ Etapas do processamento de sardinhas em conserva: (1) sardinhas inteiras, resfriadas e evisceradas congeladas; (2) descongelamento; (3) lavagem; (4) preparo para descabeçamento e evisceração; (5) descabeçamento e evisceração; (6) sardinha descabeçada e eviscerada em gelo; (7) e (8) linha de salmouragem; (9) sardinha pronta para ser enlatada; (10) linha de enlatamento; (11) acondicionamento da sardinha na lata; (12) linha de enchimento (líquido de cobertura) e recravação; (13) autoclave (esterilização).

dominância do sistema manual nas latas retangulares de 125 g é praticamente total. Isso não significa uma uniformidade na operação, já que dificilmente são encontradas mesas de enlatamentos iguais nas indústrias conserveiras. Cada empresa tem sua metodologia de trabalho quanto à alimentação de pescado, alimentação das latas vazias, retorno das latas cheias, retorno dos descartes, controle de produção etc. Independentemente dos sistemas de transportes existentes, as enlatadoras são treinadas para colocarem o número de sardinha correto nas latas, arrumada de maneira adequada, descartando pescado impróprio e, se precisar, fazendo um pequeno toalete quanto à limpeza e ajuste de comprimento do pescado. É normal e aconselhável encontrar unidades onde todas as operadoras trabalham com uma tesoura para fazer esses ajustes. Dependendo do tamanho da sardinha, da qualidade do pescado eviscerado, do nível de exigência de qualidade da empresa e da facilidade disponível para a operação, a produção média de uma operadora para lata retangular de 125 g oscila entre 6–11 latas/minuto. O controle de peso da lata com sardinha crua é extremamente importante, mas relativamente simples de ser realizado por uma operadora treinada. Existe um padrão máximo e um mínimo com base no peso drenado declarado na rotulagem e a perda de água que ocorre durante os processos de cozimento e esterilização. As conservas elaboradas no Brasil, onde não existe o pré-cozimento, são rotuladas como "sardinhas ao próprio suco", adicionadas de óleo comestível em latas, com peso líquido de 125 g e peso drenado de 83 g. São enlatadas à base de peixe cru entre 100 g e 110 g. Latas com peso abaixo de 100 g correm sério risco de não atingir o drenado do rótulo de 83 g, e latas com peso acima de 110 g correm sérios riscos de deformação nas etapas subsequentes. Já no processo tradicional, em que existe o pré-cozimento e o líquido exsudado proveniente desse cozimento é retirado da lata, o peso de sardinha crua deve ser entre 118 g e 125 g para deixar um drenado no produto final na ordem de 87 g. Dessa forma, é bastante comum e aconselhável que seja colocado no final de cada linha de enlatamento um equipamento chamado *check weight*, que rejeita latas com pesos fora da especificação.

Pré-cozimento

Conforme colocado no item anterior, no processo tradicional as latas são transportadas ainda sem tampas aos fornos de cozimento que podem ser estáticos ou contínuos. As latas sofrem um cozimento no vapor a uma temperatura entre 90 °C e 105 °C, por um tempo definido pelo tipo de sardinha (tamanho e teor de gordura) e principalmente pelo nível de desidratação requerido pelo fabricante. Como nesse processo todo o líquido exsudado é retirado das latas, quanto mais agressivo for o cozimento, menor será a quantidade de água no produto final e menor será o peso drenado. O teor de gordura da sardinha varia muito durante o ano, podendo ter um mínimo de 5% até um máximo na faixa de 12%. Torna-se muito importante considerar essa variação na determinação do tempo e temperatura de cozimento para a obtenção de um produto acabado de boa textura e umidade. A opção de realizar ou não o pré-cozimento está diretamente relacionada com o mercado consumidor. Atualmente, no Brasil, mais de 80% das conservas de sardinha são elaboradas sem pré-cozimento. Em outros países, é muito comum a presença de enlatados de pescado, especialmente atum e cavalinha, sem essa etapa de processo.

Líquido de cobertura

Após o enlatamento ou após o pré-cozimento, as latas são transportadas para a adição do molho de cobertura: óleo vegetal, molho de tomate, água etc. Como o molho de cobertura também tem a função de ajustar o peso pelo preenchimento do espaço vazio na lata com sardinha, o processo mais tradicional é fazer a dosagem do molho pelo método de *overflow*, deixando que, no transporte até a etapa seguinte de fechamento das latas, ocorra uma leve perda controlada de molho, formando na superfície o chamado *headspace* (pequeno espaço livre que auxilia na formação do vácuo). A adição do molho de cobertura quente, entre 65 °C e 75 °C, tem dois objetivos: auxiliar na formação de vácuo e elevar ao máximo possível a temperatura do conteúdo total de sardinha/molho e lata no início do processo de esterilização.

Fechamento das latas

Imediatamente após receber o molho de cobertura, as latas entram nas chamadas máquinas recravadeiras, cuja função é colocar a tampa e fechar hermeticamente o recipiente. Principalmente em latas retangulares, trata-se de uma operação complexa que precisa estar com equipamento totalmente ajustado para um bom desempenho. Nesse formato de latas é comum existirem máquinas com capacidade de 200 latas por minuto, mas em 2009 foi lançada uma com capacidade para 400 latas por minuto. O controle de qualidade do fechamento das latas deve ser contínuo e rápido. Existem três níveis de controle: visual, teste de pressão e testes internos da recravação.

No **teste visual** não destrutivo, tanto o operador da máquina, como outro, posicionado estrategicamente na saída das latas, fazem continuamente observação da existência de defeitos aparentes na recravação, como os chamados bicos e lábios. O **teste de pressão destrutivo** avalia se a lata está hermeticamente bem fechada. Trata-se de um teste simples, rápido e que pode ser repetido com boa frequência. A lata é mergulhada na água e simultaneamente injeta-se ar no interior da mesma até atingir uma determinada pressão estabelecida previamente. A lata estufa, fazendo com que a área de recravação seja submetida ao máximo de esforço quanto ao grau de aperto. As falhas são observadas pela formação de bolhas na água, indicando vazamento. Já os **testes que avaliam a qualidade interna de recravação** são também destrutivos e realizados com uma menor frequência por necessitarem tempo e equipamentos especiais para a avaliação interna de formação de ganchos, sobreposição e espessura.

A formação de vácuo nesse tipo de operação é bastante difícil e, mesmo com adição de molho quente, como *headspace*, e até injeção direta de vapor imediatamente antes de o corpo da lata receber a tampa, não se consegue obter uma boa uniformidade e qualidade de vácuo. Apenas recentemente existe desenvolvimento de recravadeiras que têm o cabeçote isolado em ambiente de atmosfera controlada. Atualmente essa tecnologia está disponível apenas para máquinas com um cabeçote, ou seja, de baixa capacidade (abaixo de 100 latas/min).

Lavador de latas

Como as latas recebem o molho de cobertura por *overflow*, existe a necessidade de serem lavadas tanto para a limpeza como para reaproveitar o molho (caso do óleo comestível). As latas passam em um transportador por um equipamento fechado onde existem bicos de água quente sob pressão direcionada a todos os lados da lata. A água de lavagem passa por uma centrífuga na qual ocorre a separação do óleo. Essa etapa é muito importante em dois aspectos: primeiro, para que o produto acabado apresente uma lata totalmente limpa e, segundo, porque evita levar molho para dentro das autoclaves na etapa seguinte. Na saída das lavadoras, as latas são colocadas, de maneira alinhada ou não, em cestos para serem enviadas ao processamento térmico. As latas, quando saem das recravadeiras e passam pelas lavadoras, estão direcionadas, sendo, dessa forma, importante aproveitar esse alinhamento e posicionar as latas nos cestos devidamente alinhadas.

Processamento térmico

O processamento térmico no enlatamento de sardinha tem dois objetivos: obter a chamada **esterilidade comercial**, em que microrganismos indesejáveis são destruídos, obtendo-se a chamada *shelf stability* e a garantia de um consumo seguro; e **amolecer a espinha** da sardinha, tornando-a de fácil digestão e rica fonte de cálcio. Para se obter a chamada esterilidade comercial por processamento térmico, parâmetros de temperatura e tempo precisam ser estabelecidos. Para isso, devem ser considerados os seguintes aspectos: (1) **econômicos**: que envolvem capacidade de produção desejada, consumo de insumos energéticos etc.; (2) **comerciais**: que envolvem parâmetros de qualidade, como destruição de nutrientes, ausência de produto queimado pelo contato com lata, mudanças organolépticas significativas, amolecimento da espinha, tipo de molho, tamanho e formato da lata etc.; (3) **sanitários**: que envolvem um efeito letal desejado na destruição dos microrganismos presentes. Em resumo, devem ser realizados em cada autoclave testes de penetração térmica com cada tipo de molho e em cada tipo de lata.

A sardinha enlatada apresenta uma condição especial cujo tratamento térmico é muito mais agressivo para amolecer a espinha do que para atingir a esterilidade comercial. Assim, por conta de fator comercial, existe um processamento acima do necessário para aspectos sanitários.[4] Sem entrar em detalhes matemáticos de cálculo do fator chamado F_0, que determina e quantifica parâmetros de esterilidade comercial, tem-se no caso da sardinha enlatada um fator em torno de $F_0 = 30$, enquanto sanitariamente poderia ser de $F_0 = 10$. Em linhas gerais, as empresas operam, para a lata retangular 125 g, com altas temperaturas entre 120 °C e 125 °C, por um tempo entre 25 e 35 minutos, dependendo das condições do molho e equipamento. Adiciona-se a isso o tempo necessário para atingir a temperatura-alvo, mais o tempo de resfriamento até que o produto atinja temperaturas abaixo de 42 °C. Autoclaves operam em sistemas totalmente automatizados com elevado grau de tecnologia, bastando definir as condições de operação, como tempo e temperaturas, em todas as fases do processo. Entretanto, esses sistemas precisam estar frequentemente aferidos e ajustados. Outro cuidado relaciona-se a mudanças normalmente de engenharia que são realizadas nas autoclaves. É importante que após cada evento dessa natureza sejam realizados novos cálculos de penetração e distribuição de calor. Alguns exemplos de mudanças: troca de posicionamento da autoclave, modificação do sistema de aquecimento (água quente/vapor), mudança no tamanho das válvulas de água, vapor ou ar, mudanças no sistema de circulação de água dentro das autoclaves, indicativo de dúvida sobre distribuição de vapor/água/ar etc.

Lavador de latas

A diferença básica entre esse lavador e o realizado imediatamente após a recravação é que nesse caso as latas estão frias (abaixo de 40 °C), precisando de um estágio de secagem ao final da operação. Também não existe recuperação de óleo.

Embalagem final

Finalmente, as latas são acondicionadas em suas embalagens de destino aos clientes usando os mais variáveis materiais e quantidades por volume. A liberação de embarque deve ocorrer, no mínimo, apenas sete dias após o processo e mediante um *o.k.* final da qualidade em todas as etapas do processo.

Conservas de atum (processo tradicional no Brasil)

Ver Figura 11.2.9.

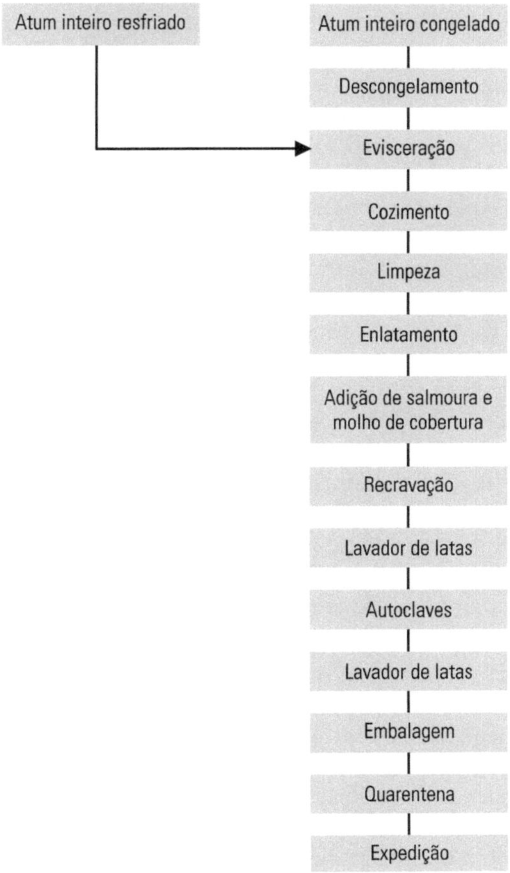

Figura 11.2.9 ▪ Fluxograma operacional para conserva de atum.

Mercado brasileiro de conservas de atum

O mercado brasileiro de conservas de atum continua sendo de alto potencial em função de diversas características singulares que chamam atenção dos agentes econômicos interessados em investir no segmento. Em 2018, o mercado foi projetado em 180 milhões de latas equivalentes de 170 g. Nos últimos oito anos esse mercado teve um crescimento de 80%, mais do que o dobro de crescimento ocorrido com o mercado de sardinha. Portanto, estamos consumindo menos de uma lata *per capita* por ano. Extremamente reduzido, comparando-se com outros países. Como informação, o consumo de conservas de sardinha é projetado em pouco mais de três latas *per capita* por ano.

Há a presença da matéria-prima em vários estados da união, sendo os principais: Ceará, Santa Catarina, Rio Grande do Sul, Rio de Janeiro, Espírito Santo e Rio Grande do Norte. A matéria-prima é totalmente sustentável. A captura no Brasil ainda é realizada por método extremamente sustentável, reconhecido internacionalmente. Na região Sul/Sudeste, há foco no *skipjack*, utilizando pesca com vara e isca viva (um por um). Na região Nordeste, cujo foco é o *yellowfin* e o *big-eye*, o método é por linha (um por um). No Brasil ainda não existe captura de atuns com uso de rede de cerco. A indústria local possui tecnologia moderna, capacidade e é competitiva no mercado internacional. O segmento de atuns é totalmente aberto e sem barreiras ao mercado internacional, sendo exportados e importados tanto matéria-prima como produto acabado.

Matéria-prima

As principais espécies de atum capturadas na costa brasileira são mencionadas a seguir. *Katsuwonus pelamis* – conhecido também como *skipjack*, bonito-listado ou gaiado – é a espécie mais capturada com concentração na região Sul/Sudeste. Trata-se da espécie mais processada na indústria de enlatamento tanto no Brasil como no mundo. *Thunnus albacares* – conhecido como *yellowfin*, albacora-laje ou aleta-amarela – é a espécie como maior crescimento de captura nos últimos anos, especialmente na região Nordeste, onde se concentram essas capturas. Essa espécie tem bastante espaço no mercado tradicional para consumo em sashimi e sushi. Na linha de enlatados, representa cerca de 8% como fonte de matéria-prima. Sua exportação na forma de congelado é realizada direto para a indústria de conservas em latas, e as exportações na forma de pescado fresco são destinadas ao mercado direto ao consumidor e restaurantes. *Thunnus obesus* – também conhecido por *big-eye*, patudo ou albacora-bandolim – é a espécie menos capturada entre as que já foram citadas. Tem alto valor comercial para restaurantes e, com isso, dificilmente é destinada à indústria de enlatados. Capturado na região Nordeste, esse pescado é exportado na forma de congelado e fresco, assim como colocado no mercado interno. *Thunnus alalunga* – também conhecido como *albacore tuna*, voador ou atum-branco – tem como principal característica a sazonalidade e forte variação de ocorrência de um ano para outro. Essa espécie não é enlatada pela indústria local em razão de ter uma carne muito branca e com textura mais fibrosa, assim como por sua instabilidade na disponibilidade.

Embora sem estatística oficial, a captura de atuns no Brasil em 2018 ficou entre 33 e 38 mil toneladas. O Nordeste, que vem crescendo na participação, ficou com 50% da captura total. Já com relação a espécies, o *yellowfin* também representou cerca de 50% da captura total.

Com relação à demanda da indústria de conservas brasileira por matéria-prima, projeta-se que em 2018 um total equivalente em pescado inteiro a 38 mil toneladas foi processado. A frota nacional na região Sul-Sudeste iniciou 2019 com 35 embarcações, sendo 60% com congelamento a bordo tipo salmoura e as outras trabalhando com gelo em escama. Na região Nordeste, a frota é estimada em 130 pequenos barcos com gelo, viagens curtas e retirando as vísceras do pescado após a captura.

A Instrução Normativa IN nº 46 de 15 de dezembro de 2011 do MAPA/SDA estabeleceu o Regulamento Técnico de Identidade e Qualidade de Conservas de Atuns para serem comercializados no mercado brasileiro.

Espécies que podem ser chamadas de **atum**	Espécies que podem ser chamadas de **bonitos**
▪ *Katsuwonus pelamis*	▪ *Sarda sarda*
▪ *Thunnus alalunga*	▪ *Sarda chiliensis*
▪ *Thunnus albacares*	▪ *Euthynnus alletteratus*
▪ *Thunnus atlanticius*	▪ *Euthynnus affinis*
▪ *Thunnus obesus*	▪ *Euthynnus lineatus*
▪ *Thunnus maccoyii*	▪ *Auxis thazard*
▪ *Thunnus thynnus*	
▪ *Thunnus tongol*	

Já a norma estabelecida pelo *Codex Alimentarius* considera atuns e bonitos na mesma regulamentação e define as seguintes espécies como apropriadas para esse tipo de conserva:

- *Thunnus alalunga*.
- *Thunnus albacares*.
- *Thunnus atlanticius*.
- *Thunnus obesus*.
- *Thunnus maccoyii*.
- *Thunnus thynnus*.
- *Thunnus tongol*.
- *Euthynnus alletteratus*.
- *Euthynnus affinis*.
- *Euthynnus lineatus*.
- *Katsuwonus pelamis* (= *Euthynnus pelamis*).
- *Sarda chiliensis*.
- *Sarda orientalis*.
- Sarda.

Com relação ao nome na rotulagem, o Codex determina que o nome do produto que se declara no rótulo será atum ou bonito e poderá estar precedido ou seguido pelo nome comum ou vulgar da espécie desde que em conformidade com a legislação e costumes do país onde o produto é comercializado e de maneira a não induzir o consumidor a engano.

Congelamento do atum

Imediatamente após a captura, o destino do pescado poderá ser uma das alternativas a seguir. Na região Sul-Sudeste, onde a pesca predominante é da espécie *skipjack*, 75% da captura ocorre em embarcações com capacidade entre 100 e 200 toneladas. O atum após a captura é congelado no próprio barco pelo sistema de salmoura até atingir a temperatura mínima de −9 °C conforme determinado pelo regulamento técnico de pescado congelado. Ao chegar à indústria, a estocagem é realizada em paletes com cerca de uma tonelada de capacidade. Os paletes são envoltos por filme plástico e uma rotulagem é colocada em cada palete com informações sobre: nome do barco, data do armazenamento, número do lote, peso, empresa e outros. Como o pescado é congelado imediatamente após a captura, as perdas de produto nesse ponto do processo (descarga) são pequenas. Amostras são retiradas para a análise principalmente de histamina. Nos outros 25% da captura efetuada nessa região e com a mesma modalidade, mas em embarcações de menor capacidade podendo variar de 40 a 80 toneladas, a conservação do pescado é realizada com adição do chamado gelo em escama, baixando a temperatura o mais rápido possível para no máximo 4 °C. Ao chegar à indústria, esse pescado é descarregado em contêiner isotérmico e direcionado para o congelamento ou diretamente ao processo de conservas. Em se tratando de pescado resfriado e mantido a granel na embarcação por vários dias, as perdas na descarga por qualidade frequentemente são mais elevadas e cuidados redobrados devem ser realizados nessa operação. Como o pescado resfriado, a dinâmica da deterioração continua sendo muito importante, exigindo uma nova verificação de qualidade imediatamente anterior ao início de processamento.

Na região Nordeste, cuja captura já representa cerca de 50% da captura total do Brasil, a pesca tem como características: método de linha (peixe a peixe); barcos pequenos com menos de 10 toneladas de capacidade; direcionada para as espécies com maior valor de mercado como as conhecidas albacora-laje e albacora-bandolim; pescado tendo vísceras e guelras retiradas imediatamente após a captura, sendo mantido a bordo em gelo em escamas. Independentemente da prioridade de ser direcionada aos mercados de pescado fresco internacional e nacional, a grande maioria da pesca é direcionada ao congelamento; daí seguindo para o mercado de conservas tanto no exterior como local. Em se tratando de pescado de grande porte, com a maioria acima de 20 kg, a redução da temperatura tanto no pós-captura até a indústria (gelo), principalmente no congelamento, deve ser uma prioridade. O processo de congelamento realizado é o túnel estático com alta velocidade na circulação do ar. Posteriormente com temperaturas mínimas de -18 °C no centro geométrico da peça, o produto fica apto a ser estocado em câmara de estocagem, aguardando definição de destino.

Processo de descongelamento e preparo para cozimento

Com uma frequência cada vez maior, a indústria brasileira tem processado pescado com diferença significativa quanto a espécies e tamanhos. Estando o pescado congelado na forma de inteiro e a temperaturas abaixo de -18 °C, a primeira etapa de um descongelamento significa elevar a temperatura para a faixa dos -4 °C a -6 °C. Isso pode ocorrer dentro de câmaras frigoríficas a temperaturas próximas a 0 °C ou em ambientes internos adequados, mesmo com temperaturas ambientes positivas, mas nunca superior a 10 °C. Dessa forma, o tempo para colocar a temperatura em -4 °C no ponto mais distante da superfície do pescado depende da espessura do pescado, da temperatura ambiente e da temperatura inicial. A fase final do descongelamento ocorre em tanques estáticos com água ou sistema contínuo de imersão. A temperatura da água deve ficar no máximo a 15 °C com reposição da água em 20% por hora. O produto deve ser retirado do descongelamento quando a temperatura no centro geométrico estiver na faixa de -1 °C a -2 °C. É importante manter um mínimo de diferença de temperatura entre a superfície e o centro.

Após o descongelamento, inicia-se a preparação para realizar o cozimento. Essa preparação consiste em retirar as vísceras e, em pescados grandes (acima de 10 kg), além das vísceras pode-se retirar a cabeça e cortar o pescado em peças menores que facilitarão a penetração térmica durante o cozimento. Esse corte poderá ser realizado tanto no sentido longitudinal ao espinhaço, formando duas grandes abas, ou com cortes transversais, formando anéis. O importante é entender que o objetivo dos cortes é reduzir a espessura total, assim como proporcionar certa uniformidade de espessura no lote a ser cozido. Em grandes processadoras de pescado do tipo pequeno (com menos de 10 kg) existem classificadores automáticos e contínuos que funcionam na relação entre espessura e peso. Quanto maior a espessura, maior e mais pesada será a peça.

Cozimento do atum

Basicamente existem dois processos de cozimento: *imersão em água quente* ou *fornos com vapor direto*. Em geral, os fornos de cozimento são usados em operações que envolvem, na grande maioria, atum com peso abaixo de 10 kg. Já o processo de cozimento por imersão em água quente é usado para atuns grandes cortados em serras circulares. Indústrias que processam diferentes tamanhos possuem em suas instalações as duas opções de cozimento.

No Brasil, as indústrias trabalham com pescado abaixo de 10 kg, cozinhando em fornos com injeção de vapor direto a uma temperatura de 101 °C a 103 °C. Um processo de cozimento depende fundamentalmente de dois pontos: conseguir uniformidade de cozimento em todo o lote e atingir a temperatura ideal sem que ocorra a falta de cozimento ou o cozimento em excesso. O ponto ideal de cozimento do atum é de 61 °C no ponto interior do pescado mais distante da superfície. Para pescado considerado pequeno, que é cozido inteiro em fornos de vapor direto, considera-se o ponto ideal aquele junto à espinha. A maioria desses equipamentos possui sistemas automáticos de detectar a temperatura que foi programada. A uniformidade de cozimento depende do nível de classificação obtido durante a evisceração, da maneira como as peças são colocadas nas bandejas de cozimento e da uniformidade na temperatura inicial do pescado. A falta de cozimento ocasiona perda significativa de produto durante o processo de limpeza, enquanto o cozimento em excesso provoca perda de rendimento e qualidade principalmente quanto à textura.

Os blocos de atum provenientes do corte realizado de atum grande (> 10 kg) apresentam uma grande superfície de carne de pescado exposta que agrava a oxidação do pescado com consequente perda de matéria-prima. Embora existam inconvenientes, como perda de nutrientes e textura seca, o processo por cozimento em água é mais recomendado para esse tipo de matéria-prima. Após o cozimento, o atum precisa ser resfriado, existindo dois processos; e o mais usual é transferir as bandejas com atum cozido para câmaras com rígidos controles de temperatura e umidade relativa do ar. As câmaras devem ser mantidas a temperaturas entre 8 °C e 12 °C e com umidade acima de 85%, estabelecendo-se condições para um resfriamento rápido e sem perda de umidade. Existem fornos de cozimento que realizam automaticamente o ciclo total (cozimento + resfriamento) em uma mesma operação. Após o cozimento com vapor direto, entra em operação o ciclo de resfriamento a vácuo até atingir a temperatura programada. Trata-se de procedimento mais rápido, de maior facilidade de controle da temperatura e umidade e que envolve menor área operacional.

Limpeza do atum cozido

A limpeza do atum cozido envolve a retirada da pele, espinhas e carne escura. Quando o pescado é cozido inteiro, a cabeça e cauda são retiradas durante o abastecimento da mesa de limpeza. Essa operação de limpeza é mundialmente realizada de forma manual, sendo de fundamental importância para um bom rendimento, uma boa produtividade e uma boa qualidade.

Existem quatro pontos fundamentais nessa operação: qualidade da limpeza, rendimento de músculo próprio para enlatar, velocidade na operação e avaliação da matéria-prima cozida. Comumente pode-se dizer que quanto maior o pescado e a qualidade da limpeza, melhor é o rendimento e maior é a capacidade de produção individual das operadoras. A limpeza é realizada com auxílio de uma faca sem fio, com a qual se efetua uma raspagem tanto para retirar a pele externa como para separar a carne escura.

Em se tratando de uma operação tão manual e tão importante, a maioria das empresas mantém um rígido controle individual. Cada operadora recebe uma bandeja de matéria-prima devidamente identificada pelo peso, sendo o produto acabado proveniente dessa bandeja colocado em outra bandeja também devidamente identificada, registrando a relação entre as duas bandejas e a operadora. A partir desse controle torna-se fácil acompanhar e verificar a produção, o rendimento e a qualidade de cada operadora.

Com relação à qualidade da limpeza, embora exista uma classificação mundial de limpeza simples ou limpeza dupla, não existem métodos quantitativos que definem um ou outro procedimento. Se ao retirar a pele o músculo ainda permanecer levemente escuro, pode-se determinar uma limpeza simples, mas se a limpeza for mais aprofundada ocorrerá a retirada de mais material e, nesse caso, passaria a ser classificada como limpeza dupla. Da mesma forma ocorre com relação à carne escura. Cada empresa desenvolve seus padrões, limites e procedimentos para avaliar essa operação.

Assim como a limpeza, o rendimento e a capacidade de produção dependem muito da habilidade individual da operadora. Existem padrões previamente estabelecidos relacionando tamanho de pescado com rendimento e velocidade de limpeza. Por último, as operadoras desempenham importante função na avaliação da qualidade da matéria-prima cozida. Trata-se de um ponto em que todo músculo destinado ao enlatamento final passa nas mãos das operadoras, que precisam estar muito bem treinadas para separar o pescado com odores estranhos, presença do chamado favado, produto não cozido o suficiente, textura inadequada etc.

Atualmente existem indústrias especializadas que processam o atum até a etapa de limpeza, embalando os lombos cozidos em bolsas plásticas a vácuo e congelando em túneis de congelamento. Essas indústrias estão localizadas próximo às áreas de capturas e em regiões onde existe disponibilidade de mão de obra com baixo custo. Os lombos cozidos e congelados são enviados para indústrias localizadas próximo à área de consumo que focam o processo em etapas posteriores à limpeza.

Processo de enlatamento

O produto proveniente da limpeza do atum tem uma estrutura molecular não uniforme, variando desde grandes pedaços compactos até pequenas lascas. A forma de apresentação do produto acabado enlatado depende da estrutura molecular que está sendo enlatada. Quanto menor o pescado, mais fragmentos, lascas e pequenos pedaços são produzidos nas mesas de limpeza.

O Regulamento Técnico de Identidade e Qualidade para conservas de atuns e afins aprovado pelo MAPA/SDA, Instrução Normativa n.º 46, de 15 de dezembro de 2011 estabelece as seguintes formas de apresentação:

- **Sólido**: lombo de peixe cortado em segmentos transversais com os planos de seus cortes paralelos ao fundo do recipiente, sem adição de nenhum fragmento livre em que a proporção de pedaços soltos gerados da manipulação do próprio lombo não ultrapasse 25% do peso drenado, ou seja, ao passar numa peneira com malha de 12 mm, no mínimo 75% do volume do lombo fique retido.
- **Pedaços**: corte do lombo do peixe que mantenha a estrutura original do músculo em que, no mínimo, 50% fique retido em uma peneira com malha de 12 mm.
- **Ralado (*grated*)**: partículas de lombo, aparas, carne de cabeça e de opérculos de atum ou de bonito que não estejam aglutinadas.

Os lombos de atum limpos precisam ser enlatados o mais rápido possível para evitar o processo de oxidação com consequente alteração da cor e até de sabor. O tempo depende da temperatura ambiente e da forma em que se encontra a estrutura muscular. Produto ralado ou em pedaços precisa ser enlatado imediatamente após passar pelos equipamentos que uniformizam a estrutura muscular por corte ou fragmentação. O processo de enlatamento é realizado por equipamentos de alta velocidade que cortam e colocam uma pastilha compacta de produto no fundo das latas. A determinação da densidade e do peso da pastilha é muito importante e depende de uma série de fatores, como tipo de apresentação do músculo, tamanho e formato da lata, objetivo da empresa com relação à textura e aparência do produto acabado, definição de peso drenado, tipo de molho de cobertura etc.

Adição de sal e líquido de cobertura

Conforme relatado no item anterior, o atum é colocado no fundo da lata em forma de pastilhas levemente prensadas. Para se obter uma boa conserva, é importante que qualquer adição de líquido ao produto ocorra uma boa penetração no músculo. Como a pastilha está prensada, a adição é realizada dosando-se o líquido em dois ou três estágios de um transportador de velocidade variável que leva as latas até as recravadeiras. Quando o atum processado tem como origem um congelamento e estocagem pelo sistema de salmoura, a necessidade de adicionar o sal precisa ser avaliada, já que o pescado absorve sal durante esse período. Mercados como o americano e o europeu, em que o teor de sal exigido pelos consumidores é baixo e as grandes enlatadoras trabalham sempre com atum congelado em barcos pelo sistema de salmoura, não existe a necessidade de adição do sal. No Brasil, ocorre o oposto; o mercado exige tempero de sal na faixa de 1,5% e a grande maioria do atum processado é fresca ou congelada em túneis de congelamento, tornando praticamente indispensável a adição de sal. A salmoura preparada concentrada é adicionada quente (70 °C a 80 °C) em volume que considera o peso da pastilha de atum. Em estágios seguintes, é realizada a adição do molho de cobertura que poderá ser água (produto *light*), óleo comestível, molho de tomate, molho *rosé*, caldo vegetal etc., sempre avaliando a capacidade de penetração de cada tipo de molho para determinar a velocidade do transportador. Outro ponto importante nessa operação é que por intermédio dessa adição ocorre o ajuste final do peso líquido do produto determinado na rotulagem. A relação de dosagem entre músculo e líquido de cobertura depende dos padrões de qualidade definidos pela empresa e da legislação em vigor. Muitos países não possuem legislação clara sobre alguns pontos, como quantidade de água permitida em produto em óleo comestível ou qual o máximo de molho de cobertura permitido. No geral, para se obter uma boa conserva a proporção deve ter um mínimo de 70% de músculo e 30% de molho de cobertura.

Fechamento das latas

As latas do tipo cilíndrico que são normalmente usadas para enlatamento do atum têm a operação de fechamento muito mais simples do que as latas tipo retangular da sardinha, existindo equipamentos de alta velocidade que chegam a até mil latas por minuto. Como existe mais uniformidade na dosagem do músculo, na absorção e dosagem do molho de cobertura e na formação do *headspace*, a obtenção de vácuo também é mais eficiente. A operação mais usual para obter vácuo é injetar vapor na superfície do produto imediatamente antes de receber a tampa. A indústria dispõe atualmente de três ótimas ferramentas de suporte de qualidade que podem ser instaladas no transportador de latas na saída das recravadeiras. São equipamentos de alta capacidade que permitem a inspeção de 100% das latas.

- **Detector de presença de espinhas**: embora o atum tenha espinhas grandes e fáceis de serem separadas durante a operação de limpeza, pode ocorrer que fiquem junto com o músculo. Quanto menor o pescado, mais cuidadoso deve ser o procedimento de retirada das espinhas. Normalmente o processamento térmico torna a espinha macia, não existindo risco de saúde. Entretanto, diferente da sardinha, da qual o consumidor normalmente não separa ou rejeita a espinha, o visual de um pedaço de espinha no atum é considerado um grande demérito e risco, sendo motivo de reclamações.
- **Detector de defeitos visíveis de recravação**: possíveis de operar com latas cilíndricas, esses equipamentos, além de rejeitarem latas com defeitos visíveis de recravação, funcionam como *feedback* instantâneo para operador do equipamento.
- ***Check weight***: realiza controle de peso, rejeitando latas fora do padrão determinado e fornecendo *feedback* instantâneo para operações de adição de molho e ajuste do peso da pastilha de músculo colocada na lata.

Embora exista mais facilidade na operação com latas cilíndricas, o monitoramento da qualidade da recravação com testes destrutivos de pressão interna e verificação dos ganchos e sobreposição entre corpo e tampa da lata devem ser realizados conforme colocado na operação com sardinha.

Lavagem das latas

Após o fechamento, as latas passam por um sistema de lavagem em sistemas idênticos aos colocados no mesmo item do enlatamento de sardinha, considerando que todo o manuseio, a limpeza, o transporte e a paletização são bem mais simples de serem realizados com latas cilíndricas.

Processamento térmico

Diferente da sardinha, que além da esterilidade comercial a espinha precisa ser amolecida, no atum a busca é apenas da esterilidade comercial operando com temperaturas bem mais reduzidas. A carne cozida de atum encontra-se em contato direto e levemente sob pressão na embalagem metálica. Dessa forma, cuidados devem ser tomados para que não ocorra a queima da carne e/ou formação de sabores estranhos por excesso de processamento térmico. O ideal é operar com temperaturas máximas de 116 °C e um F_0 máximo de 12 minutos. Outros detalhes e cuidados são os mesmos colocados nesse item para a sardinha.

Lavador de latas e embalagem final

As latas que saem das autoclaves com temperatura abaixo de 40 °C são lavadas passando por equipamento de dois estágios, sendo um para lavar e outro para secar. A seguir ocorre a colocação de rótulos e embalagem final nas mais diferentes formas (Figura 11.2.10).

Cuidados durante a produção de conservas

Segundo Solange Dias Medeiros, responsável pela Gestão de Qualidade da GDC Alimentos S/A (dados pessoais não publicados), cuidados devem ser feitos ao longo do enlatamento, e as principais operações que interferem diretamente na esterilidade comercial podem ser resumidas em:

- (1) **Desaeração ou ventagem** – é a operação de remoção do ar do interior da autoclave, já abastecido e fechado. Esse procedimento é imprescindível porque: (i) o ar é um meio de aquecimento muito menos eficiente que o vapor; (ii) o ar em torno das latas atuará como isolante, não permitindo que o vapor entre em contato com as latas; (iii) o ar na presença de umidade a altas temperaturas causa ferrugem nas latas. Portanto, a presença de ar na autoclave pode resultar num subprocessamento, ou seja, o produto será aquecido a uma temperatura inferior àquela que garante sua esterilidade. A contagem do tempo não deverá iniciar até que a autoclave tenha sido adequadamente desaerada. Testes de distribuição

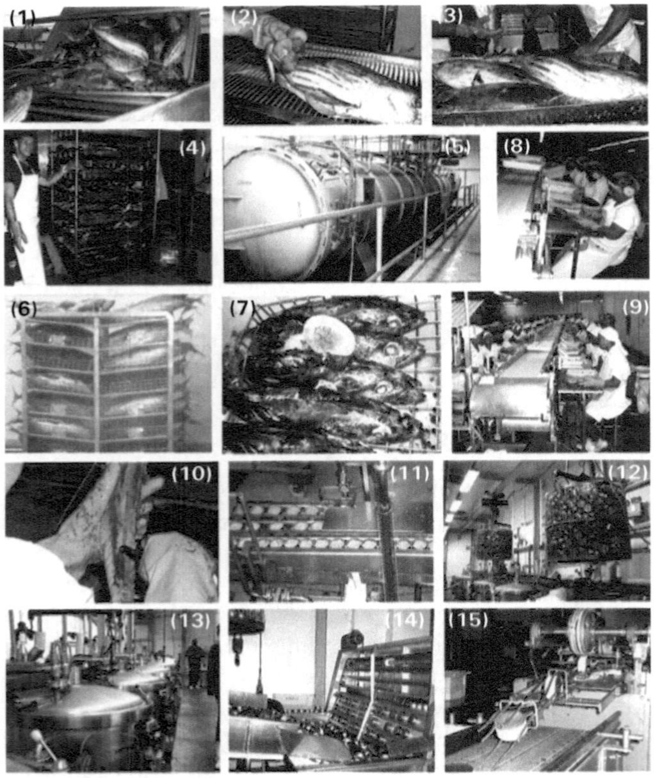

Figura 11.2.10 ▪ Etapas do processamento de atum em conserva: (1) recebimento de atum inteiro resfriado; (2) evisceração; (3) lavagem; (4) cozimento; (5) e (6) forno de cozimento; (7) atum cozido; (8) e (9) mesa de limpeza (toalete); (10) limpeza do atum; (11) linha de enlatamento e enchimento (líquido de cobertura) e recravação; (12) e (13) autoclave (esterilização); (14) resfriamento das latas; (15) rotulagem.

de calor são realizados para estabelecer os tempos e as temperaturas de desaeração adequadas;

- (2) **Tempo e temperatura do processamento** – a contagem do tempo de processamento (esterilização), só deve iniciar após desaeração e quando a temperatura programada é atingida. Dispositivos precisos de cronometragem devem ser usados para registro de informação de tempo, porém é recomendado que o operador faça a monitorização desse tempo com o relógio de parede. A temperatura é aquela indicada no termômetro de mercúrio;
- (3) **Resfriamento do produto** – as latas são resfriadas com água clorada dentro da própria autoclave, imediatamente após o término da esterilização. Durante o resfriamento, a pressão é mantida na autoclave com injeção de ar comprimido, enquanto as latas são resfriadas suficientemente para reduzir a pressão interna de forma que possa ser exposta à pressão atmosférica sem perigo de empenamento ou de deformação de suas extremidades. O resfriamento é considerado terminado quando o conteúdo da lata se encontra a uma temperatura média de 38 °C a 40 °C. O resfriamento é uma operação necessária para manter sem atividade os microrganismos, que apesar de não causarem nenhum mal à saúde, sobrevivem ao tratamento térmico (termófilos) e podem, quando mantidos em altas temperaturas (acima de 40 °C), causar alterações indesejáveis ao produto;
- (4) **Aferição dos instrumentos de controle** – um programa de calibração de todos os instrumentos deve ser estabelecido e atendido. A frequência é dependente do uso, da qualidade dos instrumentos e do ambiente onde esses instrumentos estão instalados;
- (5) **Treinamento dos operadores** – independentemente se as operações são comandadas por sistemas automáticos, é imprescindível o treinamento dos operadores, não apenas na execução dos procedimentos, mas principalmente no fundamento e importância do processamento térmico para a segurança da conserva.

As principais alterações que podem aparecer nas conservas de pescado[20,21] podem ser resumidas na Tabela 11.2.1, e são de suma importância para aqueles que desejam iniciar pesquisas com conservas de pescado (Tabela 11.2.1).

O valor agregado na indústria de conservas

Produtos à base de pescado estão entre os mais importantes produtos alimentares comercializados internacionalmente. Embora a base teórica do comércio internacional seja bem conhecida, a pesquisa realizada até agora ofereceu conhecimentos limitados em como o valor do pescado (preço) é, na verdade, distribuído ao longo da cadeia de produção, transformação e comercialização de produtos de pescado.[22,23]

O foco principal da indústria é sobre os produtos congelados, que têm uma quota de cerca de 7% do total das capturas. Isso ocorre principalmente por causa da demanda de exportação de produtos congelados e consequente necessidade de adição de valor. Pouco se investe em produtos enlatados que não necessitam da cadeia do frio para seu armazenamento, distribuição e comercialização. O princípio básico em que a indústria do pescado está trabalhando é que não há demanda para produtos com valor agregado no mercado interno (incluindo novos produtos em conserva – será?), ou seja, os consumidores não são capazes de garantir a valorização dos produtos em termos de preço e qualidade.[24]

O surgimento de produtos enlatados de valor agregado (novas espécies, novos cortes, novos molhos etc.) é acelerado pelo padrão de demanda atual dos principais mercados de pescado em países exportadores. As pessoas se tornaram mais seletivas na escolha de alimentos e certamente estão dispostas a gastar mais para se alimentar. Valor agregado refere-se ao recurso "extra" de um item de interesse (produto, serviço, pessoa etc.) que vai além das expectativas-padrão em oferecer algo "a mais", enquanto acrescenta pouco ou nada para o seu custo.[23] Alguns produtos de conserva que estão sendo comercializados no Brasil, com valor agregado

TABELA 11.2.1 Principais alterações que podem aparecer nas conservas de pescado.

Origem	Tipo	Causa
Microbiana	Deterioração incipiente	Antes do processamento térmico (tempos de espera excessivos)
	Deterioração por tratamento térmico inadequado (subprocessamento)	Falha na definição prévia do tempo × temperatura ou falha durante o processo de esterilização (operação, instrumentos etc.)
	Deterioração pós-processamento térmico ou de "vazamento"	Perda da hermeticidade da lata (defeitos de embalagens, máquinas)
	Deterioração termófila	Falha na operação de resfriamento ou de estocagem do produto final
Química	Produção de hidrogênio (H_2) por interação do produto com a lata	Falha na aplicação do verniz sanitário de proteção interna
	Corrosão externa	Falha na aplicação do verniz de acabamento, estocagem do produto final de forma inadequada (umidade, sal)
Física	Deformações irreversíveis na lata	Falha na operação de resfriamento, falta de vácuo, lata excessivamente cheia ou vazia
Alteração	Aparência e causa	
Favado	Alteração do aspecto do músculo – cavidades (*Honey combing*) semelhantes ao "favo de mel" (atividade enzimática causada pelo abuso do binômio tempo × temperatura do pescado *in natura*)	

(*i.e.* salmão e bacalhau, com preço médio de R$ 15,00 e R$ 19,00 a lata, respectivamente), têm, apesar do alto valor, uma qualidade sensorial excelente e certamente agradam o consumidor.

Produtos de pescado com valor agregado podem ser um produto inovador (por exemplo, diferentes líquidos de cobertura, novos ingredientes adicionados na conserva, novas espécies; ovas de peixes enlatadas; ovas defumadas enlatadas; almôndegas de peixes enlatadas com diferentes molhos, entre outros), um produto orgânico, uma nova embalagem, rotulagem ecológica, entre outros. Esses produtos devem ser comercializados a um custo menor para competir com ou substituir produtos similares convencionais de custo mais elevado. A empresa Conservas Ramirez & Cia Filhos AS vem inovando e ganhando novos mercados em Portugal e outros países europeus (Figura 11.2.11).

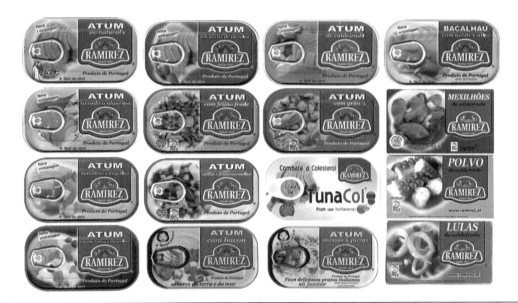

Figura 11.2.11 ▪ Diversidade de produtos com atum (valor agregado) e outras conservas. (Cortesia de Conservas Ramirez & Cia Filhos AS.)

Conservas de pescado – estudos já realizados no Brasil

A abrangência de espécies que se adaptam ao processo de enlatamento, e a praticidade dos produtos desenvolvidos fazem com que esse segmento tenha importância significativa no campo da nutrição humana. Por outro lado, existem espécies marinhas que não se adaptam ao processo de enlatamento porque a estrutura molecular se desintegra quando submetido a severas condições de tratamento térmico. Com relação ao mercado brasileiro, observa-se um perfil diferente do mundial, existindo praticamente somente duas espécies comercializadas, em que a sardinha representa ~70% e o atum ~28% (os demais ~2% representam outras espécies como mexilhão, salmão, cavalinha, arenque, patês etc.).

Para tentar mudar esse cenário, a Embrapa realizou a prospecção de espécies nativas como alternativa para o processo de enlatamento para a indústria de conservas de pescado. Entre os resultados, observou-se uma boa aceitação de mercado e intenção de compras das espécies de peixe nativo (tilápia, tambaqui, matrinxã, cachapinta, pacu, jundiá, rã), dinamizando o setor das indústrias de conservas a partir da introdução de novas espécies e criação de novos nichos de mercado, uma vez que a indústria demanda um peixe nativo que seja proveniente de cultivo e com produção em escala. Esses estudos sugerem a introdução dessa tecnologia (conservas) na aquicultura por meio de pequenas unidades de processamento de pescado.

No entanto, no mercado nacional, essas espécies ainda não foram introduzidas em grande escala na indústria conserveira, uma vez que esses novos produtos (espécies) não estão sendo incluídos nas gôndolas dos supermercados. Talvez estudos de viabilidade econômica ainda sejam necessários, por parte dos pesquisadores e das indústrias, pois os estudos de viabilidade técnica, bem como a disponibilidade de matéria-prima (produção em grande escala) principalmente oriunda da aquicultura, permitem a inclusão de novas espécies.

A fim de conhecer quais espécies já foram estudadas no Brasil na produção de conservas (em laboratório), aqui apresentamos alguns resultados, em ordem cronológica, que serão úteis para o desenvolvimento de futuras pesquisas (Tabela 11.2.2).

TABELA 11.2.2 Espécies já estudadas no Brasil para a produção de conservas.

Estudo	Referência
Pacu ("charuto"): salmoura 25% p/v (30 min), lavado e cozido a vapor (3 min), colocado em latas (400 mL) preenchidas com óleo de soja, exaustão em água em ebulição (até atingir 70 °C no interior da carne), esterilizado a 121 °C (60 min). Foi mantido por seis meses em temperatura ambiente. Foram feitas análises físico-químicas e sensoriais. Concluiu-se boa aceitação na análise sensorial e sugere-se inclusão na merenda escolar	Szenttamásy *et al.* (1993)[25]
Anéis de lula: pré-cozidos em salmoura 2% (95 °C/5 min) e colocados em latas (304,9 × 108,6 mm), preenchidos com salmoura 2%, esterilizados a 120 °C (7 min), 115 °C (20 min), taxa letalidade F_0 = 7 minutos. Foram avaliados microbiológica, físico-química e sensorialmente. São recomendados	Furtado *et al.* (2001)[26]
Mexilhão: descongelado, envasado em vidros cilíndricos (230 mL), preenchidos com salmoura 2% (80 °C), túnel por exaustão, esterilizado a 120 °C/5 min, 115 °C/21 min. Foram avaliados microbiológica, físico-química e sensorialmente, e com teste de esterilidade comercial. É recomendado	Furtado *et al.* (2001)[27]
Tilápia: "cortada em charuto" previamente cozida (100 °C/20 min), colocada em lata (73,3 mm diâmetro × 111 mm altura), preenchida com molho de cobertura condimentado, esterilizada a 121 °C (15, 20 e 30 min), resfriada por 35 min (abertura da autoclave). Foram feitos testes de esterilidade, análises físico-químicas e sensorial. Concluiu-se viabilidade e compatibilidade com as conservas tradicionais	Batista (2005)[28]
Patês de carne de rã: foram feitos com a carne do dorso de rãs, usando desossadeira mecânica. Foram envasados em vidros cilíndricos, esterilizados a 115 °C (60 min) e armazenados em temperatura ambiente. Foram avaliados microbiológica, físico-química e sensorialmente, e com teste de esterilidade comercial. São tecnicamente viáveis e estáveis durante 360 dias de armazenamento	Furtado *et al.* (2006)[29]
Carne do dorso da rã: branqueada e desfiada (90 g) e colocada em vidros preenchidos com molho de cobertura (molho de tomate), esterilizada a 121 °C (5 min). Foi aceita sensorialmente e seguiu para o estudo de vida de prateleira	Furtado, Della Modesta (2006)[30]

(continua)

TABELA 11.2.2 Espécies já estudadas no Brasil para a produção de conservas. (continuação)

Estudo	Referência
Patês de carne mecanicamente separada de tilápia: foram preparados e esterilizados (115 °C/15 min, F_0 = 7,14 min). Testes de esterilidade e estudo de vida de prateleira (180 dias, 22 °C) foram conduzidos, e análises físico-química, microbiológica e sensorial foram feitas. O patê permaneceu estável, e na análise sensorial o índice de aceitabilidade foi alto, demonstrando viabilidade	Freitas *et al.* (2011)[31]
Tilápia-do-nilo (*O. niloticus*): fora do padrão de tamanho (entre cinco e dez cozidos em vapor [100 °C /50 min] enlatados, preenchidos com óleo vegetal (80 °C). Após recravação, as latas foram esterilizadas (121 °C/15 e 30 min). Foram feitos teste de esterilidade e análises microbiológicas, de composição centesimal e sensorial. Esterilização por 30 min foi mais eficiente no amolecimento das espinhas. Concluiu-se viabilidade e compatibilidade com as conservas tradicionais	Pizato *et al.* (2012)[32]
Filés de cachapinta (híbrido de cachara e pintado): colocados em latas (170 g), preenchidos com salmoura 2% e óleo de girassol + condimentos (aquecidos) e submetidos a exaustão. Após a recravação, as latas foram esterilizadas (115 °C/20 min), Z = 10 °C e F_0 = 8,6 min. Posteriormente, foram resfriadas até temperatura interna de 35 a 40 °C. Foram feitos testes de esterilidade comercial. Concluiu-se viabilidade e compatibilidade com as conservas tradicionais	Torrezan *et al.* (2013)[33]
Postas e filés de jundiá (*R. quelen*): cozidos em vapor (80 °C/15 min), enlatados, preenchidos com cobertura em molho de tomate ou óleo vegetal (80 °C). Após a recravação, as latas foram lavadas em água quente (120 °C) e esterilizadas (120-121 °C/215 min). Foram feitas as análises microbiológicas, de composição centesimal e sensorial, sugerindo vida de prateleira de 12 meses e viabilidade técnica	Cozer et al. (2014)[34]
Matrinxã (*B. amazonicus*): com cobertura em óleo vegetal, como alternativa à sardinha (*S. brasiliensis*), para enlatamento pela indústria de pescado. Não apresenta o processo de enlatamento, apenas os resultados das análises de composição centesimal e sensorial	Silva *et al.* (2016)[35]
Filés de tambaqui (*C. macropomum*): cozidos, enlatados (12 cm diâmetro × 4 cm altura), preenchidos com cobertura em molho de tomate ou óleo vegetal e fumaça líquida. Não apresentaram o processo de enlatamento, pois em testes preliminares tiveram deformações na lata na autoclave e decidiram congelar o lote até as análises de composição centesimal e sensorial. Sugerem estudo de viabilidade econômica em escala industrial	Moreira (2016)[36]
Carne do dorso da rã: branqueada e desfiada (120 g) e colocada em vidros (268 mL), preenchidos com líquido de cobertura (água, extrato de tomate, óleo de canola, sal, cebola, alho e coentro desidratado). A exaustão foi feita com vapor de água (temperatura interna de 85-90 °C), seguida da esterilização a 120-121 °C (5 min). F_0 de cerca de 6 minutos. Por fim, houve resfriamento a ~40 °C	Furtado *et al.* (2017)[37]

Percebe-se que os estudos realizados no Brasil tiveram o foco em algumas espécies de cultivo (tilápia, tambaqui, matrinxã, cachapinta, pacu, jundiá, rã) e outras espécies como o mexilhão (congelado) e lula. Seria interessante incluir, por exemplo, as principais espécies comercializadas por região, ou buscar aquelas tradicionalmente comercializadas resfriadas ou congeladas – camarão, cauda de lagosta, mexilhão e ostras (*in natura* ou defumadas), ou outros mariscos bivalves, como os vôngoles. Também se pode buscar aquelas espécies de baixo valor comercial (peixe-voador, lambari, manjuba e outras espécies), o aproveitamento das ovas descartadas no resíduo do processamento (*in natura* ou defumada) ou, ainda, produtos reestruturados como almôndegas de peixe enlatadas (diferentes molhos); e, por fim, mesclar peixes com macroalgas comestíveis, produto esse já comercializado internacionalmente. No entanto, o que não foi discutido nesses estudos foi o custo operacional do enlatamento, uma vez que muitos desses estudos sugerem a introdução dessa tecnologia (conservas) na aquicultura por meio de pequenas unidades de processamento de pescado. Outro aspecto que deve ser avaliado é a vida de prateleira do produto em diferentes temperaturas de armazenamento – visando atingir as distintas regiões do Brasil.

Referências bibliográficas

1. Abalouch L, Catarci C. Global production and marketing of canned tuna. Gobefish Research Programme (FAO). 2008; 93:65.
2. Cabado AG, Vieites JM. Quality parameters in canned seafoods. Hauppauge, NY: Nova Science Publishers Inc; 2008. 173 p.
3. Codex Alimentarius Commission. Code of practice for fish and fishery products. 2008 rev. CAC/RCP 52-2003; 2003. 134 p.
4. Codex Alimentarius Commission. Recommended international code of hygienic practice for low and acidified low acid canned foods. 2 rev. CAC/RCP 23-1979; 1993. 95 p.
5. Codex Stan 70-1981. Codex Standard for Canned Tuna and Bonito; 1995. 8 p.
6. Codex Stan 94-1981. Codex Standard for Canned Sardines and Sardine-Type Products; 1995, 2007. 6 p.
7. Fellows PJ. Tecnologia do processamento de alimentos – princípios e prática. 2 ed. Porto Alegre (BR): Artmed Editora; 2006. 602 p.
8. Gavin A, Wedding LM (ed.). Alimentos enlatados: principios de control del proceso térmico, acidificación y evaluación del cierre de los envases. 6 ed. Washington: The Food Processors Institute, National Canners Association; 1995. 267 p.
9. Horner W. Canning fish and fish products. In: Hall G (ed.). Fish processing technology. 2 ed. London (UK): Blackie Academic and Professional, Chapman and Hall; 1997. 119 p.
10. ITAL (Instituto de Tecnologia de Alimentos). Alimentos enlatados. Campinas: ITAL; 1990. 239 p.
11. Kelman JH. Handling wet fish at sea. In: Fish handling and processing. Torry Research Station; 1982. 28 p.
12. Leitão MFF. Microbiologia aplicada à esterilização de alimentos. In: Gonçalves JR, Germen SPM, Leitão MFF, Neto RT, Jardim DCP, Vitali AA (coords.). Princípios de esterilização de alimentos. Campinas: ITAL; 1992. p. 1-30. (Manual técnico, 10).
13. Machado ZL. Enlatamento do pescado. In: Machado ZL (ed.). Tecnologia de recursos pesqueiros: parâmetros, processos, produtos. Recife: SUDENE-DRN-Divisão Recursos Pesqueiros; 1984. 277 p.
14. Naczk M, Artyukhova AS. Canning of marine foods. In: Sikorski ZE (ed.). Seafood: resources, nutritional, composition and preservation. Boca Raton (USA): CRC Press Inc; 1990. 248 p.
15. Ogawa M, Ogawa NB. Enlatamento. In: Ogawa M, Maia EL (eds.). Manual de Pesca, vol. 1 – Ciência e Tecnologia do Pescado. São Paulo: Livraria Varela; 1999. 324 p.
16. Regenstein JM, Regenstein CR. Introduction to fish technology. New York (USA): An Osprey Book; 1990. p. 120-38.
17. Tanikawa E, Motohiro T, Akiba M. Marine products in Japan. Tokyo: Koseicha Koseikaku Co Ldt; 1985. p. 67-192.
18. Warne D. Manual sobre el envasado de pescado en conserva. Rome: Food and Agriculture Organization of the United Nations, FAO Fisheries Technical Paper, nº 285; 1998. 71 p.
19. Warne D. Manual on fish canning. Rome: Food and Agriculture Organization of the United Nations, FAO Fisheries Technical Paper nº. 285; 1989. 70 p.
20. Gaze, J. Principal causes of spoilage in canned fish products. In: Bratt L (ed.). Fish canning handbook. John Wiley & Sons; 2010. 320 p.
21. Medeiros SD. Tecnologia e Inspeção de Pescado e Derivados - Conservas Enlatadas. Pós Graduação em Higiene e Inspeção. Campinas, SP: Instituto Qualittas; 2012. 14 p.
22. Gonçalves AA, Kaiser C. Value-added Products from Aquaculture: A Global Trend. World Aquac. 2011; 43(4):48-67.
23. Gonçalves AA, Kaiser C. Value-added products: a challenge or necessity? INFOFISH Int. 2011; 6:40-2.
24. Balachandra R, Friar J. Factors for success in R&D and new product innovation: a contextual framework. IEEE Trans Eng Manag. 1997; 44(3):276-87.
25. Szenttamásy ER, Barbosa SMVB, Oetterer M, Moreno IAM. Tecnologia do pescado de água doce: Aproveitamento do pacu Piaractus mesopotamicus. Scientia Agricola. 1993; 50(2):303-10.
26. Furtado AAL, Pontes SM, Ferreira LFD. Processamento de lula em conserva. Rio de Janeiro: Embrapa Agroindústria de Alimentos; 2001. 3 p. (Embrapa Agroindústria de Alimentos. Comunicado Técnico 46).
27. Furtado AAL, Della Modesta RC, Farias AX, Pontes SM, Silva ALS, Oliveira SD, et al. Processamento de mexilhão em conserva. Rio de Janeiro: Embrapa Agroindústria de Alimentos; 2002. 2 p. (Comunicado Técnico 56).
28. Batista LX. Tecnologia de produção de conserva de tilápia (O. niloticus, Linnaeus, 1758 Linhagem Chitralada). [dissertação (Mestrado em Recursos Pesqueiros e Aquicultura)]. Programa de Pós-Graduação em Recursos Pesqueiros e Aquicultura, Departamento de Pesca e Aquicultura, Universidade Federal Rural de Pernambuco; 2005. 37 p.
29. Furtado AAL, Della Modesta RC, Siqueira RS, Freitas SC. Processamento de patê de rã. Rio de Janeiro: Embrapa Agroindústria de Alimentos; 2006. 2 p. (Embrapa Agroindústria de Alimentos. Comunicado Técnico, 107).
30. Furtado AAL, Della Modesta RC. Aceitabilidade da carne de rã desfiada em conserva. Rio de Janeiro: Embrapa Agroindústria de Alimentos; 2006. 5 p. (Embrapa Agroindústria de Alimentos. Comunicado Técnico, 109).
31. Freitas DGC, Santos AL, Furtado AAL, Stephan MP, Penteado AL. Development and evaluation of canned pâté-based tilapia MSM. In: International Congress on Engineering and Food; 2011; Athens. Food process engineering in a changing world: proceedings... Athens: National Technical University of Athens; 2011.
32. Pizato S, Kraieski J, Sarmento, C, Prentice C. Avaliação da qualidade tecnológica apresentada por tilápia do Nilo (Oreochromis niloticus) enlatada. Semina: Ciênc Agr. 2012; 33(2):667-74.
33. Torrezan R, Lobo CMO, Pontes SM, Furtado AAL, Penteado AL, Freitas SC, et al. Processamento de filés de cachapinta

em conserva. Rio de Janeiro: Embrapa Agroindústria de Alimentos; 2013. 5 p. (Embrapa Agroindústria de Alimentos. Comunicado Técnico, 193).

34. Cozer N, Signor A, Feiden A, Silva AM, Feiden A, Boscolo WR. Enlatamento do jundiá: Caracterização centesimal, microbiológica e sensorial do produto final. Bol Inst Pesca. 2014; 40(1):61-8.

35. Silva CDM, Pires CRF, Sousa DN, Chicrala PCMS, Santos VRV. Avaliação sensorial de matrinxã (Brycon amazonicus) enlatada com cobertura de óleo vegetal. J Bioen Food Sci. 2016; p. 149-60.

36. Moreira PGS. Desenvolvimento de conservas de filé de tambaqui (Colossama macropomum): uma comparação físico química e sensorial. [monografia (Bacharelado em Engenharia de Alimentos)]. Ariquemes: Departamento de Engenharia de Alimentos, Fundação Universidade Federal de Rondônia; 2016. 49 p.

37. Furtado AAL, Machado RLP, Dutra AY, Cribb AY, Freire Jr M. Tecnologia do processamento de carne do dorso de rã desfiada em conserva. Rio de Janeiro: Embrapa Agroindústria de Alimentos; 2017. 4 p. (Embrapa Agroindústria de Alimentos. Comunicado Técnico, 224).

11.3 Secagem do Pescado

Sónia Cristina Nunes Salvador Correia Pedro ▪ Maria Leonor Nunes

Introdução

O teor em água do pescado varia, em regra, entre 60% e 80%, na razão inversa do teor lipídico, pelo que este alimento é rapidamente degradado à temperatura ambiente.[1,2] A quantidade de água no pescado é determinante para a sua conservação, uma vez que esta desempenha um papel de solvente de muitos dos seus constituintes solúveis, tornando-os disponíveis para serem utilizados em fenômenos químicos ou biológicos. A água presente no pescado pode estar sob a forma de moléculas ligadas ou livres.

Assim, a secagem do pescado tem como principal objetivo prolongar o período de conservação útil do alimento, inibindo o desenvolvimento microbiano, a atividade de algumas enzimas e determinadas reações químicas, por meio da redução da água livre ou disponível. Pode ser usada em combinação com outros métodos de conservação, como a salga e/ou a fumagem. Apesar de ser um método ancestral de conservação dos produtos da pesca, ainda é um dos mais importantes ao nível mundial, com especial relevância em regiões onde não existe um fácil acesso a redes de frio, proporcionando às populações uma fonte estável de proteínas.[2]

Dada a utilização crescente de algas marinhas, o respectivo consumido deixou de se restringir aos maiores consumidores mundiais, como a China, o Japão e a República da Coreia, sendo atualmente consumidas em larga escala na Europa, América do Sul e Estados Unidos após conservação por secagem.[4] O processo de secagem[3] é aplicado a várias espécies de algas,[5] crustáceos, moluscos e peixes, conforme exemplificado na Figura 11.3.1, destacando-se os seguintes produtos com diferentes proveniências:

1. **Secos**: *stockfish* (Noruega), *Bombaim duck* (Índia), *bodara* e *nori* (Japão), *dinailan* (Filipinas).
2. **Salgados secos**: *klippfish* (Noruega), *kusaya* (Japão), *daeng*, *lamayo* e *tuyo* (Filipinas).
3. **Cozidos secos**: *fushirui*, *gisukeni*, *katsuobushi*, *mamaribushi*, *soboro* (Japão), *trepang* (Filipinas).
4. **Secos misturados**: *krupuk* (Indonésia).

Essa operação unitária contribui igualmente para diminuir o peso e o volume do pescado, facilitando o respectivo transporte e armazenamento, e pode também provocar transformações na sua composição química, conferindo características organolépticas *sui generis* ao pescado seco.[6]

A água pode ser removida do alimento por meio de vários processos, incluindo a aplicação mecânica de força, ou a sublimação (denominando-se, neste último caso, por liofilização), sendo, no entanto, a evaporação da água da superfície do produto alimentar a técnica mais utilizada para a secagem do pescado. A evaporação da água compreende fenômenos de transferência de massa do alimento para o ar, envolvendo movimento da água ou do vapor de água através do alimento e transporte do

---

Nota ao Leitor: Este capítulo apresenta algumas figuras coloridas e para visualizar basta acessar o QR *code* disponível na página XIX, "Material Suplementar".

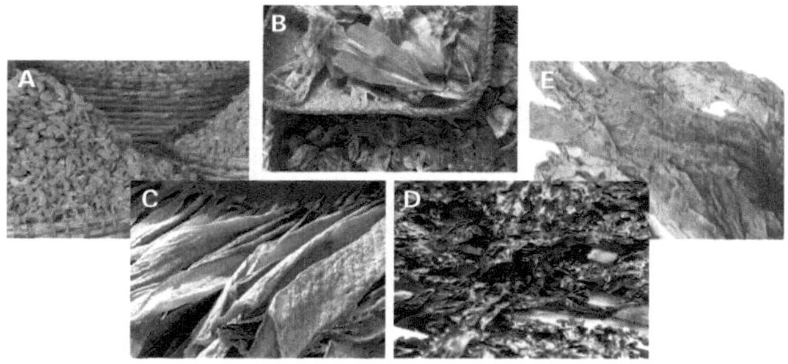

Figura 11.3.1 ■ Exemplos de pescado seco: (A) camarão, (B) lula, (C) bacalhau ou *stockfish*, (D) alga (*Pyropia* sp.) e (E) alga (*Saccharina latissima*). (Cortesia das autoras.)

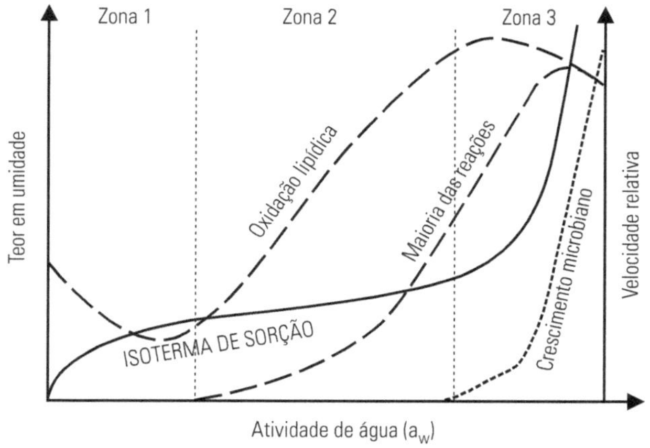

Figura 11.3.2 ■ Isotérmica de sorção da água e velocidade das reações no pescado em função da atividade da água.[10]

vapor de água para o ambiente, e de transferência de calor do meio circundante para o alimento, de modo a proporcionar o calor latente de evaporação da água.[7] Existem, disponíveis na literatura,[1,9] modelos matemáticos sobre a secagem do pescado que envolvem cálculos diferenciais e integrais, e se encontram fora do âmbito do presente capítulo.

Umidade e atividade da água

A quantidade de água presente no pescado é frequentemente expressa pelo teor em umidade, o qual pode ser determinado por secagem em estufa, devendo, em regra, o pescado seco apresentar uma umidade inferior a 25%. No entanto, as moléculas de água existentes no pescado se encontram ligadas aos outros constituintes de modo variado: algumas se encontram fortemente ligadas e consequentemente imobilizadas, constituindo a água ligada. Outras moléculas encontram-se ligadas por forças mais fracas, estando disponíveis para mobilizar os solutos, constituindo a água livre para o crescimento dos microorganismos, atividade enzimática e reações químicas.

O teor em água livre ou disponível no pescado, isto é, a sua atividade (a_W) pode ser expressa pela razão entre a pressão de vapor da água do produto e a da água pura (a uma determinada temperatura e em equilíbrio), variando entre zero e um (sendo este último valor atribuído à água pura). O pescado fresco apresenta uma $a_W > 0{,}95$, enquanto após a secagem possui em média uma $a_W \leq 0{,}75$,[6] podendo variar entre 0,60 e 0,85.[8] A a_W varia na razão direta da temperatura, pois uma diminuição da temperatura acarreta também um decréscimo na pressão de vapor. A a_W diminui com a adição de solutos, pois a água orienta-se na superfície do soluto, se inter-relacionando com ele e reduzindo a pressão de vapor, dependendo da a_W obtida do soluto utilizado.

A a_W pode ser determinada a partir da umidade relativa em equilíbrio (HRE), dividindo esse último valor por 100. Esse parâmetro depende da umidade relativa (HR) ambiente. Desse modo, quando se coloca um produto em ambiente com HR superior à HRE, ele absorve água através de um processo denominado adsorção. Ao contrário, se o produto for colocado em ambiente cuja HR é inferior à HRE do produto, esse cede água mediante um processo chamado dessorção.[1] As isotérmicas de sorção da água representam graficamente a relação entre a quantidade de água no alimento e a respectiva atividade da água a uma determinada temperatura. No caso do pescado, podem distinguir-se três zonas[10] que indicam a maneira como a água se encontra ligada (Figura 11.3.2). A zona um compreende a água da camada monomolecular fixa aos grupos polares de certos compostos, especialmente NH_3^+ e COO^- das proteínas. Essa é a fração de água mais fortemente ligada e menos móvel, não é congelável e não se encontra disponível para reagir ou servir de solvente. Representa uma fração muito pequena da água total no pescado, correspondendo a um intervalo de a_W menor que 0,2 e 0,3. A zona dois compreende a água correspondente às camadas de hidratação dos constituintes solúveis, isto é, proteínas, sais etc. A água encontra-se ligada por meio de pontes de hidrogênio e interações dipolo-dipolo ou retida fisicamente em microcapilares com diâmetro inferior a 1 µm. O ponto de congelamento e a capacidade como solvente encontram-se muito reduzidos, correspondendo a um intervalo de a_W entre 0,20-0,30 e 0,80, aproximadamente. A zona três representa a maior parte da água do pescado fresco. É a água menos ligada e a mais móvel dos alimentos, embora o ponto de congelamento esteja um pouco reduzido. Encontra-se retida fisicamente em membranas, capilares (diâmetro superior a 1 µm), géis etc., sendo facilmente removida por diversos procedimentos. É a responsável pela deterioração dos produtos da pesca, já que está disponível para o desenvolvimento de microrganismos, alterações enzimáticas e para as reações químicas, correspondendo a um intervalo de a_W entre 0,80 e 0,99.[10]

A velocidade com que ocorrem as reações químicas, as alterações enzimáticas e o desenvolvimento microbiano no pescado (conforme representado na Figura 11.3.2) depende da atividade da água. Os insetos e ácaros, que são outra potencial fonte de deterioração do pescado, podem ser controlados por meio da diminuição do a_W e da temperatura, em alguns casos. Valores reduzidos de a_W diminuem a mobilidade dos substratos e das enzimas, o que reduz a velocidade das reações, com exceção da oxidação lipídica, a qual pode ocorrer tanto a baixos como a elevados níveis de a_W. As alterações enzimáticas, habitualmente, não ocorrem ou têm lugar mais lentamente nessas circunstâncias. Como as enzimas são de natureza proteica, uma diminuição considerável no teor de água disponível origina modificações nas respectivas estruturas, quaternária e terciária, provocando desnaturação proteica e alterações na conformação dos locais ativos da enzima, o que leva à sua inativação;[1] para níveis de a_W próximos de 0,4, o escurecimento enzimático do pescado é máximo. Quanto aos microrganismos, a água livre disponível no alimento é essencial para o seu desenvolvimento, sendo necessária para: (i) transporte de nutrientes e remoção de produtos de reação; (ii) reações enzimáticas; (iii) síntese de material celular; e (iv) outras reações bioquímicas, incluindo hidrólise de polímeros. Regra geral, os limites mínimos de a_W, abaixo dos quais não ocorrem qualquer multiplicação dos microrganismos são os seguintes: 0,91 para as bactérias responsáveis pela deterioração; 0,88 para as leveduras responsáveis pela deterioração; 0,80 para os bolores responsáveis pela deterioração; 0,75 para as bactérias halófilas; 0,65 para os bolores xerófilos; e 0,60 para as leveduras osmófilas.[11]

Os insetos são outra significativa fonte potencial de deterioração do produto ou matéria-prima e, em alguns casos, podem ser controlados usando a_W. Por exemplo, a atividade dos ácaros depende da atividade da água e da temperatura. Muitas espécies precisam de uma atividade de água não inferior a 0,65 para o desenvolvimento. Portanto, manter um produto ou atividade de água da matéria-prima abaixo de 0,60 deve minimizar o risco de atividade do ácaro. Reduções na atividade da água para 0,60-0,65 são insuficientes para evitar infestações, dado que a maioria dos insetos e ácaros que ocorrem no pescado seco reproduz-se rapidamente, aumentando de número, a temperaturas de 25 °C a 35 °C e em teores de umidade de 70-80%, tolerando intervalos maiores de temperatura e umidade.[11,12] Alguns ácaros podem estar ativos a 5 °C, 25 °C e 40 °C para teores de a_W > 0,65, 0,63 e 0,60, respetivamente.

Fundamentos

A água removida do pescado durante a secagem corresponde à água das zonas dois e três da isotérmica de sorção, permanecendo no produto a água fortemente ligada. A migração da água do interior do pescado até à superfície, onde se evapora, envolve diferentes mecanismos de transferência de massa, nomeadamente: movimento por capilaridade, difusão de líquidos, difusão de gases, difusão nas camadas líquidas adsorvidas nas interfaces do pescado, e retração.[1]

O estado físico em que se encontra a água pura depende das condições de pressão e temperatura, podendo, em determinadas circunstâncias, coexistirem duas a três fases ou estados (sólido, líquido e/ou gasoso). No diagrama de fases da água, ilustrado na Figura 11.3.3, encontram-se representados os pontos de fusão, de ebulição e de sublimação da água sobre as linhas OC, OA e BO, respectivamente. Na operação de secagem estão envolvidas as mudanças de estado definidas pelas linhas BO (sublimação) e OA (evaporação), com as alterações inerentes a um sistema complexo, como o pescado.[7]

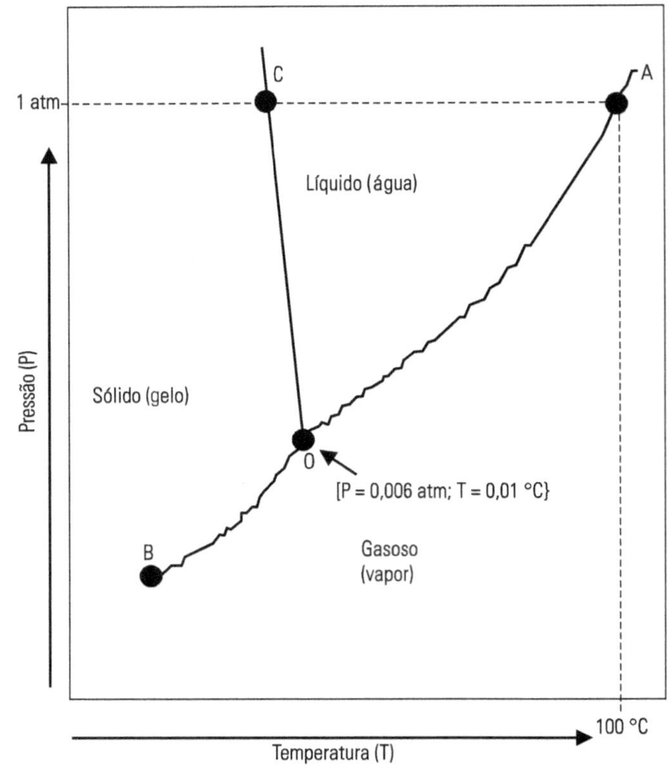

Figura 11.3.3 ▪ Diagrama das fases da água. O: ponto triplo no qual coexistem os três estados físicos.[7]

A quantidade de energia necessária para vaporizar a água (2.258 kJ kg^{-1}) denomina-se calor latente de vaporização. A transferência de calor necessária para a sublimação ou evaporação da água de um alimento pode ocorrer por: (i) convecção, através do contato com ar quente; (ii) condução, através do contato direto com uma superfície quente; e/ou (iii) mediante aporte de energia eletromagnética (p. ex., radiação, energia de micro-ondas ou por aquecimento dielétrico), em condições de pressão atmosférica ou sob vácuo. Nesta última circunstância, a operação de secagem é realizada a temperaturas menos elevadas.[7]

No caso do pescado, a forma de secagem mais frequente envolve a sua exposição ao ar quente. No entanto, a capacidade do ar para remover a água depende do respectivo teor em água e da sua temperatura, os quais podem ser calculados por meio das propriedades das misturas ar/vapor de água, estudadas na psicrometria. Entre as diferentes variáveis psicrométricas, destacam-se as seguintes:

I. **Umidade absoluta ou específica** (Ua): definida como o peso de água sob forma de vapor por unidade de peso de ar seco sendo, em geral, expressa em kg de vapor de água por kg de ar seco;

II. Umidade de saturação (Us): representa a umidade absoluta do ar saturado de vapor em determinadas condições de pressão e temperatura;

III. Ponto de orvalho (Po): correspondendo à temperatura do ar em que ocorre condensação da água, que pode ser determinada experimentalmente (com higrômetros de ponto de orvalho) por meio do arrefecimento lento de um espelho na mistura ar/vapor de água;

IV. Umidade relativa (Ur): definida como a relação existente entre a umidade absoluta (Ua) e a umidade de saturação (Us) a determinada temperatura, normalmente expressa em porcentagem, podendo ser determinada por cálculos matemáticos ou higrômetros;

V. Temperatura de bulbo úmido (T_{BU}): é indicada num termômetro cujo bulbo está rodeado por material embebido em água e exposto a uma corrente de ar de, pelo menos, 3 m s^{-1}; e

VI. Temperatura de bulbo seco (T_{BS}): é indicada num termômetro cujo bulbo está exposto a uma corrente de ar.

Como a evaporação resfria a superfície, a T_{BU} é inferior à T_{BS}, não ocorrendo evaporação se elas se igualarem. É possível controlar essas temperaturas por meio da medição da Ur; se essa for de 100% significa que o ar está saturado de vapor, não ocorrendo evaporação.[3] Os diagramas psicrométricos relacionam as diferentes variáveis e permitem, fixando duas delas, conhecer rapidamente várias características do ar úmido. Por exemplo, se a temperatura e a umidade relativa do ar na entrada e na saída do secador forem conhecidas, o diagrama permite encontrar os valores de umidade absoluta e, portanto, calcular a quantidade de água absorvida por unidade de massa de ar.[7]

Fases da operação

A operação de secagem compreende dois fenômenos distintos: (i) a evaporação da água de superfície; e (ii) a migração da água do interior do pescado até à superfície.[8] As mudanças do teor de umidade do pescado podem ajustar-se a curvas de secagem, se este processo for considerado em corrente de ar quente, paralela à superfície, com temperatura e umidade do ar constantes, em que todo o calor necessário é fornecido por convecção. De acordo com a forma dessas curvas, podem distinguir-se diversas etapas nessa operação, destacando-se duas fases: a primeira, de velocidade constante, que constitui um período curto do tempo de secagem, e a segunda, de velocidade decrescente, que constitui a maior proporção do tempo de secagem, representadas respectivamente pelas linhas BC e CE da Figura 11.3.4.

Durante a fase de velocidade constante, a superfície do pescado mantém-se saturada de água líquida, devido ao fato da água migrar do interior até à superfície do pescado com a mesma velocidade que se evapora na superfície. Nessa fase, a água que se evapora é, fundamentalmente, água livre renovada por capilaridade proveniente das zonas internas. A secagem ocorre por movimento do vapor de água da superfície do alimento saturada de umidade até a corrente principal de ar de secagem. A fim de reduzir a espessura da camada limite no ar, deve-se aumentar a velocidade do ar de secagem. Desse modo, eleva-se o gradiente de umidade no ar em contato com o produto e, como consequência, a velocidade de secagem. Nessa fase, a velocidade de secagem depende da velocidade de transferência de calor para a superfície de secagem. A velocidade de transferência de massa equilibra-se com a transferência de calor, de modo que a temperatura da superfície de secagem se mantém constante, correspondendo à temperatura do bulbo úmido do ar de secagem (T_{BU}). O movimento do vapor ao longo da camada limite no ar é determinado pelo gradiente da pressão do vapor de água entre a superfície de secagem e a principal corrente do ar de secagem.

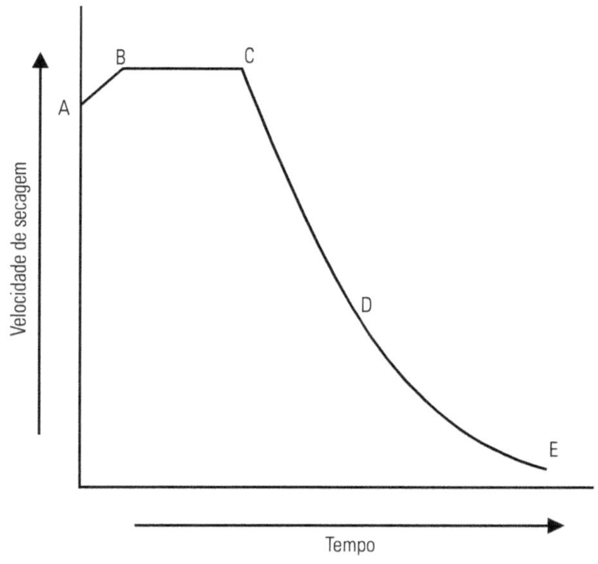

Figura 11.3.4 ■ Fases da operação de secagem.[8]

Consequentemente, os fatores que controlam a velocidade de secagem nessa fase são: (i) a área da superfície de secagem; (ii) a diferença de temperatura ou de umidade entre o ar e a superfície de secagem; e (iii) os coeficientes de transferência de calor ou massa. Quando o calor é transferido não só por convecção, mas também por radiação e/ou condução, a temperatura da superfície do pescado permanece constante durante o período de velocidade constante, mas com valor superior ao da temperatura do bulbo úmido do ar de secagem (T_{BU}) e inferior ao do ponto de ebulição da água.[7,8]

A fase de secagem com velocidade decrescente caracteriza-se pela redução da velocidade de movimento da água do interior do pescado para a superfície, na qual a pressão parcial de vapor de água diminui gradualmente, até essa começar a ficar seca. Nessa fase, o processo de secagem é mais lento, dependendo da permeabilidade da zona já desidratada do produto, exibindo dois períodos representados pelas linhas CD e DE da Figura 11.3.4. No primeiro período (CD), a frente de desidratação desloca-se para o centro do alimento. A água evapora-se no plano de saturação e difunde-se ao longo da camada de alimento desidratado. Esse período termina quando a frente de evaporação atinge o centro do pescado, e a pressão parcial de vapor cai abaixo da pressão de vapor de saturação. O segundo período (DE) ocorre quando a pressão parcial de água se encontra abaixo da pressão de vapor de saturação, e a secagem produz-se por dessorção.

Nessa segunda fase, a velocidade de secagem é limitada principalmente pela velocidade da migração da água dentro do pescado, reduzindo-se os efeitos dos fatores externos. Essa velocidade varia inversamente com a espessura dos exemplares e respectivo teor em gordura e, como a difusão não é influenciada pela velocidade do ar, esse parâmetro não é relevante, desde que mantido acima de um valor mínimo. Para que a velocidade da secagem seja significativa, é necessário aumentar a temperatura do produto de modo a intensificar a taxa de difusão, proporcionar suficiente calor de dessorção e elevar a pressão de vapor de água do pescado. A temperatura na superfície de secagem começa a elevar-se progressivamente durante o restante do processo de secagem, pois diminui a evaporação até aproximar-se da temperatura do bulbo seco do ar quando o produto se encontra quase totalmente seco.[7,8]

O teor de umidade do pescado no ponto C da Figura 11.3.4, em que ocorre a diminuição da velocidade de secagem, é denominado teor crítico de umidade (Wc). Esse valor está relacionado com a velocidade de secagem, com as dimensões do pescado, com os mecanismos de movimento da umidade e com as isotérmicas de sorção do produto da pesca. As constantes de secagem alteram-se quando se trata de pescado salgado, com diminuição da velocidade de secagem, pois a adição de sal reduz a pressão de vapor da superfície, determinante para a velocidade na primeira fase, assim como a taxa de difusão, determinante para a velocidade na segunda fase da secagem.

Métodos de secagem

A secagem pode ser efetuada por métodos naturais e/ou artificiais. No primeiro caso, a secagem realiza-se expondo o pescado ao sol e ao vento, enquanto a secagem artificial é realizada em secadores em que as condições termodinâmicas são preestabelecidas.

A secagem natural do pescado ao ar resulta da ação combinada do sol e do vento e compreende a sua exposição durante o dia. Por conseguinte, depende das condições naturais do tempo, devendo proceder-se durante a noite ao recolhimento e empilhamento do pescado. No período noturno, a pressão exercida pelo próprio peso do peixe acelera a uniformização da água de constituição e facilita a saída da água superficial, contribuindo para a diminuição do tempo de evaporação. Durante a secagem de exemplares provenientes de águas temperadas e tropicais, recomendam-se temperaturas que não devem exceder, respectivamente, 30 °C e 50 °C, de modo a evitar perdas de qualidade, assim como umidades relativas entre 65-70%. No entanto, existe sempre o perigo do sol queimar o produto ou das chuvas o deteriorarem.[3]

Em muitas áreas, os peixes são simplesmente colocados na praia ou sobre rochas ao sol e deixados para secar (Figura 11.3.5), o que pode resultar em contaminações e não possibilita a circulação do ar, sendo preferível a sua suspensão em varais ou a disposição em grelhas/tabuleiros de secagem afastados do chão, de modo a ficar sujeito à incidência dos raios solares e ação do vento. Essa técnica é barata, mas é morosa (podendo durar semanas), envolve muita mão de obra e só é efetiva com baixa umidade relativa, calor solar e movimento do ar, podendo resultar em perdas consideráveis devido à deterioração, contaminação e ação dos insetos e roedores. Por outro lado, o produto elaborado por esse processo tem uma umidade média final da ordem de 50%, o que determina um tempo de conservação limitado.[3]

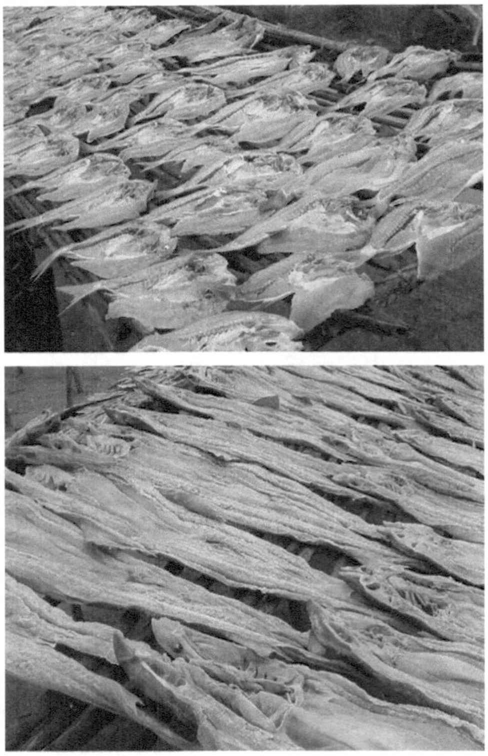

Figura 11.3.5 ▪ Secagem do pescado ao sol. (Cortesia de Alex Augusto Gonçalves.)

Uma vez que a secagem ao ar livre se encontra à mercê das condições climáticas, que são incertas e incontroláveis, recorre-se frequentemente à montagem de tendas solares (Figura 11.3.6), que podem ser aquecidas por materiais que absorvem as radiações solares ou mesmo recorrendo à instalação de painéis solares.[1,3] Uma das limitações dos secadores solares consiste na baixa velocidade do ar no seu interior, afetando a sua eficiência de secagem, sobretudo na fase de velocidade constante, que pode ser mais prolongada do que ao ar livre. Na fase de velocidade decrescente, os secadores solares são, geralmente, mais eficientes do que a secagem ao ar livre, pois a elevada temperatura facilita a difusão da água.[14]

A utilização de secadores artificiais[9] projetados para operarem em condições termodinâmicas possibilita o controle dos parâmetros do processo, em particular temperatura, ve-

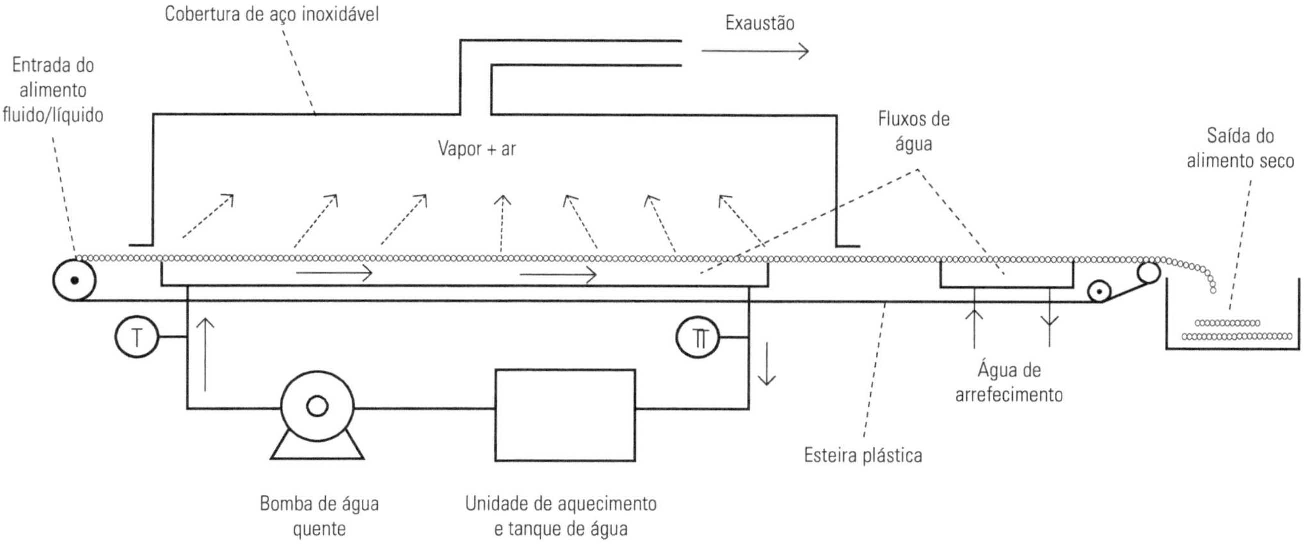

Figura 11.3.6 ▪ Secagem por janela de refratância.[17]

locidade do ar e umidade relativa, obtendo-se produtos com características uniformes e de qualidade superior, que podem apresentar um teor em umidade inferior a 25%. Nos sistemas de secagem artificiais mais comuns, o pescado é colocado em tabuleiros no interior da câmara ou túnel de secagem, sendo seco por meio da circulação forçada de ar com velocidade, temperatura e umidade controladas, durante período de tempo variável consoante o peso do pescado. Os valores desses parâmetros dependem também do teor em gordura, qualidade e proveniência da matéria-prima, sendo utilizados para o pescado, em média, as seguintes condições de secagem: temperatura entre 30-40 °C; umidade relativa entre 45-55% e velocidade do ar entre 2-3 m s^{-1}. Nesse processo, o movimento relativo do ar e do pescado pode assumir quatro formas, nomeadamente: i) fluxo concorrente; ii) fluxo em contracorrente; iii) fluxo com evacuação central de ar; e iv) fluxo transversal. Em alguns países, como é o caso da Islândia, os secadores podem ser aquecidos recorrendo-se a energia geotérmica.

A secagem artificial, se mal conduzida, pode originar alterações que desvalorizam o produto: (i) cozimento do pescado, causado por temperaturas elevadas, baixa velocidade do ar e umidade excessiva; (ii) crostação, provocada por exposição prolongada e velocidade exagerada do ar; (iii) fendilhado, resultante de uma velocidade excessiva do ar e baixo grau higrométrico.

Nesse contexto, têm surgido métodos híbridos de secagem por meio da combinação de dois subsistemas, isto é, uma bomba de calor e um secador, originando uma bomba de calor de secagem que tem o potencial de operar com mais eficiência e em temperaturas inferiores à secagem artificial convencional. Representa uma tecnologia eficiente e amiga do ambiente, devido ao seu baixo consumo de energia e elevada eficiência térmica, e pode funcionar independentemente das condições atmosféricas externas. A bomba de calor de secagem tem ainda uma aplicação limitada nos produtos da pesca, proporcionando boas condições para os produtos sensíveis ao calor.[15,16]

A secagem por micro-ondas consiste na exposição do produto alimentar às ondas eletromagnéticas de alta frequência (900-2.500 MHz). A grande vantagem dessa tecnologia prende-se com a elevada penetração dessas ondas, não só na superfície mas também no interior dos alimentos, reduzindo o tempo de secagem. Apesar do aquecimento micro-ondas fornecer energia para gerar calor nas partes úmidas dos alimentos, pode não haver uniformidade no aquecimento, por esta razão é necessário que os alimentos estejam em constante movimento na cavidade interna de micro-ondas.[16] No entanto, o custo de energia e de equipamento limitam o seu uso. O uso de vácuo associado ao sistema de micro-ondas pode contribuir para aumentar as taxas de secagem, reduzindo a demanda energética, o tempo de secagem e o encolhimento do produto.

Para outras matrizes alimentares de origem marinha, como as microalgas, que se encontram em suspensão num líquido, é habitual recorrer-se à utilização de secador por atomização (*spray dryer*), obtendo-se um produto em pó. O alimento líquido é introduzido na câmara de secagem na forma de gotículas por bicos atomizadores, aumentando a superfície de contato com o ar quente, o qual pode percorrer a câmara em fluxo contracorrente, concorrente ou numa combinação dos dois. A secagem ocorre sob condições constantes de evaporação, pelo que a temperatura do alimento não é muito superior à temperatura do bulbo úmido do ar. Algumas espécies de microalgas, que apresentam elevado valor comercial, podem ser secas por liofilização, havendo perdas mínimas de nutrientes e uma reidratação rápida do produto seco. Nessa técnica, o alimento é congelado e a desidratação ocorre, no liofilizador, sob vácuo, sendo a água eliminada por sublimação. O sistema de vácuo deve reduzir a pressão para 1 mmHg, condição que deve ser mantida até ao final da secagem. Entre os métodos mais inovadores de secagem de microalgas, pode-se referir o uso da janela de refratância (*refractance window*). Essa técnica consiste em espalhar o material úmido sobre um filme plástico, o qual está em contato, na parte inferior, com água quente proveniente de um reservatório. Assim, a energia térmica para a secagem, oriunda da água quente, é transferida para o filme, que é relativamente transparente à radiação infravermelha. O produto alimentar desidrata de forma mais uniforme e a temperaturas mais baixas que as utilizadas em métodos convencionais, permitindo a retenção de compostos bioativos.[17]

Aplicações e limitações

No processo de secagem, devem ser levados em consideração: as condições operacionais, as características do produto a secar, a seleção e o dimensionamento do equipamento envolvido, e o custo. Regra geral: qualquer espécie de alga, peixe, molusco ou crustáceo pode ser conservada pela secagem, tendo, no entanto, mais vasta aplicação nas espécies magras, pois as gordas estão mais sujeitas à alteração da gordura durante o processamento e armazenagem, com possível ocorrência de rancificação. Dado que a espessura das peças de pescado para secar representa um fator crítico, apenas os exemplares de pequeno porte ou os peixes planos finos são secos inteiros. Desse modo, a escolha de um procedimento de secagem depende das características físicas e químicas do pescado e da diversidade e quantidade do produto a ser processado. É preciso também ter em consideração a qualidade do produto da pesca a obter.

A maior parte do pescado é seco inteiro, eviscerado, escalado ou em filés, por meio da evaporação da água por contato com uma corrente de ar quente em secadores de túnel, fornecendo o calor aos produtos, essencialmente por convecção. No entanto, também é possível proceder-se a secagem de produtos da pesca por meio de liofilização, sendo o calor fornecido aos produtos congelados por condução ou radiação e o vapor removido por bomba de vácuo e seguidamente condensado. Apesar da aplicação comercial da liofilização estar predominantemente vocacionada para a preparação de pratos instantâneos e sopas de pescado, é também aplicável a filés de peixe e peixes inteiros, em particular exemplares de peixes planos finos eviscerados.

Dependendo das características dos produtos da pesca e das condições de processamento, as mudanças no teor em umidade da superfície e do interior do pescado, ao longo da secagem, podem ocorrer em diferentes velocidades e produzir diversas alterações, entre as quais se destacam:

a) **Endurecimento superficial**: pode ocorrer por muitas vias e sob a influência direta de diversos fatores. Quando a secagem inicial é muito rápida (usando ar que apresenta uma diferença substancial entre a temperatura do bulbo seco e bulbo úmido), o vapor de água pode ser eliminado da superfície do produto com maior velocidade do que a água que se desloca do interior do pescado. Nessas circunstâncias, pode ocorrer uma forte retração da camada superficial, que se comporta como uma película dura e impermeável e oferece forte resistência à posterior transferência de vapor;
b) **Movimento de sólidos solúveis**: é comum, especialmente quando a secagem inicial é lenta, sendo as substâncias solúveis em água (sobretudo sais) arrastadas pela água do interior para a superfície do pescado, onde se concentram, podendo cristalizar ou formar uma camada amorfa, de aspecto pegajoso e impermeável, que dificulta a passagem de vapor de água;
c) **Retração**: no pescado registra-se certo grau de retração durante a secagem, que pode ser considerado proporcional à saída progressiva de água das células, sendo mais acentuada quando a secagem é realizada lentamente.

O pescado seco é estável à temperatura ambiente durante meses, podendo, no entanto, ocorrer alterações durante a sua armazenagem, devido a danos mecânicos, excesso de umidade/calor, desenvolvimento de fungos/bactérias, infestação por insetos e ácaros, e ação de roedores e aves. Os danos mecânicos podem ser evitados por meio do correto desembarque e acondicionamento dos produtos da pesca. A deterioração pelo calor pode ser minimizada por meio do armazenamento em edifício com orientação correta, isolamento e ventilação controlada.

Devido à higroscopicidade do pescado seco, esse deve ser embalado com materiais impermeáveis ao vapor de água, como películas de polietileno, e armazenado em edifício ou estrutura com condições higrométricas apropriadas, de modo a evitar a absorção de umidade. Se a água tiver origem no solo, o piso deve ser coberto por material hidrófobo e/ou os produtos embalados devem ser empilhados sobre paletes ou pranchas, distando do chão pelo menos 10 cm. Por se tratar de um produto que não é estéril, o excesso de calor e/ou umidade pode favorecer o desenvolvimento de fungos xerófilos e/ou bactérias osmófilas, com alteração das características organolépticas e propriedades nutricionais, assim como a infestação por ácaros ou insetos, originando perdas de peso que podem provocar elevados danos econômicos.[13]

As perdas por infestação com insetos e ácaros podem ser diminuídas por meio da fumigação periódica dos produtos, devidamente acondicionados em embalagens herméticas, enquanto as perdas devido à ação de roedores e aves podem ser minimizadas por meio da vedação adequada dos edifícios, aposição de redes nas aberturas de ventilação e calafetação de frestas nas portas/janelas dos armazéns.[12] Adicionalmente, a manutenção da atividade de água inferior ou igual a 0,83 no produto final assegura a inibição do desenvolvimento e a ausência de produção de toxinas por todas as bactérias patogênicas, incluindo *Staphylococcus aureus* e *Clostridium botulinum*.[18]

O pescado reidratado não recupera a turgidez dos produtos frescos, registrando-se uma diminuição na capacidade de retenção de água e aumento da dureza, devido essencialmente à agregação e à desnaturação proteica ocorrida durante o processo de secagem.[1]

Referências bibliográficas

1. Sanclivier M. Des techniques ancestrales à leur réalisations contemporaines. Salage, séchage, fumage, marinage, hydrolysats. In: L'Industrie alimentaire halieutique, vol. 2. Renes: Ed. Sciences Agronomiques, ENSA; 1985. p. 366.
2. Waterman JJ. The production of dried fish. FAO. Fisheries Technical Paper 160, Food and Agricultural Organization, Rome; 1976. p. 52.
3. Lupin HM. Conceitos básicos sobre secagem natural de peixe. Seminário DANIDA FAO sobre controle de qualidade e tecnologia do pescado para países da África Austral, 1983.
4. FAO. The global status of seaweed production, trade and utilization. Globefish Research Programme by FAO Consultants (Fatima Ferdouse. Zhengyong Yang. Susan Løvstad Holdi. Pedro Murúa and Rohan Smith) Volume 124, Food and Agricultural Organization, Rome; 2018. p. 114.
5. Wells ML, Potin P, Craigie JS, Raven JA, Merchant SS, Helliwell KE, Brawley SH. Algae as nutritional and functional food sources: revisiting our understanding. J Applied Phys. 2017; 29(2):949-82. doi:10.1007/s10811-016-0974-5.
6. Doe PE. Fish drying. In: Bremner HA (ed). Safety and quality issues in fish processing. Cambridge, UK: Woodhead Publishing Limited; 2002. p. 350-9.
7. Earle RL. Drying. In: Unit operations in food processing, Chapter 7, Web Edition. The New Zealand Institute of Food Science & Technology, Inc., Publisher; 2004.
8. Horner WF. Preservation of fish by curing (drying, salting and smoking). In: Fish processing technology, Blackie Academic & Professional. UK: VCH Publishers; 1992. p. 31-71.
9. Jason AC. Drying and dehydration. In: Borgstrom G (ed). Fish as food. Processing (Part I), vol. 3. London: Academic Press; 1965. p. 1-54.
10. Labuza TP. The effect of water activity on reaction kinetics of food deterioration. Food Technology. 1980; 34(4):36-41.
11. Christian JHB. Actividad de agua reducida. In: Ecologia microbiana de los alimentos. vol 1. Factores que afectan a la supervivencia de los microorganismos en los alimentos. International Commission on Microbiological Specifications for Foods. Zaragoza: Editorial Acribia; 1980. p. 74-96.
12. FAO. The prevention of losses in cured fish. FAO. Fisheries Technical Paper 219, Food and Agricultural Organization, Rome; 1981. p. 87.
13. Haines CP, Rees DP. Guía de campo sobre los tipos de insectos y de ácaros que infestan el pescado curado. FAO Documentos Técnicos de Pesca - T303, Food and Agricultural Organization, Rome; 1990. p. 29.
14. James D. The production and storage of dried fish. Proceedings of the Workshop on the Production and Storage of Dried Fish. University of Agriculture, Serdang, Malaysia, 2-5 November 1982. FAO Fish Rep. 1983; 279(Suppl): 265 p.
15. Chou SK, Chua KJ. New hybrid drying technologies for heat sensitive foodstuffs. Trends in Food Science and Technology. 2001; 12(10):359-69.
16. Wang Y, Zhang M, Mujumd AS. Trends in Processing Technologies for Dried Aquatic Products. Drying Technology. 2011; 29:382-94.
17. Raghavi LM, Moses JA, Anandharamakrishnan C. Refractance Window Drying of Foods: A Review. J Food Eng. 2018; 222:267-75.
18. FDA. Fish and Fishery Products Hazards and Controls Guidance - Fourth Edition. Food and Drug Administration, Florida; 2019, p. 454.

11.4 Salga do Pescado

Maria Leonor Nunes ▪ Sónia Cristina Nunes Salvador Correia Pedro

Introdução

A salga, como método de conservação de alimentos, teria surgido na Idade do Bronze (4500 a.C.), pois a procura e a utilização do sal requeriam uma economia já mais organizada que só teria surgido nesse período.[1] Algumas das primeiras referências a peixe salgado remontam à civilização egípcia, que usava o termo *ukas* para designá-lo. Também na China há vestígios bem visíveis do uso de sal na conservação de pescado (2000 a.C.).

Durante a Idade do Ferro, teve lugar na área do Mediterrâneo Central e Oriental, desde a Sicília até o estreito de Bósforo, um desenvolvimento significativo da produção de peixe salgado, destacando-se o *tarichos*. Nos períodos de influência grega e romana, a salga do pescado teve importante papel econômico, como atestam os vestígios relacionados com a produção de *tursio* (um bolo preparado com esturjão), *insicia* (um tipo de salsicha), *garum* e *alec* (produtos fermentados que eram comercializados dentro de ânforas). Esses produtos eram preparados em centenas de locais no Sul da Europa e no Norte de África, de acordo com a abundância e qualidade do peixe e do sal, apresentando-se na Figura 11.4.1 um pormenor dos tanques de salga ainda existentes nas ruínas romanas de Troia (Setúbal, Portugal).

Na Idade Média, as pescarias do Norte da Europa ganharam importância com relação às do Mediterrâneo e o arenque tornou-se a espécie dominante, sendo a maioria das capturas salgada ou fermentada. Em consequência, foram introduzidas alterações no processo de salga, algumas das quais se mantêm inalteradas até o presente. No século XV, com a descoberta da riqueza do bacalhau da Terra Nova, Lavrador e Golfo de São Lourenço, iniciou-se a indústria do bacalhau salgado seco, tendo britânicos, franceses e portugueses desenvolvido vários processos que culminaram na produção de diferentes produtos que eram comercializados sob diferentes nomes populares, como *bacalao*, *bacalhau*, *baccala* ou *morue*. No século XVIII, os processos de salga já estavam bem consolidados, sendo praticamente idênticos aos praticados na atualidade.[2]

Com a descoberta de novos processos de conservação, nomeadamente a refrigeração e congelamento, e com o desenvolvimento de produtos mais ajustados às atuais preferências dos consumidores, o processo de salga de pescado tem perdido alguma importância. Todavia, de acordo com dados publicados pela Food and Agriculture Organization of United Nations,[3] cerca de 12% do pescado capturado/produzido em 2016 (171 milhões de toneladas) foi conservado com recurso a processos que recorrem ao uso de sal.

Nota ao Leitor: Este capítulo apresenta algumas figuras coloridas e para visualizar basta acessar o QR *code* disponível na página XIX, "Material Suplementar".

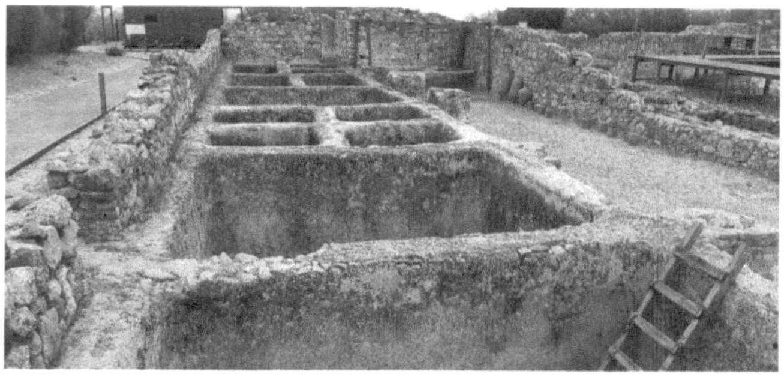

Figura 11.4.1 ▪ Pormenor dos tanques de salga de peixe nas ruínas de Tróia (Setúbal, Portugal). (Cortesia das autoras.)

Matérias-primas

Pescado

Em princípio, todas as espécies de pescado podem ser objeto de salga, muito embora as mais gordas sejam consideradas menos interessantes quando o produto salgado se destina a posterior secagem, devido às alterações que têm lugar durante e após esse processo. Tradicionalmente, os peixes são os mais usados na salga, embora alguns cefalópodes e crustáceos também sejam comercializados em algumas zonas do globo sob a forma de produtos salgados e salgado/secos.

A qualidade do pescado salgado está intrinsecamente relacionada com a qualidade da matéria-prima, pois a salga não atenua os efeitos de alterações sensoriais, bioquímicas e microbiológicas que tenham ocorrido. Assim, o pescado que se destina à salga não deve estar danificado e deve apresentar-se fresco, isto é, exibir pele brilhante, cheiro característico, olhos salientes e brilhantes e guelras com coloração avermelhada brilhante. A melhor maneira de manter o pescado fresco é usar práticas de manuseamento adequadas a bordo, nomeadamente evitar a exposição ao sol e acondicioná-lo em gelo logo após a captura, ou recorrer a outro processo de conservação.

Sal

O sal é simultaneamente um ingrediente, um condimento e um alimento, pelo que a sua qualidade é um importante aspecto a levar em conta na produção alimentar. Assim, o sal destinado a salga de pescado deve apresentar cor branca brilhante ou outra bem definida de acordo com as características pretendidas do produto, não ter sabor amargo, não conter areia ou outras impurezas e estar acondicionado em caixas ou sacos limpos e fechados.

Tipos de sal e composição

Basicamente, existem três tipos de sal quanto à origem: o sal marinho, que é extraído por evaporação da água do mar; o sal de águas subterrâneas; e o sal-gema, que é retirado de minas resultantes de mares e lagos que secaram. No processamento do pescado, utiliza-se majoritariamente sal marinho. A composição e a granulometria do sal dependem do tipo de salina, técnica de evaporação da água do mar, condições atmosféricas, modo de recolha e tipo de armazenagem.

O sal, em termos de granulometria,[4] pode ser fino (pequenos cristais de 0,5 a 1,5 mm), médio (cristais entre 1,5 a 3 mm), grosso (mais de 3-5 mm) ou traçado, quando é constituído por uma mistura de sal grosso e fino. O sal marinho é constituído fundamentalmente por cloreto de sódio (NaCl), considerando-se tradicionalmente que um sal é fraco quando o teor em NaCl é inferior a 90%, forte quando esta percentagem está compreendida entre 90% e 95% e muito forte quando é superior a 95%. Além do cloreto de sódio, é frequente encontrar no sal impurezas químicas que podem afetar a penetração no músculo do pescado e algumas características organolépticas, nomeadamente a cor, textura e sabor. Entre elas, destacam-se os cloretos e sulfatos de cálcio e de magnésio, cuja presença em teores superiores a 0,4% e 0,05%, respectivamente, pode originar a coagulação das proteínas e consequente endurecimento do produto.[5] Na maior parte dos sais marinhos, os íons mais abundantes são: cloro (Cl^-) 55,03%, sódio (Na^+) 30,59%, sulfato (SO_4^{2-}) 8,68%, magnésio (Mg^{2+}) 3,68%, cálcio (Ca^{2+}) 1,18% e potássio (K^+) 1,11%.

O sal, em particular o de origem marinha, pode ser portador de uma flora microbiológica contaminante, halófila ou halotolerante considerável, que pode atingir teores de 10^5 UFC/g de produto, pelo que se recomenda a utilização de sal higienizado. Dessa flora, salientam-se as *Archaea*, bactérias halófilas extremas cromogênicas, pertencentes à família *Halobacteriaceae* e representadas essencialmente por membros dos gêneros *Halobacterium* e *Halococcus*, aeróbias obrigatórias, produtoras de grandes quantidades de pigmentos vermelhos (carotenoides C_{50} – bacteriorruberinas) e amarelos (carotenoides C_{40} – licopenos), proteolíticas e que causam deterioração e coloração vermelha indesejável (Figura 11.4.2) em pescado salgado.[6]

O sal, nomeadamente o de mina, pode também veicular fungos xerófilos, como a *Wallemia sebi*, que apresenta um desenvolvimento ótimo para concentrações de NaCl entre

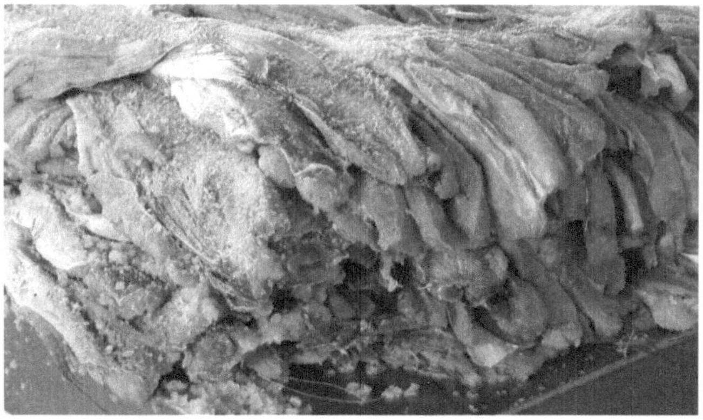

Figura 11.4.2 ▪ Coloração vermelha indesejável em pescado salgado. (Cortesia de Alex Augusto Gonçalves.)

10% e 14% (p/v), mas tolerando teores até 26% (p/v),[7] sendo responsável pelo aparecimento do empoado negro no pescado salgado seco. No entanto, nem todos os microrganismos halófilos ou halotolerantes são prejudiciais para a tecnologia dos produtos salgados, verificando-se entre eles a ocorrência de algumas espécies que contribuem para a maturação e desenvolvimento do *flavor* nesses produtos, destacando-se a sua importância, por exemplo, na produção de molhos de pescado. O sal pode igualmente encontrar-se contaminado por microrganismos com implicações para a saúde pública, destacando-se os esporos de *Clostridium* sulfito-redutores, em que se pode incluir o *Clostridium perfringens*.[8]

Funções do sal

A conservação pelo sal baseia-se na sua difusão para o interior dos tecidos do pescado acompanhada de perda da água livre por osmose, resultando na redução da atividade de água (a_W) do produto. Essa diminuição da a_W inibe o desenvolvimento da maioria das bactérias de deterioração e patogênicas, de fungos e de leveduras, inativa muitas enzimas, nomeadamente as enzimas proteolíticas das proteínas miofibrilares e diminui a velocidade de várias reações químicas.

No entanto, a adição de sal pode ter também como função o melhoramento das características sápidas do produto, aumentando a palatabilidade e acentuando a percepção do *flavor* característico do pescado. A presença de sal em quantidades adequadas ajuda, por um lado, a melhorar a textura, diminuir a sensação de amargo e o *after taste* (sensação que persiste depois de um alimento ter sido deglutido) e, por outro, melhora a suculência e a cor, sobretudo na presença de pequenas quantidades de açúcar. O sal desempenha muitas outras funções específicas na produção de vários produtos como, por exemplo, a capacidade de ligação e de emulsificação. Todavia, a sensibilidade ao sal é diferente de consumidor para consumidor em resultado dos hábitos alimentares e da concentração de sal nas glândulas salivares.[9]

Nos produtos com teores elevados de gordura, a percepção e a aceitação de sal são superiores. As características sápidas do pescado salgado dependem não só dos teores de sal usados, mas também do grau de frescor, condição e composição química da matéria-prima, pois os compostos de baixa massa molecular resultantes da hidrólise enzimática de proteínas e lipídios, nomeadamente peptídeos, aminoácidos e ácidos gordos, muito contribuem para o desenvolvimento e percepção do *flavor* típico.

Por último, é de referir que o sal (2-3%) pode desempenhar funções tecnológicas, sendo, por exemplo, indispensável na geleificação de produtos derivados do *surimi*. O sal é usado em diferentes quantidades na preparação, processamento e confecção culinária de pescado, de acordo com a tradição e com os novos procedimentos tecnológicos. A sua utilização tem três objetivos gerais: a mais importante resulta do seu papel como agente conservante, inibindo o crescimento microbiano em consequência da diminuição da a_W. Em segundo lugar, atua como modificador do sabor, dando um paladar salgado ou intensificando outros sabores ou melhorando os atributos sensoriais de outros constituintes. Em terceiro lugar, desempenha funções específicas e essenciais na produção e processamento de vários produtos, especialmente como agente intensificador de textura e cor, e agente de ligação e emulsionante. Em muitas situações, cumpre estas três funções e, em alguns casos, a separação entre elas não é clara.

Salga

A salga, como processo independente ou fazendo parte da preparação de produtos anchovados, secos, defumados e marinados, exige a preparação adequada da matéria-prima e a seleção criteriosa do tipo de processo.

Preparação da matéria-prima

Conforme o produto pretendido, o tipo e as características intrínsecas da matéria-prima e as condições de manuseamento, conservação e processamento irão influenciar a preparação (Figura 11.4.3). Nessa operação, devem ser utilizadas zonas de trabalho limpas e facilmente laváveis, facas bem afiadas para não rasgar o peixe e equipamento apropriado e limpo. É igualmente desejável que os fornecedo-

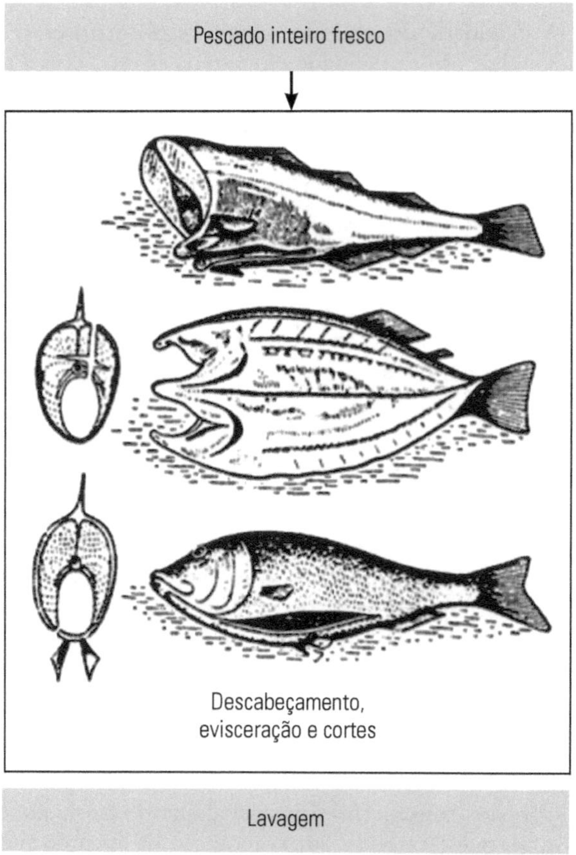

Figura 11.4.3 ▪ Preparação usual da matéria-prima para posterior salga.

res de matérias-primas sejam de confiança, para garantir a uniformidade da qualidade dos produtos salgados, e que os operadores disponham de formação adequada.

O peixe poderá ser sangrado, descabeçado, eviscerado, escalado, lavado, congelado ou até salgado a bordo, ou apenas resfriado e transportado para terra para posterior processamento. Quer a salga tenha lugar a bordo ou em terra, deverão ser sempre seguidas boas práticas de higiene, manuseamento e conservação pois, caso contrário, podem ocorrer alterações significativas, contaminações (sobretudo microbiológicas) indesejáveis e danos físicos que podem originar o aparecimento de fendas ou mesmo o amolecimento.

O *sangramento*, que tem como propósito evitar a formação de manchas de sangue no músculo, pratica-se em algumas espécies do mar, como bacalhau e atum, ou que provêm de aquicultura, como o salmão. O *descabeçamento* consiste na remoção da cabeça e pode ser feito manual ou mecanicamente. Em algumas zonas, os consumidores preferem o peixe com cabeça enquanto noutras é prática corrente a sua remoção. No caso do bacalhau, retiram-se as "línguas" e aproveitam-se as partes mais musculosas da cabeça para preparar "caras". A *evisceração* tem por objetivo eliminar as vísceras, que incorporam bactérias e enzimas que deterioram o peixe. As vísceras devem ser recolhidas em recipientes adequados de modo a evitar o contato com o peixe limpo. Os peixes pequenos são, muitas vezes, salgados inteiros ou apenas eviscerados, sendo frequente eviscerá-los manualmente. Quando a evisceração é incompleta podem aparecer manchas na carne, como acontece com as chamadas "manchas de fígado" no bacalhau salgado seco. Muitas espécies são *escaladas* (filetadas) pela zona ventral, mas em alguns produtos a tradição exige que seja feita pela zona dorsal, com ou sem remoção parcial da espinha. A filetagem é muito usada porque facilita a penetração do sal. Essas etapas devem ser feitas de modo cuidadoso para não danificar nem contaminar o músculo. Embora essas operações continuem a ser feitas manualmente, nas modernas unidades cada vez se recorre mais à escala e filetagem mecânicas. A remoção do peritônio, sobretudo quando este é muito escuro, é recomendada. Sempre que se justifique, deve proceder-se, após a escala ou filetagem, a pesquisa e a remoção de parasitas. Essa observação pode ser simplesmente visual ou recorrendo ao *candling*, processo que consiste na visualização dos parasitas em contraluz sob a forma de manchas opacas. A lavagem com água limpa, contendo ou não pequena quantidade de sal, deve ser completa e cuidadosa a fim de reduzir a carga bacteriana presente na superfície bem como para eliminar restos de vísceras e de sangue. Depois de lavado, o peixe é escorrido. A salga é a etapa seguinte, recorrendo-se ao processo previamente definido. Em seguida, armazena-se o produto salgado para posterior comercialização, secagem ou defumação.

Métodos de salga

A salga pode ser efetuada de diferentes maneiras: seca ou livre, em salmoura ou úmida, e mista. Em alguns processos bem estabelecidos, como é o caso da salga do bacalhau, houve uma evolução desde a utilização quase exclusiva da salga seca até um processo misto que envolve a injeção de salmoura e a salga em salmoura antes da salga seca.[10] Recentemente, usando a experiência da preparação de queijo e presunto, têm sido propostos outros métodos, destacando-se a salga sob vácuo e por injeção. Os produtos salgados podem ser classificados em dois grupos: muito salgados ou ligeiramente salgados. Os primeiros, por exemplo, o bacalhau salgado seco, têm de ser demolhados antes do consumo e a sua a_W encontra-se em torno de 0,75. Dentre os ligeiramente salgados, destacam-se os defumados a frio.

Salga seca

Esse tipo de salga, que é também designado por método de *kench* sobretudo nos países nórdicos, adequa-se mais à salga dos peixes magros. Esse processo inclui, geralmente, o empilhamento do peixe, normalmente descabeçado, eviscerado e escalado, intercalado com camadas de sal, sobre estrados ou dentro de caixas ou tanques perfurados, permitindo-se a drenagem contínua da salmoura que se forma (Figura 11.4.4). Os peixes devem ser arrumados com a parte aberta virada para cima, adicionando mais sal sobre a parte mais

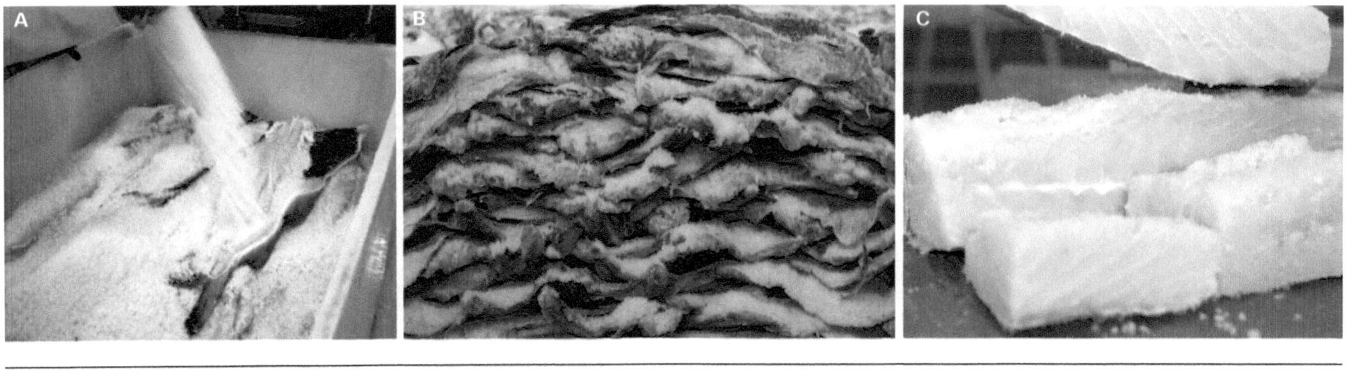

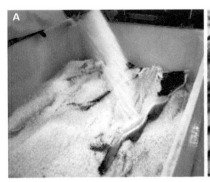

Figura 11.4.4 ▪ Aspecto da salga seca de bacalhau. Adição de sal (A), estiva de bacalhau salgado (B) e postas de bacalhau salgado. (Cortesia das autoras.)

grossa e tentando sobrepor a parte fina de um peixe sobre a parte mais grossa do que está na camada inferior de modo a conseguir uma melhor arrumação. A primeira e a última camada da pilha são constituídas por sal, cuja espessura deve estar entre 1,5 a 2 cm. A escolha da granulometria do sal é fundamental. Assim, o sal fino pode ser espalhado mais uniformemente, mas como penetra mais rapidamente origina a coagulação das proteínas dos tecidos superficiais, prejudicando a sua penetração no interior do músculo e promovendo a aderência dos peixes, aspectos que não são desejáveis. O sal grosso atua mais lentamente, mas quando os cristais são demasiado grandes a salga é irregular, ocasionando uma penetração imperfeita, sendo necessário utilizar mais sal. Por seu lado, o sal traçado evita os inconvenientes do sal fino e do sal grosso com manifesto benefício nos resultados finais da salga. Frequentemente, considera-se adequado o uso de 1/3 de sal fino traçado com 2/3 de sal grosso. Nesse processo, a velocidade de penetração do sal é muito rápida, o que contribui para evitar a deterioração do pescado durante o processo. Todavia, a penetração do sal não é homogênea, fato que, em algumas situações, prejudica o aspecto, o rendimento, a potência e a oxidação lipídica. No caso da salga ligeira, é frequente usar uma parte de sal traçado para oito partes de peixe, enquanto na salga forte a razão é de 1/3 ou mesmo 1/2 (sal/peixe).

Para acelerar a saída da água, podem ser colocados pesos sobre o peixe de modo a conseguir uma pressão uniforme (selecionada de acordo com o tipo de peixe) e melhorar a cinética da salga. Durante a salga, pode ser necessário refazer a pilha de peixe. Nesse caso, o peixe das camadas inferiores é transferido para as superiores, acrescentando sal, se necessário. A altura das pilhas de peixe bem como o tempo de salga é variável. No caso do bacalhau, o processo dura entre 2 a 8 semanas, de acordo com o grau de cura pretendido.[11] Esse processo tem como principal desvantagem um menor rendimento do produto final devido à maior perda de água. A maior parte do peixe salgado por esse processo destina-se à secagem posterior.

Salga em salmoura

Esse processo é mais fácil de controlar do que a salga seca e é mais conveniente para peixes pequenos, que são difíceis de arrumar em camadas uniformes. Esse tipo de salga é também recomendado para espécies gordas, pois a presença da salmoura funciona como uma barreira entre o produto e o oxigênio do ar, evitando-se assim a oxidação da fração lipídica. A oxidação da gordura, além de contribuir para o desenvolvimento de cheiro e sabor de ranço, dá origem a colorações ocres no produto salgado que são muito apreciadas em algumas comunidades menos urbanas.

Tendo em conta a quantidade de peixe para salgar, prepara-se uma salmoura saturada (360 g por cada litro de água, a temperatura de 20 °C) ou outra com a concentração previamente definida. Frequentemente, coloca-se um pouco mais de sal para compensar a água que vai libertar-se do peixe e diluir a salmoura, garantindo assim a sua saturação ou a concentração pretendida. Essa operação pode ser lenta, pelo que é conveniente preparar a salmoura com alguma antecedência. Se o sal tiver qualidade duvidosa ou a água não inspirar confiança, a salmoura pode ser fervida, eliminando a espuma que se forma na superfície.

Depois da salmoura pronta, introduz-se o pescado (normalmente 100 kg de peixe/100 L de salmoura), assegurando que fique mergulhado (Figura 11.4.5). Se a salmoura for agitada de vez em quando, a salga será mais rápida. O tempo de salga de peixe pequeno inteiro ou eviscerado pode ocorrer em até 24 horas, enquanto a salga de exemplares de maiores dimensões escalados ou filetados pode demorar até 60 horas. Esse tipo de salga tem a vantagem de possibilitar a preparação de produtos mais delicados e com teores de sal mais homogêneos.[12,13]

Salga mista

No processo misto, o peixe é empilhado em camadas alternadas com sal dentro de tinas ou tanques, sendo o sal distribuído como descrito para a salga livre. A parte líquida

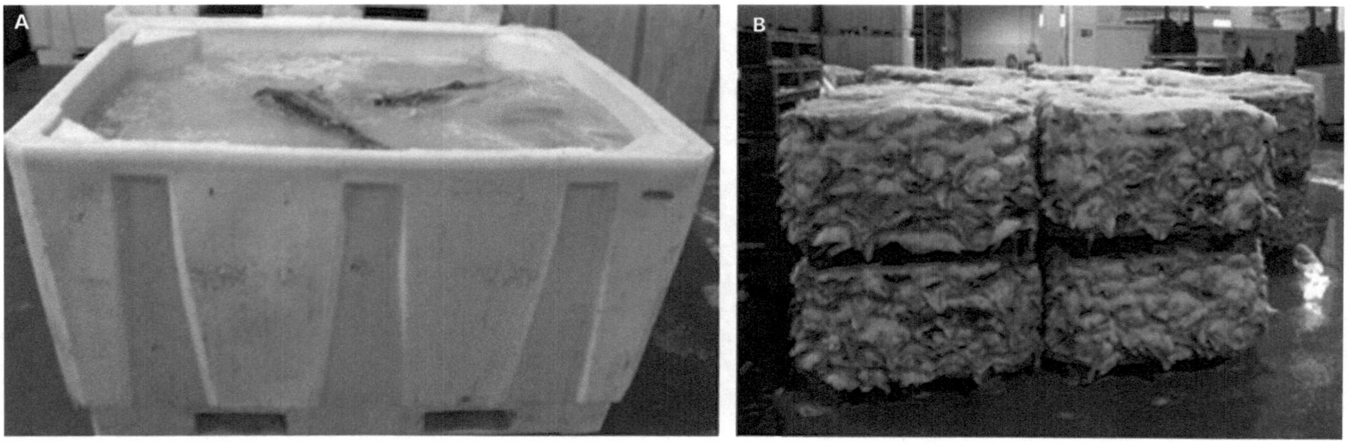

Figura 11.4.5 ▪ Aspecto da salga úmida de uma espécie gorda (A) e da salga seca de uma espécie magra (B). (Cortesia das autoras.)

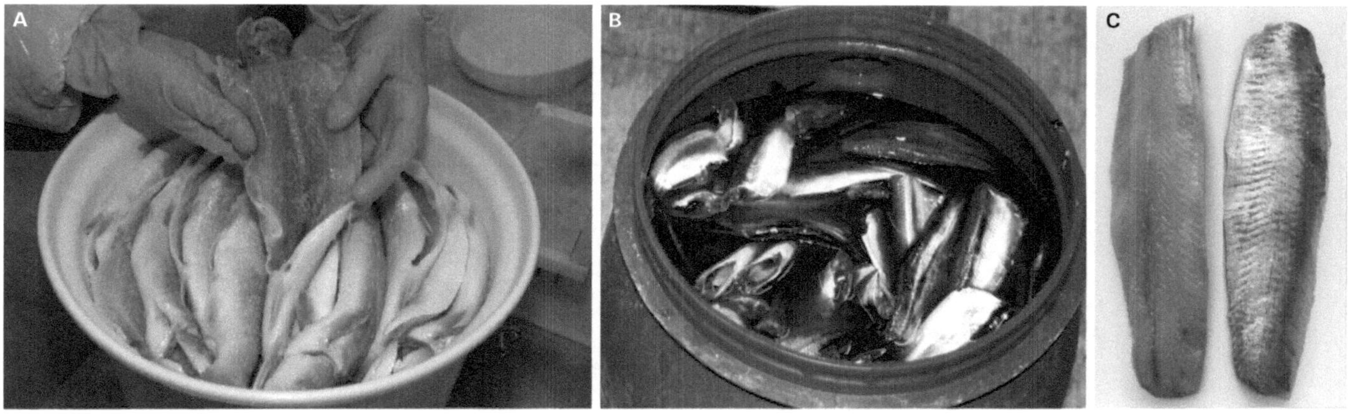

Figura 11.4.6 ■ Aspecto da salga mista. (A) Preparação da matéria-prima; (B) salga mista; e (C) filé após maturação.[14]

que vai se libertando, devido à penetração de sal, fazendo imergir o peixe (Figura 11.4.6).

O tempo de salga depende das características pretendidas para o produto, podendo ir até 12 meses no caso de serem pretendidas maturações mais intensas. Na salga mista de algumas espécies é adicionada salmoura ou mesmo sal durante o processo, noutras é adicionado açúcar. No caso de peixe de pequenas dimensões, como sardinha, arenque e biqueirão, o peixe pode ser salgado inteiro ou só parcialmente eviscerado. Nesse processo, é frequente recorrer à prensagem como modo de expelir o ar existente entre as camadas de peixe e sal e acelerar a saída da gordura. Esse tipo de salga é muito utilizada na anchovagem (fermentação) de biqueirão e arenque (Figura 11.4.4). Nesse processo importa que ocorra uma maturação mais ou menos prolongada de acordo com as características sápidas pretendidas, que é conseguida devido não só à ação de enzimas intrínsecas (digestivas e musculares), mas também à ação fermentativa provocada por alguns microrganismos. Durante esse período, as modificações mais evidentes têm a ver com a formação de peptídios, aminoácidos livres e ácidos graxos livres, bem como de outros compostos azotados de baixa massa molecular que se refletem no aspecto, textura, cheiro e sabor *sui generis*.

Salga por impregnação sob vácuo

Esse tipo de salga é muito influenciado não só pela dimensão, forma e estrutura/microestrutura da matéria-prima, como também pela concentração da salmoura usada, tempo de vácuo e temperatura. Essa operação é rápida e o rendimento é significativamente superior ao obtido com as tecnologias convencionais, todavia as características organolépticas são distintas das apresentadas pelos produtos salgados tradicionalmente.[15,16]

O processo requer uma câmara hermética acoplada a um sistema de vácuo (Figura 11.4.7) na qual é colocada a matéria-prima imersa numa salmoura com concentração previamente definida. A intensidade do vácuo, o número de pulsos e o tempo de cada pulso dependem, sobretudo, da estrutura da matéria-prima e da concentração de sal desejada no produto final. A aplicação desse processo ao pescado tem sido bastante estudada por vários autores,[15,17-19] destacando-se o trabalho de Fito e Pastor (1994)[19] que propuseram um modelo, designado por mecanismo hidrodinâmico, que descreve os mecanismos de infiltração e difusão da solução impregnante nos alimentos. Todavia, a sua aplicação na salga industrial do pescado ainda é pouco expressiva.

O processo de salga por impregnação sob vácuo é caracterizado pela substituição da água de constituição do músculo do peixe por uma salmoura, devido à aplicação de sucessivos gradientes de pressão promovidos pela aplicação de vácuo seguida da recuperação da pressão inicial. Assim, o produto submerso na salmoura é submetido a ciclos sucessivos de diminuição da pressão (para a eliminação parcial da água do peixe) e seu restabelecimento (para que salmoura se infiltre no pescado), até se alcançar o teor desejado de sal no músculo.

Salga por injeção automática

A salga do peixe por injeção automática, normalmente filés ou peixe escalado, vem ganhando interesse nos últimos anos, sobretudo para a salga industrial de bacalhau e salmão, existindo no mercado várias marcas e tipos de equipamento com capacidade muito diversificada.

A salmoura previamente preparada é injetada no músculo através de múltiplas agulhas (Figura 11.4.8) e difunde-se com rapidez para o músculo envolvente devido a forças osmóticas, atingindo-se uma concentração uniforme de sal rapidamente. Esse processo permite adicionar ao pescado aditivos (p. ex., polifosfatos) e outros ingredientes (nomeadamente proteínas de peixe) que são incorporados na salmoura. O volume de salmoura a injetar, a distribuição e a retenção da salmoura no músculo devem ser bem otimizadas para não danificar a textura do produto final. Assim, há vários fatores a se ter em conta nesse processo, nomeadamente as características da matéria-prima, concentração de sal pretendida no músculo e composição da salmoura. No que diz respeito ao injetor, é fundamental ter em conta o tipo e o

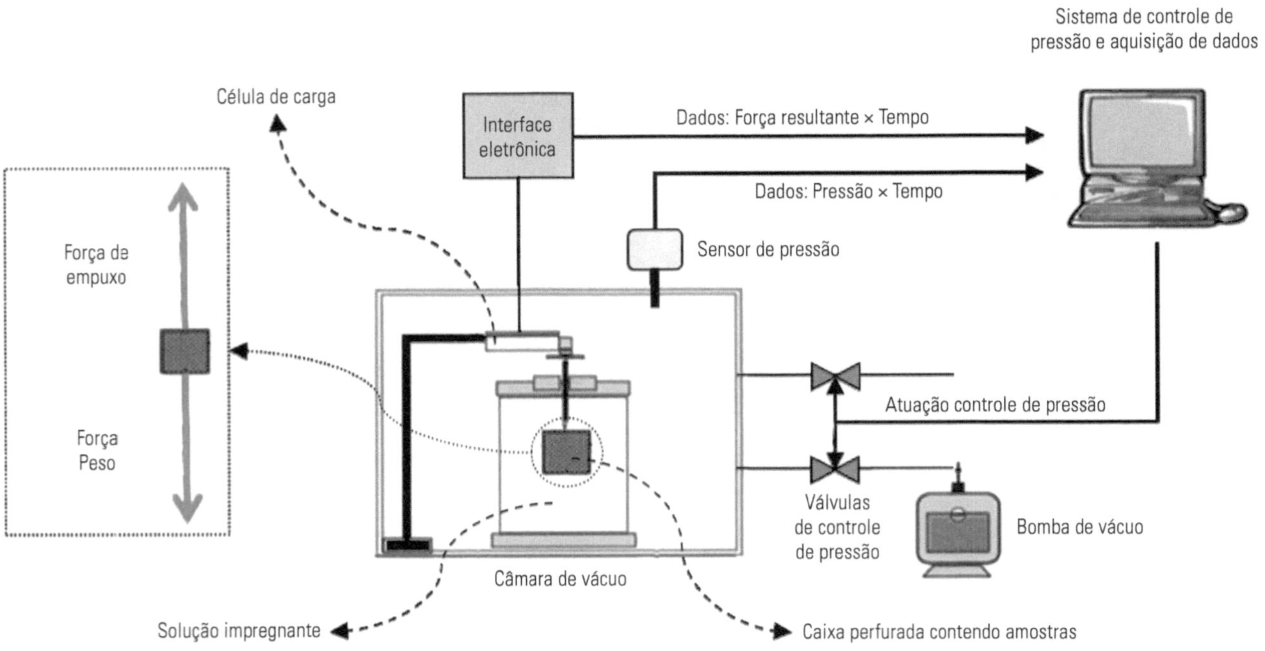

Figura 11.4.7 ▪ Esquema de um sistema de salga de alimentos por impregnação sob vácuo. (Adaptada de Carciofi *et al.*, 2012.[17])

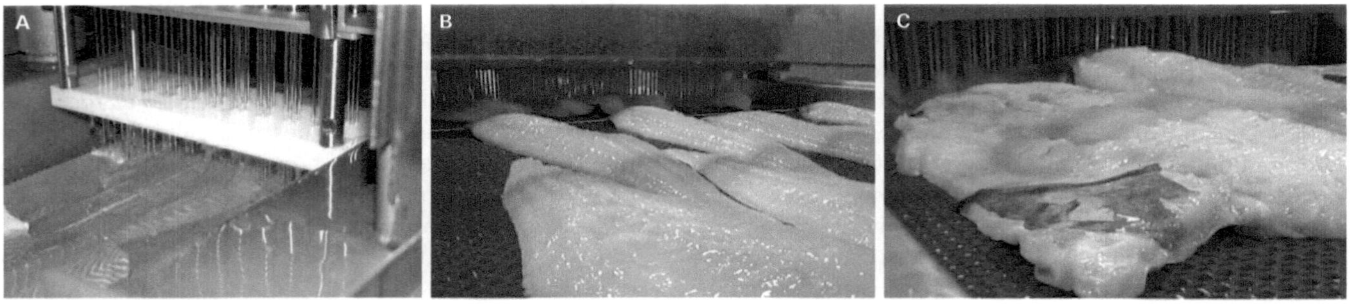

Figura 11.4.8 ▪ Aspectos da salga por injeção automática: (A) filés de salmão; (B) filés de bacalhau; e (C) bacalhau escalado. (Adaptada de http://traust.is/solutions-and-equipment/injector-tr-850-xlt.)

material da agulha, número de agulhas por dm^2, número de ciclos de injeção por minuto, volume de salmoura debitado por ciclo de injeção, tempo de permanência das agulhas no músculo e pressão aplicada.

Esse processo apresenta algumas vantagens, nomeadamente: (i) distribuição mais uniforme de sal no músculo; (ii) maior rapidez na velocidade de difusão do sal; (iii) maior rendimento em comparação com outros métodos, particularmente a salga seca, devido a menores perdas de água nas etapas que se seguem à salga. Como desvantagens, podem ser salientados o potencial risco de contaminação microbiana quando da injeção e a possível alteração da estrutura muscular devida à aplicação de pressões elevadas ou agulhas de diâmetro inadequado. Frequentemente, os produtos salgados por essa técnica e posteriormente defumados apresentam textura mais branda e menos compacta.[20]

A salga por salmoura ou injeção de salmoura com baixas concentrações de sal (1-6%)[37] é um processo conhecido para melhorar o rendimento e a capacidade de retenção de água nos filés de peixe. A absorção de sal é, no entanto, afetada por vários fatores, como espécie, tipo de músculo, tamanho e peso do peixe, composição química do músculo e da salmoura, método de salga, estado de rigor etc. O termo *lightly salted fish* ainda é desconhecido no Brasil, porém, internacionalmente o *produto levemente salgado* já é comum na mesa dos consumidores. A definição do produto *peixe levemente salgado*[38] é com teor de sal entre 2,0% e 3,9% (ou 3,5% e 6,0%, na fase aquosa), teor de água (umidade) entre 65% e 70% e pH entre 5,8 e 6,3. Já o *Codex Alimentarius* (CXS 244–2004, Amended in 2018)[36] define os seguintes tipos de produtos salgados: i) muito levemente salgado (*very lightly salted fish*): conteúdo de sal no músculo > 1 e ≤ 4 g/100 g (na fase aquosa); ii) levemente salgado (*lightly salted fish*): conteúdo de sal no músculo > 4 e ≤ 10 g/100 g (fase aquosa); iii) salga media (*medium salted fish*): conteúdo de sal no músculo > 10 e ≤ 20 g/100 g (fase aquosa); e iv) salga forte (*heavily salted fish*): conteúdo de sal no músculo > 20 g/100 g (fase aquosa). No Brasil, o RTIQ de peixe salgado e salgado seco[35] menciona que o conteúdo de sal mínimo deve ser de 12 g/100 g (salga média, segundo o Codex[36]).

Os produtos levemente salgados pela injeção de salmoura estão cada vez mais sendo produzidos e comercializados na Europa, e até o momento não existe nenhuma preocupação por parte dos consumidores sobre o consumo seguro desses produtos curados. E o interessante é que esses produtos (levemente salgados) são consumidos diretamente, sem a necessidade de serem dessalgados. Nesse caso, o consumidor deve estar ciente do conteúdo de sal que o mesmo contém.

Fatores que influenciam a salga

Para além de uma adequada preparação do peixe (descabeçamento, evisceração, sangramento, escala, filetagem) do tipo e duração da salga e das características do sal (impurezas, concentração e granulometria), há outros fatores não menos importantes que afetam a salga e, consequentemente, a qualidade do produto, como:

a) **Temperatura:** o aumento de temperatura acelera ligeiramente o transporte dos sais para o interior do músculo,[21] mas também apressa os fenômenos de degradação. Assim, a presença do sal impede a autólise, mas se a penetração for mais lenta do que o desenvolvimento das reações autolíticas o pescado deteriora-se.

b) **Início da salga:** a autólise dos tecidos e o efeito dos agentes microbianos, por um lado, e a penetração do sal que suspende esses fenômenos, por outro, concorrem em velocidade; assim, quanto mais cedo se iniciar a salga melhor será a conservação do produto. Todavia, pode recorrer-se à rápida refrigeração ou ao congelamento e armazenagem em congelado das matérias-primas quando são esperados atrasos no início da salga.

c) **Tamanho e espessura do peixe:** quanto mais espesso for o peixe, ou o pedaço de peixe, bem como a presença de pele, mais lenta é a penetração do sal. Assim, a salga das partes mais finas, como as zonas ventrais, é bem mais rápida do que a da zona lombar.[22] Uma maneira de conseguir uma salga mais homogênea será aplicar maiores quantidades de sal nas zonas mais grossas quando da salga livre ou salgar em duas etapas no caso da salmoura, isto é, usar inicialmente salmouras mais concentradas que saturam as partes menos grossas e utilizar, posteriormente, salmouras com menores teores de sal que salgam as partes mais grossas e causam a perda de sal das partes mais finas. Outra maneira, é salgar após o corte em filés de espessura mais ou menos idêntica, o que aumenta a intensidade da entrada de sal de 50 a 100 vezes, favorecendo igualmente a saída da água.[21]

d) **Agitação da salmoura:** elimina a formação de gradientes na salmoura, conduzindo a uma penetração de sal mais homogênea.[21]

e) **Imersão do pescado:** para que a salga em salmoura seja realizada uniformemente, o pescado deve ficar imerso e, por outro lado, não deve ter contato com depósitos de sal acumulados no fundo do recipiente e, sempre que possível, deve haver agitação da salmoura.

f) **Pele e escamas:** a sua presença retarda a penetração do sal no músculo e, portanto, a sua eliminação facilita a salga.[21] Contudo, esse procedimento não é recomendável, já que prejudica o aspecto do produto final e contribui para a rápida oxidação da gordura subcutânea.

g) **Estado de *rigor*:** a velocidade de penetração do sal nas células musculares é menor durante a fase de *rigor*, possivelmente devido ao estado de contração das miofibrilas.[21] Assim, deve evitar-se processar o pescado nessa fase.

h) **Presença de açúcares na salmoura:** a adição de açúcares à salmoura favorece a eliminação da água,[15] reduzindo o tempo de salga. Os açúcares originam gradientes entre o peixe e a salmoura que facilitam a perda de água por difusão. Açúcares de maior massa molecular não se acumulam no músculo, assim, não alteram o sabor nem conduzem a uma perda excessiva de água. Outra vantagem reside no fato do produto ficar menos salgado devido à barreira criada pela presença do açúcar.[15] Por outro lado, a adição de açúcar à salmoura poderá aumentar a resistência do produto à decomposição bacteriana, pois as bactérias lácticas, favorecidas pela presença de açúcar, exercem uma ação antagônica ou competitiva com relação às bactérias da putrefação.

i) **Espécie e gordura subcutânea:** a espécie, o local de captura e o estado fisiológico afetam não só o processo de salga como também a qualidade organoléptica do produto. Quanto mais gordo for o peixe, mais demorada é a salga, pois a gordura atua como uma barreira hidrofóbica, impedindo o transporte do sal e a saída de água.[21]

Processo de salga

A maior parte dos autores considera que o processo de salga pode ser dividido em três fases. No início, o peixe é submetido a uma pressão osmótica forte, iniciando-se a penetração do sal na parte superficial, uma vez que a parede celular se comporta como uma membrana semipermeável. Aos poucos, o sal vai passando para as camadas mais internas do músculo ao mesmo tempo em que a água vai saindo, ocorrendo uma diminuição da massa de peixe. Todavia, na fase inicial, a água ligada às proteínas não participa desse mecanismo até que as concentrações de sal no exterior e no interior do músculo estejam próximas do equilíbrio. Paralelamente, ocorre a desnaturação das proteínas e a contração das células musculares em virtude da desidratação gerada.

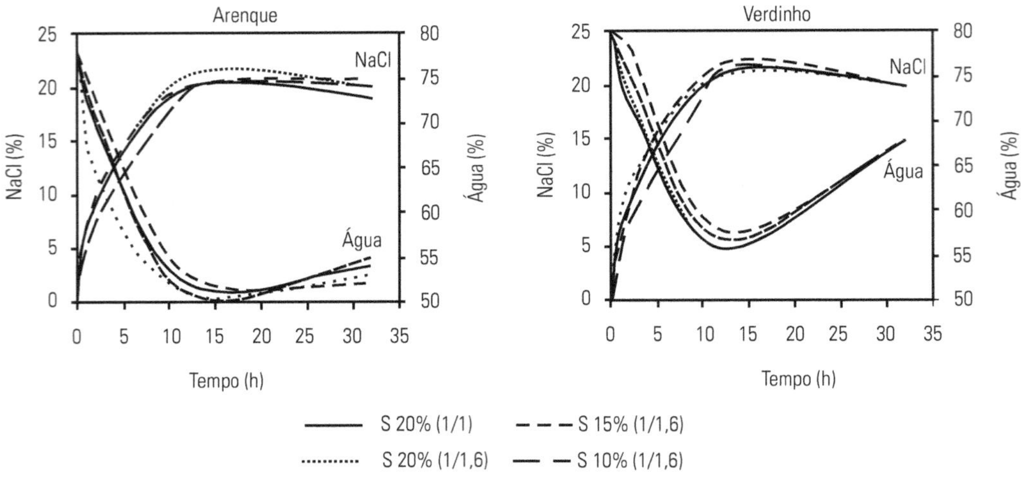

Figura 11.4.9 ▪ Evolução dos teores de água e NaCl em arenque e verdinho na salga em salmoura. S 20% (1/1) – salmoura a 20%, relação peixe/salmoura 1:1; S 20% (1/1,6) – salmoura a 20%, relação peixe/salmoura 1:1,6; S 15% (1/1) – salmoura a 15%, relação peixe/salmoura 1:1; S 10% (1/1,6) – salmoura a 10%, relação peixe/salmoura 1:1,6; linhas mais grossas dizem respeito ao NaCl e linhas mais finas à água. (Adaptada de Bellagha.[23])

Na segunda fase, a pressão osmótica é menor, ocorrendo uma movimentação lenta e contínua até que a concentração de sal na camada exterior entra em equilíbrio com a salmoura ou camada de sal envolvente, acompanhada pela lenta exsudação da água que acaba por parar (Figura 11.4.9). Entretanto, surge uma redistribuição parcial do sal e da água no interior dos tecidos por difusão interna, uma vez que qualquer redução do teor de sal na camada superficial é imediatamente compensada pelo sal circundante. Nessa fase, o peixe deixa de perder peso. Na terceira e última fase, as trocas de sal e água são muito sutis e a concentração de sal na fase aquosa muscular do peixe é idêntica à da salmoura exterior. O músculo torna-se firme, com sabor fortemente salgado e simultaneamente alguns compostos azotados dissolvem-se nos fluidos celulares e, dessa maneira, o odor e o sabor característicos do peixe cru desaparecem e inicia-se o processo de maturação.[1]

A decomposição do pescado durante a salga é tanto menor quanto mais rápida for a penetração do sal, dependendo da temperatura e método de salga, grau de frescura e teor em gordura.

O estudo da cinética da salga tem sido objeto de muitos trabalhos, destacando-se os que propuseram as equações (1) e (2) para previsão da absorção de sal e exsudação de água com base em estudos realizados em muitas espécies.[24]

Absorção de sal:

$$X_S = X_S^0 \exp(-k_s t) + X_S^1 (1 - \exp(-k_s t)) \quad (1)$$

Exsudação de água:

$$X_a = X_a^0 \exp(-k_a t) + X_a^1 (1 - \exp(-k_a t)) \quad (2)$$

Em que:

X_S Teor de sal (g/g base seca sem sal) após o tempo t de salga.

X_a Teor de água (g/g base seca sem sal) após o tempo t de salga.

X_S^0 Teor de sal (g/g base seca sem sal) no início da salga (tempo 0).

X_a^0 Teor de água (g/g base seca sem sal) no início da salga (tempo 0).

X_S^1 Teor de sal (g/g base seca sem sal) na fase de equilíbrio.

X_a^1 Teor de água (g/g base seca sem sal) na fase de equilíbrio.

k_s Taxa constante de absorção de sal.

k_a Taxa constante de exsudação de água.

Essas equações pressupõem dois coeficientes teóricos k_s e k_a e o cálculo dos teores de sal (1) e água (2), apresentando na Tabela 11.4.1 os resultados calculados para a salga de sardinha, que se correlacionam muito bem com os dados experimentais.[24] De acordo com resultados publicados por vários autores, os valores de k_a são pouco dependentes do tipo de salga contrariamente aos valores de k_s.[24] Por outro lado, para a maior parte das espécies estudadas, os valores de k_s para a salga seca são sempre superiores aos obtidos para a salga em salmoura.

As variações nas massas de peixe, água e cloreto de sódio que ocorrem durante a salga é outro aspecto ao qual tem sido dada particular atenção. Assim, tais alterações podem ser calculadas por meio das equações (3) a (5) em que correspondem, respectivamente, à massa do peixe, fração da massa de água e fração da massa de NaCl no músculo antes da salga (0) e (t) após o processo de salga.[25]

TABELA 11.4.1 Valores característicos para a salga de sardinha.[24]

Tipo de salga	Absorção de sal			Exsudação de água		
	X_s^1	K_s	R^2	X_a^1	K_a	R^2
Salga seca	0,50	0,139	0,810	0,108	0,191	0,922
Salga em salmoura (21% p/p)	0,31	0,093	0,960	0,146	0,190	0,960

$$\Delta M_t^0 = \left(\frac{M_t^o - M_0^o}{M_0^o} \right) \quad (3)$$

$$\Delta M_t^a = \left(\frac{M_t^o x_t^a - M_0^o x_0^a}{M_0^o} \right) \quad (4)$$

$$\Delta M_t^{NaCl} = \left(\frac{M_t^o x_t^{NaCl} - M_0^o x_0^{NaCl}}{M_0^o} \right) \quad (5)$$

Em que:

ΔM_t^0 Variação da massa do peixe entre o início e o tempo t.

M_t^o Massa da amostra (g) no tempo t.

M_0^o Massa da amostra (g) no início.

ΔM_t^a Variação da massa de água no peixe entre o início e o tempo t.

x_t^a Percentagem de água no peixe no tempo t.

x_0^a Percentagem de água no peixe no início.

ΔM_t^{NaCl} Variação da massa de NaCl no peixe entre o início e o tempo t.

x_t^{NaCl} Percentagem de NaCl no peixe no tempo t.

x_0^{NaCl} Percentagem de NaCl no peixe no início.

Na Tabela 11.4.2, ilustra-se a evolução de valores experimentais obtidos na salga seca de bacalhau, com e sem aplicação de pressão, e na salga em salmoura, 25% (p/p) e 20% (p/p) + 25% (p/p), ao longo de 310 horas.[25]

Conservação do peixe salgado

O período de conservação do peixe salgado depende do teor em sal, a_W, pH e temperatura ambiente. Apenas podem ser armazenados por períodos mais longos os produtos que tenham sido objeto de salga forte ou que sejam mantidos na presença de sal ou, ainda, imersos em salmouras. Os produtos ligeiramente salgados têm de ser conservados a temperaturas compreendidas entre 2 °C e 8 °C.

As principais alterações que se verificam durante a conservação do peixe salgado são ao nível da textura, aspecto e cheiro. Com relação à textura, pode ser observado o amolecimento da carne, aspecto que é facilmente detectado por palpação (as marcas dos dedos ficam visíveis). Em regra, esses produtos exalam cheiros aliáceos (= de alho) e, por vezes, amoniacais. Relativamente ao aspecto, podem ser identificadas manchas rosadas, designadas por *rouge* ou vermelho, causadas pela presença de archaea bactérias halófilas, colorações anormais, isto é, manchas de cor não característica que podem resultar do contato com vísceras ou da influência de *Micrococcus* ou *Staphylococcus* e a presença de um empoado de cor variável. Muito raramente, observam-se manchas brancas de cristais de fosfato dissódico (PO_4Na_2H), que se consideram relacionadas

TABELA 11.4.2 Valores experimentais (média ± desvio-padrão) das variações da massa de peixe, cloreto de sódio e água e da a_w, obtidos na salga seca de bacalhau, com e sem pressão, e na salga em salmoura, 25% (p/p) e 20% (p/p) + 25% (p/p).[20]

	Salga seca		Salga em salmoura	
	Sem pressão	Pressão = 183 kg/m^2	25% (p/p)	20% (p/p) + 25% (p/p)*
M_0^o ± DP (g)	770 ± 16	922 ± 51	511 ± 85	1.090 ± 108
ΔM_t^0 ± DP	–0,247 ± 0,007	–0,273 ± 0,017	–0,135 ± 0,016	–0,026 ± 0,018
ΔM_t^{NaCl} ± DP	0,151 ± 0,004	0,143 ± 0,002	0,187 ± 0,001	0,203 ± 0,001
ΔM_t^a ± DP	–0,378 ± 0,006	–0,386 ± 0,001	–0,286 ± 0,007	–0,207 ± 0,006
a_w ± DP	0,753 ± 0,003	0,750 ± 0,004	0,751 ± 0,003	0,750 ± 0,003

a_w: atividade da água após o período de salga. *200 horas de salga em salmoura a 20% (p/p) seguida de 110 horas em salmoura a 25% (p/p).

com a degradação enzimática dos nucleotídeos e que resultam do uso de um sal muito seco ou de salmouras com pH ligeiramente alcalino. No caso dos produtos anchovados, as manchas brancas podem resultar de precipitados de tirosina.

Alguns produtos salgados

A intenção não é apresentar uma lista exaustiva desses produtos, pois existe uma grande diversidade em função da tradição dos diferentes países. Assim, apenas será feita referência a alguns dos mais difundidos. Dentre esses, se destacam os produtos salgados com base nas diferentes espécies de bacalhau, na sardinha e no arenque (Figura 11.4.10), nomeadamente filés, *rollmops* e *matjeshering*, os anchovados, quer em salmoura quer em azeite ou óleo, obtidos a partir de biqueirão, sardinha e espadilha, e o caviar e diferentes sucedâneos preparados respectivamente a partir de ovas de esturjão e de tainha, atum, salmão etc.

Produtos marinados, como *escabeche*, são apreciados em muitos países e de acordo com a tradição apresentam teores variáveis de sal. Na Ásia, há muitos produtos à base de ovas, peixes e crustáceos salgados que são comercializados sob a forma de pastas e podem incluir ou não arroz e soja. Pastas salgadas feitas com lulas e com pedaços de vísceras de tunídeos são também muito apreciadas no Japão. Alguns produtos fermentados à base de peixe e crustáceos, caso do *jeotgal*, produto muito apreciado na Coreia, pode apresentar teores de sal até 30%. Os molhos preparados a partir de peixe salgado fermentados são ingredientes muito importantes na África e na Ásia. Em regra, são preparados a partir de peixe marinho ou de água doce de pequenas dimensões. Na África, é frequente recorrer ao uso de peixes cartilaginosos, como raias e tubarões, pelo fato de originarem produtos de cor escura e muito fortes em termos de sabor. Dentre os molhos mais frequentes na Ásia, destacam-se *nuocmam*, *patis*, *mam-pla*, *budu* e *petis*.

Desafios futuros ao consumo e produção de peixe salgado

O consumo de sal e, consequentemente, de sódio tem aumentado na maioria dos países nos últimos anos devido a alterações nos padrões alimentares e à maior oferta e consumo de produtos processados. Segundo a OMS,[26] existe evidência científica de que o consumo excessivo de sódio está associado, em termos de saúde, não só à hipertensão e doenças cardiovasculares, mas pode também contribuir para aumentar o risco de acidentes vasculares cerebrais, hipertrofia do ventrículo esquerdo e doenças renais e do aparelho digestivo. Tal situação obriga à adoção de medidas integradas e complementares que potenciem a redução do consumo de sal nos alimentos processados e o do sal adicionado na mesa durante as refeições. Neste sentido, a OMS[26] estabeleceu uma meta de redução global no consumo de sal na alimentação para valores médios diários inferiores ou iguais a 5 g (que correspondem a cerca de 2 g de sódio/dia) e propôs que todos os países se envolvessem na proposta e aplicação de normas e políticas para diminuir a ingestão média diária de sal com o objetivo de reduzir o seu consumo em 30% até 2025.

Nesse sentido, é aconselhada a reformulação dos teores de sal/sódio nos produtos alimentares, a sensibilização e educação dos consumidores e mudanças na disponibilidade dos alimentos com teores elevados de sal no ambiente que rodeia o consumo.

No que diz respeito aos produtos salgados à base de pescado, é possível atualmente recorrer a várias estratégias para reduzir o teor de sal/sódio nestes, as quais podem ser agrupadas como: (i) adição de substitutos do cloreto de sódio, nomeadamente sais minerais – como cloreto de potássio (KCl), cloreto de magnésio ($MgCl_2$) e sulfato de magnésio ($MgSO_4$) –, extratos de levedura, proteínas vegetais hidrolisadas, leveduras autolisadas, glutamato monossódico (MSG), guanilato ou inosinato, compostos à base de peptídeos, especiarias e lactatos; (ii) uso de intensificado-

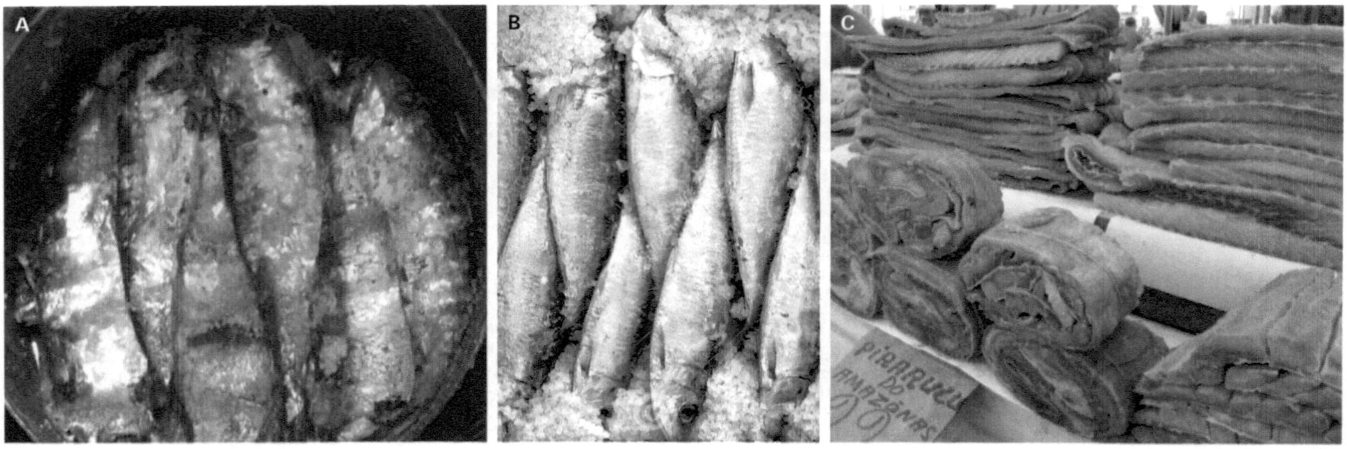

Figura 11.4.10 ▪ (A) Sardinha salgada produzida na Itália; (B) arenque salgado na Islândia; e (C) pirarucu salgado no Brasil. (Cortesia das autoras.)

res de paladar que reforçam o sabor salgado (MSG, lisina, 5'-nucleotídeos, molho de soja e extratos de levedura); e (iii) adição de inibidores do sabor amargo e sabores menos agradáveis (sacarose, extratos de levedura, especiarias, plantas condimentares, MSG, enzimas, algas marinhas etc.).[27]

A substituição de NaCl por KCl é a estratégia que tem merecido mais atenção, encontrando-se já no mercado alguns tipos de misturas de sais como: Saltwell[28] (um sal marinho composto por uma mistura de NaCl e KCl contendo 35% menos de Na do que o sal comum), Smart Salt® (um sal contendo 60% menos Na do que o sal comum)[29], Lo-Salt[30] e o próprio KCl grau alimentar (um sal constituído por 99,9% de potássio).[31] Todavia, é referido por alguns autores que substituições de NaCl por KCl superiores a 25% podem conduzir ao aparecimento de sabores amargos não só nos produtos salgados como também nos defumados e salgado/secos,[27,32] tornando-se necessário adicionar substâncias que impeçam a percepção deste sabor.[27,33] A utilização de sais de magnésio também tem sido testada, mas a sua velocidade de penetração no músculo do peixe é mais lenta do que as do NaCl e KCl, e a capacidade de retenção da água ligeiramente modificada.[34] A aplicação de intensificadores do sabor salgado e de inibidores de sabores menos agradáveis parece ter algum potencial na produção de pescado ligeiramente salgado, mas afigura-se difícil no caso dos produtos com elevados teores de sal.

Uma das maiores barreiras à diminuição do teor em cloreto de sódio nos produtos salgados à base de peixe tem a ver com o fato da indústria que lhe está associada ser ainda muito tradicional, e desse ingrediente conferir aos produtos características organolépticas *sui generis* muito apreciadas. Todavia, o setor dos produtos salgados, secos e defumados vai ter que encontrar respostas quanto à redução de sódio para poder responder às atuais exigências dos mercados e dos consumidores. Para tal, é necessário modernizar-se sob o ponto de vista tecnológico, reformular alguns produtos tradicionais, lançar novos produtos mais saudáveis e aplicar novos procedimentos técnicos e operacionais.

Referências bibliográficas

1. Sanclivier M. Des techniques ancestrales à leur réalisation contemporaine. Salage, séchage, fumage, marinage, hydrolysats. In: L'Industrie alimentaire halieutique, vol. 2. Rennes France: Ed. Sciences Agronomiques, ENSA; 1985. p. 366.
2. Voskresensky NA. Salting of herring. In: Borgstrom G (ed). Fish as food, vol. III. New York: Academic Press; 1965. p. 489.
3. FAO. The State of World Fisheries and Aquaculture 2018 - Meeting the sustainable development goals. Rome, Itália. Licence: CC BY-NC-SA 3.0 IGO; 2018. p. 210.
4. Zugarramurdi A, Lupin MA. Economic engineering applied to the fishery industry. Roma: FAO Fisheries Technical Paper 351.; 1995. p 295.
5. Morais C, Silveira TF, Silveira NF. Alguns aspectos da maturação de pescado salgado. Colet ITAL. 1992; 22(2):109-17.
6. Tindall BJ. The family Halobacteriaceae. In: Balows A, Trüper HG, Dworkin M, et al. The prokaryotes, a handbook on the biology of bacteria: ecophysiology, isolation, identification, applications. 2 ed. New York: Springer-Verlag; 1992. p. 768-808.
7. Domsch KH, Gams W. Compendium of soil fungi. 2 ed. Eching: IHW-Verlag; 1993. p. 860.
8. Ribeiro AMR, Stocker MZ, Tropa E. Flore bacterienne du sel portugais: son importance pour les industries de conserves alimentaires. Ann Inst Pausteur-Lille. 1968; 19:191-204.
9. Ruusunen M, Puolanne E. Reducing sodium intake from meat products. Meat Science. 2005; 70:531-41.
10. Kristjansson G. 2013, Drying of salted fish – Comparison between different methods and species, Master's thesis, Faculty of Industrial Engineering, Mechanical Engineering and Computer Science, University of Iceland; 2013. p. 146.
11. Burgess GHD, Cutting CL, Lovern JA, Watermann JJ. El curado con sal. In: El pescado y las industrias derivadas de la pesca. Acribia SA (ed). Saragoça, Espanha; 1987. p. 105-17.
12. Ismail N, Wootton M. Fish salting and drying: a review. Asean Food J. 1982; 7(4):175-83.
13. Collignan A, Raoult-Wack AL. Dewatering and salting of cod by immersion in concentrated salt/sugar solutions. Lebens Wiss Tech. 1994; 27(3):259-64.
14. Skåra T, Axelsson L, Stefansson, G, Ekstrand, B, Hagen, H. Fermented and ripened fish products in the northern European countries. J Ethnic Foods. 2015; 1. 18-24. 10.1016/j.jef.2015.02.004.
15. Chiralt A, Fito P, Barat JM, Andres A, Gonzales-Martnez C, Escriche I, et al. Use of vacuum impregnation in food salting process. J Food Eng. 2001; 49:141-51.
16. Esaiassen M, Dahl R, Eilertsen G, Gundersen B, Sivertsvik M. Pre-rigor filleting and brining of farmed cod: Influence on quality and storage stability. LWT - Food Science and Technology. 2008; 41(4):724-9.
17. Carciofi, BAM, Prat, M, Laurindo JB. Dynamics of vacuum impregnation of apples: Experimental data and simulation results using a VOF model. J Food Eng. 2012; 113:337-43. doi.org/10.1016/j.jfoodeng.2012.05.023.
18. Fito P, Chiralt A, Barat J, Andrés A, Martínez-Monzó J, Martinez-Navarrete N. Vacuum impregnation for development of new dehydrated products. J Food Eng. 2001; 49:297-302. doi.org/10.1016/S0260-8774(00)00226-0.
19. Fito P, Pastor R. Non-diffusional mechanism occurring during vacuum osmotic dehydration (VOD). J Food Eng. 1994; 21:513-19.
20. Birkeland S, Røra AM, Skara T, Bjerkeng B. Effects of cold smoking procedures and raw material characteristics on product yield and quality parameters of cold smoked Atlantc salmon (*Salmo salar* L.) fillets. Food Res Int. 2004; 37:273-86.
21. Martinez-Alvarez O. Influencia del procesado en la composición y funcionalidad proteica del músculo del bacalao

seco salado (*Gadus morhua*). Estudio del producto desalado. Madrid: Tese de doutoramento. Universidad Complutense Facultad de Veterinaria; 2003. p. 308.

22. Ravesi EM, Krzynowek J. Variability of salt absorption by brine dipped fillets of cod (*Gadus morhua*), blackback flounder (*Pseudopleuronectes americanus*) and ocean perch (*Sebastes marinus*). J Food Sci. 1991; 56(3):648-52.
23. Bellagha S, Sahli A, Farhat A, Kechaou N, Glenza A. Studies on salting and drying of sardine (*Sardinella aurita*): experimental kinetics and modeling. J Food Eng. 2007; 78:947-52.
24. Zuggaramundi A, Lupin HM. A model to explain observed behaviour on fish salting. J Food Sci. 1980; 45:1305-11.
25. Andrés A, Rodríguez-Barona S, Barat JM, Fito P. Salted cod manufacturing: influence of salting procedure on process yield and product characteristics. J Food Eng. 2005; 69:467-71.
26. OMS/World Health Organization (WHO). Global Action Plan for the Prevention and Control of Noncommunicable Diseases 2013-2020. Geneva: World Health Organization. 2013; 55 p.
27. Pedro S, Nunes ML. Reducing salt levels in seafood products. In: Reducing Salt in Foods (Second Edition). Woodhead Publishing Series in Food Science, Technology and Nutrition; 2019. p. 185-211.
28. http://www.saltwellsalt.com/images/PDF/downloads_dec_2018/Saltwell_Tech_Spec_Natural_180829.pdf Acessado em junho de 2019.
29. http://smartsalt.com/ Acessado em junho de 2019.
30. http://www.losalt.com/uk/product/salt-science/ Acessado em junho de 2019.
31. https://allchemical.com.au/shop/potassium-chloride-99-3-food-grade/ Acessado em junho de 2019.
32. Cepanec K, Vugrinec S, Cvetković T, Ranilović J. Potassium Chloride-Based Salt Substitutes: A Critical Review with a Focus on the Patent Literature. Comprehensive Reviews in Food Science and Food Safety. 2017; 16(5):881-94. doi:10.1111/1541-4337.12291.
33. Hoppu U, Hopia A, Pohjanheimo T, Rotola-Pukkila M, Mäkinen S, Pihlanto A, Sandell M. Effect of Salt Reduction on Consumer Acceptance and Sensory Quality of Food. Foods. 2017; 6(12):103-13. doi:10.3390/foods6120103.
34. Barat JM, Pérez-Esteve E, Aristoy MC, Toldrá F. Partial replacement of sodium in meat and fish products by using magnesium salts. A review. Plant and Soil. 2012; 368(1-2):179-88. doi:10.1007/s11104-012-1461-7.
35. Brasil. Ministério da Agricultura, Pecuária e Abastecimento (MAPA), Secretaria de Defesa Agropecuária (DAS). Instrução Normativa Nº 1, de 15 de janeiro de 2019. Regulamento Técnico que fixa a identidade e as características de qualidade que deve apresentar o peixe salgado e o peixe salgado seco. Brasília, DF, Brasil: DOU Edição 13, Seção 1, Página 2, 2019.
36. Codex Alimentarius. Standard for salted Atlantic herring and salted sprat. CXS 244–2004, 8p. Adopted in 2004. Amended in 2011, 2013, 2016, 2018.
37. Gudjónsdóttir M, Karlsdóttir MG, Arason S, Rustad T. Injection of fish protein solutions of fresh saithe (Pollachius virens) fillets studied by low field Nuclear Magnetic Resonance and physicochemical measurements. J Food Sci Tech. 2013; 50(2):228-38.
38. Sigurgisladottir S, Sigurdardottir MS, Torrissen O, Vallet JL, Hafsteinsson H. Effects of different salting and smoking processes on themicrostructure, the texture and yield of Atlantic salmon (S. salar) fillets. Food Res Int. 2000; 33:847-55.

11.5 Defumação do Pescado

Alex Augusto Gonçalves ▪ Alexandra Correa Marques de Oliveira

Generalidades

A combinação do sal, secagem e fumaça é um dos mais antigos métodos de preservação de alimentos já registrados[22,30,31,38,57-59,63,66] e proporciona uma alternativa de sabor, cor, aroma e textura agradável ao pescado, além de aumentar o valor do mesmo (*value-added product*).[9,22,47,56,63,68]

A perda de água e a ação dos constituintes da fumaça também conferem ao pescado barreiras física e química contra a penetração e a atividade dos microrganismos. Essa "capa protetora" se deve à desidratação que se processa na superfície do produto, à coagulação proteica que ocorre durante o processo e à camada de resinas formadas por condensação. Os produtos defumados (a quente e a frio) se caracterizam, além da perda de água e o ressecamento de sua superfície, pela coloração típica, sabor e aroma especial.[12,21,57]

Para a operação de defumação de pescado, existem três fases distintas e imprescindíveis à boa qualidade do produto: a salmouragem é a etapa de suma importância (retarda os fenômenos de autólise e putrefação). A carne do pescado adquire maior resistência, melhorando também as suas qualidades de sabor. A secagem posterior é condição imprescindível à elaboração de um bom produto. A remoção da água pode minimizar a ação de enzimas e bactérias e permite certa desidratação superficial do pescado, tornando-o mais resistente e dotando-o de uma película que, na defumação, impede a perda excessiva de substâncias intrínsecas, facilitando ao mesmo tempo o aparecimento da coloração peculiar do produto defumado. Submetido à defumação, que atua na conservação, o pescado absorve todos os compostos de fumaça, o que lhe oferece o sabor e a coloração característica desse tipo de produto.[1,13,21,22,31,44,57,58,68]

Tipos de defumação

O tipo de defumação a ser utilizado leva em conta diferentes necessidades para a estabilidade do produto e hábitos alimentares locais, isto é, as características sensoriais que a população deseja que o produto tenha. O pescado defumado pode ser incluído em duas categorias de defumação: fria ou quente.[21,22,31,43,57-59,63,68]

Tanto o pescado defumado a frio como a quente são preservados principalmente pelo controle da atividade de água (a_W) e da temperatura durante o armazenamento e transporte. A quantificação

---

Nota ao Leitor: Este capítulo apresenta algumas figuras coloridas e para visualizar basta acessar o QR *code* disponível na página XIX, "Material Suplementar".

do conteúdo de sal e umidade (fase aquosa) é uma maneira típica de inferir a a_W. A deposição de fumaça só é eficaz no controle superficial da deterioração; no entanto, devido a problemas potenciais associados com parasitos em muitas espécies, o peixe defumado a frio deve ser preparado apenas a partir do pescado previamente congelado ou de peixe considerado livre de parasito. Seja defumado a quente ou a frio, deve ter uma $a_W \leq 0{,}85$ para ter uma vida de prateleira estável. A $a_W \leq 0{,}75$ é necessária para inibir o crescimento de mofos.[31,45]

Defumação a quente

A defumação a quente (temperatura superior a 40 °C) é usada quase exclusivamente para produtos previamente submetidos a salga. A temperatura das instalações depende das exigências de cada produto. Pode-se dividir em três processos: pré-aquecimento, dessecação e acondicionamento.[21,22,31,57,58,68] O processo de defumação a quente pode ser resumido de acordo com a Figura 11.5.1. Na primeira fase, a temperatura atinge aproximadamente 50 °C num período de 45 minutos, sendo que, para essa fase, é utilizada somente uma fonte de calor (pré-secagem). É necessário um cuidado especial para evitar o cozimento excessivo da carne com consequente eliminação de gordura, pois haveria prejuízo no aspecto do produto. Na segunda fase, a temperatura deve chegar a 60-70 °C, por 1 hora e 30 minutos, podendo-se adicionar ao fogo folhas secas de eucalipto ou casca de coco. A serragem já pode ser colocada aos poucos para produzir fumaça. A terceira fase tem início quando o pescado estiver com a carne avermelhada e bem seca e atingir a temperatura ≥ 60 °C no centro do peixe. O defumador deve então ser limpo e receber nova carga de serragem fina. O pescado deve ficar exposto à fumaça por tempo suficiente para dar a cor desejada ao produto (80-85 °C, ≥ 2 horas e 30 minutos), ou seja, as substâncias da fumaça sedimentadas se queimam progressivamente e a alta temperatura as fixa na superfície do pescado. Esse tempo pode variar de 2 a 16 horas.[19,21,31,57,68]

Os produtos obtidos nesse tipo de defumação não duram muito, mas podem ser consumidos sem necessidade de cozimento, uma vez que já foram cozidos suficientemente durante o processo (ocorrem simultaneamente uma pasteurização e cozimento). A fonte combustível recomendada é a madeira (serragem ou aparas), devendo-se evitar as resinosas, que podem dar sabor desagradável ao produto. O calor pode ser obtido utilizando gás GLP.[13,21,31,38,40,44,57,66,68]

Defumação a frio

Esse tipo de defumação é desenvolvido a temperaturas inferiores a 50 °C, em que o produto não deve exceder mais de 49 °C por mais de 6 horas, ou 32 °C por mais de 20 horas, ou 10 °C por mais de 24 horas,[5] conforme o tipo de produto desejado. Foi originalmente desenvolvida mais para introduzir características com funções preservativas, pela fumaça da madeira no pescado do que para modificar a qualidade sensorial do alimento como aroma, sabor e textura, pois os produtos são expostos à fumaça por um tempo prolongado. Os produtos resultantes da defumação a frio têm longa duração, mas exigem cocção antes de serem consumidos.[21,31,51,57,58,68] Por meio desse processo, o resfriamento e secagem do pescado são essencialmente desenvolvidos durante o dia por ventiladores aquecidos com ar úmido injetado para dentro do forno; e durante a noite o produto é exposto à fumaça gerada pela combustão de serragem. É muito importante ajustar a temperatura nas primeiras fases da maturação e ajustar depois a umidade relativa dentro do forno. A umidade será sempre ligeiramente inferior à atividade de água (a_W) do produto, para que a transferência de água não seja muito rápida, pois a consequência disso seria a formação de uma capa seca protetora que impediria a maturação de dentro para fora. A temperatura pode atingir 18 °C na primeira semana, 22 °C na segunda semana e 25 °C no final do processo. A fumaça é elaborada em pontos centrais de distribuição (câmaras de alvenaria, construídas em tipo torre, com vários andares ou em canaletas abertas para esse fim).[19,21,38,39,43,68] O processamento de defumação a frio pode ser resumido de acordo com a Figura 11.5.2.

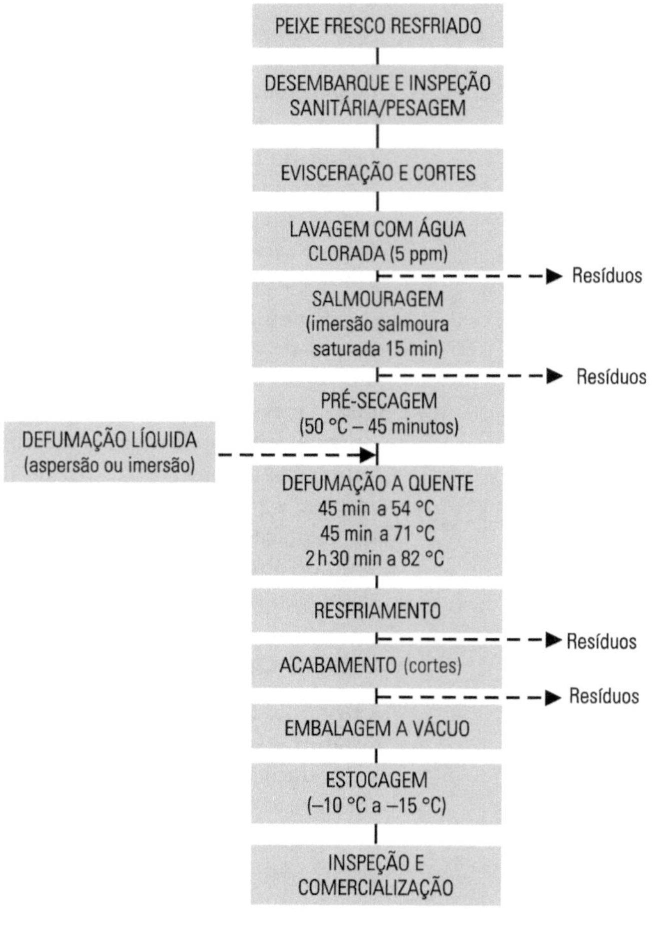

Figura 11.5.1 ▪ Fluxograma básico para defumação a quente de filés de anchova (*Pomatomus saltatrix*).[19,21]

Recebimento da matéria-prima

Desembarque e inspeção sanitária/pesagem

TIPOS DE MATÉRIA-PRIMA

a) refrigerada ou fresca
a.1) lavagem com água clorada (5 ppm)

b) congelada
b.1) descongelar a matéria-prima (1-3 °C)
b.2) lavagem com água clorada (5 ppm)

Evisceração e cortes

Lavagem com água clorada (5 ppm)

CURA
Organizar os filés em camadas usando uma mistura de sal e açúcar mascavo (1 sal: 1 açúcar mascavo; 1 sal: 2 açúcar) de forma que as superfícies dos filés não entrem em contato uma com as outras. Durante a cura, o produto permanece a 1-3 °C, e a cura leva aproximadamente 8-12 h dependendo da quantidade de gordura presente na matéria-prima. Quanto mais alto o teor de gordura maior o tempo de cura

Retirar o peixe da cura e lavar com água potável imediatamente
Organizar o produto em bandejas para pré-secagem

Pré-secagem pode ser efetuada dentro da câmara de defumação, ou pelo uso de ventiladores circulares (T > 20 °C por 30-90 min)

DEFUMAÇÃO A FRIO
1) organizar o produto de forma a garantir aplicação uniforme da fumaça
2) gerador de fumaça sem uso de calor, ou gerador de fumaça exterior à câmara de defumação ou aplicação de fumaça líquida, ou combinação de fumaça fria e fumaça líquida. As seguintes recomendações de temperatura e tempo de defumação a frio são recomendadas:
a) Não exceder 32 °C por mais de 20 h
b) Não exceder 10 °C por mais de 24 h
c) Não exceder 49 °C por mais de 6 h

Resfriamento do produto
Resfriar o produto para T = 10 °C dentro de 3 h e para T = 3-3,3 °C dentro de 12 h

a) Embalagem com ar (*air packaged*) – o produto deve conter no mínimo 2,5% WPS (*water-phase salt*)
b) Embalagem a vácuo – o produto deve conter no mínimo 3,5% NaCl WPS ou uma combinação de 3,0% WPS e pelo menos 100 ppm de nitrito de sódio, mas não mais do que 200 ppm deste aditivo

Estocagem e distribuição: 1) O produto deve ser mantido a T < 3,0-3,3 °C (todo o período)
2) Caso a matéria-prima utilizada sofra risco de contaminação parasítica, e a mesma não tenha sido congelada após a defumação, o produto defumado deve ser congelado por pelo menos 48 h antes de sua distribuição

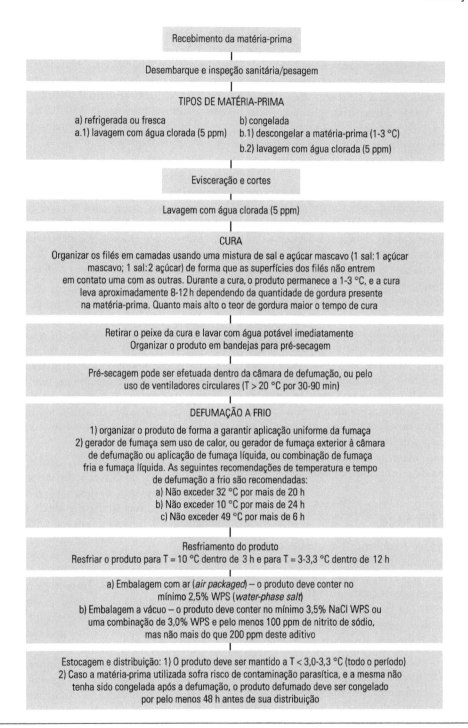

Figura 11.5.2 ▪ Fluxograma básico para defumação a frio de filés de salmão-do-alasca.[5,45]

Defumação líquida (uso do aroma natural de fumaça)

O aroma natural de fumaça, como entende a indústria de alimentos, engloba os denominados extratos líquidos de fumaça, preparações aromáticas de fumaça, condensados de fumaça, fumaça líquida saborizante, aroma líquido de fumaça, aroma natural de fumaça ou fumaça líquida, como é conhecida comercialmente. A fumaça líquida pode ser obtida a partir da fumaça produzida por qualquer uma das metodologias conhecidas de geração de fumaça.[16-18,21,30,38,52,68] Um procedimento consiste na simples condensação da fumaça em água, dando lugar a um condensado (solução de fumaça) no qual se deve eliminar o alcatrão e os hidrocarbonetos policíclicos aromáticos (HPA). Outro procedimento consiste em reter os componentes da fumaça em suportes físicos que logo se empregarão na fabricação do alimento defumado. A solução da fumaça natural é representativa de todo o espectro de fumaças naturais provenientes de madeiras duras. Como suporte líquido se empregam: água, azeite, vinagre, solução hidroalcoólica etc. Como suportes sólidos se empregam: açúcares, amidos, dextrinas, goma-arábica, sais, hidrolisados de proteínas e sistemas coloidais como gelatinas. Dentre esses tipos, as soluções de fumaça conduzem à melhor qualidade do produto final, pois possuem uma composição mais semelhante à fumaça natural.[19,21,24,30,53-55] As fumaças líquidas eliminaram muitos dos problemas associados com o método tradicional de defumação de pescado, bem como proporcionaram uma uniformidade de sabor e cor, sem o inconveniente uso de serragem e limpeza dos fumeiros. Os problemas de poluição utilizando fumaça de lenha também foram eliminados, visto que o alcatrão, resina e o 3,4-benzo(a)pireno foram eliminados nas fumaças líquidas naturais por envelhecimento e filtragem. Várias indústrias americanas, canadenses e europeias vêm desenvolvendo extensas linhas de fumaça líquida disponíveis para pescado, carnes, aves e outros setores da indústria alimentícia desde 1960, somando mais de 40 patentes.[17,19,21,24,30,55] A fumaça líquida pode ser aplicada diretamente na salmoura ou aplicada na superfície do pescado, após o processo de salga. A fumaça líquida na salmoura proporciona uma penetração de sabor no interior dos tecidos do pescado, enquanto a aplicação superficial, por imersão, aspersão ou atomização, produz um sabor e coloração dourada e brilhante na superfície do pescado. Assim, para fins de cor e sabor, é preferível a aplicação externa.[30,53-54]

Composição da fumaça

A composição das fumaças e, portanto, a qualidade dos produtos defumados, depende de vários fatores, como:[24,40] (a) estrutura da madeira; (b) temperatura de queima da madeira ou defumação; (c) presença de ar; (d) técnica de geração de fumaça (isto é, por queima lenta, fricção, por ar quente ou por vapor seco superaquecido); (e) tipo de madeira usada; e (f) a quantidade de madeira queimada em relação ao tempo.

As madeiras utilizadas para a obtenção de fumaça devem possuir qualidade empireumática ou pirolenhosa e ter conteúdo definido de hemicelulose (20-30%), celulose (40-60%) e lignina (20-30%), na proporção 1:2:1, além de substâncias proteicas, resinas e cinzas. As madeiras resinosas e molhadas são rejeitadas na produção de fumaça líquida, pelo fato de que, durante a combustão, originam-se substâncias voláteis que provocam no alimento a impregnação de sabores e odores desagradáveis. Não será recomendável usar pinheiro, abeto-roxo e comum, e outras madeiras moles que desprendem muita fuligem.[40,63]

A composição química da madeira determina a composição e as propriedades da fumaça. Com essas características, as madeiras mais usadas para a produção de fumaça são carvalho e elmo, e outras como: bétula, mogno, tipos de nogueira, olmeiro, roble, freixo, zimbre, faia, amieiro etc.[40,42,43] Da pirólise da hemicelulose e celulose, que se decompõem em baixas temperaturas, resultam ácidos e álcoois; da queima da lignina, que se efetua a temperaturas acima de 310 °C, se originam alcatrões e substâncias fenólicas. Já da combustão acima de 350 °C da lignina, são produzidas substâncias cancerígenas, entre as quais, 3,4-benzo(a)pireno e 1,2,5,6-fenantreno.[53]

A fumaça da madeira é um aerossol gerado pela pirólise da madeira sob alta temperatura e quantidade controlada (reduzida) de oxigênio. Esse aerossol é constituído de três fases distintas: compostos em fase gasosa, partículas de gotas líquidas e partículas sólidas. Deposição das partículas sólidas da fumaça no produto é indesejável, pois essas são compostas de alcatrão, cinzas e fuligem. A redução ou eliminação de partículas sólidas da fumaça é efetuada pelo uso de filtros.

Os componentes químicos da fumaça podem ser classificados em quatro grupos principais: compostos ácidos, fenólicos, carbonílicos e hidrocarbonetos. Os três primeiros grupos de compostos químicos contribuem com as reações que afetam a cor e sabor; já o quarto grupo, de hidrocarbonetos, não é desejável.[53,56] A qualidade da fumaça depende de seu conteúdo de carbonilas, fenóis e ácidos orgânicos. Os compostos desses três grupos são responsáveis pelas características desejadas dos produtos defumados, isto é, a cor típica do defumado, o aroma, o sabor, a maior vida de prateleira e a estabilidade.[6,40,48,56]

Os fenóis são a classe reconhecida que mais contribui para o aroma de fumaça. O sabor e odor da fumaça são devidos à presença de guaiacol, 4-metilguaiacol e siringol, os quais são descritos em painéis sensoriais de sabor para substâncias fenólicas e fumaça. O odor da fumaça está mais associado com o siringol, enquanto o sabor está associado à presença de guaiacol.[6,46,48,56,63] A coloração do produto conferida pela fumaça é devida primeiramente à sedimentação de substâncias colorantes. Trata-se principalmente de produtos voláteis do grupo dos fenóis, os quais promovem escurecimentos por polimerização ou oxidação. A superfície absorve também substâncias em forma de partículas procedentes dos carboidratos. Contudo, a causa principal da coloração reside nas reações químicas da superfície dos alimentos com substâncias pertencentes ao grupo dos carboidratos. Essas reações são conhecidas na química e tecnologia de alimentos como escurecimento não enzimático de Maillard, o qual envolve reações de carbonila com grupamentos amina.[6,38,46,63]

Recentemente, tem-se utilizado a casca de arroz como material para a obtenção, mediante pirólise, de uma fumaça com excelente qualidade sensorial.[46] Alguns autores atribuem principalmente ao aldeído fórmico a ação bactericida da fumaça, além de outros aldeídos, fenóis e ácidos alifáticos contribuírem também nesse caso. A ação micostática da fumaça é menos positiva do que a bacteriostática, pois ela tem maior atuação sobre as bactérias do que sobre os fungos.[12] Entretanto, esse efeito bactericida não é total, pois a fumaça com temperaturas menores que 40 °C tem sua ação antisséptica bastante reduzida.[40]

Ação preservativa da defumação

O efeito preservativo da defumação no pescado é mencionado, segundo alguns autores, como sendo devido à combinação dos fatores a seguir. (i) A secagem da superfície, de 70-80% para 55-60% de umidade, promove uma barreira física de passagem de microrganismos e um "meio ambiente" inimigo para a proliferação da microbiota aeróbia. (ii) A salga reduz a atividade de água (em torno de 0,65) e inibe o crescimento de muitos organismos deteriorantes e patógenos, além de enrijecer a carne durante o processo. (iii) A deposição de substâncias fenólicas antioxidantes diminui a auto-oxidação (rancidez) dos lipídios do pescado, em geral altamente insaturados. A atividade antioxidante é proporcional à concentração de antioxidantes. Nesse caso, os compostos mais ativos são os poli-hidroxifenóis (pirogalol e resorcinol). A alta atividade é exibida nos mono-hidroxifenóis, pelo 4-metilguaiacol, 4-vinilguaiacol e 4-transpropenilsiringol, enquanto os menos ativos são: guaiacol, siringol, 4-metilsiringol e 4-vinilsiringol. (iv) A deposição de substâncias antimicrobianas, em que, entre todos os compostos da fumaça, os ácidos carboxílicos e fenóis possuem alta atividade antimicrobiana. Os compostos carbonilos e ésteres geralmente são os menos potentes, e os hidrocarbonetos não exercem influência. Há, entretanto, exceções, em que o formaldeído parece ser mais efetivo que o fenol.[2,21,22,38,40,56,62,63,68]

Tipos de defumadores

A preservação do pescado em geral exige remoção de umidade; assim, os equipamentos desenvolvidos para defumação (quente ou fria) devem ter a função adicional de desidratação. Os equipamentos modernos de defumação são projetados para ter um fluxo de ar adequado e renovação a fim de remover grandes quantidades de umidade do produto e retirá-las do sistema.[21,31,57]

Dois tipos são comumente utilizados nos processos tradicionais de defumação: o defumador tradicional (simples) e o defumador mecânico (industrial). No primeiro, a fonte de calor e fumaça, bem como o suporte de apoio dos peixes, pode ficar na mesma câmara ou, ainda, apenas a fonte de fumaça fica em câmaras separadas, como mostra a Figura 11.5.3.

No defumador mecânico (industrial), a fonte de calor e fumaça fica em câmaras diferentes (Figura 11.5.4). No entanto, em ambos os modelos, a temperatura, a umidade e a distribuição da fumaça na câmara devem ser uniformes. Atualmente, existem sistemas de defumação automáticos, que permitem o controle desses parâmetros.[21,31,57]

A circulação de ar em um defumador é essencial para a aplicação de fumaça, calor e remoção de água do produto. Defumadores tradicionais utilizam a convecção natural (gravidade) para circular o ar. Os equipamentos modernos usam convecção forçada (produzida mecanicamente), que pode ser aplicada ao produto tanto horizontal como verticalmente (ou ambas, dependendo da modificação do desenho do fluxo vertical). O movimento horizontal do fluxo de ar funciona melhor para os produtos que devem ser colocados no defumador em bandejas (por exemplo, os filés de peixe, moluscos, camarões etc.). O movimento vertical do fluxo de ar funciona bem para produtos que podem ser convenientemente pendurados nas hastes do defumador (por exemplo, peixes inteiros, em postas, salsichas de peixe etc.).[21,31] O melhor projeto para defumadores (com algumas exceções) é, portanto, o de fluxo horizontal com convecção forçada. A Figura 11.5.5 mostra os padrões do fluxo de ar em sistemas de convecção forçada. Os desenhos de fluxos horizontais e verticais promovem relativamente secagem e defumação em todo o pescado. Os sistemas modificados podem ter padrões desiguais quando operados em plena capacidade, pois o ar é forçado mais através das prateleiras do topo que das que estão embaixo.[31]

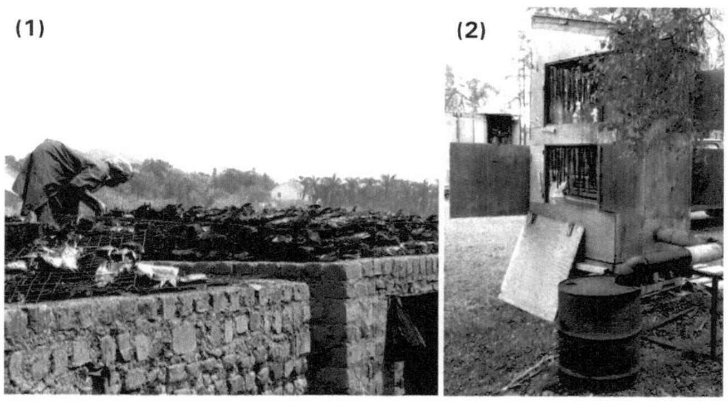

Figura 11.5.3 ▪ Defumadores artesanais: (1) simples, sem controle de umidade relativa e temperatura; (2) simples, com produção e distribuição de fumaça separada. (Cortesia de Alexandra Correa Marques de Oliveira.)

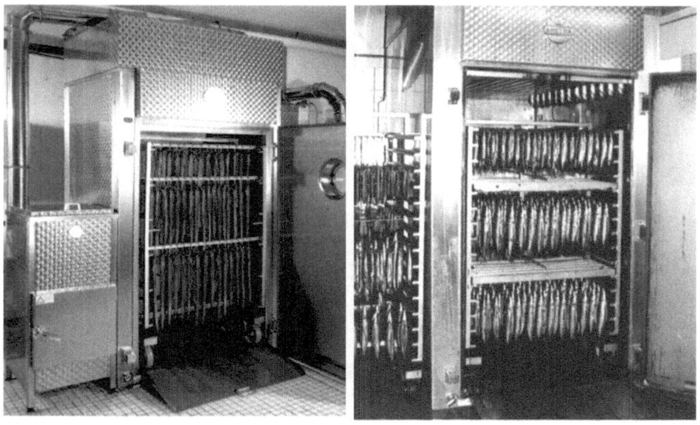

Figura 11.5.4 ▪ Defumadores industriais com controle de umidade relativa e temperatura; a produção e distribuição de fumaça separada. (Cortesia de Bastramat – Bayha e Strackbein GmbH.)

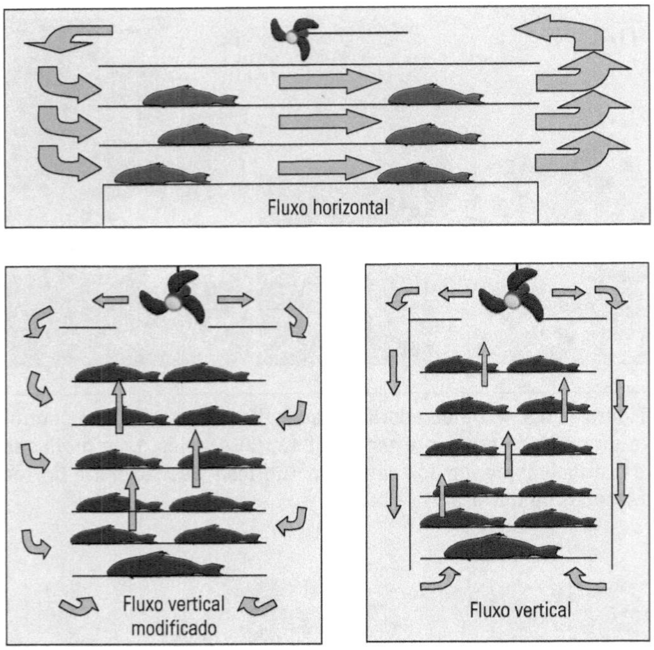

Figura 11.5.5 ▪ Padrões de circulação de ar por convecção forçada nos defumadores.[31]

Principais operações do processamento

Qualidade da matéria-prima

A qualidade do produto defumado e o tempo de conservação dependerão principalmente do frescor do pescado inteiro e do conteúdo de gordura. O conteúdo de gordura no pescado (em excesso ou em escassez) resultará numa qualidade inferior do produto final, sendo que um conteúdo de gordura desejável fica em torno de 7-12%.[1,19,49] O pescado deve ser manuseado com cuidado para evitar danos superficiais, como cortes ou furos na pele. Já na embarcação, deve ser armazenado cuidadosamente com temperatura controlada. Certamente um pescado limpo, armazenado num local limpo para impedir a recontaminação, será mantido em condições ideais antes do processamento. O pescado destinado à defumação pode ser, além de fresco, conservado por refrigeração ou congelado.[1,19,34,35]

Limpeza e preparo do pescado

O tipo de corte e limpeza dependerão da preferência do mercado e também do tipo de defumação a que o pescado será submetido. O pescado pequeno, normalmente, é apenas descamado e eviscerado, podendo em alguns casos não sofrer essa operação. Já o pescado grande é eviscerado, descabeçado e espalmado para facilitar uma defumação uniforme e ocupar menos espaço nos defumadores. Também pode ser cortado em postas ou mesmo ter os filés retirados.[13,19,21,34,35,44] A evisceração é importante na eliminação das bactérias contidas nos intestinos, devendo ser seguida de uma lavagem cuidadosa da cavidade abdominal. A lavagem, após a evisceração, tem a finalidade de remover restos de sangue e vísceras que poderiam também contribuir para a deterioração do pescado. O descabeçamento, como mencionado anteriormente, auxilia na sua conservação por um tempo mais longo, pois são eliminados os principais pontos de penetração de bactérias no pescado (as guelras). Existem autores que não recomendam o descabeçamento, pois pode prejudicar o processo de defumação, quando o pescado é pendurado.[13,19,34,35,40,44,47]

Salmouragem

Essa operação se realiza com a finalidade de atingir um teor de cloreto de sódio desejável no pescado, além de proporcionar sabor e consistência à carne de pescado. Também favorece a formação de uma película brilhante na superfície do corte que, com a fumaça (tradicional ou líquida), tornar-se-á amarelada. Além disso, confere um aroma peculiar e melhora a aparência pela lixiviação do sangue.[13,19,40,44]

Usualmente se emprega sal não iodado (o iodo confere *off flavors* ao produto final), previamente tratado termicamente a 100 °C por 15 minutos, na preparação da salmoura. Utilizam-se salmouras de 70% (223 g de sal em 1 litro de água) a 80% de saturação (254 g de sal em 1 litro de água) na proporção aproximada de dois volumes por um de pescado, sendo que, durante a salmouragem, uma agitação constante assegura penetração uniforme de sal no pescado, resultando um produto de boa qualidade.[37,40] Quando se utiliza salmoura com concentração baixa (50% de saturação), ocorre um ligeiro intumescimento do tecido do pescado e um ganho de peso da ordem de 2% a 3%. O sal é absorvido mais uniformemente pelo pescado em salmoura mais fraca (menos de 80%), mas o tempo de salmouragem será maior. Em países do hemisfério norte, é comum a utilização de salmouras de baixo teor de sal, 3,5-4,5%, em combinação com açúcar mascavo em concentrações que variam de 4-12%. Nesse caso, o processo de salmouragem dura até 12 horas, e deve ser conduzido em câmara fria a temperaturas entre 1-3 °C. O pescado ligeiramente defumado precisa ter de 2% a 3% de sal, de modo a apresentar sabor aceitável e bom aspecto superficial. O tempo de salmouragem é influenciado pelo frescor, tamanho, teor de gordura do pescado, método de preparação, concentração e temperatura da salmoura.[13,19,21,31,37,40,41,51]

Nem a fumaça nem o calor sozinhos são efetivos na preservação do pescado. O crescimento bacteriano é reduzido (mas não eliminado) pelo teor de sal, o qual reduz a atividade de água ≤ 0,97. Assim, a salmouragem de produtos defumados é crítica, pois o teor de sal na fase aquosa (WPS – *water-phase salt*) do produto deve ser suficientemente alto (em torno de 3,5%) para inibir o crescimento de qualquer organismo deteriorador, principalmente o *Clostridium botulinum*.[31] O WPS é um termo que significa a quantidade de sal em relação à quantidade de umidade (água) no peixe. Por exemplo, os peixes com 3% de sal e umidade de 60% teriam em torno de 4,8% de WPS (3% de sal divididos por [60% de umidade + 3% de sal]), por meio da seguinte equação:[31]

$$\text{WPS} = \frac{\text{Teor de sal no músculo}}{\text{Teor de umidade no músculo} + \text{Teor de sal no músculo}} \times 100$$

Assim, o WPS é uma função tanto dos níveis de sal adicionado como do conteúdo de umidade final no produto. O pescado, no exemplo acima, se contiver aproximadamente 50% de umidade, terá aproximadamente 6% WPS (3/53 × 100 = 5,7%). Tentar equilibrar esses dois fatores, para conseguir um produto seguro e de alta qualidade, exige experiência e algum conhecimento de como o sal é rapidamente absorvido por vários tipos de pescado e de qual conteúdo de umidade final é adequado para o consumidor. Produtos defumados suculentos exigem mais sal do que os produtos secos e, portanto, o sabor salgado será o mesmo se o WPS for o mesmo.[19,31,37,40] Seguindo a operação de salmouragem, o pescado pode ser lavado com água ou salmoura (3%) com o intuito de remover o excesso de sal superficial e, então, submetê-lo à secagem.[37]

Pré-secagem (secagem superficial)

Concluída a salmouragem, o pescado estará muito úmido e, se for defumado nessas condições, apresentará mau aspecto e coloração desuniforme. Assim, é indispensável uma pré-secagem que permite a eliminação do excesso de umidade e a formação de uma película proteica (superfície insaturada) e lustrosa sobre a superfície do corte, favorecendo maior velocidade de difusão da fumaça no músculo do pescado e a formação de uma superfície brilhante durante o processo de defumação. Esse período é variável, dependendo da espécie, tamanho, método de preparação, condição do pescado, exigências do mercado. Uma excessiva secagem da superfície pode produzir uma película rígida impedindo a migração da umidade para a superfície e, consequentemente, a própria secagem.[13,19,21,31,37,50]

A película formada na superfície de filés de salmão-rosa-do-alasca (~1 mm de grossura), após pré-secagem, é composta de 46% de proteína, 45% de umidade, 4% de gordura e 5% de cinzas, enquanto a camada inferior do mesmo produto é composta de 25% de proteína, 71% de umidade, 15 de gordura e 3% de cinzas. A atividade aquosa da película é consideravelmente mais baixa (0,92) do que o valor determinado para a camada inferior do produto (0,97), enquanto o teor de sal na fase aquosa da película é mais alto (4,2%) do que o valor determinado para a camada inferior (3,2%). Os resultados desse estudo demonstram a importância da etapa de pré-secagem na defumação de pescado. A pré-secagem do pescado é feita pela exposição a uma corrente de ar levemente aquecida (60 °C por 30 minutos).[32]

Aplicação da fumaça

Produzindo uma atmosfera densa de fumaça e em condições ideais para que a mesma seja depositada uniformemente sobre a superfície de cada peça do pescado, assegura-se um produto com sabor, cor e preservação da superfície ideal. Muitas vezes a cor não se desenvolverá até que a temperatura superficial do pescado chegue a 54-60 °C durante a etapa de cozimento. No entanto, estufas de defumação a frio, às vezes, são operadas abaixo da temperatura ambiente por fluxo de ar forçado refrigerado, que também é usado como forma de desumidificar o ar e que pode desfavorecer o desenvolvimento de cor.[19,31,59] No caso do uso de aroma de fumaça (fumaça líquida), este poderá ser adicionado diretamente na salmoura utilizada para a salga do pescado (maior penetração) ou por meio de imersão direta, chuveiro ou aspersão (atomização – melhor desenvolvimento de cor). A concentração recomendada é de 0,2% até 0,5% (p/v); porém, dependendo do fabricante, a fumaça poderá ser mais diluída ou mais concentrada. A concentração final de fumaça líquida dependerá fundamentalmente das preferências de sabor a que o mercado se destina. Uma vez completado o processo de salga, o produto aromatizado deverá passar pelo tratamento térmico usual.[19,21,53-55]

Secagem

O tratamento térmico é uma etapa fundamental no processo de defumação,[41] pois promove a formação de cor na superfície do músculo. Durante a defumação convencional, uma umidade relativa em torno de 90% maximiza a absorção da fumaça, enquanto uma eventual umidade de 70% parece ser um bom ajuste entre a máxima absorção da fumaça e mínimo endurecimento.[19,21,38,40,50,56,63] Existe um duplo interesse em estudar o fenômeno de secagem: aumentar a produtividade e obter o controle do processo para alcançar um produto uniforme e de boa qualidade. A secagem uniforme do pescado, para reduzir a umidade, aumenta o teor de WPS (menor a_W) e estabelece a textura final. Essa é uma etapa vital no controle de custos e qualidade do produto final, bem como pode ser uma etapa crítica na produção de produtos seguros.[31] Um processo típico da secagem (que depende da espécie do pescado) é manter o pescado por 30 minutos numa estufa com ventilação (54 °C) e, a cada 30 minutos, aumentar a temperatura em 17 °C até atingir a temperatura interna desejada – em torno de 82 °C –, mantendo-o nesta temperatura por mais 30 minutos. O ar durante o processo deve ter uma velocidade de 1,5 m/s. As condições de tratamento térmico devem manter-se com a menor umidade relativa possível durante todo o processo para assegurar uma apropriada desidratação superficial, o que resultará numa desejável formação de cor e sabor no produto acabado.[19,21,50]

Resfriamento, embalagem e armazenamento

Pode-se considerar, como as últimas operações do processo, o resfriamento do produto, a embalagem e o armazenamento. Assim, concluída a defumação, o pescado defumado deve ser resfriado, pelo menos à temperatura ambiente, e de preferência em câmara de refrigeração (0 °C) antes de ser embalado. O resfriamento do pescado para aproximadamente 60 °C (temperatura interna) dentro da câmara de defumação deverá ser feito o mais rapidamente possível para manter o padrão de qualidade. Além disso, recomenda-se o resfriamento do produto final para ≤ 4 °C, a fim de que se reduza o crescimento de bactérias deteriorantes, mas não necessariamente deve ser feito dentro da câmara de defumação. Para isso, uma adequada sala refrigerada e higiênica é normalmente mais prática e econômica.[19,31] A exceção seria o pescado defumado e embalado a vácuo, pois, se for retirado da câmara de refrigeração e embalado, haverá a condensação da água no interior da embalagem. Com o congelamento, os cristais de gelo resultantes podem dar a impressão de que o produto tenha sido descongelado e novamente congelado. O pescado defumado, quando embalado ainda quente, terá uma vida de prateleira reduzida, e bolores crescerão rapidamente na superfície do mesmo. Assim, o pescado defumado deve ser embalado a vácuo e à temperatura ambiente.[19,21,40] Cabe ressaltar que após o tratamento térmico e a embalagem, é de vital importância manter os produtos obtidos sob temperatura de refrigeração (preferencialmente abaixo de 2 °C), para impedir o desenvolvimento, em especial, de bactérias patogênicas, que são geradoras de toxinas nos alimentos.[68]

Rendimento e características do produto final

O rendimento do pescado defumado varia com o tipo de produto e com o método de defumação, se a frio ou a quente.[6,7] Peixes como o arenque podem apresentar rendimentos de 51% a 78% para peixes grandes, 42% a 76% para médios e de 39% a 75% para pequenos, caso o período de defumação a frio ocorra entre 1 e 15 dias. Para o surubim inteiro eviscerado,[43] o rendimento médio situa-se em torno de 40-50%. Para a *anchova_(Pomatomus saltatrix)*, observa-se perda de 46,9% no processo de filetagem, seguida de 20,09% de perda de peso durante a defumação a quente, totalizando 60,42% de perda durante a defumação.[19,21] O tipo de processamento da *tilápia-do-nilo* (inteira eviscerada e filé)[58] proporcionou diferentes perdas de peso: o peixe inteiro perdeu 36,67% de peso, enquanto o filé, 72,89%, com relação ao peso inicial; o peixe inteiro perdeu mais peso na defumação (22,99%) quando comparado ao filé (12,09%); o rendimento do peixe inteiro defumado foi de 63,33%, enquanto o rendimento de filé defumado foi 27,11% em relação ao peso corporal total do peixe. Para a *cavala* (*Somber japonicus*),[22] a perda de peso na filetagem foi de 42%, seguida de 18% de perda de umidade durante o processo de defumação, finalizando com 47% do peso inicial (53% de perdas durante o processo). Para *filés de esturjão* (*Acipenser* spp.)[3] sem pele e congelados (IQF) no processo de defumação a quente, o rendimento médio foi de 74% na defumação (perdas de 26% em peso). No processo de defumação a quente e defumação líquida de *ostras* (*Crassostrea gigas*),[9] houve uma redução do peso das ostras de 57,28 g para 43,70 g (perda de 23,71%) e de 50,66 g para 37,44 g (perda de 26,10%), respectivamente, para as ostras submetidas à defumação líquida e tradicional (a quente). Para o *mexilhão* (*Perna perna*),[10] a redução do peso dos mexilhões foi de 56,95 g para 39,10 g (perda de 31,34%) e 53,85 g para 34,80 g (perda de 35,38%), respectivamente, para os mexilhões submetidos à defumação líquida e tradicional (a quente). Essa perda de peso foi devida à desidratação ocorrida com a elevação da temperatura e tempo de exposição às mesmas.

Tipos de produtos defumados

Antes de iniciar o processo de defumação do pescado, deve-se investigar as características físico-químicas que o mesmo possui a fim de manter a qualidade nutricional e evitar perdas indesejáveis. Na Figura 11.5.6, são apresentados alguns exemplos de pescado defumado; na Figura 11.5.7, as operações unitárias do processo de defumação a quente de filés de esturjão; e, por último, na Figura 11.5.8, as operações unitárias do processo de defumação a frio de filés de salmão-vermelho.

Aspectos toxicológicos dos produtos defumados

Dois aspectos de segurança a serem considerados para os consumidores regulares de produtos defumados são a incidência e a abundância de hidrocarbonetos policíclicos aromáticos – HPA ($C_{20}H_{10}$). Os HPA são compostos formados pelo processo de combustão incompleta (lenta) de qualquer espécie de material orgânico, podendo ser encontrados como contaminantes na natureza complexa do meio ambiente, incluindo os alimentos.[23,30,59] Dentre essa classe de compostos (dependendo das condições de geração de fumaça), 15 HPA são de grande preocupação, devido à clara evidência de mutagenicidade/genotoxicidade em células somáticas de animais experimentais *in vivo*.[23-27,30,59,63,64]. É digno de nota mencionar que duas das variáveis mais importantes no processo de defumação, que afetam a formação de HAP, são a temperatura de geração de fumaça e o tipo de madeira;[61] porém, nem todos os HPA são carcinogênios. Os mais perigosos são o 3,4-benzo(a)pireno, o dibenzopireno e o dibenzoantraceno. Entre os que têm atividade carcinogênica média estão

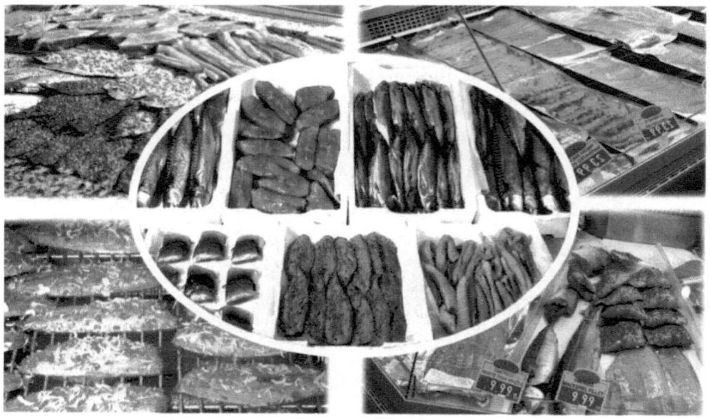

Figura 11.5.6 ▪ Diversidade de produtos defumados.

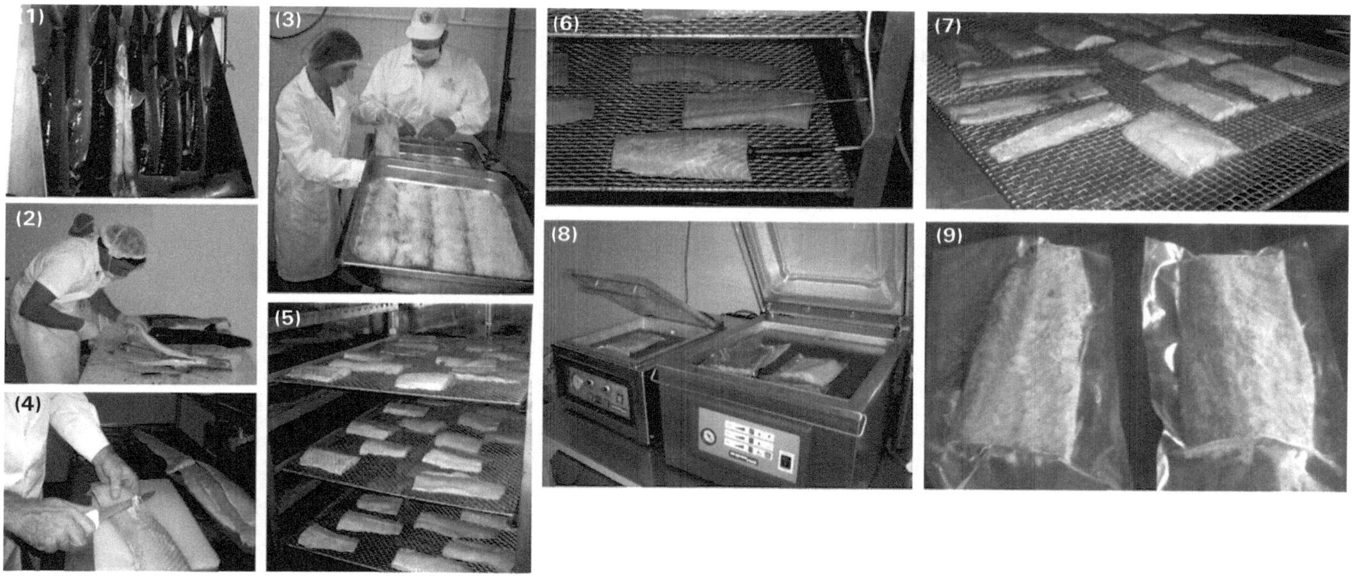

Figura 11.5.7 ▪ Etapas da defumação a quente de filés de esturjão:[3] (1) esturjão cultivado; (2) preparo dos filés sem pele; (3) salga seca; (4) toalete dos filés; (5) disposição nas grades do defumador; (6) colocação de termopares para registro de temperatura do processo; (7) filés defumados; (8) embalagem a vácuo; (9) produto final congelado e embalado a vácuo.

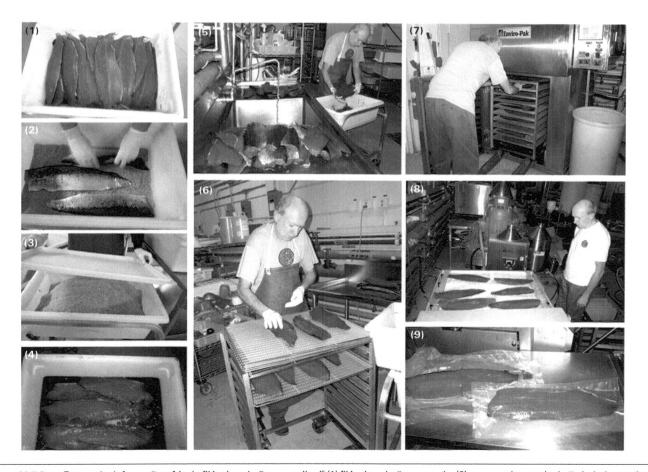

Figura 11.5.8 ▪ Etapas da defumação a frio de filés de salmão-vermelho:[45] (1) filés de salmão com pele; (2) preparo da cura (sal não iodado + açúcar mascavo) – filés organizados em camadas; (3) cura (8-12 h a 1-3 °C); (4) final do processo de cura (remoção de água do filé); (5) lavagem dos filés; (6) disposição nas grades do defumador; (7) filés entrando no defumador; (8) filés defumados sendo embalados a vácuo; (9) produto final embalado a vácuo. (Imagens 5, 6, 7 e 8: Cortesia de Dr. Charles Crapo, Professor of Seafood Quality, Fishery Industrial Technology Center, University of Alaska.)

o benzoperileno e indenopireno, além dos metilderivados, como o 6-metilantraceno, benzantraceno, benzofluorantreno, dimetilfenantreno e benzofenatreno.[14,23-28,30,59,64] Embora a contaminação dos produtos defumados pelo 3,4-benzo(a) pireno seja muito pequena, tudo tem sido feito para a eliminação dessas substâncias prejudiciais. Deve-se impedir que as temperaturas de queima da serragem e/ou madeira excedam 400 °C, pois até essa temperatura os níveis do BaP são muito baixos (0,095-0,179 µg kg^{-1}), aquém dos limites de 1 µg/kg estabelecidos por alguns países.[14,15,59]

Vida de prateleira dos produtos defumados

A principal função do processo de defumação é preservar o pescado e tornar viável a distribuição desses produtos. Entretanto, o alto grau de insaturação da fração lipídica faz com que o pescado se torne altamente suscetível ao processo oxidativo. As alterações que possam ocorrer na fração lipídica são dependentes do balanço entre auto-oxidação, lipólise e ligações do tipo proteína-lipídio.[18,20]

A vida de prateleira dos produtos defumados, pelo processo a quente, depende do tipo de embalagem e da temperatura de estocagem. Logo após a defumação, os produtos devem ser resfriados à temperatura ambiente antes de serem embalados, e a embalagem deve oferecer proteção contra umidade, gases e odores externos. Os produtos defumados gordurosos se mantêm em boas condições por cerca de seis dias (temperatura de refrigeração de 3 °C), enquanto a 10 °C sua vida de prateleira é reduzida para dois a três dias. Quando congelados e estocados a –30 °C, sua vida de prateleira se estende pelo menos por seis meses, e por um período maior quando embalado a vácuo.[63] Pescado defumado a quente e estocado a 4 °C geralmente tem uma vida de prateleira de duas semanas. Já o pescado defumado (a frio), que é mais salgado e exposto à ação da fumaça de seis a oito horas, pode ser mantido refrigerado mantendo sua qualidade por dois meses.[34,35,38]

O salmão defumado com alto teor de NaCl na fração aquosa (4,6%), estocado a 5 °C e 10 °C, teve sua vida de prateleira de pelo menos duas a três semanas a mais que o salmão com menor teor de NaCl (2,2%) na mesma temperatura. Entretanto, aumentando a temperatura de estocagem de 5 °C a 10 °C, verificou-se um decréscimo da vida de prateleira de uma a duas semanas para as amostras com alto teor de NaCl e de duas a três semanas para as amostras com baixo teor de NaCl.[29]

Grande parte do pescado defumado é congelada logo após o processo de defumação e, em seguida, submetida a estocagem frigorificada. Tal fato vem sendo observado no Brasil, principalmente com a truta-arco-íris defumada. Porém, durante a estocagem, ocorrem alterações deteriorantes em taxas que são dependentes das temperaturas de estocagem, resultando no desenvolvimento de sabores indesejáveis.[41,62]

É interessante fazer uma avaliação dos efeitos na qualidade e benefícios nutricionais do pescado durante o processo de defumação, particularmente relacionados aos ácidos graxos da família ômega-3.[20] Em estudos do efeito da defumação sobre algumas propriedades funcionais da cavala-do-atlântico (*Scomber scombrus*),[4] a deterioração oxidativa foi resultante da salga (efeito pró-oxidante), aquecimento, defumação e exposição ao ar atmosférico, na qual o peixe se encontrava. Valores de TBA e IP na cavala defumada foram maiores quando comparados à cavala não defumada. No entanto, os autores verificaram que o processo de defumação foi insignificante nas duas maiores classes de lipídios musculares (triacilglicerol e fosfolipídios), bem como não foram detectadas alterações significativas na composição dos ácidos graxos saturados, monoinsaturados e poli-insaturados.

Novas abordagens para preparar produtos defumados chamam a atenção para a capacidade de aumentar a segurança por meio da utilização de fumaça líquida, que contém compostos antimicrobianos e produtos químicos antioxidantes que podem estender a vida de prateleira, retardando a deterioração durante o armazenamento refrigerado. Além disso, as bactérias patogênicas são sensíveis à mistura de compostos, incluindo os fenóis, ácidos carbonílicos e orgânicos, se adicionados a uma concentração adequada.[65]

Referências bibliográficas

1. Alor FAR. Caracterização e manejo do pescado destinado a salga e defumação. In: Simpósio e Workshop: Tecnologia de salga e defumação de pescado. Guarujá: ITAL; 1994. p. 4-8.
2. Beltrán A, Moral A. Changes in fatty acid composition of fresh and frozen sardine (Sardina pilchardus W.) during smoking. Food Chem. 1991; 42(1):99-109.
3. Bertullo E, Campot J, Fernández S, Gómez F, Pollak A. Desarrollo tecnológico de carne ahumada de esturión (Acispenser spp.). Rev Bras Eng Pesca. 2008; 3(2):150-62.
4. Bhuiyan AKMA, Ratnayake WMN, Ackman RG. Stability of lipids and polyunsaturated fatty acids during smoking of Atlantic mackerel (Scomber scombrus L.). J Am Oil Chem Soc. 1986; 63(3):324-8.
5. Busta FF, Bledsoe GE, Flick GJ, Gram L, Herman D, Jahnkke ML, et al. Processing parameters needed to control pathogens in cold-smoked fish. J Food Sci Suppl. 2001; 66(7): S1057-132.
6. Cardinal M, Cornet J, Sérot T, Baron R. Effects of the smoking process on odour characteristics of smoked herring (Clupea harengus) and relationships with phenolic compound content. Food Chem. 2006; 96:137-46.
7. Cardinal M, Knockaert C, Torrissen O, Sigurgisladottir S, Mørkøre T, Thomassen M, et al. Relation of smoking parameters to the yield, colour and sensory quality of smoked Atlantic salmon (Salmo salar). Food Res Int. 2001; 34:537-50.

8. Chakrabarti R. Benzo(a)pyrene in traditional smoked shrimp from Kakinada coastal area. J Food Sci Technol. 1995; 32(4):339-41.
9. Emerenciano MGC, Souza MLR, Franco NP. Defumação de ostras Crassostrea gigas: a quente e com fumaça líquida. Ciênc Anim Bras. 2007; 8(2):235-40.
10. Emerenciano MGC, Souza MLR, Franco NP. Avaliação de técnicas de defumação para mexilhão Perna perna: Análise sensorial e rendimento. Bol Inst Pesca. 2008; 34(2):213-9.
11. Espe M, Nortvedt R, Lie O, Hafstein H. Atlantic salmon (Salmo salar, L.) as raw material for the smoking industry. I: effect of different salting methods on the oxidation of lipids. Food Chem. 2001; 75:411-6.
12. Evangelista J. Tecnologia de Alimentos. 2 ed. São Paulo: Atheneu; 1999. p. 652.
13. Ferreira SO, Oetterer M. Agroindústria de pescado (salga, defumação e anchovagem). São Paulo: ESALQ, Informativo Técnico nº 06; 1992.
14. García-Falcón MS, González-Amigo S, Lage-Yusty MA, López de Alda-Villaizán MJ, Simal-Lozano J. Determination of Benzo(a)pyrene in lipid-soluble liquid smoke (LSLS) by HPLC-FL. Food Addit Contam. 1996; 13(7):863-70.
15. Gomaa EA, Gray JI, Rabie S, Lopez-Bote C, Booren AM. Polycyclic aromatic hydrocarbons in smoked food products and commercial liquid smoke flavourings. Food Addit Contam. 1993; 10(5):503-21.
16. Gonçalves AA, Prentice-Hernández C. Defumação líquida de anchova (Pomatomus saltatrix): Efeito do processamento nas propriedades químicas e microbiológicas. Ciênc Tecnol Aliment. 1998; 18(4):438-43.
17. Gonçalves AA, Prentice-Hernández C. Fumaça Líquida: Uma tecnologia para defumar pescado. Bol SBCTA. 1998; 32(2):189-99.
18. Gonçalves AA, Prentice-Hernández C. Defumação líquida de anchova (Pomatomus saltatrix): Estabilidade lipídica durante o processamento e o armazenamento. Rev Inst Adolfo Lutz. 1999a; 58(1):69-78.
19. Gonçalves AA, Prentice-Hernández C. Processing of bluefish, Pomatomus saltatrix using natural smoke flavouring as coadjuvant. Braz Arch Biol Technol. 1999b; 42(1):39-46.
20. Gonçalves AA, Souza-Soares LA. Efeitos do processamento e armazenamento na fração lipídica do pescado. Vetor. 2000; 10:93-112.
21. Gonçalves AA. Estudo do processamento da anchova, Pomatomus saltatrix (Pisces: Pomatomidae) utilizando aroma natural de fumaça. [dissertação (Mestrado em Engenharia de Alimentos)]. Rio Grande: Universidade do Rio Grande; 1998. p. 106.
22. Goulas AE, Kontominas MG. Effect of salting and smoking-method on the keeping quality of chub mackerel (Scomber japonicus): biochemical and sensory attributes. Food Chem. 2005; 93:511-20.
23. Guillén MD. Polycyclic aromatic compounds: extraction and determination in food. Food Addit Contam. 1994; 11(6):669-84.
24. Guillén MD, Ibargoitia ML. Volatile components of aqueous liquid smokes from Vitis vinifera L Shoots and Fagus sylvatica L Wood. J Sci Food Agric. 1996; 72(1):104-10.
25. Guillén MD, Manzanos MJ. Study of the components of a solid smoke flavouring preparation. Food Chem. 1996; 55(3):251-7.
26. Guillén MD, Manzanos MJ. Characterization of the components of a salty smoke flavouring preparation. Food Chem. 1997; 58(½):97-102.
27. Guillén MD, Manzanos MJ, Ibargoitia ML. Ahumado de alimentos. Preparación, aplicación, métodos de estudio y composición de aromas de humo. Alimentaria. 1996; 274:45-53.
28. Guillén MD, Manzanos MJ, Zabala L. Study of a commercial liquid smoke flavoring by means of gas chromatography/mass spectrometry and fourier transform infrared spectroscopy. J Agric Food Chem. 1995; 43:463-8.
29. Hansen LT, Gill T, Huss HH. Effects of salt and storage temperature on chemical, microbiological and sensory changes in cold-smoked salmon. Food Res Int. 1995; 28(2):123-30.
30. Hattula T, Elfving K, Mroueh UM, Luoma T. Use of liquid smoke flavouring as an alternative to traditional flue gas smoking of rainbow trout fillets (Oncorhynchus mykiss). Lebensm-Wiss u-Technol. 2001; 34:521-5.
31. Hilderbrand Jr KS. Fish smoking procedures for forced convection smokehouses. Newport, Oregon: Oregon State University Extension Service, Sea Grant ORESU-I-01-001; 2001. p. 42.
32. Himelbloom BH, Crapo C, Shetty TS, Vorholt C. Pellicle formation and inactivation of Listeria and Staphylococcus species in hot-smoking of salmon. In: Kramer D, Brown L (ed.). International Smoked Seafood Conference Proceedings. Alaska Sea Grant College, Anchorage, AK; 2007. p. 27-37.
33. Holley RA, Patel D. Improvement in shelf-life and safety of perishable foods by plant essential oils and smoke antimicrobials. Food Microbiol. 2005; 22:273-92.
34. Horner B. Fish smoking: ancient and modern. Food Sci Technol Today. 1992a; 6(3):166-71.
35. Horner WFA. Preservation of fish by curing (drying, salting and smoking). In: Hall GM (ed.). Fish processing technology. New York: VCH Publishers; 1992b. p. 31-71.
36. Howard JW, Fazio T. Review of polyciclic aromatic hydrocarbons in foods. J Assoc Offic Anal Chem. 1980; 63(5):1077-104.
37. Machado I. Características do sal e preparo da matéria-prima para a salga e defumação. In: Simpósio e Workshop: Tecnologia de salga e defumação de pescado. Guarujá: ITAL; 1994. p. 9-12.
38. Miler KBM, Sikorski ZE. Smoking. In: Sikorski ZE (ed.). Seafood: resources, nutritional composition and preservation. Boca Raton (USA): CRC Press; 1990. p. 256.
39. Miler KBM, Sikorski ZE. Ahumado. In: Sikorski ZE (ed.). Tecnologia de los productos del mar: recursos, composicion nutritiva y conservacion. Zaragoza: Acríbia; 1994. p. 342.
40. Morais C. Princípios da defumação de pescado. In: Simpósio e Workshop: Tecnologia de salga e defumação de pescado. Guarujá: ITAL; 1994. p. 21-8.
41. Morais C, Machado TM, Tavares M, Takemoto E, Yabiku HY, Martins MS. Defumação líquida da truta-arco-íris (Oncorhyncus mykiss): Efeitos do processamento e da estocagem nas propriedades físicas, químicas e sensoriais. Rev Inst Adolfo Lutz. 1996; 56(2):43-8.

42. Neto MP. Defumadores semiartesanais para pescado. In: Simpósio e Workshop: Tecnologia de salga e defumação de pescado. Guarujá: ITAL; 1994. p. 34-41.

43. Nunes ML. Defumação. In: Ogawa M, Maia EL (ed.). Manual de pesca. Ciência e tecnologia do pescado – vol. 1. São Paulo: Varela; 1999. p. 300-6.

44. Oetterer M. Defumação. In: Simpósio e Workshop: Tecnologia de salga e defumação de pescado. Guarujá: ITAL; 1994. p. 29-33.

45. Oliveira ACM, Crapo CA, Himelbloom BH, Morey A, Ambardekar A. Development and characterization of vacuum packaged wild pink salmon (Oncorhynchus gorbuscha) jerkies using marinades. In: Kramer D, Brown L (ed.). International Smoked Seafood Conference Proceedings. Anchorage, AK: Alaska Sea Grant College. 2008; p. 67-74.

46. Pino JA, Roncal E, Rosado A. Análisis de los componentes volatiles del saborizante de humo preparado a partir de la cascarilla de arroz. Alimentaria. 1997; 13(283):51.

47. Poulter RG. Processing and storage of traditional dried and smoked fish products. In: Burt JR (ed.). Fish smoking and drying: The effect of smoking and drying on the nutritional properties of fish. London: Elsevier Applied Science; 1998. p. 85-90.

48. Pszczola DE. Tour highlights production and uses of smoke-based flavors. Food Technol. 1995; 49(1):70-4.

49. Ramachandran A, Terushige M. Smoked salmon processing in Japan – A news approach. Infofish Int. 1995; 4:42-7.

50. Rodrigues AMC, Tobinaga S. Secagem e defumação de filé de peixe de água doce Tambacu (Colossoma macropum e Colossoma mitrei). In: Anais do XXIV Congresso Brasileiro de Sistemas Particulados. Vol. I. Uberlândia: Universidade Federal de Uberlândia; 1996. p. 191-5.

51. Rodríguez-Freyre FE. Estudio del procesamiento de liza (Mugil cephalus I.) en forma de ahumado en frío. Tesis de Graduación en Ingeniería Pesquera. Lima, Perú. Universidad Nacional Agraria – Facultad de Pesquería. 1992; p. 86.

52. Rozum JJ. Introduction to smoke condensates. In: Kramer D, Brown L (ed.). International Smoked Seafood Conference Proceedings. Anchorage, AK: Alaska Sea Grant College; 2007. p. 63-4.

53. Schindler J. Defumação – Nova Tecnologia. In: Simpósio e Workshop: Tecnologia de salga e defumação de pescado. Guarujá: ITAL; 1994. p. 42-5.

54. Schindler J. Defumação de peixes, mariscos e alimentos marinhos. In: Simpósio e Workshop: Tecnologia de salga e defumação de pescado. Guarujá: ITAL; 1994. p. 46-50.

55. Schindler J. Processo de defumação com um toque diferente. Revista Nacional da Carne. 1997; 241:60-70.

56. Sérot T, Baron R, Knockaert C, Vallet JL. Effect of smoking processes on the contents of 10 major phenolic compounds in smoked fillets of herring (Cuplea harengus). Food Chem. 2004; 85:111-20.

57. Souza MLR. Industrialização, comercialização e perspectivas. In: Moreira HLM, Vargas L, Ribeiro RP, Zimmermann S (ed.). Fundamentos da moderna aquicultura. Canoas, RS (BR): Editora da ULBRA; 2001. p. 200.

58. Souza MLR, Baccarin AE, Macedo-Viegas EM, Kronka SN. Defumação da tilápia-do-nilo (Oreochromis niloticus) inteira eviscerada e filé: aspectos referentes às características organolépticas, composição centesimal e perdas ocorridas no processamento. Rev Bras Zootec. 2004; 33(1):27-36.

59. Stołyhwo A, Sikorski ZE. Polycyclic aromatic hydrocarbons in smoked fish – a critical review. Food Chem. 2005; 91:303-11.

60. Storelli MM, Giacominelli Stuffler R, Marcotrigiano GO. Polycyclic aromatic hydrocarbons, polychlorinated biphenyls, chlorinated pesticides (DDTs), hexachlorocyclohexane and hexachlorobenzene residues in smoked seafood. J Food Protec. 2003; 66(6):1095-9.

61. Stumpe-Viksna I, Bartkevics V, Kukare A, Morozovs A. Polycyclic aromatic hadrocarbons in meat smoked with different types of wood. Food Chem. 2008; 110:794-7.

62. Tadini CC, Bekesius SA, Vieira HS. Defumação fria e quente da truta-arco-íris, Oncorhyncus mykiss. Hig Aliment. 1993; 7(28):29-36.

63. Urrutia AP. Teoria del ahumado. In: IX Curso Internacional de Tecnología de Processamiento de Productos Pesqueros, ITP/JICA; 1993; p. 43-51.

64. Visciano P, Perugini M, Manera M, Amorena M. Selected polycyclic aromatic hydrocarbons in smoked tuna, swordfish and Atlantic salmon fillets. International Journal of Food Science and Technology. 2009;44:2028-32.

65. Vitt SM, Himelbloom BH, Crapo CA. Inhibition of Listeria innocua and L. monocytogenes in a laboratory medium and cold-smoked salmon containing liquid smoke. J Food Safety. 2001;21:111-25.

66. Ward AR. Fish smoking in the tropics: a review. Tropical Science. 1995;35(1):103-12.

67. Wasserman AE, Fiddler W. Natural smoke composition and properties. In: proceedings of the meat industry research conference, March 1969. American Meat Institute Foundation, Chicago; 1969. p. 163-73.

68. Weinacker K, Bittner S. Procesos de ahumado y coccion. Alimentos. 1990;15(3):39-47.

11.6 Fermentação do Pescado

Elisabete Maria Macedo Viegas ▪ Judite Lapa Guimarães

Introdução

Produtos fermentados de pescado são preparados efetuando-se a salga da matéria-prima e fermentando-se o produto salgado. Neste capítulo, entende-se por fermentação a transformação de substâncias orgânicas em compostos mais simples, seja pela ação de microrganismos ou de enzimas endógenas, aquelas localizadas no próprio tecido da matéria-prima.[1] A salga reduz a umidade e consequentemente a atividade de água, auxiliando na seleção da população bacteriana desejada, geralmente eliminando microrganismos deterioradores mais comuns no pescado e prevenindo a deterioração. Durante a fermentação do pescado, microrganismos de vários tipos (bactérias, leveduras e fungos) e enzimas endógenas hidrolisam as proteínas musculares, causando alteração de textura, aparência, aroma e sabor do produto.

A fermentação proporciona diversos benefícios. O produto final é geralmente mais estável que a matéria-prima original e há uma redução de volume. Em alguns casos o valor nutricional e a digestibilidade são aumentados. Dependendo do produto e da preferência dos consumidores, a fermentação proporciona melhora da aparência e do sabor do produto, fazendo com que o pescado que poderia até mesmo ser descartado devido a problemas de aparência se transforme em alimento nutritivo.[2]

Acredita-se que o uso da fermentação como técnica para a preservação e aumento da palatabilidade do pescado tenha ocorrido de forma empírica. As técnicas mais antigas de preservação do pescado envolvem a salga seguida de defumação e/ou desidratação. Nos países tropicais, devido à umidade alta e longos períodos chuvosos, a salga e desidratação podiam se estender por vários dias, permitindo que a fermentação ocorresse naturalmente. Com o passar do tempo, a população passou a apreciar as características do produto fermentado.[3]

Produtos fermentados de pescado: classificações, tipos e processamentos

Existem centenas de produtos fermentados de pescado, processados a partir de diversas espécies e com diferentes tecnologias, de acordo com a região de origem. Esses produtos variam em suas características sensoriais (aparência, textura, sabor, odor), condições higiênicas do processamento, matérias-primas utilizadas, custo de produção e finalidade de uso.

Em países desenvolvidos, a obtenção de um produto final com um sabor peculiar é o principal objetivo da fermentação e a preservação é um benefício secundário.[2] Tais produtos têm um alto valor comercial e são consumidos como *delikatessen* ou aperitivos. Ao contrário, nos países menos desenvolvidos, principalmente na Ásia e África, os produtos de pescado fermentado podem representar uma importante fonte de proteínas na alimentação e a técnica de processamento serve como um meio simples de preservação do pescado. A adição de carboidratos, como açúcar, arroz tostado

---

Nota ao Leitor: Este capítulo apresenta algumas figuras coloridas e para visualizar basta acessar o QR *code* disponível na página XIX, "Material Suplementar".

ou cozido, ou mesmo condimentos, permite obter produtos tradicionais fermentados de pescado com diferentes sabores e aromas.

Existem diferentes formas de se agrupar os produtos fermentados de pescado de acordo com características comuns. Uma das mais utilizadas se baseia na aparência/textura do produto, a qual divide os produtos de pescado fermentado em três categorias: (1) produtos cuja forma natural do pescado é preservada; (2) produtos nos quais o pescado é macerado até se obter uma pasta; e (3) produtos nos quais o pescado é completamente hidrolisado até a forma líquida, geralmente recebendo o nome de molho de pescado.

No sudeste da Ásia destacam-se as pastas de pescado fermentado *bagoong*, das Filipinas, e *prahoc*, do Camboja; os molhos *nuoc-mam*, produzido nas Filipinas, Vietnã, Camboja e Indonésia, e *nam-pla*, *pla-ra*, *pla-som* e *pla-jao* da Tailândia. Geralmente são usados como complemento para uma dieta baseada em cereais de sabor suave.[2] A fermentação geralmente se estende por meses e as enzimas do processo fermentativo se originam do sistema digestório do peixe e das bactérias presentes naturalmente no peixe e no sal.[3] Fluxogramas típicos para a obtenção de tais produtos fermentados podem ser observados nas Figuras 11.6.1 e 11.6.2.

Na África, a fermentação pode durar poucas horas ou até duas semanas. A fermentação é parcial e a estrutura do músculo não é totalmente quebrada, resultando em um produto final no qual o pescado é mantido em sua forma original ou cortado em pedaços e que pode ser consumido diretamente ou usado como condimento. O processo de fermentação pode ser precedido de salga ou acompanhado de secagem. Os produtos se caracterizam por possuir um forte odor e foram descritos por vários autores como *malcheirosos*.[4]

Os peixes da espécie *Engraulis encrasicolus*, cujos nomes comuns são *anchois* na França, *anchoa* na Espanha, *biqueirão* em Portugal, *alici* ou *ancioia* na Itália, e denominados *European anchovy*, ou seja, anchova europeia, pela FAO,[5] são os mais utilizados para a fabricação de fermentados. Assim, em alguns países de língua latina, os termos peixe anchovado e anchovagem são muitas vezes utilizados como sinônimos de peixe fermentado e fermentação, respectivamente.

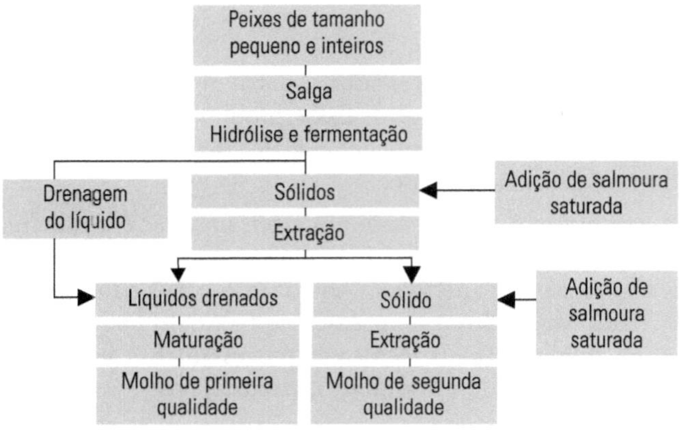

Figura 11.6.1 ▪ Fluxograma do processamento do molho de peixe fermentado tipo *nam-pla*. (Adaptada de Saisithi.[3])

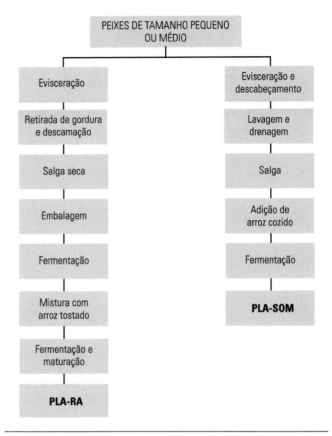

Figura 11.6.2 ▪ Fluxograma do processamento dos produtos de pescado fermentado de origem asiática *pla-ra* e *pla-som*. (Adaptada de Saisithi.[3])

Em Portugal, denomina-se *semiconserva de anchovas* o produto obtido a partir do biqueirão (nome comum em português da espécie *Engraulis encrasicolus*). As anchovas (*E. encrasicolus*) também são utilizadas para a fabricação do famoso *alici* (pronuncia-se *alitche*) da Itália e do *Anchovis* alemão. Na França, as anchovas fermentadas são comercializadas em latas como filés inteiros ou em pedaços ou em bisnagas de alumínio, em forma de pasta, e são denominadas *paté d'anchois*, *beurre d'anchois* ou *crème d'anchois* dependendo da porcentagem de anchovas e outros ingredientes. Os anchovados autênticos somente podem ser elaborados com peixes da família Engraulidae (*Engraulis encrasicolus*, *Engraulis ringens*, *E. anchoita*, *E. mordax*, *Engraulis japonica*). Produtos elaborados com outras espécies geralmente são denominados com o nome comum da espécie mais o termo anchovada(o) ou produto *tipo anchova*. Em Portugal também se anchovam peixes como a cavala (*Scomber japonicus*), peixe-agulha (*Belone belone*) e sardinha (*Sardinella aurita*), que levam a denominação de cavala anchovada, peixe-agulha anchovado e sardinha anchovada, respectivamente.[6]

Nos países escandinavos, são elaborados produtos cuja característica peculiar é a continuidade da fermentação mesmo após o enlatamento do produto, o que faz com que as latas se apresentem estufadas. Exemplos são o *surströmming*, muito apreciado na Suécia e elaborado com arenque-do-báltico (*Clupea harengus*) fermentado, cuja principal característica é o odor pungente considerado desagradável por muitas pessoas, e o *rakørret*, produto típico da Noruega atualmente elaborado com trutas salmonadas e que apresenta odor e sabor menos pronunciados que o *surströmming*.[7]

No Brasil é utilizada a sardinha (*Sardinella brasiliensis*), que possui características de composição que permitem o desenvolvimento do aroma, sabor, cor e textura próprios dos anchovados.[6] A produção ocorre em escala industrial pequena. O tempo de produção é longo devido à fermentação e a cura necessária para o produto atingir as características sensoriais desejáveis.[8] Os produtos são comercializados com a denominação *sardinha anchovada* ou *filés de sardinha anchovadas*, ou ainda, *filé de peixe anchovado*.

Os peixes fermentados produzidos no Brasil podem ser considerados semiconservas. As semiconservas são produtos que se caracterizam por apresentarem teores de sal superiores a 6% de NaCl (p/p) na fase aquosa ou pH inferior a 5,0; presença eventual de agentes conservantes (sorbato, benzoato, nitrato); e por não serem submetidos a tratamento térmico durante o processamento ou durante o preparo que precede o consumo.[9]

O Regulamento de Inspeção Industrial e Sanitária de Origem Animal (RIISPOA) de 2017 estabelece no Artigo 342 que pescado em semiconserva é aquele obtido pelo tratamento específico do pescado por meio do sal, com adição ou não de ingredientes, envasado em recipientes hermeticamente fechados, não esterilizados pelo calor, conservado ou não sob refrigeração.[10] O RIISPOA também caracteriza no Artigo 343 o patê ou pasta de pescado, seguido das especificações que couberem, como o produto industrializado obtido a partir do pescado transformado em pasta, com adição de ingredientes, submetido a processo tecnológico específico.[10]

O fluxograma da produção de sardinha fermentada pode ser observado na Figura 11.6.3. É importante ressaltar que o artigo 332 do RIISPOA 2017 trata de uma importante modificação em relação à versão anterior do RIISPOA pois permite a utilização de peixes inteiros para a elaboração de produtos comestíveis de pescado, o que já era permitido na legislação de outros países. Várias pesquisas foram realizadas com o objetivo de se avaliar as diferenças entre o produto fermentado de sardinha elaborado com sardinhas evisceradas ou inteiras,[6,11-13] e os resultados de tais estudos mostram que as enzimas presentes nas vísceras contribuem de modo positivo no processo de fermentação.

O produto obtido apresenta características peculiares de aparência, aroma e sabor e é geralmente utilizado como um petisco ou na elaboração de pizzas, e podem ser comercializados a granel, em vidros, em latas, ou ainda em bisnagas (Figura 11.6.4).

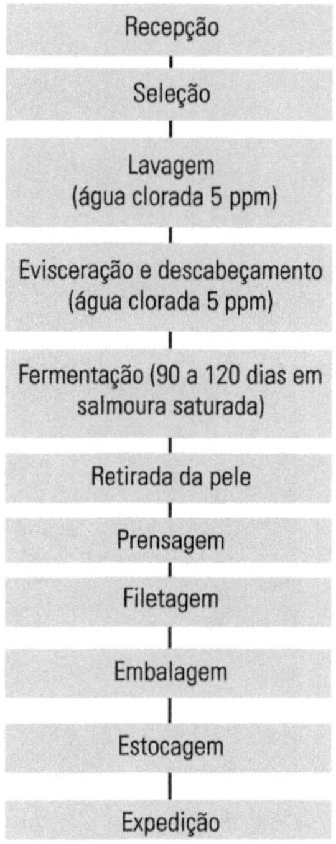

Figura 11.6.3 ▪ Fluxograma do processamento do produto fermentado elaborado com *Sardinella brasiliensis*. (Adaptada de Pombo.[14])

Princípios da conservação

A elaboração de produtos fermentados de pescado consiste basicamente em um processo de conservação baseado em duas etapas: a salga, realizada com concentrações variáveis de sal, e a maturação, quando o produto passa por uma hidrólise proteica controlada provocada por enzimas endógenas e/ou produzidas por microrganismos halotolerantes. Ocorre uma diminuição da umidade, as proteínas são transformadas em compostos mais estáveis, os lipídios são parcialmente oxidados e compostos aromáticos são formados, sendo obtidos produtos com sabor diferenciado.

Os fermentados de pescado são exemplos típicos da utilização da tecnologia dos obstáculos (*hurdle technology* – ver detalhes no Capítulo 17) para obtenção de produtos estáveis. O conceito dessa tecnologia é que a estabilidade e a segurança microbiológica da maioria dos alimentos se baseiam na combinação de vários fatores (obstáculos) que não deveriam ser vencidos pelos microrganismos. No produto de pescado fermentado, a presença de elevados teores de sal, a redução da atividade de água, a presença de bactérias competidoras, a diminuição do pH e o uso de conservantes, como nitrito e benzoato de sódio, são barreiras ao desenvolvimento de microrganismos patogênicos ou deterioradores e garantem a conservação do produto (Figura 11.6.5). Peixes fermentados provenientes do mercado interno e da Itália, Peru e Marrocos apresentam concentração de NaCl variando de 10,90% até 16,14%, a_W entre 0,67 e 0,70 e pH entre 5,08 e 5,73.[14]

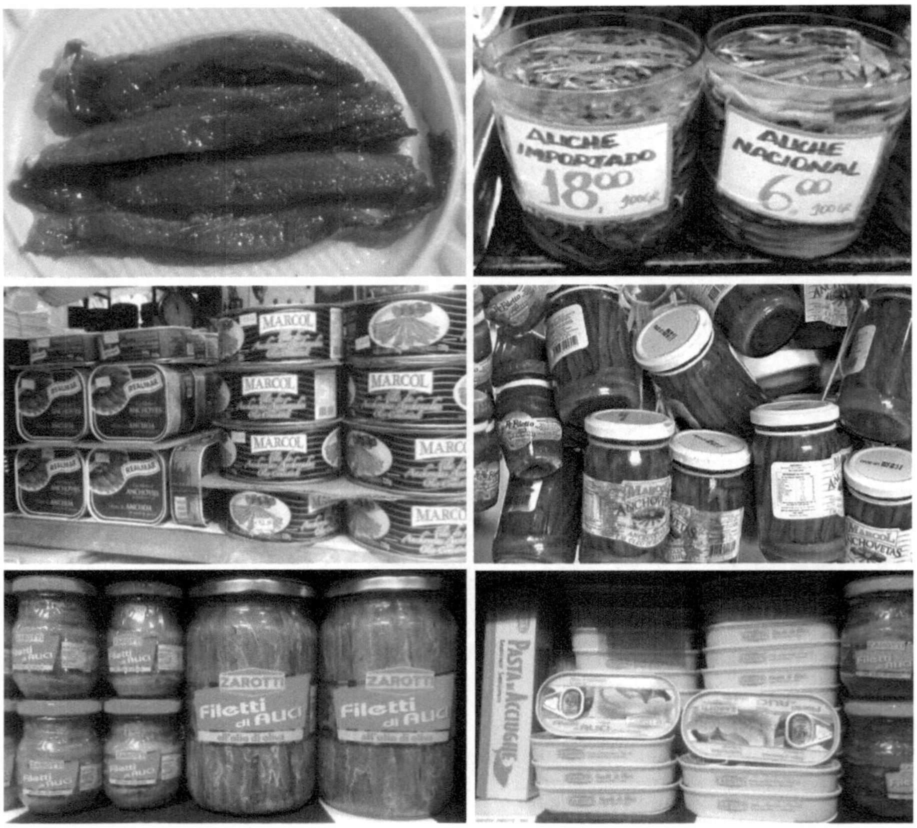

Figura 11.6.4 ▪ Aparência do produto fermentado e em diferentes formas de comercialização: a granel, enlatados, em vidros e em bisnagas. (Cortesia de Alex Augusto Gonçalves.)

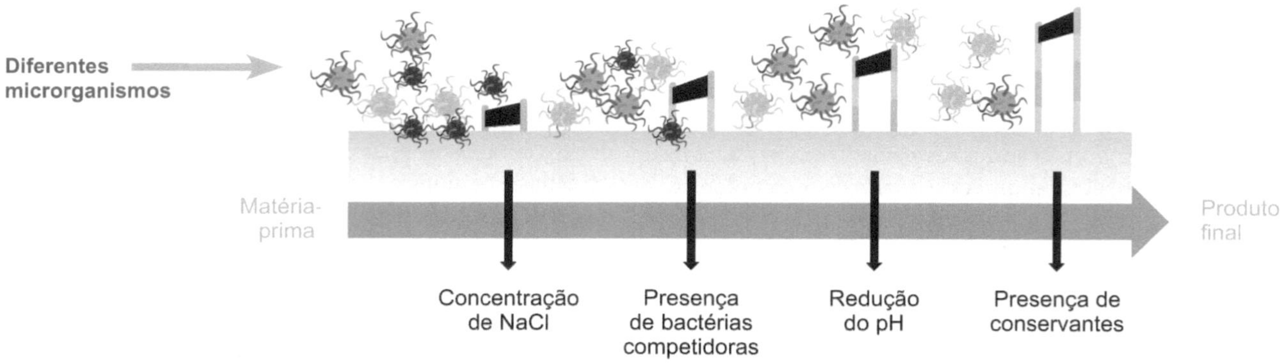

Figura 11.6.5 ▪ Exemplo do mecanismo de preservação baseado na tecnologia dos obstáculos (*hurdle technology*).

Embora a tecnologia envolvida no processamento seja simples, uma série de fatores pode influenciar o processo, incluindo:

- A microflora presente no pescado, sal e outros ingredientes.
- Qualidade e concentração de sal.
- A atividade proteolítica das enzimas características da espécie de pescado.
- Condições da matéria-prima, incluindo frescor, condição nutricional.
- Temperatura durante a fermentação.
- pH atingido na fermentação.
- Presença de enzimas das vísceras ou de outras fontes.
- Presença e concentração de carboidratos e outros aditivos.
- Duração do processo de fermentação.

Microflora

Os microrganismos presentes nos produtos fermentados de pescado têm origem em três principais fontes: o próprio pescado e seu ambiente, o sal utilizado no processo e os que podem ser inoculados com o objetivo de obter produtos com características especiais ou de acelerar a fermentação. Além disso, diversos outros microrganismos contaminantes presentes em equipamentos da pesca e do processamento e nos outros ingredientes, condimentos e aditivos utilizados na elaboração dos produtos fermentados podem compor a microflora inicial do produto.

A microflora do pescado de origem marinha é composta principalmente por bactérias *Aeromonas, Pseudomonas, Shewanella* e *Vibrio*, leveduras *Candida, Cryptococcus* e *Rhodotorula* e os fungos *Aureobasidium*.[15] O sal contribui com microrganismos contaminantes halófilos ou halorresistentes. A maioria é composta por *Bacillus* (75%) e o restante é dos tipos *Micrococcus* e *Sarcina*.[16]

Entre os microrganismos adicionados para acelerar a fermentação, destacam-se as bactérias que produzem ácido lático (bactérias acidoláticas). Estas estão agrupadas em 12 gêneros: *Carnobacterium, Enterococcus, Lactococcus, Lactobacillus, Lactosphaera, Leuconostoc, Oenococcus, Pediococcus, Streptococcus, Tetragenococcus, Vagococcus* e *Weissella*, os quais se caracterizam por produzir ácido lático a partir de hexoses.[15]

Durante o processo de fermentação a composição da microflora original é alterada, e em um grande número de produtos fermentados de pescado passam a predominar *Bacillus, Pediococcus, Micrococcus, Halococcus* e *Halobacterium*.[3] As bactérias acidoláticas envolvidas no processo de fermentação não pertencem à mesma espécie para todos os produtos; elas dependem dos diversos tipos de carboidratos que estão sendo usados, da quantidade de sal adicionado e se uma cultura inicial é adicionada ou não.[3]

É bem conhecido que o processo de maturação do peixe salgado depende da atividade da microflora. Na produção de pastas de peixe em condições assépticas se observa a falta do sabor típico do produto. Os carboidratos são fermentados por bactérias acidoláticas e bacilos intestinais, e são as substâncias formadas que conferem ao peixe salgado seu sabor agradável e ligeiramente ácido.[3]

A segurança microbiológica dos produtos fermentados depende principalmente da rápida e adequada fermentação causada pelas bactérias acidoláticas, com uma combinação de redução do pH e produção de ácidos orgânicos. No início do processo, quando a fermentação ainda não acidificou o meio, o crescimento de bactérias patogênicas é inibido pela adição de sal e especiarias, como, por exemplo, o alho.[17]

Efeitos do sal

Vários fatores contribuem para o efeito preservativo do sal. O efeito preservativo primário do sal é a remoção de água do produto pelo efeito osmótico. Ocorre uma diminuição da atividade de água (a_W) que limita o desenvolvimento da maioria das bactérias.

A quantidade de sal utilizada no processo tem uma grande influência nas características do produto obtido. Quanto maior a concentração de sal, maior a desidratação osmótica e, consequentemente, maior a ação bactericida ou bacteriostática.[1] Entretanto, em concentrações de sal muito elevadas, o próprio processo de maturação pode ser inibido.

Os microrganismos deterioradores mais comuns no pescado são inibidos em concentrações de sal acima de 6% a 8% e a_W inferior a 0,95.[2] No entanto, microrganismos presentes no sal também contribuem para a degradação do pescado.[16] Microrganismos halotolerantes presentes no sal, no pescado ou em outras matérias-primas podem se desenvolver facilmente em concentrações de sal elevadas. Assim, durante a maturação do pescado fermentado, a degradação da matéria proteica é regulada usando-se sal suficiente para impedir a proliferação de microrganismos deterioradores. Em geral as bactérias deterioradoras presentes no pescado fresco são substituídas por uma flora predominantemente halófila.

A concentração de sal também afeta o estado das proteínas. Geralmente a solubilidade das proteínas aumenta com o conteúdo de sal até uma determinada concentração. Acima dessa concentração a solubilidade decresce devido à precipitação das proteínas. A pureza química do sal também é um fator importante a ser considerado, uma vez que impurezas contendo íons de cálcio, magnésio e sulfato tendem a causar um sabor amargo, produzir uma textura dura e uma cor mais clara.[2] O sal tende a retardar a atividade de muitas enzimas proteolíticas, ao mesmo tempo que as torna mais resistentes ao calor. O uso de baixas concentrações de sal e de altas temperaturas pode aumentar a velocidade da fermentação.[18] Embora a temperatura na qual a fermentação seria mais rápida seja dependente do tipo de microrganismo, substrato e outras variáveis, é possível usar temperaturas próximas de 45 °C.[18] Pesquisas têm mostrado que o uso de sal refinado para salga gera produtos de melhor qualidade que o sal bruto. O maior conteúdo de umidade do sal bruto afeta tanto a velocidade de perda de umidade do produto quanto a contagem de microrganismos, o que consequentemente afeta o grau da oxidação lipídica.[19]

Efeito do pH

O pH dos produtos de pescado fermentado geralmente decresce lentamente até o final do período de fermentação ou, em alguns casos, sofre inicialmente uma ligeira elevação antes do decréscimo. O eventual aumento inicial é consequência da produção de compostos de caráter básico, como as bases nitrogenadas voláteis, enquanto a queda do pH é causada pela produção de vários ácidos orgânicos (ácido lático, acético, succínico, propiônico).[20] Nas duas situações, a ação de microrganismos é a principal causa. Um maior declínio do pH é obtido quando se utilizam ingredientes como fonte de carboidratos para a fermentação e quando estão presentes ou são inoculados microrganismos com maior capacidade fermentativa. A tendência de redução do pH pode ser explicada pela atividade de bactérias acidoláticas que são capazes de fermentar açúcares (particularmente glicose) e produzir ácido lático, o que resulta no decréscimo do pH.[12,21-23] Bactérias que se desenvolvem bem em altas concentrações de sal são geralmente sensíveis à acidez; assim, uma combinação de elevado teor de sal e baixo pH é eficiente para a preservação do produto.[2] De fato, vários estudos mostram que durante o processo de fermentação ocorre um aumento inicial da contagem de microrganismos, seguido de uma redução quando o produto atinge as características desejadas.[12,21]

Efeito do uso de condimentos e aditivos

Existem centenas de produtos fermentados de pescado nos quais pode ser utilizada uma infinidade de diferentes ingredientes, conservantes e condimentos, seja para se obterem produtos tradicionais com diferentes sabores e aromas, de acordo com as preferências do consumidor, seja para garantir a segurança no consumo do produto.

O uso de açúcar ou de fontes de carboidratos, como melaço ou arroz, soja e feijão tostados ou cozidos, influenciam nas características sensoriais do produto, mas, como destacado anteriormente, esses ingredientes também possuem um papel fundamental como substrato para atuação das bactérias acidoláticas e consequente diminuição do pH e conservação dos produtos. Alho, cravo, canela, páprica, endro e outros condimentos também são adicionados em diversos produtos fermentados com o objetivo de obter características especiais de aroma e sabor.

Entre os compostos com papel estritamente antimicrobiano utilizados na elaboração de pescado fermentados, destacam-se o ácido benzoico, sais de benzoato, nitrato e nitrito de sódio. A atividade antimicrobiana do ácido benzoico e sais de benzoato é dependente do pH do alimento e é maior em pH mais baixo, condição em que a molécula não se encontra dissociada. O benzoato atua principalmente como inibidor do desenvolvimento de leveduras e fungos. Em pH na faixa de 5 a 6, teores de 100 a 500 ppm são eficientes na inibição das leveduras, e teores de 30 a 300 ppm inibem o desenvolvimento de fungos.[15] Nitrato ($NaNO_3$) e nitrito de sódio ($NaNO_2$) são usados para a cura de carnes pois têm efeito na estabilização da cor vermelha, inibem microrganismos deterioradores e patogênicos e contribuem para o desenvolvimento de aroma. Em produtos de pescado, seu efeito inibitório é maior em pH baixo. Geralmente o microrganismo-alvo, quando se utiliza o nitrito ou nitrato de sódio, é o *C. botulinum*, embora possua também um grande efeito inibidor sobre o *S. aureus*. O composto é geralmente inefetivo contra Enterobacteriaceae, incluindo Salmonellae, e contra bactérias acidoláticas.[15]

Efeito das enzimas

A maturação do pescado durante a fermentação se dá sob a influência de enzimas do tecido muscular, do trato gastrintestinal e também produzidas por microrganismos. As enzimas musculares seriam as mais importantes no início da maturação, enquanto as produzidas por microrganismos teriam grande importância no final do processo. Enzimas de outras fontes, como de vegetais ou de cultura de microrganismos, podem ser utilizadas com a finalidade de se acelerar a maturação.

Tripsina, quimotripsina e pepsina são as três enzimas mais importantes encontradas no trato gastrintestinal de animais aquáticos. A atividade dessas enzimas tende a ser maior em pH neutro, e a estação do ano e disponibilidade de alimento na época da captura também influenciam a atividade enzimática. A concentração de enzimas no trato digestivo é maior em peixes com grande conteúdo estomacal e geralmente deterioram mais rapidamente.[2] A atividade e a estabilidade térmica das enzimas também variam de acordo com a espécie. Geralmente, peixes de carne branca apresentam menor atividade proteolítica que peixes pelágicos.[18]

Com relação às enzimas do tecido muscular, acredita-se que seu papel durante a fermentação não seja marcante devido a dois fatores: (1) o fato de estarem confinadas no interior das células; (2) o pH durante a fermentação, geralmente acima de 4, não seria baixo o suficiente para que essas enzimas apresentassem sua maior atividade.[18]

Muitos microrganismos, incluindo fungos, bactérias e leveduras, produzem enzimas proteolíticas capazes de degradar proteínas. É necessário controlar cuidadosamente o meio de crescimento nos tanques de fermentação de modo a selecionar os microrganismos desejáveis. Produtos com características mais padronizadas são obtidos quando se utilizam culturas microbianas.

As enzimas vegetais bromelina, papaína e ficina são conhecidas por sua capacidade de amaciar carnes. Podem ser boas coadjuvantes na hidrólise de proteínas em produtos de pescado fermentado em função de seu pH ótimo ser próximo a neutro e devido à alta estabilidade térmica que apresentam.[18]

Características do produto final

Produtos tradicionais de pescado fermentado são avaliados, no término do processo, principalmente por suas características sensoriais, baseando-se na aparência, aroma, cor, sabor e textura típicos de um produto fermentado de pescado. O produto, quando maturado, deve ser macio, mas consistente, e a coluna vertebral deve ser facilmente removível da carne.[24]

O molho fermentado de peixe é o produto mais conhecido entre todos os produtos de pescado fermentados, não somente na região do sudeste asiático, mas também na Europa e América do Norte. O fermentado líquido de peixe é usado em grande parte como um condimento. Sua qualidade, contudo, é avaliada principalmente pelo aroma do molho, embora tenha contribuição razoável como suplemento diário de nitrogênio – cerca de 7,5%.[3]

Os fatores mais importantes para a aceitabilidade dos molhos e produtos fermentados de peixe pelos consumidores são o sabor e o aroma, embora a cor também possa ser considerada uma característica relevante. Como os molhos, em geral, têm coloração marrom-clara, é relativamente fácil produzir uma cor adequada pela adição de caramelo; contudo, atingir aroma e sabor típicos é uma tarefa mais complexa.[1]

Durante a fermentação ocorre perda de proteínas e componentes solúveis em água, que são eliminados com a salmoura formada. A amônia está presente durante todo o processo, com pequena variação e, juntamente à trimetilamina, constitui o nitrogênio volátil total. Além disso, a relação entre a concentração de aminas e de aminoácidos é usada como um indicador de qualidade em fermentados líquidos. Uma alta taxa de nitrogênio volátil total indica deterioração de origem bacteriana e um produto de má qualidade nutricional e sensorial. O aroma amoniacal excessivo não é desejável e a presença de componentes sulfurados como as metilmercaptanas ou o ácido sulfídrico, mesmo em pequenas quantidades, promovem um aroma característico do pescado fermentado.[24]

Sob o ponto de vista nutricional, os produtos fermentados de pescado apresentam-se como excelentes fontes de proteínas e aminoácidos essenciais. Em geral, produto tradicional de peixe fermentado contém entre 44% e 47% de umidade, 20% a 22% de proteínas, 7% a 15% de lipídios e 15% a 17% de sal.[24] Características nutritivas de produtos típicos de pescado fermentado, como molhos e pastas, podem ser visualizadas nas Tabelas 11.6.1 e 11.6.2.

A porcentagem de umidade varia muito pouco entre os produtos fermentados de pescado na forma de pasta (< 3%), independentemente da espécie utilizada e do processamento inicial da carne (lavada ou não lavada). Com relação aos outros macrocomponentes (proteínas, lipídios e cinzas), também ocorrem pequenas variações. A trimetilamina (N-TMA), a qual é produzida principalmente pela decomposição de óxido de trimetilamina (OTMA), varia bastante entre os produtos finais, e a lavagem prévia da matéria-prima com água doce reduz o conteúdo de N-TMA de todas as carnes de diferentes espécies de pescado.

Os aminoácidos predominantes nos produtos de pasta de pescado fermentado são o ácido aspártico, ácido glutâmico, serina, alanina, prolina, valina, leucina e arginina. Alguns desses aminoácidos, como ácido aspártico e ácido glutâmico, são reconhecidos como agentes realçadores do sabor (*umami*) em diferentes produtos fermentados de peixes. Os níveis de alguns aminoácidos diferem entre as pastas de pescado fermentado preparado com carne lavada ou não lavada, como, por exemplo, com a taurina que tem seu conteúdo reduzido no processo de lavagem. Os níveis de outros aminoácidos como treonina, valina, lisina e arginina podem ser aumentados pela etapa de lavagem, o que pode afetar o sabor das pastas de peixe fermentado, principalmente a arginina, que é considerada um aminoácido de sabor forte. Também se destaca o conteúdo dos aminoácidos *umami* (ácidos glutâmico e aspártico), indicando que a fermentação é um procedimento essencial para aumentar os aminoácidos *umami* e para diminuir os aminoácidos de sabor amargo.

Os conteúdos de ácido lático (até 50 mg/g) e acético (até 2,5 mg/g) em produtos fermentados de peixe podem ser bastante elevados. Outros ácidos orgânicos podem estar presentes nos produtos fermentados de peixe, como o n-butírico, o isobutírico e o isovalérico.[25] Mais de 150 compostos voláteis podem ser encontrados em pescado fermentado, com predominância de aldeídos, cetonas, álcoois e compostos aromáticos, nitrogenados e sulfurados.[24] Aminas

TABELA 11.6.1 Valores de composição proximal, salinidade, pH, proteína solúvel e trimetilamina de pasta de pescado fermentado.*

Parâmetro	Pasta de pescado produzida a partir de carne de pescado não lavada	Pasta de pescado produzida a partir de carne de pescado lavada
Umidade (%)	54,9 a 56,1	53,9 a 55,1
Proteína bruta (%)	18,1 a 21,9	18,5 a 22,4
Lipídios (%)	0,6 a 2,2	0,4 a 2,2
Cinzas (%)	10,1 a 10,6	9,7 a 10,2
Salinidade (%)	8,9 a 10,1	8,8 a 10,3
pH	5,0 a 5,3	5,0 a 5,2
N-TMA (mg/100 g)	1,2 a 24,4	0,6 a 3,3
Nitrogênio extraível (mg/100 g)	691,9 a 896,9	496,6 a 788,9

*Faixa de valores inclui resultados da análise de três espécies de peixes marinhos e uma espécie de lula. (Adaptada de Giri *et al.*[20])

TABELA 11.6.2 Composição em aminoácidos de pasta de pescado fermentado *sakana miso**

Aminoácidos	Pasta de pescado fermentado produzida a partir de carne de pescado não lavada (mg/100 g)	Pasta de pescado fermentado produzida a partir de carne de pescado lavada (mg/100 g)
Taurina	24 a 38	0
Ácido aspártico	783 a 1.473	808 a 1.610
Treonina	55 a 82	64 a 109
Serina	117 a 147	104 a 203
Ácido glutâmico	419 a 633	414 a 953
Prolina	71 a 259	86 a 124
Glicina	45 a 84	55 a 86
Alanina	184 a 281	192 a 261
Cistina	0	0
Valina	88 a 146	91 a 165
Metionina	34 a 57	31 a 57
Isoleucina	79 a 108	61 a 135
Leucina	220 a 355	179 a 362
Tirosina	60 a 97	52 a 97
Fenilalanina	50 a 66	36 a 65
Histidina	5 a 47	42 a 55
Lisina	116 a 210	185 a 287
Arginina	76 a 160	99 a 211

*Faixa de valores inclui resultados da análise de três espécies de peixes marinhos e uma espécie de lula. (Adaptada de Giri *et al.*[20])

também estão presentes no produto final devido à capacidade dos microrganismos em descarboxilar os aminoácidos. Enterobacteriaceae e certas bactérias acidoláticas são ativas na produção de aminas biogênicas. Uma amina biogênica que pode ser formada durante o processo de fermentação e é um problema de saúde pública é a histamina, formada pela descarboxilação da histidina, aminoácido essencial e que está presente em concentrações medianas a altas em peixes pelágicos.[25] A análise da produção de histamina é importante para a indústria do pescado pelo fato de ser termoestável e porque a presença de outras aminas biogênicas pode potencializar sua toxicidade. Em produtos fermentados de sardinha, encontrados no comércio varejista no Brasil, detectaram-se níveis preocupantes de histamina.[13]

Referências bibliográficas

1. Beddows CG. Fermented fish and fish products. In: Wood BJB. Microbiology of fermented foods, Volume 1. London: Blackie; 1998.
2. Wheaton FW, Lawson TB. Processing Aquatic Food Products. Nova York: John Wiley and Sons; 1985.
3. Saisithi P. Traditional fermented fish: fish sauce production. In: Fisheries processing – Biotechnological applications. Londres: Chapman & Hall; 1994. p. 111-31.
4. Anihouvi VB, Ayernor GS, Hounhouigan JD, Sakyi-Dawson E. Quality characteristics of *lanhouin*: a traditionally processed fermented fish product in the Republic of Benin. Afr J Food Agric Nutr Dev. 2006; 6(1): 1-15.
5. Froese R, Pauly D (eds.). FISHBASE – World Wide Web electronic publication [Internet]. Disponível em: http://www.fishbase.org/comnames/CommonNamesList.php?ID=66&GenusName=Engraulis&SpeciesName=encrasicolus&StockCode=76. Acessado em: ago 2019.

6. Beirão LH. Parâmetros de avaliação da maturação de sardinha (*Sardinella brasiliensis* S.) no processo de anchovagem. [dissertação (Mestrado em Tecnologia de Alimentos)]. Campinas: Faculdade de Engenharia de Alimentos Agrícola, Universidade Estadual de Campinas; 1976.

7. Davidson A. North Atlantic Seafood: A Comprehensive Guide with Recipes. 3 ed. Berkeley, Califórnia. 2003; 512 p.

8. Oetterer M, Perujo SD. Tecnologia tradicional de bioconversão do pescado – anchovagem. In: I Workshop Brasileiro em Aproveitamento de Sub-produtos do Pescado; 4-5 dez 2003; Itajaí, SC. Universidade do Vale do Itajaí.

9. Huss HH. Garantia da Qualidade dos produtos da pesca. Roma: FAO; 1997.

10. Brasil. Ministério da Agricultura, Pecuária e Abastecimento (MAPA). Decreto n° 9.013, de 29 de março de 2017, aprova o novo Regulamento de Inspeção Industrial e Sanitária de Produtos de Origem Animal – RIISPOA. Brasília, DF: Diário Oficial da União. 2017 mar 30; (62):3-27. Seção 1.

11. Pombo CR, Mársico ET, Franco RM, Guimarães CFM, Aguiar NCS, Pardi HS, et al. Caracterização físico-química e bacteriológica de peixes anchovados. Rev Bras Ciênc Vet. 2006 set/dez; 13(3):170-3.

12. Oetterer M, Perujo SD, Gallo CR, Arruda LF, Borghesi R, Cruz AMP. Monitoring the sardine (*Sardinella brasiliensis*) fermentation process to obtain anchovies. Scientia Agricola. 2003; 60(3):511-7.

13. Pombo CR, Marsico ET, Franco RM, Guimarães CFM, Cruz AMP, Pardi HS. Salted and fermented fish processes evaluation. Int J Food Sci Technol. 2009; 44:2100-5.

14. Pombo CR. Avaliação físico-química e bacteriológica de peixes anchovados. [dissertação]. Niterói: Universidade Federal Fluminense; 2007.

15. Jay JM. Modern food microbiology. 6 ed. Gaithersburg: Aspen Publishers Inc; 2000. p. 253-60.

16. Essuman KM. Fermented fish in Africa: A study on processing, marketing and consumption. FAO Fisheries Technical Paper - T329; 1992.

17. Bernbom N, Paludan-Muller C, Gram L. Survival and growth of Salmonella and Vibrio in som-fak, a Thai low-salt garlic containing fermented fish product. Int J Food Microbiol. 2009; 134:223-9.

18. Mackie IM, Hardy R, Hobbs G. Fermented fish products. Roma: FAO Fisheries Reports n. 100; 1971.

19. Yankah VV, Ohshima T, Ushio H, Fujii T, Koizumi C. Study of the differences between two salt qualities on microbiology, lipid and water-extractable components of momoni, a Ghanaian fermented fish product. J Sci Food Agric. 1996; 71:33-40.

20. Giri A, Osako K, Ohsima T. Effect of raw materials on the extractive components and taste aspects of fermented fish paste: *sakana miso*. Fish Sci. 2009; 75:785-96.

21. Kilinc B, Cakli S, Tolasa S, Dincer T. Chemical, microbiological and sensory changes associated with fish sauce processing. Eur Food Res Technol. 2006; 222:604-13.

22. Souza J, Rodrigues LGG, Gonzalez PNM, Tortato R, Carbonea N, Espírito Santo MLP. Atividade antimicrobiana do *Lactobacillus sakei* na fermentação do bonito de barriga listrada (*Euthynnus pelamis*). Vetor. 2006; 16(1/2):25-36.

23. Frazier WC, Westhoff DC. Food microbiology. Nova York: McGraw Hill; 1988.

24. Oetterer [homepage na Internet]. O processo de fermentação do pescado (Anchovamento). USP/ESALQ. LAN.662. Disponível em: www.esalq.usp.br. Acessado em: 15 jan 2009.

25. Contreras-Guzmán E. Bioquímica de pescado e invertebrados. Santiago, Chile: Centro Estúd Cienc Tecnol Aliment; 2002. 209 p.

11.7 Marinação do Pescado

Joice Teixeira Souza ▪ Alex Augusto Gonçalves

Introdução

Fatores como o aumento da população mundial, a crescente demanda por proteína de pescado e a busca por alimentos mais saudáveis, juntamente à mudança no comportamento alimentar humano, desafiam a cadeia produtiva do pescado a desenvolver, ampliar e disponibilizar uma gama maior de produtos alimentares à base de pescado, visando não somente atender as exigências de mercado e o melhor aproveitamento de espécies já tradicionalmente conhecidas, mas também valorizar espécies oriundas da pesca artesanal.

O consumo de pescado tem crescido exponencialmente, estando presente na dieta alimentar humana em diversas partes do mundo, mas ainda permanece sendo considerado uma das *commodities* de alimentos mais perecíveis, ou seja, que deteriora mais rapidamente em comparação a outros produtos cárneos.[1,2] Assim, o pescado, na sua forma em natureza (*in natura*), por ser um produto extremamente perecível, requer manuseio e cuidados especiais ao longo do processamento, armazenamento e comercialização, pois falhas nessa cadeia podem contribuir negativamente na qualidade do produto final, principalmente em mercados consumidores distantes das fontes de desembarque, produção e distribuição.

Como já mencionado em capítulos anteriores, o pescado possui características intrínsecas importantes, como seu alto valor nutricional e sua rápida deterioração. Devido a essas características, a conservação do pescado tem sido uma preocupação constante da humanidade, existindo registros ancestrais de desenvolvimento de técnicas de conservação, como a salga, secagem, cozimento, defumação e marinação, ou, ainda, a combinação entre elas.[3] A salmoura ácida (marinado) é uma das técnicas de conservação de pescado ainda pouco conhecida no Brasil e mais comumente comercializada por pequenas cooperativas de pesca artesanal; no entanto, na Europa, os marinados de pescado são amplamente conhecidos, bastante consumidos e apreciados.

O marinado é uma forma de conservação do pescado por meio de um tratamento osmótico que utiliza uma solução de cloreto de sódio e um ácido orgânico, e é considerado uma das mais antigas formas de conservação de alimentos, com registros de antes do século VII a.C.[1,3-5] Os marinados começaram a aparecer no mercado europeu no século XIX junto às grandes capturas de arenque. Atualmente, além do arenque, outras espécies são utilizadas como matéria-prima dos marinados, a exemplo da anchova, sardinha e alguns mariscos, frescos, congelados,[6] salgados ou em pedaços.[4,5,7,8] A marinação é amplamente utilizada para agregar valor a espécies de baixo valor comercial, dando ao pescado odor e sabor típicos, que podem ser acentuados pela adição de vários temperos e coberturas líquidas.

O processo de marinação é também utilizado para amaciar[5,8-11] ou, ainda, para alterar o sabor, a textura e as propriedades estruturais da carne.[9,10,12] O ácido acético causa o intumescimento da estrutura da proteína e sua desnaturação. Em pequenas concentrações de sal, uma parte das proteínas se dissolve, mas quando acontece o aumento da concentração de sal, a desnaturação passa a ter maior importância. Esses processos causam uma redução de massa de aproximadamente 15% a 20% em relação à massa inicial da matéria-prima e, por esse motivo, é importante a realização de testes de rendimento. As condições ácidas do marinado (pH 4-4,5) tornam as catepsinas musculares mais ativas, resultando na degradação de algumas proteínas musculares em peptídeos e aminoácidos e, por fim, na textura e no sabor característico.[4]

Em geral, a estabilidade e vida de prateleira dos marinados de pescado dependerá da qualidade inicial da matéria-prima *in natura*, considerando seu frescor, taxa inicial de microrganismos presentes e danos físicos,[8,13] bem como do tipo de ácido orgânico utilizado, da concentração de sal e do pH final da solução.[14,15] A manutenção da qualidade depende também em grande parte da temperatura de armazenamento; os produtos marinados armazenados em temperaturas mais baixas (4 a 6 °C) mantêm-se conservados por mais tempo.

Desde 1996, os padrões europeus permitem o preparo de marinados com todos os ácidos orgânicos naturais, como ácido acético, lático, fumárico, málico, cítrico, fosfórico, tartárico e glucona-deltalactona (GDL). Esse último é de particular interesse porque pode reduzir o pH ao nível desejado e ideal para a conservação, sem diminuir as qualidades individuais do produto.[9,16] É considerado um acidulante, pois se torna um ácido (ácido glucônico) quando é hidrolisado.[9,16] O GDL pode ser usado combinado ao vinagre para eliminar o forte sabor de ácido residual. Assim, uma combinação de ácidos permite acidificar o produto a fim de estimular mais rapidamente o sabor natural.[9,17] Ressalta-se que o Art. 342 do Regulamento de Inspeção Industrial e Sanitária de Produtos de Origem Animal (RIISPOA) apenas faz referência às semiconservas de forma generalista, definindo-as como um tratamento específico do pescado por meio do sal.[18] Na marinação, aditivos são pouco utilizados por questões de paladar e os produtos não passam por processo de esterilização para evitar deterioração e para prolongar a vida de prateleira; dessa forma, são classificados como semiconservas, quando a vida de prateleira é prolongada por um período de tempo limitado.

Os métodos de preparação de vários tipos de marinados têm sido estudados e descritos por muitos autores e, mesmo havendo variações na aplicação da técnica de marinação, ela terá sempre o mesmo princípio: a conservação do alimento por meio da ação combinada do sal com o ácido orgânico, independente da adição de condimentos ou outros ingredientes[19] ou ainda da forma de preparo.

Tipos de marinado

O marinado de pescado pode ser preparado com pescado cru ou após passar por um processo de cozimento ou fritura. Com base no processo de preparação, os métodos de marinação são descritos como: a frio, a quente, frito e em gel.[20] O **marinado a frio** é o método mais popular e comumente utilizado em pesquisas científicas e para a comercialização, em que o pescado passa pelo banho de ácido acético e NaCl sem nenhum tipo de tratamento térmico prévio; diferente do **marinado a quente (ou cozido)**, em que se inicia o processo com o cozimento do pescado, em banho-maria, na solução de ácido acético e sal, podendo ou não ser acondicionado em gel. No **marinado frito**, o produto passa por um processo prévio de fritura em óleo vegetal seguido do acondicionado em solução de ácido acético, NaCl e aromatizantes. Já o **marinado em gel** consiste em armazenar o produto que passou pelo processo de marinação em um gel.[21] O banho de imersão ou cobertura pode conter também condimentos e especiarias.

Marinados frios (tradicional)

O fluxograma apresentado na Figura 11.7.1 mostra as principais operações unitárias do processamento de marinado frio, sendo que as etapas de classificação/seleção, limpeza/lavagem e filetagem ou diferentes cortes são comuns a todos os tipos de marinado.

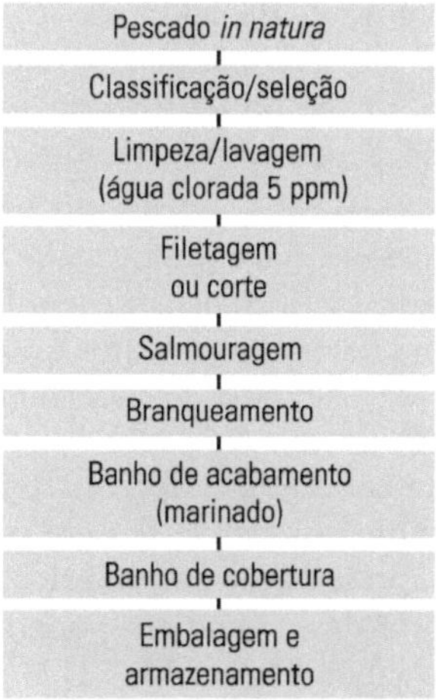

Figura 11.7.1 ■ Fluxograma operacional para marinado tradicional de pescado.

- **Seleção e classificação do pescado**: a seleção do pescado visa separar os exemplares que não apresentam condições sanitárias adequadas. Fazer uma análise sensorial prévia e descartar os espécimes de má qualidade é uma operação fundamental, pois quanto maior a qualidade do pescado *in natura*, melhor será o produto final.
- **Limpeza e lavagem**: a lavagem do pescado, logo após a sua chegada na planta, deve ser rápida, por imersão do pescado em tanques com água clorada, ou por meio de lavadores rotatórios. A limpeza do pescado consiste na escamação e evisceração. Também é retirada a nadadeira, a cabeça e, se necessário, a coluna vertebral.
- **Filetagem ou corte em postas**: caso não seja processado o pescado inteiro, o corte em postas ou a filetagem será o mais indicado. Após essa etapa, deve-se lavar as postas ou os filés antes de serem submetidos à salga.

- **Salmouragem**: o pescado recebe um banho de 8-10% de sal por uma hora para obter um enrijecimento do músculo e para eliminar restos de escamas e sangue.
- **Branqueamento**: o branqueamento é utilizado para reduzir as perdas em 25-30% ocorridas no processo e garantir um controle permanente da composição da solução de branqueamento. Utiliza-se solução de 2,5% de NaCl e 0,5% de ácido acético (por quatro horas) na proporção 1:1. O ideal é que, após 10-15 minutos de imersão nessa solução (3% ácido acético e 6,5% de sal), o produto contenha 0,4% de ácido acético e 1,5% de sal.
- **Banho de acabamento**: a própria composição do banho de acabamento, a proporção de peixe para líquido (1,5:1) e a maneira exata de o produto ser tratado são decisões importantes para uma qualidade final bem-sucedida. O ácido acético é naturalmente o mais importante ingrediente para a conservação, embora uma adequada quantidade de sal (7-8% em relação ao ácido acético) seja importante para evitar um amolecimento causado pelo ácido acético. Geralmente se utiliza uma solução com 4-4,5% de ácido acético, sendo que a solução no final do tratamento deverá conter 1-2,5% de ácido acético. O tempo de imersão nessa solução é de três a oito dias, dependendo da temperatura (10-12 °C).
- **Banho de cobertura**: os peixes são retirados do banho de acabamento e é feita uma classificação, sendo retirados os peixes danificados. Em seguida, os peixes são embalados (em barris, latas, vidros ou recipientes plásticos) e coloca-se o líquido de cobertura (1-2% de ácido acético e 2-4% de sal). A relação entre peixe e salmoura ou líquido de cobertura é de 2:1. Rodelas ou pedaços de cebola, cenoura ou couve-flor em conserva garantem uma melhor apresentação ao produto, e temperos como pimenta, mostarda e pimentão podem ser adicionados para realçar o sabor (Figura 11.7.1).
- **Vida de prateleira**: a vida de prateleira de marinados frios (0-8 °C) é de 14 dias, com o conteúdo muscular de sal (2-4%) e ácido acético (1-2,5%).

A estabilidade dos produtos marinados

O efeito inibitório da combinação do ácido acético com o sal sobre os microrganismos e enzimas aumenta conforme a concentração dessas substâncias na solução base.[5,22-24] A conservação por intermédio de meio ácido é influenciada por alguns fatores como: alta concentração (efeito bactericida), baixa concentração (inibe crescimento, mas sem efeito bactericida), temperatura, tipo e tamanho da população de microrganismos contaminantes.

A ação do ácido como conservante se deve ao aumento da força iônica e decréscimo do pH.[9] De fato, muitas espécies de bactérias se desenvolvem bem em pH neutro e são incapazes de crescer em meios com pH abaixo de 4,5. As condições ácidas dos marinados (pH 4-4,5) faz com que as catepsinas musculares se tornem mais ativas, resultando na degradação de algumas proteínas musculares em peptídeos e aminoácidos, e conferindo ao produto textura e aroma característicos. O tipo de ácido usado tem um forte impacto sobre a carga microbiana dos marinados. Utilizando o acidulante GLD (glucona-deltalactona, substância que aumenta a acidez ou confere um sabor ácido aos alimentos) sozinho, o efeito de descontaminação e vida de prateleira do produto são baixos; por outro lado, ao utilizar o ácido acético, mesmo que em pequena proporção combinado ao GDL (por exemplo, proporção 14:1 de GDL:ácido acético), a descontaminação pode ser melhorada e a vida de prateleira prolongada. Além disso, a solução de ácido acético mais o GDL é uma opção interessante para moderar o sabor ácido (ou ainda, o azedo) e salgado, deixando o produto mais atrativo para os consumidores sem afetar o nível de descontaminação e a vida de prateleira do produto final.[9]

A degradação do marinado envolve a tolerância não apenas ao ácido acético, mas também ao sal.[1,20] Em relação à tolerância ao sal, e tomando por base um meio salino a 2%, as bactérias são classificadas como não halofílicas, que podem ser sensíveis ao sal (crescem somente em meios com menos de 2% de sal) ou tolerantes ao sal (crescem bem em meios contendo menos de 2% de sal, mas também se desenvolvem em meios com mais de 2%); ou halofílicas, que podem ser facultativas (desenvolvem-se em meios com menos de 2% de sal, mas crescem em meios com mais de 2%) ou obrigatórias (crescem somente em meios com mais de 2% de sal). O NaCl pode inibir o crescimento microbiano pela restrição da disponibilidade de água (ou seja, baixa a_W) no produto. O objetivo não é apenas retardar a ação dos microrganismos e enzimas, mas também alterar os atributos sensoriais, como sabor, aroma, textura, e as propriedades estruturais da matéria-prima, resultando em um produto com características únicas e com uma extensa, mas limitada, vida de prateleira.

Os marinados armazenados em temperaturas de refrigeração (4-6 °C) mantêm suas qualidades por mais tempo.[5,8] A vida de prateleira dos marinados frios é de 24 dias a 0-8 °C, com conteúdo tecidual de 2-4% de sal e 1-2,5% de ácido acético. Se os produtos forem mantidos a 27-30 °C, estragarão em 20 dias, mesmo quando bem preparados.[4,20] Nos marinados cozidos e fritos, há um tratamento térmico adicional de no máximo 100 °C, porém não suficiente para matar os microrganismos. O conteúdo de sal e ácido acético no pescado tem importância crucial na vida de prateleira dos marinados cozidos. Em média, os produtos contendo de 1-2% de ácido acético e 2-4% de sal possuem uma vida de prateleira de 28 dias a 0-8 °C.[4,20] Nos marinados fritos, se as camadas superiores do pescado forem "esterilizadas" durante a fritura, a vida de prateleira desses produtos é maior que os marinados frios ou cozidos. Em temperatura de 0-8 °C, podem ser estocados durante um ano, dependendo do conteúdo de sal e ácido acético no tecido muscular.[4,20,25]

Na Tabela 11.7.1, é possível observar, por meio dos estudos realizados com marinados de diversas espécies, que as quantidades de ácido orgânico e cloreto de sódio utilizadas no banho de imersão estão relacionadas à espécie utilizada, que os percentuais de ácido orgânico e NaCl dificilmente

TABELA 11.7.1 Marinados de pescado encontrados na literatura científica.

Espécie	Ácido orgânico	NaCl	Tempo de imersão	pH	Estabilidade	Acabamento
Vôngole (*Anomalocardia brasiliana*)[7]	Vinagre de vinho branco	–	–	≤ 4,5	240 dias	Azeite e condimentos
Sardinha (*Sardina pilchardus*)[8]	Ácido acético 2-4%	10%	24 h	4,0	60-90 dias	Óleo de girassol
Sardinha (*Sardina pilchardus*)[22]	Ácido acético 7%	14%	22 dias	< 4,5	180 dias	Molho de tomate e pasteurização
Mexilhão (*Perna perna*)[26]	Ácido lático 0,5%	5%	12 h	–	21-42 dias	Óleo de soja, ácido sórbico, mostarda e especiarias
Sauro-do-pacífico (*Cololabis saira*)[27]	Ácido acético 2-3%	12%	72 h	< 4,5	90 dias	Embalagem a vácuo
Camarão-rosa (*Parapenaeus longirostris*)[10]	Ácido cítrico 2%	4%	–	< 4,8	40 dias	Extrato de alecrim
Bonito (*Sarda sarda*)[5]	Ácido acético 4%	10%	10 dias	< 4,5	130-150 dias	Especiarias
Anchova (*Engraulis encrasicholu*)[5]						
Anchoita (*Engraulis anchoita*)[28,29]	Ácido acético 3%	10%	–	–	–	Óleo de milho
Surubim (*Pseudoplatystoma coruscans*)[30]	Ácido acético 3-4%	3-4%	1 h	–	10 dias	–
Truta-arco-íris (*Salmo gairdneri*)[31]	Ácido acético 3%	10%	48 h	–	120 dias	–
Camarão-branco (*Litopenaeus vannamei*)[32]	Ácido acético 65%	4%	72 h	< 3,5	48 horas	Óleo comestível e especiarias
Arenque-do-atlântico (*Clupea harengus*)[33]	Ácido acético 2%	8%	72 h	–	–	Alta pressão hidrostática

serão superiores a 5% e 10%, respectivamente, e que o percentual de ácido orgânico utilizado não varia tanto entre espécies quanto o percentual de cloreto de sódio. Esses valores devem ser ajustados para que se obtenha o pH final desejado, o equilíbrio de textura, a qualidade do produto final e a vida de prateleira esperada.

Bispo *et al.*[7] realizaram ensaios de formulação para o marinado de vôngoles ou marisco-pedra (*Anomalocardia brasiliana*), na tentativa de padronizar as quantidades de ácido (vinagre), azeite, sal (NaCl) e condimentos, bem como para tornar a tecnologia de obtenção do marinado facilmente reprodutível. A acidificação do produto (pH ≤ 4,5) foi feita com vinagre de vinho branco. O processamento proposto proporcionou um produto desejável, com "esterilidade comercial", apreciável aceitabilidade e conveniente estabilidade (240 dias), quando armazenado a temperatura ambiente.

Gökoglu *et al.*[8] estudaram a vida de prateleira de sardinhas marinadas em diferentes concentrações de ácido acético a fim de determinar sua aceitabilidade após 150 dias de armazenamento sob refrigeração (4 °C). Os filés de sardinha foram imersos em duas soluções contendo 2% e 4% de ácido acético e 10% de NaCl, na proporção 1:1,5 (peixe:solução), à temperatura ambiente (25 °C ± 2 °C), por 24 horas. Os filés foram retirados da solução, colocados em vidros e preenchidos com óleo de girassol. A qualidade sensorial decresceu durante os dias de armazenamento, sendo que os escores sensoriais da sardinha marinada na solução contendo 2% de ácido acético se mantiveram sempre acima da marinada em solução com 4%; além disso, as amostras tiveram qualidade "muito boa" até 90 dias para a solução com 2% e até 60 dias para a solução com 4% de ácido acético.

Kilinc e Cakli[22] estudaram a vida de prateleira da sardinha marinada em molho de tomate. O processo de marinado foi realizado com uma solução de 7% de ácido acético e 14% de cloreto de sódio, na proporção 1,5:1 (peixe:solução), por 22 dias, na temperatura de 4 °C. As sardinhas marinadas foram acondicionadas em vidros de 375 mL contendo 150 mL de molho de tomate (2% de ácido acético e 4% de sal), na mesma proporção de 1,5:1. Além do molho, algumas especiarias foram adicionadas (pimenta-vermelha, mostarda, alho, louro). Metade dos frascos de vidro foi pasteurizada a 70 °C por 20 minutos. As sardinhas marinadas pasteurizadas e não pasteurizadas foram armazenadas a 4 °C por até seis meses. No final do armazenamento de seis meses, tanto as amostras de sardinha marinada pasteurizada como as de sardinha marinada não pasteurizada foram consideradas não comestíveis, de acordo com os resultados dos valores dos níveis de oxidação lipídica e análise sensorial.

Aveiro *et al.*[26] avaliaram a estabilidade do mexilhão (*Perna perna*) sob os aspectos físico-químicos, microbiológicos e sensoriais em duas diferentes formulações de marinação. Primeiramente, os mexilhões vivos foram rapidamente lavados, escaldados em vapor até a abertura das conchas, de onde foram retirados, lavados em água fria (4 °C ± 1 °C) e imersos em solução de ácido láctico (0,5%) e solução de cloreto de sódio (5%) a 4 °C por 12 horas. Após a drenagem, os mexilhões foram divididos em dois lotes, que foram marinados como se segue. O primeiro lote foi imerso em um molho pré-refrigerado (4 °C) contendo 4,5% de ácido acético (v/v), NaCl, óleo de soja, ácido sórbico (0,1 g/100 g no máximo), especiarias (cebola e pimenta-verde – amostra A), enquanto o segundo lote foi marinado na mesma mistura, com a adição de mostarda (amostra B). A proporção entre mexilhão e solução foi de 1:5. Os mexilhões marinados foram acondicionados em caixas de polipropileno, etiquetados e armazenados a 4 °C ± 1 °C por 50 dias. Mudanças nas análises microbiológicas, químicas e sensoriais foram monitoradas durante esse período. No final de 50 dias de armazenagem, os valores de bases voláteis totais mantiveram-se abaixo do limite de 35 mg/100 g (TVB-N) e os valores de pH e acidez foram insignificantes para ambas as formulações. Quanto às análises sensoriais, os mexilhões marinados mantiveram-se estáveis durante 42 dias e 21 dias de armazenamento para a formulação A e B, respectivamente.

Sallam[1] e Sallam *et al.*[27] estudaram a estabilidade química, sensorial e microbiológica do marinado do peixe sauro-do-pacífico (*Cololabis saira*). O processo de marinação foi por imersão dos filés de peixe em duas soluções: (a) solução de 2% de ácido acético (v/v) e 12% de NaCl (p/v), com pH final de 2,14; (b) solução de 3% de ácido acético (v/v) e 12% de NaCl (p/v), com pH final de 2,05. Ambas ocorreram na temperatura de 4 °C, por 72 horas. A proporção entre peixe e solução foi de 1:1,5 e a mistura foi agitada em intervalos de 3 horas. Após as 72 horas de marinação, os filés foram escorridos e embalados a vácuo em sacos de polietileno, rotulados e armazenados a 4 °C por 90 dias. Esse estudo concluiu que o processo de marinação do sauro-do-pacífico nas duas condições (a e b) pôde melhorar a qualidade microbiológica, retardar ou inibir o crescimento de específicas bactérias deteriorantes e prolongar a vida de prateleira do produto durante o armazenamento refrigerado. Portanto, pode ser usado como um método seguro para a preservação de peixes gordos.

Segundo Cadum *et al.*,[10] o camarão-rosa de profundidade (*Parapenaeus longirostris*), que não tem valor econômico e sofre problemas de qualidade durante a estocagem sob congelamento, recebeu um ganho de sabor, textura e durabilidade com o processo de marinação. Nesse estudo, os camarões foram imersos em solução de metabissulfito de sódio por 10 minutos antes de serem descascados. Em seguida, foram mantidos a –40 °C por 12 horas e armazenados a –18 °C durante cinco meses. Para o processo de marinação, os camarões congelados em sacos plásticos foram descongelados em água corrente e depois cozidos em banho-maria por 10 minutos. Mais tarde, foram divididos em dois grupos. A solução do marinado foi preparada pela adição de ácido cítrico e de NaCl para ambos os grupos, exceto no grupo A que recebeu ácido benzoico e sórbico na solução de marinado. O outro grupo, sem agente antimicrobiano, foi denominado grupo B. Os camarões foram colocados em recipientes de plástico em uma proporção de 1:1 (camarão:solução) e fechados. A vida de prateleira do camarão marinado foi indicada em 40 dias a 1 °C. Em geral, quando foram comparadas a composição centesimal, a química e a análise sensorial do grupo A às do grupo B, nenhuma diferença significativa foi encontrada ($p > 0,05$). Os membros do painel sensorial indicaram que um intenso ranço ocorreu no produto no final dos 40 dias e que esse poderia ser considerado um índice de qualidade do produto final.

Duyar e Eke[5] estudaram a vida de prateleira de filés de bonito (*Sarda sarda*) e anchova (*Engraulis encrasicholu*) marinados, preparados em solução de ácido acético (4%) e NaCl (10%) por 10 dias, na proporção 1:1. Após 10 dias, os filés foram embalados em vidros, adicionados da mesma solução de ácido acético e NaCl e especiarias (pimenta-vermelha, cominho, pimenta-preta, alho), e foram armazenados por 170 dias a 4 °C. A vida de prateleira, de acordo com os parâmetros de oxidação lipídica (TBA) e atributos sensoriais, foi de 130 dias para filés de bonito e 155 dias para filés de anchova marinada.

Por sua vez, Yannes e Casales[28] avaliaram as alterações químicas e sensoriais em filés de anchoita (*Engraulis anchoita*) durante o processo de marinado desenvolvido pelos mesmos autores,[29] que consistiu em: descongelamento da anchoita; lavagem; descabeçamento; evisceração e corte da nadadeira caudal; filetagem; lavagem e salga (10% de cloreto de sódio por uma hora a 18 °C, na proporção peixe:solução de 1:1); marinação (3% de ácido acético e 10% de cloreto de sódio, na proporção peixes:solução de 1,3:1) em recipientes fechados de 10 kg, a 20 °C ± 1 °C; embalagem (em recipientes de vidro com óleo de milho); e, finalmente, armazenagem a 8 °C ± 2 °C. A redução do conteúdo de proteína e N-BVT e o aumento de acidez e de aminoácidos livres gerados durante o processo de elaboração do marinado fazem com que os filés marinados adquiram textura e aroma característicos.

Delbem *et al.*[30] estudaram o processo de marinação para surubim como uma alternativa para agregar valor à produção de filés dessa espécie, ajustando os teores de ácido acético e cloreto de sódio para que garantissem uma maior vida de prateleira e aceitabilidade do produto. Os autores obtiveram melhores resultados com a solução contendo de 3-4% de ácido acético e de 3-4% de cloreto de sódio em 1 h de imersão. Com essa combinação, a vida de prateleira do produto foi de dez dias sob refrigeração. Os autores sugerem a técnica de marinação como alternativa viável para agregar valor a espécies menos apreciadas, já que, se comparada a outras técnicas, a marinação apresenta um baixo custo de produção.

Ozden *et al.*[31] analisaram alterações de aminoácidos e ácidos graxos na composição da truta-arco-íris marinada durante 120 dias de armazenamento. A truta foi imersa na solução de marinação contendo 3% de ácido acético e 10% de cloreto de sódio na proporção de 1:1,5 por 48 h. Após a marinação, os peixes foram drenados por 15 minutos em temperatura ambiente e posteriormente embalados a vácuo em atmosfera modificada. As amostras foram armazenadas em temperatura de 4 °C, analisadas a cada 30 dias durante 120 dias. Não houve redução significativa de ácidos graxos poli-insaturados, enquanto o aumento nas concentrações de ácidos graxos saturados foi bastante significativo ($p < 0,005$). As alterações nos aminoácidos e ácidos graxos, observadas no músculo da truta marinada durante o armazenamento, foram úteis como um índice de frescor e decomposição do peixe marinado e demonstram a forte influência desses componentes na qualidade final do produto.

Freitas e Oliveira Filho[32] afirmam que a forma de comercialização do camarão-cinza é pouco variada e apostam na marinação como uma alternativa para agregar valor à espécie. Assim, estudaram o processo de marinação utilizando três concentrações diferentes de ácido acético, sendo 55%, 65% e 75%, 4% de cloreto de sódio, 0,2% de pimenta-do-reino-preta em pó e 0,1% de louro em pó para os três tratamentos. O tempo de marinação foi de 72 h a 7 °C. Os camarões foram embalados em recipientes de vidro com líquido de cobertura contendo azeite de oliva pré-aquecido, sal e condimentos. Na análise de rendimento, observou-se que não houve variação de peso entre os três tratamentos e a perda de peso de 78,8% a 83,7% pode estar associada à desnaturação de proteínas causada pelo ácido acético. Não houve variação expressiva de pH entre os tratamentos e, na análise sensorial para os quesitos cor, odor e textura, também não houve variação entre as diferentes concentrações de ácido acético. Com esse estudo, os autores sugerem que, independentemente da contração de ácido acético, a marinação garante um bom rendimento e uma boa aceitação do produto, mas indicam que a concentração mínima de ácido acético seja de 65% para melhores resultados de rendimento, estabilidade do pH e aceitação do produto final.

Muitos autores estudaram e otimizaram a técnica de marinação para conservar, garantir sabor e textura diferenciados e agregar valor a diversas espécies de pescado. Uçak e Gokoglu,[33] por exemplo, apresentam uma combinação da marinação com tecnologia de alta pressão hidrostática (HHP – ver detalhes no Capítulo 12.7). Eles avaliaram os efeitos da HHP em filés de arenque marinados em solução contendo 2% de ácido acético e 8% de NaCl, na proporção 1:1,5 (peixe:solução), imersos durante 72 h a 4 °C. Os filés foram embalados a vácuo e pressurizados a 100, 300, 500 e 600 MPa por 5 e 10 min. Foram avaliados aparência, odor, sabor, textura e aceitabilidade e os melhores resultados para esses parâmetros foram obtidos nas amostras prensadas a 100 e 300 MPa. O estudo não indica qual a estabilidade do produto final, mas aponta um caminho para novas pesquisas sobre o uso da técnica de marinação combinada a novas tecnologias de embalagem.

Referências bibliográficas

1. Sallam KI. Effect of marinating process on the microbiological quality of Pacific saury (*Cololabis saira*) during vacuum-packaged storage at 4 °C. Int J Food Sci Technol. 2008; 43:220-8.
2. Gram L, Huss HH. Fresh and processed fish and shellfish. In: Lund BM, Baird-Parker TC, Gould GW (eds.). The Microbiological Safety and Quality of Foods. Gaithersburg, MD: Aspen Publishing Inc; 2000. p. 472-506.
3. Collignan A, Bohuon P, Deumier F, Poligné I. Osmotic treatment of fish and meat products. J Food Eng. 2001; 49:153-62.
4. Shenderyuk VI, Bykowski PJ. Salting and marinating of fish. In: Sikorski ZE (ed.). Seafood: Resources, Nutritional Composition and Preservation. Boca Raton, FL (USA): CRC Press. 1990; p. 156-61.
5. Duyar HA, Eke E. Production and quality determination of marinade from different fish species. J Anim Vet Adv. 2009; 8(2):270-5.
6. Carneiro MJM, Tobinaga S, Cristianini M, Goli T, Raoult-Wack AL. Influência do Método de Congelamento em Filé de Sardinha Marinado. Rev Bras Prod Agroindustr. 2000; 2(1):1-6.
7. Bispo ES, Santana LRR, Carvalho RDS, Leite CC, Lima MAC. Processamento, estabilidade e aceitabilidade de marinado de vongole (*Anomalocardia brasiliana*). Ciênc Tecnol Aliment. 2004; 24(3):353-6.
8. Gökoglu N, Cengız E, Yerlıkaya P. Determination of the shelf life of marinated sardine (*Sardina pilchardus*) stored at 4 °C. Food Control. 2004; 15:1-4.
9. Poligne I, Collignan A. Quick marination of anchovies (*Engraulis enchrasicolus*) using acetic and gluconic acids. Quality

and stability of the end product. LWT - Food Sci Technol. 2000; 33:202-9.

10. Cadun A, Kısla D, Caklı S. Marination of deep-water pink shrimp with rosemary extract and the determination of its shelf-life. Food Chem. 2008; 109:81-7.
11. Kijowski J, Mast MG. Tenderization of spent fowl drumsticks by marination in weak organic solutions. Int J Food Sci Technol. 1993; 28:337-42.
12. Seuss I, Martin M. The influence of marinating with food acids on the composition and sensory properties of beef. Fleischwirtschaft. 1993; 73:292-5.
13. Fuselli SR, Casales MR, Fritz R, Yeannes MI. Microbiology of the marination process used in anchovy (*Engraulis anchoita*) production. Lebensm-Wiss u-Technol. 1994, 27:214-8.
14. Gallart-Jornet L, Barat JM, Rustad T, Erikson U, Escriche I, Fito P. A comparative study of brine salting of Atlantic cod (*Gadus morhua*) and Atlantic salmon (*Salmo salar*). J Food Eng. 2007; 79(1):261-70.
15. Giuffrida A, Ziino G, Orlando G, Panebianco A. Hygienic evaluation of marinated sea bass and challenge test for *Listeria monocytogenes*. Vet Res Commun. 2007; 31:369-71.
16. Andres C. Lower pH of acidified foods without adding strong acid taste. Food Process. 1981; 42:66.
17. Hartwig P, McDaniel MR. Flavor characteristics of lactic, malic, citric and acetic acids at various pH levels. J Food Sci. 1995; 60:384-8.
18. Brasil. Ministério da Agricultura, Pecuária e Abastecimento. Decreto N° 9.013, 29/03/2017. Regulamento de Inspeção Industrial e Sanitária de Produtos de Origem Animal – RIISPOA. Brasília, DF: Diário Oficial da União. 2017 mar 30; (62):3-27. (Seção 1).
19. Fuselli SR, Casales MR, Fritz R, Yeannes MI. Typical microorganisms in cold marinated anchovies (*Engraulis anchoita*) filled with corn oil and spices. J Aquat Food Prod Technol. 2003; 12:55-62.
20. Meyer V. Marinades. In: Borgström G (ed.). Fish as Food. Nova York: Academic Press; 1965. 3:165-93. (Parte I).
21. Knockaert C. Les marinades des produits de lamer. Collection Valorisation des produits de la mer. IFREMER – Inst Fr Recherche Exploit Mer; 1989.
22. Kilinc B, Cakli S. Determination of the shelf life of sardine (*Sardina pilchardus*) marinades in tomato sauce stored at 4 °C. Food Control. 2005; 16:639-44.
23. Björkroth J. Microbiological ecology of marinated meat products. Meat Sci. 2005; 70:477-80.
24. Fuselli SR, Casales MR, Fritz R, Yeannes MI. Isolation and characterization of microorganisms associated with marinated anchovy (*Engraulis anchoita*). JAquat Food Prod Technol. 1998; 7:29-38.
25. Ferreira MM. Obtenção de um produto marinado a partir da corvina (*Micropogonias furnieri*). [monografia (Projeto de Graduação em Engenharia de Alimentos)].Rio Grande, RS: FURG; 1997.
26. Aveiro M, Pellizzaro QC, Amboni RDMC, Batista CRV, Birão LH, Barreto PLM. Chemical, microbiological and sensory changes of marinade mussel (*Perna perna*, Linné 1758) storage at 4 °C. Aliment Nutr. 2007; 18(2):121-6.
27. Sallam KI, Ahmed AM, Elgazzar MM, Eldaly EA. Chemical quality and sensory attributes of marinated Pacific saury (*Cololabis saira*) during vacuum-packaged storage at 4 °C. Food Chem. 2007; 102:1061-70.
28. Yeannes MI, Casales MR. Modifications in the chemical compounds and sensorial attributes of *Engraulis anchoita* fillet during marinating process. Ciênc Tecnol Aliment. 2008; 28(4):798-803.
29. Yeannes MI, Casales MR. Estudio de las variables de proceso de marinados de anchoíta (*E. anchoíta*). Alimentaria Rev Tecnol Hig Aliment. 1995; 262:87-91.
30. Delbem ACB, Fantinini LE, Lara JA. Processo de marinação em filés de surubim. Bol Tec Embrapa Pantanal; 2013. (Série: Circular Técnica 105).
31. Ozden O. Changes in amino acid and fatty acid composition during shelf-life of marinated fish. J Sci Food Agric; 2015.
32. Freitas MM, Oliveira-Filho PRC. Estabilidade e aceitação sensorial de marinados de camarão-cinza (*Litopenaeus vannamei*). Acta Fish Aquat Res; 2016.
33. Uçak I, Gökoglu N. Effect of high hydrostatic pressure on sensory quality of marinated herring (*Clupea harengus*). J Food Process Preserv; 2017.

11.8 Carne Mecanicamente Separada (CMS) de Pescado

Cristiane Rodrigues Pinheiro Neiva

Introdução

Fatores como o aumento da população mundial, a crescente demanda por proteína de pescado e a busca por alimentos mais saudáveis, juntamente à mudança no comportamento alimentar humano, desafiam a cadeia produtiva do pescado a desenvolver, ampliar e disponibilizar uma gama maior de produtos alimentares à base de pescado, visando não somente atender as exigências de mercado e o melhor aproveitamento de espécies já tradicionalmente conhecidas, mas também valorizar espécies oriundas da pesca artesanal.

O consumo de pescado sob a ótica da saúde pública é fundamental e se destaca pelos benefícios nutricionais inegáveis à saúde humana, pela alta qualidade de sua proteína, pela elevada digestibilidade da mesma, além de ser fonte de ácidos graxos poli-insaturados benéficos à saúde. A literatura científica destaca que a segurança alimentar e nutricional global deve ser alcançada pelo aumento na produção de alimentos, pela melhoria da qualidade nutricional do alimento produzido e pela redução na produção de resíduos alimentares.[1]

Apesar das previsões de aumento de produção e de comercialização de produtos pesqueiros no cenário mundial, o nível de consumo médio nacional ainda não alcançou o valor médio mundial de 20 kg de peixe *per capita*/ano.[64] No Brasil e no mundo, o pescado na apresentação "fresco" é o mais consumido nos lares, embora existam inúmeras tecnologias e o mercado de *food service* seja apontado como grande potencial de aumento de consumo dessa *commodity*.[2] Portanto, faz-se necessário um estímulo ao desenvolvimento tecnológico das indústrias de pescado, na geração de novos produtos. No contexto de melhor aproveitamento cárneo, temos a carne mecanicamente separada (CMS) de pescado, tecnologia que permite maior recuperação de carne em comparação aos métodos de processamento convencionais, gerando matéria-prima básica e versátil para o desenvolvimento de novos produtos. A utilização dessa tecnologia pode resgatar uma parcela do pescado normalmente destinada à produção de farinha para ração animal, agregando valor a uma parte depreciada das capturas[3] ou não aproveitada no processamento industrial.

Os problemas ambientais e a crise de recursos demonstram a premente necessidade de pesquisas que enfoquem o desenvolvimento e/ou introdução de novas tecnologias para a produção de alimentos, considerando-se a segurança alimentar, tanto em relação a um melhor aproveitamento das diferentes matérias-primas, como em relação à inocuidade do alimento.[4] Atualmente, milhares de toneladas de resíduo são produzidos e descartados pelas unidades beneficiadoras de pescado, gerando um sério problema de poluição ambiental. O aproveitamento dos resíduos para a produção de

Nota ao Leitor: Este capítulo apresenta algumas figuras coloridas e para visualizar basta acessar o QR *code* disponível na página XIX, "Material Suplementar".

coprodutos não é uma prática corrente no setor produtivo brasileiro, por falta de tecnologias que consorciem aspectos ambientais à lucratividade e que possibilitem ao produtor aumentar a sustentabilidade do seu empreendimento.[5]

A sustentabilidade tem ganhado destaque devido à crescente conscientização da necessidade de melhoria nas condições ambientais, econômicas e sociais, de forma a aumentar a qualidade de vida de toda a sociedade, preservando o meio ambiente. Além dos benefícios à sociedade, a adoção de mecanismos sustentáveis tem sido estrategicamente pensada como uma forma de diferenciação e agregação de valores a novos produtos, viabilizando inserção em alguns mercados. Na cadeia produtiva do pescado, a adoção de tecnologias que visem minimizar os resíduos e, consequentemente, preservar ecossistemas e recursos naturais, podem aliar sustentabilidade com o desenvolvimento sustentável, refletindo ações para benefícios coletivos.[6]

Definição da CMS e histórico mundial

A carne mecanicamente separada (CMS) de pescado, também conhecida como *minced fish*, polpa de pescado, cominutado/cominuído de pescado ou carne de pescado mecanicamente desossada, é a carne de peixe separada de pele e ossos em máquina desossadora.[7-9] A terminologia CMS refere-se, tradicionalmente, à carne de aves e bovinos, mas vem sendo adotada também em textos científicos, equivalente à tradução do termo em inglês *minced fish* ou *fish mince*.

O *Codex Alimentarius* define a CMS como um produto obtido a partir de uma única espécie, ou mistura de espécies de peixes com características sensoriais semelhantes, por meio de processo mecanizado da parte comestível, gerando partículas de músculo esquelético isentas de vísceras, escamas, ossos e pele.[10]

Segundo o Artigo 338 do Decreto n.º 9.013, de 29 de março de 2017, que dispõe sobre a inspeção industrial e sanitária de produtos de origem animal (RIISPOA),[11] carne mecanicamente separada de pescado é o produto congelado obtido de pescado, envolvendo o descabeçamento, a evisceração, a limpeza deste e a separação mecânica da carne das demais estruturas inerentes à espécie, como espinhas, ossos e pele. Também cabe destacar, para esclarecimento, que para os fins desse decreto, *surimi* é o produto congelado obtido a partir de carne mecanicamente separada de peixe, submetida a lavagens sucessivas, drenagem e refino, com incorporação de aditivos.

A tecnologia da CMS surge no Japão, no final da década de 1940, refletindo a necessidade da indústria de aproveitar o descarte de carne e a crescente demanda por produtos à base de pescado, viabilizando as espécies de pequeno porte subutilizadas e a fauna acompanhante encontrada em grande quantidade na pesca de baixo valor comercial.[13,17] Espécies de pescado que apresentam complicado processamento (baixo rendimento) e pouca aceitabilidade, como as aparas resultantes da filetagem industrial do pescado e os espinhaços, normalmente apresentados como resíduos descartados, poderiam ser aproveitados como alimento utilizando essa tecnologia.[3,12] A CMS é obtida pela passagem do pescado eviscerado e descabeçado ou de seus resíduos por uma máquina separadora de carne e ossos, podendo ser lavado com água ou não, drenado, ajustado à umidade, acondicionado em bloco e congelado em congelador rápido.[13] A CMS de pescado representa a primeira etapa do isolamento ou fracionamento da proteína do pescado para uso como *food ingredient*, podendo ser condimentada, submetida à cocção, formatada, fatiada e congelada. Salsichas, *fishburgers* e *corned fish* são formulações preparadas a partir do *minced*.[14] A CMS serve como matéria-prima do *surimi* e não deve ser confundida com pescado triturado; trata-se de uma tecnologia que não se restringe apenas à trituração da carne.[12,15]

Podemos então mencionar que produtos à base da CMS pertencem de certa forma à geração anterior ao fenômeno *surimi*, tendo um processo de produção relativamente simples e barato, razão pela qual é amplamente utilizado em algumas partes do mundo. A tecnologia para obter *surimi*, que é um concentrado proteico ou massa de peixe refinada e clareada, requer altos investimentos em equipamentos, preços competitivos de mercado, além de exigir um elevado consumo de água e de tempo nos vários procedimentos de lavagem, com consequente perda em sólidos no efluente líquido.[16]

Etapas do processamento da CMS de pescado

A seguir, são descritos os princípios básicos para a elaboração da CMS a partir de peixes inteiros, seguindo o fluxograma operacional (Figuras 11.8.1 e 11.8.2).

a) **Matéria-prima para obtenção da CMS**: a escolha de uma espécie de peixe para industrialização, visando à colocação de produtos com valor agregado no mercado, considera principalmente o fato de a espécie ser abundante e disponível na maior parte do ano. Atenção deve ser dada às espécies de peixe disponíveis, sobretudo em relação à constituição lipídica, pela influência na obtenção da CMS de pescado de boa qualidade. Dessa forma, espécies de carne branca, e consequentemente de menor teor de lipídios, são geralmente consideradas melhores que o pescado gordo, provavelmente devido à coloração indesejável e a problemas em relação à remoção de lipídios, de forma a conferir ao produto final aparência desejável quanto à cor clara da carne, odor e sabor suaves.[16,18] Um exemplo da priorização de peixes de carne magra e branca é a clássica utilização da espécie polaca-do-alasca (*Alaska pollock – Theragra chargrogramma*) para a produção de *surimi*. Também o polaca-do-alasca, pescada, *catfish* e tilápia são bastante mencionados na literatura como fonte normalmente utilizada da CMS. Além dessas, outra espécie bastante utilizada é o salmão, principalmente as aparas provenientes da operação após a filetagem. É possível utilizar uma mistura de espécies de peixes para o processamento da CMS, mas se recomenda a escolha de espécies com características simi-

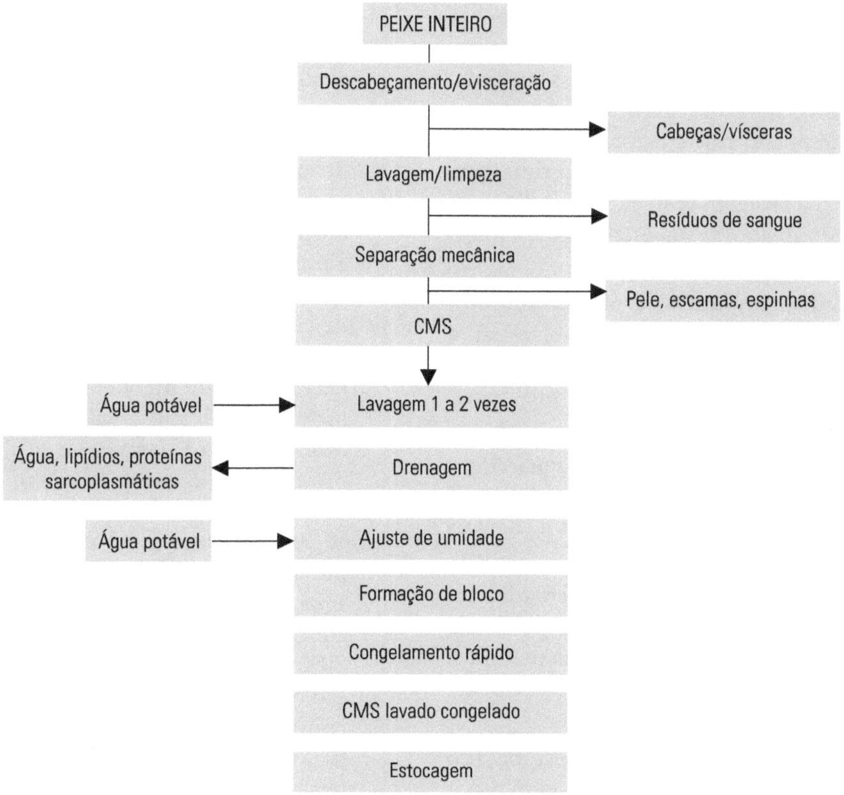

Figura 11.8.1 ■ Fluxograma do processamento da CMS.[15]

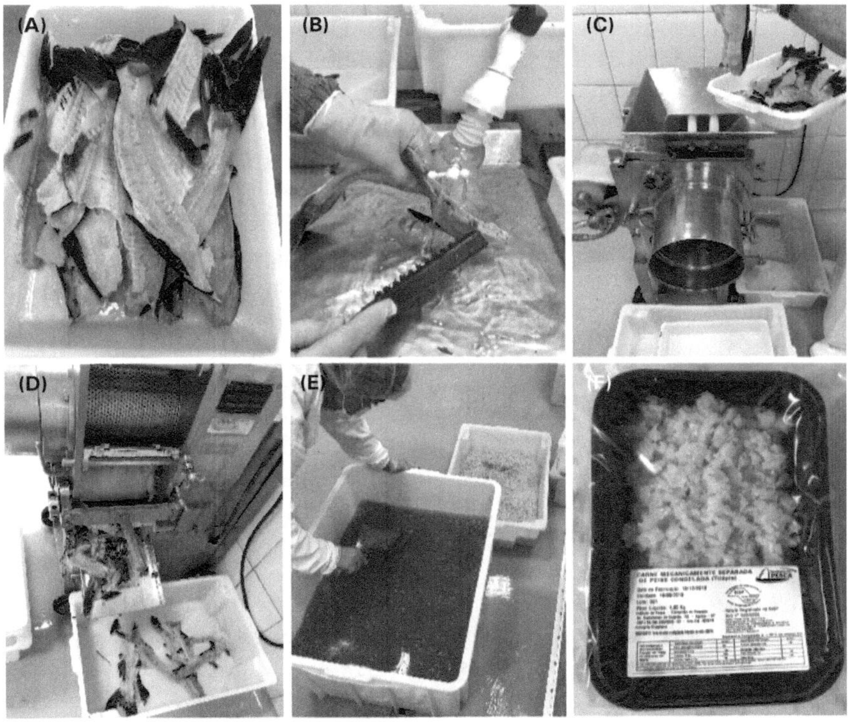

Figura 11.8.2 ■ Etapas de obtenção da CMS a partir de carcaça e aparas após filetagem: (A) matéria-prima – carcaça após filetagem; (B) limpeza minuciosa para a retirada de sangue; (C) separação mecânica da carne; (D) resíduo gerado no equipamento; (E) etapa de lavagem da CMS; (F) CMS lavada empalada a vácuo pré-congelamento. (Cortesia: Neiva CRP, Instituto de Pesca.)

lares no que diz respeito à textura e sabor, para evitar que espécies que apresentem menor estabilidade possam comprometer todo um lote. Espécies como a sardinha (*Sardinella brasiliensis*), uma das mais abundantes em águas brasileiras, que possui carne escura e alto teor de lipídios, podem ser utilizadas como matéria-prima para CMS, sendo sugerida a lavagem com água e a adição de antioxidantes, visando melhorar sua estabilidade durante congelamento;[15]

b) **Recepção do pescado na planta de processamento**: deve ser conduzido com rapidez, evitando-se, assim, a exposição do pescado e a contaminação. O peixe deve preferencialmente se encontrar em estado de pré-rigor;

c) **Descamação e lavagem**: o peixe é colocado em cilindro descamador e em seguida lavado com água clorada (5 ppm para peixes inteiros). Essa etapa eliminará o muco superficial, juntamente às escamas e demais sujidades;

d) **Descabeçamento**: essa operação pode ser efetuada manualmente ou por meio de equipamento de serra de fita, mediante corte por detrás das nadadeiras peitorais, evitando o corte na altura das guelras e a consequente contaminação da carne;

e) **Evisceração**: de forma manual, o pescado descabeçado é cortado longitudinalmente e, em seguida, com auxílio de faca, são eliminadas todas as vísceras, sem deixar resíduos, e a membrana peritoneal, que pode afetar a aparência da carne;

f) **Lavagem do peixe eviscerado**: nessa etapa são removidos o sangue, escamas, resíduos pequenos de vísceras, por meio de lavagem com água fria (até 10 °C) pelo método manual, com raspagem do resíduo de sangue e imersão em tanque ou lavador rotatório. Esse último não é tão eficiente quanto o manual. A água de lavagem deve ser fluente e clorada (2 ppm) e, nesse momento, sob água corrente contínua, pode ser utilizado acessório para auxiliar na raspagem do sangue e vísceras aderidos. O peixe eviscerado deve ser mantido resfriado com gelo (2 °C a 5 °C) até o momento da separação mecânica;

g) **Separação mecânica**: antes de passar o pescado pelo equipamento é importante a realização de uma rigorosa inspeção de amostras parasitadas. Independentemente do tipo de equipamento, a operação de separação da carne consiste em pressionar o pescado eviscerado por meio de perfurações, sendo a pele, o espinhaço, as espinhas, os tendões e as demais membranas mantidas na parte externa do equipamento;

h) **Recepção da CMS**: a CMS cai por gravidade em um tanque receptor. O resíduo do processo, como espinhaço e pele, é repassado para uma canaleta ou caixa plástica e depois transportado para a área de tratamento de resíduos sólidos;

i) **Lavagem da CMS**: a CMS pode ser bombeada, por meio de bomba de vácuo, para um tanque lavador, com água fria (5 °C a 8 °C) em uma proporção de 3:1 de água e CMS. A agitação pode ocorrer para otimizar a retirada de resíduos e sangue da CMS; depois, deixa-se repousar até que a carne sedimente no fundo do tanque e, logo em seguida, a água superior pode ser removida e conduzida para a área de tratamento de efluentes líquidos. A etapa de lavagem pode ser repetida até três vezes, para que se obtenha uma carne mais clara ou branca, sendo que na última lavagem deve ser adicionado 0,2% a 0,3% de sal, a fim de facilitar a remoção posterior da água. A relação água:CMS, o tempo de contato entre ambos e o número de ciclos de lavagem a serem usados dependerão do tipo e preparo da matéria-prima, além do nível de remoção necessário para atender aos requisitos da qualidade do produto final. Em geral, recomenda-se o normalmente utilizado para o *surimi*, ou seja, uma relação de 3:1 ou 4:1 e até três ciclos de lavagem, com duração de no máximo dez minutos cada. A temperatura da água deve ser controlada entre 5 °C e 10 °C para evitar a desnaturação proteica.[16] Após o processo de lavagem, o excesso de água é retirado por meio de prensagem ou centrifugação, até que o produto tenha teor de umidade em torno de 80% a 84%. A umidade após o processo de desidratação e a qualidade do produto final dependem de alguns fatores associados a características da água utilizada na lavagem, como temperatura, pH e força iônica, além da relação CMS:água.[20] A posterior remoção do excesso de água pode ser realizada por meio de prensas manuais ou hidráulicas ou mesmo por centrífugas. Sugere-se a utilização de solução salina na última lavagem, proporcionando uma melhor remoção de água do produto;

j) **Deságue da CMS**: após a última lavagem, a água superior é retirada e, em seguida, a CMS com a água restante é transferida para uma bolsa ou saco de náilon ou ráfia, ou para uma centrífuga. No caso da retirada de água por meio da bolsa de náilon, esta é colocada em uma prensa manual ou hidráulica com a base inclinada para melhorar o escorrimento;

k) **Homogeneização com aditivos**: nessa etapa podem ser adicionados: antioxidantes (BHT, BHA, entre outros) e estabilizantes (polifosfatos) no misturador de pás ou um *cutter*; esse último equipamento atua refinando a CMS;

l) **Congelamento**: deve ocorrer em equipamentos de congelamento rápido. No caso do congelador de placas, a CMS pode ser colocada em formas ou bandejas que produzirão blocos de até 20 kg. Antes do congelamento, deve-se aplicar filmes plásticos de polietileno para proteger contra a queimadura do frio e evitar o ressecamento da superfície do bloco. Para se ter uma ideia, o tempo de congelamento de blocos de 60 mm de espessura, em um congelador de placas, é de aproximadamente três horas a uma temperatura de –35 °C, até que atinja uma temperatura de –20 °C no centro do bloco;

m) **Embalagem**: a embalagem ideal para estocagem sob congelamento seria a embalagem a vácuo, mas normalmente tais blocos são embalados com filmes plásticos e colocados dentro de caixas cartonadas;

n) **Armazenamento**: a temperatura de estocagem pode variar de -30 °C a -20 °C durante três a seis meses, sem apresentar perda de qualidade para CMS elaborada com espécies magras;

o) **Descongelamento**: a CMS de pescado requer descongelamento adequado para sua utilização na preparação de produtos, devendo este ser programado e controlado a fim de se evitar aumento repentino da temperatura no produto. O descongelamento pode ser conduzido de forma rápida ou lenta. Na forma rápida, o bloco é cortado em lâminas por meio de um cortador mecânico, sendo esses cortes finos colocados em um misturador para que o descongelamento seja agilizado. No descongelamento lento, os blocos são colocados em câmara de espera à temperatura de 5 °C a 10 °C por até 24 horas e, em seguida, cortados e colocados em um misturador para terminar o descongelamento.

Tipos de equipamentos utilizados

A obtenção da CMS é um processo mecanizado em que se separa a carne da maior parte da pele e espinhas. O procedimento consiste em descabeçar, eviscerar, limpar ainda fresco e separar o músculo comestível da pele e espinha do animal por meio de equipamentos denominados desossadores, separadores de carne e ossos ou *deboning machines*. Existem basicamente três tipos de separador para carne de pescado:

- ***Stamp type***: foi desenvolvido para processamento de grandes quantidades de peixe (conforme Figura 11.8.3) e consiste em uma placa em formato de disco com pequenos furos da ordem de milímetros, onde o peixe é colocado. Um raspador preso por uma haste, movendo-se em círculos, faz com que a matéria-prima seja pressionada para o outro lado, onde sairá já como CMS, sobrando na parte superior apenas pele, escamas e ossos.[21]

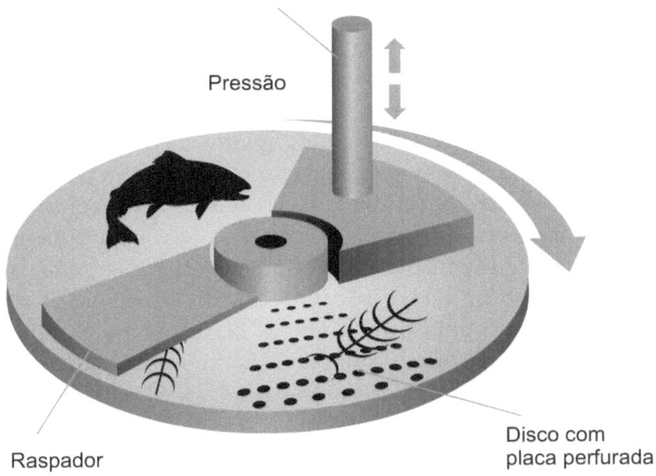

Figura 11.8.3 ▪ Equipamento do tipo *stamp* (JICA).[21]

- ***Belt-and-drum*** (ou tambor rotatório): sistema operacional mais usado mundialmente; consiste em uma cinta ou correia tensora de borracha giratória e em um tambor perfurado.[3,12] Os peixes ou suas aparas passam entre o cinto de borracha e o tambor rotativo de aço inoxidável perfurado, conforme a Figura 11.8.4. Essas perfurações variam geralmente de 3 mm a 5 mm de diâmetro; no entanto, existem tambores com perfurações menores ou maiores que, por sua vez, produzem polpas com texturas diferentes.[7] A pele, os ossos e as espinhas são retidos na parte externa do cilindro e removidos continuamente por meio de um raspador.
- **Rosca sem fim**: conforme a Figura 11.8.5, esse equipamento utiliza uma rosca que encaminha o material a

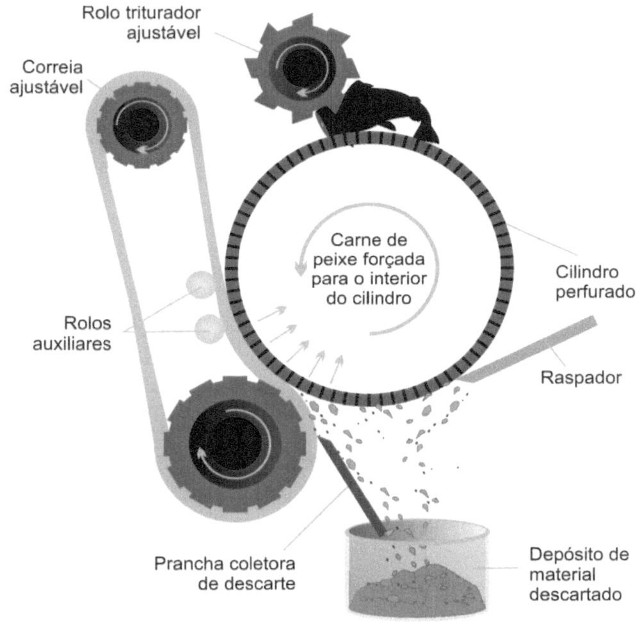

Figura 11.8.4 ▪ Esquema simplificado do separador tipo tambor rotatório.[3]

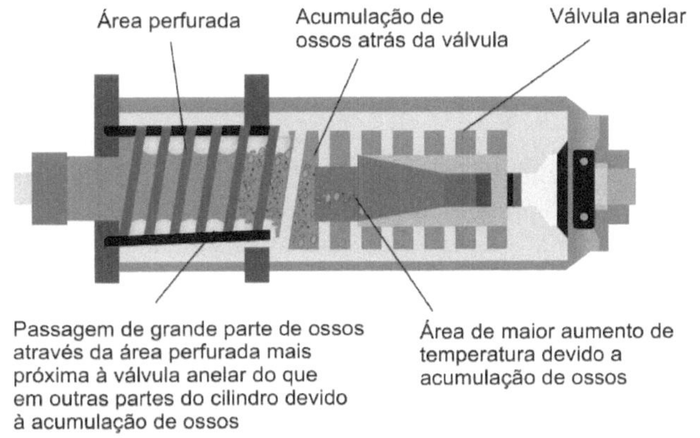

Figura 11.8.5 ▪ Esquema simplificado do separador tipo rosca sem fim.[3]

ser despolpado contra um cilindro perfurado com orifícios de aproximadamente 1 mm.[20] A área perfurada é composta por uma série de anéis contendo reentrâncias que podem ser ajustadas, aumentando ou diminuindo os orifícios. A CMS oriunda desse tipo de equipamento apresenta uma consistência mais pastosa e é necessário o controle da temperatura da CMS, que tende a se elevar no interior do cilindro, devido à trituração e ao acúmulo de ossos.

Qualidade da CMS e dos produtos derivados

A deterioração da CMS se dá mais rapidamente do que a de filés obtidos da mesma matéria-prima, principalmente devido à destruição de estrutura do músculo durante o processo de separação mecânica, além do contato da CMS com sangue, fragmentos de ossos e da dispersão da flora bacteriana presente na superfície do peixe.[3] Portanto, o cuidado com o controle da temperatura durante o processamento, o transporte e a estocagem dos produtos à base da CMS é extremamente necessário para o controle da proliferação microbiana e a consequente extensão da vida útil.

No Brasil, até o momento não existe legislação específica para CMS de pescado, e espera-se que o pescado receba o regulamento técnico de identidade e qualidade (RTIQ), a exemplo do RTIQ para aves, bovinos e suínos,[61] que indica a composição básica da CMS de cada carne de açougue que será destinada à elaboração de produtos cárneos industrializados cozidos específicos.

A utilização de pescado fresco e recém-capturado é recomendada de maneira estrita, pois há menor presença de resíduos de sangue e vísceras nos tecidos, o que faz diminuir a intensidade da autólise das proteínas do músculo, conferindo menos cor e sabores estranhos à CMS. A sazonalidade também é um fator muito importante, sobretudo no que se refere ao conteúdo de gordura, principalmente da fração insaturada que pode propiciar produtos finais rançosos.[16,17]

Resultados de estudos que analisaram a condição microbiológica da CMS de várias espécies relataram que ela está diretamente relacionada com a qualidade da matéria-prima e com as condições de higiene durante o processamento. O mais adequado, portanto, é sua estocagem sob condições estritas de congelamento. Durante esse processo, alguns problemas foram descritos em relação à estabilidade da CMS: perda de qualidade pela oxidação lipídica ou rancidez e pela desnaturação proteica, levando à redução da propriedade de ligação com a água em processamentos subsequentes, cujos produtos finais se apresentam ressequidos, com perda de suculência e textura.[16] Os peixes magros e com músculo claro, como algumas espécies da família Sciaenidae (pescada) de carne branca, são mais indicados para a produção da CMS e *surimi*, tendo em vista a maior tendência à oxidação lipídica apresentada por peixes gordos, como a sardinha e a cavalinha.[18,22,25,28] Os peixes pelágicos, como sardinha, cavalinha e anchoveta, em geral, apresentam maior concentração de gordura sob a pele e na carne vermelha; o alto teor de lipídios faz com que o produto sofra oxidação lipídica inclusive durante o congelamento.[12] Trabalhos com CMS de tilápias (*Oreochromis niloticus* e *Oreochromis* spp.) de diferentes de classes de tamanho e de peso obtiveram níveis bastante positivos de aproveitamento cárneo, tanto na carne lavada como na não lavada, alcançando a estabilidade química e microbiologicamente, sob congelamento por 180 dias.[20,23,24]

Mediante uma separação mecânica, a polpa do pescado apresenta riscos de contaminação, sendo eles de origem microbiológica, por patógenos e biotoxinas, além de contaminações físicas por metais, espinhos, adesões na cinta de borracha do separador, entre outros.[8] Portanto, é de suma importância o controle rigoroso do ambiente de processamento; que este, de preferência, seja climatizado e possua separação física das demais áreas de processamento do pescado.

Vários autores falam sobre os pontos mais importantes a serem levados em consideração para uma boa elaboração da CMS: (a) remoção mecânica das porções de carne escura conforme a espécie; (b) minimização da inclusão de sangue e vísceras no produto final pela eficiência da etapa de lavagem prévia do peixe eviscerado e descabeçado e, posteriormente, pela lavagem da própria CMS; (c) busca da estabilidade da CMS, por meio da adição de crioprotetores e aditivos antioxidantes, o que proporciona a minimização das alterações de cor, textura e sabor durante a estocagem sob congelamento.[13,16,24,25]

A lavagem da CMS pela imersão em água gelada pode trazer melhorias ao produto, pois esse procedimento remove muitos dos compostos de baixo peso molecular e lipídios, que podem prejudicar a aceitabilidade, evitando problemas com o sabor e a cor do produto que aparecem no início da decomposição causada pela ação de enzimas, de microrganismos e da oxidação lipídica.[22] Visando minimizar esses e outros problemas, vários métodos usados para promover a estabilidade de *surimi* têm sido aplicados à tecnologia da CMS, sendo a etapa de lavagem um deles. No entanto, a literatura científica tem considerado que na obtenção da CMS não caberia necessariamente a etapa de lavagem da carne recém-desossada.[13,16,26]

A etapa de lavagem com água remove as proteínas hidrossolúveis ou sarcoplasmáticas, lipídios e outros materiais indesejáveis, como sangue e pigmentos, resultando em um concentrado de proteínas miofibrilares mesmo para a CMS. Assim, o processo de lavagem é uma maneira efetiva de remover o sangue para deixar a CMS mais branca; entretanto, remove também grande parte do aroma, característico de cada espécie, e uma parte essencial do sabor que é único do peixe. Apesar disso, muitos consumidores optam por produtos que apresentem sabor e odor mais suaves de peixe. Ademais, a etapa de lavagem melhora a estabilidade dos produtos à base da CMS, minimizando as alterações de cor e sabor que ocorrem naturalmente durante a estocagem sob congelamento.[13,24,25,27,28]

TABELA 11.8.1 Estudo da estabilidade da CMS obtidas de diferentes espécies de pescado.[31]

Espécie	CMS	Aditivo	Condições de armazenamento	Estabilidade
Tilápia (*O. niloticus*)[37]	Lavada e não lavada	Eritorbato de sódio (0,1%) e tripolifosfato de sódio (0,5%)	180 dias –18 °C	Redução da oxidação lipídica da CMS não lavada
Bagre-africano (*Clarias gariepinus*)[38]	Não lavada e lavada (1-2 vezes)	Eritorbato de sódio (0,5%) e tripolifosfato de sódio (0,5%)	180 dias –18 °C	Estabilidade da CMS
Mistura de espécies (aracu, curimatã, pirapitinga, jaraqui, branquinha)[19]	Não lavada	–	150 dias –18 °C ± 1 °C e –36 °C ± 1 °C	Estabilidade química e microbiológica
Tilápia (*O. mossambicus*)[39]	Lavada Não lavada	Sorbitol (4%) e tripolifosfato de sódio (0,2%), sacarose (4%)	–20 °C ± 2 °C	Estabilidade química
Carapau-atlântico (*Trachurus trachurus*)[40]	Não lavada	–	–20 °C 90 dias	Estabilidade oxidativa

No pescado, a maioria dos lipídios, triglicerídeos e fosfolipídios contém ácidos graxos altamente insaturados, os quais são muito suscetíveis à oxidação ou usualmente à rancidez, formando compostos que apresentam *flavors* característicos. A estocagem sob congelamento não interrompe completamente todas as possíveis alterações na qualidade, sendo que reações que induzem as alterações oxidativas continuam a ocorrer mesmo em baixas temperaturas.[25,29]

O nível de oxidação pode ser inibido ou prevenido pelo controle da disponibilidade de oxigênio por meio da utilização de embalagens a vácuo com menor permeabilidade ao oxigênio, o que melhora a aceitação, e, durante a estocagem sob congelamento, a oxidação lipídica transcorre em velocidade menor.[30] Alguns autores apontam dificuldades na introdução das substâncias antioxidantes no peixe inteiro, o que torna seu uso e eficácia mínimos. Já em CMS ou filés há evidências de que, individualmente ou em forma de misturas, os vários tipos de inibidores podem ser efetivos, reduzindo a oxidação lipídica.[30,62] Um grande número de antioxidantes sintéticos que têm sido aprovados para uso alimentar, como *galato de n-propil*, *terc-butil hidroquinona hidroquinone* (TBHQ), *butylated hydroxyanisole* (BHA) e *butylated hydroxytoluene* (BHT) e uma mistura de tocoferóis, usados em conjunto com o EDTA e o ascorbato de sódio, melhorou significativamente a qualidade inicial da CMS lavada.

A interação entre a lavagem das CMS e a incorporação de aditivos e/ou crioprotetores na melhoria da estabilidade da CMS tem sido o foco de estudos (Tabela 11.8.1).[31]

O Regulamento da Comunidade Europeia[32] considera que a CMS produzida com técnicas que não alteram a estrutura dos ossos utilizados no processo deve ser tratada de maneira diferente da CMS com técnicas que alteram a estrutura dos ossos. Essa condição tem a ver, em particular, com o teor de cálcio da CMS, que deve ser previsto na legislação. Ademais, a CMS destinada ao consumo somente pode ser autorizada em preparados à base de carne se submetida primeiro a tratamento térmico.

No desenvolvimento de produtos à base da CMS, alguns dos critérios mais priorizados de aceitabilidade do consumidor são a textura e o sabor; porém, o controle das propriedades sensoriais dos produtos gerados ainda é, em sua grande maioria, pouco efetivo.[35] Nesse contexto, a utilização da enzima transglutaminase como agente ligante em diferentes formulações de medalhão mostrou-se eficaz. A análise do perfil de textura indicou que o produto B (40% de aparas + 60% da CMS) é mais firme, e o C (60% de aparas + 40% da CMS) mais tenro; porém, a análise sensorial demonstrou que não houve diferença de aceitação entre os dois produtos. Buscando-se uma dieta mais saudável, com menores teores de sódio, sugerem-se novos testes com formulações contendo teores de NaCl inferiores ao utilizado nesse estudo.[36]

Rendimento da CMS de pescado

A matéria-prima para a obtenção da CMS pode ser constituída por resíduos e aparas da filetagem industrial e espécies subutilizadas, de baixo valor comercial, o que se mostra interessante tanto pela questão econômica como ambiental. Alguns trabalhos avançaram na caracterização das várias espécies relacionadas à fauna acompanhante da pesca do camarão, demonstrando a viabilidade de utilização desta categoria denominada mistura, composta por várias espécies de peixe com baixo valor comercial ou que apresentam tamanho menor que o valorizado no mercado.[33,34] A utilização de espécies com baixa expressão econômica vem sendo tema de pesquisa em certas regiões do Brasil. No entanto, na Amazônia, peixes de valor comercial têm sido utilizados

TABELA 11.8.2 Matéria-prima, espécie e rendimento da CMS de pescado.

Espécie	Matéria-prima	Rendimento CMS (%)
Sardinha (*Sardinella brasiliensis*)[15]	Peixe descabeçado e eviscerado	43,70 a 63,85
Tilápia-do-nilo (*Oreochromis niloticus*)[65]	Peixe inteiro	33,57
Tilápia-do-nilo (*Oreochromis niloticus*)[65]	Peixe descabeçado e eviscerado	51,73
Tilápia-vermelha (*Oreochromis* sp.)[65]	Peixe inteiro	42,56
Tilápia-vermelha (*Oreochromis* sp.)[65]	Peixe descabeçado e eviscerado	65,96
Tilápia-do-nilo (*Oreochromis niloticus*)[67]	Carcaça após filetagem, descabeçada e eviscerada	22,06 a 57,90
Polaca-do-alasca (*Theragra chalcogramma*)[66]	Peixe descabeçado e eviscerado	47

como matéria-prima na produção da CMS, possibilitando novas opções tecnológicas e agregação de valor.[19]

Muito do desperdício da biomassa, relativo às espécies de peixe ainda rejeitadas, como é o caso da fauna acompanhante de certas pescarias, poderia ser evitado. É oportuno buscar o desenvolvimento de produtos utilizando tecnologias que viabilizem o aproveitamento dessa carne, como é o caso da CMS. No entanto, não é problema que deva ser tratado pela tecnologia do pescado, pois encontrar aproveitamento para essa biomassa descartada seria um estímulo ao incremento da captura de espécies muitas vezes de tamanho reduzido, o que se constituiria em um problema ambiental de maior vulto. A captura de fauna acompanhante precisa ser reduzida ou eliminada, seja por meio de modificações nos aparelhos de captura ou adotando medidas de administração pesqueira. De forma genérica, o rendimento após a obtenção da CMS de pescado varia entre 52% e 72% no que diz respeito ao peixe decapitado e eviscerado,[12] não especificando o tipo de equipamento ou espécie utilizados no processo.

A tecnologia da CMS possui maior viabilidade econômica quando comparada com a filetagem, por apresentar recuperação adicional de carne entre 10% e 20% utilizando a carcaça e aparas após o procedimento da filetagem. É preciso levar em consideração que a quantidade de recuperação da carne depende da espécie e do seu tamanho; se é peixe descabeçado e eviscerado ou se é apenas a carcaça e aparas, após o processo de filetagem; além do tipo de equipamento utilizado, temperatura, entre outros fatores.[41]

O melhor aproveitamento do equipamento tipo *belt-and-drum* se dá pelo tamanho das perfurações e também por causa do nível de pressão da cinta de borracha sobre o peixe, que consegue retirar a carne aderida à pele por meio de dilaceração e compressão. Quando o peixe é grande, a coluna vertebral também deve ser retirada, pois pode danificar o cinto de borracha do equipamento. Os espinhaços e as aparas podem ser colocados diretamente no maquinário.[7,8,17] No caso do equipamento tipo rosca sem fim, o grau de rendimento é obtido mediante o grau de fragmentação da CMS e o montante dos ossos, pedaços de pele e escamas. Após a passagem pela desossadeira, a polpa do pescado sai em forma de emulsão e o restante é triturado; dessa forma, é muito comum a repassagem do material residual mais de uma vez, buscando um melhor rendimento.[7]

Na Tabela 11.8.2, são apresentados alguns trabalhos com valores de rendimento da CMS, conforme matéria-prima utilizada.

Diferentes mercados e produtos à base da CMS de pescado

A produção da CMS é ainda hoje incipiente no Brasil, restrita a algumas localidades e de distribuição limitada. Tanto a CMS como o *surimi* são produtos que despontam como matéria-prima para a produção de inúmeros alimentos análogos de pescado e com excelente qualidade nutricional, embora estudos complementares e orientação aos fabricantes sejam necessários para o estabelecimento de um padrão de identidade e qualidade para esses produtos se estabelecerem no país.

Dos vários produtos industrializados a partir da CMS de pescado, podemos citar o *fishburger*,[35,42] as tirinhas empanadas, os *nuggets*,[20] medalhões,[36] embutidos como salsicha,[43] e linguiça, almôndegas,[44,63] bolinhos,[45] biscoitos,[46,47] patês,[48] farinha,[49] *surimi*.[39,50-54] É importante exaltar a versatilidade da CMS, considerando-a como ingrediente de preparações domésticas, da mesma maneira que procedemos com uma carne moída. Pode-se preparar receitas como quibe, almôndegas, sopa, recheio de tortas e bolinhos, refogado com legumes, entre outras.

A obtenção da CMS de pescado tem sido uma técnica alternativa e promissora para as indústrias pesqueiras, devido à redução dos custos pelo maior rendimento em carne e à possibilidade da diversificação e produção de uma ampla gama de produtos, podendo atender também o consumidor institucional, como escolas, creches, asilos, restaurantes, hospitais, penitenciárias etc. Essa versatilidade se deve principalmente às suas características de produto triturado, sabor suave e por não apresentar problemas relacionados à presença de espinhas, como é o caso do produto *in natura*.

O atendimento ao mercado institucional surge como oportunidade para estimular o desenvolvimento local, a partir do aproveitamento e consequente estímulo à produção dos recursos de cada região, buscando integrar ao processo a população e a economia locais. Além disso, por ser atendido regionalmente, o mercado institucional passa a ser um instrumento educativo e ecológico, pois valoriza a cultura regional ao incluir no cardápio elementos da diversidade alimentar do lugar. A economia solidária vem se apresentando como inovadora alternativa de geração de trabalho e renda, evidenciando que arranjos produtivos locais, que envolvam o poder público, pescadores artesanais, comunidade escolar e consumidores, podem ser um exemplo positivo para iniciativas regionais.[55]

Iniciativas demonstram que há viabilidade de inserção do pescado na alimentação escolar (AE) por meio do desenvolvimento de formulações culinárias contendo a CMS de pescado, uma vez que foi possível elaborar pratos com elevado índice de aceitação pelas crianças, contribuindo, assim, com a qualidade nutricional da alimentação escolar. A tecnologia da CMS poderá contribuir com o consumo de peixe na alimentação escolar e consequentemente favorecer pequenos produtores locais e estimular hábitos saudáveis de alimentação.[56] Ademais, o relatório do mapeamento da inclusão do pescado na alimentação escolar[57] demonstrou que 66% dos municípios brasileiros não incluíram o pescado na AE, alegando várias dificuldades; entre elas destacam-se: a dificuldade de acesso a fornecedores, falta de fornecedores e/ou ausência de produtos no mercado, risco de espinhas, custo elevado e infraestrutura inadequada para estocagem e conservação.

Viabilidade técnica e econômica da tecnologia da CMS

Além do apelo nutricional, da saudabilidade e da formação de novo perfil de consumidor, faz-se necessária, para o desenvolvimento pleno da tecnologia da CMS, a adequada recomendação regulatória com vista a melhoria da qualidade e estabilidade do produto para os diferentes mercados consumidores.

O Plano de Ação para a Agricultura do Grupo Banco Mundial (GBM) 2013–2015[58] resume os desafios que o setor global de alimentos e agricultura enfrenta. Uma população global cada vez maior e em crescimento necessita de alimentação e nutrição adequadas por meio do aumento da produção e redução do desperdício. O aumento da produção deve ocorrer em um contexto em que os recursos necessários para a produção de alimentos, como terra e água, são ainda mais escassos em um mundo mais movimentado e, portanto, o setor precisa ser muito mais eficiente na utilização de recursos produtivos, entre eles o pescado, seja ele proveniente da pesca ou da aquicultura.

É desejável que as indústrias transformem os subprodutos em novos produtos para a alimentação humana e animal, indústria farmacêutica, fertilizantes e geração de biodiesel. Novas tecnologias têm sido desenvolvidas ao redor do mundo, mas muitas vezes há dificuldades na implantação, pois é necessário combinar a inovação tecnológica, os métodos de processamento e o *marketing* adequado do produto desenvolvido.[59]

No âmbito econômico, a pesca somada à aquicultura vem colocando o Brasil numa situação importante dentro do cenário mundial do agronegócio do pescado, e projeções indicam que em 2030 a produção global de pescado capturado provavelmente se estabilizará em 93 milhões de toneladas, sendo o crescimento projetado totalmente atribuído à expansão da aquicultura em 62%, no período de 2010-2030.[60]

A piscicultura brasileira é uma atividade em crescimento e com grande potencial devido aos recursos hídricos do país, às dimensões continentais, ao clima propício. Portanto, com vistas a fomentar o aumento do consumo de peixes de cultivo no Brasil, as indústrias buscam ampliar seus portfólios de opções, incluindo pratos porcionados e semiprontos, sendo a CMS com qualidade comprovada bastante promissora para o desenvolvimento de preparações práticas e saborosas.

Cabe ressaltar aqui a importância da análise de viabilidade econômica que busca identificar quais são os benefícios esperados em dado investimento e compará-lo aos investimentos e custos associados ao mesmo, a fim de verificar sua viabilidade de implementação. Alguns estudos[55] evidenciam a importância de estudos que avaliem os aspectos econômicos da produção da CMS para a alimentação escolar e/ou filé de peixe para o mercado consumidor, pela projeção de custos e faturamento para o cálculo de indicadores, e indicaram viabilidade econômica do investimento para ambas as situações, com rentabilidade altamente satisfatória e recuperação do capital investido em curto prazo.

Referências bibliográficas

1. FAO, FIDA, PMA. O Estado da Insegurança Alimentar no Mundo, 2014. Fortalecimento de um ambiente favorável para a segurança alimentar e nutrição. Roma: FAO; 2014. Disponível em: http://www.fao.org/3/a-i4037o.pdf. Acessado em: 5 out 2019.
2. Neiva CRP, Tomita RY, Furlan EF, Machado TM, Lemos N, Marildes J, et al. O mercado de pescado da região Metropolitana de São Paulo. CFC, FAO, INFOPESCA, Projeto Mejorameiento del aceso a los mercados de produtos pesqueiros y acuícolas de la Amazonia; 2010. 86 p. ISSN: 1688-7085.
3. Morais C, Martins JFP. Considerações sobre o aproveitamento de sobras da industrialização de pescado na elaboração de produtos alimentícios. Bol ITAL. 1981; 18(3):253-81.
4. FAO – Food Agriculture Organization. Assessment and management of seafood safety and quality. FAO Fisheries Technical Paper n. 444. Rome: FAO; 2004. 230 p.

5. Sucasas LFA, Borghesi R, Oetterer M. Aproveitamento de resíduos reduz desperdícios e poluição ambiental. Piracicaba: Visão Agrícola. 2012 jul/dez; (11):150.
6. Silva DB. Sustentabilidade no Agronegócio: dimensões econômica, social e ambiental. Dourados, MS: Comunicação & Mercado/UNIGRAN. 2012 jul-dez; 1(3):23-34.
7. Keay JN. Minced fish. Aberdeen: Torry Research Station. Torry Advisory note 79; 1979. 6 p.
8. CAC – Codex Alimentarius Commission. Code of practice for fish and fishery products. CAC/RCP; 2003. Disponível em: http://www.codexalimentarius.net/download/standards/10273/CXP_052e.pdf. Acessado em: 13 dez 2009.
9. Whittle KJ, Howgate P. Glossary of fish technology terms. Fisheries Industries Division of the Food and Agriculture Organization of the United Nations; 2000.
10. FAO/WHO – Food Agriculture Organization/World Health Organization. Draft revised standard for quick frozen blocks of fish fillets, minced fish flesh and mixtures of fillets and minced fish flesh (Appendix IV). Rome: Codex Alimentarius Commission, Report of the 21st Session of the Codex Committee on Fish and Fishery Products; 1994. p. 47-57.
11. Brasil. Regulamento de Inspeção Industrial e Sanitária de Produtos de Origem Animal (RIISPOA). Ministério da Agricultura. Decreto nº 9.013, de 29 de março de 2017. Diário Oficial da União. 2017 mar 30. Disponível em: http://www.planalto.gov.br/ccivil_03/_ato2015-2018/2017/decreto/D9013.htm
12. Tenuta Filho A, Jesus RS. Aspectos da utilização de carne mecanicamente separada de pescado como matéria-prima industrial. Boletim SBCTA. 2003 jul/dez; 37(2):59-64.
13. Lee CM. Technical strategies for development of formulated seafood products from fish mince. In: Shahidi F, Jones Y, Kitts DD (ed.). Seafood safety, processing, and biotechnology. CRC Press; 1997. p. 119-29.
14. Oetterer M. Proteínas do pescado – processamento com intervenção na fração protéica. In: Oetterer M, Regitano-D'Arce MAB, Spoto MHF. Fundamentos de Ciência e Tecnologia de Alimentos. Barueri, SP: Manole; 2006. p. 99-134.
15. Neiva CRP. Obtenção e caracterização de minced fish de sardinha e sua estabilidade durante a estocagem após congelamento [dissertação]. São Paulo: Faculdade de Ciências Farmacêuticas, Universidade de São Paulo; 2003. 90 p.
16. Hall GM, Ahmad NH. Surimi and fish mince products. In: Hall GM (ed.). Fish processing technology. Glasgow: Blackie Academic & Professional; 1994. p. 72-87.
17. Pan BS. Tecnología del pescado desmenuzado. Tecnología de los productos del mar: recursos, composición nutritiva y conservación. Zaragoza: Ed. Acribia; 1990. p. 273-85.
18. Hastings RJ. Comparison of the properties of gels derived from cod surimi and from unwashed and once-washed cod mince. Int J Food Sci Technol. 1989; 24:93-102.
19. Jesus RS, Lessi E, Tenuta Filho A. Estabilidade química e microbiológica de "minced fish" de peixes amazônicos durante o congelamento. Ciênc Tecnol Aliment. 2001; 21(2):144-8.
20. Kirschnik PG. Avaliação da estabilidade de produtos obtidos de carne mecanicamente separada de tilápia nilótica (Oreochromis niloticus) [tese de doutorado]. Jaboticabal: Centro de Aquicultura, Universidade do Estado de São Paulo; 2007. 92 p.
21. Japan International Fisheries Training Centre. Science of processing marine food products, vol. II. Japan International Cooperation Agency – JICA; 1992. 134 p.
22. Piggot GM. Flavors and acceptance of formulated seafoods Products. Food Ver Int. 1990; 6(4):661-79.
23. Biscalchin-Gryschek SF, Oetterer M, Gallo CR. Characterization and frozen storage stability of minced nile tilapia (*Oreochromis niloticus*) and red tilapia (*Oreochromis* spp.). J Aquat Food Prod Technol. 2003; 12(3):57-69.
24. Adu GK, Babbitt JK, Crawford DL. Effect of washing on the nutritional and quality characteristics of dried minced rock fish flesh. J Food Sci. 1983; 48:1053-5.
25. Filipi I, Nunes ML, Vrucinic-Filipi N, Roseg D. Influence of iced storage and washing on the protein composition of Sardine (Sardina pilchardus) minces. In: Burt JR, Whittle KJ. Pellagic fish – The resource and its exploration. Oxford: Fishing News Books; 1992. p. 208-13.
26. Park JW, Lin TM. New developments in manufacturing of surimi and surimi seafood. Food Rev Int. 1997; 13(4):577-610.
27. Suzuki T. Frozen minced meat. In: Fish and krill protein: processing technology. London: Applied Science Publishing; 1981. 115 p.
28. Pacheco-Aquilar R, Crawford DL, Lampila LE. Procedures for the efficient washing of minced whiting (*Merluccius productus*) flesh for surimi production. J Food Sci. 1989; 54(2):248-53.
29. Hultin HO, Decker EA, Kelleher SD, Osinshak JE. Control of lipid oxidation processes in minced fatty fish. In: Blight EG (ed.). Seafood Science and Technology. Hong Kong: Fishing news Books; 1992. p. 93-100.
30. Hardy R. Fish lipids part II. In: Connell JJ (ed.). Advances in fish science and technology. Oxford: Fishing News Books; 1990. p. 103-11.
31. Simbine EO. Extratos de canela na redução da oxidação lipídica de produtos de manjuba (*Anchoviella lepindentostole*) [dissertação de mestrado]. Pirassununga: Programa de Pós-Graduação em Engenharia de Alimentos, Faculdade de Zootecnia e Engenharia de Alimentos, Universidade de São Paulo; 2019. 123 f.
32. Regulamento (CE) n.º 2074/2005 da Comissão de 5 de dezembro de 2005 que estabelece medidas de execução para determinados produtos ao abrigo do Regulamento (CE) n.º 853/2004 do Parlamento Europeu e do Conselho e para a organização de controlos oficiais ao abrigo dos Regulamentos (CE) n.º 854/2004 do Parlamento Europeu e do Conselho e n.º 882/2004 do Parlamento Europeu e do Conselho, que derroga o Regulamento (CE) n.º 852/2004 do Parlamento Europeu e do Conselho e altera os Regulamentos (CE) n.º 853/2004 e (CE) n.º 854/2004 (Texto relevante para efeitos do EEE). Jornal Oficial da União Europeia; 2005. 28 p.
33. Morais C, Mantovani DMB, Carvalho CR. Rendimento cárneo e composição química da ictiofauna acompanhante na captura do camarão sete-barbas (Xiphopenaeus kroyeri, Heller, 1882). Coletânea do Instituto de Tecnologia de Alimentos. 1992; 22(1):62-72.
34. Morais C, Santos SDS. Carne de pescado separada mecanicamente da ictiofauna acompanhante da captura do camarão sete-barbas: obtenção e utilização de bloco congelado. Coletânea do Instituto de Tecnologia de Alimentos. 1993; 23(1):56-67.

35. Kasapis S. Developing minced fish products of improved eating quality: an interplay of instrumental and sensory texture. Int J Food Prop. 2009; 12:11-26.
36. Machado TM, Neiva CRP, Noffri RI, Casarini LM, Quiñones LM. Utilização da enzima transglutaminase em medalhões de aparas e CMS de espinhaço de tilápia. Instituto de Pesca (Online). 2014; 40(4):617-27.
37. Kirschnik PG, et al. Estabilidade em armazenamento da carne de tilápia-do-Nilo mecanicamente separada, lavada, adicionada de conservantes e congelada. Brasília: Pesquisa Agropecuária Brasileira. 2013; 48(8):935-42.
38. Durães JP, et al. The stability of frozen minced African catfish. Pinerolo: It J Food Sci. 2012; 24:61-70.
39. Murthy LN, et al. Rheological properties of washed and unwashed tilapia (Oreochromis mossambicus) fish meat: effect of sucrose and sorbitol. Seoul: Food Sci Biotechnol. 2017; 26(5):1177-83.
40. Secci G, et al. Mechanical separation process for the value enhancement of Atlantic horse mackerel (Trachurus trachurus), a discard fish. Amsterdam: Innov Food Sci Emerg Technol. 2017; 39:13-8.
41. Rasekh JG. Marine fish as Source of Protein Supplement in meat. J Assoc Off Anal Chem. 1987; 70(1):91-5.
42. Paulo IGP, et al. Avaliação do índice de perda do fishburger elaborado com filé de tambatinga (*Colossoma macropomum* x *Piaractus brachypomus*). São Luís: Rev Bras Eng Pesca. 2015; 8(2):26-33.
43. Lago AMT, et al. Influence of the addition of minced fish on the preparation of fish sausage: effects on sensory properties. Malden: J Food Sci. 2017; 82(2):492-9.
44. Oliveira Filho PRC, et al. Evaluation of physicochemical and sensory properties of sausages made with washed and unwashed mince from Nile tilapia by-products. Philadelphia: J Aquat Food Prod Technol. 2012; 21(3):222-37.
45. Sary C, et al. Influence of washing tilapia minced on composition and acceptance of their products. Curitiba: Rev Acad Ciênc Agrár Ambient. 2009; 7(4):423-32.
46. Neiva CRP, Machado TM, Tomita RY, Furlan EF, Lemos Neto MJ, Bastos DHM. Fish crackers development from minced fish and starch: an innovative approach to a traditional product. Ciênc Tecnol Aliment (Impr). 2011; 31:973-9.
47. Cortez Netto JP, Oliveira Filho PRC, Lapa Guimaraes J, Viegas EMM. Physicochemical and sensory characteristics of snack made with minced Nile tilapia. Campinas: Food Sci Technol. 2014; 34(3):591-6.
48. Freitas DGC, et al. The sensory acceptability of a tilapia (Oreochromis niloticus) mechanically separated meat-based spread. Campinas: Braz J Food Technol. 2012; 15(2):166-73.
49. Costa JF, et al. Utilização de carne mecanicamente separada (CMS) de tilápia na elaboração de farinha com alto valor nutricional. São Paulo: Bol Inst Pesca. 2016; 42(3):548-65.
50. Borderías AJ, Tejada M. El surimi. Rev Agroquim Tecnol Aliment. 1987; 27:1-14.
51. Lee CM. Surimi process technology. Food Technol. 1984; 38:69-80.
52. Ofstad R, Grahl-Madsen E, Solberg C. Surimi from blue whiting (*Micromeristis putassou*) produced on board m/s Uksnoy: process and quality. In: Burt JR, Hardy R, Whittle KJ (ed.). Pelagic fish: The resource and its exploitation. London: Fishing News Book; 1992.. p. 82-93.
53. Suzuki T. Pescado picado (surimi) congelado. In: Suzuki T (ed.). Tecnología de las proteínas de pescado y krill. Zaragoza (España): Editorial Acribia; 1987. p. 103-32.
54. Priyadarshini B, et al. Instrumental quality attributes of single washed surimi gels of tilapia: Effect of different washing media. LWT Food Sci Technol. 2017; 86:385-92.
55. Machado TM, Neiva CRP. Pescado na merenda escolar: viabilidade econômica da implantação de uma unidade de beneficiamento de pescado - UBP no município de Itanhaém - SP - Brasil. Infopesca Int. 2018; (64):26-32.
56. Neiva CRP, Machado TM, Furlan EF, Schattan RB, Costa EL, Tomita RY. Aceitação de preparações à base de carne mecanicamente separada (CMS) de pescado na alimentação escolar. In: Anais do VII SIMCOPE. São Paulo: Inst Pesca (Online). 2018; 36:62-71.
57. Brasil. Nota Técnica nº 004/2013 CGPAE/DIRAE/FNDE. Sugere a inclusão de pescado na alimentação escolar. Disponível em: file:///C:/Users/Mario/ Downloads/nota_tecnica_04-2013_pescado.pdf. Acessado em: 7 jul 2017.
58. Fish to 2030: Prospects for Fisheries and Aquaculture. World Bank Report Number 83177-GLB. Agriculture and Environmental Services Discussion Paper 03. 2013 dez. Disponível em: http://www.fao.org/3/i3640e/i3640e.pdf. Acessado em: 4 out 2019.
59. Toldra F, Aristoy MA, Mora L, Reig M. Innovations in value additions of edible meat by products. Essex: Meat Sci. 2012; 92(3):290-6. doi: 10.1016/j.meatsci.2012.04.004.
60. Kobayashi M, et al. Fish to 2030: The Role and Opportunity for Aquaculture, Aquaculture Economics & Management. 2015; 19(3):282-300. doi: 10.1080/13657305.2015.994240.
61. Brasil. Regulamentos Técnicos de Identidade e Qualidade de Carne Mecanicamente Separada, de Mortadela, de Linguiça e de Salsicha. 2000. Disponível em: http://extranet.agricultura.gov.br/sislegis-consulta/servlet/VisualizarAnexo?id=1638. Acessado em: 1 jul 2019.
62. Sweet CW. Activity of antioxidants in fresh fish. J Food Sci. 1973; 38:1260-1.
63. Monteiro JC, Neiva CRP, Machado TM, Gelli VC, Venturini AC, Faccini AL. Almôndega de carne mecanicamente separada - CMS de pescado preparada com farinha de alga marinha (*Kappaphycus alvarezii*) como alternativa ao uso de carragena comercial. In: Anais do VII SIMCOPE. São Paulo: Inst Pesca (Online); 2016.
64. FAO. El estado mundial de la pesca y la acuicultura 2018. Cumplir los objetivos de desarrollo sostenible. Roma. 2018. Disponível em: http://www.fao.org/3/i9540es/I9540ES.pdf. Acessado em: 9 out 2019.
65. Gryschek SFB, Oetterer M, Gallo CR. Characterization and frozen storage stability of minced Nile tilapia (*Oreochromis niloticus*) and red tilapia (*Oreochromis* spp.). Lingby: J Aquat Food Prod Technol. 2003; 12(3):5769.
66. Oshima T, Suzuki T, Koizumi C. New developments in surimi technology. Trends Food Sci Technol. 1993; 4:157-63.
67. Harada Haguiwara MM, Yotsuyanagi SE, Perrone FF, Vilarinho N, Oetterer M. Influência do tipo de equipamento de extração nas características da carne mecanicamente separada de tilápia híbrida *Oreochromis niloticus* var. Red Stirling. In: Anais do VI SIMCOPE. Santos; 2014.

11.9 Produção de *Surimi* e Suas Aplicações

Alex Augusto Gonçalves

Surimi

Surimi é um termo japonês que significa músculo de pescado picado (triturado), cujo processo tecnológico consiste na eliminação de espinhas, do tecido conjuntivo e de tudo o que pode ser considerado não funcional para a obtenção de uma massa de actomiosina com conteúdo aquoso similar ao original do músculo de pescado.[7,8] Em outras palavras, trata-se de um extrato de proteínas miofibrilares do pescado que, por isso, tem elevada capacidade gelificante e emulsificante.[5] Um dos pesquisadores de maior talento na tecnologia do *surimi*, Dr. Jae W Park[11] define *surimi* como sendo proteína miofibrilar estabilizada obtida de filés de peixes desossados mecanicamente, que é lavada e misturada com crioprotetores.

O *surimi* pode ser definido como músculo de pescado moído previamente, desossado (mecanicamente separado), lavado várias vezes com água fria (5 °C a 10 °C) para a remoção de todas as proteínas hidrossolúveis e outros componentes indesejáveis, seguido pela mistura de crioprotetores para evitar a deterioração durante o período de armazenamento sob congelamento.[5,7]

O *surimi* não é um produto final, mas sim uma matéria-prima, que, por suas propriedades funcionais, é válida para criar e imitar texturas, e pode servir de base para a elaboração de uma ampla gama de produtos.[5,11] O *surimi* é preparado a partir de espécies de pescado pouco valorizadas e de difícil comercialização; porém, pode ser elaborado a fim de melhorar o aproveitamento das capturas sazonais, e consequentemente diversificar o emprego do pescado fresco.[5,11]

Como mostra a Figura 11.9.1, o processo se inicia com a remoção da cabeça e das vísceras, e, às vezes, da espinha. Depois disso, o pescado é lavado e os filés são então separados das espinhas em separadores de carne. O processo de lavagem requer uma proporção de 5 a 20 vezes o volume de água em relação ao volume de pescado. Quando necessário, ajusta-se o pH entre 6,0 e 7,0 com solução de bicarbonato de sódio (1%) ou ácido clorídrico (1%). A última lavagem remove não somente as proteínas hidrossolúveis, mas também outras substâncias não ligadas e enzimas (proteases), e, então, é concentrada a actomiosina. O excesso de água é removido por pressão (prensagem mecânica) do tecido, e este é pressionado para a remoção de pele preta, espinhas e escamas. Os crioprotetores são então adicionados: 4% de sacarose, 4% de sorbitol e 0,2% de polifosfatos (trifosfato ou polifosfato apresentam o mesmo efeito crioprotetor). Esses crioprotetores são utilizados para prevenir a desnaturação da actomiosina durante o armazenamento congelado.[5,7,11]

A qualidade do produto final depende, em grande parte, do grau de frescor do pecado utilizado. O *surimi* com maior capacidade funcional é obtido de barcos-fábricas que processam o pescado fresco. O pescado não deve ser congelado em nenhum caso, mas sim ser mantido em gelo ou água/gelo a fim de garantir as propriedades funcionais da proteína.[5]

As etapas de produção de *surimi* estão descritas a seguir, segundo vários autores:[5,7,10,11]

- **Recepção da matéria-prima**: na recepção, deve-se proceder com o controle de qualidade da matéria-prima e, posteriormente, a pesagem. Retira-se o pescado cuja qualidade esteja compro-

Nota ao Leitor: Este capítulo apresenta algumas figuras coloridas e para visualizar basta acessar o QR *code* disponível na página XIX, "Material Suplementar".

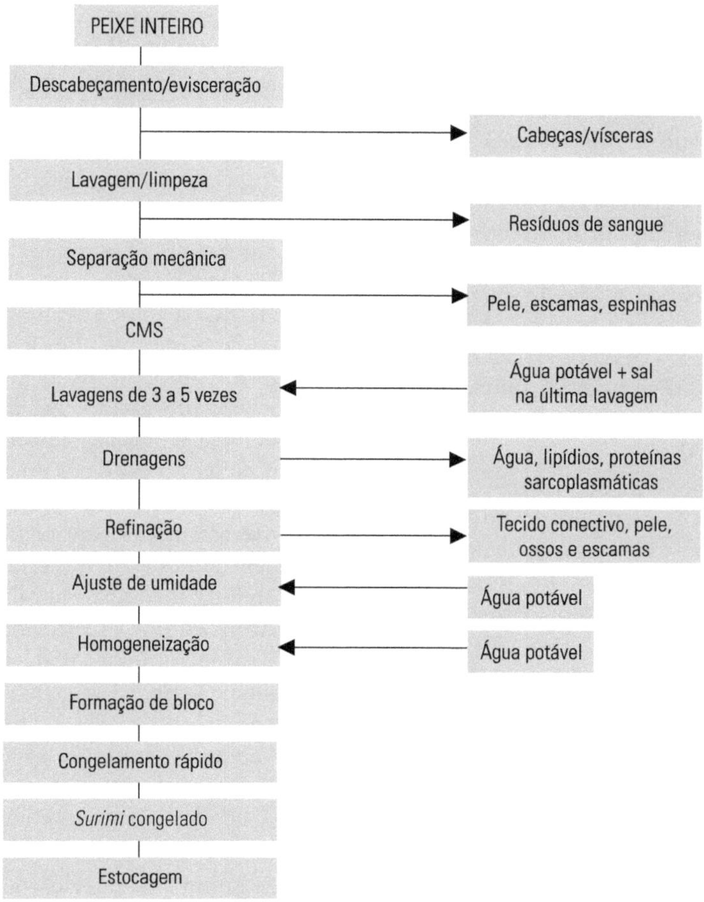

Figura 11.9.1 ▪ Fluxograma do processamento de *surimi*.[7,11]

metida. É muito importante impedir que o pescado de má qualidade se misture com o de boa qualidade, uma vez que no processo de trituramento o primeiro contaminará totalmente o segundo.

- **Lavagem**: após a recepção da matéria-prima, deve-se lavar a fim de retirar o limo superficial ou qualquer outra sujeira aderida à pele. A função principal é diminuir a concentração microbiana; para tanto, recomenda-se também que a água esteja dosada com cloro em teores recomendados por lei.
- **Evisceração e descabeçamento**: o pescado é eviscerado e descabeçado, e devido à exigência do processo posterior, recomenda-se retirar também parte do esqueleto, permitindo que os filés fiquem aderidos pelo dorso (Figura 11.9.2).
- **Lavagem**: essa segunda lavagem tem por objetivo retirar todos os resíduos que possam ter ficado após a evisceração, bem como manchas de sangue. A lavagem inadequada nessa etapa permitirá uma aceleração dos processos deteriorantes (Figura 11.9.3).

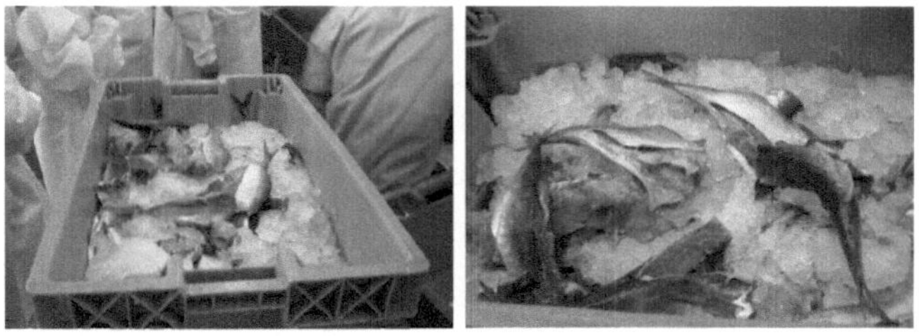

Figura 11.9.2 ▪ Peixes eviscerados e resfriados em gelo.

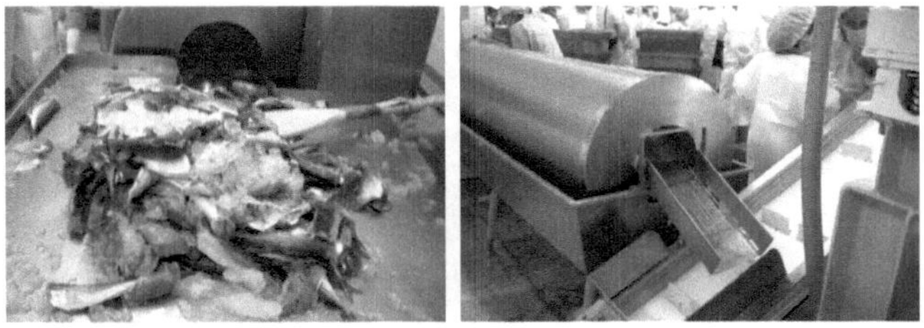

Figura 11.9.3 ▪ Lavagem do pescado em lavador rotatório.

- **Separação da carne, pele e espinhas**: a obtenção da carne triturada se realiza mecanicamente e seu funcionamento se baseia na ação de uma correia de borracha em movimento que pressiona os filés contra um cilindro rotatório perfurado (orifícios de 3 mm a 4 mm de diâmetro) que gira em sentido oposto. Assim, o peixe em contato com a correia faz com que a carne seja pressionada através dos orifícios do cilindro, passando para o seu interior e deixando na superfície externa as espinhas e a pele, as quais são retiradas por meio de uma faca colocada na superfície externa do equipamento. O rendimento dessa operação dependerá da pressão aplicada sobre a matéria-prima, tipo de espécie e qualidade, além do tamanho das perfurações do cilindro (Figura 11.9.4).

Existem diversos equipamentos que promovem a separação da carne, conforme já mencionado no Capítulo 11.8 (CMS de Pescado); no entanto, a qualidade e aplicação da CMS, seja para a elaboração de novos produtos, ou para a produção de *surimi*, dependerá muito do tipo de CMS obtida. A High Tech fornece no mercado nacional uma excelente desossadeira mecânica, do tipo rosca sem fim (Figura 11.9.5).

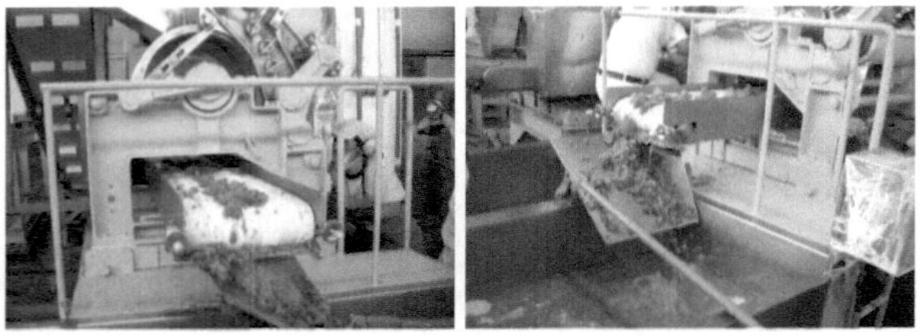

Figura 11.9.4 ▪ Separação mecânica da carne por equipamento do tipo tambor rotatório.

A empresa Beehive também fornece uma desossadeira de excelente qualidade, conforme ilustrado abaixo (Figura 11.9.6).

- **Lavagem e prensagem**: os ciclos de lavagem são realizados com dois objetivos: (1) separação mecânica de impurezas; (2) eliminação de substâncias solúveis em água. A carne triturada é lavada sucessivamente com água fria (10 °C) a fim de remover sangue, pigmentos da carne, muco e gordura. Em geral, bastam três ciclos de lavagem, com gasto de água inferior a 25 vezes o peso do *surimi* processado. Na primeira lavagem é adicionado 0,4% a 0,5% de bicarbonato de sódio para aumentar o poder do gel e dar uma aparência límpida à carne. O pH deve ser mantido aproximadamente entre 6,5 e 7,0 para dar maior capacidade de retenção de água. A lavagem também retira as proteínas sarcoplasmáticas, que prejudicam a textura, evitando posteriormente a sua gelatinização. A quantidade de água, no que diz respeito à carne triturada, pode ser aplicada de duas maneiras: uma relação 5:1 (agitação constante e a extração da água por centrifugação, prensagem intermitente ou contínua num sistema de parafuso sem fim) e outra de 10:1 (agitação deve ser só no início, deixando que a carne triturada decante e retirando posteriormente o líquido sobrenadante) (Figura 11.9.7).

Se no final da operação ainda restar uma quantidade de água superior a 80%, esta deve ser retirada por prensagem. Na última lavagem é adicionada solução salina fraca de NaCl 0,2 M para agilizar a extração de proteínas solúveis e água. Cada lavagem é seguida de um clarea-

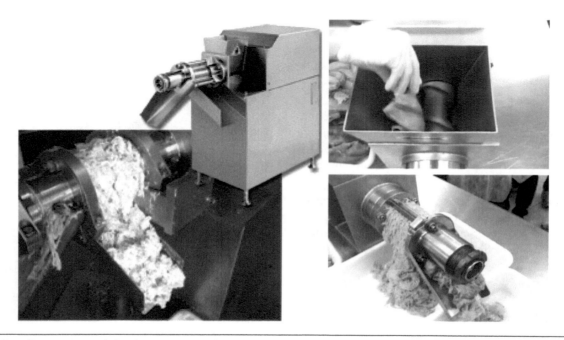

Figura 11.9.5 ▪ Separação mecânica da carne por equipamento do tipo rosca sem fim. (Cortesia Hightech Equipamentos Industriais Ltda.)

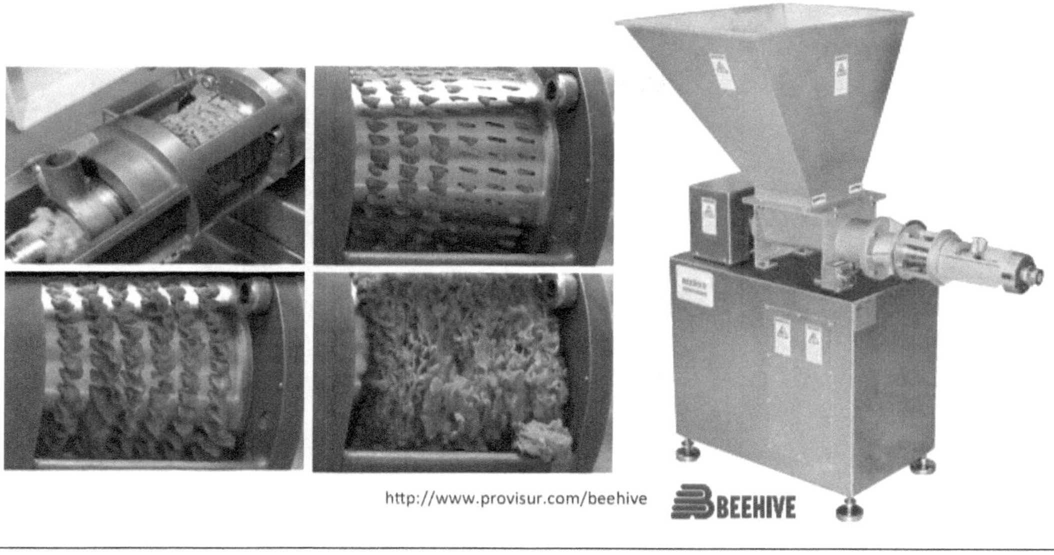

Figura 11.9.6 ■ Separação mecânica da carne por equipamento do tipo rosca sem fim. (Cortesia Beehive.)

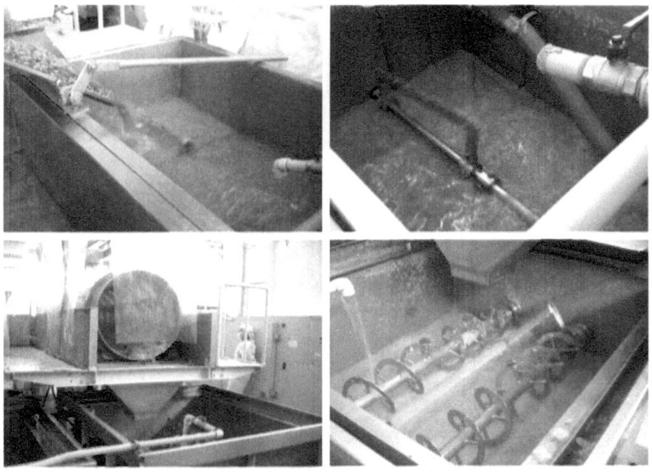

Figura 11.9.7 ■ Sequência de lavagem da carne mecanicamente separada.

mento e da eliminação de água em um tambor giratório colocado em plano inclinado e dotado de filtros de náilon, de aço inoxidável ou de cerâmica. Os principais fatores que determinam a eficácia da água de lavagem são sua dureza (influi na capacidade de retenção de água do músculo e, consequentemente, nas características dos géis elaborados com o *surimi* produzido), o pH da água (efeito na capacidade de retenção de água: $6{,}5 \geq pH \leq 7$) e a temperatura (para reduzir a desnaturação proteica e o crescimento microbiano, deve-se manter a temperatura da água entre 3 °C e 10 °C).

- **Separação de pequenas espinhas e prensagem**: a carne triturada é lavada e submetida a uma operação de separação de pequenas espinhas, restos de pele e tecido conjuntivo, e outras partículas indesejáveis, por meio do equipamento conhecido como *meat strainer*, seguido de

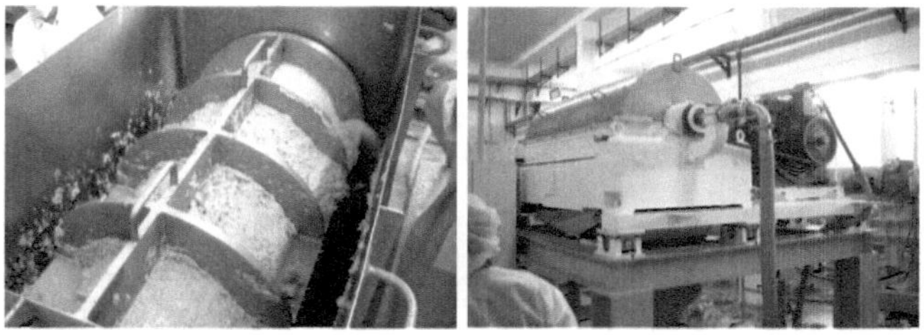

Figura 11.9.8 ■ Separação das espinhas e pele da carne mecanicamente separada, e posterior prensagem.

prensagem para a eliminação do excesso de água absorvida pela massa da carne durante a lavagem (conteúdo final de 75% a 80%). Atribui-se a qualidade máxima ao *surimi* que passa pelos orifícios da refinadora, enquanto a porção retida sofre um novo refino para recuperar a maior quantidade possível de carne (Figura 11.9.8).

- **Homogeneização e estabilização com crioprotetores**: a carne triturada finalmente moída é levada para um misturador, onde é realizada a sua estabilização. Sacarose e sorbitol, sozinhos ou em mistura (9% p/p), na carne com baixo teor de umidade (prensada), servem como os primeiros crioprotetores na produção de *surimi*. Além deles, uma mistura de polifosfatos (tripolifosfato de sódio e pirofosfato tetrassódico na proporção 1:1, e a 0,2% a 0,3%) é também utilizada, como agentes sinérgicos ao efeito crioprotetor dos carboidratos adicionados. A adição desses crioprotetores é importante nessa fase para assegurar a máxima funcionalidade do *surimi* congelado, com a finalidade de reduzir a desnaturação das proteínas na fase posterior de estocagem. Na indústria do *surimi*, os crioprotetores mais utilizados são os açúcares, em quantidades que não ultrapassam 8% no produto final (sacarose ou mistura com 4% de sorbitol),

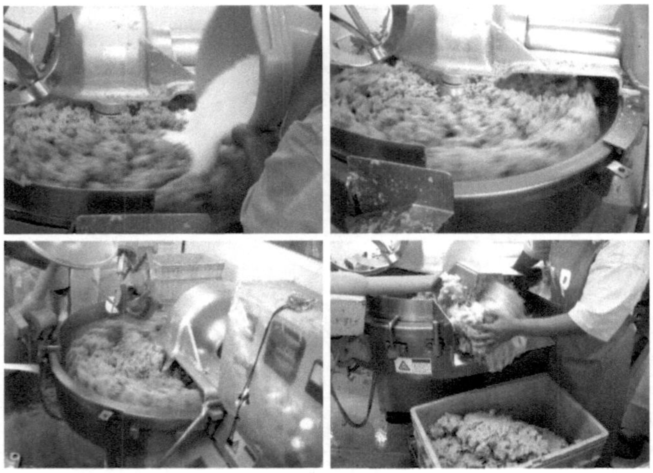

Figura 11.9.9 ▪ Preparo da massa de *surimi* com crioprotetores.

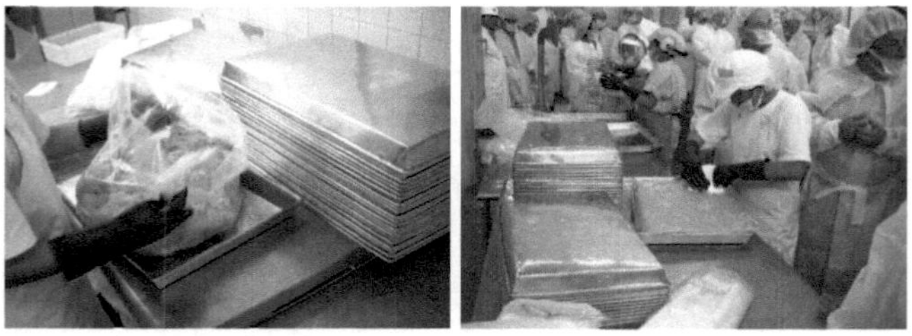

Figura 11.9.10 ▪ Moldeamento da massa de *surimi* antes do congelamento.

que têm como principal função evitar alteração das proteínas pelo frio (Figura 11.9.9).[5-7]

- **Moldeamento**: a carne triturada, lavada e estabilizada é colocada em formas de alumínio de aproximadamente dois quilos de capacidade, coberta por polietileno, para o posterior congelamento. É importante observar as dimensões das formas, principalmente quando os produtos a serem elaborados são obtidos à base de corte por meio de serra de fita circular (Figura 11.9.10).
- **Congelamento**: os congeladores de placas horizontais (-30 °C) são os equipamentos mais adequados para congelar a carne triturada em blocos de forma e tamanho. Os blocos de carne triturada devem ser retirados do congelador quando a temperatura no centro atingir -25 °C. A velocidade de congelamento deverá ser de aproximadamente 1 h a 1,5 h por cada polegada de espessura. O produto é estocado a -25 °C (Figura 11.9.11).

Comparação entre *surimi* e CMS de pescado

O *surimi* é um produto mais refinado que a CMS, devido ao maior número de lavagens que recebe e à adição das etapas de refinação e homogeneização com agentes crioprotetores,

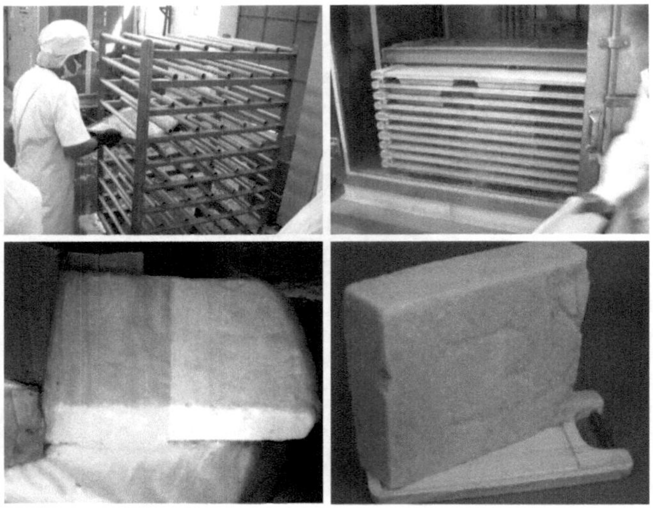

Figura 11.9.11 ▪ Congelamento da massa de *surimi* em congelador de placa.

durante o processamento. Na obtenção da CMS, portanto, não há remoção efetiva de proteínas sarcoplasmáticas e lipídios, componentes que conduzem à instabilidade do produto, o que afeta a qualidade.[9]

O *surimi* é um produto estabilizado de proteínas miofibrilares do músculo de peixe, sendo produzido com carne desossada mecanicamente, lavada repetidamente com água, e acrescida de agentes crioprotetores para promover uma maior vida útil e estabilidade durante o congelamento. Depois da lavagem e antes da incorporação dos aditivos, vem a etapa de refino, que remove tecido conjuntivo e fragmentos de ossos e de pele. A água ainda restante é removida por prensagem ou centrifugação. O *surimi* torna-se então uma matéria-prima intermediária utilizada na elaboração desde produtos tradicionais, como o *kamaboko*, até os alimentos mais recentemente introduzidos no mercado, como os análogos, ou imitação, de caranguejo (*kanikama*), camarão e lagosta.[2,4]

O *surimi* tem como característica capital a formação de gel elástico, sendo essa funcionalidade obtida após a etapa de lavagens sucessivas e adição de sal, o que o leva a assumir quaisquer formas e texturas, além da ampla vida útil quando estocado sob congelamento.[3,30] Diferentemente, na obtenção de CMS, a etapa de lavagem tem como principal vantagem a melhoria da cor e do odor, auxiliando na sua estabilidade sob congelamento.

Produtos à base de CMS são tecnologicamente mais antigos e menos complexos que aqueles à base de *surimi*, que por sua vez ocupam uma fatia maior do mercado, mesmo com a CMS tendo uma obtenção mais simples e sendo mais viável economicamente, além de render por volta de 50% contra aproximadamente 25% do *surimi*.[1] Além disso, no processamento do *surimi* é necessário um maior investimento em equipamentos, como lavadores e centrífugas, e refinadores dispostos em forma de linha contínua.

Produção de *surimi* e de produtos derivados

Os produtos fabricados atualmente podem ser enquadrados em três grandes grupos: produtos tradicionais japoneses, novos produtos e análogos de pescado e embutidos.[30,38] A fabricação desses produtos difere não apenas na formulação, mas também na forma de realizar o aquecimento e no procedimento aplicado para conseguir a textura final.

A Figura 11.9.12 apresenta as operações comuns envolvidas no processo de elaboração dos derivados de *surimi*. Os blocos de *surimi* são descongelados, picados ou triturados em *cutter*, acrescidos de NaCl (2% a 3%), mantendo-se em temperatura inferior a 10 °C, em no máximo 5 a 10 minutos (depende da consistência do produto final).[4,7,11]

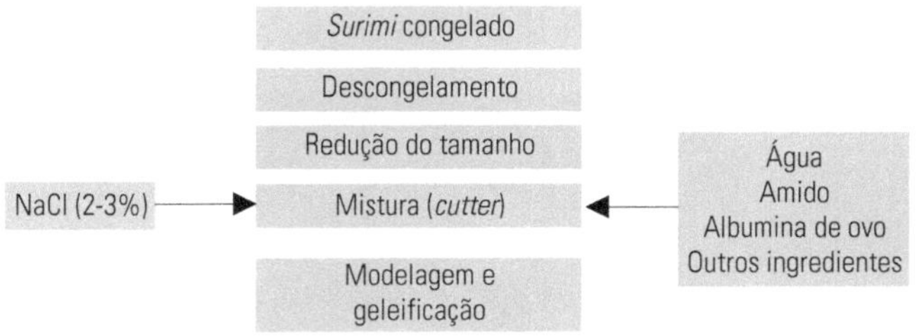

Figura 11.9.12 ▪ Operações implicadas no processo de obtenção de derivados de *surimi*.[5,7,11]

As maiores dificuldades com que se depara o tecnólogo de alimentos para a fabricação de produtos análogos ou imitações consistem em obter sabor, textura e aparência similares aos do produto que se quer imitar. O sabor tem que ser o mais natural possível, nem muito suave, nem muito forte que seja associado à utilização de aromas e saborizantes artificiais. Além disso, precisam ser estáveis durante a comercialização e cozimento posterior, e a textura deve ser firme e ligeiramente elástica durante a mastigação.[5,7,11]

A comercialização costuma ser feita em estado congelado, visto que são pré-cozidos e congelados individualmente, mas no mercado se pode encontrar produtos refrigerados e enlatados. Entre os produtos à base de *surimi*, o mais produzido e mais difundido nacional e internacionalmente é o *kanikama*, cujo processo tecnológico está ilustrado na Figura 11.9.13.

A seguir, ilustramos alguns produtos à base de *surimi* (*kamaboko*, *chikuwa*, *satsuma-age*, *hanpen*), o *kanikama* ou *crab stick* na forma de palitos (*stick*), lascas (*flake*), pedaços (*chunk*) e misturados (*combo* ou *salad pack*) (Figura 11.9.14), e os produtos extrusados e os moldados, que estão sendo cada vez mais incorporado no mercado mundial (Figura 11.9.15).[4,7,11]

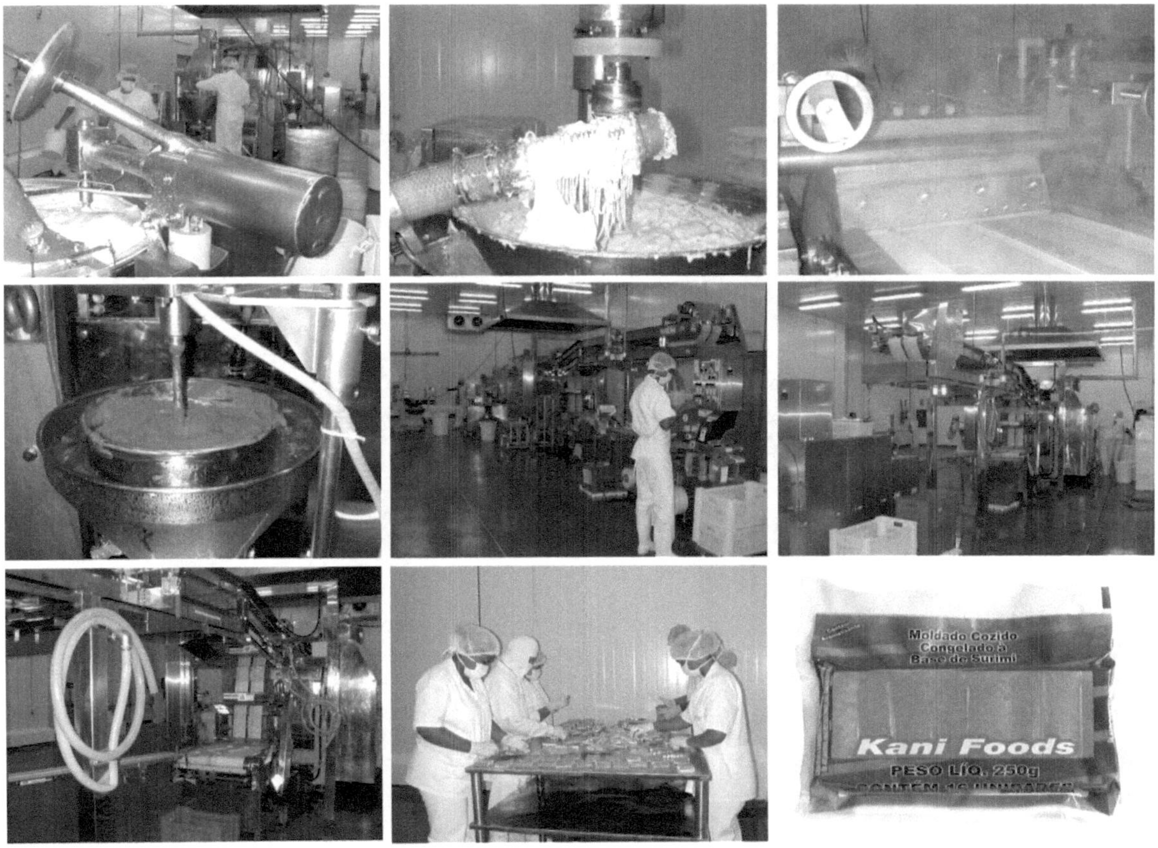

Figura 11.9.13 ▪ Etapas do processamento de *kanikama*. (Cortesia MGS FOODS Indústria e Comércio Ltda.)

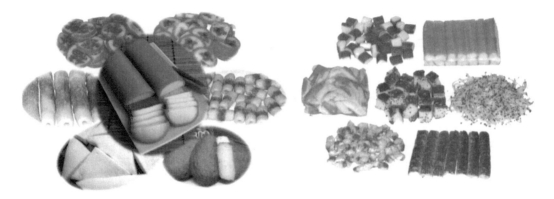

Figura 11.9.14 ▪ *Kamaboko, chikuwa, hanpen, satsuma-age, kanikama* em diversos formatos, cores e sabores elaborados com *surimi*. (Cortesia de Alex Augusto Gonçalves.)

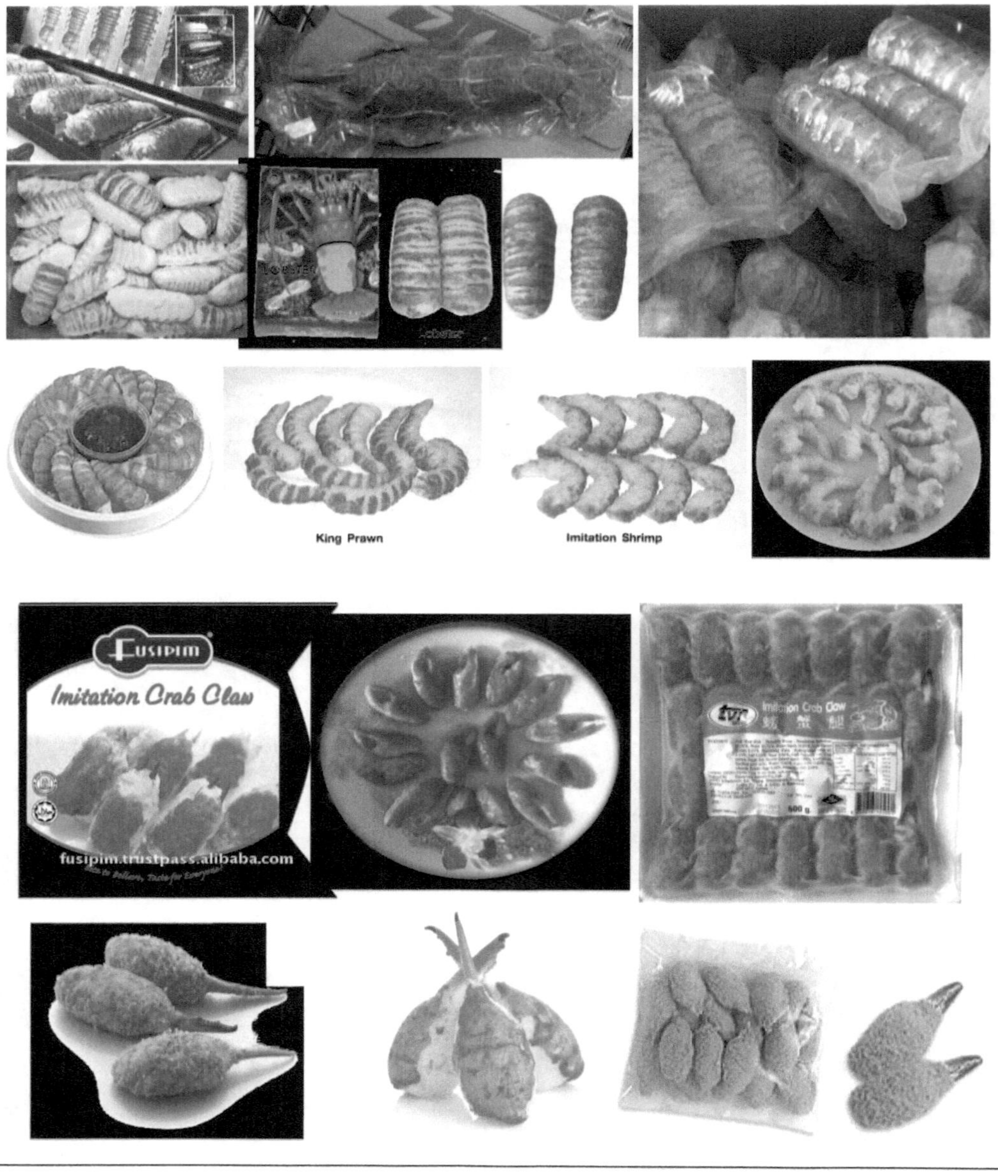

Figura 11.9.15 ▪ Imitações de cauda de lagosta, camarão e pata de caranguejo utilizando o *surimi* como matéria-prima. (Cortesia de Alex Augusto Gonçalves.)

Referências bibliográficas

1. Tenuta Filho A, Jesus RS. Aspectos da utilização de carne mecanicamente separada de pescado como matéria-prima industrial. Bol SBCTA. 2003 jul/dez; 37(2):59-64.
2. Hall GM, Ahmad NH. Surimi and fish mince products. In: Hall GM (ed.). Fish processing technology. Glasgow: Blackie Academic & Professional; 1994. p. 72-87.
3. Hastings RJ. Comparison of the properties of gels derived from cod surimi and from unwashed and once-washed cod mince. Int J Food Sci Technol. 1989; 24:93-102.
4. Park JW, Lin TM. New developments in manufacturing of surimi and surimi seafood. Food Rev Int. 1997; 13(4):577-610.
5. Ordóñez-Peneda JA. Produtos derivados da pesca. In: Ordóñez-Peneda JA, et al. Tecnologia de alimentos Porto Alegre (RS): Artmed; 2005. p. 241-67. (Alimentos de origem animal, vol. 2).
6. Borderías AJ, Tejada M. El surimi. Rev Agroquim Tecnol Aliment. 1987; 27:1-14.
7. Lee CM. Surimi process technology. Food Technology. 1984; 38:69-80.
8. Ofstad R, Grahl-Madsen E, Solberg C. Surimi from blue whiting (Micromeristis putassou) produced on board m/s Uksnoy: process and quality. In: Burt JR, Hardy R, Whittle KJ (ed.). Pelagic fish: The resource and its exploitation. London: Fishing News Book; 1992. p. 82-93. (Chapter 7).
9. Su Pan B. Minced fish technology. In: Sikorski ZE (ed.). Seafood: resources, nutritional composition and preservation. Boca Raton: CRC Press; 1990. p. 199-210. (Chapter 12).
10. Suzuki T. Pescado picado (surimi) congelado. In: Suzuki T (ed.). Tecnología de las proteínas de pescado y krill. Zaragoza (Espanha): Editorial Acribia; 1987. p. 103-32. (Capítulo III).
11. Park JW. Surimi and surimi seafood. 2 ed. Boca Raton, FL: Taylor & Francis Group LLC; 2005. 961 p.

12 Tecnologias Inovadoras e Emergentes

12.1 Embalagem Ativa e com Atmosfera Modificada

Alex Augusto Gonçalves ▪ Adriano Gomes da Cruz ▪ José de Assis Fonseca Faria

Introdução

A adequação de sistemas de embalagens destinados ao acondicionamento do pescado, assim como ao dos alimentos em geral, visa contemplar um dos principais objetivos da cadeia produtiva das empresas, que é colocar à disposição dos consumidores um produto com qualidade assegurada.[1] No contexto de qualidade assegurada, destacam-se as características dos alimentos no que diz respeito à saúde do consumidor, como as informações nutricionais, sensoriais, microbiológicas e toxicológicas, entre outras, que devem constar da embalagem.[2]

Os sistemas de embalagens compreendem várias funções e, neste capítulo, serão abordadas aquelas relacionadas com a qualidade e a segurança alimentar, ou seja, os fatores que afetam a estabilidade (vida de prateleira) do pescado. Aqui, destaca-se a proteção dos sistemas quanto aos componentes do meio ambiente de comercialização dos produtos, visando minimizar, por exemplo, o efeito do oxigênio, da umidade do ar e da luz sobre a estabilidade. Dependendo do tipo de pescado e do seu grau de industrialização, as etapas que ligam o produtor ao consumidor podem tanto ser simples como complexas. Portanto, as perdas de qualidade dependerão de vários fatores que compõem o canal de movimentação física do produto.[3,30]

O conceito de sistema de embalagem deve considerar também a adequação dos seus componentes. O projeto da embalagem de consumo, por exemplo, deverá levar em conta os fatores de proteção, mercadológicos e econômicos. A inadequação do projeto resultará em duas situações indesejáveis: o subdimensionamento – que induz a perdas maiores – e o superdimensionamento – que induz a custos maiores. O superdimensionamento é o resultado de uma superembalagem, porém, esse tipo de projeto apresentaria uma barreira intransponível aos agentes do ambiente. Sem dúvida, não é isso que se deseja, mas sim uma proteção relativa que dependerá do produto e da agressividade do agente. Nesse caso, devem ser consideradas as características composicionais do alimento, bem como sua perecibilidade, sensibilidade às reações químicas e suas interações com o material usado na fabricação da embalagem.

No projeto de uma embalagem, é extremamente importante o ajuste do fator de proteção ao tempo mínimo de comercialização do produto, ou seja, a vida de prateleira necessária para a comercialização do alimento. Espera-se que no período decorrido desde o acondicionamento até o limite máximo de consumo o alimento mantenha suas qualidades nutricionais e sensoriais, bem como não apresente riscos à saúde do consumidor. Um dos critérios utilizados para se certificar da qualidade e segurança do alimento é a realização do teste de vida de prateleira (ver detalhes no Capítulo 18). Por meio desse teste, obtém-se a indicação da expectativa de tempo ou da estabilidade do produto, proporcionada pelo sistema de embalagem, a despeito dos diversos agressores do meio ambiente, como insetos, microrganismos, umidade, oxigênio, luz etc. Esse tempo é usado como base para se estabelecer o prazo de validade, uma exigência legal de rotulagem prevista pelo Código de Defesa do Consumidor.

Nota ao Leitor: Este capítulo apresenta algumas figuras coloridas e para visualizar basta acessar o QR *code* disponível na página XIX, "Material Suplementar".

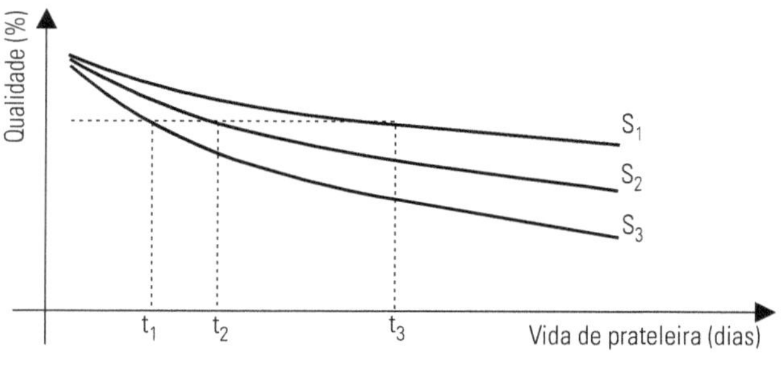

Figura 12.1.1 ■ Adequação dos diferentes sistemas de embalagens *versus* perda de qualidade do pescado. (Cortesia de José de Assis Fonseca Faria.)

Por meio do teste de vida de prateleira as indústrias são capazes de apurar a estabilidade, determinando o grau de perda de qualidade do produto ou de interação com a embalagem. Portanto, a estabilidade depende da interação dos componentes do sistema alimento-embalagem-ambiente. Tão importante quanto conhecer a composição do alimento, o processo e as boas práticas de fabricação, o sistema de embalagem, as condições de estocagem (temperatura, umidade relativa, luz etc.), é observar as condições de transporte, distribuição e venda do produto.

A perda de qualidade ou de interação é consequência das reações físicas, químicas e/ou microbiológicas que acontecem com o produto, desde o processo de acondicionamento até o uso final pelo consumidor. Tais perdas de qualidade, geralmente, levam à rejeição por causa das alterações que sofrem o aroma e o sabor característicos. É oportuno destacar que essas mudanças na qualidade do alimento, durante a avaliação da vida de prateleira, afetam as características sensoriais; portanto, é imprescindível que o produto seja submetido a análises de aceitação pelo consumidor, por meio de testes específicos de avaliação sensorial. A Figura 12.1.1 mostra uma situação de perda da qualidade sensorial, típica de pescado *in natura* ou industrializados, em função dos possíveis sistemas de embalagens utilizados. Verifica-se que a ordem de proteção conferida pela embalagem é $S_1 < S_2 < S_3$, ou seja, a vida de prateleira está diretamente relacionada com o grau de proteção de sistema de embalagem.

Sistemas de embalagens

Sistema de embalagem é um conjunto formado por: alimento, embalagem, meios de distribuição física e de comercialização. As embalagens podem ser primárias ou de consumo (sacolas, garrafas, potes), secundárias ou de transporte (caixas de papelão) e terciárias (unidades paletizadas). Os componentes desse sistema devem ser o mais eficiente possível para que a adequação ao produto seja bem-sucedida. Além disso, na análise do sistema, deve-se considerar as características climáticas do meio, a eficiência da cadeia de frio, bem como as peculiaridades estruturais dos atacadistas, hipermercados, supermercados e varejistas. Neste capítulo, serão abordadas as características dos componentes da embalagem primária, visando o aumento da vida de prateleira dos produtos. Dessa maneira, as embalagens ativas e as embalagens com atmosfera modificada apresentam grande potencial para inovação e agregação de valor ao pescado e aos seus produtos derivados.

Embalagem ativa

O conceito de embalagem ativa implica a existência de funções adicionais se comparada ao tradicional conceito de material de embalagem, limitadas ao fator proteção do alimento contra a influência do meio ambiente de comercialização. Geralmente, a embalagem ativa visa aumentar a vida de prateleira e/ou contribuir para a segurança alimentar, bem como melhorar a qualidade sensorial.[4,26] Trata-se de um conceito inovador que pode ser definido como um tipo de embalagem em que ocorre a interação entre ela própria, o produto acondicionado e o ambiente, com o consequente aumento do tempo necessário para o consumo humano.[5] Importantes exemplos de sistemas de *embalagens ativas* são descritos, mas os principais incluem os absorvedores de oxigênio, de dióxido de carbono, de umidade e de etileno, os sistemas de liberação controlada de compostos de aroma e os filmes contendo compostos antimicrobianos.[23,30]

O oxigênio no interior da embalagem apresenta-se no espaço vazio ou dissolvido entre o produto e suas consequências são as reações oxidativas, que alteram o valor nutricional, o sabor dos produtos e seu efeito no desenvolvimento dos microrganismos. Por isso, além das alternativas convencionais para sua eliminação, como o uso do vácuo e inertização com nitrogênio, existem os absorvedores de oxigênio na forma de sachês ou outros dispositivos com essa função ativa. Esses absorvedores, quando bem selecionados, absorvem tanto o oxigênio disponível no interior da embalagem quanto aquele que permeia ou que penetra pelas imperfeições deixadas pelo processo de fechamento. Portanto, a eficiência do absorvedor vai depender da barreira do material de embalagem, não sendo assim indicado para aquelas muito permeáveis ao oxigênio. A grande parte das aplicações de embalagens ativas disponíveis está baseada em sachês absorvedores de oxigênio, todavia sua utilização tem sido afetada, sob o ponto de vista de segurança para o consumidor, devido ao risco de ingestão por crianças e até por adultos desinformados.[6,23]

Existem várias marcas comerciais de absorvedores de oxigênio (Figura 12.1.2), entretanto, são todos importados e ainda pouco difundidos no Brasil. Alguns exemplos incluem os sachês, como Ageless®, ATCO®, Oxysorb®, Vitalon®; os filmes, como Zero™, OS2000®; e as bandejas termoformadas, como Oxycap®. A escolha do absorvedor vai depender da sua capacidade de absorção, do tamanho da embalagem, da quantidade e tipo de produto, principalmente no que se refere ao teor de umidade e atividade de água.

Uma grande vantagem das embalagens ativas são os investimentos de capital necessários, pois são significativamente mais baratos do que os das embalagens de gás. Basicamente, apenas os sistemas de vedação são necessários. Isso

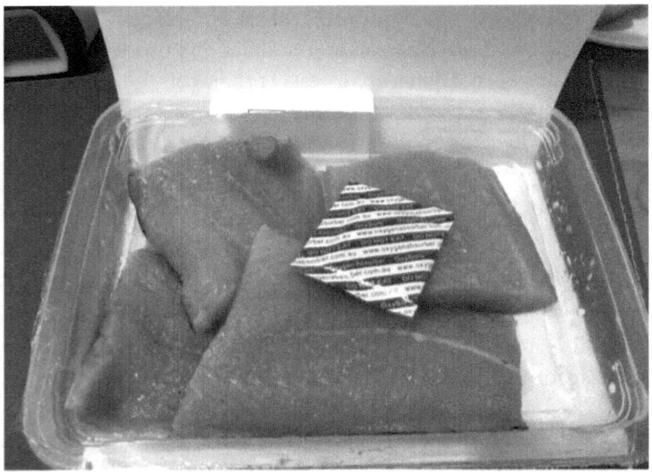

Figura 12.1.2 ▪ Exemplo de aplicação do absorvedor de oxigênio em salmão fresco (Oxysorb®). (Cortesia de José de Assis Fonseca Faria.)

tem um grande significado para pequenas e médias empresas de alimentos, já que o tamanho das máquinas de embalagem são, muitas vezes, o investimento mais caro. Por outro lado, a principal desvantagem desses métodos de embalagens ativas comerciais é que elas são visíveis (sachês ou etiquetas) e os gases das embalagens que utilizam gás são invisíveis (Tabela 12.1.1).[23,24,26]

A maioria dos absorvedores de oxigênio utilizada atualmente é com base em ferro, ou seja, pó de ferro tratado. Como regra geral, um grama de ferro vai reagir com 300 mL de O_2. Mesmo que os absorvedores contenham ferro, provavelmente são os materiais mais adequados; a desvantagem é que não podem passar pelos detectores de metais geralmente instalados na linha de embalagem/produção. Essa situação pode ser evitada, por exemplo, por meio do uso de ácido ascórbico ou absorvedores de oxigênio com base em sistemas enzimáticos. Para um absorvedor de oxigênio ser eficaz, o material de embalagem utilizado deve ter barreira relativamente boa à penetração do oxigênio, caso contrário o detector vai rapidamente se tornar saturado e perder a sua capacidade de absorver o oxigênio.[23,25,29]

O desenvolvimento de sistemas de embalagens ativas em forma de filmes de pequena espessura é visto com certa expectativa de crescimento para a próxima década. É importante esclarecer que filmes e coberturas diferem em sua forma de aplicação: as coberturas são aplicadas e formadas diretamente sobre o alimento, enquanto os filmes são pré-formados separadamente e posteriormente aplicados sobre o produto.[7] Especificamente no que diz respeito ao pescado, são destacados os seguintes benefícios potenciais da aplicação de filmes comestíveis: a) impedir a perda de umidade que ocorre durante a estocagem de produtos frescos e congelados e a consequente alteração de textura, sabor e cor; b) evitar o gotejamento de sucos que saem do interior do músculo, que depreciam a apresentação do produto, eliminando o uso de absorventes nas bandejas; c) retardar a oxidação lipídica, já que podem impedir a passagem do oxigênio que está na atmosfera para o interior do produto; d) retardar e/ou eliminar perdas de voláteis; e e) se aquecidos imediatamente antes da aplicação, podem contribuir para a eliminação da carga microbiana patogênica e deteriorante presente no produto.[8]

A grande suscetibilidade do pescado à perda de qualidade reportada anteriormente torna o uso de embalagens ativas uma aplicação promissora. De fato, diversas aplicações de embalagens ativas têm sido reportadas para produtos de pescado frescos ou processados.[5,7,10,13,15] O absorvedor

TABELA 12.1.1 Vantagens (+) e desvantagens (–) encontradas nas técnicas de embalagem a vácuo e com atmosfera modificada (ATM), e absorvedores de oxigênio.[23,24]

Características	Embalagem ATM	Embalagem a vácuo	Absorvedores de O_2
Custo investimento	–	+	++
Custo embalagem	+	++	–
Necessidade de aditivos alimentares	–	–	+
Qualidade do produto/vida de prateleira	+	+	++
Volume embalagem/economia de espaço	–	++	+
Facilidade de detecção de fugas	–	+	–
Apropriado para produtos moles	+	–	+
Visível/invisível	+	+	+/–[a]
Utilizável com detectores de metal	+	+	+/–[b]
Impacto ambiental[c]	+/–	+/–	+/–

a: não estudado extensivamente; b: depende do tipo de absorvedor; c: nenhuma informação disponível.

de oxigênio mostrou-se eficaz na extensão dos parâmetros de qualidade em *steaks* da cavala espanhola (*Scomberomorus commerson*), com aumento de sua vida de prateleira de 12 para 20 dias, em condições de refrigeração. Isso foi possível graças à inibição da atividade enzimática endógena – em particular a descarboxilase – que diminuiu a produção de aminas biogênicas, bem como o crescimento da microbiota naturalmente presente. Simultaneamente, gerou benefícios econômicos para o processo, pois minimizou o uso de embalagem a vácuo.[9] O mesmo absorvedor de oxigênio também se apresentou benéfico ao retardar a formação de bases voláteis e de nucleotídeos, especificamente de monofosfato de iosina, que retarda a formação de hipoxantina e mantém o pescado fresco por mais tempo.[10]

Mohan *et al.*[12] também mostraram a utilidade do uso de absorvedor de oxigênio para estender a vida de prateleira de *steaks* de *catfish* para 20 dias, em comparação com amostra-controle que teve vida útil de dez dias. A remoção do oxigênio atingiu 99,58% em 24 horas, dentro das embalagens, mantendo a qualidade química, microbiológica e sensorial, com particular redução da oxidação lipídica.[11] Também observou-se o efeito sinérgico de um absorvedor de oxigênio com o óleo essencial de orégano no aumento da vida de prateleira de filés de truta arco-íris (*Onchorynchus mykiss*), estocados sob refrigeração, e retardo do crescimento microbiano de microrganismos psicotróficos, inibição parcial de bactérias láticas, *Pseudomonas* e *Enterobacteriaceae*. Testes sensoriais de aceitação indicaram uma vida de prateleira de 13-14 dias para as amostras contendo apenas o absorvedor de oxigênio, e 17 dias para amostras que continham também o óleo de orégano, enquanto a amostra-controle teve qualidade sensorial aceitável de apenas quatro dias.[12]

Outro exemplo de sistema é aquele que contém algum dispositivo especial fixado na embalagem, denominado *embalagem inteligente*.[23] Tal sistema responde às alterações do ambiente ao redor do produto, emitindo informações úteis ao consumidor sobre possíveis alterações que ele tenha sofrido ao longo do tempo de comercialização, como exposição à alta temperatura e à formação de compostos voláteis desagradáveis (odor). Considerando-se a perecibilidade do pescado, tais dispositivos poderão ser bem úteis na monitoração da qualidade e do frescor desse tipo de produto. Semelhantes aos absorvedores, existem também várias marcas comerciais de sensores de frescor, a exemplo do OnVU™ Smart Seafood (Bizerba), utilizados para diversas espécies de peixes frescos (Figura 12.1.3).

A técnica de embalagens inteligentes e com maior valor comercial utilizada hoje é, sem dúvida, a que usa os indicadores de temperatura externa, mas os indicadores de oxigênio também têm seu espaço. Uma das principais finalidades

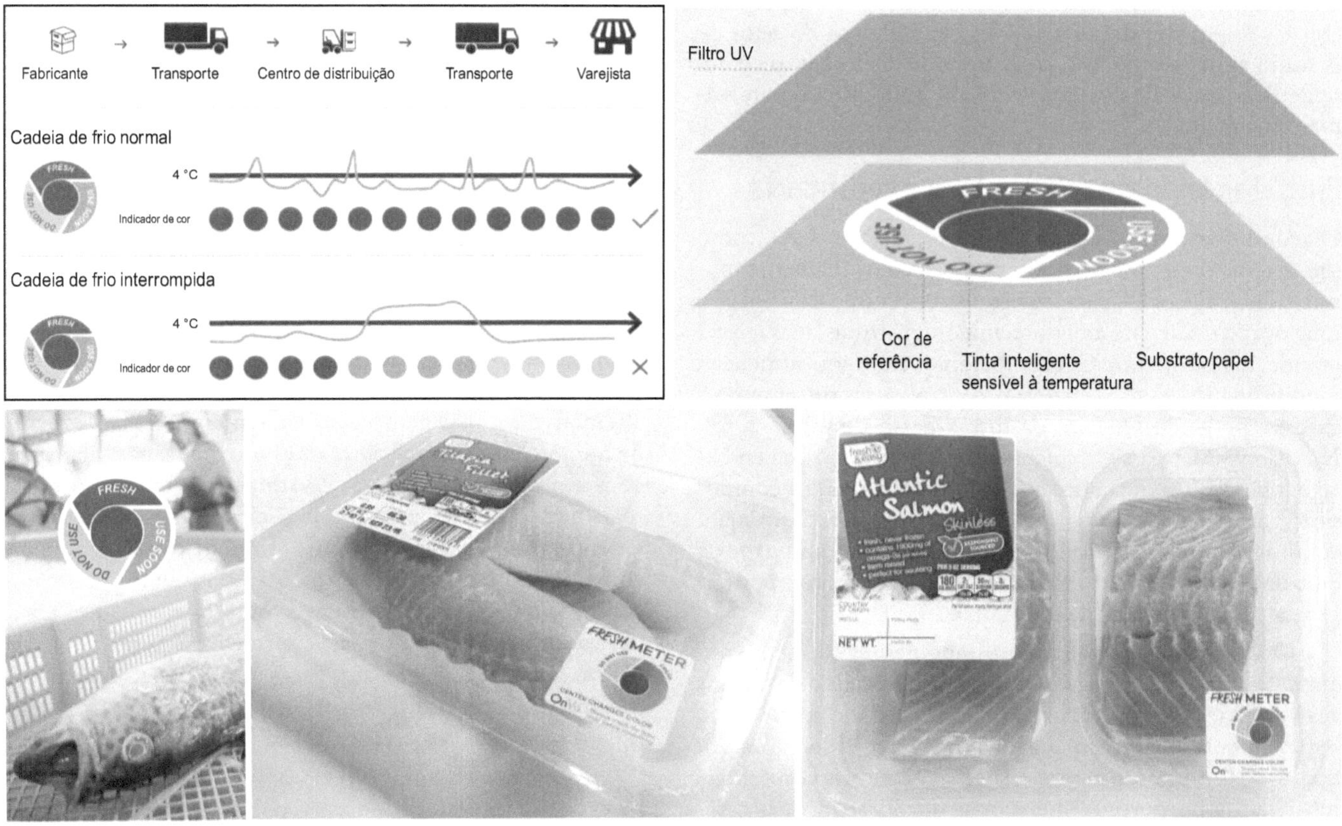

Figura 12.1.3 ▪ Exemplo de aplicação de sensores de frescor (*fresh meter*) utilizado para diversas espécies de peixes frescos. (Cortesia de Oxysorb®)

TABELA 12.1.2 Indicadores internos e externos que podem ser usados em embalagens inteligentes.[23,30]

Técnica	Princípios/agentes	Aplicação
Indicadores tempo-temperatura (externo)	Mecânico, químico, enzimático	Alimentos armazenados sob refrigeração e em condições de congelamento
Indicadores de oxigênio (interno)	Descolore pelo Redox Descolore pelo pH	Alimentos armazenados em embalagens com concentração reduzida de oxigênio
Indicadores de crescimento microbiano (interno)	Descolore pelo pH Descolore pela reação com certos metabólitos	Alimentos perecíveis

dos indicadores é mostrar se a qualidade do alimento embalado diminuiu, de preferência antes que o produto se deteriore. Na lista da Tabela 12.1.2, estão apresentados exemplos de indicadores de diferentes fabricantes e nomes comerciais dos indicadores de cor atualmente disponíveis.

Ainda no contexto de embalagens ativas, existem as embalagens antimicrobianas.[23,26,28,30] Entretanto, a eficiência dessas embalagens depende da adequada relação entre o agente antimicrobiano, o tipo de pescado e o microrganismo alvo.[28] Esses podem estar na forma de sachês emissores do agente ativo, de etiquetas ou incorporados à embalagem. Dentre eles, incluem bacteriocinas, ácidos orgânicos (propionatos, sorbatos e benzoatos), etanol, dióxidos de enxofre, dióxido de cloro, íons de prata, extratos de especiarias etc.[28,29] Aplicações desses artifícios tecnológicos no setor de pescado ainda são poucas, a exemplo do ácido benzoico em polietileno para filé de tilápia e do alil isotiocianato para salmão defumado.

Embalagens com atmosfera modificada

O acondicionamento sob atmosfera controlada (CA), como um sistema onde os níveis dos gases são continuamente monitorados e ajustados para manter as concentrações ótimas, é uma opção usual para amadurecimento de frutas, mas requer grande investimento. O acondicionamento sob atmosfera modificada (MA) não envolve o controle das concentrações gasosas, podendo ser feito da forma passiva e ativa.[13,17,27,30] No caso da MA passiva, coloca-se o produto em uma embalagem permeável que, após o fechamento, alterará a composição gasosa devido à respiração do produto até que atinja o equilíbrio entre as taxas de respiração e de permeabilidade da embalagem. Na ativa, substitui-se o ar por uma composição gasosa pré-selecionada de O_2, CO_2 e N_2.[14,30]

O CO_2 é o principal gás utilizado nas embalagens com atmosfera modificada de produtos de pescado, devido às suas propriedades bacteriostáticas e fungistáticas. Ele inibe o crescimento de microrganismos associados à deterioração, sendo essa inibição proporcional a sua concentração na atmosfera.[17,27] É oportuno mencionar que existem duas categorias de produtos de pescado nos quais pode ser aplicada a atmosfera modificada: os produtos frescos, que são ingeridos sem qualquer tratamento térmico antes de seu consumo (p. ex., produtos minimamente processados, como *sashimi* e salmão defumado), e os produtos que não são submetidos a essa operação por tempo suficiente para destruir os microrganismos patogênicos.

Além disso, os aspectos relacionados à segurança alimentar devem ter prioridade durante o processamento de produtos de pesca. A aplicação de MA por si só não garante a extensão da vida de prateleira do pescado. Outros fatores, como carga microbiana inicial, teor de gordura do produto e, em especial, temperatura de estocagem aparecem também como decisivos para atingir esse objetivo. É fato que sem um adequado controle de temperatura durante a estocagem do produto os benefícios da atmosfera modificada possivelmente sejam perdidos. Altas temperaturas resultarão em perda da quantidade de CO_2 dissolvido no produto e, consequentemente, a redução do seu efeito inibitório sobre os microrganismos e na atividade enzimática endógena presente.[30]

O N_2 é um gás inerte e sem gosto, utilizado principalmente em embalagem com atmosfera modificada como gás de enchimento devido à sua baixa solubilidade. O N_2 é quase insolúvel em água e gordura, além de não ser absorvido pelo alimento, portanto, neutraliza a prostração da embalagem como resultado do CO_2 dissolvido. O N_2 é utilizado para deslocar o O_2 do ar em embalagens com produtos sensíveis ao oxigênio, para retardar o ranço oxidativo e, como alternativa à embalagem a vácuo, na inibição do crescimento de microrganismos aeróbios.[17,30] O uso do O_2 na embalagem com atmosfera modificada é normalmente definido como mais baixo possível para inibir o crescimento de bactérias deteriorativas aeróbias. Sua presença pode causar problemas com o ranço oxidativo em peixes gordos como o salmão e a cavala, por exemplo. No entanto, altos níveis de O_2 são utilizados em produtos de carne vermelha para manter a cor; O_2 (ao redor de 30%) na atmosfera para as espécies de peixes magros tem sido utilizado para reduzir a perda por gotejamento (*drip loss*) e alterações de cor.[17,30]

Os efeitos da aplicação de MA sobre os produtos de pescado são similares aos observados para diversos produtos cárneos. Semelhante ao uso do vácuo, a atmosfera modificada reduz a carga microbiana responsável pela deterioração do produto, responsáveis por sabores e odores estranhos, favorecendo a predominância de microrganismos que causam menores alterações organolépticas, como os lactobacilos. Estudos sobre a aplicação de MA em pescado indicam aumento de uma semana na vida de prateleira, sendo que as diferenças observadas estão relacionadas com a carga microbiana e pH do produto.[15,30]

Misturas de gases típicas recomendadas para as embalagens de diferentes alimentos podem ser divididas em grupos, dependendo dos mecanismos de deterioração que eles estão destinados a inibir. Se a deterioração é essencialmente microbiana [normalmente o parâmetro mais importante para a deterioração é a alta atividade de água (a_W) do produto], o nível de CO_2 na mistura deve ser tão alto quanto possível, limitado apenas pelos efeitos negativos das emissões de CO_2 sobre alimentos específicos (prostração da embalagem, exsudado do produto e gosto desagradável). Normalmente, uma mistura em torno de 30-60% (CO_2) e 40-70% (N_2) é adequada. O nível de CO_2 pode ser definido ainda maior para as embalagens onde a prostração não seja problema. Para os produtos em que o parâmetro principal de deterioração é o ranço oxidativo, a mistura de gases deve ser livre de O_2. Dependendo do produto, uma mistura de 100% N_2 (ou embalagem a vácuo) ou misturas CO_2/N_2 (em que a contaminação microbiológica é um parâmetro importante) são utilizados para produtos sensíveis ao oxigênio.[17,27,30] A mistura de gases contendo 40-60% de CO_2, 40-60% de N_2 e ausência de O_2 são recomendadas para produtos de peixes gordos, uma vez que o ranço oxidativo de gordura insaturada também resulta em adicionais mau odor e sabor ruim, além da contaminação microbiológica. A embalagem a vácuo também pode ser uma alternativa para os peixes gordos, pois fornece similar vida de prateleira sensorial quando o parâmetro de deterioração sensorial primário é o ranço oxidativo.[20,21] Mas a qualidade microbiológica é ainda melhor em condições de embalagem com atmosfera modificada com relação a embalagens a vácuo.[17,30]

Para peixes de carne branca, crustáceos e moluscos, uma mistura de gás contendo 40% de CO_2, 30% de O_2 e 30% de N_2 ou 40% de CO_2 e 60% de N_2 ainda é recomendado. O nível de CO_2 e de proporção gás/volume do produto é o fator decisivo para determinar a extensão da vida de prateleira. O uso de 30% de O_2 na embalagem reduz o gotejamento (*drip*). O gotejamento de peixes magros embalados em atmosfera modificada também pode ser reduzido significativamente por meio de imersão dos filés em solução de NaCl (20%) por 20 segundos antes de ser embalado, consequentemente as misturas de gases livres de oxigênio poderiam ser utilizadas para todos os tipos de peixe cru. O pré-tratamento com solução salina não influencia de maneira negativa os parâmetros sensoriais, visto que resulta num teor de sal de aproximadamente 1% no filé de peixe. A proporção gás:produto de 3:1 é, em geral, recomendado para a embalagem com atmosfera de peixe cru.[17,30]

O uso de atmosfera modificada (40%/30%/30% $CO_2/N_2/O_2$) e o vácuo foram bem-sucedidos no aumento da vida de prateleira do peixe *swordfish* (*Xiphias gladius*), estocado sob refrigeração.[15] Inibição de crescimento de microrganismos aeróbios, bem como de bactérias responsáveis pela deterioração do produto (*Pseudomonas* e bactérias produtoras de ácido sulfúrico, incluindo *Shewanella putrefaciens*), foi observada em dez dias de estocagem. Indicadores químicos de qualidade, como o teste de TBA, apresentaram-se elevados após o décimo primeiro dia de estocagem, enquanto em amostras-controle estocadas ao ar apresentaram esses valores anormais no sétimo dia. Mesma tendência foi observada quanto à produção de bases voláteis totais.

A inclusão de CO_2 é necessária para inibir bactérias deteriorativas aeróbias comuns, como *Pseudomonas*, *Acinetobacter* e *Moraxella*. No entanto, para as embalagens de peixe no varejo e outros produtos de pescado, a proporção muito alta de CO_2 na mistura de gás pode provocar a prostração da embalagem e o gotejamento excessivos. Nos produtos de pescado consumidos sem aquecimento prévio, como caranguejo e peixe cozido, pode-se observar um sabor ácido quando altas pressões parciais de CO_2 são utilizadas.[17,30]

A embalagem com atmosfera modificada pode ser combinada com os processos de super-resfriamento para ampliar ainda mais a durabilidade e segurança de peixe fresco. Nessa técnica, também conhecida como congelamento parcial, a temperatura do peixe é reduzida para 1-2 °C abaixo do ponto de congelamento inicial e algum gelo se forma no interior do produto. A extensão da vida de prateleira em torno de sete dias é obtida para os peixes super-resfriados comparados aos peixes tradicionalmente armazenados em gelo. O processo de super-resfriamento armazenará a capacidade de refrigeração no interior do produto para ajudar a manter a temperatura interna (central) baixa durante o armazenamento refrigerado. O super-resfriamento combinado com embalagens MA é um sistema de preservação suave que pode manter alta qualidade microbiológica e sensorial do peixe inteiro e filés por mais de três semanas.[17,30]

Misturas de CO_2/N_2 com até 100% de CO_2 estão sendo recomendadas para o transporte a granel de peixe fresco.[18] O frescor do pescado refrigerado é frequentemente avaliado pela cor vermelha das brânquias, passando para cinza ou marrom durante o armazenamento. Ausência de O_2 provocará a descoloração das brânquias, mas poderá ser evitada pelo uso de pequenas quantidades de monóxido de carbono (CO) na atmosfera. O armazenamento de filés de salmão (*Oncorhynchus kisutch* e *O. keta*) a granel em recipientes herméticos tem sido relatado por conter um nível sensorial aceitável de 21 dias em atmosfera de CO_2 (90%) a 0 °C. No armazenamento a granel de bacalhau inteiro (*Gadus morhua*) em CO_2, o aumento da vida de prateleira de, pelo menos, quatro dias foi observado quando comparado ao bacalhau armazenado ao ar.[17,18,30]

A utilização da MA estende-se também para a embalagem e distribuição de mexilhões vivos. Os mexilhões são embalados em sacos plásticos com mistura de 50% de O_2 e CO_2 junto com um volume de água salgada. O oxigênio mantém os mexilhões vivos, enquanto o CO_2 tem o duplo efeito de inibir o crescimento microbiano e o aumento da pressão no interior da embalagem (por causa da solubilidade) e, assim, mantém os mexilhões fechados até que a embalagem seja aberta.[17,19]

O pescado marinho acumula óxido de trimetilamina (TMAO) como agente osmorregulador que, em condições de baixa concentração de O_2 (quando estocado em gelo), é utilizado por microrganismos deteriorativos, como *Shewanella putrifaciens*, e reduzido a trimetilamina (TMA), um componente principal responsável pelo odor desagradável. No entanto, com a introdução de oxigênio na atmosfera da embalagem, por exemplo, a redução do TMAO pode ser diminuída e, consequentemente, a vida de prateleira do pescado ser aumentada.[27] A efetividade de absorvedores de aminas voláteis e líquidas sobre a vida de prateleira de diferentes produtos de pescado processados, em atmosfera modificada (40% CO_2, 60% N_2), foi avaliada de forma positiva, na medida em que aumentou a vida de prateleira em até dez dias.[16] Isso foi possível visto que houve o sequestro da trimetilamina presente no espaço livre da embalagem e redução bacteriana.

Recomenda-se a mistura de gases para pescado magro na proporção de 50-60% de CO_2, 0-20% de N_2 e 30-40% de O_2 com o propósito de inibir o crescimento de microrganismos Gram-negativos e, ao mesmo tempo, produção de TMA; e para pescado gordo, na proporção de 40-65% de CO_2, 35-60% de N_2 e 0% de O_2 com o propósito de inibir o crescimento de microrganismos Gram-negativos e, ao mesmo tempo, a oxidação lipídica. Para camarão, recomenda-se a proporção de 35% de CO_2, 65% de N_2 e 0% de O_2 com o propósito de inibir o crescimento de microrganismos Gram-negativos e Gram-positivos. No caso de produtos de pescado com $a_W > 0{,}94$, recomenda-se a proporção de 50-70% de CO_2, 30-50% de N_2 e 0% de O_2 com o propósito de inibir o crescimento de microrganismos Gram-positivos; e com $a_W < 0{,}94$, recomenda-se a proporção de 10-20% de CO_2, 80-90% de N_2 e 0% de O_2 com o propósito de inibir o crescimento de mofos e leveduras.[27] Também verifica-se a existência de certo sinergismo no uso de embalagem ativa com a atmosfera modificada, mostrando seu potencial no aumento da estabilidade e na qualidade de pescado e seus derivados.

Considerações finais

Diante das informações compiladas nesta revisão, nota-se que as embalagens ativas e as com atmosfera modificada são alternativas que possibilitam melhorias no sistema de embalagem e, ainda, contribuem para aumentar a vida de prateleira do pescado.

Todavia, existem limitações sob o ponto de vista da disponibilidade desses artifícios no mercado, as restrições da legislação e, obviamente, a importância da relação custo/benefício. Às vezes, o uso dos sistemas mais tradicionais, como a embalagem a vácuo, materiais com certo grau de barreira ao oxigênio e à luz, sejam suficientes para atender o tempo de comercialização desses produtos.

As tendências desses sistemas são as substituições dos sachês para os rótulos ativos ou a incorporação do princípio ativo na própria embalagem, evitando assim o uso inapropriado acidental e facilitando a aprovação pelas legislações pertinentes.

Em resumo, esses recursos especiais de embalagens devem atuar como coadjuvantes do sistema principal, mas sempre visando o fornecimento de um produto com qualidade e segurança para o consumidor. Suas indicações, também, só se sustentam quando a embalagem apresentar boa barreira ao oxigênio, e o setor de comercialização for estruturado com boa cadeia de frio, principalmente para a distribuição dos produtos classificados como perecíveis.

Referências bibliográficas

1. Linus U, Opara LU, Saud M, Al-Jufaili SM, Rahman MS. Postharvest handling and preservation of fresh fish and seafood. In: Rahman M S (ed.). Handbook of food preservation. Boca Raton: CRC Press; 2007. p.152-70.
2. Cortesi ML, Panebianco A, Giuffrida A, Anastasio A. Innovations in seafood preservation and storage. Veterinary Research Communications. 2009; 33(Suppl 1):S15-23.
3. Marsh K, Bugusu B. Food packaging - Roles, materials, and environmental Issues. Jf Food Sci. 2007; 72:39-55.
4. Vermeiren L, Devlieghere F, Debevere J. Effectiveness of some recent antimicrobial packaging concepts. Food Additives & Contaminants. 2002; Part A(19):163-71.
5. Suppakul P, Miltz J, Sonneveld K, Bigger SW. Active packaging technologies with an emphasis on antimicrobial packaging and its applications. J Food Sci. 2003; 68:408-20.
6. Ozdemir M, Floros JD. Active food packaging technologies. Crit Rev Food Sci Nutr. 2004; 44:185-93.
7. Azeredo HH, Faria JAF. Embalagens ativas para alimentos. Ciência e Tecnologia de Alimentos. 2000; 20:337-41.
8. Gennadios A, Hanna MA, Kurth LB. Application of edible coatings on meats, poultry and seafoods: A review. LWT-Food Science and Technology. 1997; 30:337-50.
9. Robertson GL. Food packaging: principles and practice. Boca Raton: CRC Press, 2006.
10. Mohan CO, Ravishankar CN, Srinivasa Gopal TK, Ashok Kumar K, Lalitha KV. Biogenic amines formation in seer fish (*Scomberomorus commerson*) steaks packed with O_2 scavenger during chilled storage. Food Res Int. 2009; 42: 411-16.
11. Mohan CO, Ravishankar CN, Srinivasa Gopal TK, Kumar K. Nucleotide breakdown products of seer fish (*Scomberomorus commerson*) steaks stored in O_2 scavenger packs during chilled storage. Innovative Food Science and Emerging Technologies. 2009; 10:272-8.

12. Mohan CO, Ravishankar CN, Srinivasagopa TK. Effect of O_2 scavenger on the shelf-life of catfish (*Pangasius sutchi*) steaks during chilled storage. J Sci Food Agric. 2008; 88:442-8.

13. Mexis SF, Chouliara E, Kontominas MG. Combined effect of an oxygen absorber and oregano essential oil on shelf life extension of rainbow trout fillets stored at 4°C. Food Microbiology. 2009; 26:598-605.

14. Sivertsvik M, Jeksrud YK, Rosnes JT. A review of modified atmosphere packaging of fish and fishery products – significance of microbial growth, activities and safety. Int J Food Sci Tech. 2002; 37:107-27.

15. Pantazi D, Papavergou A, Pournis N, Kontominas N, Savvaidis IN. Shelf-life of chilled fresh Mediterranean swordfish (*Xiphias gladius*) stored under various packaging conditions: Microbiological, biochemical and sensory attributes. Food Microbiology. 2008; 25:136-43.

16. Franzetti L, Martinoli S, Piergovanni L, Gali A. Influence of active packaging on a minimally processed fish product in a modified atmosphere. Packaging Technology and Science. 2001; 14:267-74.

17. Sivertsvik M, Rosnes JT, Bergslien H. Modified atmosphere packaging (Chap. 4). In: Ohlsson T, Bengtsson N (eds.). Minimal processing technologies in the food industry. Cambridge (England): Woodhead Publishing Limited and CRC Press LLC; 2002. 288 p.

18. Einarsson H, Valdimarsson G. Bulk storage of iced fish in modified atmosphere. Chilling and Freezing of New Fish Products. IIF/IIR. Paris; 1990. p. 135-40.

19. European Patent Application. Method for packaging mussels and similar shellfish, and thus obtained package with shellfish. EP 1 065 144 A1. Applicant: Roem Van Yerseke BV; 2001.

20. Randell K, Hattula T, Skytta E, Sivertsvik M, Bergslien H. Quality of filleted salmon in various retail packages. Journal of Food Quality. 1999; 22:483-97.

21. Rosnes JT, Sivertsvik M, Bergslien H. Distribution of modified atmosphere packaged salmon (Salmo salar) products. In: Luten JB, Børresen T, Oehlenschlager J (eds.). Seafood from Producer to Consumer: Integrated Approach to Quality. Amsterdam: Elsevier; 1997. p. 211-20.

22. Rosnes JT, Sivertsvik M, Skipnes D, Nordtvedt TS, Corneliussen C, Jakobsen Ø. Transport of superchilled salmon in modified atmosphere. In: Proceedings from Hygiene, Quality and Safety in the Cold Chain and Air-Conditioning IIF-IIR-Commission C2/E1. 16-18. September, Nantes, International Institute of Refrigeration, Paris; 2002. pp. 229-36.

23. Hurme E, Sipiläinen-Malm T, Ahvenainen R. Active and intelligent packaging (Chap. 5). In: Ohlsson T, Bengtsson N (eds.). Minimal processing technologies in the food industry. Cambridge (England): Woodhead Publishing Limited and CRC Press LLC; 2002. 288 p.

24. Hurme E, Ahvenainen R. Active and smart packaging of ready-made foods. In: Ohlsson T, Ahvenainen R, Mattila-Sandholm T (eds.). Minimal Processing and Ready-made Foods. Göteborg, SIK; 1996. p. 169-82.

25. Hurme E, Ahvenainen R. Applicability of oxygen absorbers in food packages (in Finnish). PTR Report. 1997; (44).

26. Rooney ML. Active packaging: science and application. In: Welti-Chanes J, Barbosa-Cánovas G, Aguilera JM. (eds.). Engineering and food for the 21st century. Boca Raton: CRC Press LCC; 2002. 1104 p.

27. Devlieghere F, Debevere J. Modified atmosphere packaging (MAP). In: Henry CJK, Chapman C (eds.). The nutrition handbook for food processors. Boca Raton: Woodhead Publishing Ltd and CRC Press LLC; 2002. 483 p.

28. Han JH. Antimicrobial food packaging. (Chap. 4, p. 50-70). In: Ahvenainen R. (ed.). Novel food packaging techniques. Boca Raton: Woodhead Publishing Limited and CRC Press LLC; 2003. 400 p.

29. Brody AL, Strupinsky ER, Kline LR. Active packaging for food applications. Boca Raton: CRC Press LLC; 2001. 224 p.

30. Gonçalves AA. Packaging for chilled and frozen seafood. (Part Six: Seafood Quality, Chapter 31, p. 479-509). In: Handbook of Meat, Poultry and Seafood Quality, edited by Nollet, Leo et al., 2 ed., Iwoa (USA): John Wiley & Sons, Inc. 2012; 562 p. (ISBN: 978-0-470-95832-2).

12.2 Irradiação do Pescado

Alessandra A. Z. Cozzo de Siqueira

Introdução

No Brasil, o aumento na prática da piscicultura para produção de pescado leva à possibilidade de aplicação de métodos mais eficientes e saudáveis de comercialização, trazendo confiança ao consumidor. O volume movimentado anualmente e a disponibilidade ao consumidor não acompanham esse aumento, ocasionando uma estagnação na produção mundial e, em especial, a nacional que está muito abaixo de suas reais possibilidades, principalmente ao analisarmos a extensão de sua costa marítima e por ter em seu território a maior reserva de água doce do planeta. Entretanto, com a expansão do comércio internacional e inter-regional de gêneros alimentícios, associado às técnicas precárias de manuseio dos alimentos, os riscos de contaminação microbiológica podem aumentar.

Dessa maneira, a implantação de práticas de conservação mais eficientes garantirá um alimento mais seguro, possibilitando a introdução do pescado em cardápios mais exigentes e que necessitam da garantia sanitária, como nos cardápios oferecidos às crianças do ensino fundamental. Sob o aspecto de saúde pública, a irradiação de alimentos visa garantir a qualidade higiênico-sanitária, da mesma maneira que outros métodos de conservação de alimentos, a partir da redução ou da eliminação de microrganismos e de parasitas[29] que possam estar presentes.

Para o pescado, a utilização da radiação ionizante permitirá a obtenção de um produto de conveniência, aumentando sua vida útil sob refrigeração, o que constitui em um meio para levar ao consumidor o pescado no estado de "fresco", sem necessariamente sofrer processos tecnológicos radicais, a não ser a filetagem ou o corte em postas.

No Brasil, as primeiras pesquisas com irradiação de alimentos foram realizadas na década de 1950, pelo Centro de Energia Nuclear na Agricultura (CENA), em Piracicaba (SP), mas mesmo com a permissão dos órgãos responsáveis pela fiscalização, em 1985, o uso da tecnologia restringia-se apenas para fins de pesquisa.

Atualmente, a legislação brasileira para irradiação de alimentos segue as recomendações internacionais sugeridas pela FAO, pela International Atomic Energy Agency (IAEA) e pelo *Codex Alimentarius*, e regulamenta a utilização da tecnologia por meio da Resolução nº 21, de 26 de janeiro de 2001, segundo a qual qualquer alimento pode ser irradiado, desde que sejam observados os limites mínimos e máximos da dosagem aplicada, sendo que a dose mínima deve ser suficiente para alcançar a finalidade pretendida, e a máxima, inferior àquela que comprometeria as propriedades funcionais e/ou atributos sensoriais do alimento.[7,18]

O *Codex Alimentarius* estabeleceu alguns padrões quanto à segurança do alimento irradiado e medidas de controle e documentação desse procedimento; as normas de aplicação à irradiação de alimentos estipulam que os alimentos irradiados, destinados à exportação, devem ser acompanhados

---

Nota ao Leitor: Este capítulo apresenta algumas figuras coloridas e para visualizar basta acessar o QR *code* disponível na página XIX, "Material Suplementar".

Figura 12.2.1 ▪ Símbolo Radura.

de documentos de embarque nos quais devem estar identificados o irradiador, o lote, a dose e outros detalhes do tratamento. Tais alimentos devem estar devidamente embalados e etiquetados para identificação, além de ser utilizado o termo "irradiado" ou "tratado por radiação ionizante", bem como estar presente o símbolo internacional para alimento irradiado, conforme a Figura 12.2.1.[13,18]

O uso de novas tecnologias permite que cada vez mais os produtos sejam diversificados, acompanhando as tendências mundiais de alimentos prontos e de fácil preparo, porém saudáveis. Uma das vantagens em processar o pescado é a conveniência na aquisição, além de permitir estocagem por mais tempo sem que perca seus atributos sensoriais.[5]

O consumo de pescado tem aumentado, o que é importante em termos de mudança de hábitos alimentares e de ingestão de um excelente valor nutricional, rico em proteínas, fonte de aminoácidos essenciais, de ácidos graxos poli-insaturados, além de vitaminas e minerais. No entanto, sua estrutura muscular tenra o torna extremamente perecível, podendo sofrer alterações de natureza física, química e microbiológica, refletindo em sua cor, sabor, odor e consistência.[22] É importante destacar que, em tecnologia de alimentos, não se pode obter um produto final de alta qualidade a partir de matéria-prima inferior ou mesmo razoável.[12] Entre os principais fatores que influem decisivamente na qualidade do pescado processado, destacam-se a composição do produto, a manipulação e o tratamento anterior ao processamento.

Portanto, é importante investir em planejamento e infraestrutura adequados, além de tecnologias que assegurem a real qualidade higiênico-sanitária e nutricional do pescado.

A tecnologia da irradiação

Segundo a International Atomic Energy Agency (IAEA),[13] a **irradiação** é uma forma de energia emitida quando ocorre a excitação de uma partícula (prótons, nêutrons, elétrons) em um átomo ocasionando uma desestabilização eletrônica; e para estabilizar energeticamente o átomo, é emitida uma energia eletromagnética que se propaga em forma de ondas. Esta energia eletromagnética e sua emissão são chamadas radiação.

A **radiação** pode ser de diferente intensidade dependendo do nível de energia emitido. Pode ser de baixa intensidade ou ondas longas (p. ex., micro-ondas, ondas de rádio), energia radiante intermediária (p. ex., luz visível, infravermelho e calor), energia radiante de alta intensidade ou ondas curtas (p. ex., raios X e raios gama) e muito alta intensidade como ocorre durante o decaimento radioativo de radioisótopos como, por exemplo, o urânio.[8] A característica da radiação de alto nível energético é causar ionização no meio em que é absorvida, ou seja, é capaz de remover elétrons de suas órbitas gerando íons ou radicais livres e, por essa razão, é denominada radiação ionizante.[8,13]

Os raios gama, muito utilizado para irradiar alimentos, não ionizam átomos diretamente, mas transferem a energia para outras partículas atômicas que interagem com outros materiais formando íons. Podem passar através de tecidos vivos sem interagir com eles, pois seu comprimento de onda eletromagnética é muito pequeno. Raios X, raios gama e aceleradores de elétrons são energias ionizantes, ou seja, a energia cedida é gasta na excitação e na ionização de moléculas gerando reações químicas que podem provocar modificações permanentes na estrutura físico-química do material irradiado.[25]

A **tecnologia da irradiação**[8] é aprovada e regulamentada internacionalmente pelo FDA e pelo Code of Federal Regulations (21 CFR 179.26), regulamentando para uso em alimentos, os raios gama emitidos do radioisótopo cobalto 60 ($_{60}Co$) e o césio 137 ($_{137}Cs$), como também os aceleradores de elétrons gerados por máquinas (< 10 MeV). A energia emitida pelos raios X também pode ser utilizada para irradiar alimentos, porém com um menor nível energético (< 5 MeV) e menor poder de penetração nos tecidos. A dose absorvida pelo material irradiado é a quantidade de energia absorvida por unidade de massa do material irradiado. A unidade utilizada denomina-se Gray (Gy), onde 1 Gy equivale à energia de 1 Joule absorvido por 1 kg de material.

Irradiação de alimentos

A irradiação de alimentos é um tratamento que consiste em submeter os alimentos, já embalados ou a granel, a uma quantidade minuciosamente controlada de radiação ionizante, por um tempo prefixado e com objetivos bem determinados. O processo não aumenta o nível de radioatividade normal dos alimentos e as radiações ionizantes poderão ser utilizadas nos alimentos em geral, com energia inferior ao limiar das reações nucleares, que poderiam induzir radioatividade no material irradiado. No caso de radiações gama, que apresentam um elevado poder de penetração nos tecidos de forma homogênea, não existe aumento significativo de temperatura durante o processamento. Nos Estados Unidos, a tecnologia da irradiação[3] é muito comum e aceita para garantir a segurança do alimento prolongando seu tempo de vida útil. Milhares de trabalhos científicos, realizados ao longo de um período superior a 50 anos, têm demonstrado extensivamente a sua eficácia e segurança sob os aspectos toxicológicos, microbiológicos e nutricionais.[28]

O Centro de Energia na Agricultura (CENA/USP – Piracicaba, SP) possui duas fontes de Cobalto-60 para pesquisas com alimentos e demais produtos, visando à inibição de brotamento em batatas e cebolas e retardo do amadurecimento de frutas, utilizando baixas doses de radiações ionizantes (abaixo de 1,0 kGy); já doses entre 5 e 10 kGy, aumentam a vida útil de alimentos, reduzindo a carga microbiana e eliminando microrganismos não esporulados em condimentos, carne de aves e pescado, além de outras especificidades. A **irradiação de alimentos** é essencialmente um **processo frio**, porque este tratamento não causa um aumento da temperatura. Todavia, a temperatura do produto irradiado influencia na mudança da radiação induzida, ou seja, reações entre radicais livres aumentam com a temperatura, afetando a taxa total de radiólises.[11] Segundo Alfaia *et al.*,[3] baixas temperaturas e ausência de oxigênio no interior da embalagem reduzem a produção de compostos voláteis em alimentos, os quais afetam a qualidade sensorial do alimento irradiado.

Em alimentos, a irradiação é definida por três processos sem envolver calor: a **radurização**, (pasteurização a frio) que envolve a inativação de bactérias não formadoras de esporos utilizando doses baixas (< 1 kGy); a **radicidação**, que utiliza doses intermediárias (1 a 10 kGy) para reduzir o número de bactérias patogênicas viáveis e não produtoras de esporos, além de parasitas; e a **radapertização**, (esterilização a frio) que garante a eliminação de bactérias altamente patogênicas, como o *Clostridium botulinium*, e utiliza doses maiores (> 10 kGy).[2,11]

A aceitação do alimento irradiado depende da confiança sobre a qualidade e a segurança apresentadas juntamente com o custo, sendo que o sucesso da comercialização dos produtos irradiados no mercado interno ocorrerá quando houver a aceitação destes, por parte do mercado externo, além de se adaptarem facilmente à atual tendência a alimentos embalados e à mecanização da indústria alimentícia.

Procedimentos para irradiação do pescado

Os produtos como pescado têm uma vida de prateleira relativamente baixa, a menos que seja congelado a bordo ou logo após a captura. A irradiação pode estender esse tempo enquanto os produtos estiverem frescos, congelados e processados na forma fresca.[26]

No entanto, as etapas que envolvem a aplicação da radiação ionizante no pescado devem seguir os procedimentos básicos de manipulação higiênica preconizados pelo sistema APPCC,[11,26] conforme pode ser observado no fluxograma de processamento de pescado para irradiação (Figura 12.2.2).

Os procedimentos de higiene na indústria de alimentos são fundamentais para assegurar a qualidade dos produtos. Assim, a utilização de cuidados rigorosos de higiene, seguindo normas adequadas, favorece o controle de qualidade, viabiliza os custos de produção, satisfaz os consumidores e o protege contra riscos à saúde.[1,11,16,26]

O pescado, como já mencionado, é altamente perecível comparado a outros tipos de carnes devido a sua constituição

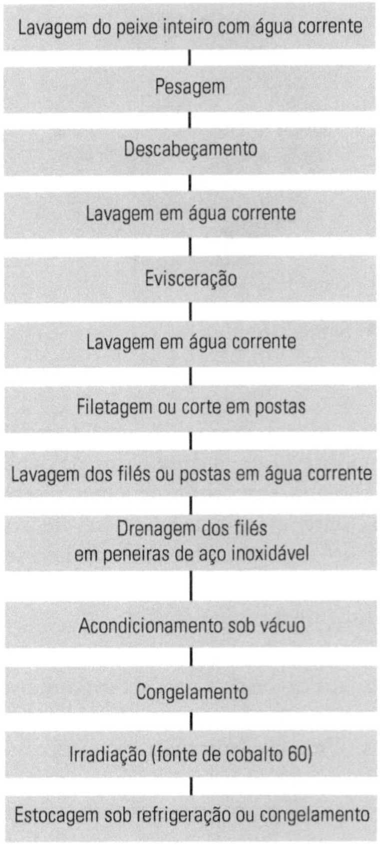

Figura 12.2.2 ▪ Fluxograma de processamento de pescado para aplicação da irradiação.

pobre em tecido conjuntivo, como também a característica especial do tecido muscular, que tem o pH aumentado após a morte, bem como a microbiota original que pode acelerar o processo de deterioração.[9] Para a irradiação do pescado, podem ser utilizados cortes comerciais, como filés, postas de peixes eviscerados e descabeçados acondicionados em embalagens de poliestireno (isopor) embalados por um filme plástico de PVC (policloreto de vinila), conforme mostra a Figura 12.2.3.

A higiene e a sanitização são prerrogativas do serviço de inspeção; assim, o controle da qualidade do pescado deve manter as condições higiênicas sanitárias do ambiente e dos equipamentos, estabelecendo os procedimentos de limpeza e periodicidade.[17] Do ponto de vista da saúde pública,[1] a irradiação é aplicada aos alimentos visando garantir sua qualidade higiênico-sanitária, da mesma maneira que outros métodos de conservação de alimentos, a partir da redução ou da eliminação de microrganismos e de parasitas.

Como uma maneira de garantir a integridade do pescado a ser irradiado, a utilização de embalagem a vácuo e o congelamento são condições favoráveis para minimizar os efeitos dos radicais livres formados durante o processo. Após a irradiação, a matéria-prima deve ser armazenada sob refrigeração ou congelamento, como um complemen-

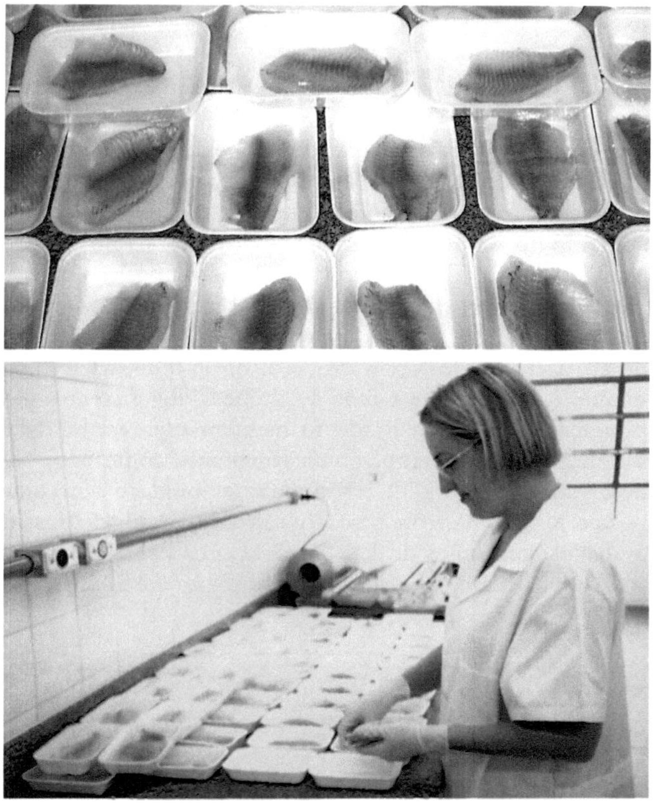

Figura 12.2.3 ▪ Acondicionamento de filés de tilápia-do-nilo (*Oreochromis niloticus*) em embalagens de poliestireno, prontos para serem irradiados.

to do processamento, o que faz com que sua composição química se mantenha íntegra, garantindo, também, seus atributos de qualidade nutricional, sensorial e microbiológica (Figura 12.2.4).

Considerações sobre os efeitos da irradiação no pescado

A utilização de baixas doses de radiação (abaixo de 10 kGy) em alimentos de origem animal e vegetal garante a preservação do alimento, tornando-o seguro e economicamente viável e mantendo as características físico-químicas e nutricionais. As baixas doses de radiação, na faixa de 1 a 3 kGy, conhecida como técnica de radurização, são utilizadas para aumentar a vida útil do pescado sem alteração de suas propriedades originais.[3,9]

Em pescado, a utilização da radiação ionizante associada com outros métodos de conservação de alimentos, como a refrigeração ou congelamento, tratamento térmico, cura, aditivos e uma embalagem a vácuo, podem aumentar consideravelmente sua vida útil, eliminar patógenos em pescado fresco resfriado ou congelado, higienizar individualmente as embalagens de pescado congelado, permitir o desenvolvimento de um produto com maior estabilidade, entre outros.

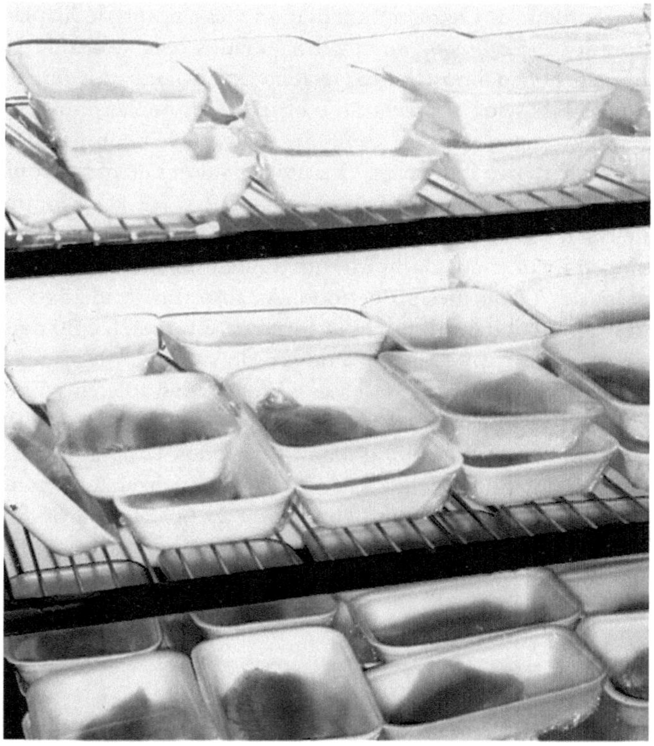

Figura 12.2.4 ▪ Armazenamento refrigerado de filés de tilápia-do-nilo (*Oreochromis niloticus*).

Todavia, o mesmo cuidado é necessário durante o manuseio da matéria-prima para que não ocorra uma nova contaminação, uma vez que o alimento irradiado estará isento de qualquer flora microbiológica.

Efeito sobre os componentes físico-químicos e nutricionais

O conhecimento quantitativo da composição química dos músculos de peixes de interesse comercial é de grande importância para a formulação de uma dieta apropriada, como também na definição de procedimentos técnicos para as indústrias de processamento de pescado.[21] É importante ressaltar que a composição química do pescado pode afetar o tipo de processamento a ser utilizado, o sabor, a textura e a estabilidade à oxidação da gordura, seja pelo aumento da insaturação ou pela variação dos antioxidantes naturais.

Os pescados, de modo em geral, são produtos altamente perecíveis, por serem suscetíveis a autólise, oxidação e hidrólise dos lipídios, associado à atividade microbiana que promove sua decomposição sensorial alterando sabor, odor, textura e cor. Além disso, no camarão, certas substâncias do tipo aminofenol, oriundas da decomposição proteica por ação bacteriana, podem ser oxidadas por enzimas do grupo das polifenolases, transformadas em melaninas, que conferem aspecto escuro à carne.[14]

Siqueira & Oetterer[23] analisaram filés e postas de tilápia-do-nilo (*Oreochromis niloticus*) irradiados com doses de 1; 2,2 e 5 kGy e amostras não irradiadas, armazenados por 0, 20 e 30 dias sob refrigeração e observaram que as amostras irradiadas apresentaram resultados mais estáveis comparados às amostras não irradiadas. Quanto aos valores de pH encontrados para as amostras irradiadas com 1 e 2,2 kGy, foram de 6,5 e 6,6 até o 20º dia sob refrigeração, enquanto para a amostra não irradiada houve um aumento considerável por volta de 7,7 no mesmo período. As amostras irradiada a 5 kGy apresentaram um pH em torno de 6,6 aos 20 e 30 dias de armazenamento, estando de acordo com a legislação. Já os teores encontrados de bases nitrogenadas voláteis totais (N-BVT) para a amostra não irradiada, estavam entre 27,40, 98,23 e 258,56 mg/100 g para os períodos 1, 20 e 30 dias armazenados sob refrigeração, e as amostras irradiadas com 1 e 2,2 kGy apresentaram teores entre 27,66, 30,07 e 86,83 mg/100 g, e 24,80, 43,0 e 44,73 mg/100g, respectivamente, nos mesmos períodos. Os resultados obtidos para a amostra irradiada a 5 kGy mostraram-se mais estáveis, sendo 16,20, 11,57 e 10,17 mg/100 g nos períodos já mencionados.

Em estudo realizado em dourada (*Sparus aurata*) irradiado[19] com 2,5 e 5 kGy, mantendo as amostras-controle (não irradiadas) armazenadas sob refrigeração (4 °C) durante 19 dias, foi observado que o aumento do pH durante o armazenamento das amostras estava relacionado com o aumento nos valores de compostos alcalinos, como amônia e trimetilamina (TMA), derivados da decomposição proteica por microrganismos, sendo que os resultados do pH das amostras-controle e irradiadas com 2,5 e 5 kGy aos 19 dias de armazenamento foram de 7,14, 6,9 e 6,88, respectivamente. A qualidade e o teor de aminoácidos presentes nas proteínas do pescado irradiado mantêm uma estabilidade significativa após o emprego da tecnologia, como pode ser observado na Tabela 12.2.1, onde a estabilidade dos compostos nutricionais do pescado cultivado irradiado foram avaliados com doses de 1, 2,2 e 5 kGy comparado ao não irradiado, armazenados sob refrigeração por até 20 dias.

TABELA 12.2.1 Aminoácidos (mg/100 g em matéria seca), do peixe não irradiado (NI) e irradiado, segundo o tempo de armazenamento (inicial e 20 dias).[24]

Aminoácidos*	Doses (kGy)/tempo de armazenamento							
	NI	NI	1 kGy	1 kGy	2,2 kGy	2,2 kGy	5 kGy	5 kGy
Triptofano	489,6	541,6	498,7	523,1	413,1	448,8	648,7	960,8
Lisina	5.436,3	4.590,2	5.517,3	5.904,9	4.907,0	6.945,9	5.322,4	3.795,8
Histidina	1.656,1	1.296,5	1.711,9	1.834,4	1.489,5	1.987,1	1.449,2	1.560,0
Arginina	4.588,3	4.638,8	4.423,6	5.332,2	3.726,2	5.353,9	4.069,8	3.795,8
Ácido aspártico	5.825,4	6.177,8	6.884,7	6.489,0	5.813,4	8.189,4	7.128,1	6.514,3
Treonina	3.148,1	3.023,2	3.618,2	3.383,1	2.920,2	3.499,7	3.267,1	2.984,5
Serina	2.904,3	2.875,9	3.281,2	3.309,6	2.920,0	3.531,6	3.050,2	3.104,3
Ácido glutâmico	7.145,6	7.765,2	8.196,7	7.735,1	7.579,3	10.493,6	10.608,9	9.178,6
Prolina	3.326,9	4.291,2	3.518,4	3.765,6	2.336,8	2.891,1	3.748,4	3.236,6
Glicina	4.744,8	5.983,8	4.983,3	5.231,6	3.939,0	5.382,0	5.134,5	5.151,7
Alanina	4.924,8	5.356,4	5.668,8	5.380,0	4.306,7	5.536,2	4.771,2	5.031,6
½ cistina	619,5	646,1	748,3	902,6	560,8	851,2	585,6	583,8
Valina	3.550,9	2.605,0	4.142,3	3.116,3	2.310,7	2.907,4	2.630,1	2.031,1
Metionina	2.492,7	2.100,1	2.810,1	2.588,8	2.247,6	2.483,8	1.818,5	1.732,8
Isoleucina	3.330,0	2.381,5	3.753,8	2.795,5	2.154,9	2.847,2	2.398,6	1.871,9
Leucina	5.819,0	4.930,8	6.497,6	5.584,5	4.883,6	6.232,9	4.909,2	4.708,1
Tirosina	2.848,0	2.207,3	3.136,7	2.669,7	2.413,6	2.865,2	2.076,0	1.922,2
Fenilalanina	3.606,9	2.869,3	3.876,6	3.431,1	2.927,1	3.415,5	2.583,9	2.237,4

* Média dos resultados obtidos em triplicata de amostras.

Al-Kahtani *et al.*[4] analisaram filés de tilápia-do-nilo (*Oreochromis niloticus*) e cavala espanhola (*Scomberomorus commerson*), irradiados com doses de 1,5 a 10 kGy estocados por 20 dias à temperatura de refrigeração, e não irradiados, sob os aspectos de N-BVT, ácido tiobarbitúrico (TBA), tiamina, riboflavina e tocoferóis. Após três semanas de estocagem, os filés não irradiados apresentaram um aumento para 60 mg/100 g de N-BVT comparados aos 35 mg/100 g dos filés irradiados. Quanto ao conteúdo de tiamina, este foi afetado com aplicação de doses maiores que 4,5 kGy, porém o teor de riboflavina não foi afetado. Para o tocoferol, houve uma maior retenção desta vitamina nos filés submetidos a doses de 3 kGy.

Resultado similar foi encontrado por Chouliara *et al.*,[9] que analisaram filés de dourada (*Sparus aurata*) irradiados com baixas doses de radiação ionizante originárias do $_{60}Co$ (1 a 3 kGy) associada com refrigeração (4 °C) e embalagem a vácuo, durante 40 dias, mantendo-se o controle sem irradiação. Entre as médias dos resultados observados nesse período, as amostras não irradiadas e irradiadas com 1 e 3 kGy apresentaram teores de N-BVT de 60,1, 46,9 e 39,2 mg N/100 g de músculo, respectivamente.

Lopes[14] utilizou a radiação ionizante em camarão-branco-do-pacífico (*Litopenaeus vannamei*) com doses de 1 e 3,5 kGy, mantendo o controle (não irradiado) e armazenou sob refrigeração (5 ± 1 °C) por 21 dias, para avaliar a influência da tecnologia no aumento da vida útil do camarão, e observou que os valores de N-BVT iniciais estiveram entre 19,99 e 20,17 mg/100 g, não constatando diferença significativa entre as amostras. Porém, após sete dias de armazenamento, ocorreu um aumento significativo dos teores nas amostras não irradiadas, extrapolando os limites previstos pela legislação brasileira, enquanto as amostras irradiadas mantiveram-se aptas para consumo até o 21º dia de armazenamento.

Efeitos sobre os microrganismos

A segurança alimentar é uma prioridade para as autoridades e consumidores mundiais. O consumidor demanda qualidade, conveniência, inovação e segurança no consumo de carnes com características sensoriais adequadas e um aumento de sua vida útil. A tecnologia da radiação ionizante implica na exposição do alimento a energia ionizante para eliminar os agentes contaminantes.[2]

A radiação ionizante age sobre as bactérias contaminantes por meio da lesão de seus ácidos nucleicos, especialmente do DNA, bem como na síntese do DNA e RNA, na desnaturação enzimática e na membrana celular microbiana, dependendo da dose utilizada,[2] que explica a inibição do crescimento microbiano. A formação de alguns produtos radiolíticos gerados no alimento durante a irradiação, também torna o ambiente alimentar menos favorável ao desenvolvimento microbiano.[20] Um tratamento com radiações ionizantes aplicado a um alimento, a fim de conservá-lo, deve apresentar eficácia em destruir todos os microrganismos causadores de alterações. De acordo com Aymerich *et al.*,[2] a irradiação é efetiva para controle de vários microrganismos causadores de doenças de origem alimentar, entre eles *Escherichia coli* O157:H7, *Lysteria monocytogenes*, *Staphylococcus aureus*, *Salmonella* spp. e *Trichinella spiralis*, como também para leveduras e fungos.

A tecnologia também deve eliminar todos os microrganismos presentes no alimento, bem como deve atuar reduzindo o número de organismos viáveis em geral, com a consequente melhora na conservação do mesmo, conforme pode ser observado em pesquisa realizada por Siqueira & Oetterer,[23] que após 30 dias de armazenamento refrigerado, as amostras de filés de tilápia-do-nilo irradiadas com 5 kGy não apresentavam desenvolvimento microbiano de coliformes fecais e totais (Tabelas 12.2.2 e 12.2.3).

Em estudo realizado com bactérias aeróbicas psicotróficas em filés de peixe-sapo (*Lophius gastrophysus*)[1] irradiados com doses de 3, 5 e 7 kGy, mantendo o controle sem irradiação e mantidos sob refrigeração (0 °C) por 18 dias, observou-se que, no último dia de armazenamento, as contagens bacterianas haviam aumentado consideravelmente, porém as amostras irradiadas mantiveram menores índices, que foram de 12,8, 8,3, 7,11 e 3,04 log UFC/g^{-1} para as amostras não irradiadas, e irradiadas com 3, 5 e 7 kGy, respectivamente.

Todavia, a dose necessária para conseguir um objetivo determinado depende não somente do tipo de microrganismo mas, também, do número de microrganismos presentes no alimento, antes da irradiação e do número de organismos viáveis toleráveis ao tratamento, ou seja, quanto maior o número de microrganismos presentes em um alimento antes da irradiação, maior será a dose a ser empregada.[10,20]

TABELA 12.2.2 Coliformes totais em pescado não irradiado e irradiado, segundo os períodos de armazenamento sob refrigeração.

Armazenamento (dias)	NMP de coliformes totais/g de amostra* I doses (kGy)			
	0	1	2,2	5
Início	$1,81 \times 10^5$	$2,5 \times 10^2$	$0,2 \times 10^2$	**
20	$1,84 \times 10^5$	$6,0 \times 10^3$	$2,8 \times 10^2$	**
30	$7,4 \times 10^5$	$1,45 \times 10^5$	$7,4 \times 10^3$	**

*Média de análises realizadas em duplicata. **Não desenvolvimento de coliformes totais.

TABELA 12.2.3 *E. coli* em pescado não irradiado e irradiado, segundo os períodos de armazenamento sob refrigeração.

Armazenamento (dias)	NMP de *E. coli*/g de amostra* I doses (kGy)			
	0	1	2,2	5
Início	$1,12 \times 10^4$	**	**	**
20	$1,34 \times 10^4$	**	4×10^1	**
30	$7,4 \times 10^4$	**	4×10^1	**

* Médias de análises realizadas em duplicata. ** Não desenvolvimento de coliformes fecais.

A entrada de microrganismos na carne do pescado e a decomposição gradual das proteínas começam quase simultaneamente à autólise; a velocidade e a intensidade, porém, dependem da temperatura de estocagem. Quando o pescado é mantido sob refrigeração, ocorre inibição da atividade bacteriana e o processo de autólise é mais intenso que a decomposição bacteriana. Já quando a temperatura é maior, a decomposição bacteriana predomina.[5]

Efeitos sobre os ácidos graxos insaturados

Entre os ácidos graxos poli-insaturados encontrados em peixes estão os da família ômega 3, que são o alfa-linolênico, eicosapentaenoico (EPA), docosaexaenoico (DHA), e entre os da família ômega 6 estão o linoleico e o araquidônico. Esses ácidos graxos dificultam a formação das placas ateromatosas, reduzindo as chances de mortalidade por doenças cardiovasculares. As lipoproteínas do sangue ficam menos densas, mais fluidas e, portanto, pouco capazes de transportar o colesterol e os triglicérides para os tecidos do corpo.[22] Todavia, quanto maior o número de ácidos graxos insaturados, especialmente os poli-insaturados, associados à presença de oxigênio durante a estocagem, mais rápido ocorre a oxidação, problema sério no processamento e armazenamento desses alimentos.[15] No caso de pescado, as espécies magras são, geralmente, mais adequadas à irradiação do que as espécies com alto teor lipídico.

O processo da irradiação, geralmente, acelera a oxidação dos ácidos graxos insaturados devido à formação de radicais livres pelo processo e consequente formação de peróxidos, porém o congelamento e a embalagem a vácuo reduzem os efeitos da oxidação lipídica. Em estudo realizado sobre a avaliação da estabilidade dos ácidos graxos de filés de tilápia-do-nilo (*Oreochromis niloticus*) irradiado e armazenado sob refrigeração por até 20 dias,[24] a radiação gama nos filés manteve a estabilidade dos ácidos graxos, como pode ser observado na Tabela 12.2.4.

O acompanhamento da oxidação lipídica pode ser realizado por meio da medida do ácido tiobarbitúrico (TBA). Em estudo realizado com baixas doses de radiação ionizante[9] originárias do $_{60}$Co (1 a 3 kGy), refrigeração (4 ± 1 °C) e embalagem a vácuo em dourada (*Sparus aurata*), os valores de TBA observados apresentaram um aumento gradual, ou seja, conforme aumentou a dose de radiação também aumentaram os valores de TBA, atingindo os teores máximos aos 21 dias de armazenamento que foram de 4,9, 5,2 e 6,8 mg de malonaldeído/kg no músculo, para as amostras-controle, irradiado com 1 e 3 kGy, respectivamente, estando de acordo com outros estudos realizados sob as mesmas condições.

Siqueira[24] analisou TBA em filés de tilápia-do-nilo irradiadas com 1, 2,2 e 5 kGy e observou que os valores encontrados de TBA das amostras irradiadas com doses de 5 kGy estiveram entre 0,63 e 1,36 mg de malonaldeído/kg de amostra, enquanto as amostras irradiadas com 1 kGy apresentaram valores de 0,25 e 0,38 mg malonaldeído/kg, e com 2,2 kGy, 0,34 e 0,83 mg de malonaldeído/kg, analisados durante os períodos do primeiro dia e 20 dias de armazenamento sob refrigeração.

Em estudo realizado por Lopes,[14] com o camarão-branco-do-pacífico (*Litopenaeus vannamei*) irradiado com doses de 1 e 3,5 kGy e não irradiado, e mantidos sob refrigeração (5 ± 1 °C) por 21 dias, observou que as amostras não irradiadas apresentaram valores de TBA altos no início do experimento, em torno de 0,98 mg de malonaldeído/kg de músculo, comparado com as amostras irradiadas com 1 e 3,5 kGy, que foram 0,67 e 0,76 mg de malonaldeído/kg de músculo, respectivamente. Após sete dias de armazenamento refrigerado, foi observado nesse estudo que os valores de TBA das amostras não irradiadas sofreram uma drástica diminuição, o que pode ser explicado pelas reações químicas características da deterioração do produto, que proporcionam a conversão do malonaldeído em outras substâncias (produtos terciários da degradação). Com relação às amostras irradiadas, os valores apresentavam-se mais estáveis durante o armazenamento.

Efeito sobre as características sensoriais

O sabor é o resultado dos efeitos combinados dos gostos básicos derivados de componentes hidrossolúveis e odor derivado de substâncias voláteis presentes nos produtos alimentícios que são produzidas ou derivadas de várias reações. A composição química da carne fresca apresenta componentes precursores do desenvolvimento de aromas

TABELA 12.2.4 Porcentuais de ácidos graxos do pescado não irradiado e irradiado armazenado sob refrigeração por até 20 dias. (Média de resultados em triplicata.)

Ácidos graxos	Doses (kGy)/tempo de armazenamento							
	NI	NI	1 kGy	1 kGy	2,2 kGy	2,2 kGy	5 kGy	5 kGy
C14:0	3,3	5,6	3,5	5,8	3,3	3,1	4,7	4,7
C16:0	22,8	33,5	22,7	37,1	22,0	27,2	25,7	27,3
C18:0	5,1	7,6	5,3	7,9	5,3	7,6	5,0	4,9
C20:0	0,2	0,2	0,5	0,3	0,6	0,5	0,2	0,2
C22:0	0,7	–	1,1	–	1,4	0,5	0,5	0,5
Saturados	32,5	47,5	33,6	52,0	33,0	39,3	39,2	38,2
C18:1ω9 e t	38,1	37,3	36,2	33,7	36,5	38,8	32,4	33,8
C20:1ω11	0,6	–	–	–	–	0,3	–	–
Monoinsaturado	44,8	44,0	42,6	40,4	42,7	44,6	39,9	42,1
C18:2ω6 e t	16,6	2,7	16,1	2,1	16,4	9,1	13,7	11,5
C18:3ω (α e γ)	2,8	1,8	3,1	1,3	3,0	2,9	3,2	2,8
C20:2ω6	0,8	2,8	0,9	3,8	0,8	1,4	0,5	0,5
C20:4ω6	0,5	–	0,8	–	0,7	0,4	0,9	0,9
C22:5ω6	0,3	–	0,4	–	0,5	0,3	0,6	0,6
C22:5ω3	–	–	–	–	0,5	–	0,4	0,3
C22:6ω3	0,4	–	0,9	–	1,0	0,4	0,9	0,6
Poli-insaturados	21,4	7,3	22,7	7,2	22,9	14,7	20,3	17,5

e sabores agradáveis ou desagradáveis, como ácidos, álcalis, aldeídos, compostos aromáticos, ésteres, hidrocarbonetos, cetonas, entre outros.[8] O odor da carne irradiada tem sido descrito como desagradável (sangue, carne queimada, metálico, ácido acético), porém cerca de 7% dos componentes voláteis responsáveis por essas características são hidrocarbonetos comumente formados durante o processamento térmico dos alimentos.

Diversos estudos avaliando odor e sabor de carne irradiada sob condição aeróbica (embalagem com presença de oxigênio) demonstram que as proteínas e os lipídios participam deste processo, uma vez que a irradiação com baixas doses de radiação ionizante inicia processos oxidativos resultando em odor e sabor desagradáveis que podem aumentar conforme o período de armazenamento do produto irradiado. Todavia, a oxidação lipídica do tecido muscular irradiado depende da característica lipídica (quantidade de ácidos graxos insaturados e composição de fosfolipídios), além do potencial antioxidante do tecido.

Chouliara *et al.*[9] avaliaram, durante um mês, as características sensoriais de odor e sabor de filés de dourada (*Sparus aurata*) cozidas em micro-ondas após terem sido irradiados com baixas doses de radiação ionizante originárias do $_{60}$Co (1 a 3 kGy) e observaram que o limite de aceitação para o parâmetro odor das amostras não irradiadas foi de nove dias, e para as amostras irradiadas com 1 e 3 kGy, foram de 17 e 28 dias, respectivamente. Já o limite de aceitação de sabor, foi de 10 e 21 dias para as amostras não irradiadas e irradiadas com 1 e 3 kGy, respectivamente.

Özden *et al.*[19] avaliaram os parâmetros de odor, sabor e textura em filés de dourada (*Sparus aurata*) cozidos em micro-ondas após a irradiação com doses de 2,5 e 5 kGy, mantendo as amostras-controle (não irradiadas), e observaram que o limite de aceitação da qualidade foi atingido após 13 e 17 dias da aplicação dos tratamentos para as amostras não irradiadas e irradiadas com 2,5 e 5 kGy, respectivamente.

De acordo com Brewer,[8] a redução da temperatura durante a irradiação reduz os efeitos indesejáveis nas características sensoriais de produtos cárneos (odor, sabor e cor), uma vez que os radicais formados durante o processo são menores quando a água livre está no estado sólido/congelado.

TABELA 12.2.5 Extensão da vida de prateleira de peixes de água doce e marinha.[26]

Espécie	Dose (kGy)	Temperatura de armazenamento (°C)	Extensão da VDP (dias)
Carpa (*Cyprinus carpio*)	1,5	0-2	15-31
Catfish (*Ictaluras punctatus*)	1,0-2,0	0	4-20
Truta (*Salvelinus namacycush*)	3,0	0,6	8-26
Truta-arco-íris (*Salmo gardineri*)	1,0	0	14-28 (vácuo)
Bacalhau (*Gadus mohrua*)	1,5	0,6	8-30
Haddock (*Melanogrammus aeglefinus*)	1,5-2,5	0,6	12-30
Linguado (*Hippoglossus hippoglossus*)	2,0-3,0	0	8-30
Linguado (*Paralichtys californicus*)	2,0	0,6	7-30
Cavala (*Rastrelliger kanagurta*)	1,5	0	12-25
Marisco (*Mya arenaria*)	4,5	0,6	5-30
Mexilhão (*Mytilus smaragsinus*)	1,5-2,5	3	21-50
Carne de ostra (*Crassostrea virginica*)	2,0	0,6	14-24
Carne de vieira (*Placopecten magellanicus*)	0,75	0	14-28
Camarão (*Penaeus setiferus*)	1,5-2,0	0	14-30
Camarão (*Macrobrachium rosenbergii*)	1,0	0	7-28
Siri-azul (*Callinectes sapidus*)	1,0	0,6	3 dias a mais
Lagosta (*Homarus gammarus*)	2,0-3,0	0,6	5-42

Efeito sobre a vida de prateleira

A vida de prateleira do pescado fresco e/ou resfriado é relativamente baixa (ver detalhes no Capítulo 18) em razão de serem suscetíveis ao crescimento de microrganismos deteriorantes que fazem parte de sua flora natural, ou ainda, de microrganismos patogênicos, extrínsecos ao pescado. A vida de prateleira é altamente dependente de como o pescado foi manuseado após a captura (ou despesca) e o tempo que o pescado foi mantido em gelo antes do seu processamento.[26]

Baixas doses de irradiação (1-3 kGy – pasteurização a frio) têm sido estudadas exaustivamente como um método para prolongar a vida de prateleira do pescado fresco armazenado em gelo ou sob temperatura de refrigeração. A Tabela 12.2.5 apresenta dados selecionados da relação entre dose, temperatura de armazenamento e extensão da vida de prateleira encontrada para várias espécies de pescado.[26] Bari *et al.*[27] descobriram que a combinação do processo de irradiação (5 kGy) e banho em solução de ácido ascórbico aumentava em até cinco semanas a vida de prateleira de cortes de peixe na temperatura ambiente.

Conclusão

A utilização da radiação gama é uma alternativa para prolongar o tempo da vida de prateleira do pescado, pois preserva sua qualidade físico-química e nutricional, além de garantir a segurança microbiológica, especialmente por ser uma tecnologia segura e eficiente para o controle de microrganismos causadores de doenças de origem alimentar. Com relação às características sensoriais, os efeitos secundários da aplicação da tecnologia são minimizados quando são utilizadas embalagens e temperaturas adequadas durante o processamento.

Referências bibliográficas

1. Abreu MG, Freitas MQ, Jesus EFO, et al. Caracterização sensorial e análise bacteriológica do peixe-sapo (*Lophius gastrophysus*) refrigerado e irradiado. Ciência Rural. 2008; 38(2):498-503.
2. Aymerich T, Picouet PA, Monfort JM. Decontamination technologies for meat products. Meat Science. 2008; 78: 114-29.
3. Alfaia CMM, Ribeiro PJC, Trigo MJP, et al. Irradiation effect on fatty acid composition and conjugated linoleic acid isomers in frozen lamb meat. Meat Science. 2007; 77:689-95.
4. Al-Kahtani HA, Abu-Tarboush HM, Bajaber AS, et al. Chemical changes after irradiation and post-irradiation storage in tilapia and spanish mackerel. J Food Sci. 1996; 61(4):729-33.
5. Beirão LH, Teixeira E, Meinert EM, et al. Processamento e industrialização de moluscos. In: Seminário e Workshop "Tecnologia para aproveitamento integral do pescado". Campinas: Instituto de Tecnologia de Alimentos; 2000. p. 38-84.
6. Brasil. Lei n. 1.283 de 18 de dezembro de 1950. Pescado e derivados, Brasília (1976); Sec. 1:74.
7. Brasil. RDC n. 21 de 26 de janeiro de 2001. Regulamento técnico para irradiação de alimentos, Brasília (2001); Art. 11, Inc. IV. [Acessado em: 18 jan. 2010]. Disponível em: http://www.anvisa.gov.br/anvisalegis/resol/21_01rdc.htm.
8. Brewer MS. Irradiation effects on meat flavor: a review. Meat Science. 2009; 81:1-14.
9. Chouliara I, Savvaidis I, Riganakos, K, et al. Shelf-life extension of vacuum-packaged sea bream (*Sparus aurata*) fillets by combined-irradiation and refrigeration: microbiological, chemical and sensory changes. J Sci Food Agri. 2005; 85:779-84.
10. FAO/International Organization of Energy Atomic, Organization Mundial de La Saulud. Roma: Bases tecnicas para la legislación referente a los alimentos irradiados; 1966. 62 p.
11. Fellows PJ. Tecnologia do processamento de alimentos: princípio e prática. Capítulo 8 – Irradiação (p. 207-219). Porto Alegre: Artmed; 2006. 602 p.
12. Ferreira SO. Aplicação de tecnologia a espécies de pescado de água doce visando atender a agroindústria rural. [dissertação]. Piracicaba: Universidade de São Paulo, Escola Superior de Agricultura "Luiz de Queiroz"; 1987.
13. International Atomic Energy Agency. Facts about food irradiation. Vienna: IAEA; 1999. 48 p. Disponível em: http://www.iaea.org/nafa/d5/public/foodirradiation.pdf.
14. Lopes TGG. Efeito sinergístico da radiação gama e da refrigeração na conservação do camarão branco do pacífico (*Litopenaeus vannamei*) [dissertação]. Piracicaba: Universidade de São Paulo, Escola Superior de Agricultura "Luiz de Queiroz"; 2006.
15. Maia EL, Rodriguez-Amaya DB. Avaliação de um método simples e econômico para a metilação de ácidos graxos com lipídios de diversas espécies de peixes. Rev Inst Adolfo Lutz. 1993; 53(1/2):27-35.
16. Ogawa M, Maia EL. Manual de pesca: ciência e tecnologia do pescado. São Paulo: Varela; 1999. p. 430.
17. Oetterer M. Agroindústrias beneficiadoras de pescado cultivado: unidades modulares e polivalentes para implantação, com enfoque nos pontos críticos higiênicos e nutricionais [livre-docência]. Piracicaba: Universidade de São Paulo, Escola Superior de Agricultura "Luiz de Queiroz"; 1999.
18. Ornellas CBD, Gonçalves MPJ, Silva PR, et al. Atitude do consumidor frente à irradiação de alimentos. Cien Tecn Alim. 2006; 26(1):211-3.
19. Özden Ö, Inugur M, Erkan N. Preservation of ice refrigerated sea bream (*Sparus aurata*) by irradiation: microbiological, chemical and sensory attributes. Eur Food ResTechnol. 2007; 225:797-805.
20. Prendergast DM, Crowley KM, McDowell DA, et al. Survival of *Escherichia coli* O157:H7 and non-pathogenic *E. coli* on irradiated and non-irradiated beef surfaces. Meat Science. 2009; 83:468-73.
21. Sales RO, Sales AM. Estudo da composição química e rendimento de dez espécies de pescado de água doce de interesse comercial nos açudes do nordeste brasileiro. Cien Agron. 1990; 21(1/2):27-30.
22. Savay-da-Silva LK. Desenvolvimento do produto de conveniência: tilápia (*Oreochromis niloticus*) refrigerada minimamente processada embalada a vácuo – padronização para a rastreabilidade [dissertação]. Piracicaba: Universidade de São Paulo, Escola Superior de Agricultura Luiz de Queiroz; 2009.
23. Siqueira AAZC de, Oetterer M. Avaliação dos efeitos combinados de irradiação e refrigeração na qualidade e no valor nutritivo do pescado cultivado. In: Congresso Brasileiro de Ciência e Tecnologia de Alimentos; 2000; Fortaleza; BR; Ceará: Sociedade Brasileira de Ciência e Tecnologia de Alimentos. 2000; 4:7-93.
24. Siqueira AAZC de. Efeitos da irradiação e refrigeração na qualidade e no valor nutritivo da tilápia (*Oreochromis niloticus*) [dissertação]. Piracicaba: Universidade de São Paulo, Escola Superior de Agricultura "Luiz de Queiroz"; 2001.
25. Molins RA. Food Irradiation: Principles and applications. New York: John Wiley & Sons; 2001. p. 345.
26. Kilgen MB. Irradiation processing of fish and shellfish products. (Chap. 7, p. 193-211) In: Molins RA (ed.). Food Irradiation: Principles and applications. New York: John Wiley & Sons; 2001. p. 345.
27. Bari ML, Sabina Y, Kusunoki H, Uemura T. Preservation of fish cutlet (*Pangasius pangasius*) as ambient temperature by irradiation. J Food Prot. 2000; 63(1):56-62.
28. Brennan JG, Grandison AS, Michael H. Food processing handbook. 2 ed. Weinheim: Wiley-VCH Verlag & Co. KGaA; 2012.
29. Ferreira SRS. Contribuição da tecnologia de irradiação de alimentos no fornecimento de segurança alimentar e nutricional. Dissertação (Mestrado em Nutrição Humana) – Instituto de Nutrição, Universidade Federal do Rio de Janeiro, Rio de Janeiro; 1999. 172f.

12.3 Tecnologias de Melhoramento Mecânico de Pescado e Seus Benefícios aos Consumidores

Rubison Olivo

Introdução

Agregar valor aos produtos, oferecendo praticidade e conveniência, com custo e qualidade compatíveis e competitivos, tem sido um dos importantes desafios para todos os ramos da indústria de alimentos. No Brasil, a área de pescados tem também se preocupado com esse contexto nos últimos anos.[1,2] Já é possível observar, em gôndolas de supermercados, uma boa variedade de pescados e derivados de valor agregado, como os temperados ou "marinados", empanados, cozidos e pratos prontos.[1,2] Para a produção dessas classes mais elaboradas, a indústria necessita recorrer à tecnologia de injeção e de *tumblers*, como forma de garantir a estabilidade, a qualidade, o rendimento, o custo e a satisfação dos consumidores.[1,2]

Importância da umidade na carne

A água representa 60% a 80% do peso da carne. Essa umidade natural é fundamental para a obtenção do rendimento e da qualidade final do produto, contribuindo para a suculência e o sabor do pescado como alimento. Portanto, a habilidade de reter água é uma propriedade da carne essencialmente importante, principalmente sobre o aspecto econômico e sensorial.[1,2]

Proteínas naturais

As proteínas naturais são as principais responsáveis pelas características dos alimentos e influenciam diretamente a qualidade final. Em geral, as propriedades dos alimentos são influenciadas pela interação das proteínas com a água e outros constituintes. Com efeito, as proteínas são as principais responsáveis pela retenção de umidade das matérias-primas, contribuindo de forma direta no rendimento, na estrutura, na qualidade e nos aspectos sensoriais, além dos nutricionais.[1,2]

Aproximadamente 45% da umidade da carne está firmemente presa pelas proteínas, ligada por forças hidrofílicas; 30% está em estado intermediário (parcialmente ligada); e os 25% restantes estão em estado livre, presos apenas por fracas barreiras físicas, constituídas pelas membranas e capilares. Os 30% da umidade em estado intermediário podem ou não sofrer influência dos grupos hidrofílicos das proteínas, dependendo dos fatores fisiológicos e bioquímicos pré e pós-captura.[3] Essa disposição da umidade na carne, em termos de retenção, está representada na Figura 12.3.1.

Nota ao Leitor: Este capítulo apresenta algumas figuras coloridas e para visualizar basta acessar o QR *code* disponível na página XIX, "Material Suplementar".

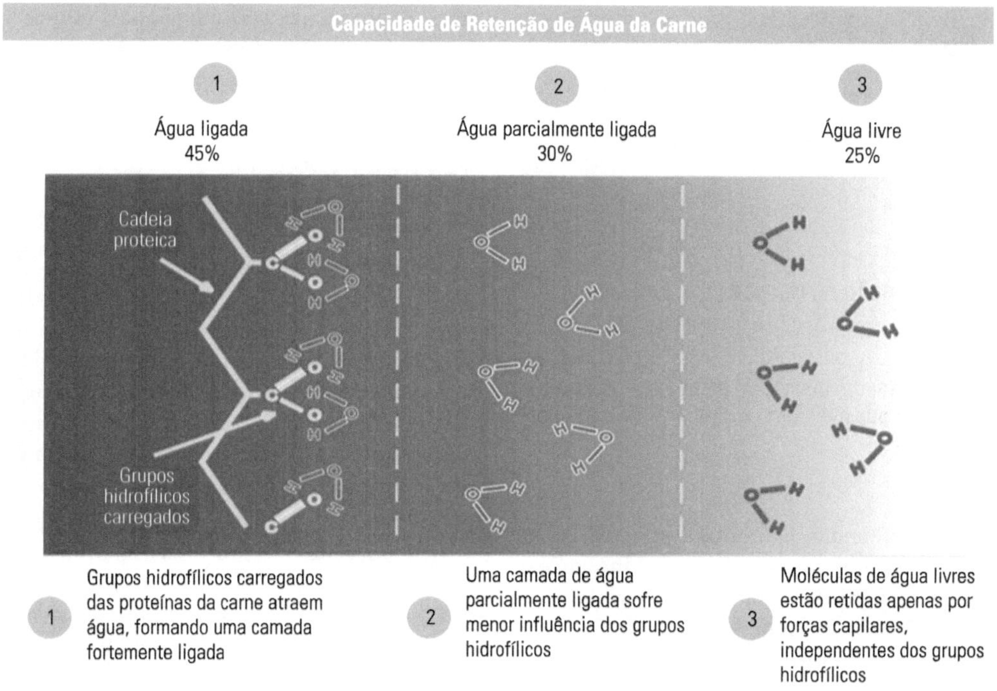

Figura 12.3.1 ▪ Disposição da umidade na carne em termos da capacidade de retenção de água (CRA).[1,3]

Perda de umidade durante o processamento

A fim de agregar valor ao pescado, faz-se necessário aplicar algum tipo de manipulação ou processamento à carne. Durante essa etapa da cadeia produtiva, é inevitável a perda de umidade natural. A umidade livre da carne, que está presa apenas por forças físicas frágeis (membranas e capilares), pode facilmente migrar para o exterior, constituindo-se em perdas indesejáveis. Ocorre, em menor ou maior grau, o comprometimento da qualidade, pois o produto final poderá ficar duro, fibroso, seco e rançoso. Esse fenômeno também ocorrerá durante o preparo doméstico do produto, principalmente no descongelamento e cozimento.[1,2]

Produtos funcionais

Os produtos funcionais são proteínas alternativas ou misturas com outros ingredientes legalmente permitidos, que possibilitam substituir em parte as proteínas naturais da carne, no momento da elaboração industrial. Contribuem para a obtenção de produtos com qualidade similar aos *in natura*, a um custo relativamente mais baixo. Esses ingredientes apresentam ação funcional, ou seja, intensificam a capacidade de retenção da umidade intermediária e livre da carne, retendo uma maior porcentagem de umidade total. Esse fenômeno pode ser entendido observando a Figura 12.3.1, na qual a cor azul mais intensa representa a umidade firmemente ligada.[1,2] Com a adoção de produtos funcionais, espera-se que a intensidade da cor cinza ocupe maior espaço no diagrama.

Além de incrementar a retenção da umidade natural, os produtos funcionais possibilitam a adição extra de umidade em produtos temperados ou "marinados" e outros processados. Essa prática não pode ser considerada, em hipótese alguma, uma adulteração, mas sim um procedimento tecnológico necessário. Isso porque a agregação de umidade, facultada pela funcionalidade dos ingredientes, é essencial para a reposição das perdas que ocorrem durante as etapas do processo produtivo, garantindo a qualidade final desejada para o produto. Essa adição, obviamente, deve ser realizada com critério e responsabilidade, respeitando-se a legislação vigente e as boas práticas de fabricação.[4-6]

Satisfação do cliente

A satisfação do consumidor resulta da união entre o preço pago pelo produto e a qualidade geral percebida. Na qualidade geral estão envolvidos o sabor, aroma, suculência, nutrição e segurança alimentar. Isso é mostrado didaticamente no diagrama[1] apresentado na Figura 12.3.2.

Tecnologia e satisfação do cliente

Em produtos de valor agregado, a indústria necessita recorrer às tecnologias disponíveis, com a utilização de injetoras e/ou *tumblers*. Essas tecnologias permitem a melhoria e a uniformidade da qualidade geral do produto, deixando-o mais agradável ao paladar e contribuindo, efetivamente, para a satisfação do consumidor.[2] Quando realizadas com critérios, as operações tecnológicas não alteram as características nutri-

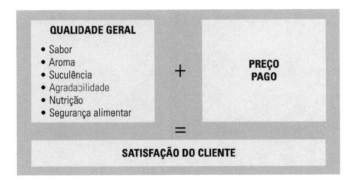

Figura 12.3.2 ▪ A satisfação do cliente é alcançada quando o mesmo paga o menor preço possível, com a melhor qualidade percebida.[1]

tivas, tampouco comprometem a segurança alimentar. Além de melhorarem a qualidade geral do produto, diminuem seu custo, permitindo, de certa forma, praticar menores preços de venda no mercado. Permitem, também, aumentar a oferta e a disponibilidade de alimentos, bem como tornar economicamente viável o negócio empresarial.[1,2]

Tecnologias disponíveis

Injeção e *tumblers* são os processos primários comumente utilizados para agregar valor em produtos de pescados. As matérias-primas destinadas a esses produtos inicialmente são temperadas ou "marinadas", para depois serem transformadas com outros processos tecnológicos adicionais em produtos finais de maior conveniência e praticidade, como empanados, pré-cozidos e pratos prontos.[1,2]

Características necessárias aos insumos

Com a tecnologia de injeção e *tumblers* são utilizados diversos insumos, legalmente permitidos e aceitos dentro das boas práticas de fabricação, agregados às matérias-primas para constituir os produtos finais.[1,2]

Os insumos comumente utilizados são proteínas aditivas, estabilizantes e texturizantes, associados com sais, conservadores, antioxidantes e outros. Esses insumos, em geral, são previamente misturados, constituindo-se em sistemas funcionais sinérgicos, com maior força de ação para garantir a qualidade desejada.[1,2] Os sistemas funcionais têm como função primária manter a estrutura das fibras cárneas e, por consequência, reter a umidade natural e a agregada. Para maior efetividade são previamente dissolvidos em água gelada e agregados aos produtos em forma de salmoura, o que facilita a dispersão dos ingredientes e a ocorrência das interações químicas.[7]

Os ingredientes funcionais formam interações proteína-proteína, proteína-carboidrato e proteína-gorduras, devido à ativação funcional das proteínas naturais da carne e demais ingredientes.[8] Essas interações químicas entre as proteínas e os agentes funcionais formam uma malha proteica viscoelástica, de estrutura tridimensional, que aumenta a força do gel e a geleificação do sistema.[9] Assim, o produto final ficará mais estável em termos de retenção de umidade, conferindo melhor estruturação e suculência.[1,2,7]

Gel exsudativo durante o cozimento

Normalmente, quando do cozimento, observa-se a liberação de um gel esbranquiçado, de aparência desagradável. Esse fenômeno é indicador de instabilidade do produto. Na Figura 12.3.3, usa-se como exemplo um filé de peixe, em quatro momentos de fritura, com liberação progressiva de gel. Esse gel exsudado é constituído de proteínas sarcoplasmáticas,[10,11] solúveis em água e a sua presença é um indicador de que o sistema não está devidamente ligado ou estabilizado.[1,2]

A migração de proteínas sarcoplasmáticas para o exterior do produto prejudicará a força de gel e a estabilização do sistema, resultando menor capacidade de retenção de umidade.[12] De fato, conforme Davey e Gilbert,[13] apesar de as proteínas sarcoplasmáticas não terem função estrutural em músculos vivos, podem formar, em produtos cozidos, uma matriz de cimentação juntamente às proteínas miofibrilares (miosina e actina), unindo estruturalmente os constituintes do sistema. Corroborando com estsa questão, MacFarlane *et al.* (1977)[14] relatam que a presença das sarcoplasmáticas promovem um reforço sinérgico no poder de gel da proteína miosina.[2]

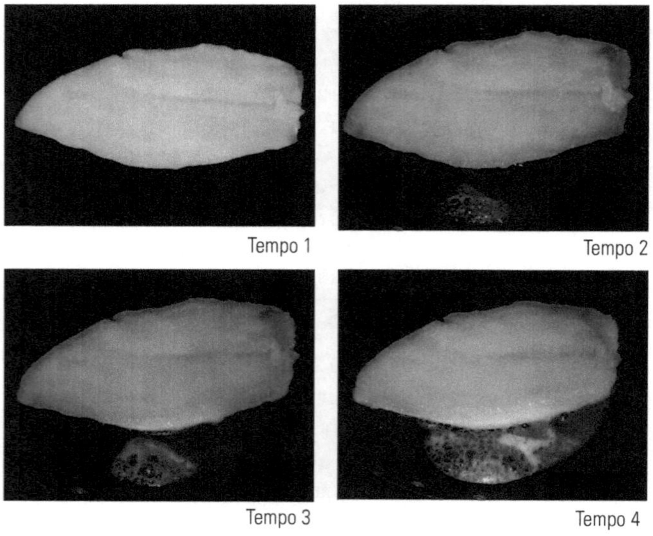

Figura 12.3.3 ▪ Filé de peixe, em diferentes estágios de sua fritura, mostrando a liberação progressiva de gel, o qual é constituído de proteínas sarcoplasmáticas. Existe correlação positiva entre a quantidade de gel liberado e o encolhimento do produto (perda de umidade), sendo esse um fenômeno indicador de que o produto não está devidamente estabilizado, conforme postulado em carne de peito de frango.[2,12]

Portanto, a migração desse gel ao exterior do produto é indicativa de que a tecnologia e/ou os ingredientes utilizados não foram satisfatórios para estabilizar o sistema, pois não ocorreu a devida formação de malha proteica interna geleificante, necessária para reter umidade e contribuir para uma boa estruturação molecular do produto.[12]

A perda de gel durante o cozimento não só afeta a estabilidade do produto, mas também é prejudicial do ponto de vista comercial, pois a aparência gera dúvidas e eventuais reclamações dos consumidores quanto à qualidade.[8] Outra questão, mais grave ainda, é que esse fenômeno compromete diretamente o caráter nutricional e sensorial do pescado. Além da perda real de proteína ocorrida, a concentração dos solutos favorecerá reações físico-químicas oxidativas, com surgimento de ranço, cor amarelada e sabores residuais, típicos de produtos com a qualidade alterada.[2]

Procedência dos insumos

Alguns sistemas funcionais disponíveis no mercado conferem maciez, mas nem sempre garantem a estruturação molecular das fibras e demais constituintes, resultando em maciez excessiva com o passar do tempo de vida de prateleira. Com o uso de tecnologias de boa procedência e qualidade, é esperado que ocorra a formação de uma estrutura estável no interior do produto, devido à formação de interações proteína-proteína e proteína-carboidrato. Essas interações reforçam a cimentação e estruturação, diminuindo a exsudação de umidade ou de gel, conferindo ao produto, após o cozimento, suculência, textura firme e sensação agradável ao paladar.[1,2]

Preparo da salmoura ou solução proteica

O bom desempenho funcional de uma solução proteica ou salmoura começa em seu preparo. A qualidade e a uniformidade do produto final estarão diretamente relacionadas com essa etapa da fabricação. Embora processadores e fabricantes de equipamentos visem melhor e eficaz utilização de injetoras e/ou *tumblers*, alguns desconhecem a importância dos princípios básicos do preparo das soluções proteicas (salmouras).[1,2]

Os tanques de preparo devem ser construídos com formato ideal para melhor dissolução das proteínas e demais insumos e devem contar com a adaptação de um bom agitador/hélice. A hélice de agitação deve ter faces cortantes e bem afiadas, para promover melhor e maior rompimento dos ingredientes da salmoura, evitando a presença de grumos e partículas maiores. A cominutação resulta em maior dissolução e solubilidade das moléculas, disponibilizando maior número de sítios de ligações químicas das proteínas e demais ingredientes, além de evitar o entupimento das agulhas da injetora.[1,2]

A velocidade do agitador não pode ser extremamente alta, pois, nesse caso, ocorrerá demasiada agitação da sal-

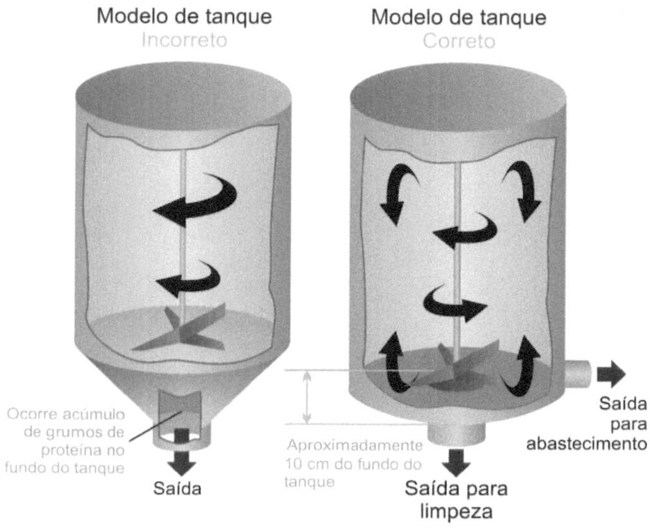

Figura 12.3.4 ■ Modelos de tanques de preparo de soluções proteicas ou salmouras.[1]

moura e a formação de um vórtice, com a entrada de ar. Em consequência, haverá formação de espuma. A agregação de ar (oxigênio) no interior da carne favorecerá as alterações oxidativas (rancificação), diminuindo a qualidade do produto durante a sua vida de prateleira. Já a espuma dificulta a passagem da solução pelas agulhas e ajuda a formar uma borra com a matéria orgânica que está presente, o que conferirá aspecto negativo ao produto injetado.[1,2]

É comum observar entupimentos do sistema de encanamento na saída do tanque. Uma das possíveis causas é o formato afunilado da base do tanque, que provoca o acúmulo dos ingredientes. Com mudança do formato da base, conforme os desenhos esquemáticos autoexplicativos, apresentados na Figura 12.3.4, essa situação certamente será resolvida. A colocação de uma hélice cortante, conforme apresentada nessa figura, ajudará muito na resolução das situações de entupimento.[1,2]

Cuidados com equipamentos

A seguir, apresentaremos algumas características dos equipamentos utilizados na tecnologia de agregação de valor, bem como alguns dos cuidados que devem ser observados durante o processamento, visando o desempenho e a uniformização da qualidade desejada, conforme previamente discutido por Olivo.[1,2]

Tumblers

Estão disponíveis no mercado diversos modelos de *tumblers*, que trabalham de acordo com o princípio de "tombamento" ou de "massageamento" (Figura 12.3.5). Cada tipo é usado para determinadas situações, conforme a tecnologia adotada por cada empresa (Figura 12.3.6).

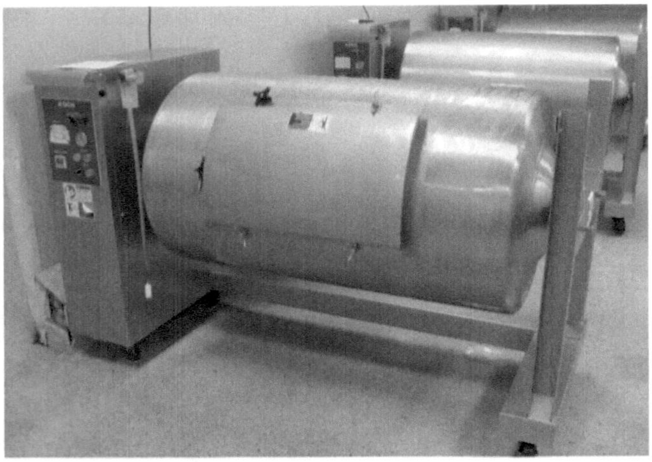

Figura 12.3.5 ▪ Linha de tambleamento na indústria do camarão. (Cortesia de Alex Augusto Gonçalves.)

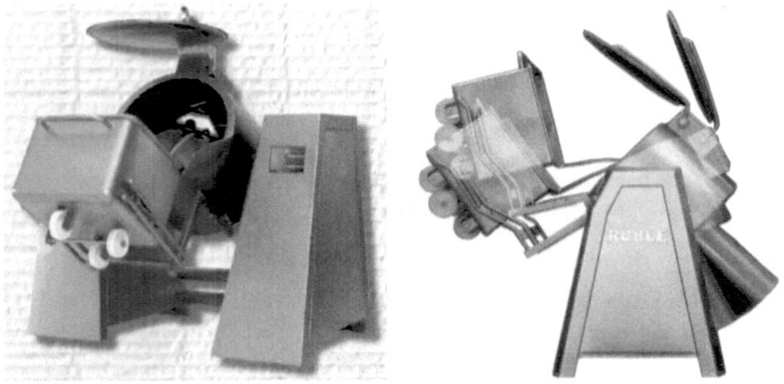

Figura 12.3.6 ▪ *Tumbler* a vácuo. (Fonte: Rühle GmbH, Grafenhausen, Alemanha – http://www.ruehle-hightech.de/.)

Os seguintes parâmetros devem ser atendidos, quando se usa o *tumbler*, visando melhores resultados nos produtos temperados ou "marinados".

- **Temperatura da salmoura**: o ideal é de 0 °C a 5 °C, para promover melhor absorção e fixação da salmoura no produto, auxiliar na velocidade de congelamento subsequente e evitar desenvolvimento microbiológico, garantindo a qualidade sanitária e a segurança alimentar;
- **Vácuo no *tumbler***: quanto mais próximo do vácuo absoluto, melhor será a absorção da solução, porque nesse ponto ocorre maior expansão das fibras cárneas e, por consequência, maior absorção da salmoura/solução proteica;
- **Velocidade do *tumbler***: deverá ser adequada ao nível de absorção desejada e ao tipo de matéria-prima utilizada. É importante adequar a velocidade visando não alterar a estrutura e a textura normal do produto. Em geral, usa-se velocidade de 2 a 8 rpm. Para produtos mais frágeis, usa-se menor velocidade; para produtos mais firmes, maior velocidade;
- **Tempo de tambleamento**: o tempo está condicionado ao tipo de produto, ao nível desejado de absorção e à velocidade de operação. Deve ser encontrado o melhor resultado, associando esses parâmetros e avaliando o custo-benefício.

Injetoras

Existem no mercado diversos modelos de injetoras (Figura 12.3.7), de tamanhos diferenciados e com variados números de agulhas, sistema de pressão e outros detalhes tecnológicos. A seguir, algumas questões importantes que precisam ser respeitadas para a obtenção dos melhores resultados, com o uso de injetoras:

- **Temperatura da salmoura**: como para o *tumbler*, o ideal é de 0 °C a 5 °C, para promover uma melhor absorção e fixação da salmoura no produto, auxiliar na velocidade de congelamento subsequente e evitar desenvolvimento microbiológico, garantindo a qualidade sanitária e a segurança alimentar;
- **Manutenção das injetoras**: é imprescindível que a manutenção seja realizada constantemente. As máquinas devem estar sempre reguladas para melhorar o desempenho do trabalho, a uniformidade e o rendimento do produto final;
- **Sistema de pressão da bomba**: fundamental para obter melhor *spray* entre as fibras, formando gotículas menores no interior do produto e evitando a formação de "bolsas" de salmoura. A pressão tem relação direta com o nível de rendimento desejado. Em geral, usa-se pressão de 2,5 bar a 3 bar (1.875 a 2.250 mmHg);

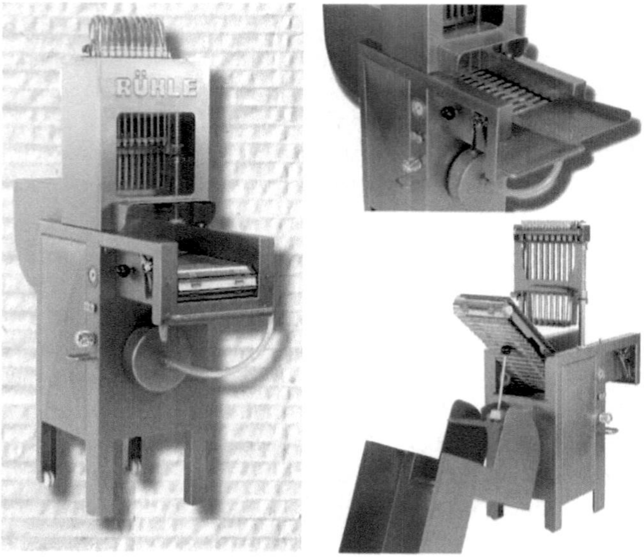

Figura 12.3.7 ▪ Injetora de 20 agulhas. (Fonte: Rühle GmbH, Grafenhausen, Alemanha – http://www.ruehle-hightech.de/.)

- **Diâmetro do rotor da bomba**: deve estar apto à quantidade desejada de passagem de solução ou de acordo com o volume de injeção;
- **Agulhas e seus tipos**: existem diferentes tipos de agulhas, de variados diâmetros, tamanhos, tipo e localização dos furos, de acordo com a tecnologia do fabricante do equipamento;
- **Velocidade da esteira/velocidade do cabeçote**: devem estar harmônicas, dentro de determinada porcentagem de injeção desejada;
- **Esteira travada**: peças de carne podem se infiltrar por baixo da esteira, atrapalhando seu movimento;
- **Limpeza dos filtros da injetora**: contínua, de acordo com as necessidades. Caso contrário, a sujeira pode transferir-se para as agulhas, promovendo seu entupimento com perda de rendimento e da uniformidade do produto final;
- **Limpeza das agulhas**: deve ser realizada rotineiramente, evitando seu entupimento. Essa é uma das principais causas que levam a problemas de injeção, necessitando de funcionários treinados para sua limpeza;
- **Vazamento de pressão nos cabeçotes**: diminui o nível de injeção e causa perda de eficácia do sistema. As conexões e engates devem estar sempre regulados;
- **Viscosidade da salmoura**: a solução deve ter viscosidade que flua pelos filtros da injetora e pelas agulhas. Caso contrário, provocará perda de eficácia e baixo rendimento.

Garantia da qualidade e legislação

Para responder a eventuais dúvidas e questionamentos sobre a garantia da qualidade e da condição de alimento seguro aos peixes processados por essa tecnologia, há que se salientar que a ciência e a tecnologia possibilitam vastos conhecimentos para que as indústrias produzam itens seguros e garantidos. Modernos parques fabris, processos inovadores, boas práticas de fabricação, métodos de controle higiênico-sanitário, sistemas de embalagem, cadeia de frio, sistema de análise de pontos críticos e outros programas de qualidade, supervisionados por equipes bem-treinadas e pelo eficiente serviço de inspeção federal, garantem de forma segura a condição da qualidade físico-química e microbiológica desses produtos, descartando eventuais riscos aos consumidores.[7]

Não há dúvidas de que a tecnologia de melhoramento mecânico de pescados poderá agregar valor aos variados tipos de produtos, melhorando a percepção de qualidade pelos consumidores e a sua satisfação, fatores imprescindíveis para a sobrevivência econômica da atividade. Por essa razão, nos países desenvolvidos existe acentuada preocupação em focar na melhoria e padronização de textura dos produtos das diferentes espécies de açougue e, assim, prover substancial benefício para a atividade produtora. Na verdade, a indústria tem o compromisso de padronizar e melhorar a qualidade, com o objetivo de valorizar o produto final.[7]

Na maioria dos países desenvolvidos existe firme comprometimento entre os institutos de pesquisas, a iniciativa privada e as autoridades constituídas no processo evolutivo das tecnologias. No Brasil, sempre foi dúbio o conceito de carnes e afins, para a satisfação dos consumidores e para a sobrevivência do negócio empresarial, fato esse que nos deixou atrasados em aproximadamente 40 anos sem essa nobre aplicação tecnológica. Recentemente, com a elogiável publicação pelo Ministério da Agricultura, Pecuária e Abastecimento (MAPA) do Memorando-Circular n.º 30/2016,[4] as indústrias brasileiras de carnes bovinas passaram a ter condições de aplicar essa tecnologia e ofertar ao mercado cortes cárneos com textura padronizada e de qualidade assegurada.[7]

Conclusão

A utilização de ingredientes funcionais é um importante método para garantir a qualidade e a uniformidade dos produtos de pescado de valor agregado. É também importante para o resultado econômico do negócio, contribuindo para maior e melhor oferta de alimentos, com maior satisfação dos consumidores.

Para essa tecnologia, injetoras e/ou *tumblers* são os equipamentos comumente utilizados, os quais necessitam de alguns cuidados durante a concepção tecnológica e o processamento, para garantir o desempenho e a padronização da qualidade desejada.

Essa tecnologia está consolidada internacionalmente e muito bem documentada cientificamente. A razão de sua existência é a premente necessidade de atender aos anseios dos consumidores por produtos de pescados que satisfaçam as suas exigências, sem o comprometimento da qualidade nutricional e do alimento seguro.

Referências bibliográficas

1. Olivo R. Preparo de soluções funcionais, injeção e tambleamento. In: Olivo R (ed.). O mundo do frango: cadeia produtiva da carne de frango. Criciúma: Ed. do Autor; 2006. p. 453-60.
2. Olivo R. Injeção e "tambleamento". In: Gonçalves AA. Tecnologia do pescado - ciência, tecnologia, inovação e legislação. São Paulo: Editora Atheneu; 2011. p. 228-34.
3. Aberle ED, Forrest JC, Gerrard DE, et al. Principles of meat science. Dubuque: Kendal/Hunt Publishing Company; 2001. 354 p.
4. Brasil. Memorando-Circular n. 30/2016/CGI/DIPOA/DAS/GM. Ministério da Agricultura, Pecuária e Abastecimento (MAPA). Brasília. 2016.
5. Brasil. Decreto n.º 9.013/2017. Presidência da República, Casa Civil. Brasília. 2017.

6. Brasil. Resolução da Diretoria Colegiada – RDC n. 272, de 18 de março de 2019. Ministério da Saúde. Agência Nacional de Vigilância Sanitária – ANVISA. Brasília. 2019.
7. Olivo R. Tecnologia de amaciamento mecânico de carnes e seus benefícios aos consumidores. Carnetec. 2019; 26(2): 20-6.
8. Kerry JF, Morrissey PA, Buckley DJ. The rheological properties of exudates from cured porcine muscle: effects of added polysaccharides and whey protein/polysaccharide blends. J Sci Food Agr. 1999; 79:1260-6.
9. Hsieh YL, Regenstein JM. Modeling protein gelation and application of entropy elasticity to understand protein gel properties. J Texture Stud. 1992; 23:379-401.
10. Scheard PR, Taylor AA, Savage AWJ, et al. Factors affecting the composition and amount of 'white exudate' from cooked bacon. Meat Sci. 2001; 59:423-35.
11. Farouk MM, Wieliczk OK, Lim R, et al. Cooked sausage batter cohesiveness as affected by sarcoplasmic proteins. Meat Sci. 2002; 61:85-90.
12. Olivo R, Barbut S. Exsudative cooked gel in chicken breast meat products. In: XIX Congresso de Ciência e Tecnologia de Alimentos (CBTA). Recife: Programa Final, SBCTA; 2004. 89 p.
13. Davey CL, Gilbert KV. Temperature-dependent cooking toughness in beef. J Sci Food Agr. 1974; 25:931-8.
14. Macfarlane JJ, Schmidt GR, Turner RH. Binding of meat pieces: a comparison of myosin, actomyosin and sarcoplasmic proteins as binding agents. J Food Sci. 1977; 42:1603-5.

12.4 Produtos Formatados e Reestruturados de Pescado

Antonio Diogo Lustosa Neto ▪ Alex Augusto Gonçalves

Introdução

Uma parte considerável da população brasileira sofre de deficiência nutricional em decorrência da alimentação com baixos níveis de proteína de boa qualidade, principalmente em função do nível socioeconômico. Uma importante contribuição para minimizar esse problema seria utilizar fontes alternativas de alimentos de alto conteúdo proteico e baixo custo, como é o caso da carne mecanicamente separada (CMS – detalhado no Capítulo 11.8) de pescado – de resíduos da filetagem de peixes (dorso) ou do peixe eviscerado e descabeçado –, base para os produtos formatados e reestruturados de valor agregado.

A produção mundial de pescado atingiu em 2016 uma marca de 170,9 milhões de toneladas, sendo que 19,7 milhões de toneladas não foram utilizados para fins alimentícios. A pesca extrativista contribuiu com 90,9 milhões de toneladas. Apesar do ligeiro aumento, comparado aos dois anos anteriores, a atividade pesqueira extrativista segue praticamente estável desde o final da década de 1980, devido à sobre-exploração.[32,33] A produção aquícola mundial para o mesmo ano de 2016 foi de 80,0 milhões de toneladas, considerando que em 1974 a aquicultura fornecia apenas 7% de pescado para consumo humano, e que essa participação aumentou para 26% em 1994, e 39% em 2004. O ano de 2014 tornou-se um marco, haja vista que pela primeira vez a aquicultura superou a pesca no abastecimento de pescado para o consumo humano. Isso porque os 20,9 milhões de toneladas em 2014 que não foram utilizados com produtos alimentícios são oriundos principalmente da pesca extrativista, como, por exemplo, das capturas de anchovetas (*Engraulis ringens*), que em sua maioria são reduzidas a farinha de peixe.[32,33]

Um aproveitamento alternativo desses resíduos seria a remoção da carne residual na carcaça do peixe (entende-se por carcaça a coluna vertebral contendo espinhas, costelas e barriga), por meio de separadores mecânicos. Isso contribuiria para minimizar os problemas de poluição ambiental e o custo unitário das matérias-primas. A indústria mundial de alimentos considera os produtos de pescado triturado como grandes alternativas no futuro. A produção e o consumo desses produtos vêm se expandindo pelas diversas regiões do mundo, porém o Japão tradicionalmente mantém uma parte substancial do mercado, sendo o segundo maior produtor mundial e o primeiro em consumo.[13] Alimentos de conveniência, produtos de valor agregado e refeições prontas a partir de pescado têm experimentado um crescimento nos países ricos, e há uma necessidade constante de novos produtos, processos e ingredientes que preencham as necessidades e expectativas dos consumidores. A evolução tecnológica tem de ser traduzida em produtos atraentes, mas orientados para a tecnologia de desenvolvimento que, como tal, pode não ser adequada para o mercado. As demandas de diferentes segmentos de consumidores devem ser levadas em conta, juntamente com os novos desenvolvimentos tecnológicos.[3]

Nota ao Leitor: Este capítulo apresenta algumas figuras coloridas e para visualizar basta acessar o QR *code* disponível na página XIX, "Material Suplementar".

A definição de **reestruturar** é regenerar, reorganizar, reformar, renovar. Já reestruturados de pescado são produtos moldados em vários formatos que derivam de resíduos e sobras comestíveis de pescado, sob um rigoroso controle de qualidade na sua industrialização. **Formatar** é determinar o formato de um produto; denota também figura ou aspecto exterior dos corpos materiais. Os formatados de pescado podem ter formas geométricas bastante diversificadas (formas regulares e irregulares) e adaptadas ao gosto dos consumidores. As formas podem ser cilíndricas (*kani kama*, pasta básica de pescado formatado com sabor imitação de caranguejo ou outro pescado), retangulares (*fish stick*, barrinhas de peixe), esféricas (*fish ball*, bolinhas de pescado), em forma de disco (hambúrguer e *nuggets*, músculo de pescado em forma de disco e pedaços de pescado) etc.

Neste capítulo, serão abordados os produtos de valor agregado com tecnologias inovadoras e emergentes de reestruturados e formatados de pescado, envolvendo características da matéria-prima (proteínas de pescado e CMS), tecnologia de produção e equipamentos.

Características da matéria-prima

Proteínas do pescado

Nos peixes *in natura*, o teor de proteína total varia entre 15% e 25% do peso muscular. As proteínas musculares do pescado podem ser classificadas, com base nas suas solubilidades em soluções salinas aquosas, em três grandes classes denominadas proteínas sarcoplasmáticas, proteínas miofibrilares e proteínas estromáticas, que em termos quantitativos gerais estão indicadas na Tabela 12.4.1.[23]

Carne triturada de pescado (CTP)

A carne triturada de pescado pode ser obtida por meio de moinhos comerciais (moedores de carne) e de separadores mecânicos de carnes, também chamados de máquinas desossadoras de pescado. De acordo com Flick *et al.*,[9] as matérias-primas para a obtenção de CTP podem ser as seguintes: (1) espécies de alto valor comercial inteiro, descabeçado e eviscerado; (2) espécies subutilizadas de baixo valor comercial;

TABELA 12.4.1 Separação das proteínas do pescado em três classes.

Proteína sarcoplasmática (20%–30% da proteína total)	**Características:** solúveis em água e em soluções salinas de baixa força iônica ($\mu \leq 0{,}05\text{-}0{,}15$ M).[22] Geralmente, o termo miógeno é empregado para as proteínas solúveis em água.[19,23] São encontradas no sarcoplasma muscular, isto é, acham-se dissolvidas no plasma ou citoplasma das células musculares. Também estão presentes nas organelas (mitocôndria, lisossoma etc.) celulares e são integrantes do líquido extracelular. Estima-se que existem cerca de mil diferentes tipos de proteínas sarcoplasmáticas, mas elas contribuem com apenas 20% a 30% do total de proteínas no pescado. Segundo Oetterer,[21] o grupo das albuminas é composto por mais de 100 proteínas diversas, com ampla variedade de pesos musculares e pontos isoelétricos, sendo que a maioria tem atividade enzimática e que os músculos mais escuros contêm mais hemoglobina, mioglobina e citocromo. **Exemplos:** mioglobina e hemoglobina – o músculo esquelético do peixe é composto por massa muscular clara (menor quantidade) e massa muscular escura. Segundo Contreras-Guzman,[5] o músculo escuro ocorre em torno de 5% a 30% do peso do filé, em que a mioglobina é o principal pigmento proteico responsável pela coloração vermelha. Em peixes de músculo claro, Maia e Ogawa[15] relataram o conteúdo de hemoglobina e mioglobina, variando de 6 a 590 mg/100 g de músculo, em que a mioglobina se fez presente de 62% a 100%. Para peixes de músculo escuro, foi relatado o conteúdo desses pigmentos na ordem de 360 a 5.090 mg/100 g de músculo, em que a mioglobina se fez presente de 80% a 95%. **Enzimas** – a maioria das proteínas sarcoplasmáticas é composta por enzimas que atuam no ciclo do ácido cítrico (p. ex., succinato e malato desidrogenase, e fumarase), na glicólise (ex.: fosforilase, glicero-3-fosfato, lactato desidrogenases e piruvatoquinase), na digestão das proteínas (ex.: catepsinas, tripsina, quimotripsina, colagenase e elastase), no metabolismo dos carboidratos (p. ex., amilase, glucosidases e galactosidase), na hidrólise de lipídios (ex.: lipases, fosfolipases e glicolipases) e na degradação dos nucleotídeos (ex.: ATPase, mioquinase, AMP deaminase e nucleosídio hidrolase). **Mioalbumina, globulina e parvalbumina** – essas proteínas estão presentes em menor quantidade no músculo do peixe. **Propriedades tecnológicas e nutricionais:** são capazes de provocar alterações nas proteínas miofibrilares e estromáticas. Do ponto de vista nutritivo não são consideradas inferiores às proteínas miofibrilares, conforme composição em aminoácidos divulgada por Hamoir[10] para a fração miogênica da carpa. Podem atuar favorável ou desfavoravelmente durante o processamento e a estocagem de alimentos, com alterações no sabor, cor, textura e propriedades funcionais. Por exemplo, há ação favorável no processo de maturação de queijos (hidrólise lipídica); e ação desfavorável no processamento do *surimi* (desnaturação e textura). A perda de atividade das enzimas pode servir como indicador de mudança de qualidade durante o processamento, a exemplo da perda de atividade da ATPase devido à desnaturação da miosina e actomiosina. A composição muda quando as organelas celulares são quebradas durante o congelamento inadequado do pescado. Isso pode ser usado como um método para diferenciar peixe fresco do congelado. A diversificação de sua composição qualitativa ou quantitativa pode servir para identificação de diferentes espécies de peixes usando o método eletroforético. Essa técnica foi usada para selecionar marcadores genéticos e identificar o sexo de espécies de tilápia do gênero *Sarotherodon*[1] e diferenciar espécies dos gêneros *Sarotherodon* e tilápia.[16] As proteínas sarcoplasmáticas são estruturalmente consideradas proteínas globulares.

(continua)

TABELA 12.4.1 Separação das proteínas do pescado em três classes. (continuação)

	Características: proteínas solúveis em soluções salinas de alta força iônica ($\mu \geq 0{,}5$ M),[22] encontradas nos miofilamentos das células musculares que formam as miofibrilas. São menos numerosas do que as proteínas sarcoplasmáticas, cerca de três dezenas, mas, em concentração, contribuem com 60% a 75% das proteínas totais.
	Exemplos: miosina (proteína contrátil, 50% a 55% das PM), actina (proteína contrátil, 20% a 25% das PM), actomiosina (proteína contrátil, formada pela união da miosina e actina na contração muscular), tropomiosina (proteína reguladora, 10% a 15% das PM), troponina (proteína reguladora), proteínas M, C, F e I (proteínas microrreguladoras), actinina (proteína microrreguladora).
	Propriedades tecnológicas e nutricionais: são as mais importantes nutricionalmente devido ao fornecimento de aminoácidos essenciais em quantidades adequadas às necessidades dos seres humanos. São responsáveis pela capacidade de retenção de água dos alimentos. Contribuem para a capacidade de emulsificação. São as proteínas fundamentais do *surimi*. No animal vivo, são responsáveis pelo fenômeno de contração e relaxamento muscular; e no animal morto são responsáveis pelo fenômeno da rigidez cadavérica e alterações da textura *post-mortem*.
Proteína estromática (2-5% da proteína total)	**Características:** são proteínas insolúveis em água e em soluções salinas, mas solúveis em soluções alcalinas[11] e ácidas,[17] detergentes e dispersantes. São encontradas nos espaços intercelulares (sarcolema e mioseptos), vasos sanguíneos, vasos linfáticos, nervos e tendões do músculo de animais. No pescado, é a classe proteica presente em menor quantidade, contribuindo com cerca de 3% a 5% na maioria dos peixes teleósteos; 9% a 10% nos peixes elasmobrânquios (cação e arraia); e 11% no apêndice locomotor do mexilhão *hard clam*.[22]
	Exemplos: colágeno – proteína formadora das fibras colágenas, sendo encontrada nas cartilagens, tendões, pele, ossos, mioseptos, fáscia e vasos sanguíneos;[6] **tropocolágeno** – subunidade da fibra colágena, formada por três cadeias polipeptídicas na estrutura da tríplice hélice;[6] **elastina** – é a principal proteína responsável pela adesão da epiderme à derme e a unidade básica das fibras elásticas;[22] **reticulina** – constituída por fibras que se entremeiam às de colágeno e de elastina para mantê-las posicionadas nos seus devidos lugares;[2] **elastoidina** – acha-se presente na cauda e barbatana de cação, sendo bastante insolúvel e resistente ao calor.[22]
	Propriedades tecnológicas e nutricionais: servem de sustentação das fibras musculares. Devido ao baixo teor de proteínas conjuntivas, o pescado em geral é considerado tenro e de fácil digestão. Por serem pobres em aminoácidos essenciais, essas proteínas são consideradas de baixo valor nutricional.[26] Quantidades variáveis e diferentes tipos de colágenos em diferentes peixes poderão ter influência nas propriedades relacionadas com a textura; estão associadas com o fenômeno do *gaping*, isto é, a separação dos miômeros do músculo do peixe devido ao rompimento dos mioseptos.[26]

(3) espécies oriundas da fauna acompanhante; e (4) espécies pelágicas de pequeno tamanho. O produto pode ser obtido a partir de uma única espécie, ou da mistura de espécies de peixe com características sensoriais similares.

CTP obtida por meio de moinhos convencionais

É a carne triturada de pescado resultante da passagem do filé sem pele em moinho elétrico comercial contendo um disco furado de aço inoxidável (moedor de carne). O filé pode ser introduzido no moinho na forma inteira ou cortado em pequenos pedaços (cubos). Os discos podem ser adquiridos com furos opcionais, variando de 3 mm a 14 mm. A dimensão do diâmetro influenciará no tamanho das partículas de carne. Quanto menor for o diâmetro, mais fina será a aparência da carne, vice-versa. A granulometria poderá variar de fina (polpa ou pasta) a grossa, com o primeiro produto sendo de uso recomendado, por exemplo, na produção de salsichas e o segundo na elaboração de linguiças, hambúrgueres e *nuggets*. O produto resultante desse processo não deve ser chamado carne mecanicamente separada, haja vista que o processo não envolve a separação da carne dos ossos e espinhas na máquina, mas sim apenas um ato de trituração ou moagem do filé. Caso os filés contenham espinhas intramusculares, estas serão apenas quebradas ao passar pelos furos ou ao entrar em contato com a navalha do moedor. Dessa maneira, essa CTP conterá consideráveis quantidades de espinhas fragmentadas.

CTP obtida em máquina desossadora de pescado

É a carne triturada de pescado obtida por meio da separação mecânica do músculo esquelético do tronco substancialmente isento das espinhas, ossos, vísceras e pele. Para se diferenciar da CTP obtida em moedor de carne, esse produto será doravante chamado **carne mecanicamente separada (CMS)**,[14] ou *minced fish*.[14] Nesse caso, a máquina pode ser alimentada com matéria-prima, levando-se em conta as seguintes opções: (i) **peixe descabeçado e eviscerado**: dependendo do tamanho poderá ser cortado em pedaços menores, ser aberto na forma espalmada ou separado em duas partes por meio de um corte longitudinal à espinha dorsal (opcionalmente, as nadadeiras e a pele poderão ser removidas); (ii) **pequenos peixes pelágicos**: inteiros com vísceras; (iii) **carcaça sem filés**: para a separação e recuperação da carne residual do processo de filetagem.

Caracterização da carne mecanicamente separada (CMS)

Diferentes tipos de máquinas desossadoras de pescado são encontrados comercialmente, como o tipo cilindro (tambor) perfurado e esteira (cinto ou correia, *belt-and-drum*), ou cilindro perfurado e parafuso sem fim. Cada equipamento terá um desempenho e um rendimento em carne específico.[9] A obtenção da CMS não é uma simples separação da carne e das espinhas.[7,8] O processo de separação (detalhes no Capítulo 11.8) efetivamente fracionada da matéria-prima varia entre componentes distintos anatômica e fisiologicamente, os quais podem afetar a textura, *flavor* e aparência. O critério para o processo de separação não pode ser estabelecido até que componentes desejáveis e indesejáveis sejam identificados.

O diâmetro dos furos no tambor perfurado nas máquinas desossadoras comerciais varia de 1 mm a 7 mm e influencia o rendimento da CMS,[12] sendo considerado de melhor desempenho o de 3 mm. A dimensão do orifício afeta a qualidade da carne mecanicamente separada, especialmente a respeito do conteúdo de espinhas e escamas. Embora um pequeno orifício reduza o conteúdo de espinhas, pode também resultar em alta desintegração do músculo, o que afeta, contrariamente, a textura final do produto. Porém, a textura da sardinha e da cavala não foi afetada quando foram utilizados diferentes tamanhos de orifícios do tambor, como julgado por uma equipe de provadores.[9] Para Venugopal e Shahidi,[25] o processo de separação das espinhas pode ser aplicado para a maioria das espécies de peixe, crustáceos e moluscos, bem como para os resíduos obtidos nas operações de filetagem de peixe, em que a máquina mais comum é a *belt-and-drum*. Taha[24] utilizou uma mistura de peixes pequenos de diversas espécies, com baixo valor comercial, como matéria-prima para a industrialização do *surimi* (pasta básica de pescado), além do aproveitamento das carcaças provenientes da filetagem industrial de peixes. Para a obtenção da CMS desses peixes, foi utilizada uma máquina desossadora com o diâmetro dos orifícios variando de 3 mm a 7 mm.

Tecnologia de produção e equipamentos

A tecnologia aplicada aos produtos reestruturados e formatados exige do fabricante um controle de qualidade do pescado ou qualidade total (QT); utilização de sistemas obrigatórios como boas práticas de fabricação (BPF) e análise de perigos e pontos críticos de controle (APPCC – HACCP); programas de qualificação de fornecedores; sistemas de rastreabilidade (*Tracefish*, parametrização das atividades por fase de processo); sistema ISO; e responsabilidade ambiental e social apoiada em um programa de sustentabilidade.

Formatados (ou formados)

Partindo-se da carne mecanicamente separada (CMS), pode-se elaborar diversos produtos de valor agregado com tecnologia inovadora (Figura 12.4.1).

Uma classificação para os produtos formatados de pescado é apresentada tanto do ponto de vista do formato como da tendência:

- Hambúrguer: em forma de disco.
- *Nuggets* (pedaços): em forma de pequeno disco estufado nas duas superfícies.
- *Stick* (palitos): em forma de palitos retangulares.
- Bolinhas: em forma de esferas.
- Croquetes: em forma tubular.
- Quibes: em forma oval.
- Multiformes: em forma de desenhos de bonecos e figuras com apelo infantil.

Os produtos formatados de pescado são produzidos a partir de equipamentos chamados formadoras de produtos de pescado, que utilizam *form plates* (placas com formatos

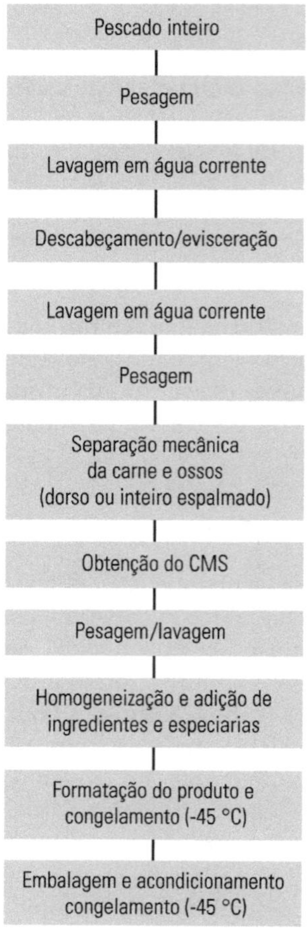

Figura 12.4.1 ▪ Fluxograma do processamento do formatado de pescado.

geométricos) com figuras diversas (Figuras 12.4.2, 12.4.3 e 12.4.4), além de outros equipamentos para os formatos cilíndricos e tubulares.

Experimento conduzido por Lustosa-Neto[34] com o objetivo de caracterizar físico-química, microbiológica, nutricional e sensorialmente almôndegas de tilápia-do-nilo (*Oreochromis niloticus*) e pirarucu (*Arapaima gigas*) cultivados, com aplicação na merenda escolar, foi realizado em uma indústria de processamento de pescado com certificação e fiscalização pelo Serviço de Inspeção Federal (SIF) do Ministério da Agricultura, Pecuária e Abastecimento (MAPA). Inicialmente, a carne mecanicamente separada (CMS) foi obtida a partir de amostras de peixes que foram provenientes de duas fazendas do setor de aquicultura sediadas no estado do Ceará, sendo uma delas de cultivo de tilápia-do-nilo, *Oreochromis niloticus*, e outra de cultivo de pirarucu, *Arapaima gigas*. A CMS foi extraída e condimentada com tempero industrial (NaCl e condimentos desidratados como alho em pó, cebola em pó e especiarias naturais). A seguir, foram levadas para misturadoras; a massa pronta foi, então, colocada em uma máquina enchedora a vácuo e formatada em almôndegas (*fish balls*) condimentadas de pescado (com peso de 30 g cada). Em seguida, foi realizado um tratamento térmico de pré-cozimento em tachos industriais de inox, com água a 100 °C, por cinco minutos. Após essa etapa, as almôndegas foram resfriadas e embaladas em bolsas de náilon/polietileno de 1 kg, e posteriormente foram congeladas em túnel de congelamento a –45 °C. Os perfis de aminoácidos das almôndegas foram semelhantes, com alto valor nutricional pela sua composição de aminoácidos essenciais. A análise microbiológica demonstrou que o produto tem o padrão sanitário legal e que os dados de vida de prateleira são satisfatórios. Na análise sensorial, a maioria das crianças atribuiu às almôndegas, ofertadas na merenda escolar, conceitos de "gostei" e "adorei" da escala hedônica. Foi possível concluir que as almôndegas elaboradas a partir de CMS de tilápia-do-nilo e pirarucu foram adequadas para utilização na merenda escolar, por terem atributos físico-químicos, nutricionais, microbiológicos e sensoriais desejáveis.

Ressalta-se que, para utilizar ambos os equipamentos (formadora e embutideira), faz-se necessária a elaboração de uma massa com formulação, em geral, à base de CMS de pescado, amido vegetal, cloreto de sódio, ácido cítrico, temperos e especiarias, e óleo vegetal. Para tanto, essa massa formulada deve estar a uma temperatura de 5 °C, a fim de dar formatação pela liga dos ingredientes do produto final.

A busca mercadológica de praticidade, com porções pequenas e facilidade na preparação, foi uma das bases da criação dessa classe de produtos. Outra grande motivação foi

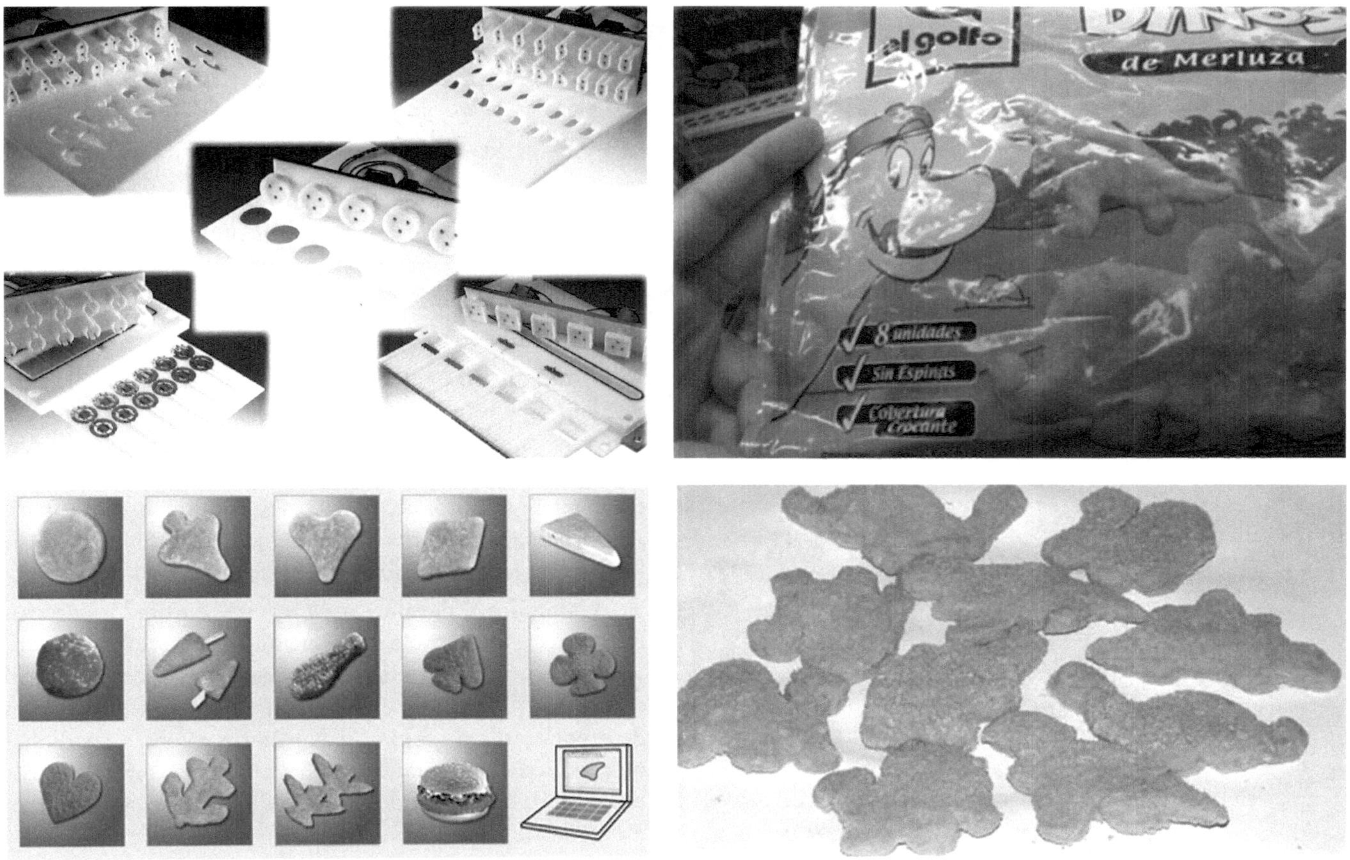

Figura 12.4.2 ▪ Modelos de moldes para produtos formados.[4]

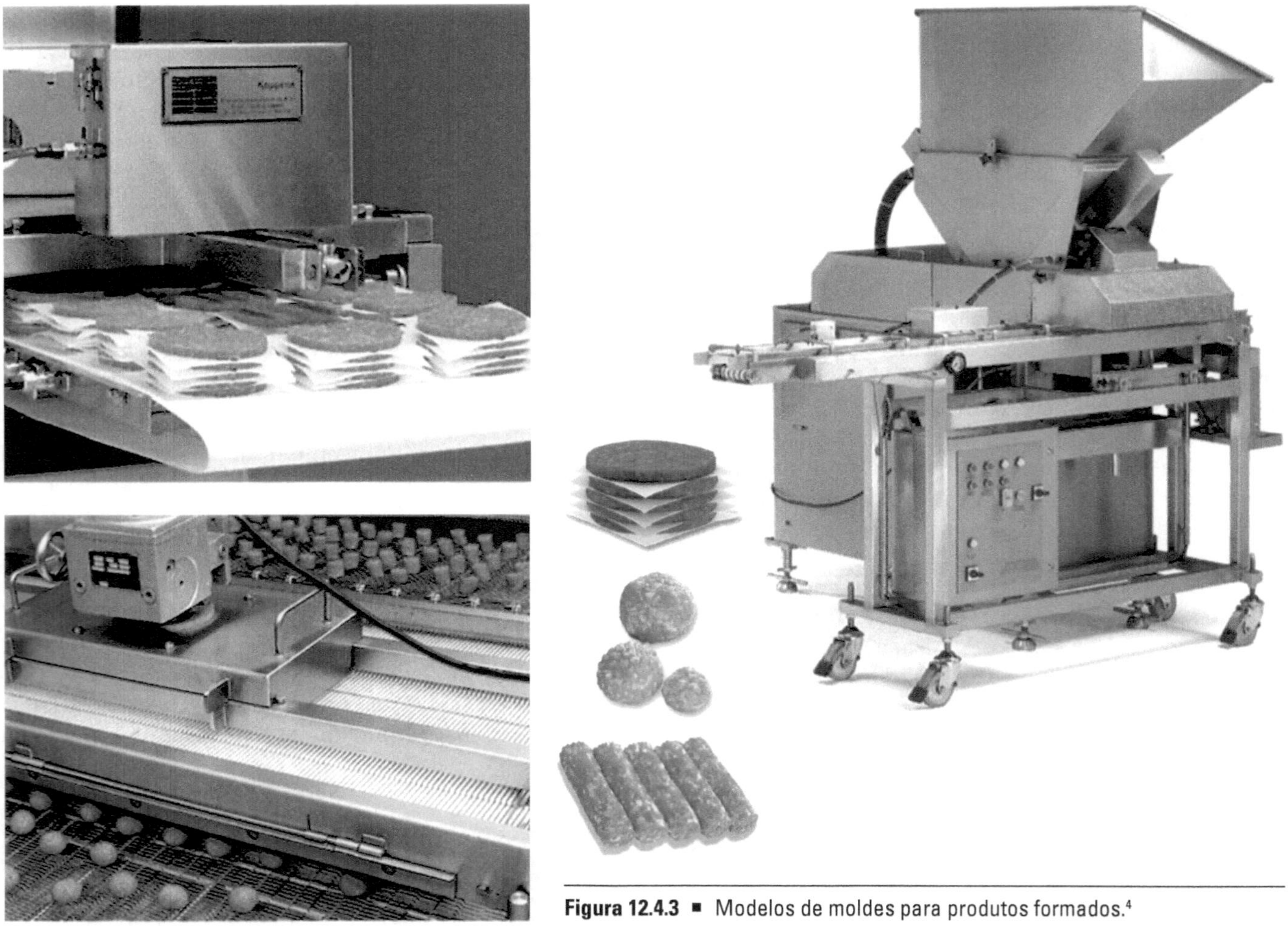

Figura 12.4.3 ▪ Modelos de moldes para produtos formados.[4]

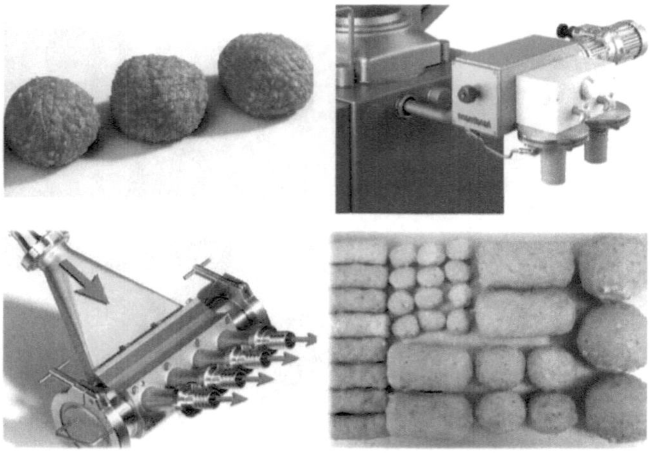

Figura 12.4.4 ▪ Equipamentos de moldagem para croquetes e almôndegas. (Fonte: Handtmann do Brasil.)

o aproveitamento de pedaços de músculos disponíveis, visando agregar maior valor comercial. O uso dessas partes secundárias da carcaça ou de aparas da filetagem em produtos formados, conferindo-lhes características similares ao músculo íntegro, é um grande desafio na indústria do pescado. Assim, o consumidor pode adquirir produtos de qualidade muito similar ao músculo íntegro, porém com menor preço.

Reestruturados

A classificação do pescado com alto valor agregado (produto de valor agregado – PVA) tem como tendência absorver a demanda do consumidor em busca de aspectos de qualidade, sabor e aroma, textura, aparência, coloração etc. Essa classificação refere-se a produtos de pescado condimentados e marinados; empanados – *batter* e *breadings*; embutidos – forma de *carpaccio*; e reestruturados – forma de medalhões de pescado.

Os produtos de valor agregado reestruturados apresentam vantagens quanto à condimentação e/ou revestimentos, que são: aumentar a vida de prateleira; melhorar o rendimento; configurar texturas diferentes; apresentar variações de sabor e aroma (*flavor*); maximizar a extensão das linhas de produção; melhorar a aparência visual; conferir melhor proteção da superfície do produto durante o congelamento; e a reconstituição do mesmo.

Os reestruturados com *glaze* (glaceado ou glacê) são formulados com uma solução líquida aplicada à superfície da matéria-prima do produto durante o processamento e em estágios de reaquecimento. A aplicação da solução de *glaze* pode ser feita por aspersão a seco sobre o pescado reestruturado molhado; por submersão do produto no líquido; e no *tumbler* a vácuo. No tocante aos reestruturados condimentados e marinados, a aplicação é feita com os temperos sendo polvilhados sobre a matéria-prima e ou sendo adicionados em misturadeira (úmidos ou secos). Os produtos reestruturados empanados – *batter* (batido ou homogeneizado) e *breadings* (enfarinhamento de cobertura) – são feitos à base de farinhas, podendo ser de trigo, milho ou arroz. Existem diversos tipos de coberturas, entretanto as mais usadas são: estilo americano de cobertura crocante (*corn flakes* – flocos de milho, e *bread crumbs* – cobertura crocante); estilo japonês de cobertura crocante (*rice flakes* – flocos de arroz, e *bread crumbs* – cobertura crocante); misturas de coberturas (farinhas condimentadas); batidos (*batter*), que podem ser no estilo *tempura* (fritura japonesa) ou *batter fry* (batido frito). Detalhes desses produtos e processos podem ser vistos no Capítulo 12.5.

No entanto, um dos principais problemas com o empanamento se refere à oxidação lipídica. No pescado, o oxigênio é uma das principais causas de deterioração de gorduras e óleos comestíveis, daí ser necessário o uso de barreiras (embalagens plásticas) para impedir a entrada de oxigênio e umidade. A redução da aceitabilidade do produto e a diminuição da vida de prateleira estão ligadas à formação de sabor e aroma (*flavor*) e odor desagradável (rancidez); à deterioração da coloração; e ao desenvolvimento de sabor e aroma (*flavor*) no produto requentado. A oxidação lipídica em alimentos tem, ainda, um grande impacto nas perdas econômicas, ocasionando descontos e descarte de produtos, e perdas com compras repetidas. Além do mais, manter a qualidade do produto significa controlar sua oxidação. Outro problema relatado com os produtos empanados refere-se ao estufamento com rompimento da cobertura e à não aderência do empanamento ou cobertura ao substrato.

Produtos de valor agregado embutidos (*carpaccio* de pescado – tiras finas de pescado embutido) e reestruturados (*seafood steak medallions* – medalhão de bife de pescado) apresentam as seguintes vantagens: permitem calcular porções precisas e usar 100% do produto (sem resíduo); mantêm excelente qualidade; sempre estão prontos para servir; e personalizam os pratos em restaurantes e *self-services*. Apresentamos na Figura 12.4.5 diversos exemplos de reestruturados de pescado.

Reestruturados: transglutaminase e alginatos

Atualmente, existe um grande interesse no desenvolvimento de produtos de pescado, e seu apelo comercial vem crescendo, aumentando os esforços para maximizar a sua produção. O desenvolvimento do produto reestruturado, bem como o seu melhoramento tecnológico (textura, aparência, aroma

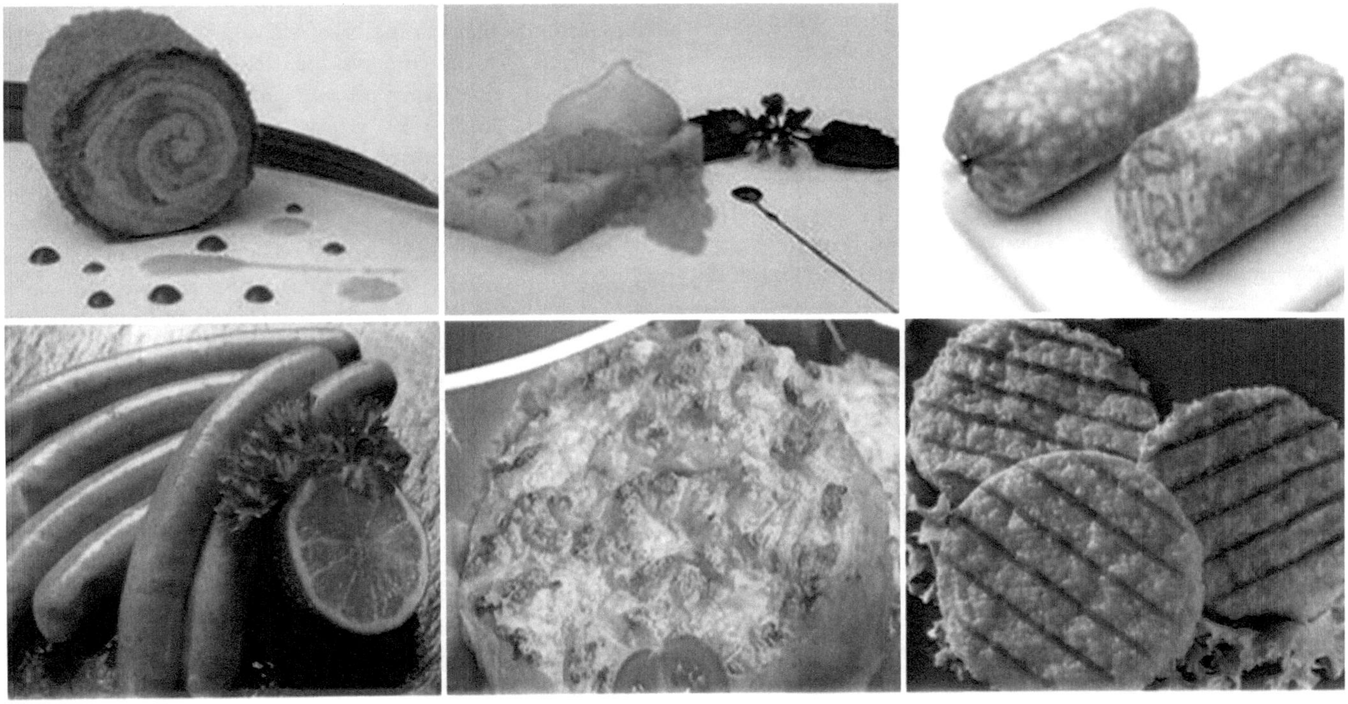

Figura 12.4.5 ▪ Reestruturados de pescado: (1) rocambole reestruturado de camarão *broken* empanado com cebola desidratada; (2) barrinha reestruturada de camarão *broken*; (3) embutido de camarão *broken* para *carpaccio*; (4) linguiça de CMS de pescado; (5) medalhão reestruturado de camarão *broken*; (6) hambúrguer reestruturado de CMS de pescado.

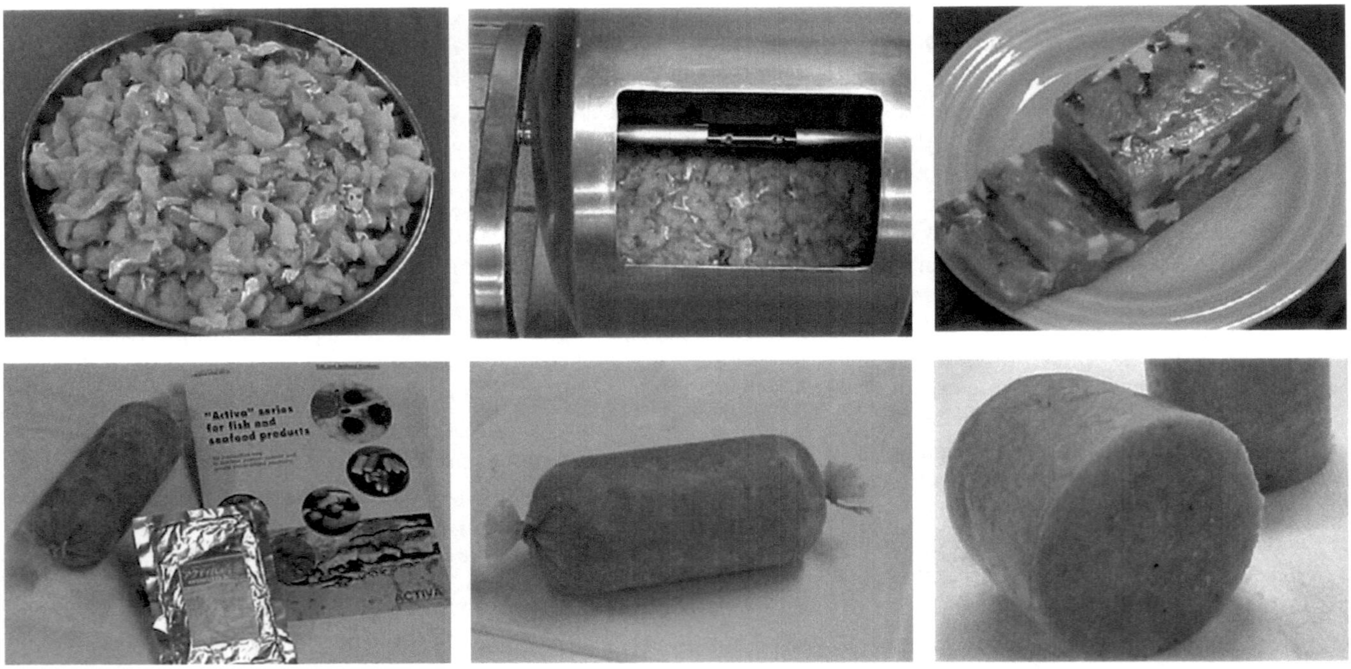

Figura 12.4.6 ▪ Exemplos de utilização de TGA no aproveitamento de subprodutos do processamento (aparas da filetagem de peixe).[29]

e sabor), está acompanhando esse fenômeno mercadológico que busca agregar valor aos produtos. A *transglutaminase* é uma enzima que atua como coadjuvante de tecnologia, catalisando as reações de ligação cruzadas entre moléculas de proteína. As ligações formadas são covalentes, bastante estáveis, ocorrendo entre os aminoácidos glutamina e lisina. Os efeitos dessa reestruturação, juntamente à sua capacidade de melhorar as propriedades físicas do alimento, aumenta consideravelmente o seu interesse, tanto na esfera acadêmica quanto na industrial (uso de subprodutos, como aparas da filetagem de peixe) (Figura 12.4.6) ou até mesmo na alta gastronomia (Figura 12.4.7).[28,29]

A enzima transglutaminase, que é obtida por fermentação, tem sido aplicada com sucesso em tratamentos de

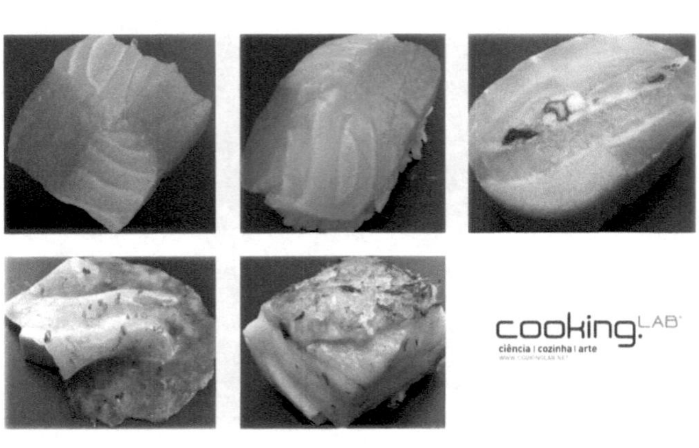

Figura 12.4.7 ▪ Exemplos de utilização de TGA agregando valores na alta gastronomia.[31]

alimentos de diferentes origens. O tratamento com transglutaminase microbiana parece favorecer aspectos sensoriais como aroma, sabor, aparência e textura (Tabela 12.4.2).

Gonçalves e Passos[28] determinaram a influência de três concentrações (1,5%, 1,0% e 0,5%) de enzima transglutaminase microbiana comercial (Activa TG-B % v/v e Activa TG-BP % p/p) em um produto reestruturado a partir de CMS de corvina (*Micropogonias furnieri* – Figura 12.4.8). A concentração de 1,5% (ambas as enzimas) produziu melhores resultados, porém os melhores resultados sensoriais foram os produtos elaborados com a Activa TG-B (forma de solução). A Figura 12.4.8 apresenta a comparação das concentrações utilizadas antes e depois da fritura das duas amostras comerciais. Sem dúvida, as concentrações de 1,5% obtiveram resultados superiores antes e depois da operação de fritura, porém as outras concentrações também ocasionaram uma pequena reestruturação. Com esse resultado foi escolhida a concentração de 1,5% para comparação sensorial de duas amostras comerciais.

Outro processo para reestruturar pedaços e/ou recortes de carne de alta qualidade ou valor é por meio de aditivos alimentares com propriedades geleificante (alginato de sódio em presença de íons de cálcio), que proporciona uma excelente liga e mantém a aparência natural da carne (Figura 12.4.9).[30]

Esse sistema para reestruturar pedaços de carne permite: (i) um controle preciso de porções; (ii) utilizar recortes de carne (bovina, suína, cordeiro, aves, pescado etc.); (iii) carnes com baixo teor de gordura (< 20% de gordura, retalho magro); (iv) utilizar o maquinário de mistura e embutimen-

TABELA 12.4.2 Aplicação de transglutaminase microbiana em alimentos processados.[27,28]

Alimento	Produto	Efeito benéfico
Carnes	Hambúrguer empanado	Elasticidade, textura, sabor e aroma
	Almôndega	Elasticidade, textura, sabor e aroma
	Shao-mai	Elasticidade, textura, sabor e aroma
	Carne enlatada	Textura e aparência
	Carne congelada	Textura e redução de custo
	Carne moldada	Reestruturação de carne
Peixes	Pasta de peixe	Textura e aparência
Krill	Pasta *krill*	Textura
Colágeno	Barbatana de tubarão	Reestruturação de carne

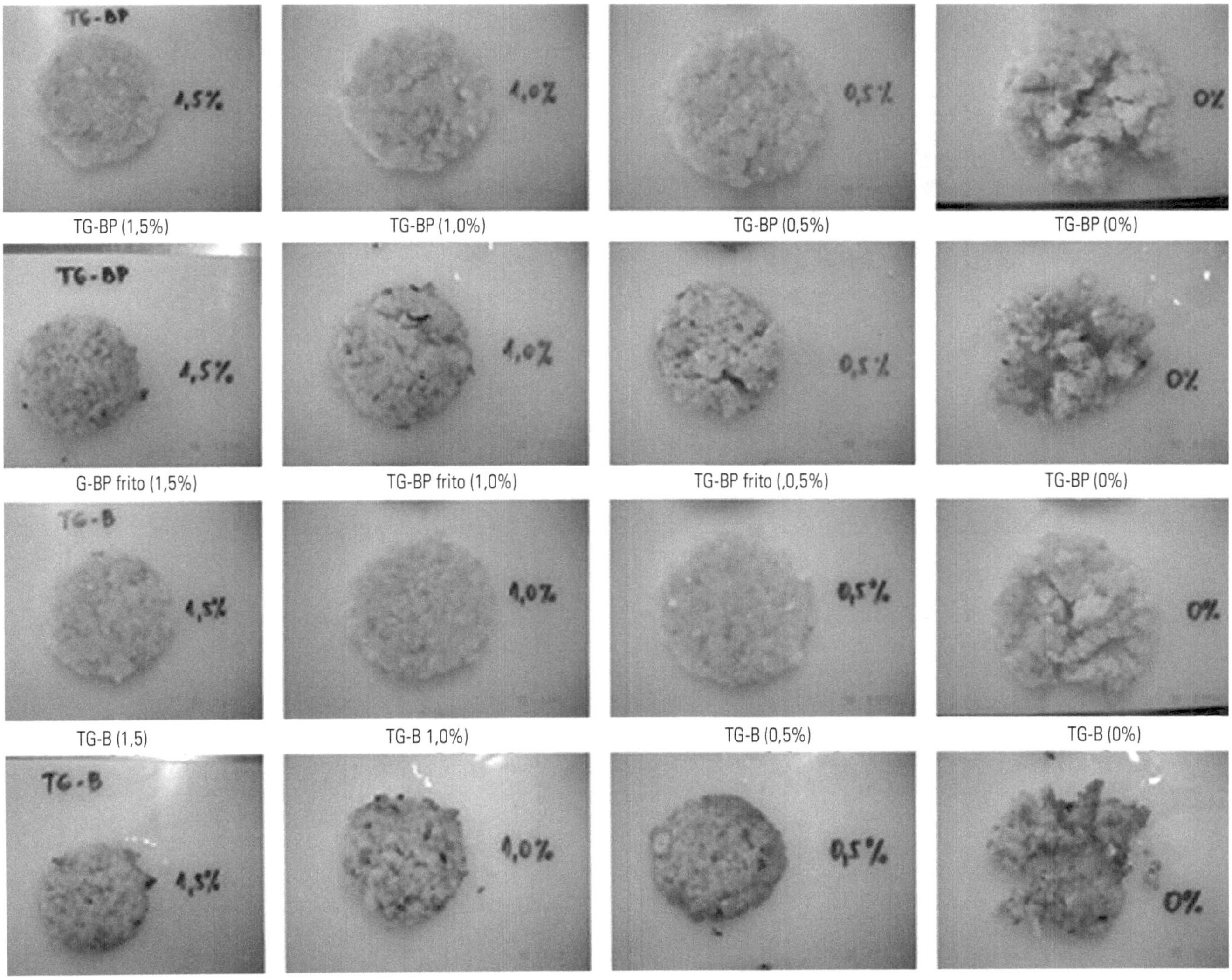

Figura 12.4.8 ▪ Diferentes concentrações de TAG na reestruturação (antes e após fritura).[28]

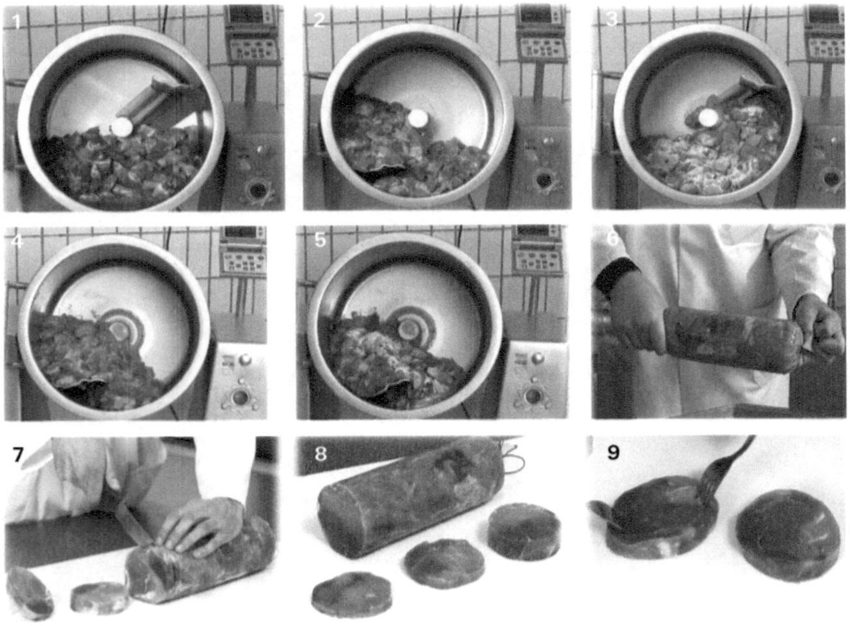

Figura 12.4.9 ■ Reestruturação de recortes cárneos utilizando alginato de sódio: (1) adição de água; (2) absorção de água; (3) incorporação do aditivo Textureze MT BR 200 (alginato de sódio); (4) após 15 minutos de mistura; (5) incorporação do aditivo Textureze MT BR 230 (lactato de cálcio encapsulado); (6) embutimento seguido de resfriamento; (7) corte tipo medalhão; (8) cortes em diversas espessuras; (9) força de aglutinação (Patente EP 0 345 886 B1).[30]

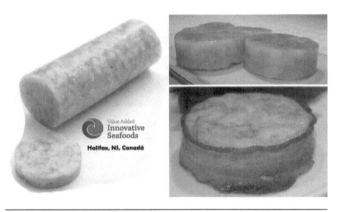

Figura 12.4.10 ■ Medalhão de camarão reestruturado utilizando alginato de sódio (cortesia Innovative Seafoods).[35,36]

to já existente; (v) estabilidade aos produtos desenvolvidos, ao congelamento e posterior descongelamento; (vi) utilizar ingredientes ativos aprovados pela legislação; e (vii) sistema econômico, com valor agregado. Outro exemplo do uso de alginato na reestruturação é o medalhão de camarão reestruturado (Figura 12.4.10).[35,36]

Referências bibliográficas

1. Avtalion RR. Genetic markers in Sarotherodon and their use for sex and species identification. In: Pullin RSV, Lowe-McConnel RH (eds.). The biology and culture of tilapias. ICLARM Conference Proceedings 7. Manila, International Center for Living Aquatic Resources Management; 1982. p. 269-77.
2. Camargo ML. Saúde e beleza forever: seu guia contemporâneo de nutrição e higiene. Rio de Janeiro: Difusão Auto-Ecologia; 2004.
3. Careche M, Novais JA. Functional seafood products: some outcomes from the SEAFOODplus project. 2010. Disponível em: http://www.functionalfoodnet.eu/asp/default.asp?p=65. Acessado em: 8 fev 2010.
4. Covenience Food Systems (CFS). Product diversification catalogue: form plates, forming, coating, cooking and continuous fryers equipment. 2002. 74 p.
5. Contreras-Guzman ES. Bioquímica de pescado e derivados. Piracicaba: Editora Funep; 1994. 409 p.
6. Etherington DJ, Sims TJ. Detection and estimation of collagen. J Sci Food Agric. 1981; 32(4):539-46.
7. FAO/WHO. Draft revised standard for quick frozen blocks of fish fillets, minced fish flesh and mixtures of fillets and minced fish flesh (Appendix IV). In: Report of the 21st session of the Code Committee on fish and fishery products. Rome: Codex Alimentarius Commission; 1994. p. 47-54.
8. FAO/WHO. Minced fish prepared by mechanical separation CAC/RCP 27. v.9B. Rome: Codex Alimentarius Commission; 1983. 37 p.
9. Flick GJ, Barua MA, Enriquez LG. Processing finfish. In: Martin RE, Flick GJ (eds.). The seafood industry. New York: Academic Press; 1990. p. 117-64.

10. Hamoir G. The amino acid composition of fish muscle proteins. In: Heen E, Kreuzer R (eds.). Fish in nutrition. London: Fishing News; 1962. p. 73-5.
11. Hashimoto K, Watabe S, Kono M, et al. Muscle protein composition of sardine and mackerel. Bull Jap Soc Sci Fish. 1979; 45(11):1435-41.
12. Hastings RJ, Tavendale MH. The effect of particle size of mince, and mesh size of dewatering cloth, on the properties of gels of washed whiting (*Merlangius merlangus*) mince. Intern J Food Sci Technol. 1992; 27:643-52.
13. Ishikawa Y. World surimi market outlook. Infofish Int. 1996; 1:16-21.
14. Jesus RS. Estabilidade de "minced fish" de peixes amazônicos durante o congelamento [tese de doutorado]. Faculdade de Ciências Farmacêuticas, Universidade de São Paulo; 1998. 107 p.
15. Maia EL, Ogawa M. Cor. In: Ogawa M, Maia EL (eds.). Manual de pesca. v. I: ciência e tecnologia. São Paulo: Livraria Varela; 1999. p. 73-85. (Capítulo 5).
16. McAndrew BJ, Majumdar KC. Tilapia stock identification using electrophoretic markers. Aquaculture. 1983; 30(1-4):249-61.
17. Moral A, Morales J, Ruíz-Capillas C, et al. Muscle protein solubility of some cephalopods (pota and octopus) during frozen storage. J Sci Food Agric. 2002; 83(6):663-8.
18. Morales-Ulloa DF, Oetterer M. Bioconversão de resíduos da indústria pesqueira. Ciênc Tecnol Aliment. 1995; 15(3):206-14.
19. Nockolds CE, Kretsinger RH, Coffee CJ, et al. Structure of a calcium-binding carp myogen. Proc Nat Acad Sci. 1972; 69(3):581-4.
20. Oetterer M. Produção de silagem a partir de biomassa residual de pescado. Alim Nutr. 1993/1994; 5:119-34.
21. Oetterer M. Proteínas do pescado. Notas de aula. Universidade de São Paulo, Escola Superior de Agricultura "Luiz de Queiroz", Departamento de Agroindústria, Alimentos e Nutrição; [s.d.]. 39 p. Disponível em: http://www.esalq.usp.br/departamentos/lan/pdf/Proteinas%20pescado.pdf. Acessado em: 14 dez 2009.
22. Ogawa M. Química do pescado: umidade e proteína. In: Ogawa M, Maia EL (eds.). Manual de pesca. v. I: Ciência e tecnologia. São Paulo: Livraria Varela; 1999. p. 27-48. (Capítulo 4).
23. Suzuki T. Fish and krill protein: processing technology. London: Applied Science Pulishers; 1981. 259 p.
24. Taha P. Estudo de viabilidade técnico-econômica da produção de surimi [tese de mestrado]. Florianópolis: Engenharia de Produção, Universidade Federal de Santa Catarina; 1996. 95 p.
25. Venugopal V, Shahidi F. Value-added products from underutilized fish species. Crit Rev Food Sci Nutr. 1995; 35(5):431-53.
26. Yamaguchi K, Lavéty J, Love RM. The connective tissues of fish. VIII. Comparative studies on hake, cod and catfish collagens. J Food Technol. 1976; 11(4):389-99.
27. Zhu Y, Rinzema A, Tramper J, et al. Microbial transglutaminase – a review of its production and application in food processing. Appl Microbiol Biotecnol. 1995; 44:277-82.
28. Gonçalves AA, Passos, MG. Restructured fish products from white croacker (*Micropogonias furnieri*) mince using microbial transglutaminase. Braz Arch Biol Tech. Forthcoming [2010].
29. Beirão LH. Transglutaminases: produção de presunto de pescado. In: I Workshop Brasileiro em Aproveitamento de Sub-Produtos do Pescado; 4-5 dez 2003. Itajaí: CTTMar/UNIVALI; 2003.
30. International Specialty Products (ISP). Food products using the alginate/calcium reaction. FOIN_C1003 09/2007; 2007. 24 p.
31. Nunes ML. Novas tecnologias do pescado voltadas para o mercado europeu. In: II Simpósio em Ciência de Alimentos – I Congresso do Instituto Nacional de Frutos Tropicais; 18-21 abr. 2010; Aracaju, SE.
32. Lustosa-Neto AD, Nunes ML, Maia LP, Bezerra JHC, Barbosa JM, Lira PP, et al. A indústria de produtos derivados da pesca e aquicultura-Revisão. Actafish. 2018; 6(2):28-48.
33. FAO. El estado mundial de la pesca y la acuicultura. Contribución a la seguridad alimentaria y la nutrición para todos. Roma: FAO; 2018.
34. Lustosa-Neto AD, Nunes ML, Maia LP, Barbosa JM, Lira PP, Furtado-Neto MAA. Almôndegas de pirarucu e tilápia nilótica: caracterização e aplicação na merenda escolar. ActaFish. 2018; 6(2):1-12.
35. Gonçalves AA, Kaiser C. Value-added products: a challenge or necessity? INFOFISH Int. 2011; 6:40-2.
36. Gonçalves AA, Kaiser C. Value-added products from Aquaculture: a Global Trend. World Aquac. 2011; 43(4):48-67.

12.5 Produtos Empanados de Pescado

Alex Augusto Gonçalves ▪ Cristina Leonhardt

Introdução

A necessidade de procurar novas alternativas para a utilização do pescado na forma de produtos aceitáveis sensorialmente pela população, favorecendo um maior consumo, vem crescendo nos últimos anos.[16] Uma alternativa antiga e comum é a elaboração de empanados de pescado, produtos que acompanham a tendência do mercado e favorecem o aproveitamento de espécies comerciais.[4,23] Um dos mais emblemáticos pratos à base de peixe (*fish and chips*, tradicional em todo o Reino Unido) é um tipo de empanado, em que a cobertura (*batter*) é feita com farinha de trigo e cerveja ou bicarbonato de sódio para criar uma textura leve.

A cobertura torna o pescado mais atrativo e melhora as características sensoriais, pois aprisiona as substâncias responsáveis pelo sabor e aroma, bem como a umidade no interior do produto. Confere, assim, uma textura crocante enquanto adiciona sabor, aroma e aparência,[23] e até mesmo ingredientes funcionais, como a adição de fibra alimentar antioxidante de casca de uva.[5]

A tecnologia de empanamento é diversificada, levando-se em consideração os ingredientes e os processos disponíveis. Ela cria uma cobertura que proporciona variações de sabor, textura e aparência para uma matéria-prima considerada nobre ou um produto reconstituído, enquanto, ao mesmo tempo, adiciona valor e conveniência no preparo, aumentando cada vez mais a sua popularidade.[3,6,12,23]

Matérias-primas provenientes de cortes (por exemplo, aparas da filetagem) ou de carne mecanicamente separada (CMS) podem agregar valor ou incrementar o rendimento do produto, quando utilizadas em produtos reconstituídos (ou reestruturados) e formados, como *fishburger*, *steaks*, tirinhas, e outros com os mais diversos tamanhos, formatos e recheios. Esses produtos, formados ou reconstituídos, podem apresentar-se com aparência e textura muito semelhante à do músculo inteiro após o processamento do produto.[6]

Processo de elaboração de produtos empanados

O processo tradicional de obtenção do empanado de pescado consiste das seguintes operações unitárias:[3,12,23] preparo da matéria-prima (redução de tamanho da matéria-prima – moagem); condimentação e mistura; pré-enfarinhamento (pré-*dust*); aplicação do líquido de empanamento (*batter*); aplicação da farinha de cobertura (*breading*); pré-fritura e cozimento; resfriamento e congelamento, conforme a Figura 12.5.1. O processo é seguido de embalagem, armazenamento (sob congelamento) e comercialização.

Nota ao Leitor: Este capítulo apresenta algumas figuras coloridas e para visualizar basta acessar o QR *code* disponível na página XIX, "Material Suplementar".

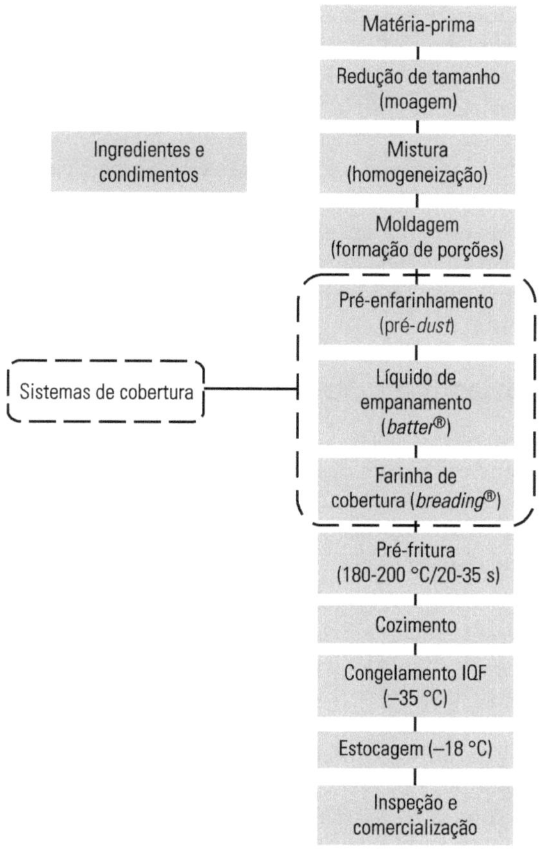

Figura 12.5.1 ▪ Processamento de produtos empanados cozidos.

Alternativamente, há outras configurações possíveis: dupla passagem por *batter* e *breading*; fritura até cozimento completo, sem cozimento em forno; fritura após pré-cozimento em forno. A seleção das etapas depende do produto final desejado, equipamentos disponíveis, nível de investimento do projeto, entre outros fatores. O produto empanado é um sistema estrutural complexo, com várias camadas que se sobrepõem e se transformam durante os diferentes processos envolvidos.[13] Para realizar um sistema de empanamento é extremamente importante conhecer as características do substrato, *i.e.*, deve-se considerar o seu conteúdo de água, formato, tamanho, temperatura, textura, composição química, tipo de superfície e seu potencial de adesão.[3,6,10]

Preparo da matéria-prima

A matéria-prima destinada à elaboração de empanados pode incluir desde filés de peixe (tilápia, linguado, bacalhau, pescada etc.) até crustáceos (camarão descascado ou em cortes do tipo *butterfly*, por exemplo),[15] moluscos (lula em anéis) e mesmo descartes do processamento (aparas da filetagem, tecido muscular remanescente na carcaça de peixe etc.).[20]

No caso do descarte do processamento, existe a necessidade da redução do tamanho (ou cominuição) dos pedaços do pescado pela aplicação de forças de moagem, compressão ou impacto, a fim de homogeneizar a matéria-prima.[12,21] Essa operação permite diminuir a dureza, subdividindo a matéria-prima em porções mais ou menos pequenas, e incrementar a área superficial, facilitando assim a disposição das proteínas miofibrilares, fundamental no processo de reestruturação.[12,21] Em produtos empanados obtidos de peças inteiras íntegras, o processo de tambleamento pode ser usado para tornar disponíveis as proteínas do substrato para melhorar a adesão da cobertura pelas interações de amido e proteína.[13]

Mistura dos ingredientes

A mistura (ou mescla) é a operação unitária na qual uma mistura homogênea é obtida de dois ou mais componentes pela dispersão de um no outro.[12,21] O processo de mistura dos ingredientes e condimentação, para produtos reestruturados, deve ser feito de maneira que se tenha uma extração das proteínas miofibrilares, pela ação do sal, e uma boa homogeneização e hidratação dos demais componentes da formulação, como os aditivos alimentares (antioxidantes, estabilizantes, espessantes, corantes, entre outros), água, sacarose e/ou sorbitol (ambos com função crioprotetora), glutamato monossódico e condimentos (pimenta, páprica, aroma de fumaça etc.).[10,23]

No caso dos filés de peixe, anéis de lula e demais matérias-primas íntegras, a condimentação é opcional. Para o camarão e lula, a incorporação de condimentos e aditivos (sal, fosfatos, ácidos etc.) poderá ser feita por meio de imersão, tambleamento e, ainda, por injeção (filés de peixe). Essa mistura de ingredientes e aditivos (fosfato) proporcionará maior retenção de água e consequente redução de perda por gotejamento durante o descongelamento, reduzindo a migração de água para a cobertura, proporcionando um produto mais macio[23] e com cobertura íntegra. As operações de mistura não possuem efeitos de conservação. A única intenção é de auxiliar o processamento ou alterar as qualidades sensoriais (palatabilidade) e as propriedades funcionais dos alimentos, pois aumentam a uniformidade destes ao tornar mais homogênea a distribuição dos componentes.[10,12,21]

Pode-se destacar o sal como um agente saborizante, e quando a disponibilidade de água é um fator limitante, o sal competirá com a proteína pela absorção de água, resultando na diminuição da velocidade de hidratação da proteína. O sal também ocasionará uma diminuição na velocidade do desenvolvimento da viscosidade do líquido de empanamento e farinha de cobertura, além de afetar as propriedades funcionais da cobertura (*pick-up*, coesão, homogeneidade da cobertura).

O açúcar, adicionado ocasionalmente nas formulações de líquido de cobertura e farinha de cobertura, confere ao produto um sabor adocicado e participa nas reações de escurecimento não enzimático (reações do tipo Maillard). Outros ingredientes e condimentos adicionados tanto no líquido de empanamento como na farinha de cobertura, além de atuarem como saborizantes, podem favorecer a crocância da cobertura, como as fibras, a páprica etc.[23]

Moldagem

O termo *formado*, na indústria cárnea, classifica aqueles produtos industrializados que são moldados em formatos diversos, a partir de músculos inteiros, partes ou previamente moídos. É uma operação de aumento de tamanho em que a matéria-prima preparada é previamente misturada com ingredientes e depois moldada em formato bi ou tridimensional, em equipamento específico para esse fim. É empregada como auxílio ao processamento para aumentar a variedade e conveniência de produtos (Figura 12.5.2), porém não tem nenhum efeito direto na vida de prateleira ou no valor nutricional.[2,12,21]

A busca mercadológica de praticidade, com porções pequenas e facilidade na preparação, foi uma das bases da criação dessa classe de produtos. Outra grande motivação foi o aproveitamento de pedaços de músculos disponíveis, visando agregar maior valor comercial. O uso dessas partes secundárias da carcaça ou de aparas da filetagem em produtos formados, transformando-os em produtos com características similares ao músculo do pescado que o originou, é um grande desafio na indústria do pescado. Assim, o consumidor pode adquirir artigos de qualidade muito similar à do músculo íntegro, porém com preço menor.

A linha de fabricação de formados é polivalente, sendo que além dos seus produtos comuns, normalmente está apta a processar aqueles da classe dos empanados que obrigatoriamente necessitam de reestruturação ou moldagem.[2,12] No momento da moldagem, é necessário que a temperatura da massa esteja entre -4 °C e 0 °C, pois, caso a temperatura não esteja baixa o suficiente, a massa fica mole e não adquire a forma desejada, ou então não consegue sair adequadamente da formadora, desfigurando o produto final.[1] Sob temperaturas superiores (acima de –1 °C), devido ao atrito da placa formadora com a massa, ocorre mudança de textura com amolecimento e formação de uma massa fina e viscosa, podendo conferir aspecto indesejável na superfície da peça, como pontos e "chapiscos".[2,14] Isso causa problemas durante a etapa seguinte de cobertura, favorecendo a ocorrência de uma cobertura irregular com buracos e sobreposição de peças.[14] Formatos arredondados também favorecem a adesão das peças.[13]

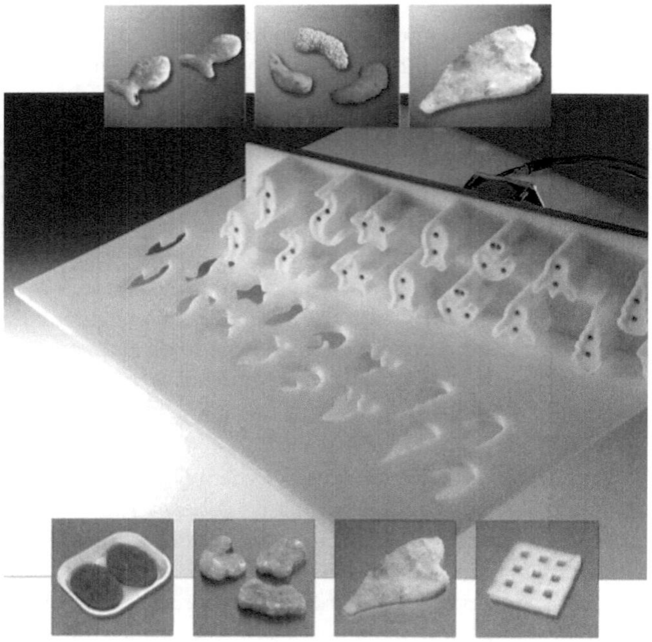

Figura 12.5.2 ▪ Modelos de moldes para produtos formados.[7]

Sistemas de cobertura

Os sistemas de cobertura (ou sistemas de empanamento) são qualquer combinação de ingredientes à base de cereal ou não cereal, que reveste um substrato proteico (ou não proteico), fornecendo ao produto acabado atributos como sabor, textura e aparência.[3,6,14,25]

Segundo Bortoluzzi,[6] os sistemas de empanamento ou coberturas tradicionais são compostos de pré-enfarinhamento (pré-*dust*), líquido de empanamento (batido ou *batter*) e farinhas de cobertura (farinhas de pão, rosca, ou *breaders*). Os sistemas podem ser combinados de diferentes formas e cada composto vai conferir uma determinada funcionalidade no produto final.[3,25] O produto empanado pode ser produzido com as três camadas, somente com uma, com duas ou com repetições de uma ou mais camadas. A operação básica consiste na linha pré-*dust*, *batter* e *breading*, porém a repetição das camadas de *batter* e *breading*, conhecida como duplo empanamento, possibilita uma flexibilidade muito grande nas aplicações de diferentes proporções de *batter* e *breading*, além de melhor controle do rendimento de empanamento, ou *pick-up*.[3,6,10,15] Um problema comum nas linhas de empanamento é a adesão de duas ou mais peças, formando "casais" ou "gêmeos". Ele pode ser evitado por meio da introdução de uma etapa intermediária, mecânica ou manual, que impeça que as peças se toquem ou se sobreponham antes do congelamento ou cozimento final. Controle da adesividade excessiva do *batter* também deve ser empregado.[13]

Pré-*dust*

Normalmente, a superfície dos alimentos é irregular, podendo ocorrer problemas de aderência da cobertura com o substrato, o que é indesejável às características de qualidade do produto final. Além disso, a presença de umidade superficial no substrato pode levar a deslizamento ou diluição das demais camadas de cobertura.[3] Como soluções para melhorar a adesão, têm-se: a utilização de um líquido de empanamento mais viscoso ou a aplicação de um pré-enfarinhamento sobre a superfície do produto.[3,10,23,25]

Pré-*dust*, ou pré-enfarinhamento, é a primeira camada de um sistema de cobertura. Seu principal objetivo é promover a ligação entre o substrato e o *batter*, absorver a umidade da superfície do substrato, além de favorecer a manutenção de aroma e sabor característicos.[3,6] O pré-*dust* também pode

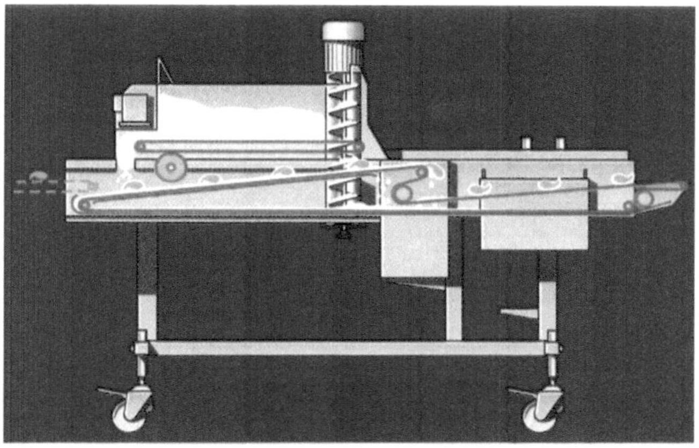

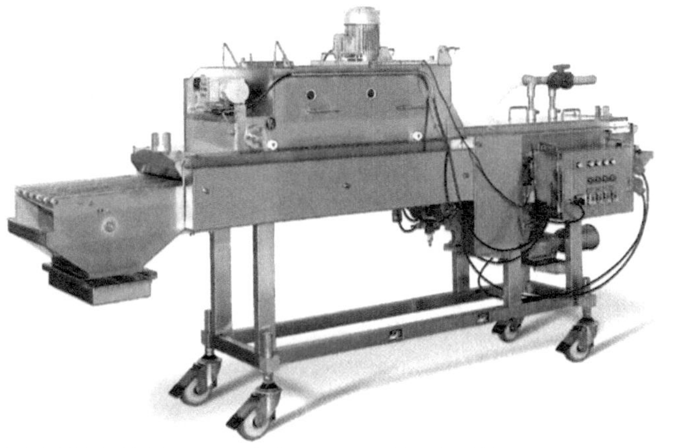

Figura 12.5.3 ▪ Modelos de equipamento para aplicação do pré-*dust*.[7]

ser um regulador de rendimento (*pick-up*) e em muitos casos pode ser um carreador de condimentos. Pode conter ingredientes voláteis de sabor e impede que estes sejam facilmente eliminados durante os processos de cozimento.[6] A aplicação de pré-*dust* evita a separação de uma camada e outra, ou seja, promove melhor adesão entre as camadas e o substrato, pois forma uma camada absorvente que possibilita a adesão com o *batter*, conferindo à cobertura mais uniformidade e melhor textura.[10,23] Também evita o aprisionamento das bolhas de ar, que poderiam ser formadas durante a aplicação do *batter*.[13] O pré-*dust* não é usado em todos os tipos de produtos, e a decisão para aplicá-lo depende de fatores como umidade e proteínas extraídas da superfície e, muitas vezes, da disponibilidade dos equipamentos da indústria (Figura 12.5.3). O pré-*dust* mais utilizado é farinha de trigo, mas também pode se formular com amido e proteínas para aumentar a aderência,[10] ou gomas, como hidroxipropilmetilcelulose (HPMC) ou metilcelulose (MC), que podem melhorar a barreira contra a perda de umidade e absorção de óleo.[13]

A utilização da farinha de trigo como pré-*dust* apresenta algumas desvantagens, como o "descolamento" da cobertura e perda da crocância. Esses fatos devem-se à formação de um filme entre a cobertura e a carne, não permitindo a saída de água e aumentando a pressão abaixo da cobertura, o que resultará no seu deslocamento. O filme formado é resultante da hidratação das proteínas e do amido. Com a gelatinização do amido, ocorrerá uma retenção de parte do vapor da água que seria perdido, prejudicando, assim, a crocância da cobertura. Como solução ao aspecto mencionado anteriormente, recomenda-se a utilização de material proteico (ovo e leite) acrescido de gomas.[23] Em estudo recente, o ingrediente que causou melhor aderência foi o amido oxidado – tanto em fritura por imersão, cozimento em forno convencional ou forno de micro-ondas. Não foram encontradas diferenças para coloração, textura e *pick-up* entre os ingredientes (porém, essas características variam entre os métodos de cozimento). HPMC e goma xantana, usados como pré-*dust*, melhoraram a adesão da cobertura apenas para o cozimento em micro-ondas.[1]

Batter

O *batter*, ou líquido de empanamento, é uma mistura em pó de diversos ingredientes funcionais, como amidos, gomas e farinhas, podendo ser condimentado ou não. Quando hidratado, apresenta uma suspensão de sólidos em líquido, a qual forma tanto a camada de cobertura externa completa para o produto alimentício, como também age como uma camada ligante entre o substrato e a camada mais externa, o *breading*.[14] Em processos industriais, é preparado em equipamentos específicos onde o mesmo é misturado em água gelada.[6,10,25]

Os produtos (substratos) são imersos nessa mistura antes de serem enfarinhados e fritos. A função do líquido de empanar traduz-se inicialmente pela sua adesão ao produto e a farinha de cobertura (*breading*). É fundamental no processo de empanamento, pois é responsável pelas características funcionais e econômicas do produto, influenciando diretamente na espessura da cobertura.[6,23] Deve-se, portanto, considerar a combinação adequada dos ingredientes (amidos, proteínas, gomas) e proporção sólidos:água, que afetará a viscosidade, sólidos em suspensão, estabilidade de formação de gás, velocidade de escurecimento e sabor, características essas mais importantes para a seleção do líquido de empanamento.[23] Assim, os atributos físicos de um *batter* são definidos por sua composição. Para funcionar com sucesso, sob condições comuns de processamento, deve apresentar as características de *miscibilidade*, ou seja, capacidade dos sólidos de se misturarem facilmente com a água; *homogeneidade* (mistura completa); *viscosidade* apropriada para a aplicação; capacidade de envolver completamente o produto alimentício e aderir-se ao substrato; e capacidade de permitir que a camada externa de farinha se ajuste ao *batter*, gerando um produto totalmente coberto, especialmente para o líquido de adesão e coesão.[6,10,14,23] Problemas de adesão podem ocorrer pela escolha e aplicação inadequada do *batter*, os quais ocasionam perda de cobertura, durante as etapas de fritura, cozimento, embalagem, distribuição e no momento do consumo.[6]

Tipos de *batter*

A viscosidade do *batter* é um ponto crítico de controle no desempenho de um sistema de cobertura. O *pick-up* é geralmente relacionado à viscosidade do *batter*, ou seja, se a viscosidade aumenta, maior quantidade de *batter* é aderido ao produto. O *batter* que é demasiadamente ralo ou espesso pode afetar desfavoravelmente as características de processamento e do produto final empanado. Baixa viscosidade acarreta baixa adesão, produto abaixo do peso, maior perda da cobertura e menor vida útil do óleo de fritura. Além disso, o perfil de sabor fica comprometido com a perda de componentes aromáticos da cobertura. Por outro lado, alta viscosidade pode levar ao excesso de peso do produto, cobertura excessivamente espessa e superfície irregular, que conferem aspecto pouco agradável ao produto acabado.[6,10,14] Existem três definições para *batters* em sistemas de empanamento, conforme a Tabela 12.5.1. Cada terminologia pode variar dependendo da ênfase em determinada característica que se espera imprimir no produto final.[3,6,10,14,25]

Ingredientes do *batter*

Existe uma grande variedade de ingredientes que podem ser utilizados no desenvolvimento de um *batter* para conferir propriedades desejadas, geralmente na forma combinada. As diversas formulações podem ser alteradas de acordo com ingredientes básicos ou opcionais listados na Tabela 12.5.2.

Não existe uma formulação exata para o *batter*. Esta depende do substrato do alimento e da aparência desejada do produto. Os percentuais devem ser flexíveis para permitir uma adaptação máxima no desenvolvimento de produtos.

A farinha de trigo é utilizada para proporcionar a viscosidade desejada e manter em suspensão alguns ingredientes sólidos. Geralmente são utilizadas farinhas de trigo mole (teor proteico de 7% a 9%) e de trigo duro (≥ 11%), o que pode resultar no desenvolvimento indesejável de glúten (problemas para o público celíaco), mas que também pode ser desejável, pois cria uma rede que melhora a coesão da cobertura. Nem todo o mercado está direcionado para celíacos. Uma saída seria a utilização de farinha de milho (7% a 8% de proteína), que não forma glúten e cuja viscosidade em água fria é semelhante à farinha de trigo. No entanto, a capacidade de absorção de água é baixa e sua coloração e sabor característico podem comprometer sensorialmente o produto final.[6,14]

As proteínas utilizadas são comumente derivadas da soja, do leite, ovos e do glúten do trigo. Elas auxiliam na emulsificação, formação de película e melhoram a adesão e textura.

Os amidos tradicionais e os modificados também podem ser utilizados opcionalmente. Eles promovem maior adesão, possuem capacidade de formar película durante o cozimento, tendem a secar mais rapidamente e são indicados para linhas de alta velocidade, com sistema de agitação

TABELA 12.5.1 Categorias de *batter* para produtos empanados. (Adaptada do GL.[1])

	***Batter* de adesão**	***Tempura batter***
Conformação das aplicações de cobertura	*Pré-dust*, *batter* de adesão e *breading*	Pré-*dust*, *batter* de coesão, *breading* e *tempura batter*
Função	Agente de adesão entre a superfície do substrato (*pré-dust*) e o *breading*	Forma a camada externa do produto
Composição	Contém alto conteúdo amido de milho e farinha de trigo (baixo teor de glúten)	Contém alto conteúdo de farinha de trigo (alto teor de glúten), acrescido de altos níveis de fermentos químicos** e agentes de escurecimento
Diluições típicas de *batter* pó (peso): água gelada (peso)	1:1,4 a 1:1,6	1:1,1 a 1:1,3
Viscosidade	Baixa*	Alta
Adesão	Boa/excelente	Não aplicável
Pick-up	Baixo	O mais alto
Taxa de secagem	Rápida	A mais lenta
Produtos	Substratos variados	Substratos de derivados do pescado

*A aceitabilidade do produto final é determinada pela uniformidade e espessura da cobertura. Por isso, a viscosidade é um parâmetro de vital importância durante o desenvolvimento de um *batter* de adesão.

**Estes vão promover a formação de gases durante o processo de fritura e criar uma textura lisa e crocante no produto final. O substrato deve ser coberto mediante imersão total no *tempura batter*, e a seguir submerso no óleo de fritura para fixar, selar e dourar sua superfície.

TABELA 12.5.2 Formulação típica de *batter*.[1]

Ingredientes básicos	Proporção dos ingredientes
Farinha de trigo	30% a 50%
Farinha de milho	30% a 50%
Bicarbonato de sódio	> 3%
Ácido fosfatado	Baseado no valor de neutralização
Ingredientes opcionais	**Proporção dos ingredientes**
Gordura, óleo	0% a 10%
Ingredientes lácteos	0% a 3%
Amidos	0% a 5%
Gomas, emulsionantes, corantes	< 1%
Sal	> 5%
Açúcar, dextrinas	0% a 3%

constante. Já as gomas e hidrocoloides são utilizados com a função de suspender sólidos e promover a viscosidade, estabilidade e homogeneidade do *batter*, além de diminuir a velocidade de migração da umidade e promover melhor estabilidade durante o congelamento.[6,10] HPMC e MC têm recebido bastante atenção nos últimos anos devido à capacidade peculiar de formar géis reversíveis a altas temperaturas, característica que pode ser explorada em empanados para formar uma barreira de proteção contra a entrada de óleo durante o processo de fritura.[8] Contudo, as gomas requerem temperatura de hidratação (e, consequentemente, temperatura de aplicação do *batter*) na faixa de 10 °C a 15 °C, o que pode restringir sua aplicação.[13] Uma boa capacidade de adesão e retenção de umidade durante a fritura pode ser encontrada também com o uso de carboximetilcelulose (CMC).[8]

A substituição do processo de fritura por imersão pelo cozimento em micro-ondas tem se apresentado como um desafio para a indústria de empanados. A textura do empanamento é a principal característica alterada pelo micro-ondas: ao conduzir as moléculas de água para a camada externa do empanado, esta se torna esponjosa e macia.[27] Uma forma de contornar tal problema é a utilização de amido de alta amilose e uma goma celulósica (MC ou HPMC) no pré-*dust* e *batter* para absorver a água liberada durante o cozimento.[13] Outra alternativa é o uso de microcápsulas termoestáveis (como a combinação de sílica e quitosana) para formar uma barreira de água que impeça que a umidade do centro do empanado migre para a superfície da cobertura, mantendo a sua crocância.[27]

O sal é um agente saborizante e influencia na viscosidade do *batter* (diminui a velocidade de hidratação do hidrocoloide antes do cozimento). A água, responsável pela suspensão dos ingredientes, também reage com as proteínas e polissacarídeos na formação da cobertura do produto.[6]

No caso do *tempura batter*, agentes de escurecimento são utilizados com a finalidade de desenvolvimento de cor (reação de Maillard) durante as etapas de fritura e cozimento. A sacarose também contribui com o desenvolvimento de cor em formulações de *batter*, pois pode sofrer caramelização, além de conferir sabor adocicado. Os diferentes condimentos (ervas, especiarias e aromas) disponíveis devem ser escolhidos e incorporados ao *batter* de maneira que haja um ponto de equilíbrio na migração dos mesmos para o produto ou para a cobertura.

Preparo, aplicação e viscosidade do *batter*

Batter é um ingrediente em pó, diluído e preparado em uma misturadora. Durante seu preparo devem ser controladas a viscosidade e a temperatura do líquido. A viscosidade está diretamente ligada à quantidade de pó (mistura seca) que se adiciona à água e, também, à temperatura desse sistema, que apresenta melhores resultados com temperaturas mais baixas, entre 6 °C e 9 °C. O uso de uma misturadora com controle de temperatura poderá reduzir o percentual de pó adicionado à água para atingir determinada viscosidade e facilita o controle tanto do *batter* quanto do custo.[6] Contudo, em processos com pré-fritura, a proporção de água para ingredientes secos é crítica e não deve ser aumentada, pois a absorção de óleo cresce linearmente com a proporção de remoção de água.[13] A aplicação, por inclinação de esteira, é feita em um recipiente onde se encontra o *batter* ou *tempura batter*, de forma que o produto mergulhe no recipiente (Figura 12.5.4). A aplicação também pode ser realizada em forma de cascata, de forma que o substrato leve um banho de *batter* (Figura 12.5.5).

Para o *tempura batter*, uma etapa prévia de agitação para a incorporação de ar é necessária, uma vez que o fermento químico só expande bolhas já existentes na cobertura. Além disso, é importante a presença de um agente emulsificante que estabilize as bolhas formadas. A estrutura esponjosa, causada pela aeração da massa, é completamente formada e estabilizada durante a fritura.[13]

Breading

O *breading*, ou farinha de cobertura, pode ser definido como uma base de cereal geralmente obtida por processamento térmico, podendo ser condimentada ou não. O termo *breading* abrange uma extensa variedade de produtos, desde uma farinha de trigo não temperada e não cozida até uma farinha derivada de pão sofisticado, como a do estilo *japanese*.[3,6,14,23,25] É comumente aplicado a substratos umedecidos com o auxílio do *batter* para ativar seu sabor, cobertura desejável, textura e aparência. É manufaturado de acordo com quatro atributos básicos: granulometria (com valores típicos entre 0,24 e 0,84 mm), coloração (e taxa de escurecimento), absorção de umidade e gordura.[6] No sistema tradicional, o *breading* é a terceira e última etapa

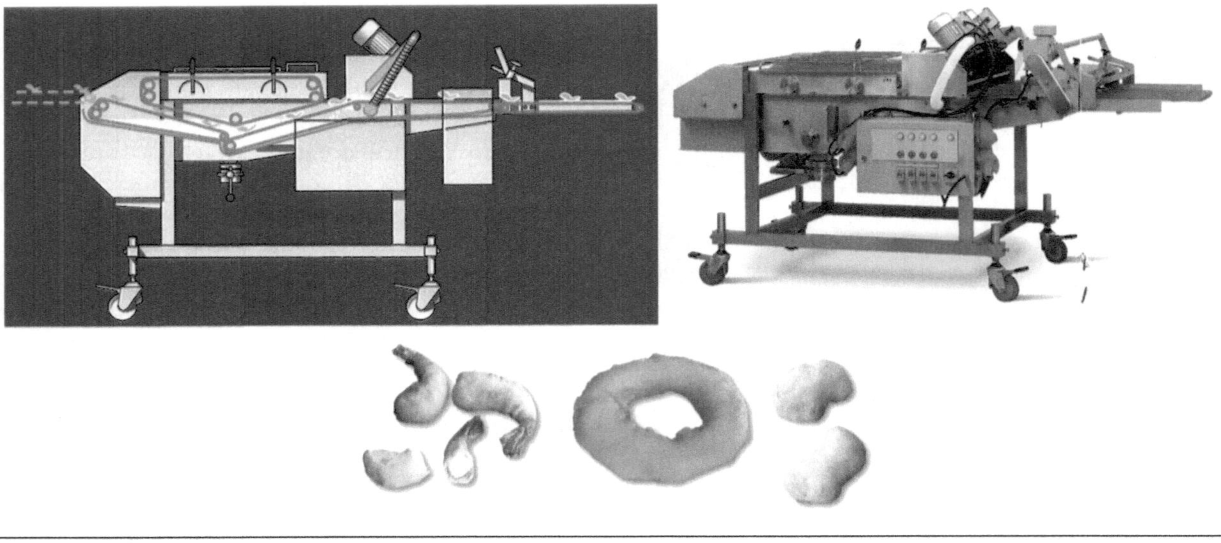

Figura 12.5.4 ▪ Modelo de equipamento para aplicação do tempura *batter*.[7]

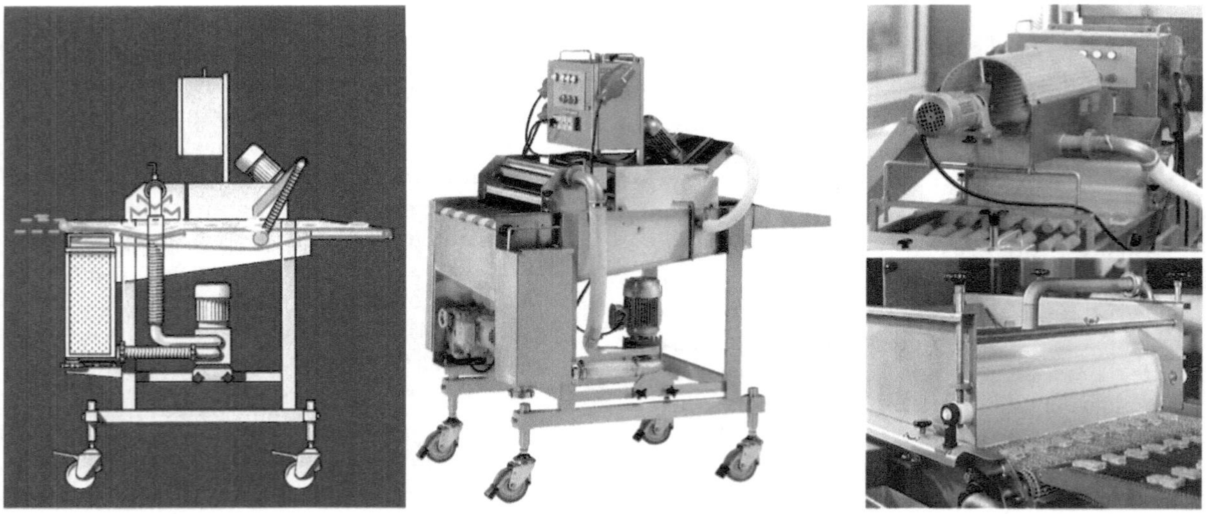

Figura 12.5.5 ▪ Modelo de equipamento para aplicação do *batter*.[7]

de cobertura, sendo o responsável pela textura, apelo visual e diferenciação entre os produtos (Figura 12.5.6). Existe uma grande variedade de *breading*, apresentada em diferentes tamanhos e cores, que podem ser usados sozinhos ou combinados com diversos tipos de grânulos (*crumbs*), farinhas, amidos e ingredientes saborizantes (ervas, especiarias, sementes etc.).

A granulometria é um método de análise que visa classificar o *breading* pelo tamanho de suas partículas. O tamanho de qualquer material sólido é uma característica física importante, e no caso do *breading* pode ter um efeito pronunciado nas propriedades do produto final, englobando: o *pick-up* (quantidade de sistema de cobertura aderido ao produto), a absorção de água, a cobertura do produto, a sua aparência e a sua textura após o cozimento.[3,6,23]

O *breading* é dividido em três categorias de granulometria: grossa, média e fina. Muitas combinações de *breading* contêm uma porcentagem das três frações de tamanho, e cada qual desempenha um papel específico no produto final.[6,14] Partículas de granulometria mais grosseira (*breading* grosso) promovem melhor impacto visual; no entanto, partículas demasiadamente grandes podem resultar em cobertura que se desprende com facilidade durante o transporte, manipulação e armazenamento. Fornece ganho de peso, excelente textura, mas não boa cobertura de produto nem boa absorção de água.[6,10,14,23] O *breading* médio possui maior área superficial por volume, proporcionando maior taxa de absorção de água, contribuindo para o bom *pick-up* e melhoria da cobertura do produto. Já o *breading* fino, por apresentar larga relação área superficial por volume, absorve umidade

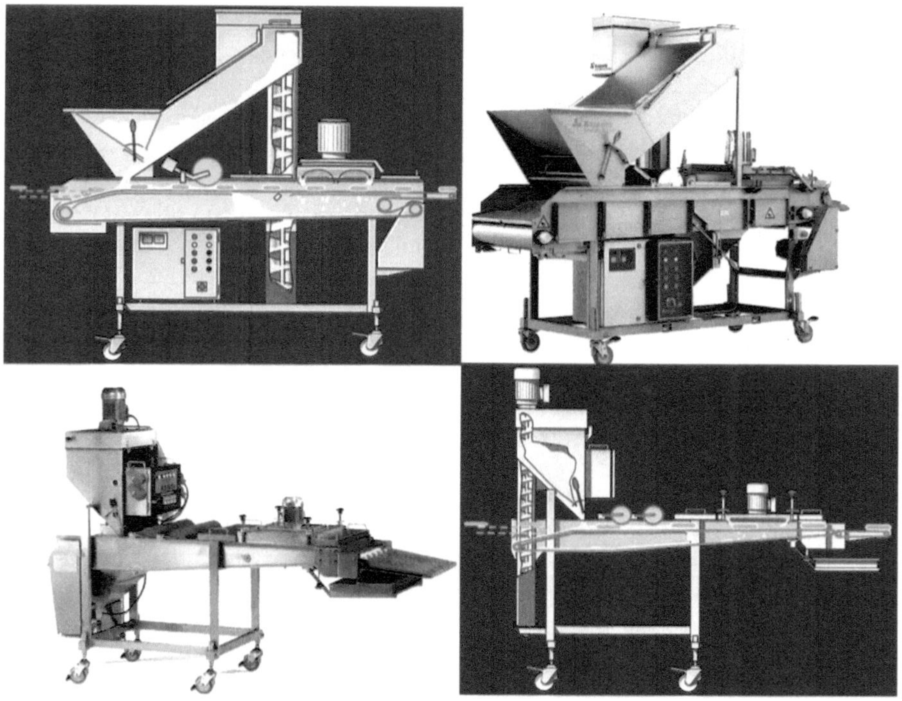

Figura 12.5.6 ▪ Modelos de equipamentos para aplicação do *breading*.[7]

mais rapidamente, e em combinações com o *batter* promove rápida secagem de toda a matriz na qual os grãos mais grossos ficam envolvidos. Com sua massa menor, o *breading* fino fornece boa cobertura, porém um baixo *pick-up*. O *breading* fino proporciona aparência suave e não afeta significativamente a textura do produto acabado.[3,6,10,14,23] Com relação aos componentes do *breading*, a coloração é um atributo importante e pode ser de origem natural ou artificial. O colorido pode ser obtido de ingredientes variados, como páprica, cúrcuma e urucum (tons avermelhados, alaranjados e amarelados), caramelo (tonalidades de castanhos) e corantes artificiais.[3,14] Algumas empresas fornecedoras de *breading* possuem modelo-padrão de coloração para coberturas (Figura 12.5.7), encaminhado aos profissionais que trabalham com o desenvolvimento do produto e controle de qualidade para que determinem a coloração final que desejam a ele, seja totalmente ou parcialmente frito. O modelo-padrão é aplicável a todos os substratos. As amostras mais claras e mais escuras são estritamente para finalidade de referência para auxiliar na identificação e correção dos extremos indesejáveis da fritura.[14]

As farinhas coloridas podem desenvolver coloração desejada ou caracterizar um produto. Podem, também, estabilizar a aparência de um produto empanado cujo escurecimento é excessivo (Figura 12.5.8). O escurecimento do *breading*, por sua vez, é notado durante a fritura ou cozi-

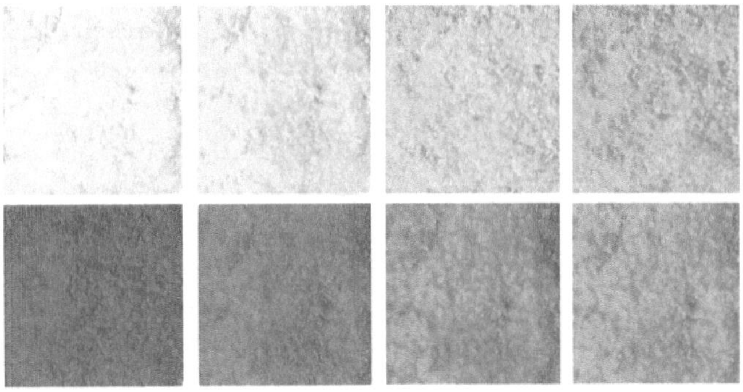

Figura 12.5.7 ▪ Modelo-padrão de coloração para coberturas.[14]

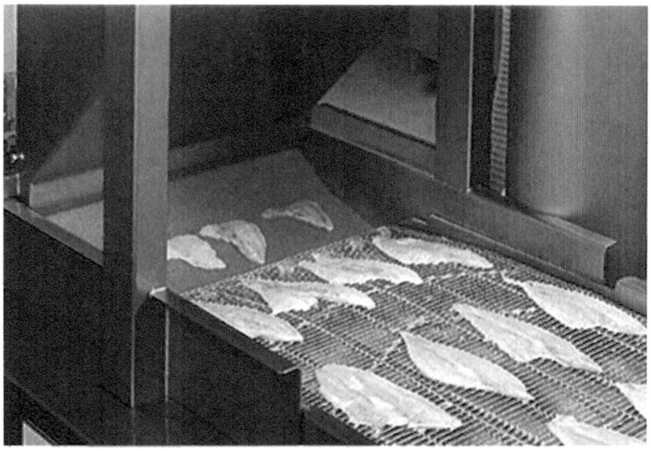

Figura 12.5.8 ▪ Coloração de uma cobertura para filé de peixe.

mento. O termo "taxa de escurecimento" refere-se a quão rapidamente os pigmentos castanhos são formados. Os componentes necessários para a reação de escurecimento são: umidade, fonte de açúcares redutores, como glicose ou frutose, e os compostos amino, como aqueles encontrados nas frações proteicas do *breading* ou do substrato. Quando tais compostos estão presentes, o escurecimento ocorrerá dependendo do aquecimento e/ou desidratação.[3,6,14]

O total de umidade absorvida pelo *breading* refere-se à quantidade total que este pode reter. Dois atributos importantes devem ser definidos: o primeiro é a **taxa de absorção de umidade**, que determina a "velocidade" em que a umidade é absorvida pelo *breading*. Quando um *breading* é utilizado como cobertura externa, ele absorve umidade do *batter* e forma uma unidade coesa. Isso significa que o *breading* deve estar adequado ao *batter*. Já o **total de umidade absorvida** se refere à quantidade total de umidade que pode ser retirada por um *breading*. Se ele não absorve água do *batter*, este não se unirá corretamente a ele. Isso causa o desprendimento do *breading*, resultando em um baixo desempenho do produto.[3,6,14]

A taxa de absorção de umidade e o total de umidade absorvido pelo *breading* devem ser combinados com outros componentes do sistema de cobertura e da linha de processamento para que o desempenho seja mais eficiente. Fatores como densidade (> densidade, < absorção), granulometria (< granulometria, > área superficial, > absorção de umidade), absorção de gordura (> granulometria, > absorção de óleo) e porosidade (> porosidade, > absorção de óleo na fritura, > liberação de óleo no escorrimento pós-fritura) podem afetar as características de absorção de um *breading*.[3,6,10,13,14] Levando em consideração a absorção de gordura, deve-se utilizar um *breading* menos poroso para minimizar tal absorção, pois alguns alimentos empanados tendem a sorver mais gordura devido ao aumento da porosidade do sistema de cobertura.[10,14]

Variedades de *breading*

Os *breadings* são classificados de acordo com o seu tipo de processo e matérias-primas utilizadas na sua composição; eles conferem características específicas aos produtos. Os principais tipos de *breading* são: tradicional, extrusado, americano (*american bread crumb*) e o japonês (*japanese-style crumb*).[3,6,14]

O *breading tradicional*, também conhecido como *cracker meal*, é produzido a partir de uma pasta de farinha (açúcares redutores, sal, agentes de cor e água) que é transformada em camada fina (por laminação em rolos) e submetida ao aquecimento (cozimento em forno) com temperaturas de leve tostamento, resfriada, moída em diferentes granulometrias, resultando em uma farinha densa com algumas crostas.[3,6,9] Pode ser utilizado como cobertura externa, pré-*dust* ou como ligante para produtos de carne processada. Quando utilizado como cobertura externa, o *breading* tradicional é uma alternativa de baixo custo, adequado para todas as aplicações de fritura total. O *breading* tradicional oferece uma textura pobre quando preparado em forno convencional.[10]

O *breading extrusado* passa por um processo de cocção por extrusão, sendo um processo contínuo, no qual os componentes da mistura são cozidos sob pressão. A farinha é continuamente misturada aos demais ingredientes e vapores injetados no sistema. A massa resultante é cozida em alta pressão e a descompressão instantânea faz com que a umidade expanda na forma de vapor. O produto, após secagem, adquire sua forma característica. Em termos de crocância, aproxima-se muito das farinhas de pão e pode ser produzido em larga escala.[3,6,9,10] Como o amido presente já se encontra gelatinizado, qualquer umidade presente na linha, entre a etapa de *breading* e de pré-fritura, pode causar adesão entre as peças. Além disso, deve-se controlar a entrada de umidade no compartimento seco, pois há tendência de formação de grumos, o que pode prejudicar a aparência do produto final.

O *breading americano*, também conhecido por *american bread crumb* ou *baked loaf crumbs*, possui apresentação parecida com a farinha de rosca caseira, arredondada com pedaços de crostas, que conferem ao produto final a crocância e apelo visual muito apreciado. Feito a partir de pão produzido para essa finalidade, apresenta-se em variadas granulometrias e sua textura varia dependendo dos fermentos utilizados.[3,6,9,10]

O *breading® japonês*, também chamado *japanese-style crumb*, "estilo oriental" ou "estilo *panko*", é produzido a partir do cozimento da massa que proporciona um grânulo de baixa densidade, com formas alongadas semelhantes a lascas e com uma textura aberta e porosa que confere maior crocância e leveza ao produto final. O preparo da massa é feito por métodos-padrão de preparação das massas para *crumbs* (grânulos). Devido a excelentes atributos de textura e aparência, esse tipo de *breading* é geralmente utilizado como cobertura externa em aplicações de fritura e forno convencional. É mais crocante que os demais e retém sua crocância por mais tempo. [3,6,9,10,14]

Idêntico ao modelo de coloração, algumas empresas fornecedoras de *breadings* possuem também um modelo-padrão de textura para coberturas (Figura 12.5.9), designado aos profissionais que trabalham com desenvolvimento de produtos e controle de qualidade, para determinação da textura final que desejam ao produto, seja totalmente ou parcialmente frito, e aplicável a todos os substratos.[14]

Pré-fritura

A etapa de pré-fritura consiste na imersão do produto empanado em óleo em alta temperatura (180 °C a 200 °C) por um curto período (20 a 35 segundos), tempo de passagem que pode ser variável de acordo com a matéria-prima utilizada. A fritura completa visa realizar o cozimento completo do produto em óleo e é realizada por tempos maiores (2 a 15 minutos) com temperaturas mais baixas (165 °C a 180 °C), raramente utilizadas na indústria, devido ao longo

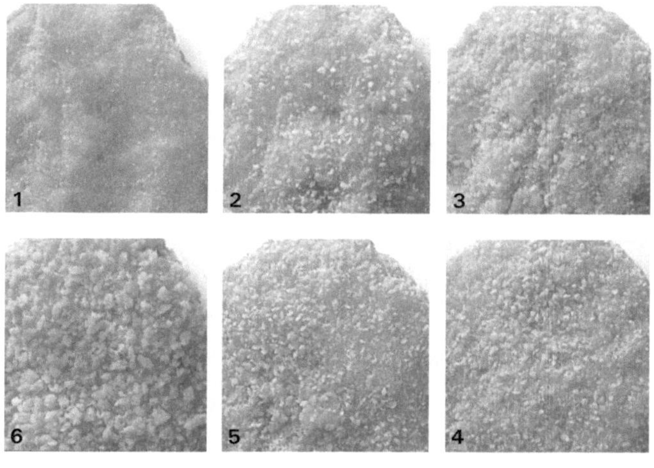

Figura 12.5.9 ▪ Modelo-padrão de textura para coberturas.[14]

período de preparação, alto custo e dificuldades de padronização.[3,6,10,12,23] Na elaboração do empanado de corvina, o tempo de pré-fritura (180 °C; 10 a 35 segundos) influenciou significativamente a aparência do produto.[4]

A operação de pré-fritura fixa a cobertura, contribui para o desenvolvimento da cor, retira a umidade, inibindo parcialmente a desidratação do produto pelo frio, proporciona absorção de óleo (aproximadamente 10% do peso do produto pré-frito é óleo), gelatiniza os componentes e aumenta a conveniência do produto.[3,6,10,12,14,23] Dobarganes *et al.*[11] reportaram que a temperatura do óleo entre 150 °C e 180 °C não exerce efeito significativo na absorção do óleo. No entanto, salientam que, nas condições de fritura, o fator temperatura é crítico quanto à absorção de gordura e eliminação de água, aumentando a decomposição do óleo em temperaturas muito elevadas, resultando em produto muito cozido na superfície e cozimento incompleto no interior. Temperaturas muito baixas desenvolvem cores mais claras e permitem maior absorção de óleo, resultando em um produto mais gorduroso.

Os fatores que afetam a absorção de óleo são: composição do óleo, temperatura e tempo de fritura, formato do produto, composição e porosidade do substrato e desenvolvimento da casca externa durante a fritura.[18] A Figura 12.5.10 ilustra o processo de pré-fritura e fritura realizados na indústria com o auxílio de equipamentos contínuos, que têm como objetivo realizar o cozimento parcial (ou total) pela imersão em óleo, preservar sua forma, assegurar a aderência da farinha de cobertura e proporcionar uma textura típica crocante do produto.[3,6,7,10,12]

O óleo submetido a alta temperatura pode reagir com pequenos pedaços de cobertura e com metais presentes nos equipamentos, além de sofrer degradação por oxidação, polimerização e alteração de cor, refletindo diretamente nas características sensoriais do produto. Portanto, o manejo correto, ou seja, a reposição periódica do óleo e a remoção de partículas por meio de filtração, evita o aparecimento de pontos escuros aderidos à cobertura, e é importante para a cor e qualidade do produto final.[3,6,12] O custo dessa etapa está relacionado à absorção do óleo pelo produto e à reposição necessária pela ocorrência da degradação.

O estudo da absorção de óleo durante a fritura de alimentos é bastante complexo e depende significativamente do substrato a ser frito. Cadeias de amido, proteína e lipídios interagem para formar uma fase contínua que se torna firme na desidratação durante a fritura. Estudos sobre a transferência de gordura para o *breading* e *batter* para inibir a absorção de óleo (formação de uma barreira) devem ser conduzidos para reduzir o acesso de gordura dentro do alimento.[3,19]

Llorca *et al.*[17] descrevem que, durante a fritura por imersão de lulas empanadas, a absorção de gordura atinge a superfície do tecido muscular, e, no momento que o óleo penetra, também retira outros componentes do *batter*, como grânulos de amido, desestabilizando a cobertura do produto.

A operação da fritadora industrial possui alguns fatores críticos que devem ser levados em consideração.[28]

- **Estágios de condição da gordura**: que começa nova e se degrada conforme o crescimento de ácidos graxos

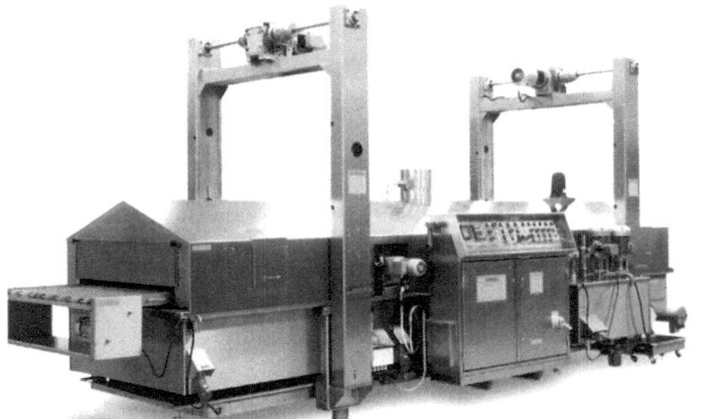

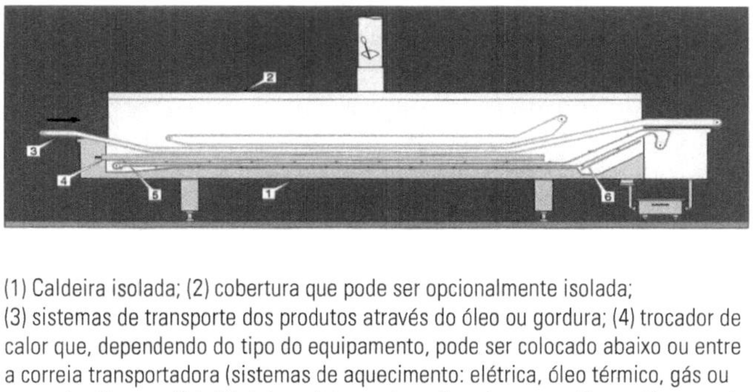

(1) Caldeira isolada; (2) cobertura que pode ser opcionalmente isolada; (3) sistemas de transporte dos produtos através do óleo ou gordura; (4) trocador de calor que, dependendo do tipo do equipamento, pode ser colocado abaixo ou entre a correia transportadora (sistemas de aquecimento: elétrica, óleo térmico, gás ou vapor de alta pressão); (5) sistema interno de sedimentos que retira continuamente as partículas de sedimentos do fundo; (6) filtro de tela que limpa o óleo de forma contínua.

Figura 12.5.10 ▪ Modelo de equipamento de pré-fritura e fritura.[7]

livres e redução dos triglicerídeos. Fritar em gordura nova é difícil: a falta de superfícies ativas reduz a troca térmica, absorção de óleo e escape de vapor. A condição ótima da gordura depende do substrato e para carnes em geral ela está no teor de cerca de 20% de gordura polar.

- **Rotação da gordura utilizada**: conforme o empanado absorve gordura, deve haver substituição por gordura nova. Essa substituição deve ser capaz de manter a gordura na fritadeira na condição adequada para o alimento que está sendo frito, considerando o tamanho da fritadeira e a produtividade da linha.
- **Filtração**: usada para remover partículas sólidas que podem carbonizar, causando degradação da gordura e acúmulo nas superfícies de troca de calor.
- **Ponto de fumaça, *flash* e de fogo**: que se alteram conforme aumenta o teor de ácidos graxos livres. O monitoramento dos ácidos graxos livres não apenas ajuda a manter a gordura dentro do padrão desejado, como a evitar acidentes e incêndios.

Um processo alternativo à pré-fritura, adequado para empanados parcialmente cozidos, é a imersão em banho de água a 70 °C a 80 °C por 30 segundos, seguida de cozimento *flash* por micro-ondas, forno convencional ou infravermelho. A imersão se torna possível pela ação da metilcelulose, que forma barreira protetora, durante o banho, aos ingredientes secos do *batter* a 1,5% a 2% (com diluição na taxa de 1,2:1 de água para ingredientes secos). Traz como vantagens a redução do aporte lipídico e calórico e da geração de fumaça e de resíduos no processo, com boa adesão e coesão da cobertura. Em anéis de lula empanados, o processo alternativo causou adesão entre a crosta e o substrato, característica não encontrada para anéis processados com etapa de pré-fritura.[13,18]

Cozimento

Produtos seguros e a crescente demanda por produtos de conveniência estão relacionados ao cozimento total. A combinação de pré-fritura e cozimento em fornos lineares (com fluxo de ar horizontal, vertical ou circulação de ar forçada) ou fornos espirais (Figura 12.5.11) é o processo mais utilizado; o produto pode ser cozido com vapor, ou apenas calor, antes do congelamento. O cozimento produz sabor, aroma e coloração superficial característica.[6,12]

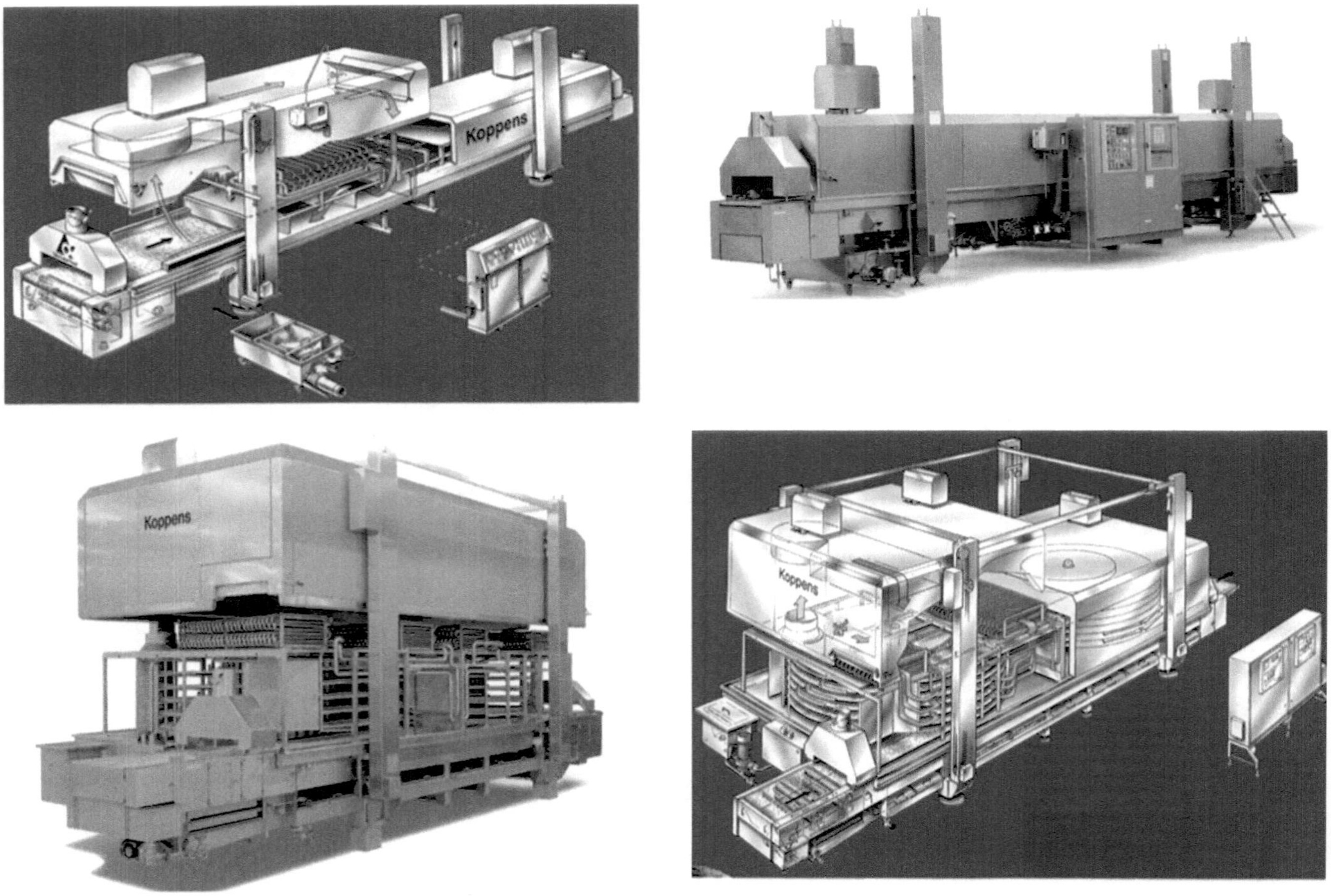

Figura 12.5.11 ▪ Modelos de equipamento de cozimento.[7]

Um dos equipamentos mais utilizados para o cozimento de empanados é o forno de injeção direta de vapor (tipo *impingement*, que tem como característica principal os altos valores de coeficiente de película na transferência de calor quando comparados com os dos fornos tradicionais de fluxo de ar estático ou dos aquecidos por radiação), no qual o produto é carregado por uma esteira e recebe jatos de ar quente (seco ou úmido, com velocidade entre 10 m/s e 100 m/s)[22] por meio de bocais posicionados acima e abaixo dele. A característica principal é a alta velocidade de cozimento (tipicamente entre 3 e 5 minutos) com menor perda de umidade em comparação a fornos de convecção forçada sem injeção direta.[26] Os coeficientes de transmissão de calor (h) envolvidos são da ordem de 400 W/(m^2 °C).[22]

Congelamento

O processo de congelamento visa controlar o crescimento microbiológico, preservar os aspectos de sabor, textura e valor nutricional dos produtos, além de minimizar as perdas de cobertura e os danos por fricção nos equipamentos e esteiras das etapas posteriores, como embalagem, armazenamento e transporte.[3,6,12,21] O congelamento rápido remove o calor das peças, reduzindo a temperatura e substituindo a água livre por cristais de gelo. A temperatura de referência para esse tipo de produtos na indústria é de –18 °C, podendo ser utilizado o sistema IQF (*individually quick-frozen*) sob temperatura de –35 °C (Figura 12.5.12).

Os tipos de congelamento mais utilizados pela indústria são o mecânico (menor custo operacional, maior tempo de processamento e menor qualidade do produto final) e o criogênico (alto custo operacional, mais adequado para produtos de alto valor agregado). Um desenvolvimento recente é o emprego de túneis de congelamento que incorporam a tecnologia de *impingement*, que reduz sensivelmente o tempo de congelamento (em até 79%) e a perda de peso (em até 72%, dependendo da espessura do produto e condições de congelamento). As velocidades de ar típicas variam entre 20 m/s e 40 m/s.[22]

Rendimentos

A diversificação de produtos e variáveis envolvidas no processo de produção de empanados faz cada aplicação de produção única. Algumas operações são consideradas básicas no processo e incluem o pré-enfarinhamento (pré-*dust*), a aplicação do líquido de empanamento (*batter*), a farinha de cobertura (*breading*), fritura, cozimento e congelamento. Cada operação tem uma função específica e todas, menos as etapas de cozimento, adicionam ao produto peso, sendo que o líquido de empanamento é o que proporciona o maior índice de rendimento (*pick-up*) no processo de cobertura.[6,23]

A perda de adesão entre a cobertura e o produto pode ocorrer durante a sua aplicação, na fritura, embalagem, distribuição, estocagem e no momento do consumo, e pode criar problemas de ordem estética e econômica. O rendimento do empanado deve ser calculado levando-se em consideração o percentual de cobertura aderido ao produto.[23] Pelo método de determinação do percentual de cobertura desenvolvido por Suderman e Cunningham,[24] o produto é colocado sobre uma peneira com agitação por um minuto e a cobertura que se desprende é calculada. Um produto empanado apresenta boa adesão quando 85% de sua cobertura permanecer aderida ao mesmo. Assim, o rendimento de empanado refere-se ao incremento de peso adicionado nas operações de adição de farinha de cobertura ou fritura, expresso como percentual de peso total do produto final.[23]

Os rendimentos dos produtos empanados podem ser calculados, em várias etapas do processo, pela pesagem individual de uma determinada amostragem, de acordo com as fórmulas apresentadas na Tabela 12.5.3.[6,14]

Produtos de pescado empanados

A matéria-prima mais abundante para a indústria do pescado é o bloco de peixe congelado (filé de peixe prensado ou moído), que é transformado em pequenas porções ou barrinhas (*sticks*) por meio de corte no tamanho e formato desejados, sendo que as aparas do processo de corte podem

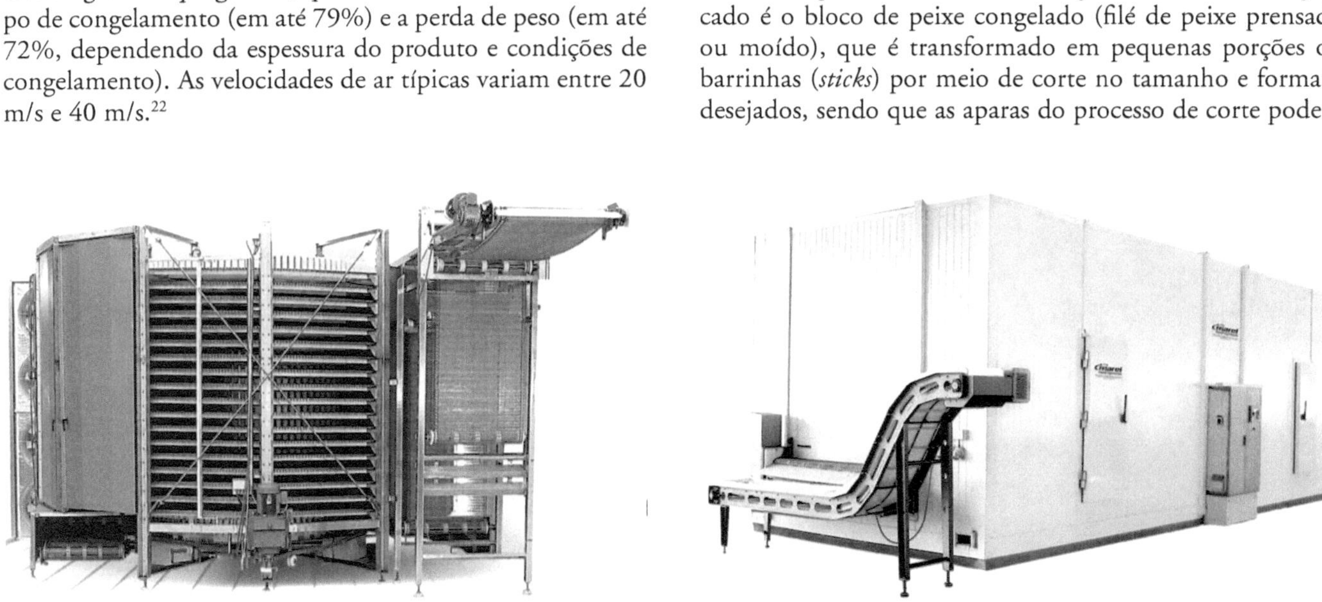

Figura 12.5.12 ▪ Modelo de equipamento de congelamento: *spiral freezer* e *continuous blast freezer*. (Cortesia de *Marel Food Systems*.)

TABELA 12.5.3 Rendimento de cobertura.

$$\text{Rendimento de cobertura (\% } \textit{pick up}\text{)} = \frac{\text{Peso final com cobertura} - \text{Peso inicial sem cobertura}}{\text{Peso final com cobertura}} \times 100$$

$$\text{\% } \textit{pick up} \text{ (por etapa)} = \frac{\text{Peso agregado na etapa}}{\text{Peso final com cobertura}} \times 100$$

$$\text{Rendimento total} = \frac{\text{Peso produto após congelamento} - \text{Peso antes da cobertura}}{\text{Peso antes da cobertura}} \times 100$$

Onde:

Pick-up (acesão): percentual de cobertura aderido ao produto/substrato.

Peso final com cobertura: representa a pesagem após o enfarinhamento ou a aplicação da farinha de cobertura.

Peso antes da cobertura: produto/substrato sem aplicação de cobertura.

Peso agregado na etapa: peso do produto após cada etapa de cobertura.

Rendimento: percentual final de rendimento do produto, incluindo todas as etapas.

Peso do produto após congelamento: corresponde ao peso do produto final.

ser transformadas em novos blocos congelados para uso subsequente.[23] O produto mais conhecido produzido a partir de blocos congelados de peixe é o *fish finger* ou *fish stick* (Figura 12.5.13), sendo empanado ainda na forma congelada diretamente após o porcionamento, geralmente de oito gramas (10 cm × 2 cm × 1,25 cm). Esses produtos cortados são, então, transportados para a linha de *batter* e *breading*, podendo também receber o *tempura batter*, ou apenas o *batter*, seguido do *breading* (rendimento de cobertura de aproximadamente 35%). Considerando que o substrato está congelado e que as velocidades das linhas são normalmente rápidas (> 2.000 kg/h de produto acabado), podem ser usados *batters* de amido com alto teor de sal para descongelar a superfície do produto e acelerar a adesão da farinha, evitando-se, dessa forma, o aparecimento de marcas da esteira e "chapiscos" no produto durante a operação de embalagem.[14,23] A cor do produto é clara e o rendimento final do processo é equivalente a 150%.

Peixes frescos também são muito utilizados na indústria de empanados. No entanto, a forma de apresentação dos produtos após a cobertura continua sendo um desafio. A forma, tamanho e peso dos filés podem ser controlados antes da cobertura por uma minuciosa operação de cortes precisos e padronizados. O produto consiste em filés de 45 g (18 cm × 6 cm × 1,5 cm). Durante o processo de empanamento (pré-*dust*, *batter* e *breading* – rendimento de cobertura de

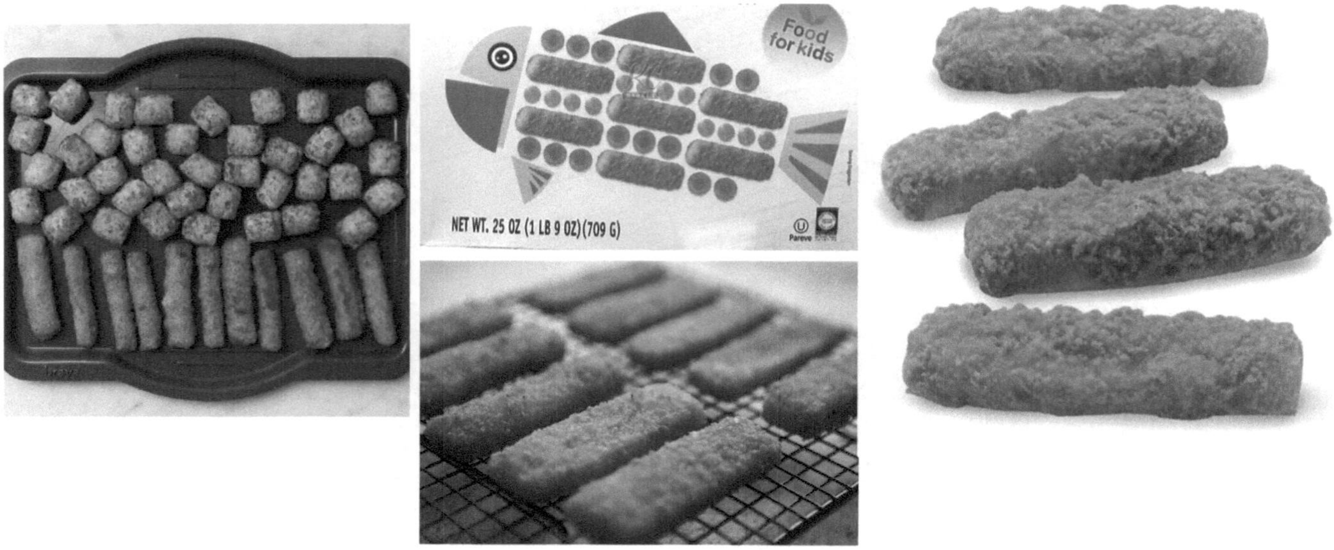

Figura 12.5.13 ▪ *Fish finger* ou *fish stick*.

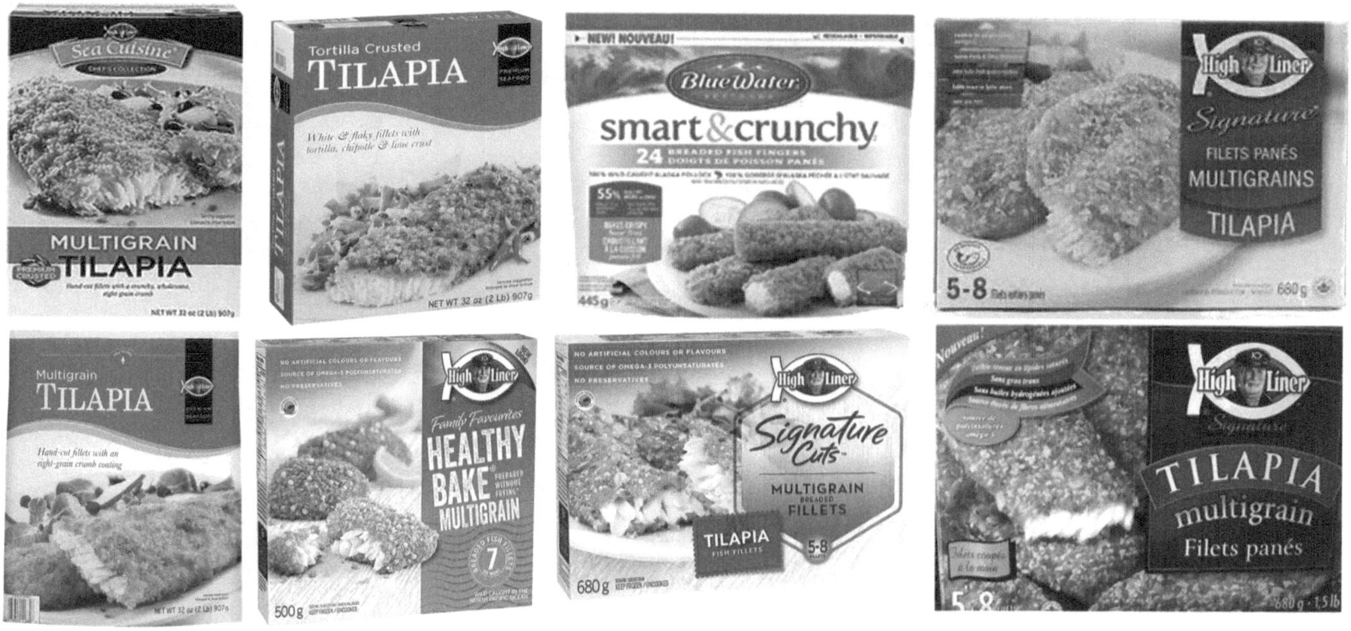

Figura 12.5.14 ▪ Diferentes tipos de produtos à base de filé de tilápia empanado com cobertura "multigrãos". (Cortesia de Mike Sirois, Highliner Seafoods, Canadá.)

30%) o equipamento (*i.e.*, esteiras) deverá estar com uma ótima orientação e com uma velocidade que promova a adesão completa de cada cobertura.[23] A cor do produto é clara e o rendimento final do processo é equivalente a 140%. Ultimamente, os peixes de cultivo, como a tilápia, por exemplo, têm sido alvo de produtos com apelo nutricional e, principalmente, quando se trata de coberturas como fontes de fibras alimentares (Figura 12.5.14).

Dentre os crustáceos, o camarão se destaca como uma alternativa de agregação de valor, seja pelos diferentes tipos de cortes ou pelos diferentes tipos de cobertura, quando empanados. Gonçalves e Gomes[15] testaram duas coberturas com a mesma granulometria, porém com cores diferentes, no camarão-branco, *Litopenaeus vannamei*, em corte do tipo borboleta – *butterfly* (Figura 12.5.15). Na análise sensorial não foram encontradas diferenças significativas entre as amostras (diferentes tonalidades de cor da cobertura do empanado), e, ainda, ambos os produtos tiveram índice de aceitabilidade acima de 90%.

Tendo em vista que a causa propulsora para o desenvolvimento do produto "camarão empanado com corte *butterfly*" foi agregação de valor, constatou-se, além do valor sensorial agregado ao produto, um ganho de peso (rendimento ou *pick-up*) de 184,96% sobre o peso inicial (camarão inteiro com casca). Se comparado com o camarão sem casca e limpo, o percentual de aumento de peso aumenta para 213%, mostrando novamente a agregação de valores ao produto final.[15]

Outro produto que merece destaque é a lula na forma de anéis com coberta de *tempura* (Figura 12.5.16). O produto consiste em anéis de aproximadamente 3,8 cm, de peso 14 g, e é branqueado em água quente por 10 segundos. No entanto, a lula encolhe durante a fritura e apresenta uma cobertura macia e borrachenta, mas oferece alto rendimento quando a cobertura apresenta boa capacidade de adesão. Um rendimento de cobertura de 40% é esperado após a aplicação do *tempura batter*. Líquidos de empanamento com alto teor de amido, sistemas de três fases e anéis de lulas reestruturados ou extrusados estão sendo desenvolvidos para atender a demanda do mercado.[23] A cor do produto é dourada e o rendimento final do processo equivale a 166%.

Nesse sentido, a tecnologia do *surimi* (ver Capítulo 11.8), que inicialmente foi introduzida visando à obtenção de produtos de imitação de patas de caranguejo ou substituto de molusco (mariscos), vem crescendo para atender esse tipo de produto (anéis de lulas). A adesão do líquido de empanamento no *surimi* pode ser dificultada devido ao seu pré-cozimento e superfície lisa, mas o uso de um pré-enfarinhamento especial minimiza esse problema e melhora a adesão da cobertura final.[23]

Camarão inteiro descabeçado

Camarão inteiro descascado
(somente com o último segmento)

Corte borboleta – *butterfly*

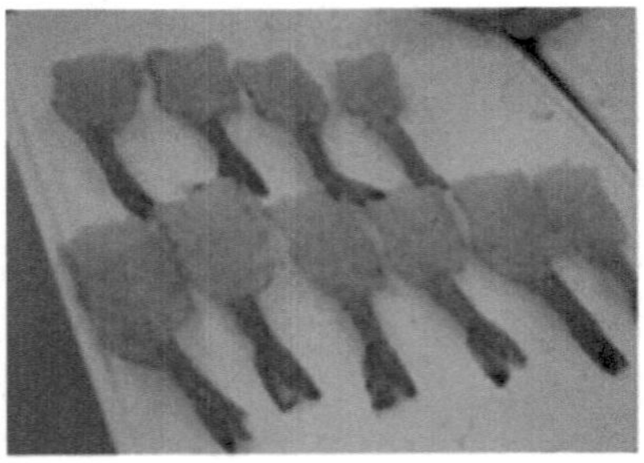

Corte borboleta – *butterfly*

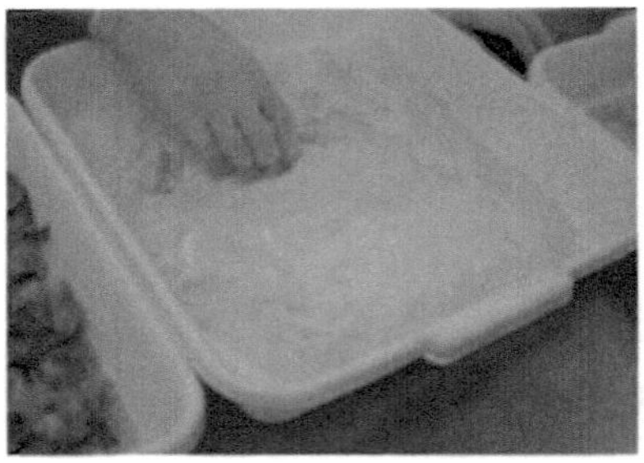

Pré-enfarinhamento (*pré-dust*®)

Líquido de empanamento (*batter*®)

Cobertura laranja (*breading*®)

Cobertura laranja (*breading*®)

Cobertura amarela (*breading*®)

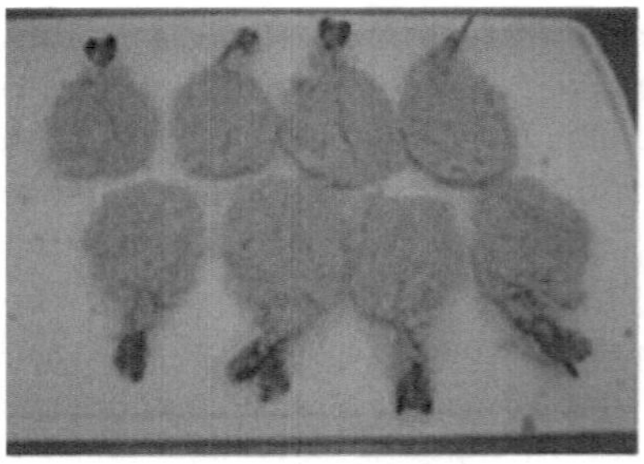

Cobertura amarela (*breading*®)

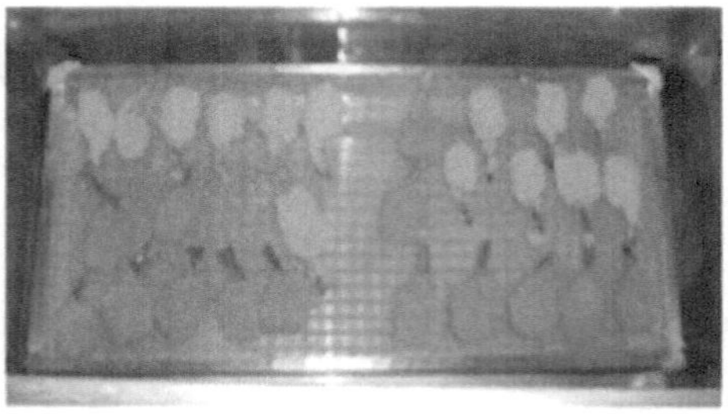

Congelamento em ultrafreezer a –30 °C

Fritura (180 °C por 30 segundos)

Camarão empanado corte *butterfly* – frito

Camarão empanado corte *butterfly* – frito

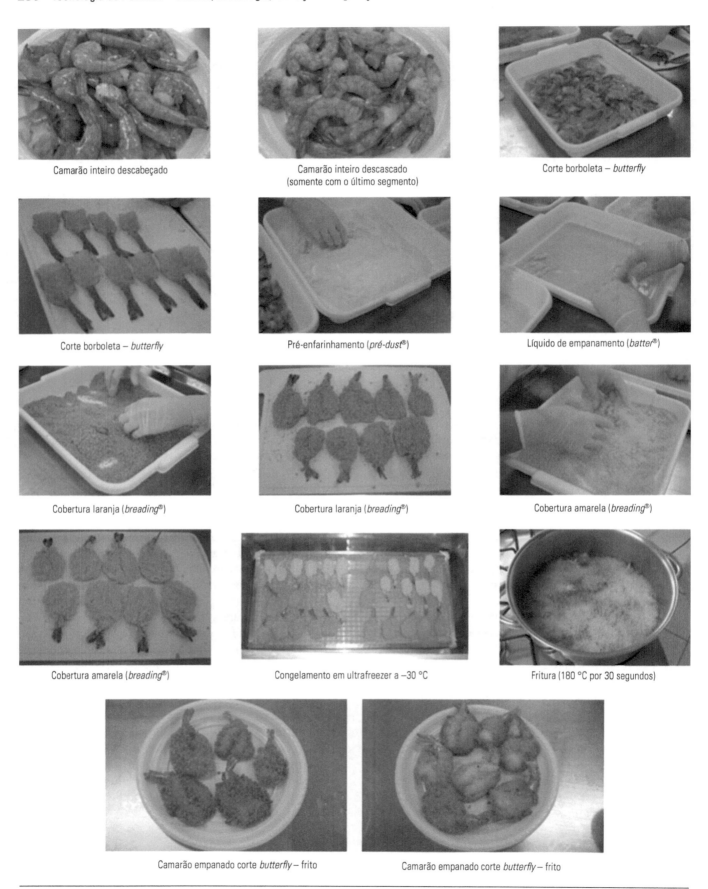

Figura 12.5.15 ▪ Processo de empanamento do camarão.[15]

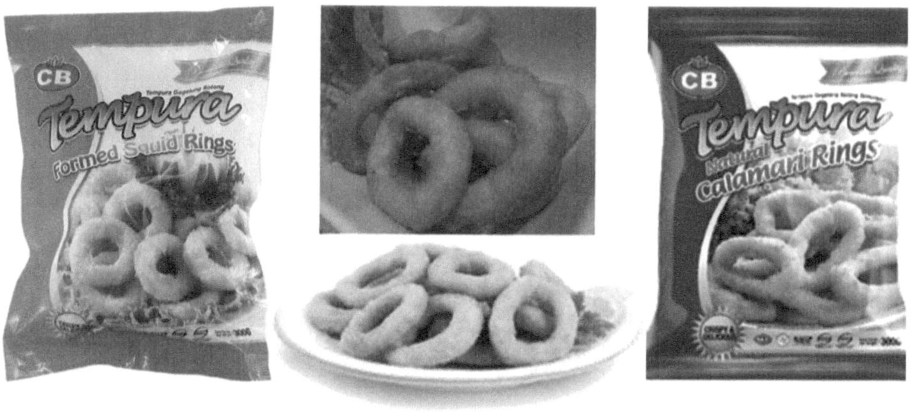

Figura 12.5.16 ▪ Anéis de lula coberta de *tempura*. (Cortesia da CB Frozen Foods, Malasia.)

Referências bibliográficas

1. Albert A, Perez-Munuera I, Quiles A, Salvador A, Fiszman SM, Hernando I. Adhesion in fried battered nuggets: performance of different hydrocolloids as predusts using three cooking procedures. Food Hydrocolloids. 2009; 23: 1443-8.
2. Ávila CP. Formados. In: Olivo R (ed.). O mundo do frango: cadeia produtiva da carne de frango. Criciúma (SC): Editora do Autor; 2006. p. 447-52.
3. Barbut S. Battering and breading. In: Barbut S (ed.). Poultry products processing – An industry guide. Boca Raton: CRC Press LLC; 2002. 560 p.
4. Bonacina M, Queiroz MI. Elaboração de empanado a partir da corvina (*Micropogonias furnieri*). Campinas: Ciênc Tecnol Aliment. 2007; 27(3):544-52.
5. Borderías AJ, Sánchez-Alonso I, Pérez-Mateos M. New applications of fibres in foods: addition to fishery products. Trends Food Sci Technol. 2005; 16:458-65.
6. Bortoluzzi RC. Empanados. In: Olivo R (ed.). O mundo do frango: cadeia produtiva da carne de frango. Criciúma: Editora do Autor; 2006. p. 481-94.
7. CFS – Convenience Food Systems. Product Diversification Catalogue – Form plates, forming, coating, cooking and continuous fryers equipment. 2002. 74 p.
8. Chen SD, Chen HH, Chao YC, Lin RS. Effect of batter formula on qualities of deep-fat and microwave fried fish nuggets. J Food Eng. 2009; 95:359-64.
9. Degenhardt J. Empanamento de produtos cárneos. Aditivos & Ingredientes. 2003 set/dez; 28:77-9.
10. Dill DD, Silva AP, Luvielmo MM. Processamento de empanados: sistemas de cobertura. São Leopoldo (RS): Estud Tecnol. 2009; 5(1):33-49.
11. Dobarganes MC, Márquez-Ruiz G, Velasco J. Interactions between fat and food during deep-frying. Eur J Lipid Sci Technol. 2000; 102(9):521-8.
12. Fellows PJ. Tecnologia do processamento de alimentos: princípios e prática. Porto Alegre: Artmed; 2006. 602 p.
13. Fiszman SM. Coating Ingredients. In: Tarté R (ed.). Ingredients in meat products: properties, functionality and applications. 1 ed. Nova Iorque: Springer Science + Business Media; 2009. 419 p.
14. GL – Laboratories Worldwide. Guia completo para sistemas de cobertura. Guarulhos (SP). 2002. 41 p.
15. Gonçalves AA, Gomes PA. Desenvolvimento de um produto de valor agregado: camarão empanado corte *butterfly*. Rev Bras Eng Pesca. 2008; 3(1):62-75.
16. Gonçalves AA, Passos MG, Biedrzycki A. Tendência do consumo de pescado na cidade de Porto Alegre: um estudo através de análise de correspondência. São Leopoldo (RS): Estud Tecnol. 2008; 4(1):21-36.
17. Llorca E, et al. Microstructural study of frozen batter-coated squid rings prepared by an innovative process without a prefrying step. Food Hydrocolloids. 2005; 19:297-302.
18. Llorca EH, Hernando J, Pérez-Munuera J, Fiszman S, Lluch MA. Effect of frying on the microstructure of frozen battered squid rings. Eur Food Res Technol. 2001; 213(6):448-55.
19. Lluch MA, Hernando I, Pérez-MunueraIn I. Lipids in Food Structures. In: Sikorski ZE, Kolakowska A (eds.). Chemical and functional properties of food lipids. Boca Raton: CRC Press LLC; 2003. 388 p.
20. Oliveira CS. Desenvolvimento de petiscos de peixe empanados e medalhões reestruturados de cação anjo [trabalho de conclusão de curso]. São Leopoldo (RS): Engenharia de Alimentos, Unisinos; 2007.
21. Ordóñez-Pereda JA. Operações de transformação. In: Tecnologia de Alimentos – Vol 1 – Componentes dos Alimentos e Processos. 1 ed. Porto Alegre: Artmed; 2005. p. 249-90.
22. Salvadori VO, Mascheroni RH. Analysis of impingement freezers performance. J Food Eng. 2002; 54:133-40.
23. Silveira ETF. Produtos de pescado empanados. In: II Curso de Tecnologias para Aproveitamento Integral de Pescado; 9 e 11 de junho de 2003; Campinas. Centro de Tecnologia de Carnes (CTC/ITAL); 2003. p. 1-27.

24. Suderman DR, Cunningham FE. New portable sieve shaker measures breading and adhesion. Broiler Industry. 1979; 42:66.
25. Uemura CH, Luz MB. Sistemas de cobertura. Aditivos & Ingredientes. 2003 set/dez; 28:81-2.
26. Wählby U, Skjöldebrand C, Junker E. Impact of impingement on cooking time and food quality. J Food Eng. 2000; 43:179-87.
27. Kang H-Y, Chen H-H. Improving the crispness of microwave-reheated fish nuggets by adding chitosan-silica hybrid microcapsules to the batter. LWT – Food Sci Technol. 2015; 62(1 Part 2):740-5.
28. Kulp K, Loewe R, Lorenz K, Gelroth J. Batters and Breadings in Food Processing. Saint Paul: AACC International; 2011. 338 p.

12.6 Produtos Embutidos de Pescado

Thaís Moron Machado ▪ Alex Augusto Gonçalves

Introdução

A expansão do consumo do pescado está relacionada ao aumento na produção da pesca e aquicultura no último século, bem como à busca por produtos de elevado valor nutricional e comprovadamente saudáveis, e à diversificação e disponibilização de produtos de conveniência pelas indústrias pesqueiras.[1,2] Porém, o Brasil apresenta um dos menores consumos *per capita* de pescado[1] do mundo (< 10,0 kg *per capita*/ano), que provavelmente está relacionado ao preço alto e a um sistema de distribuição deficiente em redes atacadistas e varejistas.[3] Uma alternativa para inverter tal quadro é oferecer ao consumidor brasileiro novos produtos processados com maior vida de prateleira, de alto valor nutricional, que agradem pela qualidade sensorial, facilidade de preparo e preço acessível.[47]

Ressalta-se que em 4000 a.C., o Antigo Egito e Mesopotâmia já utilizavam técnicas de salga, exposição ao sol, defumação e desidratação para a melhor conservação de carnes, pescado e cereais. Já os romanos, por volta de 1000 a.C., empregavam a neve para conservar alimentos perecíveis.[4] As carnes curadas surgiram em decorrência da utilização do sal impuro (salitre contendo nitrato de sódio e/ou potássio) na preservação pela salga. Posteriormente, o homem descobriu que salgar e condimentar a carne picada, e depois embutir em tripa natural, também conservaria o produto, surgindo assim os embutidos.[5]

Segundo o decreto n. 9.013, de 29 de março de 2017, que regulamenta a Lei n. 1.283 de 18 de dezembro de 1950 e a Lei n. 7.889 de 23 de novembro de 1989, que dispõem sobre a inspeção industrial e sanitária de produtos de origem animal (RIISPOA),[6] **embutidos** são os produtos cárneos elaborados com carne ou com órgãos comestíveis, curados ou não, condimentados, cozidos ou não, defumados e dessecados ou não, tendo como envoltório a tripa, a bexiga ou outra membrana animal.

O pescado é reconhecido como um alimento saudável e de ótima qualidade nutricional. Sendo mais suscetível à decomposição por enzimas e bactérias do que outros tipos de carne, o pescado exige cuidados especiais na manipulação, desde a captura até a comercialização.[7,44] Para a obtenção de um produto de qualidade, o grau de frescor da matéria-prima é fundamental, e a composição química do pescado pode determinar a escolha dos processos de transformação, conservação, bem como medidas de proteção que aumentam a vida de prateleira.[8,45]

Na produção de embutidos podem ser utilizados peixes marinhos ou de água doce, de carne branca ou vermelha. Alguns autores recomendam a mescla de carne branca e vermelha, visando melhor textura no produto final.[9] É necessário, porém, cuidado com a oxidação lipídica quando se utilizam espécies de carne gorda e coloração vermelha. Uma alternativa tecnológica de melhor aproveitamento da parte comestível do pescado é a carne mecanicamente separada (CMS) isenta de vísceras, escamas, ossos e pele, obtida pela passagem de pescado eviscerado e descabeçado ou dos resíduos de filetagem do pescado por uma máquina separadora de carne e ossos.[10,11,45]

Nota ao Leitor: Este capítulo apresenta algumas figuras coloridas e para visualizar basta acessar o QR *code* disponível na página XIX, "Material Suplementar".

No Brasil, não existe legislação específica para embutidos de pescado; portanto, recomenda-se na sua formulação a consulta aos regulamentos técnicos de identidade e qualidade de mortadela, de linguiça e de salsicha.[16] Destaca-se que toda carne utilizada para a elaboração de produtos deverá ter sido previamente submetida aos processos de inspeção prescritos no RIISPOA[6] e que a adoção de condições higiênico-sanitárias e de boas práticas são fundamentais no controle de qualidade dos produtos confeccionados.[26]

Além da matéria-prima principal, que é o pescado, CMS ou o *surimi*, na fabricação de embutidos de pescado são utilizados vários outros ingredientes:

- **Cloreto de sódio (NaCl)**: adicionado aos alimentos para intensificar o sabor, agir como conservante, inibindo o desenvolvimento de microrganismos, aumentar a capacidade de retenção de água das proteínas, reduzindo as perdas durante a estocagem, e aumentar a estabilidade das emulsões cárneas, promovendo melhor incorporação de gordura na massa.[17,18,46] Não há restrição à concentração utilizada; o fator limitante é o sabor, pois concentrações abaixo de 1% não aumentam o sabor, mas acima de 2% podem tornar o produto salgado.[19]
- **Água**: o teor de água constitui quantitativamente o componente cárneo mais importante dos embutidos cozidos. Grande parte da umidade procede da carne magra; porém, pode ser adicionada aos produtos como parte da formulação e afeta diretamente as propriedades funcionais e sensoriais, ou seja, a capacidade de retenção de água e a textura do produto.[19,20] De acordo com o Art. 316 do RIISPOA, é permitida a adição, nos limites fixados, de água ou de gelo aos produtos cárneos com o objetivo de facilitar a trituração e a homogeneização da massa, ou para outras finalidades tecnológicas, quando prevista nesse decreto e em normas complementares, ou mediante aprovação do Ministério da Agricultura, Pecuária e Abastecimento.[6]
- **Amido**: chamado ingrediente de enchimento, retém grande quantidade de água, mas tem baixa capacidade de emulsificação. É utilizado com o objetivo de aumentar o rendimento e melhorar a textura do produto (fortalece a elasticidade da massa). Segundo o Art. 317 do RIISPOA,[6] é permitida a adição, nos limites fixados, de *amido ou de fécula*, de ingredientes vegetais e de proteínas não cárneas aos produtos cárneos, quando prevista nesse decreto e em normas complementares, ou mediante aprovação do Departamento de Inspeção de Produtos de Origem Animal (DIPOA). Pode-se utilizar até 5% em peso de amido em produtos cárneos em geral, 10% em patês e 2% em salsichas.[16,29,37]
- **Gordura**: é representada pela gordura e toucinho, utilizados nos teores de 15% a 32% na formulação. São componentes que conferem características desejáveis de suculência, sabor e aroma aos embutidos, dando suavidade e brilho ao produto e facilitando o desprendimento do invólucro no momento do consumo.[21] Os toucinhos de melhor qualidade são os suínos, de cor branca, firmes e sem odor, que devem ser cortados e moídos antes de serem colocados no *cutter* para o processamento da massa.[20] Para produtos com um apelo *light* é recomendada a utilização de outros ingredientes que tentem reproduzir, pelo menos em parte, as vantagens do uso da gordura, como a carragena ou demais gomas provenientes das algas marinhas.
- **Proteína de soja**: chamada de ingrediente ligante, contribui tanto para ligar a água como a gordura, mas pouco para a emulsificação.[20] Dá estabilidade à emulsão, resultando em maior qualidade do produto final. Segundo o Art. 317 do RIISPOA,[6] é permitida a adição, nos limites fixados, de amido ou de fécula, de ingredientes vegetais e de *proteínas não cárneas* aos produtos cárneos quando prevista nesse decreto e em normas complementares, ou mediante aprovação do Departamento de Inspeção de Produtos de Origem Animal. A proteína texturizada de soja pode ser adicionada em produtos emulsionados na forma hidratada em até 10,5%, e 3,5% na forma não hidratada, ambas sem a necessidade de declaração no rótulo. O percentual recomendado de carne[19] deve ser de no mínimo 55%.
- **Condimentos e especiarias**: conferem sabor e odor aos embutidos, e atuam como agentes antioxidantes e bactericidas. São exemplos o cravo, pimenta, canela, cebola, pimentão, mostarda, gengibre, alho e outros.[22,41]
- **Carboidratos**: açúcares que contribuem com o sabor, combatem o gosto acre de algumas substâncias e mascaram o sabor adstringente do sal,[23] além de ação redutora potente indispensável para a adequação do meio até a formação de nitrosomioglobina (pigmento de carne curada sem ação do calor). Funciona como substrato na fermentação láctica, fundamental na maturação de alguns produtos.[41] Na fabricação de embutidos curados são utilizados diferentes tipos de açúcares, como glicose, lactose, sacarose, maltose e xarope seco de amido.
- **Envoltórios**: podem ser tripas naturais (suína, ovina, caprina ou de vitela), ou artificiais (colágeno reconstituído, celulose e sintéticas). As tripas naturais têm como vantagens o fato de serem comestíveis, altamente permeáveis à defumação, macias e suculentas, de protegerem o agradável sabor do embutido e de propiciarem uma apresentação atrativa. Seus problemas são a falta de homogeneidade, alta carga microbiana, irregularidades de tamanho e alto custo de trabalho para o seu enchimento, causando maior quebra de peso do produto.[41] As tripas artificiais apresentam como vantagens a uniformidade de diâmetro, baixa carga microbiana, emprego fácil, variedade de tamanhos, fácil mecanização e permitem eleger a permeabilidade ao vapor e à fumaça desejada. Suas desvantagens são o fato de não serem comestíveis nem biodegradáveis e o seu custo elevado.[20] Normalmente se utiliza tripa natural para linguiça e artificial (celulose) para salsicha.

- **Aditivos**: qualquer ingrediente adicionado intencionalmente aos alimentos, sem propósito de nutrir, com o objetivo de modificar as características físicas, químicas, biológicas ou sensoriais durante a fabricação, processamento, preparação, tratamento, embalagem, acondicionamento, armazenagem, transporte ou manipulação de um alimento. O emprego de aditivos justifica-se por razões tecnológicas, sanitárias, nutricionais ou sensoriais. Sempre devem ser utilizados aditivos autorizados em concentrações tais que sua ingestão diária não supere os valores de ingestão diária aceitável (IDA) recomendados e que atendam às especificações mais atuais estabelecidas pelo Joint FAO/WHO Expert Committee on Food Additives – JECFA (Comitê da FAO/OMS de Especialistas em Aditivos Alimentares), pelo Food Chemicals Codex – FCC (Código dos Produtos Químicos Alimentícios), ou pela União Europeia.[25,26] Alguns dos aditivos utilizados na produção de embutidos são:
  - **Antioxidantes**: substâncias que retardam o aparecimento de alteração oxidativa no alimento, como ácido ascórbico, ascorbatos e compostos de eritorbato de sódio.
  - **Corantes**: substâncias que conferem, intensificam ou restauram a cor de um alimento. Podem ser naturais ou sintéticas; as mais conhecidas pela indústria de embutidos são o carmim, a hemoglobina, o urucum, entre outros.[24]
  - **Estabilizantes**: substâncias que tornam possível a manutenção de uma dispersão uniforme de duas ou mais substâncias imiscíveis em um alimento. Podemos citar os fosfolipídios, polifosfatos, mono e diglicerídeos, polissorbatos, entre outros. Os fosfatos são os principais estabilizantes usados em embutidos, visando elevar o pH do meio, acentuar a capacidade de retenção de água, propiciar aspecto mais homogêneo e brilhante ao corte e aumentar a suculência do produto em função da diminuição da retração do produto por ocasião do cozimento, tendo em vista a menor perda de umidade.[41] A legislação permite níveis de no máximo de 0,5% do peso do produto final.[25]
  - **Conservantes**: substâncias que impedem ou retardam a alteração dos alimentos provocada por microrganismos ou enzimas. Um exemplo é o sal de cura (NaCl mesclado a nitrito e nitrato de sódio), que inibe o agente causador do botulismo (*Clostridium botulinum*), atua como antioxidante, é um componente fundamental para a estabilização do pigmento responsável pela coloração típica vermelha e contribui para o desenvolvimento do aroma característico de carne curada.[41,12] A soma dos nitritos e nitratos, determinados como resíduo máximo, não deve superar 0,015 g/100 g, expressa como nitrito de sódio.[25]
  - **Aromatizantes**: substâncias ou misturas de substâncias naturais ou artificiais, com propriedades aromáticas e/ou sápidas, capazes de conferir ou reforçar o aroma e/ou sabor dos alimentos, como o glutamato monossódico.[25,26]

As tecnologias disponíveis para a produção de embutidos de pescado são inúmeras, e apesar de enaltecerem a possibilidade de aproveitamento integral dessa *commodity*, é de extrema importância considerar também a responsabilidade ambiental em seus vários aspectos, desde a origem do pescado, técnica de pesca utilizada, tamanhos mínimos de pescado, e outros. Deve-se atentar ao fato de que a produção extrativa pesqueira nas últimas décadas vem colapsando boa parte dos recursos naturais a nível mundial. Em função disso, o caminho mais coerente para aumentar o consumo de pescado no Brasil pelo desenvolvimento de novos produtos seria a pesca responsável em conjunto com a aquicultura sustentável continental e marinha.

Linguiça de pescado

Linguiça é definida como produto cárneo industrializado, adicionado ou não de tecidos adiposos, ingredientes, embutido em envoltório natural ou artificial e submetido a processo tecnológico para fabricação de produto fresco, seco, cozido, curado e/ou maturado.[16]

Na sua composição, a linguiça leva como ingredientes obrigatórios carne e sal, e, como ingredientes opcionais, gordura, água, proteína vegetal, açúcares, plasma, aditivos, aromas, especiarias e condimentos (Tabela 12.6.1). O teor máximo de adição de proteína vegetal é de 2,5%, como proteína agregada.[16] Não é permitida a adição de proteínas não cárneas em linguiças toscana, calabresa, portuguesa, blumenau e colonial.[17] Depois de confeccionada a massa, esta é embutida normalmente em envoltórios naturais (tripa suína, ovina, caprina ou de vitela) e pode ser defumada

TABELA 12.6.1 Exemplo de formulação para preparo de 10 kg de linguiça de pescado.

Ingredientes	Quantidade (g)
Pescado picado/moído	10.000
Água gelada	200
Sal refinado	30
Condimento para linguiça	30
Estabilizante	30
Antioxidante	30
Pimenta-do-reino	10
Alho em pó	10

TABELA 12.6.2 Características físico-químicas por tipo de linguiça.

Característica	Frescais (%)	Cozidas (%)	Dessecadas (%)
Umidade máxima	70	60	55
Gordura máxima	30	35	30
Proteína mínima	12	14	15
Cálcio (base seca – máxima)	0,1	0,3	0,1

ou salgada. As características físico-químicas da linguiça são preconizadas pelo Regulamento Técnico de Identidade e Qualidade de linguiça,[16] descritas na Tabela 12.6.2.

A legislação vigente no Brasil preconiza que em linguiças que são submetidas ao processo de cozimento, como calabresa e portuguesa (produto exclusivamente de carne suína), e paio (produto de carne suína e bovina), é permitida a utilização de até 20% de CMS. Já em linguiça frescal (crua e dessecada), é proibido o uso de CMS como matéria-prima.[16] Para a produção de linguiça de pescado, recomenda-se a utilização de carne previamente picada. Apesar do maior dispêndio de trabalho associado ao menor rendimento, devido ao processo manual de retirada da carne e separação das espinhas, resulta em linguiça com textura melhor. A utilização de carne mais refinada como CMS ou *surimi* resultaria em uma textura "emborrachada", depreciando sensorialmente o produto final. Alguns autores[27] recomendam a utilização de moedores de carne; nesse caso, indica-se a utilização de disco com orifícios de 8 mm. A seguir apresentamos as principais etapas para o processamento[9] de linguiça de pescado (Figuras 12.6.1 e 12.6.2):

a) **Recepção da matéria-prima**: o pescado fresco recebido deve estar com temperatura abaixo de 10 °C. São feitas análises químicas e sensoriais (para a comprovação da qualidade do pescado) e lavagem com água fria e clorada (5 ppm).
b) **Descabeçamento, evisceração e retirada de pele**: o pescado é descabeçado e eviscerado. Sua pele pode ser retirada manualmente ou com auxílio de um equipamento que remove a pele do filé (Figura 12.6.3).
c) **Lavagem**: após o descabeçamento, retirada da pele e evisceração, o pescado é lavado em água clorada fria (5 ppm) para a eliminação de resíduos de sangue e vísceras.
d) **Corte**: o pescado deve ser picado em pequenos cubos (~ 1 cm), tomando-se o cuidado de retirar as espinhas.
e) **Mescla**: o pescado picado é mesclado com os demais ingredientes da formulação. Pode-se utilizar um *cutter* ou homogeneizador até a obtenção de massa homogênea, por cerca de 10 minutos. A temperatura durante a homogeneização não deve exceder 10 °C.
f) **Descanso**: a massa deve ser armazenada sob refrigeração entre 4 °C e 5 °C por 4 a 8 horas, visando a obtenção da reação de cura.

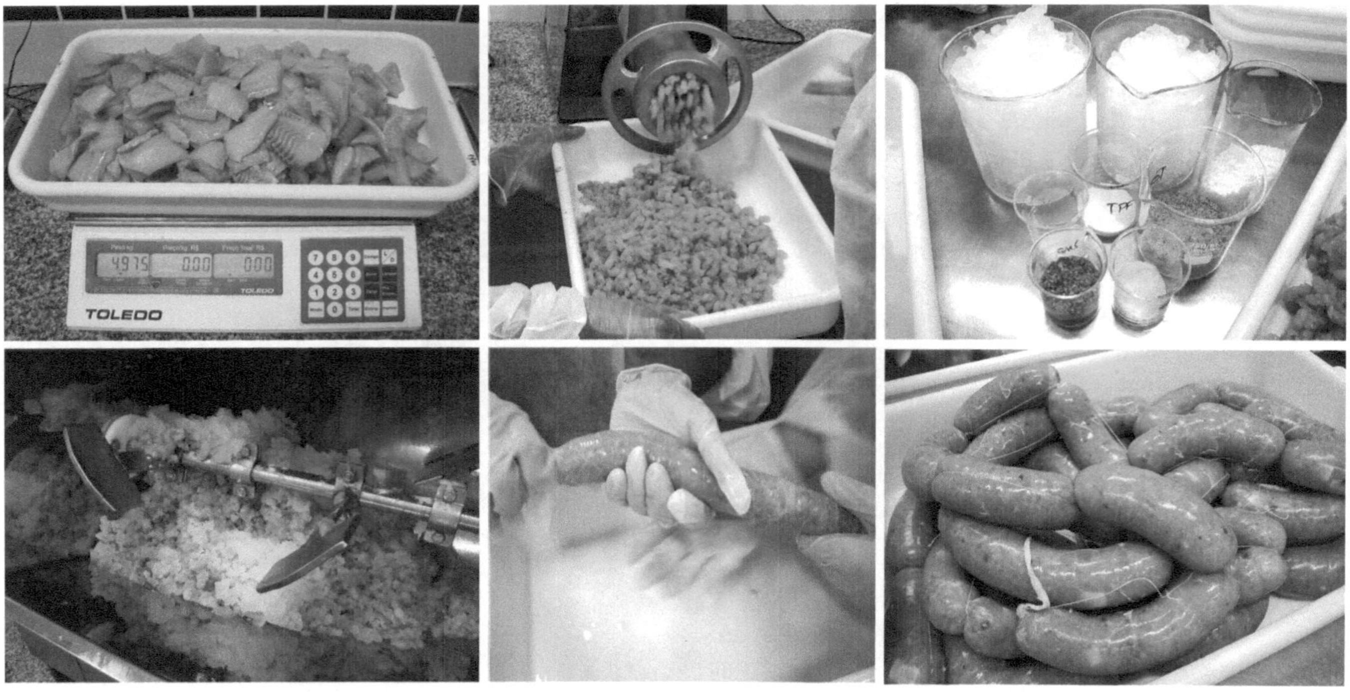

Figura 12.6.1 ▪ Etapas do processo de fabricação de linguiça de tilápia (Cortesia de Gonçalves AA.)

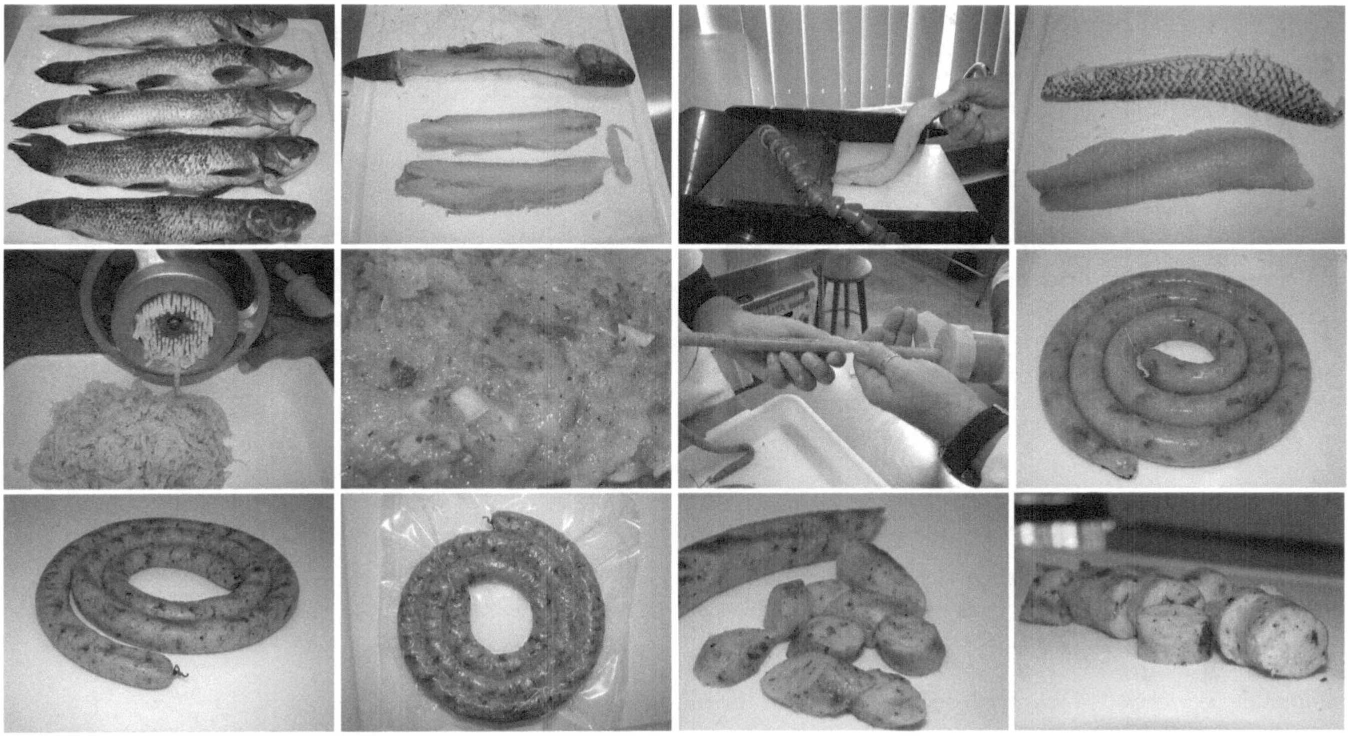

Figura 12.6.2 ▪ Etapas do processo de fabricação de linguiça condimentada de traíra. (Cortesia de Alex Augusto Gonçalves.)

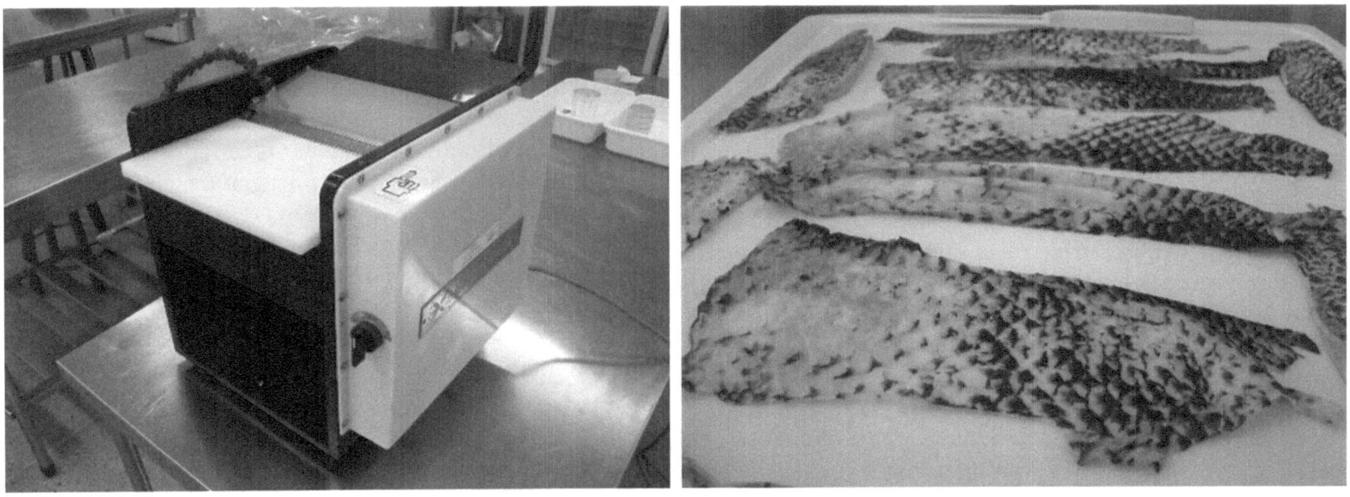

Figura 12.6.3 ▪ Equipamento para remoção de pele de filés de peixe. (Cortesia de Alex Augusto Gonçalves.)

g) **Lavagem e hidratação da tripa natural**: a tripa natural, preferencialmente de carneiro, deve ser molhada em solução de 5% de ácido acético por cerca de 30 minutos, para limpeza e hidratação. Posteriormente, é lavada em água corrente para a sua utilização.

h) **Embutimento e amarração**: operação realizada em embutidor manual ou hidráulico, em que a massa fria é colocada no cilindro/canhão equipado com funil de ensaque de 28 mm de calibre. Deve-se padronizar os gomos (10 cm a 15 cm) e ter cuidado para evitar a formação de bolhas de ar durante o processo de embutimento (ideal o uso de embutideira a vácuo). Os gomos são amarrados com linha específica ou anilhas de alumínio.

i) **Cocção**: a linguiça pode ser submetida a tratamento térmico em estufa de cozimento com vapor direto ou em tanques de água quente, até a temperatura interna do produto atingir 75 °C.

j) **Resfriamento**: após o tratamento térmico, a linguiça deve ser resfriada em água gelada clorada (5 ppm) por cerca de 15 minutos. A finalidade do choque térmico é inibir a ação bioquímica e microbiana.

k) **Embalagem**: as linguiças devem ser embaladas em sacos de polietileno e submetidas ao processo de vácuo. O rótulo deverá atender ao Regulamento Técnico para Rotulagem de Produto de Origem Animal Embalado.[28]

l) **Armazenamento**: o produto embalado é armazenado em câmara fria a –18 °C. A câmara fria deve ser utilizada somente para armazenamento de produtos acabados, seguindo as condições de higiene adequadas. Esse produto pode apresentar estabilidade por um período de até 90 dias de armazenamento à temperatura de –20 °C a –18 °C.

Salsicha de pescado

A salsicha é um produto cárneo industrializado, obtido da emulsão de carne de uma ou mais espécies de animais de açougue, adicionado de ingredientes, embutido em envoltório natural ou artificial, ou por processo de extrusão, e submetido a processo térmico adequado. De acordo com a composição da matéria-prima e as técnicas de fabricação utilizadas, podem classificar-se como salsicha, salsicha tipo Viena, salsicha tipo Frankfurt, salsicha Frankfurt, salsicha Viena e salsicha de carne de ave.[16]

Na formulação da salsicha, são ingredientes obrigatórios a carne e o sal, e ingredientes opcionais são miúdos e vísceras comestíveis, gordura animal ou vegetal, água, agentes de liga, aditivos intencionais, açúcares, aromas, especiarias, condimentos e proteína vegetal ou animal[16] (Tabela 12.6.3).

TABELA 12.6.3 Exemplo de formulação para preparo de salsicha de pescado. (Adaptada de Oliveira Filho,[35] Nascimento *et al.*[36])

Ingredientes	%
CMS de pescado lavado ou *surimi*	60
Gordura (toucinho)	10
Proteína texturizada de soja	2
Amido	2
Sal refinado	1,5
Sal de cura	0,25
Glutamato monossódico	0,10
Antioxidante	0,5
Estabilizante	0,25
Condimento de salsicha sem sal	1
Corante carmim de cochonilha 3%	0,01
Gelo	7
Aroma de fumaça	0,01

A formação do gel é uma das propriedades de produtos formulados com CMS.[10] Quando a carne é lavada, promove-se a eliminação das proteínas sarcoplasmáticas, lipídios, componentes extrativos etc., e a miofibrila torna-se mais pura e concentrada, contribuindo para a elaboração de produtos mais homogêneos e com boa consistência elástica. A porcentagem de adição de sal em uma carne de pescado com 80% de umidade, para uma boa formação de gel, é de 2% a 3%. Para que a carne não perca sua capacidade de formação de gel e retenção de água, o pH deve manter-se entre 6,5 e 7,5. Peixes de carne branca apresentam pH na faixa ideal para a formação de um gel apropriado para embutidos, portanto não é necessário o ajuste do pH da carne. Peixes de carne vermelha e cações acumulam no período pós-morte teores mais elevados de ácido lático e apresentam pH de 5,6 a 5,8, sendo necessária, portanto, a neutralização da carne com substâncias alcalinas ($NaHCO_3$) durante a etapa de homogeneização da pasta ou no decorrer do processo de trituração.[29]

A utilização de CMS ou *surimi* como matéria-prima na produção de salsicha é recomendada. A legislação brasileira permite o uso de até 60% de CMS de bovinos, suínos e aves em substituição da matéria-prima cárnea em alguns tipos de embutidos emulsionados,[16] porém o uso de CMS de pescado não está descrito na referida legislação. A emulsão, processo essencial para a produção de salsicha, é definida como sendo uma suspensão coloidal de dois líquidos não solúveis entre si (imiscíveis), mas harmoniosamente dispersos um no outro. Para tanto, existe a necessidade da presença de um agente emulsificante: a proteína. Quando a gordura entra em contato com a água, existe uma grande tensão interfacial entre ambas as fases, e a proteína, que possui uma porção hidrofílica (polar) e outra hidrofóbica (apolar), atua na interface entre a gordura e a água, formando uma capa contínua entre as duas fases, reduzindo essa tensão e permitindo a formação de uma emulsão com menor energia interna, estabilizando-a.[21,30]

É importante conhecer a relação umidade/proteína (U/P) em embutidos cárneos, uma vez que a mesma influencia a capacidade de retenção de umidade e, consequentemente, a textura e a estabilidade do produto final.[31] De acordo com o RIISPOA,[6] a máxima relação umidade/proteína (U/P) permitida para produtos cárneos emulsionados é de 3,5. Autores afirmaram que, dentro de certos limites, quanto maior a relação U/P na formulação, maior a extração proteica e, consequentemente, mais estável será a emulsão.[32]

Os melhores emulsificantes são as proteínas miofibrilares (miosina e actina).[33] Para que a emulsão cárnea seja estável, é necessário que as proteínas se encontrem dissolvidas ou solubilizadas. Com a lavagem da carne do pescado, as proteínas miofibrilares, que são insolúveis em água e soluções salinas diluídas, mas solúveis em solução salina mais concentrada, tornam-se mais puras e concentradas.[29]

O sal, utilizado na concentração entre 2% e 3%, tem importante função nas emulsões de embutidos, pois solubiliza as proteínas miofibrilares na fase aquosa para que estas se encontrem em condições de englobar as partículas de gordura de forma estável. O emulsionamento da gordura, ao torná-la invisível, permite sua importante participação no sabor e textura do produto cárneo.[21,29,30]

Para a produção de salsicha, a homogeneização dos ingredientes, visando à obtenção da emulsão proteína-gordura-água, é realizada em equipamento *cutter*, e sua formação é afetada pela temperatura, tamanho da partícula de gordura, teor de proteínas solubilizadas e demais insumos utilizados. Para melhor solubilização proteica, recomenda-se que todo o sal da formulação seja adicionado nos estágios iniciais de processo de emulsificação da carne. A solubilização das proteínas aumenta com o tempo de mistura e com temperatura próxima de 7 °C.[34] Depois de confeccionada, a emulsão é embutida em envoltório natural ou artificial e submetida a tratamento térmico. Pode-se ter como processo alternativo o tingimento, a depelação, defumação e a utilização de recheios e molho. As características físico-químicas da salsicha são preconizadas pelo Regulamento Técnico de Identidade e Qualidade de Salsicha[16] (Tabela 12.6.4).

As etapas para o processamento de salsicha de pescado compreendem (adaptado[29,35,36,42]):

a) **Recepção da matéria-prima**: a matéria-prima (CMS ou *surimi*) deve ser descongelada de forma programada e controlada, lentamente em temperatura de refrigeração (7 °C/24 h), ou rapidamente cortando-se o bloco em lâminas no equipamento *cutter*.

TABELA 12.6.4 Características físico-químicas de salsicha.

Características	(%)
Amido máximo*	2,0
Carboidratos totais máximo	7,0
Umidade máximo	65
Gordura máximo	30
Proteína mínimo	12
Teor de cálcio em base seca salsicha	0,9
Teor de cálcio em base seca salsicha Viena	0,1
Teor de cálcio em base seca salsicha Frankfurt	0,1
Teor de cálcio em base seca salsicha tipo Viena	0,6
Teor de cálcio em base seca salsicha tipo Frankfurt	0,6
Teor de cálcio em base seca salsicha de ave	0,6

*O somatório de amido máximo e açúcares totais (carboidratos totais) não deverá ultrapassar a 7%.

b) **Mescla**: o processo deve ser realizado em *cutter*. Inicialmente, adiciona-se a matéria-prima cárnea, o sal e metade do gelo, e mescla-se até a completa extração das proteínas miofibrilares. O controle da temperatura no processo de emulsão é importante, pois sua elevação leva à desnaturação das proteínas solúveis, diminuição da viscosidade da emulsão e fusão das partículas de gordura. A temperatura da emulsão deve ser mantida dentro de uma margem de segurança de 13 °C a 16 °C.[24] Adicionam-se os demais ingredientes e mistura-se até completa homogeneização. A temperatura da emulsão ao final do processo deve ser ≤ 10 °C.[29]

c) **Embutimento e amarração**: operação realizada em embutidor manual ou hidráulico. A emulsão é colocada no cilindro/canhão equipado com funil de ensaque de 24 mm de calibre. Sugere-se a utilização de tripa artificial de celulose. Deve-se padronizar os gomos (10 cm a 15 cm) e ter o cuidado de evitar a formação de bolhas durante o processo. Os gomos são amarrados com linha específica ou anilhas de alumínio.

d) **Cocção**: o aquecimento, além de diminuir a carga bacteriana, promove a desnaturação e coagulação das proteínas da carne, resultando na textura elástica característica de embutidos. A salsicha pode ser submetida a tratamento térmico em estufa de cozimento com vapor direto ou em tanques de água quente, até a temperatura interna do produto atingir 75 °C. Para a elaboração de um produto pasteurizado, este deve ser submetido à ação de vapor ao redor de 100 °C durante 40 minutos. Para uma esterilização efetiva, o produto pode ser submetido ao método HTST (alta temperatura e alta pressão por curto tempo) em autoclave – as salsichas são acondicionadas em bandejas de alumínio e preparadas para receber a água em circulação, com o objetivo de homogeneizar a temperatura ao redor do produto. O tratamento térmico é realizado a 120 °C, e o tempo varia em função do tamanho e peso das salsichas (por exemplo, para unidades de 50 g, é necessário de 15 a 17 minutos; e o tempo letal de esterilidade F_0 é de 7 minutos).

e) **Resfriamento**: após o tratamento térmico, a salsicha deve ser resfriada em água gelada clorada (5 ppm) por cerca de 15 minutos. A finalidade do choque térmico é inibir a ação bioquímica e microbiana.

f) **Secagem**: as salsichas são secadas em um túnel contínuo de ar quente, com a finalidade de eliminar completamente a umidade residual da superfície, bem como das rugas externas dos fechamentos com o *clip* de alumínio.

g) **Seleção e embalagem**: a seleção das salsichas consiste em separar, mediante uma inspeção, as unidades que possam apresentar defeitos ou falhas visíveis na embalagem, no fechamento, pontos escuros etc. As salsichas são embaladas em sacos de polipropileno litografadas, sendo que o número de unidades dependerá do peso unitário das salsichas, sendo então submetidas ao processo de vácuo. O rótulo deverá atender o Regulamento Técnico para Rotulagem de Produto de Origem Animal Embalado.[28]

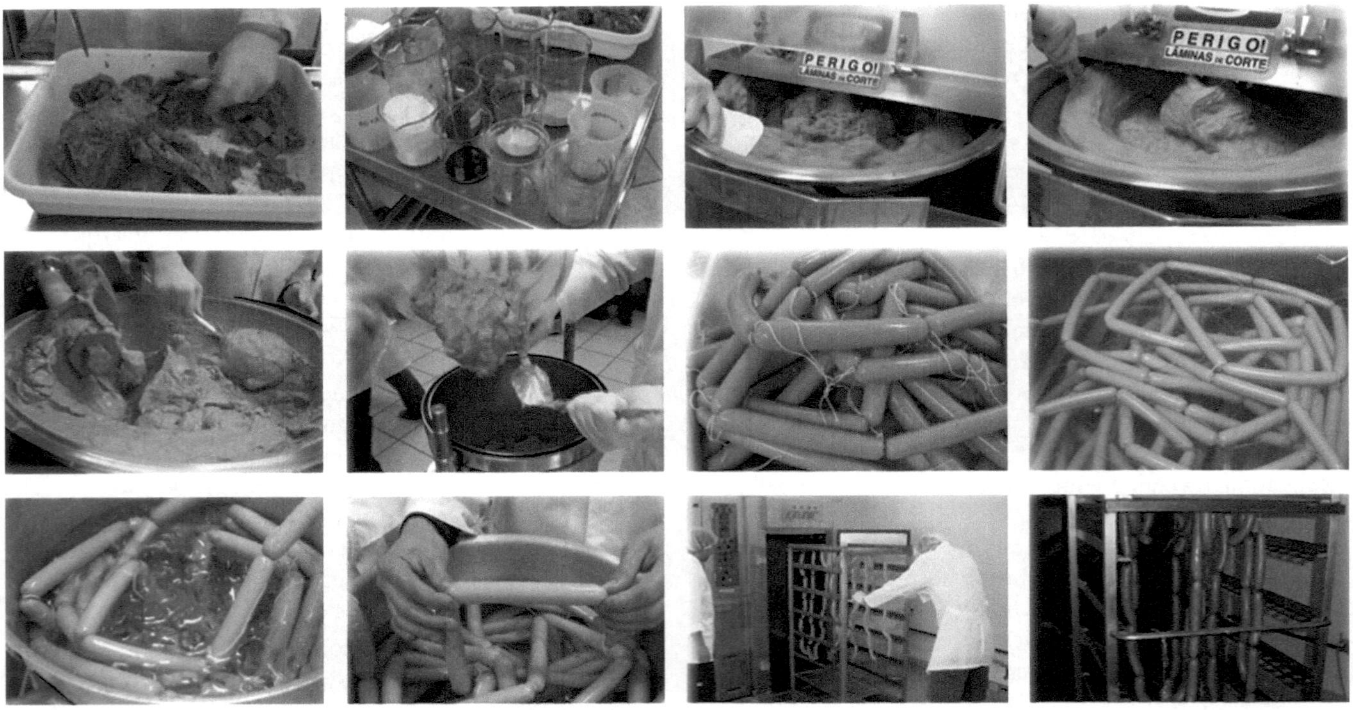

Figura 12.6.4 ▪ Etapas do processo de fabricação de salsicha de CMS de peixe: tradicional e defumada. (Cortesia de Alex Augusto Gonçalves.)

h) **Armazenamento**: o produto embalado pode ser estocado a 0 °C por até 40 dias, mantendo boa qualidade físico-química e microbiológica, ou ser previamente congelado e estocado em câmara fria a –18 °C. A câmara fria deve ser utilizada somente para armazenamento de produtos acabados, seguindo as condições de higiene adequadas. Esse produto pode apresentar estabilidade por um período de até 90 dias de armazenamento à temperatura de –20 °C a –18 °C. Segundo Olivares Alcântara,[42] os embutidos do tipo salsicha de pescado tratados à temperatura de esterilização em autoclaves a alta temperatura e alta pressão em curto tempo (HTST) permitem sua distribuição na temperatura ambiente (Figura 12.6.4).

Patê de pescado

Pasta ou patê é o produto cárneo industrializado cozido, pasteurizado ou esterilizado, obtido a partir de carnes e/ou produtos cárneos e/ou miúdos comestíveis, das diferentes espécies de animais de açougue, transformados em pasta, adicionada de ingredientes e submetida a um processo térmico adequado. Pode apresentar em sua composição fragmentos de tecido muscular e/ou vegetais triturados ou em pedaços. Os patês, seguidos de sua designação, deverão conter no mínimo 30% da matéria-prima que o designe.[37] Em sua composição são considerados ingredientes obrigatórios carne e/ou miúdos específicos das diferentes espécies de animais de açougue, sal, nitrito e/ou nitrato de sódio e/ou potássio. Os ingredientes opcionais são gordura animal e/ou vegetal, proteínas de origem animal e/ou vegetal (adição máxima de 3% de proteínas não cárneas na forma de proteína agregada), açúcares, maltodextrinas, leite em pó, amido, aditivos intencionais, vinho e conhaque, condimentos, aromas e especiarias, vegetais (amêndoas, pistaches, frutas, trufas, azeitonas etc.) e queijos[37] (Tabela 12.6.5).

Patês não são considerados emulsões verdadeiras; porém, sua qualidade está associada a uma combinação de gordura, água e proteínas solúveis, as quais atuam como agentes emulsionantes. Existem duas denominações para patês: cremoso e pastoso. O patê cremoso é produzido com parte da matéria-prima crua e outra cozida; já o patê pastoso utiliza somente matéria-prima cozida.[38,39]

Para a produção de patê, a homogeneização dos ingredientes é realizada em equipamento *cutter*. Depois de elaborada, a massa pode ser embutida em envoltório natural ou artificial ou, ainda, ser acondicionada em frascos de vidro fechados hermeticamente, para posterior tratamento térmico (Figura 12.6.5).

As características físico-químicas do patê são preconizadas pelo Regulamento Técnico de Identidade e Qualidade de Patê[37] (Tabela 12.6.6).

Etapas para o processamento de patê de pescado (adaptado[9,29,40,43]):

a) **Recepção da matéria-prima**: a matéria-prima (CMS) deve ser descongelada adequadamente.
b) **Pré-cocção da matéria-prima**: o processo de cocção deve ser realizado em estufa de cozimento com vapor

TABELA 12.6.5 Exemplo de formulação para preparo de patê cremoso e pastoso de pescado. (Adaptada de Minozzo *et al.*[40])

Ingredientes	%
CMS de pescado	47
Água	23
Proteína isolada de soja	1,5
Sal	0,8
Sal de cura	0,15
Gordura hidrogenada	23
Condimentos	0,45
Eritorbato de sódio	0,20
Polifosfato	0,5
Leite em pó	0,3
Fumaça líquida	0,3
Emulsificante	0,5
Amido	1,3

TABELA 12.6.6 Características físico-químicas do patê.

Características	%
Amido máximo*	10
Carboidratos totais máximo*	10
Umidade máximo	70
Gordura máximo	32
Proteína mínimo	8

*O somatório de carboidratos totais máximos e amido máximo não deverá ser superior a 10%.

direto, por 15 minutos a 90 °C. Na elaboração do patê cremoso, utiliza-se 65% de CMS cozida e 35% de CMS crua, e para patê pastoso, 100% de CMS cozida.

c) **Mescla**: o processo deve ser realizado em equipamento *cutter*. Adicionam-se os demais ingredientes e mistura-se até a completa homogeneização. A temperatura da emulsão[29] ao final do processo deve ser ≤ 10 °C.

d) **Embutimento e amarração**: operação realizada em embutidor manual ou hidráulico, em que a massa é colocada no cilindro/canhão equipado com funil de ensaque de 32 mm de calibre. Sugere-se a utilização de tripa

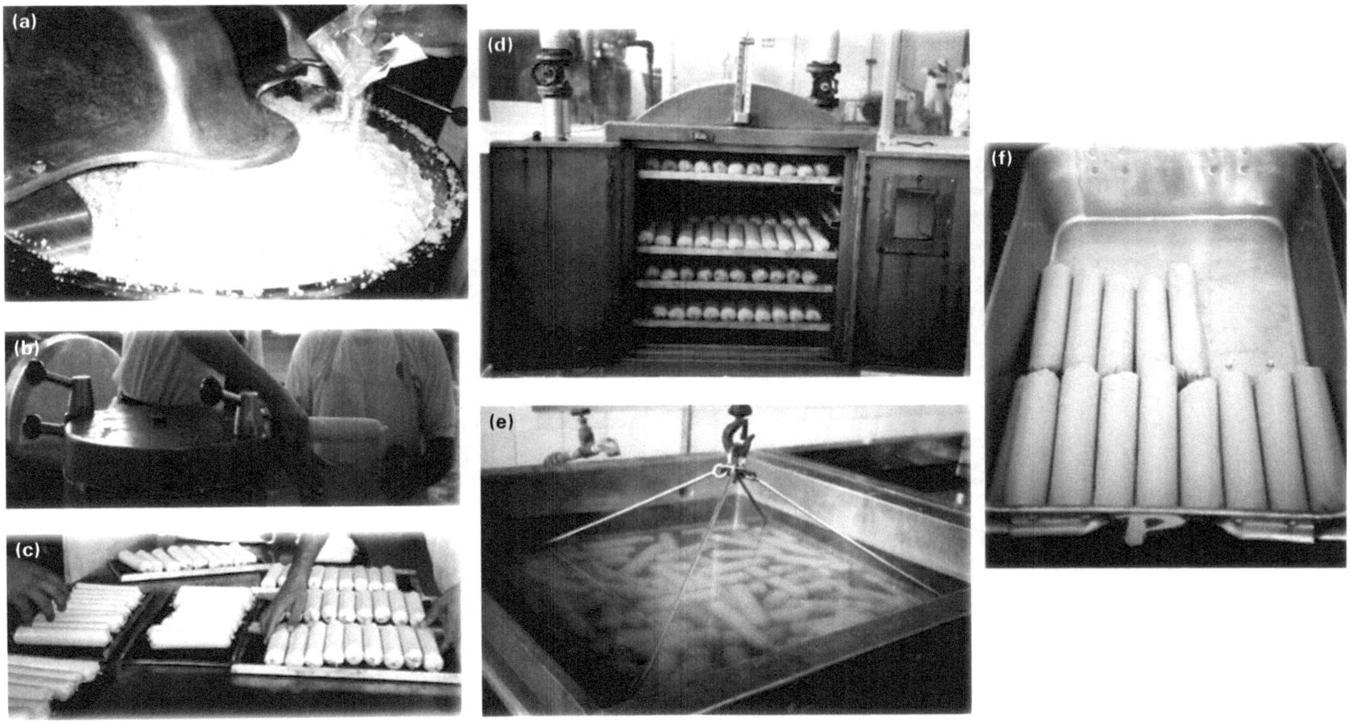

Figura 12.6.5 ▪ Patê de peixe: (a) trituração e mistura de ingredientes; (b) embutimento; (c) preparo para a cocção; (d) cocção; (e) resfriamento; (f) patê pronto para consumo. (Cortesia de Machado TM, ITP-Peru.)

artificial de polietileno. Deve-se padronizar os gomos (10 cm) e ter o cuidado de evitar a formação de bolhas durante o processo. Os gomos são fechados com anilhas de alumínio.

e) **Cocção**: o patê é submetido a tratamento térmico em estufa de cozimento com vapor direto ou em tanques de água quente, até a temperatura interna do produto atingir 75 °C ou 80 °C por 35 minutos.

f) **Resfriamento**: após o tratamento térmico, o patê deve ser resfriado em água gelada clorada (5 ppm) por cerca de 15 minutos. A finalidade do choque térmico é inibir a ação bioquímica e microbiana.

g) **Armazenamento**: o produto embalado pode ser estocado sob refrigeração, com vida útil determinada de acordo com a efetividade do tratamento térmico utilizado.

Embutido de pescado curado

Talvez para alguns leitores o produto em questão não seja inovador, pois são produtos tradicionalmente conhecidos na área de produtos cárneos de animais terrestres (produtos curados embutidos como salames, presuntos e copas), mas, ao mesmo tempo, são pouco conhecidos na área de produtos à base de pescado. Os produtos cárneos curados tradicionais são aqueles conservados por tempo mais prolongado, adicionados de sal, nitratos e/ou nitritos, açúcar e condimentos, resultando na melhora das propriedades sensoriais, como sabor e aroma mais agradáveis e coloração vermelha ou rósea atraente.[49]

Ao navegar pela internet em busca desses produtos inovadores, encontra-se a Offishina (www.offishina.it), cujo nome é originário de um verdadeiro jogo de palavras, entre o italiano *officina* e o inglês *fish*. A Offishina está localizada em Matino (província de Lecce, sul de Puglia, Itália), a 10 km da costa do mar Jônico (Mediterrâneo). Pode-se dizer que a Offishina é um laboratório que produz embutidos curados a partir do filé (lombo) de peixe. O melhor peixe é transformado do estado cru (fresco) ao maturado por meio de fermentação, secagem e maturação prolongada que permite o aumento da vida de prateleira para mais de 18 meses, sendo conservado apenas com sal de mina e outros conservantes naturais (especiarias mediterrâneas). Esses embutidos são livres de corantes, conservantes químicos, glúten e lactose; são fontes de ácidos graxos ômega-3 e ômega-6, cálcio, selênio, iodo, fósforo, potássio, zinco, vitaminas A e B, com baixo valor calórico e indicados para vários tipos de dieta (nutrição esportiva, crianças e idosos).

As espécies utilizadas são atum e espadarte (Figura 12.6.6), e a categoria de produtos é a de salames e produtos de peixe temperados (lembra o tradicional presunto ou

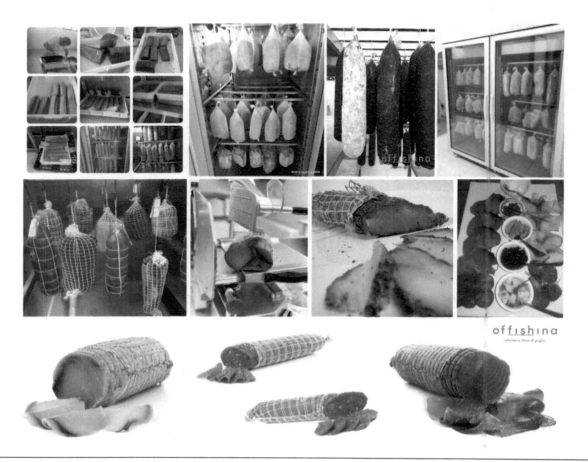

Figura 12.6.6 ▪ Etapas do processo de fabricação de embutidos curados. (Cortesia com autorização de Offishina, Puglia, Itália.)

copa) obtidos por fermentação, maturação e secagem. O produto final tem valores de pH próximos de 5 e atividade de água entre 0,8 e 0,83, que contribui positivamente para a estabilidade do produto (sob ponto de vista microbiológico) principalmente no que diz respeito à multiplicação dos microrganismos anaeróbicos, como o *Clostridium botulinum*. No teste de vida de prateleira (18 meses), análises microbiológicas (*Clostridium botulinum*, *Listeria monocytogenes* e *Salmonella* sp.) são realizadas a cada três meses e essa monitoração comprova a qualidade microbiológica e a estabilidade do produto.

Os embutidos de peixe assumem uma cor vermelha e as poucas gorduras são suficientemente protegidas da oxidação. Paralelamente ocorre a hidrólise de proteínas e gorduras, a partir das próprias enzimas do peixe, e em parte por enzimas microbianas. O produto fermentado utiliza o crescimento controlado de microrganismos selecionados, resultando na modificação da textura, do sabor e do aroma. O produto assume, assim, as características sensoriais elevadas devido à ação de mofos e leveduras, os quais estão presentes no invólucro durante a maturação que confere aromas ao produto, estabiliza a produção de histamina e preserva os atributos nutricionais e sensoriais, todos demonstrados nas análises laboratoriais. Esses processos ocorrem muito lentamente e, ao final do ciclo de maturação, o excesso de mofo é retirado, embalado a vácuo, e os produtos são armazenados.

O processo tecnológico é semelhante aos tradicionais salames, copas e presuntos curados, o que exige controle de temperatura e umidade relativa ao longo do processo de cura e, principalmente, na fermentação e posterior maturação, para que o produto final seja perfeito em sua característica sensorial. As boas práticas de higiene e fabricação, bem como a escolha de matéria-prima em excelente grau de frescor, a segurança e qualidade dos ingredientes e o controle de qualidade ao longo do processo são indispensáveis para a obtenção de um produto de excelência.

Referências bibliográficas

1. FAO – Food Agriculture Organization. El estado mundial de la pesca y la acuicultura 2018. Cumplir los objetivos de desarrollo sostenible. Roma. Disponível em: http://www.fao.org/3/I9540ES/i9540es.pdf. Acessado em: 26 jun 2019.
2. EMBRAPA – Empresa Brasileira de Pesquisa Agropecuária. Aquicultura e atividade pesqueira. 2004. Disponível em: http://www.cnpma.embrapa.br/projetos/index.php3?sec=aquic:::27. Acessado em: 2 mai 2019.
3. Wiefels R. Consumer requirements for supply from sustainable resources. In: Report of the Expert Consultation on International Fish Trade. 2004. Disponível em: http://www.fao.org/docrep/007/y5767e/y5767e00.HTM. Acessado em: 13 mai 2019.
4. Roitmam I, Travassos LR, Azevedo JL. Tratado de microbiologia vol. 1. São Paulo: Manole; 1988.
5. Madruga MS, Souza WH, Mendes EM de S, Brito EA. Carnes caprina e ovina – processamento e fabricação de produtos derivados. João Pessoa: Tecnol Ciênc Agropec. 2007; 1(2):61-7.
6. Brasil. Ministério da Agricultura, Pecuária e Abastecimento (MAPA). Decreto n.° 9.013, de 29 de março de 2017. Aprova o novo Regulamento de Inspeção Industrial e Sanitária de Produtos de Origem Animal – RIISPOA. Brasília, DF: Diário Oficial da União; 2017 mar 30.
7. Germano PML, Oliveira JCF, Germano MIS. O pescado como causa de toxinfecções bacterianas. Hig Aliment. 1993; 7(28):40-5.
8. Ferreira MW, Silva VK, Bressan PB, Vieira JO, Oda SHI. Pescado processados: maior vida de prateleira e maior valor agregado. Lavras (MG): Universidade Federal de Lavras. Boletim de Extensão Rural; 2002. 26 p.
9. Castro R, Olivares W. Tecnologia de Processamento de embutidos de pescado. Procesamiento de pastas y embutidos de pescado. Instituto Tecnológico Pesquero Del Peru; 1998. 54 p.
10. Tenuta Filho A, de Jesus RS. Aspectos da utilização de carne mecanicamente separada de pescado como matéria-prima industrial. Campinas: Bol Soc Bras Ciênc Tecnol Aliment. 2003; 37(2):59-64.
11. Lee CM. Surimi Process Technology. Food Technol. 1984; p. 69-80.
12. Ordóñez JA, Rodríguez MIC, Álvarez LF, Sanz MLG, Inguillón GDGF, Perales LLH, et al. Tecnologia de alimentos – Alimentos de origem animal v. 2. São Paulo: Artmed; 2005.
13. Park JW, Lin TMJ. Surimi: Manufacturing and evaluation In: Park JW (ed.). Surimi and Surimi Seafood. 2 ed. London: Taylor & Francis Group, CRC; 2005. p. 33-106.
14. Oetterer M, Siqueira AAZC, Gryschek SB. Tecnologias emergentes para o processamento do pescado produzido em piscicultura. In: Cyrino JEP, Urbinati EC, Fracalossi DM, Castagnolli N (eds.). Tópicos Especiais em Piscicultura de Água Doce Tropical Intensiva. São Paulo: TecArt; 2004. p. 481-500.
15. Bordeiras AJ, Tejada M. El "surimi". Rev Agroquím Tecnol Aliment. 1987; 27(1).
16. Brasil. Regulamentos Técnicos de Identidade e Qualidade de Carne Mecanicamente Separada, de Mortadela, de Linguiça e de Salsicha. 2000. Disponível em: http://extranet.agricultura.gov.br/sislegis-consulta/servlet/VisualizarAnexo?id=1638. Acessado em: 1 jul 2019.
17. Brasil. Instrução Normativa SDA-33, de 05 de setembro de 2017. Altera o subitem 4.1.2. do Anexo III da Instrução Normativa n.º 4 de 31 de março de 2000 – Regulamento Técnico de Identidade e Qualidade de Linguiça. Disponível em: https://www.defesa.agricultura.sp.gov.br/legislacoes/instrucao-normativa-sda-33-de-05-de-setembro-de-2017,1098.html. Acessado em: 1 jul 2019.
18. Terrell RN. Reducing the sodium content of processed meats. Food Technol. 1983; 37(7):66-71.
19. Sakai T, Munasingue DMS, Kashimura M, Sugamoto K, Kawahara S. Effects of NaCl on lipid peroxidation-derived aldehyde, 4-hydroxy-2-nonenal formation in minced pork and beef. Meat Sci. 2004; 66:789-92.

20. Oderich CAL. Aditivos usados na indústria da carne [trabalho individual de pós-graduação em Tecnologia de Toxicologia dos Alimentos]. São Leopoldo: Universidade do Vale do Rio dos Sinos; 1995.

21. Guerreiro L. Dossiê Técnico: produção de salsicha. Serviço Brasileiro de Respostas Técnicas, Rede de Tecnologia do Rio de Janeiro; 2006. Disponível em: http://sbrtv1.ibict.br/upload/dossies/sbrt-dossie30.pdf. Acessaso em: 17 jan 2010.

22. Olivo R, Shimokomaki M. Fatores que influenciam as características das matérias-primas e suas implicações tecnológicas. In: Shimokomaki M, Olivo R, Terra NN, Franco BDGM. Atualidades em Ciência e Tecnologia de Carnes. São Paulo: Varela; 2006b. p. 17-27.

23. Negbenebor CA, Godiya AA, Igene JO. Evaluation of *Clarias anguillaris* treated with spice *Piper guineense* for washed mince and kamaboko-type product. J Food Compos Anal. 1999; 12:315-22.

24. Takahashi G. Ingredientes e suas funções na fabricação de produtos cárneos. Campinas: UNICAMP; 1980. 15 f.

25. Oderich CAL. Industrialização de carnes: produção da salsicha. Porto Alegre: Universidade Federal do Rio Grande do Sul. Escola de Engenharia – Departamento de Engenharia Química; 2007.

26. Brasil. Resolução Anvisa RDC n.º 272, de 14 de março de 2019. Aditivos alimentares autorizados para uso em carnes e produtos cárneos de 14/03/2019. Disponível em: https://www.defesa.agricultura.sp.gov.br/legislacoes/resolucao-anvisa-rdc-n-272-de-14-03-2019,1262.html. Acessado em: 1 jul 2019.

27. Brasil. Resolução Anvisa RDC n. 239, de 26 de julho de 2018. Aditivos alimentares e coadjuvantes de tecnologia autorizados para uso em suplementos alimentares de 26/07/2018. Disponível em: http://www.in.gov.br/materia/-/asset_publisher/Kujrw0TZC2Mb/content/id/34380515/do1-2018-07-27-resolucao-da-diretoria-colegiada-rdc-n-239-de-26-de-julho-de-2018-34380387 . Acessado em: 1 jul 2019.

28. Lara JAF de, Garbelini JS, Delbem ACB. Tecnologias para agroindústria: processamento artesanal do pescado do Pantanal. Corumbá: Embrapa Pantanal; 2007. 5 p. (Embrapa Pantanal. Circular Técnica, 73). Disponível em: http://www.cpap.embrapa.br/publicacoes/download.php?arq-pdf=CT73. Acessado em: 31 mar 2008.

29. Brasil. Regulamento Técnico para Rotulagem de Produto de Origem Animal embalado. 2005. Disponível em: http://extranet.agricultura.gov.br/sislegis-consulta/ consultarLegislacao.do?operacao=visualizar&id=14493. Acessado em: 15 jan 2010.

30. Ogawa M, Maia EL. Química do pescado. In: Ogawa M, Maia EL (eds.). Manual de Pesca. São Paulo: Varela; 1999. p. 307-19.

31. Roça RO. Embutidos. 2010. Disponível em: http://pucrs.campus2.br/~thompson/Roca113.pdf. Acessado em: 18 jan 2010.

32. Alencar N. Importância da matéria-prima na elaboração de produtos cárneos. In: Cursos rápidos na tecnologia de produtos cárneos. Belo Horizonte: Cetec; 1994. p. 7-12.

33. Gomide LAM, Pereira AS, Gomes JC. Efeito da relação umidade:proteína sobre a estabilidade da emulsão de salsichas enlatadas. Bol SBCTA. 1987; 21(3/4):170-8.

34. Bastos AC, Plümer E da C, Guidolin FR. Emulsificantes para embutidos cozidos. Respostas técnicas. Rio Grande do Sul: Senai; 2006. 7 f.

35. Shimokomaki M, Olivo R, Terra NN, Franco BDG de M. Atualidades em ciência e tecnologia de carnes. São Paulo: Varela; 2006. 236 p.

36. Oliveira Filho PRC de. Elaboração de embutido cozido tipo salsicha com carne mecanicamente separada de resíduos de filetagem de tilápias do Nilo [tese de doutorado]. Jaboticabal: Centro de Aquicultura, Universidade Estadual Paulista; 2009. 115 f.

37. Nascimento R do, Campagnol PCB, Monteiro ES, Pollonio MAR. Substituição de cloreto de sódio por cloreto de potássio: influência sobre as características físico-químicas e sensoriais de salsichas. Araraquara: Alim Nutr. 2007; 18(3):297-302.

38. Brasil. Regulamento Técnico de Identidade e Qualidade para Patê, Bacon e Barriga Defumada e Lombo Suíno. 2000a. Disponível em: https://sidago.agrodefesa.go.gov.br/site/adicionaisproprios/protocolo/arquivos/408775.pdf. Acessado em: 01 jun 2019.

39. Simões DRS, et al. Desodorización de la base proteica de pescado (BPP) con ácido fosfórico. Campinas: Ciênc Tecnol Alim. 2004; 24(1):23-6.

40. Sgarbieri VC. Propriedades funcionais das proteínas e dos alimentos proteicos. In: Proteínas em alimentos proteicos, propriedades, degradação, modificações. São Paulo: Varela; 1996. 517 p.

41. Minozzo MG, Waszczynskyj N, Boscolo WR. Utilização de carne mecanicamente separada de tilápia (*Oreochromis niloticus*) para a produção de patês cremoso e pastoso. Araraquara: Aliment Nutr. 2008; 19(3):315-9.

42. Pardi MC, Santos IF, Souza ER, Pardi HS. Ciência, higiene e tecnologia da carne v. 2. Goiânia: Universitária; 1994. 1107 p.

43. Olivares Alcántara SW. Aplicaciones practicas de produtos de la pesca em la industria de los alimentos. Procesamiento de salsicha de pescado. Callao (Peru): Instituto tecnológico Pesquero Del Peru; 2006. 9 p.

44. Marques LF, Diógenes AGM, Costa TL, Moura RL. Perfil sensorial de patês elaborados a partir do reaproveitamento de carcaças de tilápia do Nilo (*Oreochromis niloticus*). Hig Aliment. 2010; 24(180/181):28-31.

45. Silva Junior ACS, Barbosa FHF, Monteiro JF. Aspectos higiênico-sanitários na comercialização no mercado de pescado Igarapé das mulheres, Macapá-AP. Biota Amazônia. 2016; 6(4):15-9.

46. Neiva CRP, Furlan EF, Machado TM, Schattan RB, Costa EL, Tomita RY. Aceitação de preparações à base de carne mecanicamente separada (CMS) de pescado na Alimentação Escolar. In: Anais do VII SIMCOPE. São Paulo: Inst Pesca; 2018. p. 62-71.

47. Libardoni LN, Boenemann VS, Becker JR, Kinn EC, Bilharva DS, Londero JCG. Sal, saúde e doença. MoEduCiTec: Mostra Interativa da Produção Estudantil em Educação Científica e Tecnológica - O Protagonismo Estudantil em foco. 2017.

48. Lustosa-Neto AD, Nunes ML, Maia LP, Bezerra JHC, Barbosa JM, Lira PP, et al. A indústria de produtos derivados da pesca e aquicultura. ActaFish. 2018; 6(2):28-48.

49. Gonçalves AA. Embutido de Pescado Curado... inovação, agregação de valor, e nova oportunidade para o setor. Aquaculture Brasil. 2018; 15(nov/dez):72-3.

12.7 Tecnologia de Alta Pressão Aplicada ao Pescado

Alex Augusto Gonçalves

O processamento por alta pressão

A demanda crescente do consumidor por alimentos minimamente processados, livres de aditivos e estáveis no armazenamento propõe a busca de outros tratamentos físicos como alternativas potenciais aos tradicionais tratamentos térmicos. Na maioria dos métodos tradicionais de preservação, os alimentos são submetidos a altas temperaturas por certo período de tempo, causando muitas vezes alterações indesejáveis nos produtos, como modificações de cor, sabor e perdas funcionais ou nutritivas.[14] O tratamento em alta pressão foi reconhecido como uma técnica potencial de preservação há aproximadamente um século, quando Bert H. Hite, em 1987, conduziu os primeiros experimentos em sucos de frutas, leite e carnes, na Universidade do Oeste da Virgínia, e provou que vários alimentos podem ser preservados por um longo período de tempo, mas esse reconhecimento somente se expandiu significativamente na década de 1990.[4,51] O processo por alta pressão hidrostática (APH), também designado pelas nomenclaturas internacionais como *high pressure processing* (HPP), *high hydrostatic pressure* (HHP) ou *ultra-high pressure* (UHP), consiste em submeter o alimento sólido ou líquido, embalado ou não, a altas pressões, que podem variar de 100 a 1.000 MPa (equivalente a 1.000 a 9.000 atmosferas) nos processos experimentais. Nos sistemas comerciais, as pressões utilizadas estão na faixa de 400 a 700 MPa.[18,28,31,34,38] Os tempos de exposição do produto a uma pressão preestabelecida podem variar de 1 milissegundo a mais de 1.200 segundos.[31] Esse método que utiliza alta pressão e moderada temperatura (≈ 70 °C) é uma alternativa aos métodos de conservação de alimentos que utilizam temperaturas elevadas. Apresenta como vantagens: preservação das características naturais do produto após o processamento, homogeneidade do tratamento (mesma pressão em qualquer ponto do produto), redução microbiológica e obtenção de produtos com maior qualidade com relação ao teor de nutrientes, *flavor* e preservação sensorial (Figura 12.7.1).[22]

O processamento a alta pressão se baseia em dois princípios. O primeiro é o **princípio de Le Chatelier**, em que qualquer fenômeno (transição de fase, mudança de conformação molecular ou reação química) acompanhado por uma redução de volume é favorecido pelo aumento de pressão (vice-versa). No caso de uma reação, a pressão alterará o equilíbrio na direção do sistema de menor volume. Já o **princípio isostático** indica que a pressão é transmitida uniforme e quase instantaneamente por meio de uma amostra biológica. O processo de pressurização é, portanto, independente do volume e da forma da amostra, ao contrário do processo térmico. No processo a alta pressão é utilizado um líquido de baixa compressibilidade como a água.[14,18]

Nota ao Leitor: Este capítulo apresenta algumas figuras coloridas e para visualizar basta acessar o QR *code* disponível na página XIX, "Material Suplementar".

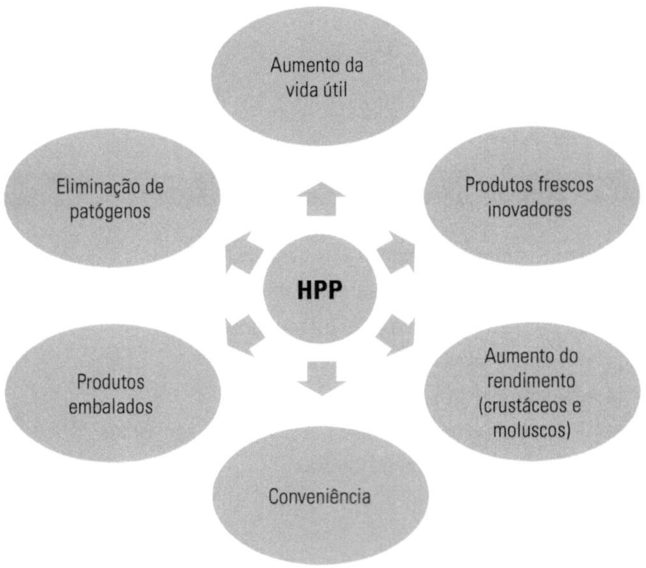
Aumento da vida útil
Produtos frescos inovadores
Aumento do rendimento (crustáceos e moluscos)
Conveniência
Produtos embalados
Eliminação de patógenos
HPP

Figura 12.7.1 ▪ Aplicações do processo alta pressão hidrostática (APH) ou *high hydrostatic pressure* (HHP).

A pressurização é realizada em espaço confinado contendo fluido (no caso da pressão hidrostática é a água) que atua como o meio de transferência da pressão. A pressão é aplicada igualmente em todas as direções, o que permite aos sólidos reterem o seu formato original. A compressão isostática independe do tamanho e geometria do produto, assim como do tamanho do equipamento.[18,31]

O processamento APH é um processo em base contínua que utiliza um homogeneizador de alta pressão com o intuito de romper células (Figura 12.7.2). O produto é bombeado por dois intensificadores de pressão, sendo forçado a fluir através de uma válvula de homogeneização. Isso produz uma velocidade muito elevada através do orifício, e a expansão resultante é a responsável pela ruptura de células de microrganismos, causando mínimas alterações nas células do alimento.[14] O rendimento do processo é melhorado pela utilização de um meio de transferência da pressão, que normalmente é a água. A pressão é transmitida ao alimento através desse meio, o qual não entra em contato com o alimento. Além da água, podem ser utilizados outros fluidos de baixa compressão como meio de transmissão. No entanto, a água oferece menores riscos quanto à possível contaminação.[18,28,31]

Com a aplicação da pressão, ocorre um correspondente aumento da temperatura no fluido de compressão que é transmitida ao alimento. A temperatura é restabelecida com a despressurização.[14] Os alimentos podem ser pressurizados aplicando-se uma pressão desejada por um determinado período de tempo ou em pulsos. Na forma de pulsos, o alimento é submetido a vários ciclos intermitentes de pressurização/despressurização por um período de tempo.[31] O processamento com alta pressão não tem etapas de *aquecimento* ou de *resfriamento*, e os ciclos de *pressurização/despressurização* são rápidos, reduzindo o tempo de processamento se comparado com o do tratamento térmico. É possível que o tratamento com alta pressão possa ser usado em combinação com outros tipos de processamento, expandindo, assim, as operações unitárias disponíveis aos processadores de alimentos, dando origem a desenvolvimentos de novos produtos e processos.[32]

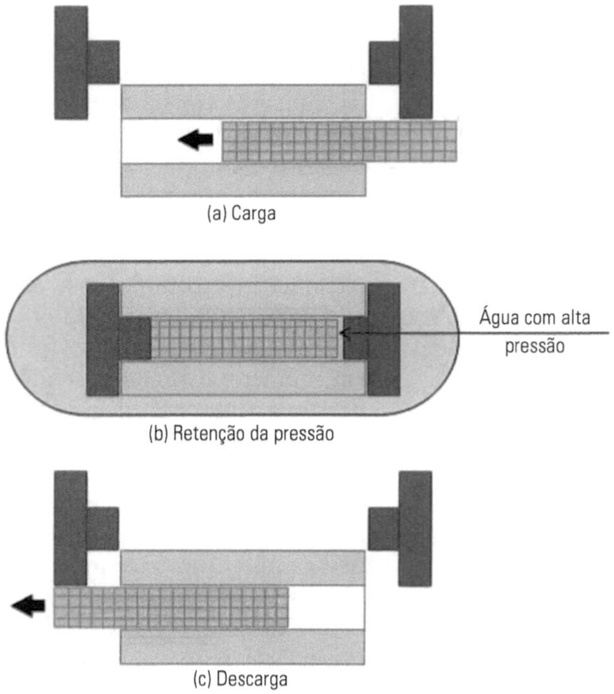

Figura 12.7.2 ▪ Etapas da tecnologia APH. Os produtos são carregados em um vaso de processamento vertical ou horizontal e submetidos a alta pressão hidrostática. Como a pressão se distribui uniformemente em torno do produto, seu formato é preservado. (Adaptada de Avure Technologies – www.avure.com.)

Uma das vantagens principais do processo APH é a extensão da vida de prateleira e melhoria da segurança dos alimentos devido à inativação da população microbiana. A perda de viabilidade de microrganismos por meio da APH é provavelmente o resultado de uma combinação de lesões na célula. A resistência do microrganismo é altamente variável, dependendo principalmente do tipo de organismo e a matriz do alimento, por exemplo, os esporos apresentam ótima resistência à inativação.[55]

Efeitos da alta pressão no processamento do pescado

O efeito da alta pressão no processamento dos alimentos é uma área de interesse comercial. A alta pressão pode desnaturar proteínas, solidificar lipídios e quebrar biomembranas. Pode modificar a estrutura de proteínas e músculo, e afetar a gelatinização do amido. Assim, embora a alta pressão seja conhecida comercialmente somente como uma técnica de preservação, tem enorme potencialidade como uma ferramenta de modificação da textura dos alimentos,[34] além de afetar minimamente os atributos sensoriais e nutricionais do produto final.[40,59]

De acordo com Cheftel,[18] os produtos alimentícios comercialmente pressurizados são mais disponíveis no Japão e incluem produtos à base de frutas (incluindo o suco), carnes cruas, presunto de porco, lulas, ouriço do mar, peixe congelado cru, linguiça de peixe, peixes defumados. São utilizados também para o descongelamento de peixe, estabilização de presunto e outros produtos de pescado.[34] A tecnologia de processamento de alta pressão (APH) se apresenta como uma tecnologia não térmica para controlar microrganismos e melhorar o processamento de moluscos (bivalves e gastrópodes) e crustáceos (camarão, siri, caranguejos, lagostas), e tem ganhado presença marcante na indústria processadora de pescado.[14] Recentemente, o APH tem atraído grande atenção porque pode efetivamente inibir bactérias patogênicas e a deterioração com menos efeitos adversos sobre a qualidade nutricional e propriedades sensoriais.[1,8,26,44]

Chevalier *et al.*[69] estudaram o efeito da alta pressão na qualidade do filé de linguado, enquanto Cruz-Romero *et al.*[25] estudaram os efeitos da alta pressão sobre as características físico-químicas de ostras durante armazenamento refrigerado; Büyükcan *et al.*[11] investigaram o efeito preservativo e a extensão da vida de prateleira de camarão e marisco pela alta pressão; Cruz-Romero *et al.*[23] estudaram o efeito da alta pressão sobre a qualidade microbiológica de ostras durante o armazenamento refrigerado – em todos os estudos, a eficácia da tecnologia de alta pressão foi verificada. No entanto, poucos estudos têm-se centrado no efeito do APH sobre a redução dos odores indesejáveis produzidos nas reações de degradação do óxido de trimetilamina (OTMA) em dimetilamina (DMA), trimetilamina (TMA) ou ainda formaldeídos (FA). Gou *et al.*[33] demonstraram que APH retarda a formação de DMA e TMA em lulas por inativar efetivamente a enzima TMAOase e inibir o crescimento microbiano durante o armazenamento refrigerado.

Portanto, a aplicação de APH pode estender a vida de prateleira e melhorar a segurança e a qualidade dos produtos à base de pescado. Considerando a exposição prolongada às aminas biogênicas formadas na degradação do pescado (DMA, TMA, FA e outros), que pode ser prejudicial para a saúde humana (por meio da indução de câncer de estômago e tumores gastrintestinais), o APH seria uma ferramenta eficaz para um sistema de processamento de pescado adequado para minimizar odores indesejáveis.[33,40]

Separação da carne e melhoramento do rendimento

O processamento sob alta pressão pode proporcionar a separação física da carne do crustáceo e do molusco pela desnaturação de uma proteína específica (placoglobinas e desmoplaquinas) que liga a carne ao exoesqueleto/concha. Com a tecnologia de HPP, distribuída em diferentes equipamentos, com diferentes dimensões, de acordo com sua capacidade (Figura 12.7.3), o produto pode atingir rendimento de 100% sem sofrer nenhum dano mecânico, seja qual for o seu tamanho. Além disso, o ajuste das condições do processo possibilita modificações de textura muito positivas, aumentando a capacidade de retenção de umidade das proteínas e, assim, reduzindo a perda de água na armazenagem ou no cozimento.[6,7,53]

A melhoria do rendimento em crustáceos descascados (Figuras 12.7.4 e 12.7.5) por APH comparado com os métodos tradicionais de calor (cocção) é obtida das maneiras a seguir. Em primeiro lugar, toda a carne é liberada da concha/exoesqueleto, incluindo o músculo da perna, depois de ser submetido a pressões entre 2.500 e 5.000 bar em uma unidade APH. Em segundo lugar, o APH aumenta a recuperação de carne em até 50% em relação aos métodos tradicionais de cozimento (a proteína desidrata, resultando em perda de peso), proporcionando também melhoria da qualidade do produto e do peso em até 10%, e promove a hidratação das proteínas naturais. O percentual de peso médio total recuperado no cozimento tradicional da lagosta é de 25% do peso total do corpo em comparação com uma média de 43% para lagosta descascada após APH.[53]

Os processadores de moluscos bivalves estão usando a tecnologia APH para a rápida liberação da carne das conchas (Figura 12.7.6), permitindo enorme redução nos custos diretos e indiretos do trabalho manual em mais de 50%. O uso de APH para o descasque é geralmente feito em pressões entre 2.500 e 4.000 bar (250 a 400 MPa) para tempos de exposição relativamente curtos de 1 a 3 minutos, aumentando significativamente o rendimento do produto. Além disso, uma melhoria da qualidade microbiológica, como também numa série de propriedades sensoriais, que resultaram em um aumento da demanda no mercado para esses produtos, têm sido verificadas.[53] Um exemplo típico de aumento significativo no rendimento foi visto em siris moles (mudas

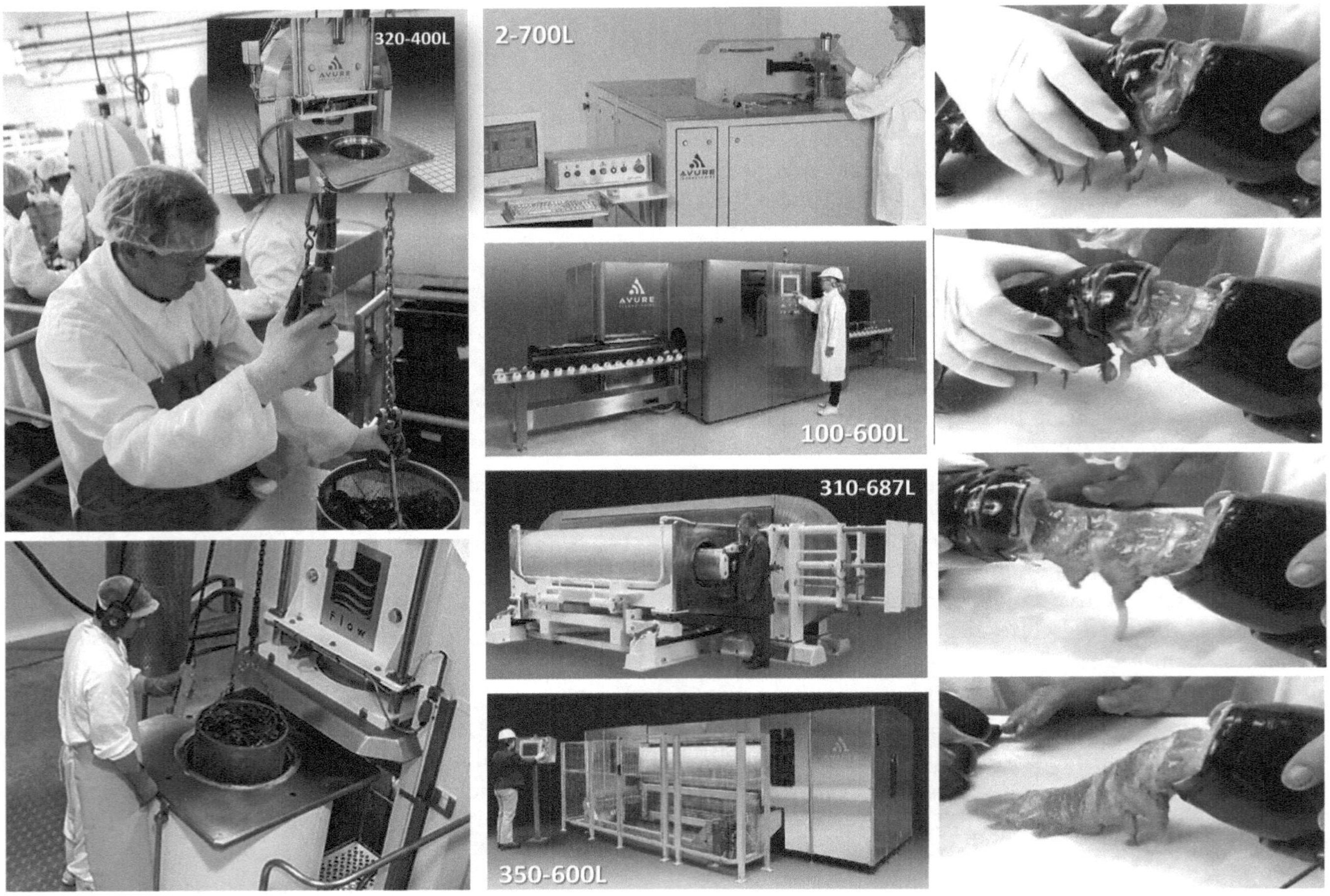

Figura 12.7.3 ■ Separação física da carne do crustáceo. (Cortesia de Avure Technologies.)

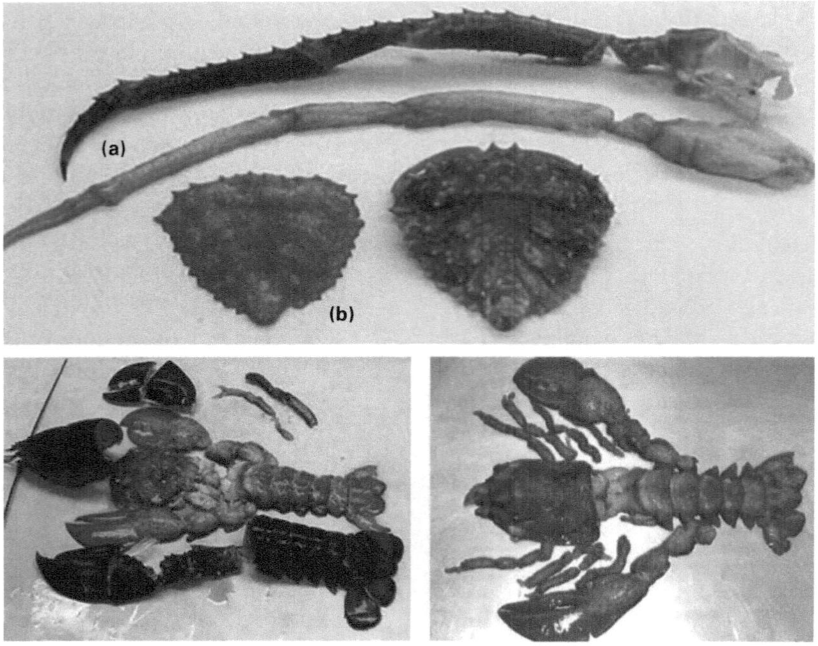

Figura 12.7.4 ■ Descasque do caranguejo-rei-do-alasca por APH: (a) carne da perna emovida; e (b) carne da "cauda" completamente intacta e normalmente não recuperada com o método de cozimento tradicional; remoção completa da carne de lagosta por APH (adaptada).[53]

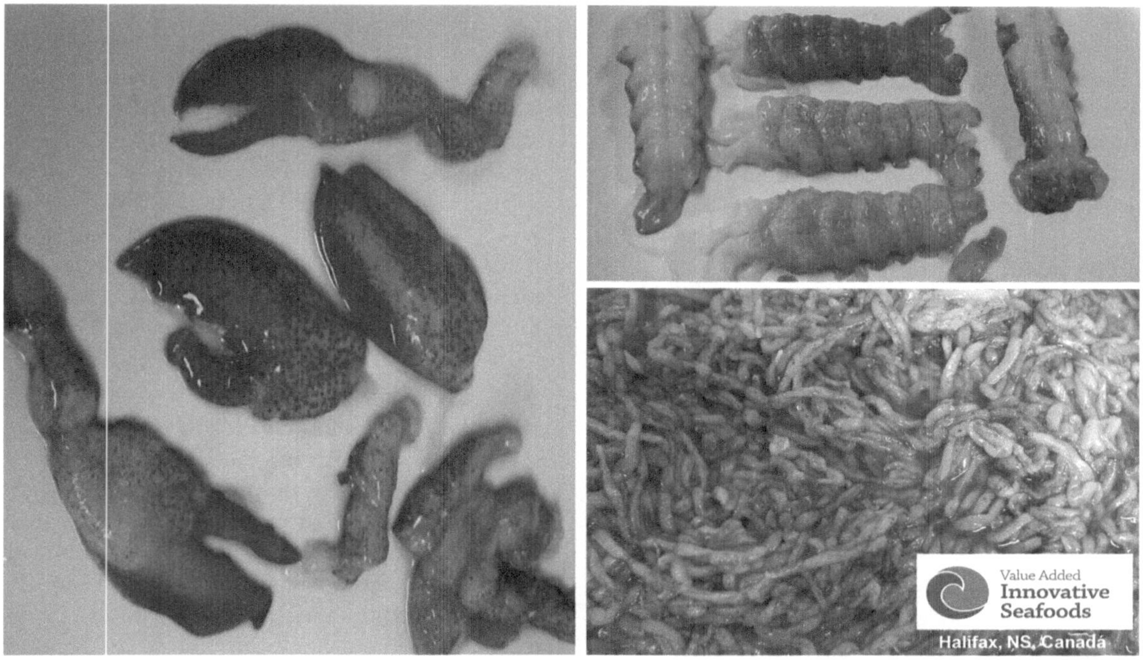

Figura 12.7.5 ■ Remoção completa da carne de lagosta (pinça, pernas, cauda e antenas) por APH. (Cortesia de Innovative Seafoods, Halifax, NS, Canadá.)

recentes), em que a recuperação da carne era de 45% em comparação com 22% a partir do cozimento. As condições de APH foram alteradas para melhorar a qualidade de textura da carne da lagosta mole descascada, que é geralmente menos desejável quando processada por cozimento. Da mesma forma, para algumas espécies de caranguejos/siris, a média de peso recuperada é de 19% do peso corporal total pelos métodos tradicionais de cozimento e, ao utilizar APH, o rendimento aumenta para uma média de 35%.

A tecnologia APH oferece várias vantagens, como: tempo de processamento reduzido; reduzidas alterações físicas e químicas; retenção do frescor, sabor, textura, aparência, cor; e reduzida alteração de funcionalidade em comparação com o processamento térmico tradicional. Pode ser usada, por exemplo, como um meio para acompanhar o tratamento não térmico de ostras inteiras ou frescas, na redução da carga bacteriana, sem causar alterações significativas na aparência, textura, sabor e qualidades nutritivas. Como tal, o proces-

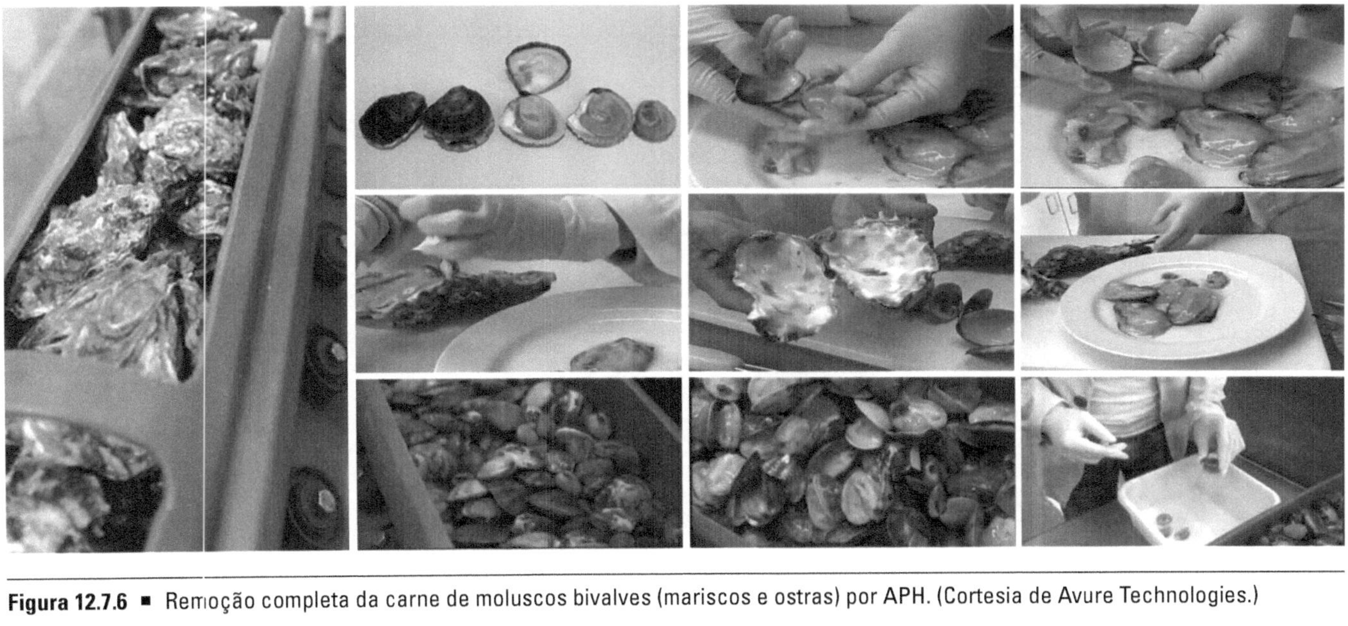

Figura 12.7.6 ■ Remoção completa da carne de moluscos bivalves (mariscos e ostras) por APH. (Cortesia de Avure Technologies.)

so tem uma vantagem especial para os produtos em que o frescor é a chave no ponto de venda. As ostras são naturalmente problemáticas pela fonte de microrganismos, e como são consumidas frescas, na forma de *sashimi*, ou qualquer outra forma de produto (patês e saladas), possíveis surtos de doenças podem ser minimizados quando associados com o processamento mínimo por meio do APH.[23-25,59]

Efeitos da APH sobre os microrganismos

A alta pressão hidrostática é capaz de provocar diversas modificações na morfologia, nas reações bioquímicas, nos mecanismos genéticos, na membrana e na parede celular dos microrganismos.[38] O processamento por APH pode inativar microrganismos (causa a ruptura da membrana celular) e enzimas (desnaturação) e modificar estruturas nos alimentos com mínimas alterações sobre a qualidade sensorial e nutricional dos alimentos.[36,39,40,48,55,65]

Em geral, o processamento de alimentos sob pressões entre 200 MPa e 600 MPa (método hidrostático) causa morte ou inativação de leveduras, fungos e da maioria das células vegetativas de bactérias, incluindo a maioria dos patógenos infecciosos presentes nos alimentos. Esporos de bactérias e de fungos não são inativados por pressões de até 1.000 MPa.[14] Normalmente, uma pressão de 350 MPa aplicada por 30 minutos ou uma pressão de 400 MPa aplicada por 5 minutos causará uma redução de dez vezes nas células vegetativas de bactérias, fungos e leveduras.[38]

A bactéria *Vibrio vulnificus* em moluscos foi o agente responsável pela maior taxa de mortalidade entre os patógenos de origem alimentar, nos Estados Unidos.[20,68] A tecnologia APH limita muitos dos riscos de doenças associadas com o consumo de ostras.[23,24] Estudos conduzidos pela Avure Technologies, em colaboração com a indústria de ostras e a FDA (Food and Drug Administration), avaliaram os efeitos da APH (pressões entre 200 MPa e 350 MPa, durante 5 a 15 minutos a 25 °C) em ostras e outros crustáceos sobre bactérias *Vibrio* patogênicas e mostraram que constitui um método eficaz na redução de populações *Vibrio* spp. (*Vibrio parahaemolyticus* ATCC 17803; *Vibrio vulnificus* ATCC 27562; *Vibrio choleare* ATCC 14035; *Vibrio choleare* non-O:1 ATCC 14547; *Vibrio hollisae* ATCC 33564; *Vibrio mimicus* ATCC 33653) para níveis não detectáveis pelo processamento APH.[5] Estudos realizados por Calik *et al.*[13] relataram níveis de inativação de *V. parahaemolyticus* em ostras inoculadas (Figura 12.7.7).

Um tratamento de 293 MPa durante 120 s (8 °C ± 1 °C) foi identificado e validado para a redução de *V. parahaemolyticus* (O1:K56) inoculadas em ostras-do-pacífico (*C. gigas*) para menos do que 30/g, com redução maior do que 3,52-log. Nessas condições de pressão e armazenamento (sacos plásticos cobertos de gelo), tiveram uma vida de prateleira de aproximadamente 17 dias. Essa APH pode ser adaptada pela indústria de marisco bivalve no pós-colheita e processamento a fim de minimizar a infecção por *Vibrio parahaemolyticus* associada ao consumo de ostra crua.[44]

Ye *et al.*[68] determinaram o efeito da APH, seguido por aquecimento suave (50 °C) sobre a inativação do *V. parahaemolyticus* e *V. vulnificus*. As combinações 250 MPa/2 min, seguida de tratamento térmico a 45 °C/15 min, e 200 MPa/2 min, seguida de tratamento térmico a 50 °C/5 min, reduziram o *V. parahaemolyticus* e *V. vulnificus* para níveis não detectáveis pelo método NMP (< 3 NMP/g). Pressões de 275 MPa/2 min, seguida de tratamento térmico a 45 °C/20 minutos, e 200 MPa/2 min, seguida de tratamento térmico a 50 °C/15 minutos, eliminaram completamente ambos os agentes patogênicos em ostras cruas.

Além dos microrganismos existentes no ambiente aquático, que podem comprometer a qualidade do pesca-

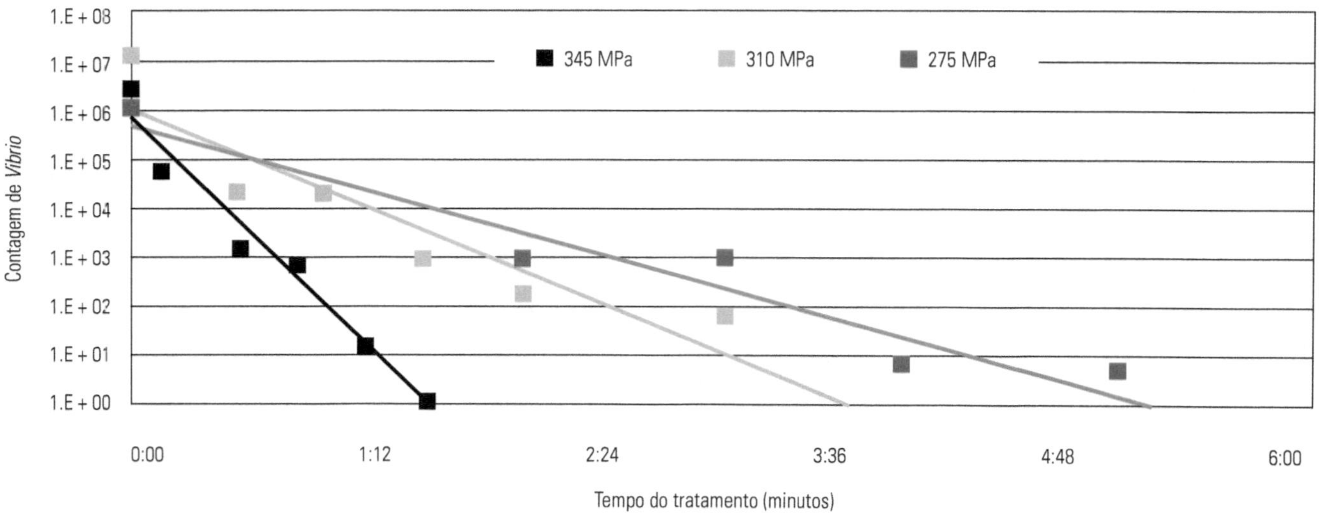

Figura 12.7.7 ▪ Diminuição da contagem de *Vibrio parahaemolyticus* em ostras inoculadas após a aplicação de APH (adaptada).[13]

do, existem os microrganismos veiculados na manipulação durante o processamento, que às vezes não são eliminados pelo processo térmico. Um exemplo é a presença de *Listeria monocytogenes* em produtos defumados a frio, que pelo fato de a temperatura durante a defumação não exceder 40 °C a 50 °C, não impede seu crescimento.[35]

O efeito da APH em *L. monocytogenes* tem sido intensivamente estudada em relação ao efeito do tempo de tratamento,[50,61] de pressão[60] e as condições mínimas dos três parâmetros (pressão, tempo, temperatura) para maximizar a redução de viabilidade celular.[56] Lakshmanan e Dalgaard[42] mostraram que a pressão de 250 MPa não inativa *L. monocytogenes*, mas as fases de latência de 17 e 10 dias foram observadas a 5 °C e 10 °C, respectivamente. A pressão de 200 MPa teve um efeito marcante, tanto na cor quanto na textura de salmão defumado a frio refrigerado.

Outro estudo mostrou que a APH aplicada a uma pasta de salmão aumentava a vida de prateleira de 60 para 180 dias a 3 °C ou 8 °C, sem alterações química, microbiológica, sensorial significativas, e os agentes patogênicos inoculados na amostra foram completamente inativados.[17] Montero *et al.*[46] demonstraram que dourado defumado a frio e processado sob condições severas de salga e defumação (sal 2,93% e 82 ppm de fenol), em combinação com a pressurização a 300 MPa a 20 °C por 15 min mantêm as contagens de *L. monocytogenes* no âmbito do limite de detecção por pelo menos 100 dias de armazenamento. No entanto, deve-se destacar que a resistência dos microrganismos a uma pressão varia consideravelmente e depende principalmente do tempo, pressão e temperatura. A maioria dos estudos relacionados à aplicação da UPH em pescado aplica pressões entre 200 MPa e 700 MPa por tempo variável de 3, 5, 10, 15 ou 20 minutos.[35,66] Gudbjornsdottir *et al.*[35] concluíram que a combinação de alta pressão e tempo de tratamento a curto é muito eficaz para melhorar a segurança dos produtos defumados a frio, e, ainda, essas informações devem ser úteis para a indústria no desenvolvimento de APH em pressões de 400–900 MPa com menor tempo de aplicação (menos de 60 s).

A disponibilidade de novas tecnologias para o setor pesqueiro, tal como a APH, tem aberto a possibilidade de experimentá-la em sistemas eficazes de inativação de larvas de nematoides, como as do gênero *Anisakis* – um dos principais perigos à saúde para os consumidores de pescado fresco/cru.[27,45] Há relatos da ação potencial da APH contra vírus da hepatite A,[12] calicivirus, vírus Norwalk, outros parasitos, *Cryptosporidium parvum*, fazendo com que mariscos crus se tornem livres de vírus infecciosos.[41,55]

Efeitos da APH sobre as enzimas

Além da destruição de microrganismos, a aplicação de altas pressões em alimentos promove a desnaturação ou modificação proteica, ativação ou inativação enzimática e mudanças nas interações substrato-enzima,[9,10] podendo ter um significado para a segurança econômica e alimentar.

As enzimas relacionadas com a qualidade do alimento variam em sua barossensibilidade. Algumas podem ser inativadas em temperatura ambiente por pressões de poucas centenas de MPa, enquanto outras podem resistir a 1.000 MPa.[15,16] Todavia, outras têm sua atividade aumentada por altas pressões. A ativação ou a inativação por alta pressão são, também, fortemente dependentes do pH, da composição do substrato e da temperatura. A situação complica-se ainda mais pelos efeitos das altas pressões nas membranas celulares que, quando rompidas, podem permitir reações entre as enzimas intracelulares liberadas e seus substratos.[37]

No momento, sabe-se que as altas pressões afetam somente as ligações químicas não covalentes (*i.e.*, ligações iônicas, com hidrogênio e hidrofóbicas), deixando as ligações covalentes intactas. Isso permite a destruição da atividade microbiana sem afetar significativamente as moléculas do alimento que contribuem para a textura ou para o sabor.[6,32,40] As enzimas polifenoloxidase e peroxidase são as principais responsáveis por alterações indesejáveis e degradação de características originais de produtos. A APH pode ser aplicada visando à inativação das enzimas para que o escurecimento enzimático e mudanças nas propriedades sensoriais não ocorram.[27] APH também pode controlar outras enzimas de peixe, incluindo a catepsina C, colagenase, quimotripsina, e enzimas semelhantes à tripsina, para preservar a textura de peixe fresco.[19,33]

No pescado, estudos mostraram que a taxa de oxidação lipídica, baseada no número de ácido tiobarbitúrico (TBA) em bacalhau, apresentou notável aumento com pressurização acima de 400 MPa (estudo até 800 MPa) a 20 °C por 20 min. Já com relação ao EDTA (ácido etileno-diamino-tetracético) (1% w/w), o processamento de alta pressão na carne de bacalhau picada inibiu o aumento da taxa de oxidação. O mesmo estudo sugeriu que a liberação de íons de metais de transição, como cobre, ferro ou seus complexos, ocorreu sob pressão e, posteriormente, catalisou a reação de oxidação. A oxidação lipídica no músculo de bacalhau embalado sob ar foi limitada a tratamentos de 200 MPa, à temperatura ambiente, por 20 minutos.[2]

A inativação enzimática por APH dependerá das variáveis do processo (pressão, temperatura e tempo), da composição do alimento e do tipo de enzima.[15] A pressão aplicada e o tempo de aplicação dependerão do tipo do produto a ser tratado e do produto final desejado. Normalmente, a inativação enzimática requer o uso de pressões mais elevadas do que a inativação microbiana.[57]

O tratamento por APH resulta no aumento da solubilidade de proteínas miofibrilares como uma consequência da despolimerização. Os resultados de estudos indicam que a APH poderia aumentar a solubilidade das principais proteínas miofibrilares,[6,64] e demonstram ainda que a APH gera modificações na configuração de proteínas miofibrilares e melhora suas propriedades funcionais quando alguns aditivos alimentares são incluídos. A interação proteína-amido aumenta a capacidade de emulsificação (pressões de 350 MPa por 3 a 5 minutos). A interação proteína-proteína (clara do ovo) sob pressões mais elevadas (> 450 MPa por 5 a 10 minutos) demonstrou coagulação, diminuindo a capacidade emulsionante.

Assim, a tecnologia APH tem vantagens potenciais para a melhoria da qualidade do pescado, como na carpa (*Cyprinus carpio*).[59] Ramirez-Suarez e Morrissey[54] relataram que o tratamento por APH em atum (*Thunnus alalunga*) promove melhoria da textura devido à desnaturação da proteína muscular. Eles também acrescentaram que o tratamento APH resultou na estabilização de lipídios e melhoramento de cor. No entanto, mais pesquisas são necessárias para aperfeiçoar as condições de processamento de pressão para outros tipos de peixe.

Efeito da APH sobre os constituintes nutricionais e sensoriais

Diversos artigos[3,43,49,55,67] apresentam os benefícios da tecnologia APH para a redução do desenvolvimento microbiano em peixe fresco ou peixe defumado a frio, levando a uma melhoria de vida de prateleira. Além disso, os mesmos autores também afirmam que a tecnologia APH mantém as propriedades nutricionais e sensoriais do pescado e produtos à base de pescado, oferecendo muitas vantagens em comparação com a aplicação de método convencional ou outros métodos de processamento para esses produtos. A tecnologia APH dá a possibilidade de reter as qualidades dos atributos sensoriais (aparência, sabor, textura), bem como as características nutricionais do produto não processado.[38,52,63]

Correia *et al.*[22] verificaram que o processamento que utiliza pressão hidrostática ultra-alta é um dos que menos degrada as vitaminas hidrossolúveis, contribuindo, dessa forma, para preservar a qualidade nutricional dos alimentos. Estudos realizados para analisar o efeito do processamento APH sobre a vida de prateleira do atum (*Thunnus alalunga*) foram conduzidos por Ramirez-Suarez e Morrissey[54] e verificaram que a tecnologia pode melhorar a vida de prateleira para 22 dias a 4 °C e para 93 dias de armazenamento congelado (–20 °C), como revelado pelos processos físicos, químicos e microbiológicos. O APH promoveu a desnaturação das proteínas musculares, formando géis. Com o aumento da dureza, a pressão e o tempo de espera aumentaram. É provável que essa melhoria na textura se deva em parte a pontes de dissulfeto intermolecular. Também promoveu a estabilização de lipídios e aprimoramento de cor. Essa pesquisa contribui para informações sobre o possível uso industrial do HPP no desenvolvimento de valor agregado de produtos de atum, em que a qualidade e a integridade são importantes.

Os carotenoides não são afetados pelo tratamento por APH ou por APH combinada com o calor.[15] Eles podem, aparentemente, aumentar em decorrência das altas pressões e promover maior extratibilidade ou descompartimentalização da matriz celular onde se encontram alojados.[9,10,49]

Schubring *et al.*,[58] avaliando a qualidade de filés de diversas espécies de peixes submetidos ao processamento da alta pressão para o descongelamento, demonstraram que a aplicação de alta pressão de 200 MPa pode reduzir o tempo de transição de fase em aproximadamente 50% em relação ao descongelamento em pressão atmosférica. A avaliação sensorial de matérias-primas do filé de QIM revelou que as amostras descongeladas sob o processo de alta pressão foram, pelo menos, comparáveis aos filés descongelados a temperatura ambiente. O mesmo estudo revelou que a cor é influenciada pela alta pressão de descongelamento de 200 MPa, o que está relacionado a um forte aumento da leveza. O parâmetro dureza, relacionado à textura, aumentou como consequência da alta pressão do descongelamento, que pode ser uma vantagem quando os peixes em pós-rigor congelados têm que ser processados em filés de peixe.

De acordo com Picouet *et al.*,[52] pressão acima de 310 MPa permite prolongar a vida de prateleira de lombo de salmão cozido em *sous-vide* em até seis dias. Após esse tempo, a oxidação de lipídios e deterioração microbiológica começa a aparecer e conduzir à degradação do produto. Para as amostras pressurizadas, o aspecto sensorial apresentou um aumento de brilho, mas para os outros parâmetros (pH, textura, teste hedônico) amostras no dia 6 não apresentam modificações significativas. Um aumento da vida de prateleira de salmão cozido *sous-vide* foi obtido com o processo APH, que se estende à possibilidade de restaurantes servirem esse produto com segurança, facilitando o *mise en place*. No entanto, para uma aplicação mais comercial, mais pesquisas devem ser focadas em testes sobre *Listeria monocytogenes*, juntamente a uma análise sensorial descritiva quantitativa, na qual os cozinheiros devem ser envolvidos e treinados como julgadores.

Efeitos da APH sobre a vida de prateleira

A utilização da microbiologia preditiva, para modelar o crescimento microbiano durante o armazenamento do pescado processado por APH, desempenha um papel importante no acesso dos efeitos da tecnologia APH sobre a vida de prateleira do produto, porém poucos estudos estão utilizando modelos preditivos para esse fim.[8,62] O tratamento APH determina a redução de populações específicas de microrganismos deteriorantes (*Pseudomonas* spp. e bactérias produtoras de H_2S) sob um nível de detecção após o tratamento por pressão, e aumenta a fase de latência durante o período de armazenamento a 4 °C. A versão reparametrizada da equação de Gompertz[21] modificada foi capaz de descrever o crescimento microbiano em salmão e abalone. Por meio desse modelo, a vida de prateleira do pescado tratado por diferentes pressões e tempos de retenção pode ser acessada.

Em termos microbiológicos, a alta pressão hidrostática não prolongou a vida de prateleira do salmão, embora tenha promovido uma melhor qualidade microbiológica durante o armazenamento refrigerado. Esses resultados mostram que a pressão de tratamento aplicada (170-200 MPa por 30 s) para o salmão pode não matar os microrganismos, mas sim retardar a sua proliferação, afetando a sua reprodução (**efeito bacteriostático**). No entanto, pode melhorar a vida de prateleira do abalone por mais de 65 dias em comparação com amostras-controle (apenas 30 dias), demonstrando que a APH pode ser útil para estender a vida de prateleira da abalone.[8]

Para Briones-Labarca *et al.*,[7] o tratamento APH (500 MPa/8 minutos e 550 MPa/3 a 5 minutos) alterou significativamente a composição centesimal, pH, N-BVT, TMA, cor e textura instrumental de todo o tecido do abalone em comparação com abalone não tratado. Erkan *et al.*[29] estudaram o efeito da APH sobre as características sensoriais, químicas, microbiológicas e, por fim, na vida de prateleira de filés de salmonete (*Mullus surmelutus*) armazenados sob refrigeração (4 °C) e verificaram que a aceitabilidade geral dos dados microbiológicos e sensoriais permanecia em 12 dias para os filés não tratados (controle), em 14 dias para os tratados com APH a 220 MPa/5 min/25 °C e em 15 dias para 330 MPa/5 min/3 °C). O mesmo estudo foi feito com filés de salmão defumados a frio, e os critérios sensoriais, químicos e microbiológicos das amostras tratadas (250 MPa/5 min/3 °C e 250 MPa/10 min/25 °C) foram aceitáveis até a oitava semana de armazenamento (2 °C). Por fim, a sua vida de prateleira foi prolongada por duas semanas em comparação com amostras não tratadas.[30]

Montiel *et al.*[47] estudaram o efeito da APH na qualidade de bacalhau defumado a frio e a pressão utilizada (400 MPa/10 min ou 500 MPa/5 min) pode ser utilizada com sucesso para prolongar a vida de prateleira do bacalhau defumado refrigerado (5 °C). A pressurização pode aumentar a segurança de bacalhau defumado e proteger o produto contra a contaminação de possíveis patógenos durante o processamento. Essa tecnologia pode ser estendida para processadores de pescado, aumentando a aceitação de produtos tratados por APH pelos consumidores. Karim *et al.*[40] avaliaram o efeito da tecnologia APH (200 MPa, 250 MPa e 300 MPa/10 °C/1 e 3 minutos) sobre a qualidade microbiológica e química de hadoque e arenque embalados a vácuo durante o armazenamento em gelo (2 °C) por 14 dias, demonstrando um decréscimo significativo na taxa em que os índices microbiológicos e químicos apareceram. O tratamento mais eficaz para ambas as espécies foi de 200 MPa por três minutos, que aumentou o período de vida de prateleira de 6 para 13 dias.

Portanto, a tecnologia APH mostra-se promissora como uma tecnologia alternativa para estender a qualidade e conservação dessas espécies embaladas a vácuo. No entanto, os indicadores microbianos de deterioração devem ser o parâmetro determinante de vida de prateleira, devido à lenta velocidade de produção de indicadores químicos de deterioração sob as condições anaeróbicas da embalagem a vácuo.[10]

Considerações finais

O tratamento a alta pressão apresenta um alto custo, principalmente devido ao alto investimento inicial, o que ainda limita a sua aplicação a produtos de alto valor agregado. Como uma consequência do desenvolvimento tecnológico, espera-se que esses custos venham a se tornar mais acessíveis. No entanto, tal método consome menos energia do que o tratamento térmico convencional, sugerindo que os produtos processados por APH podem ser comercialmente competitivos.

Então, por que não há uma unidade APH instalada em cada unidade de processamento de pescado no mundo? A principal razão para isso é que o custo de capital para uma unidade de escala comercial APH pode facilmente exceder o capital disponível da maioria das empresas de pescado. A segunda razão é que o pescado é consumido ao longo do ano, porém em algumas épocas o consumo se torna maior e a velocidade das operações de processamento é limitada. Para atender a demanda do produto, a empresa pode ser obrigada a instalar mais de uma unidade APH.

A resposta favorável dos consumidores é suscetível de conduzir uma maior penetração da tecnologia APH em todas as áreas de processamento do pescado. Ela tem um excelente potencial para uso em processamento de caranguejo, camarão, lagostins, lagostas e produtos defumados, para gerar um produto mais seguro, livre de alguns patógenos vegetativos. Uma preocupação especial é a eliminação de vários microrganismos, como *Salmonella* e *Listeria monocytogenes*, ambos os quais devem ter um nível de ação nulo em produtos prontos para o consumo (*ready-to-eat*). A *Listeria monocytogenes* tem tido um impacto jurídico e econômico significativo sobre o pescado e a indústria de processamento do pescado.

Processadores que desejam acessar os benefícios da tecnologia APH precisam encontrar uma forma economicamente viável de integrá-lo em seu planejamento de negócios. Pequenas unidades de produção custam atualmente US$ 300 mil, e os equipamentos de maior capacidade têm preço ao redor de US$ 2,4 milhões. Os processadores podem formar acordos de cooperação com outros processadores para dividir as despesas e o uso do equipamento, ou poderiam utilizar seu equipamento para o processamento de outros produtos. Além disso, os processadores de mercadorias individuais, como a ostra, caranguejo, peixe defumado, lagosta, ou de instalações de embalagem de camarão, podem precisar expandir a sua gama de produtos, a fim de fazer pleno uso do equipamento.

Parece claro que, apesar dos obstáculos, os benefícios da APH poderão gerar um investimento rentável em longo prazo. Tal como acontece com muitos outros produtos, os custos podem cair com o aumento da demanda de novos equipamentos. Trabalho adicional também precisa ser feito para criar protocolos para o processamento ideal de uma variedade de produtos, de modo que as empresas possam passar do processo de experimentação, uma vez que o equipamento já está instalado, e começar a introduzir novos produtos, principalmente os de valor agregado.

Referências bibliográficas

1. Amanatidou A, Schluter O, Lemkau K, Gorris LGM, Smid EJ, Knorr D. Effect of combined application of high-pressure treatment and modified atmospheres on the shelf life of fresh Atlantic salmon. Innov Food Sci Emerg Technol. 2000; 1:87-98.
2. Angsupanich K, Ledward DA. Effects of high pressure on lipid oxidation in fish. In: Isaacs NS (ed.). High Pressure Food Science, Bioscience and Chemistry. Cambridge, UK: The Royal Society of Chemistry; 1998. p. 284-7.
3. Aubourg SP, Tabilo-Munizaga G, Reyes JE, Rodríguez A, Pérez-Won M. Effect of high-pressure treatment on microbial activity and lipid oxidation in chilled coho salmon. Eur J Lipid Sci Technol. 2010; 112:362-72.
4. Barbosa-Canovas GV, Rodriguez JJ. Update on nonthermal food processing technologies, irradiation and ultrasound. Food Australia. 2002; 54(11):513-20.
5. Berlin DL, Herson DS, Hicks DT, Hoover DG. Response of pathogenic *Vibrio* species to high hydrostatic pressure. App Environ Microbiol. 1999; 65(6):2776-80.
6. Barrios-Peralta P, Pérez-Won M, Tabilo-Munizaga G, Briones-Labarca V. Effect of high pressure on the interactions of myofibrillar proteins from abalone (*Haliotis rufencens*) containing several food additives. LWT – Food Sci Technol. 2012; 49:28-33.
7. Briones-Labarca V, Perez-Won M, Zamarca M, Aguilera-Radic JM, Tabilo-Munizaga G. Effects of high hydrostatic pressure on microstructure, texture, colour and biochemical changes of red abalone (Haliotis rufecens) during cold storage time. Innov Food Sci Emerg Technol. 2012; 13:42-50.
8. Briones LS, Reyes JE, Tabilo-Munizaga GE, Pérez-Won MO. Microbial shelf-life extension of chilled Coho salmon (*Oncorhynchus kisutch*) and abalone (*Haliotis rufescens*) by high hydrostatic pressure treatment. Food Control. 2010; 21:1530-5.
9. Butz P, Edenharder R, Fernández-García A, Fister H, Merkel C, Tauscher B. Changes in functional properties of vegetables induced by high pressure treatment. Food Res Int. 2002; 35(2-3):295-300.
10. Butz P, Tauscher B. Emerging technologies: chemical aspects. Food Res Int. 2002; 35(2-3):279-84.
11. Büyükcan M, Bozoğlu F, Alpas H. Preservation and shelf-life extension of shrimps and clams by high hydrostatic pressure. Int J Food Sci Technol. 2009; 44:1495-502.
12. Calci KR, Meade GK, Tezloff RC, Kingsley DH. High-pressure inactivation of hepatitis A virus within oysters. App Environ Microbiol. 2005; 71(1):339-43.
13. Calik H, Morrissey M, Reno P. High pressure processing of oysters and salmon to reduce microbial pathogens. In: National Fisheries Institute Conference; 11-14 fev 2001; Orlando, Florida (USA).
14. Campos FP, Dosualdo GL, Cristianini M. Utilização da Tecnologia de Alta Pressão no Processamento de Alimentos. Braz J Food Technol. 2003; 6(2):351-7.
15. Cano MP, De Ancos B, Sanchez-Moreno C. Altas presiones. Nueva alternativa para la mejora de la calidad y seguridad en vegetales frescos cortados. In: Simposium Nuevas Tecnologías de Conservación y Envasado de Frutas y Hortalizas. Vegetales Frescos Cortados; 2005; La Habana, Cuba. Anais... La Habana, Cuba. 2005 mar. 9 p.
16. Cano MP, Hernandez A, De Ancos B. High pressure and temperature effects on enzyme inactivation in strawberry and orange products. J Food Sci. 1997; 62(1):85-8.
17. Carpi G, Gola S, Maggi A, Rovere P, Buzzoni M. Microbial and chemical shelf life of high pressure treated salmon cream at refrigeration temperatures. Industria Conserve. 1995; 70:386-97.
18. Cheftel JC. Review: High-pressure, microbial inactivation and food preservation. Food Sci Technol Int. 1995; 1:75-90.
19. Cheret R, Hernandez-Andres A, Delbarre-Ladrat C, De Lamballerie M, Verrez-Bagnis V. Proteins and proteolytic activity changes during refrigerated storage in sea bass (*Dicentrarchus labrax* L.) muscle after high-pressure treatment. Eur Food Res Technol. 2006; 222(52):7-535.
20. Cook DW. Sensitivity of *Vibrio* Species in Phosphate-Buffered Saline and in Oysters to High Hydrostatic Pressure Processing. J Food Prot. 2003; 66:2277-82.
21. Corbo MR, Del Nobile MA, Sinigaglia M. A novel approach for calculating shelf life of minimally processed vegetables. Int J Food Microbiol. 2006; 106:69-73.
22. Correia LFM, Faraoni AS, Pinheiro Sant'ana HM. Effects of industrial foods processing on vitamins stability. Aliment Nutr. 2008; 19(1):83-95.
23. Cruz-Romero M, Kelly AL, Kerry JP. Effects of high-pressure treatment on the microflora of oysters (*Crassostrea gigas*) during chilled storage. Innov Food Sci Emerg Technol. 2008; 9:441-7.
24. Cruz-Romero M, Kelly AL, Kerry JP. Influence of packaging strategy on microbiological and biochemical changes in high-pressure-treated oysters (*Crassostrea gigas*). J Sci Food Agric. 2008; 88:2713-23.
25. Cruz-Romero M, Smiddy M, Hill C, Kerr JP, Kelly AL. Effects of high-pressure treatment on physicochemical characteristics of fresh oysters (*Crassostrea gigas*). Innov Food Sci Emerg Technol. 2004; 5:161-9.
26. Diez AM, Urso R, Rantsiou K, Jaime I, Rovira J, Cocolin L. Spoilage of blood sausages morcilla de Burgos treated with high hydrostatic pressure. Int J Food Microbiol. 2008; 123:246-53.
27. Dong FM, Cook AR, Herwig RP. High hydrostatic pressure treatment of finfish to inactivate *Anisakis simplex*. J Food Prot. 2003; 66:1924-6.
28. Earnshaw RG, Appleyard J, Hurst RM. Understanding physical inactivation processes: combined preservation opportunities using heat, ultrasound and pressure. Int J Food Microbiol. 1995; 28(2):197-219.
29. Erkan N, Üretener G, Alpas H. Effect of high pressure (HP) on the quality and shelf life of red mullet (*Mullus surmelutus*). Innov Food Sci Emerg Technol. 2010; 11:259-64.
30. Erkan N, Üretener G, Alpas H, Selçuk A, Özden O, Buzrul S. The effect of different high-pressure conditions on the qual-

ity and shelf life of cold smoked fish. Innov Food Sci Emerg Technol. 2011; 12:104-10.

31. Farkas DF, Hoover DG. High Pressure Processing. J Food Sci. 2000; 65(4):47-64.
32. Fellows PJ. Tecnologia do Processamento de Alimentos: Princípios e Prática. Porto Alegre (RS): Artmed; 2006. 602 p.
33. Gou J, Lee HY, Ahn J. Effect of high-pressure processing on the quality of squid (*Todarodes pacificus*) during refrigerated storage. Food Chem. 2010; 119:471-6.
34. Grant S, Patterson M, Ledward D. Food processing gets freshly squeezed. Chem Ind. 2000; 24(2):55-8.
35. Gudbjornsdottir B, Jonsson A, Hafsteinsson H, Heinz V. Effect of high-pressure processing on Listeria spp. and on the textural and microstructural properties of cold smoked salmon. LWT – Food Sci Technol. 2010; 43:366-74.
36. Heij WBC, Van Schepdael LJMM, Moezelaar R, Hoogland H, Matser AM, Van Der Berg RW. High-pressure sterilization: Maximizing the benefits of adiabatic heating. Food Technol. 2003; 57(3):37-41.
37. Hendrickx M, Ludikhuyze L, Van Den Broeck I, Weemaes C. Effects of high pressure on enzymes related to Food quality. Trends Food Sci Technol. 1998; 9(5):197-203.
38. Hoover DG, Metrick C, Papineau AM, Farkas DF, Knorr D. Biological effects of high hydrostatic pressure on food microorganisms. Food Technol. 1989; 43(3):99-107.
39. Hugas M, Garriga M, Monfort JM. New mild technologies in meat processing: High pressure as a model technology. Meat Sci. 2002; 62(3):359-71.
40. Karim NU, Kennedy T, Linton M, Watson S, Gault N, Patterson MF. Effect of high-pressure processing on the quality of herring (*Clupea harengus*) and haddock (*Melanogrammus aeglefinus*) stored on ice. Food Control. 2011; 22:476-84.
41. Kingsley H, Hoover DG, Papafragkou E, Richards GP. Inactivation of hepatitis A virus and calicivirus by high hydrostatic pressure. J Food Prot. 2002; 65(10):1605-9.
42. Lakshmanan R, Dalgaard P. Effects of high-pressure processing on Listeria monocytogenes, spoilage microflora and multiple compound quality indices in chilled cold-smoked salmon. J Appl Microbiol. 2004; 96:398-408.
43. Lakshmanan R, Miskin D, Piggott JR. Quality of vacuum packed cold smoked salmon during refrigerated storage as affected by high-pressure processing. J Sci Food Agric. 2005; 85:655-64.
44. Ma L, Su Y-C. Validation of high-pressure processing for inactivating *Vibrio parahaemolyticus* in Pacific oysters (*Crassostrea gigas*). Int J Food Microbiol. 2011; 144:469-74.
45. Molina Garcia AD, Sanz PD. *Anisakis simplex* larva killed by high-hydrostatic-pressure processing. J Food Prot. 2002; 65:383-8.
46. Montero P, Gomez-Estaca J, Gomez-Guillen MC. Influence of salt, smoke and high pressure on Listeria monocytogenes and spoilage microflora in cold smoked dolphinfish. J Food Prot. 2007; 70:399-404.
47. Montiel R, Alba M, Bravo D, Gaya P, Medina M. Effect of high-pressure treatments on smoked cod quality during refrigerated storage. Food Control. 2012; 23:429-36.
48. Norton T, Sun D-W. Recent advances in the use of high pressure as an effective processing technique in the food industry. Food Bioprocess Technol. 2008; 1(1):2-34.
49. Oey I, Van Der Plancken L, Van Loey A, Hendrickx M. Does high pressure processing influence nutritional aspects of plant-based food systems. Trends Food Sci Technol. 2008; 19(6):300-8.
50. Patterson MF, Quinn M, Simpson R, Gilmour A. Sensitivity of vegetative pathogens to high hydrostatic pressure treatment in phosphate-buffered saline and foods. J Food Prot. 1995; 58:524-9.
51. Pereira ASC. Melhorando a segurança alimentar com tratamento de alta pressão. Rev Nac Carne. 2003; p. 1-3.
52. Picouet PA, Cofan-Carbo S, Vilaseca H, Ballbè LC, Castells P. Stability of sous-vide cooked salmon loins processed by high pressure. Innov Food Sci Emerg Technol. 2011; 12:26-31.
53. Raghubeer EV. High Hydrostatic Pressure Processing of Seafood. Avure Technologies; 2007.
54. Ramirez-Suarez JC, Morrissey MT. Effect of high pressure (HPP) on shelf-life of albacore tuna (*Thunnus alalunga*) minced muscle. Innov Food Sci Emerg Technol. 2006; 7:19-27.
55. Rendueles E, Omer MK, Alvseike O, Alonso-Calleja C, Capita R, Prieto M. Microbiological food safety assessment of high hydrostatic pressure processing: A review. LWT – Food Sci Technol. 2011; 44:1251-60.
56. Ritz M, Jugiau F, Rama F, Courcoux P, Semenou M, Federighi M. Inactivation of Listeria monocytogenes by high hydrostatic pressure: effects and interactions of treatment variables studies by analysis of variance. Food Microbiol. 2000; 17:375-82.
57. San Martín MF, Barbosa-Cánovas GV, Swanson BG. Food processing by high hydrostatic pressure. Crit Rev Food Sci Nutr. 2002; 42(6):627-45.
58. Schubring R, Meyer C, Schlüter O, Boguslawski S, Knorr D. Impact of high pressure assisted thawing on the quality of fillets from various fish species. Innov Food Sci Emerg Technol. 2003; 4(3):257-67.
59. Sequeria-Munoz A, Chevalier D, Lebabile A, Ramaswamy SH, Simpson BK. Physicochemical changes induced in carp (*Cyprinus carpio*) fillets by high pressure processing at low temperature. Innov Food Sci Emerg Technol. 2006; 7(1-2):13-8.
60. Shigehisa T, Ohmori T, Saito A, Taji S, Hayashi R. Effects of high hydrostatic pressure on characteristics of pork slurries and inactivation of microrganisms associated with meat and meat products. Int J Food Microbiol. 1991; 12:207-16.
61. Simpson RK, Gilmour A. The effect of high hydrostatic pressure on Listeria monocytogenes in phosphate-buffered saline and model food systems. J Appl Microbiol. 1997; 83:181-8.
62. Slongo A, Rosenthal A, Camargo L, Deliza R, Mathias S, Falcao de Aragão G. Modeling the growth of lactic acid bacteria in sliced ham processed by high hydrostatic pressure. Food Sci Technol. 2009; 42:303-6.
63. Smelt JPPM. Recent advances in the microbiology of high-pressure processing. Trends Food Sci Technol. 1998; 9:152-8.
64. Sun XD, Holley RA. High hydrostatic pressure effects on the texture of meat and meat products. J Food Sci. 2010; 75:17-23.

65. Ting E, Balasubramaniam VM, Raghubeer E. Determining thermal effects in high-pressure processing. Food Technol. 2002; 56(2):31-5.

66. Torres JA, Velazquez G. Commercial opportunities and research challenges in the high-pressure processing of foods. J Food Eng. 2005; 67:95-112.

67. Yagiz Y, Kristinsson HG, Balaban MO, Welt BA, Ralat M, Marshall MR. Effect of high-pressure processing and cooking treatment on the quality of Atlantic salmon. Food Chem. 2009; 116:828-35.

68. Ye M, Huang Y, Chen H. Inactivation of Vibrio parahaemolyticus and Vibrio vulnificus in oysters by high-hydrostatic pressure and mild heat. Food Microbiol. 2012; 32(1):179-84.

69. Chevalier D, Le-Bail A, Ghoul M. Effects of high-pressure treatment (100-200 MPa) at low temperature on turbot (S. maximus) muscle. Food Res Int. 2001; 34(5):425-9.

3 parte Pesquisa e Desenvolvimento de Novos Produtos

13 O Processo de Desenvolvimento de Produtos de Pescado

Alex Augusto Gonçalves

Introdução

O desenvolvimento de novos produtos alimentícios é uma atividade de vital importância para a sobrevivência da maioria das empresas de alimentos no mundo. A renovação contínua de seus produtos é uma política generalizada no âmbito empresarial, e está em estreita relação com as necessidades e tendências de consumo pela grande parte dos consumidores, o que traz como consequência a necessidade de resposta rápida da indústria de alimentos às mudanças do mercado consumidor.

Nesse sentido, a atividade comercial do pescado tem sofrido mudanças ao longo dos últimos dez anos. As especificações do comprador, as preferências dos consumidores, a disponibilidade de matéria-prima, a concorrência com os produtos importados, os riscos associados à fraude econômica, e a intervenção reguladora (legislação nacional e internacional), procurando a segurança alimentar e gestão dos resíduos, são questões preocupantes para os processadores de pescado.[22,42] As empresas estão cada vez em menor número, porém em tamanhos maiores, mais sofisticadas e visando à segurança alimentar e a qualidade que frequentemente determinam a viabilidade de produzir um novo produto.

Alguns setores da área da pesca vêm melhorando sua competitividade por causa do aumento da capacidade de fornecimento nos canais de distribuição, porém cada vez mais investimentos são necessários para agregar valor ao pescado, na produção de produtos inovadores para os mercados de varejo e institucional, diversificando seus negócios, com foco na satisfação do consumidor.[14] Não obstante, os consumidores estão ficando cada dia mais exigentes, com grandes expectativas quanto às novidades e inovações em produtos, sendo demonstrado pela diminuição da fidelidade às marcas tradicionais, tornando o mercado cada vez mais competitivo, e encurtando, dessa forma, o ciclo de vida dos produtos lançados.[9,10,13] Em virtude disso, as indústrias necessitam cada vez mais inovar e desenvolver produtos que antecipem essas necessidades para surpreender o consumidor e ganhar mercado na frente da concorrência.

Desafios no processo de desenvolvimento de novos produtos

O consumo de pescado, bem como os produtos à base de pescado vêm aumentando em popularidade de forma consistente nos últimos anos, pois estão sendo cada vez mais reconhecidos como

---

Nota ao Leitor: Este capítulo apresenta algumas figuras coloridas e para visualizar basta acessar o QR *code* disponível na página XIX, "Material Suplementar".

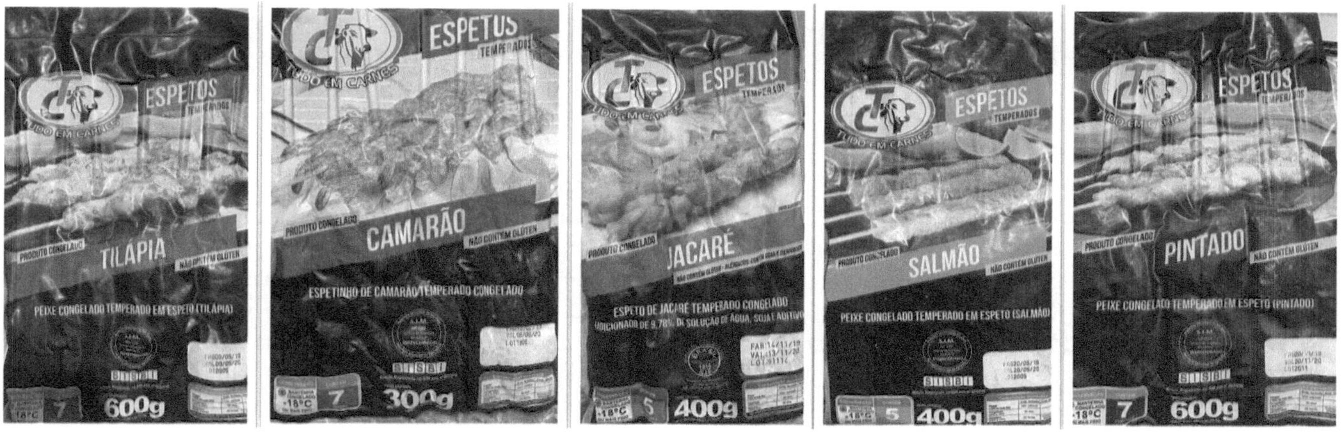

Figura 13.1 ▪ Exemplos de espetinhos de pescado. (Cortesia de André Luiz Medeiros de Souza.)

importantes fontes de nutrientes para a saúde humana. Exemplificando esse fato, hoje, em 2020, as tradicionais lojas de espetinhos de carne (bovina, suína, aves) já estão aderindo ao pescado no rol de seus produtos (Figura 13.1), o que demonstra claramente que a busca por produtos mais saudáveis já é a realidade no mercado brasileiro. Alguns fatores importantes como a qualidade, segurança e novas tecnologias têm contribuído para a melhor utilização desses recursos.[36]

Mas o que são os produtos à base de pescado? Quais são os novos produtos de pescado? Todos concordam que o pescado é uma matéria-prima (ou um produto) que luta por seu espaço entre os consumidores para satisfazer suas necessidades fisiológicas e psicológicas, mas a indústria do pescado e os consumidores podem ter definições completamente diferentes do produto apresentado para a venda. A empresa define um produto-base para que possa ser acrescentada a embalagem, a marca, o preço e a publicidade, proporcionando, assim, um produto com a "cara" da empresa. Por outro lado, o consumidor descreve o produto como um pacote de benefícios, referentes aos atributos tangíveis e intangíveis às suas necessidades, desejos e comportamento.[12,2]

A empresa define um novo produto como tendo alguma diferença nas funções básicas ou apresentação estética, mas o consumidor sempre compara com o produto "velho" ou com o concorrente. Se forem reconhecidas diferenças, então será um produto novo para ele.[39] Assim, o desenvolvimento de produtos deve contemplar tudo o que se possa conciliar entre os dois pontos de vista.[12]

Por outro lado, a qualidade é um fator que deve ser incluído no processo de pesquisa e desenvolvimento (P&D), pois é uma das palavras mais utilizadas na área da ciência dos alimentos e, especialmente, na aquicultura e pesca, em que serve para descrever inúmeras características do pescado.[25,26,37] Estudos associados à carne de peixe têm mostrado que a preferência dos consumidores para esse produto foi encontrada como dependente da impressão visual (40%), impressão prévia do sabor (40%) e textura (20%).

Assim, antes de iniciar o desenvolvimento de novos produtos, o processador deve considerar os seguintes desafios:

- **Consumidor *vs.* pescado**: melhorar os produtos para o consumidor; conhecer suas barreiras ao consumo de pescado; fazer uma investigação cultural do consumo; conhecer os padrões, atitudes e preferências para pescado; avaliar a necessidade de produtos de conveniência; assegurar a qualidade final do produto desenvolvido.
- **Melhor qualidade do pescado**: garantir e assegurar as características sensoriais do pescado fresco e dos produtos processados.
- **Introduzir produtos de valor agregado**: avaliar a introdução de produtos de valor agregado com qualidade.
- **Benefícios de saúde do pescado**: avaliar o papel nutricional do pescado; incentivar o consumo do pescado de acordo com o valor nutricional (crianças e adultos jovens); conhecer o real valor nutricional do pescado quando se abordam os teores de ácidos graxos ômega-3 (por exemplo, quais espécies são boa fonte).
- **Segurança do pescado garantida**: priorizar o conhecimento e compartilhamento de informações sobre os riscos associados ao consumo de pescado; a segurança parasitológica do pescado; a segurança microbiológica do pescado; a redução do risco microbiológico (fontes e controle de patógenos bacterianos no pescado); presença de histamina e aminas biogênicas (formação e importância para o pescado); presença de metais pesados e biotoxinas.
- **Desenvolvimento de produtos funcionais**: novos produtos de pescado funcionais; produtos reestruturados funcionais; adição de fibras alimentares e fibras alimentares antioxidantes na carne mecanicamente separada (CMS) do pescado etc.
- **Aditivos alimentares usados em produtos de pescado**: melhorar e garantir a vida de prateleira; uso de an-

tioxidantes naturais; uso de fosfatos (retenção de água no músculo do pescado); sulfitos (prevenção na formação de mancha preta em crustáceos); todos em conformidade com a legislação nacional e internacional (para evitar fraudes e melhorar a qualidade sensorial).

- **Pescado oriundo da aquicultura**: melhora da qualidade e dos atributos sensoriais; produtos com alta qualidade e frescor; melhora da rastreabilidade na produção do pescado.

O processo de desenvolvimento de produtos

Com que rapidez sua empresa consegue lançar novos produtos no mercado? Quantos produtos sua empresa introduziu nos últimos 12 meses? Quantos desses produtos tiveram sucesso de mercado? Se no passado tais questões puderam ser negligenciadas sem causar maiores danos às empresas, atualmente elas se constituem no centro da estratégia competitiva dos negócios na indústria de alimentos, existindo várias razões para a onda crescente de novos produtos, como: relação comprovada com o aumento de vendas e participação de mercado, uso como instrumento de diferenciação e segmentação de mercado, maior ritmo das inovações tecnológicas, consumidores mais exigentes e com novos valores, e a competição estrangeira.[33]

Os mercados estão sendo abastecidos constantemente com novos produtos devido ao ingresso de novos fabricantes, ao licenciamento de marcas estrangeiras e pelo aumento da inovação decorrente da adoção do gerenciamento da qualidade total nas empresas. Diante dessa oferta, cada vez mais diversificada e de melhor qualidade, o consumidor tende a se tornar mais seletivo e exigente na escolha das diferentes marcas à sua disposição. Assim, o consumidor vem se tornando o principal concorrente das empresas: se encontrar outro produto que atenda melhor aos seus desejos, troca a marca à qual era fiel sem constrangimento algum. Esse cenário impõe a necessidade de aprimorar o processo de desenvolvimento de novos produtos de modo a conseguir lançá-los a uma velocidade cada vez maior, de maneira mais econômica e com maiores chances de sucesso. O impacto dessas mudanças provoca uma espécie de crise para as empresas.[33]

Lançar um produto novo ou inovador antes da concorrência é o grande impulsionador das indústrias de alimentos. Para a indústria, a estratégia competitiva é ganhar mercado, e para sair na frente da concorrência são necessárias agilidade e uma boa administração do processo de desenvolvimento.[38] Cada lançamento, antes de ser posicionado no mercado, passa por diversas etapas de desenvolvimento. Nelas, são avaliados vários itens para que os resultados do produto respondam às expectativas dos consumidores e tragam bons retornos ao investimento realizado. Além disso, a empresa só lançará produtos para: se "reoxigenar" no mercado e ser lembrada como marca por mais de um lançamento, conquistar novas fatias de mercado e aumentar a margem de faturamento em itens de valor agregado, firmando-se como boa fornecedora de determinado item.

O princípio básico do desenvolvimento do produto é identificar e satisfazer as necessidades dos consumidores (compradores e usuários), transferindo-as aos produtos. Isso significa que os diferentes segmentos de mercado são uma base importante para o agrupamento de produtos. Há cinco principais segmentos de mercado: consumidores, varejistas, *food service*, processadores industriais e fabricantes, processadores primários.[12] É importante reconhecer que existem grandes diferenças no desenvolvimento de produtos para esses diferentes segmentos. Se uma empresa muda de ingredientes diferenciados (destino: os fabricantes de alimentos) para produtos prontos para o consumo (destino: a serem vendidos pelos varejistas), há uma grande necessidade de novos conhecimentos e recursos.[12]

Cada um dos cinco principais segmentos pode ainda ser dividido em segmentos complementares. Há, pelo menos, cinco categorias comuns de segmentação de mercado-consumidores: geográfica, sociocultural, demográfica, psicográfica e comportamental. As regiões, classes sociais, grupos étnicos, famílias, idade, sexo e renda são grupamentos típicos encontrados nos dados do censo estatístico, mas a segmentação do consumidor pode ser mais precisa se os segmentos psicográficos baseados no estilo de vida, comportamento, personalidade e atitudes sejam utilizados.[12]

O conhecimento pleno do processo de desenvolvimento de novos produtos é fundamental para identificar com clareza os principais alvos de melhoria. Para isso, é importante delinear todas as suas etapas, identificando os fatores principais que deverão ser gerenciados.[28] O processo de desenvolvimento de novos produtos baseia-se, fundamentalmente, na habilidade de identificar melhores formas de atender às necessidades do mercado e na capacidade de traduzir essas informações em produtos que ofereçam de fato uma melhor solução para tais necessidades. A empresa aproveitará a oportunidade de lançar um novo produto se conseguir avaliar e superar os riscos eminentes do processo; o principal problema consiste no fato comprovado de que, na maioria das vezes, as empresas não conseguem superar satisfatoriamente esse tipo de crise.[29,33]

Os produtos alimentares no passado foram frequentemente agrupados de acordo com sua tecnologia de preservação (congelados, enlatados, refrigerados, secos, salgados). A principal razão para esses grupos era que o método de preservação fosse dominante no processamento, distribuição e varejo; portanto, para alterar o método de conservação era necessário um grande aporte de recursos.[12] Uma nova tecnologia de processo pode iniciar uma nova família de produtos e, de fato, várias famílias de produtos. O conhecimento de produtos e processamento é importante no desenvolvimento do produto final, pois pode levar a grandes inovações – os produtos conhecidos como "novos para o mundo".[12]

Qualquer processo de desenvolvimento de produto novo ou uma inovação começa, então, com muita pesquisa de mercado e envolve o trabalho de diversos profissionais de áreas distintas, que devem trabalhar em sintonia para que o resultado alcançado seja exatamente o que o consumidor espera. Desenvolvimento significa transformar ideias em realidade, ou seja, é saber interpretar a vontade do consumidor.[4] Assim, o sucesso no lançamento de novos produtos é maior quanto: (a) mais profundo for o entendimento da empresa sobre as necessidades do consumidor; (b) maior a relação desempenho/custo (preço acessível, competitivo e demanda); (c) mais cedo o produto for lançado antes do concorrente; (d) maior a margem de contribuição esperada e maior o gasto em propaganda de lançamento; (e) melhor o apelo visual (a embalagem só tem três segundos para se comunicar com o consumidor); (f) melhor a flexibilidade de preparo; (g) maior o apoio da alta administração e maior o trabalho interfuncional da equipe de trabalho.[29]

Outro importante agrupamento está relacionado à função dos produtos na nutrição e saúde. A prestação de calorias tem dominado a indústria de alimentos por muitos anos: primeiro, a necessidade básica era de fornecer calorias e, em seguida, nos últimos anos, o esforço para reduzir as calorias. Com alimentos calóricos apareceram os produtos proteicos, como o pescado, por exemplo. Levou algum tempo para aumentar a quantidade de proteína na dieta e, até mesmo nos países desenvolvidos, há pessoas sem recursos que não ingerem a quantidade adequada de proteínas. Como há muitos nutrientes necessários, existem alimentos específicos que alegam ser "enriquecidos" com fibras, vitaminas e minerais. Recentemente, foi dado ênfase no que poderia ser chamado deficiências da terceira idade: cálcio, iodo e ferro. Essa ênfase foi deslocada dos alimentos que forneciam os nutrientes essenciais para a vida e crescimento para alimentos que previnem, ou mesmo que possam curar, doenças. Esses nutrientes foram denominados alimentos funcionais.[12,41]

Etapas do processo P&D

O processo de desenvolvimento de novos produtos adotado pela maioria das indústrias de alimentos segue um modelo-padrão de gerenciamento, dividido em etapas. O processo abrange desde a captação de ideias e pesquisas com o consumidor até a introdução e permanência no mercado de cada novo produto lançado (Figura 13.2).[4,29,35]

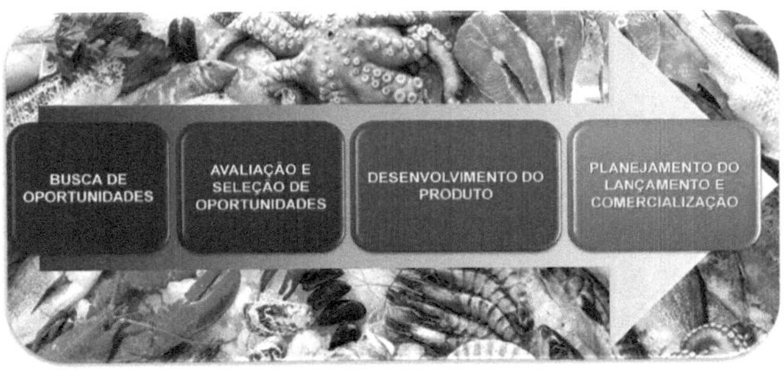
BUSCA DE OPORTUNIDADES
AVALIAÇÃO E SELEÇÃO DE OPORTUNIDADES
DESENVOLVIMENTO DO PRODUTO
PLANEJAMENTO DO LANÇAMENTO E COMERCIALIZAÇÃO

Figura 13.2 ▪ Etapas do desenvolvimento de um novo produto.

Geração de ideias

Ideias são extraídas de observações dos consumidores finais, seja pelos serviços de atendimento ao consumidor ou por visitas aos pontos de venda, a fim de conhecer os hábitos do consumidor. Consultas internas a funcionários, departamento de vendas, varejistas e fornecedores, contratação de pesquisa, além das feiras nacionais e internacionais, também constituem boas maneiras de se obter informações. Diz-se que ideias e sugestões levantadas na etapa de geração de ideias passam por um "filtro" (*i.e.* avaliação estratégica – Figura 13.3).

A avaliação estratégica é discutida entre o responsável pelo *marketing* e pelas vendas, que avaliam o potencial do mercado e o interesse da empresa. Caso a ideia seja aprovada, passa-se para as etapas subsequentes; no contrário, a mesma será arquivada para futuras consultas. Na análise estratégica devem ser consideradas duas perspectivas: o ambiente interno e o ambiente externo. Forças e fraquezas relativas ao produto são analisadas internamente e oportunidades e ameaças relativas ao mercado e à concorrência são avaliadas externamente. A **matriz SWOT** (*strengths* [forças]; *weaknesses* [fraquezas]; *opportunities* [oportunidades]; *threats* [ameaças]) – em português, muitas pessoas a chamam de **análise FOFA** (forças, oportunidades, fraquezas e ameaças) – é uma ferramenta que auxilia a comparar pontos fortes e pontos fracos do produto com ameaças e oportunidades externas. Essa análise dá uma visão crítica do ambiente externo (incontrolável) e interno relacionado com o produto (Figura 13.4).

Preparação dos conceitos do produto

Nessa etapa, todas as ideias e sugestões levantadas na fase anterior passam por um "filtro" para selecionar as melhores

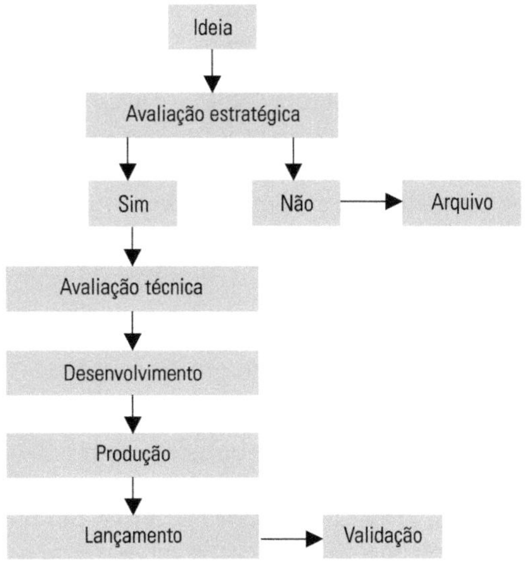

Figura 13.3 ▪ Avaliação estratégica das ideias.

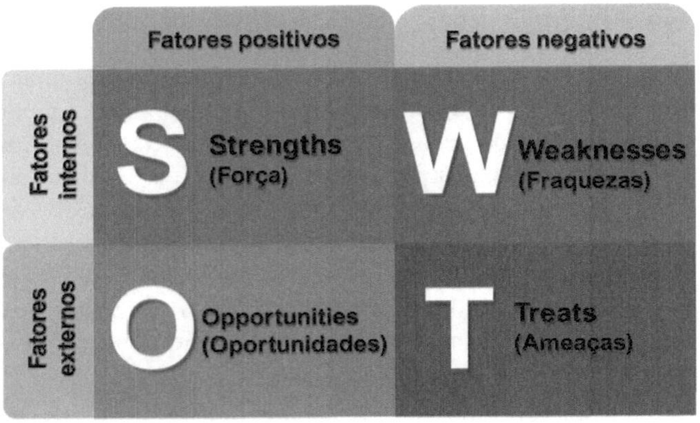

Figura 13.4 ▪ Esquema de uma matriz SWOT.

e encomendar pesquisas para definir os conceitos sobre o produto. Essas pesquisas podem ser qualitativas, com um grupo pequeno de pessoas para apontar características objetivas e subjetivas da ideia que está sendo apresentada; ou quantitativa, para se obter estatísticas com um público mais amplo que leva em conta a quantidade de respostas. Nessa etapa, a "cara" do produto poderá passar pela aprovação do consumidor: um grupo específico é colocado diante de um painel com a foto do produto e suas características, ou mesmo o produto para teste de degustação (sem a marca). Essa fase geralmente conta com a participação de um psicólogo ou de um profissional envolvido com o desenvolvimento para analisar e direcionar as manifestações do consumidor em relação às características de sabor, aspecto, praticidade e conveniência da embalagem, rótulo etc., e suas intenções de compra.

Avaliação e viabilidade técnica

Essa etapa envolve todo o sistema de gerenciamento e desenvolvimento de produto dentro da empresa. Cada setor, como de engenharia ou produção, vai analisar detalhadamente as possibilidades reais de se produzir o produto. Serão levantadas questões como os aspectos legais (leis, barreiras, impostos), e as limitações do processo (recursos disponíveis, disponibilidade de matéria-prima, o custo final do produto, o tempo necessário para adaptar ou construir novas instalações para a produção, tipos de equipamentos, processos, insumos e embalagens a serem utilizados, tempo médio de retorno do capital investido).

Aprovação do projeto

A partir das respostas da definição do conceito, avaliação técnica e financeira, obtém-se ou não a aprovação do projeto. Em caso positivo, uma equipe (formada por membros da diretoria das áreas executiva, de *marketing*, produtos, pesquisa, desenvolvimento e vendas, responsável pela decisão final) delega uma equipe técnica multidisciplinar para dar andamento ao projeto, cada qual em sua área de atuação.

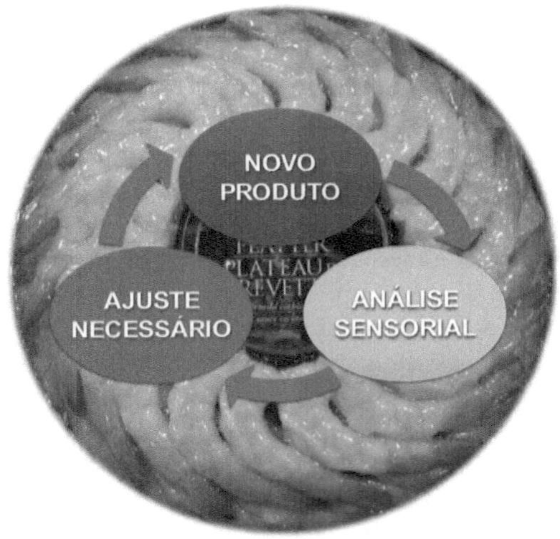

Figura 13.5 ▪ Esquema simplificado do desenvolvimento de um produto.

Desenvolvimento

Nessa fase, todas as ações práticas com relação à produção são desenvolvidas, desde a construção das instalações necessárias (uma nova fábrica, nova linha ou a complementação de uma já existente). Muitas vezes, o produto é mais uma vez testado (testes pilotos *vs.* análise sensorial), em que são feitos ajustes nas formulações e padronização do produto, para posteriormente transferir o melhor resultado do teste piloto para produção industrial. Também são avaliadas questões de preço, características e pontos de distribuição, como lojas de conveniências e redes de supermercados. Quando o protótipo é aprovado, a partir das análises das duas fases anteriores, inicia-se a fase de pré-produção, que inclui o desenvolvimento do desenho da embalagem e rotulagem, o encaminhamento para o registro oficial do produto, a elaboração dos planos de *marketing* e de lançamento. A avaliação da estabilidade do produto também é um dos requisitos nessa etapa. A estreia do produto no mercado geralmente é feita nas cidades ou regiões que apresentarem maior potencial de consumo e facilidades para distribuição. A validação do produto também é fundamental nessa etapa, seja pela avaliação sensorial com consumidores ou da avaliação de desempenho comercial, em que pequenos ajustes poderão ser executados na linha de produção, finalizando assim o projeto do novo produto (Figura 13.5).

Verificação/checagem

Logo após o lançamento, muitas empresas adotam a estratégia de verificação diária de dados referentes a preço, quantidade de vendas e estoque do produto, tornando-se mais escassa ao longo dos meses. Essa pesquisa permite à empresa comprovar a eficácia das pesquisas de mercado para detectar o público-alvo e também para avaliar possíveis falhas na distribuição, preço e acompanhar o desempenho do mercado concorrente e, quando necessário, corrigir erros.

Preocupações no processo de desenvolvimento de produtos

Ao longo dessas etapas existem atividades que costumam ser executadas mais de uma vez, podendo se destacar entre essas a pesquisa de *marketing* (para a obtenção de ideias e testes de mercado), análise econômica e de mercado (para avaliar a atratividade do negócio), engenharia do produto e pesquisa laboratorial (para o desenvolvimento do produto propriamente dito) e planejamento de *marketing* (para a definição do conceito do produto, campanha de lançamento e estratégias de comercialização).[24] No entanto, para a maioria das indústrias alimentícias, o processo não termina com o lançamento do produto. A vida de prateleira do produto alimentício é vital para o sucesso de venda e um atributo extremamente importante para qualquer produto novo (ver detalhes no Capítulo 18). A reciclagem dos produtos, com a incorporação de novidades, como a renovação das embalagens, por exemplo, deve ser constante para que a marca continue sempre na preferência do consumidor.[24]

O desenvolvimento de produtos orientado pelo mercado, imprescindível para empresas que almejam um desempenho diferenciado, exige o aperfeiçoamento contínuo dos processos associados à compreensão do mercado e ao planejamento da linha de produtos. Nesse contexto, o acesso das empresas à tecnologia de pesquisa de mercado adequada às suas necessidades é tão vital quanto o acesso à tecnologia de produtos e processos. Além disso, o ciclo de vida de um produto novo é muito curto – logo vem outro para substituí-lo. O tempo de desenvolvimento de um produto depende muito do grau de inovação e da maneira de administrar o processo dentro da empresa. Em média, o processo total, da geração de ideias ao lançamento no mercado, costuma durar cerca de um ano.[11]

A ideia de que o desenvolvimento vinha da engenharia, em que se trabalhava etapa por etapa, é completamente ultrapassada. A tendência atual é o trabalho em equipe, com o qual se pode trabalhar de forma ágil e eficiente, o que mudou a postura das empresas. Não existe mais a supremacia de setores, e sim a distribuição uniformizada das responsabilidades. Atualmente, os profissionais das mais diversas formações devem entender o que chamamos de "paradigma do outro", ou seja, como o outro raciocina. Dessa maneira, a sintonia fica mais forte e o processo mais eficiente.[4] Além disso, o processo de desenvolvimento de novos produtos alimentícios costuma apresentar um elevado índice de falhas; por volta de 99% de novas iniciativas fracassadas. São diversos os fatores que podem dar origem a um produto fracassado, e alguns deles são apresentados na Tabela 13.1.

TABELA 13.1 Causas do fracasso de novos produtos.[33]

Fracasso devido a	Efeitos provocados
Planejamento ruim	Produto dissonante com a estratégia da empresa; não adequado à estrutura da empresa: comercial; baixa margem de contribuição, baixas vendas; custos ou barreiras de entrada intransponíveis; pouco conhecimento de normas e legislação; violações de patentes e licenças; recursos insuficientes para o desenvolvimento; falhas ao enfrentar a concorrência; análise de mercado inadequada; programação de lançamento deficiente etc.
Gerenciamento ruim	Produto não se adapta às diretrizes da empresa/divisão; falta de "patrocinador" do gerenciamento; direcionamento e metas confusas e inconsistentes; departamento errado comanda o programa de introdução; baixa predisposição ao risco; limitações de orçamento e tempo devido a imprevistos; direcionamento inconstante da gerência; falta de condições adequadas e incentivos; interesses pessoais; política
Conceito ruim	Produto não oferece benefícios exclusivos; não tem razão individual forte para existir, tem benefícios exclusivos, mas satisfaz poucas necessidades; tem benefícios exclusivos, mas uma relação ruim valor/preço; inovador demais; atende necessidade ainda não percebida e difícil de perceber, mensagem muito complicada, difícil de ser comunicada; não consegue romper hábitos de uso, justificar gastos, alterar padrões de compra
Execução ruim	Há problemas técnicos no produto; super ou subelaborado; gastos superiores ao orçamento; má escolha de marca; mau direcionamento para o mercado; não é oportuno no mercado; preço inadequado; colocação no mercado imprópria; distribuição fraca; comercialização fraca; comunicação insuficiente ou inadequada; mau posicionamento
Uso ruim da pesquisa	Erro de "leitura" dos resultados; pouco teste de campo; previsões excessivamente otimistas de necessidade e aceitabilidade de mercado; falta de pesquisas que busquem os riscos; usos da pesquisa sem conhecer as suas limitações
Tecnologia ruim	Controle inadequado de qualidade de materiais e processos; especificações pouco flexíveis de componentes; treinamento insuficiente; falha na transição do protótipo para a escala comercial
Senso de oportunidade ruim	Ritmo rápido demais: descuido com fatores vitais; ritmo lento demais: perda devido à mudança no mercado; testes que são atalhos ou exagerados; fatores ambientais que alteram as regras de entrada; movimento surpresa da concorrência

Uma das razões para que muitas empresas percam novas oportunidades é devida ao fato de que elas se definem a partir do que fazem, e não pelo que conhecem. Isso pode levar ao fracasso da empresa. Adicionalmente, alguns erros cruciais que uma empresa pode cometer, colocando-se em uma situação ruim: (i) acreditar que as mudanças começam apenas no alto; (ii) definir a empresa em termos de seu negócio atual, em vez de defini-la em termos de possibilidades futuras; (iii) acreditar que a estratégia que o ajudou a criar riqueza no passado funcionará no futuro; (v) acreditar que se pode criar com facilidade uma empresa que seja profundamente inovadora; (v) ter nostalgia pelo passado é venerar o passado.[32]

Fundamentalmente, as empresas devem passar a tratar as possibilidades de fracasso como intrínsecas ao processo de desenvolvimento de novos produtos, usando técnicas para preveni-las na medida do possível. Dessa forma, enfrentarão essa crise investindo na melhoria da qualidade do processo de desenvolvimento de novos produtos, de modo a reduzir e baratear o ciclo de desenvolvimento, e tentar aumentar as chances de sucesso comercial. Para isso, deve-se conscientizar todos os participantes de que do lado de fora da empresa estão os seus concorrentes tentando fazer a mesma coisa. As empresas terão de mudar de maneira radical, não em etapas. Isso é necessário porque, atualmente, o mundo em que vivemos está mudando de forma radical. Assim, qualquer empresa que não consiga acompanhar a velocidade das mudanças ao seu redor passará a ser considerada uma empresa irrelevante. Essa mudança radical ou revolucionária normalmente não começa nos altos escalões das empresas.[32]

Fatores-chave para o sucesso do produto

Nos últimos 30 anos, muitos estudos sobre os fatores que causam o sucesso e o fracasso no desenvolvimento de produtos têm sido feitos,[3,5,8,12] e três variáveis comuns precisam ser consideradas na identificação dos fatores para o sucesso do produto: natureza da inovação, natureza do mercado e natureza da tecnologia. A importância do mercado, da tecnologia e dos fatores de organização varia de acordo com as questões: o produto é uma inovação incremental ou radical? A tecnologia é baixa ou alta? É um mercado novo ou existente?[12] Muitos estudos têm mostrado que o programa de desenvolvimento de produto precisa ser construído a partir da estratégia de negócios da empresa, detalhada em inovações e estratégias de produto. Se isso não for feito, há falta de direção e foco no desenvolvimento de produtos, o que pode levar ao fracasso. Existem também importantes fatores para o sucesso de produtos nas quatro etapas do processo de P&D:[12]

- **Desenvolvimento de produto**: estratégia de integração do programa de desenvolvimento de produto com a estratégia de negócio, descrição clara do mercado e dos consumidores, identificação de mercado e necessidades dos consumidores.
- ***Design* de produto e desenvolvimento do processo**: especificações quantitativas do *design*, integração multidisciplinar, uso de novas técnicas, análise de viabilidade.
- **Comercialização de produtos**: integração multifuncional, planejamento e programação, análise de mercado, análise de negócios.
- **Lançamento de produtos e avaliação**: organização e controle, fácil resolução do problema, avaliação do lançamento, produção, distribuição e comercialização, e avaliação de resultados.

Condições favoráveis ao processo de desenvolvimento de produtos

O investimento em ações para a melhoria do processo de desenvolvimento de novos produtos é justificado pela necessidade crescente de introduzir inovações no mercado, com agilidade e sucesso nas vendas. Entretanto, antes de enfocar o processo propriamente dito, é vital que a empresa cuide de criar as condições favoráveis para que ele ocorra.[34]

A formalização da estratégia é vital para definir o que a empresa pretende obter com a criação de novos produtos. Essa diretriz corporativa deve respaldar-se em objetivos de curto e longo prazos, como metas de volume, margem bruta, retorno sobre o investimento etc. Deve servir, também, para a delimitação do orçamento para o desenvolvimento de novos produtos. A estratégia deve ser desdobrada desde a alta gerência até o chão de fábrica, de modo a obter o comprometimento de todos da empresa.[34] O sistema participativo consegue administrar as diferenças de percepções existentes entre as pessoas que costumam dificultar o consenso nas decisões e prejudicar a escolha da melhor alternativa. Os participantes dessa equipe devem ser treinados para desenvolver sua habilidade de análise, criatividade, empatia, liderança e comunicação. Deve haver atribuição clara de objetivos e liberdade para a definição do método de trabalho e um sistema de recompensa para resultados relacionados à inovação bem-sucedida.[34]

Segundo Michelazzo,[30] as empresas nacionais e multinacionais estão se esforçando para agilizar a escalada da adaptação ou adequação do que é exigido pelo mercado externo (clientes) e/ou interno (funcionários), ou seja, têm de inovar e implementar novas tecnologias para, rápida e incisivamente, atender à demanda da globalização, tornando-se competitivas e rentáveis frente às exigências do mercado.

Uma das maneiras mais eficientes de se promover condição favorável ao processo P&D é a integração entre diferentes áreas (engenharia, *marketing* e P&D), bem como o desenvolvimento do relacionamento interpessoal, em que a sinceridade e respeito mútuo devem prevalecer. A politicagem interna e a tradicional "fofoca" devem ser coibidas a fim de que as pessoas vençam o medo de reconhecer problemas.

TABELA 13.2 A promoção da motivação.[34]

Os três pilares	As sete ferramentas de cada etapa
Fazer com que o trabalho seja realizado ALCANÇAR METAS	1. Decidir realizar o projeto 2. Criar senso de urgência 3. Pensar positivamente 4. Investigar e preparar da forma mais completa possível 5. Conceder liberdade para que os métodos sejam definidos, aproveitando a sabedoria das pessoas 6. Estar preparado para acontecimentos imprevisíveis 7. Com reflexão, transformar adversidades em boa ventura
Desenvolver o trabalho de equipe PARTICIPAÇÃO E COORDENAÇÃO	1. Dar a todos os membros um objetivo comum 2. Distribuir encargos e conferir um senso de missão 3. Cooperar com respeito mútuo às diferenças de cada um 4. Estar consciente de que ninguém é perfeito 5. Agir com perfeição 6. Estender as mãos aos outros 7. Competir honestamente e não disputar em discussões
Despertar a vontade de trabalhar LEVANTAR O MORAL	1. Tratar a individualidade dos membros como o seu ponto forte 2. Ouvir o que os membros têm a dizer 3. Esclarecer os objetivos e metas 4. Dar chances aos membros para que possam provar a si mesmos 5. Incentivar o esforço dos membros 6. Tratar da mesma maneira os membros, com honestidade 7. Fazer com que assumam a responsabilidade antes da ocorrência dos fatos

Um sistema de incentivo para que se tenha coragem para inovar deve ser aplicado, pois é preciso ter em mente que os indivíduos criativos nem sempre se enquadram na figura do "superexecutivo" que hoje condiciona a maioria dos processos de seleção de pessoal. Para exemplificar essa situação, apresenta-se na Tabela 13.2 uma série de características comuns de indivíduos criativos e uma associação de preconceitos ou discriminações que comumente ocorrem em relação a essas pessoas.

Segundo Gomes,[15] uma importante ferramenta para o processo de desenvolvimento de novos produtos, chamada Padrão Gerencial de Desenvolvimento de Novos Produtos (PGDNP, Tabela 13.3), é composta de todas as etapas e processos de desenvolvimento de produtos integrado às diversas áreas da empresa. Os processos são considerados trabalhos interfuncionais em que são delimitadas as responsabilidades de cada área de acordo com a etapa a ser realizada. As vantagens dessa ferramenta são inúmeras: maior integração das áreas; maior conhecimento e utilização das informações disponíveis na empresa; aumento de tecnologia; redução do tempo de desenvolvimento; e melhor atendimento às necessidades e anseios dos clientes.

Gestão de desenvolvimento de produto na indústria de alimentos

A indústria de alimentos (incluindo a de pescado) tem seus próprios problemas específicos de gestão do desenvolvimento de produtos, como: (i) uso de matérias-primas biológicas; (ii) sazonalidade de matérias-primas; (iii) interações complexas do sistema alimentar; (iv) inter-relação das condições de processamento e qualidade do produto; (v) relação direta entre o produto e a nutrição dos consumidores; (vi) relações complexas entre produtos e de saúde para diferentes grupos de pessoas; (vii) instabilidade de produtos; (viii) fornecimento contínuo e de compra de produtos alimentícios.[12]

Por causa da instabilidade das matérias-primas alimentares, a pesquisa sobre a distribuição é vital no desenvolvimento de produtos alimentares. A vida de prateleira no armazenamento e a mudança na qualidade durante o transporte são partes importantes do processo de desenvolvimento do produto. Muitos produtos têm falhado por causa de uma rápida entrada no mercado sem a avaliação da vida de prateleira, com resultados desastrosos de qualidade

TABELA 13.3 Padrão gerencial de desenvolvimento de novos produtos.

Legenda:
CP – Coordenação de processos
PI – Participação imprescindível
PD – Participação desejável

Etapas	Processos Macro	Atividades interfuncionais: Comitê de desenvolvimento	*Marketing*	P&D	Engenharia	Custos	Suprimento	Produção	Vendas
Identificar as necessidades dos clientes	**Identificar oportunidades de mercado**		CP	PD	PD		PD		PD
	Avaliar o conceito de produto		CP	PI					
Avaliar o negócio	**Avaliar a viabilidade técnica**			CP	PI		PI		
	Avaliar a viabilidade financeira		PI	PI	PI	CP	PD	PD	PI

– melhor gastar o tempo testando a vida de prateleira do que dinheiro na remoção dos produtos das prateleiras dos supermercados.[12]

Problemas de desenvolvimento de produtos

As empresas de pescado precisam ter meios para monitorar as mudanças sociais e culturais e prever mudanças no processo de desenvolvimento de novos produtos. Além disso, é necessário haver um maior reconhecimento dos valores humanos no desenvolvimento de estratégias de inovação.[12] Normalmente, as empresas não têm as informações do mercado e de como os consumidores estão vendo os seus produtos. Segundo Uilians Emerson Ruivo (ex-gerente industrial de Indústria e Comércio de Pescados, Navegantes, SC), *não se deve esquecer que os consumidores não consomem a bandeira, ou seja, a fidelidade é volátil, relativa. Eles querem qualidade japonesa e preço chinês. Desejam comodidade, praticidade, preço justo e qualidade. O futuro da cadeia do pescado depende da confiança do consumidor nos produtos que consomem. A indústria do pescado tem o dever e responsabilidade com o consumidor: oferecer mais produtos de qualidade. Assim, a credibilidade torna-se cada vez mais importante – mais clientes e consumidores escolhem o pescado pelos seus benefícios de saúde e qualidade. O conhecimento do profissional sobre toda a cadeia do pescado, as tecnologias existentes e emergentes, o uso racional de aditivos alimentares, escolha da melhor embalagem, a cadeia do frio e a logística de distribuição e comercialização, são fatores preocupantes no processo de desenvolvimento de produtos. Além disso, a indústria do pescado está amplamente regida pelo princípio da análise de perigos e pontos críticos de controle (APPCC), que, no entanto, só trata de questões de segurança alimentar, mas não da integridade econômica. Portanto, além de conhecimento técnico, o profissional deverá atuar também como consumidor no momento de seu desenvolvimento a fim de garantir o sucesso do produto.*

O conhecimento necessário para o desenvolvimento de produtos

Para alterar o conceito da ideia de um determinado produto para um novo, é necessário o conhecimento das matérias-primas disponíveis, do processamento, da qualidade do produto, das reações do consumidor ao novo produto, do *marketing* e do ambiente (sociocultural, econômico e político), e suas interações. Além disso, é indispensável o conhecimento de como o processamento pode afetar a matéria-prima, ou seja, se a baixa temperatura de secagem for escolhida, a qualidade microbiológica da matéria-prima deve ser cuidadosamente controlada para garantir a segurança do produto. Portanto, não é o caso de considerar o conhecimento específico em uma única área, mas sim de tentar interagir esse conhecimento em outras áreas.[12] As principais (e importantes) áreas do conhecimento em tecnologia são: (i) conhecimento de ciência, matemática, ciências sociais; (ii) conhecimento de técnicas, análise, modelagem, entrevistas, manipulação de ferramentas, materiais e dados; (iii) conhecimento dos procedimentos e processos; (iv) conhecimento de conceitos genéricos e formas de pensar.

No desenvolvimento de produtos, essas áreas podem ser agrupadas em produtos, matérias-primas, processamento, embalagem, distribuição e comercialização, como apresentado na Tabela 13.4. Por exemplo, considerando o desenvolvimento de um alimento proteico, o consumidor quer um alimento com alto valor proteico, mas o que isso significa no percentual de proteína? Eles querem uma coloração avermelhada, mas o que é medido em um colorímetro? Eles querem uma textura crocante, mas o que se mede em um texturômetro? Se o teor de proteína é de 15%, então é necessário conhecer o teor proteico das matérias-primas; se a cor tem que ser em uma tonalidade de vermelho, então o pigmento vermelho nas matérias-primas deve ser identificado e medido. Também pode haver a necessidade de certa proteína, na produção de linguiça, em que apenas certa quantidade de miudezas pode ser utilizada devido à sua fraca capacidade de retenção de água. Portanto, o tipo de proteína, a quantidade e, por vezes, a composição de aminoácidos devem ser especificados no produto e nas matérias-primas. Diferentes condições de processamento poderão desnaturar a proteína em diferentes graus; os limites são fixados sobre as variáveis de processamento para que o produto tenha as propriedades nutricionais desejadas. Se o produto tiver atingido um determinado valor nutritivo (proteico), então esse conhecimento deve ser fornecido ao consumidor. Finalmente, o consumidor recebe o produto, mas precisa saber como manuseá-lo, como prepará-lo, de modo que o produto pronto para o consumo tenha o valor proteico e nutritivo que o mesmo deseja.[12,13,31]

TABELA 13.4 Tipos de conhecimento tecnológico no desenvolvimento de produtos.

Qualidades do produto
Propriedades: aparência, tamanho, forma, sensorial, nutricionais e de composição
Uso: segurança, ergonomia, preparação e serviço, alimento
Limites do produto: preço bom
Matérias-primas
Propriedades: tipo, método de produção, composição química, os traços de pesticidas e herbicidas, toxicidade, composição nutricional, propriedades físicas e sensoriais, contagem microbiológica
Preço: amplitude de preços, relação de preço e qualidade
Limites da matéria-prima: causada pela necessidade do processamento, necessidade de estrutura do produto, propriedades de outros produtos, quantidade disponível, necessidades mínimas e máximas no produto, efeito do processamento na matéria-prima, limites legais sobre o uso
Processamento
Operações unitárias: aquecimento, pasteurização, esterilização, resfriamento, congelamento, secagem, mistura, tambleamento, transporte, embalagem
Processos: gelatinização, hidrólise, escurecimento, desnaturação, oxidação, morte de microrganismos, crescimento de microrganismos, destruição de vitaminas
Variáveis de processamento: temperatura, atividade de água, atmosfera, tempo
Custos: matérias-primas, processamento, fábricas, distribuição, comercialização e administração
Limites de processamento: faixa de temperatura, taxa de aumento/diminuição de temperatura, viscosidade, projeto de equipamento básico
Embalagem
Material das embalagens: filmes, papelão, metal, vidro
Tipo de embalagem: garrafa, caixa, *pouch*, lata, saquinho
Método de embalagem: manual, contínuo e automático, asséptico
Limites de embalagem: vida de prateleira, proteção

(continua)

TABELA 13.4 Tipos de conhecimento tecnológico no desenvolvimento de produtos. (continuação)

Distribuição
Transporte: rodoviário, ferroviário, marítimo, aéreo
Condições de transporte: tempo, temperatura, umidade, vibração, manuseio, custos
Armazenamento: ambiente, refrigerados, congelados, em atmosfera controlada
Condições de armazenamento: tempo, temperatura, umidade, clima, manipulação, custos
Limites de distribuição: vida de prateleira; proteção contra contaminação, degradação, disponibilidade de transporte e armazenamento; tempo de transporte; custos
Marketing
Canal de mercado: fluxo de produtos por canais de mercado, pessoas e organizações (lojas, atacadistas, fornecedores etc.)
Requerimentos de canais de mercado: tamanho, peso, disponibilidade, preço, exposição e informação
Promoção: publicidade nos meios de comunicação, relações públicas, promoções em loja, amostras grátis
Necessidade de competição e promoção: criar a consciência, incentivar a comprar, a educação, criando uma imagem do produto
Preços: o valor dos produtos para os clientes, faixa de preço, descontos, preços competitivos
Limites de *marketing*: disponibilidade de canais, controles de canais, ações competitivas, promoção e custos, as necessidades e atitudes do cliente, os controles legais sobre *marketing*

Necessidades e desejos sensoriais no desenvolvimento de produtos

A importância das propriedades sensoriais do alimento na aceitação ou rejeição dos novos produtos tem sido amplamente reconhecida. A aparência, cor e às vezes o aroma dos alimentos são influentes no momento da compra, enquanto o aroma, sabor e a textura são essenciais no momento da degustação. Portanto, é importante não só reconhecer as propriedades sensoriais, mas também a interação entre elas e outros atributos do produto.[7,12,27]

Um alimento pode ser definido em diferentes níveis, principalmente quando se considera suas propriedades sensoriais. Há propriedades básicas do alimento que podem ser reconhecidas pelo sistema sensorial do indivíduo e, em seguida, usando o aprendizado e a memória, essas sensações são transformadas em atributos sensoriais do produto percebido pelo indivíduo. Sabor e aroma são combinados em um sabor global, e a sensação na boca, de morder e de mastigar é combinada com a textura geral. Após a identificação dos atributos sensoriais do produto, o indivíduo pode marcá-los por uma escala hedônica – desde não gostar muito até gostar muito. Trazendo a pontuação de gostar/não gostar, com as propriedades do produto, leva o consumidor à aceitação ou rejeição do produto. O estímulo, a sensação, a percepção e as respostas são combinações entre o indivíduo e produto, como mostrado na Figura 13.6. O núcleo está representado pelas propriedades físicas e químicas do produto, que são a base para as propriedades sensoriais. No alimento, essas propriedades sensoriais interagem umas com as outras, e os consumidores têm percebido essas reações sensoriais.[7,12]

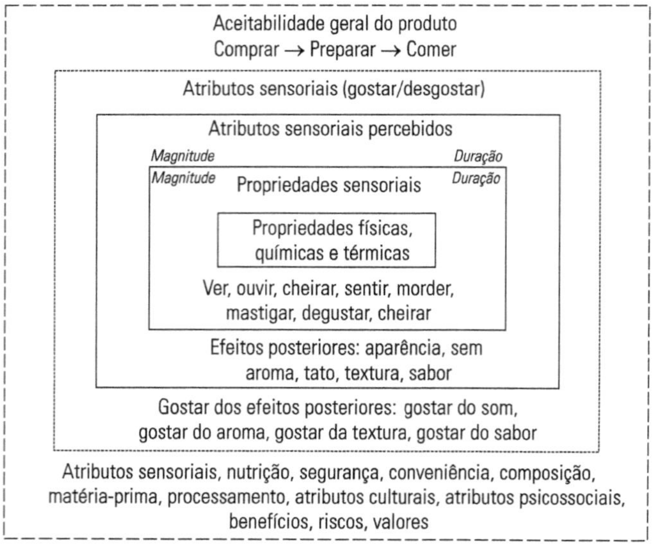

Figura 13.6 ▪ Construindo os atributos sensoriais para a aceitação do consumidor.[7,12]

A integridade econômica

A competição entre diferentes empresas significa que estão procurando "melhorar a relação custo-benefício" e "maior lucro". Os produtos de pescado que são comercializados por cadeias de distribuição têm uma vida útil curta e, por isso, são mais difíceis de manter em estoque em níveis que garantam um fornecimento contínuo de produtos de alta qualidade. Por serem produtos de curta vida de prateleira, muitas vezes são vendidos com um desconto perto do fim da sua vida útil – isso reduz o lucro do varejista. A fim de evitar prejuízos, os varejistas estão sempre procurando formas para estender a vida de prateleira de seus produtos, dando-lhes mais tempo para vender os produtos pelo preço integral e maximizando, assim, o lucro.[1,2]

Pelo fato de o pescado ser um produto de valor alto, é um alvo particularmente atraente para a fraude.[6] Com o grande número de espécies de interesse comercial, não é difícil apresentar aos consumidores, de forma fraudulenta, uma espécie de baixo valor comercial, como sendo uma de maior valor, e assim obter um preço mais elevado. Na sequência, alguns exemplos de fraude econômica:

- **Excesso de empanado (*overbreading*)**: é uma forma de fraude econômica em que o consumidor paga pelo sistema de cobertura, quando em excesso, em vez do pescado. É decepcionante abrir um pacote de pescado empanado congelado e encontrar mais empanado do que pescado[17] (Figura 13.7).
- **Excesso de glaciamento – gelo (*overglazing*)**: o glaciamento, conforme descrito no capítulo Capítulo 11.1 sobre resfriamento e congelamento, é uma forma de proteção do pescado durante o armazenamento congelado. No entanto, o percentual de glaciamento (gelo) no produto está sendo utilizado sem nenhum critério; e em alguns casos, o valor chega a > 30% (Figura 13.8). Estudo recente demonstrou a eficácia do processo de glaciamento como um agente de proteção para o camarão congelado, e um percentual de 15% de glaciamento pode ser aplicado ao camarão congelado para protegê-lo contra a desidratação e alterações químicas durante 180 dias de armazenamento (–18 °C).[16] Além disso, Rebouças[43] e Rebouças e Gonçalves[44] demonstraram que além do *overglazing*, outra preocupação refere-se a metodologias oficiais que nem sempre quantificam o exato (real) percentual de glaciamento, o que pode gerar problemas econômicos ao consumidor.

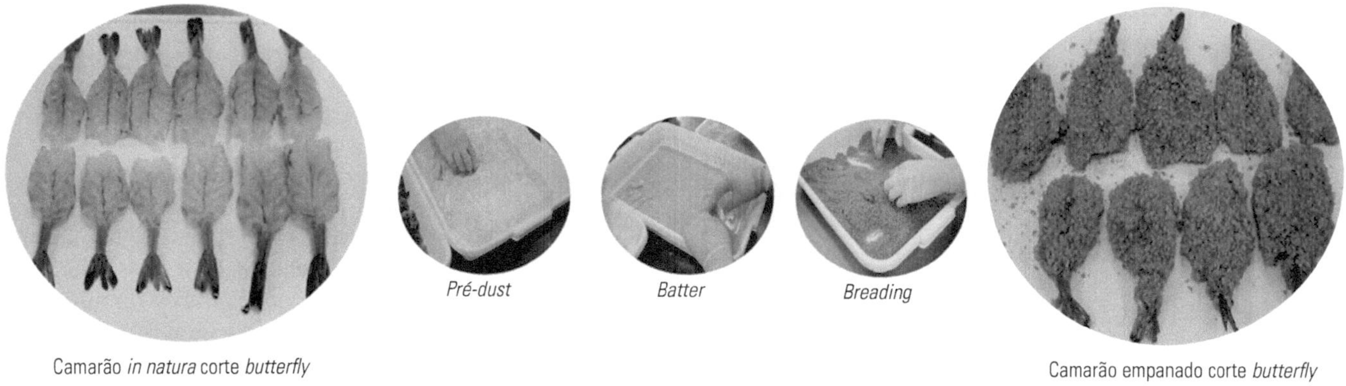

Figura 13.7 ▪ Camarão empanado. (Cortesia de Alex Augusto Gonçalves.)

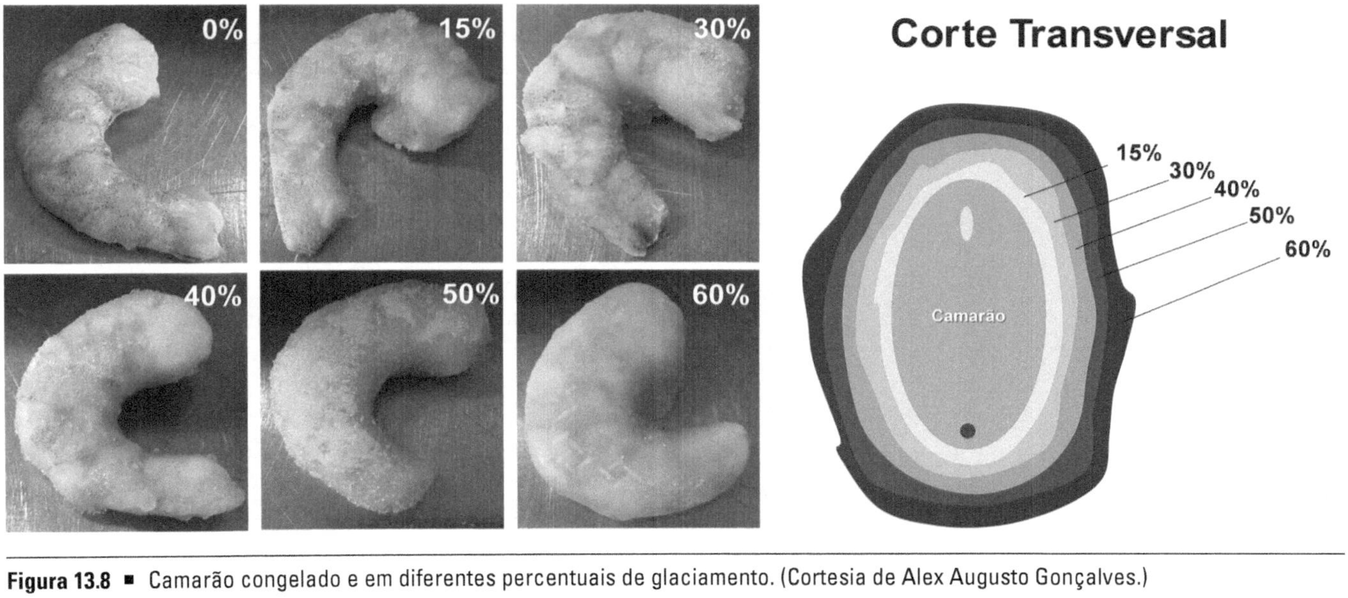

Figura 13.8 ▪ Camarão congelado e em diferentes percentuais de glaciamento. (Cortesia de Alex Augusto Gonçalves.)

- **Água adicionada (*water added*)**: o tratamento do pescado com fosfato tem sido aplicado por muitos anos na indústria como umectante (mantém a umidade do produto). O fosfato comumente utilizado é o tripolifosfato de sódio (STP) puro, ou em misturas (*blends*) com hexametafosfato de sódio (SHMP), e/ou pirofosfato ácido de sódio (SAPP), e/ou pirofosfato tetrassódico (TSPP). A principal função do fosfato em pescado é a retenção da umidade, inibindo a perda de fluidos durante a distribuição e a venda prévia.[45] Nesse caso em especial, os fosfatos intumescem as fibras musculares com a presença de água, aumentando a capacidade de retenção. No entanto, é importante destacar que as proteínas miofibrilares do pescado, após a captura, se desnaturam rapidamente sob temperatura de refrigeração (5 °C) e pode perder mais de 80% da sua capacidade de retenção de água em cinco dias. Assim, a deficiência ao proteger essas delicadas proteínas leva a uma significativa sobrecarga para encontrar um peso líquido indicado e consequências econômicas negativas para os processadores de pescado. O aumento moderado do pH (condição menos ácida), devido ao uso de fosfatos, é também um fator importante, mas não é o específico na retenção de água. As proteínas do pescado mostram uma capacidade de retenção de água menor quando o pH muscular estiver em torno de 5,4 (ponto isoelétrico das proteínas). Os fosfatos aumentam o pH a um nível ótimo de aproximadamente 6,4. Se o pH final do produto é muito alto, a vida de prateleira diminui e defeitos como translucidez, aspecto saponáceo e decomposição da gordura são observados. Os fosfatos são aplicados em soluções de 2% a 10% para obter a ativação ótima das proteínas, que resulta em aproximadamente 0,5% de fosfato residual (P_2O_5) no produto final.[46-49] No entanto, o uso incorreto ou abusivo pode levar a falhas sensoriais e, além disso, pode caracterizar fraudes econômicas.[18,20,21,23,45] Os resultados obtidos por Gonçalves e Ribeiro[19] indicaram que a imersão do camarão em solução de fosfato (TPF e *blend* de fosfato) pode prevenir perdas relacionadas com o descongelamento e cocção (Figura 13.9). Além disso, a análise sensorial demonstrou que o camarão tratado com fosfato retém os atributos sensoriais, contribuindo com a maior preferência e aceitabilidade do produto.

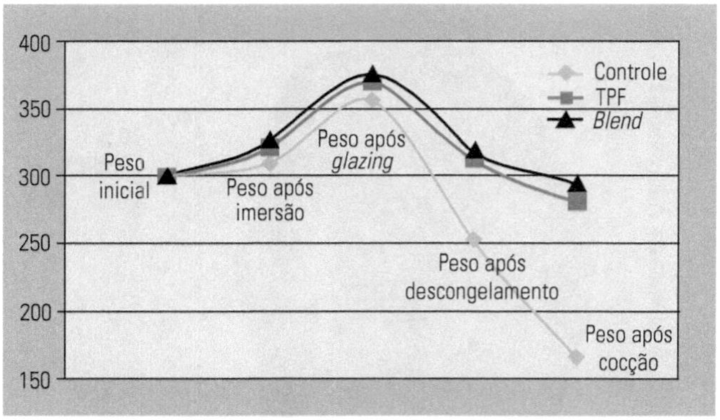

Figura 13.9 ▪ Perda de peso/exsudado (*drip loss*) do camarão após descongelamento e cocção (camarão tratado por imersão em solução de TPF 5% e *blend* de fosfato 5%). (Cortesia de Alex Augusto Gonçalves.)

- **Substituição de espécie (*species substitution*)**: a substituição de uma espécie por outra é o tipo mais comum de adulteração econômica na indústria de processamento de pescado. É provável que o abuso mais comum seja a troca de uma espécie de alto valor comercial por uma de baixo valor, principalmente quando se trata de filés de peixe congelado. O consumidor, leigo, não sabe distinguir, por exemplo, um filé de pescada (alto valor) de um filé de castanha (baixo valor), ou quando na forma de pescado fresco/resfriado ou congelado (Figura 13.10). Se o corte for bem-feito, ambos os filés possuem a mesma aparência física. Um exemplo típico foi o *catfish* congelado do Vietnã que era falsamente rotulado como garoupa, linguado e outras espécies e comercializado nos Estados Unidos (nesse caso específico, os fraudadores receberam cinco anos de prisão). O mesmo pode acontecer dentro de um restaurante de sushi e sashimi, como, por exemplo, em Toronto (Canadá), onde um restaurante estava enganando os clientes, que estavam pagando caro por sashimi de pargo (*Lutjanus campechanus*), mas na realidade estavam consumindo sashimi de tilápia (*Oreochromis niloticus*). Entre as espécies de peixes com maior percentual de fraude, pode-se citar o panga, alabote-dente-curvo e polaca-do-alasca (Figura 13.10). Outros problemas que podem ser evidenciados são as diferentes espécies de atuns ou bonitos nas conservas do tipo *grated* (ralado) ou, ainda, sardinhas não verdadeiras em conserva. Assim, o produto deve ser devidamente rotulado (produtos enlatados, filés, congelados etc.) e rastreado,[40] promovendo a autenticidade das espécies. Atualmente, no Brasil, existe um grupo de pesquisadores liderados pelo Prof. Dr. Antonio Mateo Sole Cava (coordenador da Rede Nacional de Identificação Molecular do Pescado (Reninp), da Universidade Federal do Rio de Janeiro), que inclui em suas atividades a delimitação molecular de estoques pesqueiros e a identificação, por meio de marcadores moleculares, de produtos pesqueiros industrializados. No primeiro caso, empregam-se marcadores de alta variação intraespecífica que podem indicar restrições ao intercâmbio de indivíduos entre diferentes estoques. No segundo, empregam-se marcadores de baixa variação intraespecífica, mas de alta variação entre espécies, que permitem identificar, a partir do sequenciamento de DNA, a espécie, mesmo quando o produto é processado, como enlatados, salgados e congelados.
- **Ovas de peixe ou caviar**: tradicionalmente, a designação "caviar" é apenas utilizada para as ovas provenientes das espécies selvagens de esturjão, principalmente as do Mar Cáspio e seus afluentes (caviar Beluga, Ossetra e Sevruga) (Figura 13.11). A designação "caviar" pode igualmente ser utilizada para ovas de outras espécies de

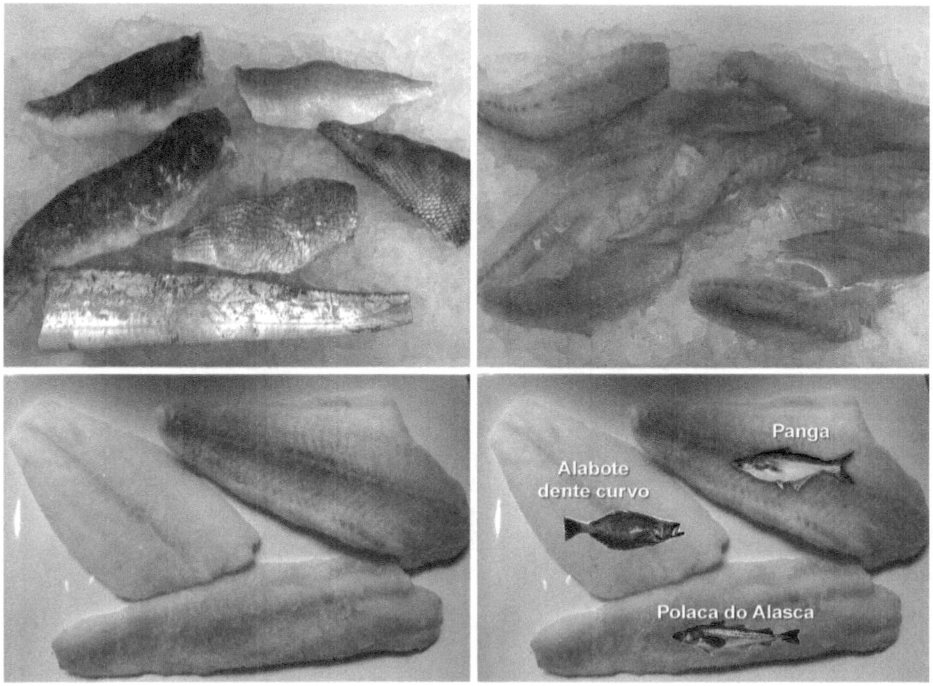

Figura 13.10 ▪ Como diferenciar as espécies de peixes quando na forma de filé fresco ou quando congelados? (Cortesia de Alex Augusto Gonçalves.)

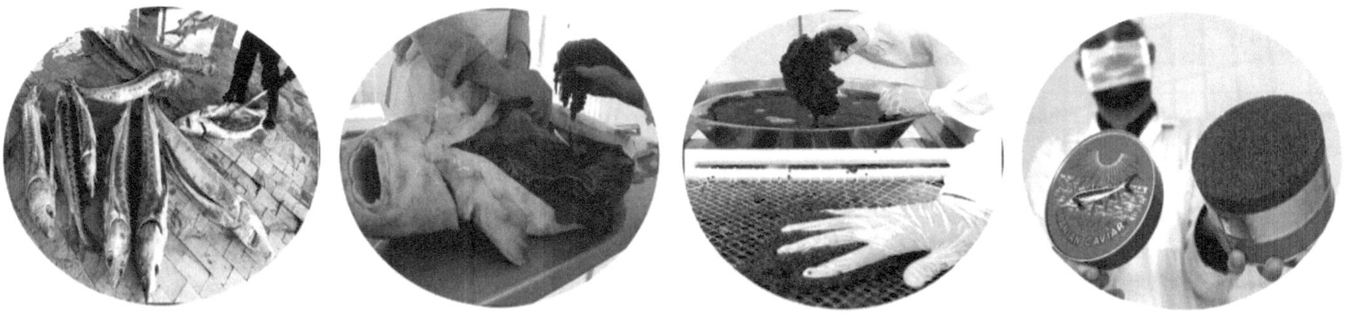

Figura 13.11 ▪ Produção de caviar a partir do esturjão. (Cortesia de Alex Augusto Gonçalves.)

esturjão selvagem ou para ovas de esturjões criados em aquicultura (das espécies do Cáspio ou outras). Atualmente, dependendo dos países e das legislações nacionais específicas, os produtos de ovas de peixe, que não esturjão, que tenham sido lavados, limpos de tecidos aderentes, salgados e por vezes prensados ou secos, com ou sem aditivos e corantes (mesmo processo tecnológico da ova de caviar), são considerados substitutos de caviar ou sucedâneos de caviar, e devem seguir a designação ovas de "nome do peixe" tipo caviar, como: ovas de salmão (*Salmo salar*), ovas de truta (*Salmo trutta*), ovas de arenque (*Clupea harengus*), ovas de carpa (*Cyprinus carpio*), ovas de lúcio (*Esox lucius*), ovas de atum (gênero *Thunnus*), ovas de tainha (*Mugil cephalus*), ovas de bacalhau (*Gadus morhua*), ovas de peixe-voador (família *Exocoetidae*) etc. Assim, ovas de qualquer espécie que não seja acipenseriforme (incluindo os Acipenseridae, ou esturjões *stricto sensu*, e os Polyodontidae, ou peixes-espátula) não são caviar, mas "substitutos de caviar". Cabe lembrar que devido aos elevados preços do caviar, bem como o fato de que quase só pode ser comprado em lojas de especialidade ou *gourmet*, toda uma série de substitutos, sucedâneos e imitações foi desenvolvida para mercados mais abrangentes, sendo facilmente encontráveis na maioria das mercearias, supermercados e hipermercados, a preços bastante inferiores. Porém, esses produtos, muitas vezes ostentando a designação "caviar de..." e com vários aditivos e corantes, são aqueles com que a maioria das pessoas está familiarizada e pensa, equivocadamente, tratar-se de caviar.

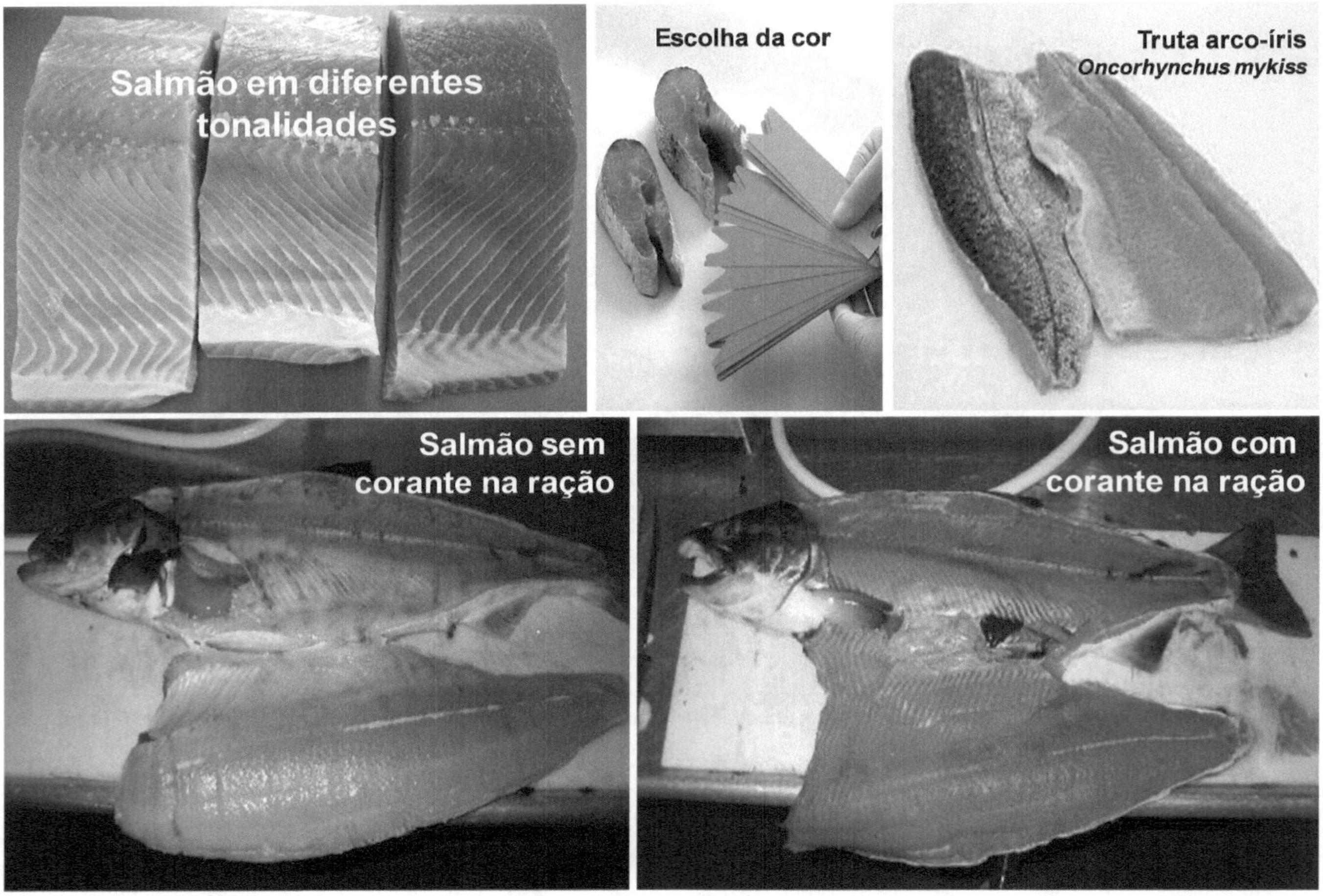

Figura 13.12 ▪ Salmão em diferentes tonalidades de cor. (Cortesia de Alex Augusto Gonçalves.)

- **Adição de corantes na alimentação de peixes**: os aditivos corantes (cantaxantina e astaxantina), que estão sendo amplamente utilizados no cultivo de salmão a fim de melhorar a cor do músculo (tonalidade salmão), confundem o consumidor quando, no ponto de venda, o mesmo está sendo comercializado como salmão selvagem ou, ainda, quando se comercializa a truta-arco-íris salmonada como sendo salmão (Figura 13.12). É característica dessas espécies que, quando alimentadas com ração aditivada de corante, podem ter a coloração desejada em menor ou maior intensidade, de acordo com a concentração de pigmentos na ração.

Por fim, deixo uma frase para os leitores refletirem: *A indústria do pescado não gosta e não permite a fraude econômica, e nem sempre é intencional, mas como a integridade (fraude) econômica pode ser evitada?*

Referências bibliográficas

1. Alasalvar C, Taylor T. Seafoods: quality, technology and nutraceutical applications. Berlin: Springer; 2002. 225 p.
2. Alasalvar C, Garthwaite T, Öküz A. Practical evaluation of fish quality. In: Alasalvar C, Taylor T (eds.). Seafoods – Quality, Technology and Nutraceutical Applications. Berlin: Springer; 2002. 225 p.
3. Ali A. Pioneering versus incremental innovation: review and research propositions. J Prod Innova Manag. 1994; 11:46-61.
4. Athayde A. Indústrias agregam conveniência aos novos produtos. Rev Eng Aliment. 1999; 24:39-41.
5. Balachandra R, Friar J. Factors for success in R&D and new product innovation: a contextual framework. IEEE Transact Eng Manag. 1997; 44(3):276-87.
6. Børresen T. Improving seafood products for the consumer. Cambridge (UK): Woodhead Publishing Limited; 2008. 612 p.

7. Brody AL, Lord JB. Developing new food products for a changing marketplace. Boca Raton (USA): CRC Press LLC; 2000. 587 p.
8. Cooper RG. New products: what separates the winners from the losers? In: Rosenau MD (ed.). The PDMA Handbook of New Product Development. New York: John Wiley & Sons; 1996. 656 p.
9. Corp S. New product development study consumers continue to drive innovation. New Products Magazine. 2008; p. 30-6.
10. Crawford CM. New Products Management. 4 ed. Burr Ridge: Irwin Co; 1994. 411 p.
11. Cunha G, Buss C. Desenvolvimento de produto. Material de suporte para a disciplina do mestrado em Engenharia de Produção do PGEP. Parte II. Porto Alegre: PPGEP/UFRGS; 2001.
12. Earle M, Earle R, Anderson A. Food product development. Boca Raton (USA): CRC Press LLC; 2001. 370 p.
13. Fuller GW. New Food Product Development: From Concept to Marketplace. Boca Raton (FL, USA): CRC Press; 1994. 275 p.
14. Gíslason A, Ármannsson SI, Halldórsson V. Glitnir. Latin America Seafood Industry Report. Glitnir Seafood Research; 2007. 64 p.
15. Gomes MAG. Metodologias otimizam desenvolvimento de novo produto. Rev Eng Aliment. 1999; 26:32-4.
16. Gonçalves AA, Gindri Jr CSG. The effect of glaze uptake on storage quality of frozen shrimp. J Food Eng. 2009; 90(2):285-90.
17. Gonçalves AA, Gomes PA. Desenvolvimento de um produto de valor agregado: camarão empanado corte butterfly. Rev Bras Eng Pesca. 2008; 3(1):62-75.
18. Gonçalves AA, Ribeiro JLD. Do phosphates improve the seafood quality? Reality and legislation. Pan-Am J Aquat Sci. 2008; 3(3):237-47.
19. Gonçalves AA, Ribeiro JLD. Optimization of the freezing process of red shrimp (Pleoticus muelleri) previously treated with phosphates. Int J Refrig. 2008; 31(7):1134-44.
20. Gonçalves AA. Fosfatos em pescado: como melhorar a qualidade sem lesar o consumidor? Ingredientes Tecnol. 2009; 2(4):35-40.
21. Gonçalves AA. Los fosfatos en el pescado: ¿fraude económica o mejora de la calidad? Rev INFOPESCA. 2004; 20:19-28.
22. Gonçalves AA, Passos MG, Biedrzycki A. Tendência do consumo de pescado na cidade de Porto Alegre: Um estudo através de análise de correspondência. Rev Estud Tecnol. 2008; 4(1):21-36.
23. Gonçalves AA, Rech BT, Rodrigues PM, Pucci DMT. Quality evaluation of frozen seafood (*Genypterus brasiliensis*, *Prionotus punctatus*, *Pleoticus muelleri* and *Perna perna*) previously treated with phosphates. Pan-Am J Aquat Sci. 2008; 3(3):248-58.
24. Graf E, Sam SI. Food product development: from concept to the marketplace. New York: AVI Book; 1991. 441 p.
25. Huss HH. Assurance of Seafood Quality. Rome: FAO Fisheries Technical Paper 334; 1993. 169 p.
26. Huss HH, Ababouch L, Gram L. Assessment and management of seafood safety and quality. Rome: FAO Fisheries Technical Paper 444; 2003. 44 p.
27. Hylding G, Larsen E, Green-Petersen D. Fish and sensory analysis in the fish chain. In: Nollet LML, et al. (eds.). Handbook of meat, poultry & seafood quality. Oxford, UK: Blackwell Publishing; 2007. 719 p.
28. Jónsdóttir S, Vesterager J, Børresen T. Development of a product model for specifying new lines of seafood products. Robot Comp-Integr Manuf. 2000; 16:465-73.
29. Kotler P. Administração de Marketing: Análise, Planejamento, Implementação e Controle. 5 ed. São Paulo: Atlas; 1998. 725 p.
30. Michelazzo EC. Inovação ou morte. Disponível em: http://www.intermanagers.com.br. Acessado em: 28 nov 2002.
31. Nollet LML, Boylston T, Chen F, Coggins PC, Gloria MBA, Hyldig G, et al. Handbook of meat, poultry & seafood quality. Oxford, UK: Blackwell Publishing; 2007. 719 p.
32. Pace MA. Sobrevivência depende da inovação. Disponível em: http://www.intermanagers.com.br. Acessado em: 28 nov 2002.
33. Rego RA, Ré R. Necessidade de novos produtos: crise crescente na indústria alimentícia. Rev Eng Aliment. 1997; 12:29-31.
34. Rego RA, Ré R. Melhore a qualidade do desenvolvimento de novos produtos (Parte 1). Rev Eng Aliment. 1997; 13:26-8.
35. Rego RA. Melhore a qualidade do desenvolvimento de novos produtos (Parte 2). Rev Eng Aliment. 1997; 14:43-6.
36. Rippen T. Potential for seafood product development: an overview. J Food Distribut Res. 1991; 91:53-6.
37. Robb D. The killing of quality: the impact of slaughter procedures on fish flesh. In: Alasalvar C, Taylor T (eds.). Seafoods: quality, technology and nutraceutical applications. Berlin (Germany): Springer; 2002. 225 p.
38. Rudder A, Ainsworth P, Holgate D. New food product development: strategies for success? Br Food J. 2001; 103(9):657-71.
39. Schaffner DJ, Shroder WR, Earle MD. Food marketing: an international perspective. New York: WCB McGraw-Hill; 1998. 509 p.
40. Schröder U. Challenges in the Traceability of Seafood. J Verbrauch Lebensm (J Consum Prot Food Saf). 2008; 3:45-8.
41. Sloan AE. The new market: foods for the not-so-healthy. Food Technol. 1999; 53(2):54-60.
42. Xu J, Sigurðsson M, Ármannsson SI. EU: Seafood industry report. Glitnir Seafood Research; 2008. 21 p.
43. Rebouças LOS. Quantificação do percentual de glaciamento no camarão branco do pacífico (*Litopenaeus vannamei*) congelado – uma nova metodologia [dissertação de Mestrado – Programa de Pós-Graduação em Produção Animal]. Mossoró, RN: Universidade Federal Rural do Semi-Árido; 2015.
44. Rebouças LOS, Gonçalves AA. The effectiveness of official methods to measure the real glazing percentage in frozen seafood: An analysis with frozen Pacific white shrimp (*L. vannamei*). J Aquat Food Prod Technol. 2017; 26(8):949-57.
45. Gonçalves AA. Phosphates for seafood processing. In: Akita D, Iwate C (eds.). Phosphates: Sources, Properties and Applications. Hauppauge, NY: Nova Science Publishers Inc; 2012. 363 p.

46. Gonçalves AA, Souza MA, Regis RCP. Effects of different levels of food additives on weight gain and cook-related yield loss of Nile tilapia fillets (*Oreochromis niloticus*). Int Food Res J. 2018; 25(5):2068-80.

47. Damasceno MSP, Gonçalves AA. The effect of the food grade additive phosphate pre-treatment prior to the industrial cooking process in the quality of cooked peeled shrimp (*Litopenaeus vannamei*). J Sci Food Agric. 2019; 99(7):3299-306.

48. Lemos LLA, Gonçalves AA. Can pH and water-to-protein ratio be good instruments to evaluate the abusive water added in seafood by phosphate addition? J Aquat Food Prod Technol. 2019; 28(3):298-313.

49. Oliveira MES, Gonçalves AA. The effect of different food grade additives on the quality of Pacific white shrimp (*Litopenaeus vannamei*) after two freeze-thaw cycles. LWT - Food Sci Technol. 2019; 113:108301.

14 Inovação de um Novo Produto

Alex Augusto Gonçalves

Introdução

A inovação e a introdução do desenvolvimento de novos produtos alimentares são essenciais para que as indústrias de alimentos possam se beneficiar e ser bem-sucedidas no mercado.[15,17,30] Neste capítulo, abordaremos o desenvolvimento de produtos à base de pescado, com inovações e agregação de valor. Nesse sentido, alimentos com valor agregado são aqueles que são processados com o objetivo de se diferenciar, de se destacar na forma, sabor e textura das principais matérias-primas e/ou ingredientes. Nesse contexto, "valor" significa utilizar técnicas de processamento, ingredientes ou embalagens para melhorar os atributos sensoriais ou a conveniência do produto. Além disso, para desenvolver um produto inovador, o processador deve começar com pescado fresco e finalizar com produtos de valor agregado,[28] conforme a Figura 14.1.

Inovação na indústria de alimentos

A primeira pergunta que vem à mente quando se pensa em inovação é "Que tipo de produto é um produto novo ou inovador?". É importante observar que o grau de inovação de um produto não está somente relacionado ao fato deste ser inédito ou não.[21,26] Um produto pode ser novo para o fabricante, caso este não o produza. Dessa forma, uma empresa pode inovar com algo já existente há anos no mercado. Um produto pode ser novo para um determinado tipo de consumidor, por ser algo sobre o qual nunca ouviu falar. Assim, uma empresa pode inovar com algo que já produz há bastante tempo.[24-26] A combinação da inovação e das estratégias de produto é a base para a estratégia do desenvolvimento do produto; a partir disso, podem ser desenvolvidas com a estratégia tecnológica da empresa, o programa de desenvolvimento de produto.[10,26]

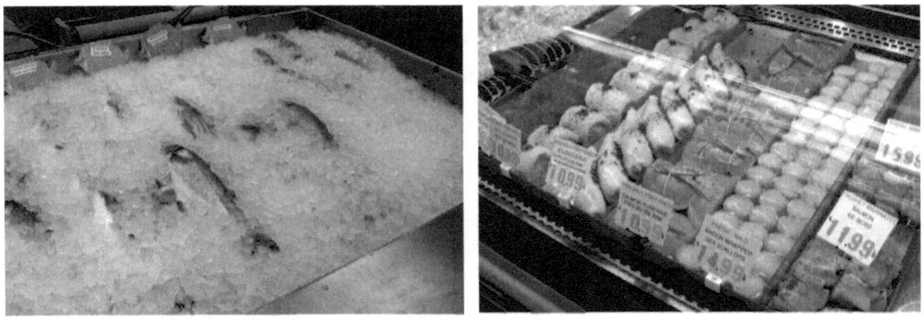

Figura 14.1 ▪ Pescado fresco (bem-armazenado em gelo) e produtos de valor agregado. (Cortesia de Alex Augusto Gonçalves.)

Nota ao Leitor: Este capítulo apresenta algumas figuras coloridas e para visualizar basta acessar o QR *code* disponível na página XIX, "Material Suplementar".

No desenvolvimento do produto, existe uma grande variedade de "produtos novos", e é necessário definir a "novidade" no início do projeto (as atividades, riscos, custos) e, de fato, o processo de desenvolvimento do produto, que varia de acordo com o tipo de produto novo.[24,25,27] A designação de um produto como novo é usada para cobrir uma ampla gama de alterações de produtos de grandes inovações para redução de custos, levando a um produto de baixo preço. Algumas dessas categorias estão apresentadas na Tabela 14.1.

Em geral, a grande inovação é seguida no tempo por melhorias do produto, isto é, como a qualidade do produto aumenta com a melhoria da produção, ou talvez uma nova embalagem, seguida pelo reposicionamento em outro segmento de mercado ou por um relançamento do produto e, finalmente, terminando em reduções de preços.[10,12] O desenvolvimento de novos produtos oferece uma ampla gama de alterações de produtos, muitas das quais podem não ser muito acentuadas, seja tecnologicamente ou para o consumidor. A inovação é mais dramaticamente representada no produto "novo para o mundo" (*new-to-the-world*). Mesmo na redução de custos, no entanto, pode haver grandes inovações no processamento para atingir custos menores.[10,12]

A estratégia de inovação, definindo novas orientações gerais para a empresa, e a estratégia de produto definindo as alterações do produto e novas adições, são as bases para a nova estratégia de desenvolvimento do produto. Tanto a estratégia de produtos quanto a estratégia de inovação precisam ser incorporadas na estratégia de negócios da empresa.[10,12] A estratégia de inovação é construída na estratégia de negócio das possibilidades de inovação, mas só depois da estreita de coordenação com o produto, estratégias de *marketing* e tecnologia. A estratégia de desenvolvimento do produto é, então, construída a partir da estratégia de inovação, em conjunto com outras partes da estratégia de negócio, como o planejamento do *mix* de produtos e a estratégia de *marketing*. Finalmente, a partir do novo portfólio de produtos e da estratégia de desenvolvimento do produto é construído o programa de desenvolvimento de produto. Dessa forma, o programa de desenvolvimento do produto fica em harmonia com a direção estratégica da empresa, capacidade técnica e de *marketing* da empresa, e os clientes no seu mercado definitivo.[10,12]

Para Cunha e Buss,[8] inovação é a palavra-chave da dinâmica das empresas no ambiente atual. Isso decorre de três fatores: (i) avanço tecnológico, (ii) globalização da economia e (iii) exigência do mercado. Nesse contexto, empresa nenhuma pode ficar sem inovar. Porém, as empresas muitas vezes desconhecem o verdadeiro sentido da inovação. Para alguns, inovação significa avanço tecnológico; para outras, a apresentação de uma profunda mudança no produto.[12]

Quando se pensa na inovação de um produto, a qualidade total e a excelência desse produto devem caminhar juntas. Segundo Rego,[26] do ponto de vista do gerenciamento pela qualidade total, um produto pode ser considerado excelente quando: (i) é um sucesso de vendas; (ii) a sua qualidade percebida pelos consumidores é excelente; (iii) a qualidade intrínseca do produto é excelente conforme os padrões de manufatura; (iv) o padrão de qualidade é superior aos apresentados pelos concorrentes; (v) a manufatura do produto gera satisfação entre os colaboradores da empresa; e (vi) o produto é social e ecologicamente correto. Portanto, um novo produto precisaria ser avaliado em todas essas dimensões para permitir uma avaliação mais completa da qualidade e inovação do produto ofertado ao mercado.

Inovação é, de uma forma bem amplificada, o uso, a aplicação e a transformação do conhecimento técnico e científico em problemas relacionados com a produção e com a comercialização, tendo o lucro como perspectiva; ou seja, é a aplicação do conhecimento para a solução de problemas que levem à melhoria do produto ou do processo.[8] Mas como é possível convencer todos os funcionários de uma empresa, especialmente gestores e diretores, a adotar a inovação?

TABELA 14.1 Novas categorias de produtos.[10,11,12]

Novo para o mundo (*New-to-the-world*)	Os produtos são inovações para a sociedade
Nova linha de produtos (*New product lines*)	Os produtos são novos para a empresa
Extensões de linha de produtos (*Product line extensions*)	Adições nas linhas de produtos existentes da empresa
Melhorias do produto (*Product improvements*)	Substituição de um produto atual com uma melhor versão
Produto reposicionado (*Product repositioned*)	Os produtos são direcionados para uma nova utilização ou aplicação e, geralmente, para um novo segmento de mercado
Reduções de custos dos produtos (*Product cost reductions*)	Reposicionamento como um produto mais barato, com benefícios similares, mas os custos mais baratos e, portanto, preços mais baixos

Segundo Hamel (*apud* Pace),[22] nem todas as inovações são boas. Caso eu esteja trabalhando para uma empresa e quiser convencer meus gestores e diretores a fazer algo novo, primeiro preciso ter certeza de que a minha ideia atende ao menos a algum critério mínimo de ser uma boa inovação.

Essa inovação, segundo Cunha e Buss,[8] deve conduzir a estrutura e dinâmica da empresa, e não o contrário. Com isso, a empresa foge da ameaça de estagnação. Porém, algumas vezes, as empresas podem cair em tentação e cometer alguns dos "**pecados mortais**" a seguir:

1. "Precisamos proteger a nossa galinha dos ovos de ouro a qualquer preço, do contrário perecermos".
2. "A nossa indústria está madura: não há mais possibilidade de crescimento ou inovação".
3. "Estamos no negócio de *commodities*".
4. "Somente os empreendedores em pequenas empresas podem inovar".
5. "As grandes empresas abominam correr riscos e criar novos produtos".
6. "Inovadores já nascem feitos... é um traço de personalidade e nós, simplesmente, não temos nenhum conosco".
7. "A criação de novos produtos é muito arriscada".
8. "Não dispomos dos recursos necessários para inovar".

Assim, a empresa precisa fugir desses preconceitos e instaurar uma postura de inovação para poder acompanhar as mudanças do mercado e do ambiente competitivo. Nesse cenário de inovação, o desenvolvimento de produtos tem importância estratégica e torna-se cada vez mais complexo. Para lançar produtos de sucesso, a empresa precisa aproveitar de forma adequada as oportunidades de inovação. Para isso, é necessário, em princípio, entender o produto do ponto de vista do cliente e, ainda, estabelecer um processo sistemático de enquadramento do produto dentro das expectativas, necessidades e desejos do cliente.[8] Na maioria das organizações, se você disser: "Nós precisamos de mais inovação", as pessoas interpretarão isso como: "Nós precisamos de novos produtos e de tecnologia nova". Porém, muito da inovação atual, que está mudando o mundo, é inovação que diz menos respeito a um produto ou tecnologia específica, e mais respeito a um modelo de negócio totalmente diferente. Esse conceito é mais amplo e engloba a inovação do conceito de negócio.[9,22]

O mecanismo de inovação simboliza todos os recursos da empresa – as pessoas, os processos de negócios e ferramentas, as instalações e os equipamentos – os quais são utilizados para a criação e lançamento de novos produtos e serviços no mercado. O aumento de propriedade de conhecimento sobre o produto é uma das mais valiosas vantagens que um negócio pode possuir. Por um lado, os clientes vêm buscar produtos e serviços que atendam às suas demandas dinâmicas; por outro lado, os acionistas querem identificar nos seus investimentos uma rentabilidade atrativa no mercado. A empresa se vê na situação de atendê-los, incluindo

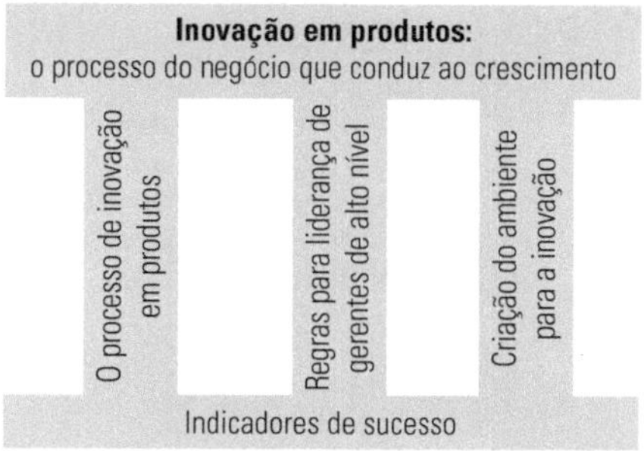

Figura 14.2 ▪ A obtenção de um novo produto competitivo.[9]

também cuidados com o seu cliente interno, pois é essa força que pode auxiliar significativamente na operacionalização e materialização das estratégias.[9] Muitas estratégias, sistemas e ferramentas vêm sendo utilizados no sentido de assegurar bons resultados para a empresa.

O *product-based business* (negócio baseado em produtos – PBB) procura criar, dentro do ambiente da empresa, novos modelos mentais que incorporem o relacionamento entre as operações de um novo produto e o saudável crescimento do negócio, e está embasado na premissa de cinco quesitos básicos, os quais estão representados esquematicamente na Figura 14.2. O PBB surge no intuito de permitir à empresa, além do atendimento das necessidades dos seus clientes internos e externos, ampliar seus ganhos por meio da criação de novos produtos e serviços com maior valor agregado. Atualmente, muitas empresas brasileiras ainda não se encontram em condições de aplicar os preceitos do PBB. No entanto, não podem ficar alheias às novas tendências de mercado. A inovação parece ser uma das melhores estratégias atuais para o ganho de vantagens competitivas. Nesse sentido, o PPB fornece uma alternativa para mudar os paradigmas atuais vigentes no meio empresarial, estabelecendo uma postura proativa, com base no desenvolvimento de produtos inovadores, alinhados aos negócios centrais da empresa.[9]

Possibilidades para a inovação

A inovação é uma parte integrante da sociedade e, portanto, parte integrante de uma indústria e/ou uma empresa. O conhecimento gerado pelas instituições de pesquisa cria inovação para a indústria de alimentos, porém os resultados das pesquisas devem ser traduzidos a fim de gerar resultados aplicáveis nas empresas.[17,28] Vale ressaltar que são as empresas que identificam as necessidades do conhecimento. Existem três princípios básicos da inovação: (1) uma inovação é uma ideia percebida como nova pelo indivíduo; (2) uma inovação provoca a mudança, que pode ser tecnológica ou sociológica, mas é provavelmente uma combinação de ambos; e (3) uma inovação envolve um vasto leque de pessoas na empresa, no ambiente da empresa e na sociedade.[11]

A definição tradicional de inovação nas empresas de desenvolvimento de produto e processo tem se expandido para incluir todas as outras mudanças que possam ocorrer.[34] A

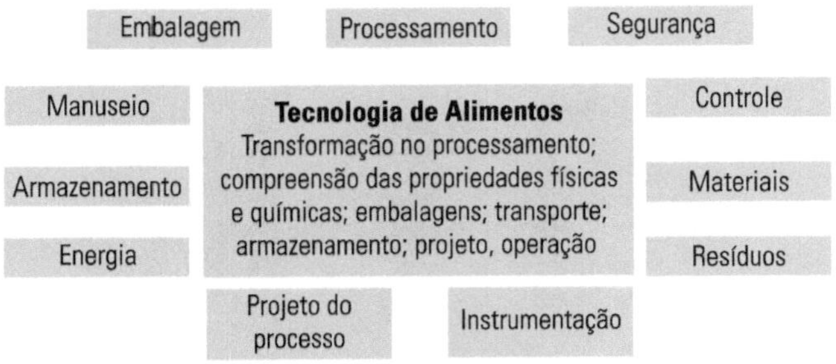

Figura 14.3 ▪ Áreas tecnológicas para a inovação.[10]

inovação pode incluir sugestões de diferentes naturezas – filosofia, tecnologia, métodos, organização, mercado, pessoas etc., mas é importante que a empresa reconheça que qualquer uma dessas alterações afetará não só a empresa, mas também as outras organizações do sistema alimentar, os consumidores e a sociedade. A taxa de inovação de uma empresa depende da sua capacidade de: (i) avaliar os prováveis resultados viáveis de mudanças; (ii) avaliar e classificar os resultados estratégica e operacionalmente, em relação aos objetivos da empresa; (iii) tomar decisões com base em tais informações e preparar estratégias adequadas; e (iv) implantar os planos e as alterações em termos de gestão e técnica.[10,13]

A inovação tecnológica abrange um amplo espectro de áreas, como novos métodos de captura ou cultivo e, recentemente, as novas fazendas de peixes, moluscos e crustáceos (água doce, salobra e marinha), por meio de novos métodos de reprodução e cultivo, novos métodos de preservação, novos métodos de produção, novos métodos de distribuição, novos métodos de comercialização e novos métodos de preparação. No entanto, também inclui mudanças de tecnologias de outras indústrias, em particular as relacionadas com a indústria de alimentos (tecnologias de processamento nas indústrias farmacêutica, química, eletrônica e de tecnologias de informação). Há também a necessidade de se considerar os novos conhecimentos científicos que podem ser a base para as novas tecnologias no futuro. Algumas das áreas de inovação tecnológica[29] são apresentadas na Figura 14.3.

Como avaliar o grau de inovação de um produto alimentício

Avaliar o grau de inovação de um produto alimentício não é uma tarefa fácil. Alguns especialistas da área entendem que o conceito de novo é muito relativo e depende de fatores como aplicação, produção e mercado, e sugerem, em princípio, atentar para o fato de que o grau de inovação de um produto não está somente relacionado ao fato de ser inédito ou não.[3] Um produto pode ser novo para o fabricante caso ele não o produza; dessa forma, uma empresa pode inovar com algo já existente no mercado. Um produto novo é tudo aquilo que foge da linha tradicional de produtos da empresa. Um produto pode ser novo para um determinado tipo de consumidor se este desconhecer o produto.[3]

As possibilidades de inovação podem ser relacionadas com: (i) o mercado (um novo nicho de mercado, uma área de mercado em crescimento); (ii) as tecnologias (um novo processo, o aumento da automação); (iii) o recurso (uma nova cultura, um novo ingrediente); (iv) a sociedade (aumento da renda, uma saúde mais precária); e (v) o consumidor (refeições completas individuais, refeições "amigáveis" para crianças). Essas possibilidades de inovação precisam ser analisadas com as capacidades e os objetivos da empresa, em que se avalia desde o "poderia fazer" até o "pode fazer" e "deve fazer".[10]

Caso a empresa tenha um baixo nível de inovação, o desenvolvimento do produto requer corte de custos e pequenas melhorias de produtos; em nível alto de inovação, o desenvolvimento de produto está à procura de um produto único, que causará uma mudança importante para a indústria, o mercado e os consumidores. Muitas empresas têm uma mistura de inovação e conservadorismo. Várias sugestões têm sido feitas para os índices de inovação, incluindo o sucesso de novos produtos, a eficácia do desenvolvimento de novos produtos e o nível de inovação da empresa, como mostrado por Kuczmarski.[19] Ele sugeriu que os índices, a seguir, devem ser determinados durante um período de três anos.[10]

- **A taxa de sucesso de novos produtos**: (a) taxa de sobrevivência (novos produtos ainda no mercado/número total de produtos comercializados); (b) taxa de sucesso (novos produtos excedendo as previsões de receitas/número total de produtos comercializados); e (c) relação de vendas de inovação (receitas anuais acumulados dos novos produtos/receita total anual).
- **A eficácia no desenvolvimento de novos produtos**: (a) eficácia na taxa de inovação na pesquisa e desenvolvimento (lucro bruto comercializado a partir de novos produtos custos no P&D para novos produtos); (b) retorno na inovação (lucro líquido acumulado dos novos produtos/custos totais acumulados dos novos produtos para todos os produtos comercializados, mortos e não sucedidos); (c) fluxo do processo (número de novos conceitos de produto em cada etapa do processo de desenvolvimento no final do ano); e (d) receita de inovação por funcionário (a receita total de novos produtos/número de funcionários dedicados a iniciativas de inovação).
- **O nível de inovação**: (a) a taxa de ênfase à inovação no P&D (despesas do P&D para novos produtos/despesa total no P&D); (b) a relação de investimento em novidade (as despesas do novo produto/custos totais dos novos produtos); e (c) *mix* da carteira de inovação (percentual de novos produtos, extensão de linha, reposicionamento, nova empresa, melhorias da linha de produtos).

Essas possibilidades de inovação são selecionadas para escolher o produto mais adequado para um estudo aprofun-

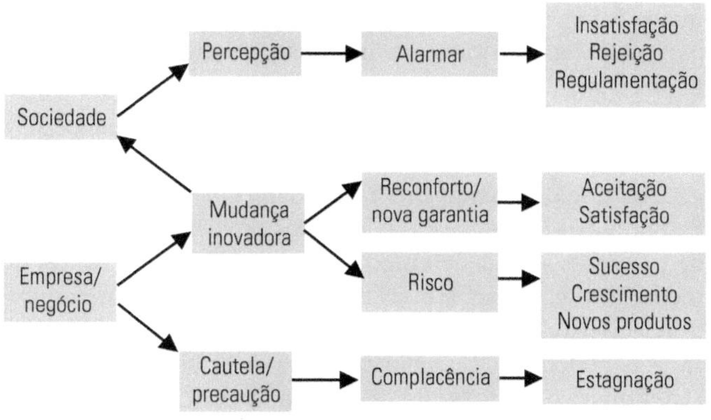

Figura 14.4 ■ As decisões da empresa e sociedade para a inovação.[10]

dado. Ao selecionar os caminhos da inovação, é importante manter contato com as áreas afins das empresas e da sociedade, como mostrado na Figura 14.4.

Na prática, é possível e comum ocorrer uma combinação de dois ou mais tipos de inovação no lançamento de um produto novo no mercado. Portanto, o grau de inovação também pode ser avaliado conforme a variedade de tipos explorados pela empresa e, evidentemente, pela qualidade com a qual esses tipos foram explorados. Um dos itens que mais inova atualmente é a embalagem, agregando valores de conveniência como funcionalidade, praticidade, economia, segurança, comunicação e design. Uma mudança de embalagem serve para reposicionar o produto no mercado e até mudar seu conceito.[3] Na Figura 14.5, temos um exemplo da sardinha em conserva, da marca Coqueiro, que ao longo dos anos foi mudando o *layout* da embalagem e, por último, o tipo de líquido de cobertura e o sistema abre-fácil, como alternativa para reposicionamento do produto no mercado.

Outro exemplo seria a linha de patês Coqueiro e Gomes da Costa (Figura 14.6), que além de lançar um produto inovador no mercado, visando o público apreciador de patês de atum, renovou a embalagem (das tradicionais latas para embalagens do tipo *pouch* e em potes) para ressaltar e transmitir

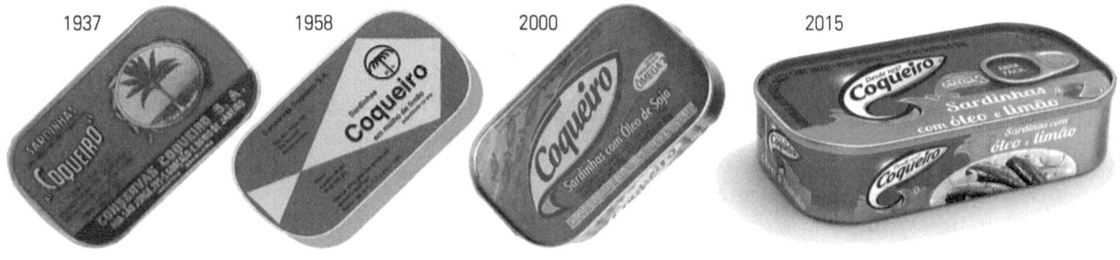

Figura 14.5 ■ Mudança de layout da embalagem para o reposicionamento do produto no mercado. (http://seafoodbrasil.com.br/sardinha-limao-e-novo-logo-marcam-o-2015-da-coqueiro/.)

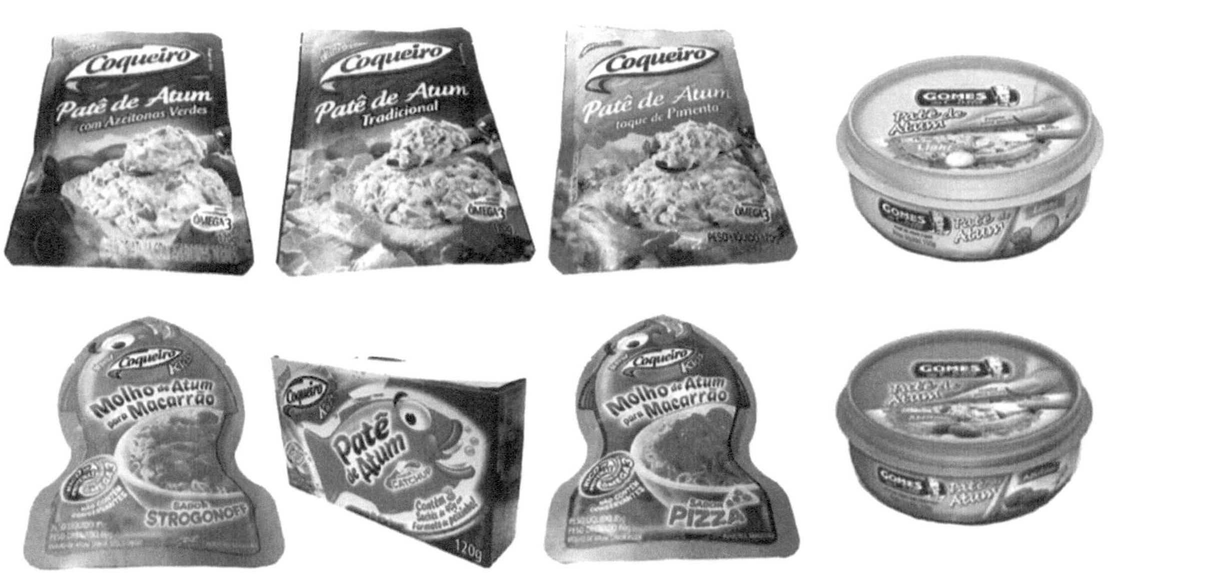

Figura 14.6 ■ Linha de patês Coqueiro (http://www.coqueiro.com.br) e Gomes da Costa (http://www.gomesdacosta.com.br).

a ideia de produto de conveniência (fácil de abrir – *pouch*; e prático para armazenar – pote) voltado para o público em geral, e principalmente ao público infantil (Coqueiro Kids).

Como não existe uma regra universalmente aceita para avaliar o grau de inovação de um produto, e por ser essa uma questão que pode ser interpretada de diversas formas, conforme a especificidade da situação e as diferenças de opiniões entre os participantes, é recomendável que cada júri defina seus próprios critérios de avaliação.[26] Entretanto, para melhor controlar a subjetividade intrínseca ao processo de julgamento, é possível adotar um sistema de pesos conforme o sugerido a seguir: (1) defina os critérios a serem considerados na votação; (2) atribua pesos entre os critérios escolhidos (observe que esses totalizam 100%); (3) atribua notas para cada critério e para todos os produtos avaliados individualmente e/ou em grupos; (4) avalie as pontuações obtidas pelos produtos; (5) revise o modelo de análise conforme a consistência das pontuações com os julgamentos verbalizados pelos participantes; e (6) não havendo consenso, sugira um ajuste para os critérios, pesos e notas. Essa forma de avaliação é muito utilizada em ferramentas de qualidade total direcionadas para o tratamento de informações verbais, por exemplo, na construção da casa da qualidade na aplicação do *quality function deployment* (QFD).

A necessidade social de introdução da inovação

É preciso acompanhar as mudanças que ocorrem no mercado, caso contrário a empresa não consegue sobreviver em um mundo tão competitivo que se moderniza a cada dia. A inovação proporciona não só resolução de problemas, mas também possibilita atender a necessidades e expectativas dos clientes cada vez mais exigentes. "O processo de inovação tecnológica abrange uma sequência de atividades, nas quais o conhecimento técnico é transformado em realidade física e torna-se plenamente empregável em uma escala que provoca substancial impacto na sociedade".[6]

Adaptar ou implantar uma inovação causa um impacto na sociedade, pois quando uma ideia é adicionada ao conhecimento, utilizando processos e equipamentos, gera-se um novo produto que seja aceito no mercado. O conceito de inovação pode ser usado quando houver aplicação de qualquer nova tecnologia, que resulte em novo produto, novo processo, alteração de atributo funcional ou econômico do produto ou processo, e que traga melhor situação para a empresa.

A inovação ocorre em tecnologia, métodos, novos produtos, novas formas de administrar e produzir, novas maneiras de comercialização, identificação de novos grupos de clientes (nichos), novos esquemas de distribuição, novas formas de aliança estratégica etc. A inovação também pode ser vista como uma das principais armas de concorrência, e a prova disso é o crescente volume de recursos aplicados nas atividades de P&D. A vantagem competitiva decorrente de uma inovação tende a ser maior e mais duradoura quanto maior for sua aceitação no mercado e mais difícil for, para os concorrentes, imitar a inovação ou introduzir outras mais eficazes.[6]

Há várias fontes de inovação divididas em fontes externas (ou ambientais), internas e sinérgicas. São fontes externas aquelas que dizem respeito à sociedade como um todo e refletem, em grande medida, aspectos estruturais, resultantes de processos sociais de longo prazo. A maioria das fontes de inovação se encontra fora da empresa, porém está diretamente relacionada com o ambiente no qual estão inseridas. Entre elas podemos citar as instituições de apoio tecnológico e econômico, o sistema científico-tecnológico, os usuários dos produtos ou serviços, os fornecedores, os concorrentes.

As fontes de inovação internas são as atitudes, recursos e mecanismos que levam a empresa a buscar deliberadamente e de forma sistemática a criação ou introdução de inovações. Entre as principais fontes pode-se citar: a experiência acumulada na atividade inovadora; o nível de qualificação e motivação dos recursos humanos; a atitude da empresa em relação à tecnologia; o compromisso institucionalizado com a mudança e inovação, com a qualidade do produto e com a satisfação do cliente. As fontes sinérgicas advêm da capacidade de considerar a empresa como um todo; são conhecimentos associados que transcendem a área de atividade específica da empresa e são incorporados para trazer avanços de outras áreas de atuação. São os mecanismos pelos quais a empresa está articulada com os subsistemas do ambiente, gerando inovações. Geralmente estão associadas às respostas das necessidades do mercado como um todo.

Exemplos de inovações

O processamento *sous vide*

Uma forma especial de melhorar a tecnologia de cocção a frio, *sous vide*, gerou grande interesse nos setores de varejo e *foodservice*. O termo *sous vide* é usado para descrever o processo de embalagem a vácuo de alimentos antes da aplicação do tratamento térmico a baixa temperatura (65 °C a 95 °C) e o armazenamento em condições de frio (0 °C a 3 °C).[2,4,23,31] O princípio do processo é evitar o uso de altas temperaturas, que provocam danos irreversíveis (por exemplo, perda de suculência). Os produtos pasteurizados são rapidamente resfriados e armazenados em condições refrigeradas. A vida de prateleira alcançada por esse processo é a mais longa de qualquer produto refrigerado.[5,18,31] Produtos típicos com peixe e vegetais incluem as caldeiradas de peixe, filé de salmão e produtos gratinados. Além disso, molhos, caldos e variações de sobremesas estão sendo desenvolvidos.[32] O processo *sous vide* é mais do que uma técnica de fornecimento de um produto pronto para consumo, e envolve um projeto preciso, cuidadosamente criado e um extenso processo de fabricação, como ilustrado na Figura 14.7.[4,35] Os benefícios exclusivos do *sous vide*, em comparação com as primeiras tecnologias de cocção a frio, incluem um aumento substancial na vida de prateleira (até 42 dias) e melhorias nas características sensoriais e nutricionais. O processo produz esses benefícios

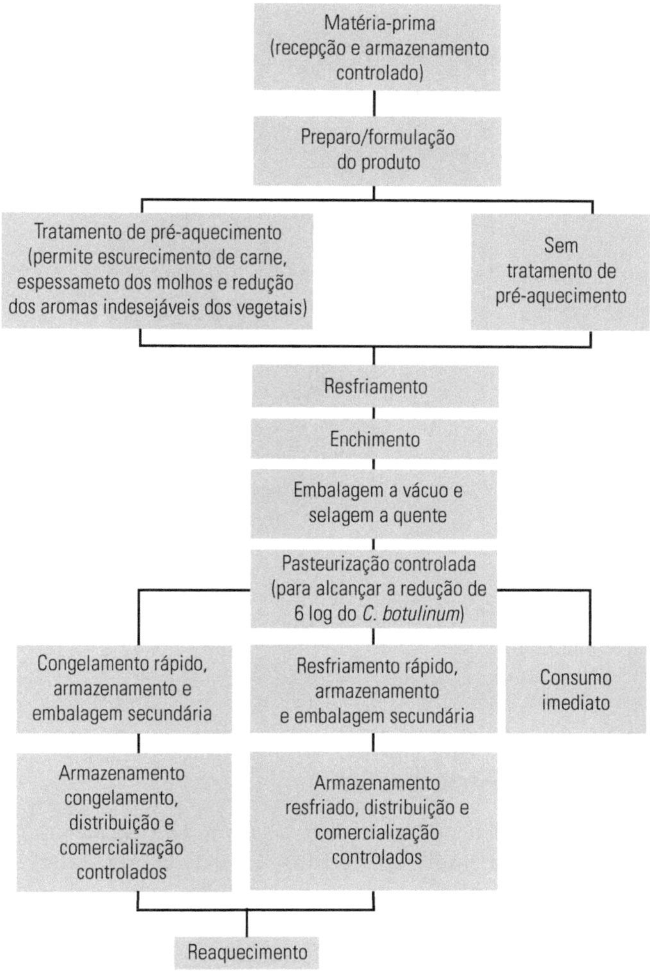

Figura 14.7 ▪ Fluxograma do processo *sous vide*.

pelo controle das causas de variações negativas de qualidade, como a exposição ao oxigênio e temperaturas extremas.[2,7]

Os produtos *sous vide* podem ser classificados em várias categorias, dependendo da temperatura de armazenamento, do tempo de armazenamento e da escala de produção. No entanto, a classificação de produtos *sous vide* é um pouco dificultada em razão da ampla gama de variações, na prática. As categorias a seguir envolvem o processo genérico *sous vide* cozido e resfriado (armazenado entre 0 °C e 3 °C); *sous vide* cozido e congelado (armazenado a –18 °C); *sous vide*, produção caseira, de pequena escala; e *sous vide*, produção industrial, em larga escala. O prazo de validade dos produtos *sous vide* varia de 5 a 42 dias, dependendo dos seguintes fatores: matéria-prima, formulação do produto, enchimento e embalagem a vácuo, tratamento térmico, refrigeração posterior, armazenamento e distribuição refrigerada, e o reaquecimento. Esses fatores possuem diferentes graus de influência, mas todos devem ser levados em consideração para atingir a máxima qualidade de vida de prateleira para cada produto *sous vide*.[1,2,33]

Poucas pesquisas foram publicadas sobre a influência da duração do armazenamento na qualidade sensorial e aceitabilidade de produtos *sous vide* de pescado.[14,16] Os resultados desses estudos revelaram qualidade sensorial aceitável até sete dias de armazenamento para produtos de salmão processado, a 65 °C por 10 minutos ou a 70 °C para 12,5 minutos. A qualidade sensorial aceitável até 28 dias foi relatada para o salmão processado sob condições mais severas (75 °C por 20 minutos). Outro estudo relatou qualidade sensorial aceitável de um produto de salmão armazenados até 84 dias. A combinação tempo/temperatura no processamento térmico, no entanto, não foi relatada. Neste estudo, a aceitação global foi relatada como sendo negativamente correlacionada com odor de peixe.[2]

Segundo Lima *et al.*,[35] vários produtos denominados "pratos prontos" são oferecidos atualmente no mercado. A maioria pode ser considerada como produtos "semiprontos", pois necessitam uma terminação no forno ou no micro-ondas. Os produtos elaborados por meio do sistema denominado *sous vide* oferecem maior praticidade, pois estão efetivamente prontos, bastando aquecê-los para o consumo. Nesse sentido, os autores desenvolveram produtos do tipo *sous vide* (coxa cozida; coxa assada/cozida e coxa cozida, com molho) a fim de atender a esse segmento, e pretende ampliar o número de consumidores da carne de rã (Figura 14.8).

O processamento de *jerky* de salmão-rosa (*Oncorhynchus gorbuscha*) do Alasca

A Figura 14.9 demonstra as principais etapas para produção do *jerky* de salmão rosa.[36] Filés de salmão-rosa frescos foram utilizados para a produção de blocos de filé congelados (3,0 kg/bloco) utilizando um *plate freezer*. Os blocos congelados foram cortados em fatias (19 cm × 5 cm × 0,5 cm) usando uma serra de fita (as fatias não devem, em momento algum, sofrer descongelamento total ou parcial) e imersos (ainda congelados) em uma solução gelada (~1 °C) por 30 segundos (2,5 kg de produto para 1 litro de solução) contendo 500 g de água filtrada, 500 g de gelo filtrado com 5% de sal não iodado, 155 g de açúcar mascavo e 2% da mistura antioxidante (tocoferóis, ácido ascórbico, ácido cítrico, polissorbato 80 g e sorbato de potássio).

As fatias foram cuidadosamente colocadas nas bandejas de defumação, e imediatamente transferidas para a defumadora com controle eletrônico e gerador de fumaça externo. A defumação foi conduzida utilizando *hickory wood chips* e o processo contou com três etapas: o primeiro estágio de pré-secagem teve duração de 30 minutos a 32,2 °C (chaminé fechada); o segundo estágio, propriamente o de defumação, foi conduzido com a chaminé aberta (fumaça foi gerada a 230 °C), e a temperatura de câmara de defumação permaneceu a 37,7 °C por um tempo total de 8 horas. O estágio final consistiu em pós-secagem, conduzido sem deposição de fumaça, por 2,5 horas com a chaminé aberta e com temperatura constante na câmara de defumação de 48,9 °C. O produto foi resfriado a temperatura ambiente

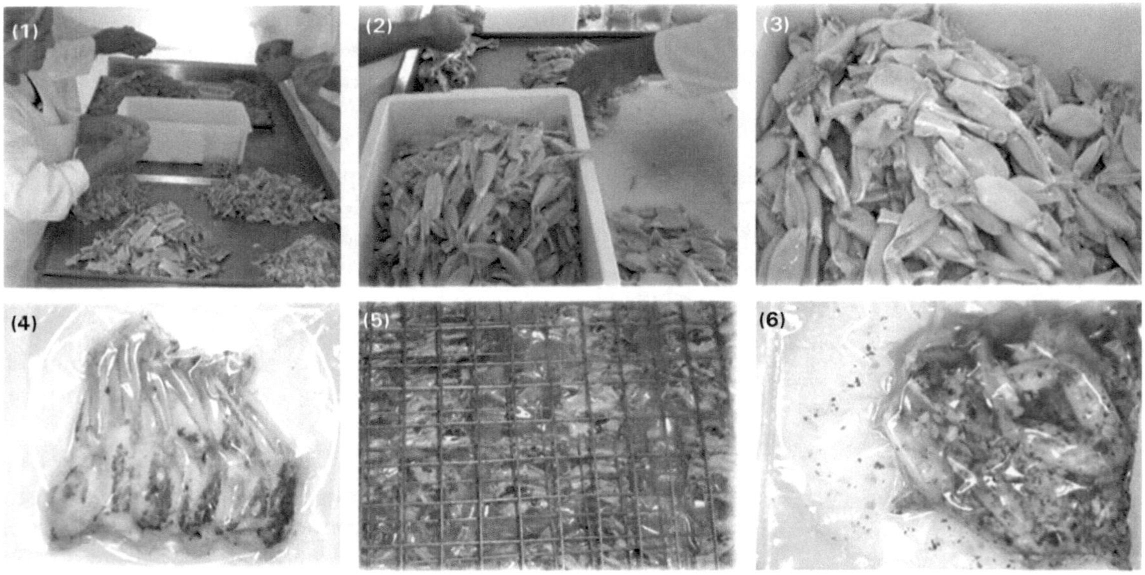

Figura 14.8 ▪ Processo *sous vide* para coxa de rã ao molho: (1) toalete da perna da rã; (2) preparo da coxa; (3) coxa da rã pronta para uso; (4) coxa da rã pré-cozida e embalada a vácuo; (5) cozimento da coxa da rã; e (6) produto final.[35]

(18 °C) e imediatamente embalado a vácuo utilizando embalagens de Nylon/PE. O rendimento médio do produto foi de aproximadamente 26%, sendo este estável a temperatura ambiente, pois a atividade aquosa do produto foi inferior a 0,7% com conteúdo de umidade inferior a 20%. O conteúdo proteico e lipídico do produto é muito alto, sendo estes em média 89% (base seca) e 6% (base seca). O produto pode ser armazenado embalado a vácuo a temperatura ambiente (~20 °C) por até 60 dias, mantendo seu conteúdo microbiológico abaixo de 10^4 CFU/g.

Offishina – um laboratório de produção de embutidos curados

Conforme já mencionado no Capítulo 12.6 (Embutidos de pescado), a empresa Offishina, localizada no sul de Puglia, Itália, vem inovando com produtos curados à base de lombo de peixes (atum, meca etc.), conhecidos como produtos curados embutidos (salames, presuntos e copas). Tradicionalmente são conservados por tempo mais prolongado, adicionados de sal, nitratos e/ou nitritos, açúcar e condimentos, resultando na melhora das propriedades

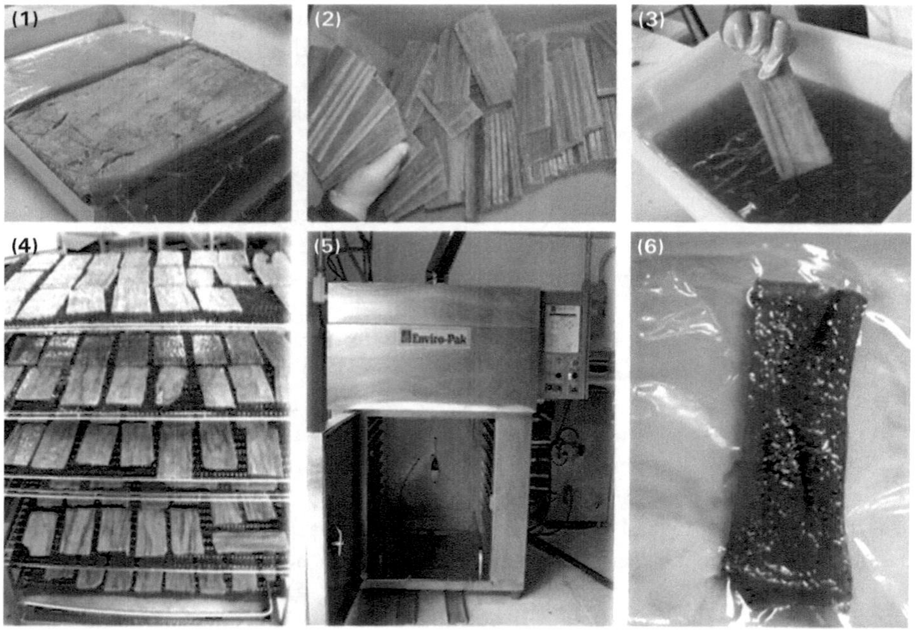

Figura 14.9 ▪ Produção do *jerky* de salmão-rosa-do-alasca: (1) blocos de filés de salmão-rosa congelados (produzidos usando *plate freezer*); (2) fatias congeladas de salmão-rosa fatiadas usando serra de fita; (3) processo de cura das fatias congeladas de salmão-rosa; (4) fatias de salmão-rosa congeladas após a cura, organizadas nas prateleiras de defumação (cinco bandejas); (5) defumador com gerador de fumaça externo; e (6) embalagem a vácuo individual (*individually vacuum-packaged salmon jerky*).[36]

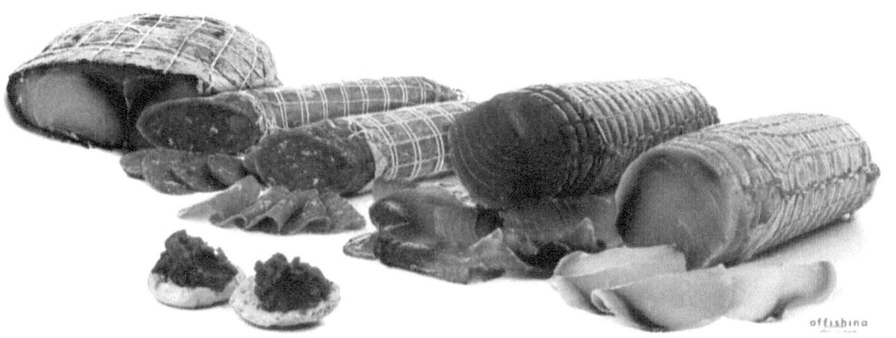

Figura 14.10 ▪ Embutidos curados – salame e copa de atum, meca e outras espécies – uma inovação em produtos. (Cortesia de Offishina, Puglia, Itália.)

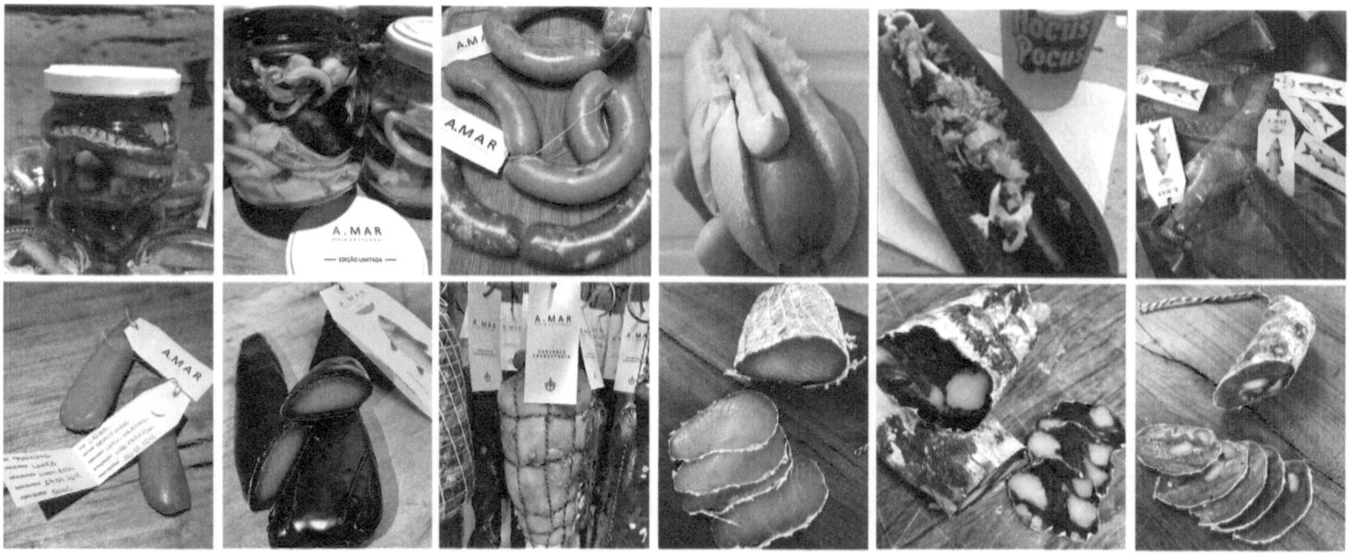

Figura 14.11 ▪ Produtos inovadores: conservas, embutidos, salsichas de lula, peixes defumados, *bottarga* (ovas), embutidos curados. (Cortesia: Projeto A.MAR, Ilhabela, SP.)

sensoriais, como sabor e aroma mais agradáveis e coloração vermelha ou rósea atraente. No entanto, a Offishina produz esses embutidos curados (Figura 14.10) a partir do filé (lombo) de peixe, em que o melhor peixe é transformado do estado cru (fresco) ao maturado por meio de fermentação, secagem e maturação prolongada que permitem o aumento da vida de prateleira para mais de 18 meses, sendo conservados apenas com sal de mina e conservantes naturais (especiarias mediterrâneas).

Projeto social A.MAR Pesca Artesanal

Outra inovação em produtos – mas, além disso, uma inovação e preocupação social, foi o projeto A.MAR Pesca Artesanal, criado pelo empresário Rodolfo Vilar, que resgata e ensina variadas técnicas de conservação do pescado, com inovações em produtos, aos pescadores do Bonete em Ilhabela (SP). Essa ação foi uma das mais interessantes executadas no Brasil, e os produtos desenvolvidos merecem ser ilustrados aqui (Figura 14.11).

Referências bibliográficas

1. Adams CE. Applying HACCP to *sous vide* products. Food Technology. 1991; 45(4):148-9, 151.
2. Armstrong GA. *Sous vide* products. In: Kilcast D, Subramaniam P (eds.). The stability and shelf-life of food. Cambridge (England): Woodhead Publishing Limited and CRC Press LLC; 2000. 196 p.
3. Athayde A. Indústrias agregam conveniência aos novos produtos. Rev Eng Aliment. 1999; 24:39-41.
4. Betts GD. The Microbiological Safety of Sous Vide Processing. Technical Manual No. 39. Chipping Campden, Campden and Chorleywood Food and Drink Association; 1992.
5. Betts GD. Critical factors affecting the safety of minimally processed chilled foods. In: Ghazala S (ed.). Sous Vide and

Cook–Chill Processing for the Food Industry. Gaithersburg: Aspen Publishers; 1998. p. 131-64.

6. Cajueiro JLG, Sicsú AB. Incubadoras de empresas como mecanismo de introdução da inovação tecnológica. In: Anais do XXII Encontro Nacional de Engenharia de Produção; 23-25 out 2002; Curitiba (PR).
7. Creed PG. Sensory and nutritional aspects of *sous vide* processed foods. In: Ghazala S (ed.). Sous Vide and Cook–Chill Processing for the Food Industry. Gaithersburg: Aspen Publishers; 1998. p. 57-88.
8. Cunha G, Buss C. Desenvolvimento de produto. Material de suporte para a disciplina do mestrado em Engenharia de Produção do PGEP. Parte II. Porto Alegre: PPGEP/UFRGS; 2001.
9. Danilevicz AMF, Ribeiro JLD, Cunha GD. Uma discussão da inovação de produtos: O Product-Based Business (PBB). In: Anais do XXII Encontro Nacional de Engenharia de Produção; 23-25 out 2002; Curitiba (PR).
10. Earle M, Earle R, Anderson A. Food product development. Boca Raton (USA): CRC Press LLC; 2001. p. 370.
11. Earle MD. Innovation in the food industry. Trends Food Sci Technol. 1997; 8:166-75.
12. Earle RL, Earle MD. Innovation in the food industry. Food Technol New Zeal. 1999; 34(6):11-2, 22.
13. Frater P, Stuart G, Rose D, Andrews G. The New Zealand Innovation Environment. Wellington: Business and Economic Research Ltd; 1995.
14. Gittleson B, Saltmarch M, Cocotas P, McProud L. Quantification of the physical, chemical and sensory modes of deterioration in *sous vide* processed salmon. J Foodserv Syst. 1992; 6:209-32.
15. Graf E, Sam Saguy I. Food product development: from concept to the marketplace. New York: AVI Book; 1991. 441 p.
16. Jeya Shakila R, Jeyasekaran G, Vijayakumar A, Sukumar D. Microbiological quality of sous-vide cook chill fish cakes during chilled storage (3°C). Int J Food Sci Technol. 2009; 44(11):2120-6.
17. Jónsdóttir S, Vesterager J, Børresen T. Development of a product model for specifying new lines of seafood products. Robot Comput-Integr Manuf. 2000; 16:465-73.
18. Kilcast D, Subramaniam P. The stability and shelf-life of food. Cambridge (England): Woodhead Publishing Limited and CRC Press LLC; 2000. 196 p.
19. Kuczmarski TD. Innovation–Leadership Strategies for the Competitive Edge. Chicago: NTC; 1996.
20. Majewski C. *Sous vide* – new technology catering. Environmental Health. 1990; p. 100-2.
21. Oliveira CA. Inovação do produto e do processo. Como projetar o produto e obter o domínio do processo para garantir a satisfação do cliente. Belo Horizonte: Editora de Desenvolvimento Gerencial; 2000. 256 p.
22. Pace M. A sobrevivência depende da inovação. Disponível em: http://www.intermanagers.com.br. Acessado em: 28 nov 2002.
23. Peck MW. Safety of sous-vide foods with respect to *Clostridium botulinum*. In: 3rd European Symposium on *Sous Vide*, Leuven, Alma *Sous Vide* Competence Centre; 1999.
24. Rego RA, Ré R. Melhore a qualidade do desenvolvimento de novos produtos (Parte 1). Rev Eng Aliment. 1997; 13:26-8.
25. Rego RA, Ré R. Necessidade de novos produtos: crise crescente na indústria alimentícia. Rev Eng Aliment. 1997; 12:29-31.
26. Rego RA. Como avaliar o grau de inovação de um produto alimentício. Rev Eng Aliment. 1998; 21:16-21.
27. Rego RA. Melhore a qualidade do desenvolvimento de novos produtos (Parte 2). Rev Eng Aliment. 1997; 14:43-6.
28. Rippen T. Potential for Seafood Product Development: An Overview. J Food Distributr Res. 1991; 91:53-6.
29. Rizvi SH, Singh RK, Hotchkiss JH, Heldman DR, Leung HK. Research needs in food engineering, processing and packaging. Food Technol. 1993; 47(3):26S-35S.
30. Rudder A, Ainsworth P, Holgate D. New food product development: strategies for success? Br Food J. 2001; 103(9):657-71.
31. Schellekens W. New Research Issues in *sous-vide* Cooking. Trends Food Sci Technol. 1996; 7:256-62.
32. Sheard M, Church I. Sous Vide Cook–Chill. Leeds: Leeds Polytechnic; 1992.
33. Smith JP, Toupin C, Gagnon B, Voyer R, Fiset PP, Simpson MV. A hazard analysis critical control point approach (HACCP) to ensure the microbiological safety of *sous vide* processed meat/pasta product. Food Microbiol. 1990; 7:177-98.
34. Voss CA. Significant issues for the future of product innovation. J Prod Innov Manag. 1994; 11:460-3.
35. Lima SL, Donizetti RT, Costa M. Desenvolvimento de Pratos Prontos a Base de Carne de Rã (*in sous vide*). In: Feira SEAFOOD Expo Latin America 2006; 24-25 mai 2006; São Paulo, SP. Palestra apresentada no Workshop GI-Pescado: Inovações Tecnológicas e Valor Agregado na Tecnologia do Pescado: Pesquisas Brasileiras.
36. Oliveira ACM, Crapo CA, Himelbloom BH, Morey A, Ambardekar A. Development and characterization of vacuum packaged wild pink salmon (*Oncorhynchus gorbuscha*) jerkies using marinades. In: Kramer D, Brown L (eds.). International Smoked Seafood Conference Proceedings. Anchorage, AK: Alaska Sea Grant College; 2008. p. 67-74.

15 Ingredientes e Aditivos para o Pescado

Cristina Leonhardt

Introdução

Até pouco tempo atrás, e atualmente ainda em muitos países, a forma mais usual de consumo de pescado era *in natura* e estava atrelada à compra direta do produtor. Porém, é um cenário que vem sofrendo alterações. Segundo a FAO, 55% da produção pesqueira mundial sofreram algum tipo de processamento em 2016 e, destes, 88% foram destinados ao consumo humano.[1] As tendências que apontam para maior consumo de pescado processado são as mesmas que regem o mercado alimentício como um todo: conveniência, saúde, diversificação da dieta, urbanização e globalização de fornecimento e demanda.

Em países desenvolvidos, apesar de o congelamento do peixe inteiro ainda ser o processamento mais usual (correspondendo a 56% do total processado para consumo humano), outros métodos também são empregados, notadamente pescado preparado e conservado (26%) e curado (12%).[1] Contudo, há que se levar em consideração que o consumo de pescado vivo, fresco ou resfriado ainda é, globalmente, a forma mais usual de consumo humano, correspondendo a 45% do mercado total em 2016.

Há muito espaço para o crescimento de processados. Ao mesmo tempo, análogos de pescado à base de *surimi* ganham espaço, em virtude do crescimento do mercado consumidor, das dificuldades no abastecimento do pescado fresco e da exaustão de algumas espécies. Esses produtos permitem a incorporação nas formulações de espécies subutilizadas ou desconhecidas pelo consumidor, aumentando assim a oferta de produto.[2] Linguiças, *steaks*, *nuggets* e tirinhas também ganharam espaço nas gôndolas de supermercados brasileiros.

Na mente do consumidor, o pescado está bem posicionado com uma opção para manutenção da saúde de longo prazo e do envelhecimento saudável. As vendas do segmento cresceram 13% entre 2013 e 2018, e um ganho adicional de 15% é esperado até 2023. Para expandir esses números, há oportunidades de desenvolvimento de produtos que aumentem a frequência de consumo semanal e incluam o pescado em mais refeições, como café da manhã e *snacks*.[67]

Principais grupos de ingredientes

A diversidade de ingredientes que pode ser empregada em processos da área de pescado é grande. Além disso, em muitos casos, a linha de distinção entre ingredientes e aditivos é tênue – levando à sobreposição de funcionalidades, dificuldade em eleger as melhores combinações e possível alocação desnecessária de matérias-primas. Conhecer a funcionalidade de cada item e suas interações com a matéria-prima pescado permite fazer escolhas racionais e com maior probabilidade de acerto.

Gordura

Apesar da crescente preocupação com a ingestão de calorias, a gordura é um dos principais componentes dos produtos à base de pescado. Tem diversas funcionalidades tecnológicas e sensoriais, sendo as principais: (i) contribuir para o sabor, uma vez que grande parte das substâncias aromáticas é lipossolúvel; (ii) contribuir para a textura, aumentando a suculência e a sensação do corpo na boca; (iii) conferir brilho, principalmente após cozimento, por meio da fusão e formação de película superficial; e (iv) reter água durante o cozimento, efeito mais marcante em produtos com camada externa de gordura.[3] Além do conteúdo intrínseco às diversas espécies de pescado (que varia de menos de 1% a 23%),[4] os produtos processados podem ter a adição de gorduras de diversas origens, seja por aspectos tecnológicos e de custo, seja para melhorar o perfil dos lipídios presentes. **Gorduras não cárneas** são utilizadas para aumentar a quantidade de ácidos graxos monoinsaturados e/ou poli-insaturados ômega-3, e para reduzir o teor de colesterol. São utilizados: óleo de oliva, soja, girassol, linhaça, canola, algodão, milho, dendê, entre outros. Os métodos de incorporação empregados variam desde adição do óleo líquido, passando por pré-emulsões, interesterificação e encapsulação.[5] A substituição de gordura animal por óleos vegetais apresenta, contudo, um desafio tecnológico significativo. Entre as tecnologias recentes mais promissoras, encontra-se a organogelificação, processo pelo qual o óleo (líquido) passa a ter características de gordura sólida, por meio de organogelificadores como ceras e etilcelulose.[48] **Óleo de peixe desodorizado** também é empregado, tanto em formulações de pescado quanto em produtos de outras espécies (salsichas e linguiças fermentadas, por exemplo). Sua suscetibilidade à oxidação exige a utilização de sistemas antioxidantes para prevenir a perda das características sensoriais no *shelf life*.

Cloreto de sódio

O sal é ingrediente primordial na salga de pescado, uma das mais antigas formas de processamento. Além disso, é adicionado em virtualmente quase todos os produtos processados por: (i) contribuir para o sabor; (ii) promover a emulsão e a retenção de umidade; (iii) inibir o crescimento microbiano. A quantidade de sal adicionado está diretamente relacionada à preferência do consumidor e ao tipo de produto em questão. São encontrados valores de até 2,5% em produtos prontos para o consumo e de até 6% em produtos *shelf-stable*,[3] sendo que 1,5% é considerado o valor mínimo para a obtenção de produtos cárneos com as características funcionais e mecânicas não significativamente alteradas.[6] Produtos com teor reduzido de sódio exigem adequação de textura, sabor e estabilidade, o que em produtos cárneos costuma ser realizado com um conjunto de aditivos e ingredientes, como hidrocoloides, substitutos de sal (cloreto de potássio, minerais de diversas fontes etc.), proteínas e/ou enzimas – como a transglutaminase, que permite concentrações de até 0,3% em produtos de pescado reestruturado.[6] Em produtos de pescado com transglutaminase, a substituição parcial do cloreto de sódio por cloreto de potássio permite manter a textura e outras características físico-químicas do produto-padrão, apesar de que pode haver aumento da perda de água.[52]

Condimentos

Além da capacidade primária de conferir sabores diferenciados aos alimentos e de definir parte do perfil sensorial de determinado produto, os condimentos também podem ser usados por suas características funcionais, sendo elas: (1) preservar os alimentos contra contaminação microbiana, principalmente no caso de canela, cravo, manjerona, mostarda, orégano, alho, tomilho e sálvia;[7] (2) atuar como antioxidantes (os extratos de alecrim, sálvia e orégano são os mais utilizados pela indústria),[8] sendo necessária, no caso de ação apenas tecnológica, uma etapa de desodorização ou a seleção de um processo de extração adequado; (3) auxiliar na retenção de umidade e estabilização da emulsão cárnea, como no caso das sementes de mostarda, que podem ser encontradas na forma desodorizada;[3] (4) colorir, como a páprica, a pimenta-vermelha e o urucum, tanto na forma em pó quanto em oleorresinas e extratos; (5) mascarar odores indesejáveis (essas e outras funções são exemplificadas na Tabela 15.1).

Condimentos são normalmente composições complexas compostas por diversos itens. Podem conter como ingredientes uma ou mais de uma das seguintes classes de matérias-primas: ervas, especiarias, frutas, aromas naturais, idênticos aos naturais ou artificiais, oleorresinas, óleos essenciais, extratos, realçadores de sabor, proteínas hidrolisadas de vegetais ou leveduras, entre outros. São também utilizados como veículo para melhorar os aspectos funcionais (estabilidade no *shelf life*, misturabilidade, dosagem): sal, açúcar, amidos e dextrinas, proteínas vegetais (para condimentos em forma pó), água, óleos e gorduras vegetais, glicerol, álcool (os em forma líquida ou pastosa).

Fibras vegetais e animais

O crescimento do mercado de produtos sem aditivos, principalmente na Europa, e de produtos com apelos nutricionais fomentou a produção e a comercialização de diversas fibras vegetais. Estão disponíveis atualmente fibras obtidas a partir de maçã, trigo, batata, aveia, cenoura, laranja, ervilha, soja, ameixa, linhaça, chicória, bambu, *psyllium*, entre outros. Também estão disponíveis fibras de origem animal, como a quitosana,[2] porém com aplicação ainda restrita, e fibras sintéticas, como a polidextrose. Tecnologicamente, fibras são empregadas por uma série de características: (1) retenção de água, mais intensa para fibras solúveis; (2) emulsificação de

TABELA 15.1 Exemplos de atuação de condimentos em pescado.

Ingrediente	Substrato	Dosagem	Principais resultados
Óleo essencial de orégano[9]	Filé de dourado refrigerado, levemente salgado e embalado em atmosfera modificada	Aplicação superficial de 0,4% e 0,8%	Extensão de *shelf-life* em mais de 17 dias com a combinação de atmosfera modificada, salga leve e óleo de orégano a 0,8%
Extrato de alecrim[10]	Camarão-branco cozido refrigerado	Imersão em solução a 300 ppm	Forte controle da oxidação e de base nitrogenadas voláteis, com melhoria das características sensoriais. Sem efeito sobre a contagem microbiana
Carvacrol e timol[11]	Carpa refrigerada	Imersão em solução com 0,5% carvacrol + 0,5% timol	Combinação 1:1 de carvacrol e timol foi a mais eficiente contra microrganismos isolados de carpa, estendendo o *shelf-life* em mais 8 dias a 5 °C
Óleo essencial de alecrim e manjericão[49]	Filés de cavala-atlântica resfriados	Imersão em solução 1% (p/v) por 30 min a 2 °C	Óleo essencial de manjericão aumentou o *shelf life* em 3-5 dias, por meio da redução da oxidação lipídica e do desenvolvimento de bases nitrogenadas voláteis

gorduras; (3) aporte de viscosidade e/ou formação de gel; (4) sequestro de metais; (5) prevenção do encolhimento e deformação de produtos formados durante o cozimento; e (6) texturização.[2]

Fibras de trigo podem ser adicionadas a produtos à base de *surimi* de peixe em concentrações de até 6%, com obtenção de textura menos emborrachada e maior retenção de água após o cozimento.[2] Contudo, quando utilizadas em *surimi* de lula gigante, podem causar escurecimento e reduzir a capacidade de retenção de água, o que parece estar relacionado à competição pela água por proteína e fibra.[12] A polidextrose parece ter ação crioprotetora promissora, mais intensa que o sorbitol, quando usada na mesma concentração.[13] Mais exemplos da aplicação podem ser encontrados na Tabela 15.2.

A principal fibra animal produzida atualmente é a quitosana, obtida pela deacetilação da quitina, polímero naturalmente presente no exoesqueleto de crustáceos, moluscos e insetos e em certos fungos. Além das características já mencionadas, esse composto apresenta promissor futuro como ingrediente alimentício, pois: (i) possui atividade antimicrobiana; (ii) forma filmes semipermeáveis, com múltiplas aplicações possíveis; (iii) tem capacidade antioxidante;[14] (iv) pode ser usado como coagulante policatiônico na purificação de bebidas.[2]

Proteínas

Proteínas são polímeros tridimensionais, anfóteros e anfifílicos[4] de grande interesse nutricional e tecnológico. Muitas funções tecnológicas são associadas a elas, podendo ser listadas: (i) emulsificação, geleificação e retenção de umidade; (ii) aporte nutricional; (iii) elasticidade;[4] (iv) retenção de aromas;[4] (v) aumento da coesão proteica (se há interação com as proteínas endógenas);[3] (vi) crioproteção.[17,18]

As principais fontes proteicas utilizadas pela indústria são hoje: (a) de **origem animal**: colágenos e gelatina, derivados do sangue (plasma, hemoglobina), albumina do ovo, derivados do leite (concentrados de leite ou soro de leite, caseinatos), *surimi* e carne mecanicamente separada (CMS); (b) de **origem vegetal**: proteínas de soja, trigo, ervilha, feijões.

A escolha do ingrediente mais adequado recai sobre questões regulamentares, necessidades particulares da formulação (como cor, sabor, textura desejados), restrições do mercado consumidor (como restrições alimentares – alergênicos e organismos geneticamente modificados, por exemplo) e custo. A cor tem papel crucial em pescado, o que tende a impedir a utilização de algumas fontes, como derivados do sangue e CMS de outras espécies. A Tabela 15.3 traz exemplos de pesquisas com proteínas na área de pescado.

Há uma relação inversa entre a capacidade de retenção de água da proteína e a textura em emulsões de peixe. Ingredientes lácteos que conferem maior capacidade de retenção de água (por exemplo, caseinatos) parecem atrapalhar a formação de ligações cruzadas entre as proteínas de pescado, por meio da formação de um sistema proteína de pescado-ingrediente lácteo. Esse sistema reduz a força de gel e tem efeito crioprotetor, uma vez que impede a agregação proteína-proteína e a migração de água durante o congelamento.[17] A capacidade funcional das proteínas está intimamente relacionada à sua hidratação, influenciada pelos demais ingredientes hidrofílicos da formulação. Para produtos emulsionados/moídos, elas devem ser hidratadas ou emulsificadas previamente à adição à formulação (por meio de preparações de pré-géis ou emulsões proteicas), ou aplicadas diretamente sobre a massa antes do sal.[8] Em salmouras, podem ser misturadas à água após o fosfato, uma vez que sua dissolução é mais fácil; porém, isso deve ser feito antes do sal.

Há uma tendência global pela busca de opções tecnológicas consideradas mais naturais pelos consumidores. Nesse

TABELA 15.2 Exemplos de aplicação de fibras em pescado.

Fibra	Substrato	Dosagem	Principais resultados
Polidextrose[13]	Actomiosina natural de truta-arco-íris	8%	Crioprotetor mais efetivo dos testes (comparado com lactitol, xarope de glicose e a combinação de sacarose e sorbitol)
Fibra de trigo[2]	*Surimi* da polaca-do-alasca, carne moída de pescada e reestruturados de aparas	Até 6%	Sem variação da aparência, aumento da capacidade de retenção de água
Fibra de trigo[12]	*Surimi* de lula gigante	3% e 6%	Redução da dureza, força de gel e capacidade de retenção de água (menos acentuada para fibra mais curta). Redução da textura emborrachada
Fibra de trigo[15]	Carne moída de pescada e carapau	3% ou 6%	Nenhum efeito crioprotetor. Aumento da capacidade de retenção da água naturalmente presente (porém, sem capacidade de ligação de água adicionada). Clareamento. Painel sensorial descartou dosagem de 6% por textura seca
Quitina e hidrolisado de quitina de espécies de camarão[16]	*Surimi* de peixe-lagarto	5%	Efeito crioprotetor mais acentuado para amostra com hidrolisados (menor peso molecular)
Quitosana de diferentes viscosidades[16]	Arenque moído cozido refrigerado	50 a 200 ppm	Capacidade antioxidante da quitosana de baixa viscosidade (14 cP) a 200 ppm é a mais alta e similar a antioxidantes de referência (TBHQ)
Quitosana[50]	*Sticks* de peixe empanados	0,5% a 2% no *mix* para *batter*	Aumento do *pick-up* de empanamento, redução da absorção de gordura durante a fritura e da oxidação da gordura durante o armazenamento sob congelamento (uso de 1%)
β-glucana de levedura[56]	*Surimi* de carpa-prateada	1% a 5%	Aumento da dureza, elasticidade, mastigabilidade, capacidade de retenção de água e força de gel do *surimi* (uso de 2%). Valores superiores de β-glucana reduziram a capacidade de formação de gel do *surimi*

caso, aminoácidos isolados podem ser promissores substitutos de fosfatos nos processos de crioproteção, principalmente lisina e arginina.[57] Proteínas anticongelamento (*antifreeze proteins* – AFP) são crioprotetores que controlam o tamanho dos cristais de gelo formados.[18] Elas ocorrem naturalmente em certas espécies de pescado e poderão também ser isoladas e purificadas para introdução em outras espécies no futuro. O uso de proteínas hidrolisadas de peixe, que comumente eram empregadas apenas em ração animal, tem sido expandido para a alimentação humana, com funções como crioproteção,[54] capacidade emulsificante e antioxidante,[55] em alimentos à base de pescado ou não.

Carboidratos

Muitas fontes de carboidratos são usadas em pescado processado, mais notadamente amido, dextrinas e açúcares. Suas funções englobam: (i) redução do custo da formulação; (ii) arredondamento de sabor e conferência de corpo na boca; (iii) ajuste de textura; (iv) substituição de gordura; (v) redução da quebra e/ou encolhimento no cozimento; (vi) caramelização superficial;[3] (vii) crioproteção.

Amido

O amido é um polímero natural de glicose, presente na maioria dos alimentos, composto por dois tipos distintos de moléculas: amilose e amilopectina. Essas moléculas estão arranjadas em perfis anelares em grânulos e suas diferentes ligações intermoleculares geram características funcionais distintas. A amilose possui ligações entre os grupos de glicose do tipo α (1→4), gerando um polímero linear, e forma géis rígidos que apresentam sinérese após forte retrogradação (realinhamento das moléculas). Já a amilopectina é um po-

TABELA 15.3 Exemplos de aplicação de proteínas em pescado.

Proteína	Substrato	Dosagem	Principais resultados
Proteína láctea (caseinatos, proteínas do soro de leite, isolado do leite)[17]	Carne moída congelada de bacalhau, hadoque, salmão e salmão-do-atlântico	8%	Relação inversa entre capacidade de retenção de água e textura. Caseinato atua como crioprotetor (aumenta retenção de água) e WPC (concentrado proteico do soro de leite) confere textura
Concentrado proteico do soro de leite (WPC)[19]	Reestruturado de linguado-mexicano com baixo teor de sal	1%	Redução do parâmetro L* (luminosidade). Sem melhorias de textura ou retenção de água
Clara de ovo em pó, proteína isolada de soja, caseinato de sódio e glúten de trigo[20]	*Surimi* de sardinha	2%	Clara de ovo e proteína de soja formam os géis mais rígidos. Proteína de ovo forma géis rígidos mesmo com gelificação a temperaturas mais altas (90 °C). Caseinato e glúten parecem não interagir com proteínas musculares
Proteína de soja concentrada ou proteína de bacalhau hidrolisada[21]	Filés de bacalhau congelado	Injeção de salmoura a 10%	Redução da perda de peso no descongelamento, principalmente para soja em conjunto com sal (5%) e fosfatos (3%). Proteína de bacalhau aumentou a capacidade de retenção de água. Descoloração e formação de limosidade na superfície com ambas as proteínas
Proteínas de lentilha, ervilha e fava[53]	Emulsão de óleo de peixe (óleo em água)	1%	As proteínas vegetais tiveram performance inferior à proteína de soro de leite no tamanho de partícula, estabilidade física e oxidativa

límero ramificado, com ligações α (1→4) e α (1→6), que forma géis mais elásticos com baixa sinérese (retrogradação mais lenta).[8] Os amidos, principalmente nativos, requerem alguma etapa de ativação para completa hidratação; dissolução e aquecimento são mais usuais. Para contornar essa necessidade, ou melhorar sua funcionalidade, eles podem ser submetidos a processos de modificação física ou química, como pré-gelatinização, inibição térmica, estabilização, tratamento ácido, ligação cruzada, entre outros.[8] Amidos são os principais extensores utilizados em produtos à base de *surimi*, devido à sua capacidade de retenção de água,[22] baixo custo e excelente disponibilidade. Amidos nativos podem aumentar a força de gel do *surimi*, enquanto amidos modificados aumentam a estabilidade ao congelamento/descongelamento, ao armazenamento e melhoram a tolerância térmica.[59] Níveis de até 12% são empregados. Outra importante aplicação de amidos em pescado é na composição de sistemas de coberturas para empanados, como *pre-dusts*, *batters* e *breadings*. Em *batters*, durante a fritura, o amido com alto teor de amilose forma uma camada protetora que impede a saída de água do interior do produto e a entrada excessiva de óleo.[8]

Dextrinas

A dextrina é um derivado do amido obtido após hidrólise parcial. O grau de hidrólise é indicado pelo índice dextrose equivalente (DE), que mede a quantidade de açúcares redutores presentes no ingrediente e, consequentemente, seu dulçor, propensão à caramelização e higroscopicidade. Dextrinas de baixa DE apresentam maior viscosidade e capacidade de emulsificação, dessa forma sendo utilizadas para encorpar os produtos e substituir gorduras. Seu baixo custo permite que sejam usadas também como extensores, com a vantagem de conferirem pouco ou nenhum sabor ou cor ao produto final. As maltodextrinas de alto DE possuem efeito crioprotetor mais alto que as de menor DE e próximo ao do sorbitol ou sacarose, principalmente em ciclos de congelamento/descongelamento.[23] Um ingrediente de crescente interesse dentro da família das dextrinas é a ciclodextrina, um oligômero cíclico capaz de encapsular aromas e outros ingredientes sensíveis. À parte de seu uso na indústria de ingredientes, como encapsulação de aromas, suas possíveis aplicações em pescado incluem: (i) redução/remoção de aromas peculiares;[24] (ii) encapsulação de gorduras e óleos;[24] (iii) conservação – por meio de complexos como a β-ciclodextrina-iodeno.[24]

Açúcares em geral

Uma importante aplicação da sacarose e outros açúcares em pescado é a proteção da desnaturação e/ou agregação das proteínas miofibrilares em *surimi* e outros derivados. A composição mais usual e econômica leva partes iguais de sacarose e sorbitol e é empregada a 8% sobre a massa, porém confere sabor bastante adocicado e alto valor calórico ao produto.

TABELA 15.4 Exemplos de atuação de carboidratos em pescado.

Ingrediente	Substrato	Dosagem	Principais resultados
Amido[19]	*Kanikama* de polaca-do-alasca, e pescada-do-pacífico-norte	7%, 11% ou 15%	Formação de redes viscoelásticas mais firmes com aumento do teor de amido. Pico de funcionalidade parece ser de 11% para *surimi* de escamudo e entre 11% e 15% para pescada
Maltodextrinas de diferentes pesos moleculares[23]	*Surimi* de polaca-do-alasca congelado ou em ciclos de congelamento	8%	Boa crioproteção a –20 °C para todos os tratamentos, porém apenas para dextrinas de baixo peso molecular (DE alto) em temperaturas mais altas ou em ciclos
Xarope de glicose[13]	Actomiosina natural de truta-arco-íris	8%	Efeito crioprotetor similar à combinação sorbitol + sacarose, porém menos pronunciado que lactitol e polidextrose
Trealose[51]	Camarão congelado	Imersão em solução a 3%	Efeito crioprotetor similar ao do alginato

Uma alternativa é o uso de trealose, um dissacarídeo não redutor com baixo dulçor e valor calórico, que parece ter melhor funcionalidade que a combinação sacarose-sorbitol, à mesma concentração, principalmente para *surimi* obtido via precipitação proteica no ponto isoelétrico.[25,26,51] Mais exemplos da atuação de carboidratos em pescado são encontrados na Tabela 15.4.

Principais grupos de aditivos

A discussão sobre aditivos alimentares é um dos principais pontos de controvérsia entre indústria e órgãos legislativos – enquanto os primeiros buscam incrementos constantes de produtividade e *shelf life* por meio de formulações mais eficientes e/ou robustas, os segundos preocupam-se com a segurança de alimentos, a manutenção dos padrões de qualidade e o combate a fraudes econômicas. Essa discussão não está, nem nunca estará, encerrada, visto que os avanços científicos descortinam diariamente novas moléculas de interesse e novas funcionalidades antes não conhecidas; e, ao mesmo tempo, novas informações sobre a segurança da ingestão dos diversos aditivos.

As provisões de uso dos aditivos alimentares e os coadjuvantes de tecnologia autorizados para uso em pescado e produtos de pescado aumentou de 11 para 702 na última atualização da legislação de aditivos (RDC 329),[69] nas suas respectivas funções, limites máximos e condições de uso. Importante ressaltar que os limites máximos previstos correspondem aos valores a serem observados no produto pronto para consumo, preparado de acordo com as instruções do fabricante. As categorias de pescado e produtos de pescado foram alinhadas com as categorias definidas no *Codex Alimentarius*, de forma a facilitar a atualização da lista dos aditivos alimentares e coadjuvantes de tecnologia autorizados para esse fim. Essas categorias favorecem a inovação tecnológica e o comércio internacional.

Polifosfatos

Uma das classes de ingredientes mais versáteis e com maior número de componentes, os polifosfatos são utilizados em diversas aplicações alimentícias. Há pelo menos dez tipos diferentes de fosfatos com aplicações em produtos de proteína animal disponíveis,[68] e eles variam geralmente em termos de pH, P_2O_5 e solubilidade. Devido à capacidade de aumentar a retenção de água, os mais usados em pescado são os alcalinos. No entanto, estes possuem média ou baixa solubilidade, devendo ser aplicados a salmouras antes dos demais ingredientes com maior solubilidade (sal, açúcares etc.).[8,68] As dosagens utilizadas variam entre 0,3% e 0,5%, calculados sobre o peso do produto final, em P_2O_5. Suas funcionalidades incluem: (i) crioproteção;[18,68] (ii) retenção de umidade, por meio do aumento do pH e remoção das proteínas miofibrilares transversas;[8,68] (iii) prevenção da oxidação e da formação de odores indesejáveis, por meio do sequestro de metais e remoção de catalisadores;[8,68] (iv) redução da quantidade adicionada de sal em produtos emulsionados;[8,68] (v) redução da viscosidade em massas emulsionadas, resultando em maior uniformidade de embutimento ou formação e redução de temperatura na cuterização e/ou mistura.[3]

A utilização de tripolifosfatos como crioprotetores é razoavelmente estabelecida, principalmente para filés, em que a difusividade de moléculas de alto peso molecular (como carboidratos) é menor. Eles podem ser usados sozinhos ou em sinergia com outros crioprotetores.[68] Os mecanismos relacionados são sequestro de íons cálcio, que podem induzir a agregação proteica, e/ou atuação como antioxidante de lipídios e grupos sulfídricos proteicos.[23,68] Além disso, os polifosfatos em geral melhoram a textura e a cor dos produtos.[18] Exemplos de sua funcionalidade são encontrados na Tabela 15.5.

TABELA 15.5 Exemplo de atuação de fosfatos em pescado.

Ingrediente	Substrato	Dosagem	Principais resultados
Tripolifosfato de sódio (STP) ou mistura comercial de polifosfatos (tetrapirofosfato de sódio, STP e sal)[27]	Camarão-vermelho fresco congelado	Imersão em solução 5% a 2 °C por 120 min	Aumento de peso, menor perda por gotejamento (*drip loss*) e melhora dos aspectos sensoriais pela utilização dos fosfatos
Mistura comercial de polifosfatos[28]	Bacalhau salgado	Imersão pré-salga em solução 2% ou 2,5%, por 42 h	Redução da perda de peso no *shelf-life* após a salga (usando solução 2%), acompanhada de piora na aparência do filé salgado. Após re-hidratação, nenhuma diferença perceptível
Mistura comercial de orto-, di-, tri- e polifosfatos[21]	Filés de bacalhau congelado	Injeção de salmoura a 3%	Redução da perda de peso no descongelamento, principalmente em conjunto com sal (5%) e proteína de soja (10%). Redução da quebra no cozimento, sem efeito sobre aspecto
Tripolifosfato de sódio (STP) ou mistura comercial de polifosfatos (disfosfato tetrassódico e tetrapotássico, STP e tripolifosfato de potássio)[58]	Camarão cozido a vapor, congelado	Imersão em salmoura a 3% ou 5%, por 30 min ou 60 min	Aumento do rendimento e da capacidade de retenção de água similares entre os fosfatos. As dosagens mais altas de ambos os tratamentos extrapolaram os limites legais do *Codex Alimentarius* para pH e fosfato

Ácidos orgânicos e seus sais

Ácidos orgânicos são um dos grupos de aditivos com maior variedade de empregos na indústria alimentícia. Em produtos de pescado, podem ser usados como: (i) acidificantes; (ii) saborizantes; (iii) conservantes; (iv) aceleradores de cura; (v) fixadores de cor; (vi) antioxidantes; (vii) sequestradores de metais (com exemplos de aplicações na Tabela 15.6). Ácidos orgânicos de baixo peso molecular e seus sais atuam como conservantes microbianos, seja pela redução do pH ou pela atuação de suas formas não dissociadas (no caso de ácidos) ou seus ânions (sais) em solução.[8] Diacetato de sódio e lactato de sódio são empregados particularmente por sua atuação frente a *L. monocytogenes* em produtos prontos para consumo, refrigerados, como linguiças cozidas, filés e patês

TABELA 15.6 Exemplos de atuação de ácidos orgânicos e seus sais em pescado.

Ingrediente	Substrato	Dosagem	Principais resultados
Lactato de sódio (SL) ou diacetato de sódio (SD)[29]	Patê ou filé de salmão defumado refrigerados	0,25% SD ou 2,4% SL + 0,125% SD	Inibição do crescimento de *L. monocytogenes* por 3 semanas
Lactato de sódio[25]	*Surimi* de tilápia	8%	Crioproteção similar à combinação sorbitol + sacarose
Acetato de sódio (SA), lactato de sódio (SL), citrato de sódio (SC)[30]	Salmão fresco fatiado	Imersão em solução a 2,5%	Controle do crescimento microbiano (atividade na ordem SA > SL > SC) e controle da oxidação (na ordem SC > SA > SL)
Ácido ascórbico ou ascorbato de sódio[31]	Mexilhão congelado processado mecanicamente	Imersão em solução 0,1 M	Efeito antioxidante até 5 dias de armazenamento, seguido de efeito pró-oxidante. Capacidade antioxidante (e pró-oxidante) mais acentuada para ascorbato
Ascorbato de sódio[32]	Sardinha japonesa cozida moída refrigerada	0,2% (+ 100 ppm de nitrito de sódio)	Efeito antioxidante mais marcante que EDTA. Controle da oxidação dos PUFAs indica mecanismo para prevenção do aroma de requentado
Citrato de sódio e sorbitol[66]	Miosina, miofibrilas e F-actina de carpa	0 M a 1,5 M	Efeito crioprotetor do citrato de sódio superior ao do sorbitol, em concentrações menores

de salmão defumado.[29] Sua ação inibitória, contudo, é bacteriostática, sendo necessária uma barreira bactericida que aumente a capacidade anti-*Listeria* do sistema conservador de determinado alimento.[60] Outra importante aplicação do lactato de sódio é na crioproteção de filés e *surimi*, com algumas vantagens em relação ao sorbitol: não confere sabor adocicado, tem baixo aporte calórico e não provoca a reação de Maillard.[25] Em produtos curados, os ácidos ascórbico e eritórbico, bem como seus sais, são usados para aumentar a velocidade de cura e também para prevenir a oxidação dos pigmentos formados. Podem também ser empregados GDL (glucona-δ-lactona), ácido cítrico e seus sais e pirofosfato ácido de sódio, que geram um meio ácido adequado para a cura, porém também reduzem a capacidade de retenção de água.[8] O GDL é de particular interesse, pois, ao acidificar-se lentamente, permite a formação da emulsão em condições ótimas, sem prejudicar o rendimento.

Antioxidantes

A oxidação de lipídios, proteínas e pigmentos é um dos principais responsáveis pela redução da qualidade dos alimentos durante o *shelf life*. Em pescado, devido ao alto teor de ácidos graxos poli-insaturados (PUFA, do inglês *polyunsaturated fatty acids*), presença de pigmentos heme e traços de íons metálicos,[33] a tendência para oxidação lipídica e formação do chamado "aroma de requentado" (WOF, *warmed-over-flavor*) é mais acentuada do que para as demais carnes.[3] Além disso, o processamento e o congelamento aumentam a exposição ao ar e catalisadores metálicos, o que facilita as reações de iniciação. Uma das alternativas para controlar essa situação é o uso de antioxidantes. Vários compostos utilizados em produtos à base de pescado possuem mais de uma capacidade tecnológica. Nitritos,[32] nitratos, fosfatos, ácidos orgânicos, fibras,[2] especiarias[8,49] são exemplos de ingredientes que possuem ação antioxidante conhecida, além da sua função principal. Seu uso contribui para o sistema antioxidante como um todo (que engloba técnicas corretas de processamento, embalagem e armazenagem).[3] Os antioxidantes podem ser divididos em duas classes: (i) **naturais**, que incluem os tocoferóis (que, contudo, podem ser sintetizados), ácido ascórbico, ácido cítrico, carotenoides, catequinas, isoflavonoides, extratos de especiarias (como alecrim, orégano, cravo e canela)[4,49] e quitosana de baixa viscosidade;[14] (ii) **sintéticos**, que incluem BHT, BHA, TBHQ e galato de propila. Em relação à funcionalidade, existem alguns métodos de atuação, conforme a Tabela 15.7.

Algumas sinergias entre antioxidantes são conhecidas. De modo geral, estão relacionadas à regeneração de um componente pelo outro: (i) óleo de orégano e α-tocoferol;[8] (ii) extrato de alecrim ou tocoferóis e ácido ascórbico;[8] (iii) α-tocoferol e compostos fenólicos (catequinas e quercetinas);[34] (iv) α-tocoferol e ácido ascórbico.[34]

Uma das aplicações mais promissoras dos antioxidantes é na prevenção da melanose (formação de pontos negros insolúveis de melanina, derivados da oxidação de fenóis por meio da polifenoloxidase)[35] em crustáceos, problema que reduz o valor comercial dos produtos. Sulfitos, principalmente o metabissulfito de sódio, atuam pela redução do pH do meio e associação com os compostos formadores da melanina – sendo consumidos no processo. Dessa forma, os sulfitos perdem atividade com o tempo e possibilitam a posterior formação da melanose.[36] Além disso, são associados a reações alérgicas[36] e têm restrição de uso em diversos países. Alternativas são o EDTA,[36] ácido ascórbico, acético, *kojic*, cítrico, oxálico e felúrico (um composto fenólico vegetal), sozinhos ou em combinação com 4-hexilresorcinol.[36,61] Desses, a melhor alternativa parece ser o 4-hexilresorcinol, um inibidor específico e irreversível da enzima polifenoloxidase.[35] Os níveis de utilização indicados para o 4-hexilresorcinol variam bastante (desde 50 ppm a 5.000 ppm), devido provavelmente a variações interespécies, mudanças cíclicas na suscetibilidade fisiológica ou à concentração do inibidor e seu método de aplicação.[35]

Compostos antioxidantes, como polifenóis e α-tocoferol, também podem ser empregados para proteger a estrutura proteica do pescado da oxidação durante o congelamento, que pode afetar sua textura e capacidade de formação de gel.[62] A capacidade antioxidante de um composto é um balanço de diversos fatores: concentração, presença de íons metálicos, temperatura, proporção relativa a outros componentes antioxidantes (como a razão ascorbato-tocoferol)[31] e polaridade.[33] Alterações nesses parâmetros podem levar a um efeito pró-oxidante da mesma substância. Pesquisas com antioxidantes em pescado são apresentadas na Tabela 15.8.

TABELA 15.7 Mecanismos de atuação de antioxidantes.

Mecanismo	Exemplos
Sequestro de metais de transição	Ácido cítrico,[34] EDTA,[34] polifosfatos,[3] quitosana,[14] ácidos fenólicos[34] e flavonoides[14]
Recuperação dos radicais livres formados	BHA,[3] BHT,[3] TBHQ,[3] α-tocoferol,[34] óxido nítrico (formado a partir do nitrito de sódio),[3] extrato de alecrim,[3] ácido tânico[33]
Redução da quantidade de oxigênio disponível	Ácido ascórbico[4] (também envolvido na regeneração do α-tocoferol[34])
Extinção do oxigênio singlete e ânion superóxido	Aminoácidos,[4] hidrolisados proteicos,[4] lecitina,[4] carotenoides,[34] licopeno[34]

TABELA 15.8 Exemplos de atuação de antioxidantes em pescado.

Ingrediente	Substrato	Dosagem	Principais resultados
Acetato de sódio (SA), lactato de sódio (SL), citrato de sódio (SC)[30]	Salmão fresco fatiado	Imersão em solução a 2,5%	Controle da oxidação em 15 dias de armazenamento (na ordem SC > SA > SL)
Ascorbato de sódio e nitrito de sódio[32]	Sardinha-japonesa cozida moída refrigerada	0,2% ascorbato de sódio + 100 ppm de nitrito de sódio	Efeito antioxidante mais marcante que EDTA. Controle da oxidação dos PUFAs indica mecanismo para prevenção do aroma de requentado
Quitosana de diferentes viscosidades[14]	Arenque moído cozido refrigerado	50 a 200 ppm	Capacidade antioxidante da quitosana de baixa viscosidade (14 cP) a 200 ppm é a mais alta e similar a antioxidantes de referência (TBHQ)
Catequina, ácido cafeico, ferúlico ou tânico[33]	Cavala-do-índico moída, mantida em gelo	0,1%	Capacidade antioxidante mais intensa para ácido tânico (catequina e ácido cafeico com atividades próximas) e mais baixa para ácido ferúlico
Ácido ferúlico[36]	Camarão-cinza, mantido em gelo	Imersão em solução a 1% ou 2%	Retardo do crescimento de bactérias psicrófilas e mesófilas em ambas as concentrações. Redução da oxidação lipídica e formação de melanose com uso de 2%. Resultados mais expressivos que metabissulfito a 1,25%
Sulfito, sulfito + quitosana, 4-hexilresorcinol + ácidos cítrico, ascórbico e acético + EDTA + pirofosfato di-hidrogênio dissódico[61]	Camarão-rosa de água profunda	Imersão em concentrações variadas	A formulação incluindo 4-hexilresorcinol foi mais eficiente que o sulfito na prevenção de melanose, aumentou a aceitação sensorial em até 6 dias e apresentou ação inibidora de organismos formadores de H2S e do gênero *Pseudomonas* spp.

Corantes

A aplicação de corantes em produtos à base de pescado cumpre alguns papéis principais: (i) ajustar a coloração para compensar variações sazonais e interespécie, ou para atender à expectativa do consumidor; (ii) permitir a utilização de espécies subutilizadas em produtos com demanda estabelecida; (iii) compensar a perda natural de pigmentos pela exposição à luz, ar, altas temperaturas ou outras condições adversas no *shelf life*.

Os corantes mais utilizados em pescado são apresentados na Tabela 15.9. A cor branca é um atributo crucial para a qualidade de grande parte dos produtos de pescado. Contudo, certas espécies e seu *surimi* e alguns músculos não são brancos e, quando processados, podem ser rejeitados pelo consumidor. Dióxido de titânio pode ser usado para ajustar a cor; porém há um limite tecnológico em sua utilização, devido ao impacto no pH e textura do produto final – dependendo do método de extração do *surimi*, esse limite pode estar entre 0,2% e 0,5%.[37] Certamente, além da questão tecnológica, há uma questão legal, uma vez que essa alteração pode ser entendida como fraude. Apesar do domínio do branco, o salmão e o atum devem parte de seu valor comercial às suas distintas cores. Esverdeamento e descoloração de atum devido à oxidação não enzimática da mioglobina,[18] descoloração de salmão na defumação e falta de coloração em salmões de cativeiro causam importantes perdas econômicas associadas à cor dos produtos. Sucedâneos de caviar são padronizados utilizando-se também corantes artificiais como tartrazina, eritrosina, indigotina, vermelho-*ponceau*, azul-brilhante, entre outros.[38] A pressão dos consumidores e das agências reguladoras tem feito a indústria de corantes buscar alternativas naturais. Entre elas, pode-se citar a astaxantina e seus ésteres, recuperados do resíduo do camarão, podendo ser empregados como corantes em salsicha de peixe,[63] impactando não apenas a cor, mas também o sabor dos produtos.

Conservantes

Muitos dos ingredientes utilizados no processamento de pescado apresentam função conservante, seja ela primária ou secundária.[8] Já foram aqui discutidas as atuações de sal, especiarias,[7] dextrina, ácidos orgânicos e seus sais e fosfatos, que contribuem para o sistema conservador dos produtos. A suscetibilidade de pescado à contaminação microbiológica é maior do que a de carne de frango e bovina, por possuir maior quantidade de aminoácidos e bases nitrogenadas voláteis livres,[30] pela tradição de consumo de pescado não cozido ou levemente cozido[7] e pelo crescente número de alimentos prontos para o consumo.[18] Além disso, alguns processos tradicionais do pescado, como a defumação a frio, não são ca-

TABELA 15.9 Corantes mais utilizados em pescado.[3]

Grupo	Corante	Cor	Outras características
Carotenoides	Licopeno	Vermelho	Relacionado com a prevenção de vários cânceres. Pouco estável
	β-caroteno	Amarelo	Sintético, lipossolúvel
	Cantaxantina	Vermelho	Sintético, lipossolúvel, cor similar ao licopeno, mais estável
	Beta-apo-8'-carotenol	Laranja	Sintético, lipossolúvel
	Luteína	Amarelo	Menos suscetível à oxidação e ao calor que o β-caroteno
	Urucum (bixina e norbixina)	Amarelo a vermelho-alaranjado	Disponível em forma lipo- ou hidrossolúvel. Menor estabilidade à luz e ao calor
	Astaxantina	Rosa-alaranjado	Usada em aquicultura de salmão e truta, ação antioxidante
	Cúrcuma (oleoresina, extrato ou pó)	Laranja	Instável à luz e condições alcalinas
	Páprica (oleorresina ou pó)	Laranja a vermelho-alaranjado	Aplicação limitada devido ao sabor.
Antocianinas	Extrato de uva (enocianina)	Laranja a violeta	Ação antioxidante, sensível ao pH, melhor atuação em pH 3 a 3,5
Betalainas	Extrato de beterraba	Amarelo a vermelho	Mais estável a alterações de pH que antocianinas. Degradada por calor, luz e íons metálicos
Clorofilas	Clorofilina cúprica	Verde	Hidrossolúvel, mais estável do que a clorofila
	Clorofila	Verde	Solúvel em óleo
Antraquinonas	Carmim	Vermelho-arroxeado	Estável em pH > 3,5, hidrossolúvel, boa estabilidade à luz
Monascus	Extrato de arroz fermentado	Amarelo a vermelho-vinho	Estável à luz, temperatura e pH
Caramelos	Caramelo I a IV	Amarelo a marrom	Mistura complexa de carboidratos
Óxidos	Dióxido de titânio (anatase ou rutilo)	Branco	Bastante estável, apenas dispersível nos solventes

pazes de eliminar a presença de patógenos relevantes, como a *Listeria monocytogenes*,[60] o que torna a busca por conservantes uma questão crítica.

A lista de conservantes é grande e continua em expansão, sejam eles sintéticos ou naturais. Conservantes naturais estão entre os grupos de aditivos mais pesquisados da atualidade, em resposta à demanda do consumidor por alimentos menos processados.[8,18] A Tabela 15.10 traz exemplos de pesquisas realizadas com diversos conservantes, principalmente naturais, aplicados em pescado. Contudo, devido à complexidade do assunto, ainda é necessário pesquisas que determinem diversos fatores, como, entre outros: (i) seu papel na adaptação ao estresse de patógenos;[8] (ii) a interação entre dois ou mais conservantes;[8] (iii) a interação entre conservante (inclusive bactérias ácido-láticas), meio, processo utilizado e microrganismos presentes;[18] (iv) os mecanismos de ação de diversos conservantes;[8] (v) a atuação frente aos biofilmes.[8]

Hidrocoloides e outros espessantes

O grupo hidrocoloides agrega moléculas com alta afinidade pela água – são normalmente polissacarídeos de alto peso molecular com grupos laterais carregados.[3] A gelatina, apesar de ser uma proteína, é frequentemente associada ao grupo devido à sua funcionalidade. O uso de hidrocoloides está relacionado às seguintes principais funções: (i) retenção de água; (ii) melhoria da textura: seja consistência, dureza, elasticidade, fatiabilidade; (iii) reestruturação/aglutinação de aparas; (iv) suspensão de partículas ou ingredientes ativos em salmouras; (v) substituição de gordura e/ou proteína; (vi) prevenção/controle da formação de cristais no congelamento;[4] (vii) emulsificação (principalmente alginato de propilenoglicol, goma arábica e metilcelulose).[4]

As etapas de dispersão e hidratação são cruciais e específicas para a ativação de cada hidrocoloide. Após a ativação,

TABELA 15.10 Exemplos da atuação de conservantes em pescado.

Ingrediente	Substrato	Método de aplicação	Microrganismo	Dosagem mais eficiente	Ação observada
EDTA[40]	Filés de bacalhau frescos	Imersão em solução	*L. monocytogenes* e microflora natural	15 mM e 25 mM	Boa ação sobre microflora natural, porém ação listericida limitada
Lisozima[40]	Filés de bacalhau frescos	Imersão em solução	*L. monocytogenes*	3 mg/L de solução	Listericida, porém sem ação sobre microflora natural
Nisina + sorbato de potássio[29]	Filé de salmão defumado a vácuo, refrigerado	Dispersão sobre superfície	*L. monocytogenes*	0,00125% de nisina + 0,15% de sorbato de potássio	Supressão do crescimento em estocagem a 4 °C por 3 semanas
Diacetato de sódio (só ou com lactato de sódio)[29]	Patê e filé de salmão defumado a vácuo, refrigerado	Adição à massa	*L. monocytogenes*	0,25% (ou 0,125% de diacetato de sódio e 2,4% de lactato de sódio)	Supressão do crescimento em estocagem a 4 °C por 3 semanas
Cultura de *L. mesenteroides*[41]	Massa de atum--amarelo com aditivos (nitrito, nitrato, benzoato, sorbato, sal, especiarias)	Adição à massa	Microflora natural	2,1 x 10^6 UFC/g a 5,6 × 10^7 UFC/g	Supressão de patógenos e microflora natural, formação de sabor, cor e textura agradáveis, redução da histamina e rancidez
Quitosana[42]	Filés de salmão refrigerados	Filme comestível	Microflora natural	Solução de cobertura a 1%	Redução da flora mesófila e psicrófila, com extensão do *shelf-life* para 6 dias a 2 °C e aumento da retenção de umidade
Timol, extrato de semente de toranja e extrato de limão[43]	Hambúrguer de dourado refrigerado	Adição à massa	Microflora natural, *P. fluorescens*, *S. putrefacien* e *P. phosphoreum*	110 mg/L de timol + 100 mg/L de extrato de toranja e 120 mg/L de extrato de limão	Redução da flora mesófila e psicrófila, sem adição de sabores indesejáveis
Acetato de sódio, Lactato de sódio e Citrato de sódio[30]	Salmão fatiado refrigerado	Imersão em solução	Microflora natural	Solução a 2,5%	Controle do crescimento de aeróbios, psicrófilos, *Pseudomonas* spp., bactérias produtoras de sulfito, Enterobacteriaceae e controle da oxidação
Nisina, arginato láurico, e-polilisina, quitosana e um *blend* de ácidos orgânicos contendo lactato de potássio e diacetato de sódio[60]	Salmão defumado a frio	Dispersão sobre superfície	*L. monocytogenes*	5 ppm nisina + 2% lactato de potássio e 0,14% diacetato de sódio	O único composto com ação bactericida foi a nisina. A combinação entre nisina e o *blend* de ácidos orgânicos se mostrou bactericida e bacteriostática, sendo mais viável economicamente do que concentrações mais altas de nisina usada sozinha
Óleo essencial de pimenta verde rico em β-cariofileno[64]	Salmão cru refrigerado	Dispersão sobre superfície	*P. aeruginosa*	120 nL/mL	Inibição do crescimento acima de 95% da população inoculada

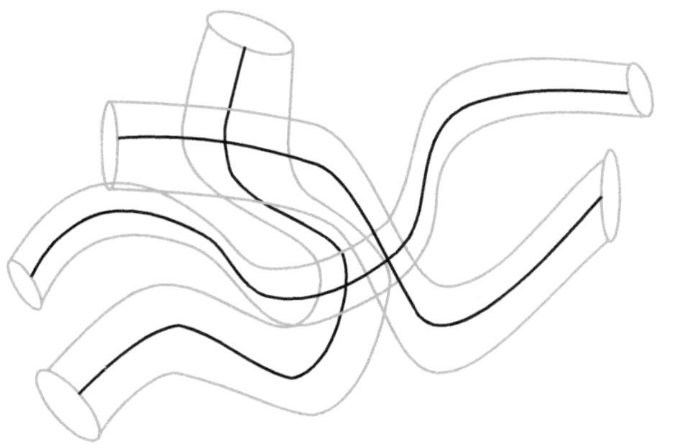

Figura 15.1 ▪ Modelo da organização da água pelo hidrocoloide.

o hidrocoloide é capaz de "organizar" a água ao seu redor, por meio de pontes de hidrogênio. A Figura 15.1 mostra um esquema dessa organização.

Estão disponíveis hidrocoloides de diversas origens – seus principais representantes e características são reunidos na Tabela 15.11 e exemplos da aplicação em pescado na Tabela 15.12.

A interação entre hidrocoloide e o miossistema de pescado depende do tipo de ingrediente utilizado, das condições de processo, das variações sazonais e condição fisiológica do peixe, sendo que ela não necessariamente reproduz as características encontradas em sistemas aquosos e em outros miossistemas. Além disso, os hidrocoloides parecem se distribuir e interagir com a matriz proteica de forma diferente entre si, afetando características de textura (normalmente reduzindo a força de rompimento) e capacidade de retenção de água (de modo geral, aumentada). A capacidade de interação com a matriz proteica parece estar relacionada à polaridade da molécula e do pH do meio.[44]

É importante salientar que a interação proteína do pescado-hidrocoloide nem sempre é positiva: alginatos, pectinas e gomas celulósicas parecem perturbar a integridade da matriz proteica, causando efeitos indesejados em características como redução de textura e capacidade de retenção de água.[45,65] O pesquisador deve realizar seus próprios testes para determinar o melhor ingrediente para o produto que está formulando. Como esses aditivos são muitas vezes aplicados industrialmente em pó, sem prévia hidratação, a disponibilidade de água para sua hidratação está limitada à água não ligada à proteína, o que é um fator limitante para a sua funcionalidade.[45] Em produtos empanados, a utilização de hidrocoloides como metilcelulose (MC) ou hidroxipropilmetilcelulose (HPMC), que formam gel a altas temperaturas, contribui para a formação de película durante a fritura, reduzindo a perda de umidade e a absorção de óleo.[8]

TABELA 15.11 Principais hidrocoloides e suas características.

Hidrocoloide	Origem	Formação de gel	Ativação	Sinergia	Controle de cristalização	Retenção de água
Carragena	Alga	Sim	Dispersão à temperatura ambiente e aquecimento a 80 °C (*kappa*)	LBG e GG: géis mais elásticos, menor sinérese	Sim	Alta
Goma xantana (XG)	Microbiológica	Não	Hidratação à temperatura ambiente	LBG: formação de gel; GG: aumento de viscosidade	Sim	Baixa
Goma guar (GG)	Vegetal (sementes)	Não	Hidratação à temperatura ambiente	XG, amido, CMC: aumento de viscosidade	Não	Alta
Goma locusta (LBG)	Vegetal (sementes)	Não	Hidratação à temperatura ambiente	XG: formação de gel; reduz sinérese em todos os gelificantes	Não	Baixa
Gelatina	Animal	Sim	Dispersão à temperatura ambiente e aquecimento	Antagonismo com ágar, carragena, pectina BM, alginatos e goma arábica: floculação	Sim	Baixa
Alginato	Alga	Sim	Hidratação à temperatura ambiente e exposição a íons cálcio	LBG e GG: menor sinérese	Sim	Alta
Carboximetil-celulose (CMC)	Vegetal (polpa de madeira)	Sim	Hidratação à temperatura ambiente	GG, XG: aumento de viscosidade	Sim	Alta

TABELA 15.12 Exemplos da atuação de hidrocoloides em pescado.

Hidrocoloide	Substrato	Dosagem	Resultados
Gelatina de peixe[46]	Géis de *surimi* da polaca-do-alasca	Até 1,5%	Dosagens superiores a 1% afetam negativamente a textura dos géis. Aumento da capacidade de retenção de água para *surimi* padrão A a 0,75% (sem melhoria de textura). Textura de *surimi* padrão FA foi prejudicada
κ-carragena + LBG[45]	Géis de verdinho	0,5% + 1%	Incremento da textura e aumento da capacidade de retenção de água com relação à κ-carragena pura
κ-carragena + goma guar[45]		0,5% + 0,5%	Amaciamento da textura com relação à κ-carragena pura
κ-carragena + I-carragena[45]			Formação de géis mais elásticos com relação à κ-carragena pura
κ-carragena + carboximetilcelulose de sódio[45]			Menor retenção de água e aumento da dureza do gel com relação à κ-carragena pura
κ-carragena + alginato de sódio[45]			Forte associação sinergística térmica, não relatada em outros miossistemas e sem reflexos nas características mecânicas
κ-carragena + goma xantana[45]			Amaciamento da textura com relação à κ-carragena pura
Pectina de baixa metoxilação amidada[47]	Pasta e gel de linguado-mexicano	1% a 5%	Capacidade de retenção de água e consistência do gel aumentadas a 1% e da pasta a partir de 3%. Níveis maiores que 1% prejudicaram as propriedades mecânicas do gel

Umectantes

Umectantes são compostos higroscópicos, utilizados para conferir características texturiais e prolongar o *shelf life* de determinados alimentos[4] por meio do controle da atividade de água, normalmente com pequeno aporte calórico. Eles não pertencem a uma família química específica: açúcares, sais, ácidos orgânicos, polióis, fibras, fosfatos e aminoácidos podem ser classificados como umectantes, porém os álcoois e polióis são mais eficazes.[38] Suas funções em alimentos sólidos compreendem: (i) redução da a_w; (ii) amaciamento da textura;[38] (iii) efeito plastificante (que confere untuosidade e elasticidade);[38] (iv) controle microbiológico (pela redução da a_w);[38] (v) crioproteção.[38] A principal aplicação em pescado é na crioproteção. O sorbitol, sozinho ou em combinação de 1:1 com sacarose, a 8%, é a solução mais empregada em *surimi*,[23,25] devido ao baixo custo, boa disponibilidade e formação pequena de reação de Maillard. Também podem ser usados a trealose,[25,26] a polidextrose,[13] o lactato de sódio[25] e o lactitol,[13] com resultados mais expressivos que o sorbitol. Pesquisas sobre o assunto são resumidas na Tabela 15.13.

TABELA 15.13 Exemplos de atuação de umectantes.

Ingrediente	Substrato	Dosagem	Principais resultados
Sacarose, trealose e sorbitol[26]	*Surimi* de lula-gigante tipo A (preparado por precipitação proteica no ponto isoelétrico) e tipo B (lavagem com solução ácida)	Sacarose 4% + sorbitol 4% ou sorbitol 4% + trealose 4% ou trealose 8%	Trealose a 8% é mais eficiente que demais combinações em *surimi* A. Não há distinção para *surimi* B
Lactitol[13]	Actomiosina natural de truta-arco-íris	8%	Efeito crioprotetor mais pronunciado que a combinação sorbitol + sacarose, à mesma concentração
Lactato de sódio[44]	Filés de truta-arco-íris	Imersão em solução a 1% (seguida ou não de imersão em solução de fosfatos a 0,5% ou $MgCl_2$ a 0,05%)	Estrutura proteica é mais bem protegida pela combinação sorbitol + sacarose (solução a 8%) que por lactato. O fosfato minimiza efeito do congelamento, que é acelerado pelo $MgCl_2$

Enzimas

Enzimas não são aditivos: normalmente são consideradas coadjuvantes de tecnologia, visto que apresentam função tecnológica no processo, porém não estão presentes no produto para consumo. A principal enzima de interesse em pescado é a transglutaminase, que foi inicialmente observada no processo de *suwari* (ou definição de estrutura), que ocorre naturalmente em géis de pescado a 0-40 °C. A transglutaminase é uma enzima endógena, dependente de cálcio, que catalisa a formação de ligações covalentes entre proteínas adjacentes. Com a busca pelo uso racional de aparas, espécies de menor valor e a geração de produtos acabados inovadores, uma transglutaminase microbiana foi sintetizada. A transglutaminase pode ser empregada para melhorar propriedades mecânicas como força de gel e mastigabilidade ou, no que é o seu uso mais interessante, para criar produtos reestruturados a partir de aparas e pedaços menores de pescado de menor valor econômico, já que apresenta atividade mesmo a 4 °C.

Referências bibliográficas

1. FAO. The State of World Fisheries and Aquaculture. Food Agric Org; 2018.
2. Borderías AJ, Sánchez-Alonso I, Pérez-Mateos M. New applications of fibres in foods: Addition to fishery products. Trends Food Sci Technol. 2005; 16:458-65.
3. Jensen WK, Devine C, Dikeman M (eds.). Encyclopedia of Meat Sciences. 2 ed. Oxford: Academic Press; 2014. 1697 p.
4. Caballero B, Trugo LC, Finglas, PM (eds.). Encyclopedia of Food Sciences and Nutrition. 2 ed. London: Academic Press; 2003. 6406 p.
5. Jiménez-Colmenero F. Healthier lipid formulation approaches in meat-based functional foods. Technological options for replacement of meat fats by non-meat fats. Trends Food Sci Technol. 2007; 18:567-78.
6. Téllez-Luis SJ, Uresti RM, Ramírez JA, Vázquez M. Low-salt restructured fish products using microbial transglutaminase as a binding agent. J Sci Food Agric. 2002; 82(9):953-9.
7. Yano Y, Satomi M, Oikawa H. Antimicrobial effect of spices and herbs on *Vibrio parahaemolyticus*. Int J Food Microbiol. 2006; 111:6-11.
8. Tarté R (ed.). Ingredients in Meat Products: Properties, Functionality and Applications. 1 ed. Nova Iorque: Springer Science + Business Media; 2009. 419 p.
9. Goulas AE, Kontominas MG. Combined effect of light salting, modified atmosphere packaging and oregano essential oil on the shelf-life of sea bream (*Sparus aurata*): Biochemical and sensory attributes. Food Chem. 2007; 100:287-96.
10. Cadun A, Kılaa D, Çaklı S. Marination of deep-water pink shrimp with rosemary extract and the determination of its shelf-life. Food Chem. 2008; 109:81-7.
11. Mahmoud BSM, Yamazaki K, Miyashita K, Il-Shik S, Dong-Suk C, Suzuki T. Bacterial microflora of carp (*C. carpio*) and its shelf-life extension by essential oil compounds. Food Microbiol. 2004; 21:657-66.
12. Sánchez-Alonso I, Solas MT, Borderías AJ. Technological implications of addition of wheat dietary fiber to giant squid (*Dosidicus gigas*) surimi gels. J Food Eng. 2007; 81:404-11.
13. Herrera JR, Mackie IM. Cryoprotection of frozen-stored actomyosin of farmed rainbow trout (*Oncorhynchus mykiss*) by some sugars and polyols. Food Chem. 2004; 84:91-7.
14. Kamil JYVA, Jeon Y-I, Shahidi, F. Antioxidative activity of chitosans of different viscosity in cooked comminuted flesh of herring (*Clupea harengus*). Food Chem. 2002; 79:69-77.
15. Sánchez-Alonso I, Haji-Maleki R, Borderias AJ. Wheat fiber as a functional ingredient in restructured fish products. Food Chem. 2007; 100:1037-43.
16. Somjit K, Ruttanapornwareesakul Y, Hara K, Nozaki Y. The cryoprotectant effect of shrimp chitin and shrimp chitin hydrolysate on denaturation and unfrozen water of lizardfish surimi during frozen storage. Food Res Int. 2005; 38:345-55.
17. Anese, M, Gormley, R. Effects of Dairy Ingredients on some Chemical, Physico-chemical and Functional Properties of Minced Fish during Freezing and Frozen Storage. LWT – Food Sci Technol. 1996; 29:151-7.
18. Bremmer AH (ed.). Safety and Quality Issues in Fish Processing. 1 ed. Cambridge: Woodhead Publishing; 2002. 507 p.
19. Ramírez JA, Del Ángel A, Velázquez G, Vázquez M. Production of low-salt restructured fish products from Mexican flounder (*Cyclopsetta chittendeni*) using microbial transglutaminase or whey protein concentrate as binders. Eur Food Res Technol. 2006; 223:341-5.
20. Gómez-Guillén C, Solas T, Montero P. Influence of added salt and non-muscle proteins on the rheology and ultrastructure of gels made from minced flesh of sardine (*S. pilchardus*). Food Chem. 1997; 58:193-202.
21. Thorarinsdottir KA, Gudmundsdottir G, Arason S, Thorkelsson G, Kristbergsson K. Effects of added salt, phosphates and proteins on the chemical and physicochemical characteristics of frozen cod (*Gadus morhua*) fillets. J Food Sci. 2004; 69(4):144-52.
22. Campo L, Tovar C. Influence of the starch content in the viscoelastic properties of surimi gels. J Food Eng. 2008; 84:140-7.
23. Carvajala P, MacDonald GA, Laniera TC. Cryostabilization mechanism of fish muscle proteins by maltodextrins. Cryobiology. 1999; 38:16-26.
24. Astray G, Gonzalez-Barreiro C, Mejuto JC, Rial-Otero R, Simal-Gándara J. A review on the use of cyclodextrins in foods. Food Hydrocoll. 2009; 23:1631-40.
25. Zhou A, Benjakul S, Pan K, Gong J, Liu X. Cryoprotective effects of trehalose and sodium lactate on tilapia (*Sarotherodon nilotica*) surimi during frozen storage. Food Chem. 2006; 96:96-103.
26. Martínez-Alvarez O, López-Caballero ME, Gómez-Guillén MC, Monter P. Rheological study of giant squid surimi (*Do-*

sidicus gigas) made by two methods with different cryoprotectants added. LWT – Food Sci Technol. 2009; 42:1335-44.

27. Gonçalves AA, Ribeiro JLD. Effects of phosphate treatment on quality of red shrimp (*Pleoticus muelleri*) processed with cryomechanical freezing. LWT – Food Sci Technol. 2009; 42:1435-8.
28. Thorarinsdottir KA, Arason S, Bogason SG, Kristbergsson K. Effects of phosphate on yield, quality, and water-holding capacity in the processing of Salted Cod (*G. morhua*). J Food Sci. 2001; 66(6):821-6.
29. Neetoo H, Ye M, Chen H. Potential antimicrobials to control *Listeria monocytogenes* in vacuum-packaged cold-smoked salmon pâté and fillets. Int J Food Microbiol. 2008; 123:220-7.
30. Sallam KI. Antimicrobial and antioxidant effects of sodium acetate, sodium lactate, and sodium citrate in refrigerated sliced salmon. Food Control. 2007; 18:566-75.
31. Khan MA, Parrish CC, Shahidi F. Effects of mechanical handling, storage on ice and ascorbic acid treatment on lipid oxidation in cultured Newfoundland blue mussel (*Mytilus edulis*). Food Chem. 2006; 99:605-14.
32. Jittrepotch N, Ushio H, Ohshima T. Effects of EDTA and a combined use of nitrite and ascorbate on lipid oxidation in cooked Japanese sardine (Sardinops melanostictus) during refrigerated storage. Food Chem. 2006; 99:70-82.
33. Maqsood S, Benjakul S. Comparative studies of four different phenolic compounds on in vitro antioxidative activity and the preventive effect on lipid oxidation of fish oil emulsion and fish mince. Food Chem. 2010; 119:123-32.
34. Laguerre M, Lecomte J, Villeneuve P. Evaluation of the ability of antioxidants to counteract lipid oxidation: Existing methods, new trends and challenges. Prog Lipid Res. 2007; 46:244-82.
35. Mendes R. Guidebook on melanosis inhibitors and processing technology of crustaceans. INIAP/IPIMAR: Project QLK1-CT-2002-71517 (CRUSTAMEL New approaches to the crustaceans prevention of melanosis and quality indices); 2006. 41 p.
36. Nirmal NP, Benkajul S. Effect of ferulic acid on inhibition of polyphenoloxidase and quality changes of Pacific white shrimp (*Litopenaeus vannamei*) during iced storage. Food Chem. 2009; 116:323-31.
37. Taskaya L, Chen Y-C, Jaczynski J. Color improvement by titanium dioxide and its effect on gelation and texture of proteins recovered from whole fish using isoelectric solubilization/precipitation. LWT – Food Sci Technol. 2010; 43(3):401-8.
38. Multon JL (ed.). Additifs & auxiliaires de fabrication dans les industries agro-alimentaires. 2 ed. Paris: Technique & Documentation – Lavoisier; 1992. 799 p.
39. MacDougall DB (ed.). Colour in food. Improving quality. 1 ed. Cambridge: Woodhead Publishing; 2002. 378 p.
40. Wang C, Shelef LA. Behaviour of *Listeria monocytogenes* and the spoilage microflora in fresh cod fish treated with lysozyme and EDTA. Food Microbiol. 1992; 9:207-13.
41. Gelman A, Drabkin V, Glatman L. Evaluation of lactic acid bacteria, isolated from lightly preserved fish products, as starter cultures for new fish-based food products. Innov Food Sci Emerg Technol. 2001; 1:219-26.
42. Vásconez MB, Flores SK, Campos CA, Alvarado J, Gerschenson LN. Antimicrobial activity and physical properties of chitosan-tapioca starch based edible films and coatings. Food Res Int. 2009; 42:762-9.
43. Corbo MR, Speranza B, Filippone A, Granatiero S, Conte A, Sinigaglia M, et al. Study on the synergic effect of natural compounds on the microbial quality decay of packed fish hamburger. Int J Food Microbiol. 2008; 127:261-7.
44. Jittinandana S, Kenney PB, Slider SD. Cryoprotection affects physiochemical attributes of rainbow trout fillets. J Food Sci. 2003; 68:1208-14.
45. Pérez-Mateos M, Hurtado JL, Montero P, Fernández-Martín F. Interactions of κ-carrageenan plus other hydrocolloids in fish myosystem gels. J Food Sci. 2001; 66(6):838-43.
46. Hernandéz-Briones A, Velázquez G, Vázquez M, Ramírez JA. Effects of adding fish gelatin on Alaska pollock surimi gels. Food Hydrocoll. 2009; 23:2446-9.
47. Uresti RM, López-Arias N, González-Cabriales JJ, Ramírez JA, Vázquez M. Use of amidated low methoxyl pectin to produce fish restructured products. Food Hydrocoll. 2003; 17:171-6.
48. Gómez-Estaca J, Pintado T, Jiménez-Colmenero F, Cofrades S. Assessment of a healthy oil combination structured in ethyl cellulose and beeswax oleogels as animal fat replacers in low-fat, PUFA-enriched pork burgers. Food Bioprocess Technol. 2019; 12:1068-81.
49. Karoui R, Hassoun A. Efficiency of Rosemary and Basil Essential Oils on the Shelf-Life Extension of Atlantic Mackerel (S. scombrus) Fillets Stored at 2 °C. J AOAC Int. 2017; 100:335-44.
50. Martin Xavier KA, Hauzoukim, Kannuchamy N, Balange AK, Chouksеya MK, Gudipati V. Functionality of chitosan in batter formulations for coating of fish sticks: Effect on physicochemical quality. Carbohydr Polym. 2017; 169:433-40.
51. Zhang B, Wu H-X, Yang H-C, Xiang X-W, Li H-B, Deng S-G. Cryoprotective roles of trehalose and alginate oligosaccharides during frozen storage of peeled shrimp (L. vannamei). Food Chem. 2017; 228:257-64.
52. Feng J, Cao A, Cai L, Gong L, Wang J, Liu Y, et al. Effects of partial substitution of NaCl on gel properties of fish myofibrillar protein during heating treatment mediated by microbial transglutaminase. LWT – Food Sci Technol. 2018; 93:1-8.
53. Gumus, CE, Decker EA, McClements DJ. Impact of legume protein type and location on lipid oxidation in fish oil-in-water emulsions: Lentil, pea, and faba bean proteins. Food Res Int. 2017; 100(2):175-85.
54. Jenkelunas PJ, Li-Chan ECY. Production and assessment of Pacific hake (Merluccius productus) hydrolysates as cryoprotectants for frozen fish mince. Food Chem. 2018; 239:535-43.
55. Zakaria NA, Sarbon NM. Physicochemical properties and oxidative stability of fish emulsion sausage as influenced by snakehead (Channa striata) protein hydrolysate. LWT – Food Sci Technol. 2018; 94:13-9.
56. Zhang H, Xiong Y, Bakry AM, Xiong S, Yin T, Zhang B, et al. Effect of yeast β-glucan on gel properties, spatial structure and sensory characteristics of silver carp surimi. Food Hydrocoll. 2019; 88:256-64.

57. Wachirasiri K, Wanlapa S, Uttapap D, Rungsardthong V. Use of amino acids as a phosphate alternative and their effects on quality of frozen white shrimps (*Penaeus vanamei*). LWT – Food Sci Technol. 2016; 69:303-11.

58. Damasceno MSP, Gonçalves AA. The effect of the food grade additive phosphate pre-treatment prior to the industrial cooking process in the quality of cooked peeled shrimp (*Litopenaeus vannamei*). J Sci Food Agric. 2019; 99(7): 3299-306.

59. Hunt A, Getty KJK, Park JW. Roles of Starch in Surimi Seafood: A Review. Food Rev Int. 2009; 25(4):299-312.

60. Kang J, Stasiewicz MJ, Murray D, Boor KJ, Wiedmann M, Bergholz T. Optimization of combinations of bactericidal and bacteriostatic treatments to control Listeria monocytogenes on cold-smoked salmon. Int J Food Microbiol. 2014; 179:1-9.

61. López-Caballero ME, Martínez-Álvarez O, Gómez-Guillén MC, Montero P. Several melanosis-inhibiting formulas to enhance the quality of deepwater pink shrimp (Parapenaeus longirostris). Innov Food Sci Emerg Technol. 2019; 51:91-9.

62. Wang T, Li Z, Yuan F, Lin H, Pavase TR. Effects of brown seaweed polyphenols, α-tocopherol, and ascorbic acid on protein oxidation and textural properties of fish mince (Pagrosomus major) during frozen storage. J Sci Food Agric. 201; 97(4):1102-7.

63. Sachindra NM, Mahendrakar NS. Stability of carotenoids recovered from shrimp waste and their use as colorant in fish sausage. J Food Sci Technol. 2010; 47:77-83.

64. Myszkaa K, Olejnika A, Majcherb M, Sobieszczańskaa N, Grygierb A, Powierska-Czarnyc J, et al. Green pepper essential oil as a biopreservative agent for fish-based products: Antimicrobial and antivirulence activities against Pseudomonas aeruginosa KM01. LWT – Food Sci Technol. 2019; 108:6-13.

65. Ramírez JA, Uresti RM, Velazquez G, Vázquez M. Food hydrocolloids as additives to improve the mechanical and functional properties of fish products: A review. Food Hydrocoll. 2011; 25(8):1842-952.

66. Kuwahara K, Konno K. Suppression of thermal denaturation of myosin and salt-induced denaturation of actin by sodium citrate in carp (*Cyprinus carpio*). Food Chem. 2010; 122(4):997-1002

67. Shor D. Rethinking fish and shellfish occasions. Mintel; 2019.

68. Gonçalves AA. Phosphates for seafood processing. In: Akita D, Iwate C (eds.). Phosphates: Sources, Properties and Applications. Hauppauge, NY: Nova Science Publishers Inc; 2012. 363 p.

69. Brasil. Ministério da Saúde (MS), Agência Nacional de Vigilância Sanitária (ANVISA). Resolução da Diretoria Colegiada – RDC nº 329 de 19 de dezembro de 2019. Estabelece os aditivos alimentares e coadjuvantes de tecnologia autorizados para uso em pescado e produtos de pescado. Brasília, DF: Diário Oficial da União; 2019 dez 26. 83 p.

16 Embalagens para Pescado

Alex Augusto Gonçalves ▪ José de Assis Fonseca Faria ▪ Wellington de Freitas Castro

Introdução

A abordagem sobre embalagens para pescado, assim como para outros produtos, requer algumas considerações e definições para melhor conduzir o leitor sobre sua importância no setor industrial e de comercialização. Portanto, devido às suas múltiplas funções, seria oportuna sua descrição sob a forma de sistemas de embalagens e suas adequações técnicas ao produto, visando atender aos requisitos básicos de qualidade e segurança alimentar.

Sob o ponto de vista de sistema, enfoque deverá ser dado com relação ao fator proteção e sua interação com a vida de prateleira, ou seja, as alterações na qualidade do produto durante a estocagem, distribuição e comercialização. Um sistema de embalagem consiste no conjunto que inclui o alimento, a embalagem, os meios de distribuição física e de comercialização. Quanto às embalagens, existem as primárias ou de consumo (cartuchos, bandejas etc.), as secundárias ou de transporte (caixas de papelão) e as terciárias (conjunto palete-caixa, contêiner para transporte). Portanto, um sistema de embalagem pode ser simples ou complexo, dependendo do produto e de seu canal de comercialização.

Quanto mais eficientes forem os componentes do sistema, menores serão as perdas por falta de proteção ao produto. Geralmente, quanto maior for o nível de mecanização, maior será a eficiência na distribuição física da mercadoria. Deve-se, portanto, reduzir ao máximo a movimentação manual das embalagens durante as etapas de comercialização. Os sistemas bem projetados adotam a movimentação de cargas intermodais, isto é, a compatibilização dimensional das unidades de carga, de modo a integralizar os meios de transporte, como o rodoviário/marítimo/rodoviário, ferroviário/marítimo/ferroviário etc. Deve-se, também, considerar, na análise do sistema, as características climáticas do meio, a eficiência das cadeias de frio, bem como as peculiaridades estruturais dos atacadistas, hipermercados, supermercados e varejistas.

Para os alimentos serem comercializados, os mesmos devem estar em embalagens que permitam o transporte e a conveniência para o consumidor. No caso do pescado, que pode ser congelado, desidratado ou pronto para consumo, a escolha da embalagem vai de encontro com as condições de armazenamento e a vida de prateleira desejada. Portanto, devido à alta perecibilidade do pescado, as embalagens devem ser capazes de manter a qualidade dos produtos nas condições de comercialização.[1] Também se deve informar ao consumidor sobre as propriedades do pescado, o valor nutricional, o modo de preparo, a data de validade e outras informações obrigatórias pela legislação de onde o produto será comercializado.[2] Inovações tecnológicas em embalagens, como a mudança na composição gasosa presente no espaço livre (embalagens com atmosfera modificada), têm sido utilizadas para

---

Nota ao Leitor: Este capítulo apresenta algumas figuras coloridas e para visualizar basta acessar o QR *code* disponível na página XIX, "Material Suplementar".

se obter maior vida de prateleira do pescado, pois a redução do oxigênio no interior da embalagem minimiza as reações de perda de qualidade sensorial e de oxidação dos ácidos graxos poli-insaturados característicos desses produtos. Outros tipos de sistemas de embalagens são as ativas, que se utilizam de agentes antimicrobianos capazes de retardar o desenvolvimento de microrganismos deterioradores e de agir como absorvedores de oxigênio (tais inovações tecnológicas são abordadas no Capítulo 12.1).

Desempenhos visando à qualidade

A adequação dos sistemas de embalagens para pescado visa, além de outras funções, contemplar um dos principais objetivos da cadeia produtiva das empresas, que é colocar à disposição dos consumidores um produto com qualidade assegurada, isto é, garantir as características dos alimentos relacionadas à saúde do consumidor, de acordo com as considerações nutricionais, sensoriais, microbiológicas, toxicológicas, entre outras. Um dos critérios para se certificar da qualidade e da segurança do produto é por meio da realização do teste de vida de prateleira (*shelf life*). Tal expressão técnica é utilizada para comprovar a adequação da embalagem no que se refere à manutenção da qualidade inicial do alimento, quando exposto às diversas etapas da cadeia de comercialização. A vida de prateleira é uma indicação da expectativa de tempo ou da estabilidade do produto, proporcionada pelo sistema de embalagem, frente aos diversos agentes agressores do meio ambiente, como insetos, microrganismos, umidade, oxigênio, luz etc. Durante tal período de tempo, o alimento deverá manter a qualidade em níveis aceitáveis – ou seja, espera-se que dentro desse período o alimento mantenha suas qualidades nutricionais e sensoriais –, bem como não apresentar risco à saúde do consumidor.

Para manter a qualidade do produto, a indústria deverá conhecer e ser capaz de controlar as condições sob as quais o produto será produzido, estocado, distribuído e disposto à comercialização. Testes de estocagem para predizer a vida de prateleira são parte essencial dos projetos de desenvolvimento e de manutenção da qualidade do produto. Colocá-lo no mercado, sem conhecimento prévio das alterações, é uma prática imprudente, bem como esperar pelo veredicto dos consumidores; gasta tempo e dinheiro, podendo ainda afetar adversamente o fluxo de venda. Por meio do teste de vida de prateleira, as indústrias ficam conhecendo a estabilidade do alimento, ou melhor, determinam o grau de perda de qualidade do produto ou de interação com a embalagem. Tal teste também dependerá da interação dos componentes do sistema alimento-embalagem-ambiente, assim como da composição, do processo de fabricação, das boas práticas de fabricação, dos tipos e processos de embalagem, das condições de estocagem (temperatura, umidade relativa, luz etc.) e de outros fatores durante o transporte, a distribuição e a venda do produto.

A perda da qualidade é consequência das reações físicas, químicas e/ou microbiológicas que acontecem com o pescado, desde sua captura até o uso final pelo consumidor. Tais perdas, geralmente, levam à rejeição do produto alimentício devido às alterações nos aromas e sabores característicos. Portanto, torna-se necessário destacar que todas as transformações na qualidade do alimento, durante a avaliação da vida de prateleira, afetam as características sensoriais, sendo imprescindível que se conduzam análises de aceitação pelo consumidor, por meio de testes específicos de avaliação sensorial. Às vezes, essas alterações sensoriais podem estar relacionadas também com o potencial de migração de componentes da embalagem.

Quando se fala em conservação, deve-se associar o tempo que o mesmo leva para se deteriorar em determinado sistema. Porém, pode acontecer que a embalagem não seja a solução, se o produto não apresentar boa qualidade inicial e for do tipo altamente perecível. Por exemplo, ao se tratar de um pescado in natura, "o principal fator para sua conservação será a manutenção da temperatura recomendada". A extensão da vida de prateleira dependerá também dos processos utilizados na industrialização. Esses incluem: os processos térmicos (pasteurização, enlatamento, refrigeração, congelamento), processos químicos (acidificação, conservantes), processos físicos (vácuo, modificação da atmosfera) e os não térmicos (radiação, ozonização).[3]

Materiais de embalagem

Antes de uma abordagem sobre os tipos de embalagens para pescado, será feita uma breve descrição sobre os possíveis materiais e suas propriedades relacionadas à conservação dos produtos. Basicamente, os materiais utilizados para embalagens pertencem a quatro categorias: vidro, metal, papel, plástico ou uma combinação desses. A escolha dependerá de como o pescado se apresenta: congelado ou na temperatura ambiente, desidratado ou em conserva, pronto para consumo ou *in natura*; e, ainda, o quanto se quer proteger, pois produtos de grande rotatividade no mercado dispensam embalagens que possam garantir longa vida de prateleira, por aumentarem os custos (Figura 16.1).

Embalagens celulósicas

As embalagens celulósicas são constituídas basicamente de celulose, um material de origem natural, incluindo o papel, papelão e o celofane. De modo geral, o termo papel é usado para designar as fibras obtidas da madeira dispersas em água. Já o papelão possui maior espessura e mais resistência. São os materiais mais conhecidos e utilizados no setor alimentício, sendo encontrados em embalagem primária (contato direto com o produto), secundária e terciária. Aproximadamente, 10% de todo o papel/papelão produzido no mundo são utilizados como embalagem, dos quais 50% são utilizados pela indústria alimentícia, sendo visto como um indicador da economia do país.[4] Quando utilizado como embalagem primária para alimentos congelados, de modo especial em pescado, deve ser laminado com um material plástico tipo o polietileno ou receber tratamento superficial com parafina

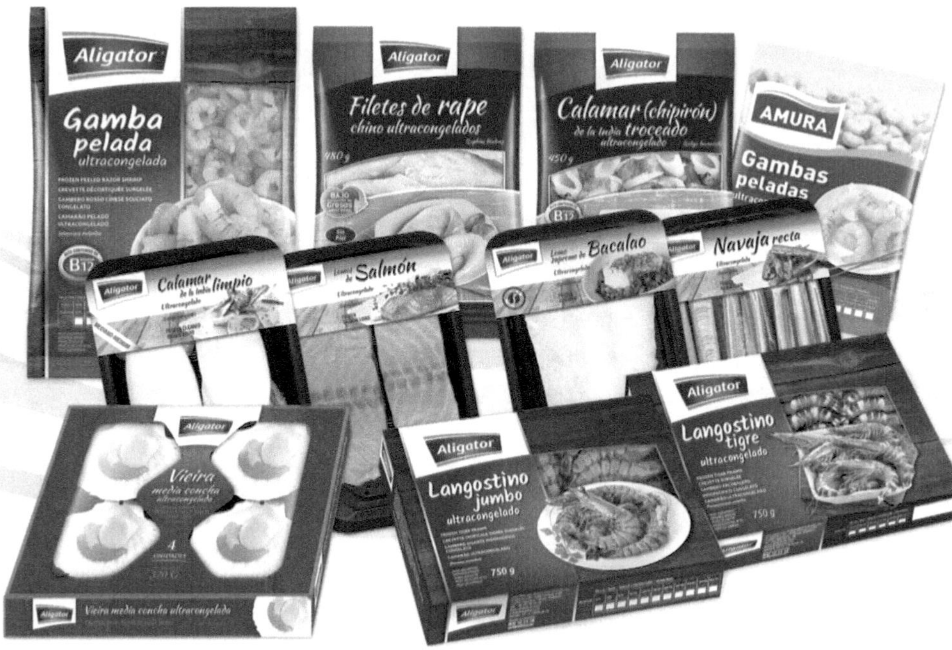

Figura 16.1 ▪ Variabilidade de embalagens para pescado. (Cortesia de Alex Augusto Gonçalves.)

ou cera, pois uma das desvantagens do material celulósico é a elevada sensibilidade ao vapor de água. O componente plástico também permitirá a selagem pelo calor, dispensando o uso de colas.[5] A aplicação do papel ou do papelão como material de embalagem está relacionada à aparência e ao desempenho desses materiais na fabricação da embalagem final, tendo como objetivo a maquinabilidade, a apresentação visual, entre outros.[4] Para a obtenção de melhorias nas propriedades do material celulósico, alguns tratamentos podem ser realizados, possibilitando o aumento da proteção e o desempenho da embalagem, por exemplo, a laminação com outros materiais como os plásticos e a folha de alumínio (Figura 16.2).

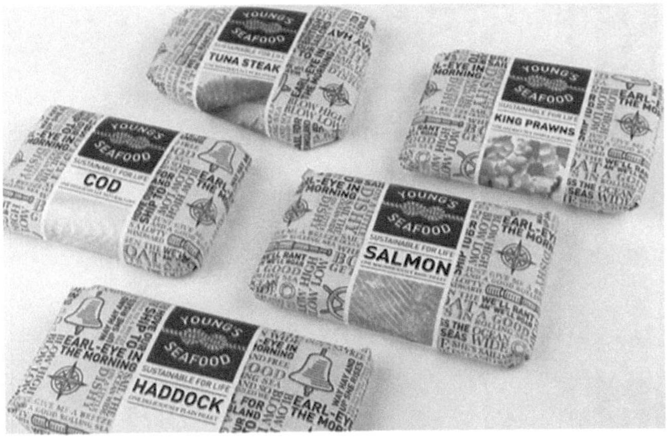

Figura 16.2 ▪ Embalagem celulósica para pescado. (Cortesia de Mike Mitchell, Young's Seafood Ltd., Grimsby, UK.)

Recipientes de vidro

Também conhecido como embalagem vítrea, o vidro é o material mais antigo utilizado pelas indústrias de alimentos, principalmente por ser inerte e propiciar barreira total aos gases, ao vapor de água e aos aromas. Essas embalagens também permitem ao consumidor ver o produto antes da aquisição, são recicláveis e podem ser levadas ao forno convencional e de micro-ondas. Um dos empecilhos da embalagem de vidro é o peso e a vulnerabilidade à quebra por choques térmicos e mecânicos.[5] Apesar de suas vantagens, entretanto, o vidro é pouco utilizado para pescado, possivelmente devido ao fator custo (Figura 16.3).

Embalagens metálicas

As embalagens metálicas são fabricadas a partir das folhas de flandres ou de alumínio, produzidas de acordo com a aplicação e as tradições de mercado. O desenvolvimento desse tipo de embalagem se deu a partir da necessidade de conservar alimentos por mais tempo, para o suprimento de tropas militares, e com o advento da transformação do aço e do alumínio. Suas vantagens são as características de proteção, semelhantes às do vidro, com o diferencial de apresentarem maior resistência ao calor e barreira à luz. As folhas de flandres consistem basicamente de aço, mas recebem revestimento com estanho, para diminuir a interação com o produto – ou seja, a corrosão. Sobre o estanho existem os vernizes, aumentando a proteção e evitando o contato direto do alimento e o metal. Os vernizes mais utilizados em embalagens para pescado são os fenólicos e epóxi fenólicos, que garantem maior vida de prateleira

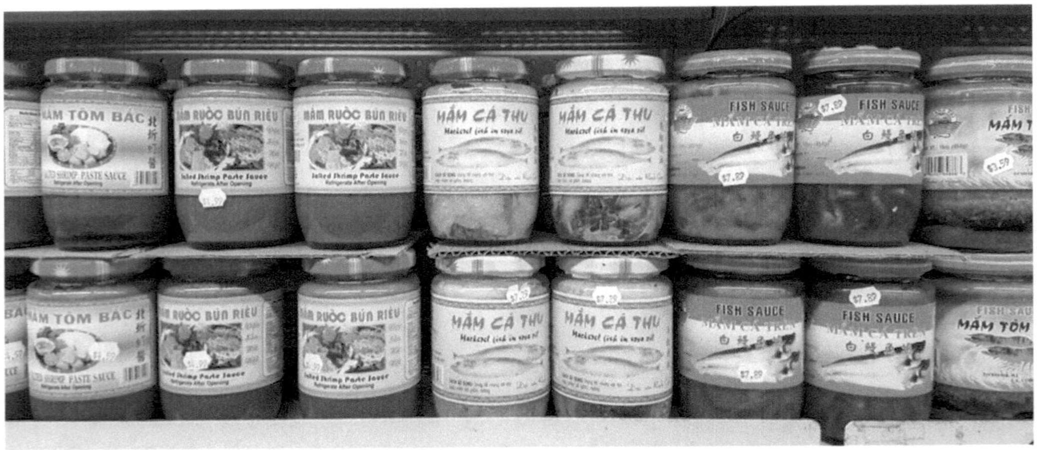

Figura 16.3 ▪ Embalagem de vidro pescado e conservas de pescado. (Cortesia de Alex Augusto Gonçalves.)

e evitam o fenômeno de sulfuração.[5] A sulfuração ocorre quando proteínas que contêm aminoácidos sulfurados como cistina e cisteína, liberados durante o processamento térmico, reagem com o estanho ou o ferro, formando compostos escuros. As zonas de escurecimento formam-se em regiões que não receberam cobertura completa de verniz, ou onde o mesmo foi removido. A sulfuração não representa risco à saúde do consumidor, mas pode levar à rejeição do produto devido à aparência desagradável. O alumínio é um material de embalagem leve e usado em mistura com manganês e magnésio quando se deseja promover aumento da rigidez. É mais comum em bebidas carbonatadas, pois o processo de carbonatação aumenta a rigidez da embalagem por equalização das pressões interna e externa, reduzindo as chances de deformação. As latas para pescado podem ser de duas ou três peças. As de três peças possuem corpo cilíndrico unido por solda elétrica, sendo que o fundo e a tampa são fixos ao corpo por recravação. As de duas peças são mais simples (apenas corpo e tampa) e as mais utilizadas para pescado como sardinhas e atum. Em menor fatia do mercado estão as embalagens de vidro utilizadas para patês. Nesse tipo de embalagem, as tampas são metálicas, permitindo a fácil abertura e o refechamento. Devido à dificuldade do tratamento térmico nessas embalagens, geralmente se faz uso de aditivos de conservação, além de serem mantidos sob refrigeração (Figura 16.4).

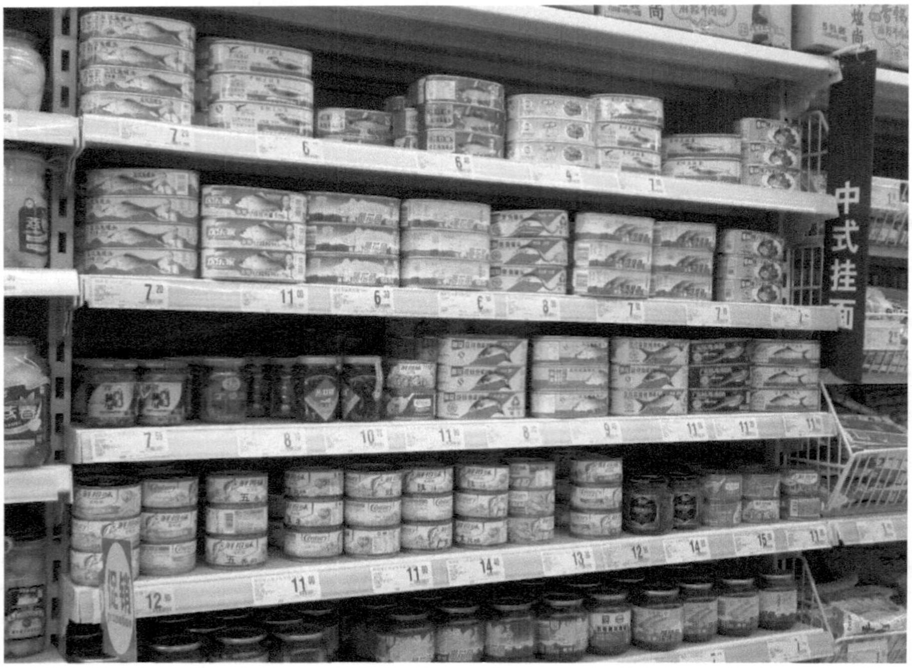

Figura 16.4 ▪ Embalagens metálicas para conservas de pescado. (Cortesia de Alex Augusto Gonçalves.)

Embalagens plásticas

Os plásticos são polímeros de elevado peso molecular, derivados do petróleo ou de outra fonte de carbono. Ao contrário das embalagens metálicas e de vidro, as plásticas não são boas barreiras aos gases, aromas e vapor de água, e tais propriedades dependem da composição e da estrutura do polímero. Porém, a possibilidade de coextrução ou laminação dos plásticos permitirá a obtenção de embalagens com propriedades adequadas de proteção. Os plásticos apresentam maior versatilidade por permitirem a obtenção de embalagens flexíveis, rígidas e semirrígidas, nas formas de filmes, potes, bandejas etc. Uma propriedade importante dos plásticos é a transparência, o que atende ao apelo de *marketing* ao permitir a visualização do produto (Figura 16.5).

Porém, para alimentos sensíveis à radiação ultravioleta e visível é necessária a pigmentação ou a laminação com materiais opacos. Para pescado, os plásticos geralmente são utilizados na forma simples ou combinados com papel, papelão ou ainda combinados com outros materiais como a folha alumínio, por exemplo, na produção de embalagens flexíveis especiais como as esterilizáveis (*retortable pouches* – Figura 16.17).[6] As propriedades das embalagens plásticas dependem do tipo de polímero utilizado na sua fabricação. A permeabilidade, por exemplo, é uma das propriedades físicas mais importantes desses materiais. As Tabelas 16.1 e 16.2 mostram valores de permeabilidade ao vapor de água e aos gases.[7]

TABELA 16.1 Permeabilidade ao vapor de água de alguns materiais plásticos, em umidade relativa (UR) de 90% a 100%.

Material	Permeabilidade (cm^3/cm^2.mm.sec.cmHg a 25 °C e 95% UR) × 10^{-8}
PVdC	0,14
Polietileno de alta densidade	1,6
Polietileno de média densidade	3
Polipropileno	4
Polietileno de baixa densidade	10,6
PET	13
PVC	16
PA (náilon 11)	58 (50% UR)
PA (náilon 6)	70
Poliestireno	120
Celulose regenerada	2.400 (20 °C)

Embalagens compostas

As embalagens compostas são aquelas obtidas pela combinação de dois ou mais materiais (Figura 16.6). Tais embalagens foram desenvolvidas para reduzir custos e, principalmente, para conseguir propriedades combinadas dos materiais, como barreira aos gases, à luz, ao vapor de água e autossustentação. As embalagens compostas mais comuns são as laminadas (nas quais ocorre a laminação de filmes plásticos com a folha de alumínio, por exemplo), ou, ainda, as embalagens que possuem o corpo de papel ou cartão, revestido com filme plástico, fundo metálico e tampa plástica.

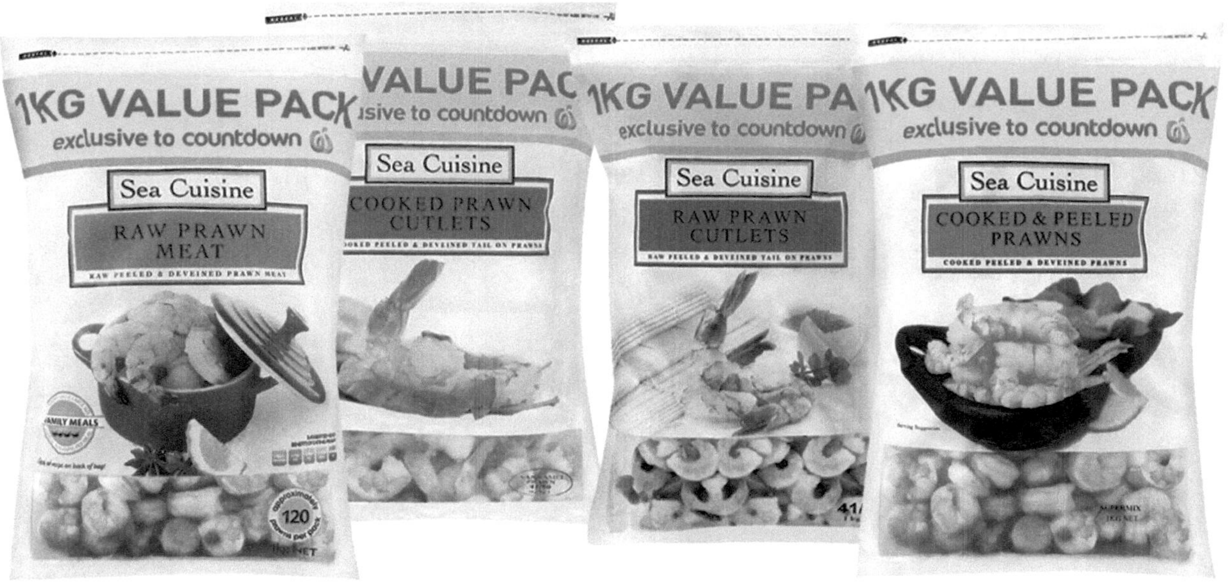

Figura 16.5 ■ Embalagens plásticas para pescado. (Cortesia de Alex Augusto Gonçalves.)

TABELA 16.2 Permeabilidade aos gases em ambiente seco (0% UR).

Material	Permeabilidade (cm^3/cm^2.mm.sec.cmHg a 25 °C) × 10^{-8}		
	CO_2	O_2	N_2
PVdC	0,0031	0,00024	0,000056
PVC (a 30 °C)	0,01	0,012	0,004
Náilon 6	0,012	0,003	0,00084
PET	0,012	0,0024	0,00041
Náilon 11	0,088	0,0043	0,002
Celulose regenerada	0,097	0,02	–
Polipropileno	0,3	0,1	0,02
Polietileno de alta densidade	0,33	0,080	0,025
Polietileno de média densidade	0,59	0,15	0,045
Poliestireno	0,88	0,11	0,029
Polietileno de baixa densidade	1,4	0,39	0,12

Sistemas de embalagens utilizadas para pescado

Conforme já descrito, cada produto apresenta particularidades específicas, dependendo de sua composição, suas propriedades físicas e microbiológicas, requerendo, portanto, um sistema de embalagem adequado para se alcançar a vida de prateleira necessária. Por existirem diversas formas de comercialização de pescado (congelados, desidratados e prontos para consumo), os sistemas de embalagens devem ser diferenciados para cada produto, visando à manutenção da qualidade e com custo competitivo.[11]

Pescado desidratado

A desidratação é uma das mais antigas formas de preservação de alimentos, com o objetivo de reduzir o excesso de água. A desidratação pode ser realizada pelo uso do calor em secadores, pelo sol, pelo processo de salga ou ainda pela defumação. Todos esses processos visam à diminuição da água livre, aumentando a vida útil do produto. Define-se como água livre a água presente no alimento, não ligada a nenhum constituinte do produto, estando assim disponível para o desenvolvimento de microrganismos e para as reações de degradação.[8] Uma vez atingido o residual de água ideal para a conservação do pescado, fica para a embalagem a função de evitar a recomposição da água retirada. Para isso, a embalagem precisa apresentar baixa permeabilidade ao vapor de água, principalmente se for estocado e comercializado em regiões climáticas com alta umidade relativa. Exemplos dessas embalagens são os filmes de polietileno ou de polipropileno, ambos com boa espessura, ou esses materiais combinados com outros de maior barreira, como os laminados contendo o alumínio na forma de folha ou metalizado. Pescado com alto teor de gordura requer também proteção contra as alterações oxidativas. Para esses produtos, o material deverá também ter boa barreira ao oxigênio e aos raios de luz. Exemplos desses materiais incluem os laminados contendo alumínio ou polímeros dos tipos PVDC ou EVOH. Melhor eficiência do sistema se obtém quando se faz o vácuo ou a injeção de nitrogênio na embalagem (Figura 16.7).[11]

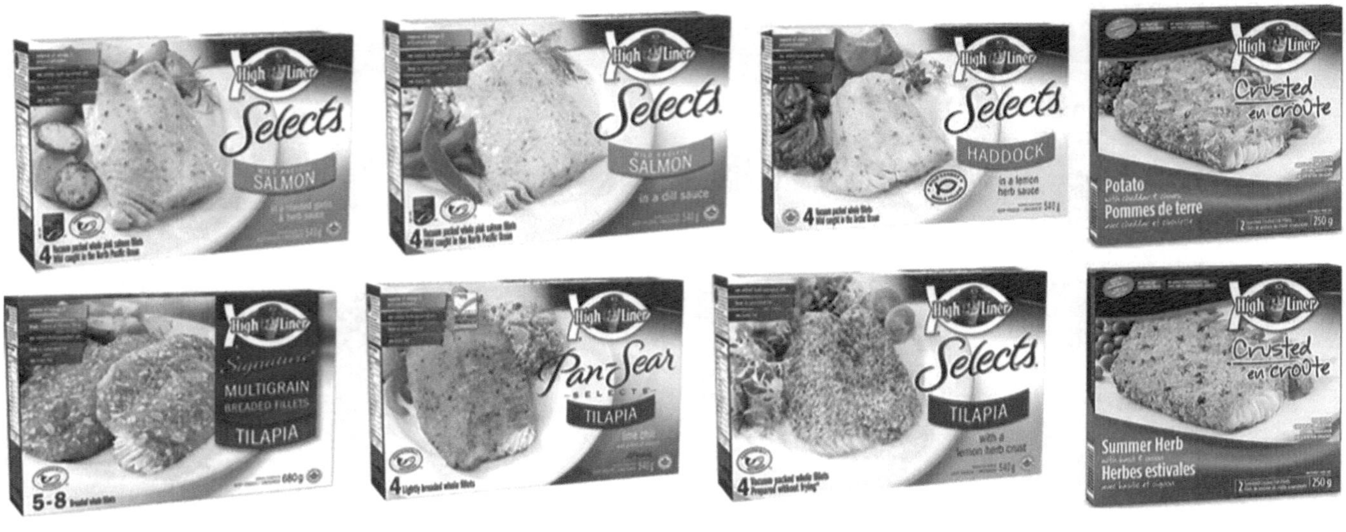

Figura 16.6 ▪ Embalagem composta para pescado. (Cortesia de Mike Sirois, Highliner.)

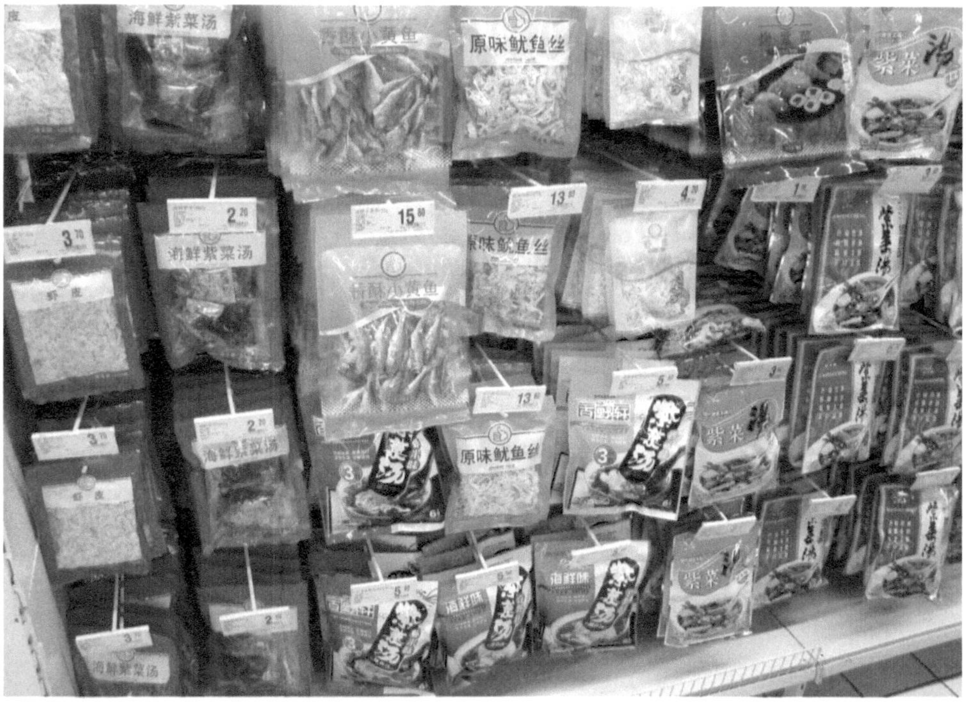

Figura 16.7 ▪ Embalagens para pescado desidratado. (Cortesia de Alex Augusto Gonçalves.)

Pescado congelado

O congelamento é um excelente método de conservação de pescado, por inibir os microrganismos deterioradores e patogênicos, além de reduzir a velocidade das reações de degradação enzimáticas e bioquímicas, que certamente aconteceriam caso o pescado estivesse armazenado nas condições ambientes. Basicamente, a conservação por congelamento ocorre pelo abaixamento da temperatura e conversão da água disponível em gelo. Para esses produtos, os sistemas de embalagens deverão:[8,11] permitir o congelamento rápido; permitir a expansão de volume durante o processo de congelamento; ser impermeáveis aos líquidos, boas barreiras à umidade e resistentes aos ácidos; suportar baixas temperaturas, não sendo frágeis em temperaturas baixas; não aderir ao conteúdo congelado; apresentar alta refletividade e reduzir o ganho de calor por radiação; reduzir a permeação à luz; ser hermeticamente fechadas, permitindo o mínimo de entrada de ar; e limitar a sublimação durante o armazenamento (Figura 16.8).

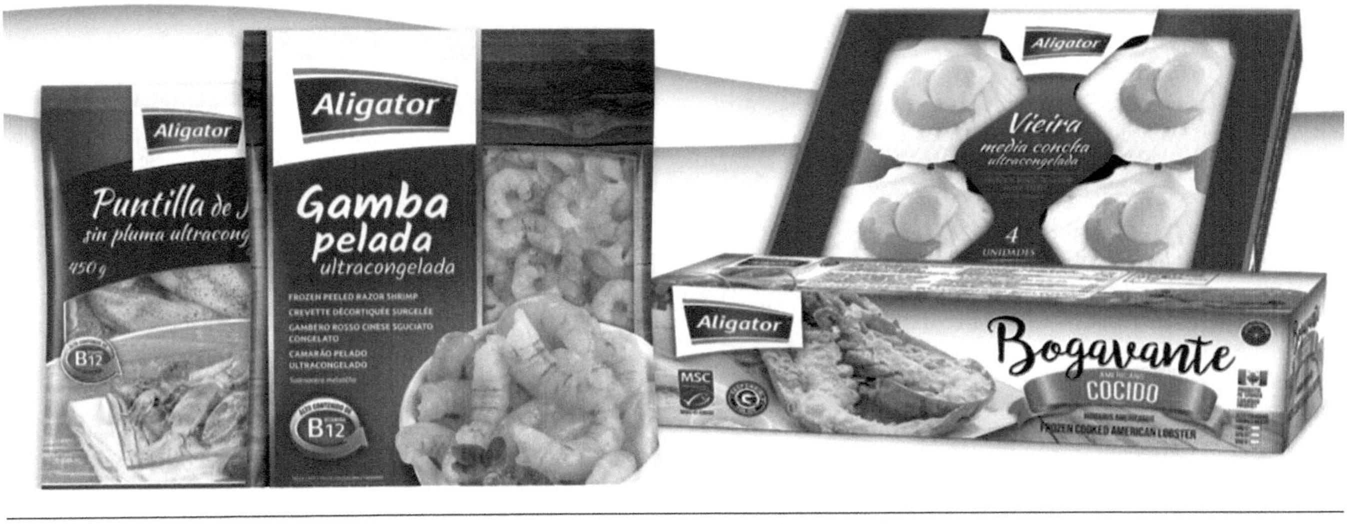

Figura 16.8 ▪ Embalagens para pescado congelado. (Cortesia de Alex Augusto Gonçalves.)

Várias opções de sistemas de embalagens podem ser utilizadas para acondicionar pescado congelado, desde latas, papel, papelão com revestimento de cera ou laminado com plásticos, folha de alumínio, filmes plásticos, plásticos termoformados e os laminados com a combinação desses materiais.[11] Quando se usa papel ou cartão, esses requerem proteção adicional. Exemplos incluem: os revestimentos com ceras, a laminação com filmes (polietileno ou polipropileno) em ambos ou apenas um dos lados, ou ainda a folha de alumínio. Qualquer um desses materiais é capaz de aumentar a resistência do papelão ao vapor de água.

Os requisitos de um sistema de embalagem para pescado congelado são:[7,11] prevenir o ressecamento do produto durante o armazenamento a baixa temperatura; tornar o produto conveniente ao consumidor; permitir ao consumidor uma avaliação visual, despertando interesse pela compra; retardar a oxidação da fração lipídica; minimizar alterações causadas por frio e congelamento, como perda de brilho e alterações na cor; permitir o armazenamento individual, possibilitando ao consumidor o preparo de pequenas porções facilmente separadas, mesmo quando congeladas; promover menor perda por gotejamento do produto.

Entre as desvantagens de maior importância: proporciona acréscimo no valor final do produto; pode aumentar o tempo de congelamento, principalmente quando o produto é embalado antes do congelamento; e pode aprisionar odores que possam causar impressão de perda de qualidade quando a embalagem é aberta.

Em sua maioria, os materiais de embalagem podem originar uma variedade de formas, dependendo do processo de obtenção e do uso de aditivos como plastificantes e estabilizantes, tendo cada material suas características particulares. Além dos materiais plásticos já mencionados podem também ser utilizados poliamidas (náilons) e polietileno tereftalato (PET) na composição dos laminados, quando se deseja maior resistência mecânica da embalagem.[9,11]

Embalagens *skin pack* (MultiFresh®)

Atualmente, os consumidores estão se preocupando cada vez mais com sua saúde, e assim tendem a adquirir produtos orgânicos, pescado cultivado de forma sustentável, pratos preparados com ingredientes naturais, entre outros. Aliado a isso e à necessidade de embalar esses alimentos de forma atraente, na qual possam ser preservados pelo maior tempo possível, os fabricantes de alimentos e o setor de varejo intensificaram o uso de novas embalagens. Nesse contexto, surgiu a embalagem *skin* a vácuo (MultiFresh®), com apresentação atrativa e máxima durabilidade. Essa embalagem assemelha-se a uma pele (*skin*) sobre o alimento, em que o produto é selado sobre uma película inferior estável ou uma bandeja pré-moldada com uma película (*skin*) especial.

Durante a embalagem, a folha superior do recipiente é colocada sem tensão em torno do produto como uma segunda pele, de modo a não perder o formato original ou sua disposição, mantendo dessa forma sua aparência natural. Com esse processo, mesmo produtos com componentes rígidos ou cortantes (ossos, espinhas, exoesqueleto ou conchas) podem ser embalados com segurança. Além disso, o vácuo também prolongará a durabilidade do produto. Uma vez que as folhas superiores são soldadas em toda a sua superfície com a folha inferior ou com a bandeja, o produto é impedido de perder a suculência. O alimento é fixado firmemente na base da bandeja e, portanto, não desliza (pode ser apresentado no ponto de venda na vertical (pendurado) ou horizontalmente). No caso de produtos congelados, os filmes a vácuo também os protegerão, de forma confiável, contra as queimaduras pelo frio durante o armazenamento em *freezer*.

Para a fabricação dessas embalagens são utilizadas máquinas MULTIVAC especialmente desenvolvidas para o processo, assim como materiais inovadores, e graças à combinação perfeita entre máquina e material, o resultado são embalagens *skin* a vácuo atrativas e de elevada qualidade. As embalagens MultiFresh® são especialmente adequadas para produtos de elevada qualidade, como carnes, aves, pescado, refeições prontas, queijos e massas. Os produtos com tendência para liberar líquidos também podem ser embalados com MultiFresh®, assim como alimentos com uma data de validade mais exigente. A variedade de filmes MultiFresh® oferece soluções para um amplo espectro de aplicações, como:

- Filmes MultiFresh® com função de pele rígida são usados para embalar produtos dos quais o líquido pode escapar, em que o produto e a qualidade da embalagem são reduzidos por lixiviação líquida, como ocorre na carne fresca. Aqui, a camada de vedação (*sealing layer*) da face inferior (*lower web*) é selada firmemente à camada de vedação (*sealing layer*) da face superior (*upper web*). Isso garante que nenhum líquido do produto possa ficar entre as camadas superiores e inferiores. A embalagem é aberta por meio de uma ruptura entre as camadas firmemente seladas da banda superior e inferior (Figura 16.9).
- Filmes MultiFresh® com função de pele macia são particularmente adequados para embalar produtos secos, como fatias de presunto, salame ou queijo, e pescado (*i.e.* cauda de lagosta) (Figura 16.10).
- Filmes MultiFresh® para produzir película da embalagem com face inferior (*lower web*) elaborada com monomateriais (*i.e.* APET – politereftalato de etileno amorfo, PVC – policloreto de polivinila ou PP – polipropileno). A variedade da face superior (*upper web*) também inclui materiais capazes de serem selados em monofilmes com grande benefício, particularmente no que diz respeito à reciclagem de embalagens (Figuras 16.11 e 16.12).
- Filmes MultiFresh® para embalagem de produtos com arestas afiadas, ou seja, carne com ossos, camarão inteiro, lagostas etc. As faces superiores (*upper webs*) com propriedades mecânicas aumentadas são usadas para esses produtos (Figura 16.13).
- Os filmes MultiFresh® com alto nível de permeabilidade ao oxigênio são usados principalmente para a embalagem de peixes frescos.

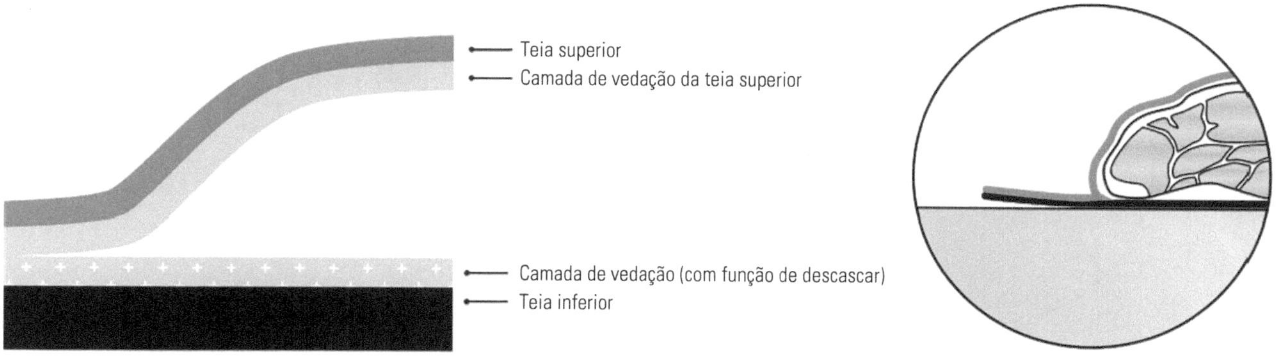

Figura 16.9 ▪ Esquema das camadas do sistema de embalagens MultiFresh®.[12]

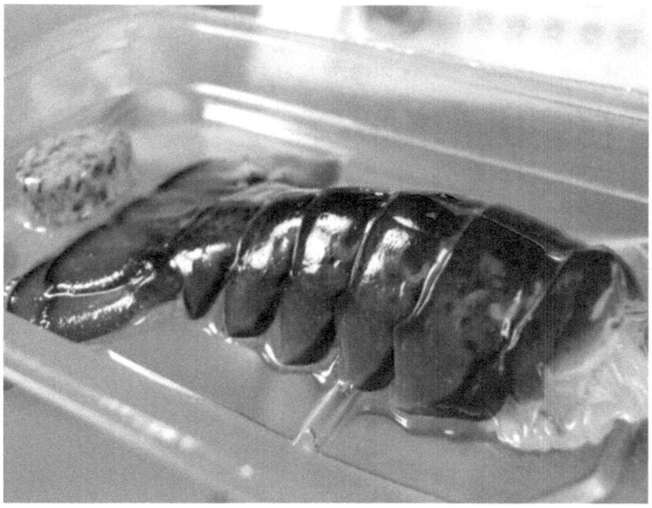

Figura 16.10 ▪ Embalagens do tipo *skin pack* para cauda de lagosta fresca.[12]

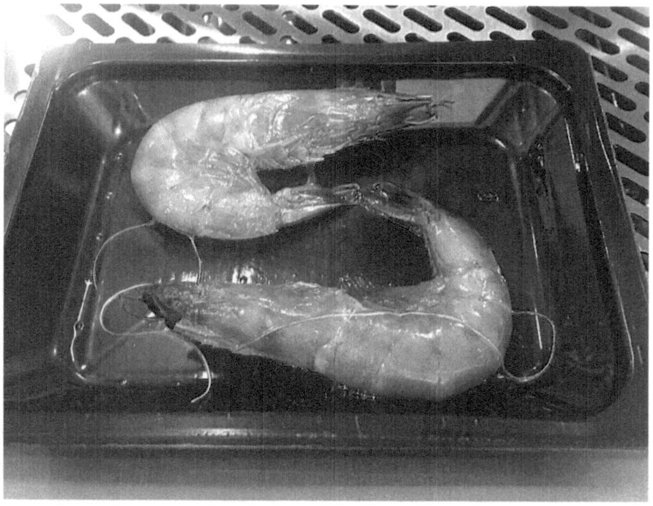

Figura 16.11 ▪ Embalagens do tipo *skin pack* para camarão fresco.[12]

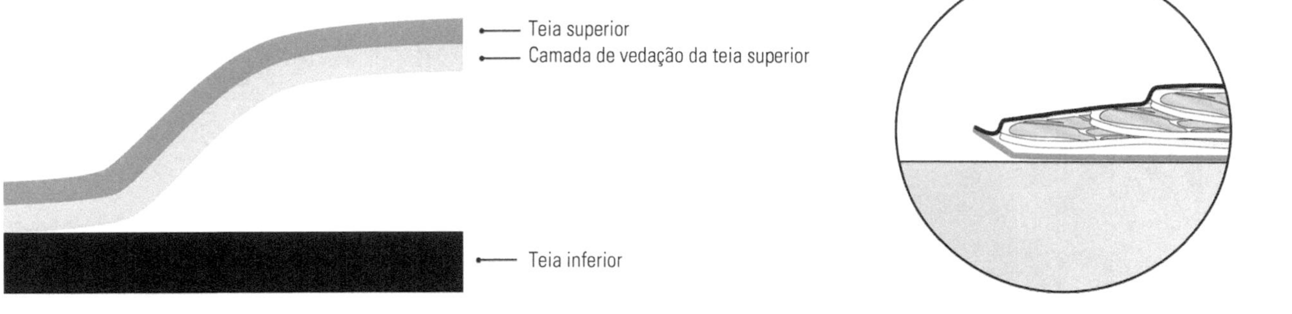

Figura 16.12 ▪ Esquema das camadas do sistema de embalagens MultiFresh®.[12]

Concluindo, o uso da embalagem MultiFresh® possui inúmeras vantagens às embalagens tradicionais (e a vácuo), destacando-se que a qualidade, o frescor, a cor e a estrutura do produto sejam apresentadas de forma natural e que os produtos sejam embalados sem tensões. Graças à selagem de toda a superfície, reduz-se de forma eficaz a perda de líquidos do produto. A embalagem pode ser facilmente aberta por meio da integração de um canto de fácil abertura. A em-

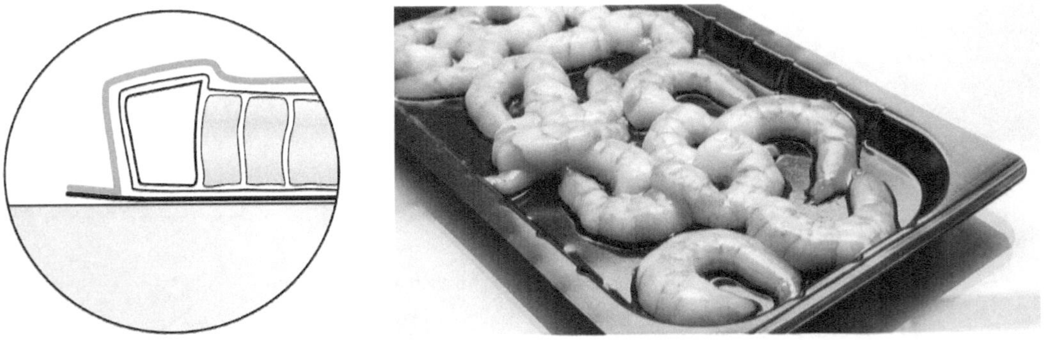

Figura 16.13 ■ Embalagens do tipo *skin pack* para camarão fresco descascado.[12]

balagem MultiFresh® pode ser elaborada de forma atrativa e informativa por meio da coloração, metalização, estampagem e etiquetagem. Por fim, o prazo de validade do produto pode ser substancialmente prolongado. Nas Figuras 16.14, 16.15 e 16.16 estão ilustrados exemplos de embalagens *skin pack* para pescado.

Pescado pronto para consumo

Atualmente, devido à mudança do ritmo de vida dos consumidores, existe no mercado uma diversidade de produtos alimentícios com maior facilidade de preparo, como o pescado congelado. Porém, existem aqueles prontos para o consumo,

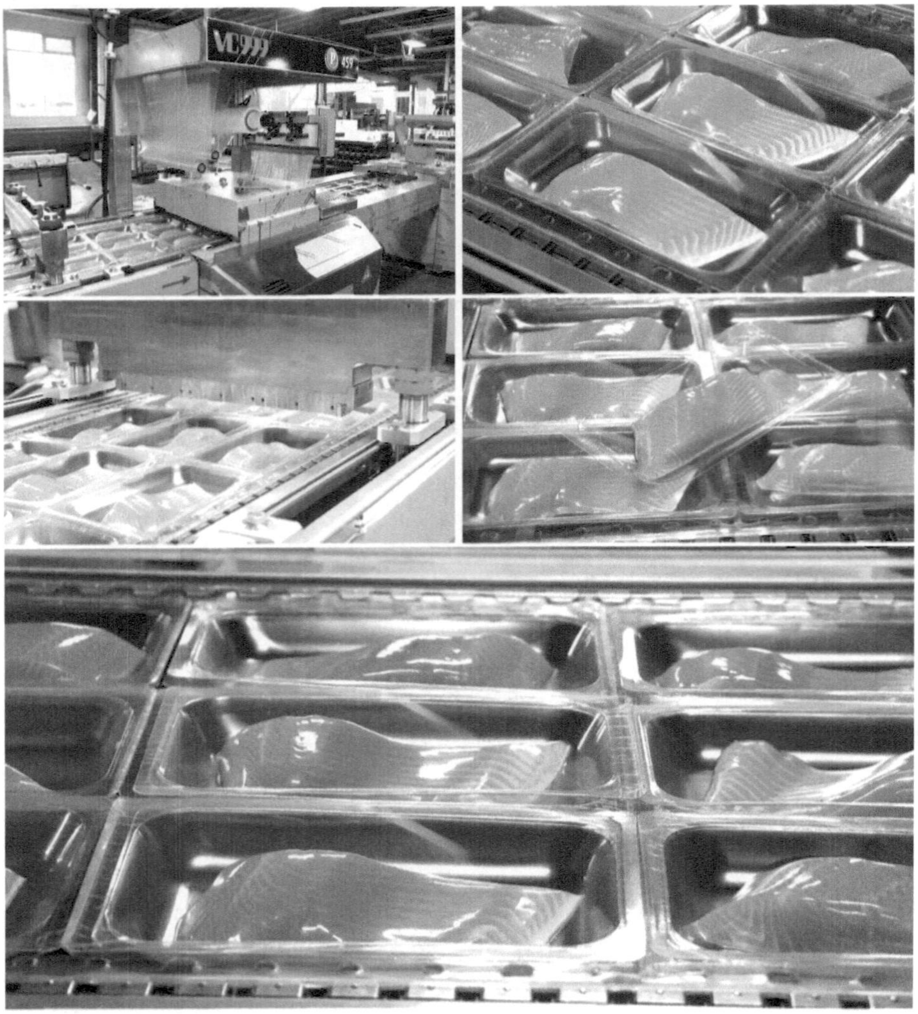

Figura 16.14 ■ Embalagens do tipo *skin pack* para salmão fresco. (Cortesia de Marine Harvest, Glommen, Suécia.)

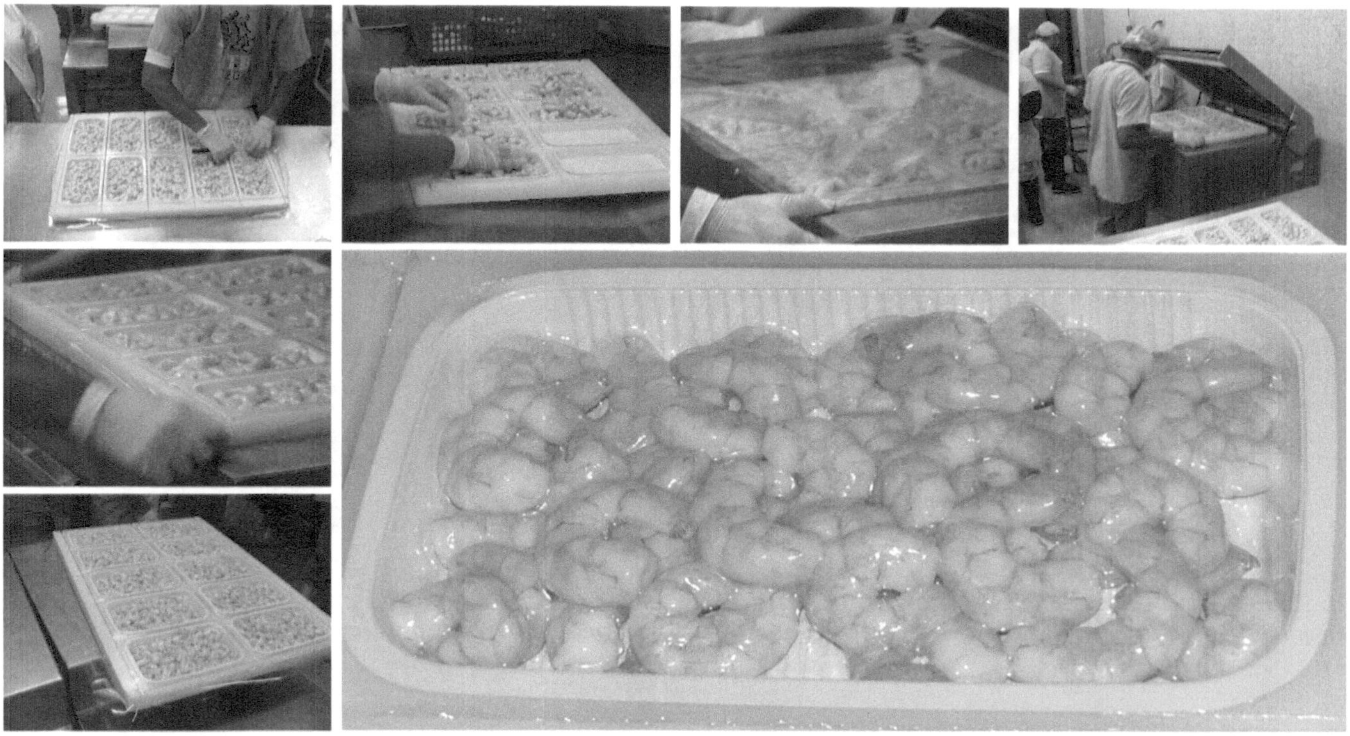

Figura 16.15 ▪ Embalagens do tipo *skin pack* para camarão cozido. (Cortesia da Sociedad Nacional de Galápagos C.A., Guayaquil, Equador.)

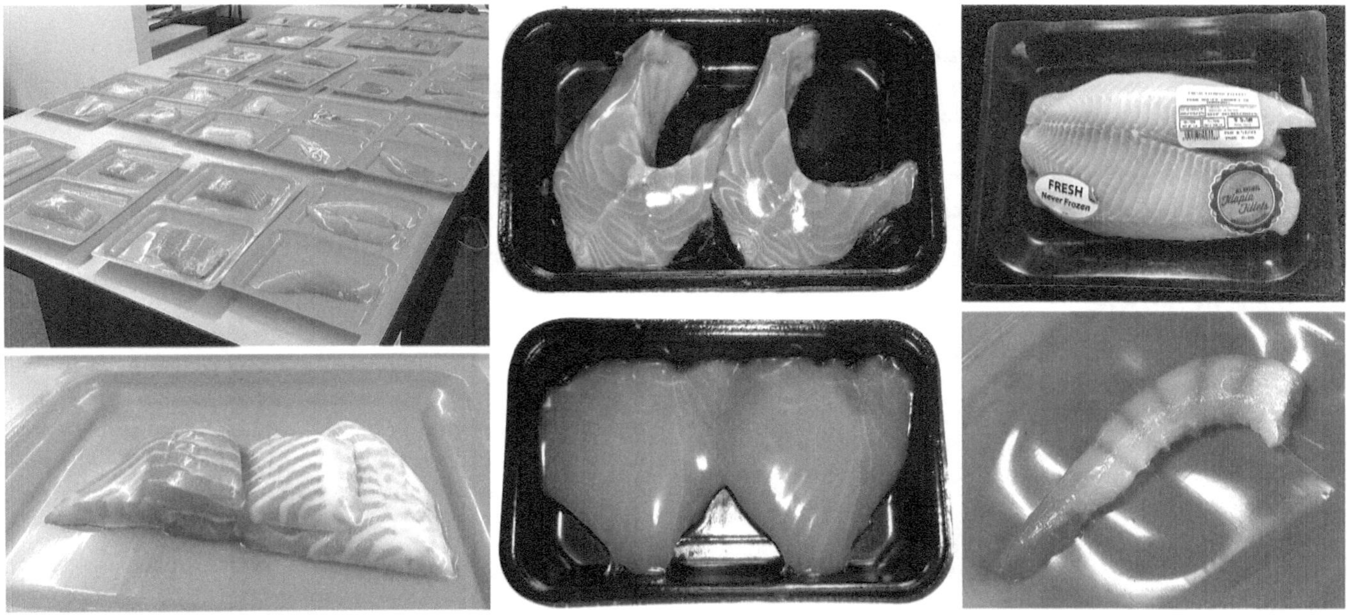

Figura 16.16 ▪ Embalagens do tipo *skin pack* para pescado fresco. (Cortesia de XtraPlast Packaging Systems.)

geralmente estáveis à temperatura ambiente de comercialização. As embalagens mais comuns para esse tipo de alimento são as metálicas, as bolsas esterilizáveis e, em menor número, porém não menos importantes, as embalagens de vidro para conservas. Em geral, no processamento térmico de alimentos visando à inativação microbiológica, ou seja, a esterilidade comercial, estes podem ser divididos em três grupos de acordo com a faixa de pH. Os alimentos de **alta acidez (pH < 4,5)**, como os picles, que contêm ácido acético, cítrico ou lático, inibem o crescimento de microrganismos patogêni-

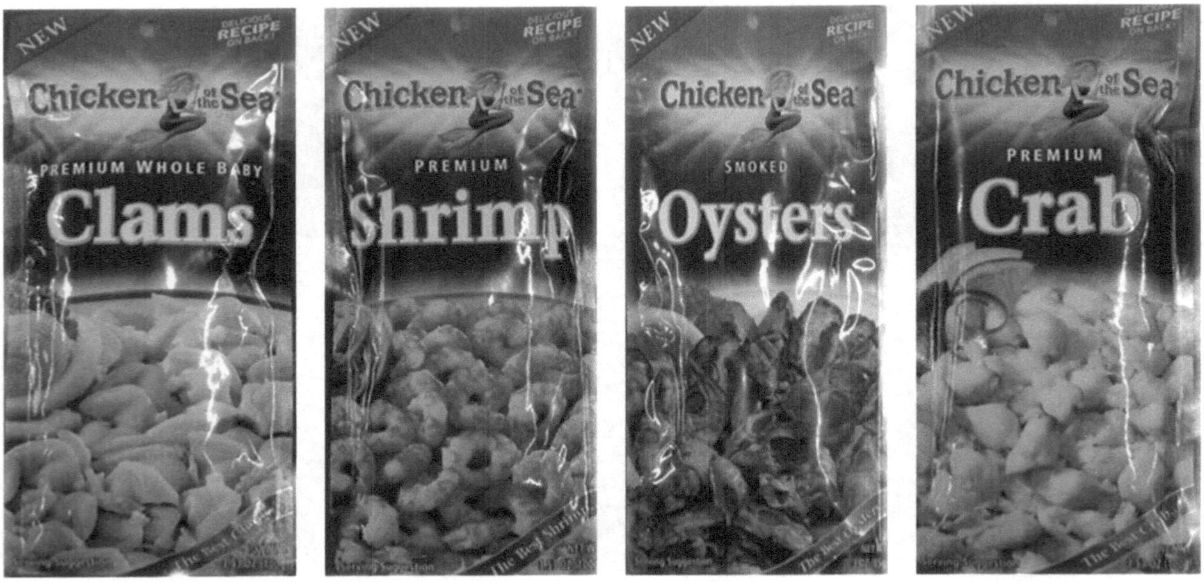

Figura 16.17 ▪ Embalagens do tipo *retortable pouch* (Chicken of the Sea International – http://chickenofthesea.com/.)

cos, os quais são facilmente destruídos pelo calor em torno de 90 °C e resfriados rapidamente. Podem ser envasados a quente ou não. Já os de **média acidez (4,5 < pH < 5,3)** necessitam de esterilização por calor. O tratamento térmico é dimensionado tendo como alvo os esporos de *Clostridium botulinum*. A categoria de **baixa acidez (pH > 5,3)** inclui a maioria do pescado, que apresenta pH próximo da neutralidade e requer tratamento térmico mais intenso, visando também a inativação dos esporos do *Bacillus stearothermophilus* (responsável pela deterioração de enlatados sem o estufamento – *flat sour*). Caso o binômio tempo-temperatura não seja aplicado adequadamente, os esporos germinarão e deteriorarão o produto.[10]

TABELA 16.3 Exemplo de composição estrutural para embalagens esterilizáveis.

Poliéster 12 µm/náilon 15 µm/ folha de alumínio 9 µm/polipropileno 70 µm
Náilon 15 µm/polipropileno 60 µm
Poliéster 16 µm/folha de alumínio 9 µm/polipropileno 60 µm
Náilon 15 µm/polipropileno 70 µm
Náilon 25 µm/polipropileno 70 µm

Bolsas esterilizáveis

O uso de embalagens tipo bolsa flexível esterilizável (*retort pouch* – Figura 16.17) revolucionou o setor de embalagens para pescado, no que diz respeito aos processos térmicos aplicados aos alimentos e na conveniência para o consumidor. Tais embalagens competem ou, pelo menos, conquistam considerável fatia de mercado das embalagens metálicas. Entre suas vantagens, o menor peso, a possibilidade de aquecer na própria embalagem (*boil-in-bag*) e a facilidade de abertura são parâmetros que destacam o seu potencial de aceitação pelos consumidores de vários países.

Deve-se destacar, todavia, que esses sistemas de embalagens são projetados para permitir o tratamento térmico, garantindo a esterilidade do conteúdo e a estabilidade do mesmo à temperatura ambiente. Geralmente, são compostas de material multicamada (Tabela 16.3), em que a parte externa é um poliéster ou uma poliamida (náilon), a camada interna é de polipropileno e a camada de recheio é uma folha de alumínio. O poliéster garante resistência, além de ser a superfície de impressão das informações do conteúdo. A camada de alumínio funciona como camada de barreira aos gases, à umidade, aos voláteis e à luz; já a camada interna é a responsável pelo fechamento adequado da embalagem. Atualmente, o conjunto das três camadas deve também permitir a autossustentação da embalagem final (*stand-up pouches*), sendo esse um grande requisito mercadológico para competir com as tradicionais latas.

Em adição ao já comentado, essas embalagens devem ainda apresentar outras propriedades, por exemplo garantir a qualidade do produto durante a vida de prateleira, assim como permitir: (i) resistência nas temperaturas elevadas, acima de 133 °C; (ii) baixa permeabilidade aos gases e ao vapor de água; (iii) soldabilidade pelo calor; (iv) pouca ou nenhuma interação com os componentes do alimento; (v) boa resistência mecânica; (vi) boa capacidade de impressão.

Considerações também são necessárias quanto ao processamento térmico e à integridade do fechamento da embalagem. Vale destacar, também, a importância da remoção do ar no interior da embalagem, para garantir a eficiência do tratamento térmico. Ou seja, esse sistema de embalagem requer maior controle das operações de industrialização.[9]

Considerações finais

Pelo exposto, conclui-se que a escolha do sistema de embalagem está diretamente relacionada ao tipo de produto, à sua forma de comercialização (*in natura*, refrigerado, congelado ou industrializado), para se obter a vida de prateleira necessária. Existem várias alternativas de materiais quanto às características de proteção do produto, mas geralmente quanto melhor for o sistema maior será seu efeito sobre o custo final. Entretanto, é necessário ajustar o grau mínimo de proteção, para não comprometer a qualidade do produto e para garantir a satisfação e a segurança para o consumidor.

Referências bibliográficas

1. Opara LU, Al-Jufaili SM, Rahman MS. Postharvest Handling and Preservation of Fresh Fish and Seafood. In: Rahman MS (ed.). Handbook of Food Preservation. 2 ed. CRC Press; 2007. 1088 p.
2. Jiang S-T, Lee T-C. Freezing Seafood and Seafood Products: Principles and Applications. In: Hui YH, Cornillon P, Legarretta IG, Lim MH, Murrell KD, Nip W-K (eds.). Handbook of Frozen Foods. Marcel Dekker; 2004. 1293 p.
3. Rowe NJ. Requirements of Packaging for Seafoods versus those for other types of products. In: Voigt MN, Botta JR (eds.). Advances in Fisheries Technology & Biotechnology for Increased Profitability. 1990. 566 p.
4. Kirwan M. Paper and Paperboard packaging. In: Coles R, McDowell D, Kirwan MJ (eds.). Food Packaging Technology. Blackwell Publishing CRC Press; 2003. 346 p.
5. Krochta JM. Food Packaging. In: Heldman DR, Lund DB (eds.). Handbook of Food Engineering. 2 ed. CRC Press; 2006. p. 849-915.
6. Brown WE. Plastics in Food Packaging. Properties, Design and Fabrication. New York: Marcel Dekker, Inc; 1992. 539 p.
7. Organisation for Economic Co-operation and Development (OECD). Packages and packaging material for fish. 1970. 95 p.
8. Taoukis PS, Meskine AE, Labuza TP. Moisture Transfer and Shelf Life of Packaged Food. In: Hotchkiss JH (ed.). Food and Packaging Interactions. Washington, DC: American Chemical Society; 1988. 305 p.
9. Venugopal V. Retort Pouch Packaging. In: Venugopal V (ed.). Seafood Processing: Adding Value Through Quick Freezing, Retortable Packaging, and Cook-Chilling. New York: CRC Press; 2006. 466 p.
10. Horner WFA. Preservation of fish by curing (drying, salting and smoking). In: Hall GM (ed.). Fish Processing Technology. 2 ed. Blackie Academic & Professional; 1997. 292 p.
11. Gonçalves AA. Packaging for chilled and frozen seafood. In: Nollet L, et al. (eds.). Handbook of Meat, Poultry and Seafood Quality. 2 ed. Iwoa (USA): John Wiley & Sons Inc; 2012. 562 p.
12. Gonçalves AA. Inovações tecnológicas: sistemas de embalagens MultiFresh®. Aquaculture Brasil, 10 (jan/fev): 80-81, 2018.

17 Tecnologia de Obstáculos em Produtos Pesqueiros

Hellen Araujo Cavalcante de Oliveira • Alex Augusto Gonçalves

Introdução

A busca por uma melhor conservação dos alimentos é uma necessidade. Atualmente, existem diversos métodos que ajudam a conservar os alimentos e assim prolongar sua vida útil, tornando-os comercializáveis por muito mais tempo.[22] Alimentos baseados em métodos de preservação combinados (teoria das barreiras)[39] são prioritários em países industrializados, bem como nos em desenvolvimento. No passado, e ainda hoje, a teoria dos obstáculos tem sido aplicada empiricamente sem o conhecimento dos governos dos essenciais princípios na preservação de um alimento em particular. Contudo, com o melhor entendimento dos princípios e avanços de dispositivos de monitoramento das barreiras (por exemplo, rápidas medidas de a_w nos alimentos), a aplicação deliberada da teoria das barreiras tem avançado em todo o mundo.[1,7,23-31] Uma introdução ao conceito de tecnologia de obstáculos (barreiras),[23-31] seus principais dispositivos, sua aplicação na conservação e aquisição de alimentos seguros, com ênfase em pescado, bem como as principais técnicas e aspectos microbiológicos, físicos, físico-químicos e outros que atuam alterando a homeostase dos microrganismos serão aqui apresentados.

Processos tradicionais utilizados na conservação do pescado

A maioria das tecnologias tradicionais de preservação age pela inibição do crescimento dos microrganismos em alimentos em vez da inativação da célula.[14] Calor é a única tecnologia de preservação tradicional que tem um efeito letal sobre os microrganismos, embora novas tecnologias emergentes com efeito similar estejam sendo introduzidas na indústria de alimentos. A conservação tradicional em produtos à base de peixe depende muito do tipo de refrigeração e congelamento, redução da atividade da água pela adição de NaCl, remoção do oxigênio e ar pelo vácuo-embalagem em atmosfera modificada, tratamento pelo calor, defumação e adição e conservantes orgânicos (nitrito, sorbato, benzoato).[11,33]

A conservação dos alimentos por fatores combinados

Entre os métodos de conservação de alimentos estão aqueles que eliminam ou inativam enzimas, microrganismos deteriorantes e patógenos e que podem ser de natureza física (irradiação, altas pressões, campos magnéticos oscilantes, pulsos elétricos, cocção a vácuo e ultrafiltração), química ou biológica, os bioconservantes (antimicrobianos, antioxidantes, umectantes, sequestrantes e bactericidas); os que protegem os produtos da recontaminação (sistema de envasamento ativo ou inteligente, filmes comestíveis, novos revestimentos ou películas); e a combinação adequada e inteligente de vários deles, em uma metodologia que se tem chamado métodos combinados, tecnologia dos obstáculos ou fatores combinados.[25,29,45]

Com a combinação de fatores ou barreiras, busca-se interferir de forma cooperativa com os mecanismos homeostáticos (passivos ou ativos) dos microrganismos, somando fatores que atuam aditiva ou sinergicamente. Barreiras nos alimentos são as substâncias ou processos de inibição dos mecanismos deteriorantes. A atuação sinérgica desses fatores melhora a estabilidade (aumento da vida útil) e, consequentemente, a qualidade do alimento, tornando-o inócuo à saúde do consumidor.[18] O uso de fatores inibitórios/conservantes em combinação é vantajoso porque interagem, às vezes, sinergicamente, possibilitando o uso da mais baixa intensidade de cada fator em vez de um fator conservante em larga intensidade. Assim, combinações de fatores de preservação leves são usadas para alcançar efeitos conservativos multialvo.[46]

Obstáculos em alimentos

Obstáculos em alimentos são substâncias ou processos que inibem os processos deteriorantes. Em muitos casos, a prevenção de processos deteriorantes e manutenção da qualidade são ações opostas. Além disso, na manutenção de uma ótima qualidade, a altura da barreira tem de ser mantida o mais baixa possível, por exemplo, pela combinação de fatores.[27,31]

Pesquisas atuais estão direcionadas para alimentos de umidade mais alta (com atividade de água mais alta, de 0,95 a 0,98), que são estabilizados por obstáculos adicionais e, portanto, podem ser estocados sem refrigeração. Esses produtos podem ser elaborados utilizando-se a teoria dos obstáculos, uma extensão do conceito de alimentos de umidade intermediária. Segundo esse conceito, o resfriamento poderia ser substituído, pelo menos parcialmente, por obstáculos ao desenvolvimento microbiano, em que uma redução menor na atividade da água é compensada pela ação preservativa de outros fatores, como redução do pH, tratamento térmico brando, utilização de aditivos, flora competitiva, embalagem, entre outros.[28,30]

As barreiras podem ter um efeito positivo ou negativo sobre os alimentos, dependendo de sua intensidade. Por exemplo, a refrigeração a uma temperatura inadequadamente baixa será prejudicial à qualidade dos frutos ("injúria por resfriamento"), enquanto o frio moderado é benéfico. Outro exemplo é o pH dos embutidos fermentados, que deve ser baixo o suficiente para inibir as bactérias patogênicas, mas não tão baixo que prejudique os sabores. A fim de garantir a segurança e qualidade total de um alimento, obstáculos devem ser mantidos na faixa ideal.[24]

Aspectos gerais sobre a tecnologia dos obstáculos

As mais importantes barreiras aplicadas, cada uma como obstáculo no processo ou como conservante, são: alta temperatura (valor T), baixa temperatura (valor t), atividade da água (a_w), acidez (pH), potencial redox (E_h), microrganismos competitivos (por exemplo, bactérias ácido-láticas) e conservantes (por exemplo, nitrito, nitrato e sulfito).[1,27,31] Contudo, além disso, têm sido identificados mais de 50 obstáculos com potencial uso para alimentos de origem animal e vegetal, os quais melhoram a estabilidade e/ou qualidade desses produtos.[25,29] Um exemplo envolvendo teoria dos obstáculos pode ser visto no caso de produtos refrigerados.

Na ordem, para prevenir os riscos causados pelo *Clostridium botulinum* em alimentos refrigerados para serem estocados por mais de dez dias, as seguintes recomendações incluem estocagem refrigerada combinada com um dos seguintes fatores:[6] tratamento por aquecimento mínimo de 90 °C por 10 minutos ou equivalente; pH menor ou igual a 5 por todo o alimento; nível de sal de 3,5% (da água) por todo o alimento; $a_w \leq 0{,}97$ por todo o alimento; ou alguma combinação de calor e fatores conservativos que tenham demonstrado prevenir o crescimento da toxina produzida pelo *Clostridium botulinum*. O estudo das interações entre os vários fatores intrínsecos e extrínsecos que afetam a capacidade de sobrevivência e de multiplicação dos microrganismos nos alimentos deu origem ao famoso conceito de obstáculo de Leistner (*hurdle theory* – Figura 17.1).

O **exemplo A** mostra o uso de barreiras de diferentes níveis de intensidade que levam ao controle do crescimento microbiano. O aquecimento brando e a estocagem sob refrigeração não são suficientes para inativar a deterioração por microrganismos patogênicos, mas, quando combinados com apropriados níveis de atividade da água, acidez e potencial redox, enfraquecem a atividade microbiana o suficiente para permitir um uso relativamente leve de conservantes, dando ao produto sua vida de prateleira requerida antes do consumo. Nesse caso em particular, a ênfase é dada ao controle da atividade da água e uso de conservantes. Esse conjunto de barreiras significa que um nível mais leve de conservantes (a) pode ser usado em comparação ao nível requerido sem uso de obstáculos (b). O fator-chave é a carga microbiana inicial no produto. Quando há somente poucos microrganismos presentes no início, como no **exemplo B**, poucos ou baixos obstáculos são suficientes para a estabilidade do produto. O processamento asséptico de alimentos perecíveis é baseado nesse princípio. O mesmo é verdade quando a

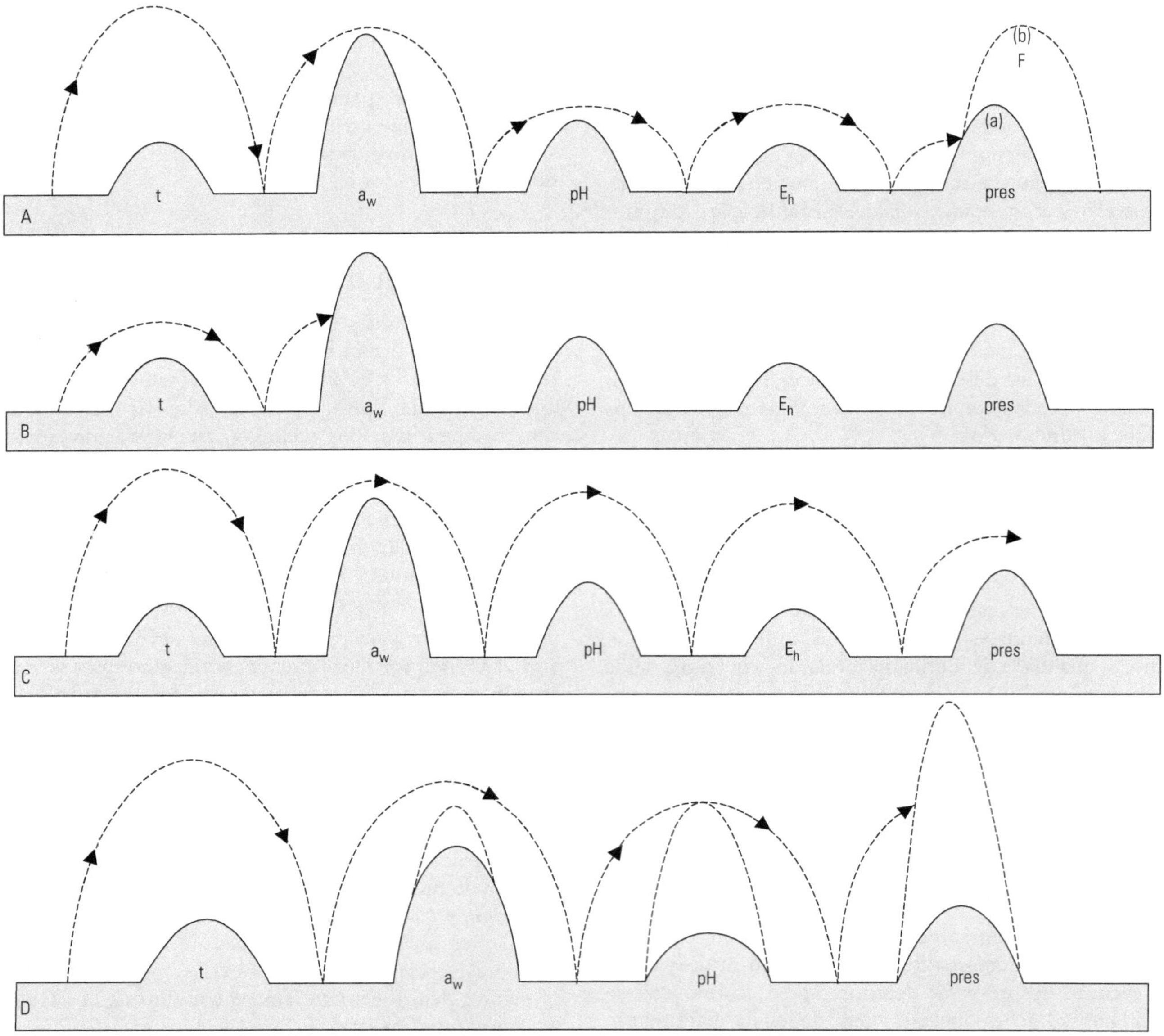

Figura 17.1 ▪ O efeito dos obstáculos. t: temperatura baixa; a_w: atividade da água; pH: potencial hidrogeniônico; pres: conservantes.[1]

carga microbiana inicial do alimento (por exemplo, frutas de alta umidade) é substancialmente reduzida (por exemplo, pelo branqueamento por meio do vapor), porque após cada redução apenas poucos microrganismos estão presentes no início, que são facilmente inibidos. Por outro lado, como no **exemplo C**, devido às más condições de higiene, muitos microrganismos indesejáveis estão inicialmente presentes, e mesmo os obstáculos usualmente inerentes em um produto podem não ser capazes de prevenir a deterioração ou envenenamento alimentar. Similarmente, um alimento rico em nutrientes e vitaminas acelerara o crescimento dos microrganismos (o então chamado "efeito trampolim"). Os obstáculos em cada produto precisam ser reforçados, caso contrário eles poderão ser superados. O **exemplo D** ilustra o potencial efeito sinérgico dos obstáculos, em que se cria um distúrbio multialvo da homeostase dos microrganismos-alvo. Um efeito sinérgico pode ocorrer se uma barreira em um alimento atinge, à mesma temperatura, diferentes alvos (por exemplo, membrana celular, DNA, sistema enzimático, pH, a_w, E_h) dentro da célula microbiana e, assim, perturba a homeostase dos microrganismos presentes em muitos aspectos.[44]

O comportamento microbiológico e a tecnologia dos obstáculos

Preservar alimentos implica expor os microrganismos a ambientes hostis, inibindo seu crescimento, encurtando sua sobrevivência ou causando sua morte. A viabilidade de resposta dos microrganismos a tais ambientes hostis determinará se eles crescem ou morrem. Um melhor entendimento da fisiologia básica de crescimento, sobrevivência e morte dos microrganismos em produtos alimentícios poderá abrir novas dimensões para a preservação do alimento. Além disso, tal entendimento poderá oferecer uma base científica para a efetiva aplicação da tecnologia das barreiras na preservação dos alimentos.[1,25,27,29,31] A homeostase, a exaustão metabólica, as reações de estresse dos microrganismos e a conservação multialvo são aqui consideradas fundamentais para a aplicação das barreiras como método de conservação.[1,40,43]

Homeostase

A homeostase, ou propriedade autorreguladora de um sistema, permite manter no microrganismo o estado de equilíbrio de suas variáveis essenciais ou de seu meio ambiente; é a tendência que o organismo tem de se manter estável e em desenvolvimento.[1,25,27,28,30,43] A manutenção de um ambiente com pH favorável é um pré-requisito para as células vivas, tanto para organismos superiores quanto para microrganismos.[17] Essa característica é um fenômeno-chave na conservação dos alimentos. Caso a homeostase do microrganismo seja afetada pelos obstáculos, este não se multiplicará, ou seja, os microrganismos permanecerão na fase *lag* ou até mesmo morrerão antes que a homeostase seja restabelecida.[25,26,29] Segundo Yeannes,[45] a homeostase atua sobre as células vegetativas ou esporos. No caso de células vegetativas, reduz-se a disponibilidade de energia (redução da temperatura, diminuição de O_2 etc.) ou incrementa-se a demanda da mesma (redução da atividade de água e pH). No caso dos esporos, esse processo é feito danificando suas estruturas reguladoras ou provocando a passagem de esporos à célula vegetativa.

Exaustão metabólica

Outro fenômeno de importância prática é o da exaustão metabólica dos microrganismos, o qual pode levar a uma autoesterilização dos alimentos. A aplicação de várias barreiras induz mudanças na célula microbiana para a manutenção da viabilidade, o que provocará uma exaustão do metabolismo, impedindo seu crescimento e levando-o à morte.[25,29,43,44]

Reações de estresse

Estresse pode ser definido como uma mudança no genoma, proteoma ou ambiente, produzindo uma diminuição no nível de crescimento ou sobrevivência. Nenhuma forma de vida pode enfrentar estresse se as condições que ela utiliza sofrerem rápida mudança. A resposta ao estresse é de particular importância para os microrganismos porque seu *habitat* está sujeito a contínuas mudanças (como parâmetros de temperatura, pressão osmótica) e a disponibilidade de substrato está longe de ser constante. De nota, as reações de estresse na maioria dos moradores mais antigos da Terra (bactérias) são notavelmente similares àquelas observadas em eucariontes superiores. Todos os organismos vivos – bactérias, fungos, plantas, animais e humanos – sintetizam proteínas específicas em resposta à elevação de temperatura; essas moléculas são conhecidas como proteínas de choque térmico (HSP), e são evolutivamente conservadas: certas regiões HSP em humanos e bactérias retêm homologia (acima de 90% dos resíduos de aminoácidos são comuns).[25-29]

Conservação multialvo

Um efeito sinérgico pode ser alcançado quando os obstáculos no alimento atingirem ao mesmo tempo diferentes alvos (por exemplo, membrana celular, DNA, sistema enzimático, pH, a_w, E_h) dentro da célula microbiana, desse modo provocando um distúrbio na homeostase do microrganismo presente em vários aspectos. Só assim o reparo da homeostase e a ativação das proteínas de choque por estresse tornam-se mais difíceis.[26,28,30] Além disso, ao empregar-se simultaneamente diferentes obstáculos na preservação de um alimento, em particular, pode-se levar a uma ótima estabilidade. Em termos práticos, isso poderia significar que ele deveria ser mais eficaz ao empregar diferentes obstáculos de pequena intensidade do que um obstáculo preservativo de grande intensidade, porque diferentes fatores preservativos podem ter efeito sinérgico.[24,25,29]

Tecnologia de obstáculos: aplicações

As potenciais barreiras para uso na preservação dos alimentos podem ser divididas em barreiras físicas, físico-químicas, microbiologicamente derivadas de uma combinação de barreiras.

Obstáculos físicos em pescado

A maioria dessas barreiras é utilizada no processamento dos alimentos quando a utilização desses processos, destinados a matar os microrganismos, é necessária para proteger o alimento contra a recontaminação (microbiana) após o processamento.[1,7,25,27] A barreira mais comum é por meio do processamento pelo calor. Há três tipos de processos de aquecimento: esterilização, pasteurização e branqueamento. O método de aquecimento pode ser o convencional (água e/ou vapor), mas também pode ser aquecimento ôhmico, micro-ondas etc.[1,7,25,28]

- **Pasteurização**: a pasteurização é um processo de aquecimento brando, no qual o alimento é aquecido abaixo de 100 °C. Em alimentos de pouca acidez (pH > 4,5; por exemplo, o leite) isso é usado para minimizar o possível risco à saúde por microrganismos patógenos e estender a vida de prateleira do produto por vários dias. Em alimentos ácidos (pH < 4,5), é usado para estender a vida útil por muitos meses e pela destruição de microrganismos deteriorantes (leveduras e mofos) e/ou inativação enzimática.[1,7,11,27,29]
- **Esterilização**: é uma operação na qual os alimentos são aquecidos em temperatura suficientemente alta e por um tempo suficientemente longo para destruir micróbios e atividade enzimática. Como resultado, o alimento esterilizado tem uma vida de prateleira maior em seis

meses à temperatura ambiente.[1,7,11,27] Em ordem, para se determinar o tempo de processamento a ser dado a um alimento, é necessário ter informações sobre a resistência térmica do microrganismo, particularmente a resistência térmica do esporo ou enzimas que comumente estejam presentes, e o nível de penetração do calor dentro do alimento. O processo de esterilização é avaliado pela média do valor de Fahrenheit, definido como um período de exposição, em minutos, para 121,1 °C (250 °F), o qual tem um efeito esterilizante equivalente ao do processo de esterilização.[25,27,29]

- **Refrigeração**: as vantagens da tecnologia dos obstáculos são mais evidentes em alimentos de alta umidade que se tornam mais estáveis em temperatura ambiente devido à inteligente aplicação de métodos combinados. No entanto, o uso da teoria dos obstáculos também é apropriado para alimentos refrigerados, porque, em caso de abuso de temperatura, o que facilmente pode acontecer durante a distribuição do alimento, a estabilidade e a sanidade do produto quebram-se, especialmente se a baixa temperatura for a única barreira. É conveniente incorporar em alimentos refrigerados (por exemplo, alimentos prontos para comer, pratos *sous vide*, saladas, vegetais frescos cortados) algumas barreiras adicionais (por exemplo, a_w, pH, competição bacteriana) que poderão ser substitutas no caso de abuso de temperatura.[7,25,29,44]
- **Congelamento**: é uma operação na qual a temperatura do alimento é reduzida abaixo do seu ponto de congelamento e uma proporção de água sofre uma mudança de estado para formar cristais de gelo. Um aumento na concentração do soluto causa mudanças no pH, viscosidade, tensão superficial e potencial redox do líquido congelado. Contudo, congelamento e armazenamento congelado não inativam as enzimas e têm efeitos variados sobre microrganismos.[7,11]
- **Radiação**: conhecida por ser uma tecnologia não térmica (pasteurização ou esterilização a frio). Baixa dose de radiação tem sido extensivamente estudada como método para estender a vida de prateleira de peixe em gelo e refrigerado. Em geral, bactérias Gram-negativas são mais sensíveis a radiação do que as bactérias Gram-positivas e tendem a ser as principais responsáveis pela deterioração de pescado marinho e de água doce. Isso significa que doses de baixo nível de 1-3 kGy (pasteurização fria) podem frequentemente reduzir a carga inicial de microrganismos deteriorantes potentes.[7,15,37]
- **Pulsos elétricos (CAP)**: o tratamento via campos elétricos pulsados utiliza pulsos elétricos de pequena duração para minimizar o efeito Joule e, portanto, diminuir o aquecimento do produto. Assim, utilizam-se os efeitos elétricos e não os térmicos para estabilizar os alimentos. Atualmente, faz-se distinção entre uso de campo elétrico com finalidade de aquecer os alimentos (tratamento ôhmico) e uso de campos elétricos pulsados (CEP) usados para submeter o alimento a uma "pasteurização" não térmica.[7,35]
- **Atmosfera modificada (MAP)**: em pescado foram feitas experiências de acondicionamento em atmosferas modificadas, sobretudo em: bacalhau, hadoque, pescada, linguado, arenque, cavala, salmão, truta, peixe-gato e diversos mariscos. Visto que a alteração do pescado refrigerado em aerobiose se deve, assim como na carne, ao crescimento de bactérias aeróbias Gram-negativas conjuntamente com *S. putrefaciens*, as atmosferas também devem ser enriquecidas com CO_2, mas sua composição varia com a espécie. Assim, em filés de pescado de carne branca de tamanho grande (merluza, garoupa, bacalhau etc.) e nos pigmentados (por exemplo, salmão), não é necessário utilizar atmosferas enriquecidas em oxigênio, dado que essas espécies possuem pouca mioglobina. Costumam-se empregar, nesses casos, dado que seu pH normalmente é superior a 6, atmosferas com conteúdo de CO_2 de, pelo menos, 40%, sendo o resto do ar com nitrogênio.[7,33]
- **Embalagens ativas (antimicrobianas)**: as embalagens antimicrobianas são uma das muitas aplicações das embalagens ativas, as quais possuem propriedades básicas de barreiras. O sistema de embalagem antimicrobiana tem a habilidade de eliminar ou inibir o crescimento de microrganismos deteriorantes ou patogênicos, quando comparado com sistemas tradicionais de embalagens.[16,50] O princípio básico desses métodos de preservação é a tecnologia de barreira (obstáculo), na qual a função extra antimicrobiana no sistema da embalagem é uma barreira ou obstáculo, que previne a degradação da qualidade do pescado (Figura 17.2). A proposta de adicionar compostos antimicrobianos em polímeros biodegradáveis tem como objetivo principal aumentar a vida útil de produtos alimentícios, cosméticos e medicamentos, mas utilizando essa classe de polímero como um diferencial ambiental. O poli (butilileno adipato c0-tereftalato – PBAT) é um polímero biodegradável que vem sendo estudado e sugerido para a fabricação de embalagens.[51]

Obstáculos físico-químicos

- **Atividade da água (a_w)**: a atividade da água (a_w) do alimento é o nível de pressão do vapor de água do alimento em relação à água pura na mesma temperatura. A atividade da água influencia o crescimento, resistência e sobrevivência dos microrganismos e o nível de reação na maioria da qualidade do processo de degradação. Em geral, bactérias são menos tolerantes à redução da a_w que leveduras e especialmente mofos. A atividade da água pode ser diminuída pela desidratação, ou pela adição de solutos como sal, açúcar etc. e pela redução da temperatura.[7,27,29]
- **pH e adição de ácidos**: segundo Hoffman,[18] a indústria utiliza o efeito do pH sobre os microrganismos para a preservação dos alimentos. Assim são processados os alimentos fermentados, em que o ácido produzido pelos

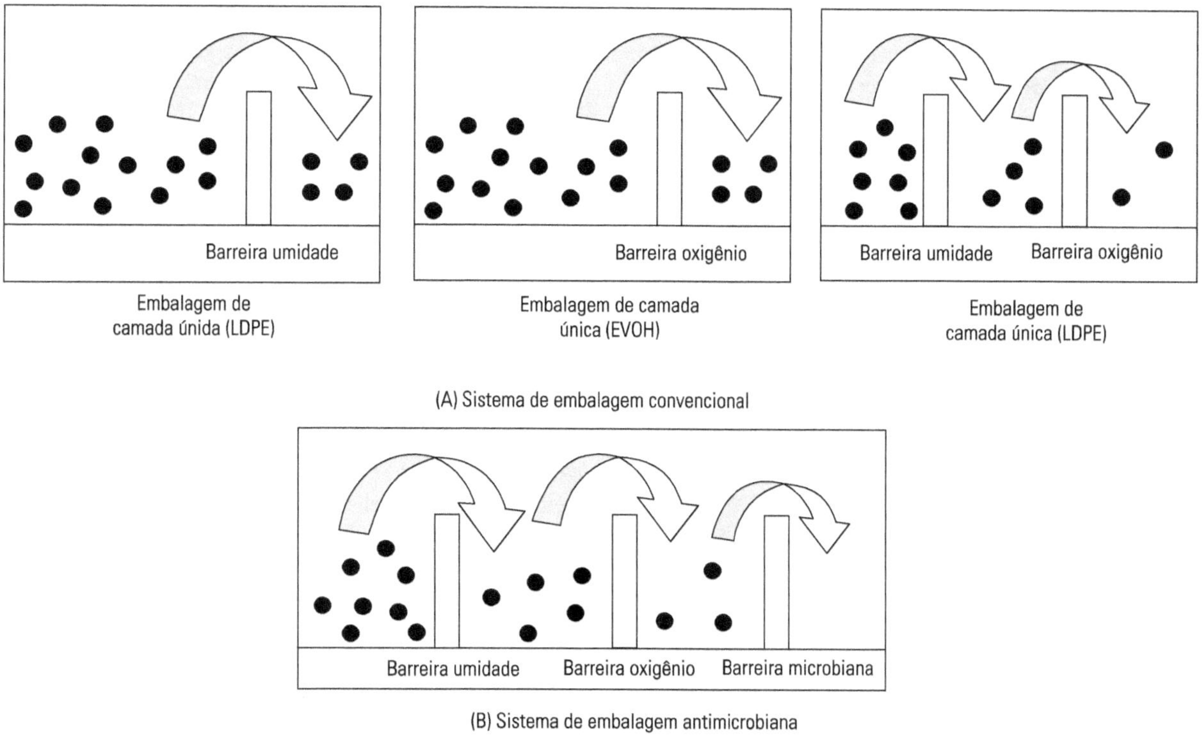

Figura 17.2 ▪ Tecnologia de obstáculos no sistema de embalagem antimicrobiana comparada com o sistema de embalagem convencional. (●: microrganismos).[16]

microrganismos causa o abaixamento do pH (por exemplo, leite, carnes e vegetais fermentados) ou, ainda, utilizando acidulantes como ácido cítrico, láctico, acético e outros, para evitar o risco de deterioração ou atenuar os tratamentos térmicos.[7]

- **Potencial redox (E_h)**: o E_h é influenciado pela remoção do ar (oxigênio), exclusão da luz, adição de substâncias redutoras (ácido ascórbico, sacarose etc.), crescimento de bactérias, presença de nitrito, temperatura e, principalmente, pH. O potencial redox de microrganismos aeróbicos (por exemplo, *Pseudomonas*) ou anaeróbicos (por exemplo, *Clostridium*) crescerá em alimentos prontos para o consumo.[7,27]
- **Sal (NaCl)**: o efeito bactericida ou bacteriostático do cloreto de sódio depende de sua concentração, pois o efeito inibitório é decorrente da concentração salina na fase aquosa.[3] O efeito preservativo do cloreto de sódio deve-se exclusivamente à sua capacidade de funcionar como agente desidratante e à sua propriedade de baixar a pressão de vapor das soluções em que está presente. Ao interagir com as moléculas de água presentes no alimento, torna-as indisponíveis à utilização pelos microrganismos, atuando assim como agente redutor da atividade de água.[7,21,41]
- **Nitrito**: sempre utilizado em combinação com o nitrato. O nitrito age como obstáculo contra o crescimento de microrganismos patogênicos que possam estar presentes na matéria-prima, principalmente contra o *C. botulinum*. Contribui também para a formação da cor, sabor e aroma característicos da carne curada e confere proteção contra a oxidação lipídica.[7,19,20,41]
- **Dióxido de carbono (CO_2)**: em concentração acima de 20%, o crescimento da maioria dos microrganismos deteriorantes é reduzido ou inibido. O efeito do aumento da concentração de CO_2 é utilizado como obstáculo em outras barreiras.[7]
- **Oxigênio**: para baixas concentrações de CO_2, o crescimento de muitos, mas nem todos, é reduzido ou inibido, o nível de respiração produzida é diminuído, e muitos processos de degradação da qualidade (oxidação) se abrandam. Apesar disso, a ausência de O_2 pode provir qualidade e sanidade.[7]
- **Ozônio**: é um gás solúvel em água, com potente propriedade oxidante. O ozônio se decompõe rapidamente a oxigênio quando exposto à água, e isso limita a utilização do ozônio. É eficaz contra muitas bactérias, bolores e leveduras, mesmo em baixas concentrações (1-5 ppm), e para tempos de exposição de curta duração (1-5 min). O ozônio também é afetado pela temperatura, pH e matéria orgânica presente. O efeito letal sobre microrganismos é devido à forte atividade antioxidante, provavelmente atacando os aminoácidos, RNA e DNA. Ozônio nunca é usado como o único obstáculo.[7,8]

- **Defumação**: é um importante componente no processo de conservação de pescado. Hoje é utilizado, principalmente, para dar o *flavor* e o odor. Durante o processo de defumação, dependendo da temperatura e da secagem na superfície (decréscimo da a_w), há uma redução do número de bactérias. Igualmente importante é o conteúdo da fumaça contida e a variedade de compostos especialmente fenólicos com efeitos antimicrobianos e/ou oxidativos. Esses compostos são absorvidos na superfície do produto, o que contribui para a preservação.[7,10,27,29,42]
- **Ervas e especiarias**: é bem conhecido que numerosas ervas e especiarias têm propriedades antioxidantes e/ou antimicrobianas, as quais podem contribuir para a estabilidade e sanidade dos gêneros alimentícios. Os mais ativos componentes de especiarias e ervas parecem ser os compostos fenólicos e óleos essenciais, por exemplo, alicina em alho, alil isocianeto, em mostarda etc. No entanto, a concentração de ervas e especiarias em gêneros alimentícios, necessária para resultar algum efeito na atividade antimicrobiana, é normalmente muito maior do que o aceitável sensorialmente para a maioria dos consumidores.[7,27,29]

Obstáculos microbiológicos

- **Flora competitiva**: a competição da microbiota do alimento também atua favorecendo ou inibindo algumas espécies ou grupos de microrganismos. As bactérias láticas podem produzir ácido lático, ou mesmo bacteriocinas, que inibem ou eliminam certos microrganismos patógenos do alimento. De outra maneira, alguns tipos de leveduras podem consumir os ácidos orgânicos dos alimentos ácidos, fornecendo condições para a multiplicação daqueles microrganismos, que anteriormente tinham sua multiplicação inibida pela acidez.[7-9,18,49]
- **Cultura *starter***: o ácido láctico gerado pelas culturas *starters* ácido-lácticas durante a fermentação causa uma redução do pH externo, alterando a homeostasia de diferentes patógenos (*Staphylococcus aureus*, *Clostridium* spp., *Salmonella* spp.) e deteriorantes (*Pseudomonas* e *Enterococcus*). A rápida redução do pH para valores inferiores a 5,3 é suficiente para inibir o crescimento do *Staphylococcus aureus* e *Salmonella* se os produtos forem fermentados acima de 18 °C.[7,20,49]
- **Bacteriocinas**: o antagonismo da bactéria ácido-láctica (LAB) e/ou metabólitos antimicrobianos como as bacteriocinas podem ser usados na bioconservação de alimentos para controlar o crescimento de bactérias patógenas em doenças alimentares. O LAB pode produzir uma variedade de substâncias antimicrobianas, incluindo bacteriocinas, e ambos os microrganismos e seus metabólitos podem ser usados como barreiras preservativas.[7,12,13,44,49]
- **Antibióticos**: são proibidos, em sua maioria, em alimentos e seu uso como barreira única não é apropriado.
- ***Dry aged***: chamada de maturação a seco, é o processo pelo qual cortes cárneos são armazenados sem embalagem protetora, em temperatura de refrigeração, o que permite processos enzimáticos bioquímicos naturais. A temperatura é controlada, entre 0 °C e 4 °C.[8]

Um resumo das principais barreiras e o efeito combinado ou não das mesmas, de acordo com Leistner,[27] são descritos na Tabela 17.1.

Novas tendências tecnológicas na preservação dos alimentos

Biotecnologia e engenharia genética

A primeira área em que é esperado que a genômica tenha seu principal papel é em alimentos processados, podendo dirigir modelos preditivos do comportamento dos microrganismos, fornecendo mecanismos da base molecular (impressão molecular digital) dos eventos que ocorrem. Como resultado, poderá ser capaz de prever qual tratamento de conservação combinado será mais adequado. Pode também, desse modo, ser capaz de aplicar a tecnologia dos obstáculos de uma forma mais mecanicista, baseada nesses conhecimentos, conduzindo a um aumento da robustez do modelo preditivo utilizado.[46]

Tecnologia de alta pressão

O uso de processos de alta pressão (PAP) para reduzir ou destruir microrganismos em alimentos data de antes de 1884. Em 1899, Hite utilizou a pressão hidrostática com sucesso para melhorar a qualidade do leite, e, em 1914, ele demonstrou a suscetibilidade de microrganismos presentes em frutas a alta pressão hidrostática.[20,36] Poucos estudos têm sido realizados especificadamente sobre o efeito da alta pressão sobre a inativação de microrganismos em produtos marinhos. O efeito da alta pressão sobre a contagem total de bactérias em amostras de *tuna* e lulas tratadas com 450 MPa por 15 minutos a 25 °C reduz a contagem entre um e dois ciclos *log*.[5,27]

Aquecimento ôhmico (OH)

O aquecimento ôhmico, também designado por aquecimento por efeito Joule, é definido como um processo em que a corrente elétrica passa através dos alimentos com o objetivo de aquecê-los. O calor é gerado internamente devido à resistência elétrica dos alimentos. Pode ser considerado um processo HTST e a sua maior vantagem é o fato de permitir um aquecimento rápido e uniforme dos materiais. As potenciais aplicações industriais desse processo são muito vastas e incluem o descongelamento, branqueamento, evaporação, desidratação, fermentação, pasteurização etc.[2] Alguns estudos comprovam a existência de efeitos não térmicos associados ao OH e a presença inerente de campos elétricos moderados, na ordem de 1-100 V/cm, também conhecidos como MEF (*moderate eletric fields*). Em concreto, a aplicação dos

TABELA 17.1 Barreiras físicas, físico-químicas e microbiológicas em alimentos.[1]

	Processo: barreira ou obstáculo	Ação: único obstáculo ou combinação
Barreiras físicas	Pasteurização	É sempre combinada com outros métodos de conservação (obstáculos), especialmente armazenamento a frio
	Esterilização	Único obstáculo, no entanto o valor de F_0(*) é importante para a estabilidade de enlatados
	Refrigeração	Para muitos alimentos é o único obstáculo
	Congelamento	Frequentemente usado como único obstáculo
	Radiação ultravioleta	Não pode ser usada como único obstáculo, pode ser combinada a refrigeração, aquecimento etc.
	Radiação ionizante	Deve ser combinada com outros obstáculos como armazenamento a frio
	Alta pressão	Deve ser combinada com outros obstáculos como pH, temperatura e especialmente empacotamento
	Embalagem a vácuo	Deve ser combinada a armazenamento a frio
	Embalagem em atmosfera modificada	Sempre combinada a outros obstáculos
	Embalagens ativas	Combinadas com outros obstáculos, principalmente em Gram-negativos
	Dry aged	Deve ser combinada com processos térmicos como temperatura
Barreiras físico-químicas	Atividade de água (a_w)	Para um alimento à temperatura ambiente ser estável, a a_w pode ser cerca de 0,6 ou menos. Pode ser combinada com outros obstáculos como resfriamento. Atividade de água pode ser o único obstáculo em produtos secos. Normalmente, é necessária a embalagem como um obstáculo contra o vapor de água
	pH	Frequentemente combinado com outros obstáculos; embalagem, aditivo como NaCl, ácidos orgânicos, armazenamento a frio, aquecimento etc.
	Potencial redox (E_h)	Não pode ser usado como único obstáculo. Deve ser combinado com cura, armazenamento a frio, embalagem etc.
	Sal	Em pescado a 15 °C há necessidade no mínimo de 4,5 g de sal/100 g de água. Pode haver ainda embalagem fria, defumação etc.
	Gases do meio	Sempre utilizados em combinação com outros obstáculos, como baixas temperaturas, empacotamento etc.
	Nitrito	Sempre utilizado em combinação com outros obstáculos
	Ácidos orgânicos	Sempre utilizados em combinação com outros obstáculos
	Sulfito	Usado em combinação com outros obstáculos, como secagem e etanol
	Defumação	Sempre combinado com outros obstáculos, especialmente cura, baixas temperaturas e empacotamento
	Fosfato	Usado em combinação com outros obstáculos, principalmente cura
Barreiras microbiológicas	Flora competitiva	Usada em combinação com fatores intrínsecos e/ou extrínsecos
	Cultura *starter*	Somente em poucos casos pode ser utilizada como único obstáculo. Geralmente, é combinada com baixas temperaturas e cura
	Bacteriocina	Impossível ser usada como único obstáculo
	Antibióticos	Não são apropriados para serem usados como único obstáculo

(*)F_0: medida da esterilização calculada com base em z = 10 °C.

MEF pode induzir efeitos ao nível das estruturas celulares, promovendo, por exemplo, a inativação de microrganismos contaminantes à temperatura ambiente.[48]

Tecnologia dos obstáculos: aplicação no desenvolvimento de produtos pesqueiros

Como mencionado anteriormente, a tecnologia de obstáculos é a aplicação de determinadas técnicas de conservação combinadas para preservar um determinado produto. Os obstáculos tradicionais incluem o controle da atividade de água (a_W), acidez (pH), temperatura (t), potencial redox (E_h), ou a adição de conservantes ou culturas *starter* (Figura 17.3). Na indústria do pescado, a tecnologia de obstáculos pode ser considerada como um meio suave de conservação, dependendo do grau em que cada obstáculo é aplicado, com a intenção de conseguir a melhor qualidade do produto.[50]

A segurança microbiológica e a estabilidade da maioria do pescado e produtos de pescado estão baseadas na aplicação de fatores de conservação chamados de obstáculos. Cada obstáculo implica em pôr microrganismos em um ambiente hostil, o que inibe seu crescimento ou provoca a sua morte.[26] Alguns desses obstáculos foram empiricamente utilizados por anos para estabilizar os alimentos. Isso, às vezes, leva a um produto completamente diferente, com modificações em suas características próprias de sabor. Exemplos de obstáculos em produtos de pescado são: o sal (bacalhau salgado), a fumaça (salmão e arenque defumados a frio ou a quente), os ácidos (produtos marinados, picles), a temperatura (alta ou baixa), os microrganismos fermentativos (molhos tradicionais da Ásia) e, mais recentemente, o potencial redox (produtos embalados a vácuo). Esses fatores foram estudados durante anos, mas uma grande quantidade de obstáculos em potencial para alimentos já foi descrita, incluindo os ácidos orgânicos, bacteriocinas, quitosana, nitrato, lactoperoxidase, óleo essencial, embalagem com atmosfera modificada, bem como as novas tecnologias de descontaminação como micro-ondas, radiofrequência, aquecimento ôhmico, alta pressão, descarga de alta-tensão, oscilação do campo magnético, luz ultravioleta, ultrassom, raios X, ozônio etc.[32]

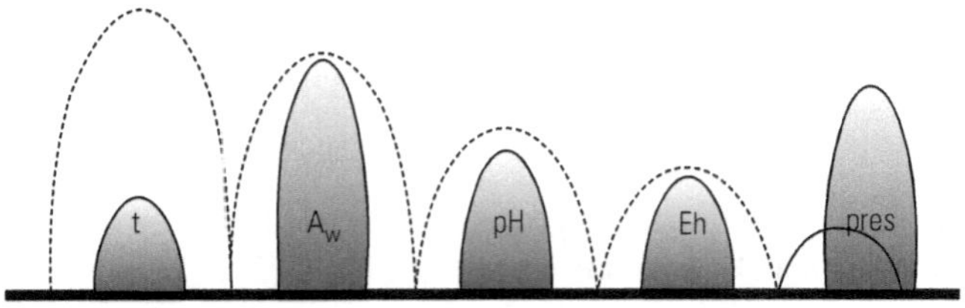

(t): refrigeração; (a_w): redução da aw; (pH): acidificação; (Eh): potencial redox; (pres.): conservantes

Figura 17.3 ▪ Barreiras comuns no processamento do pescado.

Os obstáculos que têm um efeito positivo na inibição de microrganismos podem ter efeito negativo em outros parâmetros, como nas propriedades nutricionais e sensoriais, dependendo de sua intensidade. Como exemplo, cita-se o teor de sal nos produtos de pescado: deve ser alto o suficiente para inibir os microrganismos patogênicos e deteriorantes, mas não tão alto para comprometer o paladar. A fim de reduzir a perda de qualidade e manter a preservação, o conceito de "tecnologia de obstáculos" foi desenvolvido,[25,27,28] criando um efeito sinérgico antimicrobiano e melhorando assim a segurança e a qualidade sensorial dos alimentos. É importante considerar que a carga microbiológica inicial (incluindo a carga de esporos) da matéria-prima influencia fortemente a intensidade dos obstáculos necessários para a segurança do produto.

Os processos da tecnologia de obstáculos devem ser desenvolvidos e confirmados como válidos, considerando os seguintes fatores: (i) a microflora e a carga microbiana das matérias-primas; (ii) o potencial do crescimento microbiológico; (iii) a habilidade de adaptação dos microrganismos aos obstáculos e o aumento da resistência (por exemplo, a adaptação ácida); (iv) a interação entre obstáculos (agindo sinérgica ou antagonicamente); (v) os parâmetros críticos do processo para cada obstáculo; (vi) o manuseio do produto; (vii) as condições de armazenamento do produto acabado; (viii) o manuseio e as condições de armazenamento do produto acabado na cadeia de abastecimento e pelo consumidor; e (ix) qualquer preparação por parte do consumidor.[32]

Quando se aplica a tecnologia de obstáculos, o efeito de cada obstáculo na segurança do produto e no prazo de validade deve ser considerado para garantir que não ocorram resultados inesperados. Por exemplo, certo tipo de atmosfera modificada pode inibir o crescimento de microrganismos deteriorantes em alimentos refrigerados, que poderiam inibir a produção de toxinas ou agir como um indicador das más condições de armazenamento. Por conseguinte, uma extensão da vida de prateleira do produto pode levar ao crescimento de microrganismos patogênicos, sem quaisquer sinais de deterioração.[32] Exemplos de pescado e produtos à base de pescado preservado pela tecnologia de obstáculos incluem:

Obstáculos aplicados em patê de peixe[45]

Obstáculos	Intensidade
Inativação enzimática	Cocção (T > 60 °C)
Atividade de água	0,90-0,915 (por sal, glicerol)
pH	5,8-6,0 (por ácido acético)
Conservantes	Sorbato de potássio como fungicida
Redução do oxigênio	Vácuo (opcional)
Refrigeração	0-5 °C (armazenamento refrigerado)

Obstáculos aplicados em lombos de peixe[45]

Obstáculos	Intensidade
Inativação enzimática	Cocção (T > 60 °C) por infusão em solução (NaCl, glicerol)
Atividade de água	Diminuição pela infusão em solução refrigerada (NaCl, glicerol)
pH	5,8-6,0 (por ácido acético)
Conservantes	Sorbato de potássio como fungicida
Redução do oxigênio	Condição anaeróbica pela adição de óleo (cobertura)
Pasteurização	60-65 °C/30 minutos
Refrigeração	0-5 °C (armazenamento refrigerado)

Obstáculos aplicados em pescado marinado[45]

Obstáculos	Intensidade
Atividade de água	0,95 (diminuição pelo NaCl)
Conteúdo de sal	4,5%
pH	4,2 (diminuição pelo ácido acético)
Redução do oxigênio	Condição anaeróbica pela adição de óleo (cobertura)
Refrigeração	0-5 °C (armazenamento refrigerado)

Obstáculos aplicados em fatias de salmão defumado[45]

Obstáculos	Intensidade
Atividade de água	0,89 (diminuição pela salmoura)
pH	6,3 (diminuição pelo ácido acético)
Conservantes	Fumaça fungicida (ingrediente ativo)
Redução do oxigênio	Vácuo
Refrigeração	0-5 °C (armazenamento refrigerado)

Nota: a Tecnologia de Obstáculos em peixes defumados embalados a vácuo e *refrigerados* é usada para impedir o crescimento e a formação de toxinas de *Clostridium botulinum*, bem como a *Listeria monocytogenes*. Os obstáculos ou barreiras comuns que são aplicados para inibir o seu crescimento e formação de toxinas incluem: a) fase de sal da água (3,5% sem nitratos/nitritos; 3,0% com nitratos/nitritos); b) nitratos/nitritos; c) fumaça; d) tratamento térmico; e e) refrigeração.[10,42]

Obstáculos aplicados em peixe salgado

Obstáculos	Intensidade
Salmoura	≤ 12% de NaCl
Atividade de água	< 0,75
Redução do oxigênio	Vácuo/produto coberto com salmoura
Refrigeração	≤ 4 °C*

*Para espécies com alto teor de histidina.

Obstáculos aplicados em carne de peixe moída (*minced fish*), salgada e prensada

Obstáculos	Intensidade
Acidificação	1-2% de ácido cítrico
Salted & pressed	$a_W = 0,75$
Oxygen reduction	Embalagem com baixa permeabilidade ao O_2

Obstáculos aplicados em silagem de pescado

Obstáculos	Intensidade
Cocção*	120 °C
Flora competitiva	3% de inóculo
Acidificação	pH 4,5
Refrigeração*	5-10 °C

*Podem ser consideradas barreiras ou obstáculos, pois reduzem a carga microbiana e, também, amolece as estruturas mais duras para facilitar a moagem.

Uma forma particular de processamento mínimo que envolve a tecnologia de obstáculos é o *sous vide*, ou seja, o cozimento a vácuo em embalagens plásticas termoestáveis sob condições controladas de temperatura e tempo.[4,34,38] Esse processo é especialmente adequado para refeições prontas para o consumo e é reivindicado por proporcionar melhores qualidades sensoriais e nutricionais do que o tratamento convencional. É caracterizado por longos períodos de aquecimento e temperaturas relativamente baixas de aquecimento, a fim de evitar danos térmicos. No entanto, a utilização de baixas temperaturas de aquecimento dá um pequeno efeito de pasteurização; assim, uma baixa temperatura de armazenamento e distribuição é essencial. A principal desvantagem é a vida de prateleira limitada que está disponível até mesmo a 0 °C. Para melhorar a segurança microbiológica dos produtos cozidos *sous vide*, o conceito de tecnologia de obstáculos é usado.

Conclusão

O uso da tecnologia dos obstáculos como ferramenta para conservar e prolongar a vida de prateleira do pescado torna-se de fundamental importância na elaboração de um produto inócuo. As novas tecnologias que estão sendo inseridas, como campos elétricos pulsáteis, irradiação e outros, deverão ser futuramente mais utilizadas. Mais pesquisas sobre os padrões intrínsecos e extrínsecos que prejudicam a homeostase dos microrganismos e que afetam os produtos marinhos necessitam ser aprofundadas, a fim de que todas as barreiras possíveis possam ser instaladas antes, durante e após o processamento desse produto, principalmente aqueles que utilizem outras formas de conservação além da refrigeração.

Referências bibliográficas

1. Alakomi H, Skyttä E, Helander I, Ahvenainen R. The hurdle concept. In: Ohlsson T, Bengtsson N (eds.). Minimal processing technologies in the food industry. 1 ed. Boca Raton (FL): Woodhead Publishing Limited and CRC Press LLC; 2002. 288 p.
2. Alwis AA, Fryer PJ. A finite-element analysis of heat generation and transfer during ohmic heating of food. In: Simulações numéricas do processamento asséptico de polpas de morango num aquecedor ôhmico contínuo. Lisboa: Métodos computacionais em engenharia; 2004 jun.
3. Ambiel C. Efeito das concentrações combinadas de cloreto e lactato de sódio na conservação de um sucedâneo de carne do sol. In: Alves LL. Avaliação físico-química e microbiológica da carne soleada do Pantanal [dissertação de mestrado em Ciência Animal]. Campo Grande: Faculdade de Medicina Veterinária e Zootecnia, Universidade Federal do Mato Grosso do Sul; 2008. 48 f.
4. Armstrong GA. Sous vide products. In: Kilcast D, Subramaniam P (eds.). The stability and shelf-life of food. Cambridge (England): Woodhead Publishing Limited and CRC Press LLC; 2000. 196 p.
5. Begonya M, Teresa A, Margarita G. Evaluation of High-Pressure Processing as an Additional Hurdle to Control Listeria monocytogenes and Salmonella enterica in Low-Acid Fermented Sausages. J Food Sci. 2005; 70(7):339-44.
6. Betts GD. The Microbiological Safety of Sous Vide Processing. Technical Manual n. 39. Chipping Campden, Campden and Chorleywood Food and Drink Association; 1992.
7. Bøgh-Sørensen L. Discription of hurdles. In: Leistner L, Gorris LGM (eds.). Food preservation by combined processes. European Commission EUR 15776 (Internet Edition), Final Report for Food Linked Agro-Industrial Research (FLAIR) Concerted Action No. 7, Subgroup B; 1997. 100 p.
8. Campbell RE, Hunt MC, Levis P, Chambers E. Dry aging effects on palatability of beef longissimus muscle. J Food Sci. 2001; 66(2):196-9.
9. Chawla SP, Chander R. Microbiological safety of shelf-stable meat products prepared by employing hurdle technology. Food Control. 2004; 15(7):559-63.
10. Chawla SP, Chander R, Sharma A. Safe and shelf-stable natural casing using hurdle technology. Food Control. 2006; 17(2):127-31.
11. Faith NG, Yousef AE, Luchansky JB. Inhibition of Listeria monocytogenes by Liquid Smoke and Isoeugenol, a Phenolic Component Found in Smoke. J Food Saf. 1992; 12:303-14.
12. Fellows PJ. Food Processing Technology – Principles and Practice. 2 ed. England: Woodhead Publish; 2000. 242 p.
13. Gálvez A, Abriouel H, López RL, Omar NB. Bacteriocin-based strategies for food biopreservation. Int J Food Microbiol. 2007; 120(1-2):51-70.
14. Gorris LGM. Bacteriocins: Potential applications in food preservation. In: Leistner L, Gorris LGM (eds.). Food preservation by combined processes. European Commission EUR 15776 (Internet Edition), Final Report for Food Linked Agro-Industrial Research (FLAIR) Concerted Action N. 7, Subgroup B; 1997. 100 p.
15. Gould GW. Industry perspectives on the use of natural antimicrobials and inhibitors for food applications. In: Safety and quality issues in fish processing. USA: Woodhead Publish; 2002.
16. Grodner RM, Andrews LS. Irradiation. In: Food irradiation: Principles and Applications. Canada: Wiley Interscience; 2001.
17. Han JH. Antimicrobial food packaging. In: Ahvenainen R (ed.). Novel food packaging techniques. Boca Raton (FL, USA): Woodhead Publishing Limited and CRC Press LLC; 2003. 400 p.
18. Häussinger D. pH homeostasis-mechanisms and control. London (UK): Academic Press; 1988. 479 p.
19. Hoffmann FL. Fatores limitantes à proliferação de microrganismos em alimentos. Brasil Alimentos. 2001; n. 9.
20. Jafari M, Emam-Djomeh Z. Reducing nitrite content in hot dogs by hurdle technology. Food Control. 2007; 18(12): 1488-93.
21. Jay MJ. Microbiologia dos Alimentos. 6 ed. Artmed; 2005.
22. Juncher D, Vestergaard CS, Soltoft-Jensen J, Weber CJ, Bertelsen G, Skibsted LH, et al. Effects of chemical hurdles on microbiological and oxidative stability of a cooked cured emulsion type meat product. Meat Sci. 2000; 55:483-91.
23. Kilcast D, Subramaniam P. The stability and shelf-life of food. Cambridge (England): Woodhead Publishing Limited and CRC Press LLC; 2000. 196 p.
24. Leistner L. Hurdle effect and energy saving. In: Downey WK (ed.). Food quality and nutrition: research priorities for thermal processing. London (UK): Applied Science Publishers; 1978. 712 p.
25. Leistner L. Further developments in the utilization of hurdle technology for food preservation. J Food Eng. 1994; 22:411-22.
26. Leistner L. Principles and Applications of Hurdle Technology. In: Engineering and Food for the 21st Century. USA: CRC; 2002.
27. Leistner L. Basic aspects of food preservation by hurdle technology. Int J Food Microbiol. 2000; 55(1-3):181-6.

28. Leistner L. Introduction to Hurdle Technology. In: Leistner L, Gorris LGM (eds.). Food preservation by combined processes. European Commission EUR 15776 (Internet Edition), Final Report for Food Linked Agro-Industrial Research (FLAIR) Concerted Action N. 7, Subgroup B; 1997. 100 p.

29. Leistner L. Principles and applications of hurdle technology. In: Gould GW (ed.). New Methods for Food Preservation. London: Blackie Academic & Professional; 1995. 324 p.

30. Leistner L. Update on Hurdle Technology. In: Welti-Chanes J, Barbosa-Cánovas G, Aguilera JM (eds.). Engineering and Food for the 21st Century. Boca Raton, FL (USA): CRC Press LCC; 2002. 1104 p.

31. Leistner L, Gorris LGM. Food preservation by hurdle technology. Trends Food Sci Technol. 1995; 6(2):41-6.

32. Leistner L, Gorris LGM. Food Preservation by combined processes. Food linked agro-industrial research; 1997. 100 f.

33. New Zealand Food Safety Authority (NZFS). Further Processing Code of Practice. Part 3: Good Operating Practice. Chapter 4: Hurdle Technology. Amendment 0. 2009 jul. p. 42-50.

34. Ordóñez-Peneda JA. Tecnologia de Alimentos v. 2 Alimentos de origem animal. Porto Alegre (RS): Artmed; 2005. 280 p.

35. Peck MW. Safety of sous-vide foods with respect to *Clostridium botulinum*. In: 3rd European Symposium on Sous Vide; 1999; Leuven, Alma Sous Vide Competence Centre.

36. Ramos MR, Teixeira, LJQ, Stringheta PC, Chaves JBP, Gomes JC. Aplicação de campos elétricos pulsados de alta Intensidade na conservação dos alimentos. Minas Gerais: Revista Ceres, Universidade Federal de Viçosa. 2006; 53(308):425-38.

37. Rönner U. Food preservation by ultrahigh pressure. In: Leistner L, Gorris LGM (eds.). Food preservation by combined processes. European Commission EUR 15776 (Internet Edition), Final Report for Food Linked Agro-Industrial Research (FLAIR) Concerted Action N. 7, Subgroup B; 1997. 100 p.

38. Ross AIV, Griffiths MW, Mittal GS, Deeth HC, et al. Combining nonthermal technologies to control foodborne microorganisms. Int J Food Microbiol. 2003; 89(2-3):125-38.

39. Schellekens W. New Research Issues in sous-vide Cooking. Trends Food Sci Technol. 1996; 7:256-62.

40. Skovgaard N. Hurdle Technologies. Combination Treatments for Food Stability, Safety and Quality. Int J Food Microbiol. 2004; 91(2).

41. Stanley DW. Biological membrane deterioration and associated quality losses in food tissues. Crit Rev Food Sci Nutr. 1991; 30:487-553.

42. Thomas R, Anjaneyulu ASR, Kondaiah N. Development of shelf stable pork sausages using hurdle technology and their quality at ambient temperature (37 ± 1 °C) storage. Meat Sci. 2008; 79(1):1-12.

43. Thurette J, Membre JM, Han Ching L, Tailliez R, Catteau M. Behaviour of Listeria spp. in smoked fish products affected by liquid smoke, NaCl concentration and temperature. J Food Prot. 1998; 61:1475-9.

44. Vorobeva LI. Stressors, Stress Reactions and Survival of Bacteria: A Review. Appl Biochem Microbiol. 2004; 40(3):217-24.

45. Welti-Chanes J, Barbosa-Cánovas G, Aguilera JM. Engineering and Food for the 21st Century. USA: Food preservation technology series. 2002. (Chap. 38).

46. Yeannes MI. Tecnología de obstáculos y vida útil em productos pesqueros. Infopesca Internacional. 2009; 38:36-7.

47. Zeuthen P, Sorensen LB. Food Preservation Techniques. USA: Woodhead Publishing; 2003.

48. Pereira RN, Rodrigues RM, Ramos ÓL, Xavier Malcata F, Teixeira JA, Vicente AA. Production of Whey Protein-Based Aggregates Under Ohmic Heating. Food Bioproc Technol. 2015; 9(4):576-87.

49. Gonçalves AA, Oliveira ARM. Elimination and control of pathogens by novel and hurdle technologies. In: Genç IY, Esteves E, Diler A (eds.). Handbook of seafood: quality and safety maintenance and applications. Hauppauge, NY: Nova Science Publishers Inc; 2016. 350 p.

50. Gonçalves AA, Rocha MDOC. Safety and Quality of Antimicrobial Packaging Applied to Seafood. MOJ Food Proc Technol. 2017; 4(1):00079. doi: 10.15406/mojfpt.2017.04.00079.

51. Capelezzo AP, Mohr LC, Dalcanton F, Barreta CRDM, Martins MAPM, Fiori MA, et al. Polímero biodegradável antimicrobiano através da aditivação com compostos à base de zinco. Quim Nova. 2018; 41(4):367-74.

18 Vida de Prateleira do Pescado

Walter Augusto Ruiz ▪ Alex Augusto Gonçalves

Considerações iniciais

A produção de alimentos exige cuidados técnicos científicos, éticos, culturais, educacionais etc., de modo a garantir a satisfação dos consumidores e o cumprimento com a legislação. O trinômio "Produtor-Consumidor-Legislação" não garante a qualidade sensorial nem nutricional quando não se controla ou prevê os fatores que condicionam a garantia da qualidade do alimento e que cumpra a sua função de nutrir o consumidor.

Nos países economicamente desenvolvidos, o consumo de pescado tem aumentado drasticamente, provavelmente em função do apelo dos benefícios à saúde que ocasionam os ácidos graxos ômega-3. Entretanto, nos países de menor desenvolvimento econômico esse impacto ainda não é significativo. Estima-se que a proteína do pescado contribua para a saúde nutricional de aproximadamente 2,6 bilhões de pessoas, porém, ecologistas marinhos alertam para um colapso dos estoques em até 40 anos, o que significa que deva incrementar processos tecnológicos para a sustentabilidade dessa fonte de proteína.[12] De nada adianta produzir um produto alimentício atendendo as mais rigorosas normas de controle de qualidade, se após sua produção sofra manipulação inadequada ou outras práticas que alteram sua composição. Existem inúmeros casos de *remaking recall* etc., até quando a justiça intervém para garantir ou preservar a saúde dos consumidores; embora pouco comum no Brasil (caso emblemático do amendoim), mas é um crime de grande responsabilidade nos Estados Unidos.

O alimento é inerentemente perecível e, dependendo de suas propriedades físicas e químicas e as condições de armazenamento, chegará um momento em que a sua qualidade será inaceitável ou se tornará prejudicial para o consumidor (isto é, o final da vida de prateleira). A capacidade de prever este momento é de grande valia para a indústria de alimentos, na definição das condições e limites do armazenamento e distribuição, na formulação de novos produtos, na avaliação de processos de fabricação e avaliação de risco quantitativo. É importante identificar quais os fatores que determinam a vida de prateleira do produto (microbiológico, químico ou físico), dependendo também do tipo de produto, do processo, das embalagens e das condições de armazenamento.[9,39,70]

Nota ao Leitor: Este capítulo apresenta algumas figuras coloridas e para visualizar basta acessar o QR *code* disponível na página XIX, "Material Suplementar".

Os produtos alimentícios, *in natura* (resfriado ou não), estão sob a proteção da norma legal quanto ao tempo de "vida útil", enquanto os alimentos já industrializados estão sob a proteção legal quanto ao "prazo de validade" ou "vida de prateleira (VDP)" estabelecendo os critérios para que todas as operações, práticas e condições possam garantir os atributos nutricionais e sensoriais de identidade e procedência em toda a cadeia produtiva, principalmente produção, acondicionamento e armazenamento, transporte, distribuição e sistema de comercialização. Essa preocupação é maior na produção de produtos que se encontram em fase de desenvolvimento, antes de seu registro, ou seja, antes de colocá-los no mercado.

Os consumidores estão exigindo, cada vez mais, uma elevada qualidade dos alimentos, e têm expectativas correspondentes que tal qualidade será mantida a um nível elevado durante o período entre a compra e o consumo. Essas expectativas são uma consequência não só do requerimento primário que os alimentos devem continuar a ser seguros, mas também da necessidade de minimizar as alterações indesejáveis na qualidade sensorial. As necessidades de qualidade se refletem nos requisitos de rotulagem, o que os fabricantes de alimentos devem obedecer.[39,70] A tendência de consumo é por produtos alimentícios prontos, semiprontos, de conveniência, principalmente de alto grau de aceitabilidade nutricional, sanitário e sensorial. Existe uma tendência inconfundível de consumo por alimentos, ou aquisição de alimentos de conveniência e de preferência para os que apresentem a menor dificuldade de práticas culinárias domésticas; esta mudança leva consigo uma mudança no paradigma de produção em escala industrial, espera-se uma nova configuração no processo de produtos alimentícios.

A VDP ou *vida de anaquel* ou *shelf-life* ou *prazo de validade* de produtos alimentícios refere-se ao intervalo de tempo em que o produto pode ser conservado em determinadas condições de temperatura, umidade relativa, luminosidade, oxigênio etc., de modo a garantir seus atributos sensorial e nutricional. No entanto, durante esse período, ocorrem reações de deterioração da qualidade, mas estão planejadas de maneira a atender a legislação e, principalmente, a aceitação do consumidor. Esse intervalo de tempo depende do ambiente e das condições a que o produto está exposto, e invariavelmente as reações de deterioração causam efeitos negativos aditivos principalmente devido a que as reações de deterioração são irreversíveis, dessa maneira os atributos de qualidade são alterados. Os atributos subjetivos como os sensoriais (qualitativos e quantitativos) orientam, mas não definem rigorosamente a norma; no entanto, a qualidade microbiológica, a alteração na composição nutricional e a interação com os componentes da embalagem são os parâmetros de maior importância para a lei.

Em geral, a codificação da data a ser usado é determinada pelo total de vida do produto: para os alimentos microbiologicamente muito perecíveis, é necessário o uso do termo "consumir até a data", enquanto para outros alimentos, incluindo alimentos com validade superior a 18 meses, "melhor antes de" ou "melhor antes da data final". Normalmente, as alterações microbiológicas são de fundamental importância para produtos de vida curta, e alterações químicas e sensoriais para produtos de médio e longo prazo de vida. Todos os três tipos de alterações podem ser importantes para os produtos de curto ou médio prazo de vida.[39,70] No entanto, os fabricantes devem dispor de meios para prever o ponto final da vida de prateleira sob um determinado conjunto de condições de armazenamento. Critérios com base na quantificação dos números de microrganismos patogênicos e deteriorativos e seus padrões de crescimento são capazes de definição relativamente clara. Critérios não microbiológicos são mais difíceis de definir, embora critérios baseados na composição química bem definida, como o teor de vitaminas, são desejáveis. Definir as características sensoriais desejadas é uma área especialmente problemática para muitas empresas, mesmo quando se lida com produtos frescos; definir as características sensoriais desejadas após o armazenamento é ainda mais difícil.

A perda ou a condição inaceitável não necessariamente significa perda de qualidade comestível. No entanto, indica que o produto passou do "prazo de validade" estabelecido por lei. Portanto, o problema é estabelecer um padrão de inaceitabilidade e como determinar ou predizer a perda que ocorre desde sua produção até seu consumo. O estabelecimento da vida de prateleira de um produto alimentício leva em consideração padrões culturais, nutricionais, ambientais e sanitários. Nesse conjunto de fatores, os que mais contribuem para a deterioração são: temperatura, umidade relativa, nível de oxigênio, luminosidade. A VDP ou prazo de validade de um produto alimentício é função da manutenção de seus atributos intrínsecos e das condições do ambiente a que é exposto. Uma forma de estimar esse período do tempo é modelando os atributos nas condições mais próximas as da realidade, para isso se utilizam procedimentos experimentais objetivos e subjetivos visando encontrar uma função matemática que correlacione os atributos com o tempo, e esses procedimentos podem levar muito tempo para encontrar a função que possa ajustar melhor a condição real. Uma tecnologia que atualmente é muito útil para esse objetivo são os testes acelerados para estimar a vida de prateleira (Accelerated Shelf Life Testing of Food Products – ASLT),[44,58] possibilitando diminuir o tempo e os custos e, principalmente, a garantia pelo crédito ou confiabilidade do produto que está sendo colocado no mercado.

Com base na VDP, os produtos alimentícios são classificados como produtos *perecíveis*, aqueles que têm vida de prateleira menor que 30 dias, produtos *semiperecíveis* são aqueles que apresentam vida de prateleira entre 30 e 180 dias e os de *longa vida de prateleira*, com mais de 180 dias. Entretanto, é necessário esclarecer que essa classificação está fundamentada nas condições em que o produto foi processado, acondicionado (embalado) e manipulado antes do consumo, assim, um produto enlatado poderia ser considerado de longa vida, mas pode deteriorar em menos de uma semana quando mantido a 400 °C ou 500 °C, ou ainda em alguns dias quando aberto e mantido a temperatura ambiente.

As características sensoriais do pescado se deterioram ao longo do armazenamento e, ainda, desde que permaneça seguro ao consumo, um alto grau de alteração é admissível, evidentemente, para os consumidores. As características sensoriais aceitáveis são, por conseguinte, frequentemente definidas pela política da empresa, mas mesmo assim é importante entender como são essas alterações no armazenamento e usar esses dados para ajudar a definir a vida de prateleira. Essa dificuldade pode ser vista na definição da vida de prateleira,[36] como "*o período entre a produção e a venda de produtos alimentares durante o qual o produto possui qualidade satisfatória*". O uso das palavras "*qualidade satisfatória*" é demasiado vago para ser de ajuda prática no estudo da vida de prateleira, especialmente em situações em que a segurança microbiológica não é um problema. A definição mais viável de vida de prateleira é "*o tempo durante o qual o produto alimentício possa: (i) permanecer seguro; (ii) ter a certeza de retenção das características sensoriais, químicas, físicas e microbiológicas desejadas; e (iii) cumprir qualquer declaração na rotulagem das informações nutricionais, quando armazenado nas condições recomendadas*".[6,39,52]

O objetivo deste capítulo é orientar sobre os princípios de uma metodologia que permita estimar a vida de prateleira dos produtos de pescado fundamentada, principalmente, em determinações qualitativas e quantitativas dos atributos da qualidade do produto alimentício.

Aspectos legais da vida de prateleira

Estima-se que mediante mecanismos legais seja possível padronizar, identificar e fiscalizar a qualidade dos produtos alimentícios e, principalmente, viabilizar sua disponibilidade ao consumidor de modo que possibilite a saúde e o bem-estar. Com base nesse princípio, o governo brasileiro promulgou e decretou a Lei n. 8.078, de 11/9/1990, do Código de Defesa do Consumidor. É uma lei de ordem pública que estabelece os direitos e obrigações dos consumidores e fornecedores e tem por objetivo evitar que os consumidores sofram prejuízos de qualquer natureza. É uma lei de ordem pública que não pode ser contrariada nem por acordo entre as partes.

O consumidor, pessoa física ou jurídica, que adquire ou utiliza produtos, bens ou serviços como destinatário final tem seu principal direito à vida, saúde, segurança, liberdade de escolha, direito à informação adequada e clara. A Lei estabelece a obrigatoriedade da "data de fabricação e validade" do produto em forma clara e *legível* e não permite a exposição e/ou a comercialização de produtos com data de validade vencida, rótulo ilegível ou rasurado. Outra norma que orienta consumidores de produtos alimentícios é o Decreto-Lei n. 986, de 21/10/1969, que estabelece as **normas básicas** para a produção de produtos alimentícios, e que define alimento como: "toda substância, mistura de substâncias, no estado sólido, líquido ou pastoso, ou quaisquer outras formas adequadas destinada a fornecer ao consumidor os elementos necessários que garantirão sua saúde, manutenção, desenvolvimento". A extinta Comissão Nacional de Padrões Alimentícios (CNNPA), que atualmente foi substituída pelo Grupo de Trabalho do Ministério da Saúde, orientou a elaboração do Código de Defesa do Consumidor, e é esse grupo o responsável pelas novas orientações; entretanto, as normas quanto aos padrões microbiológicos,[75,76] e aditivos alimentares[77] utilizados na indústria de alimentos, embalagens e sua interação com os componentes do alimento, são de responsabilidade da Agência Nacional de Vigilância Sanitária (ANVISA).

Definições

O IFST (Institue of Food Science and Technology)[35] define *vida de prateleira* ou *vida de anaquel* ou *prazo de validade* ou *shelflife* ou *shelf line of food products* como "o intervalo de tempo durante o qual o produto alimentício permanecerá seguro, apresentará características sensoriais, químicas, físicas e microbiológicas desejáveis e cumpra completamente com a declaração nutricional da rotulagem". Desta definição, depreende-se que o produto alimentício deva ser conservado em determinadas condições de temperatura, umidade relativa, luz, oxigênio, entre outros fatores, que promovam alterações mínimas e bem definidas, que mantenha os atributos característicos de qualidade e que possa ser aceito pelo consumidor. Assim, estima-se a vida de prateleira pela deterioração que pode sofrer durante o período que demora até ser consumido, enquanto a qualidade deve ser medida por avaliação sensorial, segurança nutricional, sanitária e econômica utilizando medidas indiretas por meio de métodos químicos, físicos, biológicos etc.

Define-se **qualidade** como o **valor** dado a um atributo ou conjunto de atributos ou propriedades intrínsecas do produto alimentício. Esses valores intrínsecos são função de parâmetros do seu ambiente e condicionamento passíveis de medida quantitativa ou qualitativa. Geralmente, para definir a vida de prateleira, utilizam-se como critérios de qualidade atributos sensoriais (principalmente qualitativos ou subjetivos), nutricionais, composicional (interação com os componentes das embalagens etc.), mais quantitativo que qualitativo. A legislação estabelece como parâmetro de maior importância sua condição sanitária (microbiológica), alteração na sua composição e a interação com a embalagem, assim, o uso de embalagens inadequadas poderá vir a prejudicar a qualidade do produto tornando-o inapropriado para o consumo.

A Figura 18.1 representa um diagrama da perda de qualidade de um determinado alimento, onde nas etapas B e C pode se estimar condições de estocagem adequadas quando comparadas com a B e D. As alterações da qualidade causadas pelas interações dos componentes da embalagem merecem atenção especial para atender normas específicas referentes a níveis residuais dos componentes da embalagem que migram para o alimento. Assim, a vida de prateleira de um produto alimentício deve ser estimada como um sistema modelo onde a confirmação da vida de prateleira deva ser efetuada finalmente.

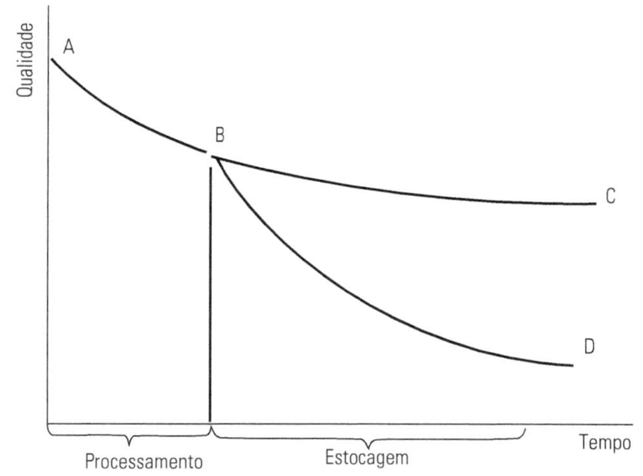

Figura 18.1 ▪ Diagrama perda da qualidade de produtos alimentícios em função do tempo.

Fatores que influenciam a vida de prateleira

Muitos fatores podem influenciar a vida de prateleira e são classificados[35] em: (A) **fatores intrínsecos** – são as propriedades do produto final e incluem: i) atividade de água (a_W) de água (disponível); ii) valor de pH e acidez total; tipo de ácido; iii) potencial redox (E_h); iv) oxigênio disponível; v) nutrientes; vi) microflora natural e contagem microbiológica; vii) bioquímica natural da formulação do produto (enzimas, reagentes químicos); e viii) uso de aditivos alimentares na formulação do produto (p. ex., sal). Os fatores intrínsecos são influenciados por variáveis como o tipo de matéria-prima (e sua qualidade) e a formulação do produto e sua estrutura.[39,67] (B) **fatores extrínsecos** – são aqueles encontrados no produto final através da cadeia alimentar. Eles incluem o seguinte:[39] i) perfil tempo-temperatura durante o processamento; ii) controle da temperatura durante o armazenamento e distribuição; iii) umidade relativa do ar (UR) durante o processamento, armazenamento e distribuição; iv) exposição à luz (UV e IV) durante o processamento, armazenamento e distribuição; v) contagem microbiana ambiental durante o processamento, armazenamento e distribuição; vi) composição da atmosfera dentro da embalagem; vii) após o tratamento térmico (isto é, reaquecimento ou cozimento antes do consumo); e viii) manipulação do consumidor.

Todos esses fatores podem operar em um modo interativo, e muitas vezes imprevisível, e a possibilidade de interações deve ser investigada. Um tipo particularmente útil de interação ocorre quando fatores como baixa temperatura, tratamento térmico brando, ação antioxidante e embalagem de atmosfera controlada operam em conjunto para limitar o crescimento microbiano, o chamado "efeito barreira ou tecnologia de obstáculos" (veja os detalhes no Capítulo 17). Essa maneira de combinar os fatores que, individualmente, são incapazes de impedir o crescimento microbiano, mas, em conjunto, proporcionam uma série de obstáculos permitindo que os fabricantes utilizem técnicas de processamento mais brandas que retêm mais propriedades sensoriais e nutricionais do produto.[39,64] A interação dos fatores intrínsecos e extrínsecos inibe ou estimula certo número de processos de prateleira e limite da vida útil. Esses processos podem ser convenientemente classificados como: i) microbiológicos; ii) químicos; iii) físicos; e iv) relacionados à temperatura.[39,52]

Alterações microbiológicas deteriorantes

A deterioração microbiológica é o principal problema para alimentos com elevada atividade de água e pH neutro, por exemplo. Desde que os microrganismos são ubíquos na natureza, podem crescer rapidamente nos ambientes mais severos e proliferam-se mais rapidamente em tecidos expostos, ou seja, se o produto sofreu algum tipo de dano físico, mecânico ou químico, que em tecidos intactos. A contaminação de microrganismos patógenos deve ser evitada empregando um bom sistema de identificação e controle de pontos críticos no processo (Hazard Analysis Critical Control Points – HACCP system).[65] Em alguns produtos, como os maturados na presença de microrganismos, deve-se tomar o cuidado necessário para controlar a contaminação com patógenos como a *Lysteria monocytogenes*; nesse caso, tanto o processamento quanto a estimativa da vida de prateleira devem levar em consideração este fator de risco. No caso de produtos fermentados onde o pH é menor que 4,5, o risco para crescimento de patógenos é baixo em razão de que muitas bactérias não se desenvolvem sob pH menor que 4,5, enquanto muitos mofos e leveduras sim, e podem causar deterioração. Produtos pasteurizados podem apresentar problemas de deterioração devido à presença de microrganismos resistentes (esporulados sobrevivem à pasteurização).

A deterioração por microrganismos pode ser detectada pela presença de *off flavors* associado com elevado número de microrganismos, normalmente na ordem de 10^6 UFC/g. Tem sido sugerido que 10^7 UFC/mL (para produtos lácteos) é o limite *threshold* para detecção de *off flavors* e sabor amargo em leite. O tempo necessário para atingir esse nível depende da contaminação inicial, temperatura do processo, tempo e condições de armazenagem. A temperatura de armazenamento é fator crítico tanto na *lag* como na de velocidade de crescimento dos microrganismos, processamento e pós-processamento.

O crescimento de um microrganismo específico, durante o armazenamento, depende de vários fatores, sendo os mais importantes: a carga microbiana inicial no início do armazenamento; as propriedades físico-químicas dos alimentos, como teor de umidade, pH, presença de conservantes; o método de tratamento utilizado na produção do alimento; e o ambiente externo do alimento, como a composição do gás circundante e a temperatura de armazenamento. Alguns dos principais fatores intrínsecos e extrínsecos que afetam o crescimento de alguns patógenos-chave e microrganismos deteriorantes estão apresentados na Tabela 18.1. É importante

TABELA 18.1 Condições mínimas para o crescimento de alguns microrganismos.

Tipo de microrganismo	pH mínimo para o crescimento	a_w mínima para o crescimento	Crescimento anaeróbico[a]	Temperatura (°C) mínima para o crescimento[b]
Patógenos				
Salmonella	4,0	0,94	Sim	7
Staphylococcus aureus	4,0 (4,5 para toxina)	0,83 (0,90 para toxina)	Sim	6 (10 para toxina)
Bacillus cereus (psicotrófico)	4,4	0,91	Sim	< 4
Clostridium botulinum				
Proteolítico A, B, F	4,6	0,93	Sim	10
Não proteolítico B, E, F	5,0	0,97	Sim	3,3
Listeria monocytogenes	4,3	0,92	Sim	0
Escherichia coli	4,4	0,95	Sim	7
Vibrio parahaemolyticus	4,8	0,94	Sim	5
Yersinia enterolítica	4,2	0,96	Sim	–2
Escherichia coli 0157	4,5	0,95	Sim	–6,5
Deteriorantes				
Pseudomonas	5,5	0,97	Não	< 0
Enterobacter aerogenes	4,4	0,94	Sim	2
Bactéria ácido-lática	3,8	0,94	Sim	4
Micrococcus	5,6	0,90	Não	4
Leveduras	1-5	0,80	Sim	–5
Mofos	< 2,0	0,60	Não	< 0

[a]Sobrevivência sem oxigênio, por exemplo, em embalagem a vácuo.
[b]Temperaturas mínimas de crescimento: para o crescimento em pH neutro típico; alta atividade de água; alimentos refrigerados.

notar que esta tabela relaciona apenas o limite de crescimento aproximado com os vários fatores agindo sozinhos. Interações entre esses fatores podem alterar consideravelmente esses limites.[39,52]

A extensão da deterioração por microrganismos varia com a temperatura, em geral microrganismos psicrotróficos predominam a T < 8 °C, enquanto os mesófilos predominam a T > 15 °C. Os princípios para seu controle são também os mais utilizados para o controle das reações enzimáticas como: i) diminuição de temperatura (inibe o crescimento); ii) aumento de temperatura (destruição térmica); iii) remoção da água livre; iv) ligação da água livre (ambas para diminuir ou prevenir o crescimento dos microrganismos); v) diminuição do pH pela adição de ácidos ou por fermentação (para deter ou inibir o crescimento de microrganismos); vi) controle de O_2 ou do CO_2 (controle aeróbio, anaeróbio); e vii) manipulação da composição do produto alimentício removendo nutrientes que sejam essenciais ao microrganismo, por exemplo, desengordurando-o. Essa prática pode mudar ou mesmo alterar a qualidade do produto ou torná-lo menos atraente ao consumidor, por essa razão, talvez seja necessário o processamento químico ou outras práticas para tentar restaurar seus atributos.

Os microrganismos patogênicos presentes nos produtos alimentícios classificam-se em: microrganismos intoxicantes (*Stafilococcus aureus*, *Clostridium botulinum*, *Clostridium perfringens*, *Aspergillus flavus* etc.) e microrganismos infecciosos (*Salmonella* sp., *Echerichia coli* etc.). Em muitos casos, o tratamento térmico a temperaturas de refrigeração (< 5 °C), com atividade de água ≤ 0,8 e com pH < 4,5 é condição suficiente para prevenir o crescimento e multiplicação de microrganismos patógenos. A estimativa da vida de prateleira não leva em consideração o fato da contaminação com patógenos, e é diretamente descartado o produto, ou seja, o cálculo da vida de prateleira não está fundamentado no crescimento de microrganismos patógenos, mas cabe ao produtor/manipulador tomar os cuidados de seu controle absoluto.

Alterações químicas deteriorantes

Com o decréscimo da a_w, a deterioração por microrganismos torna-se menos importante e outros fatores limitam a vida de prateleira do produto alimentício. A taxa de deterioração em função de um acréscimo de 100 °C na temperatura (valor de Q_{10}) é aproximadamente dois para muitas reações químicas, o que indica que a deterioração química é menos dependente da temperatura que a deterioração por microrganismos. O uso de parâmetros químicos para estimar a vida de prateleira de um produto alimentício pode ser divido em dois grupos: 1) mudanças químicas diretamente resultantes do armazenamento; e 2) mudanças provocadas por metabólitos de microrganismos. As alterações químicas como resultado da ação enzimática, reações oxidativas e escurecimento não enzimático podem levar à deterioração de um produto.[10] O desenvolvimento da rancidez é um fator importante em alimentos que contenham gordura, e pode ocorrer por diferentes mecanismos (reações lipolítica/hidrolíticas, reações oxidativas e reações de reversão do sabor). Os processos enzimáticos e as reações de oxidação limitam o período de vida de prateleira de produtos cárneos. As alterações também podem ocorrer por exposição à luz, incluindo a perda de cor, aparecimento do ranço e o desenvolvimento de aromas indesejáveis.[39,52]

Alterações físicas deteriorantes

Mudanças estruturais podem acontecer em razão das mudanças físicas no produto ou como resultado de ataque químico. As típicas mudanças físicas são o aumento na viscosidade de líquidos devido a ligações cruzadas ou as mínimas interações com os componentes estruturais. Essas mudanças podem ser benéficas (p. ex., produtos maturados) ou consideradas defeito (p. ex., concentrado proteico). As alterações físicas também podem ser causadas pelo mau uso dos alimentos durante a captura ou despesca, no processamento e na distribuição.[9] A migração de umidade é uma das principais causas de alterações físicas deteriorantes em alimentos. Isso é facilmente visualizado em produtos frescos com a perda de umidade (*drip loss*), e em produtos secos, que podem perder a crocância pela absorção de umidade. A queima pelo congelamento (*freezer burn*) também é uma consequência da migração de umidade da superfície de alimentos congelados. Outros fenômenos migratórios podem limitar o período de vida de prateleira, especialmente de alimentos compostos mais complexos, como a migração de gordura de um componente para outro. As alterações físicas nos materiais de embalagem, por vezes combinadas com reações químicas posteriores, também podem limitar a vida de prateleira sensorial. Como exemplo, alterações de permeabilidade com o tempo pode mudar o equilíbrio da atmosfera dentro da embalagem, dando origem a efeitos microbiológicos e químicos. Estas mudanças podem também permitir a migração de substâncias voláteis externas para o alimento, resultando no desenvolvimento de manchas. A migração de componentes químicos do material de embalagem também pode produzir manchas, e isso pode ser particularmente sério em produtos com uma longa vida de prateleira.[39,52]

Temperatura relacionada às alterações deteriorantes

A deterioração pode ocorrer em ambas as temperaturas (elevadas e baixas). A temperatura mínima de crescimento para uma gama de patógenos e microrganismos deteriorantes, descritos anteriormente, ilustra a importância do controle efetivo de temperatura na prevenção da contaminação microbiana. O aumento da temperatura, geralmente, aumenta a velocidade das reações químicas que podem resultar em deterioração. Nos alimentos que contêm gorduras, a gordura mais sólida se tornará líquida e pode agir como um solvente para reações em fase óleo. A desestabilização dos sistemas de emulsão também pode ocorrer sob condições de flutuação de temperatura ou agitação mecânica. As temperaturas flutuantes podem provocar a formação de cristais de gelo em produtos congelados.[39]

Deterioração de produtos de pescado fresco

A decomposição causada por microrganismos é a maior causa de deterioração de produtos de pescado fresco, e isso ocorre porque a superfície do pescado é altamente sensível à contaminação. Entre os fatores que afetam a manutenção da qualidade de produtos de pescado fresco estão: 1) meio ambiente da captura (estação do ano, localização, carga bacteriana da água etc.; 2) espécie do pescado; e 3) técnicas de manipulação (temperatura, sanitização). Esses fatores podem ser aplicados a outros produtos como ostras, lagostas, siri, mexilhões etc., embora esses produtos sejam vendidos vivos, onde a temperatura é o fator preponderante. Em geral, o pescado fresco é acondicionado e distribuído em gelo, sendo que a temperatura da superfície do pescado deve ser mantida a menos de 2 °C. Dados de vida de prateleira de pescado de origem marinha, como bacalhau, é de 14 dias quando estocado em gelo, e valores de Q_{10} entre quatro e dez indicam a importância de manter o pescado apropriadamente em gelo desde que pequenas mudanças de temperatura têm um efeito drástico na vida de prateleira, por exemplo, elevando a temperatura de 10 °C a vida de prateleira pode diminuir para menos de dois dias. Valores de Q_{10} para deterioração microbiológica são similares para os dados da avaliação sensorial; portanto, a segurança sanitária e temperatura menor que 7 °C podem assegurar a vida de prateleira de pescado fresco.[54,59] A deterioração por microrganismos psicrotróficos é mais acentuada que a perda de nutrientes em pescado fresco; assim, considerações sensoriais

TABELA 18.2 Vida de prateleira de alguns produtos perecíveis.[61]

Produto	Modelo de deterioração*	Fatores de meio ambiente críticos	Vida de prateleira	Informação adicional
Leite e produtos lácteos	Crescimento bacteriano, rancidez hidrolítica, flavor oxidado	Oxigênio, temperatura, umidade	7 a 14 dias em temperatura de refrigeração	Igual tempo se mantida a temperatura antes de consumo
Produtos de padaria	Envelhecimento, crescimento microbiano, perda de umidade, rancidez oxidativa	Oxigênio, temperatura, umidade	2 dias para pão, 7 dias para bolos	Igual tempo se mantida a temperatura antes do consumo
Carne fresca	Atividade bacteriana, oxidação	Oxigênio, temperatura, luz	3 a 4 dias em temperatura de refrigeração	Igual tempo se mantida a temperatura antes do consumo
Carne de frango	Deterioração microbiana	Oxigênio, temperatura, luz	2 a 7 dias em temperatura de refrigeração	Pode ser estocado em refrigeração ou em congelamento pelo consumidor
Pescado fresco	Deterioração microbiana	Temperatura	14 dias quando estocado em gelo	Recomendável indicar a data de captura

são fatores limitantes na vida de prateleira. Pescado fresco que tenha sido processado (filetado) deve ser mantido sob congelamento antes de acondicionado e rotulado, sendo recomendável que no estabelecimento da vida de prateleira (prazo ou data de validade) seja assinalada a data de captura, pois desde o momento da captura se inicia a deterioração do pescado, o que deve ser levado em consideração para essa data. A vida de prateleira varia em função do controle de temperatura, condições sanitárias, espécies de pescado, estação de captura, localidade da captura, carga bacteriana da água da captura, condições de manipulação e condições de distribuição. A data de validade deve ser complementada com a recomendação de que a temperatura de estocagem antes do consumo deve ser entre 2 °C e 4 °C. Tem sido verificado que *Pseudomonas* spp., *Shewanella* spp. e *Photobacterium* spp. encontram-se amplamente distribuídas na superfície e nas guelras do pescado mesmo em condições de refrigeração (*log* 10^6 UFC/g) produzindo grandes quantidades de compostos derivados do nitrogênio característicos do *off-flavor*, além da contaminação microbiana, a interação (por antagonismo ou por simbiose) com outros organismos ou componentes do pescado acentuam a deterioração; de fato a perda de nutrientes, como a perda da capacidade de ligação de ferro.[15] (Tabela 18.2).

Avaliação da vida de prateleira

Painéis sensoriais

A medição das mudanças na qualidade do alimento no armazenamento requer o uso de técnicas sensoriais. A escolha dos testes para avaliação da vida de prateleira depende do propósito da avaliação e como as alterações sensoriais durante o armazenamento são interpretadas em termos de vida de prateleira.[39] Estas são, geralmente, medições quantitativas de qualidade por painéis treinados, mas também podem envolver as avaliações de preferência utilizando consumidores não treinados. As técnicas sensoriais, embora poderosas e com alta validade, são custosas e demoradas, especialmente para as medidas repetidas necessárias para avaliação de vida de prateleira. Existem dificuldades consideráveis para garantir a alta qualidade dos dados sensoriais durante longos períodos de testes e métodos instrumentais podem ser um apoio importante, desde que as suas limitações sejam reconhecidas.[39] A variabilidade dos dados sensoriais pode ser reduzida substancialmente se um padrão de referência possa ser disponibilizado em cada etapa da avaliação. A menos que um painel treinado seja viável, a memória da qualidade sensorial não é confiável para a maioria dos testes de vida de prateleira, especialmente para períodos de médio/longo prazo de armazenamento, onde as amostras de referência devem ser fornecidas para todos os testes.[39,72] Qualquer teste sensorial para alimentos deve ser realizado no âmbito de uma política ética definida para a utilização de seres humanos. Isso é particularmente importante no caso de testes de armazenamento, especialmente quando o protocolo de teste leva o produto próximo ou mesmo após a sua vida de prateleira. Em particular, é essencial para avaliar qualquer perigo microbiológico que podem estar associados com os testes, especialmente perto do final do período da vida de prateleira e nas condições aceleradas de armazenamento (elevada temperatura).[39] A análise microbiológica deve ser realizada antes do teste sensorial caso existam dúvidas quanto à segurança, e se houver qualquer dúvida residual, a análise sensorial deve ser restrita a avaliação da aparência e odor.[39]

Métodos instrumentais

As análises sensoriais de mudanças da qualidade durante o armazenamento são uma medida essencial da avaliação da qualidade naquele momento, porém são caros e demorados para executar. Eles também sofrem com alta variabilidade quando realizados durante longos períodos de tempo, necessitando de calibração regular do painel. Caso os métodos instrumentais válidos estejam disponíveis, eles podem ser de grande valor aos dados sensoriais.[39,41,42] Muitas tentativas foram feitas para a utilização de técnicas instrumentais para medir fatores de qualidade sensorial, mas só podem ser vistas como confiáveis ou um complemento importante aos métodos sensoriais, caso a medida tenha sido validada contra avaliações sensoriais, e desde que as suas limitações sejam reconhecidas. Poderosos instrumentos para medir as propriedades físicas, como analisadores de textura computadorizada e reômetros, e para análise das propriedades de sabor, como os detectores de voláteis erroneamente chamados "narizes eletrônicos" têm valor apenas quando os parâmetros medidos podem ser correlacionados com as características sensoriais.[39]

A avaliação *on-line* de variáveis relevantes para a vida de prateleira é de importância crescente para a indústria de alimentos. Um esboço de algumas dessas variáveis, sua relação com aspectos-chaves da vida de prateleira e os tipos de instrumentos disponíveis para medir essas variáveis é apresentada na Tabela 18.3. Um exemplo da maneira como a instrumentação pode ajudar na medição e controle de vida de prateleira é a medição da atividade de água, que já foi identificada como um fator intrínseco na determinação da vida de prateleira. Uma função muito importante da água é no apoio à maneira como as enzimas interagem dentro das células. Uma redução na atividade de água, portanto, afeta a reprodução, atividade metabólica, resistência e sobrevivência dos microrganismos nos alimentos. Medir e controlar a atividade de água fornece um meio de monitoramento e controle de bactérias patogênicas e deteriorantes, utilizando, por exemplo, medidores de condutividade e umidade ou higrômetros. Essa instrumentação tem sido utilizada, por exemplo, em câmaras frias controladas por computador, que controlam a maturação de salsichas durante o processo de cura.[39,63]

Uma abordagem mais centrada é fornecida pelo chamado conceito "indicador". Esse conceito depende da identificação da propriedade química ou física que está intimamente ligada ao processo de deterioração e, então, projetar um sensor capaz de medir alguns aspectos destas propriedades e, assim, sinalizar o porcentual de deterioração do produto. Isso pode ser feito, por exemplo, com biossensores, ou seja, dispositivos que incorporam um material biologicamente ativo que reage com produtos químicos-alvo relacionados com a propriedade que está sendo medida. A gama de aplicações desses dispositivos (indicadores) inclui biossensores utilizados para medir o frescor da carne usando os níveis de concentração de glicose, e as sondas de ressonância mecânica para óleo de fritura que mede o aumento da viscosidade do óleo, que acompanha o processo de oxidação e polimerização. Uma série de marcadores químicos como os biossensores e outros tipos de sensores que podem medir ou monitorar ou analisar a deterioração da vida de prateleira é mostrada na Tabela 18.3.[39]

Análises físicas

A medida mais comumente utilizada em testes físicos avalia mudanças na textura dos produtos. Essas alterações podem ser o resultado de reações químicas que ocorrem no produto, como aquelas causadas pela interação de ingredientes, ou por influências ambientais, como a migração de umidade pela embalagem. Métodos de medição de textura têm de ser cuidadosamente escolhidos para que os resultados se correlacionem bem com as mudanças estruturais, como percebidas pelo uso de painéis sensoriais.[39]

Análises químicas

As análises químicas desempenham um papel vital nos testes de vida de prateleira, como podem ser utilizados para medir os pontos finais das reações químicas que ocorrem nos alimentos durante o armazenamento, ou para confirmar os resultados obtidos pelos painéis sensoriais. Para um determinado produto, muitas reações químicas diferentes ocorrem simultaneamente durante o armazenamento. No entanto, apenas as reações-chave que influenciam as mudanças na qualidade do produto deve ser medidas durante o teste de vida de prateleira. Alguns testes químicos que determinam as variações em uma característica específica de qualidade podem ser aplicados a diferentes tipos de produtos. Um exemplo disso é a medição do índice de peróxido e o teor de ácidos graxos livres como marcadores para o nível de rancidez dos produtos. Especial atenção à metodologia é necessária para assegurar que os mesmos sejam precisos, e como qualquer outro teste, quanto maior a precisão da medição mais precisa será a estimativa de vida de prateleira.[39]

Análises microbiológicas

Dependendo do produto, processo e condições de armazenamento, a vida de prateleira microbiológica pode ser determinada tanto pelo crescimento de microrganismos deteriorantes (o que leva à deterioração de um produto alimentar) como patogênicos (que afetam a segurança do produto). Os métodos tradicionais para a determinação da vida de prateleira incluem o armazenamento do produto em diferentes temperaturas e determinam a deterioração por avaliação sensorial ou contagem microbiana. Isso envolve a flora bacteriana natural do produto, que pode variar entre os lotes/amostras. Para os produtos onde a vida de prateleira pode ser definida pelo crescimento de microrganismos patogênicos (p. ex., *Listeria monocytogenes*, *Clostridium botulinum*, *Staphylococcus aureus* e *Bacillus cereus*), este pode envolver o desafio de testar o produto com o microrganismo antes do armazenamento e efetuar a análise microbiológica

TABELA 18.3 Variáveis selecionadas de análise e os tipos instrumentais.[41]

Variáveis	Estabilidade e segurança do alimento				Qualidade do alimento				Tipo de instrumento
	Aspectos microbiológicos	Aspectos químicos	Aspectos físicos	Aspectos nutricionais	Aparência	Textura/ consistência	Aroma	Sabor	
Cor					X				Ultravioleta, visível, próximo ao infravermelho
Classificação pela cor	X	X	X	X	X	X	X	X	Detector de luz; imagem óptica
Temperatura	X	X	X						Termopares, termômetros de resistência
Tempo-temperatura integrada	X	X	X	X	X	X	X	X	Detector próximo ao infravermelho; sonda de fibra óptica com ponta fluorescente
Granulometria, gota ou bolha			X		X	X			Detector de ondas de radio; ultrassom
Relação sólido/ líquido e tamanho do cristal			X		X	X			Ressonância magnética nuclear (RMN); ultrassom
Densidade da massa			X		X	X			Ressonância mecânica; ultrassom
Reologia			X		X	X			Viscosímetros capilares; viscosímetros rotativos; reômetros
Textura						X			Dispositivos de punção/penetração; cisalhamento e dispositivos de corte, dispositivos de compressão; dispositivos de fluxo e mistura; tenderômetro, reômetro
Atividade de água/ conteúdo/qualidade	X	X	X	X	X	X	X	X	Detector próximo ao infravermelho; micro-ondas; condutividade elétrica
Química proximal: gordura, proteína, carboidratos, cinzas				X	X	X	X	X	Detector próximo ao infravermelho; micro-ondas
pH	X	X					X	X	Dispositivos eletrométricos; biossensores; imunossensores
Acidez				X			X	X	Biossensores; imunossensores
Sódio, potássio, cálcio				X				X	Detector de ondas de rádio
Umidade	X		X		X	X			

em intervalos. Para alguns processos, como a fermentação e tratamentos térmicos, a eliminação de microrganismos particulares é necessária e pode ser adequado para avaliá-lo por meio de estudos de alimentos inoculados.[10] A atividade de água, temperatura de armazenamento, o tempo e o pH podem ser usados para prever, em grande extensão, quais os microrganismos podem crescer no produto.[39]

Princípios básicos para predizer a perda da qualidade de produtos alimentícios

A perda da qualidade de um produto alimentício pode ser representada pela seguinte equação:

$$\frac{dA}{dt} = k \cdot A^n \qquad \text{Eq. 1}$$

Onde:

A = fator de qualidade passível de medição.

t = tempo.

k = constante a qual depende da temperatura e da atividade de água do produto.

n = fator exponencial denominando a ordem da reação que define se a velocidade da reação de deterioração é ou não dependente de A.

$\frac{dA}{dt}$ = taxa de mudança de A com relação ao tempo; valor negativo indica deterioração do produto, se positivo indica a liberação ou a produção de produtos ou componentes indesejáveis.

A vida de prateleira geralmente não é determinada como a taxa de mudança ou a quantidade de A em função do tempo, assim, para obter a taxa de deterioração, é necessário trabalhar os dados experimentais em dados cinéticos por meio de gráficos.

Função de ordem zero: perda constante da vida de prateleira. Com base na Equação 1, pode-se assumir que n = 0 caracterizando uma reação de ordem ZERO, o que implica que haverá uma perda constante da vida de prateleira em função da temperatura e da a_w, como representada na Equação 2:

$$-\frac{dA}{dt} = k \qquad \text{Eq. 2}$$

Essa expressão permite estabelecer qual a porcentagem diária de perda da vida de prateleira a uma dada temperatura. Matematicamente, a Equação 2 pode ser integrada entre dois limites de tempo:

$$-\int_{A_D}^{At} dA = \int_0^t k \ dt \qquad \text{Eq. 3}$$

Onde: $A = A_0 - kt$; ou $A_t = A_0 - kt$; sendo A = quantidade inicial do fator de qualidade; A = quantidade depois de um tempo t; A_t = valor de A no final da vida de prateleira (pode ser zero ou qualquer valor estabelecido); t_t = vida de prateleira em dias, semanas, meses ou anos.

Muitas vezes, o parâmetro A é difícil de determinar quantitativamente; nesses casos, é determinado mediante avaliação sensorial. Assume-se que A_0 corresponde a 100% da qualidade do produto, enquanto A_t é a qualidade inaceitável; assim, a taxa de deterioração será constante:

$$k = \frac{100\%}{t} = \text{perda diária(\%), constante}$$

Tecnicamente, o maior problema para verificar a vida de prateleira é testar a veracidade que n = 0 (reações de ordem zero). Com base nesse modelo, alguns tipos de reações que acontecem nos produtos alimentícios que são da ordem ZERO. São eles: i) degradação enzimática; ii) escurecimento não enzimático; e iii) oxidação de lipídios. Assim, pode-se predizer a vida de prateleira de um alimento a uma dada temperatura se a quantidade de perda for conhecida. Por exemplo, se em 100 dias houve 50% de perda da qualidade, terá uma taxa de deterioração de:

$$k = \frac{A_0 - A}{t} = \frac{100 - 50}{100} 0{,}50\% \text{ por dia}$$

Pode-se estimar que em 40 dias terá retido 80% da qualidade inicial ou 20% de perda. Uma taxa constante representa uma função linear de deterioração ($k = -\frac{dA}{dt}$, ou $dA = -kdt$). O principal problema é definir o parâmetro A, e quanto de A é considerado o limite aceitável para o consumidor? Deve-se lembrar que a vida de prateleira não é uma função do tempo, mas é uma função das condições do ambiente e da quantidade de mudança da qualidade que pode ser seguida.

Função de primeira ordem: perda variável da vida de prateleira. Geralmente, o valor do fator exponencial "n" pode variar entre 0 e 2, incluindo valores fracionários. Muitos produtos alimentícios não seguem um padrão de ordem zero, mas um padrão de primeira ordem onde "n = 1", ou seja, trata-se de uma taxa de perda exponencial do parâmetro "A". A equação matemática que descreve este comportamento é:

$$-\frac{dA}{dt} = kA^1 \qquad \text{Eq. 4}$$

Onde a taxa de deterioração de A é diretamente dependente da quantidade de "A"; integrando a Equação 4:

$$\int_{A_0}^{A} \frac{dA}{A} = -\int_0^t kdt; \text{Ln}\frac{A}{A_0} = -kt; \text{Ln}\frac{A_E}{A_0} = -kt_s$$

Onde:

A = quantidade remanescente do atributo A.

A_E = quantidade de A no final da vida de prateleira (t_t diferente de zero).

k = constante de velocidade de deterioração em unidade da recíproca do tempo (s^{-1}).

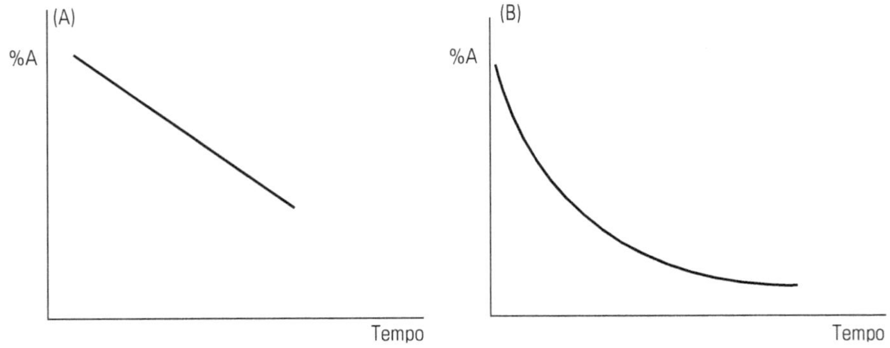

Figura 18.2 ■ Perda de qualidade em função do tempo: (A) perda constante da VdP em ordem zero; e (B) perda variável da VdP em primeira ordem.

Assim, segundo uma variação de ordem zero com uma taxa de 0,5%/dia em 40 dias permanece 80% de A (perde-se 20%), entretanto, para primeira ordem (Figura 18.2) após 40 dias perde-se 24% (permanece 76% de A), verifica-se que enquanto a de ordem zero pode chegar a uma perda total de "A", com a primeira ordem tem-se uma assíntota (nunca se atinge zero), o que justifica conhecer a ordem da deterioração de A. As reações características de primeira ordem são: rancidez, crescimento e morte microbiana em pescado e em carnes em geral, produção de *off-flavors* causados pelo exsudado no pescado ou pela mucosidade gerada na estocagem do pescado e carnes em geral, perda de vitaminas, perda da qualidade proteica.

A função empírica de representar a função de primeira ordem é uma função semilogarítmica com a pendente (k) ou coeficiente angular dada pela Equação 5:

$$k = \frac{0,693}{t_{0,5}} \qquad \text{Eq. 5}$$

Onde $t_{0,5}$ é tempo 50% ou tempo de vida média.

O crescimento e a morte dos microrganismos seguem a cinética de primeira ordem, de modo que pode ser calculada pela Equação 6, escrita como:

$$-\frac{dN}{dt} = -k_D N;\ \text{após integração}\ \mathrm{Ln}\frac{N}{N_0} = -k_D t \qquad \text{Eq. 6}$$

Onde: N_0 = carga microbiana inicial; N = carga microbiana no tempo t; k_D = constante de morte microbiana, unidades de recíproca do tempo (s^{-1}). Um termo muito utilizado para calcular o tempo de morte microbiana é o valor "D", que é o tempo necessário para a diminuição microbiana em um ciclo logarítmico.

$$D = \frac{2,3}{k_D} = t_D \qquad \text{Eq. 7}$$

A mesma equação para morte microbiana se usa para o crescimento microbiano,

$$\frac{dN}{dt} = k_G N \qquad \text{Eq. 8}$$

Onde: k_G = constante da taxa de crescimento.

$$k_G = \frac{\mathrm{Ln}2}{G} = \frac{0,693}{G} = \frac{2,3}{D_G}; G = \text{tempo},$$

Onde:

G = tempo para duplicar a carga microbiana; D_G = tempo para incrementar um ciclo de crescimento. Geralmente G é determinado na fase *lag* do crescimento, assim:

$$G = \frac{0,693 D_G}{2,3} \qquad \text{Eq. 9}$$

Existem outras ordens de reação diferentes de zero e de primeira ordem, por exemplo, a oxidação de lipídios pode ser dimensionada como uma reação de ordem fracionada (n = 0,5), porém a adição de antioxidantes muda a ordem da reação para n = 1. Equações similares têm sido utilizadas para estabelecer modelos preditivos da VDP do pescado com base no crescimento de *Pseudomonas* spp. (Tabela 18.4).[40]

Influência da temperatura na vida de prateleira

O efeito da temperatura sobre as transformações nos alimentos é um dos fatores mais importantes que afetam a qualidade. O efeito da temperatura sobre a velocidade de reação da deterioração de alimentos é muito importante na sua comercialização, pois permite: (i) por meio de testes acelerados de vida de prateleira, pode-se colocar no mercado novos produtos em tempo menor de ensaios; (ii) colocar produtos em lugares onde as temperaturas sejam significativamente diferentes daquela em que foram produzidos; (iii) estabelecer uma política de rotatividade de produtos em função das estações climáticas; (iv) estabelecer "estoques-pulmão" de produtos em temperaturas controladas para sua comercialização em datas adequadas.

TABELA 18.4 Tempo para alcançar a mudança da qualidade a diferente taxa de deterioração.[43]

% de mudança	Tempo para ordem zero (dias)	Tempo para primeira ordem (dias)
Com 20% de mudança em 100 dias como final da VDP		
5	25	23
10	50	47
15	75	73
20	100	100
Com 30% de mudança em 100 dias como final da VDP		
5	17	14
10	33	30
15	50	46
20	67	63
25	83	81
30	100	100
Com 50% de mudança em 100 dias como final da VDP		
10	20	15
20	40	32
30	60	52
40	80	74
50	100	100

Geralmente, a velocidade de uma reação química em função da temperatura pode ser estudada com a Equação de Arrhenius:

$$k = k_0 e^{-\frac{E_a}{RT}} \qquad \ln\ k = \ln k_0 - \frac{E_a}{RT} \qquad \text{Eq. 10}$$

Onde:

k_0 = constante pré-exponencial;

R = constante geral dos gases (1,986 cal (mol.°K)$^{-1}$; 8,314 joule (mol.°K)$^{-1}$;

T = temperatura absoluta °K (°K = °C + 273);

E_a = energia de ativação (cal/mol).

Essa equação é uma relação empírica que foi idealizada por Van Hofft (1887) e desenvolvida por Svante Arrhenius do modelo de:

$$A + B \frac{k_2}{k_{-2}} C = D \quad k_e = \frac{k_2}{k_{-2}} = \text{constante equilíbrio} \qquad \text{Eq. 11}$$

A Equação de Arrhenius permite predizer que a velocidade de uma reação aumenta com o aumento da temperatura. A Figura 18.3 ilustra as reações B e C que apresentam a mesma taxa de mudança ou velocidade (igual coeficiente angular ou pendente) e esta é maior que a velocidade da reação A, e que a partir de um ponto T_c essa taxa se inverte, onde T_c representa a temperatura comum para as reações A e B. No entanto, quando se compara B com A, ambas apresentam energias de ativação diferentes, existindo entre elas um ponto em comum onde as velocidades de reação são iguais, enquanto a temperaturas menores a velocidade da reação é maior que a B, e a temperaturas maiores a velocidade de B é mais importante que A, existindo uma inversão antes e após o ponto em comum.

A análise gráfica possibilita identificar se um produto alimentício pode apresentar duas formas de deterioração da sua qualidade (dois atributos podem perder sua qualidade em função da temperatura), ou ainda pode-se estimar erroneamente a vida de prateleira de um produto. Por exemplo, pode-se estimar a vida de prateleira de um produto que tenha o padrão da reação B a uma dada temperatura que se deteriora mais rapidamente que um produto com padrão A. No entanto, caso se conheça a energia de ativação da reação B seria possível estimar a melhor temperatura para sua estocagem de modo a diminuir a taxa de deterioração e, assim, prolongar a vida de prateleira. Porém, na mesma temperatura, a velocidade de deterioração da reação A pode ser maior e, assim, diminuir sua vida de prateleira. Embora a constante de velocidade de uma reação seja muito importante para predizer a vida de prateleira, ainda não se tem dados suficientes que permitam seu uso em grande escala. Assim, a vida de prateleira é estimada principalmente pelo efeito da temperatura, para isso é necessário que: i) possa ser medida a perda da qualidade (em forma qualitativa e em forma quantitativa); ii) ter orientação de uma legislação clara que permita definir o valor do ponto final para a inaceitabilidade do produto; iii) ter definição do tempo para atingir o valor crítico; e iv) determinar experimentalmente uma função que

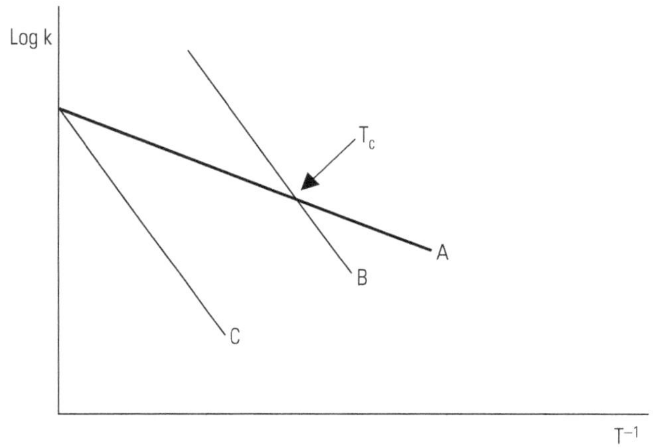

Figura 18.3 ▪ Velocidade da reação em função da temperatura.

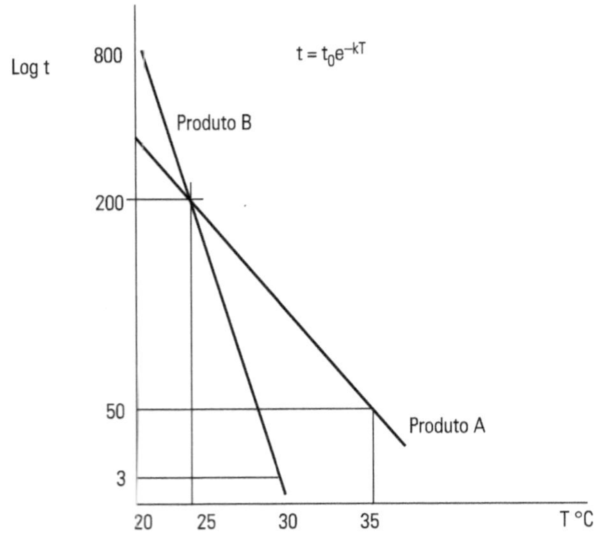

Figura 18.4 ▪ Efeito da temperatura na vida de prateleira.

permita predizer a perda da qualidade em, no mínimo, duas temperaturas diferentes. Na Figura 18.4, pode-se calcular a vida de prateleira para ambos os produtos:

$$\text{Produto A } Q_{10} = \frac{\text{tempo a } 25\ °C}{\text{tempo a } 35\ °C} = \frac{200}{50} = 4$$

$$\text{Produto B } Q_{10} = \frac{\text{tempo a } 20\ °C}{\text{tempo a } 30\ °C} = \frac{800}{3} = 266$$

Assim, o produto B é mais sensível que o produto A para um acréscimo da temperatura.

A temperatura e a umidade são os fatores mais importantes que afetam a vida de prateleira de alimentos e que afetam diretamente a velocidade de todas as reações deteriorativas, com base nesse conhecimento pode-se diagramar experimentos acelerados para a estimativa da vida de prateleira, porém é necessário verificar se a faixa de temperatura a ser utilizada não ocasiona efeitos deletérios em razão de uma reação que não era importante em uma determinada temperatura, mas pode ser preponderante em uma temperatura mais elevada. Por isso, é recomendável realizar os testes a temperaturas mais próximas da realidade. A Figura 18.4 ilustra que no estudo feito da temperatura na VDP é necessário realizar testes em, no mínimo, duas temperaturas diferentes para ter um valor de Q_{10}. Teoricamente, para construir o gráfico é necessário: (i) medir a perda de um parâmetro da qualidade; (ii) estabelecer um valor de ponto final (valor crítico) em que o produto se torna inaceitável pelo consumidor; (iii) estabelecer diferentes tempos da medida do parâmetro até atingir o ponto final (valor crítico); e (iv) realizar experimentos para medir o parâmetro da qualidade a diferentes temperaturas até atingir o valor crítico (Tabela 18.5).

Parece claro que a pendente (coeficiente angular, dias/°C) da função relaciona-se com a sensibilidade, assim, um produto (ou uma reação) com uma função com maior

TABELA 18.5 Vida de prateleira em semanas, em função do coeficiente Q_{10} e da temperatura.[61]

Temperatura (°C)	Valores de Q_{10}				
	2	2,5	3	4	5
50	2	2	2	2	2
40	4	5	6	8	10
30	8	12,5	18	32	50
20	16	31,3	54	128	250

pendente será mais sensível à temperatura. Uma medida dessa sensibilidade é o coeficiente Q_{10} definido por:

$$Q_{10} = \frac{(\text{Velocidade da perda da qualidade na temperatura } (T + 10°C)}{(\text{Velocidade da perda da qualidade na temperatura } T\ °C}$$

Eq. 12

O coeficiente Q_{10} pode se relacionar com a vida de prateleira pela seguinte equação:

$$Q_{10} = \frac{\text{Vida–de–prateleira a } T\ °C}{\text{Vida–de–prateleira a } (T + 10\ °C)} \qquad \text{Eq. 13}$$

O valor do coeficiente Q_{10} assume que a velocidade é inversamente proporcional à vida de prateleira. A energia de ativação e o coeficiente Q_{10} estão relacionados pela seguinte equação:

$$\log_{10} = \frac{2{,}19\ E_A}{(T)(T + 10)} \qquad \text{Eq. 14}$$

Testes acelerados de vida de prateleira

Os fabricantes de alimentos estão sob crescente pressão para introduzir novos produtos atraentes em lojas de varejo com um mínimo de atraso, e a legislação em muitos países exige a rotulagem para comercialização ou para o uso. Embora isso seja viável para produtos de curta vida de prateleira, a introdução de produtos com longa vida de prateleira exige o conhecimento das características do armazenamento sobre o período de vida de prateleira pretendido, e pode introduzir atrasos inaceitáveis. Consequentemente, os testes acelerados de vida de prateleira são, muitas vezes, necessários a fim de contornar esse problema. Esses procedimentos só podem ser utilizados se houver conhecimento das características do alimento, da embalagem, do processo tecnológico empregado e a relação validada entre as características de armazenamento sob uma condição de armazenamento ambiente e as características de armazenamento sob uma condição acelerada.[39,44,52]

O uso de cinética química, o estudo das taxas e dos mecanismos pelos quais uma espécie química converte para outra, e a relação de Arrhenius, que descreve a influência da temperatura sobre as constantes de velocidade de reação, têm sido utilizadas nos modelos de alterações de qualidade dos alimentos.[9,67] A premissa básica de um teste acelerado é que, alterando a condição de armazenamento, o processo químico ou físico que leva a deterioração é acelerado, e que a relação entre a vida de prateleira desejada e as condições ambientais possam ser definidas. A chave para essa premissa é a suposição de que os processos deteriorantes que limitam o prazo de validade permanecem os mesmos nas duas condições. Se não for esse o caso, e outro processo deteriorante domina nesta condição de abuso, então uma relação válida não é atingível. É também muitas vezes (erroneamente) assumido que a deterioração acelerada pode ser conseguida por meio do aumento da temperatura de armazenamento, utilizando um modelo de Arrhenius.[44,51,53] Esse modelo só é adequado para sistemas químicos simples, porém, muitas vezes, podem falhar para alimentos complexos, onde um aumento da temperatura diminui a taxa de reações. Alguns dos processos que podem ocorrer em temperaturas elevadas e que alteram os processos deteriorantes são os seguintes:[39,44,53] mudanças de fase a partir da fusão das gorduras, e as alterações nas propriedades do solvente; cristalização de carboidratos amorfos; mudança na taxa relativa de reações químicas com diferentes energias de ativação; aumento da atividade de água; desnaturação de proteínas; diminuição da solubilidade dos gases.

Método preditivo (modelos microbiológicos preditivos)

A indústria de alimentos tem tido há muito tempo interesse em maneiras de prever taxas de alterações deteriorantes resultantes de diferentes combinações de modelos preditivos, fatores intrínsecos e *softwares*, particularmente sobre o comportamento microbiológico, e tem se tornado uma importante área de pesquisa. Apesar do termo *microbiologia preditiva* ser relativamente novo, o conceito matemático descrevendo respostas microbiológicas para o meio ambiente não é. Por mais de 85 anos, a produção segura de alimentos enlatados foi baseada em modelos de destruição térmica de *Clostridium botulinum*.[20] Nos últimos anos, com a capacidade de aumentar e a ampla disponibilidade de computadores e novos *softwares*, a microbiologia preditiva tornou-se uma área abundante para pesquisa e desenvolvimento de *softwares* e aplicativos. Modelos multifuncionais, que permitem a quantificação das interações entre dois ou mais fatores e a interpolação de combinações de fatores não explicitamente testados, podem agora ser facilmente utilizados por microbiologistas de alimentos no estudo de vida de prateleira.[9]

Tais modelos procuram relações estatísticas e matemáticas entre três conjuntos de variáveis: 1) *os fatores intrínsecos* – características do próprio alimento, por exemplo, pH, atividade de água (a_W), potencial de redução de oxidação (E_h), conservantes; 2) *os fatores extrínsecos* – características do ambiente em que o alimento é armazenado, por exemplo, gases da atmosfera, temperatura, umidade; e 3) *fatores implícitos* – as características do próprio microrganismo e como ele se comporta na presença de combinações de fatores intrínsecos e extrínsecos.[9,39] Esses modelos devem ser baseados em bons dados experimentais que mapeiam as taxas de variação dentro de determinadas combinações de fatores. Os dados desses experimentos de vida de prateleira são analisados por padrões estatísticos e relações matemáticas para que o modelo possa ser construído. Para os modelos cinéticos, por exemplo, isso envolve a construção de curvas de crescimento ou morte para os dados, seguido pelo uso de uma equação para definir como os fatores que controlam afetam a cinética. O modelo então precisa ser validado para determinar o quão bom descreve os dados originais.[39]

Sistemas computacionais disponíveis

Além dos inúmeros modelos de microbiologia preditiva que tenham sido publicados, diversos sistemas computacionais (*softwares*) que incorporam modelos microbiológicos foram produzidos, alguns dos quais são comercialmente ou livremente disponíveis: Food MicroMode;[9] Pathogen Modelin Program;[13] Pseudomonas Predictor;[55] Seafood Spoilage Predictor;[16,17] Decision Support System;[73] ERH CALC™;[38] ChefCad;[55,56] MIRINZ;[3] Quantitative Risk Assessment – QRA;[14] entre outros.

Aplicações dos modelos preditivos em pescado

Modelos são ferramentas valiosas para fazer previsões, mas não negam completamente à necessidade de ensaios microbiológicos, nem a substituição do julgamento de um microbiologista treinado e experiente. Modelos preditivos têm o potencial para aplicações com um intervalo de segurança e deterioração, incluindo a determinação da vida de prateleira, avaliação da distribuição e condição de armazenamento, formulação e reformulação de produtos, projetos de processos, Análise de Perigos e Pontos Críticos de Controle (APPCC) e avaliação de riscos.[14,18,25,50,56,65,71] Devido à grande disponibilidade de sistemas de *softwares* de microbiologia preditiva e o aumento de interesse e conhecimento da microbiologia preditiva na indústria de alimentos, os modelos preditivos estão sendo aplicados em situações práticas. A seguir, exemplificaremos o uso da microbiologia preditiva para avaliação de vida de prateleira em pescado, que dá uma indicação da variedade de aplicativos que existem.[10]

A modelagem cinética foi encontrada para ser suscetível para a avaliação e previsão de deterioração microbiológica em peixes. Dalgaard[16] tentou avaliar a possibilidade de prever a vida de prateleira do bacalhau embalado, do crescimento e da atividade de específicos microrganismos deteriorantes em modelos de substratos. Diferentes modelos de crescimento para a estimativa de parâmetros cinéticos foram comparadas, e os efeitos do CO_2 sobre as taxas máximas específicas de crescimento de *Pseudomonas phosphoreum* e *Serratia putrefaciens* foram quantificados e modelados. As vidas de prateleiras encontradas confirmaram que *Pseudomonas phosphoreum* foi o microrganismo responsável pela deterioração de bacalhau embalado. Os modelos das previsões mostraram claramente que microrganismo sensível ao CO_2, como a *Serratia putrefaciens*, não poderia ser responsável pela deterioração do produto com curta vida de prateleira, como as encontradas em produtos de peixe fresco.[10]

Há um risco de botulismo tipo E associado aos produtos comerciais de pescado embalados a vácuo. Com a variedade da embalagem a vácuo e os novos tipos de produtos da pesca levemente processados, a vida de prateleira longa se expandiu rapidamente. É para o benefício da indústria, de inspetores oficiais e os consumidores que o desenvolvimento de modelos matemáticos de crescimento microbiológico possa ser usado para prever como as alterações nas formulações e condições de armazenamento podem afetar o crescimento microbiano. Os *softwares* Food Micro Model e Pathogen Modeling Program foram avaliados por sua capacidade de determinar a segurança de diferentes tipos de produtos de pescado embalados a vácuo com relação ao *Clostridium botulinum* tipo E.[10,34] As previsões dos modelos tornaram-se mais precisas quando todos os fatores controláveis estavam próximos ao ponto central de suas escalas gerais. Como qualquer um dos fatores pode mover-se através de seus limites, existe uma maior variação nas previsões. Os desvios das previsões não implicam necessariamente que os modelos estão com defeito, mas é mais provável que o conhecimento de algumas informações do alimento esteja incompleto, ou que outros fatores utilizados no modelo podem ter um efeito sobre o comportamento microbiano, ou ainda o alimento esteja fora do domínio da validade do modelo.[5,10] Um modelo para a previsão da fase *lag* do *Clostridium botulinum* em peixe cru tem sido usado para prever a vida de prateleira segura de produtos do tipo *sous vide*.[4] Estudos de embalagens inoculadas usando uma variedade de diferentes produtos alimentares, além de peixes, foram incluídos e, em geral, o modelo foi escolhido para ser um guia preciso para servir de base para uma vida de prateleira refrigerada e segura, destacando-se a importância de alcançar temperaturas de armazenamento de 4 °C ou menos.[10]

O projeto de experimentos de vida de prateleira

Deve-se ter presente que, na vida de prateleira dos alimentos, os efeitos deletérios são sempre aditivos, o que significa que qualquer prática inadequada no processo, na distribuição, na comercialização e no consumo, a perda da qualidade é irreversível. Assim, antes de iniciar ensaios de vida de prateleira, recomenda-se obter toda a informação possível sobre: i) as reações deteriorativas e os fatores que as causam; ii) o efeito de fatores externos controláveis pela embalagem: umidade e umidade relativa de equilíbrio (atividade de água), luz, oxigênio, outros gases, odores; e iii) efeito de fatores externos não controláveis pela embalagem: temperatura, variação de temperatura.

A determinação experimental do período de vida de prateleira pode exigir uma quantidade considerável de experimentos, com os consequentes custos e as exigências a tempo. Em um projeto eficiente para tais experimentos, é importante que esses testes sejam viáveis economicamente. A abordagem estatística tem sido definida por Gacula,[23] que descreve uma série de opções para controlar o número necessário de medições. No tipo de teste mais comumente utilizado (chamado Projeto Parcialmente Escalonado por Gacula), um único lote de produto (ou réplicas de lotes) é colocado em teste no tempo zero, e as amostras são retiradas em intervalos determinados pela expectativa da provável vida de prateleira (Figura 18.5). Se não houver um conhecimento prévio da vida de prateleira, pode ser necessário ter amostras suficientes para cada tempo, necessitando assim de um longo experimento. Em uma variante desse procedimento (chamado Projeto Escalonado por Gacula), o número de amostras testadas é aumentado até o ponto de aceleração, na qual o fracasso é esperado, e a seguir o número constante de amostras é testado. Uma variante adicional, o projeto completamente escalonado, usa uma expansão no número de amostras determinadas pelo número de unidades que falharam.[39]

Esse tipo básico de projeto tem a clara vantagem de que os dados relativos ao período de vida útil são gerados em intervalos e construídos para dar uma imagem em movimento da mudança deteriorativa. Enquanto isso, gera alguns problemas em circunstâncias nas quais as medições instrumentais são a fonte primária de informação, e problemas são frequentemente encontrados quando as técnicas de análise sensorial estão sendo utilizadas para avaliar a vida de prateleira. Isso está relacionado com as dificuldades em gerar respostas consistentes do painel sensorial ao longo do tempo, e essas dificuldades aumentam ao longo tempo de armazenamento e/ou se os períodos de teste são pouco frequentes. Vários fatores podem contribuir, principalmente uso inconsistente de escalas, mudança na composição do painel e efeitos de aprendizagem. Além disso, a natureza sensorial de cada conjunto de amostra alterará ao longo do período de armazenamento, com consequentes efeitos contextuais. Se o perfil sensorial é o método de escolha, o surgimento de novos atributos não presentes na fase inicial do painel de

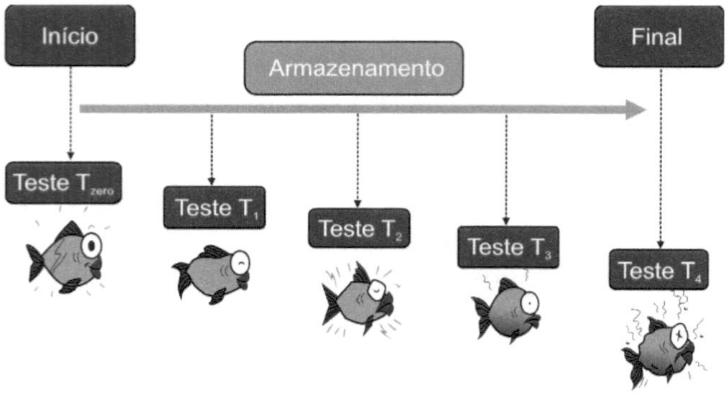

Figura 18.5 ▪ Um projeto parcialmente escalonado para o teste de vida de prateleira.

treinamento (p. ex., *off-flavors*) podem dar origem a dificuldades. O projeto ideal para testes sensoriais envolveria todas as amostras de todos os tratamentos de armazenamento e de todos os momentos testados juntos em um projeto equilibrado. Em princípio, isso pode ser conseguido de três maneiras diferentes.[39] Um grande lote é colocado em armazenamento, e as amostras são retiradas em intervalos adequados e mantidos em condições controladas (p. ex., congelado) até que o tempo de armazenamento necessário tenha sido alcançado. A grande dificuldade nos dois últimos projetos é identificar as condições apropriadas de armazenamento que não altere os atributos de qualidade do produto.[39]

Incremento da vida de prateleira

Há uma série de pontos na cadeia de alimentos onde os fabricantes podem influenciar a combinação de fatores intrínsecos e extrínsecos que afetam a vida de prateleira, como: i) a seleção de matérias-primas e de qualidade; ii) formulação e fabricação do produto; iii) o ambiente do processamento; iv) processamento e técnicas de preservação; v) embalagem; vi) armazenamento e distribuição; e vii) a manipulação do consumidor. Embora todos esses pontos sejam importantes, duas das áreas mais dinâmicas de pesquisa estão em novos métodos de processamento e técnicas de embalagem.[39]

Influência do processamento

A qualidade inicial de um produto alimentício é determinada pela qualidade das matérias-primas e dos métodos de processamento utilizados durante a fabricação do produto. Uma vasta gama de técnicas de processamento é usada na indústria de alimentos para atingir o nível exigido de qualidade sensorial e microbiológica. No caso de um produto perecível, a extensão em que o crescimento microbiológico possa ser controlado após o processamento e embalagem poderá determinar o final da vida de prateleira. Em alguns produtos, com relativamente baixa atividade de água (a_W), a vida de prateleira é determinada por mudanças nas características sensoriais físicas do produto.[39] A vida de prateleira dos produtos pode ser prorrogada pelo uso de processamentos que eliminam os microrganismos (p. ex., calor, radiação)[2] ou através do controle do crescimento microbiano por controle de temperatura (resfriamento e congelamento), redução da a_W (secagem) e pela adição de conservantes. A longa vida de prateleira e estabilidade à temperatura ambiente, geralmente, requerem o uso de tratamentos agressivos (p. ex., conservas e enlatados) que, muitas vezes, comprometem a qualidade sensorial dos produtos. Portanto, uma combinação de diferentes métodos de processamento pode ser útil na manutenção da qualidade sensorial, e alcançar o mesmo nível de estabilidade microbiana. Este é o princípio da tecnologia de obstáculo para o controle do crescimento microbiano.[39,46,47]

Os consumidores costumam associar ambiente de armazenamento e longa vida de prateleira com a baixa qualidade dos produtos. Mais recentemente, tem havido um movimento no sentido de aumentar a utilização de métodos de processamento mínimo, que resultam em maior qualidade, mas com necessidade de armazenamento refrigerado. As muitas opções disponíveis incluem tratamentos amenos que utilizam o calor, micro-ondas e radiação, e as tecnologias relativamente novas, como o processamento com alta pressão, tratamento com campos elétricos e luz de alta intensidade. A vida de prateleira de um produto processado só pode ser mantida pela eliminação de uma contaminação após o processamento, como pode ser obtido no processo *sous vide* (detalhes no Capítulo 14).[39,46,47,64] A vida de prateleira alcançada por este processo são os mais longos de qualquer produto refrigerado.[39]

Vida de prateleira para pescado resfriado e congelado

O pescado recém-capturado possui alta qualidade sensorial, mas ao longo do tempo a qualidade vai diminuindo e, eventualmente, torna-se impróprio para consumo. O tempo necessário para esse ponto de inadequação a ser alcançado é conhecido como a vida de prateleira (*shelf-life*).[8,29] A temperatura de armazenamento do pescado não deverá passar de 1,7 °C (35 °F) quando estocado sobre gelo, e a superfície do pescado deve ser constantemente lavada para eliminar a contaminação do degelo. Para prevenir o degelo sobre a superfície do pescado, deve-se manter a temperatura do ambiente de estocagem próxima de zero ou do ponto de congelamento da água, de modo que se evite a proliferação microbiana, e se pode aumentar a VDP.[7,74] Basicamente, o maior fator de deterioração do pescado e subprodutos é a decomposição causada por bactérias; assim, os fatores que contribuem com essa contaminação são fatores ambientais (época de captura, localidade da captura, carga microbiana da água), espécie de pescado e condições de manipulação (temperatura, sanitização etc.). Fatores idênticos são aplicados aos moluscos e crustáceos; entretanto, lagostas, mexilhões e outros, podem ser vendidos vivos, nesse caso, o cuidado deve ser maior com a temperatura (Tabelas 18.6 e 18.7).[74]

Durante a vida de prateleira do pescado ocorrem alterações que resultam em uma perda gradual da qualidade sensorial. Isso também é referido como deterioração. Normalmente, para pescado fresco inteiro armazenado no gelo,[26,74] a deterioração seguirá um padrão reconhecido mundialmente, como mostrado na Figura 18.6.

- **Fase 1:** o peixe é muito fresco e tem um sabor delicado, adocicado e de algas marinhas. O sabor pode ser ligeiramente metálico. Em muitos peixes de carne branca, o sabor adocicado é maximizado em 2-3 dias depois da captura.
- **Fase 2:** existe uma perda do odor e sabor característicos. A carne torna-se neutra, mas não tem odores estranhos (*off-flavors*). A textura ainda é agradável.
- **Fase 3:** não há sinal de deterioração e uma variedade de odores desagradáveis são produzidos dependendo da espécie de pescado. No início da fase de *off-flavors* pode

TABELA 18.6 Vida de prateleira de pescado.[43,44]

Produto	Determinada como	Modo de deterioração	t (dias)	Q_{10}	E_a (kcal)
Robalo	N-BVT	Bacteriana	1 (16-19 °C)	–	–
Cavala	N-BVT	Bacteriana	1 (16-19 °C)	–	–
Bacalhau	–	Bacteriana	14 (0 °C)	4,4	2,3
Salmão	–	Bacteriana	12 (0 °C)	–	–
Namorado	–	Bacteriana	14 (0 °C)	–	–
Pescado	N-BVT	Bacteriana	21,5 (–1 °C)	–	–
Camarão	–	Bacteriana	7 (0 °C)	–	–
Lagosta (viva)	–	Bacteriana	6-16 (0 °C)	–	–
Mexilhão (vivo)	–	Bacteriana	5 (0 °C)	–	–
Ostras	–	Bacteriana	14-21 (4-6 °C)	–	–
Siri (vivo)	–	Bacteriana	3	–	–
Escalope	–	Bacteriana	8 (0 °C)	–	–

TABELA 18.7 Coeficiente de temperatura para deterioração bacteriana no pescado.[43]

Espécie bacteriana	Temperatura (°C)	Q_{10}	E_a (kcal)
Pseudomonas fluorenscens	5 a 20	3,7	20 (5 a 15 °C)
Pseudomonas fluorenscens	0 a 5	8,4	33 (0 a 10 °C)
Pseudomonas fluorenscens	–3 a 0	9,3	34 (0 a 10 °C)
Flavobacterium deciduosum	20 a 37	1,2	3 (20 a 30 °C)
Flavobacterium deciduosum	5 a 20	1,2	3 (5 a 15 °C)
Flavobacterium deciduosum	–3 a 0	11,2	37 (0 a 10 °C)
Achromobacter sp.	7 a 25	1,86 a 2,84	10 a 14 (5 a 15 °C)
Achromobacter sp.	–4 a 7	4,58 a 5,82	23 a 27 (0 a 10 °C)

ser um pouco fermentado, frutado e levemente amargo, sobretudo nos peixes gordos. Durante as fases mais avançadas, há o desenvolvimento de odor adocicado, amoniacal, sulfuroso e rançoso. A textura torna-se mole e aguada ou dura e seca.

- **Fase 4:** o pescado pode ser caracterizado como estragado e podre. Para cada espécie, o padrão de deterioração será um pouco diferente.[29]

Tentativas têm sido feitas para encontrar mais termos como *taste-life*, onde a vida de prateleira é medida pelo sabor; *safe-life* para vida de prateleira medida pela segurança para os consumidores; *commercial-life* (proposto para peixe[24,69]) ou *display-life* (proposto para a carne[45]) quando baseados em parâmetros que interferem com a aceitabilidade comercial. A Figura 18.7 mostra alguns dos conceitos e seus significados correspondentes propostos. Os termos mais objetivos devem ser usados para indicar exatamente o período da vida de prateleira medido pelo gosto, aspectos de segurança ou fins comerciais, mas o método de determinação da vida de prateleira deverá sempre refletir o estado do produto estudado e ser claramente indicado. A extensão do período de alta qualidade (alta qualidade de vida), caso esses termos sejam explicados corretamente, serão muito mais valiosos tanto para a indústria como para os consumidores.[6]

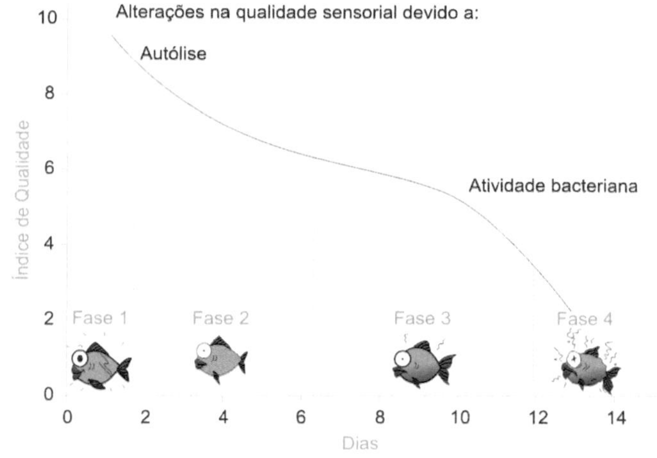

Figura 18.6 ■ Alterações na qualidade sensorial do pescado em gelo.[33] (Adaptada de Harvie.[29])

Pesquisas internacionais têm revelado que a imagem do pescado congelado não é muito positiva. Considerando que os consumidores europeus enfatizaram o sabor neutro e insípido para esses produtos, muitos consumidores norte-americanos acreditam que o pescado congelado é menos nutritivo do que o fresco, e tem uma textura firme e seca, mau cheiro e sabor inferior.[60,62] Contudo, por meio de cuidadosa seleção de matérias-primas, processamento e condições de armazenamento, os produtos congelados de alta qualidade podem ser produzidos.[11,31,62] Entre eles, as *condições de armazenamento* e, também, a *manutenção da cadeia de frio* são os fatores mais importantes que o varejista deve controlar para garantir a qualidade do produto congelado. Exemplos de alguns problemas de imagem de pescado congelado são referidos na Figura 18.8.

Muitas razões para a perda de qualidade dos produtos congelados, assim como técnicas para evitar ou retardar a deterioração, foram descritas por Erickson e Hung.[19] No caso do pescado congelado, qualquer estudo de qualidade tem de levar em consideração: (i) o número elevado de espécies que possuem diferentes composições e propriedades bioquímicas; e (ii) o fato de a maioria da matéria-prima ser selvagem e não de cultivos.[48,57,62] A deterioração dos produtos congelados depende de fatores extrínsecos e intrínsecos. Os mais importantes fatores extrínsecos são a velocidade de congelamento, a temperatura de armazenamento, a flutuação de temperatura, a penetração de oxigênio no produto durante o armazenamento e o modo de descongelamento ou aquecimento do produto. Os fatores intrínsecos são fornecidos pelas propriedades bioquímicas do pescado. Os processos enzimáticos, o tipo de ácidos graxos da fração lipídica e presença de outros metabólitos, os quais são precursores de compostos indesejáveis, são responsáveis pelos principais processos deteriorantes.[48,62] Como no caso do pescado resfriado em gelo, a vida de prateleira do pescado congelado varia consideravelmente. Alguns dados típicos são apresentados na Tabela 18.8, e mostram a importância do armazenamento sob baixas temperaturas. Contudo, não apenas a prolongada vida de prateleira que é de grande importância, mas a maior qualidade em qualquer momento durante o armazenamento.

O congelamento do pescado é acompanhado pela formação de cristais de gelo, resultando na concentração de sal

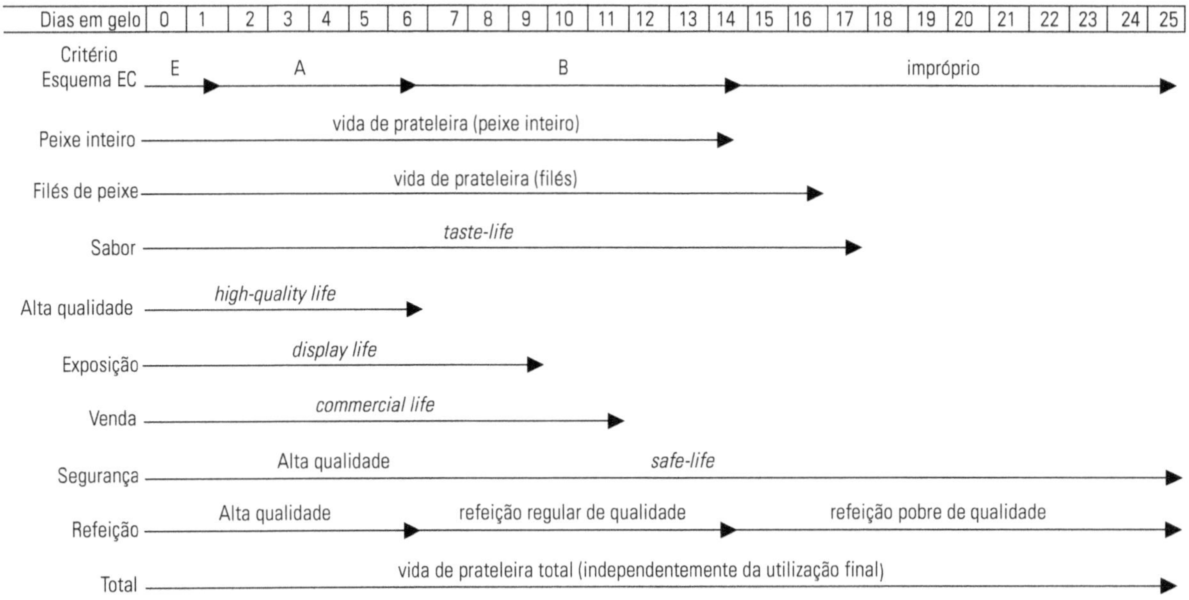

Figura 18.7 ■ Diferentes conceitos e pressupostos de vida de prateleira e seus limites correspondentes. O esquema da Comunidade Europeia apresentado é para o bacalhau em caixa/gelo (*Gadus morhua*).[30] Todos os valores são teóricos e devem ser entendidos apenas como exemplo. A correspondência exata entre conceitos e dias em gelo é meramente hipotética.

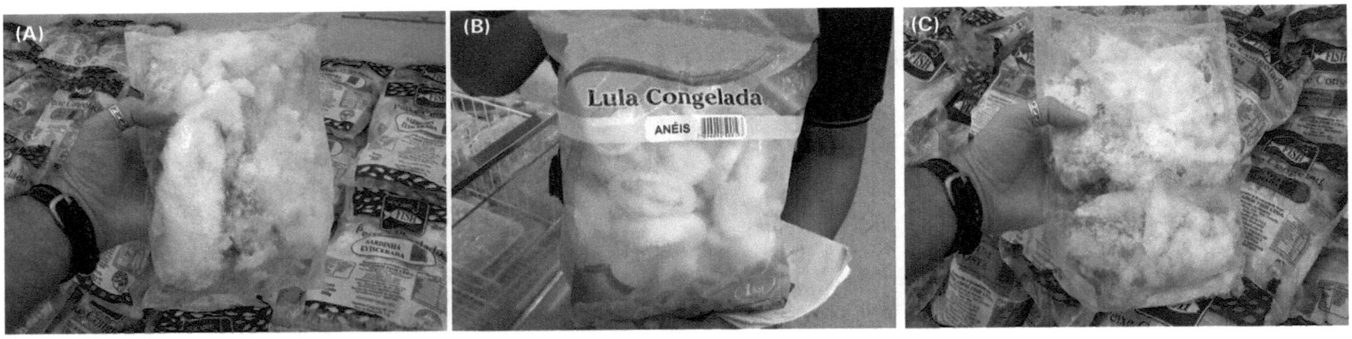

Figura 18.8 ■ Pescado congelado (–18 °C) comercializado em supermercado: (A) sardinha inteira eviscerada (quantidade de gelo recristalizado); (B) anéis de lula (recheados com gelo); (C) sardinha inteira eviscerada (quantidade de gelo recristalizado acrescido de oxidação lipídica). A imagem do pescado congelado não é muito positiva.[74] (Cortesia de Alex Augusto Gonçalves.)

TABELA 18.8 Vida de prateleira para pescado.[22,37,74]

Pescado	Vida útil em meses		
	–18 °C	–25 °C	–30 °C
Peixe gordo, sardinhas, salmão	4	8	12
Peixe magro, bacalhau, *haddock*	8	18	24
Peixes planos, linguados	9	18	24
Lagosta, caranguejos	6	12	15
Camarão	6	12	12

e compostos orgânicos, e mudanças no pH da fase líquida. Esses processos são influenciados pela taxa de congelamento, pela temperatura de armazenamento[27,28,62] e flutuação de temperatura. As proteínas musculares são desidratadas e desnaturadas, e as membranas são destruídas.[27,32,49,62] As duas mais importantes vias são a hidrólise e a oxidação lipídica,[32,62,66] e em gadídeos e algumas outras espécies, a clivagem de óxido de trimetilamina em formaldeído e dimetilamina pela enzima TMAOase.[62,68]

O padrão de deterioração do pescado pode ser influenciado por parâmetros biológicos:[28,48,62] i) espécies; ii) condição fisiológica; iii) tipo de captura; iv) tamanho; v) sexo; e vi) composição do alimento (ração) para pescado cultivado. As condições de captura e processamento são de primordial importância para a deterioração do pescado congelado, e a qualidade é afetada por: i) método de captura, duração do tempo de arrasto; ii) atordoamento e processo de morte; iii) *rigor mortis*; iv) sangria; v) tipo de congelamento; vi) glaciamento e revestimento; vii) tipo de produto (peixe inteiro, filé, carne moída); viii) condições de congelamento e descongelamento; e ix) condições de armazenamento.

O tempo e temperatura de armazenamento têm grande influência na vida de prateleira do pescado armazenado congelado. A temperatura deve ser tão baixa quanto economicamente possível, pelo menos inferior a –20 °C. Um ponto fraco da cadeia de frio é a temperatura dos *freezers* em supermercados, que muitas vezes é muito alto e oscila ao longo do dia. Outras condições, como a embalagem a vácuo ou a proteção da luz, pode ter menos influência sobre a deterioração. Um ensaio de armazenamento de filé de *catfish* a –20 °C por 11 meses não revelou diferenças significativas nos atributos sensoriais dos filés, tanto embalados a vácuo ou em embalagens permeáveis ao oxigênio.[1,62]

Referências bibliográficas

1. Anelich LE, Hoffman LC, Swanepoel MJ. The quality of frozen African sharptooth catfish (*Claria gariepinus*) fillets under long-term storage conditions. J Sci Food Agric. 2001; 81:632-39.
2. Arvanitoyannis I, Stratakos A, Ment E. Impact of irradiation on fish and seafood shelf life: a comprehensive review of applications and irradiation detection. Crit Rev Food Sci Nutr. 2009; 49(1):68-122.
3. Avery SM, Hudson JA, Phillips DM. Use of response surface models to predict bacteriana growth from time/temperature histories. Food Control. 1996; 7:121-8.
4. Baker DA, Genigeorgis C. Predictive modeling (p. 343-406). In: *Clostridium botulinum*: ecology and control in foods. Hauschild AHW, Dodds KL (eds). New York: Marcel Dekker. 1993; 412p.
5. Baranyi J, Ross T, Mc Meekin TA, Roberts TA. Effects of parameterization on the performance of empirical models used in predictive microbiology. Food Microbiology. 1996; 13:83-91.
6. Barbosa A, Bremner HA, Vaz-Pires P. The meaning of shelf life. (Chap. 11). In: Safety and quality issues in fish processing. Bremner HA (ed.). Cambridge: Woodhead Publishing and CRC Press LLC. 2002; 520p.

7. Barbuzzi G, Grimaldi F, Del Nobile MA. Quality decay of fresh processed fish under refrigerated conditions. J Food Safety. 2009; 29:271-86.
8. Betts G, Everis L. Shelf-life determination and challenge testing. (Chap. 10, p. 258-285), Part IV. Safety and quality issues. In: Chilled foods – a comprehensive guide. 2 ed. Stringer M, Dennis C. (eds). Boca Raton: CRC Press LLC. 2000; 428p.
9. Blackburn CW. Food MicroModel – predicting microbiological food safety. European Food & Drink Review. 1995; 52-7.
10. Blackburn CW. Modelling shelf-life (Chap 3). In: The stability and shelf-life of food. Kilcast D, Subramaniam P (eds.). Cambridge: Woodhead Publishing and CRC Press LLC. 2000; 196p.
11. Boknaes N, Guldager HS, Osterberg C, Nielsen J. Production of high-quality frozen cod (*Gadus morhua*) fillets and portions on a freezer trawler. J Aquatic Food Prod Tech. 2001; 10:33-47.
12. Brunner E, Jones P, Friel S, Bartley M. Fish, human health and marine ecosystem health: polices in collision. Int J Epid. 2009; 38:93-100.
13. Buchanan RL. Using spreadsheet software for predictive microbiology applications. J Food Safety. 1991; 11:123-34.
14. Buchanan RL, Whiting RC. Risk assessment and predictive microbiology. J Food Protection. Supplement: 1996; 31-6.
15. Cortese M, Panebianco A, Giuffrida A, Anastasio A. Innovations in seafood preservation and storage. Vet Res Commun. 2009; 33:S15-S23.
16. Dalgaard P. Modelling of microbial activity and prediction of shelf life for packed fresh fish. Int J Food Microbiol. 1995; 26:305-17.
17. Dalgaard P. Modeling and predicting the shelf-life of seafood. (Chap. 12). In: Safety and quality issues in fish processing. Bremner HA (ed.). Cambridge: Woodhead Publ and CRC Press LLC. 2002; 520p.
18. Elliot PH. Predictive microbiology and HACCP. J Food Protection. Supplement: 1996; 48-53.
19. Erickson MC, Hung YC. Quality in Frozen Food. New York: Chapman and Hall. 1997; 484p.
20. Esty Jr., Meyer KF. The heat resistance of spores of Cl. *Botulinum* and allied anaerobes. J Infect Dis. 1922; 31:650-63.
21. European Union (EU). Shelf-Life Prediction for Improved Safety and Quality of Foods. Copernicus project CI-PA-CT94-0120; 1994.
22. Fuller R. Storing frozen food: cold store equipment and maintenance. (Chap. 11, p. 213-232). In: Kennedy CJ (ed.). Managing frozen foods. Boca Raton: CRC Press LLC. 2000; 286p.
23. Gacula MC. The design of experiments for shelf-life study. J Food Science. 1975; 40:399-403.
24. Gelman A, Pasteur R, Rave M. Quality changes and storage life of common carp (Cyprinus carpio) at various storage temperatures. J Sci Food Agric. 1990; 52:231-47.
25. Gill CO. Cold storage temperature fluctuations and predicting microbial growth. J Food Protection. Supplement: 1996; 43-7.
26. Gonçalves A, Antas S, Nunes M. Freshness and quality criteria of ice farmed Senegalese sole (*S. senegalensis*). J Agric Food Chem. 2007 55:3452-61.
27. Haard NF. Biochemical reactions in fish muscle during frozen storage. In: Seafood Science and Technology. Bligh EG (ed.). Oxford: Fishing News Books. 1992; 176-209.
28. Haard NF. Seafood enzymes: The role of adaptation and other intraspecific factors. In: Seafood Enzymes. Haard NF, Simpson BK (eds). New York: Marcel Dekker. 2000; 1-36.
29. Harvie R. Fish for Food. Seafood Industry Training Organization (Seafood ITO. Wellington, New Zealand. 1998; 68p.
30. Howgate P, Johnston A, Whittle KJ. Multilingual Guide to EC Freshness Grades for Fishery Products. Aberdeen, Torry Research Station.
31. Hultin HO. Roles of membranes in fish quality. In: Nordic Conference on Fish Quality-Role of Biological Membranes. Hillrod, Denmark, TemaNord. 1995; 624:13-55.
32. Hultin HO, Decker EA, Kelleher SD, Osinchak JE. Control of lipid oxidation processes in minced fatty fish. In: Seafood Science and Technology. Bligh EG (ed.). Oxford: Fishing News Books. 1992; 93-100.
33. Huss HH. Quality and quality changes in fresh fish. Rome, Italy: Food and Agriculture Organization of the United Nations FAO Fisheries Technical Paper. 1995; 348p.
34. Hyytia E, Hielm S, Mokkila M, Kinnunen A, Korkeala H. Predicted and observed growth and toxigenesis by *Clostridium botulinum* type E in vacuum-packaged fishery product challenge tests. Int J Food Microbiology. 1999; 47:161-9.
35. IFST. Shelf Life of Foods – Guidelines for its Determination and Prediction. London: Institute of Food Science & Technology; 1993.
36. IFT. Shelf life of foods. J Food Science. 1974; 39:1-4.
37. Johnston WA, Nicholson FJ, Roger A, Stroud GD. Freezing and refrigerated storage in fisheries. FAO: Rome, FAO Fisheries Technical Paper. 1994; 340:109.
38. Jones, HP. Ambient packaged cakes (p. 179-201). In: Shelf Life Evaluation of Foods. Man CMD, Jones JA (eds). London: Blackie Academic and Professional. 1994; 321p.
39. Kilcast D, Subramaniam P. The stability and shelf-life of food. Cambridge: Woodhead Publishing Limited and CRC Press LLC. 2000; 196p.
40. Koutsoumanis K. Preditive modeling of the shelf life of fish under nonisothermal conditions. Appl. Environmental Microbiology. 2001; 67(4):1821-9.
41. Kress-Rogers E, Brimelow CJB. Instrumentation and Sensors for the Food Industry. 2 ed. Cambridge: Woodhead Publishing. 2001; 640p.
42. Kress-Rogers E. Handbook of biosensors and electronic noses: medicine, food and the environment. Boca Raton: CRC Press; 1997.
43. Labuza TP. Shelf-life dating of foods. Westport: Food and Nutrition Press; 1982.
44. Labuza TP, Schmidl MK. Accelerated shelf-life testing of foods. Food Technology. 1985; 134:57-64.
45. Lavelle CL, Hunt MC, Kropf DH. Display life and internal cooked color of ground beef from vitamin E-supplemented steers. J Food Science. 1995; 60(6):1175-8, 1190.

46. Leistner LL, Gorris LM. Food preservation by hurdle technology. Trends Food Sci Technol. 1995; 6:41-5.
47. Leistner LL. Food preservation by combined methods. Food Res Intern. 1992; 25:151-8.
48. Love RM. The Food Fishes: their intrinsic variation and practical applications. London: Farrand Press. 1998; 276p.
49. Mackie IM. The effect of freezing on flesh proteins. Food Rev Int. 1993; 9:575-610.
50. Mc Meekin TA, Ross T. Shelf life prediction: status and future possibilities. Int J Food Microbiology. 1996; 33:65-83.
51. McKenna BM. Shelf-Life Prediction for Improved Safety and Quality of Foods. In: Proceedings of the Final Symposium of COPERNICUS Project CIPACT94–0120, Wageningen; 1999.
52. McKenna BM. Shelf-Life Prediction in minimally processed chilled foods. (Part VII – Minimal Processing, Chap 37, p. 607-614). In: Engineering and food for the 21st century. Welti-Chanes J, Barbosa-Cánovas GV, Aguilera JM (eds.). Boca Raton: CRC Press LLC. 2002; 1104.
53. Mizrahi S. Accelerated shelf-life tests (Chap 5). In: Kilcast D, Subramaniam P (eds.). The stability and shelf-life of food. Cambridge: Woodhead Publishing and CRC Press LLC. 2000; 196p.
54. Neto ORT. Reações de transformação e vida de prateleira de alimentos processados. Campinas: Manual Técnico ITAL; 1991.
55. Nicolai BM. Computer-integrated manufacturing in the food industry (p. 539-583). In: Computerized Control Systems in the Food Industry. Mittal GS (ed.). New York: Marcel Dekker. 1996; 597p.
56. Nicolai BM, Van Impe JF, Schellekens M. Application of expert systems technology to the preparation of minimally processed foods: a case study. J A-Benelux Quart J Automatic Contr. 1994; 35:50-5.
57. Ninan G, Bindu J, Joseph J. Frozen storage studies of value-added mince-based products from Tilapia (*Oreochromis mossambicus* Peters 1852). J Food Proc Pres. 2010; 34:255-71.
58. Nuñez SC, Chumbiray QM. Determinación de vida de anaquel de productos alimentícios processados mediante pruebas aceleradas – ASLT. Lima, Perú: Universidad de Lima; 1991.
59. Ozogul F, Kamari N, Kuley E, Ozogul Y. The effects PF ice storage on inosine monophosphate, inosine, hipoxantine, and biogenic amine formation in European catfish (*Silurus glanis*) fillets. Int J Food Tech. 2009; 44:1966-72.
60. Peavey S, Work T, Riley J. Consumer attitudes toward fresh and frozen fish. J Aquatic Food Product Tech. 1994; 3:71-87.
61. Phillips MJ, et al. Open shelf-life dating of food. Advisor Panel. Congress of the United States. 1979; 108p.
62. Rehbein H. Measuring the shelf-life of frozen fish. Part III – Improving quality within the supply chain. Chap. 21. In: Safety and quality issues in fish processing. Bremmer HA (ed.). Cambridge: Woodhead Publishing and CRC Press LLC. 2002; 520p.
63. Rodel W. Water activity and its measurement in food. In: Kress-Rogers E, Brimelow CJB (eds.). Instrumentation and Sensors for the Food Industry. 2 ed. Cambridge: Woodhead Publ. 2001; 640p.
64. Schellekens W. New Research Issues in sous-vide Cooking. Trends Food Sci Technol. 1996; 7:256-62.
65. Sheridan JJ. The role of indicator systems in HACCP operations. J Food Safety. 1995; 15:157-80.
66. Shewfelt RL. Fish muscle lipolysis – a review. J Food Biochemistry. 1981; 5:79-100.
67. Singh RP. Scientific principles of shelf life evalutation. (p. 3-36). In: Shelf-Life Evaluation of Foods. 2 ed. Man CMD, Jones JA (eds.). London: Springer. 2000; 321p.
68. Sotelo CG, Pineiro C, Perez-Martin RI. Denaturation of fish proteins during frozen storage: role of formaldehyde. Z Lebensm Unters Forsch. 1995; 200:14-23.
69. Vaz-Pires P. Efficacy of heat treatments for reducing microbial activity during refrigerated storage of fresh fish. PhD thesis. Porto, Portugal: Portuguese Catholic University; 1995.
70. Welti-Chanes J, Barbosa-Cánovas GV, Aguilera JM. Engineering and food for the 21st century. Boca Raton: CRC Press LLC. 2002; 1104p.
71. Williams AP, Blackburn CW, Gibbs PA. Advances in the use of predictive techniques to improve the safety and extend the shelf-life of foods. Food Science & Technology Today. 1992; 6:148-51.
72. Wolfe KA. Use of reference standards for sensory evaluation of product quality. Food Technology. 1979; 43-4.
73. Zwietering MH, Wijtzes T, de Wit JC, Van't Reit K. A decision support system for prediction of the microbial spoilage in foods. J Food Protection. 199; 55:973-9.
74. Gonçalves AA, Blaha F. Cold chain in seafood industry. In: Refrigeration: Theory, Technology and Applications. Mikkel E. Larsen (ed.), p. 287-367 (Chapter 7), 3 ed. Hauppauge: Nova Science Publishers; 2010.
75. Brasil. Ministério da Saúde (MS), Agência Nacional de Vigilância Sanitária (ANVISA). Resolução da Diretoria Colegiada – RDC nº 331, de 23 de dezembro de 2019. Dispõe sobre os padrões microbiológicos de alimentos e sua aplicação. Brasília: Diário Oficial da União, Seção 1, Edição 249, p. 96, 26 de dezembro de 2019.
76. Brasil. Ministério da Saúde (MS), Agência Nacional de Vigilância Sanitária (ANVISA). Instrução Normativa – IN nº 60, de 23 de dezembro de 2019. Estabelece as listas de padrões microbiológicos para alimentos. Brasília: Diário Oficial da União, Seção 1, Edição 249, p. 133, 26 de dezembro de 2019.
77. Brasil. Ministério da Saúde (MS), Agência Nacional de Vigilância Sanitária (ANVISA). Resolução da Diretoria Colegiada – RDC nº 329, de 19 de dezembro de 2019. Estabelece os aditivos alimentares e coadjuvantes de tecnologia autorizados para uso em pescado e produtos de pescado. Brasília: Diário Oficial da União, Seção 1, Edição 249, p. 83, 26 de dezembro de 2019.

4 parte

Aproveitamento de Resíduos para a Obtenção de Novos Subprodutos

19 Farinha de Pescado

Alex Augusto Gonçalves ▪ Maria Lúcia Nunes (*in memoriam*)

Introdução

A indústria pesqueira gera um volume de resíduos superior a 50%, em média, sendo o manuseio dos mesmos um sério problema a nível mundial, principalmente em países em desenvolvimento. Esses resíduos, quando não devidamente aproveitados, tornam-se poluentes, causando severos danos ao meio ambiente. Em geral, nem sempre o transporte dos mesmos para as fábricas de processamento de subprodutos é economicamente viável. Considerando que esses resíduos contêm um alto teor de proteína e de outros nutrientes, faz-se necessário o seu aproveitamento na elaboração de subprodutos de grande demanda ou de maior agregação de valor. Existem diversos processos de beneficiamento dos resíduos, cuja escolha depende da origem e disponibilidade destes e para onde se destinam; porém, a transformação dos mesmos em farinha de pescado ainda é o método alternativo mais utilizado, embora, em escala industrial, seja também o mais oneroso quanto aos investimentos iniciais de instalações e equipamentos.

Farinha de pescado – definição

A **farinha de pescado** pode ser definida como o produto obtido pela cocção de pescado ou de seus resíduos mediante o emprego de vapor, convenientemente prensado, dessecado e triturado. Permite-se também o tratamento pela cocção e secagem sob vácuo ou por qualquer outro processo adequado. De forma mais simples, a farinha de pescado é um produto sólido, seco, obtido por meio do cozimento, prensagem, secagem, pulverização de peixes inteiros e/ou resíduos da indústria pesqueira.[1,2,18]

Matérias-primas e modalidade de aproveitamento dos resíduos de pescado

Os resíduos da industrialização do pescado podem ser direcionados para várias modalidades de aproveitamento: alimentos para consumo humano; alimentos para consumo animal (rações); fertilizantes ou adubos orgânicos; produtos químicos. Podem, ainda, ser aproveitados no desenvolvimento de produtos funcionais como quitosana, cálcio de ostra, óleo rico em ômega-3 e outros produtos de alto valor agregado. Entretanto, a maior parte dos resíduos destina-se à produção de farinha, quer em escala artesanal, quer em escala industrial, e a produção desta requer grandes investimentos em equipamentos e instalações. A produção de farinha só se torna economicamente viável quando a quantidade mínima a ser processada é superior a 10–15 toneladas/dia. Considerando-se um rendimento médio

---

Nota ao Leitor: Este capítulo apresenta algumas figuras coloridas e para visualizar basta acessar o QR *code* disponível na página XIX, "Material Suplementar".

TABELA 19.1 Resíduos gerados de acordo com a espécie e formas de beneficiamento do pescado.*

Formas de processamento	Rendimento dos produtos (%)	Rendimento de resíduos (%)		Fonte
		Vísceras	Outros resíduos	
Espécies marinhas (pescado limpo)	65	10	25	Stansby[8]
Filetagem	30	10	60	Stansby[8]
Filé de tilápia-do-nilo	31	–	69	Lustosa *et al.*[9]
Filé de tilápia *chitralada*	37	–	63	Lustosa *et al.*[9]
Camarão *L. vannamei*	29	–	71	Rocha *et al.*[7]
Camarão-de-sete-barbas	30	–	70	Holanda[10]
Caranguejo	21	–	79	Ogawa *et al.*[11]
Filé de bagre-africano	38,9-46,7	–	53,3-61,1	Souza[12]
Filé com pele de matrinxã	50	–	50	Souza[12]
Filé de mandi	41,8	–	58,2	Souza[12]

*Tabela compilada pela autora.

de farinha de 20% a 25%, em relação à matéria-prima, isso resultaria na produção de 2 a 3 toneladas de farinha/dia. O ideal é que esse volume seja superior a 5 toneladas/dia, para garantir melhor lucratividade do processo, por reduzir os custos fixos de produção.[1]

A farinha de pescado nacional é geralmente elaborada de resíduos, principalmente oriundos do processo de filetagem e enlatamento, como também de peixes inteiros de baixo valor comercial ou inadequados para o consumo humano (excesso de espinhas, pequeno porte ou por já apresentarem perda de frescor). No Brasil não existem propriamente plantas processadoras de farinha utilizando apenas peixe inteiro, como acontece em alguns países como Peru e Chile, grandes produtores de farinha, com 33% e 15% da produção mundial, respectivamente,[3] pois o custo de aquisição e a disponibilidade dessa matéria-prima, durante todo o ano, seriam fatores limitantes do processo. A produção de farinha de pescado a nível nacional ainda é dependente de resíduos do beneficiamento de peixes e crustáceos. Em termos conceituais, resíduo é definido como "aquilo que resta de qualquer substância da qual se obteve o produto principal", cujo aproveitamento gera os subprodutos. Os resíduos utilizados comumente na obtenção de farinha são derivados do processamento de peixes (cabeças, coluna vertebral e parte da carne aderida à mesma, sobras da filetagem, pele, escama) e/ou de peixes inteiros inadequados para consumo humano. Em geral, após o beneficiamento de peixes é gerado um volume de resíduos superior a 50%. Em frigoríficos processadores de filé de tilápia, 62,5% a 66,5% do peixe é desperdiçado como resíduos.[4] Porém, os resíduos de beneficiamento de crustáceos são constituídos de carapaças de caranguejo e siris, cabeça e casca de camarões e as conchas de moluscos podem corresponder de 60% até 80% do peso total desses animais. Valores de resíduos superiores a 70% são comumente registrados para crustáceos.[5-7] A Tabela 19.1 apresenta dados do volume de resíduos gerados após o beneficiamento do pescado dependendo das espécies envolvidas e das formas de beneficiamento.

A Tabela 19.2 apresenta dados comparativos entre os componentes químicos dos resíduos de camarão e os das farinhas derivadas. Observa-se que o teor de umidade no resíduo é muito alto, reduzindo-se abaixo de 6% na farinha, o que faz com que os demais componentes aumentem, proporcionalmente. A farinha de camarão difere da farinha de peixe por apresentar menor teor de proteína e alto teor de minerais.

TABELA 19.2 Composição química da matéria-prima e da farinha obtida de resíduos de camarão.[6]

Componentes químicos	Valores médios (%)	
	Resíduos	Farinha
Proteína	14,69	49,06
Umidade	70,35	5,15
Gordura	3,42	8,44
Carboidrato-quitina	4,29	8,55
Cinza	7,25	28,70
Cálcio	1,96	5,95
Fósforo (PO_4)	0,39	1,29

Volume de produção e demanda da farinha de pescado

A demanda mundial de farinha de pescado é cada vez maior, principalmente em decorrência dos avanços da produção aquícola, uma vez que esse subproduto participa na formulação das rações para animais aquáticos na proporção, em média, de 30% a 55%. Esse subproduto da indústria pesqueira é a fonte proteica de origem animal mais adequada para a manufatura de ração para animais domésticos e, em especial, para os animais aquáticos. Considerando que a produção nacional de farinha de pescado não é suficiente para atender à demanda, este foi o produto que apresentou forte crescimento absoluto em quantidade nas importações entre o período de 1996 a 2006.[13] Por esse motivo, a aquicultura mundial vem buscando reduzir a dependência em farinha e óleo de pescado.

Na avaliação da demanda de farinha de pescado, em 1990, 86% da produção mundial foi destinada à produção de rações para aves, suínos e ruminantes e 14% para a suplementação de rações para animais aquáticos. Para 2010, a estimativa era de que 23% da farinha de pescado produzida seria destinada à aquicultura; 48% seriam destinados à avicultura; e 17%, 6%, 5% e 1% seriam direcionados para suínos, ruminantes, outros animais e anfíbios, respectivamente.[14] Considerando-se que o cultivo de animais aquáticos continuou crescendo em todo o mundo e que, nas rações para os mesmos, a farinha de pescado participa da formulação entre 30% e 55%, a demanda para esse produto aumenta dia a dia; portanto, a sua produção tem mercado garantido junto às fábricas de ração para a aquicultura.

A oferta mundial de pescado para consumo humano, em 2005, correspondeu a 128 milhões de toneladas, tendo a pesca contribuído com 65 milhões e a aquicultura com 63 milhões de toneladas.[15] Do volume gerado na pesca, 30 milhões de toneladas viraram farinha e óleo de peixe. A demanda de farinha de pescado no Brasil, em 2006, foi de 97 mil toneladas. Em 2007, no Brasil, a produção de pescado de captura e da aquicultura foi de 780 mil e 290 mil toneladas, respectivamente. Enquanto isso, a produção de farinha e óleo de pescado no mundo atingiu 36,4 milhões, a qual foi estimada, no Brasil, em 300 mil toneladas.[16] A Tabela 19.3 apresenta a produção mundial e nacional de ração para peixes e camarões no período de 2005 a 2008, em que é possível extrapolar a demanda de farinha de peixe apenas para suprir a aquicultura.

A farinha de pescado é o ingrediente mais crítico em rações aquícolas, em especial para peixes carnívoros (truta, tucunaré, salmão, pintado, dourado), os quais demandam 660 mil toneladas de farinha de pescado, que representam 12% da produção aquícola mundial. Destes, 73 mil toneladas foram destinadas aos 88% das espécies onívoras, como pacu, tambaqui, carpa e tilápia.[17] Os peixes consomem 86% de toda a ração produzida, no mundo, para animais aquáticos, enquanto os camarões consomem os 14% restantes. Porém, no Brasil, onde a participação de camarões na produção total é maior, esse porcentual sobe para 35%.

Processamento de farinha de pescado

Existem dois métodos básicos utilizados no processamento de farinha de pescado que são dependentes do teor de lipídios contidos na matéria-prima. Um dos métodos mais simples é o de *redução seca*, destinado à matéria-prima que contém < 3% de gordura, pois pode apenas sofrer um cozimento e secagem em operação conjunta, no digestor, onde se processa a evaporação da maior parte da água presente no material, com posterior trituração em moinho, ensacamento e estocagem. Esse método se aplica aos resíduos de crustáceos, conforme pode ser observado na Figura 19.1 (nesse caso para resíduo de camarão).[1]

O outro método, *redução úmida*, é o processo mais utilizado direcionado à matéria-prima que apresenta acima de 3% de lipídios em sua constituição. Estima-se que 95% das indústrias o utilizam. Neste, as operações de cozimento, prensagem e secagem são independentes e consecutivas e, também, é possível obter outros produtos como o óleo e solúvel de pescado (Figura 19.2).

TABELA 19.3 Produção mundial e nacional de ração para peixes e camarões de 2005 a 2008.[16]

	Mundo				Brasil			
Ano	Camarão t × 10^6	Peixes t × 10^6	Total t × 10^6	Produção da aquicultura	Camarão t × 10^3	Peixes t × 10^3	Total t × 10^3	Produção da aquicultura
2005	4,2	18,9	23,1	48,5	63,5	154,7	218,2	257,8
2006	3,2	18,4	21,5	51,7	67,1	159,7	226,8	271,7
2007	–	–	–	–	57,0	168,0	225,0	289,6
2008	–	–	–	–	84,0	240,0	324,0	

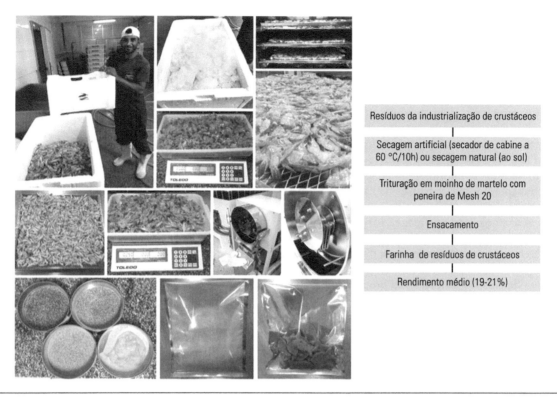

Figura 19.1 ■ Fluxograma do processo de obtenção de farinha de resíduos de crustáceos (< de 3% de lipídios – redução seca), e seu uso no desenvolvimento de um biscoito salgado sabor camarão.[1] (Cortesia de Alex Augusto Gonçalves.)

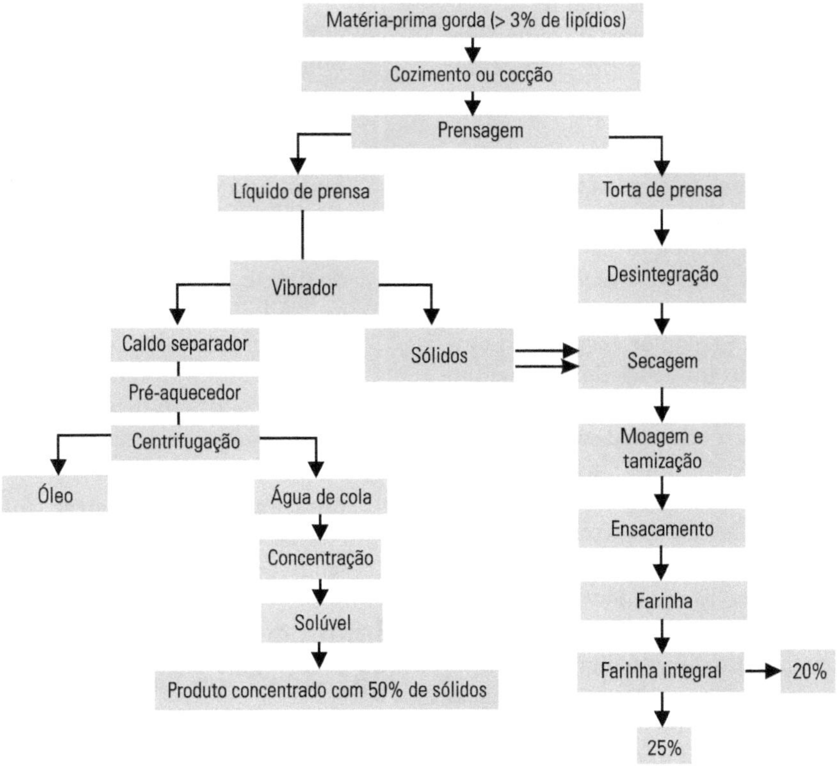

Figura 19.2 ■ Processamento dos resíduos de pescado por redução úmida (matéria-prima com mais de 3% de lipídios), obtendo-se farinha, óleo e solúvel de pescado.

Equipamentos e instalações

Em uma planta processadora de farinha e óleo de pescado, é necessário instalações e equipamentos especiais, comumente situados em diferentes níveis dentro da planta a fim de facilitar o transporte do material por gravidade no decorrer do processo. Os principais equipamentos são: (1) alimentador de matéria-prima; (2) transportador de parafuso; (3) cozedor indireto; (4) tamiz rotatório/vibradora; (5) prensa de duplo parafuso; (6) desintegrador da torta de prensa; (7) misturador; (8) secador rotatório; (10) ciclone coletor de farinha; (11) transportador da farinha; (12) tamiz vertical; (13) moinho de martelos; (14) ventilador transportador; (15) silo de ensacamento; (16) ímã magnético; (17) parafuso distribuidor; e (18) balança automática para ensacamento. Para a obtenção do óleo, necessita-se ainda do separador de sólidos e centrífuga. No caso de a indústria optar pela incorporação da água de cola ou *stickwater* ao processo, antes da secagem, obterá o produto denominado "farinha integral". Caso contrário, a água de cola deverá ser concentrada até atingir 50% de sólidos, aproximadamente para, assim, obter outro produto, o "solúvel de pescado", sendo necessário o uso de evaporadores ou concentradores.

Memorial descritivo das operações

Inicialmente, a matéria-prima, ao chegar à planta, deve ser triturada ou desintegrada para facilitar a cocção. Considerando que a transferência de calor é variável com o tamanho das partículas, quando se utilizam grandes volumes de matérias-primas, a penetração de calor no centro da pilha pode ser dificultada. Recomenda-se, então, um pré-tratamento, como, por exemplo, a prática de cortes nos peixes grandes ou o uso de desintegradores antes da cocção.[18]

- **Cocção**: essa operação é efetuada com vapor sob pressão, o que provoca a ruptura das paredes celulares com a coagulação de proteínas e separação de água e óleo. Também inativa as enzimas e destrói microrganismos, contribuindo assim para evitar hidrólise e deterioração da farinha, respectivamente. O grau de cocção é de fundamental importância, sendo influenciado pelo tempo e temperatura de aquecimento. Se o primeiro for insuficiente, a coagulação de proteínas e separação de água e lipídios, durante a prensagem, ficará incompleta, influenciando também no rendimento do produto final. Em geral, o rendimento das farinhas pode variar de 20% a 25%, dependendo do processo.
- **Prensagem**: a finalidade dessa operação é reduzir o teor de óleo e de água, separando-os dos sólidos, chamados de bolo ou torta de prensa e, assim, facilitar a posterior secagem do material. Geralmente a prensa fica situada em um plano inferior ao digestor, de modo a ser alimentada por gravidade com o material vindo do digestor. Quando o grau de cocção é adequado, a prensagem é influenciada pela intensidade e tempo de pressão. Se a prensagem é brusca e forte, acarreta o rompimento dos tecidos em contato direto com o equipamento, prejudicando assim a saída do líquido da parte central do peixe. Por essa razão, deve-se aumentar a pressão gradualmente, conduzindo-se a prensagem por um tempo razoável.
- **Secagem**: a matéria-prima prensada e com teor de umidade ao redor de 50% é exposta ao ar quente, com alta temperatura, com o intuito de se reduzir esse porcentual a níveis abaixo de 12%. A secagem tem por objetivo reduzir a a_W e proteger o produto contra o ataque de bactérias e fungos, tornando-o estável à temperatura ambiente. A qualidade física e nutricional da farinha depende do grau de secagem que é função do binômio tempo-temperatura. Quando a temperatura de secagem é muito elevada, ocorre diminuição da digestibilidade da proteína, redução da disponibilidade de certos aminoácidos (lisina, cistina, triptofano, histidina etc.), bem como oxidação de lipídios. Antes da secagem, a matéria-prima contém em torno de 50% de umidade. Quando a secagem se processa a temperaturas elevadas, cada quilograma de água necessita de uma quantidade de calor latente da ordem de 539 kcal/kg, o qual é retirado do produto. Consequentemente, a temperatura desta, no início do processo de secagem, não se eleva muito, o que favorece a boa qualidade da farinha. No entanto, no final da secagem, quando o teor de umidade do produto já se encontra reduzido, a temperatura tem influência marcante sobre a qualidade da farinha. Em geral, a temperatura do ar na entrada do secador é superior a 500-600 °C, mas inferior a 100 °C na saída.[18]
- **Moagem**: tem por objetivo uniformizar a composição física da farinha de modo a facilitar sua mistura com outros ingredientes na formulação de rações e de adubos; reduzir ao máximo o volume do produto, facilitando a sua estocagem, embalagem e transporte; e melhorar o seu aspecto externo. Entretanto, deve-se evitar excesso de pulverização por ocasionar perdas durante o manuseio e reduzir o rendimento do produto.[18] A literatura recomenda partículas com dimensões médias entre 14 e 50 da escala Tyler, que corresponde a 1,19-0,29 mm, respectivamente. Em geral, observa-se que 100% das partículas devem passar no Tyler 7% e que 80% das partículas devem passar em peneiras de 2,0 mm ou Tyler 9.[19]
- **Ensacamento e estocagem**: após a moagem, o produto é ensacado em balanças automáticas e armazenado, passando pelo processo de cura para posterior expedição.

Balanço de massa e rendimento das diversas fases do processo

No processo por redução úmida, após o cozimento, inicia-se a separação dos constituintes sólidos, água e óleo, correspondendo, em média, a 18%, 70% e 12%, respectivamente. O seu balanço de massa pode ser observado na Figura 19.3.

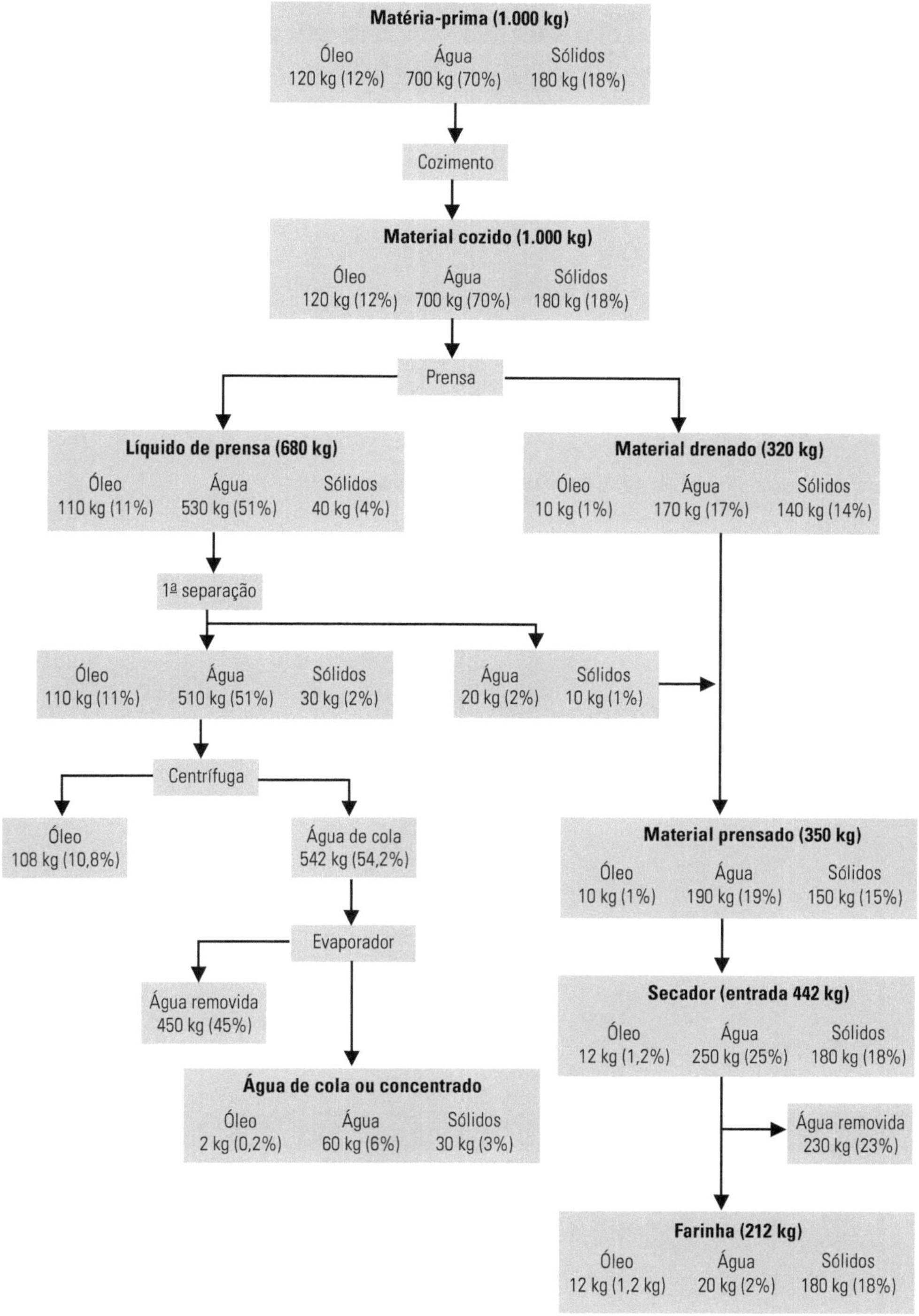

Figura 19.3 ▪ Balanço de massa × rendimento durante as diversas etapas do processamento de elaboração de farinha de peixe.[19]

Composição química, valor calórico e classificação das farinhas de pescado

Os componentes químicos das farinhas são variáveis conforme a procedência de sua matéria-prima, o que influencia na classificação das mesmas (Tabela 19.4). Observa-se que a farinha de peixe difere da farinha de crustáceos por apresentar teores superiores de proteína e lipídios. A farinha de resíduos de crustáceos apresenta superioridade nos teores de sais minerais e de fibra, que corresponde ao carboidrato quitina.

A composição química de diversas farinhas também pode variar com o estado sanitário dos resíduos, exercendo grande influência nos teores de proteína e lipídios

TABELA 19.4 Comparação de farinhas de resíduos de peixe e crustáceos.

Componentes químicos (%)	Tipos de farinhas × matérias-primas			
	Peixe	Siri	Camarão	Caranguejo
Umidade	7,0-11,0	10,0	5,1	7,0
Proteína	50,0-75,0	35,0	48,2	20,0
Gordura	8,0-12,0	5,0	7,4	4,0
Fibra	–	10,0	11,3	14,0
Cinzas	10,0-20,0	40,0	28,70	51,9
Cálcio	2,0-8,0	20,0	8,95	21,0
Fósforo	1,5-3,0	1,0	2,29	0,9

Obs.: Valores médios compilados, pela autora, de dados encontrados na literatura. A fibra corresponde à quitina.

TABELA 19.5 Valores médios dos componentes químicos de farinhas elaboradas de diversos subprodutos do camarão, dependendo do grau de frescor.[20]

Componentes químicos	Tipos de resíduos			
	Cabeças frescas de camarão	Cabeças deterioradas de camarão	Resíduos	Resíduos
Proteína total	51,95	42,22	47,95	–
Proteína corrigida	3,27	3,25	3,60	–
Proteína bruta	48,67	38,97	44,35	46,70
Gordura	12,92	3,69	4,28	2,80
Umidade	8,13	7,18	4,75	10,30
Cinza	21,62	21,81	20,90	27,80

TABELA 19.6 Qualidade da farinha de resíduos de camarão fresco em função do tempo de estocagem.[20]

Amostra	Tempo de estocagem (dias)	Grau de rancificação	
		Sinais organolépticos	Valores de TBA (densidade ótica)
Resíduo	1-6	Bom	0,070
Farinha	0	Bom	0,115
	30	Bom	0,120
	60	Bom	0,125
	90	Bom	0,135

(Tabela 19.5). O teor de lipídios deve ser monitorado, pois, quando presente em excesso, pode ocasionar rancidez excessiva no produto durante a estocagem, afetando a palatabilidade e valor nutricional da ração. Entretanto, quando resíduos com bom estado sanitário são utilizados, a farinha apresenta uma boa vida de prateleira, não ocorrendo rancificação (Tabela 19.6).

TABELA 19.7 Classificação das farinhas conforme seus parâmetros de qualidade.

Especificações	Tipo e qualidade		Ração nacional	Ração importada	Padrão ANFAR
	1ª (tipo comum) (%)	2ª qualidade (%)			
Proteína	> 60	> 40	61,45	> 64,0	> 58,00
Umidade	< 10	< 10	9,32	> 9,00	> 8,00
Gordura	< 8	< 10	9,82	> 9,5	–
Cloretos (NaCl)	< 5	< 10	–	> 1,0	–
Areia	< 2	< 3	–	–	–
Cinzas	–	–	14,74	< 13,0	< 25,00
Carboidratos	–	–	4,67	> 3,50	–

As farinhas de pescado são classificadas em primeira e segunda qualidade, cujo critério básico é o conteúdo de proteína. As farinhas de primeira qualidade devem apresentar um teor de proteína superior a 60% (Tabela 19.7). Quanto maior o teor desse nutriente, maior é a agregação de valor do produto. Observa-se que é importante que as farinhas apresentem teores de umidade e de lipídios abaixo de 10% para aumentar a sua vida de prateleira, não favorecendo crescimento de microrganismos e processos de oxidação lipídica, respectivamente. Para efeito comparativo, apresenta-se ainda nessa tabela a composição química média de farinhas importadas e do padrão da Associação Nacional dos Fabricantes de Ração (ANFAR).[21]

Existem também outras especificações para as farinhas conforme a classificação da ANFAR,[21] que agora está vinculada ao Sindicato Nacional da Indústria de Alimentação Animal,[14] conforme pode ser observado na Tabela 19.8.

As farinhas de resíduos de crustáceos apresentam valor calórico inferior ao da farinha de peixe, pois, em geral, apresentam menores teores de proteínas e de lipídios. A farinha de resíduos de crustáceos apresenta superioridade nos teores de minerais e da fibra quitina, os quais não participam do cálculo do valor calórico dos alimentos (Tabela 19.9).

Digestibilidade de farinha de pescado

Um fator importante a ser considerado em alimentação animal é a digestibilidade. Em farinha de pescado, deve ser superior a 90%. Vale ressaltar que a digestibilidade das mesmas está relacionada à operação de secagem. Quando a temperatura de secagem é muito elevada, ocorre diminuição da digestibilidade da proteína, redução da disponibilidade de certos aminoácidos (lisina, cistina, triptofano, histidina etc.), bem como oxidação de lipídios. Além da secagem, a digestibilidade das farinhas também é variável, com o tipo de matéria-prima (Tabela 19.10).

TABELA 19.8 Classificação das farinhas de pescado conforme o padrão ANFAR.[21]

Parâmetros de qualidade	Teores
Umidade (%)	< 8,00
Proteína bruta (%)	> 58,00
Digestibilidade em pepsina (1/10.000 a 0,2% em HCl 0,075N) (%)	> 90,00
Acidez (meq de NaOH 0,1 N/100 g de amostra)	< 10,00
Índice de peróxido	< 20,00
Fibra bruta (%)	< 0,50
Matéria mineral (%)	< 25,00
Cálcio (%)	< 6,00
Fósforo (%)	2,50
Teste de Éber	Negativo
Salmonella	Negativo
Partícula retida na peneira de 2,83 mm (%)	0,00
Partícula retida na peneira de 2,00 mm (Tyler 9) (%)	3,00

Outros parâmetros de qualidade nutricional da farinha de pescado destinada à alimentação de animais aquáticos

A farinha de pescado apresenta proteínas de alto valor biológico por conter todos os aminoácidos essenciais, e em proporções superiores, necessários aos requerimentos nutri-

TABELA 19.9 Composição bromatológica × valor calórico de farinhas de peixe e crustáceos.[4,22,23]

Tipos de farinha	Composição bromatológica				
	Matéria seca (%)	Matéria mineral	Proteína bruta	Extrato etéreo	Energia bruta (kcal/kg)
Farinha de corvina[4]	95,21	30,89	53,06	8,86	3.870,51
Farinha de tilápia[4]	93,11	30,13	42,81	17,89	3.971,59
Farinha de caranguejo(*)	92,50	39,89	40,70	2,80	1.880,00
Farinha de camarão-de-sete-barbas[22]	98,93	38,22	42,68	2,66	1.946,00
Carapaça de aratu[23]	94,7	53,2	27,8	1,2	1.220,00

(*) Valores médios encontrados na literatura. Ressalta-se que no teor de proteína está incluso o nitrogênio da quitina.

TABELA 19.10 Digestibilidade (%) das farinhas de peixe inteiro e de resíduos em função do tipo de secagem.[24]

Farinhas	Peixe integral		Resíduos		Resíduos
Matéria-prima	Tipo de secagem				
	Indireta	Direta	Indireta	Direta	Ao sol
Peixe (carne branca)	96	96	–	92	83-92
Peixe (carne escura)	97	91-95	95	92	87-90

TABELA 19.11 Comparação dos nutrientes de farinha de pescado com outros ingredientes utilizados na formulação de rações para animais aquáticos.

Componentes	Farinha de peixe(*)	Farinha de peixe(**)	Farinha de camarão	Biomassa de artêmia	Farelo de soja	Farelo de trigo	Farelo de milho
Umidade	9,32	9,00	7,04	87,65	11,76	11,98	12,47
Proteína	61,45	64,00	46,09	5,87	46,46	16,45	8,11
Lipídio	9,82	9,50	15,89	0,92	1,23	4,26	4,59
Cinzas	14,74	13,00	14,88	4,98	5,96	3,43	1,18
Fibra	0,11	–	11,43	–	5,48	8,78	2,02
Carboidratos(***)	4,56	4,50	4,67	0,58	29,11	55,08	71,63

Valores médios de dados coletados na literatura. (*): farinha nacional; (**); farinha importada; (***): calculado por diferença.

cionais das espécies. Nas Tabelas 19.11 e 19.12, observam-se as diferenças dos componentes químicos e os aminoácidos essenciais de diversas farinhas e ingredientes que participam da formulação de rações para animais aquáticos.

Outros componentes de grande importância nutricional existentes nas farinhas de pescado são as vitaminas, ácidos graxos da família ômega-3, pigmentos carotenoides e substâncias flavorizantes. Contêm ainda os "fatores de crescimento" que estão associados aos cristais avermelhados semelhantes à vitamina B_{12}, os quais são derivados do 5,6-dimetilbenzimidazol, contendo cobalto e fósforo na molécula. Cientificamente, ainda não houve um consenso nesse aspecto. Outra hipótese é de que esses fatores de crescimento consistem, presumivelmente, de três outros compostos diferentes, além da vitamina B_{12}.

No que se refere à alimentação de camarões cultivados, a farinha de pescado apresenta o diferencial de conter compostos, denominados "quimioatrativos" ou "estimulantes quí-

TABELA 19.12 Níveis de proteína e aminoácidos requeridos em peixes e crustáceos e contribuição da farinha de peixe como ingrediente de origem proteica das rações.

Componentes (%)	Tilápia-do-nilo	Camarão		Farinha de peixe (%)	Farelo de soja (%)
		Pós-larva	Adulto		
Proteína bruta	28-32	45	35	54,06	44,00
Arginina	1,18	2,44	1,90	3,78	3,27
Histidina	0,48	0,69	0,54	1,40	1,27
Isoleucina	0,87	1,07	0,83	2,15	1,86
Leucina	0,95	2,20	1,71	3,77	3,17
Lisina	1,43	2,31	1,80	3,98	2,65
Metionina + cistina	0,90	0,85	0,66	2,25	1,08
Treonina	1,05	1,51	1,18	1,99	1,60
Triptofano	1,05	0,42	0,33	0,39	0,74
Valina	0,78	1,34	1,04	2,54	1,91

Tabela compilada com valores médios encontrados na literatura.

micos", que são responsáveis por: liberarem sinais químicos que são recebidos pelos receptores referentes ao olfato e ao gosto (palatabilidade) e, então, transmitidos e interpretados pelo sistema nervoso do animal; possibilitarem ou favorecerem a identificação e consumo rápido do alimento aquático; reduzirem o tempo de localização do alimento pelo animal; favorecerem uma menor lixiviação dos nutrientes; e melhorarem a taxa de ingestão alimentar, reduzindo o material residual que é a fonte de poluição.

Outro componente de grande importância nas farinhas de pescado refere-se aos pigmentos carotenoides, necessários à boa pigmentação de aves, peixes, como tilápia-vermelha e salmão, e dos camarões. A farinha de resíduos de crustáceos como camarão e caranguejo apresenta altos teores desses pigmentos. Na farinha de aratu (*Goniopsis cruentata*, Latreille, 1803) foram encontrados carotenoides totais iguais a 158,87 μg/g de farinha, dos quais 22,27% correspondem à astaxantina, que é um dos principais carotenoides de peixes e crustáceos.[23] A inclusão de 10% e 20% de farinha de cabeça de camarão na avicultura[25] melhorou significativamente a cor da gema de ovo e o teor de astaxantina. Esses níveis de inclusão não afetaram a produtividade nem a qualidade e sabor do ovo.

Considerações finais

A elaboração do subproduto *farinha de pescado* apresenta inúmeras vantagens em relação à redução da poluição ambiental, com o aproveitamento de resíduos e provendo os setores de alimentação animal com um ingrediente altamente nutritivo. Entretanto, a produção de farinha de pescado, no Brasil, continua apresentando algumas dificuldades e/ou limitações no que concerne à disponibilidade dos resíduos, à localização da indústria, por também ser poluente com a emissão de odores ao ambiente e por exigir instalações e equipamentos específicos com alto custo de investimento inicial.

Referências bibliográficas

1. Gonçalves AA, Junior JS. Shrimp processing residue as an alternative ingredient for new product development. Int J Food Sci Technol. 2019; 54(9):2736-44.
2. Machado ZL. Tecnologia de Recursos Pesqueiros: Parâmetros, processos, produtos. Recife: Superintendência do Desenvolvimento do Nordeste; 1984. p. 141-52.
3. Kubitza F. O Mar está pra peixe... pra peixe cultivado. Panorama da Aquicultura. 2007; p. 14-23.
4. Boscolo WR, Hayashi C, Meurer F, Feiden A, Bombardelli RA. Digestibilidade Aparente da Energia e Proteína das Farinhas de Resíduo da Filetagem da Tilápia do Nilo (*Oreochromis niloticus*) e da Corvina (*Plagioscion squamosissimus*) e Farinha Integral do Camarão Canela (*Macrobrachium amazonicum*) para a Tilápia do Nilo. Rev Bras Zootec. 2004; 33(1):8-13.
5. Ogawa M, Alves TT, Braz-Filho R, Rodrigues AS, Mais EL. Industrialização do caranguejo-uçá, *Ucides cordatus* (Lin-

naeus) e aproveitamento dos resíduos e carapaça. Arq Ciênc Mar. 1973; 13(2):83-9.

6. Nunes ML, Mota MHG, Cardonha AMS. Elaboração de farinha a partir de resíduos do camarão. Fortaleza: Bol Ciênc Mar. 1978; 17(1):1-6.
7. Rocha MMRM, Fiorezzi R, Nunes ML. Composição Química da Porção Muscular e Resíduos de *P. Vannamei*. In: Anais do XVI Congresso Brasileiro de Ciência e Tecnologia de Alimentos; 1998; Rio de Janeiro. p. 240-51.
8. Stansby ME. Tecnologia de La Industria Pesquera. Zaragoza: Acribia; 1968. p. 255-76.
9. Lustosa Neto AD, et al. Obtenção e caracterização de ensilado de resíduos de tilápia chilatrada (*Oreochromis sp*), por via biológica. In: 4° Simpósio Latino Americano de Ciência de Alimentos; 2001; Campinas. 267 p.
10. Holanda HD. Hidrólise enzimática do resíduo do camarão sete-barbas (*xiphopenaeus kroyeri*) e caracterização dos subprodutos [tese de doutorado]. FEA/UNICAMP; 2004. 137 p.
11. Ogawa M, Silva AIM, Ogawa NBP, Nunes ML, Maia EL. Uso do sistema SIAC e sua influência no rendimento e qualidade da carne de caranguejo. In: XX CBCTA; 2006 out 8-11; Curitiba/PR.
12. Souza MLR. Industrialização, comercialização e perspectivas. In: Fundamentos da moderna Aquicultura. Editora da ULBRA; 2001. p. 149-89.
13. Gonçalves JS, Perez LH. Comércio Externo do Pescado Industrializado, Brasil, 1996-2006. Informações Econômicas. 2007; 37(4):19-27.
14. SINDIRAÇÕES – Sindicato Nacional da Indústria de Alimentação Animal. 2007/2008. Disponível em: http://www.sindiracoes.org.br. Acessado em: 15 jan 2010.
15. Tacon AGJ. Produção aquícola Global em 2005 e as estimativas da quantidade de ração utilizada. Panorama da Aquicultura. 2007; p. 24-9.
16. Carvalho R, Lemos D. Aquicultura e Consumo de carnes no Brasil e no Mundo. Panorama da Aquicultura. 2009; 112:46-9.
17. Oetterer M. Industrialização do pescado cultivado. Guaíba: Agropecuária; 2002. 176 p.
18. Nunes ML. Farinha de peixe. In: Ogawa M, Maia EL (eds.). Manual de Pesca. Ciência e Tecnologia do Pescado. São Paulo: Editora Varela; 1999. 1:366-70.
19. Machado ZL. Tecnologia de Recursos Pesqueiros: Parâmetros, processos, produtos. Recife: Superintendência do Desenvolvimento do Nordeste; 1984. p. 141-52.
20. Nunes ML, Mota MHG, Cardonha AMS. Elaboração de farinha a partir de resíduos de camarão. Bol Ciênc Mar. 1973; 17:1-6.
21. ANFAR. Matérias-primas para Alimentação Animal. Padrão ANFAR. 4 ed. São Paulo: Associação Nacional Dos Fabricantes De Rações; 1985. 65 p.
22. Freitas AS, Lopes AB, Stephan FEO, Furtado AAL. Composição química e proteico-molecular da farinha de resíduos de camarão sete-barbas (*Xiphopenaeus kroyeri*). Curitiba: B. CEPPA. 2002; 20(1):11-120.
23. Oliveira CCS, Costa TSA, Nunes ML, Maia EL, Ogawa M. Aproveitamento da carapaça do caranguejo aratu, *goniopsis cruentata* (Latreille, 1803), como fonte de nutrientes e carotenoides destinados a alimentação animal. In: XIX CBCTA, Ciência e Tecnologia de Alimentos: Estratégias para o desenvolvimento; 2004; Recife.
24. Tanikawa E. Marine Products in Japan. Tokyo: Koseisha Koseikaku Co Ltda; 1985. p. 425-36.
25. Carranco Jareugui ME. Inclusión de harina de cabezas de camarón penaeus sp en raciones para gallinas ponedoras y su efecto sobre la concentración de pigmento rojo de yema y calidad del huevo [tese de maestría]. Colima, México: Universidad de Colima. Tecóman; 2002. 95 p.

20 Óleo de Pescado

Carlos Prentice-Hernández (*in memoriam*)

Generalidades

O pescado é uma das melhores fontes de ácidos graxos poli-insaturados e estudos têm demonstrado a sua importância para a saúde humana. Mas do total de captura mundial de pescado, mais de 70% é utilizado no mercado do pescado fresco, congelado, enlatado e salgado, os 30% restantes seguem para o preparo de ração animal. Os processos de comercialização e industrialização nos mercados para consumo humano rendem de 25% a 75% da matéria-prima como produto comestível.[1] Sendo assim, os resíduos obtidos na aquicultura, na pesca e na elaboração de produtos à base de pescado podem chegar a mais de 70% do peso inicial da matéria-prima, sendo que as partes subaproveitadas da captura mundial somam milhões de toneladas.[1]

A produção de óleo de pescado constitui o principal método de aproveitamento da captura do pescado subaproveitado e dos resíduos procedentes das plantas de processamento de pescado congelado e enlatado.[2,3] O termo resíduo refere-se a todos os subprodutos e sobras do processamento de alimentos, e estes são, por sua vez, de valores relativamente baixos. No caso dos pescados, o material residual pode se constituir de aparas da toalete antes do enlatamento, carne escura, camarão fora do tamanho de descasque manual ou mecânico, cabeças e carcaças.[1]

Geralmente, o óleo de pescado disponível no mercado internacional provém do corpo do pescado e de uma espécie específica. O local de depósito de gordura de pescado varia entre espécies; algumas espécies acumulam mais gordura na pele e músculo, outras na pele e revestimento da cavidade abdominal. Dentro da mesma espécie, a taxa dos ácidos graxos difere em virtude de muitos fatores como sexo, tamanho, dieta, localização geográfica, temperatura do ambiente e estação do ano.[4,5]

A maior parte dos óleos de pescado existentes no mercado mundial é obtida por prensagem a partir de peixes pelágicos, variando segundo as espécies e, inclusive, segundo a estação do ano.[2,4] Os peixes pelágicos, por sua condição de habitação e por formar grandes cardumes, são de grande importância industrial, podendo ser extraídos mais facilmente.[6] Segundo relatado em Gonçalves e Souza-Soares,[4] as espécies pelágicas parecem ser as melhores fontes de ácido eicosapentaenoico (AEP) e docosaexaenoico (ADH). Entre os peixes pelágicos que se encontram no sul do Brasil, tem-se, por exemplo, a savelha (*Brevoortia pectinata*), a anchoita (*Engraulis anchoita*) e a anchova (*Pomatomus saltatrix*).

Os óleos de origem animal são obtidos por fusão ou aquecimento dos tecidos, o que permite sua separação das proteínas e de outros materiais como ácidos graxos livres e água que devem ser eliminadas através de processos como degomagem, refino, branqueamento ou descoloração, desodorização e fracionamento. O processo de fundição pode ser realizado com calor seco ou com vapor.[1,7]

Os lipídios se apresentam nos animais marinhos em dois grandes grupos: o primeiro consistindo de triacilgliceróis, que é a principal forma de armazenamento de energia, e o segundo grupo consistindo basicamente de fosfolipídios e colesterol, sendo estes os componentes essenciais da parede ce-

TABELA 20.1 Composição dos principais ácidos graxos de gorduras de várias fontes.

Ácido graxo/fonte	Manteiga[9]	Óleo de milho[9]	Óleo de soja[9]	Óleo de sardinha[10]	Óleo de anchova[10]
C4:0 butanoico	3,0	–	–	–	–
C6:0 hexanoico	1,0	–	–	–	–
C8:0 octanoico	1,5	–	–	–	–
C10:0 decanoico	3,0	–	–	–	–
C12:0 dodecanoico	3,5	–	–	–	–
C14:0 tetradecanoico	12,0	–	–	6,7	7,0
C16:0 hexadecanoico	28,0	12,0	11,0	19,0	15,0
C16:1 9-hexadecanoico	3,0	–	–	8,8	9,0
C18:0 octadecanoico	13,0	2,0	4,0	3,4	3,0
C18:1 9-octadecanoico	28,5	25,0	21,0	17,1	10,0
C18:2 9,12-octadecadienoico	1,0	60,0	55,5	1,1	1,0
C18:3 9,12,15-octadecatrienoico	–	0,5	8,5	–	0,5
C20:1 11-gondoico	–	–	–	2,5	2,0
C20:5 5,8,11,14,17-eicosapentaenoico	–	–	–	19,0	18,0
C22:1 13-docosamonoenoico	–	–	–	1,0	1,0
C22:6 4,7,10,13,16,19-docosahexaenoico	–	–	–	11,0	16,0

lular, mitocôndrias e outras estruturas subcelulares, onde os triacilgliceróis são a classe mais importante dos constituintes do óleo, perfazendo, no óleo refinado, entre 96% e 98%.[6]

O óleo de pescado pode ser obtido a partir do processo de silagem ácida ou como subproduto da produção de farinha. O óleo bruto de pescado obtido a partir da elaboração da farinha de pescado é composto por cerca de 90% de lipídios neutros (triacilgliceróis, ácidos graxos livres), apresentando ainda lipídios polares como fosfolipídios, esfingolipídios e lipídios oxidados.[6]

Na Tabela 20.1, é apresentada uma comparação entre a composição em ácidos graxos de óleo de pescado, óleo de milho, soja e manteiga. Dados dessa tabela ressaltam a presença de ácidos graxos de grande importância nutricional: o ácido eicosapentaenoico (C20:5ω3) e o ácido docosahexaenoico (C22:6ω3), podendo observar-se que no óleo de sardinha (*Sardinella brasiliensis*) estes dois ácidos somam entre 20% e 40% dos ácidos graxos totais.[6,8]

Processamento do óleo de pescado

O objetivo geral de processar os óleos e gorduras[19,20] é a remoção de impurezas que compõem os produtos originais. O óleo bruto contém grande número de compostos de natureza graxa e triacilgliceróis, sendo que o tipo e quantidade variam segundo o óleo envolvido. A produção de óleos de alta qualidade requer a maior remoção possível dos componentes não triacilglicerídios.[21] Para óleos com fins menos nobres, o grau de remoção das impurezas será menor. Estas dão ao óleo uma cor escura e tendência à formação de espuma, podendo causar odor desagradável ou diminuição da estabilidade e vida útil do produto final. Outras são consideradas benéficas, como os tocoferóis que protegem o óleo contra a oxidação.[22] Em geral, as impurezas consistem em ácidos graxos livres, mono e diacilglicerídios, fosfatídios, esteroides, vitaminas, hidrocarbonetos, pigmentos, carboidratos, proteínas e seus produtos de degradação, e materiais coloidais. O processamento do óleo de pescado é similar ao dos óleos vegetais. Quando o óleo sai da extração, é denominado óleo bruto. Para atingir os padrões de consumo, esse óleo passa por uma série de processos denominados refino.[19]

Segundo Rittner,[24] existem três formas básicas de transformação de um óleo refinado: refino químico, refino físico e extração seletiva. A diferença fundamental entre essas formas de processamento está na maneira pela qual são eliminados os ácidos graxos livres. No **refino químico**, os ácidos graxos livres são neutralizados mediante reação com soda cáustica e separação do óleo na forma de sabões; no **refino físico**, os ácidos graxos livres são destilados do óleo mediante condições adequadas; e na **extração seletiva**, a maior parte dos ácidos graxos livres é extraída do óleo bruto mediante contato com solventes apropriados. Em todos esses processos, a remoção de ácidos graxos livres ocorre simultaneamente com a remoção de impurezas e alguns componentes menores presentes. Os processos de refino químico e físico são os mais utilizados comercialmente, enquanto a extração seletiva não é utilizada em escala industrial.[24] O refino químico permite o processamento de óleos de qualquer natureza, com a possibilidade de realização de processos intermediários como hidrogenação e fracionamento antes da desodorização. Já o refino físico permite o processamento de óleos com baixo teor de fosfatídios, uma vez que o óleo deve sair da degomagem com, no máximo, 10 ppm de fosfolipídios, e nos processos usuais de refino químico para óleo de soja, este sai normalmente com 20 a 30 ppm.[24,25]

Tradicionalmente, o **óleo de pescado purificado** é processado em quatro etapas consecutivas. Essas etapas são: degomagem, neutralização, branqueamento e desodorização. A degomagem busca a remoção de impurezas solúveis e insolúveis, como proteínas, fosfolipídios, ceras e traço de metais.[30] A degomagem é obtida por meio da lavagem do óleo com uma solução aquosa de um ácido orgânico, como o ácido cítrico, sujeito a aquecimento suave.[31] A neutralização é utilizada para remover ácidos graxos livres e é realizada por meio do tratamento do óleo de pescado degomado com soda cáustica (solução aquosa) sob aquecimento brando.[30] Essa etapa é também chamada saponificação; produz sabões que necessitam serem lavados com água desmineralizada. Os resíduos resultantes das etapas de degomagem e neutralização precisam ser tratados adequadamente para eliminá-los de acordo com os regulamentos da Agência Norte-americana de Proteção Ambiental (EPA). No branqueamento, o óleo de pescado neutralizado continua seu refino devido à remoção de pigmentos, traços de sabão, enxofre e conteúdo de enxofre e carbonila, produtos da quebra dos pigmentos e traços de metais.[30] O branqueamento é realizado por meio do tratamento do óleo com um adsorvente, como terra ativada, carvão ativado, diatomáceas ou quitosana.[32] A desodorização é a etapa final de purificação, e consiste em retirar aldeídos e cetonas que são responsáveis pelo odor característico do óleo de pescado que, em muitos casos, não é atraente para os consumidores. Os aldeídos e cetonas são formados durante a oxidação lipídica, e essa degradação dos ácidos graxos pode ocorrer durante a manipulação e armazenamento da matéria-prima e/ou durante o processo de refino. O óleo de pescado branqueado é submetido à desodorização através da destilação das carbonilas voláteis.[33]

Métodos de fracionamento (purificação)

Segundo Breivik,[34] existem diferentes técnicas de fracionamento para separação de ácidos graxos ou ácidos graxos monoésteres, que serão categorizados de acordo com o tamanho molecular, grau de insaturação e o princípio que está sendo empregado. A Tabela 20.2 mostra as principais técnicas de fracionamento classificadas conforme o princípio do trabalho.

TABELA 20.2 Técnicas de fracionamento caracterizadas segundo o princípio de trabalho.

Técnica de fracionamento	Influenciada por	
	Tamanho molecular	Grau de insaturação
Fracionamento por ureia	+	++
Fracionamento por fluido supercrítico	++	+
Reações enzimáticas	++	++
Extração por nitrato de prata	–	++
Destilação molecular	++	–

+: influência no grau de fracionamento; ++: forte influência no grau de fracionamento; –: não envolve no processo de fracionamento.

Fracionamento por ureia complexada

A ureia apresenta a propriedade de formar sólidos complexos com compostos orgânicos de cadeia reta. Sob condições normais, a ureia cristaliza na forma tetragonal até a presença de cadeias retas dos compostos alifáticos na forma de prisma hexagonal contendo um canal com compostos a imobiliza. Quando os ácidos graxos ou ésteres de ácidos graxos são adicionados em uma solução de ureia, um complexo cristalino é formado com uma maior fração de ácidos saturados. Devido à ausência de ésteres irregulares, os ácidos graxos saturados serão facilmente imobilizados dentro dos canais da ureia complexa e, desse modo, são mais estáveis que os ácidos graxos monoinsaturados, que possuem formas complexas mais estáveis que os ácidos graxos poli-insaturados. Os cristais podem ser removidos, deixando resíduos de ácidos graxos poli-insaturados ou ésteres de ácidos graxos.[34] A ureia é um composto que cristaliza numa estrutura tetragonal bem empacotada. Mas, na presença de moléculas de cadeia linear longa, cristaliza-se em uma estrutura hexagonal com canais de 0,8-1,2 nm de diâmetro, dentro dos cristais hexagonais.[35] Além disso, quando aplicado aos ácidos graxos livres, uma esterificação parcial pode ocorrer com o álcool que é usado como solvente.[36] Isso pode ser considerado uma desvantagem, principalmente se o metanol é usado como solvente para etapa de fracionamento da ureia. Essa tecnologia não pode ser aplicada nos triacilgliceróis.

Quando os ésteres são fracionados, é comum ocorrer a transesterificação de triacilgliceróis com álcool e isolação dos ésteres antes da etapa de complexação da ureia. Dessa maneira, a combinação de esterificação e fracionamento da ureia também pode ser realizada.[34] Se o material inicial contiver resíduos de fosfolipídios, a formação de complexos de ureia será reduzida e sua formação diminuirá pela presença parcial de acilgliceróis.[37] Os compostos alifáticos das cadeias retas alifáticas serão criados na forma de complexos de ureia, e pela presença de insaturados, cadeias ramificadas e compostos cíclicos, desde que existam cadeias retas e longas suficientes na molécula, e ramificadas ou cíclicas não estejam presentes em grandes quantidades.[38] Em consequência, o fracionamento com ureia não concentra todos os ômega-3 no mesmo grau. O fracionamento com ureia para óleos de pescado, sem adição de outra técnica de fracionamento, fornece um total de 70% de ácidos graxos de ômega-3 no produto final e o grau de concentração pode ser estimado segundo a espécie do pescado.[39] Quando acrescentado de outra técnica de fracionamento, como destilação molecular, pode aumentar a concentração de ômega-3 no óleo de pescado. Porém, quando as cadeias curtas de ácidos graxos são removidas, pode ocorrer uma redução na quantidade de ureia, apresentando-se em menor quantidade à requerida.

Fracionamento por fluido supercrítico

A tecnologia de fluido supercrítico pode ser usada para o fracionamento de derivados de ácidos graxos, incluindo ômega-3. Normalmente, o solvente mais usado é o dióxido de carbono. Para o dióxido de carbono, o ponto crítico ocorre em torno de 73,8 bar à temperatura de 31,1 °C. Dessa maneira, o estado supercrítico pode ser obtido em suaves condições, sem causar problemas de estabilidade com relação aos ácidos graxos poli-insaturados. A força do solvente (fluido supercrítico) aumenta com o incremento da densidade. A densidade pode variar com a temperatura e/ou pressão. A separação dos compostos depende do tamanho da molécula, ou seja, o grau de insaturação não influencia nesse processo. Antes, é recomendada a realização da etapa de concentração para remoção de ácidos graxos saturados. Desse modo, a técnica é excelente para a purificação de produtos sem que tenha havido complexação por ureia.[34] O desenvolvimento satisfatório para a tecnologia por fluido supercrítico, por extrografia, tem sido demonstrado por pesquisadores franceses, que combinaram extração com cromatografia.[40] A técnica pode ser aperfeiçoada economicamente pelo fracionamento supercrítico de ácidos graxos ômega-3. É composta por três fases cromatográficas, considerando o adsorvente (fase estacionária na qual as interações com as cadeias duplas de ácidos graxos podem ocupar espaço) e duas fases fluídicas. Ela fornece uma melhor separação se comparada à extração, maior produtividade quando comparada à cromatografia, e pode ter um bom potencial para a purificação de frações de ácidos graxos ômega-3.[34]

Fracionamento por meio enzimático

A hidrólise catalisada por lipase tem um número de vantagens sobre outros métodos. Este processo não envolve extremos de pH e temperaturas elevadas, o que pode parcialmente destruir a estrutura natural cis de AGPI ômega-3 por oxidação, cis-trans de isomerização ou migração de ligação dupla.[41] Os estudos sobre a aplicação de lipases na catálise de reações visando concentrar ácidos graxos poli-insaturados é bastante utilizado, por ter demonstrando bons resultados. O óleo de pescado é uma mistura de ácidos graxos, na forma de triglicerídeos com EPA (ácido eicosapentaenoico) e DHA (docosaexaenoico) como os principais componentes de cadeia longa. A maioria dos óleos contêm apenas um ácido graxo EPA ou ácido graxo DHA por molécula de triglicerídeo. O óleo de pescado é a fonte mais abundante e de baixo custo de EPA e DHA. As melhores fontes de ômega-3 vegetais (sementes de linho, perilla, kiwi e chia) são muito ricas em ácido α-linolênico (ALA), mas têm níveis muito baixos de EPA e DHA. O principal benefício para a saúde do consumo de ALA é que ele se converte em EPA e DHA. No entanto, no corpo humano, o ALA é convertido em EPA e DHA, com uma eficiência de apenas 5-10% de EPA e 1-5% de DHA. A maioria dos óleos de pescado não contêm mais do que um nível combinado de 30% de EPA e DHA.[42] Os concentrados baseados no processamento enzimático fornecem produtos com diferentes perfis de ácidos graxos que outros produzidos por processos físico-químicos. O procedimento enzimático pode ser combinado com outras técnicas de separação mais tradicionais para aumentar a produtividade e o rendimento. As lipases de transesterificação são uma excelente alternativa para esterificação tradicional, e a destilação molecular para a concentração do conteúdo de ômega-3 em óleos de pescado.[34]

Extração por nitrato de prata aquoso

O fracionamento com íons nitrato de prata aquoso concentrado representa outro método de concentração de ácidos graxos poli-insaturados. Nessa tecnologia, uma mistura de etil ésteres contendo ácidos graxos poli-insaturados é homogeneizada com a solução de nitrato de prata aquoso, e a maior parte da fração insaturada dos ésteres de ácidos graxos (incluídos AEP e ADH) é conduzida para dentro da solução aquosa para ser complexada pelos íons de prata. Os compostos com poli-insaturados permanecem na fase orgânica. Após a remoção da fase orgânica, os etil ésteres dos ácidos graxos poli-insaturados são facilmente separados pela adição de água na solução aquosa. A adição de água quebra as fortes ligações entre a prata e os ácidos graxos poli-insaturados, e entre estes e os etil ésteres. O reagente de nitrato de prata aquoso é regenerado facilmente, e é um método de concentração rápido e eficiente. A complexação com íons de prata não proporciona a isomerização parcial dos ácidos graxos poli-insaturados ou traços tóxicos de prata no produto. Porém, a produção em grande escala exige a utilização de elevadas quantidades de prata e requer um alto custo inicial de investimento. Essa técnica não é muito aplicada em usos práticos.[34]

Destilação molecular

Destilação molecular (*short path distillation*) ou destilação por via curta, é um processo de separação não convencional[43] indicado para a separação, purificação e/ou concentração de produtos lipídicos,[44] em uma mistura líquida homogênea que contenha substâncias termossensíveis de alto peso molecular, como vitaminas e ácidos graxos poli-insaturados (tipicamente superiores a 180 g/mol) e baixa volatilidade.[43] Essa tecnologia oferece uma alternativa ao processo tradicional de purificação de óleo de pescado para remover os ácidos graxos livres, odores (aldeídos e cetonas) e contaminantes ambientais, como poluentes orgânicos persistentes (POP's). Não utiliza solvente e opera com baixas pressões; desse modo, permite a utilização de altas temperaturas de degradação térmica do material, sendo adequado para purificação de produtos termossensíveis. Se comparada às etapas do processo tradicional de purificação de óleo de pescado, utiliza menor tratamento químico durante o processamento e reduz a produção de efluentes.[45] Este método reduz o número de etapas no processo, o que poderá melhorar a viabilidade e qualidade do produto. A destilação molecular envolve duas etapas: a evaporação e a condensação.[46] De acordo com diferentes autores, a destilação molecular apresenta como característica especial o fato que o processo pode ser operado a baixas pressões (em torno de 0,01 mbar absoluto), de modo que a evaporação se produzirá a temperaturas menores, de 200°C a 250 °C, quando comparada ao método de destilação a vácuo.[47] Além disso, a espessura reduzida do filme (entre 0,05 e 2 mm, dependendo da viscosidade do material em estudo) torna possível um tempo de residência muito curto na superfície de evaporador aquecido, menos de um minuto. Isso produz uma destilação muito branda, de modo que as frações podem ser destiladas sem chegar à faixa de temperatura de decomposição. É importante destacar que é recomendada uma baixa taxa teórica em torno de 20-40 gm^2s^{-1} sem decomposição térmica à temperatura reduzida de destilação, com baixo contato com o líquido.[47]

O grau de limite do fracionamento obtido com esse método é limitado, e com relação à obtenção dos efeitos de concentração suficiente da produção, será muito menor. A destilação por via curta é economicamente aceitável em casos em que a concentração total de ésteres de ácidos ômega-3 for aumentada até perto de 65% (a soma de AEP e ADH pode ser superior a 50% na purificação), e normalmente é realizada em duas etapas. Na primeira, as impurezas provenientes das cadeias curtas (leves) são removidas com o destilado. O óleo recuperado nessa destilação será transferido para a segunda destilação, quando a maior parte do óleo será destilada. O resíduo dessa etapa, contendo compostos pesados removidos do produto, será descartado.[34] A amostra a ser purificada por destilação molecular será adicionada no sistema a vácuo e imediatamente distribuída em um filme muito fino ao ser forçada para baixo da superfície de evaporação. As paredes aquecidas e o alto vácuo conduzem os componentes mais voláteis (destilado) para um condensador interno, e os componentes menos voláteis (resíduos) continuam na parte inferior. As frações resultantes são separadas e a saída ocorre através de orifícios de descarga individuais. Dependendo da aplicação, o produto desejado será o destilado ou a fração de resíduos. Os ácidos graxos poli-insaturados ADH e AEP são termossensíveis e, com as mudanças da temperatura de destilação, isso deveria ser considerado. Em pesquisas prévias,[48] a troca térmica dos ésteres de AEP inicia a 159 °C e pode chegar até 206 °C; já os ésteres de ADH podem iniciar a 166 °C e alcançar 217 °C. Wijeseundera[49] relatou que a geometria dos isômeros do AEP pode ser formada por um tempo prolongado quando aquecidos a 220 °C. Como o tempo de residência na superfície de evaporação é rápido (de 10 a 15 s), sugere-se, nesse processo, que a temperatura de destilação não exceda a 210 °C.

Composição química do óleo de pescado

Os óleos de pescado são constituídos principalmente por triacilgliceróis.[11] Ácidos graxos de origem marinha apresentam grande diversidade no comprimento das cadeias, que incluem, simultaneamente, os de cadeia média e os de cadeia longa com até 24 carbonos, além de uma gama maior de ácidos graxos insaturados que vai desde uma até 6 ligações duplas, com estrutura cis, a qual produz uma inclinação de cerca de 30° no eixo da cadeia, formando dobras a cada ligação dupla. Por isso, a estrutura ω_3 produz uma forma diferente da ω_6 e, nos ácidos altamente poli-insaturados, as numerosas dobras alteram profundamente o comprimento efetivo das cadeias, a estrutura espacial dos lipídios e as suas características físicas.[6,8] Na Tabela 20.3, pode-se verificar a prevalência de ácidos graxos insaturados.

O óleo bruto pode conter uma acidez livre de 3% a 20% e uma matéria insaponificável normalmente de 25%, podendo chegar até 35%, sendo que esta última compreende as substâncias que não são triacilgliceróis, como álcoois, esteróis, pigmentos e hidrocarbonetos. Os níveis máximos de umidade admitidos são em torno de 0,3%, pois conteúdos maiores favorecem a oxidação do óleo, dificultando o seu branqueamento.[2] Windsor e Barlow[2] relatam outras formas de se medir a qualidade do óleo bruto de pescado: o índice de peróxido; o índice de anisidina, que está relacionado com os produtos secundários da oxidação; e o índice de iodo. Bailey[12] explica o mecanismo de oxidação de um óleo, que é a adição de oxigênio na ligação dupla de um ácido graxo, formando compostos instáveis chamados peróxidos.

A reação é a seguinte: 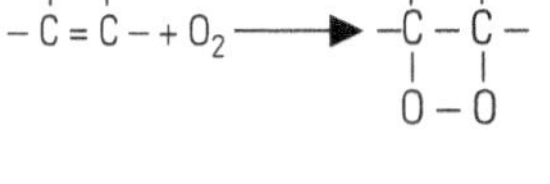

Como as moléculas são muito instáveis, logo se tem:

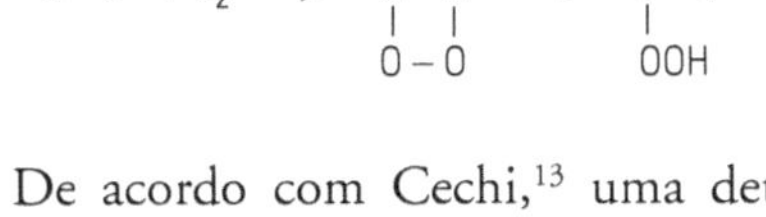

De acordo com Cechi,[13] uma determinação analítica importante é a medida da insaturação. Essa determinação é importante para a classificação de óleos e gorduras, e para o controle de alguns processamentos. O método, geralmente, utilizado é a medida do índice de iodo. O índice de iodo de um óleo ou gordura é definido como os gramas de iodo que

TABELA 20.3 Composição de ácidos graxos dos óleos de pescado.[2]

ΣC	Anchova (%)	Sardinha (%)	Sábalo (%)	Cavala (%)	Arenque (%)	Capelão (%)
ΣC_{14}	6-5	5	9	7	8-5	8
ΣC_{16}	30	31	38	17	18	19
ΣC_{18}	24	24	21	25	17	25
ΣC_{20}	23	22	15	20	22	24
ΣC_{22}	15	13	11	27	31	19
$\Sigma\Delta 0$	35	34	40	24	23	23
$\Sigma\Delta 1$	30	28	23	48	53	60
$\Sigma\Delta 5$	18	17	14	7	7	4
$\Sigma\Delta 6$	12	11	10	9	7	3

Onde: ΣC_{14} = % do total de ácidos graxos com 14 átomos de carbono.

$\Sigma\Delta 0$ = % do total de ácidos graxos saturados.

$\Sigma\Delta 1$ = % do total de ácidos graxos que possuem uma ligação dupla insaturada.

são adicionados em 100 g de amostra. Esse índice é baseado no fato que o iodo e outros halogênios se adicionam numa dupla ligação da cadeia insaturada dos ácidos graxos. Gorduras menos insaturadas, com baixo índice de iodo, são sólidas a temperatura ambiente, ou inversamente, óleos que são mais insaturados, com maior índice de iodo, são líquidos. Outro ponto é que quanto maior a insaturação e, consequentemente, maior o índice de iodo, maior será também a possibilidade de rancidez por oxidação.[8,13] Pode-se observar na Tabela 20.4 uma característica de grande diferenciação no índice de iodo, na qual os óleos de origem marinha apresentam um valor superior aos óleos de outra origem, demonstrando, assim, o seu maior grau de insaturação.

TABELA 20.4 Características de alguns óleos animais e vegetais com relação ao índice de iodo (II) e ao índice de saponificação (IS).

Matéria-prima	Índice de iodo (II)	Índice de saponificação (IS)
Soja	120-141	189-195
Girassol	125-136	188-194
Milho	103-128	187-193
Algodão	99-113	189-198
Palma	44-54	195-205
Sardinha	170-193	189-193
Atum	160-195	160-180
Foca	130-152	189-196
Baleia	110-135	185-194

Fonte: Bernardini.[14]

O índice de saponificação de um óleo é definido como o número de miligramas de hidróxido de potássio necessário para neutralizar os ácidos graxos resultantes da hidrólise completa de 1 g de amostra. O índice de saponificação é uma indicação da quantidade relativa de ácidos graxos de alto e baixo peso molecular. Os ésteres de ácidos graxos de baixo peso molecular requerem mais álcalis para a saponificação; portanto, o índice de saponificação é inversamente proporcional ao peso molecular dos ácidos graxos presentes nos triacilgliceróis. Isso acontece porque, num mesmo peso de amostra, a quantidade de grupos carboxílicos será maior em triacilgliceróis com ácidos graxos de baixo peso, consequentemente, o consumo de KOH será maior (maior índice de saponificação) e vice-versa.[13] O índice de saponificação não serve para identificar o óleo, pois muitos óleos possuem esses índices muito semelhantes. Essa determinação é útil para verificação do peso molecular médio da gordura e da adulteração por outros óleos com índice de saponificação bem diferentes.[13] A Tabela 20.5 apresenta alguns índices e propriedades físicas inerentes a óleos de vários animais marinhos.

Segundo Regenstein e Regenstein,[15] de modo geral, o óleo de pescado apresenta 15% a 30% do total dos ácidos graxos insaturados com 5 a 6 ligações duplas, e aproximadamente 25% a 35% dos ácidos graxos de cadeia longa C20 e C22. Na Tabela 20.6, verifica-se a predominância de ácidos graxos nesse tipo de óleo. Segundo Cechi,[13] a rancidez constitui um dos mais importantes problemas técnicos na indústria de alimentos. A deterioração pode ocorrer por meio de duas formas diferentes: hidrólise e oxidação.

TABELA 20.5 Índices e propriedades físicas inerentes de vários animais marinhos.[14]

Espécie	Índice de iodo	Índice de saponificação	Índice de refração	Massa específica
Atum	160-195	160-180	1,4864-1,4878 (20 °C)	0,929-0,935 (20 °C)
Sardinha	170-193	189-193	1,4760-1,4850 (20 °C)	0,926-0,934 (15 °C)
Fígado de bacalhau	140-170	180-190	1,4740-1,4780 (25 °C)	0,922-0,932 (15 °C)
Foca	130-152	189-196	1,4680-1,4740 (25 °C)	0,920-0,935 (nd)
Baleia	110-135	185-194	1,4700-1,4770 (25 °C)	0,917-0,927 (15 °C)
Arenque	124-128	179-194	1,4660-1,4720 (40 °C)	0,920-0,936 (15 °C)

TABELA 20.6 Ácidos graxos presentes no óleo de pescado das espécies gordas anchova e sardinha.

Ácido graxo	Anchova[9]	Sardinha[10]
Ácido mirístico – C14:0	7,0	6,7
Ácido palmítico – C16:0	15,0	19,0
Ácido palmitoléico – C16:1	9,0	8,8
Ácido esteárico – C18:0	3,0	3,4
Ácido oleico – C18:1	10,0	17,1
Ácido linoleico – C18:2 ω_6	1,0	1,1
Ácido linolênico – C18:3 ω_3	0,5	–
Ácido gondoico – C20:1 ω_9	2,0	2,5
Ácido eicosapentanoico – C20:5 ω_3	18,0	19,0
Ácido cetoleico – C22:1	1,0	1,0
Ácido docosahexaenoico – C22:6 ω_3	16,0	11,0

A hidrólise, determinada pelo índice de acidez, é a hidrólise da ligação éster por enzimas e umidade. A decomposição das gorduras através de enzimas é acelerada por luz e calor, com formação de ácidos graxos livres que causam um sabor-odor desagradável, principalmente em ácidos graxos de baixo peso molecular.[8] Porém, em gorduras com ácidos graxos não voláteis, o sabor-odor característico não aparece juntamente com a deterioração. Nesse caso, é muito importante a medida quantitativa dos ácidos graxos livres para se determinar o grau de deterioração. Já a rancidez oxidativa, que é determinada pelo Índice de Peróxido/Índice de TBA, é a autoxidação dos acilgliceróis com ácidos graxos insaturados por oxigênio atmosférico. Esse tipo de deterioração é a mais importante, porque todos os tipos de gorduras possuem triacilgliceróis insaturados. A deterioração oxidativa tem como consequência a destruição das vitaminas lipossolúveis e dos ácidos graxos essenciais, além da formação de subprodutos com sabor-odor forte e desagradável. Evidências experimentais demonstram que os hidroperóxidos são os produtos primários predominantes, mas não exclusivos, da autoxidação de gorduras insaturadas.[13]

Usos do óleo de pescado

O óleo de pescado é um constituinte natural na dieta humana, porém também pode ser utilizado para diversas finalidades, como agente no tratamento do couro, em tintas e vernizes, como óleo de fundição, lubrificantes e graxas, agente de flotação de minério, veículo em inseticidas, derivados de fungicidas, retardador de fogo, na produção de sabão, em revestimento protetor, em instrumentos pneumáticos e lubrificantes, em composto para borracha, composto para glaceamento, óleo para folhear latas, composto refratário, defloculantes cerâmicos, substrato da fermentação, óleo combustível, cultura de fungos, atrativo de insetos e animais, espuma para poliuretano, entre outros.[7,8,16]

Os nanocarreadores lipídicos são definidos por diferentes autores como transportadores coloidais estudados por mais de 20 anos na área farmacêutica, e recentemente têm sido utilizados para aplicações em alimentos devido a sua capacidade para melhorar a estabilidade, a incorporação e a biodisponibilidade de compostos bioativos lipofílicos em formulações aquosas.[17,50] Na indústria de alimentos, é utilizado como óleo enlatado, na produção de margarina, maionese, como gordura para fritura e para pastelaria.[8,18] É, principalmente, utilizado na forma hidrogenada, a fim de evitar a sua autoxidação. Faz-se a hidrogenação na presença de catalisadores como níquel, cobalto e platina, sendo o grau alcançado controlado pelo ponto de fusão e viscosidade. O óleo hidrogenado é usado como matéria-prima para a produção de margarina e *shortening* (lipídio acrescido de gás nitrogênio ou ar, com 10% a 20% de volume), que é empregado na panificação.

O óleo de pescado é muito utilizado na indústria de tintas. A tinta fabricada com óleo de pescado é de fácil secagem, devido ao alto conteúdo de ácidos graxos insaturados de cadeia longa, porém é pouco resistente à água. Para contornar esse inconveniente, adicionam-se ao óleo compostos dessecantes contendo manganês e cobalto, produzindo-se o *boiled oil*, que se caracteriza pela rápida secagem e por possuir forte membrana, apropriado para fabricação de tintas.[18] A aplicação mais interessante está relacionada pelo seu alto teor dos ácidos graxos ômega-3 docosahexaenoico (ADH) e eicosapentaenoico (AEP). Devido às propriedades benéficas à saúde humana, os óleos marinhos são muito usados na linha de produtos farmacêuticos, sob a forma de óleos concentrados em ácidos graxos ω-3 e também para alimentação animal em aquicultura.[6,8]

Referências bibliográficas

1. Huisa-Martinez J. Nanocarreadores lipídicos contendo ácidos graxos insaturados provenientes de tainha (*Mugil liza*) como transportadores de carotenoides. [Dissertação]. Rio Grande: Universidade Federal do Rio Grande. Mestrado em Engenharia e Ciência de Alimentos. 2006; 95p.
2. Windsor M, Barlow S. Introducción a los subproductos de la pesquería. Zaragoza: Editorial Acribia; 1984.
3. Rodriguez-Marquez G. La industria de los pequeños pelágicos y la industria de la harina y el aceite de pescado en América Latina. FAO/Programa de Investigación, GLOBEFISH. 1993; 20:31-40.
4. Gonçalves AA, Souza-Soares LA. Lipídios em peixes. Vetor. 1998; 8:35-53.
5. Crexi VT. Óleo de carpa (*Cyprinus carpio*): Obtenção, refino e produção de concentração de ácidos graxos poli-insaturados. [Tese]. Doutorado em Engenharia e Ciência de Alimentos. Rio Grande: Universidade Federal do Rio Grande; 2010.
6. Contreras ESG. Bioquímica de pescado e derivados. Jaboticabal: FUNEP; 1994.
7. Ziller S. Grasas y aceites alimentarios. Zaragoza: Editorial Acríbia; 1996.
8. Portella RR. Otimização do processo de refino e sua relação com a qualidade do óleo de pescado. [Dissertação]. Mestrado em Engenharia de Alimentos. Rio Grande: Fundação Universidade do Rio Grande; 2006.
9. Bimbo AP. Fish meal and oil. In: Martin RE, Flick G (eds.). The Seafood industry. s.l.: National Fisheries Institute. Virginia Politechnic Institute and State University. 1990; p. 342.
10. Morais MM. Estudo do processo de refino do óleo de pescado. [Dissertação]. Mestrado em Engenharia de Alimentos. Rio Grande: Fundação Universidade do Rio Grande; 2000.
11. Stauffert D. Hidrólise enzimática de óleo de pescado. [Dissertação]. Mestrado em Engenharia de Alimentos Rio Grande: Fundação Universidade do Rio Grande; 2000.
12. Norris FA. Refining and bleaching. In: Bailey's industrial and fat products. Norris FA (ed.). 4 ed. John Wiley & Sons. 1982; 2:253-314.
13. Cecchi HM. Fundamentos teóricos e práticos em análise de alimentos. 2 ed. rev. São Paulo: Editora Unicamp; 2003.
14. Bernardini E. Tecnologia de aceites y grasas. Madri: Editorial Alhambra; 1986.
15. Regenstein JM, Regenstein ME. Introduction to fish technology. New York: s.n.; 1991.
16. Bimbo AP. Technology of production and industrial utilization of marine oils. In: Marine biogenic lipids, fats and oils. Ackman RG (ed.). Boca Raton: CRC Press; 1986.
17. Dora C. Nanocarreadores lipídicos contendo quercetina: Desenvolvimento, caracterização físico-química e avaliação biológica *in vivo*. [Tese]. Florianópolis: Universidade Federal de Santa Catarina; 2010.
18. Ockerman HW, Hansen CL. Industrialización de subproductos de origen animal. Zaragoza: Editorial Acribia; 1994.
19. Ferrari RA. Avaliação dos componentes minoritários de óleos vegetais nos processos tecnológicos. [Tese]. Doutorado em Tecnologia de Alimentos. Campinas: UNICAMP. 1997; 160p.
20. Gruger Junior EHG. Empleos de los Aceites de Pescado Industriales. In: Tecnología de la industria pesquera. Stansby ME (ed.). Zaragoza: Editorial Acribia. 1968; p. 308-9.
21. Stansby ME. Fish Oils: Their chemistry, technology, stability, nutritional properties and users. s.l.: The Avi Publishing Company; 1967.
22. Bimbo AP, Crowther JB. Fish oils: Processing beyond crude oil. Infofish International. 1991; 20-4.
23. Pigott GM, Fucker BW. Seafood: Effects of technology on nutrition. Washington: University of Washington; 1990.
24. Rittner H. Óleo de palma: Processamento e utilização. s.l.: s.n.; 1996.
25. Zanotta PA. Ensaios cinéticos de branqueamento de óleo de soja. [Dissertação]. Florianópolis: Universidade Federal de Santa Catarina; 1999. Mestrado.
26. American Soybean Association. [Acesso em: 2 out 2019]. Disponível em: http:www.soygrowers.com.
27. FAPESP. [Acesso em: 15 nov 2009]. Disponível em: http://www.fapesp.br/tecnolog471.htm.
28. Silva CM, Lima FG, Costa K, Ribeiro VA. Processo enzimático para concentração de ácidos graxos insaturados provenientes de óleo bruto de pescado. [Trabalho de Conclusão de Curso]. Rio Grande: Fundação Universidade do Rio Grande; 2006. Engenharia de Alimentos.
29. Lempek TS, Martins VG, Prentice CH. Rheology of surimi-based products from fatty fish underutilized by the industry: Argentine croaker (*U. canosai*). J Aquatic Food Product Tech. 2007; 16:27-44.
30. Young FVK. Processing of oils and fats. Chemical Industries. 1978; 16:692-703.
31. Dijkstra A, Opstal MV. The total degumming processes. J Am Chemists Society. 1989; 66:1002-9.
32. Sathivel S, Prinyawiwatkul W, King JM, Grimm CC, Lloyd S. Oil production from catfish viscera. J Amer Oil Chemists' Soc. 2003; 80(4):377-12.
33. Gavin AM. Edible oil deodorization. J Amer Oil Chemists' Soc. 1978; 55:783-91.

34. Breivik H. Long chain Omega-3 specialty oil. In: Concentrated. The oil press. 2 ed. Breivik H (ed.). s.l.: s.n.; 2007.

35. Nobre L. Elaboração de concentrados de ácidos graxos insaturados obtidos a partir de óleos de bijupirá (*Rachycentron canadum*) e castanha (*Umbrina canosai*) [Dissertação]. Rio Grande: Universidade Federal do Rio Grande; 2014. Mestrado em Engenharia e Ciência de Alimentos.

36. Haagsma N, Van Gent CM, Luten JB, De Jong RW, Van Doorn E. Preparation of n-3 fatty acid concentrated from cod liver oil. J Am Oil Chem Soc. 1982; 59:117-8.

37. Hayes DG, Van Astine JM, Setterwall F. Urea-based fractionation of seed oil samples containing fatty acids and acylglycerols of polyunsatured and hydroxyl fatty acids. J Am Oil Chem Soc. 2002; 77:207-13.

38. Swerns D. Technique of separation: Urea complexes. In: Fatty acids, Part 3. Markley KS (ed.). New York: Interscience. 1963; 2309-58.

39. Ackman RG, Ratmayake WMN, Olsson B. The "basis" fatty acid composition of Atlantic fish oil: Potential similarities useful for enrichment of polyunsatured fatty acids by urea complexation. J Am Oil Chem Soc. 1988; 65:33-9.

40. Zetz C, Chouchi D, Bath D, Nicoud RM. Extrography: In situ between supercritical fluid extraction and chromatography. In: Brunner G, Perrut M (eds.). Proceeding of the 3rd International Symposium on Supercritical Fluids. Nancy, France: International Society for the Advancement of supercritical Fluids. 1994; 2:203-10.

41. Kahveci D, Xu X. Repeated hydrolysis process is effective for enrichment of omega 3 polyunsaturated fatty acids in salmon oil by *Candida rugosa* lipase. Food Chemistry. 2011; 129:1552-8.

42. Kralovec J, Barrow C, Zhang S, Zhang W. A review of the progress in enzymatic concentration and microencapsulation of Omega-3 rich oil from fish and microbial sources. Food Chem. 2012; 131:639-44.

43. Martins PF. Estudos e experimentos para a concentração de tocoferóis e fitosteróis por meio da destilação molecular. [Tese]. Doutorado em Engenharia Química. Campinas: Universidade Estadual de Campinas, Unicamp; 2006.

44. Ribeiro VA. Purificação de óleo de pescado utilizando destilação molecular [Dissertação]. Rio Grande: Universidade Federal do Rio Grande; 2010. Mestrado em Engenharia e Ciência de Alimentos.

45. Ribeiro VA, Oliveira ACM, Bechtel P, Prentice C. Avaliação do processamento a baixas temperaturas do óleo de fígado de Alaska pollock (*T. chalcogramma*). Braz J Food Tech. 2013; 16:1-9.

46. Batistella CB, Maciel MRW. Recovery of carotenoids from palm oil by molecular distillation. Computers & Chemical Engineering. 1998; 22:S53-S60.

47. Cvengros J, Filistein V. Separation in a PCB-contaminated mineral oils system. Environmental & Engineering Science. 1999; 16:16.

48. Liang JH. Separation and concentration of n-3 polyunsaturated fatty acid ethyl esters from squid visceral oil by molecular distillation and supercritical carbon dioxide extraction. [Dissertação]. Taiwan: National Taiwan University; 1991.

49. Wijesundera RC, Ratnayake WMN, Ackman RG. Eicosapentanoic acid geometrical isomer artifacts in heated fish oil ester. J Am Oil Chemists' Soc. 1989; 66:1822-30.

50. Taksima T, Limpawattana M, Klaypradit W. Astaxanthin encapsulated in beads using ultrasonic atomizer and application in yogurt as evaluated by consumer sensory profile. LWT – Food Science and Technology. 2015; 62:431-7.

21 Concentrado Proteico de Pescado

Rogério de Jesus ▪ José Carlos de Almeida

Evolução do concentrado proteico de pescado

O concentrado proteico de pescado (CPP), durante muitas décadas, representou a possibilidade de solução dos problemas decorrentes da desnutrição proteico-calórica em países subdesenvolvidos. Há registros de um tipo de alimento similar ao CPP cujos vestígios foram descobertos nas ruínas de Pompeia, na época, chamado "líquen nutritivo". Desde então, com respeito ao seu princípio básico (desidratação), poucas alterações ocorreram além dos incrementos tecnológicos.[20] O Norwegian Department of Agriculture foi o primeiro a empregar farinha de peixe para humanos na elaboração de biscoitos,[9] em 1876.

Na década de 1960, em busca de um novo produto que atendesse aos programas de ajuda humanitária, Estados Unidos, Canadá, Peru, África do Sul e Suécia, dentre outros, empenharam-se em produzir o CPP em larga escala, vislumbrando um suplemento alimentar que revertesse os males da desnutrição proteico-calórica nos países do terceiro mundo. Porém, falharam por desconsiderar questões importantes como a identificação com os padrões alimentares de seus beneficiários e inadequação dietética.[19] Segundo Finch,[6] esbarraram, ainda, em limitações de ordem funcional e de colocação do produto no mercado, ficando sua comercialização quase restrita à venda de porta em porta, o que desencorajou sua expansão comercial.

Após o Congresso Mundial em Varsóvia, onde se discutiu sobre fontes alternativas de proteína disponível, Woodham[28] destacou o fracasso na produção de CPP, caracterizado por falhas na sua produção e divulgação em países como Suécia (insuficiência de equipamentos), Peru (não vendeu sua produção) e Estados Unidos (não convenceu o consumidor das vantagens do produto). O Instituto de Pesquisa da Marinha do Brasil tentou produzir CPP no fim da década de 1960 e início de 1970, com base numa fábrica piloto com 15% de rendimento a partir de peixe inteiro cujas características eram: aspecto de pó neutro de boa estabilidade, inodoro, insípido de cor creme-claro (similar ao CPP tipo A), utilizado como suplemento dietético doméstico na proporção de 10% a 12% e na preparação de balas, broas, pés de moleque, bolachas, roscas fritas e rapadura proteica, todos com boa aceitação.[24]

De maneira geral, em todo o mundo existem relatos de suplementação alimentar utilizando o CPP, como: um pão egípcio largamente consumido com adição de CPP, aminoácidos e algas;[1] a suplementação de farinha de trigo no Cairo;[22] um hambúrguer de carne enriquecido com CPP na Grécia;[25] um extrusado aperitivo a base de arroz enriquecido com CPP em Bangkok;[4] um biscoito enriquecido com CPP na Malásia;[29] e o enriquecimento de um macarrão instantâneo utilizado em sopas na dieta de orientais;[27] entre outros.[31,33,37] Destaca-se, também, a importância de um CPP amazônico, de elaboração artesanal, com natureza autóctone indígena, de origem secular e consumo regular até os dias de hoje por sua descendência cabocla, o piracuí.[32,34,35] Trata-se de um produto tradicional, um tipo de concentrado proteico a base de músculo de peixe seco e desfiado que, quando produzido semi-industrialmente, sob condição higiênico-sanitária adequada, agrega valor econômico e nutricional. É valorizado em função de seu emprego local e alternativo em dietas especiais e em programas de suplementação alimentar, adequável também às necessidades operacionais das Forças Armadas em situações especiais desdobradas na Região Amazônica.[20]

Nota ao Leitor: Este capítulo apresenta algumas figuras coloridas e para visualizar basta acessar o QR *code* disponível na página XIX, "Material Suplementar".

Concentrado proteico de pescado

Os concentrados proteicos de pescado (CPP ou *fish protein concentrate* – FPC) são basicamente produtos desidratados e moídos, com conteúdo variável de proteínas, que podem apresentar ou não sabor e aroma de pescado, dependendo do método de obtenção utilizado.[30] As proteínas mais comumente usadas para a produção de isolados e concentrados proteicos são as derivadas do leite, soja, carne e pescado.[16] O CPP tradicional é um preparado estável à base de peixe, inteiro ou não, para o consumo humano, que apresenta na sua composição final concentração proteica superior à encontrada na matéria-prima original.[26,30] Basicamente, existem três tipos de CPP elaborados a partir de pescado destinado diretamente a este fim (Figura 21.1):[17,18,30]

- **Tipo A:** pó de coloração branca ou amarelo-clara, consistência similar à da farinha de trigo, sem odor, com no máximo 0,75% de lipídios, de 60-90% de proteína, digestibilidade mínima de 92%, lisina disponível em um mínimo de 6,5% de proteína e umidade máxima de 10%.
- **Tipo B:** pó de cor amarela ou acinzentada, parcialmente desodorizado, até 3% de lipídios, mínimo de 65% de proteína, digestibilidade mínima de 92%, lisina disponível em um mínimo de 6,5% de proteína e umidade máxima de 10%.
- **Tipo C:** farinha não desodorizada, sem limites para lipídios, recomendado o uso de antioxidantes, mínimo de 60% de proteína, digestibilidade mínima de 92%, lisina disponível em um mínimo de 6,5% de proteína e umidade máxima de 10%.

Segundo Oetterer,[17,18] para a obtenção do CPP tipo A, é feita a extração com solventes, como os álcoois ou mistura deles; assim, os vapores de mistura vão se condensando e se separam em duas fases, sendo a fase do solvente rebombeada, então o produto e o solvente fluem pelos extratores em direções opostas (Figura 21.2).

As matérias-primas que originam o CPP são de diferentes espécies, e podem ser obtidas pela hidrólise química da proteína por processo de extração que resulta em produto livre de interferentes. Em geral, não são consumidos diretamente, sendo utilizados como matéria-prima para elaboração de produto com elevado valor agregado, e podem ser utilizados como substitutos de gordura originando um produto com textura e sabor similares aos tradicionais.[7] Sua concentração proteica final irá depender da qualidade da matéria-prima utilizada, podendo variar de 65% a 80% de proteínas. Sua produção é de alto custo devido a sucessivas extrações com solventes orgânicos para desengordurá-lo.[20] Segundo Moura e Zucas,[14] a cocção prévia da matéria-prima favorece a extração de lipídios (reduzindo seu valor residual); o solvente orgânico mais apropriado é o etanol, por sua baixa toxicidade, baixo ponto de ebulição e ação bactericida.

Muitos estudos têm sido realizados sobre a avaliação dos parâmetros de processo e das propriedades funcionais desses isolados proteicos de pescado baseado no pescado inteiro, filé ou músculo,[21] e resultaram na obtenção de concentrados de pescado com boas propriedades funcionais.[30,36] No entanto, a funcionalidade é altamente dependente das espécies e do tipo da propriedade funcional estudada.[3,12] A matéria-prima do CPP é constituída basicamente de peixe inteiro (em geral pequenos e gordurosos de difícil processamento e baixo custo), ou aparas, restos de filetamento, vísceras e escamas descartados da linha de produção da indústria de pescado. Sua fabricação é dispendiosa devido às sucessivas extrações com solventes orgânicos a fim de desengordurar o produto final, apresentando uma série de restrições com relação as suas propriedades funcionais emulsificantes, dificuldade de reidratação, solubilidade e textura arenosa, dificultando sua associação com outros ingredientes.[13,23]

A escolha da matéria-prima depende da disponibilidade do fabricante e das especificações exigidas pelo cliente. Geralmente, utiliza-se o descarte comestível do processamento do pescado magro, visto que espécies com alto teor de gor-

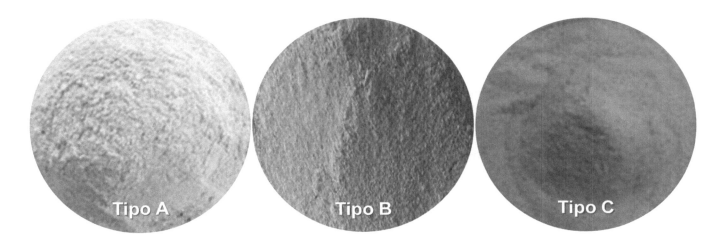

Figura 21.1 ▪ Concentrados proteicos de pescado. (Cortesia de Alex Augusto Gonçalves.)

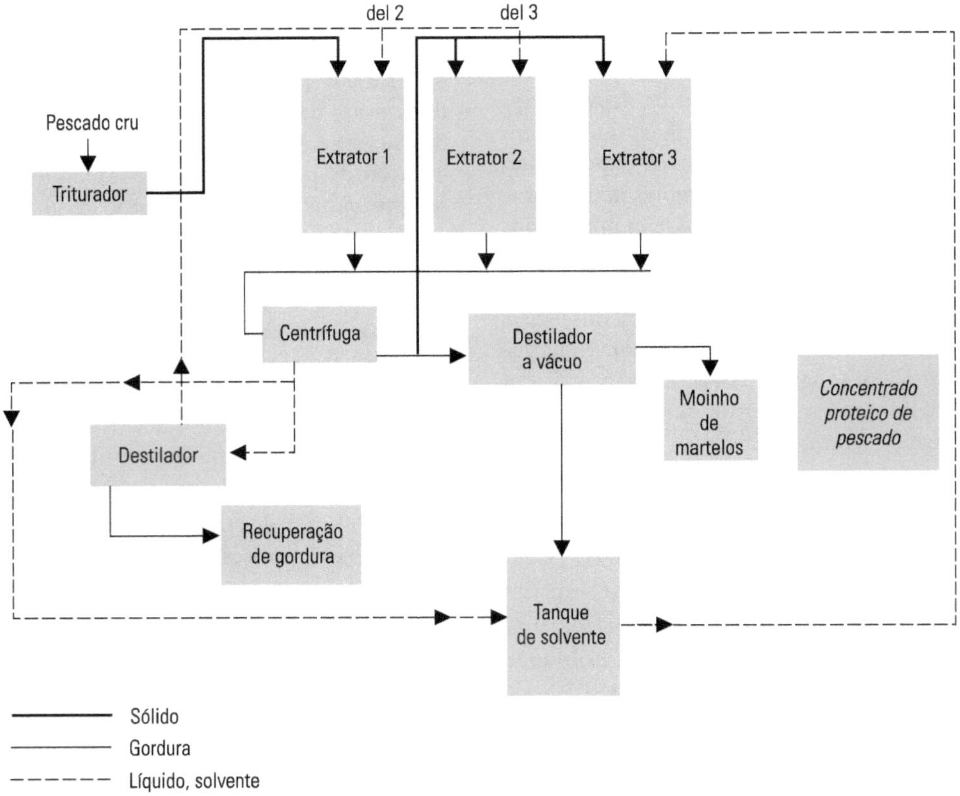

Figura 21.2 ▪ Fluxograma do processo de obtenção do CPP tipo A.[18,30]

dura promovem o desenvolvimento de aromas intensos nos produtos elaborados.[17] Em particular, o CPP tipo A é suscetível, ainda, à ocorrência de reversão de sabor, *off flavors*, durante longos períodos de estocagem.[26] Segundo Conell,[5] os lipídios da farinha de peixe (CPP tipo C) são os principais responsáveis pelo aroma do produto. Mustafa[15] recomenda cuidados com altas temperaturas na secagem do CPP, pois podem promover alterações em seu valor biológico, digestibilidade da proteína, grande perda de lisina assimilável (índice de qualidade proteica) e triptofano (fator limitante para proteína de peixe), considerando-se que a temperatura crítica de secagem para o filé é de 70 °C e para o pescado inteiro é de 100 °C.

Proteínas de diferentes origens são utilizadas para melhorar a eficiência de processos e, consequentemente, a adição de uma ou mais proteínas disponíveis em produtos cárneos podem trazer benefícios ao consumidor, tanto na qualidade como na redução de custos.[10,21] Sua incorporação na produção de embutidos emulsionados pode melhorar as propriedades funcionais e nutricionais, uma vez que as proteínas musculares do pescado apresentam elevado valor biológico, decorrente da alta sensibilidade à hidrólise, e composição balanceada em aminoácidos, particularmente aqueles que costumam ser limitantes em proteínas de origem vegetal, como a metionina e a cisteína.[7] A funcionalidade é altamente dependente das espécies e do tipo da propriedade funcional estudada.[3,12] Uma vantagem do uso de pescado é o fato das espécies utilizadas serem pouco adequadas para a filetagem e de menor valor comercial.[2] Não existem dados que possibilitem determinar com clareza qual a espécie de pescado mais adequada ao processo de obtenção de isolados proteicos.

O processo de obtenção do CPP tipo B (Figura 21.3) é relativamente barato, já que não recorre ao emprego de solventes orgânicos. Nesse processo, aplicam-se várias operações de separação (prensagem, centrifugação) para eliminar determinada quantidade de gordura do pescado previamente cozido e, portanto, esse CPP apresenta característica sensorial própria do pescado desidratado e cor acentuada.

O processo de extração química na obtenção de CPP é aplicável a qualquer espécie de pescado; remove essencialmente todos os lipídios e aumenta o rendimento proteico.[11] Muitas técnicas usadas para isolar proteínas empregam a hidrólise proteica, no entanto, as características funcionais da proteína recuperada podem ser diminuídas.[8]

Os concentrados proteicos obtidos por solubilização química de proteínas apresentam elevado teor proteico e reduzido conteúdo de gordura e cinza, boa solubilidade (acima de 60%), e mostram-se mais solúveis em pHs alcalinos. O concentrado alcalino apresenta melhores resultados que o concentrado ácido. Esse processo é alternativo e eficiente para recuperar proteína de subprodutos de pescado.[7]

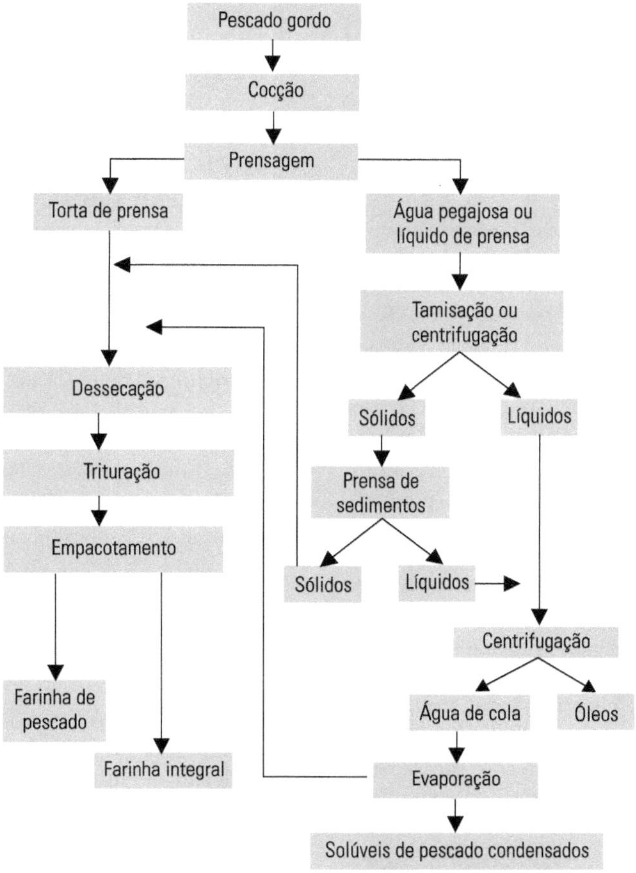

Figura 21.3 ▪ Fluxograma do processo de obtenção do CPP tipo B.[30]

Referências bibliográficas

1. Arafah A, Abassy M, Morcos S, & Hussein L. Nutritive Quality of Baladi Bread Supplemented with Fish Protein Concentrate, Green Algae, or Synthetic Amino Acids. Cereal Chemistry. 1980; 57(1): 35-39.
2. Bárzana E, Garibay-García M. Fisheries processing: Biotechnological applications. 1ª ed. London: Chapman & Hall; 1994.
3. Batista I, Pires C, Nelhas R. Extraction of Sardine Proteins by Acidic and Alkaline Solubilisation Food Science and Technology International. 2007; 13(3): 189-194.
4. Charoenphol C, Suparb J. Desenvolvimento de Arrozenriquecido com proteína e calico, alimento extrusado a partir de concentrado proteico de peixe. In: FAO Fishery Report, n. 470, 1991.
5. Conell JJ, Hardy R. Avance en tecnologia de los produtos pesqueros. Zaragoza: Editorial Acríbia; 1987.
6. Finch R. Whatever happened to fish protein concentrate? Food Technol. 1977; 31(5): 44-53.
7. Fontana A, Centenaro GS, Palezi SC, Prentice-Hernández C. Obtenção e avaliação de concentrados proteicos de corvina (*M. furnieri*) processados por extração química. Rev Química Nova. 2009; 32(09): 2299-2303.
8. Gigliotti JC, Jaczynski J, Tou JC. Determination of the nutritional value, protein quality and safety of krill protein concentrate isolated using an isoelectric solubilization / precipitation technique. Food Chemistry. 2008; 111(1): 209-214.
9. Henrickson RL, Turgut H, Rao BR. Hide protein as a food additive. J Am Leather Chem Ass. 1984; 79: 132-145.
10. Hultin HO, Kelleher SD. Process for isolating a protein composition from a muscle source and protein composition. US Patent 6, 288, 216, 2001.
11. Kristinsson HG, Theodore AE, Demir N, Ingadottir B. The recovery of channel catfish muscle proteins using acid and alkali-aided processing vs. surimi processing. J Food Sci. 2005; 70: C298-C306.
12. Mautner MU. Can Help Upgrade FPC. Food Engineering. 1972.
13. Moura EC, Zucas SM. Influência da cocção prévia no valor biológico do cncentrado proteico de sardinha, obtidos por extração com etanol. Arquivo Latino Americano de Nutrição. 1981; 31(1):7 3-89.
14. Mustafa EKA. Study of the quality assesment of Fish protein Concentrate. In: FAO. Fish Inspection and Quality Control. London: Fishing News (Books) Limited; 1971; 130-131.

15. Nolsøe H, Imer S, Hultin H. Study of how phase separation by filtration instead of centrifugation affects protein yield and gel quality during an alkaline solubilisation process - different surimi-processing methods. International Journal of Food Science & Technology. 2007; 42(2): 139-149.

16. Oetterer M. Produtos obtidos por interferência na fração proteica do pescado. Piracicaba: ESALQ, 2001.

17. Oetterer M. Proteína de pescado. Curso de graduação "O LAN ON LINE". Universidade de São Paulo - Escola Superior de Agricultura "Luiz de Queiroz" / Departamento de Agroindústria, Alimentos e Nutrição. 39p [Acesso em 30 de janeiro de 2010]. Disponível em: http://www.esalq.usp.br/departamentos/lan/pdf/Proteinas%20pescado.pdf

18. Pariser ER, Wallerstein M. Fish Protein Concentrate, Lessons for future food suplementation. Food Policy. 1980:298-305.

19. Peixoto Castro FC. Concentrado proteico de peixe como suplemento alimentar nas forças armadas: emprego, produção e estabilidade de concentrado proteico de piracui na ração operacional de combate de selva. In: I workshop brasileiro em aproveitamento de subprodutos do pescado. Universidade do Vale do Itajai, 04-05/12/2003. Itajai-SC. 2003.

20. Chaud SG, Sgarbieri VC. Propriedades funcionais (tecnológicas) da parede celular de leveduras da fermentação alcoólica e das frações glicana, manana e glicoproteína. Ciênc Tecnol Aliment. 2006; 26(2): 369-379.

21. Shehata NA, Ibrahim AA, Ghalli NN. Effect of supplementing wheat flour with fish protein concentrate: Chemical and organoleptic evaluation. Die Nahrung. 1989; 33(6): 497-501.

22. Shenoy A. Texturized Meat from Low Costfish. Fishery Technology. 1988; 25: 124- 126.

23. Souza MLA. Concentrado proteico de peixes utilizado como complemento alimentar em grupos populacionais de países em desenvolvimento nutricionalmente válido. [Dissertação]. Rio de Janeiro: Universidade Federal Fluminense; 1974. 53p. Mestrado em Ciências da Saúde.

24. Vareltzis K. Proximate Composition and Quality of a Hamburger Type product made from minced Beef and Fish Protein Concentrate. Lebensm-Wiss.u – Technol. 1990; 23: 112-116.

25. Windsor ML. Fish Protein Concentrate. Torry Advisory. Note 63. 1982.

26. Woo CH, Erdman AM. Fish Protein concentrate enrichment of noodles. Journal of Home Economics. 1970; 63(4): 263-265.

27. Woodham AA. The World Protein Shortage: Prevention and Cure. World Review of Nutrition and Dietetics. 1971; 13: 1-42.

28. Yu SY, Kaur R. Desenvolvimento de biscoito de peixe round scad. Indonésia. In: FAO. Fishery Report. Indonésia: FAO; 1991.

29. Ordóñez-Peneda JA. Tecnologia de Alimentos - Vol. 2 Alimentos de origem animal. Porto Alegre (RS): ARTMED Editora; 2005.

30. Brasileiro OL, Cavalheiro JMO, Prado JPS, Anjos AG, Cavalheiri TTB. Determination of the chemical composition and functional properties of shrimp waste protein concentrate and lyophilized flour. Ciênc. Agrotec., 2012; 36(2): 189-194.

31. Desai A, Brennan MA, Brennan CS. The effect of semolina replacement with protein powder from fish *(Pseudophycis bachus)* on the physicochemical characteristics of pasta. LWT - Food Science and Technology, 2018; 89(1): 52-57.

32. Nunes ESCL, Bittencourt RHFPM, Silva MC, Mársico ET, Franco RM. Avaliação da qualidade do camarão salgado seco (aviú) e da farinha de peixe (piracuí) comercializados em mercados varejistas da cidade de Belém, Pará. Rev Inst Adolfo Lutz 2013; 72(2):147-54.

33. Rebouças MC, Rodrigues MCP, Castro RJS. Biscoitos com concentrado proteico. Alim. Nutr., 2012; 23(1): 45-50.

34. Rodrigues MLR, Almeida-Filho ES, Savay-da-Silva LK. Qualidade nutricional, microscópica e sanitária de "farinha" de piracuí comercializada em Belém-PA. *Proceedings do VII SIMCOPE.* Inst. Pesca, São Paulo, 2017.

35. Silva Jr ACS, Silva ASS, Soares NRM, Moraes GR, Sousa CM, Nascimento JF. Caracterização físico-química e avaliação microbiológica de concentrado proteico de peixe (Piracuí) comercializado em feiras livres da Cidade de Macapá-AP. Biota Amazônia, 2017; 7(3): 33-36.

36. Valdez-Hurtado S, Lopez-Bermudez LS, Higuera-Barraza OA, Del Toro-Sanchez CL, Ruiz-Cruz S, Suarez-Jimenez MG, Marquez-Rios E. Effect of ultrasonication time on the functional properties of giant squid (*Dosidicus gigas*) mantle protein concentrate. Food Bioscience, 2019; 27: 1–5.

37. Vidal JMA, Rodrigues MCP, Zapata JFF, Vieira JMM. Concentrado proteico de residuos da filetagem de tilapia-do-Nilo (*Oreochromis niloticus*): caracterização fisico-química e aceitação sensorial. Rev. Cienc. Agron., 2011; 42(1): 92-99.

22 Hidrolisados Proteicos de Pescado

Irineu Batista

Considerações iniciais

Uma elevada porcentagem dos recursos da pesca, estimada em mais de 50% das capturas, não é utilizada na alimentação humana e representa cerca de 32 milhões de toneladas. Também os subprodutos das indústrias de processamento (cabeças, vísceras, peles, espinhas, pedaços de músculo) constituem uma matéria-prima importante que apresenta um teor proteico idêntico ao do pescado. Nessa medida, sua utilização tem merecido muita atenção do setor produtivo e dos tecnologistas, que procuram recorrer aos processos mais adequados que permitam uma maior valorização dessa matéria-prima. Dentre esses processos, destaca-se a produção de hidrolisados proteicos em virtude das propriedades funcionais e biológicas desses produtos.

Hidrolisados proteicos

Os hidrolisados proteicos podem ser definidos como produtos constituídos por aminoácidos livres e peptídeos que apresentam uma larga gama de massas moleculares resultantes do maior ou menor grau de hidrólise das proteínas. Os hidrolisados podem ser obtidos por hidrólise química (ácida ou alcalina) ou enzimática das proteínas. A hidrólise ácida permite atingir rendimentos mais elevados, mas a neutralização do produto leva à obtenção de hidrolisados com um elevado teor em cinza. Além disso, a hidrólise ácida destrói alguns aminoácidos, em particular o triptofano. Nos hidrolisados obtidos por via alcalina, são também destruídos aminoácidos e ocorrem processos de rancemização.

A hidrólise enzimática das proteínas pode ser realizada com enzimas endógenas, proteases existentes no pescado, ou com enzimas exógenas, adicionadas para promover o processo hidrolítico. Os produtos obtidos com as proteases endógenas são os produtos designados por autolisados enzimáticos ou ensilados. A sua produção envolve apenas uma moagem do pescado e a adição de um ácido. Trata-se, por conseguinte, de um processo simples, especialmente adaptado a locais isolados, dispondo de quantidades limitadas de matéria-prima a processar que não permitem a instalação de unidades fabris dispendiosas. Porém, nos ensilados o controle da hidrólise das proteínas é muito difícil, não permitindo garantir a obtenção de produtos com um padrão de qualidade constante. É igualmente um processo mais lento do que nos hidrolisados preparados com as enzimas exógenas (HPP), as quais podem ser escolhidas de acordo com as características pretendidas para o produto a obter. Nos ensilados, os lipídios sofrem também alterações profundas de oxidação e formação de ácidos gordos livres, enquanto nos HPP a formação de ácidos gordos livres é limitada, situando-se em 2% a 3%.

A produção dos HPP realiza-se em condições suaves, pelo que não ocorre a formação de produtos de degradação. Os HPP têm sido preparados a partir de uma grande variedade de espécies,[1] principalmente subutilizadas, e de subprodutos provenientes das indústrias de processamento do pescado. Na Figura 22.1, apresenta-se um esquema típico de preparação de HPP no qual se tem em consideração a recuperação do óleo libertado no caso de se utilizarem espécies gordas como matéria-prima. A centrifugação do material obtido após a hidrólise permite obter uma fração aquosa contendo os hidrolisados proteicos, outra com o material não hidrolisado, o óleo, uma fração lipoproteica mais leve do que a aquosa e uma segunda lipoproteica mais densa do que a fração aquosa.

A matéria-prima utilizada na preparação de HPP inclui peixe inteiro, apenas o músculo ou subprodutos resultantes do processamento (pele, vísceras, barbatanas, cabeças, restos de filetagem, espinhas, cartilagens, escamas, ovas). Essa tecnologia tem sido também aplicada na hidrólise de proteínas de muitos outros organismos aquáticos, vertebrados ou invertebrados. No caso do peixe pode-se utilizar espécies magras ou gordas e, nesse último caso, a hidrólise exige cuidados adicionais para retirar os lipídios ou limitar a sua degradação. Além disso, a presença de pele, espinhas e escamas pode interferir na hidrólise, pelo que a remoção desses constituintes é idealmente recomendável para melhorar o desempenho das enzimas. O recurso a desossadoras tem sido proposto, mas o processo de recuperação de proteínas de pescado por solubilização ácida ou alcalina seguida de precipitação permite também obter material proteico relativamente puro para posterior utilização na preparação de HPP.

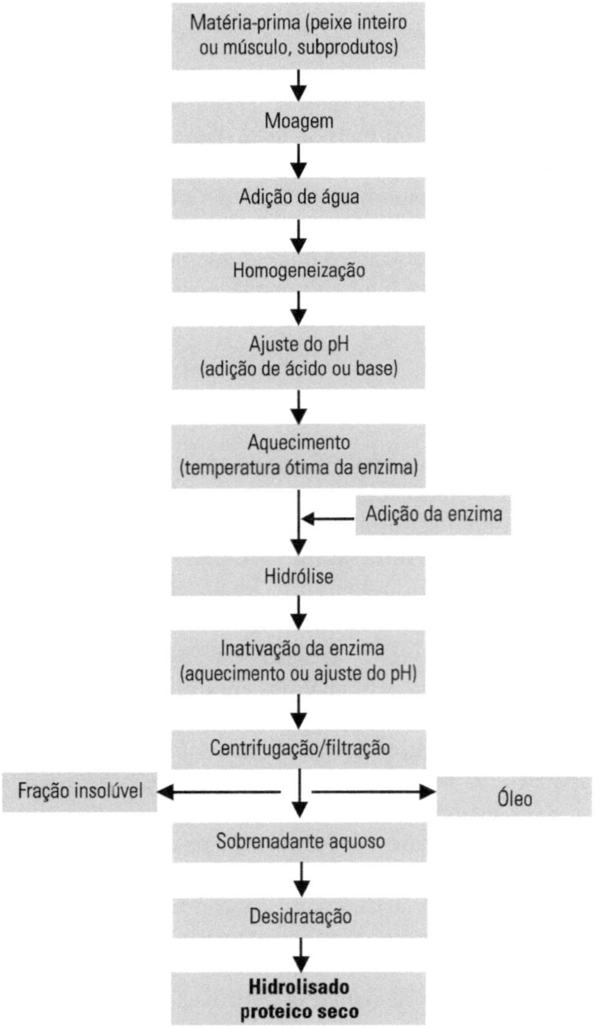

Figura 22.1 ▪ Esquema geral de preparação de HPP no qual se identificam três frações obtidas após a hidrólise.

O processo de preparação de HPP (Figura 22.1) envolve uma moagem do material, seguindo-se a adição e homogeneização com igual volume de água até a obtenção de uma massa viscosa. A suspensão em água e a adequada homogeneização são importantes para permitir um fácil acesso das enzimas às proteínas. Por vezes têm sido utilizadas soluções-tampão em vez de água, mas a presença dos sais do tampão pode afetar negativamente as propriedades dos hidrolisados obtidos. Alguns autores, trabalhando com espécies gordas e com o propósito de obter hidrolisados com baixos teores lipídicos (< 0,5%), procederam à extração prévia dos lipídios da matéria-prima usando isopropanol ou etanol. Por outro lado, de modo a limitar o desenvolvimento bacteriano durante a hidrólise, em particular se esta decorrer a pH neutro ou alcalino, tem sido adicionado NaCl, ácido sórbico ou etanol. Porém, tanto o sal como o etanol podem reduzir a velocidade da hidrólise. Relativamente ao ácido sórbico, não se verificou que afetasse o processo hidrolítico para concentrações até 0,5%. Para garantir a uniformidade das características dos hidrolisados obtidos, tem sido recomendada por alguns autores a inativação prévia, por cozedura, das enzimas endógenas presentes na matéria-prima. Porém, essa prática leva a uma diminuição do rendimento do processo em virtude da desnaturação térmica sofrida pelas proteínas do pescado.

No processo de preparação do HPP, segue-se com o aquecimento da suspensão água/pescado moído até a temperatura em que ocorre a reação enzimática, ajustando, a seguir, o pH ao valor pretendido e adicionando, por último, a enzima. A reação de hidrólise depende da concentração de substrato (teor em proteína da matéria-prima a hidrolisar), da relação enzima/substrato (E/S, expressa em porcentagem ou unidades de atividade enzimática por unidade de massa de proteína), do pH, da temperatura e do tempo. As proteases utilizadas na produção de HPP podem ser de origem vegetal, animal ou microbiana, tal como indicado na Tabela 22.1. Além dessas enzimas comerciais, tem sido também utilizado extratos enzimáticos preparados das vísceras de peixes como o atum e o cação.

Em regra, as proteases de origem vegetal ou microbiana são mais adequadas para preparar HPP. Porém, as enzimas a selecionar devem ser de grau alimentar e as de origem

TABELA 22.1 Proteases usadas na preparação de HPP.

Origem	Enzima	Fonte	Fornecedor
Vegetal	Papaína	Papaia	Solvay, Sigma, Biochem Europe
	Actinidina	Kiwi	Biochem Europe
	Bromelina	Abacaxi	Biochem Europe
Animal	Tripsina	Porco, bovinos	Merck
	Pepsina	Porco	Sigma
	Proteases de peixe	Atum, cavala	–
Microbiana	Flavourzyme®	Fungo do gênero *Aspergillus*	Novozymes
	Protamex®	*Bacillus* sp.	Novozymes
	Alcalase® 0,6 L e 2,4 L	Bacteriana	Novozymes
	Kojizyme®	Fungo	Novozymes
	Neutrase® 0,8 L	Bacteriana	Novozymes
	Corolase	Bacteriana	Amano Enzyme, Inc.
	Umamizyme®	Fungo *Aspergillus oryzae*	Novozymes
	Newlase A	Fungo *Rhizopus niveus*	Amano Enzyme, Inc.

microbiana não podem ser produzidas por microrganismos patogênicos. Outro critério de escolha da enzima deve ter em consideração o binômio eficácia/custo, pois uma enzima pode apresentar uma capacidade de hidrólise relativamente mais baixa do que outras, mas um preço muito mais baixo. Na seleção da enzima mais adequada para a preparação de HPP, tem-se seguido vários critérios, não havendo, todavia, uma metodologia-padrão. As aplicações pretendidas para os hidrolisados determinarão as diferentes opções seguidas. Assim, os hidrolisados com elevado valor nutricional ou terapêutico devem possuir peptídeos com baixa massa molecular e poucos aminoácidos livres. Todavia, se o objetivo for melhorar as propriedades funcionais, então os hidrolisados devem apresentar peptídeos com grandes massas moleculares, isto é, mais de 20 aminoácidos. As proteases podem ser endopeptidases ou exopeptidases. As primeiras promovem a rotura de ligações peptídicas no meio das cadeias proteicas, dando origem a peptídeos com maior ou menor massa molecular, exibindo maior atividade funcional, e a relativamente poucos aminoácidos livres. As exopeptidases catalisam a hidrólise de ligações nas extremidades das cadeias polipeptídicas, produzindo muitos aminoácidos livres responsáveis por sabores intensos e poucos peptídeos de baixa massa molecular.

A hidrólise em condições ácidas usando, por exemplo, pepsina mereceu grande interesse, porque permitia limitar o desenvolvimento bacteriano; porém, o rendimento era relativamente baixo e o pH baixo promovia alterações nos lipídios e na cor, além de provocar a perda de funcionalidade dos HPP. Como alternativa às proteases ácidas, tem-se dado preferência a proteases que atuam em pH neutro ou ligeiramente alcalino. Desse modo, a utilização de Alcalase a pH 9,5 tem permitido obter porcentagens de solubilização da proteína de 70%. A solubilização representa a porcentagem de azoto solúvel em relação ao azoto total, constituindo uma indicação do rendimento atingido no processo hidrolítico. Em contrapartida, o grau de hidrólise indica o número de ligações peptídicas quebradas. Outras proteases, como a corolase, Flavourzyme e Protamex, apresentam também boas potencialidades para a produção de HPP.

No entanto, a comparação dos resultados obtidos em diferentes estudos torna-se difícil, dado que as condições de hidrólise não estão padronizadas. De fato, para comparar a atividade proteolítica geral, é necessário que a determinação seja realizada em condições específicas. Nesse sentido, têm sido apontados os seguintes problemas nas metodologias seguidas: (a) a atividade proteolítica é comparada com base na massa da enzima utilizada; (b) as condições da reação usadas na hidrólise são diferentes das seguidas na determinação da atividade enzimática; (c) a atividade enzimática considerada num determinado estudo baseia-se no valor indicado pelo fornecedor e não no valor determinado especificamente nas condições desse estudo. Para ultrapassar esses problemas, foi sugerida[1] uma metodologia para avaliar a atividade enzimática utilizando Azocoll ou caseína, de modo a obter um nível uniforme de atividade proteolítica das enzimas usadas.

A evolução dos produtos da hidrólise enzimática das proteínas em função do tempo apresenta a forma assintótica típica da atividade catalítica das enzimas. Caracteriza-se por uma fase inicial na qual se registra a hidrólise de um grande número de ligações peptídicas, após a qual a velocidade decresce até atingir uma fase estacionária em que, aparentemente, não ocorre a reação. Esta depende da disponibilidade das ligações peptídicas e da estrutura física da proteína. O decréscimo da atividade pode atribuir-se: (a) à inibição da enzima pelos produtos da reação; (b) à inativação da enzima; (c) à diminuição da concentração de ligações peptídicas disponíveis para a hidrólise; (d) à autodigestão da enzima.

O primeiro fator levou ao ensaio de métodos alternativos de produção de hidrolisados em reatores que dispunham de membranas de ultrafiltração, as quais permitiam retirar do meio reacional os peptídeos formados. A diminuição das ligações disponíveis para a hidrólise foi demonstrada por alguns investigadores que verificaram um aumento do processo hidrolítico quando era adicionado substrato suplementar ao meio. Esse efeito era particularmente evidente quando se utilizava peixe cozido como substrato.

O efeito da concentração inicial de substrato foi igualmente estudado, verificando-se que elevadas concentrações pareciam ter um efeito inibidor na hidrólise. Em alguns trabalhos, registrou-se um aumento da hidrólise quando eram usadas menores concentrações de substrato. O aumento da concentração de enzima permite aumentar o grau de hidrólise, tendo sido obtido relações lineares entre o grau de hidrólise e o logaritmo da concentração de enzima. Porém, a utilização de níveis elevados de enzima aumentaria o custo do processo. Por último, também se deve levar em consideração que o músculo de pescado pode conter múltiplos inibidores das proteases que tornam muito complexo o mecanismo de hidrólise das proteínas nesses sistemas. Depois de atingido o grau de hidrólise pretendido, a reação enzimática tem de ser terminada para que a enzima não continue a hidrolisar as proteínas e os peptídeos. A desativação é conseguida por meios térmicos ou químicos. Na desativação térmica, a mistura reacional é aquecida a temperaturas entre 75 °C e 100 °C durante 5 a 30 minutos, dependendo da enzima. A inativação química é conseguida por meio do aumento ou da diminuição do pH do meio reacional para valores nos quais a enzima é inativada. Assim, a Alcalase é relativamente termoestável, mas muito sensível a pH ácido, sendo desativada em pH 4,0. Por sua vez, a pepsina e a maior parte das proteases ácidas são inativadas com pH neutro. A inativação térmica das proteases pode apresentar alguns efeitos indesejáveis, devido à desnaturação que pode provocar nas proteínas. Essa desnaturação leva à exposição de resíduos hidrófobos e à subsequente agregação do material proteico, com perda da solubilidade e das propriedades funcionais. Também a inativação recorrendo a valores extremos de pH pode ter um efeito negativo nas proteínas e peptídeos. Os valores extremos de pH podem provocar alterações na conformação das cadeias das proteínas ou dos oligopeptídeos que afetem as respectivas propriedades funcionais.

A recuperação do material hidrolisado é usualmente conseguida por centrifugação, a qual permite obter várias frações: uma mais densa constituída por proteínas não hidrolisadas, uma fase aquosa contendo o material proteico hidrolisado, duas fases lipoproteicas com diferentes densidades e uma camada de óleo sobrenadante. A eliminação dos lipídios dos hidrolisados revela-se da maior importância, porque a sua presença leva ao desenvolvimento de cheiros desagradáveis, ranço e pode provocar o escurecimento dos produtos. O escurecimento é devido à formação de compostos castanhos resultantes da condensação aldólica dos grupos carbonilo produzidos na oxidação dos lipídios com os grupos amina, formando compostos do tipo Maillard. Assim, no caso de os HPP apresentarem mais de 1% de gordura, é recomendável a adição de antioxidantes ou a extração dos lipídios com solventes orgânicos.

Para a obtenção de hidrolisados secos, é usual recorrer à secagem da fração aquosa em que se encontram solubilizados, recorrendo a um *spray dryer*. Todavia, o elevado custo dessa técnica de secagem leva a que se procure, na produção industrial, um compromisso entre o rendimento do processo de hidrólise e a quantidade de água adicionada inicialmente à matéria-prima. Do ponto de vista econômico, considera-se satisfatória a utilização de relações água/matéria-prima de 1:1. O produto seco é frequentemente armazenado a 4 °C ou a temperaturas mais baixas e, por vezes, em embalagem a vácuo de modo a limitar os processos oxidativos. A fim de otimizar o processo de hidrólise, tendo em vista maximizar a produção de peptídeos com determinada atividade biológica, recorre-se frequentemente à aplicação da metodologia de superfície de resposta.[2]

Os HPP podem ser também preparados com duas ou mais proteases, atuando sucessivamente[3] ou de modo simultâneo.[4] A aplicação de ultrassons tem sido também ensaiada para promover a hidrólise das proteínas, tendo em vista encurtar substancialmente os tempos de hidrólise.[5] Os processos fermentativos, com longa tradição na indústria alimentar, têm sido igualmente aplicados na preparação de HPP, recorrendo a microrganismos proteolíticos.[6] Têm sido apontadas algumas desvantagens à produção de HPP em descontínuo, das quais se destacam as seguintes: (a) custos elevados resultantes das grandes quantidades de enzima utilizadas; (b) dificuldade em controlar a reação de hidrólise, levando à obtenção de produtos não homogêneos no que diz respeito ao perfil de peptídeos obtidos; (c) baixos rendimentos; (d) necessidade de inativar as enzimas no final do processo por alteração do pH ou por tratamento térmico, o que encarece o processo.

Antes da secagem dos hidrolisados, procede-se, por vezes, ao fracionamento por ultrafiltração, utilizando uma ou mais membranas com diferentes *cut-offs*, o que permite obter frações com peptídeos apresentando diferentes distribuições de massas moleculares. A principal vantagem desse processo reside no controle da massa molecular dos peptídeos, permitindo obter produtos mais uniformes em termos de perfil de peptídeos. Todavia, o recurso à ultrafiltração ou nanofiltração não permite uma separação rigorosa dos peptídeos por massas moleculares. Isto é, o concentrado obtido num processo de ultra ou nanofiltração pode conter peptídeos com massas moleculares inferiores ao respectivo *cut-off*. Também a eficiência dessas membranas é afetada pela presença de lipídios no material.

Quantificação do processo de hidrólise

Na hidrólise das proteínas ocorre a rotura das ligações peptídicas entre os aminoácidos, a qual pode verificar-se num maior ou menor número de ligações, levando à formação de peptídeos com diferentes massas moleculares. A extensão da hidrólise pode ser avaliada pelo grau de hidrólise, definido como a porcentagem das ligações peptídicas quebradas (h) em relação ao número total de ligações peptídicas por unidade de massa (h_{tot}, meqv/g proteína do substrato). Assim, o grau de hidrólise (GH) é definido pela expressão:

$$\%GH = (h/h_{tot}) \times 100$$

O valor de h_{tot} é calculado a partir da composição de aminoácidos do substrato, expressa em milimoles por grama de proteína. Esse valor pode ser, por exemplo, 8,6 meq/g para concentrados proteicos de peixe ou 7,2 meq/g no caso de pata-roxa. A determinação do GH pode fazer-se recorrendo ao pHstat, no qual o pH da reação de hidrólise é mantido constante mediante a adição automática de um ácido ou de uma base, conforme a reação ocorra em condições ácidas ou alcalinas. Nesse método, o GH é calculado a partir da expressão:

$$\%GH = (V \times Nb \times 100)/(\alpha \times h_{tot} \times MP)$$

em que V é o volume de ácido ou base consumidos (em mL), Nb é a concentração da solução de base ou de ácido, α é o grau médio de dissociação dos grupos α-NH, se a reação ocorrer a pH neutro ou alcalino, ou dos grupos COOH, se a hidrólise se realizar a pH ácido, e MP é a massa de proteínas expressa em gramas. O grau de dissociação é calculado a partir da equação:

$$\alpha = \frac{10^{pH-pK}}{1+10^{pH-pK}}$$

Os valores de pK dependem da temperatura e podem ser calculados pela equação:

$$pK = 7{,}8 + \frac{298 - T}{298 \times T} \times 2400$$

em que T é a temperatura absoluta em °K.

Esse método permite seguir a evolução da hidrólise durante o processo. Entretanto, para valores de pH extremos, isto é, abaixo de 3 e acima de 11, o pHstat não é aplicável. Essa técnica também não é aplicável na gama de pH entre 5 e 6. O grau de hidrólise pode ser igualmente seguido em contínuo por meio da medição do abaixamento do ponto de congelamento, o qual está relacionado com o aumento da osmolaridade da solução. Além desses métodos, são também usados métodos espectrofotométricos baseados na reação dos grupos amina com o TNBS (ácido trinitrobenzeno sulfônico) ou o OPA (ortoftaldeído), sendo esse último método considerado mais rigoroso, rápido e fácil do que o anterior.

Aplicações dos hidrolisados proteicos de pescado

Propriedades funcionais dos hidrolisados proteicos

As propriedades funcionais dos HPP são particularmente importantes quando estes se destinam a ser utilizados como ingredientes em produtos alimentares. A importância das propriedades funcionais deve-se ao fato de determinarem o comportamento, tanto das proteínas como dos peptídeos, nos sistemas alimentares durante o processamento, armazenagem, preparação e consumo. Estas dependem das propriedades físico-químicas, que por sua vez são função do tamanho, forma, composição e sequência de aminoácidos, carga global e distribuição das cargas, razão hidrofobicidade/hidrofilia, estrutura, flexibilidade/rigidez e capacidade para interagir/reagir com outros componentes. O tamanho dos peptídeos dependerá do grau de hidrólise, da especificidade da enzima, das condições do processo hidrolítico, da concentração de enzima e do tipo de proteína a hidrolisar.

Quanto mais específica for a enzima utilizada, maiores são os peptídeos. Apesar de os hidrolisados proteicos serem misturas complexas de peptídeos, é usual calcular o comprimento médio das cadeias peptídicas (PCL) como uma indicação do tamanho dos peptídeos. O PCL é calculado a partir do grau de hidrólise usando a expressão: PCL = 100/GH(%).

As propriedades funcionais dos HPP incluem a solubilidade, capacidade de retenção da água, emulsificação, formação de espuma, absorção de gordura e características sensoriais. A solubilidade é uma das mais importantes propriedades funcionais, dado que afeta outras propriedades como a capacidade de emulsificação e de formação de espuma. A hidrólise enzimática aumenta a solubilidade das proteínas, a qual é tanto maior quanto mais elevado for o grau de hidrólise. Um hidrolisado com um elevado grau de hidrólise apresenta grande solubilidade, mas pode perder totalmente as outras propriedades funcionais da proteína original. Desse modo, para obter peptídeos com funcionalidade semelhante ou superior à das proteínas de partida, é necessário que, em geral, o grau de hidrólise seja baixo.

A solubilidade das proteínas miofibrilares de peixe em função do pH apresenta, de modo geral, uma forma típica em U, com um mínimo no ponto isoelétrico que se situa em cerca de 5,5. Em contrapartida, os HPP são solúveis numa gama de pH de 2 a 11. Por exemplo, foram preparados hidrolisados proteicos de salmão com grau de hidrólise de 5% a 15% que eram altamente solúveis (92% a 100%)

naquela gama de pH. Na Figura 22.2 pode observar-se a solubilidade de hidrolisados proteicos de bacalhau, salmão e solha (linguado) e de proteínas de sardinha em função do pH. A boa solubilidade e elevado valor nutricional dos HPP torna-os muito adequados para produzir substitutos do leite para animais jovens, como demonstrado em vitelos e bácoros.

A capacidade de retenção da água é outra das propriedades funcionais dos hidrolisados proteicos que se reveste de grande importância, porque, num produto alimentar, determina, em parte, as interações entre a água e a fração proteica. Os HPP apresentam elevada capacidade de retenção da água em virtude da presença dos grupos NH_2 e COOH que se produzem durante a hidrólise. Essa capacidade de absorverem água torna-os higroscópicos, pelo que se recomenda que possuam menos de 7,5% de água e sejam armazenados em ambientes com menos de 15% de umidade relativa. A elevada capacidade de retenção da água dos HPP permite a sua utilização em diversos produtos alimentares, como filetes, polpas de peixe e outros produtos cárneos. A adição de HPP a esses produtos levou a uma diminuição da quantidade de água libertada após o descongelamento ou cocção, aumentando, desse modo, o rendimento obtido e melhorando a suculência do produto. Assim, os HPP poderiam representar uma alternativa vantajosa à utilização de fosfatos. Foi também demonstrado que os HPP possuíam propriedades crioprotetoras ao verificar-se que a sua adição a *surimi* aumentava a capacidade de gelificação e a atividade ATPásica, indicando, assim, o seu efeito protetor da miosina durante a armazenagem em congelado e no descongelamento. Outros estudos mostraram que os HPP tinham a capacidade de proteger as proteínas durante a secagem.

Os grupos hidrófobos presentes nos hidrolisados proteicos permitem-lhes também interagir com os lipídios. Eles têm a capacidade para promover a formação de emulsões de óleo na água em virtude de possuírem grupos hidrófilos e hidrófobos. As propriedades emulsionantes (capacidade de emulsificação e estabilidade das emulsões) dos hidrolisados proteicos dependem do grau de hidrólise, de modo que HPP com elevados graus de hidrólise apresentam baixa capacidade de emulsificação. A menor capacidade de emulsificação dos pequenos peptídeos poderia atribuir-se à sua menor eficiência para reduzir a tensão interfacial. Contrariamente às proteínas de maior massa molecular, esses peptídeos não se poderiam desenrolar nem reorientar na superfície das gotículas lipídicas. Em geral, admite-se que um peptídeo deve ter mais de 20 aminoácidos para apresentar boas propriedades emulsionantes e interfaciais. Também a especificidade das proteases tem influência nessas propriedades funcionais, porque dela depende a massa molecular e a hidrofobicidade dos peptídeos formados.

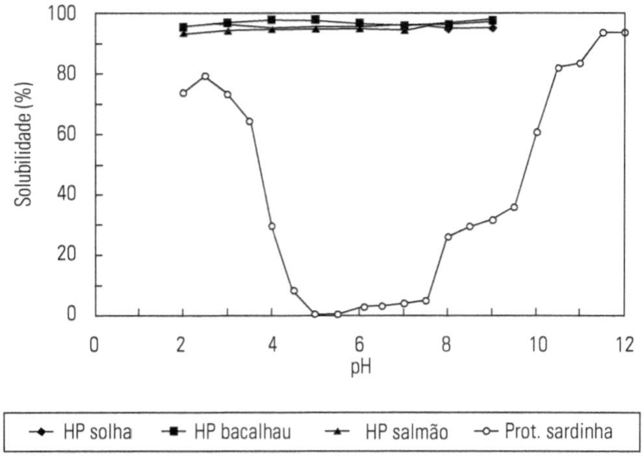

Figura 22.2 ■ Solubilidade de hidrolisados proteicos de várias espécies e de proteínas de sardinha e em função do pH (resultados de C. Pires e I. Batista).

O mecanismo de formação da espuma nas soluções de hidrolisados proteicos, tal como nas de proteínas, é semelhante ao das emulsões, dado que depende das propriedades superficiais desses compostos. As espumas alimentares são constituídas por bolhas de ar dispersas numa fase líquida, contendo um agente tensoativo hidrossolúvel. Os hidrolisados proteicos, do mesmo modo que as proteínas, possuem as propriedades desses agentes devido à sua natureza anfifílica; isto é, a sua capacidade para interagir com o ar por meio da parte hidrófoba e com a fase aquosa por meio da parte hidrofílica.

Um reduzido número de estudos foi realizado sobre a capacidade de formação de espuma de HPP. De modo geral, os HPP possuem menor capacidade de formação de espuma e, além disso, as espumas são menos estáveis do que as preparadas, por exemplo, com as proteínas do soro do leite. Foi também referido que a hidrólise limitada das proteínas pode aumentar a respectiva capacidade de formação de espuma, porém com redução de sua estabilidade. O aumento da formação de espuma seria devido aos pequenos peptídeos que, no entanto, não teriam a capacidade necessária para estabilizá-la. Porém, os hidrolisados proteicos possuem, em geral, uma menor capacidade de formação de espuma do que as proteínas originais. O pH também é um fator a influenciar nesse processo, em particular, a estabilidade, atingindo essas propriedades valores mais elevados próximo do ponto isoelétrico das proteínas.

A absorção de gordura pelos hidrolisados proteicos ou proteínas é outra propriedade que depende da respectiva hidrofobicidade e, por conseguinte, dos mesmos fatores que determinam a capacidade de emulsificação e formação de espuma. Há poucos trabalhos publicados sobre essa determinação em HPP, embora a capacidade de um hidrolisado para absorver uma gordura constitua um importante atributo, em relação tanto ao sabor, como às características funcionais dos produtos alimentares.

O sabor amargo dos hidrolisados proteicos constitui uma das grandes desvantagens desses produtos, que pode limitar a sua aplicação como ingrediente alimentar. Essa característica sensorial dos peptídeos tem sido atribuída à presença de aminoácidos hidrófobos na sua composição. Como uma medida da hidrofobicidade dos peptídeos, foi proposto o valor Q, o qual é definido como a média da energia livre de transferência das cadeias laterais dos aminoácidos do etanol para a água dividida pelo número de resíduos de aminoácidos ($Q = \Sigma\Delta f/n$). De acordo com essa regra, os peptídeos amargos tinham valores de Q acima de 1.400 kcal/mole, enquanto nos não amargos esse valor era inferior a 1.300 kcal/mole. Para valores intermediários, nada se poderia concluir sobre o sabor amargo dos peptídeos. Além disso, esses critérios eram válidos para peptídeos com massa molecular inferior a 6.000 Da. Porém, os peptídeos com massa molecular superior a 6.000 Da e Q > 1.400 kcal/mole não eram amargos. A hidrólise das proteínas levaria à exposição dos grupos hidrófobos, os quais ficariam mais disponíveis para entrar em contato com as papilas gustativas. Os peptídeos amargos exibem, usualmente, aminoácidos básicos ou fragmentos de peptídeos hidrófobos nos terminais C ou N, ou, ainda, dobras na cadeia polipeptídica devido à presença de prolina. Desse modo, o tipo de enzima usada na hidrólise pode permitir o controle do amargo dos peptídeos formados. Por exemplo, hidrolisados proteicos de arenque preparados com papaína eram mais amargos do que os obtidos com Alcalase.

Vários métodos foram propostos para reduzir ou mascarar o sabor amargo dos hidrolisados, embora relativamente poucos tenham sido aplicados aos HPP. Dentre eles, destacam-se os seguintes: tratamento com carvão ativado para remoção parcial dos peptídeos amargos por adsorção; extração desses peptídeos com solventes como o álcool etílico; aplicação de um tratamento enzimático adicional dos hidrolisados com exopeptidases; utilização da reação de plasteína. O recurso a exopeptidases foi aplicado a HPP, em particular as que apresentam a capacidade para retirar os aminoácidos hidrófobos dos peptídeos. Em geral, a combinação de endo e exopeptidases é considerada vantajosa para a obtenção de peptídeos com reduzido sabor amargo. Como exemplo, refere-se a aplicação com sucesso de pancreatina na eliminação do sabor amargo de hidrolisados obtidos com Alcalase a partir de restos de bacalhau. Nos métodos em que se recorre à reação de plasteína, que pode considerar-se como a inversa da hidrólise proteica, promove-se a ligação de aminoácidos livres a peptídeos usando-se uma protease. Nessa reação, tem sido usada pepsina, papaína ou α-quimotripsina em condições de elevada concentração de peptídeos.

Das aplicações dos HPP como ingredientes alimentares, destinados à alimentação humana, destacam-se: a utilização como suplementos de proteínas de cereais em vários produtos de panificação, em aperitivos e bolachas, sopas e alimentos para crianças. Outro aspecto a sublinhar nas aplicações dos HPP como ingredientes alimentares reside na sua capacidade como potenciadores do sabor, desempenhando um papel semelhante ao do monossódio glutamato (MSG). Num hidrolisado preparado a partir de um concentrado proteico de pescado com Pronase, mostrou-se que vários dipeptídeos (Glu-Asp, Glu-Glu, Glu-Ser e Thr-Ser) e tripeptídeos (Asp-Glu-Ser, Glu-Asp-Glu, Glu-Gln-Gln, Glu-Gly-Ser e Ser-Glu-Glu) presentes na fração ácida possuíam um sabor qualitativamente semelhante ao do MSG, embora menos intenso.

O valor nutricional dos HPP e a sua aplicação em rações para peixes

O reconhecido valor nutricional dos HPP (perfil de aminoácidos equilibrado, boa digestibilidade e rápida absorção, presença de peptídeos bioativos) levou à sua utilização em rações para animais, em particular para peixes. A inclusão de HPP em rações para peixes permitiu melhorar a retenção de azoto e aumentar a taxa de conversão relativamente aos peixes alimentados com rações que continham apenas farinha de peixe. Os HPP revelaram-se especialmente eficientes para algumas espécies (carpa, *Cyprinus carpio*, robalo, *Dicentrarchus labrax*) nos primeiros estádios de crescimento. No estádio larvar está bem estabelecido que a incorporação nas rações de níveis moderados (abaixo de 10–15%) de HPP promove o crescimento e a utilização da ração. No estudo de Refstie *et al.*,[7] mostrou-se que a adição de níveis crescentes de HPP até 15% em rações para juvenis de salmão estimulava o consumo da ração e melhorava o crescimento, além de aumentar a retenção da proteína e a digestibilidade. Em camarões alimentados com rações contendo HPP registraram-se igualmente aumentos da taxa de crescimento, admitindo-se que a presença de alguns aminoácidos livres como a taurina, glicina, arginina, ácido glutâmico e alanina seria responsável por esse efeito positivo. Além disso, esse efeito era conseguido apenas com níveis relativamente baixos de HPP (1-2%).[8] Todavia, alguns trabalhos permitiram concluir que a substituição da farinha de peixe por HPP não tinha nenhum efeito ou apresentava um efeito negativo no crescimento. Vários estudos mostraram também que alguns HPP aumentavam a imunidade não específica do peixe, constituindo uma alternativa aos antibióticos no controle da propagação de doenças infecciosas.[9]

Meios de cultura microbianos

Os HPP têm sido utilizados, ainda que pouco frequentemente, em meios de cultura de diferentes microrganismos como alternativa às peptonas comerciais. Em regra, têm sido testados microrganismos que apresentam grande interesse biotecnológico, entre eles: fungos, leveduras e bactérias. Os HPP foram ensaiados em *Penicillium roqueforti*, usado na fabricação de queijo, e em *Aspergillus niger*, utilizado na produção de ácido cítrico. No que diz respeito às leveduras, as estirpes estudadas foram *Saccharomyces cerevisiae* e *Sporobolomyces odorus*; a primeira é muito utilizada na fabricação de produtos de panificação e na produção de cerveja e vinho, enquanto a segunda é usada na produção de aromas. Dentre as bactérias estudadas destacam-se algumas estirpes patogênicas como os víbrios (*Vibrium anguillarum*, *V. salmonicidae*, *V. splendidus*) e várias produtoras de probióticos como os lactobacilos. Os resultados obtidos no crescimento de fungos e leveduras mostraram que as biomassas obtidas e as taxas de crescimento dos vários microrganismos, usando HPP como fonte de azoto, eram comparáveis às conseguidas com peptonas de caseína comerciais. Os diferentes trabalhos sobre bactérias patogênicas mostraram que os HPP permitiam melhores crescimentos do que as peptonas comerciais. Os HPP têm-se revelado igualmente melhores meios de cultura de bactérias lácticas do que os comerciais. Safari *et al.*[10] verificaram que as peptonas preparadas a partir de cabeças de atum-albacora (*Thunnus albacares*) com Alcalase ou Protamex permitiam um melhor desempenho de diferentes estirpes de *Lactobacillus* do que o meio comercial MRS. Além disso, as maiores taxas de crescimento e biomassa foram obtidas com as peptonas produzidas com Alcalase que apresentavam também maior grau de hidrólise. Os microrganismos podem ser também utilizados para produzir metabólitos com interesse industrial. Esse é o caso da produção de poli-β-hidroxibutirato, um poliéster biodegradável que pode ser usado como substituto do polietileno ou do polipropileno. A produção desse polímero por *Azobacter vinelandii* era consideravelmente aumentada quando baixos níveis (0,1%) de HPP eram adicionados ao meio de cultura. Vázquez *et al.*[11] também utilizaram vários HPP em meios de cultura de *Pediococcus acidilactici* como alternativa às peptonas comerciais. Esses autores verificaram que a produção de pediocina SA-1, (bacteriocina inibidora de *Listeria monocytogenes*) usando o hidrolisado de lagartixa-do-mar (*Macrourus* sp.), era semelhante à atingida com uma peptona comercial. É ainda de referir a utilização de um hidrolisado proteico de sardinela (*Sardinella aurita*) como meio de cultura do fungo filamentoso *Rhizopus oryzae* para a produção de lipase.[12] O uso desse hidrolisado permitiu obter uma maior produção de lipase do que o meio de cultura padrão em que a fonte de azoto era uma peptona de soja.

Atividade biológica dos hidrolisados proteicos de pescado

A presença e o estudo de peptídeos que exibem diferentes atividades biológicas têm sido apresentados em múltiplos trabalhos. Esses peptídeos apenas apresentam atividade quando são libertados das proteínas por hidrólise enzimática, quer durante a digestão gastrintestinal quer no processo de preparação dos hidrolisados proteicos. A sequência de aminoácidos de muitos deles é bem conhecida, podendo tratar-se apenas de dipeptídeos, porém, mais usualmente, as suas estruturas incluem 3 a 20 resíduos de aminoácidos por molécula. A seguir, apresentam-se as atividades biológicas detectadas e estudadas em HPP, sendo de admitir que se trata de uma área com grandes perspectivas de desenvolvimento.

Atividade antioxidante dos HPP

Os processos oxidativos constituem motivo de preocupação tanto para a saúde humana como para a indústria alimentar. No que diz respeito à saúde, a oxidação dos lipídios membranares, das proteínas e do DNA provoca doenças degenerativas como o cancro, alterações várias no sistema imunológico, doenças cardiovasculares e está envolvida nos processos de envelhecimento. Na indústria alimentar, a oxidação lipídica provoca o desenvolvimento de cheiros e sabores desagradáveis que afetam negativamente a funcionalidade e o valor nutricional dos produtos alimentares, bem como a aceitação pelos consumidores. Assim, para retardar ou inibir esses processos, é frequentemente utilizado antioxidantes sintéticos ou naturais. Estes últimos têm merecido especial atenção devido aos potenciais perigos para a saúde dos antioxidantes sintéticos, levando a restrições à sua utilização como aditivos alimentares. Os hidrolisados proteicos, preparados a partir de diferentes fontes proteicas, incluindo o pescado, exibem atividade antioxidante. No caso do pescado, têm sido utilizadas muitas espécies de peixes, crustáceos e cefalópodes, mas também invertebrados de várias espécies como bivalves, esponjas, pepinos do mar etc. Essa atividade dos hidrolisados proteicos torna-os potenciais substitutos de antioxidantes sintéticos, podendo ser utilizados como ingredientes em alimentos funcionais.

O mecanismo exato de atuação dos peptídeos como antioxidantes não é bem conhecido, admitindo-se, no entanto, que essa atividade está relacionada com o tamanho dos peptídeos, a hidrofobicidade e determinados aminoácidos, em particular, os hidrófobos (alanina, fenilalanina, isoleucina, leucina, metionina, tirosina, triptofano e valina) e também a prolina e a histidina. Os resíduos de aminoácidos aromáticos são doadores de prótons ou elétrons e participam na atividade antirradicalar. A atividade antioxidante dos peptídeos contendo histidina tem sido atribuída à capacidade quelante e antirradicalar do anel amidazol. A hidrofobicidade dos peptídeos contribui para a atividade antioxidante por permitir uma maior acessibilidade em meios hidrófobos como os lipídicos. Foi igualmente demonstrado que os peptídeos com aminoácidos tanto ácidos (ácidos glutâmico e aspártico) como básicos (arginina, histidina e lisina) exibem atividade quelante de íons como o Fe^{2+} e Cu^{2+} devido à presença dos grupos carboxila e amina nesses aminoácidos. Numerosos trabalhos têm evidenciado a atividade antioxidante dos HPP e identificado os peptídeos responsáveis por essa atividade.[13] Assim, entre 1999 e 2018, foram identificados 132 peptídeos que exibiam elevada atividade antioxidante. O número de aminoácidos por peptídeo variava entre 2 e 51, representando o conjunto dos peptídeos com 3 a 7 aminoácidos 62% do total. Cerca de 84% dos peptídeos identificados apresentavam na sua composição aminoácidos hidrófobos, arginina, histidina, lisina ou ácidos aspártico e glutâmico numa porcentagem igual ou superior a 50%. A presença de glicina era também frequente e os HPP preparados a partir da pele apresentavam prolina e hidroxiprolina resultantes da hidrólise do colágeno.[14]

A ação da prolina nos processos antioxidativos poderia ser devida à sua sensibilidade ao oxigênio, a qual foi demonstrada em polipeptídeos de prolina. Por último, tem sido igualmente realçada a importância da posição de alguns aminoácidos nas extremidades C ou N na atividade antioxidante dos peptídeos. Sumaya-Martinez *et al.*[15] verificaram que os compostos de Maillard preparados a partir de HPP apresentavam uma atividade antirradicalar muito superior à dos hidrolisados de partida. Dos compostos sintetizados, os que possuíam maior atividade foram os obtidos a partir de estômago de atum e ribose, não exibindo, além disso, toxicidade. Atualmente têm sido aplicadas metodologias *in silico* que permitem selecionar peptídeos potencialmente antioxidantes. Assim, em hidrolisados de dourada (*Sparus aurata*) e robalo (*Dicentrarchus labrax*) preparados com Alcalase foram identificados, respectivamente, 24 e 57 peptídeos. Nos hidrolisados preparados com quimotripsina, foram identificados 52 peptídeos no hidrolisado de dourada e 72 no de robalo.[16]

Inibição da enzima de conversão da angiotensina I

A hipertensão é considerada um dos fatores de risco das doenças cardiovasculares, pelo que o seu controle representa uma importante medida preventiva dessas doenças. Uma das possibilidades de controle envolve o uso de peptídeos, os quais atuam como inibidores da enzima de conversão da angiotensina I (ECA) (presente na superfície das células vasculares endoteliais) em angiotensina II. A ECA é uma dipeptidilcarboxipeptidase não específica e a angiotensina I é um decapeptídeo, resultante do angiotensinogênio (produzido no fígado) por ação da renina. A angiotensina I não apresenta nenhum efeito fisiológico conhecido, mas a angiotensina II (um octapeptídeo) é um potente vasoconstritor que provoca o aumento da tensão arterial e tem também um efeito regulador das lipoxigenases celulares que catalisam a oxidação das lipoproteínas de baixa densidade (LDL). A ECA degrada também a bradiquinina (potente vasodilatador), pelo que a inibição desta enzima contribui para reduzir a tensão arterial.

Os peptídeos com capacidade inibidora da ECA constituem uma alternativa vantajosa aos produtos sintéticos, dado que estes podem ser responsáveis por diversos efeitos secundários. A presença de peptídeos exibindo essa atividade fisiológica tem sido detectada em hidrolisados preparados a partir de diferentes proteínas alimentares, incluindo as do pescado. Os peptídeos resultantes dessas proteínas podem ser menos potentes do que os produtos sintéticos, mas não apresentam efeitos adversos, sendo, além disso, mais seguros e mais baratos. Os peptídeos inibidores da ECA foram detectados em HPP preparados a partir de subprodutos de várias espécies de peixes (atum, bacalhau, escamudo-do-alasca, pata-roxa, salmão, sardinha, solha), crustáceos (camarão), cefalópodes (choco, lula), invertebrados (esponjas) e também gelatina extraída da pele e escamas.

Os efeitos anti-hipertensivos de HPP ou de peptídeos isolados e purificados de HPP foram também testados *in vivo*. Efetivamente, alguns estudos realizados em ratos mostraram que a administração de HPP obtidos de bonito, salmão, escamas de dourada e o dipeptídeo Val-Tyr derivado de um hidrolisado de músculo de sardinha provocavam um significativo efeito anti-hipertensivo. A estrutura e atividade desses peptídeos dependem da matéria-prima utilizada e das condições de preparação dos HPP. De acordo com vários estudos, muitos peptídeos que exibem essa atividade biológica apresentam 2 a 20 resíduos de aminoácidos. Não está estabelecida uma relação entre a estrutura desses peptídeos e a respectiva atividade inibidora, mas os resultados parecem indicar que a ligação dos peptídeos à ECA é fortemente influenciada pela sequência dos peptídeos do terminal C. O centro ativo da ECA interage preferencialmente com os peptídeos que possuam no terminal C aminoácidos hidrófobos, como fenilalanina, tirosina, triptofano e prolina, e ramificados (isoleucina, valina) no terminal N. No entanto, a lisina ou a arginina no terminal C parecem contribuir também para a sua atividade inibidora, sugerindo uma possível interação entre o inibidor e um local de ligação aniônico da ECA.

Na Tabela 22.2, apresentam-se exemplos de peptídeos com elevada atividade inibidora da ECA, isolados e purificados de HPP preparados de matérias-primas muito diferentes, e apresentados em trabalhos publicados entre 2010 e 2018. Os resultados já obtidos permitem concluir que os

TABELA 22.2 Peptídeos com atividade inibidora da ECA isolados e purificados de HPP.

Fonte	Sequência de aminoácidos	Enzima	IC_{50} (μM)*
Músculo de choco (*Sepia officinalis*)	Ala-His-Ser-Tyr	Protease de *Bacillus mojavensis*	11,6
Subprodutos de salmão (espécie não indicada)	Phe-Asn-Val-Pro-Leu-Tyr-Glu	Alcalase	7,72
Ovas de gaiado (*Katsuwonus pelamis*)	Met-Leu-Val-Phe-Ala-Val	Alcalase	3,07
Gelatina de raia (*Raja clavata*)	Ala-Pro-Gly-Ala-Pro	Protease de *Bacillus subtilis*	3,13
Músculo de raia (*R. clavata*)	Phe-Gln-Pro-Ser-Phe	Protease de *Bacillus subtilis*	12,56
Esponja (*Stylotella aurantium*)	Ileu-Arg	Pepsina	287,2
Gelatina de escamas de lagarto-do-mar (*Synodus macrops*)	Ala-Gly-Pro-Pro-Gly-Ser-_Asp-Gly-Gln-Pro-Gly-Ala-Lys	*Neutral protease*	420,0

*O valor IC_{50} é a concentração de amostra que inibe 50% da atividade da ECA.

peptídeos com atividade inibidora da ECA e resultantes da hidrólise das proteínas podem ser usados como ingredientes funcionais em nutracêuticos e fármacos na prevenção e tratamento da hipertensão arterial como alternativa a produtos sintéticos.

Efeitos imunomoduladores

Os efeitos imunomoduladores de peptídeos bioativos provenientes de várias fontes proteicas têm sido demonstrados em estudos *in vitro* e *in vivo*. Esses peptídeos podem ser libertados durante a digestão das proteínas no trato gastrintestinal, ou produzidos *in vitro* antes de serem ministrados, por exemplo, como nutracêuticos. Muitos peptídeos com esse tipo de atividade foram isolados de hidrolisados de proteínas do leite, ovo e soja, mas a sua presença foi também assinalada em HPP. Dos trabalhos em que essa atividade foi avaliada em HPP, destaca-se o de Hou *et al.*,[17] em que identificaram três peptídeos com atividade imunomoduladora num hidrolisado de escamudo-do-alasca preparado com tripsina. Os peptídeos, com as sequências de aminoácidos Asn-Gly-Met-Thr-Tyr, Asn-Gly-Leu-Ala-Pro e Trp-Thr, aumentavam a proliferação de linfócitos em 35,9%, 32,9% e 31,3%, respectivamente. Num segundo trabalho, Hou *et al.*,[18] recorrendo a um biossensor de ácido glutâmico e a uma rede neuronal artificial para monitorizar a produção de peptídeos com atividade imunomoduladora, obtiveram peptídeos que permitiram aumentar a produção de interleucinas e a proliferação de linfócitos. O fragmento do peptídeo responsável por essa atividade apresentava a seguinte sequência de aminoácidos: Pro-Thr-Gly-Ala-Asp-Tyr. Lee *et al.*[19] purificaram o peptídeo Gln-Cys-Gln-Gln-Ala-Val-Gln-Ser-Ala-Val, presente num hidrolisado de amêijoa-japonesa (*Ruditapes philippinarum*) preparado com Alcalase, que exibia elevada atividade anti-inflamatória em células RAW 264.7. O peptídeo Pro-Ala-Tyr foi purificado de um hidrolisado obtido com pepsina a partir das barbatanas peitorais de salmão.[20] Verificou-se que esse peptídeo inibia a produção de óxido nítrico (NO) e da prostaglandina PGE_2 e atenuava a formação de citoquinas pró-inflamatórias.

Efeito hipocolesterolêmico

A hiperlipidemia, especialmente a hipercolesterolemia, é um dos fatores de risco mais importantes que contribuem para o desenvolvimento das doenças cardiovasculares. O efeito hipocolesterolêmico de HPP preparados a partir do músculo de salmão (*Salmo salar*), escamudo-do-alasca (*Theragra chalcogramma*), sardinela (*Sardinella aurita*) e peixe-zebra (*Salaria basilisca*) foi demonstrada em vários estudos.[21,22] A redução dos níveis de lipídios no sangue devido aos HPP tem sido atribuída à presença de peptídeos hidrófobos que têm a capacidade de se ligarem aos ácidos biliares, levando a um aumento da excreção do colesterol dietético nas fezes. Foi também proposto que o efeito hipolipidêmico dos HPP seria devido à alteração da solubilidade micelar do colesterol, tendo como resultado a redução da absorção do colesterol.

Atividade anticancerígena

Têm sido detectados muitos peptídeos com atividade antitumoral provenientes da hidrólise de proteínas alimentares, sendo dominantes as de origem vegetal, do leite e dos ovos. Desses trabalhos é de salientar o de Bukowski *et al.*,[23] no qual se demonstrou a atividade antiangiogênica de peptídeos preparados de cartilagens de tubarão quando testados em ensaios *in vitro* e *in vivo*. No trabalho de Picot *et al.*,[24] foi estudada a atividade antiproliferativa de 18 HPP. Desses hidrolisados, verificaram que os de verdinho (*Micromesistius poutassou*), solha (*Pleuronectes platessa*) e salmão apresentavam um significativo efeito inibidor do crescimento de duas linhas celulares cancerosas. Posteriormente foram publicados diversos trabalhos sobre HPP que exibiam atividade anticancerígena, apresentando-se na Tabela 22.3 as sequências de aminoácidos de alguns peptídeos isolados desses HPP e responsáveis por essa atividade.

Atividade antimicrobiana

A procura de novos compostos com atividade antimicrobiana, alternativos aos antibióticos convencionais, apresenta grande significado, dada a emergência de estirpes bacterianas multirresistentes. A atividade antimicrobiana de HPP preparados a partir de diferentes subprodutos foi demonstrada em vários trabalhos, tendo sido identificados os peptídeos SIFIQRFTT, RKSGDPLGR, AKPGDGAGSGPR e GLPGPLGPAGPK[25] e o peptídeo GLSRLFTALK.[26] Em geral, os peptídeos com atividade antimicrobiana são constituídos por 12 a 50 aminoácidos, são catiônicos e apresentam na sua constituição cerca de 50% de aminoácidos hidrófobos. As cargas catiônicas desses peptídeos interagem com a membrana celular dos microrganismos, levando à sua destruição ou alteração do metabolismo celular.

Outras atividades biológicas dos HPP

Os HPP exibem ainda outras atividades biológicas, alargando assim as suas possíveis aplicações. Nesse sentido é de referir a capacidade dos HPP no tratamento da diabetes tipo 2, tendo sido demonstrada essa atividade em hidrolisados de subprodutos de salmão e polvo e gelatina da pele de alabote, tilápia e salmão.[27] Esses últimos autores identificaram os peptídeos Gly-Pro-Ala-Glu e Gly-Pro-Gly-Ala responsáveis por essa atividade. Os peptídeos neuroativos, opioides endógenos, desempenham importantes funções no sistema nervoso, como regulação da percepção da dor. Diversos neuropeptídeos foram detectados em HPP, apresentando a maior parte deles a mesma sequência na extremidade N, Tyr-Gly-Gly-Phe. Uma fração peptídica de hidrolisados proteicos preparados a partir da bexiga natatória de corvina-amarela (*Pseudosciaena crocea*) apresentava um efeito antifadiga e relaxante em ratos.[28] Foi também identificado um peptídeo (Leu-Phe-His),[29] presente num hidrolisado de camarão (*Pandalopsis dispar*), com atividade inibidora da β-secretase, enzima envolvida nos processos metabólicos responsáveis pela doença de Alzheimer. Su *et al.*[30] mostra-

TABELA 22.3 Peptídeos purificados de hidrolisados proteicos e respectivas atividades anticancerígenas.

Fonte	Enzima	Sequência de aminoácidos	Atividade anticancerígena
Músculo escuro de atum	Papaína e protease XXIII	LPHVLTPEAGAT PTAEGGVYMVT	Inibição de células da mama (MCF-7)
Tinta de choco	Tripsina	QPK	Inibição da proliferação de células da próstata
Mexilhão (*Mytilus coruscus*)	Pepsina	AFNIHNRNRNLL	Atividade citotóxica de células da próstata, mama e pulmão
Amêijoa-japonesa (*Ruditapes philippinarum*)	Quimotripsina	AVLVDKQCPD	Atividade citotóxica e indução da apoptose de células da próstata, mama e pulmão
Ostra (*Saccostrea cucullata*)	Protease de *B. cereus*	LANAK	Inibição do crescimento celular, alteração da apoptose de células do carcinoma do cólon
Anchova (*Setipinna taty*)	Pepsina	YALPAH	Indução da apoptose de células da próstata
Água de cozedura de atum	Protease XXIII	KPEGMDPPLSEPEDRRDGAAGPK KLPPLLLAKLLMSGKLLAEPCTGR	Indução de apoptose de células da próstata (PC-3)
Amêijoa (*Tegillasca granosa*)	Neutrase	WPP	Citotoxicidade e aumento da apoptose de células da próstata
Cartilagem de raia (*Raja porosa*)	Alcalase e tripsina	FIMGPY	Atividade antiproliferativa, incluindo a apoptose de células HeLa

ram que um hidrolisado de anchova (*Coilia mystus*) e compostos resultantes da reação de Maillard de hidrolisados proteicos com ribose tinham a capacidade de melhorar a memória espacial de ratos. Peptídeos presentes nesse hidrolisado inibiam a acetilcolinesterase, impedindo a hidrólise da acetilcolina, um neurotransmissor que regula a memória, concentração e consciência. Num estudo realizado em estudantes que consumiram um HPP comercial (Stabilium 200), utilizado normalmente como suplemento nutricional, concluiu-se que reduzia a ansiedade, melhorava a memória e a capacidade de aprendizagem. Do mesmo modo, foi registrada uma diminuição do estresse de ratos alimentados com o HPP comercial Gabolysat PC60, utilizado como suplemento nutricional.

Referências bibliográficas

1. Kristinsson HG, Rasco BA. Fish Protein Hydrolysates: Production, Biochemical, and Functional Properties. Crit Rev Food Sci Nutr. 2000; 40(1):43-81.
2. Chen J, Liu Y, Wang G, Sun S, Liu R, Hong B, et al. Processing optimization and characterization of angiotensin-I-converting enzyme inhibitory peptides from lizardfish (*Synodus macrops*) scale gelatin. Marine Drugs. 2018; 16:228.
3. García-Moreno PP, Batista I, Pires C, Bandarra NM, Espejo-Carpio FJ, Guadix A, et al. Antioxidant activity of protein hydrolysates obtained from Mediterranean fish species. Food Res Int. 2014; 65:469-76.
4. Zhang Y, Duan X, Zhuang Y. Purification and characterization of novel antioxidant peptides from enzymatic hydrolysates of tilapia (*Oreochromis niloticus*) skin gelatin. Peptides. 2012; 38:13-21.
5. Kadam SU, Tiwari BK, Alvarez C, O'Donnell CP. Ultrasound applications for the extraction, identification and delivery of food proteins and bioactive peptides. Trends Food Sci Technol. 2015; 46:60-7.
6. Jemil I, Abdelhedi O, Nasri R, Mora L, Jridi M, Aristoy M-C, et al. Novel bioactive peptides from enzymatic hydrolysate of Sardinelle (*Sardinella aurita*) muscle proteins hydrolysed by *Bacillus subtilis* A26 proteases. Food Res Int. 2017; 100:121-33.
7. Refstie S, Olli JJ, Standal H. Feed intake, growth, and protein utilisation by post-smolt Atlantic salmon (*S. salar*) in response to graded levels of fish protein hydrolysate in the diet. Aquaculture. 2004; 239:331-49.
8. Niu J, Zhang YQ, Liu YJ, Tian LX, Lin HZ, Chen X, et al. Effects of graded replacement of fish meal by fish protein hydrolysate on growth performance of early post-larval Pacific white shrimp (*Litopenaeus vannamei*, Boone). J Appl Anim Res. 2014; 42(1):6-15.
9. Khosravi S, Rahimnejad S, Herault M, Fournier V, Lee C-R, Bui HTD, et al. Effects of protein hydrolysates supplementation in low fish meal diets on growth performance, innate immunity and disease resistance of red sea bream *Pagrus major*. Fish Shellfish Immunol. 2015; 45:858-68.

10. Safari R, Motamedzadegan A, Ovissipour M, Regenstein JM, Gildberg A, Rasco B. Use of hydrolysates from yellowfin tuna (*Thunnus albacares*) heads as a complex nitrogen source for lactic acid bacteria. Food Bioprocess Technol. 2012; 5:73-9.
11. Vázquez JA, Meduíña A, Durán AI, Nogueira M, Fernández-Compás A, Pérez-Martín R, et al. Production of valuable compounds and bioactive metabolites from by-products of fish discards using chemical processing, enzymatic hydrolysis, and bacterial fermentation. Marine Drugs. 2019; 17:139.
12. Ghorbel S, Souissi N, Triki-Ellouz Y, Dufossé L, Guérard F, Nasri M. Preparation and testing of Sardinella protein hydrolysates as nitrogen source for extracellular lipase production by *Rhizopus oryzae*. World J Microbiol Biotechnol. 2005; 21:33-8.
13. Zamora-Sillero J, Gharsallaoui A, Prentice C. Peptides from fish by-product protein hydrolysates and its functional properties: an overview. Marine Biotechnol. 2018; 20: 118-30.
14. Je J-Y, Park P-J, Kim S-K. Antioxidant activity of a peptide isolated from Alaska pollack (*Theragra chalcogramma*) frame protein hydrolysate. Food Res Int. 2005; 38:45-50.
15. Sumaya-Martinez MT, Thomas S, Linard B, Binet A, Guerard F. Effect of Maillard reaction conditions on browning and antiradical activity of sugar–tuna stomach hydrolysate model system. Food Res Int. 2005; 38:1045-50.
16. Altınelataman C, Koroleva O, Fedorova T, Torkova A, Lisitskaya K, Tsentalovich M, et al. An *in vitro* and *in silico* study on the antioxidant and cell culture-based study on the chemoprotective activities of fish muscle protein hydrolysates obtained from European seabass and gilthead seabream. Food Chem. 2019; 271:724-32.
17. Hou H, Fan Y, Li B, Xue C, Yu G, Zhang Z, et al. Purification and identification of immunomodulating peptides from enzymatic hydrolysates of Alaska pollock frame. Food Chem. 2012; 134:821-8.
18. Hou H, Fan Y, Wang S, Si l, Li B. Immunomodulatory activity of Alaska Pollock hydrolysates obtained by glutamic acid biosensor – Artificial neural network and the identification of its active central fragment. J Funct Foods. 2016; 24:37-47.
19. Lee SJ, Kim E-K, Kim Y-S, Hwang J-W, Lee KH, Choi D-K, et al. Purification and characterization of a nitric oxide inhibitory peptide from *Ruditapes philippinarum*. Food Chem Toxicol. 2012; 50:1660-6.
20. Ahn C-B, Cho Y-S, Je J-Y. Purification and anti-inflammatory action of tripeptide from salmon pectoral fin byproduct protein hydrolysate. Food Chem. 2015; 168:151-6.
21. Wergedahl H, Liaset B, Gudbrandsen OA, Lied E, Espe M, Muna Z, et al. Fish protein hydrolysate reduces plasma total cholesterol, increases the proportion of HDL cholesterol, and lowers acyl-CoA: cholesterol acyltransferase activity in liver of Zucker rats. J Nutr. 2004; 134:1320-7.
22. Jemil I, Abdelhedi O, Nasri R, Mora L, Marrekchi R, Jamoussi K, et al. Hypolipidemic, antiobesity and cardioprotective effects of sardinelle meat flour and its hydrolysates in high-fat and fructose diet fed Wistar rats. Life Sci. 2017; 176:54-66.
23. Bukowski RM. AE-941, a multifunctional antiangiogenic compound: trials in renal cell carcinoma. Expert Opin Invest Drugs. 2003; 12(8):1403-11.
24. Picot L, Bordenave S, Didelot S, Fruitier-Arnaudin I, Sannier F, Thorkelsson G, et al. Antiproliferative activity of fish protein hydrolysates on human breast cancer cell lines. Process Biochem. 2006; 41:1217-22.
25. Ennaas N, Hammami R, Beaulieu L, Fliss I. Purification and characterization of four antibacterial peptides from protamex hydrolysate of Atlantic mackerel (*Scomber scombrus*) by-products. Biochem Biophys Res Comm. 2015; 462:195-200.
26. Tang W, Zhang H, Wang L, Qian H, Qi X. Targeted separation of antibacterial peptide from protein hydrolysate of anchovy cooking wastewater by equilibrium dialysis. Food Chem. 2015; 168:115-23.
27. Li-Chan ECY, Hunag S-L, Jao C-L, Ho K-P, Hsu K-C. Peptides derived from Atlantic salmon skin gelatin as dipeptidyl--peptidase IV inhibitors. J Agric Food Chem. 2012; 60:973-8.
28. Zhao YQ, Zeng L, Yang ZS, Huang FF, Ding GF, Wang B. Anti-fatigue effect by peptide fraction from protein hydrolysate of croceine croaker (*Pseudosciaena crocea*) swim bladder through inhibiting the oxidative reactions including DNA development. Marine Drugs. 2016; 18:1282-91.
29. Li-Chan ECY, Cheung IWY, Byun HG. Shrimp (*Pandalopsis dispar*) waste hydrolysate as a source of novel β-esperase inhibitors. Fish Aquat Sci. 2016; 19:1-7.
30. Su G, Zhao T, Sun-Waterhouse D, Qiu C, Huang P, Zhao M. Effect of anchovy (*Coilia mystus*) protein hydrolysate and its Maillard reaction product on combating memory-impairment in mice. Food Res Int. 2016; 82:112-20.

23 Compostagem de Resíduos da Pesca e Aquicultura

Ivã Guidini Lopes ▪ Mara Cristina Pessôa da Cruz ▪ Rose Meire Vidotti

Considerações iniciais

Ao longo dos capítulos deste livro, o leitor tem a oportunidade de conhecer os mais diversos aspectos que abrangem tecnologias para o processamento e aproveitamento dos produtos derivados da pesca e da aquicultura. Quando paramos para refletir sobre cada uma das etapas que envolvem tecnologias do pescado, fica fácil perceber que não somente o produto-alvo é obtido ao final desses processos, mas que também existe a geração de outros materiais que por muitas vezes são indesejados, os resíduos orgânicos. A geração desses resíduos ocorre em todas as etapas que envolvem a pesca e a produção aquícola, dentre os quais destacamos centros de pesquisa, empreendimentos de reprodução e engorda, plantas de processamento dos animais produzidos e pontos de comercialização de pescado. Seja em pequenas ou grandes quantidades, os resíduos orgânicos gerados na pesca e aquicultura merecem atenção especial do empreendedor e é sobre esses ricos materiais que trataremos neste capítulo.

Geração de resíduos na produção de pescado

Quando vemos que no ano de 2016 um total de 90,9 milhões de toneladas de pescado foram capturados no mundo e 80 milhões de toneladas foram produzidas pela aquicultura marinha e continental, é possível perceber a dimensão que o fornecimento de pescados possui atualmente.[1] Frente aos volumes tão significativos de produtos sendo obtidos em atividades de pesca e aquicultura, é importante refletir sobre a quantidade de resíduos orgânicos que são gerados nesses setores e quais as alternativas que têm sido exploradas para a gestão desses materiais. A produção de pescado no Brasil e no mundo vem crescendo a taxas significativas ano após ano e nem sempre a gestão dos resíduos gerados nessa atividade integra parte do planejamento dos empreendimentos produtivos. Por esse motivo, é essencial destacar a geração de resíduos orgânicos, com enfoque nos conceitos de dimensionamento de volumes gerados, características dos materiais e métodos que sejam adequados dos pontos de vista social, econômico e ambiental para a gestão desses resíduos.

A geração de resíduos na pesca extrativa é consequência principalmente da chamada fauna acompanhante, a qual abrange capturas acidentais, espécies não visadas e descartes, ou seja, os organismos que não são desejados pelos pescadores e são lançados de volta ao mar.[2] É comum que parte desses organismos que foram acidentalmente capturados seja embarcada e descartada como resíduo, sendo este composto por carcaças inteiras de diversos organismos (em sua maioria peixes e crustáceos) que iniciam o processo de decomposição na própria embarcação, sendo dessa maneira inadequados para a fabricação de produtos destinados ao consumo humano ou animal. Já as espécies-alvo capturadas são transportadas até entrepostos ou frigoríficos, processadas e comercializadas, sendo que em ambas as etapas diferentes resíduos sólidos são gerados.

Com relação à produção aquícola, a geração de resíduos também é muito significativa e de fácil identificação. Por exemplo, em pisciculturas, raniculturas e carciniculturas, seja de reprodução

---

Nota ao Leitor: Este capítulo apresenta algumas figuras coloridas e para visualizar basta acessar o QR *code* disponível na página XIX, "Material Suplementar".

ou engorda, mortalidades naturais ocorrem periodicamente e em diferentes proporções ao longo das estações do ano. As carcaças desses animais, já em decomposição, também não podem ser utilizadas na fabricação de produtos de alto valor agregado e precisam ser manejadas corretamente. Em contrapartida, resíduos gerados em entrepostos de processamento e comercialização (*e.g.* frigoríficos, feiras e mercados) eventualmente podem ser matéria-prima para a fabricação de subprodutos como farinhas e óleos, caso sejam imediatamente utilizados ou armazenados a frio. Esses resíduos são geralmente compostos por partes do corpo como cabeças, peles, vísceras e carcaças já sem o produto final de interesse, como, por exemplo, o filé dos peixes.[3]

Não somente produções e frigoríficos, mas outros setores da pesca e aquicultura podem ser responsáveis pela geração de grandes volumes de resíduos sólidos orgânicos, como é o caso de centros de pesquisa. Um levantamento foi realizado em um dos diversos centros de pesquisa em aquicultura existentes no Brasil e os autores do estudo verificaram que aproximadamente 200 kg de resíduos animais são gerados por mês, apenas nesse centro.[4] A maior parte desses resíduos é composta por carcaças de animais mortos naturalmente nos tanques e animais abatidos após sua utilização em experimentos científicos. Os autores destacaram que resíduos de pescados carregam alto risco ambiental quando descartados inadequadamente (*i.e.*, quando são enterrados ou queimados), especialmente em grandes volumes, e sugerem a compostagem como método para gerir esses resíduos adequadamente.

Conceitos de compostagem, montagem de leiras e manejo

A **compostagem** é uma prática sustentável para a gestão de resíduos sólidos orgânicos que vem sendo utilizada pela humanidade há séculos. Trata-se de um processo simples e de fácil execução, por meio do qual materiais orgânicos com diferentes características físicas e químicas são empilhados em uma ordem lógica, visando facilitar e acelerar sua decomposição e transformá-los em um produto final denominado composto orgânico. Existem diversos métodos de compostagem para resíduos orgânicos, uns mais e outros menos adequados para tipos específicos de resíduos. Assim, nesta etapa do capítulo será discutida a compostagem termofílica em leiras, a qual é adequada para resíduos oriundos de atividades da pesca e aquicultura.

A **compostagem termofílica** é um processo biológico controlado de decomposição aeróbica de materiais orgânicos (*i.e.*, necessita de oxigênio), realizado por populações de microrganismos quimiorganotróficos que agem no consumo e na estabilização desses resíduos, transformando-os em um produto final humificado e livre de patógenos que pode ser aplicado em solos agrícolas, trazendo benefícios para a fertilidade do solo e auxiliando no crescimento de plantas.[5] O processo de decomposição aeróbica por esses microrganismos é chamado termofílico porque gera grande quantidade de energia na forma de calor. Além do calor, grandes quantidades de gás carbônico (CO_2) e vapor de água são produzidos ao longo da compostagem dos resíduos orgânicos, além de outros gases como a amônia (NH_3), o metano (CH_4), o óxido nítrico (N_2O), entre outros[6] (Figura 23.1). De maneira geral, a compostagem apresenta três fases distintas, sendo a primeira chamada de termofílica, em que há liberação de grandes quantidades de calor e a temperatura pode ultrapassar 65 °C; a segunda é denominada mesofílica, em que a temperatura no interior das leiras é menor e não excede a faixa de 40-45 °C; e a última é chamada de fase de estabilização ou maturação, em que a temperatura se aproxima da temperatura ambiente e os materiais orgânicos iniciam o processo

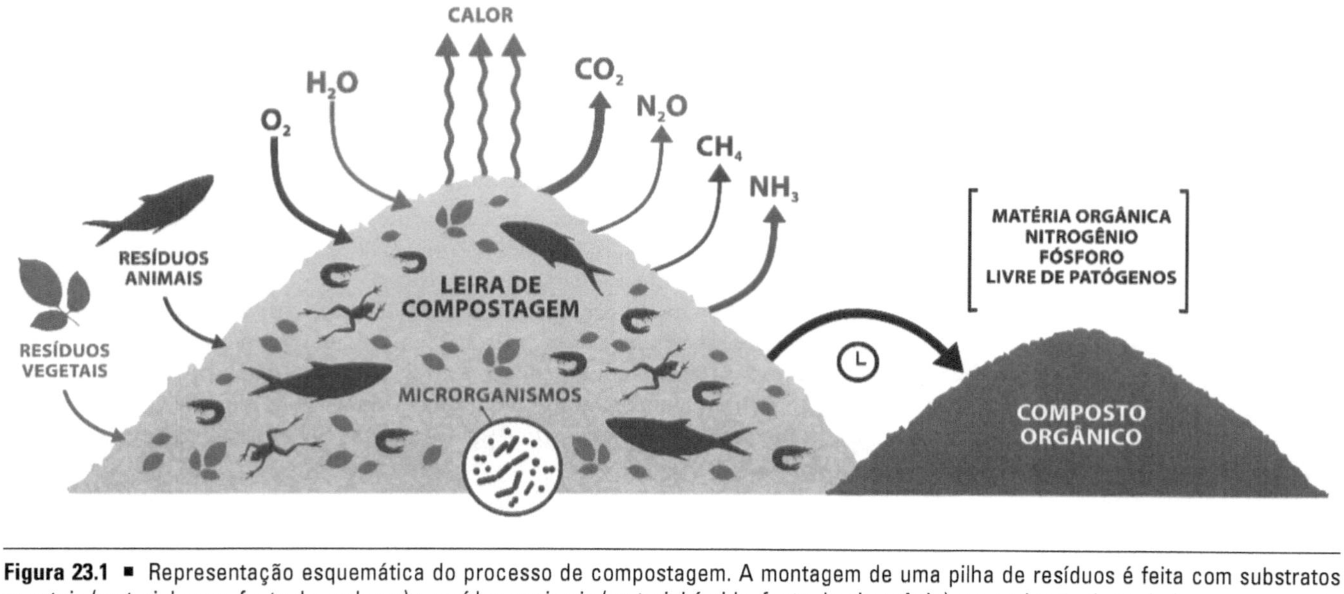

Figura 23.1 ▪ Representação esquemática do processo de compostagem. A montagem de uma pilha de resíduos é feita com substratos vegetais (material seco, fonte de carbono) e resíduos animais (material úmido, fonte de nitrogênio), os quais são degradados por grupos de microrganismos e ao final se transformam em composto orgânico estável, rico em nutrientes e não fitotóxico.

TABELA 23.1 Relação de carbono/nitrogênio (C/N) aproximada de substratos vegetais que podem ser utilizados na compostagem de resíduos animais da aquicultura.

Substrato vegetal	Relação C/N	Referência
Serragem de madeira	191-267	Valente *et al.* (2014);[8] Lopes *et al.* (2019)[4]
Casca de amendoim	36-40	Lopes *et al.* (2019)[4]
Poda de árvores	28-32	Lopes *et al.* (2017)[9]
Bagaço de cana-de-açúcar	70-120	Carvalho *et al.* (2017)[10]
Casca de arroz	39-47	EMBRAPA (1998);[11] Dioha *et al.* (2013)[12]
Palha de milho	32-112	EMBRAPA (1998);[11] Mueller *et al.* (1998)[13]
Esterco bovino	13-22	Loureiro *et al.* (2007);[14] Silva (2018)[15]
Resíduos da aquicultura	5-6,5	Lopes *et al.* (2017; 2019)[4,9]

de humificação. Em cada uma dessas fases há a atuação de diferentes grupos de organismos, que variam desde bactérias e fungos até pequenos invertebrados.

Para que a compostagem ocorra satisfatoriamente, é essencial que haja equilíbrio entre os materiais adicionados nas leiras, especialmente no que refere à quantidade de materiais ricos em carbono (*i.e.*, poda de árvores ou serragem) adicionada, em relação aos materiais ricos em nitrogênio, no caso carcaças de animais aquáticos. Para que os microrganismos atuantes metabolizem os resíduos em decomposição, o equilíbrio entre os átomos de carbono e nitrogênio – referido também como relação C/N – deve estar na faixa de 20 a 30 partes de carbono para uma parte de nitrogênio.[7] No entanto, atingir esse equilíbrio nem sempre é tarefa simples, de modo que, no momento da montagem das leiras de compostagem, a experiência do produtor é de extrema importância. Na Tabela 23.1, são apresentadas as relações C/N de alguns substratos vegetais que podem ser utilizados para a compostagem com resíduos animais oriundos de atividades aquícolas.

O equilíbrio da relação C/N na montagem de leiras de compostagem é difícil por uma série de fatores, dentre os quais vale destacar a ampla heterogeneidade de substratos vegetais existentes, os quais variam entre regiões geográficas e épocas do ano, por exemplo a disponibilidade de grama e árvores, que são podadas mais frequentemente no verão em relação ao inverno. Ademais, a condição em que o resíduo se encontra pode ser variável em termos de grau de decomposição, umidade e volume disponível no momento da montagem das leiras. Por fim, é importante que o leitor compreenda que a compostagem com resíduos animais da aquicultura é diferente da compostagem com carcaças de outros animais e também de outros resíduos como esterco bovino, em termos de volume, características das carcaças, volume de resíduos e tempo de decomposição. Assim, deve-se atentar à efetividade dos métodos de compostagem propostos para determinado grupo de resíduos quando estes forem adotados para resíduos da aquicultura.[16]

Um resíduo amplamente conhecido e utilizado por produtores rurais, o esterco bovino, é um bom exemplo para visualizarmos as diferenças entre relações C/N, proporções e tempo de compostagem. Diversos estudos foram realizados comprovando a eficiência da fertilização com estercos, materiais que após estabilizados apresentam ampla possibilidade de aplicação para diferentes culturas. Diferentemente dos resíduos de pescado, o esterco bovino apresenta relação C/N aproximadamente entre 10-20, mas também pode ser compostado com resíduos vegetais antes de sua utilização, de modo a estabilizar o material, concentrar seus nutrientes e torná-lo seguro em termos de concentração de patógenos.[17]

Em um estudo de compostagem com dejetos, o autor aplicou esterco bovino e avaliou mudanças nos atributos químicos do solo e no crescimento de milho.[15] O esterco utilizado nesse estudo possuía relação C/N de 13 e concentração de nitrogênio total de 13 g/kg. O autor verificou melhorias significativas em relação à fertilidade do solo (especialmente em relação ao teor de matéria orgânica e nitrogênio) frente às doses de esterco aplicadas (30-60 t/ha), além de registrar produtividades 60% maiores no cultivo de milho após dois anos de aplicação do fertilizante. Quando comparamos o esterco bovino com o composto orgânico produzido com resíduos de pescado, vemos que esses compostos apresentam concentrações maiores de nitrogênio, de até 33 g/kg, além de possuírem relações C/N adequadas para aplicação no solo.[4] Assim, a compostagem desse tipo de resíduo é certamente benéfica no que diz respeito à produção de fertilizantes orgânicos de qualidade.

Frente à dificuldade em se estabelecer uma relação C/N perfeita no momento da montagem das leiras de compostagem, a recomendação é que se utilize o mínimo possível de substrato vegetal para que a leira mantenha sua forma e não deixe carcaças expostas, o que pode causar a atração de animais e outros problemas. Isso é também conveniente por reduzir a necessidade de grandes volumes de materiais para a compostagem. Em um estudo recente desenvolvido em um centro de pesquisa em aquicultura no estado de São Paulo, os autores realizaram a compostagem com dois substratos vegetais, a serragem de madeira e a casca de amendoim.[4] As leiras foram montadas com o mínimo possível de substrato vegetal, resultando nas proporções de 1,0 parte de carcaças animais para 0,5 ou 0,8 partes de substrato vegetal, sendo essa diferença devida à recarga de resíduos animais, a qual será discutida nos próximos parágrafos. Em todos os tratamentos, os autores obtiveram compostos orgânicos adequados para a aplicação em solos agrícolas, estando dentro dos limites de garantia estabelecidos pela Instrução Normativa nº 25/2009, do Ministério da Agricultura, Pecuária e Abastecimento.[18]

Após estabelecidos os substratos vegetais disponíveis no local para a realização da compostagem, deve ser definido o local em que as leiras serão dispostas. É necessário que nesse local o solo esteja impermeabilizado, seja por revestimento com plástico ou por concretagem, de modo a evitar a lixiviação do percolado gerado naturalmente ao longo do processo de decomposição dos resíduos. Se a impermeabilização não for feita, grandes quantidades de nutrientes podem contaminar o solo e o lençol freático. Da mesma forma, é importante que o local possua proteção contra chuvas, pois a ocorrência de chuvas em leiras de compostagem, além de retardar a conclusão do processo de decomposição, ocasiona a perda dos nutrientes existentes nos resíduos, reduzindo a qualidade do composto final.[19,20]

Na Figura 23.2 está apresentada uma estrutura em funcionamento utilizada para a compostagem de resíduos animais (15 m^2), que foi construída em janeiro de 2017 no Setor de Compostagem do Centro de Aquicultura da Unesp (Caunesp), localizado na cidade de Jaboticabal/SP.

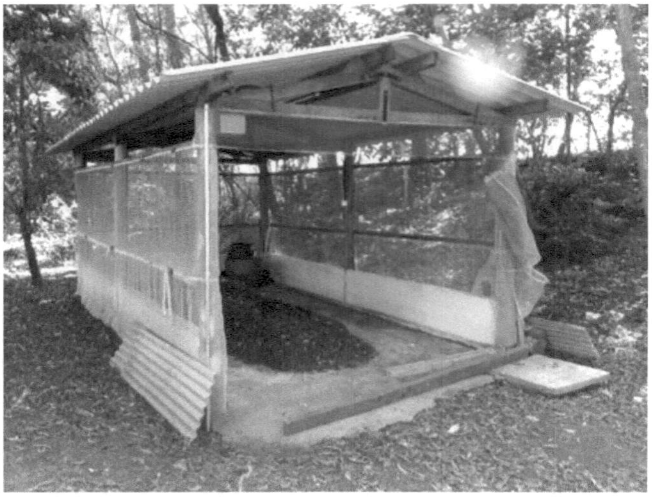

Figura 23.2 ▪ Estrutura em alvenaria utilizada para a compostagem de resíduos animais gerados nos laboratórios e setores do Centro de Aquicultura da Unesp (Jaboticabal/SP, Brasil). A caixa coletora do percolado gerado ao longo do processo de decomposição dos resíduos está indicada por um asterisco. (Foto: Elisandra Pereira.)

A montagem das leiras deve então ser feita em camadas sobrepostas (Figura 23.3A), variando a ordem entre o substrato vegetal e os resíduos animais. A primeira camada deve ser de substrato vegetal e possuir entre 10 e 15 centímetros de altura. No caso da montagem de leiras grandes para serem manejadas com trator, a camada inicial de substrato pode possuir por volta de 30 cm. Em seguida, deve ser adicionada parte dos resíduos animais, uma nova camada de substrato e assim por diante, até que a pilha esteja com altura adequada para seu revolvimento (manual ou com maquinário específico). De maneira geral, as leiras de compostagem são manejadas manualmente, em especial quando os volumes gerados não são muito grandes. Dessa maneira, a altura inicial da leira não deve ser muito maior do que um metro, de modo a facilitar seu manejo, o qual inclui basicamente revolvimentos completos dos materiais em decomposição e adição de água quando necessário. O revolvimento pode ser feito com um garfo agrícola ou mesmo pequenos tratores, e a adição de água deve ser adotada até a capacidade de retenção de água dos materiais, observada visualmente. É importante ressaltar que tanto no momento da montagem quanto após o revolvimento, o experimentador deve atentar para que nenhum resíduo animal permaneça exposto na leira, evitando assim a atração de animais indesejados. Leiras de compostagem podem ser montadas de uma só vez, com todos os resíduos animais gerados em um período determinado, e manejadas até que o processo de decomposição cesse, ou podem ser manejadas com recargas em leiras preexistentes, como sugerido por Lopes[4] e demonstrado na Figura 23.3B. A recarga é a adição de quantidades extras de resíduos animais feita após alguns dias do início da compostagem nas leiras já em processo de decomposição. Para que isso seja feito, quando os materiais da leira forem revolvidos, basta abrir a leira, colocar os resíduos animais e cobri-los novamente com os materiais próprios da leira. Assim, a compostagem continuará acontecendo normalmente e a quantidade de substrato utilizado será otimizada. Esse manejo de recargas é altamente recomendado, especialmente quando são gerados pequenos volumes na propriedade aquícola diariamente. A sua adoção dispensa a necessidade de montar leiras pequenas todos os dias, e permite reaproveitar as leiras já existentes e em processo de decomposição.

Benefícios da compostagem como método para a gestão de resíduos

Citamos anteriormente o fato de que propriedades aquícolas, sejam elas unidades produtoras, frigoríficos ou mesmo centros de pesquisa, dificilmente incluem a gestão de resíduos em seu planejamento inicial. Isso ocorre porque é comum a ideia de que resíduos orgânicos são sinônimos de problemas ou gastos desnecessários em uma propriedade. No entanto, sabemos que não basta nos livrarmos do lixo de qualquer maneira, pois isso traz malefícios diretos e indiretos, tanto para os produtores quanto para a população em geral.

Um dos primeiros benefícios que podemos citar da compostagem de resíduos orgânicos diz respeito à redução

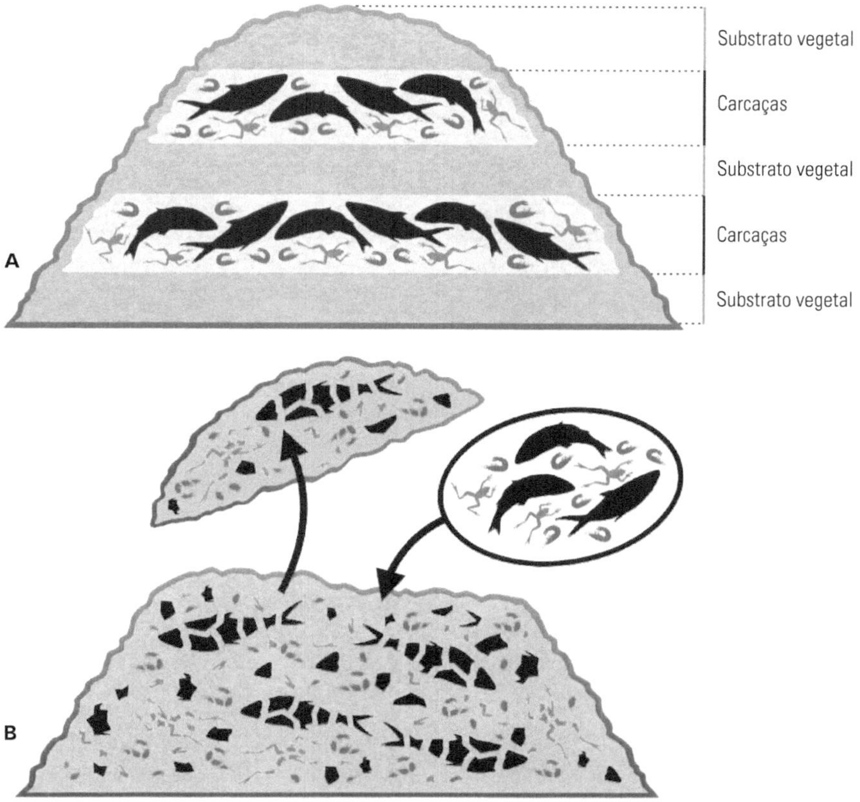

Figura 23.3 ■ Representação esquemática da montagem inicial de uma leira de compostagem em camadas (A); e de um evento de recarga com resíduos animais em uma leira preexistente (B). (Modificada de Lopes *et al.*[4])

da biomassa inicial de resíduos. Em um estudo de compostagem com resíduos de pescados, cascas de árvores e algas marinhas,[21] os autores atingiram, após quatro meses de compostagem, redução próxima a 70% da biomassa inicial dos resíduos orgânicos dispostos nas leiras. De modo semelhante, após 53 dias de compostagem de resíduos animais da aquicultura com serragem de madeira, a biomassa total de resíduos foi reduzida em até 47%, enquanto com cascas de amendoim a redução chegou a 40% do volume inicial. No entanto, adotando-se o manejo de recargas de resíduos animais citado anteriormente, a redução pode alcançar valores de até 50%.[4]

A redução da biomassa de resíduos é altamente desejada quando a compostagem é adotada como método para a gestão de resíduos, pois o volume de materiais a ser descartado está diretamente relacionado ao custo do descarte. Vale ressaltar também que após o processo de compostagem, os materiais já transformados em composto orgânico possuem risco biológico muito reduzido ou nulo[22] em comparação aos resíduos iniciais, portanto seu descarte pode ser simplificado. Por mais que a redução da biomassa inicial de resíduos seja muito interessante e favorável ao descarte de resíduos *per se*, a ampla maioria dos produtores que adotam a compostagem tem em vista outro benefício desse processo, a obtenção do composto orgânico. Compostos orgânicos são produtos estáveis, ricos em matéria orgânica e em nutrientes e que podem ser aplicados no solo, trazendo benefícios para sua fertilidade e para culturas agrícolas[23] – os quais serão discutidos no próximo tópico deste capítulo. Com isso em mente, descartar um produto tão rico quanto um composto orgânico após dedicar tempo e mão de obra na compostagem seria um grande desperdício, considerando o fato de que ele pode ser aplicado e até comercializado. Alguns casos de sucesso de gestão de resíduos em pisciculturas de engorda no estado de São Paulo já estão sendo observados. Nesses casos, os produtores estão gerindo seus resíduos adequadamente e utilizando os benefícios do composto orgânico em suas próprias culturas agrícolas.

É importante ressaltar o fato de que o descarte de resíduos compõe gastos financeiros em qualquer tipo de produção animal. O simples fato de enterrar resíduos no solo ou descartá-los em corpos de água (práticas não recomendadas em hipótese alguma) compõe um gasto com mão de obra, uso da terra e degradação ambiental.[24] Dessa maneira, a ideia de transferir os custos do descarte inadequado para a realização de uma atividade sustentável por meio da qual é possível obter um produto que pode ser comercializado é ainda mais atrativa. Em diversos estudos, a compostagem foi avaliada quanto à sua viabilidade econômica em cenários variando desde pequenos a grandes empreendimentos públicos e privados, comprovando-se a sua eficiência econômica.[24,25] Vale ressaltar que no caso de o produtor desejar comercializar o composto orgânico que está produzindo, este deverá buscar informações legais sobre as garantias, embalagem e licenças para tal. Algumas dessas informações estão descritas na Instrução Normativa nº 25/2009, do Ministério da Agricultura, Pecuária e Abastecimento.[18]

Pensando em termos práticos, vamos imaginar uma piscicultura hipotética de engorda de tilápias-do-nilo que possua capacidade produtiva de 150 toneladas por ano. O gerente dessa piscicultura deseja adotar a compostagem orgânica como método de gestão dos resíduos e dispõe de um substrato bastante comum, a poda de árvores. Nesse empreendimento, a média de carcaças inteiras coletadas nos tanques-rede diariamente é de 25 kg. Sendo assim, utilizando as proporções propostas por Lopes,[4] seriam necessários 16,3 kg de substrato vegetal diariamente. Em um mês, 750 kg de resíduos animais e 489 kg de poda de árvores seriam destinados à compostagem, continuamente. Segundo os autores, para cada 100 kg de material a ser compostado, é necessário 1,20 m^2 de área. Portanto, para gerir os resíduos gerados em 30 dias nessa piscicultura, seriam necessários apenas 15 m^2. Como a geração de resíduos não cessa em produções animais, e considerando que após aproximadamente 60 dias de manejo dessa primeira leva de resíduos o composto orgânico esteja pronto, seriam necessários apenas 45 m^2 para gerir continuamente os resíduos dessa propriedade. Esse é apenas um exemplo hipotético e, como ressaltado anteriormente, a compostagem orgânica é amplamente variável de acordo com as condições dos resíduos, com sua disponibilidade e sazonalidade, além da disponibilidade de mão de obra na propriedade e dedicação à atividade.

No exemplo fictício do parágrafo anterior, considerando um rendimento total de aproximadamente 52% dos resíduos compostados, em um ano poderiam ser produzidos nessa piscicultura aproximadamente 7.730 kg de composto orgânico. Em contrapartida, caso o dono desse empreendimento opte por não gerir os resíduos e tenha que descartá-los diariamente, ao longo de 12 meses, 9 toneladas de carcaças de peixes deverão ser descartadas de alguma forma. É plausível a conclusão de que o custo do descarte desses resíduos não será baixo e que se o produtor fizer uso desse composto em alguma atividade agrícola, haverá ganhos diretos para o mesmo. Vale ressaltar também o aumento da sustentabilidade dessa piscicultura em termos econômicos e ambientais ao adotar esse método de gestão dos resíduos gerados.

Aplicação de compostos orgânicos visando ao aumento da fertilidade do solo

O solo é um sistema constituído por sólidos inorgânicos e orgânicos e por espaços vazios ou poros por onde circulam a água e o ar, e por onde crescem as raízes das plantas, dividindo os espaços com um incontável número de espécies de macro e microrganismos. A água que circula pelo solo não é pura. Nela estão dissolvidos sais que contêm elementos químicos, alguns deles considerados essenciais para o crescimento das plantas, e que são designados nutrientes.

Atualmente são colocados como nutrientes de plantas os seguintes elementos químicos: nitrogênio, fósforo, potássio, cálcio, magnésio, enxofre, boro, cloro, cobre, ferro, manganês, molibdênio, níquel e zinco. As raízes das plantas absorvem os nutrientes que estão na solução do solo, e a parte sólida funciona como o reservatório que vai recolocando os nutrientes na solução, à medida que eles vão sendo absorvidos pelas raízes. Quando o reservatório empobrece é preciso realimentá-lo com fertilizantes para que ele consiga continuar sustentando o crescimento das plantas e a produção das culturas.

Os fertilizantes podem ser de natureza mineral, orgânica ou organomineral. Os compostos orgânicos atuam como condicionadores dos atributos físicos e químicos do solo, como fertilizantes de liberação gradual dos nutrientes, e como melhoradores da atividade biológica do solo, tanto pelo estímulo à atividade dos microrganismos nativos, como pela introdução de novos.[26]

O principal efeito da adubação orgânica em atributos físicos do solo é a melhora da estrutura. A estrutura do solo é o arranjo das partículas sólidas em agregados. Para que se entenda o grau de complexidade de um agregado deve-se partir da existência, nos solos, de partículas minerais maiores, com diâmetro entre 2 e 0,02 mm (areia), intermediárias, com diâmetro entre 0,02 e 0,002 mm (silte) e menores, com diâmetro inferior a 0,002 mm (argila). No agregado, partículas de areia, silte e argila estão misturadas e se mantêm unidas umas às outras por substâncias que atuam como agentes cimentantes, entre as quais estão moléculas orgânicas. Desse modo, ao aplicar compostos orgânicos ao solo, há maior disponibilidade de substâncias orgânicas que atuam como agentes cimentantes e melhoram a agregação e a estabilidade dos agregados. A agregação afeta, indiretamente, as demais características físicas do solo como densidade, porosidade, aeração e capacidade de retenção e infiltração de água.[27,28] Com o aumento da agregação do solo, a densidade diminui, a infiltração de água no solo aumenta devido ao aumento na porosidade, e isso diminui o escoamento superficial e o potencial de perdas de solo por erosão hídrica.[29] A erosão é uma das formas mais graves de comprometimento da qualidade do ambiente, porque por meio dela se perde o solo e ocorre o assoreamento de rios e represas. A adubação orgânica é, portanto, umas das estratégias para minimizar a degradação dos solos cultivados.

Do ponto de vista de atributos químicos, portanto da fertilidade do solo, a aplicação de compostos orgânicos pode trazer uma série de benefícios, alguns que somente serão conseguidos com a reaplicação sistemática e que, portanto, ocorrem em longo prazo, e outros, que são de mais curto prazo. O principal efeito de longo prazo da aplicação de compostos orgânicos ao solo é o aumento do teor de matéria orgânica. A matéria orgânica do solo é a fração orgânica do solo que inclui resíduos vegetais e animais em diversos estágios de decomposição, células e tecidos dos organismos do solo e substâncias sintetizadas pela população microbiana do solo.[30] Quando os compostos orgânicos são produzidos, a fase inicial das transformações ocorre nas leiras, mas elas continuarão acontecendo no solo, e durante os processos de decomposição o material será fragmentado a moléculas mais simples, que vão interagir com as partículas de argila e ganhar estabilidade, podendo acumular no solo. O acúmulo de matéria orgânica é função da razão taxa de aplicação de resíduos orgânicos/taxa de decomposição. Quando a taxa de aplicação aumenta, se a taxa de decomposição se mantiver ou diminuir, o teor de matéria orgânica aumenta. Desse modo, ao aplicar compostos orgânicos ao solo, pode haver aumento do teor de matéria orgânica, o que significa aumento na reserva de todos os nutrientes de plantas, particularmente de nitrogênio, uma vez que na matéria orgânica tem-se de 52% a 58% de carbono, 34% a 39% de oxigênio, 3,3% a 4,8% de hidrogênio e 3,7% a 4,15% de nitrogênio.[31] O N orgânico do solo, constituído por proteínas, quitinas, aminoaçúcares e ácidos nucleicos, representa mais de 95% do N total.[32] Desse modo, ao aumentar a matéria orgânica do solo, aumenta também o N total do solo decorrente do aumento do N orgânico.

No processo de transformação dos resíduos e compostos orgânicos, a fragmentação das substâncias produz partículas invisíveis, menores do que 0,001 mm de diâmetro e, nessa condição, além de armazenar nutrientes na sua estrutura, essas partículas ganharão cargas negativas que serão responsáveis pela adesão superficial de cátions. A quantidade total de cargas negativas na superfície das partículas do solo define uma característica chamada capacidade de troca de cátions (CTC), que é definidora da fertilidade do solo. Os cátions que ficam ligados às cargas das partículas sólidas mantêm contato com a solução do solo e podem migrar para a solução à medida que os cátions livres da solução forem absorvidos pelas plantas ou perdidos por lixiviação. Por meio da lixiviação perdem-se as formas solúveis dos nutrientes de planta, à medida que a água das chuvas escoa pelos poros do solo no sentido vertical. Portanto, estar ligado à partícula sólida protege o cátion da lixiviação. De forma simples, pode-se então admitir que a aplicação de compostos orgânicos, ao aumentar o teor de matéria orgânica, aumentará a CTC. Aumentando a CTC, haverá mais cargas para reter cátions, inclusive de nutrientes de plantas, que acumulam na superfície das partículas e ficam protegidos da lixiviação, mas, ao mesmo tempo, mantêm-se disponíveis para nutrir a planta. Esse mecanismo de armazenamento e liberação controlada de nutrientes diferencia o solo dos outros substratos de crescimento de plantas, e a matéria orgânica desempenha papel fundamental nesse atributo.

O benefício de curto prazo da aplicação dos compostos orgânicos é o fornecimento de nutrientes para as plantas. Comparados com os adubos industriais comuns, que não trazem em si a tecnologia de liberação controlada, os compostos orgânicos vão liberar nutrientes mais lentamente. Esse aspecto tem desvantagens e vantagens. A desvantagem principal é que a quantidade de nutrientes liberada pode não atender à demanda das plantas em fases de crescimento mais acelerado. A vantagem é que, com a liberação gradual, o tempo de permanência do nutriente no solo aumenta e, com isso, há maior potencial para que a planta o absorva antes que ele seja perdido. Nem todos os nutrientes são facilmente perdidos do solo, mas o nitrogênio, que é o nutriente de modo geral mais exigido pelas plantas, apresenta alto potencial de perdas, particularmente por lixiviação. Os compostos produzidos a partir de restos de pescado têm potencial para apresentar alta concentração de N, P e Ca porque os peixes são ricos nesses nutrientes.[22] Na Tabela 23.2, estão apresentadas as concentrações de carbono, de nutrientes, e a relação C/N de compostos produzidos com resíduos de pescado.[33] Apesar da variação no substrato lignocelulósico e do uso de espécies de peixes de água doce e salgada, dependendo da situação, as concentrações de C, N e a relação C/N dos compostos são semelhantes.

TABELA 23.2 Características químicas de compostos produzidos com resíduos de pescado utilizando diferentes substratos lignocelulósicos.

Substrato lignocelulósico	C (%)	N (%)	P (%)	K (%)	Ca (%)	Mg(%)	C/N	Referência
Serragem de madeira	46,20	2,30	–	–	–	–	20,20	4
Casca de amendoim	46,10	2,10	–	–	–	–	21,90	4
Restos de podas de vegetais de áreas urbanas	40,40	1,95	1,04	1,05	2,13	0,25	20,70	33
Algas marinhas	47,97	2,13	0,63	0,69	0,44	0,25	22,56	21
Algas marinhas e casca de pinus	46,28	2,11	0,61	0,72	0,99	0,28	21,90	22
Médias	45,39	2,12	0,76	0,82	1,19	0,26	21,45	

Exceção feita ao potássio, os demais nutrientes predominam nos compostos em formas orgânicas.[22] No caso do nitrogênio, os autores obtiveram mais de 80% do N total na forma orgânica. Enquanto persistirem em formas orgânicas, os nutrientes não serão eficientemente absorvidos pelas plantas. É necessário que eles sejam convertidos a formas minerais pelos microrganismos do solo, em um processo chamado mineralização. Contudo, quando se aplica um adubo orgânico ao solo, em vez de ocorrer mineralização do N do adubo, pode ocorrer imobilização do N do solo (conversão de N mineral em N orgânico). Essa condição resulta, de modo geral, em deficiência temporária de N para a planta adubada. A concentração de nitrogênio e a proporção entre as formas orgânica e amoniacal, a relação C/N, o grau de maturação e a biodegradabilidade do carbono dos adubos orgânicos são fatores que controlam as reações de imobilização/mineralização do nitrogênio, e a relação C/N é um dos principais.[34] Quando a relação C/N do resíduo é alta, uma parte do carbono será assimilada pelos microrganismos e outra parte será mineralizada e perdida na forma de CO_2, em ambientes aerados. Simultaneamente à assimilação do C pelos microrganismos, ocorre a assimilação do N, mas se o resíduo for pobre em N (relação C/N alta), parte do N será fornecido pelo reservatório de N disponível (NH_4^+ e NO_3^-) do solo, o que resulta em imobilização. Como o reservatório de N disponível no solo, de modo geral, é pequeno, a velocidade de decomposição de resíduos de relação C/N alta é normalmente limitada pela deficiência de N.

De modo oposto, resíduos com relação C/N baixa resultam em mineralização do nitrogênio e se decompõem mais rapidamente. Valores de relação C/N maiores que 30 são considerados altos e menores que 20, baixos, e são respectivamente associados com imobilização e mineralização de nitrogênio.[35] Assim, conforme a caracterização apresentada na Tabela 23.1, todos os compostos de pescado estão com relação C/N muito próxima de 20, com expectativa de mineralização líquida de N logo após a aplicação do resíduo. Recentemente foram publicados resultados da aplicação de composto de peixe para cultivo de tomate e do efeito residual do adubo em alface cultivada em sequência. As doses avaliadas foram 40, 50 e 66 t ha^{-1}, e houve aumento do peso e do diâmetro dos frutos de tomate, o que resultou em aumento de produção comparando o tratamento controle e a maior dose de composto. A alface também apresentou ganho de produção com o efeito residual a partir de 50 t ha^{-1}. O teor de matéria orgânica do solo não aumentou em avaliações feitas aos 6 e 15 meses após a aplicação do composto.[36] Conforme comentado anteriormente, a adubação orgânica resulta em aumento do teor de matéria orgânica à medida que se torna uma prática repetida no tempo.

A produção de compostos combinando resíduos vegetais e animais é uma prática de uso recente no Brasil e não há resultados de pesquisa que norteiem as doses e as formas de aplicação. Enquanto não há dados específicos para os compostos, pode-se admitir o uso das recomendações que existem para estercos, embora os compostos sejam mais estáveis. A recomendação de doses de estercos também não é simples de ser feita porque a concentração de nutrientes varia de esterco para esterco e, ainda, a degradabilidade do material é função da sua composição bioquímica, somada às condições do ambiente, sobretudo textura do solo, umidade e temperatura. Técnicos da Embrapa sugerem que 10 t ha^{-1} (1,0 kg m^{-2}) pode ser considerada adubação leve, 20 t ha^{-1} (2,0 kg m^{-2}), adubação média, e acima de 40 t ha^{-1} (4,0 kg m^{-2}), adubação pesada.[26] Em Minas Gerais, a recomendação de doses de compostos e de esterco bovino é a mesma: 20-40 t ha^{-1} se a aplicação for feita em área total, e 10-20 t ha^{-1} se for aplicação localizada em covas ou sulcos de plantio.[36] Nos estados da Região Sul, a recomendação é para estercos, e deve ser calculada considerando o nutriente presente em maior concentração no material, o índice de eficiência segundo os cultivos e a necessidade da cultura que vai ser adubada, conforme a fórmula de cálculo a seguir:[38,39]

$$DE = A \times \{1/[(B/1.000) \times (C/1.000) \times D]\}$$

em que:

DE = dose de esterco úmido a ser aplicada (kg ha^{-1}).

A = quantidade de nutriente a ser aplicada para a cultura (kg ha^{-1}).

B = matéria seca do esterco (kg t^{-1}).

C = quantidade do nutriente na matéria seca (kg t^{-1}).

D = índice de liberação (ou de eficiência agronômica) do nutriente.

Considerando o nitrogênio, o índice de eficiência para os estercos sólidos varia, no primeiro ano, de 0,3 (esterco bovino) a 0,6 (esterco suíno), com valor 0,5 para cama de frango. No segundo ano o índice diminui para 0,2 para os três adubos. Para o fósforo, o índice é de 0,8 no primeiro e 0,2 no segundo ano, para os três adubos. Se o nutriente levado em consideração for o potássio, o índice é 1,0, independentemente do adubo.[38,39] Para materiais compostados (composto de dejetos de suínos e lodo de esgoto compostado), o índice para o nitrogênio é 0,2, para o fósforo é 0,7 e para o potássio é 1,0, no primeiro ano.[38] Os compostos, assim como os outros adubos orgânicos, podem ser incorporados ao solo ou aplicados em superfície, porém é aconselhável cobri-los com solo ou palha para evitar perdas, particularmente de nitrogênio. No caso de uso de compostos, como houve bioestabilização nas leiras, a aplicação pode ser próxima às sementes, mudas e plantas adultas sem risco de causar danos.[26]

Referências bibliográficas

1. FAO – Food and Agriculture Organization of the United Nations. The State of World Fisheries and Aquaculture 2018 – Meeting the sustainable development goals. Roma. 2018. 227 p.
2. Alverson DL, Freeberg MH, Pope JG, Murawski SA. A global assessment of fisheries bycatch and discards. FAO Fisheries Technical Paper No. 339. Roma. 1994. 223 p.
3. Vidotti RM, Lopes IG. Resíduos orgânicos gerados na piscicultura. Pesq Tecnol. 2016; 13:1-6.
4. Lopes IG, Souza LF, Cruz MCP, Vidotti RM. Composting as a strategy to recycle aquatic animal waste: Case study of a research centre in São Paulo State, Brazil. Waste Manag Res. 2019; 37(6):590-600.
5. Inácio CT, Miller PRM. Conceitos básicos e microbiologia da compostagem. In: Inácio CT, Miller PRM (eds.). Compostagem: Ciência e prática para a gestão de resíduos orgânicos. Rio de Janeiro: Embrapa Solos; 2009. p. 31-54.
6. Ermolaev E, Jarvis Å, Sundberg C, Smårs S, Pell M, Jönsson, H. Nitrous oxide and methane emissions from food waste composting at different temperatures. Waste Manag. 2015; 46:113-9.
7. EMBRAPA – Empresa Brasileira de Pesquisa Agropecuária. Instruções Técnicas da Embrapa Semiárido 53, 2001. 2 pp.
8. Valente BS, Xavier EG, Pereira HS, Pilotto MVT. Compostagem na gestão de resíduos de pescado de água doce. Bol Inst Pesca. 2014; 40:95-103.
9. Lopes IG, Vidotti RM, Martins ALM. Compostagem orgânica: método eficiente para a gestão de resíduos de animais da aquicultura. Pesq Tecnol. 2017; 14:1-6.
10. Carvalho JLN, Nogueirol RC, Menandro LMS, Bordonal RO, Borges CD, Cantarella H, et al. Agronomic and environmental implications of sugarcane straw removal: a major review. Glob Change Biol Bioenergy. 2017; 9:1181-95.
11. EMBRAPA - Empresa Brasileira de Pesquisa Agropecuária. Composto Orgânico: Uso no Cultivo de Hortaliças. Manaus. 1998; 2 p.
12. Dioha IJ, Ikeme CH, Nafi'u T, Soba NI, Yusuf MBS. Effect of carbon to nitrogen ratio on biogas production. Int Res J Nat Sci. 2013; 1:1-10.
13. Mueller T, Jensen LS, Nielsen NE, Magid J. Turnover of carbon and nitrogen in a sandy loam soil following incorporation of chopped maize plants, barley straw and blue grass in the field. Soil Biol Biochem. 1998; 30:561-71.
14. Loureiro DC, Aquino AM, Zonta E, Lima E. Compostagem e vermi-compostagem de resíduos domiciliares com esterco bovino para a produção de insumo orgânico. Pesq Agropec Bras. 2007; 42:1043-8.
15. Silva MS. Efeitos de esterco bovino em atributos químicos e físicos do solo, produtividade de milho e créditos de nitrogênio [tese de doutorado]. Jaboticabal: FCAV-Unesp; 2018. 77 p.
16. Abreu PG, Cestonaro T, Abreu VMN, Coldebella A, Lopes LS, Tomazelli IL. Modelo de composteira para compostagem de aves mortas. Circular Técnica 57 EMBRAPA. 2010. p. 1-8.
17. Johannessen GS, Frøseth RB, Solemdal L, Jarp J, Wasteson Y, Rørvik LM. Influence of bovine manure as fertilizer on the bacteriological quality of organic Iceberg lettuce. J App Microbiol. 2004; 96:787-94.
18. Brasil. Instrução Normativa SDA n.º 25, de 23 de julho de 2009. Ministério da Agricultura, Pecuária e Abastecimento. Disponível em: http://sistemasweb.agricultura.gov.br/sislegis/action/detalhaAto.do?method=recuperarTextoAtoTematicaPortal&codigoTematica=1229186. Acessado em: 28 mai 2019.
19. Hay JC, Kuchenrither RD. Fundamentals and application of windrow composting. J Environ Eng. 1990; 116:746-63.
20. Sommer SG, Dahl P. Nutrient and carbon balance during the composting of deep litter. J Agric Eng Res. 1999; 74:145-53.
21. López-Mosquera ME, Fernández-Lema E, Villares R, Corral R, Alonso B, Blanco C. Composting fish waste and seaweed to produce a fertilizer for use in organic agriculture. Proc Environ Sci. 2011; 9:113-7.
22. Illera-Vives M, Labandeira SS, López-Mosquera ME. Production of compost from marine waste: evaluation of the product for the in ecological agriculture. J Appl Phycol. 2013; 25: 1395-403.
23. Mantovani JR, Ferreira ME, Cruz MCP, Barbosa JC. Alterações nos atributos de fertilidade em solo adubado com composto de lixo urbano. Rev Bras Ciênc Solo. 2005; 29:817-24.
24. Renkow M, Rubin AR. Does municipal solid waste composting make economic sense? J Environ Manag. 1998; 53:339-47.
25. Lim SL, Lee LH, Wu TY. Sustainability of using composting and vermicomposting technologies for organic solid waste biotransformation: recent overview, greenhouse gases emissions and economic analysis. J Cleaner Prod. 2016; 111:262-78.
26. Souza FA, Aquino AM, Ricci MSF, Feiden A. Compostagem (Comunicado Técnico). Embrapa Agrobiol; 2001. 11 p.
27. Haynes RJ, Swift RS. Stability of soil aggregates in relation to organic constituents and soil water content. Eur J Soil Sci. 1990; 41:73-83.
28. Bayer C, Mielniczuk J. Dinâmica e função da matéria orgânica. In: Santos GA, Silva LS, Canellas LP, Camargo FAO (eds.). Fundamentos da matéria orgânica do solo: ecossistemas tropicais e subtropicais. Porto Alegre: Metrópole; 2008. p. 7-18.
29. Yagüe MR, Domingo-Olivé F, Bosch-Serra AD, Poch RM, Boixadera J. Dairy cattle manure effects on soil quality: porosity, earthworms, aggregates and soil organic carbon fractions. Land Degrad Dev. 2016; 27:1753-62.
30. Brady NC, Weil RR. The Nature and Properties of Soils. 13 ed. Prentice Hall; 2003. 960 p.
31. Meurer EJ. Fundamentos de química do solo. 5 ed. Porto Alegre: Evangraf; 2012. 280 p.
32. Pierzynski GM, Sims JT, Vance GF. Soils and environmental quality. 3 ed. Boca Raton, Taylor & Francis; 2005. 569 p.
33. Adame CR. Utilização de composto orgânico de peixe em adubação de capim-marandu [dissertação de mestrado]. Jaboticabal: FCAV, Unesp; 2014. 45 p.

34. Sims JT. Organic wastes as alternative nitrogen sources. In: Bacon PE (ed.). Nitrogen fertilization in the environment. New York: Marcel Dekker; 1995. p. 487-535.

35. Moreira FMS, Siqueira JO. Microbiologia e Bioquímica do Solo. Lavras: Editora UFRA; 2006. 729 p.

36. Illera-Vives M, Labandeira S, Brito LM, López-Fabal A, López-Mosquera ME. Evaluation of compost from seaweed and fish waste as a fertilizer for horticultural use. Scientia Horticulturae. 2015; 186:101-7.

37. CFSEMG – Comissão de Fertilidade do Solo do Estado de Minas Gerais. Recomendações para o uso de corretivos e fertilizantes em Minas Gerais. 5ª Aproximação. Viçosa. 1999. 359 p.

38. SBCS – Sociedade Brasileira de Ciência do Solo. Manual de calagem e adubação para os Estados do Rio Grande do Sul e Santa Catarina. SBCS/Núcleo Regional Sul; 2016. 376 p.

39. SBCS – Sociedade Brasileira de Ciência do Solo. Manual de adubação e calagem para o Estado do Paraná. Curitiba SBCS/NEPAR; 2017. 482 p.

24 Transformação da Pele em Couro

Maria Luiza Rodrigues de Souza Franco

Introdução

Muitas espécies de peixes são comercializadas na forma de filé, produto esse que parece atender melhor ao desejo dos consumidores que necessitam de um produto de rápido e fácil preparo. Normalmente, esse filé é comercializado sem a pele, e ela é considerada um resíduo do processo de filetagem, representando de 4,5% a 10% do peso corporal do peixe. Essa variação está principalmente em função da espécie e forma de retirada da pele do filé ou do peixe inteiro, entre outros fatores.[1]

Portanto, trata-se de uma quantidade significativa de um subproduto que pode agregar elevado valor econômico e valiosa qualidade para a indústria da aquicultura e pesca, pois após o curtimento é conhecida como couro exótico. Ela pode ser avaliada como matéria-prima mais ecológica em comparação com outras espécies ameaçadas de extinção. É uma fonte alternativa de renda, pois esse couro pode ser utilizado na confecção de carteiras, bolsas, vestuários ou artefatos em geral (Figura 24.1), permitindo agregar valor à produção e tornando-se um fator decisivo no equilíbrio das finanças de produtores e de unidades beneficiadoras de peixes.[1] Além do padrão único das peles de peixes – ou seja, sua aparência exótica, lembrando o couro de cobra –, esses couros têm valores de resistência comparáveis com couros de boi e possuem propriedades mecânicas mais altas que muitos couros.[2,3]

Os couros de peixes são totalmente diferentes dos de animais terrestres, devido à densidade da água e à maior pressão aplicada ao corpo;[2,3] apresentam a estrutura histológica diferenciada, proporcionando maior resistência após o seu curtimento em comparação com muitos outros couros de animais terrestres.

Para o curtimento, a pele é submetida a determinados processos, em que as fibras são previamente separadas para a remoção do material interfibrilar e, assim, preparadas para receber o agente curtente. Nesse procedimento, é mantida a natureza fibrosa da pele e as fibras colágenas reagem com agentes curtentes, que as preservam da putrefação, transformando-as em couro. Caso contrário, ocorrem processos autolíticos da própria pele (as enzimas da pele atuam na decomposição) ou ataque bacteriano, destruindo-as.

Com a ação do agente curtente, a pele é transformada em couro, um produto imputrescível, com características de maciez, elasticidade, flexibilidade, resistência à tração e rasgamento;[4] enfim, com determinadas qualidades físico-mecânicas que permitem a sua aplicação em diversos setores da confecção, desde vestuário a calçados. Todavia, a produção total de couro de pescado é menos de 0,1%. Entre as espécies mais utilizadas mundialmente estão as de tubarão, arraias, bacalhau, salmão e enguias.[5]

Nota ao Leitor: Este capítulo apresenta algumas figuras coloridas e para visualizar basta acessar o QR *code* disponível na página XIX, "Material Suplementar".

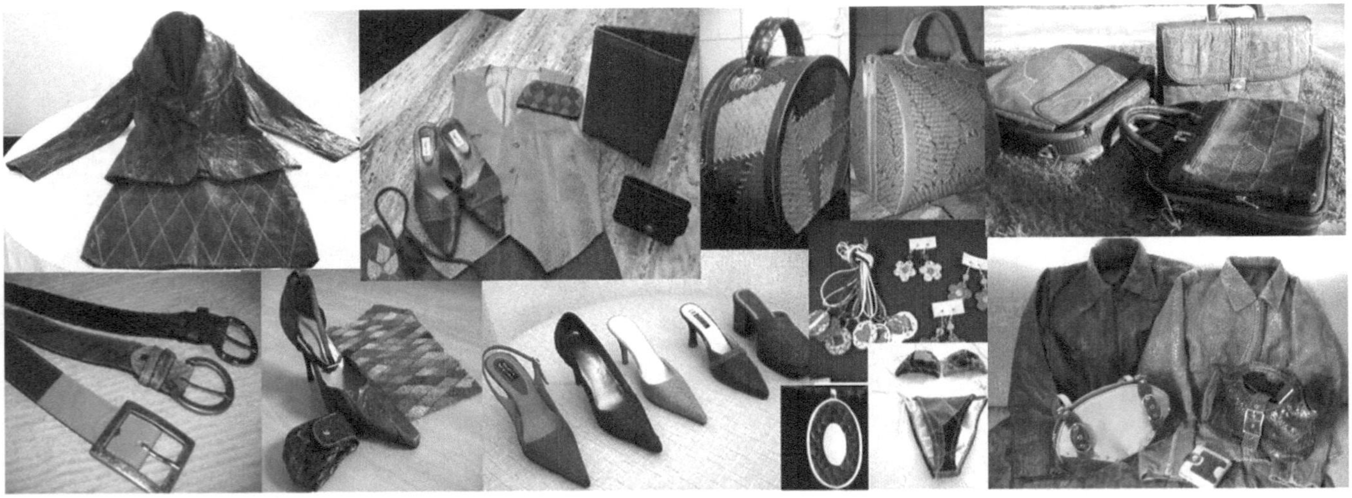

Figura 24.1 ▪ Diversos produtos confeccionados com couro de tilápia.

Espécies de peixes

Embora se tenha a possibilidade de uso das peles de espécies de peixes com e sem escamas, de água doce ou marinha, maiores cuidados devem ser tomados no processamento das peles de peixes marinhos ou de águas frias. Entre as espécies de peixes de águas tropicais, uma das mais utilizadas é a tilápia; isso ocorre em função da forma de comercialização em filé sem pele, o que possibilita o uso dessas peles no curtimento. Atualmente, tem-se dado uma atenção especial ao couro de pirarucu, pelo seu tamanho e principalmente pelo desenho formado pela inserção e proteção das escamas (Figura 24.2D). O couro de pirarucu está em alta no mercado, por proporcionar elevada beleza e sofisticação nos artigos produzidos, como as bolsas e carteiras, que o diferencia dos couros das demais espécies de peixes. Contudo, para outras espécies, como a carpa-prateada, carpa-cabeça-grande, carpa-capim, curimbatá ou curimatã, pacu e tambaqui, as suas peles podem ser utilizadas para o curtimento, desde que sejam aplicados diferentes cortes comerciais no peixe para melhor viabilizar sua colocação no mercado e possibilitar a utilização dessas peles para o curtimento. Quanto às espécies marinhas, podem ser utilizadas as peles de linguado, salmão, pescada, tainha, corvina, cação, entre outras. Todas essas espécies apresentam importante característica na superfície da pele que as diferencia, devido às lamélulas de proteção e inserção das escamas, proporcionando um desenho único, formado por um mosaico que define tipicamente cada espécie[1] (Figuras 24.2 e 24.6).

Com relação às espécies de peixe sem escamas, as mais indicadas são as que apresentam a pele com manchas pigmentadas de negro, ou manchas espalhadas por todo o seu corpo, como a pirarara, o pintado ou cachara, entre outros. A aplicação correta da técnica de curtimento permite a permanência da pigmentação natural, dando ao couro uma característica própria da espécie e de grande beleza (Figura 24.3). Essas espécies de peixes possuem manchas escuras nas peles, e estas, quando transformadas em couro, apresentam superfície extremamente lisa em função de não terem as lamélulas de proteção e inserção das escamas ou pela falta dos poros/folículos pilosos, pois são esses que determinam o desenho da flor de um couro.

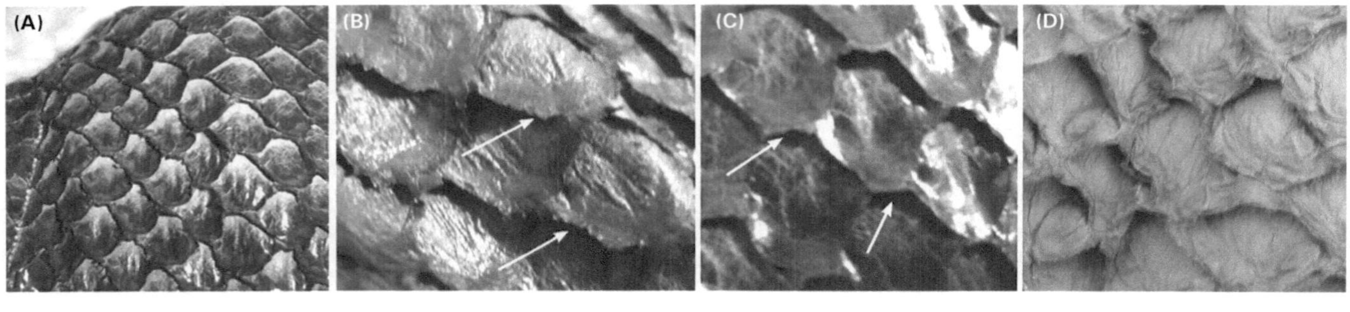

Figura 24.2 ▪ Couros mostrando a presença das lamélulas de proteção na inserção das escamas (setas), consideradas desenhos da flor do couro. (A, B e C) couro de tilápia; (D) couro de pirarucu.

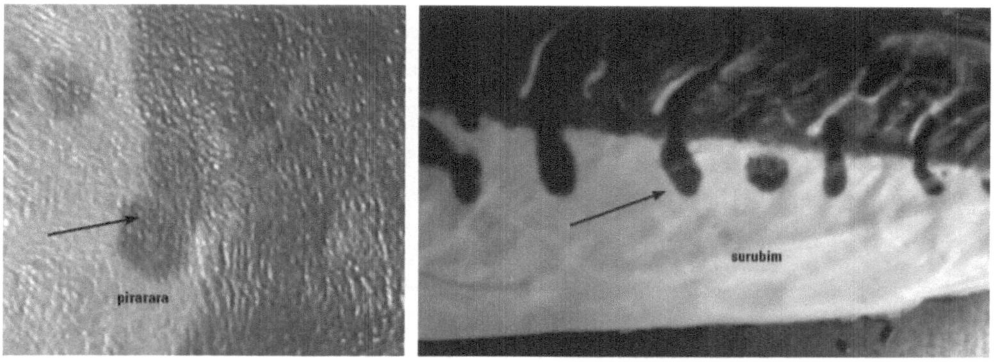

Figura 24.3 ▪ Couro do peixe sem escamas mostrando a pigmentação natural (setas).

Cuidados especiais no curtimento de peles de peixes marinhos

Não se deve realizar um curtimento com peles de peixes de diferentes espécies juntas, principalmente se forem de água doce e marinha, em virtude da composição das peles, e em especial das fibras colágenas, que são proteínas fibrosas em maior percentual nas peles e que reagem com o agente curtente no processo de transformação para couro. O colágeno é composto por elevado teor de prolina, hidroxiprolina e principalmente de glicina, e baixo teor de aminoácidos aromáticos. O colágeno das diferentes espécies animais difere na sequência de aminoácidos, mas a maior parte contém ao redor de 35% de glicina, 12% de prolina e 9% de hidroxiprolina.[6] Esse último aminoácido raramente é encontrado em proteínas distintas do colágeno. A quantidade de hidroxiprolina no colágeno das peles de peixes difere entre as espécies, o que interfere na temperatura de retração ou encolhimento da pele para que ocorra a ruptura dos enlaces de hidrogênio da cadeia de colágeno de forma irreversível.[6] Com essa ruptura, dá-se a desnaturação proteica e, particularmente no colágeno, verifica-se a gelatinização, que morfologicamente se manifesta por uma forte contração das fibras no sentido longitudinal, o que torna as fibras transparentes e elásticas[6] (Figura 24.4).

Pardi *et al.*[7] relatam que a temperatura de retração varia conforme a espécie animal, sendo que para bovinos é de 64 °C e, para pescado, de 30 °C a 45 °C, dependendo da espécie. Porém, segundo Engel,[8] o colágeno bovino sofre desnaturação a 40 °C, enquanto o dos peixes marinhos que vivem em águas frias, entre 15 °C e 17 °C.[9] Pasos[6] complementa que, em peixes de águas tropicais, a temperatura de retração do colágeno é maior quando comparada à dos peixes de águas frias, isso em razão de o percentual de hidroxiprolina ser maior nos peixes de águas quentes. Portanto, pode-se inferir que é necessário maior controle para as peles dos peixes de águas frias (ex.: salmão, truta etc.) quanto à temperatura durante a operação de ribeira (etapa inicial do processo de curtimento, em especial o caleiro) e no píquel (operação de curtimento), pelas reações exotérmicas que ocorrem nessas etapas, bem como na etapa de purga, pois nesta é incluída uma enzima proteolítica; e, para essas peles, por serem mais sensíveis, maiores cuidados devem ser tomados. Souza *et al.*[10] avaliaram peles de salmão e tilápia curtidas no mesmo processo (juntas) e observaram que as peles de salmão desnaturam rapidamente, pois ocorreu a gelatiniza-

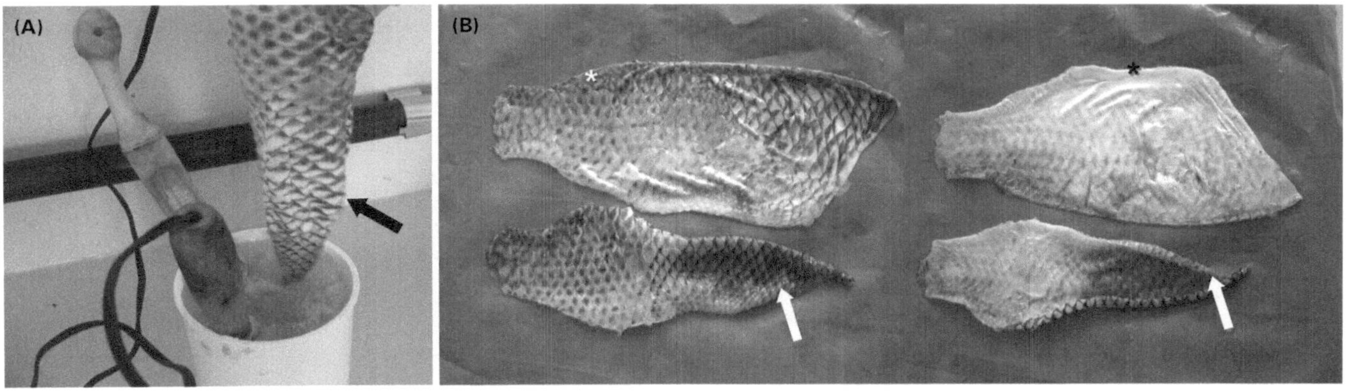

Figura 24.4 ▪ (A) Pele crua (*in natura*) antes do teste da água fervente. (B) Gelatinização após a imersão em água fervente (setas brancas) e pele sem a gelatinização (*).

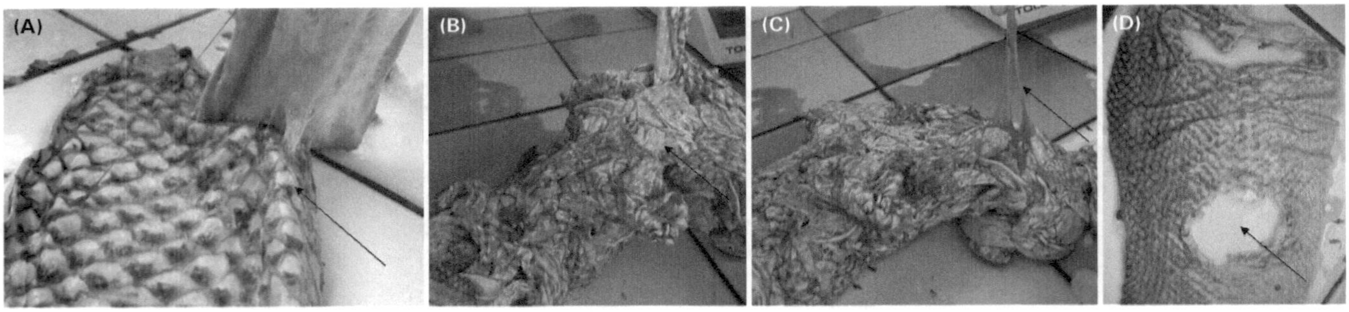

Figura 24.5 ▪ Peles de salmão e tilápia. (A) Pele de salmão aderida a pele de tilápia, devido à extração do colágeno. (B e C) Peles de tilápia e salmão juntas logo após a adição das mesmas em solução de píquel, observando-se o colágeno nas peles (setas). (C) Liberação de colágeno (seta) da pele de salmão durante a etapa de píquel. (D) Pele de salmão em que foram destruídas as fibras colágenas (seta) pela extração do colágeno durante o píquel.

ção nas peles, enquanto as de tilápia permaneceram inteiras sem alterações (Figura 24.5A). As peles de salmão devem ser curtidas com processo diferenciado, em função de apresentarem menor percentual de hidroxiprolina no colágeno, ou seja, são mais sensíveis, quando comparadas as peles de peixes de águas tropicais (Pasos).[6] Franco *et al.*[11] relataram que a pele de salmão apresenta um teor de 1,23% de hidroxiprolina, valor esse inferior aos das peles de tilápia (2,39%), pacu (3,14%) e tambaqui (3,39%).

Desenho da flor da pele

A pele do peixe apresenta um desenho, que é uma característica própria de cada espécie. Após o curtimento, o desenho constitui uma definição típica na pele[1] e é conhecido como desenho da flor (Figuras 24.2, 24.3 e 24.6). Nas peles de peixes de escamas, caracteriza-se por lamélulas de proteção e inserção das escamas[1,4] que formam mosaicos inimitáveis (Figuras 24.2 e 24.6), o que garante uma padronagem exclusiva e de alto impacto visual.[13] Nos peixes sem escamas, é formado pela pigmentação natural da própria espécie (Figura 24.3).

De modo geral, os couros que apresentam um maior espaçamento ou abertura (Figura 4.16B, indicado pelo círculo pontilhado) e comprimento (Figura 24.6B, indicado pela seta) das lamélulas proporcionam maior beleza no produto final e são mais atraentes aos olhos do consumidor (Fi-

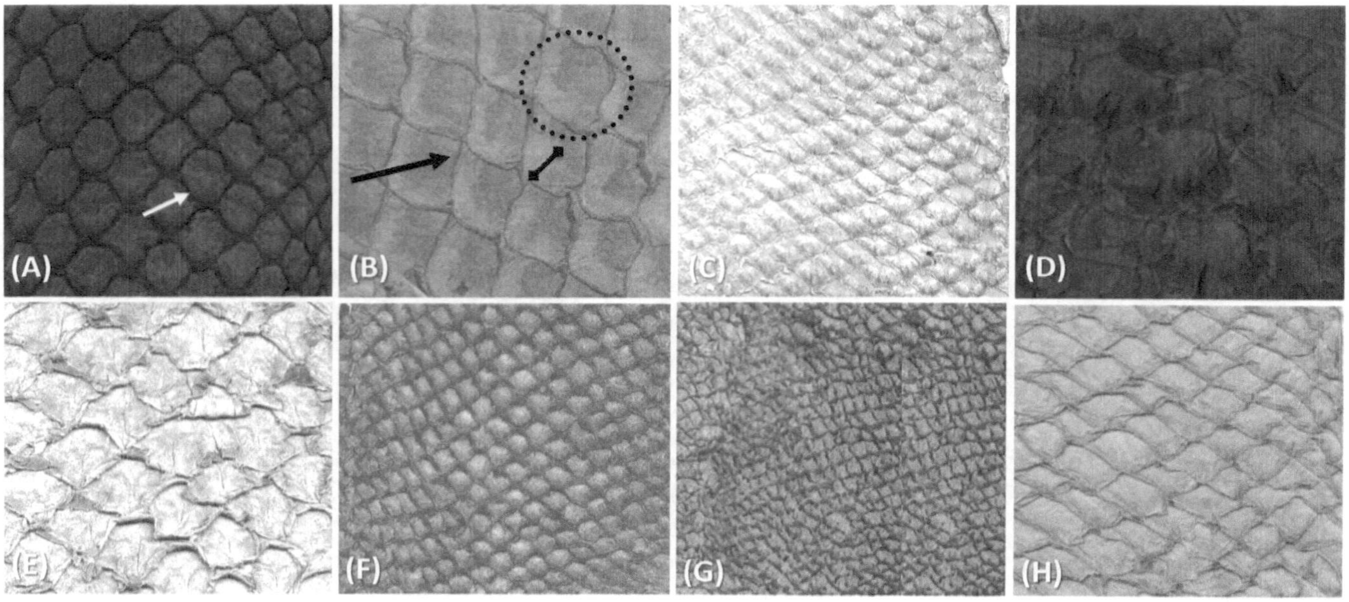

Figura 24.6 ▪ Desenho da flor dos couros de peixes (lamélulas de proteção e inserção das escamas = seta). (A) Tilápia-do-nilo (*Oreochromis niloticus*). (B) Curimbatá (*Prochilodus linneatus*). O couro de curimbatá apresenta um maior espaçamento de lamélulas (círculo pontilhado), assim como um maior comprimento (seta). (C) Piraputanga (*Brycon hilarii*). (D) Carpa-comum (*Cyprinus carpio*). (E) Piavuçu (*Leporinus macrocephalus*). (F) Tucunaré (*Cichla ocellaris*). (G) Pacu (*Piaractus mesopotamicus*). (H) Dourado (*Salminus maxillosus*).

gura 24.6B). Para o aproveitamento das peles pela indústria coureira, deve-se considerar a espécie, o tamanho, a qualidade da pele, além de sua beleza, principalmente para os peixes que apresentam escamas. Entre elas, a pele de pirarucu (Figura 24.6D) é a que mais se enquadra com tais características, além do seu valor comercial, que é muito superior ao das demais.

Caracterização da pele de peixe

A pele de peixe é um produto nobre e de alta qualidade, e possui a resistência como característica peculiar. O arranjo estrutural das fibras colágenas da derme compacta, assim como a espessura desse estrato, proporciona uma grande resistência a diferentes forças de tração.[14] Dessa forma, as peles das diferentes espécies de peixes podem ser utilizadas na confecção em especial de vestuários, bolsas, entre outros produtos comerciais. Todavia, há necessidade de algumas alterações nas técnicas aplicadas para cada espécie de peixe, quanto ao tempo, quantidade ou tipo de produto, inclusão ou repetição de etapas do processamento. Isso deve ser realizado em função da grande variação nas características das diferentes espécies de peixes, envolvendo a espessura, presença ou não de escamas, tamanho dessas escamas, composição química (teor de gordura e hidroxiprolina), métodos de conservação em que as peles se encontram antes do processo de curtimento, entre outros. A pele representa o tecido externo, resistente e elástico, que envolve o corpo dos animais. Apresenta muitas funções fisiológicas, como excreção, proteção contra a invasão bacteriana e agentes exteriores e ainda é responsável pela recepção de estímulo. Essas peles, passando pelo processo de curtimento, sofrem grandes alterações, devendo ser removidas as partes indesejadas, como a camada de gordura e carne (hipoderme), epiderme e material interfibrilar da derme, para que as fibras colágenas sejam preparadas e venham a reagir com agentes curtentes, transformando-se em couro.[1]

Morfologia da pele

A morfologia da pele varia nas diferentes espécies de teleósteos, sendo basicamente constituída por duas camadas teciduais, que são a epiderme (mais superficial) e a derme (mais interna, subjacente à epiderme), as quais ficam sobrepostas à hipoderme ou tecido subcutâneo.[19,20] A epiderme das peles dos peixes representa 1% do total da pele bruta, sendo considerada uma camada delgada, podendo apresentar ou não escamas. Ela possui células epiteliais aplainadas, dispostas em subcamadas, que contêm células produtoras de muco (Figura 24.7), de pigmentos e células claviformes.[1,17]

Alguns autores, como Grizzle e Rogers[18] e Hibiya,[19] dividem a epiderme em duas subcamadas: o estrato de células poligonais e o estrato germinativo composto por células epiteliais, apoiadas na membrana basal. Outros, como Mittal,[20] Mittal *et al.*[21] e Hertwing *et al.*,[15] descrevem que a epiderme apresenta três camadas, que são: estrato germinativo, estrato intermediário e superficial.

No processo de curtimento da pele, a epiderme é eliminada durante a etapa de caleiro. Na Figura 24.6A, pode-se observar a escama incrustada na derme. A ação dos produtos alcalinos (cal, sulfeto de sódio, carbonato de sódio ou soda barrilha leve) provoca o intumescimento (inchamento) da pele, o que facilita a liberação dessas escamas.

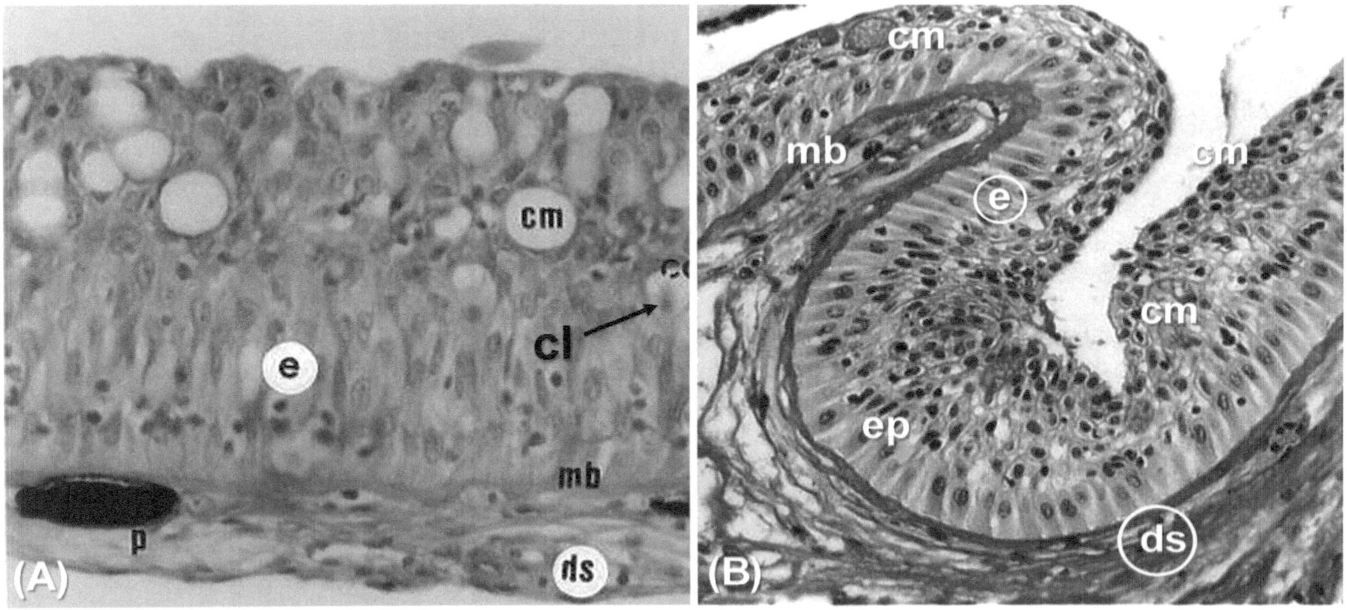

Figura 24.7 ▪ (A e B) Fotomicrografia da epiderme com as células epiteliais (e), as células mucosas (cm), a membrana basal (mb) e o pigmento (p) e a derme superficial (ds).

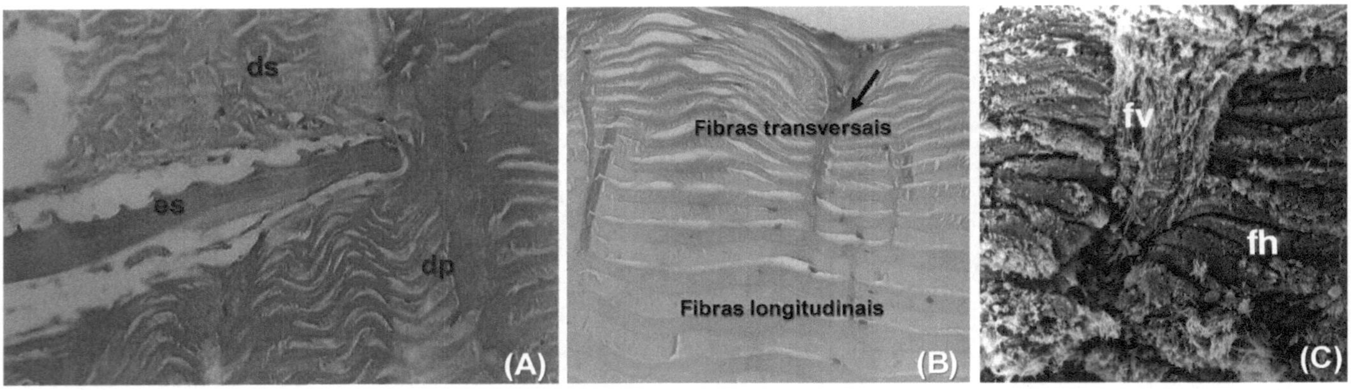

Figura 24.8 ▪ (A e B) Fotomicrografia e (C) eletromicrografia da derme de peles de tilápia. (A) mostrando a escama (es) incrustada na derme profunda (dp) e superficial (ds), sendo esta a lamélula de proteção e inserção da escama; (B) camadas sobrepostas de fibras colágenas longitudinais ou horizontais e transversais ou verticais (seta) em relação à superfície da pele; e (C) camadas sobrepostas ou fibras horizontais (fh) e feixes de fibras colágenas transversais (fv) à superfície da pele.

O tempo para a remoção das escamas da pele normalmente é maior quando estas são menores, tendo como exemplo as peles de pacu, tambaqui e salmão.

Em muitas espécies de peixes, a derme é constituída por grossos feixes de colágenos, dispostos paralelamente à superfície da pele e entrelaçados, de espaço em espaço, por grossos feixes de fibras colágenas perpendiculares à superfície.[1] Nela, encontram-se os feixes de fibras colágenas (Figura 24.8), e estes têm importante função, pois reagem com agentes curtentes no processo de transformação da pele em couro. Além dessas fibras, que são as mais importantes, existem outras, como a elastina e a reticulina, que estão presentes na estrutura dérmica da pele.[4]

Segundo Farias e Bezerra de Sá,[22] a derme dos peixes é constituída por tecido conjuntivo fibroelástico e, nela, distinguem-se dois estratos: o superficial, de textura frouxa, rico em vasos e terminações nervosas, e o profundo, denso, pouco espesso e rico em fibras colágenas (Figura 24.8A).

A hipoderme, tecido subcutâneo ou carnal, é a camada que assegura a união da pele com os músculos (carne) do animal, e deve ser eliminada mecanicamente na etapa de descarne,[1] principalmente quando muito espessa (Figura 24.9). O tecido subcutâneo está constituído por um entrelaçamento muito forte à base de fibras largas dispostas quase paralelamente à superfície da pele. Entre suas fibras encontram-se células graxas em maior ou menor quantidade, segundo a espécie animal. Caso a pele seja retirada do filé com auxílio de máquina apropriada e quando bem calibrada, já está sendo dispensada a etapa de descarne, pois o pouco que permanece na pele durante a etapa de purga, as enzimas proteolíticas utilizadas se encarregam de digerir. Também a gordura natural vai sendo removida da pele durante as etapas iniciais do processo (operação de ribeira), devido à ação do detergente (tensoativo) que é necessário ser adicionado em todas essas etapas iniciais do processamento.

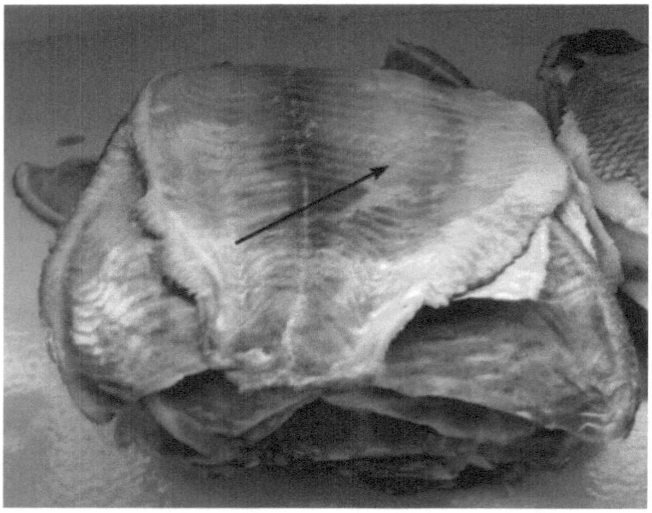

Figura 24.9 ▪ Pele de tilápia. Camada hipodérmica, tecido subcutâneo, carnal ou carnaça, constituída por carne e gordura (seta).

Composição da pele

A composição química da pele de peixe é de proteína bruta, lipídios, sais minerais, glicídios ou carboidratos e água. Esses nutrientes variam com a espécie, sexo, idade, estado fisiológico, entre outros.[4] De acordo com Hoinacki,[4] o teor de água da pele varia entre 60% e 70%; já Furlong *et al.*[24] e Hilbig *et al.*[25] relataram valores superiores a esses, variando de 71,5% a 75,5% em função da espécie de peixe. A água ligada ao tecido desempenha papel importante. Se as proteínas da pele perderem muita água ocorre a desnaturação e suas propriedades são modificadas, pois com a desnaturação pela secagem drástica é impossível a reidratação da pele e o seu intumescimento no mesmo grau apresentado pelas proteínas normais, dificultando a obtenção de um couro macio e elástico após o processo de curtimento. Ainda segundo Hoinacki,[4] a pele apresenta 35% de proteínas, das quais 34% são proteínas fibrosas e 1% globulares. Entre as fibrosas estão colágeno, elastina e reticulina; e entre as globulares, globulinas e albuminas, que são solúveis em meio aquoso. As fibras colágenas representam 99% das proteínas fibrosas.[4] No entanto, vários autores[23-25] relataram valores muito inferiores de proteína nas peles de peixes, variando de 16,7% a 24,31%.

As peles, em geral, possuem em torno de 2% de lipídios em sua composição, e a de peixe contém em torno de 0,4% de graxa, de acordo com a espécie.[4] No entanto, encontram-se em alguns trabalhos valores superiores a 0,4%, variando de 1,86% a 4,38%. Os lipídios em proporção superior a 4%, em relação ao peso de pele seca, são prejudiciais às operações de curtimento.[1,4] Portanto, esse alto teor de gordura existente em algumas espécies de peles de peixe pode dificultar a penetração de substâncias químicas e curtentes que são utilizados em operações posteriores ao remolho, além de apresentar após o curtimento o odor de peixe no couro. Portanto, deve-se realizar um eficiente desengraxe ao longo das etapas iniciais do processamento, em especial em peles de peixes marinhos, que tendem a apresentar odor mais intenso que os peixes de água doce. A quantidade de gordura presente na pele influencia o processo de curtimento, pois quanto maior for o teor dessa gordura, maior deverá ser a quantidade de tensoativo e solvente a ser utilizado, ou mesmo, maior o tempo das etapas que envolvem a adição de tensoativos, para a remoção dessa gordura natural da pele. Essa gordura deve ser removida das peles nas etapas que antecedem a etapa de píquel e curtimento.

O conhecimento da composição das peles de peixes torna-se importante principalmente em relação ao teor de lipídios presente, em razão da necessidade de se realizar um desengraxe eficiente dessas peles para conseguir um melhor curtimento e, após tingimento e secagem, para não se observarem manchas de gordura (na camada flor) na superfície dessas peles curtidas (Figura 24.10).

O teor de cinzas ou material mineral na pele é variável. Segundo Hoinacki,[4] as peles apresentam em torno de 1% de matéria mineral, e os principais elementos encontrados são o potássio, o magnésio e o fósforo, combinados sob a forma de cloretos, sulfatos, fosfatos e carbonatos. O ferro encontrado na pele é proveniente da hemoglobina do sangue.

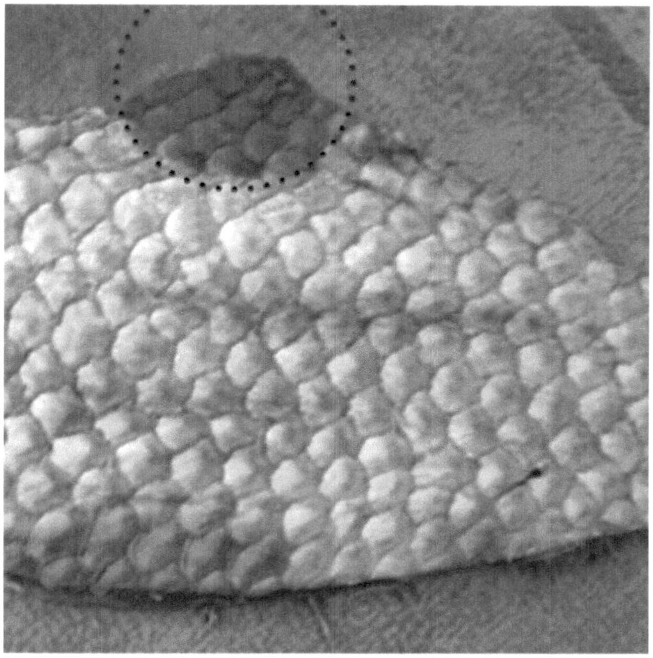

Figura 24.10 ▪ Couro de tilápia com manchas de gordura (círculo pontilhado) após curtimento, em razão de descarne insuficiente (remoção das gorduras por ação mecânica) e de remoção inadequada da gordura durante o processo inicial do curtimento, por meio do uso apropriado de tensoativo (detergente).

Pode-se observar, na Tabela 24.1, os valores de composição química das peles de tilápia-do-nilo que variaram em função da categoria de peso dos animais abatidos,[23] cujos valores foram de 68,2% a 70,19% para o teor de água, 26,59% a 28,66% de proteína, 1,86% a 3,43% de extrato etéreo e 1,32% a 2,21% de cinzas. À medida que aumentou o peso dos animais, houve aumento nos teores de extrato etéreo, cinzas e proteínas, com redução do teor de água. Pode-se observar uma grande variação na composição química das diferentes peles de peixes, em que, segundo Furlong *et al.*,[24] as peles do peixe-porco (*Balistes capriscus*) e papa-terra (*Meticirrhus littoralis*) apresentaram valores médios de 71,5% e 75,5% de umidade, 16,7% e 18,5% de proteína, 0,5% e 0,7% de lipídios e 1,1% e 0,8% de cinzas, respectivamente. Hilbig *et al.*[25] relataram que peles de tilápias *in natura* apresentaram 73,08% de umidade, 24,31% de

TABELA 24.1 Valores médios de composição centesimal da pele *in natura* da tilápia-do-nilo (*Oreochromis niloticus*)[19]

Classe de peso	Umidade (%)	Proteína (%)	Extrato etéreo (%)	Cinzas (%)
C1 = 500-600 g	70,19	26,59	1,86	1,32
C2 = 601-700 g	68,62	26,95	2,00	2,19
C3 = 701-800 g	68,20	28,66	3,43	2,21

Furlong *et al.*[20] avaliaram as peles do peixe-porco (*Balistes capriscus*) e papa-terra (*Meticirrhus littoralis*) e estas apresentaram, respectivamente, valores médios de 71,5% e 75,5% de umidade; 16,7% e 18,5% de proteína; 0,5% e 0,7% de lipídios e 1,1% e 0,8% de cinzas.

proteína, 4,38% de extrato etéreo e 0,61% de matéria mineral. Já Bordignon *et al.*[26] mencionaram que peles congeladas de tilápia-do-nilo apresentaram 78,13% de umidade e 18,16% de proteína, teor este bem inferior ao abordado por Souza.[23] O valor de extrato etéreo e de cinzas foi de 1,90% e 1,44%, respectivamente, para as peles de tilápias com peso de abate entre 600 g e 800 g, de acordo com Bordignon *et al.*[26] Observa-se, dessa forma, que ocorre uma variação na composição das peles de peixes. Porém, vale lembrar que o mais importante no processamento é quanto ao teor de gordura e umidade presente nas peles para iniciar o processo de curtimento, bem como a origem das peles (peixes marinhos ou de água doce) em função da quantidade de hidroxiprolina presente nessas peles por definirem o tipo de processo a ser utilizado.

Fatores determinantes sobre a qualidade do couro

Existem alguns fatores importantes que estão diretamente relacionados com a qualidade do couro, como a própria espécie do peixe (arquitetura histológica e composição das fibras colágenas), idade ou peso (quantidade de fibras colágenas sobrepostas que determinam a espessura da pele), posição da pele (transversal, longitudinal ou diagonal) em relação ao comprimento do peixe, conservação e processo de curtimento ou técnica aplicada para realizar o curtimento.[1] A disposição e a orientação das fibras colágenas variam em função da espécie de peixe; algumas possuem camadas de fibras colágenas dispostas no sentido transversal que tomam praticamente toda a espessura da pele, enquanto outras possuem quantidade muito inferior de fibras colágenas no sentido transversal à superfície da pele. Esse entrelaçamento das fibras proporciona à pele uma verdadeira amarração, dando maior resistência ao couro.[1] Se o processo de curtimento for executado de forma incorreta, o couro apresentará uma menor resistência a tração e rasgamento. Deve-se levar em consideração a concentração e tipos de produtos químicos utilizados (ex.: óleos, uma vez que proporcionam a lubrificação para o deslizamento das fibras colágenas entre si; isso interfere muito na resistência do couro ao rasgamento), as quantidades aplicadas no processo, o tempo das etapas e a própria ação mecânica exercida durante cada etapa do processo de curtimento.

Processo de curtimento das peles de peixes

Após submeter os peixes ao choque térmico, é realizado o procedimento de filetagem, em que podem ser utilizados vários métodos e formas de retirar a pele do peixe. Para a remoção da pele (ou esfola) do peixe, devem ser obedecidas determinadas orientações quanto às linhas de corte (operação que delimita o perímetro de utilização da pele), evitando-se furar ou rasgar as peles. Quando a esfola não é bem conduzida, deixa a pele com formato inadequado, o que afeta seu melhor aproveitamento. É recomendável lavar as peles com água fria e de qualidade para depois serem escorridas e conservadas. As peles não devem ser expostas ao sol nesse intervalo de preparação para a conservação, porque suas fibras colágenas podem sofrer desnaturação e, com isso, não será possível uma adequada hidratação da pele quando for iniciado o processo de curtimento. Para a boa conservação das peles é importante evitar-se ao máximo qualquer possibilidade de contaminação durante o abate e seu posterior transporte ao local de conservação. Recomenda-se que, na esfola, as peles sejam separadas imediatamente dos resíduos de filetagem e colocadas sobre plataformas adequadas ou recipientes, evitando-se maior contaminação com o conteúdo do trato digestório e sangue, meios propícios para o desenvolvimento bacteriano.[1] Para o processamento é importante que as peles sejam classificadas de acordo com o tamanho e espécie de peixe, para não influenciar a sua qualidade de resistência, elasticidade e maciez. Para a realização do processo de curtimento são necessárias três operações, e cada uma delas possui uma série de etapas que constam no fluxograma (Figura 24.11) e serão descritas a seguir (modificações destacadas com elipse tracejada).

Operação de ribeira

Na operação de ribeira, são removidos epiderme, hipoderme e material interfibrilar, conforme o grau de flexibilidade e elasticidade desejado no produto acabado. A derme é preparada para o curtimento por meio de intumescimento e abertura da estrutura fibrosa, para facilitar a penetração e a fixação dos agentes curtentes. Essa operação consta de cinco etapas, que são: remolho, caleiro, desencalagem, purga e desengraxe, sendo o desengraxe realizado caso as peles tenham muita gordura e carne (hipoderme).

- **Remolho**: as finalidades do remolho são adicionar água às peles no menor espaço de tempo possível; limpar as peles, eliminando o sangue e as impurezas aderidas à superfície; extrair as proteínas não fibrosas e materiais interfibrilares; bem como facilitar a realização do descarne. Para a adequada execução dessa etapa deve-se levar em consideração uma série de fatores, como: a qualidade e temperatura da água, agitação ou movimentação do banho, tipos de conservação, proporção de peso de peles/volume de solução e classificação das peles.[1,27] Para peles congeladas ou frescas (recém-retiradas do animal), deve-se apenas adicionar tensoativo, para remover excesso de gordura. Porém, para as peles secas ou salgadas, com baixo teor de umidade, deve-se utilizar tensoativos, álcalis, sais, bactericidas e/ou produtos especiais para facilitar a remolhagem. O uso de alguns álcalis deverá ser feito com cuidado, para evitar o intumescimento excessivo[1] (Figura 24.11). Esse intumescimento levará à extração de colágeno, prejudicando muito o resultado final dos couros, por reduzir a maciez, deixando o couro mais acartonado.

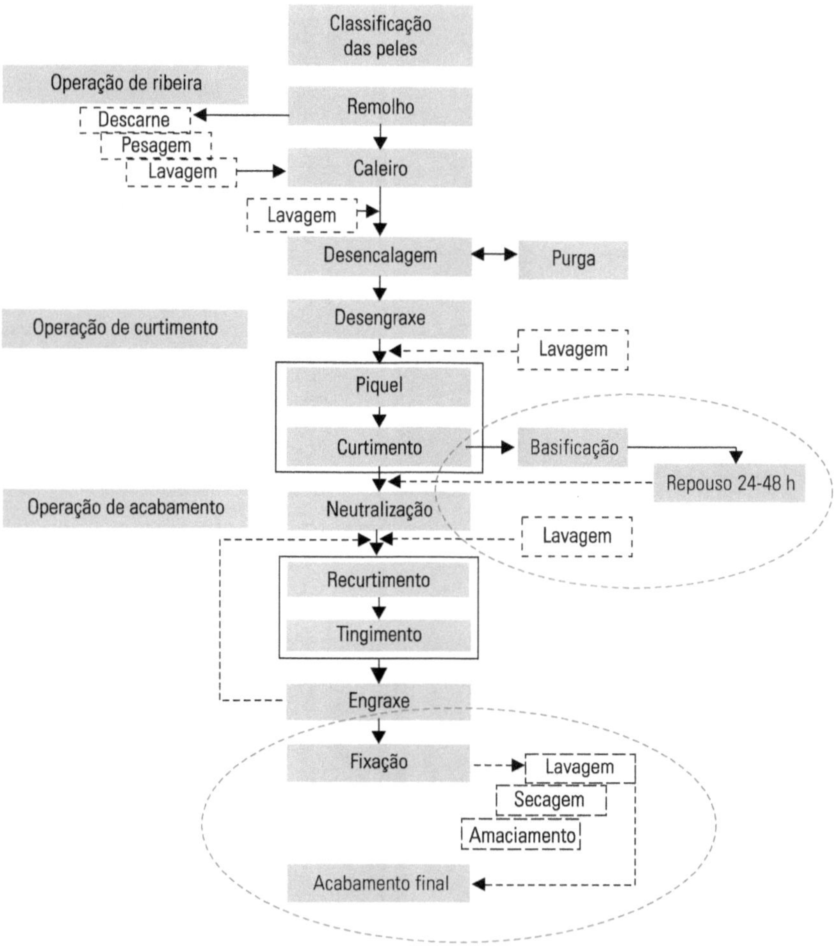

Figura 24.11 ▪ Fluxograma do processo de curtimento para as peles de peixes.

- **Descarne**: a finalidade do descarne é eliminar os materiais aderidos ao lado carnal, ou seja, remover a hipoderme ou tecido subcutâneo da pele.[1] O descarne pode ser realizado manualmente, com auxílio de uma colher ou espátula (Figura 24.12A), ou na descarnadeira (equipamento desenvolvido para a remoção da parte carnal das peles) (Figura 24.12B). É importante que, durante o procedimento de descarne, as peles estejam em solução com tensoativo, e caso exijam muitas horas para a realização desse procedimento, é interessante o uso de salmoura (adição de sal na água a 3 °Bé ou adição de bactericida).[1]
- **Caleiro**: na fase do caleiro são removidas as proteínas não fibrosas e materiais interfibrilares para facilitar a abertura e intumescimento da estrutura fibrosa. A permanência dessas substâncias na pele restringiria a movimentação das fibras e proporcionaria um couro mais acartonado e duro ao término do processo de curtimento. Para que tal fato não ocorra, há a necessidade de um maior desdobramento da estrutura fibrosa, por meio de maior tempo no banho de caleiro ou solução mais concentrada, cuidando para não provocar o intumescimento alcalino excessivo. A pele é considerada "pele em tripa" ou "pele-tripa" após a etapa de caleiro. No caleiro a pele se torna intumescida (com maior espessura) e transparente (Figura 24.13), e as escamas saem com mais facilidade.

Portanto, as finalidades do caleiro, segundo Hoinacki[4] e Moreira,[28] são o **intumescimento da estrutura fibrosa**, **a ação sobre as fibras colágenas e outras proteínas**, **assim como a abertura da estrutura fibrosa**, **ação sobre as gorduras** e a **remoção das estruturas queratinizadas**, por meio da **remoção da epiderme** e principalmente **das escamas**, presentes nas peles de peixes. Nessa etapa de caleiro, o colágeno absorve e retém grande quantidade de água, em função dos grupos polares reativos da molécula, proporcionando o entumescimento osmótico da estrutura colagênica e aumentando dessa forma o espaço entre as fibras. Após a retirada das substâncias alcalinas, a pele-tripa retorna à espessura que se encontrava antes de entrar na etapa do caleiro, reduz o intumescimento, diminuindo a espessura e perdendo a transparência.

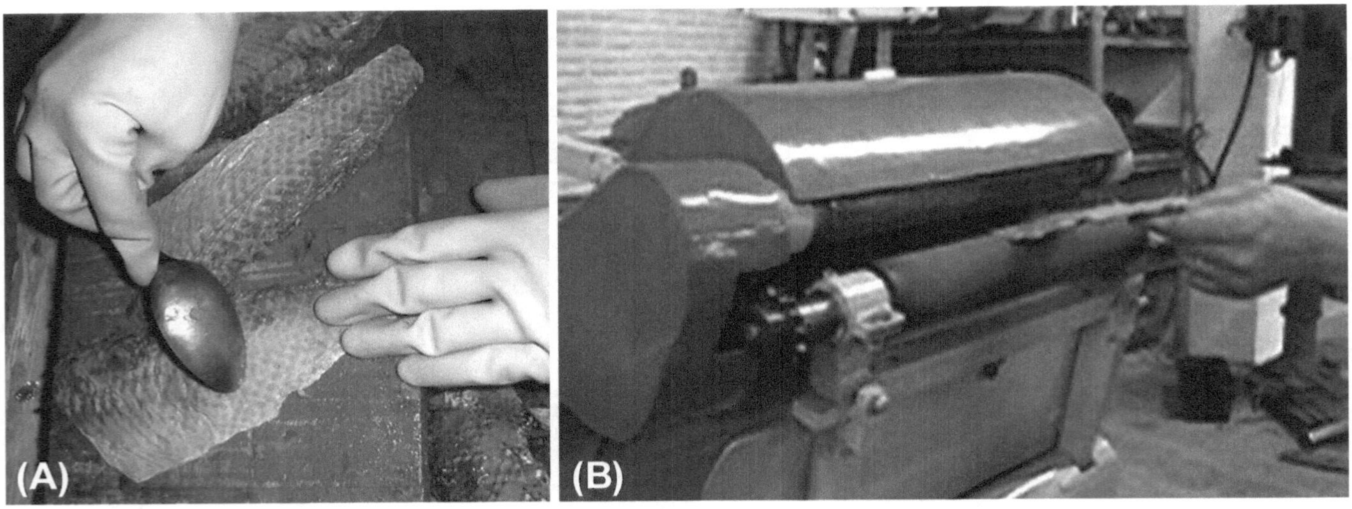

Figura 24.12 ▪ (A) Descarne com auxílio de colher. (B) Pele de peixe em descarnadeira.

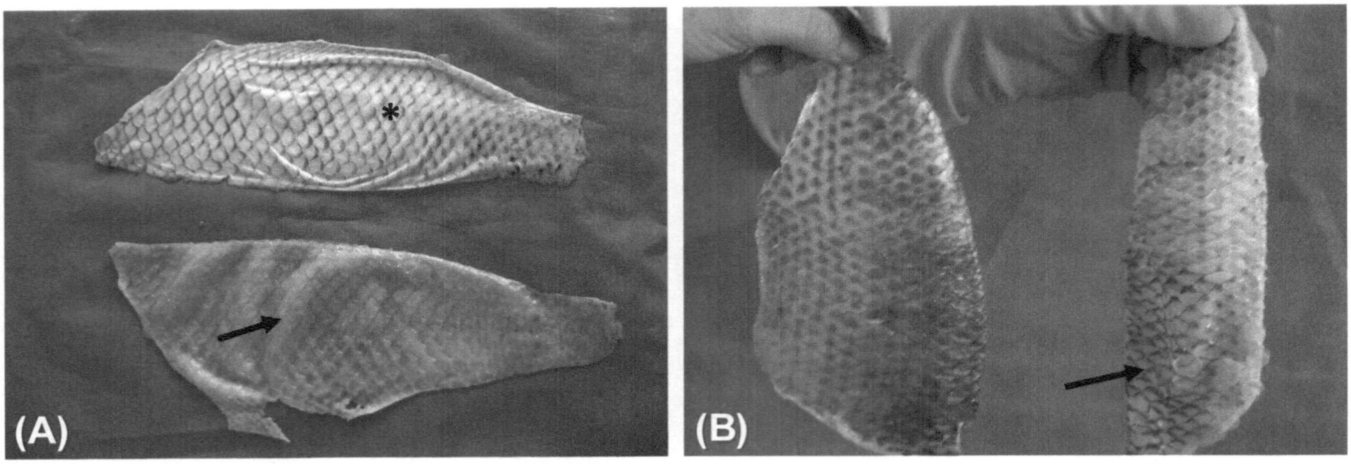

Figura 24.13 ▪ Pele de tilápia antes e depois da etapa de caleiro. (A) Pele *in natura*, logo após a remoção do peixe sem escamas (*); pele-tripa, ou seja, após adição da cal e sulfeto de sódio ou carbonato de sódio (barrilha leve) (seta). (B) À esquerda, uma pele de tilápia após ser retirada do remolho, com escamas, e, à direita, a etapa de caleiro com pele em tripa sem as escamas (seta).

Os produtos utilizados na etapa de caleiro podem ser simplesmente a cal, o carbonato de sódio ou a soda barrilha leve e o tensoativo, o Dermaphel plus, podendo ser utilizados outros produtos, como os compostos aminados, sulfeto de sódio, etc. Nessa etapa é importante que o pH esteja acima de 11,5, para a obtenção de um bom intumescimento e da remoção das escamas com maior facilidade. O tensoativo pode ser usado na proporção de 0,1% a 1% do peso da pele em função do tipo de produto (mais ou menos concentrado) e sua finalidade consiste em facilitar a penetração e a distribuição uniforme dos agentes do caleiro, além de auxiliar na remoção das gorduras naturais da pele.[4] A cal pode ser usada na proporção de 2,0% a 4,0% sobre o peso da pele e o agente depilante (sulfeto de sódio e hipossulfito de sódio, Dermaphel plus, um subproduto do sulfeto de sódio[29] ou carbonato de sódio), na proporção de 2,0% a 6,0% sobre o peso da pele,[4] sendo a menor concentração para o sulfeto de sódio. De acordo com Souza[1] e Hoinacki,[4] os fatores que influenciam a etapa de caleiro são temperatura, tempo, movimentação do banho, volume da solução e concentração dos produtos utilizados nessa etapa. O tempo varia de 1 a 24 horas, em função da espécie de peixe, principalmente quanto ao tamanho e espessura da pele. Nessa etapa, as peles de tilápias, carpa, pacu, piau, tambaqui, linguado, pintado e cachara podem ser deixadas em repouso dentro da solução de caleiro por uma noite. A pele de tilápia pode ter de uma a duas horas de caleiro em fulão. A movimentação excessiva do banho pode prejudicar o desenho da flor da pele. Sendo assim, o ideal é que o processo em fulão seja com baixa rotação (4 rpm). Nessa solução, porém em banho estático, as peles podem ficar por mais dias (três a sete), mas com cuidado, pois, a depender de quanto tempo permanecem no banho, a tendência é ir alterando o odor e das peles; e após o curtimento ficam mais fracas. Ao término da etapa de caleiro, as peles em tripa devem ser submetidas a lavagem para remoção da cal não ligada à estrutura fibrosa da pele e depois submetidas à etapa de desencalagem. O ideal seria pelo menos três lavagens consecutivas de 5 minutos cada uma.

- **Desencalagem**: a finalidade da desencalagem é a remoção de substâncias alcalinas, tanto as que se encontram depositadas na superfície da pele como as quimicamente combinadas. As substâncias combinadas somente podem ser removidas com utilização de agentes químicos, como sais e ácidos fracos ou agentes específicos para couro.[30] O tempo, concentração e tipo de desencalante, ação mecânica, espessura da pele e volume do banho são fatores que interferem nesse processo de desencalagem. Quanto à concentração e tipo de desencalante deve-se observar as recomendações da empresa do produto químico utilizado. A ação mecânica proporciona movimentação das peles, facilitando o bombeamento dos produtos para dentro dela. As peles com maior espessura requerem maior tempo de processo para melhor penetração e ação dos produtos; da mesma forma, sendo o volume do banho menor, a ação também é mais rápida.[30] O controle dessa etapa deve ser realizado com a utilização de uma gota de solução alcoólica de fenolftaleína sobre um corte transversal na pele ou sobre a sua superfície (para peles mais finas). Caso o pH esteja acima de 8,5, a fenolftaleína apresentará a coloração rosa; abaixo desse valor de pH, não apresentará coloração, ou seja, permanecerá incolor; quando acima de pH 9,0, a coloração será rosa intenso (*pink*)[1] (Figura 24.14).

  Podem ser empregados sais, ácidos ou produtos especiais. Muito utilizado é o sulfato de amônio, e os ácidos usados limitam-se aos orgânicos (lático, acético, fórmico), por serem mais fracos. Nada impede de usar o ácido sulfúrico ou muriático, porém os cuidados devem ser maiores, pela pequeníssima quantidade necessária para atingir o pH desejado. Os produtos especiais utilizados são vários, sendo encontrados em diversas indústrias químicas de produtos para couro (Dekalon, Kalplex MK, Dermascal HLA, Superdescal NA, entre outros). O teor de descalcinante a ser utilizado varia de 2,0% a 6,0% sobre o peso da pele-tripa. Deve-se realizar as lavagens e esgotar bem o excesso de água entre as lavagens, pois, assim, reduz-se o tempo e a quantidade de desencalante a ser utilizada. Para as peles exóticas, o tempo pode variar de 20 minutos a 2 horas, dependendo do desencalante e da concentração utilizada.[1]

- **Purga**: consiste em tratar as peles com enzimas proteolíticas, provenientes de diferentes fontes, como purgas pancreáticas produzidas a partir de pâncreas de bovinos, purgas com produtos vegetais e purgas elaboradas com enzimas de mofos (Hoinacki).[4,31] Essa etapa tem a finalidade de hidrolisar os materiais queratinosos degradados, submetendo-os a certa "digestão", bem como maior limpeza da estrutura fibrosa (ação sobre o colágeno, tecido elástico e reticulina) e remoção do material interfibrilar.[31] Segundo Hoinacki[4,31] e Souza,[1] os fatores que influenciam a etapa da purga são o pH, temperatura (30 °C e 40 °C), concentração da purga,

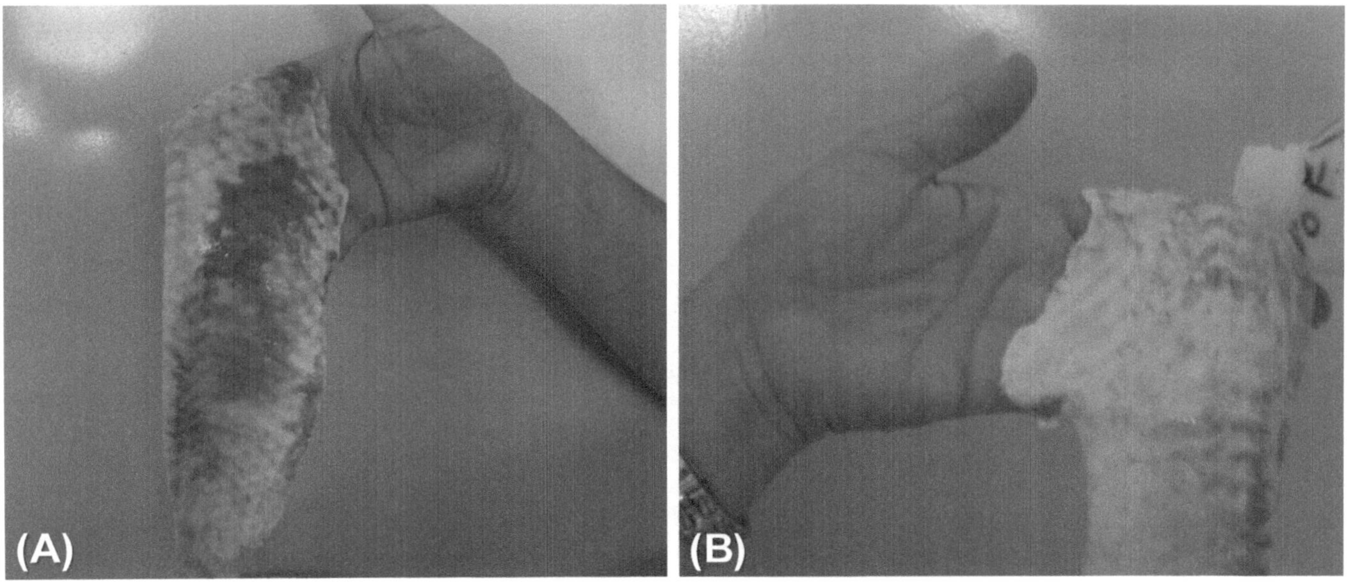

Figura 24.14 ▪ Controle de desencalagem. (A) Pele com pH acima de 9,0 (adicionada fenolftaleína). (B) Pele com pH abaixo de 8,5 (não apresenta pigmentação rosa com a adição da fenolftaleína).

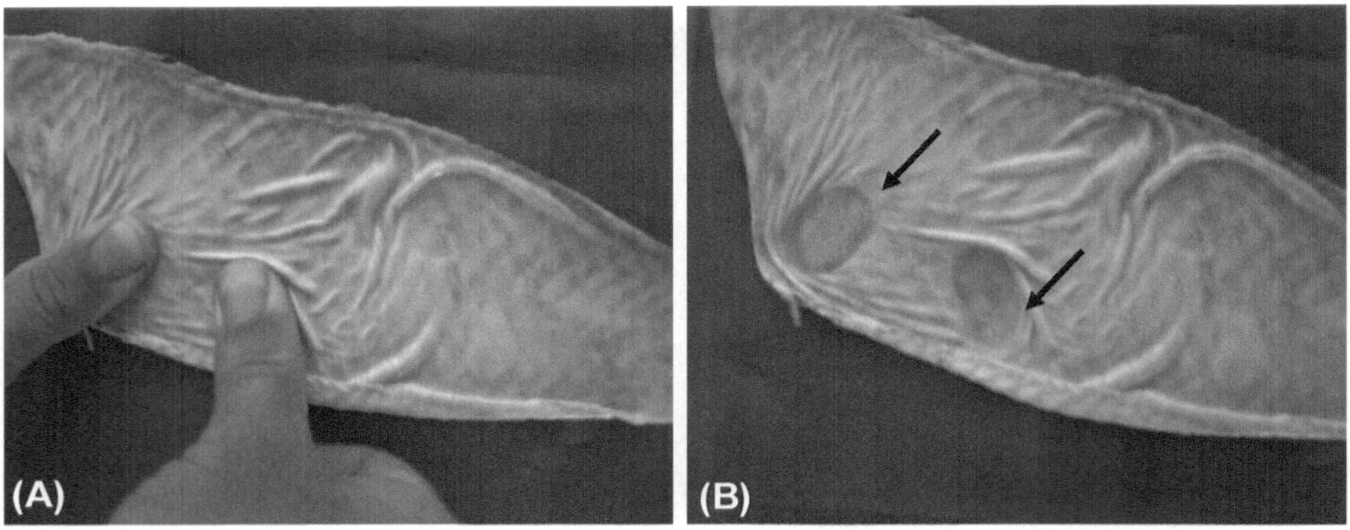

Figura 24.15 ▪ Pele de tilápia em tripa. (A) Teste de controle da purga por meio da impressão digital. (B) Impressão digital na pele (seta).

tempo (tempo maior significa maior atuação enzimática), ação mecânica, ação sobre as proteínas globulares e colágeno. Cada tipo de enzima apresenta uma faixa de pH na qual sua ação é máxima. Fora dessa faixa, as enzimas são inativas ou têm sua atividade diminuída. As purgas pancreáticas atuam em faixa de pH de 7,5 a 8,5; já as purgas com produtos vegetais em pH de 5,0 a 7,2 e as purgas elaboradas com enzimas de mofos, em pH de 8,1 a 8,7.[4] Decorrido o tempo de 40 a 60 minutos, deve-se fazer o teste da pressão com o dedo sobre a pele em tripa, ou seja, comprimir a pele em tripa entre os dedos polegar e indicador, ou apenas com o polegar sobre a superfície da pele, sendo no lado carnal mais fácil a visualização (Figura 24.15). Se a pele apresentar a impressão digital, deve-se dar continuidade ao processo de curtimento, acrescentando-se mais porcentagens de desencalante, o suficiente para baixar o pH do banho para 6,8 a 7,0, assim desativando a ação da enzima utilizada. Esse controle do pH deve ser realizado de 20 em 20 minutos, para a correção do pH. Se não for observada a impressão digital, significa que a pele em tripa não está limpa o suficiente para dar continuidade ao processo de curtimento, devendo-se avaliar o que está acontecendo: se é a falta de tempo, a temperatura, o pH etc. Deve-se tomar cuidado com as peles no banho de purga por períodos prolongados, pois isso poderá proporcionar a digestão das lamélulas de proteção e inserção das escamas, ou mesmo enfraquecer acentuadamente as peles. As enzimas encontradas no mercado são: Koropon MK, Rohapon NPB, Batan 100-B, entre outros.

- **Desengraxe**: durante o processamento, as gorduras naturais da pele devem ser removidas, caso contrário as reações químicas serão dificultadas pelo fato de a gordura não ser miscível à água. As gorduras que fazem parte da pele envolvem as fibras e impedem a penetração dos produtos químicos em solução aquosa.[4,23] O desengraxe pode ser realizado com uma solução à base de 100% a 200% de água a 25 °C e 0,5% de tensoativo, por um período de 30 minutos. Depois, realiza-se o esgotamento e pode ser submetida a um novo banho, apenas com a água e o tensoativo (0,5%), por mais um período de 30 minutos, e depois esgotar e enxaguar. Para a indústria do couro encontra-se o tensoativo MK IV, eusapon, batan etc. Todavia, quando o teor de gordura for muito elevado, podem ser utilizados solventes com umectantes ou emulsificantes, entre eles hidroderm desengraxante (emulsão desengraxante da Mogiana Produtos Químicos), querosene, tetralina, éter de petróleo, gasolina, entre outros.

Operação de curtimento

- **Píquel**: a etapa de píquel é composta por uma solução salino-ácida, para acidificar as fibras colágenas. O ácido atua sobre a proteína, convertendo-a em composto ácido até se estabelecer um equilíbrio. No entanto, o sal controla o grau de intumescimento da pele, impedindo que ocorra o intumescimento ácido. O cloreto de sódio não se combina com a proteína, de modo que a sua concentração permanece quase inalterada até o final do processo. O píquel destina-se a preparar as fibras colágenas para uma fácil penetração dos agentes curtentes e também à conservação da matéria-prima. Nessa etapa ocorre a complementação da desencalagem, desidratação das peles e interrupção da atividade enzimática.[31]

  O píquel é composto de água (60% a 200%), sal (cloreto de sódio – 6% a 8%, no mínimo de 6 °Bé) e ácidos (fórmico, acético, muriático ou sulfúrico). A acidez a ser aplicada nas peles depende do agente curtente a ser utilizado na etapa de curtimento. Portanto, se forem utilizados sais de cromo como curtente, o pH do píquel, ou seja, o pH da estrutura fibrosa (pele) e da solução do banho, deve estar estabilizado em torno de 3,0; no entanto, se as peles forem curtidas com taninos vegetais e/ou sintéticos, o pH da solução e da pele deve estar estabilizado em torno de 4,0.[1,4]

A temperatura do banho não deve ultrapassar 28 °C a 30 °C. A concentração de sal na solução deve ser observada, no início da piquelagem, com auxílio do areômetro, estando a uma concentração de 6 °Bé a 8 °Bé. A penetração do ácido na pele deve ser acompanhada com um indicador ácido-base (verde de bromocresol), que, quando adicionado à pele, esta deve apresentar a cor amarela (processo em que será submetido ao curtimento com sais de cromo) e uma cor verde-maçã para as peles que forem submetidas ao curtimento vegetal ou sintético. O pH do banho deve ser verificado com auxílio de um potenciômetro ou fita indicadora de pH.[1,4]

Deve-se primeiro adicionar o sal na água e verificar o grau de salinidade (6 °Bé a 8 °Bé), em seguida colocar as peles para serem piqueladas e, então, deixar as peles nessa solução de sal por 10 a 15 minutos antes de adicionar o ácido fórmico ou outro ácido. Esse procedimento é muito importante, pois é o sal que protege as fibras colágenas do intumescimento ácido. Se essas peles forem colocadas em água corrente (peles que estavam na solução de salino-ácida), o sal que estava na pele será removido pela ação da água, e as fibras colágenas estarão desprotegidas, ocorrendo o intumescimento ácido. Isso pode ser observado facilmente, pois as peles vão se tornando transparentes. Para confirmar a ação do sal sobre o controle do intumescimento ácido é só adicionar o sal sobre a pele transparente e imediatamente ela se tornará branca, conforme pode ser observado na Figura 24.16.

- **Curtimento**: as peles, após acidificação na etapa de píquel, são tratadas com substâncias curtentes. Com isso, segundo Hoinacki,[4] ocorre o fenômeno de reticulação, por efeito dos diferentes agentes empregados, o qual resulta no aumento da estabilidade de todo o sistema colágeno e pode ser evidenciado pela determinação da temperatura de retração. Portanto, o curtimento consiste na transformação das peles, que são um material estável, em couro que é imputrescível.

Os principais objetivos do curtimento das peles são conferir às peles o aumento da temperatura de retração ou atividade hidrotérmica, o aumento da resistência ao ataque de microrganismos e enzimas, a diminuição da

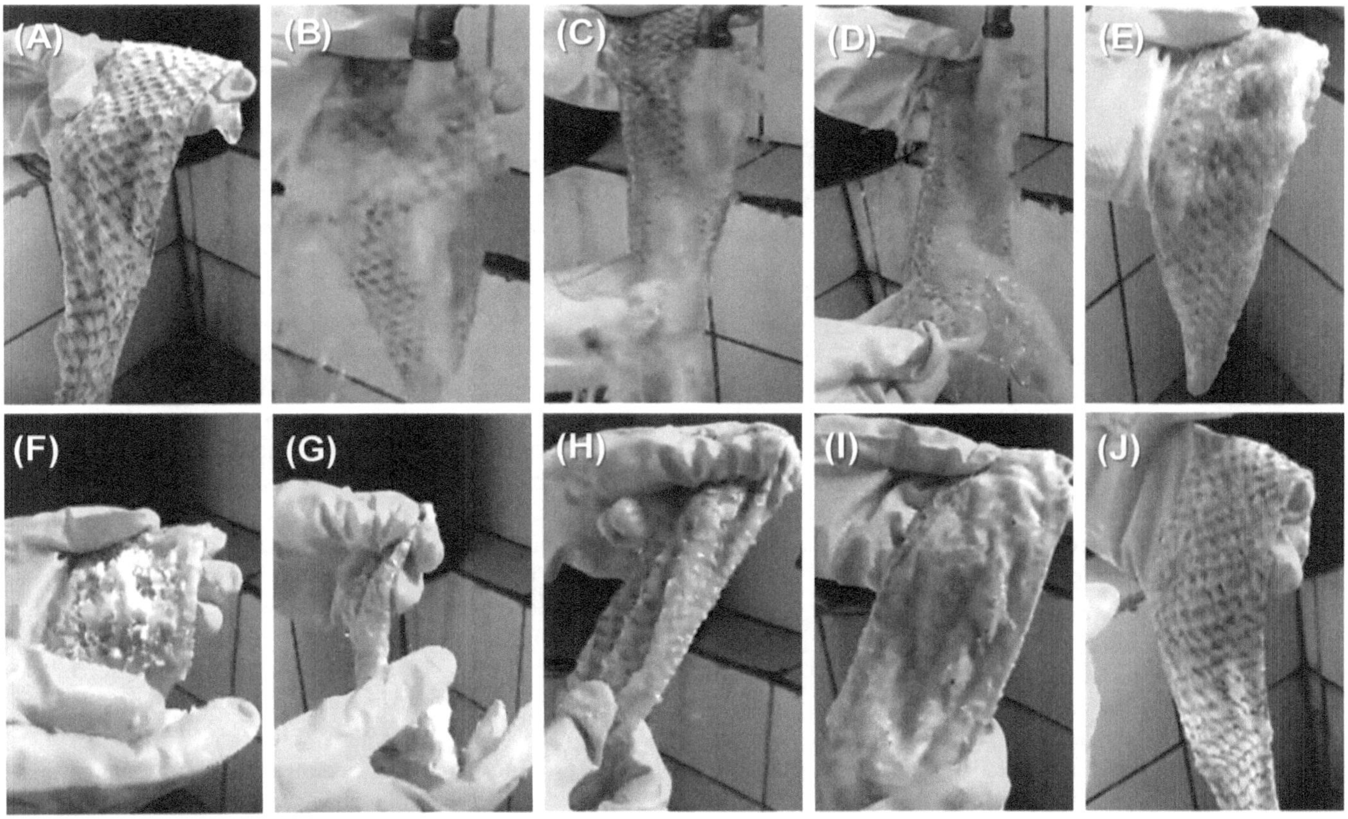

Figura 24.16 ▪ O cuidado que deve ser tomado na etapa de píquel ou logo após essa etapa, antes de adicionar o agente curtente (A a E), é de evitar o intumescimento ácido nas peles de peixes, devido à remoção do sal, pela ação da água. Com a adição do sal (F), este volta a proteger as fibras colágenas e a pele retorna à cor esbranquiçada (G a J).

capacidade de intumescimento do colágeno, além de maciez, elasticidade, lisura de flor, enchimento, resistência ao rasgo, entre outros.[32] Os produtos utilizados no curtimento são os sais de cromo, taninos vegetais e sintéticos, glutaraldeído e alumínio, porém serão mencionados apenas os curtimentos com cromo e tanino (vegetal e sintético).[1,4,33]

A química do curtimento é complexa e envolve inúmeras reações. Seu balanço é alcançado por meio do controle do pH, da temperatura, da concentração e da basicidade dos sais empregados, produzindo couros com as características desejadas, entre elas uma elevada estabilidade hidrotérmica.[4] O curtimento ao cromo é realizado com peles em estado piquelado, estando em pH 3,0. O cromo deve ser adicionado no mesmo banho do píquel, ou então em novo banho, porém, com um grau de salinidade de 6 °Bé a 8 °Bé e o mesmo pH. Pode ser utilizado o Chromosal B na proporção de 6% a 8% do peso das peles limpas (após descarne).

Após absorção e penetração do curtente, em torno de 60 minutos (com fulão em rotação) ou pernoitar em banho estático, o pH deverá ser gradualmente elevado a 3,8 a 4,2, pela adição de 1% a 1,5% de bicarbonato ou carbonato de sódio (ou outro álcali), ocorrendo uma fixação do curtente ao colágeno. A elevação do pH acarreta alterações tanto nos sais de cromo como nas proteínas (principalmente colágenas), provocando reação entre eles (reticulação). Quando a reação se completa, a pele é considerada curtida (couro), resistindo à ação da água fervente.[1,4]

O curtimento com sais de cromo envolve a etapa de absorção e penetração do agente curtente e depois a fixação do cromo ou por meio da basificação. A etapa inicial, ou de absorção, representa a difusão do agente curtente na pele, onde o pH deve ser baixo, pois a afinidade dos sais de cromo com a proteína é mínima, ocorrendo, portanto, primeiramente uma rápida penetração do curtente, em razão da baixa reatividade dos sais de cromo com as fibras, para sua posterior fixação.[4,33] Para essa etapa ser bem conduzida, ou seja, para a reatividade das fibras colágenas da pele em relação aos agentes curtentes ser mínima na fase de difusão, deve-se levar em consideração o estado de intumescimento dessas fibras e a limpeza do material a ser curtido (peles não podem apresentar excesso de gordura).

Após difusão do cromo em toda a estrutura da derme, é necessária a adição de produtos que proporcionem a basificação do meio, que acarretará a fixação do curtente às fibras colágenas, cujo pH final deve ficar em torno de 3,8 a 4,2. Essa etapa, se bem conduzida, pode melhorar as qualidades técnicas e de apresentação do couro.[4] Os produtos mais utilizados são o bicarbonato de sódio e o formiato de sódio, podendo também ser utilizados produtos especiais para couro, encontrado em várias empresas de produtos químicos para couro. O tempo para realizar essas etapas é normalmente de 40 a 180 minutos para difusão do agente curtente e de 6 a 12 horas para fixação do agente curtente.

A basicidade aumenta o tamanho da estrutura dos sais do banho, ocorrendo, ao mesmo tempo, a diminuição da velocidade de difusão e aumento do poder curtente. A temperatura ideal está entre 20 °C e 25 °C. Temperaturas mais elevadas, dentro de determinados limites, permitem maior e mais rápida absorção dos sais de cromo, o que reduz o tempo de curtimento. Ao término da etapa de curtimento, o ideal é elevar a temperatura do banho para a obtenção de alto esgotamento da solução. A ação mecânica das peles favorece a homogeneização da solução e facilita o bombeamento do curtente para o interior da estrutura dérmica e a penetração da solução curtente.[1,4]

Para avaliar se o curtimento foi adequado, pode-se realizar alguns testes, como a determinação da temperatura de retração, análise de cromo do banho, que é um método mais complexo, e a determinação do pH, com a utilização do indicador de pH, o verde de bromocresol (VBC).[1,4] A determinação da temperatura de retração é o teste mais antigo e o mais simples, utilizado em geral para os couros. Indica prontamente se o couro foi curtido, e consiste em um simples teste de fervura em que se deve retirar um pedaço do couro com dimensões conhecidas e deixá-lo um minuto em água a 100 °C. Para couro de peixe tem sido utilizado a 80 °C a 90 °C. O pedaço do couro não deverá retrair mais que 5%. Quanto à análise de cromo, esta é realizada por meio da determinação do cromo residual do banho, em que é possível conhecer a quantidade de cromo absorvida no curtimento. Outra avaliação se dá por intermédio da determinação do pH com o indicador verde de bromocresol (VBC). Para tanto, faz-se um pequeno corte no couro ou coloca-se uma gota de VBC sobre o couro para verificar a cor resultante. O couro deve apresentar cor amarela no início do processo e, ao final do processo, a cor deverá ser verde-maçã.[1,4]

Os tanantes vegetais são misturas complexas de muitas substâncias, encontradas em cascas, raízes, folhas e frutos. A quantidade de fontes naturais de tanino é elevada, porém apenas algumas espécies vegetais são exploradas, por razões de ordem econômica. Entre os extratos tanantes tem-se o barbatimão, o angico, o quebracho, a mimosa. O poder de curtimento dos tanantes vegetais deve-se ao fato de conterem substâncias fenólicas. Os extratos tanantes são solúveis em água e insolúveis na maioria dos solventes orgânicos. O processo de curtimento com taninos envolve fundamentalmente duas etapas, que são: absorção-penetração e a fixação do curtente.[4]

Os taninos sintéticos podem ser classificados em auxiliares, combinação e substituição. Os taninos auxiliares não apresentam características curtentes, sendo usados apenas na clarificação de curtimentos vegetais e servem como pré-curtentes. Os taninos de combinação apresentam fracas características curtentes. São empregados no pré-curtimento, em mistura com taninos vegetais com a finalidade de acelerar o processo e melhorar a cor. Esses produtos são derivados de fenóis ou de ácidos sulfônicos. Os taninos de substituição têm a propriedade de transformar as peles em couros, podendo substituir os taninos vegetais na sua ação curtente, em qualquer proporção.[4]

Na etapa do curtimento ocorre, de acordo com Hoinacki,[4] a difusão dos taninos para o interior da camada dérmica, onde o pH das peles deve estar em torno de 4,0. Assim, a afinidade dos taninos com a proteína é mínima, o que proporciona ao sistema mais rápida penetração do curtente, em razão da baixa reatividade dos taninos com as fibras, para sua posterior fixação. Depois, independentemente do agente curtente utilizado na etapa de curtimento, é importante que os couros fiquem de 24 a 48 horas em repouso para melhor reticulação dos curtentes com as fibras colágenas.

- Depois, inicia-se a operação de acabamento, com a neutralização, recurtimento, tingimento e engraxe, finalizando o processo com a fixação do curtente, corante e óleos adicionados. A fixação é realizada com ácido, sendo o mais utilizado o ácido fórmico diluído (1:10), na proporção de 1% do peso da pele.[4]

Operação de acabamento

Essa operação é executada para dar a aparência e o aspecto final ao couro pronto. Incluem-se na operação de acabamento as etapas de neutralização, recurtimento, tingimento, engraxe, secagem, amaciamento e, se houver interesse, até a aplicação de um filme na superfície do desenho da flor para dar mais ou menos intensidade de brilho ou para aumentar a tonalidade da cor desejada (Tabela 24.2).

- **Neutralização**: a finalidade dessa etapa é eliminar ácidos livres existentes no couro curtido ou formados durante o armazenamento, com a utilização de produtos suaves sem causar prejuízo às fibras e na flor do couro. Nessa etapa de desacidificação deve-se elevar o pH do couro de 3,8 a 4,2 para 5,0 a 5,6.[1,4] Os produtos mais utilizados são o bicarbonato de sódio, o formiato de sódio, e o acetato de sódio que possui ação suave e apresenta efeito de branqueamento. Todavia, existem outros produtos específicos no mercado para fazer a mesma função. Normalmente é utilizado de 1% a 1,5% de produto, devendo-se ficar atento ao pH final (5,0 a 5,6) dessa etapa. Para o controle de pH utiliza-se o indicador verde de bromocresol (VBC) no couro e, para a solução (banho), o potenciômetro ou fita indicadora de pH. Para o uso do indicador VBC, deve-se fazer um corte no couro e adicionar uma gota do VBC, observando-se a coloração resultante (deve ser um verde intenso). Após a neutralização os couros devem ser lavados para a remoção do excesso de sais da superfície. A lavagem pode ser contínua (água corrente) ou pelo uso de volumes predeterminados de banho. Os banhos podem ser de 200% a 300% de água em relação ao peso dos couros e, se possível, a uma temperatura de 30 °C a 40 °C, durante 5 a 10 minutos.
- **Recurtimento**: o recurtimento é realizado para dar características finais diferenciadas ao couro, pela ação de novos agentes curtentes para proporcionar, por exemplo, uma maior maciez ao couro ou um couro mais acartonado (mais armado ou endurecido), caso seja desejado, ou mais encorpado (cheio ou grosso).[1] Os tipos comuns de recurtimento são: (i) recurtimento com sais de cromo, que visa o amaciamento do couro, sem a utilização de grandes quantidades de óleos, e também a melhoria das condições para o tingimento; (ii) recurtimento com taninos vegetais, que confere ao couro um maior encorpamento; (iii) recurtimento com taninos sintéticos, que proporciona um curtimento mais claro, em função do tanino utilizado, e menor espessamento do couro em relação ao tanino vegetal; (iv) recurtimento com taninos vegetais e sintéticos, em que a mistura dos dois curtentes proporciona bons resultados em termos de encorpamento do couro, espessura e resistência. Os fatores que influenciam o recurtimento são: a temperatura (favorece a dispersão dos tanantes, aumentando a velocidade da reação, quando a temperatura estiver entre 35 °C e 45 °C), o volume do banho (quanto menor o volume do banho, melhor serão a absorção e o esgotamento do agente curtente), a ação mecânica e a concentração dos agentes curtentes.[1,4]
- **Tingimento**: essa etapa é considerada muito delicada, por determinar a cor final dos couros, e nela são utilizadas substâncias corantes, que devem apresentar a característica de se fixar à fibra a ser tingida, obtendo-se um tingimento o mais homogêneo possível. Podem ser utilizados corantes de extratos naturais (cebola, chás, amora, cascas de árvores etc.), condimentos (açafrão, páprica, urucum), corantes utilizados para tingimento de tecidos ou até de bolos. Porém, a intensidade das cores normalmente é menor, se comparada à dos corantes especiais para couros. O tingimento dos couros também pode ser realizado junto à etapa de recurtimento.[4] Os fatores que influenciam o tingimento são: a temperatura (quanto mais elevada, mais rápida é a fixação do corante e mais superficial e irregular é o tingimento), o volume do banho (100% proporciona uma absorção mais profunda do corante), a ação mecânica (quanto maior a ação mecânica, melhor será a penetração dos corantes) e o tipo de corante (ácidos, básicos, especiais e complexo-metálicos).
- **Engraxe**: de acordo com Gutterres,[34] o engraxe é composto de uma emulsão à base de óleos especiais (naturais e sintéticos em dispersões aquosas) que revestem as superfícies das fibras e fibrilas e proporcionam o deslizamento e a mobilidade destas, após a secagem. Em consequência desse efeito lubrificante dos óleos, o atrito entre as fibras e fibrilas individuais diminui e proporciona ao couro a maciez, a flexibilidade e o toque suave, aumentando a resistência ao rasgamento e à tração. O

TABELA 24.2 Resumo: técnica curtimento e recurtimento à base de tanino vegetal (curtimento Bioleather).

1. REMOLHO	**7. PÍQUEL**
200% água 0,5% tensoativo (tensoativo MK IV, Eusapon, hostapal etc.) ..... 30 a 60 minutos **2. DESCARNE**	100% água 80 g a 90 g de sal/litro de água (atingir de 6 °Bé a 8 °Bé) .... 10 minutos 2% ácido fórmico .... 120 minutos Obs.: Deve atingir pH = 4,0 Indicador VBC – deve apresentar cor verde-maçã
3. CALEIRO	**8. CURTIMENTO**
100% água 2% a 3% cal 4% soda barrilha leve – pH acima de 11 0,5% tensoativo, 20 minutos de movimentação e pernoitar. Esgotar/lavar	Mesmo banho do píquel 10% tanino vegetal (pernoitar) *Basificação* 1,0% bicarbonato de sódio (diluir e adicionar de 15 em 15 minutos) – pH = 4,5 a 5,0 Esgotar/pernoitar (repouso)
4. DESENCALAGEM	**9. NEUTRALIZAÇÃO**
100% água 0,5% tensoativo 2% sulfato de amônio.......................... 20 minutos Esgotar/lavar 100% água 0,5% tensoativo 0,2 % a 2% desencalante especial .... trocar banho de (Kalplex MK, dekalon etc.) .... 20 minutos em 20 minutos .... até atingir o pH 8,5	100% água 1% a 1,5% bicarbonato de sódio .... 60 minutos pH = 5,0 a 5,6 Esgotar/lavar
5. PURGA	**10. RECURTIMENTO e TINGIMENTO**
100% água a 37-40 °C 0,1% a 0,5% enzima proteolítica (Koropon MK, Rohapon, Basozym) .... 40 minutos Controle – impressão digital 1% a 2% desencalante especial .... de 20 em 20 minutos (Kalplex MK, dekalon etc.) .... até atingir o pH 6,8 a 7,0 Lavar/esgotar	100% água 2% de tanino vegetal 2% de tanino sintético 1% Tamol LBM (auxiliar de penetração) 1% a 2% corante .... 60 minutos Esgotar
6. DESENGRAXE	**11. ENGRAXE**
100% água a 40 °C (melhor) 0,5% tensoativo .... 30 minutos Lavar/esgotar 100% água a 40 °C (melhor) 0,5% tensoativo .... 30 minutos Lavar/esgotar Obs.: se necessário, colocar solventes ou repetir mais vezes o banho de desengraxe.	100% água a 60 °C para emulsão 6% a 10% de óleos especiais para couro .... 60 minutos Solução nos couros deverá ser em torno de 50 °C 1% ácido fórmico (1:10) .... 20 minutos pH = 3,0 Lavar/esgotar

engraxe é executado pelo processo de emulsão de óleo com água a 60 °C. Porém, para couros curtidos e recurtidos com taninos, maiores cuidados devem ser tomados quanto à temperatura do banho de engraxe, que deve ser de 50 °C e, no máximo, de 55 °C.[1] Os óleos penetram no couro, previamente neutralizado e recurtido, devendo ocorrer a quebra da emulsão dentro dele. Quanto maior a absorção do óleo pelo couro, melhor o engraxe e maior será a maciez desses couros.[1,4] Após a absorção dos óleos, deve-se executar a fixação destes por meio da utilização de ácido fraco (ex.: o ácido fórmico), independentemente de o recurtimento ter sido realizado com sais de cromo ou taninos vegetais e/ou sintéticos. Deve-se utilizar 1% a 2% de ácido fórmico diluído (1:10). Após fixar, deve-se deixar o couro movimentando no fulão por mais 30 minutos, e então enxaguar e secar. Os fatores que influenciam o engraxe são: o tipo de curtimento e recurtimento (tanino vegetal proporciona um couro com menor elasticidade se comparado ao com sais de cromo), o pH (acima de 5,5 para a fase inicial e 3,5 para a final), volume do banho (100% sobre o peso das peles), temperatura (sais de cromo em torno de 60 °C e taninos vegetais e sintéticos em torno de 50 °C a 55 °C) e tipos de óleos.[1]

- **Secagem**: a secagem tem como finalidade reduzir o teor de água do couro, mas mantendo certa umidade para proporcionar as características de elasticidade, flexibilidade, maciez e toque.
- **Acabamento**: o acabamento inclui o amaciamento e a prensagem. O trabalho mecânico de amaciamento pode ser reduzido ao máximo, por meio de ajustes nas etapas que o antecedem, como as etapas da ribeira, curtimento, recurtimento, engraxe e secagem. O trabalho pode ser executado em fulão com bolas de borracha, trabalhando a seco. Na etapa de prensagem, os couros devem ser estirados, e isso pode ser realizado com ferro elétrico comum em temperatura semelhante à utilizada para tecido de algodão, no caso de couros curtidos ao cromo. Para couros curtidos com taninos vegetais e/ou sintéticos, a temperatura deve ser inferior, e os couros também podem ser abertos com o uso de um cilindro. O acabamento confere apresentabilidade e aspectos definitivos aos couros. O acabamento poderá melhorar o brilho, o toque e certas características físico-mecânicas, como impermeabilidade à água, resistência à fricção, resistência ao rasgamento, solidez à luz, entre outras.

Nessa etapa são aplicadas ao couro camadas sucessivas de misturas à base de ligantes e pigmentos. Primeiro deve ser aplicado um selador na superfície do couro (pré-fundo e fundo – uniformiza a absorção dos produtos), depois pode ser aplicada uma camada de pigmentação (avivamento da cor empregada no tingimento ou adicionar determinadas cores para provocar manchas desejadas) (Figura 24.17) e, finalmente, a camada de lustro (aplica-se laca para dar brilho ao couro)

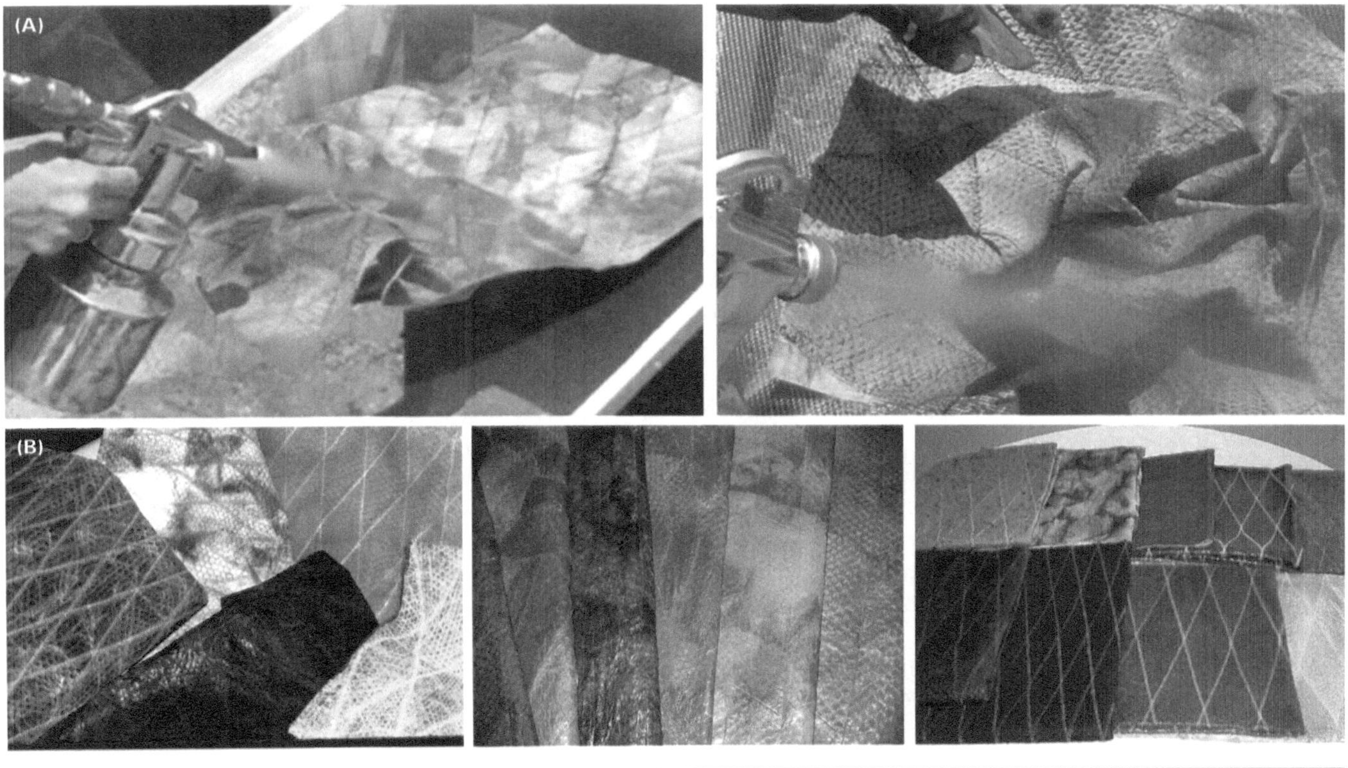

Figura 24.17 ▪ (A) Executando o acabamento com pigmentação no couro de peixe (uso de pistola), para deixá-lo com manchas. (B) Mantas de couro de tilápia com acabamento.

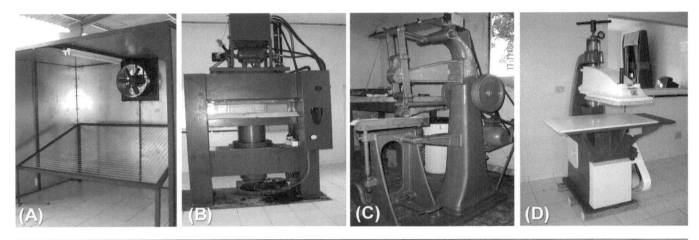

Figura 24.18 ▪ Equipamentos para acabamento de couros: (A) cabine de pintura; (B) prensa hidráulica para acabamento; (C) politrix para polimento do couro; e (D) balancim para corte de couros.

(Figura 24.18). Essas camadas, ligadas entre si, formam uma película sobre o couro, chamada de filme. A aplicação da camada de acabamento pode ser feita com máquina de pistola ou simplesmente com uma pistola com compressor, que deverá ser utilizada numa cabine de pintura com exaustor (Figura 24.18A). Cada uma das camadas componentes do acabamento deve ser submetida a secagem antes da aplicação da camada subsequente, o que se denomina secagem intermediária no acabamento.

- **Tratamento mecânico**: os tratamentos mecânicos dependem do tipo de acabamento aplicado. Quando utilizadas resinas e lacas, pode ser usada a prensagem com placas aquecidas, conhecida como prensa hidráulica (Figura 24.18B). Com esse equipamento controla-se a temperatura e a pressão a ser exercida sobre o couro após a aplicação do filme de acabamento, para realçar o brilho. Outra forma é o tratamento mecânico com a máquina de lustrar, chamada de politrix (Figura 24.18C), que exige um curtimento e um recurtimento diferenciado à base de tanino vegetal, pois o couro deve estar mais armado (não deve ter elasticidade). Após todo esse processo, o couro está pronto para ser comercializado por unidade (Figura 24.18). O couro pode ser selecionado, cortado em formatos definidos com auxílio de facas cortantes em balancim (Figura 24.18D) e costurado, em máquinas de ziguezague ou de costura reta, para a montagem de mantas a serem utilizadas nas indústrias da confecção de couro e artefatos de couro. Após a confecção das mantas, podem ser feitas jaquetas, saias, bolsas, carteiras, biquínis, entre outros produtos. Para calçados, também podem ser utilizados couros inteiros, sem costura, nos quais são aplicadas técnicas especiais de colagem pela indústria calçadista.

Equipamentos necessários para o curtimento das peles

Os equipamentos necessários dependem do curtume que se pretende montar, por exemplo, um curtume pequeno, apenas para curtir as peles e deixá-las em fase de semiacabado (Figura 24.19A) ou com acabamento (Figura 24.19B). Nesse último caso o investimento é muito superior, em razão da necessidade de aquisição da cabine de pintura (Figura 24.18A), estufa de secagem e prensa hidráulica (Figura 24.18B), pois, para os couros com acabamento, há a necessidade de se passar uma solução, por meio de pistola, sobre a superfície do couro. Após a secagem, deve-se prensar o couro para realçar o brilho (Figura 24.19B). Além desses equipamentos, outros de importância fundamental e necessários para a montagem dessa unidade de beneficiamento de peles são o balancim (Figura 24.18D), para corte dos couros para confecção (caso se deseje confeccionar as mantas), e máquina industrial de costura zigue-zague ou costura reta. De modo geral, são necessários poucos equipamentos para o curtimento do couro até a fase semiacabado. São eles: balanças, pHmetro, fulões, mesas de descarne ou descarnadeira específica para peles de peixes que não existem no mercado e devem ser confeccionadas especialmente para esse fim (Figura 24.12B). Nas Figuras 24.18 e 24.20, constam os equipamentos do laboratório de processamento de peles de peixes e demais espécies da Universidade Estadual de Maringá.

Deve ser dada muita importância ao tratamento das águas residuais provenientes do curtimento das peles de peixes, uma vez que são poluentes. Deve-se tomar muito cuidado para evitar o impacto ambiental. As águas residuais, principalmente do caleiro se utilizado o sulfeto e da etapa de curtimento (cromo), devem ser reservadas em bombonas e destinadas a um curtume de bovino para serem submetidas ao tratamento. O mesmo deve ocorrer

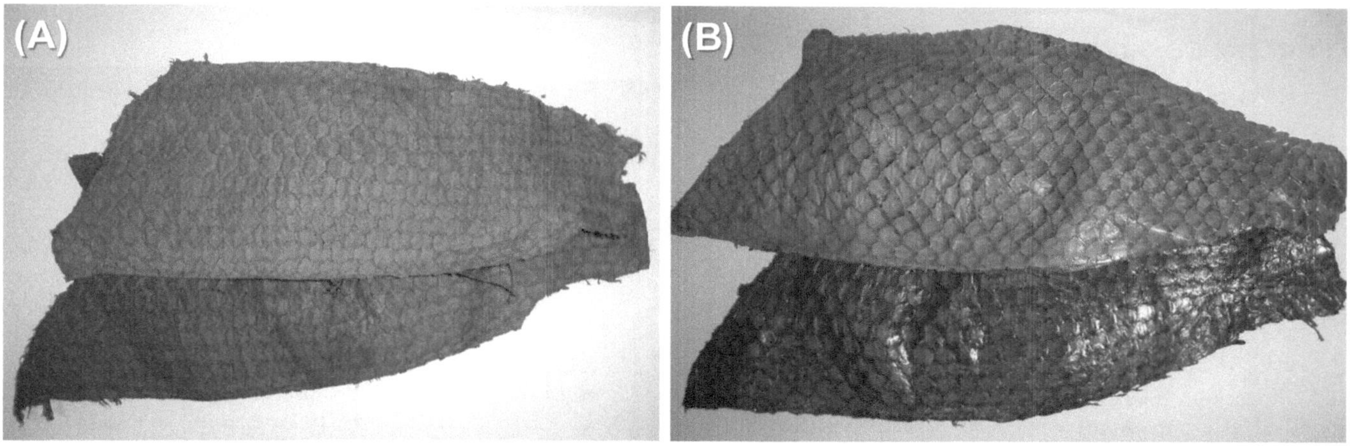

Figura 24.19 ■ Couros sem acabamento (A) e com acabamento (B) para serem comercializados.

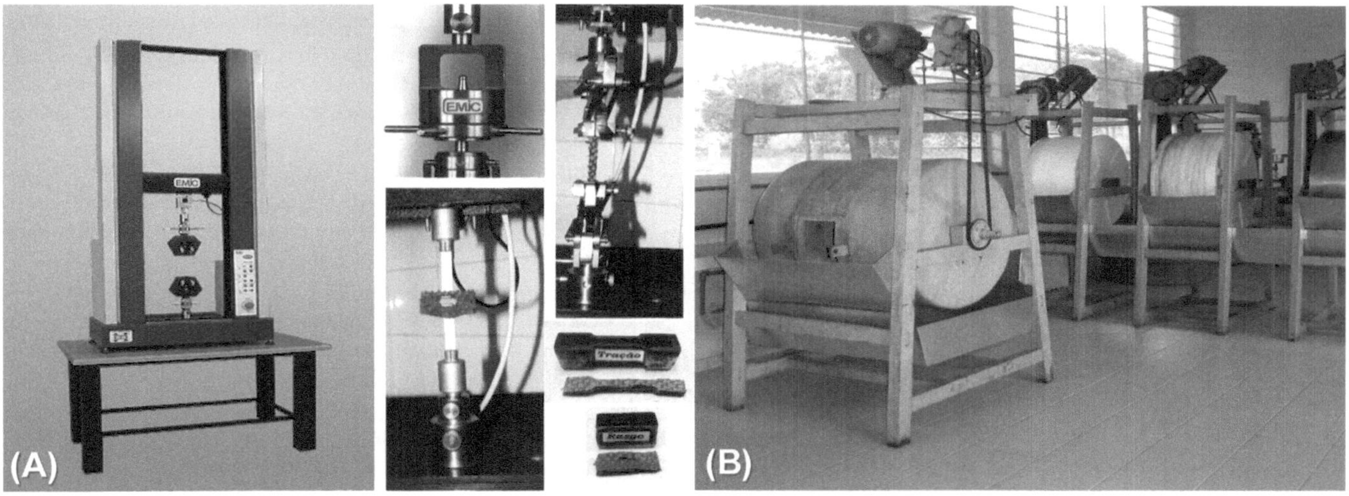

Figura 24.20 ■ (A) Dinamômetro com os acessórios e facas de corte de corpos de provas. (B) Fulões para curtimento das peles.

com os resíduos da etapa do recurtimento, quando nela forem aplicados sais de cromo. O ideal é fazer um projeto de tratamento de efluentes para tratamento dos resíduos dessas etapas do curtimento, com apoio de um engenheiro químico ou de um químico. Não se deve esquecer desse detalhe, que é muito importante para o bom funcionamento do curtume.

Conclusão

Todas as peles de peixes de escama e couro podem ser curtidas, devendo-se levar em consideração a espécie (principalmente se é marinha ou de água doce), tamanho e técnica de curtimento. Quanto à técnica, deve-se tomar muito cuidado em relação à concentração, tipos de curtentes e dos óleos, além do tempo de cada etapa e ação mecânica durante o processamento, para a obtenção de um couro da melhor qualidade possível. Assim, a pele é transformada em material estável e imputrescível, com maciez, elasticidade e resistência à tração e ao rasgamento. O processamento de peles de peixe pode ser uma parte da solução para a escassez de matérias-primas para a indústria de couro e uma solução para a avaliação de resíduos de piscicultura.

Agradecimentos

À Secretaria de Aquicultura e Pesca – SAP/MAPA pelo apoio no projeto para aquisição dos equipamentos para o Laboratório de Curtimento de Peles da Universidade Estadual de Maringá.

"*Curtir é uma arte para quem não o sabe, para quem o sabe é um ofício.*" (Dieter Lermann)

Referências bibliográficas

1. Souza MLR. Tecnologia para processamento das peles de peixe. (Coleção Fundamentum 11). Maringá: Eduem; 2004. 59 p.
2. Gaidau C, Marilena M, Foiasi T, Adiguzel Zengin AC, Karavana HA, Mutlu MM, et al. Sturgeon Skins – A Valuable Resource for Luxury Leather Industry. Footwear Leather J. 2013; 13(4):311-20.
3. Püntener AG, Donkan A. Fish Leather a Traditional Crafts and Industrial Goods. XXXII Congress of IULTCS; 29-31 mai 2013; Istanbul, Turkey.
4. Hoinacki E. Peles e couros: origens, defeitos, industrialização. 2 ed rev e ampl. Porto Alegre: CFP de Artes Gráficas "Henrique d'Ávila Bertaso"; 1989. 319 p.
5. John G. Posibles fallas en el cuero y en su producción – conceptos, causas, consecuencias, remedios y tipos de cueros. Partner Rübelmann GmbH:Lampertheim; 1998. p. 13-20.
6. Pasos LAP. Piel de pescado. Disponível em: http://www.cueronet.com/exoticas/pescado.htm. Acessado em: 10 mai 2019.
7. Pardi MC, Santos IF, Souza ER, Pardi HS. Processamento tecnológico e higiene de subprodutos da indústria de carnes. In: Ciência, higiene e tecnologia da carne. 2 ed. Goiânia: UFG. 2001; (2):1023-147.
8. Engel J. Folding and unfolding of collagen triple helices. In: Advances in meat research. 1987; (4):147-61.
9. Alian G, Bowes JH. The structure and properties of collagen. In: Ward AG, Courts A (eds.). The science and technology of gelatin. London: Academic Press; 1977. p. 73-107.
10. Souza MLR, Verdi R, Chambo AP, Silva AA. Qualidade da pele de tilápia e salmão: testes de resistência. In: V Gestão do Agronegócio, V Mostra de trabalhos científicos, XXIX Semana da Zootecnia. Anais... Maringá. 2014.
11. Franco MLRS, Franco NP, Gasparino E, Dorado DM, Prado M, Vesco APD. Comparação das peles de tilápia do nilo, pacu e tambaqui: histologia, composição e resistência. Arch Zootec. 2013; 62(237):21-32.
12. Almeida RR. A pele de peixe tem resistência e flexibilidade? Rev Couro. 1998; 127:49-53.
13. Adeodato S. Peles exóticas e ecológicas: nova tecnologia transforma restos de peixes da Amazônia em couros finos para a produção de bolsas e sapatos. Rio de Janeiro: Glob Ciênc. 1995; 51(4):56-60.
14. Junqueira LCU, Joazeiro PP, Montes GS, et al. É possível o aproveitamento industrial da pele dos peixes de couro? Novo Hamburgo: Tecnicouro. 1983; 5(5):4-6.
15. Hertwig I, Eichelberg H, Hentschel J. Light and electron microscopic studies of the skin of the Palembang puffer, Tetraodon steindachneri (Teleostei, Tetraodontidae). Berlin: Zoomorphology. 1992; 111:193-205.
16. Fishelson L. Skin morphology and cytology in marine eels adapted to different lifestyles. Anat Rec. 1996; 246:15-29.
17. Storer TI, Usinger RL. Zoologia geral. 4 ed. São Paulo: Companhia Editora Nacional; 1978. 713 p.
18. Grizzle JM, Rogers WA. Anatomy and histology of the channel catfish. Alabama: Auburm; 1976. 94 p.
19. Hibiya T. An atlas of fish histology: normal and pathological features. Tokyo: Kodansha Ltd; 1982. 147p.
20. Mittal AK. Structure of the integument of a fresh-water teleost *Bagarius bagarius* (Ham) (Siloridae, Pisces). J Morphol. 1970; 130:3-10.
21. Mittal AK, Agarwal SK, Banerjee TK. Protein and carbohydrate histochemistry in relation to the keratinization in the epidermis of *Barbus sophor* (Cyprinidae, Pisces). J Zool. 1976; 179(1):1-17.
22. Farias EC, Bezerra Sá F. A pele e o colorido dos peixes significados comportamentais dos padrões cromáticos. In: Semana sobre Histologia de Peixes; 1995; Jaboticabal. Resumos e Palestras... Jaboticabal: FUNEP; 1995. p. 65-72.
23. Souza MLR. Processamento do filé e da pele da tilápia do Nilo (*Oreochromis niloticus*): aspectos tecnológicos, composição centesimal, rendimento, vida útil do filé defumado e testes de resistência da pele curtida. 169 f. [Tese]. Jaboticabal: Universidade Estadual Paulista, Centro de Aquicultura; 2003.
24. Furlong EB, Bastos AL, Baisch ALM. Caracterização química de pescado empregados para tratamento de asma brônquica na Região Sul do Rio Grande do Sul. Semina Ciênc Agrárias. 2006; 27(3):415-22.
25. Hilbig CC, Fockink DH, Maluf MLF, Boscolo WR, Feiden A. Resistência do couro de tilápia e composição centesimal da pele nas operações de ribeira e curtimento. Sci Agraria Paranaensis. 2013; 12(4):258-66.
26. Bordignon AC, Souza MLR, Gasparino E, Yajima EM, Visentainer JV, Goes ESR. Characterization of gelatins from Nile tilapia skins preserved by freezing and salting. Semina Ciênc Agrárias. 2019; 40(6):2581-92.
27. Moreira MV. Remolho. In: Hoinacki E, Moreira MV, Kiefer CG (eds.). Manual básico de processamento do couro. Porto Alegre: SENAI; 1994. p. 201-32.
28. Moreira MV. Depilação-caleiro. In: Hoinacki E, Moreira MV, Kiefer CG (eds.). Manual básico de processamento do couro. Porto Alegre: SENAI; 1994. p. 233-61.
29. Mogiana indústria de produtos químicos Ltda. Dermaphel. 2017. Disponível em: https://www.mogiana.com/linha-couro. Acessado em: 18 mai 2019.
30. Hoinacki E. Desencalagem. In: Hoinacki E, Moreira MV, Kiefer CG (eds.). Manual básico de processamento do couro. Porto Alegre: SENAI; 1994. p. 273-86.
31. Hoinacki E. Purga. In: Hoinacki E, Moreira MV, Kiefer CG (eds.). Manual básico de processamento do couro. Porto Alegre: SENAI; 1994. p. 286-302.
32. Kiefer CG. Piquel. In: Hoinacki E, Moreira MV, Kiefer CG (eds.). Manual básico de processamento do couro. Porto Alegre: SENAI; 1994. p. 303-11.
33. Moreira MV. Curtimento mineral. In: Hoinacki E, Moreira MV, Kiefer CG (eds.). Manual básico de processamento do couro. Porto Alegre: SENAI; 1994. p. 323-55.
34. Gutterres M. Distribuição, deposição e interação química de substâncias de engraxe no couro. In: Congresso da Federação Latino-americana das Associações dos Químicos e Técnicos da Indústria do Couro; 2001; Salvador. Anais... 1:108-19.

25 Produção de Gelatina de Pescado

Adriana Cristina Bordignon ▪ Edson Minoru Yajima ▪ Maria Luiza Rodrigues de Souza Franco ▪ Melina Franco Coradini

Aproveitamento de resíduos de pescado

Uma considerável quantidade de resíduos é gerada ao longo da cadeia produtiva do pescado, desde a produção do peixe até a comercialização do produto final,[1] que deve ser mais bem utilizado para maior sustentabilidade do próprio setor. Esses resíduos gerados, principalmente no momento do processamento, refere-se a um percentual considerado muito elevado de resíduos industriais ou rejeitos do processamento. Os tipos e as quantidades de resíduos gerados na cadeia do pescado durante sua produção e industrialização depende do tipo de processamento empregado, espécie de peixe, tamanho do animal, produto final desejado pelo consumidor, entre outros fatores.

Grande parte dos resíduos gerados tem sido destinada à produção de farinha para alimentação animal, sendo uma boa alternativa ao invés desses resíduos orgânicos serem descartados de forma inadequada levando ao impacto ambiental. No entanto, alguns resíduos apresentam potencial fonte de recursos para a produção de alimentos nutritivos e de baixo custo, sendo uma opção viável de exploração comercial. Atualmente, algumas alternativas tecnológicas têm sido desenvolvidas para melhorar o aproveitamento de resíduos gerados em unidades de processamento ou de espécies de baixo valor comercial, para aplicação na indústria alimentícia ou indústria de confecção, com a utilização das peles para o processo de curtimento.

Entre as espécies de peixes de água doce cultivadas no Brasil, destaca-se a tilápia-do-nilo (*Oreochromis niloticus*), por sua elevada produção, sendo assim, a mais utilizada para o beneficiamento e a industrialização. Essa espécie processada tem o filé como o seu principal produto, que pode ser comercializado fresco ou congelado, sem pele, apresentando um rendimento em torno de 30%. Os 70% restante do processamento são resíduos que incluem cabeça (14%), carcaça (35%), pele (10%), vísceras (10%) e escamas (1%).[1] Dentre eles, as carcaças têm sido utilizadas por algumas indústrias de beneficiamento para obtenção da carne mecanicamente separada (CMS) para elaboração de produtos alimentícios. Desse processo sobra as espinhas ou ossos que, junto com a pele, totaliza em torno de 30%.

As peles, dependendo da espécie, ainda são usadas para consumo e processamento adicional, mas os ossos de peixes são frequentemente descartados como resíduos. A pele de tilápia tem sido utilizada para o curtimento, mas em pequena proporção, principalmente pelo seu reduzido tamanho e o desenho da flor (as lamélulas de proteção e inserção das escamas serem menores). Mas, existe espécie de peixe produzida pela aquicultura brasileira em que a pele tem sido aproveitada integralmente para o processo de curtimento, com alto valor comercial, em função de seu elevado tamanho e desenho de flor formada por grandes lamélulas de inserção e proteção das escamas, que é o pirarucu. Dessa maneira, essas peles dificilmente seriam destinadas à produção de outro produto. Entre as espécies de peixes marinhos, a pescada amarela (*Cynoscion acoupa*) tem uma grande representatividade na pesca extrativa, e a sua pele tem sido aproveitada também no processo de curtimento, pelo fato de serem grandes e o desenho de flor, apresentando grandes lamélulas de proteção e inserção das escamas. Mas a utilização de subprodutos do pescado, como as peles e os ossos, para a produção de gelatina é uma opção também atrativa para agregar valor à cadeia produtiva. A exemplo dos setores de bovinocultura e avícola, a tendência de aproveitamento integral do pescado faz com que este possa ser inteiramente explorado, gerando novos e diversos produtos, agregando valor à cadeia produtiva.

A maioria das gelatinas comerciais é derivada de subprodutos oriundos do processamento de mamíferos (principalmente bovinos e suínos), chegando a aproximadamente 95% obtidas a partir da extração das peles, e os outros 5% provêm dos ossos desses mamíferos.[2] Mas, por muitas razões socioculturais, a pele de peixe é uma fonte alternativa interessante para a preparação, principalmente de alimentos ricos em proteínas para um público diferenciado, além de ajudar na redução de impacto ambiental e melhorar a qualidade de processamento de peixes nos frigoríficos.

As peles e ossos de mamíferos apresenta sérias restrições religiosas, sendo a gelatina obtida a partir de suínos proibida no islamismo e no judaísmo, enquanto a gelatina de origem bovina é inaceitável no hinduísmo, portanto, limitando o consumo de gelatina derivada desses mamíferos.[3,4] As gelatinas produzidas a partir de peles de peixe é uma alternativa às gelatinas bovinas e suínas, sendo aceita por estes grupos religiosos. Também a gelatina de peixe não está relacionada a patologias animais, como a encefalopatia espongiforme bovina (vulgarmente conhecida como mal da vaca louca)[4,5] e febre aftosa, que acaba limitando o uso de gelatinas derivadas de bovinos. Portanto, a gelatina de peixe tem sido alvo de pesquisas para esse público que apresenta restrições no consumo de produtos de origem bovina e suína, além da redução de resíduos de filetagem, que seriam descartados para o meio ambiente, evitando a poluição ambiental,[6] sendo as peles e ossos uma alternativa interessante para produção da gelatina, devido à elevada quantidade gerada no processamento de filetagem.[2] Outro detalhe importante, é que a gelatina de peixe apresenta diferença no ponto de fusão, comparado à de mamíferos, resultando na dissolução mais rápida dessa gelatina na boca.[5]

Colágeno e gelatina

O colágeno e a gelatina são duas formas diferentes de uma mesma macromolécula.[7] O colágeno é uma proteína fibrosa insolúvel que representa cerca de 30% da proteína animal total, e é encontrada mais comumente na pele, ossos, tendões, ligamentos, cartilagens e tecidos conjuntivos.[8] A gelatina consiste de uma mistura de proteínas compostas por aminoácidos de cadeias longas conectadas por ligações peptídicas, obtidas a partir da hidrólise parcial do colágeno[9] por meio ácido, alcalino, além do uso de extrações enzimáticas. A gelatina é solúvel em água quente, ao contrário do colágeno.[3]

Existem diferentes tipos de colágeno, aproximadamente 29 tipos já foram identificados,[3] sendo o colágeno tipo I o mais abundante na pele, tendão e ossos, e além desse, o segundo mais encontrado é o colágeno do tipo III; já o tipo V é encontrado em menor proporção nestas estruturas. A cartilagem consiste principalmente em colágenos do tipo II.[10] Mas as gelatinas comerciais são, principalmente, derivadas de fontes ricas em colágeno tipo I, sendo este encontrado em maior proporção na pele e ossos.[8]

O colágeno tem sua estrutura primária formada por quantidades específicas de aminoácidos distintos, que se unem em sequência para formar cadeias polipeptídicas de aproximadamente 1.050 aminoácidos por cadeia, denominada cadeia α. Três cadeias α, das quais duas são iguais, denominadas $\alpha 1$ e uma cadeia com estrutura primária significativamente diferente denominada $\alpha 2$. Cada cadeia organiza-se em forma de espiral à esquerda, dando forma à sua estrutura secundária. Na estrutura terciária, as três cadeias se agrupam para formar uma nova espiral à direita, formando uma tríplice hélice (Figura 25.1).[10-12] O motivo principal da formação dessa estrutura na molécula de colágeno, é que as proteínas são compostas de L-aminoácidos unidos por ligações peptídicas, e é constituída por uma sequência de tripeptídeos, glicina-X-Y, onde X e Y podem ser qualquer um dos 21 aminoácidos que compõe a gelatina; contudo, a prolina tem preferência pela posição X e a hidroxiprolina pela posição Y.[13] Entre os aminoácidos classificados como essenciais ao corpo humano, o colágeno apresenta baixas concentrações de metionina e é isento de triptofano. Traços de cisteína podem ser encontrados na gelatina provenientes de colágeno tipo III presente na matéria-prima, já que colágeno tipo I é isento de cisteína.[11]

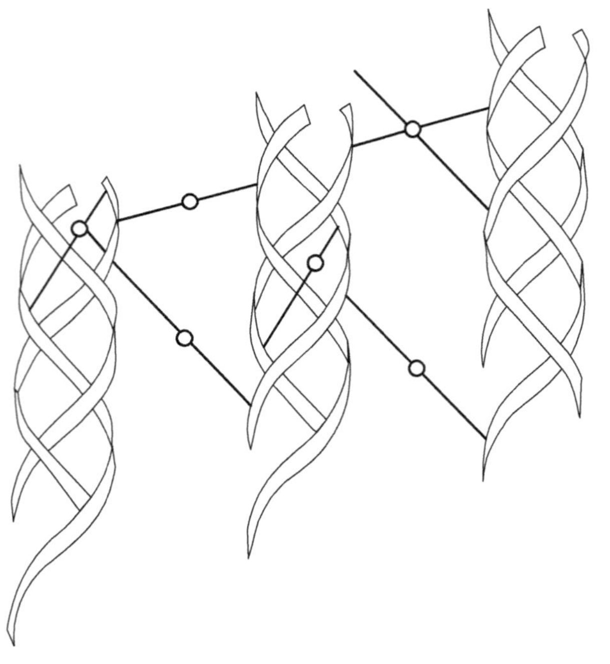

Figura 25.1 ▪ A tríplice hélice do colágeno unida por ligações cruzadas.[12]

A hélice de colágeno pode se desdobrar e tornar-se facilmente solúvel, dependendo da temperatura de desnaturação e da quantidade de prolina e hidroxiprolina presente nesse colágeno. A geometria tridimensional e a concentração de hidroxiprolina são importantes para a estabilidade da estrutura espacial da molécula, pois ela possui a capacidade de estabelecer pontes de hidrogênio através de seus grupamentos OH.[12,13] As cadeias de colágeno encontram-se ligadas por muitas ligações cruzadas, porém são frágeis. O número de ligações cruzadas aumenta com avanço da idade do animal, ocorrendo uma maturação do colágeno, tornando-o mais estável. Isso resulta em pesos moleculares extremamente altos, mas difíceis de serem medidos.[14]

Existem dois principais tipos de gelatina, sendo uma obtida pelo meio ácido e designada como tipo A, cujo ponto isoelétrico é de 7 a 9. A outra gelatina é do tipo B, com ponto isoelétrico de 4,8 a 5,6 e é o resultado de um pré-tratamento alcalino do colágeno que faz com que haja a perda de grupamento amida. O tratamento alcalino é, principalmente, aplicado a peles bovinas. Nesse processo, a matéria-prima colagênica é tratada em solução alcalina em etapa anterior à extração.[6] A hidrólise alcalina dos aminoácidos, asparagina e glutamina, leva-os rapidamente à forma de ácido aspártico e glutâmico, respectivamente, e por consequência reduz o ponto isoelétrico da gelatina produzida.[15]

Uma das principais características da gelatina é sua natureza hidrofílica, porém é relativamente insolúvel em água fria, mas hidrata-se rapidamente em água quente. A gelatina não é solúvel em álcool e nem na maioria dos solventes orgânicos; mas é solúvel em glicerina, ácidos e meios alcalinos. No intumescimento, a gelatina pode absorver de 5 a 10 vezes o valor da sua massa em água, e resfriando a temperaturas de 35 °C a 40 °C há a formação de um gel.[16] A rapidez com que a gelatina intumesce é em função do pH, e quanto mais distante o pH da solução estiver do ponto isoelétrico da gelatina, maior será a velocidade de intumescimento. O grau de solubilização depende de fatores como temperatura, concentração e tamanho das partículas.[10] A utilização de certos agentes, como sais de metais e aldeídos, permitem modificar a solubilidade da gelatina. Por exemplo, os aldeídos geram um notável aumento da viscosidade, agindo nos grupos amina da cadeia molecular, enquanto os sais de cromo agem nos grupos carboxila, tornando possível alcançar uma total insolubilidade. A formação de ligações cruzadas da gelatina com aldeídos é uma modificação extensivamente utilizada para ampliar as aplicações da gelatina. Em particular, o tratamento de filmes de gelatina com glutaraldeído ou formaldeído é muito estudado, com o objetivo de aumentar a resistência térmica e reduzir a solubilidade em água, assim como melhorar as propriedades mecânicas.

Gelatina de peles de peixes

O método de extração do colágeno, para elaboração da gelatina a partir de peles de peixes, é diferente dos métodos para peles de mamíferos, devido à suas diferenças nas propriedades físicas e químicas.[11] Para a extração do colágeno de peles de peixes, existem alguns fatores que devem ser observados por interferir nas características das gelatinas e suas aplicações. Devem-se utilizar temperaturas moderadas, e depende do tipo de matéria-prima (peixes de água doce ou marinhos, que vivem em águas frias, temperadas ou quentes), tipo de pré-tratamento, processo de extração e métodos de preservação.[17] Por outro lado, também, existem dificuldades para usar a pele de peixe para produzir gelatina, devido à cor escura e odor forte na maioria das espécies de peixes, assim como o gel formado é menos estável, pois derrete em temperaturas mais baixas comparada com o de mamíferos.[18]

As gelatinas extraídas a partir de matéria-prima oriunda de bovinos apresentam maiores temperaturas de fusão e de geleificação comparadas as de peixes. Essas diferenças estruturais ocorrem em função do conteúdo elevado de aminoácidos (prolina e hidroxiprolina) presente na estrutura do tecido animal,[19] embora a gelatina extraída de peles de peixes de águas tropicais apresente a sua composição de aminoácidos muito semelhante às de bovinos e suínos, por apresentar em sua cadeia uma sequência repetida de aminoácidos como a glicina, prolina e hidroxiprolina. Todavia, uma diferença marcante relacionada às gelatinas extraídas de peixes, principalmente das espécies que vivem em águas frias, é o menor conteúdo de iminoácidos, como a prolina e a hidroxiprolina, com relação as gelatinas extraídas de peles de peixes tropicais que apresentam suas propriedades reológicas semelhantes à gelatina de mamíferos.[20] Entretanto, o colágeno de peixes, independentemente da origem, apresenta menor quantidade de prolina e hidroxiprolina e mais serina e treonina comparado ao colágeno de mamíferos.[17]

A hidroxiprolina raramente é encontrada em proteínas distintas do colágeno. A quantidade de hidroxiprolina no colágeno das peles e ossos de peixes difere entre as espécies, interferindo na temperatura de retração ou encolhimento da pele de modo a ocorrer a ruptura das pontes de hidrogênio da cadeia de colágeno de forma irreversível.[21] Com isso, se dá a desnaturação proteica e, particularmente no colágeno, se verifica a gelatinização, que morfologicamente se manifesta por uma forte contração das fibras no sentido longitudinal, tornando as fibras transparentes e elásticas.[8]

O colágeno bovino sofre desnaturação a 40 °C, enquanto em peixes marinhos que vivem em águas frias é cerca de 15 °C a 17 °C.[22] Nos peixes de águas tropicais, a temperatura de retração do colágeno é maior quando comparados aos peixes de águas frias, e isto ocorre devido ao percentual de hidroxiprolina (maior nos peixes que habitam águas quentes com relação aos peixes marinhos de águas frias).[20,23] A pele de bovinos contém aproximadamente 94 resíduos de hidroxiprolina e 138 resíduos de prolina, dentro de um total de 1.000 resíduos de aminoácidos, enquanto a gelatina extraída da pele do bacalhau contém aproximadamente 53 resíduos de hidroxiprolina e 102 resíduos de prolina,[24] sendo esta mais instável, ocorrendo o encolhimento ou desnaturação a temperaturas em torno de 16 °C.

A gelatina obtida a partir de derivados de peixes tropicais pode ser utilizada para diversas aplicações na indústria de cosméticos, alimentícia e fotográfica sem que haja a necessidade de realizar grandes modificações estruturais. Apesar que a gelatina produzida a partir de peixes de águas frias apresenta baixo índice de geleificação, não formam gel à temperatura ambiente, pois sua temperatura de geleificação é de 8 °C a 10 °C,[25] portanto, torna-se inadequada para substituir as gelatinas comerciais elaboradas a partir de mamíferos.[25,26] Mas, quantitativamente, a gelatina processada com peixes de águas frias provindos de capturas ainda são considerados preferidos pelas indústrias devido à maior disponibilidade dessa matéria-prima e a oferta de seus subprodutos, como a pele e os ossos, entretanto, há necessidade de efetuar algumas modificações em suas propriedades para poder utilizá-las.

Outra questão que deve ser avaliada para a produção de gelatina a partir das peles de peixes, é que o colágeno de mamíferos é mais estável e tem maior eficiência de preservação comparado ao colágeno extraído de peixe, que possui maior probabilidade de deterioração em curto período de tempo.[2] Com o processo de filetagem e remoção da pele do filé, a pele já fica suscetível aos microrganismos, com rápida degradação e também perdas por meio do processo autolítico, pela ação das enzimas proteases na pele. Isso acaba interferindo no rendimento da gelatina, uma vez que parte do processo de hidrólise do colágeno já se inicia antecipadamente. Isso acaba sendo um dos principais problemas após a retirada da pele, necessitando da aplicação de métodos de conservação que estabilizem a qualidade das peles até o seu processamento[27] e não reduzindo a qualidade final da gelatina. Sendo assim, diferentes métodos de preservação da pele de peixes devem ser analisados para se estabelecer um método que resulte em gelatinas com maior estabilidade e que mantenha propriedades atrativas no processo de extração.

Dentre os métodos básicos utilizados para a conservação das peles dos peixes estão a salga-seca, com aplicação apenas de cloreto de sódio intercalando em camadas de peles, a salga úmida que consiste em uma solução concentrada de água e sal, a secagem, onde a pele é desidratada em secadores industriais e, consequentemente, ocorre a redução do peso e de seu tamanho, facilitando o armazenamento e, por fim, o método mais simples que é o congelamento.[27] Bordignon *et al.*,[28,29] com a finalidade de avaliar o melhor método de preservação de peles de tilápia, analisou peles submetidas a um período de conservação por 7 dias, pela salga, com sal marinho, e outro pelo congelamento a −18 °C, e o método que apresentou maior eficiência foi o de salga. Para realização deste estudo, os autores, após o período de 7 dias de preservação, submeteram as peles a uma série de lavagens, principalmente para realizar a dessalgada. A seguir, os dois lotes (preservadas pela salga e congelamento) foram colocados em pré-tratamento ácido (em solução de ácido sulfúrico) para posterior extração da gelatina. A força de gel obtida foi de 200,0 g e 12,7 g, para as peles conservadas pelo método de salga e por congelamento, respectivamente. A viscosidade foi significativamente maior para a gelatina extraída da pele salgada (19,02 mP) comparada com a pele congelada (9,16 mP). Apesar da composição centesimal das gelatinas não apresentar diferenças significativas, houve uma variação na concentração de ácidos graxos poli-insaturados em função dos métodos de conservação adotados. Foram identificados os ácidos palmítico (45,12% e 46,67%), ácido esteárico (18,91% e 29,17%) e ácido oleico (35,96% e 24,15%) nas gelatinas produzidas a partir de peles congeladas e salgadas, respectivamente.[28,29]

As propriedades físicas das gelatinas se alteram, principalmente, em função de trocas na composição de aminoácidos hidrofóbicos,[18] mas, também, pela presença de fragmentos de proteínas de menor massa molar, e além da fonte ou da espécie, estas propriedades dependem intensamente da preservação da matéria-prima.[13]

A busca por novas alternativas de matéria-prima para a produção de geleificantes levou a criação de diversas patentes sobre métodos de extração e produção da gelatina de peixe, além de vários estudos realizados pelas indústrias para desenvolver metodologias que possam otimizar a extração.[3,10,16] De acordo com a literatura, são encontradas gelatinas produzidas a partir de peles e ossos de várias espécies de peixes de águas frias, como *Gadus morhua*,[30] *Gadus chalcogrammus*[31] e *Merluccius* merlucciu,[32] e peixes de águas quentes, como o *Thunnus albacares*,[33] *Oreochromis niloticus*[28,29] e *Lepidorhombus boscii*,[18] com bons resultados. Porém, pesquisas recentes demonstram uma problemática com relação ao consumo da gelatina extraída de peixes: estudos indicaram que o pescado é um dos alimentos que mais provoca alergias numa grande parcela da população mundial,[34] o que pode tornar um problema o uso dessa gelatina para produtos comerciais. A carne de peixes, assim como a sua pele, contém o colágeno do tipo I, que apresenta potencial alergênico em indivíduos sensíveis a peixe.[35]

Gelatina a partir da utilização de diferentes partes do peixe

As proteínas do colágeno são encontradas em diversos tecidos conjuntivos presentes ao longo do corpo do animal, sendo o colágeno do tipo I o mais abundante encontrado na pele, e esse tipo de colágeno é também encontrado nos ossos dos animais, sendo denominado como colágeno nativo ou tropocolágeno e, a partir dele, são obtidos o colágeno parcialmente hidrolisado (gelatina) e o colágeno hidrolisado.[36] Cerca de 1% das gelatinas produzidas no mundo são provenientes dos peixes, e este pequena quantidade ocorre principalmente pela dificuldade na padronização de técnicas de obtenção desse produto, e dentre a produção de gelatina obtida a partir de peixes, o maior percentual é a extração de gelatina da pele.[6]

Portanto, pode ser observado na Tabela 25.1, que existe a possibilidade de realizar a extração do colágeno de diversas partes do pescado, dentre elas a pele que é mais expressiva; no entanto, existem outros tipos de resíduos dos quais

TABELA 25.1 Diferentes partes do pescado, metodologias utilizadas para extração de colágeno e resultados obtidos pelos pesquisadores.

Matéria-prima	Procedimento de extração	Resultados obtidos	Referência
Cartilagem de tubarão (*Chiloscylluim punctatum*) e (*Carcharfinus limbatus*)	*Pré-tratamento:* retirada da gordura com NaOH 0,1 M, 1:10 (p/v), por 6 horas e descalcificação com EDTA 0,5 M, durante 48 horas *Extração:* hidrólise ácida com ácido acético 0,5 M, 1:15 (p/v), durante 48 horas, seguida de hidrólise enzimática com pepsina porcina (40 U/g de resíduo) em ácido acético 0,5 M 1:15 (p/v), por 48 horas, ambos a 4 °C	*Rendimento:* Entre 8,86 e 9,38%, conforme a extração em ácido ou enzima *Desnaturação:* 34,45 a 34,52 °C, conforme a extração em ácido ou enzima *Pontos isoelétricos:* 6,21 e 6,56, conforme a extração em ácido ou enzima	37
Ossos e pele de perca-do-nilo (*Lates niloticus*)	*Pré-tratamento:* retirada da gordura com H_2O a 35 °C e desmineralização com HCl 3%, durante 9 dias. Após, lavados 6 vezes com H_2O 1:2 (p/v) *Extração:* imersão em H_2O a 60 °C, em três banhos de 5 horas cada, após fervura por 5 horas a 100 °C	*Rendimento:* Extração da pele: 12,5 a 16% Extração dos ossos: 4,75 a 3,78% *Hidroxipolina + prolina:* Pele: 21,55 a 21,63 g/100 g de proteína Ossos: 21,75 a 21,79 g/100 g de proteína	38
Pele e ossos de cavala (*Scombemorous niphonius*)	*Pré-tratamento:* extração com NaOH 0,1 M, 1:20 (p/v), por 48 horas. Após descalcificação com EDTA-2Na 0,5 M durante 5 dias. Extração com álcool butílico 10% por 2 dias *Extração:* extração com ácido acético 0,5 M 1:15 (p/v), durante 3 dias. Após extração com pepsina (20 U/g de resíduo) em ácido acético 0,5 M a 4 °C por 2 dias	*Pele (extração ácida):* Rendimento: 13,68% Desnaturação: 15,12 °C *Pele (extração enzimática):* Rendimento: 3,49% Desnaturação: 14,66 °C *Ossos (extração ácida):* Rendimento: 12,54% Desnaturação: 18,06 °C *Ossos (extração enzimática):* Rendimento: 14,27% Desnaturação: 16,85 °C Os quatro colágenos continham glicina como aminoácido principal variando de 34,16% a 35,25% do total de aminoácidos	39
Ossos de pargo (*L. campechanus*) e garoupa pintada (*E. chlorostigma*)	*Pré-tratamento:* lavagem com água corrente e imersos duas vezes em NaOH 0,2 g/100 g, durante 45 minutos *Extração:* imersão em solução H_2SO_4 0,2%, por 45 minutos (duas vezes). Após, imersão em solução de ácido cítrico 1%, 1:6 (p/v) durante 45 minutos Extração final foi realizada com imersão em H_2O 1:1 (p/v) a 45 °C por 24 horas	*Gelatina obtida de ossos de pargo:* Rendimento: 9,14% Viscosidade: 15,30 cP Força do gel: 7,55 N *Gelatina obtida de ossos de garoupa pintada:* Rendimento: 13,66% Viscosidade: 18,50 cP Força do gel: 7,72 N	40
Bexiga natatória de atum albacora (*Thunnus albacares*) (continua)	*Pré-tratamento:* extração com NaOH 0,15 M 1:10 (p/v) durante 2 horas a 4 °C, e álcool butílico 10% durante 12 horas	*Rendimento:* Variou de 1,07% a 12,10%, conforme a extração em ácido ou enzima *Desnaturação:* Variou de 32,97 °C a 33,92 °C, conforme a extração em ácido ou enzima	41

(continua)

TABELA 25.1 Diferentes partes do pescado, metodologias utilizadas para extração de colágeno e resultados obtidos pelos pesquisadores. (continuação)

Matéria-prima	Procedimento de extração	Resultados obtidos	Referência
Bexiga natatória de atum albacora (*Thunnus albacares*) (continuação)	*Extração:* ácido acético 0,5 M, 1:10 (p/v), por 48 horas. Após, hidrólise com extrato de estômago de atum albacora (20 unidades/g de bexiga natatória) em ácido acético 0,5 M por 48 horas a 4 °C	*Teor de aminoácidos totais:* De 12,8% a 16,9%, conforme a extração em ácido ou enzima	
Parede corporal de coroa de espinhos (*Acanthaster planci*)	*Pré-tratamento:* extração com solução de 0,1 M de NaOH 1:10 (p/v) durante 3 dias. Após, desmineralização com Tris-HCL 0,05 M e EDTA-2 NA durante 2 dias *Extração:* imersão em solução de ácido acético 0,5 M 1:10 (p/v) por 48 horas. Após, extração com pepsina 1:15 (p/v) durante 48 horas	*Rendimento:* 2,29% *Hidroxiprolina:* 11,1% do perfil de aminoácidos encontrados *Prolina:* 10,8% do perfil de aminoácidos *Desnaturação:* 33 °C	42
Pele e espinhaço de tilápia-do-nilo (*Oreochromis niloticus*), obtidos a partir do resíduo de carne mecanicamente separada (CMS) da carcaça sem nadadeiras e com nadadeiras	*Pré-tratamento:* solução de ácido acético 4,5%, durante 4 horas *Extração:* cozimento em água destilada a 65 °C durante 6 horas. Após, retirada dos sólidos e filtragem do material	*Colágeno em pó obtido da pele:* Rendimento: 17,74% Proteína: 68,69% Massa molar média: 12.073 Da* Viscosidade: 182 mP* pH: 4,53 Capacidade de absorção de água: 866,00% *Colágeno em pó do espinhaço obtido do resíduo de carne mecanicamente separada da carcaça sem nadadeiras:* Rendimento: 4,10% Proteína: 72,03% Massa molar média: 4.391 Da* Viscosidade: 30 mP* pH: 4,67 Capacidade de absorção de água: 1.050,67% *Colágeno em pó do espinhaço obtido do resíduo de carne mecanicamente separada da carcaça com nadadeiras:* Rendimento: 4,83% Proteína: 75,31% Massa molecular média: 3.955 Da* Viscosidade: 34 mP* pH: 4,57 Capacidade de absorção de água: 1.036,33% *Dados obtidos pelos autores, porém ainda não publicados.	43
Pele, escamas e barbatanas de catla (*Catla catla*) e carpa-branca (*Cirrhinus mrigala*) (continua)	*Pré-tratamento:* imersão em solução alcalina de 0,1 M NaCl 1:10 (p/v) durante 6 horas a 4 °C	*Extração ácida:* *Catla:* Rendimento do colágeno obtido da pele: 5,8% Rendimento do colágeno obtido das escamas: 3,9% Rendimento do colágeno obtido das nadadeiras: 6,7%	44

(continua)

TABELA 25.1 Diferentes partes do pescado, metodologias utilizadas para extração de colágeno e resultados obtidos pelos pesquisadores. (continuação)

Matéria-prima	Procedimento de extração	Resultados obtidos	Referência
Pele, escamas e barbatanas de catla (*Catla catla*) e carpa-branca (*Cirrhinus mrigala*) (continuação)	*Extração:* (Ácida) imersão em solução de ácido acético 0,5 M na concentração 1:15 (p/v) por 24 horas (Enzimática) imersão em ácido acético 0,5 M e pepsina porcina (20 U/g de resíduo) durante 48 horas a 4 °C	*Carpa branca:* Rendimento do colágeno obtido da pele: 4,7% Rendimento do colágeno obtido das escamas: 3,2% Rendimento do colágeno obtido das nadadeiras: 5,7%	
Escamas de tilápia-do-nilo (*Oreochromis niloticus*)	*Pré-tratamento:* escamas secas em estufa a 40 °C, por 48 horas, após desmineralização com NaCl 1:10 (p/v), durante 24 horas	*Rendimento de colágeno em pó extraído das escamas:* 11,69%	45
	Extração: imersão em ácido clorídrico 1:10 (p/v), durante 24 horas, após imersão em água destilada na proporção de 1:4 (p/v), durante 2 horas, sob agitação e aquecimento a 60 °C	*Proteína totais de colágeno em pó extraído das escamas:* 83,33%	

o colágeno ser extraído, como os ossos, cartilagens, bexiga natatória, parede corporal de coroa de espinhos, escamas e espinhaço gerado pelas extração da CMS (carne mecanicamente separada) da carcaça sem nadadeiras e com nadadeiras, sendo interessante verificar técnicas que possam fazer uma melhor extração e analisar os seus rendimentos e qualidade reológicas comparativamente ao que se obtém a partir das peles dos peixes.

De acordo com Caldato *et al.*,[45] a gelatina obtida a partir das escamas de peixe é pouco estudada, mas ela tem sido usada como um aditivo na parte alimentícia, em drogas e cosméticos. Santos *et al.*,[43] também avaliando os resíduos gerados pela extração da carne mecanicamente separada (CMS) da carcaça sem nadadeiras e com nadadeiras, assim como da pele, relataram que apesar do rendimento da extração do colágeno das peles ser maior (17,74%) comparado ao colágeno extraído dos espinhaços de 4,10% (de carcaças sem nadadeiras) e 4,83% (espinhaços com nadadeiras) o teor proteico foi maior, além de contribuir muito com o meio ambiente, reduzindo o impacto ambiental, pelo eficiente aproveitamento desses resíduos. De acordo com Santos *et al.*[43] (dados ainda não publicados), considerando que esses três tipos de resíduos avaliados foram submetidos ao mesmo pré-tratamento e processo de extração do colágeno, o grau de hidrólise do colágeno da pele foi inferior àquelas obtidas na extração do colágeno dos espinhaços gerados da CMS das carcaças com e sem nadadeiras. As análises cromatográficas por exclusão de tamanho indicaram uma massa molar média do colágeno extraído da pele de 12.073 Da, aproximadamente três vezes maior que as massas molares médias obtidas nos tratamentos com os espinhaços gerados do CMS das carcaças com e sem nadadeiras, cujos valores foram 4.391 e 3.933 Da, respectivamente. Este comportamento também foi confirmado por meio da análise de viscosidade, onde o da pele apresentou um valor de 182 mP e dos espinhaços com e sem nadadeiras 34 mP e 30 mP, respectivamente.

Os rendimentos no processo de extração do colágeno diferem muito com relação as partes de matérias-primas utilizadas. Para extração das escamas de peixes, os valores variam de 1,45%[46] a 11,69%,[45] espinhas e ossos de 1,6%[37] a 15%,[39] cartilagem de 8% a 9%,[37] bexiga natatória de 1% a 12%[41] e, finalmente, a maior proporção extraída das peles, onde o rendimento do colágeno varia entre 12,5% a 16%.[38] A gelatina produzida a partir de partes de peixes possui desvantagens quando comparada com gelatinas obtidas a partir de partes de mamíferos, como bovinos e suínos. Uma das principais desvantagens é o seu rendimento, pois o rendimento é de aproximadamente 1% a 19%, sendo inferior ao apresentado por gelatinas produzidas a partir mamíferos, que pode chegar até 40%.[4] Outro problema apontado em gelatinas produzidas a partir de partes de peixes está relacionado com a qualidade, as gelatinas provenientes de peixes possuem propriedades reológicas inferiores na formação de géis com relação as gelatinas convencionais (bovinos e suínos).[20] Todavia, as possibilidades para o aproveitamento de gelatinas obtidas a partir de peixes são muitas, como a sua aplicação na elaboração de filmes para a produção de embalagens biodegradáveis, cápsulas e filmes comestíveis ou, até mesmo, na produção de sobremesas. Mas, o principal foco para a produção de gelatina de pescado é por ser uma boa alternativa para o uso integral dos resíduos gerados pelo processamento auxiliando na redução de problemas ambientais e religiosos.[20,47]

Processo de produção da gelatina

O processo de produção da gelatina consta de três etapas, sendo a primeira do pré-tratamento da matéria-prima, extração da gelatina e purificação/secagem.[5] O **pré-tratamen-**

to é realizado com objetivo de obtenção do colágeno com certo grau de pureza, utilizando várias etapas para remover proteínas solúveis, gorduras, minerais e promover o intumescimento do colágeno, onde faz-se um tratamento ácido e/ou alcalino da matéria-prima, ocorrendo a desnaturação da molécula, seguida da extração com elevação da temperatura da água.[5] Quando se alcança a temperatura de encolhimento ou retração da pele, as fibrilas do colágeno encolhem pelo menos um terço do seu comprimento original, sendo esta temperatura característica da espécie da qual se deriva o colágeno (espécie de peixes de águas frias ou tropicais). Este encolhimento desorganiza as fibras e ocorre o colapso da arquitetura helicoidal das subunidades polipeptídicas da molécula de colágeno. Sendo assim, a desnaturação é caracterizada pelo desenrolamento da estrutura em tríplice hélice em cadeias individuais solúveis, ou pequenos fragmentos. A extração do colágeno está diretamente relacionada com a rigorosidade do pré-tratamento, onde o colágeno é parcialmente hidrolisado sem alterar a configuração original de tríplice hélice, e posteriormente é desestabilizado por um tratamento térmico subsequente provocando o rompimento de ligações covalentes e de hidrogênio, o que leva à conversão do colágeno em gelatina.[18] A **extração da gelatina** a partir do colágeno é realizada com diferentes temperaturas que variam desde 60 °C até 90 °C, em diferentes tempos e com controle rigoroso de pH visando à maximização da extração e a manutenção de suas propriedades físico-químicas. A matéria-prima pode ser tratada utilizando-se ácido sulfúrico ou diferentes ácidos orgânicos (fórmico, acético, propiônico, lático, málico, tartárico, cítrico em várias concentrações) e/ou adição de soluções salinas (NaCl, KCl, $MgCL_2$ e $MgSO_4$), assim como, em função da técnica aplicada, são utilizados também o fosfato de cálcio e carbonato de cálcio nos tratamentos de extrações alcalinas.[48] Estudos recentes sobre as diversas formas de extração do colágeno têm por finalidade aperfeiçoar o método, uma vez que é sabido que este é um dos grandes fatores que afeta as propriedades físico-químicas da gelatina, para que ela não sofra uma extensiva degradação da estrutura da proteína e obter-se uma elevada geleificação.

Métodos de tratamento da pele para produção de gelatina

A produção da gelatina (Figura 25.2) pode ser realizada a partir de dois processos principais, onde cada processo é adequado conforme o tipo de matéria-prima utilizada e a aplicação específica da gelatina, seja ela para a indústria farmacêutica, fotográfica, cosmética, alimentícia, entre outras. Os processos são o ácido e o alcalino para a extração da gelatina, respectivamente do tipo A e tipo B.

O processo ácido é mais adequado para matérias-primas com fibras de colágeno menos entrelaçadas que são encontradas em peles de suínos e de peixes em função do tipo de arquitetura histológica própria da espécie e por serem ani-

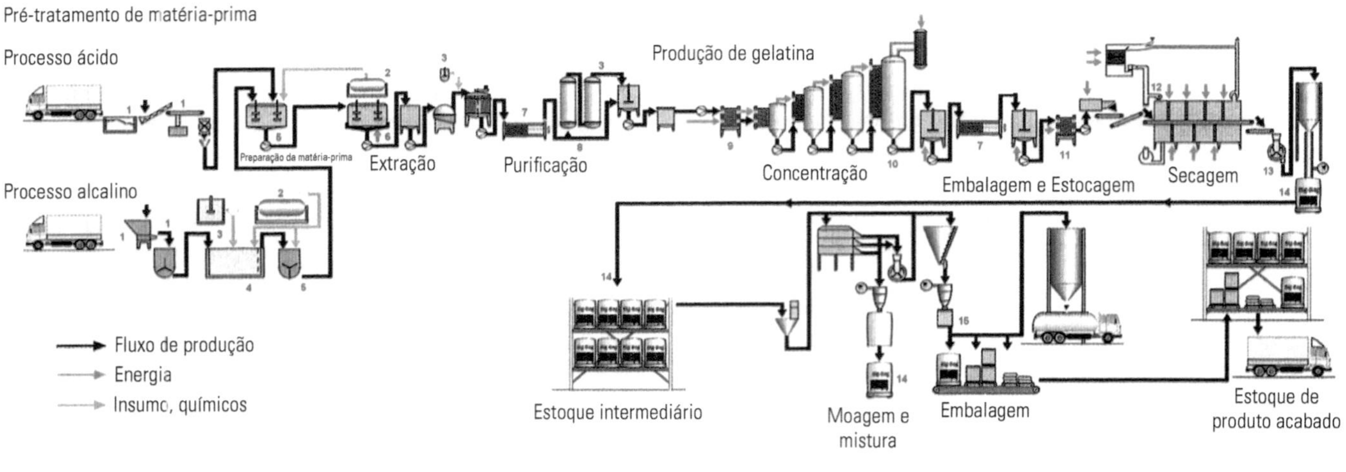

1 – Inspeção da matéria-prima.
2 – Análises físico-químicas e microbiológicas da água utilizada no processo.
3 – Análises físico-químicas dos insumos.
4 – Análise físico-química da matéria-prima em processo.
5 – Monitoramento físico-químico da neutralização do pH e lavagem da matéria-prima.
6 – Monitoramento do processo de extração.
7 – Avaliação da qualidade gelatina filtrada.
8 – Avaliação do grau de remoção de sais.
9 – Monitoramento do processo de aquecimento da gelatina na entrada do evaporador.
10 – Análise contínua da viscosidade durante a concentração da gelatina.
11 – Monitoramento contínuo da temperatura do esterilizador.
12 – Monitoramento contínuo da temperatura e umidade do ar.
13 – Verificação da granulometria da gelatina moída.
14 – Monitoramento contínuo do processo de embalagem da gelatina.
15 – Análises físico-químicas e microbiológicas da gelatina conforme legislação e requerimento de clientes.

Figura 25.2 ▪ Fluxograma e pontos de controle do processo de produção de diferentes gelatinas.[49]

mais abatidos muito jovens. Esse processo consiste em submeter as peles em pré-tratamento ácido. A matéria-prima é imersa em solução ácida com temperatura controlada até que ocorra a penetração dessa solução em todo o material. Neste processo, a pele incha de duas a três vezes seu volume inicial, ocorrendo com esse fenômeno a clivagem de ligações não covalentes inter e intramoleculares.[50] A grande vantagem deste processo é a curta duração do tempo do tratamento, que pode durar apenas algumas horas.

No processo de extração ácida, a gelatina obtida é classificada como tipo A. O ponto isoelétrico ocorre entre os pHs 7 e 9 e, neste processo, ocorre a reorganização física da estrutura e alterações mínimas hidrolíticas, portanto apresenta ampla faixa de distribuição de massa molar.[6] O processo alcalino consiste em tratar a matéria-prima em solução alcalina por um período de várias semanas. Esse é um processo mais lento comparado ao tratamento ácido, e é utilizado em materiais mais espessos que necessitam de uma maior agressividade na penetração dos agentes de tratamento, como a osseína ou a raspa de bovinos, cuja idade de abate mais tardia leva a geração de um tecido colagênico com maior grau de reticulação. No processo de extração alcalina, a gelatina obtida é denominada gelatina do tipo B, sendo considerado mais drástico esse processo comparado ao ácido. O ponto isoelétrico ocorre em pH 4,8 e 5,6, hidrolisando até aminoácidos, o que resulta em menor faixa de distribuição de massa molar.[6]

Processo de produção da gelatina

Uma consideração importante em todas as etapas de produção da gelatina é um rápido processamento até a obtenção do produto final. Um maior tempo de residência em tanque pulmão e equipamentos resultam na decomposição térmica, comprometendo a qualidade da gelatina final e aumentando os riscos de crescimento bacteriano. A seguir, estão detalhadas as etapas para a obtenção da gelatina.[49]

- **Extração:** após o pré-tratamento da matéria-prima, independentemente do processo adotado, o colágeno é solubilizado em água quente, convertendo-se em gelatina. No processo industrial, a extração da gelatina normalmente é realizada em processo batelada independentemente do pré-tratamento aplicado à matéria-prima, ácido ou alcalino, através de sucessivas aplicações de água quente com aumento gradativo da temperatura. A primeira extração, em geral, é realizada entre 50 °C e 60 °C. Quando a solução atinge concentração entre 3% e 8% de gelatina, a solução é drenada do extrator e bombeada para as etapas posteriores de processamento. Uma segunda e posteriores extrações são realizadas com nova adição de água quente com aumento de temperatura em cada etapa de 5 °C a 10 °C até a última extração, que pode chegar à temperatura de fervura. O número de etapas de extração depende do tipo de matéria-prima e da qualidade da gelatina produzida. As primeiras extrações, realizadas com temperaturas mais baixas e com matéria-prima pré-tratada devidamente, produzem gelatina de melhor qualidade. Ao contrário, as gelatinas obtidas das últimas extrações resultam em produto de baixa claridade, cor intensa e menor viscosidade e força de gel.
- **Filtração e clarificação:** a solução de gelatina é centrifugada e posteriormente filtrada. Empregam-se nesta etapa, filtros com terra diatomácea ou membranas de microfiltração, porém filtros do tipo prensa, com torta ou placas de celulose são bastante utilizados em substituição aos demais métodos de filtração. Usualmente, a filtração é realizada em duas etapas: 1) filtração principal: filtração da solução de gelatina a baixa concentração; e 2) filtração de polimento: filtração da solução concentrada de gelatina. As tortas de celulose apresentam a vantagem de serem recicláveis e, após o seu uso, estas são desintegradas; as fibras de celulose são lavadas, sanitizadas e novamente prensadas em novas tortas para o próximo uso.
- **Deionização:** dependendo dos requerimentos de qualidade do produto final, a solução de gelatina pode ser deionizada em leitos de resina aniônica e/ou catiônica. Mesmo com as várias etapas de lavagem da matéria-prima, após as etapas de pré-tratamento com ácidos e/ou álcalis, podem não ser suficientes para a redução da concentração de sais aos níveis desejados. Processos com membranas de ultrafiltração também são muito eficientes na remoção de sais, com a vantagem de promover, também, a concentração de soluções diluídas de gelatina.
- **Concentração:** evaporadores a vácuo de múltiplo estágio são usualmente utilizados na concentração da solução de gelatina, elevando sua concentração até aproximadamente 30% de sólidos. Membranas de ultrafiltração também são muito eficientes na concentração da solução de gelatina, quando utilizadas previamente aos evaporadores. A filtração por membranas é atrativa pela economia de energia e remoção de sais ao mesmo tempo, contudo tem a desvantagem de permitir a passagem de moléculas de baixo peso molecular juntamente com água e sais através das membranas. Portanto, a seleção da membrana a ser utilizada deve ser criteriosamente especificada em função do tamanho dos poros, de modo a minimizar as perdas de gelatina.
- **Esterilização:** a gelatina é muito conhecida como um meio de cultura em microbiologia, portanto é extremamente vulnerável a contaminações e crescimento bacteriano. Contudo, devido à termossensibilidade da gelatina, há uma pequena margem entre temperatura e tempo de exposição que garanta a qualidade microbiológica sem que comprometa as demais características de qualidade da gelatina. Essa característica faz da esterilização um ponto crítico do processo de produção da gelatina. A solução concentrada de gelatina é esterilizada por injeção direta de vapor elevando a temperatura a 140-146 °C em um intervalo aproximado de 4 a 6 segundos. A esterilização também pode ser realizada

de forma indireta por meio de trocadores de calor tipo placas e, neste caso, é possível recuperar até 95% da energia térmica.

- **Secagem e moagem:** após extração e filtragem da gelatina, ela deve ser concentrada e submetida à secagem. Normalmente, esse procedimento é realizado em câmaras de ar forçado, com controle de temperatura. Todavia, estudos indicaram que a liofilização da gelatina pode apresentar valor de *bloom* consideravelmente mais alto que as gelatinas secas ao ar, isso ocorre em função da gelatina liofilizada ter sofrido menor desnaturação térmica em função da baixa temperatura submetida, o que preserva as propriedades de formação de gel.[19] Nos processos industriais convencionais, a solução de gelatina concentrada é resfriada e o gel formado é extrusado na forma de "macarrão" que alimenta a esteira do secador com ventilação forçada de ar, com umidade e temperatura controladas. Ao final do processo de secagem, a gelatina é moída até a granulometria desejada e embalada.

Propriedades físico-químicas da gelatina

Composição centesimal

As gelatinas comerciais apresentam em sua composição entre 84-90% de proteína, 8-12% de água e menos que 4% de sais minerais, não apresentam carboidratos, gorduras, colesterol ou purina em quantidades significativas e são livres de qualquer tipo de conservantes. Portanto, é considerado um excelente alimento que complementa a dieta.

Composição de aminoácidos

A qualidade de uma proteína é medida pela sua habilidade de satisfazer as necessidades de aminoácidos para o corpo humano. Os aminoácidos são classificados em dois grupos: os chamados essenciais, que o organismo humano não consegue sintetizar, portanto necessita ser ingerido; e os não essenciais, que são os que o organismo consegue produzir em quantidades suficientes a partir dos aminoácidos essenciais. A sequência de aminoácidos predominantes na gelatina de peixe é glicina-prolina-hidroxiprolina. A gelatina contém níveis relativamente elevados dos aminoácidos glicina 26-34%, prolina 10-18% e hidroxiprolina 7-15%.[21,51] E também alanina de 8-11%, arginina 8-9%, ácido aspártico 6-7% e ácido glutâmico 10-12%.[21,52] Embora sua composição seja rica em aminoácidos, a gelatina não pode ser considerada uma proteína nutricionalmente completa, pois não contém o triptofano e é deficiente em isoleucina, treonina, metionina e cisteína.[53]

Com relação à composição de aminoácidos entre a gelatina elaborada com diferentes espécies de peixes, não existem grandes variações, embora possam ser observadas diferenças no conteúdo de alanina e de iminoácidos, e no grau da hidroxilação.[13] Karim e Bhat[5] apresentam a composição de aminoácidos da gelatina extraída de peles de diferentes espécies de peixes comparadas à gelatina suína Cod (*Gadus morhua*) (Tabela 25.2),[47] polaca-do-alasca (*Gadus chalcogrammus*),[54] *hake* (*Merluccius merluccius*)[47] e peixes de águas quentes, como megrim (*Lepidorhombus boscii*)[47] e tilápia-do-nilo (*Oreochromis niloticus*).[55]

O teor de metionina é muito variável no colágeno de peixes, essa variação pode ocorrer cerca de três vezes com relação ao colágeno de mamíferos e cerca de 60% com relação ao colágeno do bacalhau. Os aminoácidos glicina e alanina estão presentes em grandes quantidades no colágeno e são muito semelhantes em peixes e mamíferos.[56] No entanto, em função das condições ambientais e principalmente a temperatura da água, os vertebrados aquáticos foram divididos em grupos, onde foram separados como elasmobrânquios (tubarões, raias), peixes de águas frias (bacalhau, *halibut* e linguado), peixes de águas quentes (tilápia, carpa) e, finalmente, os peixes com bexiga natatória que podem ser considerados peixes de águas quentes e que são capazes de sobreviver a temperaturas muito elevadas.[15] Nessas circunstâncias, encontra-se uma grande variação, principalmente quanto a hidroxiprolina. Nos peixes de águas frias, o percentual encontrado é inferior aos de águas quentes.[20]

Propriedades reológicas

A gelatina é uma mistura de proteínas de diferentes tamanhos e formam soluções coloidais que, sob resfriamento, se convertem em gel. Se aquecido novamente, o gel retorna à sua condição coloidal. Essa reversibilidade ilimitada, conforme a temperatura do sistema, se constitui em uma importante propriedade tecnológica da gelatina. A força de gel, também denominado comercialmente como *bloom*, viscosidade e textura são propriedades funcionais da gelatina determinadas principalmente pela estrutura molecular, perfil de distribuição da massa molar, pH, presença de sais e temperatura do sistema. Estudos indicam que a gelatina contendo maior fração de moléculas com massas molares na região de 100.000 g/mol^{-1} apresentam maior força de geleificação e, consequentemente, gelatinas com menor força de geleificação estão relacionadas às frações de peptídeos de menores massas molares.

Os produtos comerciais apresentam uma força de gel ou *bloom* na faixa de 50 g a 300 g para gelatinas a uma concentração de 6,67%, e podem ser classificados de acordo com os seguintes valores: *bloom* baixo (< 150 g), médio (150-220 g) ou alto (220-300 g). Alguns autores relatam variações no valor de *bloom* entre diferentes espécies de peixes, e isto ocorre possivelmente devido às diferenças na composição de aminoácidos, no tamanho das redes de proteína,[38] bem como o *habitat*,[25] ou devido a degradação de proteínas que pode ocorrer durante a extração da gelatina.[57] Alguns relatos indicaram resultados discrepantes com relação a força de gel ou *bloom* de gelatinas elaboradas com diferentes espécies de peixes: salmão-do-atlântico (*Salmo salar*) 108 g,[6] bacalhau (*Gadus morhua*) 71 g,[30] *croaker* (*Johnius dussumieri*) 125 g,[58] e *shortfin scad* (*Decapterus macrosoma*) 177 g,[58] *bigeye snaper* (*Priacanthus macracanthus*) 105,7 g, *brownstripe red snapper*

TABELA 25.2 Composição de aminoácidos da gelatina suína comparada com algumas gelatinas de peixe (resíduos/1.000 resíduos).[5]

Aminoácido	Cod Skin[14]	Alaska Polak Skin[39]	Hake[14]	Megrim[14]	Tilápia Skin[34]	Pork Skin[9]
Ala	96	108	119	123	123	112
Arg	56	51	54	54	47	49
Asx	52	51	49	48	48	46
Cys	0	0	–	–	0	0
Glx	78	74	74	72	69	72
Gly	344	358	331	350	347	330
His	8	8	10	8	6	4
Hyl	6	6	5	5	8	6
Hyp	50	55	59	60	79	91
Ilê	11	11	9	8	8	10
Leu	22	20	23	21	23	24
Lys	29	26	28	27	25	27
Met	17	16	15	13	9	4
Phe	16	12	15	14	13	14
Pro	106	95	114	115	119	132
Ser	64	63	49	41	35	35
Thr	25	25	22	20	24	18
Trp	0	0	–	–	0	0
Tyr	3	3	4	3	2	3
Val	18	18	19	18	15	26
Iminoácido	156	15	173	175	198	223

(*Lutjanus vitta*) 218,6 g,[57] perca-do-nilo jovens (217 g) e adultos (240 g), e tilápia-do-nilo 263 g.[59]

As propriedades reológicas da gelatina são influenciadas pelo tipo de matéria-prima ou espécie, idade do animal e tipo de colágeno, bem como as características dos processos de extração (pH, tempo e temperatura de maturação) e degradação molecular.[26,60] A **viscosidade** é a segunda propriedade física mais importante de gelatinas comerciais, e está relacionada com a proporção de cadeias de aminoácidos de maior massa molar. O valor de pH é outro parâmetro que afeta a viscosidade do gel, portanto, valores de pH alcalinos normalmente acarretam grande queda na viscosidade, enquanto em pH ácido, ocorre apenas uma redução moderada.[26] A gelatina de diferentes espécies de peixes apresenta diferentes propriedades viscoelásticas, embora a composição de aminoácidos possa ser semelhante.[29] Essas propriedades também podem ser afetadas pela concentração, pH, peso molecular, índice relativo de *a* e *b* das cadeias, tempo de maturação e temperatura do gel.[61,62]

Propriedades sensoriais

A gelatina forma géis termorreversíveis com a água que se funde a temperaturas inferiores a 37 °C. Essa característica confere à gelatina propriedades organolépticas únicas. Outros agentes de geleificação, como amido, alginatos, pectina, ágar, carragena, entre outros hidrocoloides de origem vegetal, não conferem a capacidade de fusão do gel na boca e as propriedades elásticas de um gel de gelatina. As gelatinas extraídas dos peixes que apresentam temperaturas de fusão inferiores às gelatinas de origem bovinas e suínas, que apresentam mesma força do gel ou *bloom*, mostraram-se vantajosas quando aplicadas em géis aromatizados, proporcionando uma rápida liberação dos aromas e sabores do produto na boca.

Aplicações da gelatina

A gelatina é um hidrocoloide altamente versátil com aplicações principalmente em alimentos, fármacos, em aplicações biomédicas, inclui tratamento de hipertensão e inibição de doenças angiogênicas,[63] materiais fotográficos, entre outras aplicações industriais. A gelatina de peixe encontra aplicações semelhantes às gelatinas tradicionais, bovinas e suínas, especialmente aquela produzida a partir de peixes de águas quentes. A gelatina extraída de peixes de águas frias apresenta baixo poder de geleificação, em função da baixa concentração de hidroxiprolina, portanto apresenta aplicação restrita como gelificante.

A gelatina é uma opção promissora como matéria-prima para a embalagem de alimentos, proporcionando baixo custo, capacidade de formação de filme, alta disponibilidade e biodegradabilidade.[64] Na **indústria de alimentos**, a gelatina é aplicada na produção de sobremesas, gomas, *marshmallows*, confeitos, cremes, sorvetes, iogurtes, margarinas e outros produtos que empregam funções tecnológicas como gelificante, formando géis que se fundem à temperatura da boca, estabilizante, emulsificante, espessante, agente de aeração, formação de filmes, prevenção de sinerese em produtos lácteos e para dar cremosidade aos alimentos.[47] Na indústria de bebidas, atua como auxiliar no processo de clarificação de cervejas, sucos e vinhos e remoção de substâncias que causam a turbidez e adstringência. Além da aplicação de suas propriedades tecnológicas, a gelatina também é utilizada com a **finalidade nutricional** como fonte de proteína; contudo, por não ser de alto valor biológico devido à falta do triptofano e baixa concentração de metionina, pode ser associada a outras fontes destes aminoácidos, podendo ser utilizada na formulação de alimentos para consumidores com necessidades nutricionais específicas, como praticantes de atividade física ou pacientes que necessitam de cuidados nutricionais. Na **indústria farmacêutica**, a gelatina também é utilizada na produção de cápsulas farmacêuticas, duras ou moles, em função de sua propriedade de formar filmes e ser termorreversível. A gelatina também tem papel importante na **indústria fotográfica**, pois reveste a base das películas e constitui a emulsão de sais de prata sensíveis à luz. As propriedades tecnológicas da gelatina são amplamente aplicadas em áreas diversas. Na agricultura, para a encapsulação de sais fertilizantes e posterior liberação controlada no solo, com função aglutinante na formulação de adubos foliares, como agente aglutinante em rações animais, microencapsulação de aromas, vitaminas ou outros compostos que necessitem de proteção. As condições de processamento, como o tipo de ácido, tempo e temperatura utilizadas no processo de extração, são importantes para produzir um elevado rendimento e boa qualidade da gelatina do peixe. As propriedades funcionais como espuma, emulsificante, agente umectante, propriedades elásticas, estabilidade térmica e elevada força de gel faz da gelatina obtida a partir do peixe, uma matéria-prima exclusiva para diferentes aplicações mencionadas anteriormente.[63]

Referências bibliográficas

1. Vidotti RM, Gonçalves GS. Produção e caracterização de silagem, farinha e óleo de tilápia e sua utilização na alimentação animal. Instituto de Pesca. Disponível na internet: http://www.pesca.sp.gov.br, em 11 fev. 2010.
2. Tabarestani HS, Maghsoudlou Y, Motamedzadegan A, Mahoonak AS. Optimization of physico-chemical properties of gelatin extracted from fish skin of rainbow trout (*Onchorhynchus mykiss*). Bioresource Technology, Miramar. 2010; 101(15):6207-14.
3. Huang CY, Kuo JM, Wu SJ, Tsai HT. Isolation and characterization of fish scale collagen from tilapia (*Oreochromis* sp.) by a novel extrusion-hydro-extraction process. Food Chemistry. 2016; 190:997-1006.
4. Jamilah B, Harvinder KG. Properties of gelatins from skins of fish-black tilapia (*Oreochromis mossambicus*) and red tilapia (*Oreochromis nilotica*). Food Chemistry. 2002; 77:81-4.
5. Karim AA, Bhat R. Fish gelatin: properties; challenges; and prospects as an alternative to mammalian gelatins. Food Hydrocolloids. 2009; 23(3):563-76.
6. Arnesen JA, Gildber A. Extraction and characterisation of gelatine from Atlantic salmon (*Salmo salar*) skin. Bioresource Technology; 2007; 98:53-7.
7. Ghaly AE, Ramakrishnan VV, Brooks MS, Budge SM, Dave D. Fish processing wastes as a potential source of proteins, amino acids and oils: a critical review. J Microbial & Biochemical Technology. 2013; 5(4):107-29.
8. Shon JJH, Eo SJ, Hwang JBE. Effect of processing conditions on functional properties of collagen powder from skate (*Raja kenojei*) skins. Food Sci Biotechnol. 2011; 20:99-106.
9. Nurul AG, Sarbon NM. Effects of pH on functional, rheological and structural properties of eel (*Monopterus sp.*) skin gelatin compared to bovine gelatin. Int Food Res J. 2015; 22(2):572-83.
10. Sibilla S, Godfrey M, Brewer S, Budh-Raja A, Genovese L. An overview of the beneficial effects of hydrolysed collagen as a nutraceutical on skin properties: scientific background and clinical studies. Open Nutraceuticals J. 2015; (8):29-42.
11. Meyer M. Processing of collagen based biomaterials and the resulting materials properties. Biomed Eng. 2019; 18:74.
12. Farfan JA. Química de proteínas aplicada à ciência e tecnologia de alimentos. Campinas: Editora da Unicamp. 1990; 49p.
13. Gómez-Guillén MC, Turnay J, Fernández-Diáz MD, Ulmo N, Lizarbe MA, Montero P. Structural and physical properties of gelatin extracted from different marine species: a comparative study. Food Hydrocolloids. 2002; 16:25-34.
14. Bailey AJ, Paul RG, Knott L. Mechanisms of maturation and ageing of collagen. Mech Ageing Dev. 1998; 106:1-56.

15. Eastoe JE, Leach AA. Chemical constitution of gelatin. In: The science and technology of gelatin. Ward AG, Courts A (eds.). London: Academic Press. 1977; 3-107.
16. Giménez B, Gómez-Guillén MC, Montero P. Storage of dried fish skins on quality characteristics of extracted gelatin. Food Hydrocolloids. 2004; 19:958-63.
17. Kolodziejska I, Skierka E, Sadowska M, Kolodziejska W, Niecikowska C. Effect of extracting time and temperature on yield of gelatin from different fish offal. Food Chemical. 2008; 107:700-6.
18. Montero P, Gómez-Guillén MC. Extracting conditions for Megrim (*Lepidorhombus boscii*) skin collagen affect functional properties of the resulting gelatin. J Food Science. 2000; 65:434-8.
19. Gudmundsson M, Hafsteinsson H. Gelatin from cod skins as affected by chemical treatments. J Food Science. 1997; 62:37-9.
20. Bueno CM, Alvim ID, Koberstein TCRD, Portella MC, Grosso C. Produção de gelatina de pele de tilápia e sua utilização para obtenção de micropartículas contendo óleo de salmão. Braz J Food Tech. 2011; 14:65-73.
21. Poppe J. Gelatin. In: Thickening and gelling agents for food. 2 ed. Imeson A (ed.). London. Blackie Academic and Professional. 1997; 144-79.
22. Balian G, Bowes JH. The structure and properties of collagen. In: Ward AG, Courts A (eds.). The science and technology of gelatin. London: Academic Press. 1977; 73-107.
23. Pasos LAP. Piel de pescado. Disponível na internet: http://www.cueronet.com/exoticas/pescado.
24. Piez KA, Gross JG. The amino acid composition of some fish collagens: The relation between composition and structure. J Biol Chem. 1960; 235(4):995-8.
25. Norland RE. Fish gelatin. In: Advances in fisheries technology and biotechnology for increased profitability. Voight MN, Botta JK (eds.). Lancaster: Technomic Publishing Co. 1990; 325-33.
26. Leuenberger BH. Investigation of viscosity and gelation properties of different mammalian and fish gelatins. Food Hydrocolloids. 1991; 5:353-61.
27. Souza MLR. Tecnologia para processamento das peles de peixe. Maringá: Eduem, Coleção Fundamentum. 2004; 11:23-7.
28. Bordignon AC, Franco MLRS, Gasparino E, Yajima EM, Del Vesco AP, Visentainer JV, Mikcha JMG. Aproveitamento de peles de tilápia-do-Nilo congeladas e salgadas para extração de gelatina em processo batelada. Rev Bras Zootecnia. 2012; 41:473-8.
29. Bordignon AC, Souza MLR, Gasparino E, Yajima EM, Visentainer JV, Goes SR. Characterization of gelatins from Nile tilapia skins preserved by freezing and salting. Semina: Ciências Agrárias. 2019; 40(6):2581-92.
30. Sadowska M, Kołodziejska I, Niecikowska C. Isolation of collagen from the skins of Baltic cod *(Gadus morhua)*. Food Chemistry. 2003; 81(2):257-62.
31. Anvari M, Smith B, Sannito C, Fong, Q. Characterization of rheological and physicochemical properties of Alaska walleye pollock (*G. chalcogrammus*) roe. J Food Science Tech. 2018; 55(9):3616-24.
32. Fernández-Díaz MD, Montero P, Gómez-Guillén MC. Gel properties of collagens from skins of cod (*Gadus morhua*) and hake (*Merluccius merluccius*) and their modification by the coenhancers magnesium sulphate, glycerol and transglutaminase. 2001; 74:161-7.
33. Rahman MS, Al-Saidi GS, Guizani N. Thermal characterisation of gelatin extracted from yellowfin tuna skin and commercial mammalian gelatin. Food Chemistry. 2008; 108(2):472-81.
34. Asa K. Studies of hypersensitivity to fish: a clinical study. Int Arc Allergy Imm. 1989; 29:990-4.
35. Sakaguchi M, Toda M, Ebihara T, Irie S, Hori H, Imai, A, Yanagida M, Miyazawa H, Ohsuna H, Ikezawa Z, Inouye S. IgE antibody to fish gelatin (type I collagen) in patients with fish allergy. J Allergy Clin Imm. 2000; 106:279-84.
36. Prestes RC, Golusnki SM, Toniazzo G, Kempka AP, Luccio M. Caracterização da fibra de colágeno, gelatina e colágeno hidrolisado. Rev Bras Prod Agroindustriais. 2013; 15:375-82.
37. Kittiphattanabawon P, Benjakul S, Visessanguan W, Kishimura H, Shahidi F. Isolation and Characterisation of collagen from the skin of brownbanded bamboo shark (*Chiloscyllium punctatum*). Food Chemistry. 2010; 4:1519-26.
38. Muyonga JH, Cole CGB, Duodu KG. Extraction and physicochemical characterisation of Nile perch (*Lates niloticus*) skin and bone gelatin. Food Hydrocolloids. 2004; 18:581-92.
39. Li Z, Wang B, Chi C, Zhang Q, Gong Y, Tang J, Luo H, Ding G. Isolation and characterization of acid soluble collagens and pepsin soluble collagens from the skin and bones of Spanish mackerel (*Scomberomorous niphonic*us). Food Hydrocolloids. 2013; 31:103-13.
40. Shakila RJ, Jeevithan E, Varatharajakumar A, Jeyasekaran G, Sukumar D. Functional characterization of gelatin extracted from bones of red snapper and grouper in comparison with mammalian gelatin. LWT – Food Science and Technology. 2012; 48:30-6.
41. Kaewdang O, Benjakul S, Kaewmanee T, Kishimura H. Characteristics of collagens from the swim bladders of yellowfin tuna (*Thunnus albacares*). Food Chemistry. 2014; 155:264-70.
42. Tan CC, Karim AA, Latiff AA, Gan CY, Ghazali FC. Extraction and characterization of pepsin-solubilized collagen from the body wall of crown-of-thorns Starfish (*Acanthaster planci*). Int Food Res J. 2013; 20(6):3013-20.
43. Santos FV, Coradini MF, Altimari FC, Yajima E, Parisi G, Souza MLR. Produção de colágeno em pó a partir da pele e do espinhaço de tilápia do Nilo. Anais do XI Encontro Internacional de Produção Científica. Maringá – PR; 2019.
44. Mahboob S. Isolation and characterization of collagen from fish waste material – skin, scales and fins of Catla catla and Cirrhinus mrigala. J Food Science Technol. 2015; 52:4296-305.
45. Caldato K, Naves FKS, Zatta L. Gelatina extraída de escamas da tilápia do Nilo (*Oreochromis niloticus*) produzidas no município de Pato Branco: caracterizações e comparações com amostras comerciais. Rev Bras Tecnologia Agoindustrial. 2019; 13:2730-51.
46. Zhang J, Duan R, Chao Y, Kunihiko K. Isolation and characterization of collagens from scale of silver carp (*Hypophthalmichthys molitrix*). J Food Biochemistry. 2010; 34(6):1343-54.

47. Gómez-Guillén MC, Giménez B, López-caballero ME, Montero MP. Funcional and bioactive properties of collagen and gelatin from alternative sources: a review. Food Hydrocolloids. 2011; 25:1813-27.

48. Carvalho RA. Elaboração e caracterização de filmes a base de gelatina modificada enzimática e quimicamente. Tese (Doutorado em Engenharia de Alimentos). Campinas: Universidade Estadual de Campinas. 2002; 227p.

49. Schrieber R, Gareis H. Gelatine handbook. Weinhem: Wiley-VCH GmbH & Co. 2007; 45-117.

50. Ledward DA. Gelatin. In: Handbook of hydrocolloids. Phillips GO, Williams PA (ed.). Boston: Woodhead Publishing. 2000; 67-86.

51. Veiss A. The gelatin-collagen transition. In: Macromolecula Chemistry of Gelatin. Veis A (ed.). New York: Academic Press. 1964; 261-70.

52. Hudson CB. Gelatine – Relating structure and chemistry to functionality. In: Food Hydrocolloids: Structures, Properties, and Functions. Nishihari K, Doi E. New York: Plenum. 1994; 347-54.

53. Potter NN, Hotchkiss JH. Food Science. 5 ed. New York: Springer Sci Business Media. 1998; 46-68.

54. Zhou P, Mulvaney SJ, Regenstein JM. Properties of Alaska pollock skin gelatin: a comparison with tilapia and pork skin gelatins. J Food Science. 2006; 71:C313-C321.

55. Sarabia AI, Gómez-Guillén MC, Montero P. The effect of added salts on the viscoelastic properties of fish skin gelatin. Food Chemistry. 2000; 70:71-6.

56. Eastoe JE. The amino acid composition of mammalian collagen and gelatin. Biochemical J. 1955; 61:589.

57. Jongjareonrak A, Benjakul S, Visessanguan W, Tanaka M. Skin gelatin from bigeye snapper and brownstripe red snapper: chemical compositions and effect of microbial transglutaminase on gel properties. Food Hydrocolloids. 2006; 20:1216-22.

58. Cheow CS, Norizah MS, Kyaw ZY, Howell NK. Preparation and characterisation of gelatins from the skins of sin croaker (*Johnius dussumieri*) and shortfin scad (*Decapterus macrosoma*). Food Chemistry. 2007; 101:386-91.

59. Grossman S, Bergman M. Process for the production of gelatin from fish skins. US Patent. 1992; 5,093,472.

60. Ledward DA. Gelation of gelatin. In: Functional properties of food macromolecules. Mitchell JR, Ledward DA (eds.). London: Elsevier Applied Science Publishers. 1986; 233-89.

61. Choi SS, Regenstein JM. Physicochemical and sensory characteristics of fish gelatin. J Food Science. 2000; 65:194-9.

62. Gómez-Guillén MC, Montero P. Extraction of gelatin from Megrim (*Lepidorhombus boscii*) skins with several organic acids. Food Chemistry and Toxicology. 2001; 66(2):213-6.

63. Veeruraj A, Arumugam M, Ajithkumar T, Balasubramanian T. Isolation and characterization of drug delivering potential of type-I collagen from eel fish Evenchelys macrura. J Materials Sci: Materials in Medicine. 2012; 23(7):1729-38.

64. Farris S, Schaich KM, Liu L, Cooke PH, Piergiovanni L, Yam KL. Gelatin-pectin composite films from polyion–complex hydrogels. Food Hydrocolloids. 2011; 25(1):61-70.

65. Elgadir M.A., Mirghani MES, Adam, A. Fish gelatin and its applications in selected pharmaceutical aspects as alternative source to pork gelatina. J Food, Agriculture & Environment. 2013; 11(1):73-9.

26 Quitina e Quitosana Obtidas de Rejeitos de Pescado e Aplicações no Tratamento de Efluentes

Luis Antonio de Almeida Pinto ▪ Bruna Silva de Farias ▪ Tito Roberto Sant'Anna Cadaval Junior

Introdução

O Brasil apresenta grande potencial pesqueiro por possuir vasto litoral e potencial hídrico, com várias bacias hidrográficas, além de uma biodiversidade de fauna marinha. Uma preocupação da indústria pesqueira diz respeito ao destino adequado para seus resíduos gerados, de modo que as agressões ao meio ambiente sejam cada vez mais reduzidas. Na medida em que a geração de resíduos de camarão e siri é bastante significativa, e que tais rejeitos são constituídos por quitina, proteínas, carbonato de cálcio e pigmentos, tem havido grande interesse em seu reaproveitamento, buscando alternativa à sua disposição final, com vistas ao desenvolvimento de produtos de valor agregado.[1] Os rejeitos de camarão possuem de 5% a 7% de quitina, e os de siri de 15% a 20%.[2] Seus rejeitos são normalmente utilizados para a produção de farinha de pescado, porém seu uso reduz a qualidade nutricional do produto. Uma forma de agregar valor aos rejeitos do camarão e do siri é a produção de quitosana, utilizada na medicina e nas indústrias alimentícia, farmacêutica e química.

Quitina

A quitina, denominação usual para o polímero β-(1-4)-2-acetamido-2-desoxi-D-glicose (N-acetil-glicosamina), foi descoberta pelo professor francês Henri Braconnot, em 1811, recebendo então a denominação inicial de fungina. Seu nome foi dado por Odier, em 1823, quando ela foi isolada de insetos. O termo quitina é derivado do grego, da palavra Chiton, que significa um revestimento protetor para invertebrados.[3] A quitina é composta por unidades de 2-acetamino-2-desoxi-β-D--glicose por meio de ligação glicosídica β-(1,4). A Figura 26.1 mostra a estrutura química da quitina.[1]

A quitina é um material altamente insolúvel semelhante à celulose em solubilidade e baixa reatividade química, com hidroxil na posição C-2 da celulose substituída por um grupo acetamido. Como a celulose, esta funciona naturalmente como um polissacarídeo estrutural. A quitina é encontrada nos exoesqueletos de crustáceos, na parede celular de fungos e em outros materiais biológicos. Esse biopolímero pode ser utilizado como agente floculante no tratamento de efluentes e como adsorvente na clarificação de óleos. O principal produto da quitina é a quitosana, que possui valor maior comercial e propriedades mais interessantes para o âmbito industrial e fins de pesquisa. As principais fontes naturais da quitina, para uso industrial, são os resíduos de camarão, siri e lagosta.

Nota ao Leitor: Este capítulo apresenta algumas figuras coloridas e para visualizar basta acessar o QR *code* disponível na página XIX, "Material Suplementar".

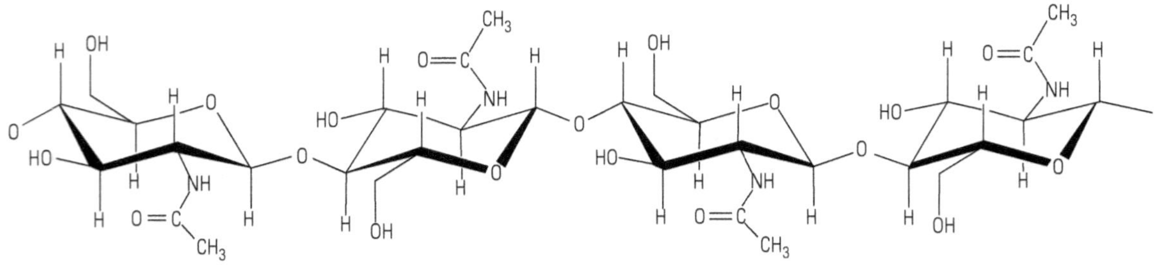

Figura 26.1 ▪ Estrutura química da quitina.[1]

Quitosana

Quimicamente, a quitosana é um polímero de alta massa molar, sendo uma poliamina na qual os grupos amino estão disponíveis para reações químicas (preparação de derivados) e formação de sais com ácidos. Os grupos hidroxila C-6 (primário) e C-3 (secundário) também podem ser utilizados na preparação de derivados. A única diferença presente entre a quitosana e a quitina é a substituição do grupo acetamido na posição 2, pelo grupo amino. A Figura 26.2 mostra a estrutura química da quitosana.[1] Durante o curso da desacetilação alcalina, parte das ligações N-acetil do polímero são rompidas com formação de unidades de D-glicosamina, que contém um grupo amínico livre. Entretanto, a quitosana não é uma entidade química uniforme, mas um grupo de polímeros parcialmente desacetilados. A massa molar e o grau de desacetilação da quitosana são os fatores mais importantes que determinam a aplicação desta, influenciando a maioria de suas características.[3] As quitosanas comerciais possuem, geralmente, grau de desacetilação que varia de 70% a 95%, com massa molar na faixa de 10^4 a 10^6 g/mol.[4]

Caracterização técnica

No Brasil, a quitosana é comercializada na forma pulverizada e encapsulada como fonte de fibra natural solúvel, indicada como auxiliar na perda de peso e na redução do colesterol. A Tabela 26.1 mostra algumas especificações técnicas da quitosana comercial.

Propriedades

A quitosana é um biopolímero catiônico carregado positivamente, que é bioadesivo, biocompatível, biodegradável[4] e, além disso, também é atóxico e multifuncional.[1] A quitosana e seus derivados têm sido considerados por possuir várias aplicações; entretanto, estas são limitadas pela insolubilidade em pH neutro ou superior. Graças ao caráter básico atribuído à presença do grupamento amina nas unidades monoméricas repetidas e à sua biodegradabilidade, essa composição polimérica possui diversas aplicações, como no tratamento de águas, na manufatura de lentes de contato, nas membranas artificiais, na preservação de frutas e hortaliças, na proteção gástrica, entre outros.[6] Várias aplicações da quitosana vêm sendo estudadas, incluindo cromatografia, quelação de metais, aditivos químicos para as indústrias têxtil, alimentícia, papel, vernizes e revestimentos, membranas seletivas adesivas, e ainda aplicações médicas, como membranas, bac-

TABELA 26.1 Especificações técnicas da quitosana comercial.[5]

Quitosana	Especificações
Partícula	80 *mesh* pó ou fatia
Conteúdo de umidade	< 10,0%
Conteúdo de cinzas	< 1,0%
Insolubilidade	< 1,0%
Desacetilação	> 85,0%; > 90,0%; 95,0%
Viscosidade	30-3.000 cP
pH	6-7
Empacotamento	10 a 25 kg

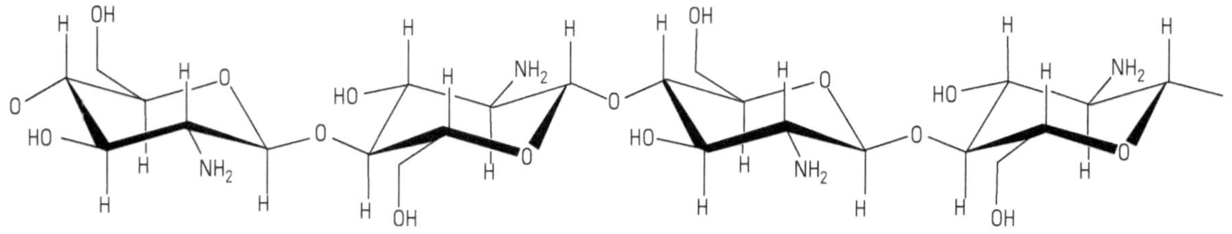

Figura 26.2 ▪ Estrutura química da quitosana.[1]

tericidas, transportadores farmacológicos, anticoagulantes, meios microbiológicos, lentes de contato, entre outros.[7,8]

Processo de produção

Diversos métodos alcalinos foram propostos por diferentes autores para a produção de quitosana, e a maioria deles envolve o uso de soluções de hidróxido de sódio ou potássio.[9] Geralmente, a quitina é suspensa em soluções aquosas concentradas de NaOH ou KOH (40% a 60%) por tempos variáveis (0,5 h a 24 h) e a temperaturas relativamente elevadas (50 °C a 130 °C). A distribuição de massa molar, ou seja, a polidispersão, é influenciada por vários parâmetros, como: tempo, temperatura, concentração e relação solução álcali/quitina, empregadas na reação de desacetilação.[10,13] Assim, amostras de quitosanas podem ter características diferentes quanto ao grau de desacetilação, viscosidade e distribuição de massa molar, o que define suas aplicações e influencia o desempenho final do polímero.[9,13] A massa molar viscosimétrica média de polímeros lineares, nos quais se encontra a quitosana, pode ser determinada a partir da equação empírica de Mark-Houwink-Sakurada, que relaciona a viscosidade intrínseca à massa molar do polímero,[11] e o grau de desacetilação pode ser determinado por titulação potenciométrica.[12]

Processo de obtenção de quitina

As matérias-primas utilizadas, rejeitos de camarão e de siri, para obtenção de quitina e produção de quitosana são obtidas nas indústrias pesqueiras de processamento de pescado. O processo de obtenção de quitina segue as etapas de: pré-tratamento, desmineralização, desproteinização, desodorização e secagem,[2] conforme apresentado na Figura 26.3.

O pré-tratamento com água corrente é uma das operações preliminares à obtenção de quitina e tem como objetivo a separação do material grosseiro, entre eles, material vegetal, porções de tecido e outros materiais que eventualmente possam acompanhar os rejeitos. No caso de siri, esse pré-tratamento inclui ainda a moagem, a fim de obter menor granulometria. A etapa de desmineralização tem por objetivo reduzir o teor de cinzas da matéria-prima e é realizada com ácido clorídrico 2,5% (v/v), no caso dos rejeitos de camarão, e 7,0% (v/v), no de siri, e agitação. Após, seguem-se lavagens até obter pH neutro. A etapa de desproteinização tem a função de reduzir o teor de nitrogênio proteico e consiste em adicionar à matéria-prima desmineralizada uma solução de hidróxido de sódio 5% (m/v) no tanque agitado. Em seguida, é realizada a lavagem desse material, até obter pH neutro. Na etapa de desodorização, a matéria-prima desproteinizada é colocada em um tanque com agitação ao qual é adicionada uma solução de hipoclorito de sódio 0,36% (v/v). O objetivo dessa operação é a redução de odor proveniente do material e a retirada de pigmentos. Faz-se, então, a lavagem com água para retirar o hipoclorito de sódio restante, até obter pH neutro. Após a desodorização é necessária a secagem do produto obtido (quitina úmida), sendo esta realizada em um secador tradicional de bandejas a uma temperatura de 80 °C por 4 h.[2]

Processo de produção de quitosana

O processo de produção e purificação da quitosana, mostrado na Figura 26.4, é realizado a partir da desacetilação da quitina, em que reage com solução de NaOH, e a reação ocorre em um reator com agitação e aquecimento. A temperatura do reator é decorrente da temperatura de ebulição da solução de NaOH, a qual é mantida constante, durante um período predeterminado. Os parâmetros operacionais da reação compreendem o diâmetro da quitina (mm), relação NaOH:quitina (mL g^{-1}), concentração da solução de NaOH (%) e tempo de reação (min).[13] Ao término do tempo de reação é realizada uma lavagem com água corrente, retirando o excesso do reagente, o que se verifica por meio da medição do pH.[10] Após a reação de desacetilação, a quitosana passa por um processo de purificação (Figura 26.4). A partir da quitosana, prepara-se um sal com concentração de quitosana 1% (m/v), em solução de ácido acético 1% (v/v), em que se obterá a quitosana dissolvida, visto que esta possui solubilidade em ácidos orgânicos diluídos. A solução é centrifugada para que seja possível retirar o material que não foi dissolvido e obter uma solução com menor quantidade

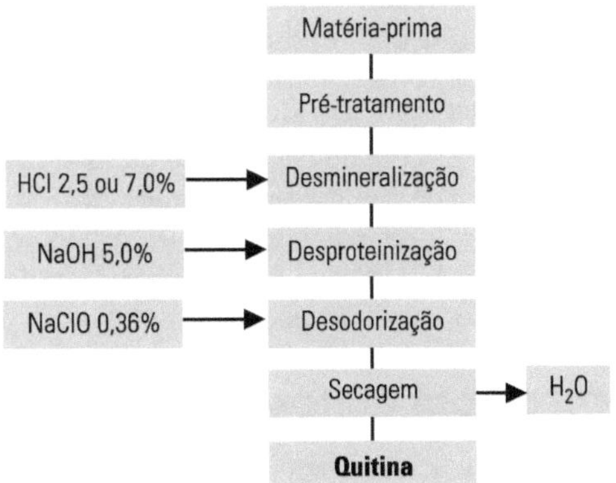

Figura 26.3 ▪ Processo de obtenção de quitina.[2]

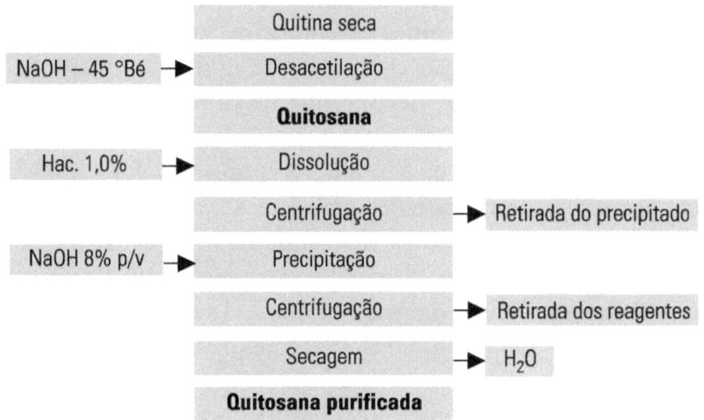

Figura 26.4 ▪ Processo de produção de quitosana.[2]

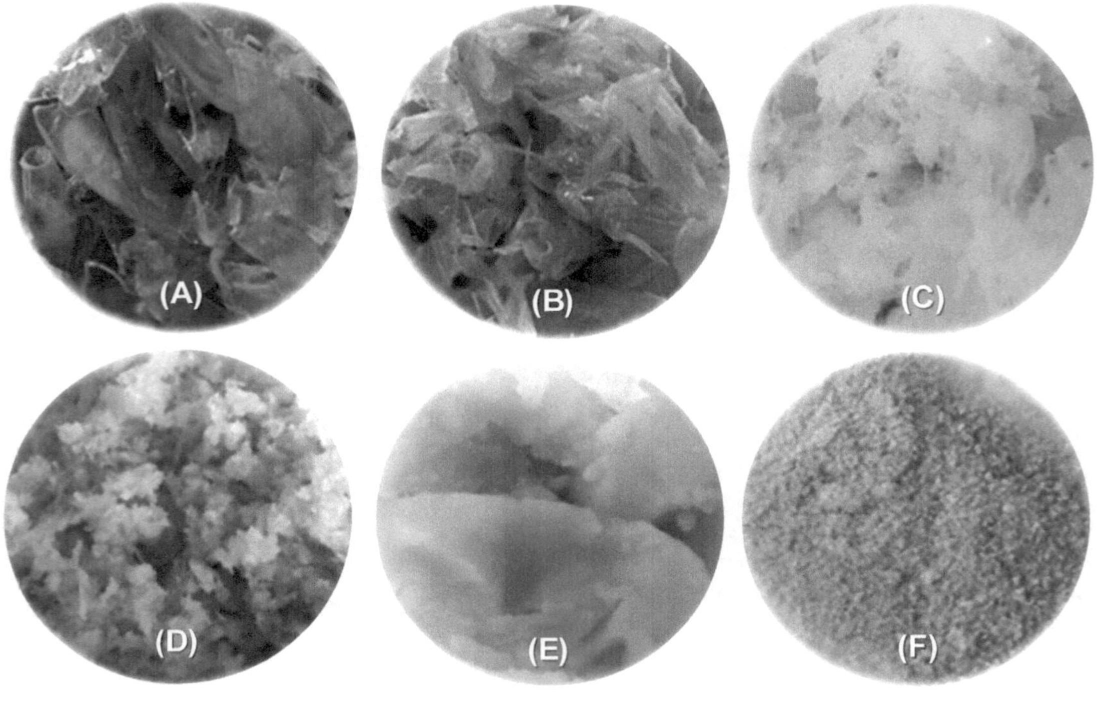

Figura 26.5 ▪ Amostras dos materiais das etapas de extração de quitina e produção de quitosana: (A) carapaças de camarão desmineralizadas; (B) carapaças de camarão desproteinadas; (C) carapaças de camarão desodorizadas (quitina); (D) quitosana sem purificação; (E) quitosana purificada em pasta; (F) quitosana purificada seca.[17]

de impureza. A quitosana é precipitada em solução alcalina até pH de aproximadamente 12,5.[14] Depois, é feita a neutralização com solução ácida até pH 7,0. A separação é feita por centrifugação. A secagem é realizada em secador de leito de jorro,[15] até a umidade comercial (abaixo de 10%, base úmida), e assim se obtém a quitosana purificada e seca. A Figura 26.5 apresenta amostras dos materiais em cada etapa dos processos de extração da quitina e produção da quitosana, a partir de resíduos de camarão.

Cinética da desacetilação

Na presença do alcaloide, as cadeias do polissacarídeo são submetidas à degradação por causa da concentração elevada dos reagentes e dos tempos prolongados necessários para se obter uma desacetilação completa.[9] Sabe-se que a degradação da quitina ocorre inevitavelmente durante a reação de desacetilação, embora o mecanismo molecular não seja explicado. Nos estudos de Moura,[14] a reação não foi realizada em atmosfera de nitrogênio, pois a massa molar não sofreu significativas modificações que poderiam ser causadas por mecanismos oxidativos. Isso pode ser constatado por meio dos comportamentos da massa molar e do grau de desacetilação obtidos pelo autor nos experimentos, os quais foram semelhantes aos citados na literatura. A partir dos resultados de Moura,[14] foram construídos gráficos do logaritmo neperiano da massa molar viscosimétrica média em função do tempo de reação e do grau de desacetilação em função do tempo de reação de desacetilação (Figura 26.6A). Observando a Figura 26.6A, constata-se que a degradação molecular descreveu uma cinética de pseudoprimeira ordem, conforme citado na literatura.[14] Ajustando os valores do ln M_v em função do tempo de reação, foram obtidas as constantes cinéticas de degradação referentes ao primeiro e ao segundo período da reação, as quais corresponderam aos valores de aproximadamente $3{,}40 \times 10^{-3}$ min^{-1} e $0{,}19 \times 10^{-3}$ min^{-1}, respectivamente. A partir da análise da Figura 26.6B, pode-se observar um comportamento cinético também de pseudoprimeira ordem para o grau de desacetilação, similar ao observado por outros autores, no qual estudaram não somente resíduos de camarão (α-quitina), mas também resíduos de lula (β-quitina).[9,16] Esse comportamento pode ocorrer por causa da diminuição dos resíduos de 2-acetamido-2-desoxi-D-glicose e um consequente aumento dos resíduos de 2-amino-2-desoxi-D-glicose, aumentando gradualmente a probabilidade das reações de degradação que são conduzidas a uma dependência da desacetilação, e que a N-desacetilação heterogênea ocorre preferencialmente na região amorfa da quitina seguindo das bordas para o interior da região cristalina, influenciando a taxa de reação.[11]

Adsorção com quitosana

Cinética de floculação

Para realização dos experimentos de floculação no trabalho de Piccin e Pinto,[18] os efluentes de cada etapa do processo

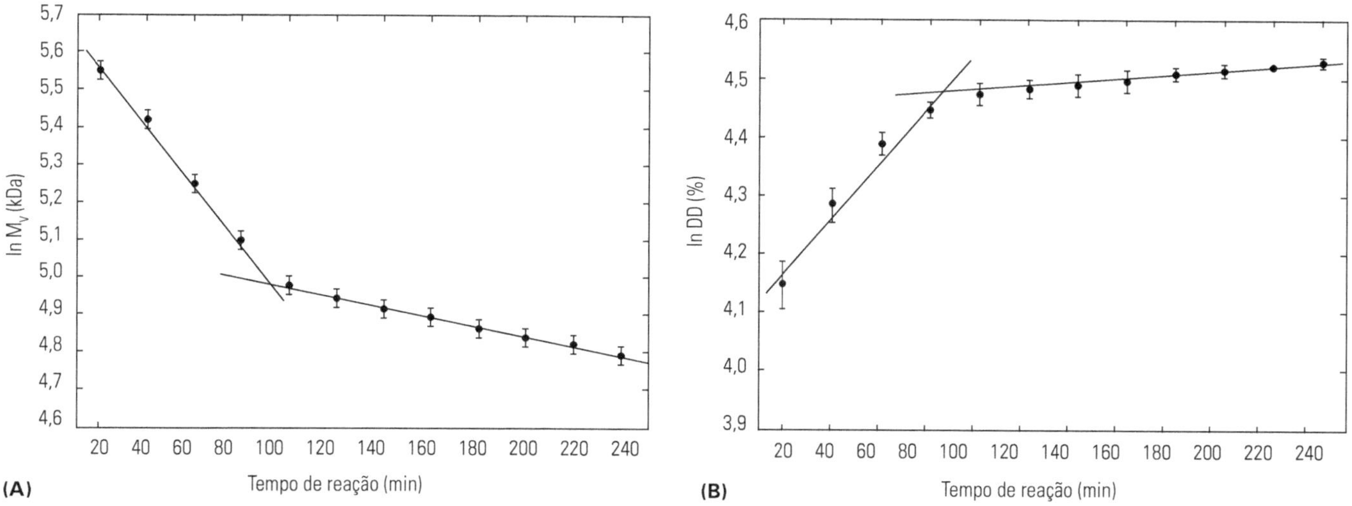

Figura 26.6 ▪ (A) Gráfico do logaritmo neperiano da massa molar em função do tempo de reação de desacetilação;[4] e (B) gráfico do grau de desacetilação em função do tempo de reação de desacetilação.[14]

de obtenção da quitina e das respectivas lavagens foram coletados e misturados proporcionalmente, sendo analisados quanto à demanda química de oxigênio (DQO) e turbidez (NTU) realizadas de acordo com Apha.[19] O grau de desacetilação da quitosana foi determinado pelo método da titulação potenciométrica, descrito por Broussignac, reportado por Tolaimate *et al.*,[9] obtendo-se graus de desacetilação de 30%, 57,5% e 85% para tempos de reação de desacetilação de 5 min, 25 min e 100 min, respectivamente. A quitosana teve seu potencial floculante comparado com o sulfato de alumínio na melhor condição encontrada para a remoção de DQO.[18] Alíquotas de ambos os tratamentos foram coletadas nos tempos de 5, 10, 15, 20, 30, 40 e 60 minutos. Os resultados experimentais da floculação obtidos por Piccin e Pinto[18] foram ajustados por meio dos modelos de Brimberg modificado e de Langmuir-Hinshelwood, que estão representados nas equações 1 e 2, respectivamente.

$$\frac{C}{C_o} = \exp\left(-Kt^n\right) \tag{1}$$

$$\frac{C}{C_o} = 1 + \left(\frac{K_2 t}{1 + K_3 t}\right) \tag{2}$$

sendo "C_o" e "C" as concentrações inicial e no tempo "t" do efluente (mg L^{-1}), respectivamente; "K" a constante cinética do modelo de Brimberg (min^{-1}); "t" o tempo (min); "n" o coeficiente do modelo de Brimberg; "K_2" e "K_3" a constante referente à taxa de reação (mg L^{-1} min^{-1}) e a constante referente ao equilíbrio de adsorção (L mg^{-1}), respectivamente.

Os experimentos desses autores,[18] para avaliação dos comportamentos cinéticos e da comparação da quitosana como agente floculante em relação ao sulfato de alumínio, foram conduzidos com a utilização de concentrações de

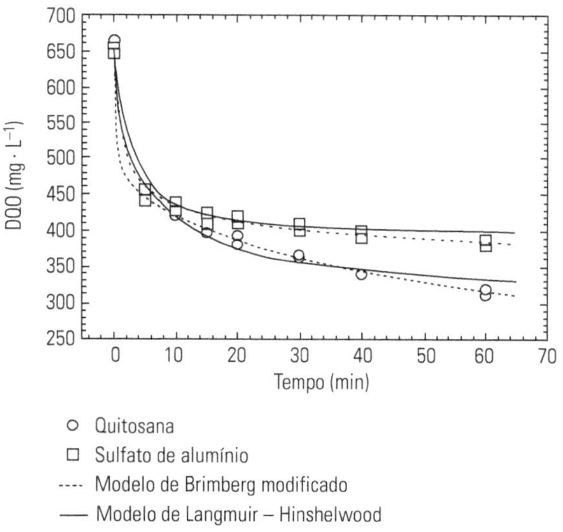

Figura 26.7 ▪ Comparação entre o potencial de floculação da quitosana com relação ao sulfato de alumínio.[18]

agente floculante de 150 mg L^{-1}, e o pH dos efluentes foi corrigido para 6. A Figura 26.7 apresenta os resultados da cinética da floculação para a remoção de DQO, comparando a quitosana com o sulfato de alumínio.

Pode-se observar na Figura 26.7 que a maior redução ocorre nos primeiros 10 minutos, tanto para a quitosana quanto para o sulfato de alumínio. Após esse período, os valores continuam diminuindo até o fim do tratamento, porém com menores taxas de redução. Também a partir desse período se observa que os valores da concentração da DQO para o tratamento com quitosana tornam-se menores que os valores para o sulfato de alumínio. Esse fato leva a supor que a quitosana possui um efeito de adsorção que permite remover materiais solúveis que o sulfato de alumínio não consegue. A partir dos resultados observados por Piccin e Pinto,[18] foi possível verificar que os diferentes graus de desacetilação da quitosana apresentaram influência sobre a remoção da DQO do efluente, o que não foi observado sobre a redução da turbidez, visto que os mecanismos de adsorção são diferentes. As maiores reduções da turbidez ocorreram em pH alcalino, por causa da desestabilização das substâncias encontradas em estado coloidal e consequente precipitação. Já a maior remoção da DQO ocorreu em pH ácido devido à protonação do grupamento amino da quitosana. O aumento da concentração da quitosana no efluente elevou a redução da turbidez. Os modelos de Brimberg modificado e Langmuir-Hinshelwood propostos para explicar a cinética de floculação apresentaram bom ajuste.

Efluente de corantes alimentícios

A incorreta disposição no meio ambiente de efluentes que contenham corantes dissolvidos conduz frequentemente às seguintes consequências: problemas estéticos ocasionados pela presença dos corantes, mesmo em pequenas concentrações; redução da capacidade de reoxigenação da água, alterando as concentrações de oxigênio dissolvido no meio; redução de penetração de luz solar que, por sua vez, perturba as atividades fotossintetizadoras no sistema aquático; ocorrência de toxicidade crônica e aguda, além de alguns desses (principalmente azocorantes) alterarem a eficiência de sistemas de tratamento de efluentes.[20] Vale ressaltar que estudos observaram um alto potencial de adsorção de corantes pela quitosana.[21,22]

Isotermas de equilíbrio

As isotermas de equilíbrio de adsorção são determinadas usando ensaios em batelada, a diferentes condições de temperatura. Assim, 0,05 g (base seca) de material adsorvente é adicionado a 100 mL de água destilada. O pH da solução de quitosana é ajustado para 5,0 a 7,0 por 10 mL de solução-tampão fosfato dissódico/ácido cítrico 0,1 N, sendo medido o pH de equilíbrio após a operação de adsorção. Após isso, diferentes volumes (2 mL a 40 mL) de solução de corante com 2 g L^{-1} são adicionados e completados a 200 mL com água destilada e as soluções são agitadas a 100 rpm. As amostras são analisadas a cada 8 h. O equilíbrio é alcançado quando a concentração do corante na solução não apresenta diferença por três medidas consecutivas. A quitosana e o material adsorvido são removidos do líquido por meio de uma filtração com papel-filtro Watman nº 40, que não apresenta interação com o corante em solução, e a concentração do corante é determinada por espectrofotometria.[21] A capacidade de adsorção no equilíbrio, q_e (mg g^{-1}), é calculada de acordo com a equação 3, sendo q_e dependente da massa de quitosana adicionada (M_a).

$$q_e = \frac{V(C_i - C_e)}{M_a} \quad (3)$$

sendo "C_i" a concentração inicial de corante na fase líquida (mg L^{-1}); "C_e" a concentração de equilíbrio de corante de fase líquida (mg L^{-1}); "M_a" a massa de adsorvente (g) e "V" o volume de solução (L).

As isotermas de adsorção são descritas por muitas formas matemáticas, algumas das quais têm por base um modelo físico simplificado de adsorção e dessorção, enquanto outros são puramente empíricos e planejados para correlacionar os dados experimentais. Várias equações de modelos de isotermas, como Langmuir (equação 4), Freundlich (equação 5) e Redlich-Peterson (equação 6), são usadas para descrever as características de equilíbrio de adsorção. Esses modelos são mostrados na Tabela 26.2.

TABELA 26.2 Modelos de isotermas usados para descrever os dados de adsorção.

Modelo	Equação	nº
Langmuir	$q_e = \frac{K_L q_m C_e}{1 + K_L C_e}$	(4)
Freundlich	$q_e = K_F C_e^{1/n}$	(5)
Redlich-Peterson	$q_e = \frac{K_R C_e}{1 + a_R C_e^{\beta}}$	(6)

sendo "$q_{máx}$" a capacidade máxima de adsorção (mg g^{-1}); "K_L" a constante de equilíbrio de Langmuir (L mg^{-1}); "C_e" a concentração do adsorbato no equilíbrio (mg L^{-1}); "1/n" a constante relacionada à heterogeneidade da superfície, "K_F" a constante de adsorção de Freundlich ((mg g^{-1}) (mg $L^{-1})^{-1/n}$); "K_R" e "a_R" as constantes do modelo de Redlich-Peterson (L g^{-1}) e (L $mg^{-1})^{\beta}$, respectivamente, e "β" o coeficiente do modelo de Redlich-Peterson (adimensional).

O modelo de isoterma de Langmuir assume que a adsorção ocorra em locais específicos e sítios homogêneos do adsorvente e, uma vez que a molécula de corante ocupe um sítio, nenhuma adsorção adicional pode acontecer naquele local. Outra característica essencial do modelo de isoterma de Langmuir é que pode ser expressa pelo fator de separação ou fator de equilíbrio (R_L), de acordo com equação 7.

$$R_L = \frac{1}{1 + K_L C_e} \quad (7)$$

O modelo de isoterma de Freundlich é usado para um sistema de energia de superfície heterogênea e para descrever uma adsorção de multicamada com interação entre as moléculas do adsorvente. O modelo de isoterma de Redlich-Peterson é usado para representar equilíbrio de adsorção de uma faixa ampla de concentração, e pode ser aplicado em sistemas homogêneos ou heterogêneos graças à sua versatilidade.[21] A Figura 26.8 apresenta os dados de equilíbrio

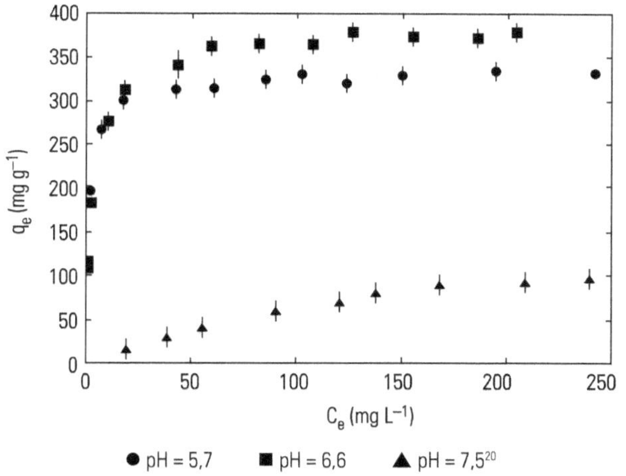

Figura 26.8 ▪ Efeito do pH de equilíbrio do sistema sobre as isotermas de adsorção do corante alimentício FD&C vermelho nº 40 pela quitosana.

de adsorção do corante alimentício FD&C vermelho nº 40, obtidos por Piccin *et al.*,[23] para diferentes condições de pH de equilíbrio do sistema, a 25 °C, tamanho de partícula de 0,10 mm ± 0,02 mm e grau de desacetilação de 84% ± 3%.

Durante a operação de adsorção, o pH inicial do sistema é alterado para o pH de equilíbrio, pois em condições ácidas os átomos de hidrogênio (H^+) na solução podem protonar os grupos amino da quitosana.[22] A Figura 26.8 demonstra que a capacidade de adsorção no equilíbrio aumenta significativamente ao diminuir o valor do pH de 7,5 para 6,6 e 5,7. Em soluções aquosas, o corante é dissolvido e convertido em íons aniônicos composto por grupamento sulfonado ($-SO^{3-}$). O aumento da capacidade de adsorção no equilíbrio em condições ácidas ocorreu graças à protonação dos grupamentos amina da quitosana e sua interação eletrostática com os grupos sulfonados do corante. Efeitos semelhantes foram observados para a adsorção de reativo vermelho nº 189 por esferas de quitosana com ligação cruzada, remazol preto nº 13 e reativo vermelho nº 141 por quitosana, e vermelho do congo por esferas hidratadas de quitosana.[8,21,22,24]

A capacidade de adsorção é influenciada por vários fatores, como a estrutura química do corante e do adsorvente, tamanho de molécula e origem do adsorvente. O efeito do tamanho de partícula da quitosana sobre a adsorção do corante é apresentado na literatura.[23] A redução da partícula provoca um aumento no número de sítios de adsorção disponíveis na superfície do adsorvente graças à sua maior área superficial. Isso faz com que mais corante seja adsorvido na superfície do adsorvente, aumentando a capacidade de adsorção. Segundo Annadurai *et al.*,[21] quando existe uma relação linear entre a capacidade de adsorção e a área superficial, o corante não é capaz de penetrar para o interior do adsorvente. Esse fato não foi observado no trabalho de Piccin *et al.*,[23] demonstrando que a adsorção não ocorreu somente na superfície, como também no interior do adsorvente. Resultados similares foram observados por Chiou e Li[8] para a adsorção do corante vermelho reativo nº 189 por quitosana com ligação cruzada.

O valor de capacidade de adsorção aumenta significativamente com o aumento de grau de desacetilação,[10,22] o qual promove um aumento na proporção relativa de grupos amina que puderem ser protonados, favorecendo adsorção do corante; porém, a variação na capacidade de adsorção não é proporcional ao aumento do grau de desacetilação. Wu *et al.*[25] compararam as capacidades de adsorção de corante vermelho reativo nº 222 pela quitosana produzida a partir de resíduos de caranguejo, lagosta e camarão e as capacidades de adsorção da monocamada foram de 293 mg g^{-1}, 398 mg g^{-1} e 494 mg g^{-1}, respectivamente. Wong *et al.*[26] analisaram a adsorção de diferentes corantes, verde ácido nº 25, laranja ácido nº 10, laranja ácido nº 12, vermelho ácido nº 18, vermelho ácido nº 73 pela quitosana, e as capacidades de adsorção da monocamada foram de 645,1 mg g^{-1}, 922,9 mg g^{-1}, 973,3 mg g^{-1}, 693,2 mg g^{-1}, 728,2 mg g^{-1}, respectivamente. Nesse estudo, a adsorção aconteceu preferencialmente por meio de interação iônica entre o grupo sulfonato do corante e o grupo amina da quitosana, e o número de grupos de sulfonatos e tamanho de molécula do corante está entre os fatores que limitam a capacidade de adsorção no equilíbrio.

Valores dos coeficientes de separação (R_L), intensidade de adsorção (n_f) e β, dos modelos de isotermas de Langmuir, Freundlich e o Redlich-Peterson, respectivamente, obtidos por Piccin *et al.*,[23] demonstraram que as reduções de pH, tamanho de partícula e temperatura, e o aumento do grau de desacetilação são favoráveis à adsorção do corante alimentício FD&C vermelho nº 40 pela quitosana. Os valores do coeficiente de determinação e do erro relativo médio demonstraram que os modelos de isotermas de Langmuir e Redlich-Peterson apresentam melhores ajustes aos dados experimentais do que o modelo de Freundlich.

Cinética de adsorção

Para a otimização do sistema de adsorção é importante estabelecer a mais apropriada correlação da curva de equilíbrio e a cinética de adsorção. Dessa forma, inúmeros modelos, empíricos ou baseados nos fenômenos de adsorção e dessorção, têm sido utilizados para correlacionar os dados experimentais.[20,26] Os modelos cinéticos de pseudoprimeira ordem e pseudossegunda ordem assumem que a adsorção é uma reação pseudoquímica, e a taxa de adsorção pode ser determinada, respectivamente, pelas equações de pseudoprimeira (Equação 8) e pseudossegunda ordem (Equação 9).[27]

$$q_t = q_1\left(1-\exp\left(k_1 t\right)\right) \qquad (8)$$

$$q_t = \frac{t}{\left(\dfrac{1}{K_2 q_2^2}\right)+\left(\dfrac{t}{q_2}\right)} \qquad (9)$$

sendo "k_1" e "k_2" os coeficientes cinéticos de pseudoprimeira e pseudossegunda ordem (min^{-1}) e (g mg^{-1} min^{-1}), respectivamente; "q_t" a capacidade de adsorção (mg g^{-1}), que corresponde à quantidade de adsorbato adsorvido por unidade de massa de adsorvente no instante "t", e pode ser calculado pela Equação 3, substituindo a concentração de equilíbrio (C_e) pela concentração no tempo "t" (C_t); "q_1" e "q_2" os valores teóricos para a capacidade de adsorção (mg g^{-1}) obtidos por meio dos modelos de pseudoprimeira ordem e pseudossegunda ordem, respectivamente.

Quando os processos de adsorção envolvem quimissorção em superfície sólida, e a velocidade de adsorção decresce com o tempo por causa da cobertura da camada superficial, o modelo de Elovich é um dos mais usados. Esse modelo é descrito de acordo com a Equação 10.[27]

$$q_t = \frac{1}{\alpha}\ln(1 + abt) \qquad (10)$$

sendo "α" a velocidade inicial com q_t=0 (mg g^{-1} min^{-1}) e "b" a constante de dessorção do modelo de Elovich (g mg^{-1}).

Piccin *et al.*,[23] conforme apresentado na Figura 26.9, constataram que o modelo de pseudossegunda ordem se ajustou aos dados experimentais por apresentar na mesma equação tanto o mecanismo de transferência de massa externo como o interno. O modelo de Elovich, por sua vez, demonstrou que a saturação da superfície do adsorvente provoca uma redução do número de sítios de adsorção (NH_3^+), que podem interagir quimicamente com o grupo sulfonado do corante (SO_3^-). A Figura 26.9 mostra que, durante os experimentos, os valores da capacidade de adsorção foram sempre maiores para valores inferiores do pH, e que após a primeira hora de adsorção a capacidade de adsorção para o pH de 5,7 foi 4,3 vezes maior que para o pH de 7,5. Para o pH de 5,7, a capacidade máxima de adsorção é

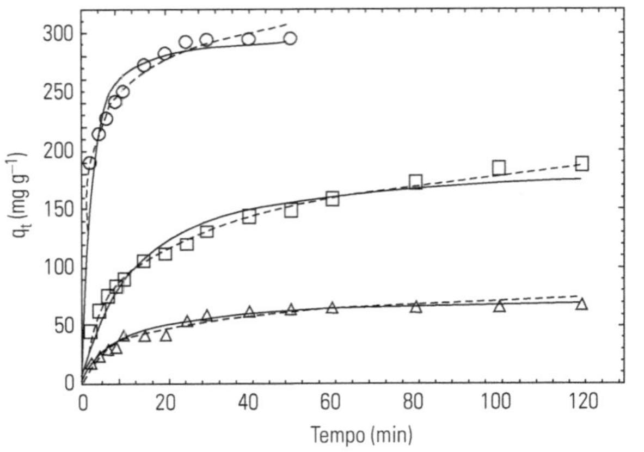

Figura 26.9 ▪ Efeito do pH sobre a cinética de adsorção do corante alimentício FD&C Vermelho nº 40 pela quitosana: ○ pH = 5,7, □ pH = 6,6 e Δ pH = 7,5 — modelo de pseudossegunda ordem; - - - modelo de Elovich.[23]

alcançada durante a primeira meia hora de adsorção, permanecendo constante após esse período. Isso ocorre porque em pH ácido, o amino grupo da quitosana é protonado à forma $-NH_3^+$, provocando a repulsão entre as cadeias poliméricas e aumentando a solubilidade no meio.

Dessa forma, a amina protonada atrai o grupo sulfonado do corante que, quando em solução, se apresenta na forma de $-SO_{3-}$, realizando a adsorção por meio de uma interação eletrostática. Já em condições levemente ácidas (pH de 6,6), é possível observar na Figura 26.9 que a máxima capacidade de adsorção não foi atingida durante o experimento. Segundo Crini e Badot,[20] nessa faixa de pH todos os grupamentos amina da quitosana são neutralizados, porém a repulsão das cadeias do polímero só ocorre com pH inferiores a 6,5. Com isso, a velocidade de adsorção em pH inferior a 6,5 tenderá a ser maior, porém a capacidade máxima de adsorção na faixa de 5,7 a 6,6 é praticamente igual. Já em condições levemente alcalinas de pH (pH = 7,4), o grupamento amino não é protonado e não fica disponível para a realização de reações com o meio. Dessa forma, a interação entre o corante e o adsorvente ocorre por forças de van der Waals, e a adsorção ocorre preferencialmente por interação física, reduzindo a capacidade de adsorção. Annadurai *et al.*[21] observaram que a capacidade de adsorção do corante remazol preto nº 13 pela quitosana decai de aproximadamente 55 mg g^{-1} para 30 mg g^{-1} com o aumento do pH de 6,7 para 9,5. Durante os 120 minutos da operação de adsorção, não foi verificada alteração na capacidade de adsorção[23] por causa do aumento do grau de desacetilação de 42% ± 5% para 64% ± 3%; contudo, para o grau de desacetilação de 84% ± 3% foi possível observar que houve um aumento na capacidade de adsorção.

Conforme Wong *et al.*,[26] o processo de desacetilação provoca transformação na estrutura morfológica da partícula. Por outro lado, o aumento do grau de desacetilação ocasiona um incremento na quantidade de grupamentos amina disponíveis para serem protonados e realizarem adsorção de natureza química do corante. Dessa forma, a capacidade de adsorção aumenta e o tempo necessário para atingir o equilíbrio é maior. Chiou e Li[8] observaram que a capacidade de adsorção do corante vermelho reativo nº 189 pela quitosana foi mais de 10 vezes superior à capacidade de adsorção da quitina. Sakkayawong *et al.*[22] observaram que a remoção do corante vermelho reativo nº 141 apresentou um acréscimo de 63,9% para 81,9% com o aumento do grau de desacetilação de 48% para 90%.

Mecanismos de adsorção

Os mecanismos de adsorção envolvem, normalmente, três etapas principais: (i) a convecção das moléculas em solução até a camada-limite; (ii) a difusão externa das moléculas pela camada-limite até atingirem a superfície do adsorvente; e (iii) a difusão interna da superfície do adsorvente para o seu interior. A concentração da fase líquida e a agitação podem afetar a primeira e a segunda etapa da adsorção. A natureza físico-química do adsorbato e do adsorvente pode afetar a segunda e a terceira etapa da operação de adsorção e, na maioria dos casos, são os fatores limitantes da velocidade de adsorção.[28] A convecção externa é modelada usando um modelo simplificado. Nesse caso, o modelo assume que para tempos curtos de adsorção as etapas de difusão não afetam a velocidade de adsorção. O modelo pode ser descrito pela Equação 11:

$$\frac{q_t}{q_e} = \frac{C_o}{C_o - C_e}\left(1 - \exp\left(-k_f \frac{A}{V^t}\right)\right) \quad (11)$$

sendo "q_t/q_e" a relação entre a capacidade de adsorção e a capacidade de adsorção no equilíbrio (adimensional), que pode ser interpretada como a taxa de saturação do adsorvente; "k_f" o coeficiente de convecção externa (m min^{-1}); "A/V" a área volumétrica da partícula (m^{-1}).

Serpen *et al.*[28] apresentaram modelos baseados na lei de Fick para a difusão na camada-limite entre o adsorvente e a solução (Equação 12), e para a difusão no interior da partícula (Equação 13):

$$\frac{q_t}{q_e} = 6\left(\frac{D_f}{\Pi R_p^2}\right)^{0,5t^{0,5}} \quad (12)$$

$$\frac{q_t}{q_e} = 1 - \exp\left(\ln\left(\frac{6}{\Pi^2}\right) - \left(\frac{D_p \Pi^2}{R_p^2} t\right)\right) \quad (13)$$

sendo "D_f" e "D_p" a difusividade externa no filme e a difusividade interna na partícula ($m^2\ s^{-1}$), respectivamente; e "R_p" o raio médio da partícula do adsorvente (m).

Para a avaliação da influência de cada mecanismo sobre a resistência à adsorção do corante, os valores obtidos dos coeficientes de transferência de massa são avaliados por meio do número de Biot (N_{Bi}), que expressa a relação entre as resistências à difusão e a convecção, e é calculado a partir da Equação 14:

$$N_{Bi} = \frac{k_f d C_o}{\rho_p D_p q_o} \quad (14)$$

sendo "k_f" o coeficiente externo de transferência de massa; "d" o diâmetro da partícula (m); "ρ" a massa específica do adsorvente (g L^{-1}); e "q_0" é a capacidade de adsorção (mg g^{-1}), considerando $C_e = C_0$.

O processo de desacetilação provoca transformação na estrutura morfológica da partícula, ocorrendo uma redução da cristalinidade do material, o que leva a um decréscimo na capacidade de adsorção de natureza física. Por outro lado, o aumento do grau de desacetilação provoca um incremento na quantidade de grupamentos amina disponíveis para serem protonados, e assim realizarem adsorção de natureza química do corante. Essa redução da cristalinidade e aumento dos sítios de adsorção fazem com que ocorram uma mudança no efeito da resistência interna e um aumento na capacidade de adsorção.

A Figura 26.10 apresenta, respectivamente, amostras de quitosana em pó e quitosana adsorvida com corante alimentício, submetidas a microscopia eletrônica de varredura (MEV).

Na Figura 26.10A, observa-se que as partículas do pó de quitosana antes do processo de adsorção possuem uma superfície heterogênea, com poros e diversas deformações de superfície propícias para adsorção. Após o processo de adsorção, na Figura 26.10B, as partículas de quitosana estão com todos os seus poros preenchidos com corante; além disso, nota-se uma menor deformação superficial, sendo essa diminuição causada pela adsorção do corante na superfície da quitosana.

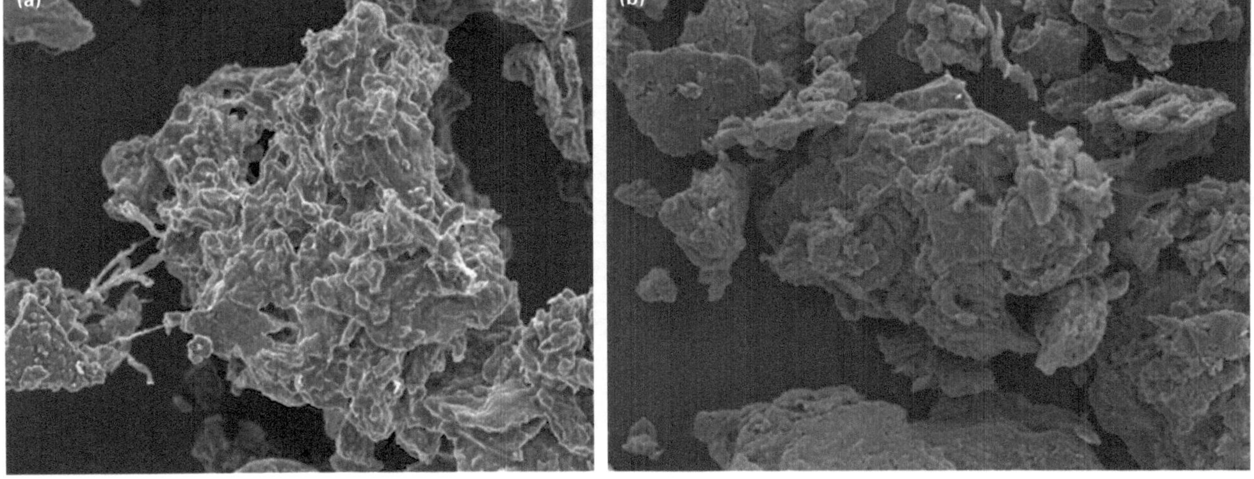

Figura 26.10 ▪ MEV das partículas de quitosana em pó: (a) antes da operação de adsorção; (b) após a operação de adsorção.

Natureza da adsorção e estudo termodinâmico

Para compreender melhor a natureza do processo de adsorção, assim como os grupos funcionais envolvidos na interação adsorbato-adsorvente, as amostras de quitosana podem ser retiradas antes e após o processo de adsorção, e secas (105 °C) até massa constante, para que seja eliminado todo o excesso de água presente na amostra, o que evita interferência na determinação espectroscópica. Após isso, as amostras podem ser maceradas, a fim de serem submetidas à determinação espectroscópica na região do infravermelho, utilizando a técnica de refletância difusa em brometo de potássio.[22]

Entretanto, a natureza da operação de adsorção só é de fato elucidada a partir do estudo termodinâmico. A termodinâmica envolvida na operação pode ser expressa em relação às variações da energia livre de Gibbs (ΔG^0), da entalpia (ΔH^0) e da entropia (ΔS^0). Esses parâmetros inferem se o processo é espontâneo ou não espontâneo, endotérmico ou exotérmico; além de informar se existe ou não tendência à desordem na interface adsorbato-adsorvente e se a operação é regida majoritariamente por contribuições entálpica ou entrópica.[20] Além disso, a magnitude dos valores de ΔH^0 permitem constatar a natureza das interações entre o adsorvente e o adsorbato. Valores de ΔH^0 na faixa de 4-40 kJ mol^{-1} remetem a fisissorção, que envolve interações físicas entre o adsorvente e o adsorbato, em que interações do tipo van der Waals usualmente ocorrem em valores menores que 20 kJ mol^{-1}. Já os valores de ΔH^0 na faixa de 40-800 kJ mol^{-1} sugerem que a quimissorção é o mecanismo controlador do processo; logo, ocorrem interações do tipo química entre o adsorvente e o adsorbato.[20,30] A variação da energia livre de Gibbs, ΔG^0 (kJ mol^{-1}), pode ser estimada a partir da Equação 15.[29]

$$\Delta G^0 = -RT\ln(\rho K_D) \quad (15)$$

sendo "K_D" a constante de equilíbrio termodinâmica (L mol^{-1}); "T" a temperatura (K); "R" a constante universal dos gases (8,314 J mol^{-1} K^{-1}); "ρ" a massa específica do adsorbato (g L^{-1}), em que, considerando que o efluente seja uma solução coloidal, se pode utilizar a massa específica da água.

A variação da energia livre de Gibbs consiste na diferença entre a variação de entalpia, ΔH^0 (kJ mol^{-1}), e a variação de entropia, ΔS^0 (kJ mol^{-1} K^{-1}), multiplicada pela temperatura. Aplicando esse conceito na Equação 15, obtém-se a equação de Van't Hoff, conforme a Equação 16.[29] A aplicação de regressão não linear na Equação 16 permite a obtenção das variações de entropia e de entalpia ΔH.

$$\ln(\rho K_D) = \frac{\Delta S^0}{R} - \frac{\Delta H^0}{RT} \quad (16)$$

Esquerdo *et al.*[31] desenvolveram quitosana na forma de esponja e aplicaram na adsorção dos corantes FD&C azul nº 2, FD&C vermelho nº 40, FD&C amarelo nº 5, FD&C amarelo nº 6 e vermelho nº 2. No estudo termodinâmico, os autores constataram valores negativos de ΔG^0 para todos os corantes estudados, o que indica que o processo foi espontâneo e favorável. Os valores negativos ΔS^0 relatam que a desordem na interface sólido-líquido diminuiu durante o processo. Além disso, os autores obtiveram valores negativos de ΔH^0, o que sugere que o processo foi exotérmico para todos os corantes e foi regido pelo mecanismo de fisissorção. Ao comparar os valores de ΔH^0 e $T\Delta S^0$, os autores verificaram que o processo de adsorção dos corantes alimentícios foi regido majoritariamente por contribuições entálpicas. Dotto *et al.*[32] desenvolveram nanofibras à base de quitosana que, ao serem aplicadas na adsorção do corante *ponceau* 4R, os autores constataram valores negativos de ΔG^0 e valores positivos de ΔH^0 e de ΔS^0, o que indica que o processo foi espontâneo e favorável, endotérmico e com aumento na desordem na interface sólido-líquido durante o processo. Além disso, a magnitude do valor de ΔH^0 (27,7 kJ mol^{-1}) infere que a fisissorção foi o mecanismo controlador do processo.

Referências bibliográficas

1. Craveiro AA, Craveiro AC, Queiroz DC. Quitosana: a Fibra do Futuro. Fortaleza, CE: Parque de Desenvolvimento Tecnológico – PADETEC; 1999.
2. Moura C, Muszinski P, Schmidt C, Almeida J, Pinto LAA. Quitina e quitosana produzidas a partir de resíduos de camarão e siri: avaliação do processo em escala piloto. Vetor (FURG). 2006; 16:37-45.
3. Synowiecki J, Khateeb NAA. Production, Properties, and Some New Applications of Chitin and Its Derivatives. Crit Rev Food Sci Nutr. 2003; 43(2):142-71.
4. Rege PR, Garmise RJ, Block LH. Spray-dried chitinosans. Part I: preparation and characterization. Int J Pharm. 2003; 252:41-51.
5. Universal Nutrition. Disponível em: http://www.saudenarede.com.br. Acessado em: 20 mai 2005.
6. Wan Y, Creber KAM, Peppley B, BUI VT. Ionic conductivity of chitosan membranes. Polymer. 2003; 44:1057-65.
7. Kumar MNVR. A review of chitin and chitosan applications. React Funct Polym. 2000; 46:1-27.
8. Chiou MS, Li HY. Adsorption behavior of reactive dye in aqueous solution on chemical cross-linked chitosan beads. Chemosphere. 2003; 50:1095-105.
9. Tolaimate A, Desbrières J, Rhazi M, Alagui A, Vincendon M, Vottero P. On the influence of deacetylation process on the physicochemical characteristics of chitosan from squid chitin. Polymer. 2000; 41:2463-9.
10. Weska RF, Moura JM, Batista LM, Rizzi J, Pinto LAA. Optimization of deacetylation in the production of chitosan from shrimp wastes: Use of response surface methodology. J Food Eng. 2007; 80:749-53.

11. Roberts GAF, Domszy JG. Determination of the viscosimetric constants for chitosan. Int J Biol Macromol. 1982; 4:374-7.

12. Jiang X, Chen L, Zhong W. A new linear potentiometric titration method for the determination of deacetylation degree of chitosan. Carbohydr Polym. 2003; 54:457-63.

13. Moura JM, Farias BS, Rodrigues DAS, Moura CM, Dotto GL, Pinto LAA. Preparation of chitosan with different characteristics and its application for biofilms production. J Polym Environ. 2015; 23:470-7.

14. Moura CM, Moura JM, Soares NM, Pinto LAA. Evaluation of molar weight and deacetylation degree of chitosan during chitin deacetylation reaction: Used to produce biofilm. Chem Eng Process. 2011; 50:351-5.

15. Dotto GL, Souza VC, Moura JM, Moura CM, Pinto LAA. Influence of drying techniques on the characteristics of chitosan and the quality of biopolymer films. Dry Technol. 2011; 29:1784-91.

16. Chang KLB, Tsai G, Lee J, Fu W. Heterogeneous N-deacetylation of chitin in alkaline solution. Carbohydr Res. 1997; 303:327-32.

17. Farias BS. Desenvolvimento de nanofibras à base de quitosana para aplicação na biossorção de pigmentos do glicerol provenientes do biodiesel [dissertação de mestrado]. Programa de Pós-Graduação em Engenharia e Ciência de Alimentos, FURG; 2019.

18. Piccin JS, Pinto LAA. Utilização da quitosana com diferentes graus de desacetilação no tratamento de efluentes. In: XXXIII Congresso Brasileiro de Sistemas Particulados; 2007; Aracaju, UFS. 2009. p. 1-8.

19. APHA. Standard Methods for Examination of Water and Wastewater. 20 ed. Washington. 1998.

20. Crini G, Badot PM. Application of chitosan, a natural aminopolysaccharide, for dye removal from aqueous solutions by adsorption processes using batch studies: A review of recent literature. Progress Polym Sci. 2008; 33(4):399-447.

21. Annadurai G, Ling LY, Lee JF. Adsorption of reactive dye from an aqueous solution by chitosan: isotherm, kinetic and thermodynamic analysis. J Colloid Interf Sci. 2008; 286:36-42.

22. Sakkayawong N, Thiravetyan P, Nakbanpote W. Adsorption mechanism of synthetic reactive dye wastewater by chitosan. J Hazard Mater. 2007; 145(1):250-5.

23. Piccin JS, Vieira MLG, Gonçalves JO, Dotto G, Pinto LAA. Adsorption of FD&C Red 40 by chitosan: isotherm analysis. J Food Eng. 2009; 95:16-20.

24. Chatterjee S, Chatterjee S, Chatterjee BP, Guha AK. Adsorptive removal of Congo Red, a carcinogenic textile dye by chitosan hydrobeads: Binding mechanism, equilibrium and kinetics. Colloids Surf A-Physicochem Eng Asp. 2007; 299:146-52.

25. Wu FC, Tseng RL, Juang RS. Kinetic modeling of liquid-phase adsorption of reactive dyes and metal ions on chitosan. Water Res. 2001; 35(3):613-8.

26. Wong YC, Szeto YS, Cheung WH, McKay G. Adsorption of Acid dyes on chitosan – Equilibrium isotherm analyses. Process Biochem. 2004; 39(6):695-704.

27. Skodras G, Diamantopoulou IR, Pantoleontos G, Sun Q., Yang L. The adsorption of basic dyes from aqueous solution on modified peat-resin particle. Water Res. 2003; 37:1535-44.

28. Serpen A, Atae B, Gokmen V. Adsorption of Maillard reaction products from aqueous solutions and sugar syrups using adsorbent resin. J Food Eng. 2007; 82:342-50.

29. Milonjic SK. A consideration of the correct calculation of thermodynamic parameters of adsorption. J Serbian Chem Soc. 2007; 72:1363-7.

30. Dotto GL, Sharma SK, Pinto LAA. Biosorption of Organic Dyes: Research Opportunities and Challenges. Scrivener Publishing; 2015.

31. Esquerdo VM, Cadaval Jr TRS, Dotto, GL, Pinto, LAA. Chitosan scaffold as an alternative adsorbent for the removal of hazardous food dyes from aqueous solutions. Colloid Interf Sci. 2014; 424:7-15.

32. Dotto GL, Santos JMN, Tanabe EH, Bertuol DA, Foletto EL, Lima EC, et al. Chitosan/polyamide nanofibers prepared by Forcespinning® technology: A new adsorbent to remove anionic dyes from aqueous solutions. J Clean Prod. 2017; 144:120-9.

27 Extração de Pigmentos Carotenoides

Carlos Prentice-Hernández (*in memoriam*)

Antecedentes

A industrialização dos crustáceos gera resíduos que podem chegar além de 50% e alguns autores citam até 85% da matéria-prima. A possibilidade de utilização desses resíduos teria como consequência a sua própria valorização e a redução do preço inicial da matéria-prima, atualmente elevado em virtude do custo operacional da captura.[1]

Uma grande preocupação da indústria atualmente diz respeito à substituição da matéria-prima de alto valor e de difícil processamento por outra mais acessível e de menor custo. Além disso, estudos têm sido realizados no sentido de encontrar um destino adequado para os resíduos gerados pelas indústrias, de modo que as agressões ao meio ambiente sejam cada vez mais reduzidas. Um importante e significativo produto das indústrias pesqueiras da cidade do Rio Grande é o camarão, que apresentou no ano de 2015 um desembarque de mais de 4 mil toneladas. O resíduo da industrialização pode ser utilizado para a produção de farinha de pescados, porém seu alto teor de quitina reduz a qualidade nutricional e digestibilidade do produto. O resíduo de camarão marinho, proveniente da captura e das operações de bordo, é lançado ao mar e os derivados da industrialização, em alguns casos, são descartados em áreas adjacentes às instalações industriais. Esses procedimentos criam gradativamente sérios problemas de poluição ambiental.[2,4]

Basicamente, os resíduos de crustáceos são camarões pequenos e deteriorados não utilizados para industrialização, casca e cabeças de camarão processados. Esses resíduos contêm vários elementos aproveitáveis: a quitina na casca, o carotenoide astaxantina e algumas proteínas. A quitina tem uma grande variedade de usos potenciais na indústria de alimentos, têxtil, de papel, no tratamento de resíduos, para cápsulas farmacêuticas, entre outros usos. A segunda porção aproveitável, o carotenoide astaxantina, apresenta um grande potencial como corante natural e principalmente como antioxidante, além de outras propriedades funcionais. As proteínas, por sua vez, em sua maior parte solúveis, constituem um material de alto coeficiente de digestibilidade. Outro elemento que não tem sido considerado, em termos de potencial comercial, é a obtenção de produtos aromatizantes de camarão e que constituem ingredientes de grande demanda no preparo de produtos finais. Essas substâncias existem em quantidades apreciáveis, principalmente na cabeça do camarão. Portanto, pretende-se, nesta pesquisa, o desenvolvimento de processos menos agressivos ao meio ambiente como o biotecnológico auxiliado por enzimas, pois o aproveitamento desse resíduo ajuda a reduzir o custo de produção da indústria de camarão e tem, ainda, a vantagem de diminuir dois graves problemas mundiais: a poluição ambiental e a desnutrição humana.[3]

Nota ao Leitor: Este capítulo apresenta algumas figuras coloridas e para visualizar basta acessar o QR *code* disponível na página XIX, "Material Suplementar".

Resíduos de camarão

Durante o processamento do camarão, por meio da etapa de descasque, são geradas grandes quantidades de resíduos sólidos, tendo em vista que cabeça e cascas do animal correspondem a ~50% de seu peso total, sendo esse resíduo composto por cerca de 70% a 75% de água.[5-9] Esse resíduo é, em geral, clandestinamente enterrado ou jogado no mar ou em rios, o que causa problemas ambientais, principalmente em países que são grandes produtores de camarão onde não há rigor na fiscalização ambiental.[10,11] Os resíduos oriundos do processamento industrial geram um problema econômico, pelo fato de necessitarem de tratamento, além de um problema ambiental quando esse procedimento não é realizado. Portanto, a adoção de alternativas para o uso desse resíduo é um meio de aumentar o faturamento das indústrias processadoras de camarão e diminuir a agressão ao meio ambiente (Figura 27.1).

O efluente líquido contém uma variedade de compostos orgânicos solúveis (principalmente proteínas) potencialmente recuperáveis. As tecnologias atuais de processamento de alimentos utilizam os sólidos presentes nesse efluente para conferir sabores característicos aos alimentos. O aproveitamento do resíduo do processamento deve ser feito antes do desenvolvimento de microrganismos, o que impossibilita seu uso.[12,13] Tendo em vista que esse resíduo é constituído por quitina, proteínas, carbonato de cálcio e pigmentos, tem havido grande interesse em seu reaproveitamento, buscando alternativas à sua disposição, visando o desenvolvimento de produtos de valor agregado.[14-17]

Composição química dos resíduos de camarão

Componentes dos resíduos

O exoesqueleto do camarão é composto basicamente de quitina, que é um polímero composto de cadeias não ramificadas do tipo β(1-4) N-acetil D-glucosamina, cuja estrutura é semelhante à da celulose e está sempre associada a uma fração proteica, ligadas por meio de enlaces covalentes e a um material inorgânico constituído principalmente de carbonato de cálcio, sendo este o responsável pela sua rigidez. Na análise de composição, a quitina é expressa na forma de fibra.[18] A porcentagem de ácidos graxos poli-insaturados nos resíduos (42,5%) e na carne crua de camarão (47% a 48%) é maior do que no camarão inteiro (38%). Isso é explicado pelo seguinte fato: nos processos industriais de descascamento e remoção dos detritos usa-se muita água, e esta carregaria os materiais solúveis e partículas finas, principalmente dos intestinos. Quanto ao pigmento na casca do camarão, pode-se destacar o carotenoide conhecido como astaxantina.[16,19] A composição dos ácidos graxos dos camarões de água salgada depende da dieta e da espécie. Em estudo realizado em carne de camarões da Baía de São Francisco (*Artemia salina*),[4] os ácidos graxos mais importantes eram $C_{16:0}$, $C_{16:1}$, $C_{18:1}$ e $C_{20:5}$. Nesse estudo não foi encontrado o $C_{22:6}$, porém Costa[18] o encontrou em grande quantidade nos resíduos de camarão, atingindo 13,4% dos ácidos graxos totais.

Composição química geral

Stepnowski *et al.*[20] constataram que há uma variação na composição química entre os diferentes tipos de resíduos de camarão. O camarão de tamanho inferior ao comercial tinha uma composição diferente quando descascado manual ou mecanicamente. Esses dados estão escritos na Tabela 27.1. Pode-se verificar que no processo manual há uma menor remoção de material proteico do que no processo mecânico. Essas observações foram constatadas também por Bertolo.[4]

Produtos obtidos dos resíduos de camarão

Os resíduos de camarão podem ser utilizados principalmente para a fabricação de farinha, um componente útil em rações para aquicultura. Entretanto, o resíduo do processamento do camarão pode ser utilizado para outros propósitos. A quitina pode ser extraída do exoesqueleto, da qual é obtida a quitosana, que pode ser utilizada no tratamento de efluentes, na indústria de alimentos e farmacêutica. Pode ser obtida também a pasta de camarão e extrato saborizante, utilizando-se somente a cabeça desse crustáceo. Esses produtos são obtidos com o uso de despolpadeira.[21] A crescente demanda por produtos pesqueiros da costa brasileira, aliada a uma produção ineficiente e predatória destes, gera uma

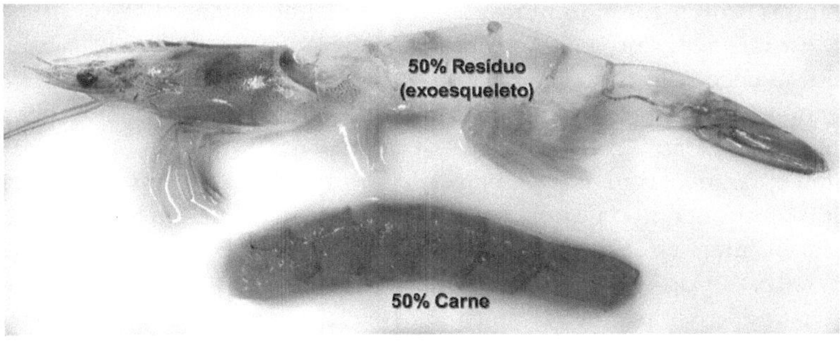

Figura 27.1 ▪ Proporção média de carne e resíduo em camarão-branco-do-pacífico (*Litopenaeus vannamei*). (Cortesia de Lucas Rebouças.)

TABELA 27.1 Composição química percentual de resíduos de camarão fresco.[4]

	A		B		C		D	
	Base úmida	Base seca	Base úmida	Base seca	Base úmida	Base seca	Base úmida	Base seca
Proteína crua	8,24	31,24	10,59	39,28	15,18	60,53	10,39	39,31
Gordura	0,64	2,43	1,09	4,05	1,28	5,11	0,95	3,59
Fibra crua	5,07	19,22	4,21	15,66	1,51	6,02	4,13	15,62
Cinzas	9,79	37,11	8,31	30,91	4,6	18,34	8,32	31,48
Água	76,26	–	75,8	–	77,43	–	76,21	–

A: resíduos de camarões descascados à máquina; B: resíduos de camarões descascados manualmente; C: camarões de tamanho inferior do comercial; D: mistura de A, B e C.

série de impactos ambientais que necessitam de soluções viáveis, tanto na questão econômica quanto na prática. Essas soluções, que ainda necessitam ser inventadas e/ou implantadas, têm como objetivo principal compensar, minimizar ou até mesmo evitar os impactos da pesca nesse ambiente tão ameaçado pela atividade humana.

Segundo a Secretaria Especial de Aquicultura e Pesca, citada por Bertolo,[4] a quantidade de embarcações de pesca artesanal que opera no litoral brasileiro está estimada em 27 mil, compreendendo embarcações como jangadas, canoas, botes, entre outros. Tendo como característica pouco raio de ação e, consequentemente, limitada autonomia no mar, a pesca artesanal ocupa um importante papel no cenário da pesca nacional, pois esta é responsável por um volume de 60% de toda a produção extrativa nacional. No entanto, dados revelam que 26% a 46% do volume total capturado é rejeitado.

A carcinicultura marinha em 2011 apresentou uma produção de 69.571 mil toneladas/ano de camarão cultivado, tendo como uma das principais espécies produzidas o camarão-branco, *Litopenaeus vannamei*. Os avanços tecnológicos vêm contribuindo para o crescimento responsável desse setor, o que ocasiona melhores índices de produtividade e fornece um produto de boa qualidade ao consumidor final. A produção no ano de 2015 dessa espécie no Brasil, segundo os dados da Associação Brasileira de Criadores de Camarão, foi de 76.000 mil toneladas/ano.[14]

Uma grande preocupação da indústria de alimentos diz respeito à geração de resíduos provenientes do processamento das matérias-primas. Estudos têm sido realizados no sentido de encontrar um destino adequado para os resíduos gerados pelas indústrias, de modo que as agressões ao meio ambiente sejam cada vez mais reduzidas. Entre as formas de aproveitamento dos resíduos, temos: farinha, óleo, concentrado proteico, hidrolisado proteico, quitina e quitosana, pigmentos carotenoides (astaxantina), essência de pérola, curtimento de pele, silagem, entre outros.[22] Um importante e significativo subproduto das indústrias pesqueiras de camarão constituído basicamente de cascas e cabeças é a quitina, que representa cerca de 5% a 7% desses resíduos.[5]

Corantes

Generalidades

Os órgãos dos sentidos do ser humano captam aproximadamente 87% de suas percepções pela visão, 9% pela audição e os 4% restantes por meio do olfato, do paladar e do tato. A percepção da cor não se refere apenas à habilidade do homem em distinguir a luz de diferentes comprimentos de onda. A cor é o resultado produzido no cérebro pelo estímulo recebido quando a energia radiante penetra nos olhos, permitindo a distinção do verde, do azul, do vermelho e de outras cores.[23]

A aceitação do produto alimentício pelo consumidor está diretamente relacionada à sua cor. Essa característica sensorial, embora subjetiva, é fundamental na indução da sensação global resultante de outras características como o aroma, o sabor e a textura dos alimentos. Dessa forma, a aparência do alimento pode exercer efeito estimulante ou inibidor do apetite. Além de necessária para a sobrevivência, a alimentação também é fonte de prazer e satisfação. Por essa razão, o setor alimentício preocupa-se tanto com a aplicação de cores e a obtenção de alimentos que agradem aos olhos do consumidor.[23,24]

As cores são adicionadas aos alimentos principalmente para restituir a aparência original (afetada durante as etapas de processamento, estocagem, embalagem ou distribuição), para tornar o alimento visualmente mais atraente (ajudando a identificar o aroma normalmente associado a determinados produtos), para conferir cor aos desprovidos dela e para reforçar as cores presentes nos alimentos. Corantes são aditivos alimentares definidos como toda substância que confere, intensifica ou restaura a cor de um alimento. Segundo Bertolo,[4] aditivo é qualquer ingrediente adicionado intencionalmente aos alimentos com o objetivo de modificar suas características físicas, químicas, biológicas ou sensoriais (durante sua fabricação, processamento, preparação, tratamento, embalagem, acondicionamento, armazenagem, transporte ou manipulação) sem o propósito de nutrir. Quando agregado, pode resultar que o próprio aditivo ou seus derivados se convertam em componentes de tal alimento. Essa definição não inclui os contaminantes ou substâncias nutritivas que sejam incorporadas ao alimento para manter ou melhorar suas propriedades nutricionais.

Classificação

Duas classes bem distintas de corantes estão disponíveis para uso em alimentos: os sintéticos e os naturais. Apesar de os corantes sintéticos apresentarem menores custos de produção e maior estabilidade, o número de aditivos sintéticos permitidos nos países desenvolvidos está diminuindo a cada ano, em favor dos pigmentos naturais. Existem três categorias de corantes permitidas pela legislação para uso em alimentos, os *corantes naturais*, o *corante caramelo* e os *corantes artificiais*. Segundo o artigo 10 do Decreto n.º 55.871, de 26 de março de 1965,[23] considera-se corante natural o pigmento ou o corante inócuo extraído de substância vegetal ou animal. O corante caramelo é o produto obtido a partir de açúcares pelo aquecimento a temperatura superior ao seu ponto de fusão e ulterior tratamento indicado pela tecnologia, e o corante artificial é a substância obtida por processo de síntese (com composição química definida). De acordo com a Resolução 44/77, da Comissão Nacional de Normas e Padrões para Alimentos (CNNPA), do Ministério da Saúde,[23] os corantes permitidos para uso em alimentos e bebidas são classificados da seguinte forma: *corante orgânico natural* é aquele obtido a partir de vegetal ou, eventualmente, de animal, cujo princípio do corante tenha sido isolado com o emprego de processo tecnológico adequado; *corante orgânico artificial* é aquele obtido por síntese orgânica, mediante o emprego de processos tecnológicos adequados e não encontrado em produtos naturais; *corante orgânico sintético* idêntico ao natural é o corante cuja estrutura química é semelhante à do princípio isolado do corante orgânico natural; *corante inorgânico* ou pigmento é aquele obtido a partir de substâncias minerais e submetido a processos de elaboração e purificação adequados ao seu emprego em alimentos.

Corantes naturais × corantes artificiais

Os alimentos coloridos com corantes artificiais devem apresentar no rótulo a indicação "colorido artificialmente". Os corantes artificiais permitidos no Brasil são: amarelo crepúsculo, azul brilhante FCF, *bordeaux* S ou amaranto, eritrosina, indigotina, *ponceau* 4R, tartrazina e o vermelho 40.[23]

Os corantes artificiais fornecem ampla gama de cores, proporcionando praticamente todas as tonalidades do espectro visível de cor. O processador de alimentos dispõe de infinitas variações de misturas de corantes de diferentes composições de acordo com o meio que pretende colorir. Os corantes naturais têm sido utilizados há anos sem evidências de danos à saúde. Alguns apresentam solubilidade em óleo, proporcionam matizes suaves e conferem ao produto aspecto natural, o que aumenta a aceitação pelo consumidor.[18] Os corantes sintéticos apresentam algumas vantagens em relação aos naturais, pois estes são sensíveis à luz, ao calor, ao oxigênio ou à ação das bactérias e, consequentemente, não são estáveis. Os sintéticos, mais estáveis, têm durabilidade maior, propiciam cores mais intensas e muitas vezes são menos onerosos. Apesar dessas vantagens, a substituição por corantes naturais (que compreendem desde partes comestíveis e sucos de vegetais, animais e insetos até substâncias naturais extraídas e purificadas) tem sido gradativa.[23]

O sucesso no emprego de corantes naturais reside em controlar a matéria-prima (extração, purificação e formulação) de modo que gere soluções fáceis para a indústria alimentícia. Os corantes naturais podem apresentar o mesmo poder de tingimento dos corantes sintéticos quando obtidos de maneira adequada e manipulados corretamente. Os corantes naturais podem ser divididos em três grupos principais: (1) os compostos heterocíclicos com estrutura tetrapirólica, que compreendem as clorofilas presentes em vegetais, o heme e as bilinas encontradas em animais; (2) os compostos de estrutura isoprenoide, representados pelos carotenoides, encontrados em animais e principalmente em vegetais; e (3) os compostos heterocíclicos, que contêm oxigênio como os flavonoides, que são encontrados exclusivamente em vegetais. Além desses, existem outros dois grupos de corantes presentes unicamente em vegetais: as betalaínas, que são compostos nitrogenados, e os taninos, que agrupam diversos compostos de estruturas altamente variáveis.[23]

Carotenoides

Os carotenoides formam um dos mais importantes grupos de corantes naturais e têm sido encontrados em diversas fontes animais e vegetais.[23] O estudo dos carotenoides, pigmentos amplamente encontrados na natureza, teve início no século XIX, mas o interesse nesses compostos é crescente. Em virtude da diversidade de funções que lhes são atribuídas, o seu estudo reúne pesquisadores das áreas mais variadas como químicos, biólogos, agrônomos, médicos, engenheiros, tecnólogos e nutricionistas. Com relação aos alimentos, pelo menos cinco funções já foram citadas: corante natural responsável pela cor atraente de muitos alimentos (como contribuinte natural dos alimentos ou como aditivo); precursor de vitamina A; sequestrador de oxigênio, propriedade que os torna protetores de lipídios contra oxidação; inibidor de determinados tipos de câncer; precursor de compostos voláteis, responsáveis pelo aroma dos alimentos.[23]

Os carotenoides são pigmentos naturais que têm despertado o interesse de pesquisadores de diversas áreas há mais de um século. Extensamente distribuídos na natureza, estão presentes em plantas, animais e microrganismos.[12] Segundo alguns autores, não podem ser considerados apenas como mais um grupo de pigmentos, mas como substâncias com propriedades muito especiais. Entre as funções conhecidas dos carotenoides estão absorção de luz, atividade antioxidante, atividade anticancerígena, transporte de oxigênio, atividade pró-vitamínica A, sendo essa última apresentada por apenas alguns desses compostos.[25]

Segundo a Organização Mundial da Saúde, mais de 250 milhões de pré-escolares, particularmente em países em desenvolvimento, apresentam deficiência de vitamina A. No Brasil, onde a hipovitaminose A é considerada uma das principais deficiências na área de saúde pública, a larga distribuição desses pigmentos em frutos e vegetais, aliada ao alto custo dos alimentos de origem animal que contêm vitamina A pré-formada, contribui para que os carotenoides sejam uma importante fonte desse nutriente na dieta humana.[26]

Durante o cozimento dos alimentos, os carotenoides podem sofrer modificações. Estas são devidas ao alto grau de insaturação desses pigmentos, o que os torna suscetíveis às reações de degradação. Torna-se importante, portanto, avaliar as alterações causadas pelo tratamento térmico com relação aos carotenoides ativos dos alimentos. O aspecto mais significativo dos carotenoides, além da cor que proporcionam aos alimentos, é o fato de representarem a principal fonte de vitamina A. Em países em desenvolvimento, a deficiência de vitamina A é considerada um dos mais graves problemas.[23]

Vários estudos realizados em algumas regiões do Brasil detectaram a prevalência de hipovitaminose A. Estima-se que os alimentos de origem vegetal, em especial as hortaliças verdes folhudas, possam servir como fonte alternativa e barata dessa vitamina em alguns países em desenvolvimento, por causa dos preços elevados dos alimentos de origem animal. Em geral, os valores de vitamina A, disponíveis na literatura, são baseados nos teores totais de carotenoides, não levando em conta apenas os carotenoides com atividade pró-vitamínica A. Assim sendo, esses valores podem ser superestimados, uma vez que incluem carotenoides inativos e estereoisômeros de carotenoides. São considerados como importantes propriedades físicas e químicas dos carotenoides: a inibição do oxigênio; a absorção de luz; o bloqueio dos radicais livres mediante reações; o seu caráter lipofílico, sua insolubilidade em água; sua facilidade de isomerização e oxidação; além de sua capacidade de unir superfícies hidrofílicas.[20]

Os carotenoides têm sido relacionados com a intensificação do sistema imunológico e a redução do risco de doenças degenerativas como câncer, enfermidades cardiovasculares, degeneração macular relacionada com a idade e formação de catarata. Esses efeitos biológicos são independentes da atividade da pró-vitamina A e têm sido atribuídos à propriedade antioxidante dos carotenoides, porém esse mecanismo ainda não está bem esclarecido.[25] A alteração da composição dos carotenoides durante a preparação doméstica, processamento industrial e estocagem foi revisada recentemente. Em decorrência da suscetibilidade desses pigmentos às reações de degradação, torna-se importante avaliar as alterações causadas por processamentos térmicos diversos, o que tem despertado interesse de alguns pesquisadores.

Os carotenoides possuem várias funções no corpo humano, sendo extremamente importante sua atividade como pró-vitamina A, pois a deficiência em vitamina A é a maior causa de morte prematura nas nações em desenvolvimento.[25] O β-caroteno pode ser obtido de várias frutas e vegetais, como cenoura, espinafre, pêssego e batata-doce. Também apresentam atividade de pró-vitamina A, o α-caroteno encontrado na cenoura, na abóbora, na pimenta vermelha e amarela, e a criptoxantina presente na laranja, na tangerina, no pêssego, na nectarina e na papaia.[23] Já são conhecidos aproximadamente 600 tipos de carotenoides naturais. Estes podem ser facilmente obtidos por extração a frio com solventes orgânicos. Aqueles que são encontrados unicamente, é provável que sejam produtos resultantes de mudanças metabólicas, geralmente oxidativas, da ingestão de outros carotenoides existentes em vegetais.

A mudança de cor no amadurecimento dos frutos ou no envelhecimento de vegetais é causada pelo desaparecimento das clorofilas, uma vez que, enquanto presentes, mascaram a cor dos outros corantes. Durante o amadurecimento das frutas, geralmente os cloroplastos nelas existentes se transformam em cromoplastos, estimulando, assim, a síntese de novos carotenoides. Quimicamente os carotenoides são substâncias tetraterpênicas formadas por oito unidades de isopreno, de modo que a ligação isoprênica sofre reversão na parte central da molécula, e dessa maneira os dois grupos metílicos centrais ficam separados por três carbonos.

A estrutura do licopeno (Figura 27.2), pigmento encontrado no tomate, é considerada a estrutura fundamental dos carotenoides, da qual podem ser derivadas outras estruturas por reações de hidrogenação, ciclização, oxidação ou combinação desses métodos. São também considerados carotenoides alguns compostos formados por rearranjos ou degradação do licopeno.[23] Cada dupla ligação pode ocorrer nas condições cis e trans, embora na natureza sejam encontrados mais frequentemente compostos em que todas as duplas ligações estejam na configuração trans. Os carotenoides são divididos em carotenos, compostos constituídos por carbono e hidrogênio e seus derivados oxigenados, as xantofilas. Tem cor intensa que varia do amarelo ao vermelho, mudando para azul por reação com ácido sulfúrico ou tricloreto de antimônio. A cor intensa dos carotenoides é devida ao grande número de insaturações conjugadas presentes na molécula. Quanto maior o número dessas insaturações, mais intensa é a cor do composto. Logo, a adição de uma dupla ligação carbono-carbono a um composto, sem outras modificações na molécula, desloca a absorbância máxima desse composto para um comprimento de onda maior.[23]

Os carotenoides são suscetíveis a isomerização e oxidação durante o processamento e a estocagem e as consequências práticas são a perda da cor e atividade biológica e a formação de compostos voláteis que conferem sabor desejável ou indesejável em alguns alimentos. O processo de oxidação depende da presença de oxigênio, metais, enzimas, lipídios insaturados, pré-oxidantes ou antioxidantes, exposição à luz, tipo e estado físico do carotenoide presen-

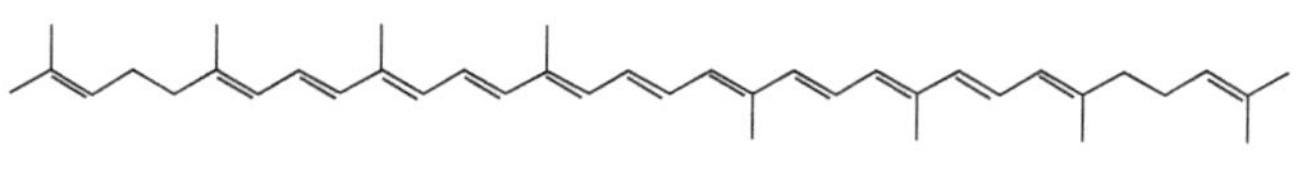

Figura 27.2 ▪ Estrutura do licopeno.

te, rigor do tratamento (destruição da ultraestrutura que protege os carotenoides, aumento da área superficial e dos parâmetros tempo e temperatura do tratamento térmico), material de embalagem e condições de estocagem. Funções biológicas ou ações atribuídas aos carotenoides, como prevenção de certos tipos de câncer e doenças cardiovasculares, são independentes da atividade de pró-vitamina A e são atribuídas a propriedades antioxidantes dos carotenoides pela inibição do oxigênio singlete e desativação dos radicais livres. Resultados obtidos com a cantaxantina e a astaxantina mostraram que estas são melhores antioxidantes que o β-caroteno e a zeaxantina.[4]

Carotenoproteína

A carotenoproteína é um complexo de proteínas e carotenoides, e entre eles se encontra com maior abundância a astaxantina. A carotenoproteína é usada como suplemento alimentar em rações para peixes e como corante e aromatizante em produtos alimentícios.[27] É de grande importância a adição de algum antioxidante para extrair a carotenoproteína com intuito de cessar a atividade oxidativa e retenção da cor brilhante vermelho-alaranjada da carotenoproteína, sendo a carotenoproteína mais estável em relação aos pigmentos carotenoides sozinhos.[7] Comumente, são utilizados processos biotecnológicos para extrair a carotenoproteína de resíduos de camarão, por meio do uso de enzimas proteolíticas e bactérias.

Astaxantina

A astaxantina é o carotenoide de maior ocorrência em animais marinhos e aquáticos, tendo destaque o salmão e a truta-arco-íris, em que esse carotenoide lhes imprime uma coloração rosada quando presente em níveis suficientes. A truta e o salmão, como outros animais, não podem sintetizar a astaxantina, a qual é obtida pela dieta natural constituída de zooplâncton, os quais têm como alimento microalgas, os produtores originais de carotenoides. Também pode haver adição comercial de astaxantina em rações para aquicultura.[28] Recentemente a astaxantina tem adquirido grande importância na indústria de cosméticos. A astaxantina encontra-se unida com a proteína, uma estrutura especial que determina a coloração do pigmento que, no caso do camarão, produz uma coloração rosa-alaranjada.[28] A coloração característica de salmão e truta selvagem somente ocorre em animais cultivados em cativeiro pela adição desse pigmento em sua alimentação. Quimicamente, a astaxantina (3,3'-dihidroxi-β, β'caroteno-4-4'-diona) apresentada na Figura 27.3 é classificada como uma xantofila, da família dos carotenoides, com radicais específicos ligados aos anéis benzênicos. Também não apresenta o anel β-ionona, característico dos carotenoides precursores de vitamina A, não sendo, portanto, precursora dessa vitamina.[21]

A síntese da astaxantina nos organismos inferiores tem início com o acetil-CoA seguido por intermediários importantes como fitoeno, licopeno, β-caroteno e cantaxantina.[21]

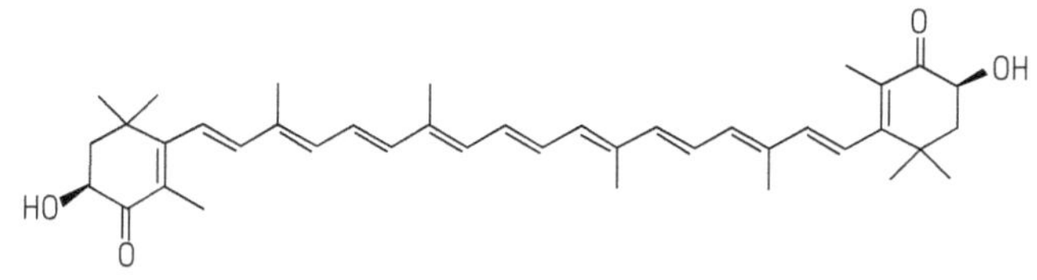

Figura 27.3 ▪ Estrutura química da astaxantina.

Matérias-primas

A astaxantina encontra-se presente em resíduos de camarão, nas algas *Haematococcus pluvialis*, nos fungos *Phaffia rodozyma*, salmão *sockeye*, salmão-do-atlântico, truta-arco-íris, óleo de *krill*, farinha de lagostim, leveduras e outras fontes. A **alga** *Haematococcus pluvialis* é a maior fonte de astaxantina, sendo utilizada comercialmente como corante de rações para salmão e outros peixes; entretanto, a truta-arco-íris apresenta uma das menores fontes de astaxantina.[17] Entre os organismos produtores de astaxantina, as **leveduras** *Phaffia rhodozyma* são atualmente consideradas de grande interesse industrial.[17] Entre esses, merece atenção especial a levedura em função de sua qualidade nutricional e segurança na utilização como aditivo alimentar para peixes, suprindo, além da astaxantina, vários conutrientes como proteínas, carboidratos e lipídios.[5] A levedura *Phaffia rhodozyma* é um fungo basidiomiceto e foi isolado por Herman Phaff na década de 1970. Essa levedura fermenta a glicose e tem como característica marcante a produção de carotenoides, em especial a astaxantina, que corresponde a cerca de 80% da mistura total de carotenoides produzidos. O seu ciclo sexual ainda não foi demonstrado. Existe, porém, um impedimento para a utilização da levedura *Phaffia rhodozyma* em bioprocessos para grande produção industrial da astaxantina. A sua parede celular oferece uma barreira à absorção do pigmento por algumas espécies, reduzindo a sua biodisponibilidade. A parede celular da levedura é resistente, mesmo a métodos de lise enzimática e mecânica, principalmente quando se busca uma ampliação de escala laboratorial para industrial.[17]

A **astaxantina comercial** é produzida por síntese química e estão sendo procuradas alternativas naturais graças à crescente preocupação com a segurança alimentar e os aspectos dos pigmentos sintéticos. Entre essas alternativas estão várias prometedoras microalgas, embora sua produção apresente vários problemas: (1) as microalgas têm um crescimento baixo; e (2) a astaxantina é um subproduto que se acumula quando o crescimento celular é parado e a microalga está numa fase celular chamada aplanospora, semelhante a uma fase resistente. Nessa fase, microalgas como a *H. pluvialis* têm uma parede celular muito rígida, restringindo a extração do pigmento e assimilação quando ingerida pelos peixes. Vários estudos comprovaram a segurança no consumo da astaxantina produzida pela alga *Haematococcus Pluvialis*.

O estado do Rio Grande do Sul é o maior produtor brasileiro de camarão-rosa (*Farfantepenaeus paulensis*),[4] com média anual de 3.195 toneladas, o que representa 41,5% do total produzido, sendo a captura efetuada exclusivamente pela pesca artesanal. O resíduo de camarão é composto de cabeça e casca (incluindo a cauda). Dependendo da espécie e do método de processamento, o resíduo pode ultrapassar 60% do peso inicial. Os resíduos oriundos do processamento industrial geram um problema econômico, pelo fato de necessitarem de tratamento, além de um problema ambiental quando esse procedimento não é realizado. Portanto, a utilização desse resíduo é um meio de diminuir a agressão ao meio ambiente. Graças à grande disponibilidade de matéria-prima (resíduo de camarão-rosa) na cidade do Rio Grande, RS, o processo de extração do carotenoide astaxantina torna-se viável, pois a astaxantina natural era vendida por aproximadamente U$ 2.500,00 o quilograma. Como existe em nível mundial uma crescente procura por produtos naturais, as empresas produtoras de astaxantina percebem isso como uma grande oportunidade comercial.[19]

Extração da astaxantina

O método mais comumente utilizado para extração do carotenoide astaxantina é por meio de processo químico. A extração da astaxantina deve ser feita com solvente não polar, uma vez que ela é lipossolúvel, geralmente realizada o mais rápido possível, evitando a exposição à luz, ao oxigênio e a altas temperaturas, visando minimizar os processos de degradação, sendo por esses fatores recomendado que o processo de extração se realize em ambiente protegido de luz.[23] Solventes apolares, como hexano, heptano e iso-octano são eficientes nos processos de extração de carotenoides em geral, o que não ocorre com solventes polares como acetona, metanol e etanol que têm eficiência na extração das xantofilas. Esses solventes são bastante utilizados em estudos que tratam da extração de carotenoides de amostras de alimentos.

Em alimentos que apresentam grande quantidade de água é desejável o uso de um solvente orgânico que seja miscível com água, facilitando o rompimento da ligação carotenoide-proteína, bem como prevenir a formação de emulsões, segundo o descrito por Khachik *et al.*[23] Foi extraída **astaxantina de exoesqueleto de lagosta** utilizando a acetona como solvente. O extrato que contém astaxantina e acetona foi novamente extraído com cloreto de metileno, seguido de uma lavagem com cloreto de sódio para a eliminação de resíduos de acetona e posterior evaporação, resultando em um extrato oleoso. A astaxantina foi obtida na forma de cristais, sendo armazenada na ausência de luz e em temperaturas maiores que 35 °C. Em outro estudo realizado, a astaxantina foi extraída de **resíduos de camarão** com etano a 95%, submetidos a processo de homogeneização e filtração, seguido de evaporação do solvente. Foram utilizados como solventes de extração para a astaxantina de resíduos do processamento de **lagostim**: óleos de arenque, chicharro e soja refinada, sob temperatura de 90 °C por 30 minutos, e posterior separação centrífuga de um pigmento oleoso. O extrato oleoso obtido com óleo de soja refinado continha 778 ppm de astaxantina e 335 ppm de astaceno, o extrato obtido com óleo de arenque continha 656 ppm de astaxantina e 449 ppm de astaceno e o extrato obtido com óleo de chicharro continha 692 ppm de astaxantina e 471 ppm de astaceno.

Em estudo realizado por Bertolo,[4] pigmentos corantes foram obtidos de **resíduo de camarão** por meio de extração com solventes, sendo realizado também um estudo de estabilidade. O resíduo de camarão foi seco a 80 °C por 4 a 6 horas, sendo posteriormente triturado. O procedimento de extração utilizou 100 g desse resíduo seco triturado e, como solvente, 1 L de uma mistura de acetona e éter de petróleo em uma proporção 1:2 por um período de 3 a 4 horas. A fase líquida foi então lavada com uma solução aquosa de NaCl 5%, sendo separadas duas fases (fase superior: hexano e pigmentos corantes; fase inferior: acetona e NaCl 5%) por meio de um funil de separação. A fase inferior foi lavada com 1 L de éter de petróleo, submetido a agitação por um período de 3 a 5 minutos para retirada de algum corante remanescente, sendo esse extrato adicionado ao extrato inicial com somente éter de petróleo. O extrato final foi armazenado em vidro escuro para análise posterior em espectrofotômetro. Como resultado desse estudo, o pigmento extraído apresentou-se como uma mistura de astaxantina e astacina e outros componentes.

A extração da astaxantina pode também ser feita por processo enzimático. Foi usada a enzima microbiana Flavourzyme para fazer a hidrólise com parâmetros controlados; posteriormente, essas enzimas foram inativadas depois de efetuada uma filtração com pano para separar o resíduo sólido da carotenoproteína, e esta foi separada por meio de centrifugação (6.000 g). O processo enzimático proporciona a obtenção de maior gama de produtos finais, como a carotenoproteína, a obtenção da astaxantina nos sólidos em suspensão e, ainda, pode-se obter a quitina e a quitosana. A interação dos processos químicos e enzimáticos proporciona a obtenção de maior número de produtos finais desejados, como os citados e maior rendimento.

Aplicações

A astaxantina é comumente utilizada em todo o mundo como suplemento em rações para aquicultura, sendo permitido nos Estados Unidos até 80 mg/kg de ração para a obtenção de coloração vermelho-alaranjada. Além de atuar como aditivo de cor, a astaxantina tem mostrado atividade preventiva na oxidação de lipídios durante o armazenamento da truta-arco-íris congelada, ou seja, prevenção do ranço.[29] É permitido o uso de astaxantina na indústria da aquicultura pela Food and Drug Administration.[4] Na **indústria avícola**, o suprimento desse pigmento confere uma coloração mais acentuada às gemas dos ovos (Figura 27.4). Além disso, têm sido descobertos vários aspectos benéficos em relação à criação e à saúde animal. Quando presente na dieta de aves, houve aumento na produção de ovos, na resistência a infecção por *Salmonella* por parte dos frangos e na vida de prateleira dos ovos.

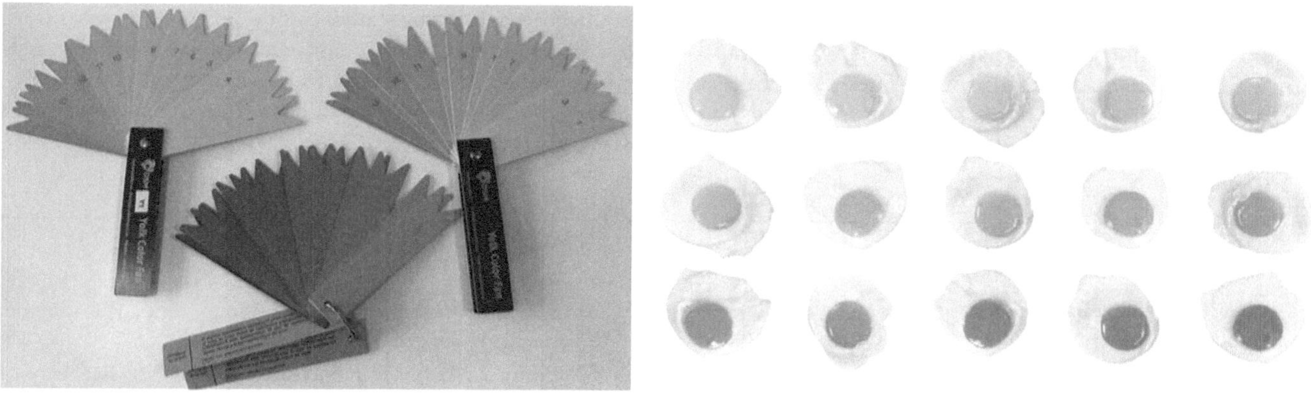

Figura 27.4 ▪ Aplicação em aves poedeiras (melhora da cor das gemas). (Cortesia de @matthewfrench.)

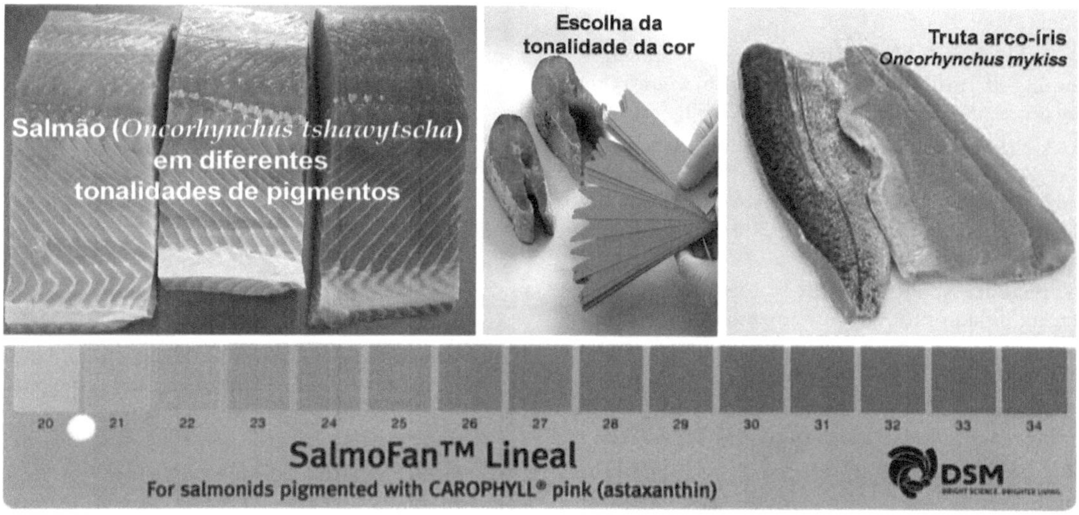

Figura 27.5 ▪ Aplicação em salmão e truta-arco-íris. (Imagem retirada da palestra sobre fraudes no pescado proferida pelo editor AAG.)

A principal aplicação da astaxantina é na aquicultura de peixes (salmão, truta) e crustáceos (lagosta), para os quais a coloração da carne e/ou carapaça é um fator determinante na aceitação e no preço final do produto (Figura 27.5). Além disso, esse carotenoide possui elevada atividade antioxidante, quando comparado com o β-caroteno e o α-tocoferol. Por ser a síntese química da astaxantina complexa e de elevado custo, graças à presença dos centros quirais na sua estrutura molecular, existe um grande interesse no uso de suas fontes biológicas.[28]

A astaxantina tem sido proposta como agente de prevenção de câncer, prolongadores da vida e inibidores de úlcera, ataque de coração e doenças da artéria coronária. A atividade antioxidante da astaxantina é cerca de dez vezes maior em relação a zeaxantina, luteína, cantaxantina ou β-caroteno.[4] Não têm sido relatados dados sobre efeitos adversos associados à administração de astaxantina em animais. Várias tentativas foram feitas no sentido de encontrar a dose letal para animais, porém não obtiveram sucesso, atingindo valores de 8 gramas de astaxantina por quilo corporal pelo período de dez dias e nenhum efeito tóxico foi observado. Há uma probabilidade de que efeitos similares possam ser obtidos em humanos. Doses na ordem de 2 mg a 4 mg por dia de astaxantina têm sido sugeridas.[29]

Em um estudo realizado no Japão sobre efeitos da astaxantina em humanos, visando sua utilização em uma bebida protetora das lipoproteínas de baixa densidade (LDL) da oxidação, a astaxantina foi administrada por mais de duas semanas, diariamente, em três dosagens (3,6 mg/dia, 5 mg/dia e 7,2 mg/dia) a dois grupos de cinco indivíduos e um de três, respectivamente, e nenhum efeito colateral foi relatado, sendo observado um aumento no efeito antioxidante da astaxantina sobre LDL, na medida em que a dosagem aumentava. Estudos comprovam a ação preventiva de alguns carotenoides, entre eles a astaxantina, em cânceres de esôfago, estômago, reto, próstata, ovário, endométrio, bexiga e pele. Estudos realizados em ratos indicaram que os níveis de HDL (lipoproteína de alta densidade), também conhecido como "bom colesterol", tiveram significativo aumento quando inserido astaxantina em sua dieta, o que não aconteceu quando β-caroteno lhes foi administrado. Contudo, devem ser feitos testes em humanos para averiguar se o efeito seria semelhante.[28] O interesse pela produção e pela comercialização da astaxantina visando o consumo humano direto também tem aumentado, pela iminência na aprovação pela FDA, para o uso como ingrediente em suplementos dietéticos e por sua aprovação em diversos países europeus.[29]

Referências bibliográficas

1. Costa HLG. Avaliação de processo biotecnológico para obtenção de quitosana proveniente de subprodutos do caranguejo vermelho (*Chaceon notialis*) [dissertação em Engenharia e Ciência de Alimentos]. Rio Grande: Universidade Federal do Rio Grande; 2019.
2. Trung TS, Thein-Han WW, Qui NT, Chuen-How NG, Stevens WF. Functional characteristics of shrimp chitosan and its membranes as affected by the degree of deacetylation. Bioresour Technol. 2006; 97:659-63.
3. Synowiecki J, Al-Khateeb NAAQ. The recovery of protein hydrolysate during enzymatic isolation of chitin from shrimp *Crangon crangon* processing discards. Food Chem. 2000; 68:147-52.
4. Bertolo A. Avaliação de um processo enzimático para recuperação dos carotenoides presentes no resíduo da industrialização do camarão-rosa (*Farfantepenaeus paulensis*) [dissertação em Engenharia e Ciência de Alimentos]. Rio Grande: Universidade Federal do Rio Grande; 2007.
5. Costa PG, Fontana A, Prentice CH. Obtención y caracterización de un aislado proteico proveniente de la matriz de exoesqueletos de camarón rosado (*Farfantepenaeus paulensis*). Alimentaria. 2005; 42(365):82-9.
6. Gildberg A, Stenberg E. A new process for advanced utilization of shrimp waste. Process Biochem. 2001; 36:809-12.
7. Armenta-López R, Guerrero IL, Huerta S. Astaxanthin extraction from shrimp waste by lactic fermentation and enzymatic hydrolysis of the carotenoprotein complex. J Food Sci. 2002; 67(3):1002-6.
8. Cremades O, Parrado J, Alvarez-Ossorio MC, Jover M, Teran LC, Gutierrez JF, et al. Isolation and characterization of carotenoproteins from crayfish (*Procambarus clarkii*). Food Chem. 2003; 82:559-66.
9. Kim S-K, Mendis E. Bioactive compounds from marine processing byproducts: A review. Food Res Int. 2006; 39: 383-93.
10. Holanda HD, Netto FM. Recovery of components from shrimp *Xiphopenaeus kroyeri*) processing waste by enzymatic hydrolysis. J Food Sci. 2006; 71(5):C298-C303.
11. Prentice CH, Costa PG, Fontana A. Protein isolate from exoskeleton matrix of Brazilian pink shrimp: Extraction and characterization. Proceedings of the First Join Trans-Atlantic Fisheries Technology Conference (TAFT) 2003. Reykjavik, Iceland. 2003; 1:369-71.
12. Tucker GS. Food waste management and value-added products: using the process to add value to heat-treated products. JFS: Concise Reviews in Food Science. 2004; 69(3):R102-12.
13. Vilhelmsson O. The state of enzyme biotechnology in the fish processing industry. Trends Food Sci Technol. 1997; 8:266-70.
14. Abreu AS. Recuperação de proteínas de subprodutos do camarão branco (*Litopenaeus vannamei*) obtida por processo de variação de pH [dissertação em Aquicultura]. Rio Grande: Universidade Federal do Rio Grande; 2017.
15. Sachindra NM, Bhaskar N, Mahendrakar NS. Recovery of carotenoids from shrimp waste in organic solvents. Waste Manag. 2006; 26:1092-8.
16. Sachindra NM, Mahendrakar NS. Process optimization for extraction of carotenoids from shrimp waste with vegetable oils. Bioresour Technol. 2005; 96:1195-200.
17. Khanafari AN, Saberi A, Azar M, Vosooghi GH, Jamili SH, Sabbaghzadeh B. Extraction of astaxanthin esters from shrimp waste by chemical and microbial methods. Iran J Environ Health Sci Eng. 2007; 4(2):93-8.
18. Costa PG. Processo de extração química e potencial apresentado pela proteína recuperada da matriz dos exoesqueletos de camarão-rosa (*Farfantepenaus paulensis*) [dissertação em Engenharia e Ciência de Alimentos]. Rio Grande: FURG; 2003.
19. Higuera-Ciapara I, Felix-Valenzuela L, Goycoolea FM, Arguelles-Monal W. Microencapsulation of astaxanthin in a chitosan matrix. Carbohydr Polym. 2004; 56:41-5.
20. Stepnowski P, Olafsson G, Helgason H, Jastorff B. Preliminary study on chemical and physical principles of astaxanthin sorption to fish scales towards applicability in fisheries waste management. Aquaculture. 2004; 232:293-303.
21. Mizani M, Aminlari M, Khodabandeh M. An effective method for producing a nutritive protein extract powder from shrimp-head waste. Food Sci Technol Int. 2005; 11(1): 49-54.
22. Rocher-Maliachi DG. Nuevas tecnologías aplicadas al procesamiento de camarón blanco (Litopenaeus vannamei) [disertación en Medicina Veterinaria]. Universidad Nacional Autónoma de México; 2016.
23. Prentice CH. Obtenção e avaliação de bixina a partir de um extrato de urucum (*Bixa orellana*) [tese em Engenharia de Alimentos]. Campinas: UNICAMP; 1994.
24. Heu M-S, Kim J-S, Shahid IF. Components and nutritional quality of shrimp processing by-products. Food Chem. 2003; 82(2):235-42.
25. Baek HH, Cadwallader KR. Enzymatic hydrolysis of crayfish processing by-products. J Food Sci. 1995; 60(5): 929-34.
26. No HN, Meyer SP, Lee K-S. Isolation and characterization of chitin from crawfish shell waste. J Agric Food Chem. 1987; 37:575-9.
27. Birschbach P, Fish N, Henderson W, Willrett D. Enzymes: Tools for creating healthier and safer foods. Food Technol. 2004; 58(4):20-26.
28. Dumay J, Barthomeuf C, Berge J-P. How enzymes may be helpful for upgrading fish by-products: Enhancement of fat extraction. J Aquat Food Prod Technol. 2004; 13(2):69-84.
29. Gavrilescua M, Chisti Y. Biotechnology – A sustainable alternative for chemical industry. Biotechnol Adv. 2005; 23:471-99.

28 Peptídios Bioativos

Carlos Prentice-Hernández (*in memoriam*) ▪ Meritaine da Rocha

Introdução

Nas últimas décadas existe uma demanda crescente por pescado e proteínas derivadas desses entre os consumidores, devido ao seu alto valor nutricional e propriedades que são benéficas à saúde. O pescado pode ser transformado em muitos produtos diferentes, com valores variáveis de mercado. Além da carne de pescado e de outras partes comestíveis, a cabeça, a pele e as vísceras podem ser usadas como matéria-prima para a produção de produtos de valor agregado, como os hidrolisados proteicos, peptídios bioativos entre outros.[1-3]

A produção total global de pescado de captura, conforme dados estatísticos do banco de dados de captura da Organização das Nações Unidas para a Alimentação e a Agricultura (FAO), foi de cerca de 171 milhões de toneladas em 2016, e destas, cerca de 91 milhões de toneladas foram de pesca marinha e 80 milhões de toneladas da aquicultura, respectivamente.[4] Cerca de 70% do pescado é processado antes da venda final, resultando entre 20% e 80% dos resíduos de pescado.[5] O pescado e seus coprodutos são uma fonte significativa de proteínas, as quais podem ser utilizadas para a obtenção de peptídios bioativos a partir de hidrolisados proteicos.[1,5,6]

Os peptídios bioativos de fontes alimentares e outros compostos, como o pescado e seus subprodutos, podem ser definidos como os peptídios derivados de proteínas que exercem, além de seu valor nutricional, influência significativa em processos metabólicos ou fisiológicos, com consequente efeito benéfico à saúde dos seres humanos. Esses peptídios bioativos consistem em fragmentos ou cadeias de proteínas de diferentes sequências de aminoácidos, geralmente de 2 a 50 resíduos presentes nos hidrolisados proteicos.[7-9] Os peptídios bioativos se encontram inativos dentro das sequências das proteínas, mas podem ser liberados por diferentes processos e, em seguida, eles exercem variações fisiológicas e metabólicas.[10] A maioria dos peptídios bioativos é gerada espontaneamente *in vivo*, a partir da digestão das proteínas que os contêm, pela ação de proteases endógenas.[9] Contudo, eles também podem ser obtidos por métodos *in vitro*, como a extração por solvente, a hidrólise enzimática e a fermentação microbiana de diferentes fontes proteicas.[8] Entretanto, a hidrólise enzimática é atualmente a mais usada para produzir peptídios bioativos por meio da adição de inúmeras enzimas, como alcalase, papaína, pepsina, tripsina, quimotripsina, pancreatina, neutrase, bromelina, entre outras.[11]

Os hidrolisados proteicos são definidos como uma mistura complexa de oligopeptídios, peptídios e aminoácidos livres que são produzidos por hidrólise parcial ou extensa. Entretanto, os biopeptídios ou peptídios bioativos são definidos como peptídios que possuem propriedades farmacológicas benéficas.[9] A bioatividade dos peptídios é influenciada por suas propriedades estruturais, bem como pela hidrofobicidade, carga, composição e sequências de aminoácidos.[8-10] Além disso, com relação ao processo enzimático, a natureza da proteína utilizada como substrato, a especificidade das enzimas proteolíticas usadas na hidrólise, as condições de processamento (tempo e temperatura), grau de hidrólise, bem como a relação enzima/substrato, influenciam bastante a massa molecular, a composição de aminoácidos e as sequências de peptídios e, portanto, suas atividades biológicas.[9]

Os peptídios bioativos possuem várias funções benéficas, pois podem prevenir e controlar doenças promovendo a saúde dos indivíduos consumidores. Dentre elas, destacam-se funções como regulação da pressão arterial, anti-inflamatória, antioxidante, antidiabética, antimicrobiana, anticancerígena, anticoagulante, inibitória de desordens neuropatológicas, entre outras.[11-14] Este capítulo terá como objetivo apresentar a obtenção, bioatividade e aplicações dos peptídios bioativos provenientes de proteínas de pescado.

Matéria-prima para a obtenção de peptídios bioativos

Os hidrolisados proteicos vêm sendo desenvolvidos a partir de diferentes espécies de pescado, bem como dos seus coprodutos.[1,14,15] As fontes de hidrolisado proteico de pescado (HPP) utilizadas para a obtenção dos peptídios bioativos são músculo (carne), pele e resíduos, os quais incluem cabeça, vísceras, ovas, nadadeiras, dentre outros.[11,15,16] Cerca de 50% a 65% do pescado corresponde ao músculo, onde os seus principais constituintes são água (58-82%), proteínas (16-21%), lipídios (0,2-25%) e cinzas (1,2-1,5%).[17]

As proteínas do músculo esquelético estão organizadas de acordo com a sua solubilidade ou função biológica. As funções biológicas, normalmente se referem às contribuições das proteínas à estrutura do músculo, como a contração ou metabolismo, entre outras. Essa categoria abrange a solubilidade das proteínas do músculo em diferentes concentrações de sais e as mesmas estão correlacionadas à localização celular, o que compreende três classes de proteínas, sendo identificadas como sarcoplasmáticas, miofibrilares e do estroma. As proteínas sarcoplasmáticas, miofibrilares e conjuntivas compreendem 20% a 30%, 65% a 75% e 3% a 10% do total da proteína presente no músculo do pescado, respectivamente.[18] Esses três grupos de proteínas são utilizadas para o desenvolvimento de hidrolisados proteicos.[1,8,10]

Os coprodutos obtidos em termos percentuais são compostos por cortes musculares (15% a 20%), pele e barbatanas (1% a 3%), ossos (9% a 15%), cabeças (9% a 12%), vísceras (12% a 18%) e escamas (5%), respectivamente, os quais são suscetíveis a degradação microbiana.[1] Entretanto, devido a seu aporte proteico, são utilizados para o desenvolvimento de hidrolisados proteicos.[1,2,5,15]

Diversas espécies de pescado e seus coprodutos estão sendo utilizados para a obtenção dos hidrolisados proteicos e peptídios bioativos, como músculo da castanha (*Umbrina canosai*),[14] os coprodutos da carpa comum (*Cyprinus carpio*)[15] ou coprodutos de *Barbus callensis*.[13] As vísceras de pescado têm elevado teor de proteína e lipídios, conteúdo cuja variabilidade na composição depende da espécie, sazonalidade, idade, sexo, ingestão de nutrientes e outros fatores.[1] Além disso, os hidrolisados obtidos a partir do músculo de pescado podem conter diversos compostos pró-oxidantes, como hemoproteínas e lipídios oxidados. A contaminação com esses compostos pró-oxidantes pode diminuir a estabilidade dos hidrolisados proteicos, bem como afetar sua bioatividade.[19] Devido a isso, torna-se interessante o uso de alguns processos que diminuam o conteúdo desses compostos, como o isolamento proteico pelo processo de variação de pH ou por meio de sucessivas lavagens com solução salina diluída e água resfriada, para extração dos mesmos e a manutenção da estabilidade desses hidrolisados.[20]

Outra característica importante de citar é que os músculos do pescado consistem em dois tipos: claro e escuro. A proporção de músculo escuro é baixa em pescados brancos, como o bacalhau (*Gadus morhua*) e o linguado (*Paralichthys orbignyanus*), onde há uma pequena faixa de músculo escuro ou vermelho logo abaixo da pele, nos dois lados do corpo. No músculo claro, o conteúdo de proteínas é maior, correspondendo a cerca de 18-23% de proteínas.[5] Em pescado gorduroso, como arenque e cavala, a porcentagem de músculos escuros é alta e esses contêm maior conteúdo de lipídios, os quais podem interferir no processo de hidrólise das proteínas.[1,5]

Métodos de obtenção de hidrolisado proteico

A hidrólise das proteínas é umas das alternativas para melhorar as propriedades funcionais das proteínas, tanto do ponto de vista tecnológico (solubilidade, formação de espuma e emulsificação) como biológico (peptídios bioativos).[1,8,10,21] Os peptídios bioativos estão inativos dentro das sequências das proteínas, mas podem ser liberados por diferentes processos e, em seguida, eles exercem várias funções fisiológicas e metabólicas.[8] A maioria dos peptídios bioativos são gerados espontaneamente *in vivo*, a partir da digestão das proteínas que os contêm. Contudo, eles também podem ser obtidos por métodos *in vitro*, como extração por solvente, química, hidrólise enzimática e fermentação microbiana de diferentes fontes proteicas.[8]

Método químico

A hidrólise química é realizada a partir da clivagem das ligações peptídicas com soluções ácidas ou alcalinas fortes. Por serem métodos relativamente baratos e fáceis de operar, têm sido as práticas preferidas para produzir hidrolisados de proteínas em escala industrial.[12] Entretanto, o uso de ácidos ou bases fortes torna o processo químico ecologicamente inaceitável.[8,10] Além disso, a hidrólise química produz hidrolisados e peptídios com qualidades nutricionais e atividades biológicas reduzidas, pois produtos indesejáveis podem ser gerados durante o tratamento químico, devido à sua reação severa.

A clivagem inespecífica das ligações peptídicas fornece um rendimento heterogêneo de peptídios e reduz a qualidade nutricional dos produtos.[9] A bioatividade dos hidrolisados de proteínas obtida por hidrólise química não pode ser reproduzida, uma vez que a clivagem das ligações peptídicas por reagentes químicos não é específica. Devido a isso, altas variações no processo de hidrólise levaram a altas variações na bioatividade observada. Essas desvantagens limitam significativamente as aplicações desses hidrolisados.[8-10]

Fermentação microbiana

Muitos microrganismos utilizados nas indústrias de alimentos, na produção de produtos lácteos fermentados, são altamente proteolíticos e, portanto, podem gerar peptídios bioativos durante a fermentação.[9] A vantagem da fermentação microbiana é que a hidrólise enzimática é realizada pelas proteases do próprio microrganismo e, devido a isso, os peptídios bioativos podem ser purificados sem hidrólise adicional.[8,9] Contudo, a desvantagem do processo de fermentação microbiana é o baixo rendimento dos peptídios produzidos. Isso ocorre pois, durante a fermentação, alguns dos biopeptídios e aminoácidos liberados pelas proteínas do substrato, por meio da ação de enzimas derivadas do microrganismo proteolítico, serão utilizados pela cepa dos microrganismos como substrato de carbono e/ou nitrogênio para o seu crescimento.[9] Na fermentação microbiana, muitas vezes é difícil a separação dos microrganismos do produto obtido.[8]

Método enzimático

A hidrólise *in vitro* de substratos proteicos utilizando enzimas proteolíticas exógenas apropriadas é o processo amplamente utilizado para a produção de hidrolisados e peptídios de proteínas de pescado com propriedades biológicas desejáveis.[9] A hidrólise enzimática é um processo que consiste na clivagem da ligação peptídica existente entre os aminoácidos, onde a molécula da proteína se rompe em duas partes, como consequência da adição de uma mólecula de água. Dessa maneira, ocorre a liberação de um mol de um grupo carboxila e um mol do grupo amino, para cada ligação clivada.[18] A Figura 28.1 apresenta o fluxograma de obtenção de hidrolisado proteico de pescado pelo método enzimático.

A matéria-prima utilizada pode ser o músculo ou coprodutos da industrialização do pescado. Esses são homogeneizados em água destilada sob agitação constante. As condições das dispersões proteicas são ajustadas para os parâmetros ótimos para cada enzima, os quais podem ser para a alcalase (pH 8 e temperatura 50 °C) e protamex (pH 7 e temperatura 50 °C), durante 10 min. Então, a hidrólise enzimática inicia-se por meio da adição da enzima em diferentes proporções, segundo a atividade específica de cada enzima ou com relação à massa enzima:substrato. A hidrólise enzimática dessas matérias-primas utilizando diferentes enzimas é conduzida até que o GH desejado seja atingido. As enzimas são inativadas pelo aquecimento da suspensão a 90 °C durante 10 min. Os hidrolisados foram centrifugados

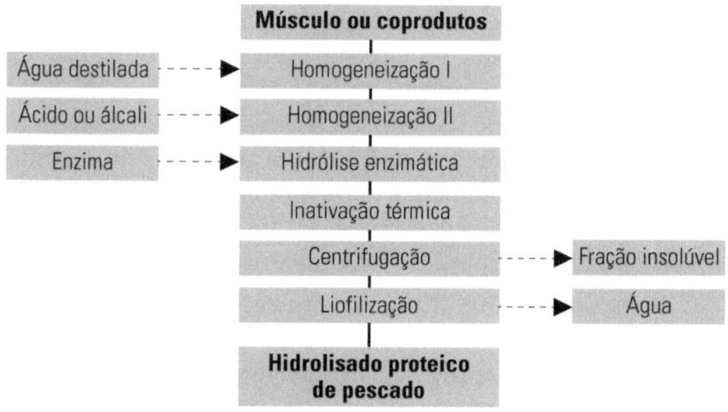

Figura 28.1 ▪ Fluxograma do processo de obtenção dos hidrolisados proteicos provenientes de pescado.

a 9.000 g durante 20 min a 4 °C, para separar as frações solúvel (hidrolisado) e insolúvel.[16]

Quando uma protease age com um substrato proteico, a reação catalítica consiste em três reações consecutivas: a formação do complexo de Michaelis entre a cadeia peptídica original (substrato) e a enzima; a quebra das ligações peptídicas; e o ataque nucleofílico no restante do complexo para quebrar o outro peptídio e reconstituir a enzima livre.[18,22] Comparada com os tratamentos químicos, a proteólise enzimática é interessante para produzir hidrolisados de proteínas, devido às condições mais amenas necessárias ao processo (pH 6,0-8,0; temperatura 40-60 °C) e melhor controle da hidrólise enzimática. Além disso, ao contrário do processo químico, a composição geral de aminoácidos dos hidrolisados de proteínas enzimáticas é quase semelhante à do substrato proteico, com pequenas modificações, dependendo da enzima aplicada.[9]

O hidrolisado proteico de pescado em inglês é denominado pela sigla FPH (*fish protein hydrolysate*), conforme designado pela Food and Agriculture Organization (FAO), o qual pode ser obtido pela digestão das proteínas do pescado.[4] A hidrólise enzimática é caracterizada por uma fase inicial rápida, seguida por uma redução da taxa de reação. Isso pode ser associado a diversos fatores, como a diminuição na concentração de ligações peptídicas, a competição entre o substrato original e os peptídios formados, e a inibição da enzima pelos produtos da hidrólise.[10] A hidrólise enzimática resulta na liquefação do tecido do pescado, que objetiva a recuperação de proteínas de espécies subtilizadas ou de coprodutos do processamento de pescado que seriam desperdiçados, por meio do emprego de enzimas proteolíticas para solubilização da proteína do pescado, resultando em duas frações: solúvel e insolúvel. A fração solúvel, que contém a proteína hidrolisada, pode se transformar em produtos com diferentes funcionalidades e a fração insolúvel pode ser usada na ração animal.[1]

As variáveis mais importantes em uma reação enzimática são: concentração e especificidade da enzima, temperatura e pH da reação, natureza do substrato e relação enzima/

substrato. O controle das condições de hidrólise enzimática e a escolha adequada da enzima permitem a obtenção de produtos com características adequadas a uma dada aplicação.[12] Uma grande variedade de enzimas comerciais tem sido usada com sucesso para hidrolisar proteínas de pescado e outras proteínas alimentares. A escolha do substrato e da protease empregada, bem como a DH na qual a proteína é hidrolisada, geralmente afeta a estrutura físico-química.[9]

As enzimas proteolíticas ou proteases, catalisam as reações de hidrólise das ligações peptídicas das proteínas, que são degradadas a peptídios e aminoácidos. Constituem um largo e complexo grupo de enzimas que diferem em suas propriedades, como a especificidade ao substrato, sítio ativo, mecanismos catalíticos, pH e temperatura ótimos.[18] A seleção de enzimas geralmente é baseada em uma combinação de eficácia e economia. Em comparação com enzimas derivadas de animais (tripsina, quimotripsina) ou plantas (bromelina, papaína), as enzimas microbianas oferecem várias vantagens, incluindo atividades catalíticas mais versáteis e mais estáveis em uma faixa de pH maior e temperaturas mais elevadas.[8,12]

As enzimas do pescado, especialmente as vísceras, têm demonstrado ser uma ferramenta potencial para a preparação da FPH. Entre essas enzimas estão pepsina, tripsina, quimotripsina, entre outras.[5,23] Devido a isso, quando o uso dessas proteases não é desejado e quando estão presentes na matéria-prima proveniente do pescado, se deve realizar uma inativação térmica dessas. No início do processo de hidrólise, a dispersão é frequentemente aquecida a cerca de 85-95 °C por 5 a 20 min a fim de encerrar a atividade enzimática endógena.[12]

As enzimas provenientes de fontes animais e vegetais são mais instáveis nas condições de processo. Nesse contexto, as enzimas de origem microbiana, estão se tornando cada vez mais empregadas na obtenção de hidrolisados proteicos de pescado, pois possuem ampla variedade de ação catalítica, fácil manipulação genética, disponibilidade regular devido à ausência de flutuações sazonais e, ainda, a facilidade para a obtenção das enzimas, tendo em vista a rápida multiplicação microbiana utilizando meios de cultura de baixo custo.[8] Algumas proteases de grau alimentício derivadas de microrganismos têm sido usadas para produzir peptídios bioativos por hidrólise enzimática de proteínas de pescado, como Alcalase®, Flavourzyme® e Protamex®.[12]

A especificidade da protease afeta o tamanho, a quantidade e a posição livre de aminoácidos e peptídios, e a sequência de aminoácidos influencia a bioatividade do hidrolisado obtido.[12] O grau de hidrólise (GH) das proteínas hidrolisadas pelas enzimas pode influenciar essas propriedades, uma vez que o comprimento da cadeia peptídica, bem como a exposição de grupos aminoterminais dos peptídios produzidos dependem do GH e estão relacionados com as mesmas.[8] As proteases ácidas, geralmente, apresentam menor atividade hidrolítica do que as proteases neutras ou alcalinas, embora sejam melhores para a prevenção do crescimento microbiano devido às condições de hidrólise de pH baixo. Assim, enzimas mais utilizadas são aquelas em condições brandas e levemente alcalinas. Devido à alta atividade proteolítica, as proteases microbianas têm sido usadas intensiva e amplamente para a produção de FPH.[8,10]

Atividades biológicas

Os peptídios são compostos formados por um pequeno número de aminoácidos, o qual pode variar de dois a várias dúzias.[8] Os hidrolisados proteicos são fonte de peptídios bioativos os quais possuem diversas atividades biológicas, dentre elas antimicrobiana, antioxidante, anti-hipertensiva, inibitória da dipeptidil peptidase IV, como indicativo do potencial antidiabético, inibidora de desordens neuropatológicas como a depressão, demência senil e Alzheimer, anticancerígena, imunomoduladora, entre outras.[13-15]

Atividade anti-hipertensiva

As doenças cardiovasculares, como aterosclerose, acidente vascular cerebral (AVC) e insuficiência cardíaca, são uma grande preocupação à saúde, pois são as principais causas de morte na maioria dos países industrializados. Um dos principais fatores de risco das mesmas é a hipertensão arterial sistêmica (HAS), definida pela Organização Mundial de Saúde (OMS) como a ultrapassagem de 90 mmHg para a pressão arterial diastólica e 140 mmHg para a pressão sistólica.[12] A pressão arterial (PA) do corpo humano é regulada por diversos mecanismos correlacionados, principalmente por dois sistemas denominados renina-angiotensina e calicreína-cinina.[8]

Entretanto, o sistema renina-angiotensina é o mais estudado, pois a PA alta é normalmente tratada com fármacos, como captopril e enalapril, que inibem a enzima conversora de angiotensina (ECA; dipeptidil carboxipeptidase; EC 3.4.15.1) que atua no sistema renina-angiotensina. A renina é uma enzima sintetizada e armazenada sob a forma inativa nas células justaglomerulares dos rins. Quando a PA diminui, ocorre a liberação da renina para a corrente sanguínea, resultando na ruptura de seu substrato natural, o angiotensinogênio, e a liberação da angiotensina I. A ECA aumenta a PA, pois catalisa a reação de hidrólise da angiotesina I (decapeptídio), produzido pela ação da renina, na qual dois de seus aminoácidos são removidos para formar a angiostensina II, um octapeptídio com potente atividade vasoconstritora. Além disso, a ECA atua simultaneamente no sistema calicreína-cinina catalisando a degradação da bradicinina, um nonapeptídio com potente ação vasodilatadora.[8,9]

Os principais efeitos da angiotensina II consistem na contração das arteríolas, resultando em um acréscimo da pressão arterial e no estímulo da secreção de aldoesterona pelas glândulas suprarrenais, um hormônio que induz a retenção de sódio, água e a excreção de potássio. O acúmulo de água contribui para um aumento do volume extracelular e, consequentemente, no aumento da pressão arterial, bem como a neutralização da produção da renina.[8,10,12] Dessa maneira, a inibição da ECA é necessária para evitar a formação de agentes vasoconstritores, como a angioestensina II, os quais causam a hipertensão, e para potencializar a ação vasodilatadora da bradicinina.[19] Os inibidores da ECA podem diminuir a sua atividade reduzindo o nível de angiostensina II, exercendo assim um efeito hipotensor nos vasos sanguíneos.[8]

Os inibidores sintéticos da ECA são amplamente utilizados em terapia para a hipertensão, insuficiência cardíaca e enfarte do miocárdio, mas esses inibidores sintéticos podem causar efeitos colaterais, como: tosse, dificuldade para respirar, distúrbio do paladar, erupção cutânea e, em longo prazo, podem reduzir a eficácia de inibição da ECA.[1,8,19] Alguns estudos comprovam que os hidrolisados preparados a partir de isolado proteico do músculo de tilápia apresentaram atividade inibidora significativa da ECA. Entretanto, essa atividade inibidora não diferiu significativamente entre os tipos de enzimas usadas para hidrólise, isto é, criotina e Flavourzyme®, mas aumentou com a GH.[19]

Estudo com hidrolisados proteicos de tilápia com GH de 7,5% e 25% utilizando as enzimas criotina e Flavourzyme® verificaram que os hidrolisados com DH a 25% apresentaram mais de 70% de inibição da ECA em comparação com os seus ultrafiltrados correspondentes que mostraram menos de 25% de inibição. Esses resultados comprovam que o hidrolisado proteico possui uma possível ação sinérgica entre todos os peptídios quando presentes juntos no hidrolisado total.[19]

Atividade antioxidante

A oxidação é um processo fundamental em organismos aeróbios, particularmente em vertebrados e humanos, embora leve a formação de radicais livres. A formação de espécies reativas de oxigênio (ERO), incluindo os radicais livres, como ânion superóxido (O_2^-), radicais hidroxila ($OH^{\bullet}$), e espécies de não radicalares, como peróxido de hidrogênio (H_2O_2) e o oxigênio singlete ($^1O_2^-$), é uma consequência inevitável devido ao uso do oxigênio durante a respiração.[10] As ERO possuem um ou mais elétrons desemparelhados, o que as deixa altamente reativas, atraindo elétrons de outras substâncias e causando o estresse oxidativo em células ou tecidos.[8]

Em condições normais, as ERO são neutralizadas pelas defesas antioxidantes do organismo. Contudo, quando o número dessas moléculas ultrapassa as defesas do organismo, ocorre o estresse oxidativo, causando danos em moléculas biológicas como lipídios, proteínas e ácidos nucleicos. O estresse oxidativo ocorre em vários estados patológicos nos quais a função celular é interrompida, contribuindo para o envelhecimento e o desenvolvimento de doenças anteriormente citadas.[8,10,12]

Devido aos riscos potenciais dos antioxidantes sintéticos para a saúde, a busca de antioxidantes naturais é crescente.[10] Nesse contexto, muitos estudos comprovaram a atividade antioxidante de hidrolisados proteicos e peptídios bioativos obtidos de diversas fontes naturais, entre elas o pescado e também a castanha, entre outros.[14] A atividade antioxidante dos peptídios depende das suas propriedades físico-químicas, as quais são determinadas por sua massa molecular, sequência, estrutura, carga e reatividade dos aminoácidos.[8]

Muitos peptídios antioxidantes isolados de proteínas de pescado possuem cerca de 2-16 resíduos de aminoácidos. A sequência hidrofóbica de aminoácidos, como histidina, prolina, metionina, cisteína, tirosina, triptofano e fenilalanina, pode aumentar a atividade antioxidante dos peptídios.[10] A presença de aminoácidos hidrofóbicos na sequência peptídica faz com que os hidrolisados tenham a capacidade de inibir a peroxidação lipídica, pois os mesmos têm maior solubilidade nos lipídios e são mais reativos com os ácidos graxos poli-insaturados. A valina e a leucina na posição N-terminal, bem como prolina, tirosina e histidina na sequência, contribuem com a capacidade antioxidante dos peptídios.[8,9,11]

Atividade antidiabética

O envelhecimento da população, a crescente urbanização e a adoção de estilos de vida pouco saudáveis, como sedentarismo, dieta inadequada e obesidade, são os grandes responsáveis pelo aumento da incidência e prevalência do diabetes em todo o mundo. O diabetes é um grupo de doenças metabólicas caracterizadas por hiperglicemia, associado a complicações, disfunções e insuficiência de vários órgãos, especialmente olhos, rins, entre outros.[13] O diabetes *mellitus* tipo 2 (DM2), representa 90-95% dos casos diagnosticados de diabetes no mundo, e é caracterizado por múltiplos defeitos fisiopatológicos, incluindo disfunção progressiva das células pancreáticas, resistência à insulina e aumento da produção de glicose hepática. O indivíduo com DM2 apresenta resistência à ação da insulina, e o defeito na secreção de insulina manifesta-se pela incapacidade de compensar essa resistência.[11,24]

A ingestão de uma refeição rica em gorduras e carboidratos provoca a secreção das incretinas, como os hormônios: peptídio semelhante ao glucagon 1 (GLP-1) e o polipepeptídio insulinotrópico dependente da glicose (GIP). Estes hormônios estão associados à secreção de enzimas gástricas e pancreáticas, absorção de nutrientes e na estimulação da secreção da insulina pelo pâncreas, que permite a eliminação da glicose absorvida. O tempo de vida desses hormônios na corrente sanguínea é baixo, pois eles são degradados pela enzima proteolítica dipeptidil peptidase-IV (DPP-IV).[9,13]

A dipeptidil peptidase-IV (EC 3.4.14.5) é uma enzima presente na superfície da maioria das células, que exerce a sua atividade enzimática no plasma, onde cliva peptídios como a Pro ou a alanina (Ala) na posição N-terminal da cadeia peptídica. O GLP-1 e o GIP são substratos endógenos para a DPP-IV, pois esses hormônios possuem a Ala na posição 2 do extremo N-terminal.[13] Devido a isso, estão sendo estudados substratos peptídicos que, por competição antagonista, inibam a ação da DPP-IV criando um efeito antidiabético no organismo.

Muitos estudos de hidrolisados com capacidade de inibição da DPP-IV, provenientes de diferentes substratos, estão disponíveis como gelatina da pele de pescado (*Barbus callensis*),[13] a qual apresentou uma inibição de 50% da DPP-IV, utilizando hidrolisado no GH de 10,38% na concentração de 2,75 mg/mL. Apesar de um grande número de trabalhos relacionados à inibição da DPP-IV, poucos estudos com hidrolisados derivados de pescado são encontrados. Devido a isso, estudos com este tipo de matéria-prima são interessantes para avaliar a capacidade delas na inibição dessa enzima.

Atividade inibidora de desordens neuropatológicas

A enzima prolil endopeptidase (PEP, EC 3.4.21.26), também conhecida como prolil oligopeptidase, é uma serina protease que cliva ligações peptídicas no lado carboxila de resíduos da prolina (Pro), em proteína com massa molecular relativamente pequena (~ 30 aminoácidos) que contém a sequência X-Pro-Y, onde o X é um peptídio ácido ou amino e Y pode ser uma amida, um peptídio, um aminoácido, uma amina aromática ou álcool.[13] A PEP pode ser relacionada com desordens neuropatológicas como depressão, esquizofrenia, Alzheimer, e distúrbios da memória e do conhecimento.[13] A PEP está envolvida no metabolismo e na clivagem de pequenos neuropeptídios, como a ocitocina, neurotensina, angiotensina e bradicinina. Em níveis anormais, faz com que os neuropeptídios sejam alterados, afetando o comportamento social, as emoções, a memória e o estresse do indivíduo. Devido a isso, é importante estudar inibidores da PEP, para melhorar a memória por meio do bloqueio do metabolismo dos neuropeptídios endógenos.

Atualmente, são conhecidos dois tipos de inibidores da PEP: os peptídicos e os não-peptídicos. Os inibidores peptídicos possuem massa molecular baixa. A presença de Pro no substrato é importante para a obtenção de peptídios inibidores da PEP. Estudos com seus hidrolisados elaborados à base de gelatina de pele de barbo (*Barbus callensis*), utilizando como enzimas esperase, savinase, alcalase, tripsina, Izyme G®, Protamex®, neutrase e peptidase, com um GH de 9,29, 9,21, 14,17, 8,48, 5,74, 10,38, 9,45 e 7,43%, respectivamente, apresentaram uma CI_{50} (concentração mínima inibitória para inibir 50% da PEP) da PEP de 1,19, 1,95, 1,68, 0,91, 1,52, 1,78, 1,79 e 3,79 mg/mL, respectivamente. A gelatina de pele de barbo, apesar de possuir elevado conteúdo de Pro, resultou em hidrolisados com CI_{50} elevada da PEP com relação aos resultados obtidos no presente estudo. Além disso foi verificado, no estudo desses autores, que o acréscimo no GH e a diminuição da MM não apresentaram relação com atividade inibitória da PEP. Devido ao exposto, seria necessário o sequenciamento da amostra com a maior capacidade de inibição da PEP para verificar quais os aminoácidos presentes e a sequência dos mesmos, para elucidar o efeito desses sobre a inibição da PEP.[13]

Atividade antimicrobiana

Os peptídios antimicrobianos (PAM), estão despertando o interesse como uma alternativa antimicrobiana aos conservantes químicos de alimentos largamente utilizados. Além disso, devido à resistência de algumas cepas bacterianas aos antibióticos convencionais, estão sendo realizadas pesquisas que visam o desenvolvimento de antibióticos terapêuticos baseados em PAM.[8] Os PAM são produzidos naturalmente por bactérias, insetos, plantas, invertebrados e vertebrados como um componente importante das defesas naturais de organismos vivos. Eles representam uma nova classe de antibióticos e compostos que prolongam a vida útil dos alimentos. Entretanto, atualmente, estão sendo obtidos peptídios antimicrobianos por meio de hidrolisados proteicos de pescado.[10,12,14]

Os PAM possuem massa molecular abaixo de 10 kDa, têm carga líquida positiva e cerca de 50% destes são hidrofóbicos. Eles apresentam uma molécula anfipática, a qual possui regiões hidrofóbicas e hidrofílicas. Uma característica comumente encontrada nos PAM é que, apesar de possuírem diferentes sequências e estruturas, todos eles formam estruturas anfipáticas quando ligados às membranas microbianas.[8] A maioria dos peptídios antimicrobianos são catiônicos e possuem uma carga líquida positiva em pH fisiológico, devido ao elevado teor de arginina e lisina (que possuem resíduos positivamente carregados). Além da capacidade de interagir com a membrana dos microrganismos, muitos PAM podem ter alvos intracelulares, como ácido desoxirribonucleico (DNA), ácido ribonucleico (RNA) e proteínas, aos quais podem se ligar, inibindo a síntese desses compostos e dificultando a viabilidade celular dos microrganismos.[10]

As atividades antimicrobianas dos peptídios provenientes de hidrolisados proteicos de pescado são largamente influenciadas pela estrutura molecular (composição ou sequência de aminoácidos), comprimento da cadeia e pelo GH obtido. O GH é um parâmetro importante para a obtenção de um hidrolisado com atividade biológica reprodutível.[8,14] O principal mecanismo destrutivo para causar em efeito bacteriostático ou bactericida nos microrganismos é a alteração na permeabilidade das membranas biológicas. As interações eletrostáticas entre os peptídios de hidrolisado proteico de pescado de carga positiva e os lipídios aniônicos da superfície dos microrganismos, bem como a hidrofobicidade e a flexibilidade, são essenciais para a inibição microbiana, pois formam poros e lesões que degradam a membrana citoplasmática.[8] A grande maioria dos peptídios antimicrobianos provenientes do pescado possuem funções bactericidas ou bacteriostáticas frente a vários microrganismos Gram-negativos e positivos.[8,10]

Estudos da atividade antimicrobiana de hidrolisados proteicos de castanha (*Umbrina canosai*) a partir de isolado proteico de castanha e proteínas miofibrilares da castanha, com diferentes GH 10% e 20%, obtidos pela alcalase e Protamex®, foi realizada frente a 26 microrganismos.[14] Como resultado, foi verificado que esses hidrolisados apresentaram inibição das bactérias Gram-positivas (*B. thermosphacta*,

Listeria innocua, *Listeria monocytogenes* e *Staphylococcus aureus*), seguidos pelas bactérias Gram-negativas (*Aeromonas hydrophila* e *Yersinia enterecolitica*) e a levedura (*D. hanseii*). Os hidrolisados testados não apresentaram inibição frente a alguns microrganismos probióticos como *Bifidobacterium bifidum*, *Lactobacillus acidophilus* e *Lactobacillus helviticus*, possibilitando o uso desses hidrolisados em alimentos que contenham os mesmos, sem ocasionar problemas de viabilidade dos organismos probióticos. Entretanto, esses hidrolisados não apresentaram atividade frente aos fungos avaliados, o que sugere que os mesmos não exercem nenhum efeito fungistático ou fungicida.

As bactérias Gram-negativas possuem uma estrutura adicional na parede celular, chamada membrana externa, que age como uma barreira para limitar a difusão de material prejudicial para o interior da mesma. Essa membrana externa contém moléculas de lipopolissacarídeos, fosfolipídios, lipoproteínas e proteínas que sustentam toda a célula bacteriana. Devido a isso, alguns antimicrobianos são inativos frente a cepas Gram-negativas, pois não conseguem ultrapassar a membrana externa dessas bactérias, pois elas dificultam a difusão destes para o seu alvo no interior celular, ao qual se constitui em um fator primordial para a ação de antibióticos, sanitizantes, entre outros.[8,10] Os hidrolisados proteicos de pescado que possuem maior conteúdo de aminoácidos hidrofóbicos (AAH), possuem uma parte catiônica dos peptídios, permite a ligação à cabeça polar dos fosfolipídios da membrana carregada negativamente, dos microrganismos, assim os mesmos são inseridos dentro da célula microbiana causando problemas relativos à hidratação da célula e também à lise da mesma.[10,11]

Considerações finais

Neste capítulo, revisamos brevemente alguns aspectos importantes sobre a produção de hidrolisados de proteínas de pescado, bem como de seus coprodutos. O uso de coprodutos de pescado é uma alternativa para a obtenção de peptídios bioativos, pois são uma fonte importante de proteínas, peptídios e aminoácidos com alto potencial para desenvolver novos compostos, que podem substituir ou minimizar os possíveis efeitos deletérios das drogas sintéticas e prevenir algumas doenças. As variáveis mais importantes na hidrólise enzimática são: concentração e especificidade da enzima, temperatura e pH da reação, e a natureza do substrato. O controle das condições de hidrólise enzimática e a escolha adequada da enzima permitem a obtenção de produtos com características adequadas a uma dada aplicação. Os peptídios bioativos derivados de pescado com propriedades antioxidantes, antimicrobianas, anti-hipertensiva e inibidores de enzimas relacionadas ao diabetes e às desordens neuropatológicas podem ter grande potencial para uso nutracêuticos e farmacêuticos. Além disso, esses podem ser utilizados em vacinas, e também podem ser usados em conservantes e suplementos alimentares. É importante descobrir novas substâncias antimicrobianas devido ao aumento de bactérias patogênicas que são resistentes aos antibióticos convencionais. No entanto, apesar das extensas pesquisas da literatura sobre isolamento, caracterização e bioatividade de peptídios derivados de proteínas de pescado, um número limitado de produtos comerciais portadores de peptídios está disponível no mercado. Devido a isso, são necessários mais estudos para verificar se os hidrolisados proteicos de pescado, considerados seguros, não apresentaram efeitos adversos à saúde dos consumidores.

Referências bibliográficas

1. Villamil O, Váquiro H, Solanilla JF. Fish viscera protein hydrolysates: Production, potential applications and functional and bioactive properties. Food Chem [Internet]. 2017; 224:160-71.
2. Ishak NH, Sarbon NM. A Review of protein hydrolysates and bioactive peptides deriving from wastes generated by fish processing. Food Bioprocess Technol. 2018; 11(1):2-16.
3. Nilsuwan K, Benjakul S, Prodpran T. Properties and antioxidative activity of fish gelatin-based film incorporated with epigallocatechin gallate. Food Hydrocoll. 2018; 80:212-21.
4. FAO. The State of World Fisheries and Aquaculture 2018 – Meeting the sustainable development goals [Internet]. FAO. 2018; 210 p.
5. Brooks MS RV. Fish processing wastes as a potential source of proteins, amino acids and oils: A critical review. J Microb Biochem Technol [Internet]. 2013; 5(4).
6. Sila A, Bougatef A. Antioxidant peptides from marine by-products: Isolation, identification and application in food systems. A review. J Funct Foods. 2016; 21:10-26.
7. Onuh JO, Aluko RE. Metabolomics as a tool to study the mechanism of action of bioactive protein hydrolysates and peptides: A review of current literature. Trends Food Sci Technol [Internet]; 2019.
8. Najafian L, Babji AS. A review of fish-derived antioxidant and antimicrobial peptides: Their production, assessment, and applications. Peptides [Internet]. 2012; 33(1):178-85.
9. Nasri M. Protein hydrolysates and biopeptides: production, biological activities, and applications in foods and health benefits. A review [Internet]. Vol. 81. Advances in Food and Nutrition Research. Elsevier Inc. 2017; 109-59.
10. Chalamaiah M, Dinesh Kumar B, Hemalatha R, Jyothirmayi T. Fish protein hydrolysates: Proximate composition, amino acid composition, antioxidant activities and applications: A review. Food Chem. 2012; 135(4):3020-38.
11. Halim NRA, Yusof HM, Sarbon NM. Functional and bioactive properties of fish protein hydolysates and peptides: A comprehensive review. Trends Food Sci Technol. 2016; 51:24-33.
12. Zamora-Sillero J, Gharsallaoui A, Prentice C. Peptides from fish by-product protein hydrolysates and its functional properties: an overview. Mar Biotechnol. 2018; 20(2):118-30.
13. Sila A, Martinez-Alvarez O, Haddar A, Gómez-Guillén MC, Nasri M, Montero MP, et al. Recovery, viscoelastic and func-

tional properties of Barbel skin gelatine: Investigation of anti-DPP-IV and anti-prolyl endopeptidase activities of generated gelatine polypeptides. Food Chem [Internet]. 2015; 168:478-86.

14. Rocha M, Alemán A, Baccan GC, Lopez-Caballero ME, Gomez-Guillen C, Montero P, et al. Anti-inflammatory, antioxidant and antimicrobial effects of underutilized fish protein hydrolysate. J Aquat Food Prod Technol. 2018; 596-608.
15. Zamora-Sillero J, Ramos P, Monserrat JM, Prentice C. Evaluation of the antioxidant activity *in vitro* and in hippocampal HT-22 cells system of protein hydrolysates of Common carp (*Cyprinus carpio*) by-product. J Aquat Food Prod Technol. 2018; 27(1):21-34.
16. Rocha M, Alemán A, Baccan GC, López-Caballero ME, Gómez-Guillén C, Montero P, et al. Anti-inflammatory, antioxidant, and antimicrobial effects of underutilized fish protein hydrolysate. J Aquat Food Prod Technol. 2018; 27(5):592-608.
17. Marmon SK, Undeland I. Effect of alkaline pH-shift processing on in vitro gastrointestinal digestion of herring (*Clupea harengus*) fillets. Food Chem [Internet]. 2013; 138(1):214-9.
18. Damodaran, Srinivasan, Parkin KL, Fennema OR. Química de alimentos de Fennema. 4 ed. Porto Alegre. 2010; 900 p.
19. Raghavan S, Kristinsson HG. ACE-inhibitory activity of tilapia protein hydrolysates. Food Chem. 2009; 117(4):582-8.
20. Limpan N, Prodpran T, Benjakul S, Prasarpran S. Properties of biodegradable blend films based on fish myofibrillar protein and polyvinyl alcohol as influenced by blend composition and pH level. J Food Eng [Internet]. 2010; 100(1):85-92.

29 Aproveitamento Integral de Algas Marinhas

Hugo Alexandre de Oliveira Rocha ▪ Luciana Guimarães Alves Filgueira ▪ Edda Lisboa Leite

Introdução

A determinação "alga" não apresenta valor taxonômico, pois este termo designa organismos polifiléticos, ou seja, organismos sem um ancestral comum. No entanto, esse termo ainda é amplamente utilizado e é válido ao designá-lo a um grupo de organismos que se assemelham quanto a ocupação de um mesmo nicho ecológico. As algas (micro e macroalgas) compreendem um grupo de seres vivos cosmopolita, ocorrem na superfície de todos os tipos de solos, até mesmo em regiões permanentemente cobertas de gelo e neve, no interior de organismos maiores, e quando em associação com fungos, formam os liquens, porém é nas águas que se encontra o maior número de algas. Em ambiente marinho, a sua distribuição depende de vários fatores ambientais, como salinidade, temperatura da água, disponibilidade de luz solar e correntes marítimas. Especificamente sobre as macroalgas, nos últimos dez anos a sua filogenia passou por algumas modificações e percebe-se que um consenso quanto a classificação desses organismos ainda não é evidente. Por isso, aqui será usada uma termologia mais conhecida do púbico mais leigo com relação à filogenia de macroalgas: algas marrons ou pardas, algas verdes e algas vermelhas. Cerca de 221 espécies de macroalgas são utilizadas pelo humanos, e dessas, 66% são utilizadas para fins alimentares.

Uso das algas como alimento

Registros arqueológicos no Chile remetem o uso de macroalgas como alimento há cerca de 14 mil anos. Já registros escritos são mais recentes e datam do século IV, no Japão, e do século VI, na China e na Irlanda. As algas marinhas apresentam um alto valor nutritivo, são ricas em carotenoides, ácidos graxos insaturados de cadeia longa (PUFs), esteróis, florotaninos, polissacarídios, proteínas, fibras dietéticas, vitaminas (do complexo B e as vitaminas C, D, E e K) e minerais. Entre os elementos presentes, há concentrações variadas de cálcio, fósforo, sódio, magnésio, ferro, cobre, manganês, potássio, vanádio, iodo (em quantidades satisfatórias apenas nas algas marrons), em um total de aproximadamente 60 elementos diferentes. Além de seu valor nutricional, as algas são cada vez mais procuradas como alimentos funcionais ou nutracêuticos. Esses termos não têm *status* legal em muitos países, mas descrevem alimentos que contêm compostos bioativos ou fitoquímicos que podem be-

---

Nota ao Leitor: Este capítulo apresenta algumas figuras coloridas e para visualizar basta acessar o QR *code* disponível na página XIX, "Material Suplementar".

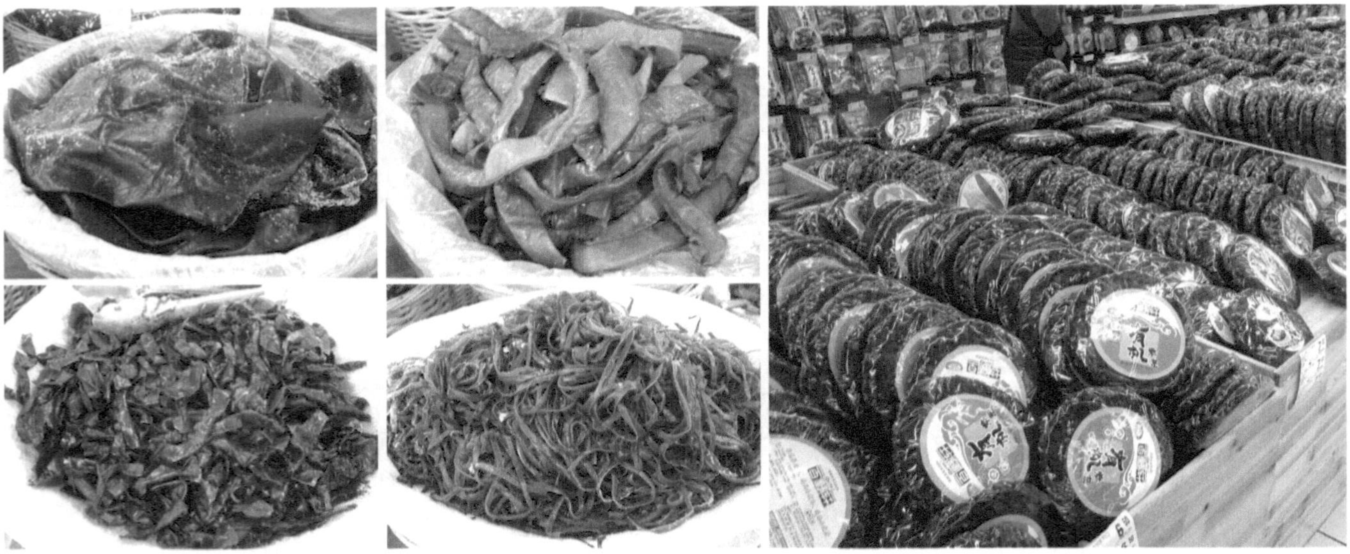

Figura 29.1 ▪ Macroalgas frescas e desidratadas (industrializadas) comercializadas em supermercado em Wuxi, Jiangsu, China. (Cortesia de Alex Augusto Gonçalves.)

neficiar a saúde além do papel da nutrição básica. Contudo, deve-se ter em mente que a quantidade desses nutrientes varia de espécie para espécie, bem como na mesma alga, nesse caso devido a fatores sazonais. Estima-se que 141 espécies de macroalgas são utilizadas como fonte de alimentos. Contudo, 76% da produção mundial (em toneladas) é oriunda de poucas espécies dos gêneros: *Laminaria, Saccharina, Undaria, Porphyra, Euchema* e *Gracilaria*. O consumo se dá principalmente nos países asiáticos, chegando a constituir aproximadamente 25% da dieta humana em países como Japão, China e Coreia do Sul (Figura 29.1). Contudo, regiões das Américas do Sul e do Norte, que são habitadas por pessoas de descendência asiática, vem apresentando um crescimento contínuo no consumo de algas como alimento. Na Europa esforços vêm sendo realizados para ela se torne um alimento mais popular.

Principais algas marrons comestíveis

A China e a Indonésia são os principais produtores de macroalgas para consumo. Cerca de 23,8 milhões de toneladas de algas frescas são coletados de praias ou de fazendas de cultivo anualmente. As algas do gênero *Laminaria* são as mais cultivadas e a espécie mais explorada é a *Laminaria japonica*. Várias espécies de *Laminarias* são utilizadas para a produção do *kombu*, que é usado extensivamente na culinária do Japão, mas também tem importância na China e Coreia do Sul. O *kombu* é usualmente vendido seco, em pedaços grandes ou esfarelado, assim sendo chamado *Oboro kombu*. O *kombu* pode ser utilizado como recheio de pizzas, pastéis, empadas e outros tipos de salgados e alimentos do gênero. Também pode ser consumido fresco compondo *sashimis*. Pode-se também consumir *kombu* em tiras de 5 ou 6 centímetros de comprimento por 2 de largura. Estas são temperadas com vinagre doce e consumidas acompanhadas de chá verde. Tipos diferentes de *kombu* são obtidos com diferentes tipos de algas (Tabela 29.1).

Algas do gênero *Undaria* vêm sendo coletadas/cultivadas em vários países do leste asiático e a Coreia do Sul é o principal produtor. Anualmente, são obtidas cerca de 800 mil toneladas de algas frescas, sendo que a *U. pinnatifida* corresponde a 50% deste total. Conhecida na maioria dos países como *wakame*, ela é utilizada tradicionalmente para o preparo de sopas, em particular *miso* sopa, e saladas, também pode ser utilizada como ingrediente de vinagres. Contudo, novas receitas com esta alga como ingrediente vêm sendo desenvolvidas.

A alga *Hiziquia fusiforme*, também conhecida como *Sargassum fusiforme*, é muito consumida nos países do Leste Asiático. Aproximadamente 32 mil toneladas de algas secas são obtidas de fazendas e outras 6 mil são obtidas por extrativismo. Essa alga é fervida, desidratada e vendida comercial-

TABELA 29.1 Principais tipos de *kombu* obtidos de diferentes *Laminarias*.

Espécie	Tipo de *kombu*
*L. saccharina**	*karafuto kombu*
L. japonica	*ma-kombu*
L. angustata	*mitsuishi-kombu ou dashi-kombu*
L. longissima	*naga-kombu*
L. ochotensis	*rishiri-kombu*

*Atualmente a *L. saccharina* é conhecida como *Saccharina latissima*.

mente com o nome *hijiki*. Na Coreia do Sul, com ela se faz o *bi-bim-bap*, uma prato rico em diferentes legumes, pasta de pimenta e arroz. Durante o processo de fervura, a alga perde muito de sua cor característica, então é comum adicionar a esse processo outras algas marrons como *Ecklonia cava* e *Eisenia bicyclis*, que em pequena quantidade restauram parte da coloração perdida.

A *H. fusiforme* é muito apreciada devido ao seu sabor forte, textura característica, por possuir muitas fibras e ser rica em cálcio, ferro e magnésio. Contudo, seu consumo em demasia deve ser evitado, pois ela é também rica em arsênio.

Outras espécies muito apreciadas em países asiáticos são a *Cladosiphon okamuranas*, a *Pelvetia siliquosa* e a *Sargassum fulvellum*. Toneladas dessas algas são obtidas anualmente.

A alga *Alaria esculenta* é rica em vitaminas, principalmente niacina, e metais essenciais para seres humanos. Ela é consumida fresca ou cozida no Reino Unido, na Irlanda e, em menor escala, na Noruega e Rússia e também na Europa, e pouco conhecida em outros continentes.

Existe também a alga *Himhantalia elongata*, que apresenta um sabor que lembra moluscos e é utilizada para recheios de salgados, pizzas e enlatados.

Principais algas vermelhas comestíveis

A maioria das regiões do planeta que tem acesso as algas do gênero *Phorphyra* usam-nas de alguma forma em sua culinária, o que faz deste gênero de algas marinhas o mais "domesticado". As algas deste gênero, quando manipuladas, são conhecidas como *nori*, *kim*, *karengo*, *sloke* ou *slukos*. São algas bastante nutritivas, cerca de 30-50% de seu peso seco é constituído de proteínas, e 75% delas são digerívеis. Também são ricas em vitaminas A, B1, B2, B6 e B12. Só no Japão são produzidos cerca de 450 mil toneladas desta espécie, que são utilizadas para a produção do *nori* e do *yaki-nori* (*nori* tostado). Esta produção gira em torno de um valor de um bilhão e meio de reais. As algas do gênero *Phorphyra* também são cultivadas nos Estados Unidos, principalmente nos estados de Washington e Maine.

A alga *dulce* (*Palmaria palmata*) é comumente utilizada como alimento e medicamento em várias regiões da Irlanda, Islândia, costa atlântica do Canadá, e no litoral dos estados de New Brunswick e Maine, ambos nos Estados Unidos. Pode também ser encontrada em Portugal, na Rússia, Alasca, Japão e Coreias. Esta alga apresenta mais ferro e vitaminas do que o espinafre. Seu consumo se restringe principalmente a Irlanda, Islândia e Canadá, ela pode ser consumida *in natura* ou ser desidratada e transformada em flocos ou farinha, e assim ser utilizada com vários outros alimentos como queijo, manteiga, salsa ou para o preparo de sopas e salgados.

A alga *Challophyllis variegata* é uma alga comestível que se tornou muito comum no Chile nos últimos anos e lá é cultivada em larga escala, pois é popularmente utilizada como ingrediente em vários pratos.

Algas do gênero *Gracilaria* vêm sendo consumidas em várias regiões do planeta. *Gracilaria parvispora* é a principal espécie cultivada comercialmente no Havaí, onde a produção gira em torno 22 mil quilos por metro quadrado/ano. Usa-se a *Gracilaria* para a produção de *ogo* ou *ogonori*, também conhecido como musgo do mar, que é consumido no Japão, Sudeste Asiático e Caribe. Na Índia, as espécies de *Gracilaria* são consumidas como afrodisíacos. No Brasil, principalmente no Ceará, Rio Grande do Norte e Paraíba, as espécies *G. caudata*, *G. birdiae* e *G. domigenis* vem sendo coletadas e/ou cultivadas por diversas comunidades costeiras para a extração de ágar, porém já há o desenvolvimento, por estas comunidades, de alimentos (geleias, pudins, saladas etc.) a partir dessas algas.

A alga *Kappaphycus alvarezii* é uma alga de rápido crescimento, por ano obtém-se cerca de 160 mil toneladas dessa alga seca. Ela é cultivada em mais de 35 países, como Fiji, Cuba, Equador e Madagascar, e foi introduzida no Brasil em 1995, no litoral de Ubatuba (SP), e em 1998, em Ilha Grande (RJ). É usada principalmente para a extração de carregenana, mas ela também pode ser consumida *in natura* ou desidratada, bem como ser introduzida na ração de diferentes animais.

Principais algas verdes comestíveis

As algas verdes, apesar de serem muito mais ricas em proteínas do que as algas marrons, têm menos espécies utilizadas como alimentos. Uma espécie bastante conhecida por leigos devido a sua semelhança com a alface, inclusive, chamada por muitos de alface do mar, é a espécie *Ulva lactuca*. Esta alga apresenta duas vezes mais vitamina C do que a laranja e é utilizada em saladas. Saladas também podem ser feitas com as algas *Caulerpa racemosa* (uva do mar) e *Caulerpa lentillifera*. No Japão, espécies dos gêneros *Monostroma* e *Enteromorpha* são utilizadas levemente tostadas e usadas em alimentos dando a eles um sabor característico, também podem ser desidratadas, pulverizadas e utilizadas como condimento em sopas e outros alimentos. No Havaí, tem-se a *Codium reediae*, muito apreciada e matéria-prima para a produção de iguarias típicas daquela ilha.

Uso das macroalgas para obtenção de hidrocoloides

Desde o final do século XVII, as algas marinhas são utilizadas para a extração de hidrocoloides no Japão e, posteriormente, em outros países asiáticos, período em que se descobriu como extrair ágar de algas vermelhas. Hidrocoloides são substâncias não cristalinas que se dissolvem na água e modificam sua viscosidade, sendo amplamente utilizados como aditivos alimentícios. Além da viscosidade, auxiliam na retenção da umidade do alimento. O Ocidente, no entanto, só passou a se interessar pelas macroalgas após a Segunda Guerra Mundial (1939-1945), quando o Japão deixou de exportar os ficocoloides. Com a restrição da importação nesse período, os países ocidentais intensificaram os estudos sobre as espécies nativas com o objetivo de obter um polissacarídio com características semelhantes ao japonês. Como resultado, os polissacarídios passaram a ser extraídos de espécies que não eram utilizadas anteriormente, como: *Gelidium cartilageneum* na costa do Pacífico da América do Norte, *Gracilaria confervoides* na África do Sul, *Pterocladia capillacea* na Nova Zelândia, *Chondus crispus* na Irlanda e *Hypnea musciformis* na costa do Pacífico dos Estados Unidos. Das macroalgas marinhas são extraídos três ficocoloides: alginatos, ágar e carragenanas.

Os alginatos, que são polímeros constituídos de monossacarídios ácidos (ácido gulurônico e ácido manurônico), de caráter viscoso, produzidos por certas espécies de macroalgas marrons. Eles são utilizados na indústria alimentícia, farmacêutica e biotecnológica, além de ser também alvo de muitas pesquisas sobre seu potencial farmacológico. Atuam muito bem como estabilizantes e espessantes de preparações alimentares ou medicamentosas. O ágar e as carragenanas são polímeros de galactose encontrados em macroalgas vermelhas e são utilizados em diversas finalidades, como fabricação de cosméticos, gelatina e meios de cultura. No mundo, atualmente, são produzidas 55 mil toneladas de hidrocoloides algais, provenientes de aproximadamente 1 milhão de toneladas de algas frescas. Estimativas indicam que esse mercado pode chegar a um valor de US$ 44,7 bilhões até 2023.

Alginatos (E400)

Alginato é um termo utilizado para denominar os sais do ácido algínico, mas comumente é utilizado para todos os derivados do ácido algínico e inclusive ele mesmo. Nas algas marrons, os alginatos promovem a flexibilidade necessária exigida para as condições de crescimento das algas no ambiente marinho. Naturalmente, eles formam sais com características gelatinosas ao combinar-se com os minerais da água do mar. Nas algas ele se encontra principalmente na forma de sal de sódio, cálcio ou magnésio, sendo estes dois últimos insolúveis em água. Sua estrutura química é composta por monossacarídios unidos de forma linear com ligações do tipo (1→4) entre o ácido β-D-manurônico (M) e o ácido α-L-gulurônico (G) em uma vasta quantidade de composições e sequências. Desta forma, podem se apresentar com regiões homopoliméricas (MM ou GG) e/ou regiões heteropoliméricas (MG), como mostrado na Figura 29.2. As diferenças da relação M/G da configuração em blocos explica as diferenças das propriedades e funcionalidades do alginato, em especial a capacidade gelificante e a força de gel, e a proporção dos blocos está diretamente relacionada à variação sazonal). Alginatos são os mais abundantes heteropolissacarídios das algas marrons, chegando a constituir cerca de 40-60% do peso seco de certas espécies de algas. Os mais extraídos para fins comerciais são provenientes das algas marrons *Macrocystis pyrifera* (Costa do Pacífico na América) e *Ascophyllum nodosum* (Europa). Porém, outras espécies também merecem destaque, como *Laminaria digitata*, *Laminaria hyperborea* e várias espécies de *Sargassum*. Em 2015, o Brasil importou 894.456 kg de ácido algínico e seus sais, o que correspondeu a mais de U$12.300.000. A elevada quantidade do produto importado comprova que, no Brasil, o alginato necessário para suprir a demanda interna, provem quase todo do exterior, mesmo possuindo uma costa com vasta diversidade de algas produtoras de alginato.

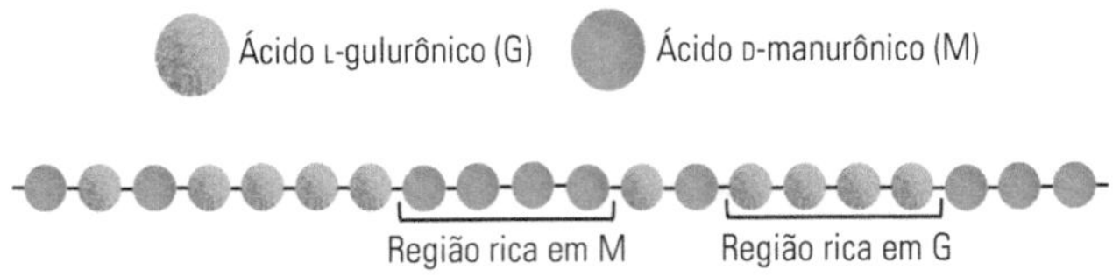

Figura 29.2 ▪ Características estruturais dos alginatos.

Em 1881, o Dr. E. C. C. Standford, cientista escocês, foi o primeiro a isolar e utilizar o nome ácido algínico, desde então, vários pesquisadores têm-se dedicado ao estudo destas moléculas multifuncionais e com abrangente potencial biotecnológico. A exploração industrial dos alginatos algais está diretamente ligada com suas propriedades: capacidade de formar gel, alterar a viscosidade das soluções, formar filmes (sais de cálcio ou sódio) ou fibras (sal de cálcio). Géis de alginato são formados quando se adiciona cálcio a soluções de alginato de sódio. O cálcio desloca o sódio, e como o cálcio é um íon divalente, ele interage com duas cadeias de alginato ao mesmo tempo, permitindo que moléculas de alginatos possam interagir entre si, resultando no gel. As características dos géis variam de acordo com alguns fatores. Obtém-se um gel suave e elástico com os alginatos quando predomina na estrutura o ácido manurônico, quando predomina o ácido gulurônico obtêm-se um gel firme e quebradiço. Sabendo-se disso, géis com texturas diferentes são obtidos ao se mesclarem alginatos M e G em diferentes proporções. A viscosidade é afetada de modo igual. A vantagem do gel de alginato com relação ao de ágar é que ele é formado por uma reação química e também é resistente ao calor, já o de ágar de dissolve quando aquecido.

Na indústria de tintas, o alginato é utilizado para aumentar a viscosidade de vários produtos como tintas, esmaltes e fixadores, e ele impede que estes produtos escorram facilmente pela superfície (p. ex., paredes e teto) ou tecidos onde estão sendo aplicados. Uma vantagem apontada pelo uso de alginato com relação a outros polissacarídios, como amido, é que ele não reage com o corante, portanto não altera o tom da tinta. A indústria de tintas utiliza 50% de todo alginato produzido.

Sorvetes foram um dos primeiros produtos onde o alginato de sódio teve aplicação na indústria de alimentos; neste caso, ele foi utilizado com a finalidade de reduzir a formação de cristais de gelo e produzir uma textura lisa e macia. O alginato é utilizado em processos de clareamento de vinho. Preparados de frutas para iogurtes, bebidas lácteas e recheios forneáveis também são produtos alimentícios que utilizam os alginato em sua composição. Novas aplicações que vêm ganhando espaço no mercado mundial para o uso de alginato de sódio são os reestruturados cárneos, frutas e vegetais, coberturas e cremes para confeitaria, empanados, e gastronomia molecular como agente antiaglomerante em massas frescas.

A formação de géis é ainda hoje utilizada na impressão de material dentário. O alginato ou hidrocoloide irreversível é um dos materiais de moldagem mais aceitos e utilizados na odontologia. Muitas substâncias como zinco, cádmio, silicato de chumbo e fluoretos foram adicionadas em algumas marcas de alginatos com o objetivo de melhorar suas propriedades físicas, químicas e mecânicas. Isso permite o uso de alginatos em indústrias bem diferentes, como a indústria de papel, da produção de ração para animais e a de eletrodos. Algumas propriedades suas, como a formação de semi-géis e viscosidades, são empregadas pelas indústrias cosmética e farmacêutica.

Entre as propriedades farmacológicas dos alginatos destaca-se a sua ação antiúlcera, pois o alginato forma uma camada protetora na parede gástrica impedindo a ação dos ácidos estomacais em suas paredes. Há também a sua aplicação como material que reveste cápsulas de liberação controlada de fármacos e no tratamento de ulcerações da pele, atuando como barreira entre o órgão transplantado e o sistema imune, entre outros. Outros relatos dão conta que já existe comprovada atividade anticoagulante de alginatos, assim como atividade anti-inflamatória e antioxidante.

Ágar (E406)

O ágar é uma mistura heterogênea de dois tipos principais de polissacarídios: a agarose e a agaropectina. Ambos são constituídos principalmente do monossacarídio galactose, que é muito semelhante a glicose. A agarose é um homopolissacarídio bastante solúvel em água, neutro e possui a propriedade gelificante. Já a agaropectina é um heteropolissacarídio, constituído principalmente de galactose e pequenas porcentagens de outros monossacarídios, como o ácido glucurônico. A agaropectina também apresenta na sua constituição grupos sulfato (3% a 10%) e pequenas quantidades de piruvato, o que lhes dá um caráter ácido. Em geral, a agarose compreende cerca de dois terços do ágar, mas esta proporção vária com o tipo de alga, sazonalidade e com fatores abióticos e bióticos presentes durante o desenvolvimento da alga.

O ágar-ágar é insolúvel a temperatura ambiente, mas com o aquecimento ele se solubiliza e forma um gel não absorvível, não fermentável e atóxico. A gelificação ocorre a temperaturas bem menos elevadas daquelas observadas durante a sua fusão. Ágar-ágar a 1,5% forma um gel a uma temperatura de 32 ºC a 45ºC, e sua fusão só irá ocorrer a temperaturas superiores a 85 ºC. A força de gel é influenciada pela concentração da ágar-ágar, pH e composição do ágar-ágar. Este último fator está intimamente relacionado com a fonte e o método de extração utilizado para se obter o ágar. Várias algas ao redor do planeta são utilizadas para a extração do ágar-ágar, principalmente as dos gêneros *Gelidium*, *Gracilaria*, *Gelidiela* e *Pterocladia*. Os principais países produtores são Japão, China, Coreia do Sul, Espanha, Portugal, Marrocos e Chile. No Brasil, várias espécies de *Gracilaria* (*G. wrightii, G. verrucosa, G. sjoestdtii, G. domigenis, G. birdiae, G. caudata*) vêm sendo utilizadas para a extração de ágar. Contudo, a produção se dá a partir de algas coletadas; cultivos ainda acontecem em situações piloto.

O uso do ágar está centralizado na sua capacidade de formar gel. Aproximadamente 90% do ágar produzido é utilizado na indústria alimentícia, o restante para fins bacteriológicos e outras aplicações biotecnológicas. Por não alterar o sabor dos alimentos, ele pode ser utilizado para a produção de doces, balas, gomas, pudins, iogurtes, como estabilizantes de sorvetes, na produção de "carne" para vegetarianos, dentre outros. O ágar é muito usado para a produção de meios de cultura sólidos para cultivo de bactérias e fungos, mas não para vírus. E também para cultivo de vegetais ou parte de vegetais, muito útil para a propagação de espécies em risco de extinção e produção de clones vegetais. O ágar pode ser utilizado como laxante, por ser uma substância higroscópica e por isso poder absorver água e aumentar consideravelmente, aumentando assim o volume, e dentro do trato gastrointestinal o gel de ágar aumentado estimula os movimentos (peristaltismo) do intestino facilitando a eliminação de resíduos. A fração gelificante do ágar-ágar, a agarose, possui uma estrutura de dupla hélice (Figura 29.3). Esta estrutura agrega-se para formar uma estrutura tridimensional que retém as moléculas de água nos seus interstícios formando, assim, géis termorreversíveis. A propriedade de gelificação da agarose é devida aos três átomos de hidrogênio equatoriais nos resíduos de 3,6-anidro-L-galactose, que limitam a molécula para formar uma hélice compacta. A interação das hélices causa a formação do gel.

A agarose é amplamente utilizada em processos de purificação de moléculas, como ácidos nucleicos (DNA e RNA), proteínas e carboidratos, pois são produzidos vários géis inertes a partir da agarose que são utilizados em colunas cromatográficas. Em algumas situações pode-se separar organelas, como ribossomos, e até vírus. Géis de agarose também são utilizados em eletroforeses com diversos sistemas de

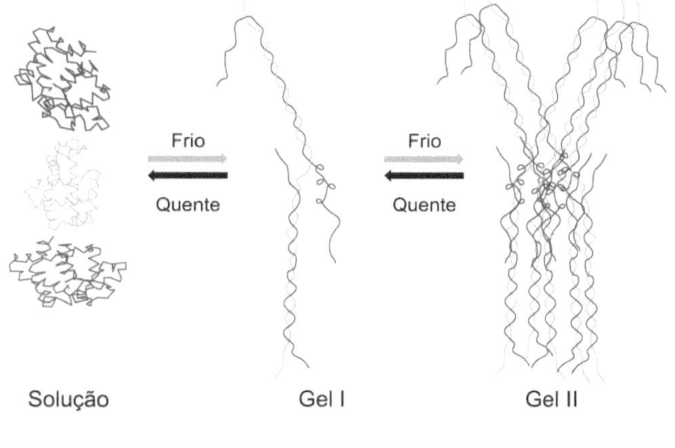

Figura 29.3 ■ Etapas de gelificação da agarose.

tampões, géis que depois de corados servem para visualizar ácidos nucleicos (DNA e RNA), proteínas e carboidratos ácidos. A agarose desempenha um papel importante como um portador biologicamente inerte para que as enzimas ou células sejam vinculadas ou introduzidas durante a formação do gel ou por difusão subsequente e, em seguida, insolubilização. Essas esferas de agarose são usadas como bioconversores para transformar um produto químico em outro.

Carragenanas (E407)

As carragenanas são polissacarídios extraídos de algas vermelhas. São conhecidas desde o século XIX, quando eram extraídas da alga vermelha *Chondrus crispus*. Foi utilizada pela população da cidade irlandesa de Carrageen como agente emulsificante e gelificante em alimentos caseiros, de onde vem à origem do nome carragenana. Porém, dois outros sinônimos são bastante comuns: carragenina e carragena. A estrutura química das carragenanas é composta basicamente de monômeros sulfatados de D-galactose arranjados de forma linear com ligações do tipo alfa-(1→3) e beta-(1→4). Além da galactose e do sulfato, outros monossacarídios podem estar presentes em menores quantidades, como: xilose, glicose e ácidos urônicos. Substituições com grupos metil e piruvato também podem ocorrer. A classificação é feita de acordo com a presença de 3,6-anidrogalactose e com a posição e o número de grupos sulfatados.

A produção de carragenana era originalmente dependente dos bancos naturais, especialmente de *Chondrus crispus* (conhecida popularmente como *Irish Moss*), com uma base de recursos limitada. Desde o início dos anos 1970, a indústria tem se expandido rapidamente pela disponibilidade e possibilidade de cultivo de outras algas produtoras de carragenanas em países de águas quentes, com baixo custo de mão de obra. Atualmente, a maior parte das algas usadas para a produção de carragenana é proveniente de cultivos, e as principais espécies usadas são das classes *Gigartinaceae, Phyllphoraceae* e *Solieriaceae*. A produção de carragenana é estimada em US$ 450 milhões anuais. A demanda mundial tem apresentado crescimento da ordem de 5%/ano nos últimos 30 anos, com preços que variam de US$ 10 a US$ 30 o quilo, dependendo das suas especificações e qualidade. A Europa possui o maior mercado para carragenanas (55%), sendo destacado em 2000, o Reino Unido (19%), a França (15%), a Dinamarca (13%) e a Holanda (6%). Por outro lado, o maior produtor mundial são as Filipinas, devido ao cultivo da alga *K. alvarezii*. Em alguns anos, a produção desse país corresponde a cerca de 80% da produção mundial. Vários estudos conferem a esses polímeros atividades farmacológicas, como: atividade antimicrobiana, antioxidante, antitumoral, antiviral e anticoagulante. Na indústria, carragenanas são usadas como carreadores de fármacos, umectantes, estabilizantes, gelificantes, espessantes, e em alimentos melhoram a sua textura e o sabor. São utilizadas na composição de filmes biológicos que cobrem a superfície de frutas e aumentam seu tempo de prateleira. Na Tabela 29.2 são destacados alguns usos, o tipo de carragenana e sua função desempenhada.

Uso das algas como fertilizantes

Nas últimas décadas do século XIX, o uso de algas como fertilizante começou a ser popular. As algas, na sua maioria algas marrons, eram coletadas e enterradas no solo. A grande quantidade de fibras encontradas nas algas garantia uma maior umidade do solo, por outro lado, as algas também são fontes de minerais e elementos traços importantes para as culturas. Contudo, com o desenvolvimento da indústria dos fertilizantes sintéticos, o uso das algas perdeu espaço e foi quase esquecido. Nos últimos anos, com a popularização das fazendas de produtos orgânicos, a utilização de algas como fertilizantes está sendo resgatada. Porém, devido aos custos de coleta, secagem, moagem e transporte, o uso de algas como fertilizantes ainda está restrito a áreas próximas ao litoral. Como alternativa, tem sido proposto o uso de extratos aquosos de algas, que podem ser concentrados e transportados facilmente para o local de plantio, e lá serem diluídos e aplicados sobre as plantas. No Sudeste Asiático as espécies mais utilizadas para esse fim são as do gênero *Sargassum*, na Europa utiliza-se *Ascophyllum nodosum* e *Fucus vesiculosus*, já a espécie *Ecklonia máxima* é utilizada no Oeste Africano, e na Argentina, várias espécies de algas verdes são coletadas juntas, desidratadas e utilizadas para esse fim. Algas calcárias (*Phymatolithon calcareum* e *Lithothamnion coralliodis*) são utilizadas na composição de fertilizantes devido ao seu alto teor em cálcio. Nas Filipinas, algas vermelhas produtoras de carragenanas são utilizadas principalmente em plantações de arroz. No Brasil, vale a pena destacar os estudos experimentais na Região Nordeste que é feito com várias espécies, inclusive com a *Gracilaria birdiae*, como fertilizantes em fazendas de frutas tropicais e como componentes de substrato de mudas de plantas da caatinga, em projetos de recuperação de espécies.

Uso das algas na indústria de cosméticos

O uso de algas na indústria dos cosméticos já é de conhecimento do público em geral, que constantemente é bombardeado com informações sobre cremes, géis, hidratantes e outros produtos feitos à base de algas marinhas. O que geralmente significa que a estes produtos foram adicionados hidrocoloides algais, como carragenanas ou alginatos. Os polissacarídios de algas, em particular, têm recebido maior atenção por suas características biofuncionais e físico-químicas. Estes compostos, por serem bastante higroscópicos, prendem moléculas de água em suas estruturas, dando a sensação de hidratação. O que explica o surgimento da algoterapia para cabelos, que consiste em hidratar em hidratar cabelos com produtos à base de hidrocoloides algais. Já o uso de algas *in natura*, inclusive de seus extratos, é muito limitado. Em alguns lugares, algas ricas em minerais são usadas como agentes esfoliantes em pastas, pomadas e cremes. Algas fragmentadas ou pulverizadas são utilizadas em xampus, sabonetes, cremes, máscaras faciais, géis corporais e sais de banhos. O uso de extratos de algas traz o benefício

TABELA 29.2 Algumas aplicações das carragenanas.

Utilização	Função
Achocolatados	Garantir a suspenção das partículas de chocolate
Bebidas lácteas	Estabilizante de emulsões
Biofiltros	Quelar íons metálicos
Carnes enlatadas	Umectante e melhorar textura da carne
Cervejas e vinhos	Floculante e promove sedimentação de partículas
Cremes	Estabilizar a emulsão
Ensaios farmacológicos *in vivo*	Agente pró-inflamatório
Flans	Gelificante e melhorar textura
Sistemas de produção de antibióticos	Imobilizante de microrganismos
Leite condensado	Emulsificante
Leite de soja	Espessante e melhorar sensação na boca
Molhos	Estabilizante de suspenções
Produção de gelatinas	Gelificante
Pudins	Espessante e gelificante
Queijos	Melhorar a textura
Recheios de tortas e bolos	Melhorar a textura
Sobremesas aquosas gelificadas	Gelificante
Sorvetes que contêm leite	Estabilizante da emulsão e evitar a formação de grandes cristais de gelo

funcional de transferir propriedades da alga como antioxidante, protetor UV, anti-inflamatório e antirrugas para o cosmético. Uma propriedade que chamou atenção recentemente, mas que ainda não é explorada comercialmente, foi a capacidade de extratos de algas como *Sargassum polycystum* e *Chnoospora minima* inibirem a tirosinase e, consequentemente, a síntese de melanina, permitindo o clareamento da pele. Propriedade procurada para o tratamento de doenças como o vitiligo.

Uso das algas no tratamento de águas provenientes de atividades humanas

Vários estudos apontam algas marinhas como importantes ferramentas que podem ser utilizadas para o tratamento de águas de esgotos domésticos e de fazendas de peixes ou camarões. As algas têm uma grande capacidade de absorver fósforo e nitrogênio (mesmo na forma de amônia), e isto se dá mesmo quando a necessidade das algas por estes elementos já está suprida. No caso de esgotos, os estudos estão apontando o uso de algas verdes, principalmente dos gêneros *Enteromorpha*, *Monostroma*, *Caulerpa* e *Ulva*, pois estas algas são mais resistentes à variação de salinidade. Em fazendas de peixes e crustáceos, estudos pilotos vem sendo realizados em vários países para o uso de algas verdes e vermelhas e, em menor escala, marrons para a retirada de micronutrientes nitrogenados e fosforilados. Há relatos com algas dos gêneros *Gracilaria* (Brasil, Chile, China, Estados Unidos, França, Taiwan), *Phorphyra* (Canadá, Estados Unidos, Japão), *Ulva* (Brasil, Japão). Há protótipos no mercado internacional que contêm em suas estruturas carragenana imobilizada, que, por sua vez, prende bactérias como *Nitrosomonas europaea* e *Pseudomonas* spp. As bactérias são eficientes removedoras de nitrogênio da água, enquanto a carragenana, devido a sua carga negativa, prende metais carregados positivamente em sua estrutura.

Uso de algas para a produção de polímeros biobaseados

Segundo a UIPAC, um polímero biobaseado (Pbio) é um polímero obtido de fontes renováveis de biomassas ou obtido a partir de monômeros derivados da biomassa, como lipídios, polissacarídios etc., e que, em dado estágio da transformação em produtos finais, pode ser moldado pelo fluxo. Muitas vezes utiliza-se o termo bioplástico como sinônimo de Pbio. Porém, o uso do termo bioplástico é desencorajado, pois passa a falsa impressão de que qualquer polímero derivado da biomassa é ecologicamente correto, o que não é correto, já que nem todo Pbio é bidegradável, por exemplo. O primeiro Pbio foi descoberto em 1926 pelo francês Maurice Lemoine quando trabalhava como bactérias *Bacillus megaterium*. Sua descoberta foi esquecida até quando se percebeu que plásticos provenientes de combustíveis fósseis promoviam grandes prejuízos ao meio ambiente a aos seres vivos. Existe uma variedade de materiais de que os bioplásticos podem ser compostos, incluindo polissacarídios, como amido e celulose, e estima-se que o mercado de Pbio chegue a 2,6 milhões de toneladas até 2023. Estudos iniciais com alginatos e associação com celulose permitem a formação de Pbio biodegradáveis com resistência a tração de 17 MPa, compatível com plástico de derivados do petróleo.

Uso das algas como fonte de biocombustíveis (energia)

Biocombustíveis obtidos a partir de macroalgas são classificados como de terceira geração. Vantagens apontadas para a sua obtenção vem do fato que as fazendas de algas não competem espaço com as plantas terrestres (como o milho compete, por exemplo), não é necessário o uso de água doce e de fertilizantes, as macroalgas são de crescimento muito rápido, inclusive, por isso, são excelentes removedores de CO_2 e a alta produtividade (26 toneladas por hectare contra 2,3 toneladas por hectare de soja, por exemplo). Além disso, as macroalgas, por serem constituídas por 80-90% de água, podem ser utilizadas em métodos baratos de obtenção de combustível, como digestão anaeróbica para produzir biogás e fermentação para produção de etanol. Além disso, devido ao alto teor de polissacarídios e baixo teor de ligninas, podem ser facilmente utilizadas para a produção de bioetanol. A produção de biodiesel por pirólise das algas vem sendo principalmente desenvolvida com as espécies *Laminara digitata, Enteromorpha prolifera* e *Laminaria japonica*. Contudo, algas ricas em enxofre (1-2,5%) e/ou nitrogênio (1-5%) exigem que o combustível produzido seja utilizado diretamente para combustão devido a liberação desses elementos em níveis acima do permitido. Uma outra forma de obtenção de biodiesel é por esterificação de ácidos graxos das algas, e nesse caso as algas mais estudadas são *Chaetomorpha linum, U. lactuca* e *Enteromorpha (Ulva) compressa*. Porém, esse processo não parecer ser viável, pois os teores de lipídios em macroalgas são baixos, fica em torno de 0,3-6%, muito baixo se comparado com o teor de lipídios de outras fontes, como microalgas, que apresentam teores de lipídios de 20% a 30%. Já as algas *U. lactuca, S. japonica* e *S. latíssima* vêm sendo estudadas em processo de gasificação, que consiste em transformar a matéria orgânica, sob calor intenso (800-100 °C), em uma mistura de gases combustíveis que, por sua vez, podem ser utilizados para obtenção de energia elétrica. Uma técnica conhecida em liquefação hidrotermal, aplicada para transformar matéria orgânica em bio-óleo bruto, também vem sendo testada com macroalgas. As algas *Laminara sacharina* e *Enteromorpha prolifera* têm oferecido resultados interessantes, porém há problemas ambientais oriundos desse processo que precisam ser resolvidos. A produção de etanol a partir de macroalgas também é possível. A Dinamarca e o Japão têm uma indústria de produção de etanol de macroalgas, mas a viabilidade energética e econômica dessas plataformas não está disponível ao público, o que gera dúvidas quanto a viabilidade desse processo. Em geral, a baixa quantidade de glicose, a presença de monossacarídios (xilose e ramnose) que são pouco usados por microrganismos se mostra como um desafio a ser ultrapassado para possibilitar o desenvolvimento de uma indústria de etanol de algas. Principalmente nos Estados Unidos, há uma corrida para o desenvolvimento de um processo viável para a produção de butanol a partir de algas. As algas *U. lactuca, Laminaria hyperobea* e algumas espécies do gênero *Saccharina* vêm sendo estudadas nesse sentido. Apesar dos esforços, a produção de biocombustíveis a partir de macroalgas ainda não é uma realidade mundial. Entretanto, os avanços continuam e espera-se que no futuro as macroalgas como fonte de combustível sejam uma realidade.

Algas na medicina

Há registros antigos do uso de algas na medicina por diferentes povos antigos. E, atualmente, comunidades da Ásia ainda usam as algas para o tratamento de várias afecções. Em paralelo, o potencial de moléculas, como polissacarídios, proteínas e polifenóis, que são sintetizadas unicamente por algas marinhas vêm há décadas sendo estudadas a fim se de descobrir aquelas que apresentam potencial farmacológico. Na Tabela 29.3, são apresentados alguns compostos extraídos de algas que apresentam potencial farmacológico. Contudo, os compostos mais bem estudados para este fim são os polissacarídios sulfatados de algas.

Polissacarídios sulfatados bioativos extraídos de algas

Entre os diferentes compostos bioativos extraídos das algas, destacam-se os polissacarídios sulfatados. Eles se localizam na matriz mucilaginosa das algas e sua função biológica está relacionada com a proteção contra desidratação solar em períodos de baixa maré, além de oferecer uma maior flexibilidade à alga, permitindo, assim, o seu crescimento em ambiente aquático, e uma rigidez suficiente para permanecer estendida e assim captar a luz e os nutrientes com mais eficácia. A síntese dos polissacarídios sulfatados não é regida por um molde preexistente, como ocorre com ácidos nucleicos e proteínas, o que faz com que essas moléculas sejam estruturalmente muito variadas, a ponto de se poder afirmar que cada alga sintetiza um tipo de polissacarídio que lhe é exclusivo e, portanto, não sendo encontrado em mais nenhum outro organismo. As **algas verdes** sintetizam polissacarídios sulfatados de composição bem variada, o

TABELA 29.3 Alguns compostos extraídos de algas com atividades farmacológicas.

Atividade	Composto	Ação
Antidiabético	Octafloretol	Aumenta a captação de glicose por miócitos
Antifúngico	Capisterones A e B	Aumenta a atividade do fluconazol
Anti-inflamatório	Cistodiona	Inibe a liberação de TNF de macrófagos
Anti-helmínticos	Terpenos	Atividade contra *Nippostrongylus brasiliensis*
Antiplaquetários	Maitotoxina	Ativação de plaquetas
Antiprotozoários	Caratungiol A	Inibição de *Tritrichomonas foetus*
Antiprotozoários	Elantol	Inibição de *Trypanosoma cruzi*
Antituberculose	Monoterpenos	Inibição de *M. tuberculosis*
Antiviral	Diterpenos	Inibição da replicação do HIV-1 em linhagem de células
Antiviral	Glicolipídio	Inibição dos vírus da herpes I e II
Antiviral	Plastoquinonas	Inibição de sarampo e citomegalovírus
Antioxidante	Sargassumol	Antioxidante
Bactericida	Livengaroside A	Inibidor de bactérias Gram-positivas e negativas
Bactericida	Lembine A	Inibição de bactérias marinhas
Bactericida	Bromofenol	Inibição de *S. aureus, S. epidermidis* e *P. aeruginosa*
Bactericida	Chrisofaentina	Age contra bactéria Gram-positivas e negativas
Estimulador do sistema imune	Laminarina	Inibição de apoptose de linfócitos
Estimulador do sistema imune	Ficarina	Estimulação da fagocitose em macrófagos
Hipotensor	Florofucofuroeckol A	Inibidor da enzima conversora de cininogênio-1 (ECA-1)
Vasoconstritor	Zooxanthellamida CS	Promove vasoconstrição
Outras	Ácido estipoquinônico	Inibidor de tirosina quinase
	Amphezonol A	Inibição da DNA polimerase
	Bromofenol	Inibição da aldose redutase
	Caulerpenina	Inibição da lipase no pâncreas
	Euquema	Hemaglutinação e mitogênese
	Pectenotoxina-6	Quebra do citoesqueleto de actina
	Plastoquinona	Inibição da peroxidação lipídica
	Dieccol	Inibe a síntese de melanina
	Sargocromanol G	Inibe a reabsorção óssea
	Caulerpina	Inibe espasmos musculares

que dificulta agrupá-los em uma classe. Porém, é possível dividi-los em dois grupos: aqueles ricos em ácidos urônicos (glucurônico e idurônico) e aqueles que são pobres em ácidos urônicos. Os primeiros são, geralmente, glucuronoramnanas (também conhecidos como ulvanas) e glucoronomananas, e são encontrados principalmente em algas dos gêneros *Ulva* e *Enteromorpha*. Já os pobres em urônicos são principalmente galactanas, arabinanas, ramnanas, manananas e arabinogalactanas. Estes são encontrados nos gêneros *Codium, Caulerpa* e *Monostroma*. Há relatos em espécies de outros gêneros, mas o número de dados ainda não permite levar a uma definição sobre os tipos de polissacarídios sintetizados predominantemente pelas algas desses gêneros. Esses polissacarídios verdes são apontados principalmente como agentes antioxidantes, anticoagulantes, antinociceptivos, antivirais, antiurolíticos, anti-hiperlipidêmicos, antitumorais, imunoestimulantes e anti-hepatotóxicos. As **algas vermelhas** apresentam as galactanas sulfatadas (carragenanas e agaranas) como polissacarídios característicos encontrados em sua composição. Contudo, há relatos de algumas espécies que sintetizam outros tipos de polissacarídios sulfatados. Os polissacarídios das algas vermelhas são apontados como anticoagulantes, imunomoduladores, antitumorais, antioxidantes, antivirais e antilipidêmicos. As **algas marrons** sintetizam polissacarídios sulfatados denominados fucanas: momo e heterofucanas, estas últimas também conhecidas como fucoidans. Todavia, esta terminologia não é bem definida entre autores, inclusive, para facilitar o entendimento, alguns utilizam a denominação de polissacarídios sulfatados ricos em fucose. Entretanto, a International Union of Pure and Applied Chemistry (IUPAC) define que fucanas são polissacarídios constituídos por mais de 90% de α-L-fucose e que pelo menos uma parte dessas fucoses são sulfatadas. Já fucoidans são heteropolissacarídios que contêm menos de 90% de fucose em sua composição, além de outros monossacarídios. Estes são os polissacarídios sulfatados de algas mais bem estudados, e há muitos registros de atividade farmacológicas atribuídas a esses compostos. Na Tabela 29.4 é apresentado um breve, mas significativo, apurado de atividades atribuídas às fucanas/fucoidans de algas marrons.

TABELA 29.4 Principais atividades farmacológicas atribuídas às fucanas/fucoidans de algas.

Atividade	Algas
Angiogênico	*Fucus vesiculosus*
Antiangiogênico	*F. vesiculosus, Sargassum stenophyllum, Sargassum vulgare, Spatoglossum schröederi, Undaria pinatifida*
Anticomplemento	*Laminaria cichorioides, Laminaria japonica, Fucus evanescens, Ascophyllum nodosum*
Antiadesiva	*Saccharina latissima, Laminaria digitata, L. brasiensis, Fucus serratus, F. vesiculosus, S. stenophyllum, S. schröederi*
Antiadipogênica	*F. vesiculosus*
Anticoagulante	*Dictyota menstrualis, F. vesiculosus, Lessonia vadosa, Lessonia cichorioides, Padina gmynospora, Sargassum aquifolium*
Anti-inflamatória	*D. menstrualis, Lobophora variegata, Sargassum hemiphyllum, S. vulgare, Sargassum cristaefolium, Sargassum horneri*
Antioxidante	*Ascophyllum mackaii, Dictyota mertensii, D. menstrualis, Canistrocarpus cervicornis, Cystoseira compressa, Dictyopiteris delicatula, Dictyopiteris justii, F. vesiculosus, L. japonica, L. variegata, Padina tetrastromatica, Sargassum fulvellum, Sargassum graminifolium, Sargassum tenerrimum*
Antiproliferativa	A. nodosum, F. vesiculosus, Sargassum filipendula, S. vulgare, U. pinatifida
Antitrombótico	*A. nodosum, S. schröederi*
Antitumoral	*A. nodosum, F. vesiculosus*
Antiúlcera	*Cladosiphon okamuranus*
Antiviral	*Cystoseira indica, Stoechospermum marginatum, Sargassum swartzii, U. pinatifida*
Antimetastático	*F. evanescens, Sargassum thumbergii*
Fibrinolítica	*E. kurome, F. vesiculosus*
Hepatoprotetor	*Cladosiphon okamuramus, F. vesiculosus*
Impedir a rolagem de leucócitos	*F. vesiculosus*
Neuroprotetora	*Turbinaria decurrens*

Aplicação não farmacológica de polissacarídios sulfatados na área biomédica

Fármacos são geralmente administrados em conjunto com outros compostos (excipientes) que formam a apresentação farmacêutica (p. ex., comprimido, gel, xarope etc.), e muitos são inertes. Todavia, cada vez mais se procura por excipientes multipotentes, que possuam propriedades físico-químicas que permita a sua utilização na formulação, e que também possuam atividades farmacológicas que possam ser somadas àquela do fármaco e assim melhorar o tratamento do indivíduo. Polissacarídios sulfatados de algas, devido a sua flexibilidade estrutural, estabilidade, biocompatibilidade, biodegradabilidade e propriedades farmacológicas, vêm atraindo muito a atenção para o desenvolvimento de condições que permitam o uso desses polissacarídios como excipientes. Além disso, essas propriedades também fazem desses polissacarídios candidatos para uso na área da engenharia de tecidos e na medicina regenerativa. Nesse contexto, os polissacarídios sulfatados de algas vêm sendo avaliados como componentes de implantes, filmes, partículas, inclusive micro e nanopartículas, *beads*, sistemas injetáveis e inaláveis, bem como hidrogéis. Os polissacarídios mais estudados são as carragenanas. Há relatos de síntese de *beads*, hidrogéis, nanopartículas, micropartículas, filmes e outras preparações para liberação e entrega de fármacos sintetizados com esse polissacarídio. Outro polissacarídio também bastante estudado é o fucoidan. Com ele se produzem nanopartículas, micropartículas e hidrogéis. Mais recentemente, a ulvana (polissacarídio sulfatado de alga verde) também passou a ser estudada como componente que endereça a partícula a um alvo molecular específico. No tocante a engenharia de tecidos, alginatos, e em menor proporção carragenanas, vêm sendo avaliados, por diferentes estudos, como biomaterial para impressões 3D e aplicação nos mais variados tecidos: ósseo, hepático, cardíaco, adiposo, neural, ocular, pele e cartilagem.

Considerações finais

Ao longo destas páginas, foi fornecida uma visão geral sobre o uso de macroalgas em diferentes atividades humanas, uma imagem mais ampla de seus prós (em alguns casos, contras) e os avanços tecnológicos já realizados. Há um crescente interesse e demanda por esses organismos e, principalmente, sobre as moléculas que eles sintetizam, essencialmente justificadas por sua singularidade. Então, muito há ainda por se fazer desde o desenvolvimento das técnicas de cultivo aplicadas a cada espécie de macroalga comercialmente importante, passando pelo seu processamento, comercialização, e preocupações legislativas globais, inclusive relacionadas com a manutenção das boas condições do meio ambiente. No entanto, a pesquisa e o investimento nessas macroalgas aumentaram nas últimas décadas e as expectativas são que, no futuro próximo, a indústria das macroalgas se posicione ainda mais como um forte concorrente em diferentes níveis de mercado.

Referências bibliográficas

1. Aderibigbe BA, Buyana B. Alginate in wound dressings. Pharmaceutics. 2018; 10:42-61.
2. Carvalho LCM, Rocha HAO, Oliveira FW, Chavante SF, Jerônimo SMB, Leite EL. Mitogenic and anticoagulant activity of a fucoidan isolated from brown seaweed. In: Compedium of Bioactive Natural Products Immunomodulation & Vacine, V.K. Gupta Studium Press LLC. 2010; 5:88-99.
3. Costa LS, Fidelis GP, Cordeiro SL, Oliveira RM, Sabry DA, Câmara RBG, Nobre LTB, Costa MS, Almeida-Lima J, Farias EHC, Leite EL, Rocha HAO. Biological activities of sulfated polysaccharides from tropical seaweeds. Biomedicine and Pharmacotherapy. 2010; 64:21-8.
4. Cunha L, Grenha A. Sulfated seaweed polysaccharides as multifunctional materials in drug delivery applications. Marine Drugs. 2015; 14:42-83.
5. Dore CMG, Alves MGF, Santos ND, Cruz AK, Câmara RB, Castro AJ, Guimarães Alves L, Nader HB, Leite EL. Antiangiogenic activity and direct antitumor effect from a sulfated polysaccharide isolated from seaweed. Microvascular Research. 2013; 88:12-8.
6. Gomes DL, Melo KRT, Queiroz MF, Batista LANC, Santos PC, Costa MSSP, Almeida-Lima J, Camara RBG, Costa LS, Rocha HAO. *In vitro* studies reveal antiurolithic effect of antioxidant sulfated polysaccharides from the green seaweed *Caulerpa cupressoides* var flabellata. Marine Drugs. 2019; 17:326-42.
7. Lee YE, Kim H, Seo C, Park T, Lee KB, Yoo SY, Hong SC, Kim JT, Lee J. Marine polysaccharides: therapeutic efficacy and biomedical applications. Arc Pharmacol Res. 2017; 40:1006-20.
8. Mayer AMS, Hamann MT. Marine Pharmacology in 2000: Marine compounds with antibacterial, anticoagulant, antifungal, anti-inflammatory, antimalarial, antiplatelet, antituberculosis, and antiviral activities; affecting the cardiovascular, immune, and nervous systems and other miscellaneous mechanisms of action. Marine Biotechnology. 2004; 6:37-5.
9. Mayer AMS, Rodríguez AD, Berlinck RGS, Hamann MT. Marine pharmacology in 2005-6: Marine compounds with anthelmintic, antibacterial, anticoagulant, antifungal, anti-inflammatory, antimalarial, antiprotozoal, antituberculosis, and antiviral activities; affecting the cardiovascular, immune and nervous systems, and other miscellaneous mechanisms of action. Biochimica et Biophysica Acta. 2009; 1790:283-8.
10. Mayer AMS, Rodríguez AD, Taglialatela-Scafati O, Fusetani N. Marine Pharmacology in 2012-2013: Marine compounds with antibacterial, antidiabetic, antifungal, anti-inflammatory, antiprotozoal, antituberculosis, and antiviral activities; affecting the immune and nervous systems, and other

miscellaneous mechanisms of action. Marine Drugs. 2017; 15:273-330.

11. Milledge JJ, Smith B, Dyer PW, Harvey P. Macroalgae-derived biofuel: a review of methods of energy extraction from seaweed biomass. Energies. 2014; 7:7194-222.
12. Nunes C, Coimbra MA. The potential of fucose-containing sulfated polysaccharides as scaffolds for biomedical applications. Current Medicinal Chemistry. 2019; 26:1-17.
13. Prajapati VD, Maheriya PM, Jani GK, Solanki HK. Carrageenan: a natural seaweed polysaccharide and its applications. Carbohydrate Polymers. 2014; 105:97-112.
14. Rodrigues JA, Vanderlei ES, Silva LM, Araújo IW, Queiroz IN, Paula GA, Abreu TM, Ribeiro NA, Bezerra MM, Chaves HV, Lima V, Jorge RJ, Monteiro HS, Leite EL, Benevides NM. Antinociceptive and anti-inflammatory activities of a sulfated polysaccharide isolated from the green seaweed *Caulerpa cupressoides*. Pharmacological Reports. 2012; 64:282-92.
15. Sabry DA, Cordeiro SL, Silva CHF, Farias EHC, Sassaki GL, Nader HB, Rocha HAO. Pharmacological prospection and structural characterization of two purified sulfated and pyruvylated homogalactans from green algae *Codium isthmocladum*. Carbohydrate Polymers. 2019; 222:115010-8.
16. Sanjeewa KKA, Jeon Y-J. Edible brown seaweeds: a review. J Food Bioactives. 2018; 2:37-50.
17. Sedayu BB, Cran MJ, Bigger SW. A review of property enhancement techniques for carrageenan-based films and coatings. Carbohydrate Polymers. 2019; 216:287-302.
18. Wang L, Wang X, Wu H, Liu R. Overview on biological activities and molecular characteristics of sulfated polysaccharides from marine green algae in recent years. Marine Drugs. 2014; 12:4984-5020.
19. Wells ML, Potin P, Craigie JS, Raven JA, Merchant SS, Helliwell KE, Smith AG, Camire ME, Brawley SH. Algae as nutritional and functional food sources: revisiting our understanding. J Applied Phycology. 2017; 29:949-82.
20. Zhang C, Show PL, Ho SH. Progress and perspective on algal plastics – A critical review. Bioresource Technology. 2019; 289:121700-6.
21. Zhang Y, Zhou D, Chen J, Zhang X, Li X, Zhao W, Xu T. Biomaterials based on marine resources for 3D bioprinting applications. Marine Drugs. 2019; 17:555-92.

30 Aproveitamento de Ovas

Nádia Carbonera ▪ Alex Augusto Gonçalves ▪ Milton Luiz Pinho Espírito Santo ▪ Thais Mirapalheta

Ovas de pescado

Tradicionalmente, o pescado é processado para conservar sua fração muscular, seja por técnicas de defumação, salga ou por meio de tratamento térmico para a produção de conservas. No entanto, a utilização de seus órgãos internos é praticamente nula para a alimentação humana, exceto no caso do fígado (bacalhau) para a obtenção de óleos, e também dos ovários, considerados de grande importância para a elaboração de diferentes tipos de produtos com alto valor agregado.[1] Os ovários ou ovas são dois tubos achatados estendidos simetricamente ao longo do espinhaço, dentro da cavidade abdominal da fêmea. Os ovários são envolvidos por uma fina película transparente caracterizada por um tecido conectivo. Grãos de ovas imaturas estão mais firmemente aderidos a esse tecido, mas, quando maduros, os grãos desprendem-se facilmente, permitindo a sua separação com o auxílio de peneiras metálicas.[8,9]

A composição química das ovas varia sazonalmente e de acordo com a espécie do pescado. Diferenças significativas são também observadas conforme o estágio de desenvolvimento das ovas. O conteúdo de gorduras é particularmente elevado em ovas imaturas e seu teor diminui durante o seu desenvolvimento, enquanto o conteúdo de água aumenta de forma inversa e proporcional. O conteúdo de proteínas em ovas de diferentes espécies varia de 20% a 25%. Em razão da elevada quantidade e variedade de nutrientes contidas nessa matéria-prima, as ovas são altamente valorizadas e grande atenção é dedicada à sua extração, processamento e estocagem. Sua conservação poderá ser efetuada por um período de até seis meses a –18 °C.[9]

O tamanho das ovas depende da espécie de pescado, do grau de desenvolvimento e das características de cada indivíduo. As maiores são encontradas no salmão (4 mm a 7 mm de diâmetro). Entre os esturjões, as maiores são as do Danúbio, de 3 mm a 5 mm de diâmetro. As ovas de outras espécies variam entre 1 mm e 1,5 mm de diâmetro.[12] Espécies variadas de peixes apresentam distintas colorações de ovas. As do esturjão podem apresentar coloração cinza-claro, cinza-escuro ou preta. A cor típica das ovas de salmão-do-pacífico vai do laranja ao laranja avermelhado. Outras espécies podem ter ovas amarelo-esverdeadas, marrom-acinzentadas ou amareladas. Essas cores são geralmente mantidas quando as ovas são congeladas; porém, se armazenadas em gelo e mantidas em temperaturas próximas de 0 °C, em poucos dias assumem uma coloração pálida (Figura 30.1).[2,8]

A resistência da membrana, definida como a resistência à ruptura quando a ova é esmagada, depende do grau de desenvolvimento e do frescor da mesma. Esse parâmetro é muito utilizado na

---

Nota ao Leitor: Este capítulo apresenta algumas figuras coloridas e para visualizar basta acessar o QR *code* disponível na página XIX, "Material Suplementar".

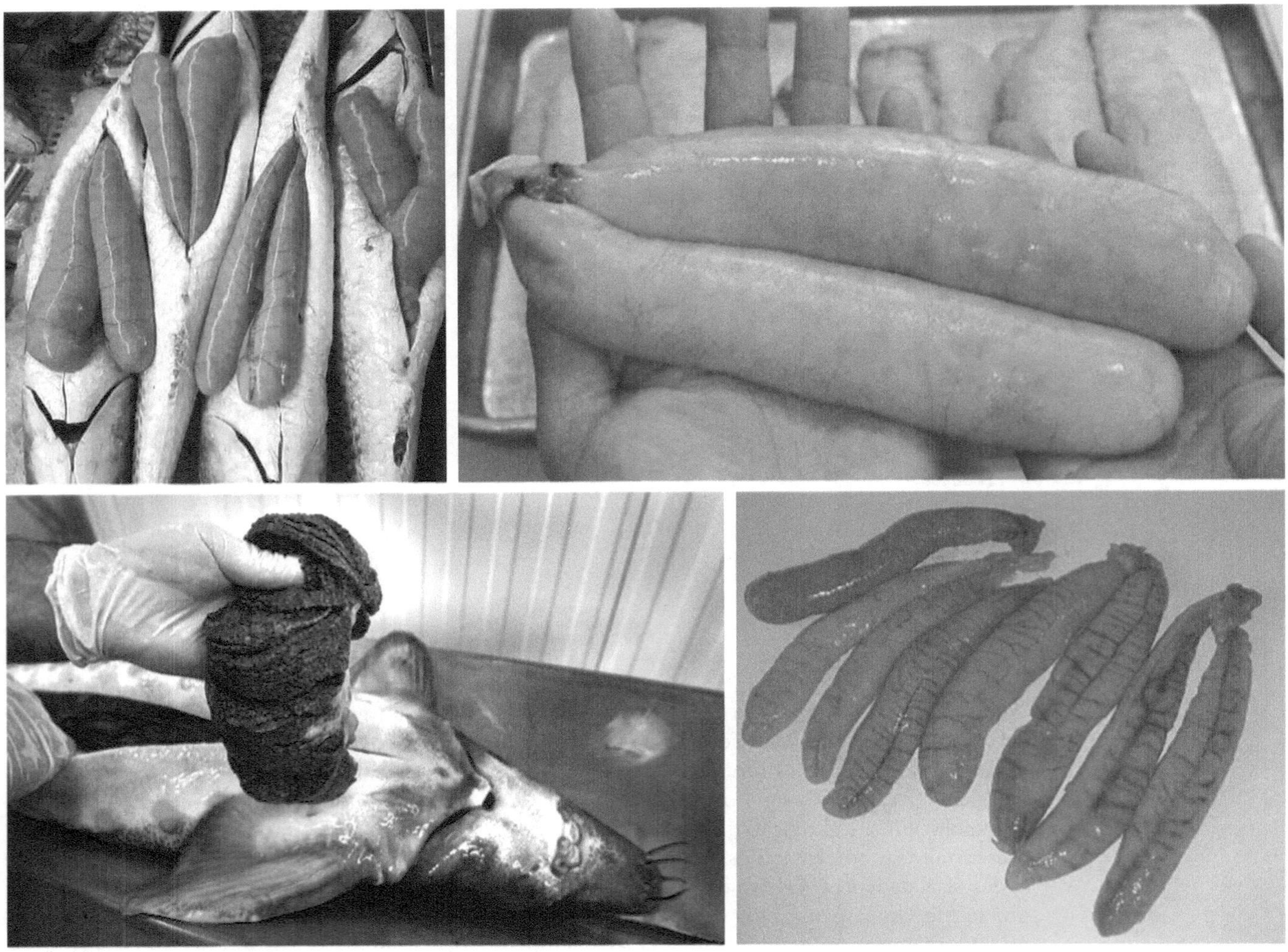

Figura 30.1 ▪ Diferentes ovas de peixes. (Cortesia de Alex Augusto Gonçalves.)

estimativa da sua qualidade e frescor. Ovas maduras, quando frescas, têm membranas elásticas e resistentes à ruptura. Ovas imaturas, provenientes de gônadas que contêm alto teor de gordura, possuem membranas com baixa resistência e são facilmente esmagáveis entre os dedos polegar e indicador. Não podem ser peneiradas e devem ser processadas integralmente com todo o tecido conectivo.[12] As ovas se deterioram rapidamente quando mantidas a temperatura ambiente (15 °C a 20 °C) ou se permanecerem no interior do pescado após a sua morte, pois, entram em processo de autólise em razão das enzimas presentes na própria ova. Dessa maneira são criadas condições favoráveis para a deterioração por meio da invasão de microrganismos oriundos dos intestinos. Para o adequado processamento, as ovas devem ser imediatamente removidas do interior do pescado e peneiradas para separar os ovos do tecido conectivo. Se não forem processadas imediatamente, devem ser mantidas a uma temperatura próxima de 0 °C para melhor conservação.[9,13] No caso de se efetuar o congelamento (–18 °C), o tempo necessário é aproximadamente o mesmo que o utilizado para o pescado com espessura semelhante. Após a estocagem (–25 °C), as ovas podem ser descongeladas e então utilizadas exatamente da mesma forma que ovas frescas sem perdas de sabor, diferentemente das ovas armazenadas em gelo a 0 °C.[2]

Produtos de ovas

O processamento das ovas de pescado apresenta peculiaridades próprias de cada região. Na costa mediterrânea são geralmente processadas mediante a salga e posterior desidratação. No norte da Europa e em países ribeirinhos do Mar Cáspio, as ovas são submetidas unicamente a uma operação de salga. Assim, em função de diferentes técnicas de processamento, pode-se obter produtos com características sensoriais específicas.[4,8]

Ovas cozidas

As ovas destinadas ao cozimento devem estar intactas e livres de porções de tecidos do intestino e traços de sangue. Depois de lavadas, devem ser submersas em uma salmoura fraca e, a seguir, serem levemente cozidas por 30 minutos a 1 hora, dependendo do tamanho da ova. Após a drenagem e resfriamento, as ovas podem ser consumidas resfriadas, fatiadas e posteriormente fritas, grelhadas ou usadas como base para outras dietas.[2]

Ovas defumadas

No processamento de ovas defumadas, estas devem ser frescas e firmes, mas não demasiadamente maduras, e devem ser manipuladas com o máximo de cuidado para evitar o rompimento do tecido conectivo. Depois de uma lavagem inicial com água resfriada, as ovas podem ser salgadas em salmoura ou diretamente com a adição de cloreto de sódio. Ocasionalmente, alguns condimentos são adicionados para conferir aromas especiais ao produto. A salga seca é o método mais comum; as ovas são dispostas entre camadas intercaladas de cloreto de sódio e dispostas em caixas com 60 cm de altura. Dependendo do tamanho da ova e do teor de cloreto de sódio desejado no produto final, a cura poderá ser de seis a oito horas. Em geral, o rendimento da operação se situa em 15%. As ovas são defumadas a uma temperatura entre 35 °C e 38 °C por quatro a oito horas em câmaras de defumação. Essa operação poderá se estender de 12 a 24 horas, e a perda de peso pode atingir aproximadamente 20% e, algumas vezes, até 25%. O produto final é normalmente de coloração vermelho-escura, firme e facilmente fatiável (Figura 30.2).[1,2,8]

Ovas enlatadas

Ovas resfriadas frescas e ovas congeladas, tanto inteiras quanto com problemas de rompimento do tecido conectivo podem ser utilizadas para o enlatamento. Porém, as mesmas devem ser livres de tecido conectivo e lavadas antes do processamento. Os ovos são então separados e peneirados para a remoção dos fragmentos de membranas remanescentes entre os grãos. Os grãos são então misturados com água e cloreto de sódio. Nessa modalidade de processamento, é possível a elaboração de produtos adicionando

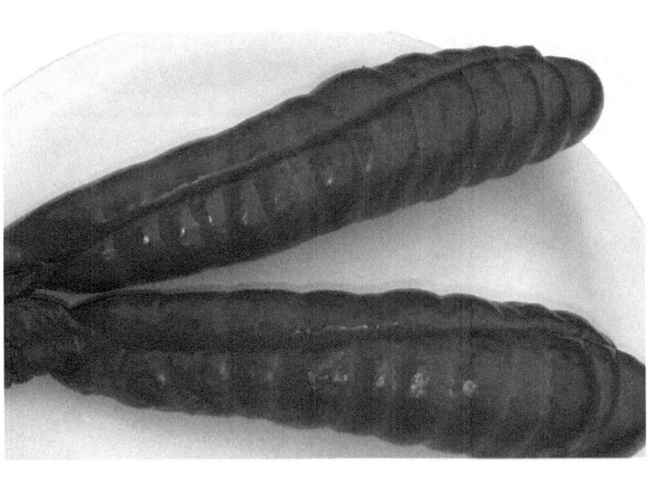

Figura 30.2 ▪ Ovas de tainha defumada. (Cortesia de Jefferson Buatim.)

15% de água e 1,5% de cloreto de sódio. Posteriormente se realiza o tratamento térmico a 116 °C durante 75 a 105 minutos, dependendo do tamanho da lata. Após o resfriamento em água, as latas podem ser secas e estocadas a temperatura ambiente.[2,8]

Salsichas de ovas

Ovas frescas ou congeladas, inteiras ou rompidas, podem ser utilizadas para a produção de salsichas embutidas em tripas comestíveis ou celulósicas. As ovas são lavadas, as peles removidas dos grãos como descrito no processo de enlatamento e os grãos, então, misturados com cloreto de sódio (1,5%). Após o embutimento, as peças de salsichas são formadas por torção e apresentam um comprimento de 15 cm e diâmetro de 6 cm. Salsichas com diâmetro de 6 cm requerem cozimento a 100 °C durante 20 minutos. Salsichas de ovas que foram tratadas termicamente podem ser estocadas por um período similar àquelas tratadas por congelamento, porém estas devem ser consumidas logo em seguida ao descongelamento.[8]

Ovas salgadas

As ovas podem ser processadas para a obtenção de produtos salgados. Nesse processo, as ovas devem ser frescas, firmes e maduras. Devem ser lavadas em uma salmoura para remover o sangue e as aderências intestinais, sendo que apenas as inteiras devem ser utilizadas nesse tipo de processamento. As ovas são salgadas em camadas alternativas com cloreto de sódio, usando cerca de 30 g de sal para cada 100 g de ovas. As ovas são curadas durante 10 a 15 dias, drenadas e lavadas cuidadosamente em uma salmoura saturada, descartando-se as danificadas. As ovas são então recolocadas em contêiner utilizando a mesma proporção de sal, e poderão manter-se conservadas por 12 meses a 4 °C.[7,8] A partir da salga, obtém-se o mundialmente conhecido caviar. O nome está associado a um dos produtos de maior valor comercial da indústria de alimentos e com características sensoriais bem peculiares. Originalmente, o caviar é definido como uma iguaria elaborada com ovas de diversas espécies de esturjão (família *Acipenseridae*), conservadas com cloreto de sódio. Salvo algumas exceções, qualquer espécie de pescado pode ser utilizada na produção de produtos tipo caviar desde que as ovas sejam frescas, firmes e maduras.[1,8] As espécies de esturjão que dão origem a caviar são, em ordem de tamanho, beluga (*Husohuso*), osetra (*Acinpenser gueldenstaedtii colchicus*) e sevruga (*Acinpenser stellatus*). O esturjão da variedade beluga pode pesar até 700 kg, as ovas são abundantes e chegam a constituir um terço do peso do pescado. Já a variedade osetra não ultrapassa os 500 kg.[4,7,9] O comitê do *Codex Alimentarius* define como caviar o produto obtido a partir de peixes da família do esturjão mediante a mistura dos grãos com cloreto de sódio ou com algum aditivo alimentício. Até o final do século passado, os esturjões eram numerosos em ambas as costas do oceano Atlântico, ao norte do Mediterrâneo, no mar Báltico e Cáspio e, provavelmente, em outras partes do mundo. Atualmente, a maior parte do caviar é produzida na Rússia e Irã a partir do peixe capturado no Mar Cáspio, no Mar Negro e no Mar de Azov. Quantidades que possibilitam a exploração comercial são encontradas apenas no mar Cáspio, onde vivem 8 das mais de 24 espécies de esturjões existentes no mundo, representando 90% da produção mundial.[6,7] O elevado custo desse produto gerou no mercado uma série de produtos similares, cujas ovas geralmente procedem de outras espécies que não o esturjão, como salmão e bacalhau, e são submetidas a um processamento semelhante, porém tingidas para que se obtenha coloração próxima à do caviar verdadeiro. De acordo com o Código Alimentar Argentino, define-se por "caviar de..." o produto preparado como caviar, obtido de ovas de outros peixes. Em todos os casos, os rótulos devem conter o nome da espécie que é proveniente, seguida do nome técnico do peixe cujas ovas foram utilizadas.[6] O caviar alemão é elaborado com as ovas de ciclóptero (*Cyclopterus lumpus*), pescado especialmente apropriado para essa finalidade.[7]

Processamento do caviar

Quando as ovas são retiradas do pescado para a obtenção do caviar, são processadas manualmente. O produto é classificado de acordo com o tamanho das ovas e a forma de processamento. Para conseguir o produto mais valioso possível, é importante que a operação seja efetuada antes que apareça a rigidez cadavérica, e também que os grãos possuam o grau de maturação adequado.[1,7] O processo de transformação das ovas não fertilizadas e frescas de esturjão em caviar de qualidade (salgadas, não pasteurizadas e sem qualquer outro tipo de aditivo, corante ou preservante) é um processo complexo e delicado. A fêmea de esturjão, capturada viva, é transportada até uma mesa de manipulação onde é insensibilizada e lavada. Então, o seu ventre é aberto com precisão, enquanto ainda viva, sendo as ovas extraídas, lavadas e imediatamente pesadas. Particularmente, com esturjões de aquacultura, é cada vez mais comum a remoção cirúrgica das ovas, permitindo que as fêmeas continuem a produzir mais ovas durante o seu tempo de vida.

As ovas são então passadas por uma peneira com aberturas de 2 mm a 4 mm, separando-se assim da membrana envolvente. São novamente lavadas, sendo então avaliadas e classificadas segundo a consistência, cor, tamanho, odor e sabor. A adição de sal é primordial, já que a quantidade utilizada interfere na qualidade final do produto (Figura 30.3). Normalmente, o caviar apresenta de 4% a 6% de cloreto de sódio, sendo as variedades de marcas produtoras e distribuidoras mais afamadas menos salgadas (com 2% a 4%). Caso essa operação seja realizada em um tempo muito longo, a mistura se tornará pegajosa em vez de solta; caso seja demasiado rápida, a conservação das ovas fica ameaçada.[5]

Um método de preparação relacionada com a salga das ovas está baseado na adição de 20% de cloreto de sódio e posterior armazenamento em contêiner. Quando o processo osmótico estiver concluído, as ovas são imersas em água corrente por seis a dez horas para remover o excesso salino. Alternativamente, as ovas podem ser peneiradas, separando-se a membrana e outros resíduos.[1,4,6] A qualidade do sal exerce uma forte influência no processo de salga e no sabor do produto final. Se o sal contém grande proporção de sais de cálcio e magnésio, e de sulfato de sódio, a salga será retardada e a ova obterá um sabor levemente amargo. Impurezas

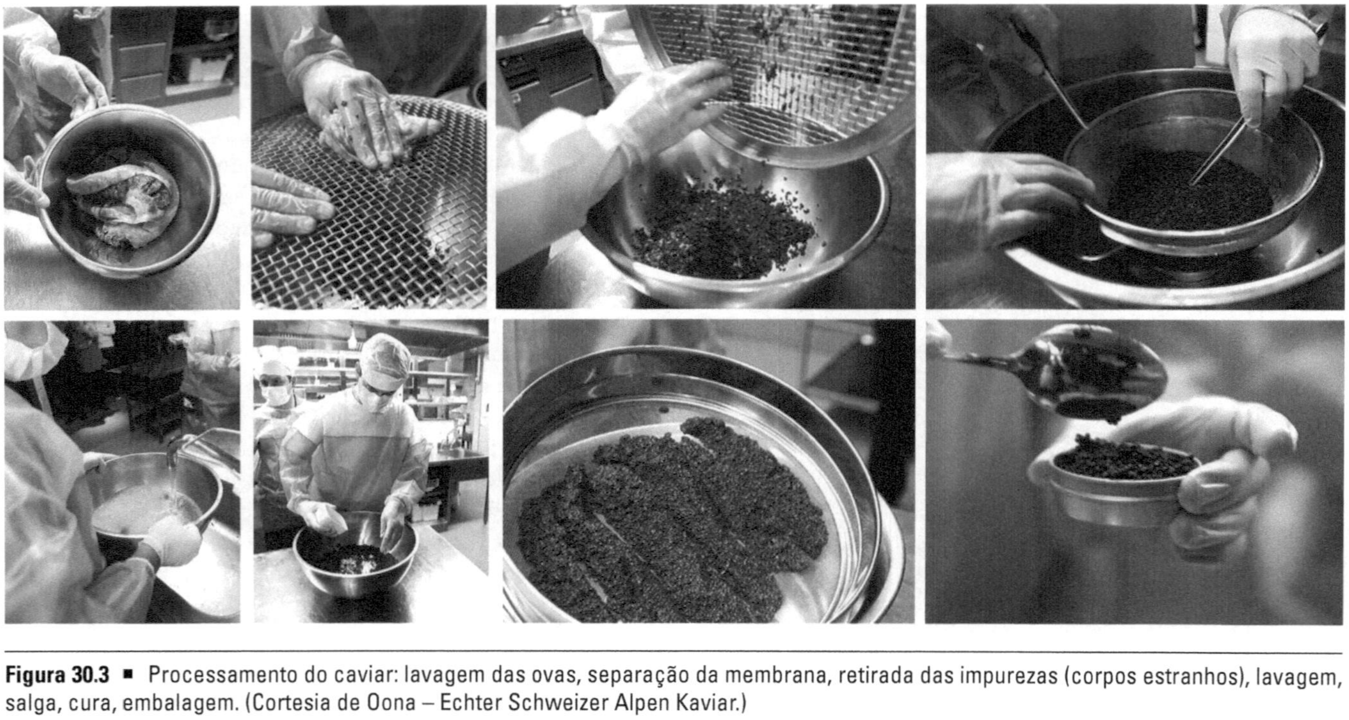

Figura 30.3 ▪ Processamento do caviar: lavagem das ovas, separação da membrana, retirada das impurezas (corpos estranhos), lavagem, salga, cura, embalagem. (Cortesia de Oona – Echter Schweizer Alpen Kaviar.)

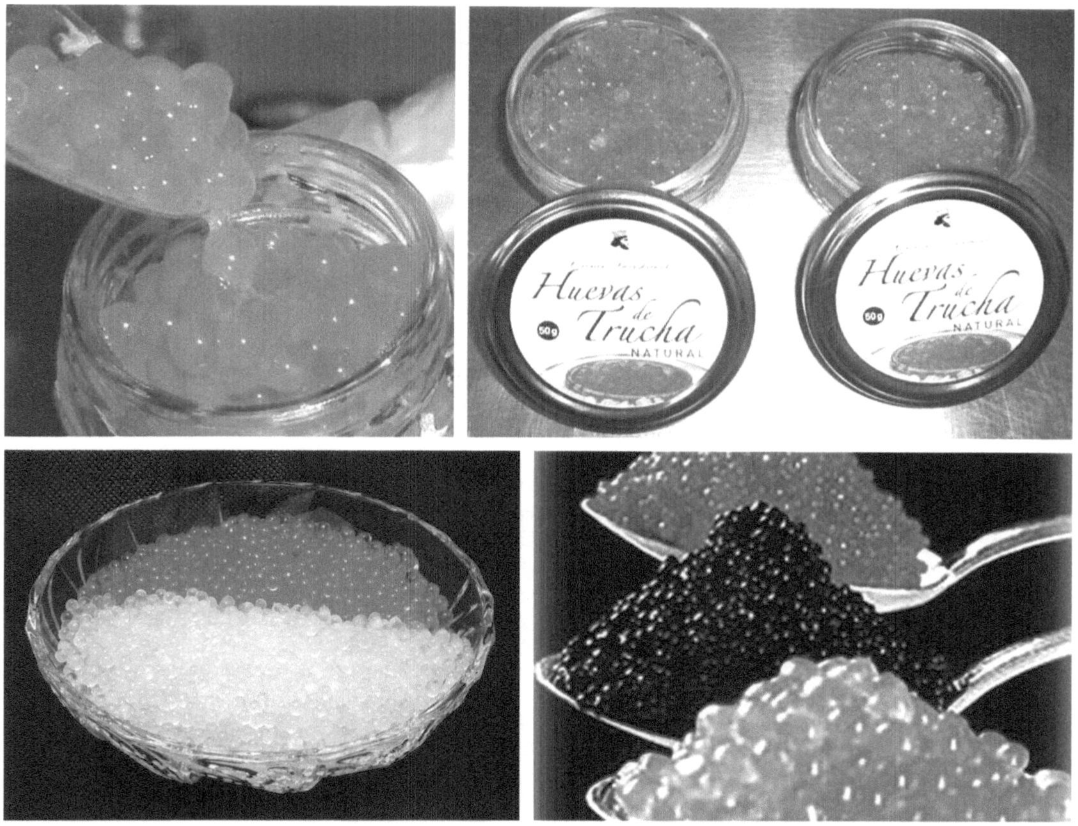

Figura 30.4 ▪ Ovas de truta-arco-íris tipo caviar (sucedâneo de caviar). As ovas podem ser salmonadas (vermelhas) quando obtidas de trutas alimentadas com ração pigmentada, ou amarelas (ração normal). (Cortesia de Leandro Omine.)

insolúveis também são indesejadas, já que podem fixar-se nas ovas e comprometer sua aparência.[4]

O caviar de esturjão geralmente possui cor cinza, castanho-escuro ou preta. As ovas de outros peixes podem ser coloridas artificialmente (Figura 30.4) para que o produto se assemelhe ao original. A coloração artificial pode ser obtida adicionando corante a uma solução de gelatina. A mistura é deixada em repouso por seis horas antes que as ovas sejam retiradas da solução. O produto tipo caviar (sucedâneo de caviar) é algumas vezes saborizado com um extrato feito de raspas de limão em álcool ou com um extrato preparado com uma mistura de condimentos específicos.[2,7,12]

O Serviço Nacional de Sanidade Animal Argentino especifica que o caviar, qualquer que seja a sua origem (verdadeiro ou similar), não pode conter mais de 10% de cloreto de sódio. Deve ser envasado e fechado hermeticamente em recipientes metálicos ou vidros, sob vácuo, pasteurizado a uma temperatura de 65 °C e armazenado no máximo a 10 °C. O tratamento térmico é efetuado pela imersão dos grãos já enlatados a vácuo em um banho com o aquecimento a uma temperatura e tempo predeterminados. É necessário considerar algumas variáveis relacionadas com a temperatura de pasteurização e o tipo de produto: 60 °C para caviar de esturjão, 60 °C a 70 °C para caviar de salmão e 70 °C para caviar de outras espécies. O caviar é resfriado em água. Nesse caso, sua temperatura é controlada, sendo que para um resfriamento rápido a temperatura da água não deve exceder 15 °C a 18 °C. Esse tratamento torna possível o armazenamento do caviar a temperaturas de até 15,5 °C durante vários meses sem perda de sabor e sem que ocorra sua deterioração.[9,12] O caviar fresco e granulado deve apresentar grãos bem aglomerados, teor mínimo de 18% de lipídios e 23% de proteínas, e não deve possuir mais de 55% de umidade.[5]

Variações na elaboração de produtos tipo "caviar" (sucedâneo de caviar) já foram desenvolvidas com a utilização de ovas de tainha (*Mugil Platanus*).[4] As ovas conservadas sob congelamento são previamente descongeladas para posterior adição de aditivos e ingredientes, entre eles, o glutamato monossódico e o cloreto de sódio, de modo a se obter no produto final um teor salino próximo de 7%. Após a mistura, é realizado o peneiramento em malha de náilon para a remoção de fragmentos de tecidos conectivos. Separadamente, é preparada uma solução composta por goma-guar em água com adição de corante caramelo. A seguir, junta-se essa solução às ovas e procede-se à cocção em cozinhadores basculantes sob banho-maria a 95 °C durante 45 a 50 minutos. A umidade final do produto deverá se situar entre 68% e

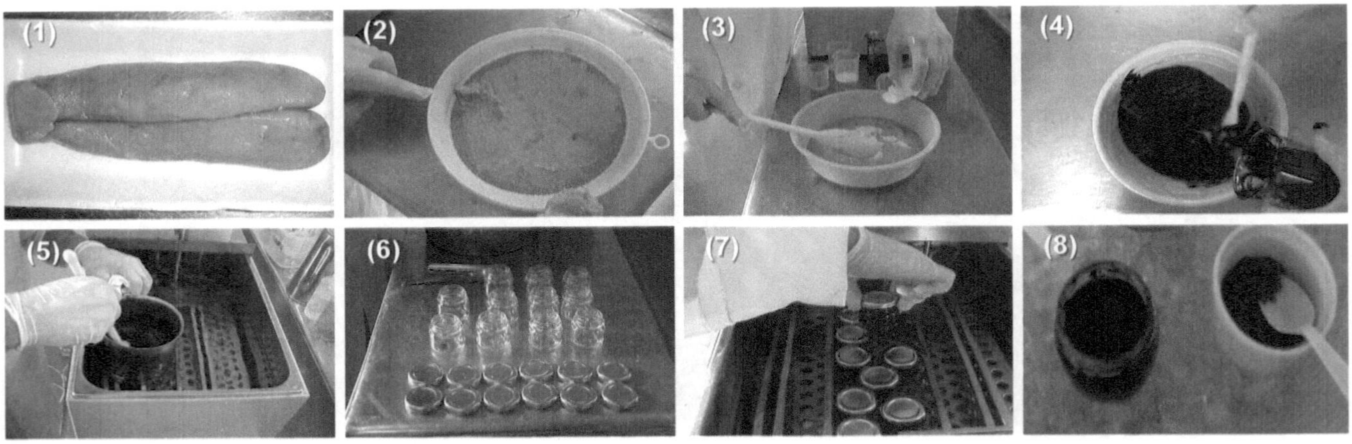

Figura 30.5 ▪ Etapas para obtenção do produto tipo caviar a partir de ovas de tainha (*Mugil platanus*): (1) ovas frescas de tainha; (2) remoção da membrana lipoproteica constituída por tecido conectivo e lipídios; (3) adição de aditivos e ingredientes; (4) adição do corante caramelo; (5) pré-cocção do produto formulado; (6) potes de vidro para o acondicionamento do produto tipo caviar; (7) pasteurização do produto; e (8) produto tipo caviar obtido a partir de ovas de tainha. (Imagem elaborada pelos autores.)

70%. Após cozimento, realiza-se a redução do pH por meio da adição de ácidos comestíveis. Na sequência das operações, procede-se ao acondicionamento em recipientes de vidro na quantidade de 80 g e posterior pasteurização a 90 °C durante 60 minutos. Após o tratamento térmico, efetua-se o resfriamento em água corrente, secagem, acondicionamento dos potes em embalagens secundárias de papelão ondulado e posterior estocagem a temperatura ambiente. As etapas para a obtenção do produto tipo caviar a partir de ovas de tainha (*Mugil platanus*) são mostradas na Figura 30.5.

No Brasil, ovas de pescados amazonenses como o jaraqui (*Semaprochilodus insignis*) e piranha-preta (*Serrasalmus rhombeus*), espécies abundantes nos rios dessa região, estão sendo pesquisadas para a produção em escala industrial. O jaraqui é o peixe mais utilizado na dieta dos habitantes dos centros urbanos do Amazonas. Com a ova do jaraqui é possível a produção de embutidos cozidos, patês e produtos tipo caviar. Os produtos desenvolvidos possuem vida útil de até 120 dias com resultados favorecidos pela utilização de conservantes e espessantes.

Referências bibliográficas

1. Alvarez JP, López JF, Barberá ES. Industrialización de productos de origen animal. España: Universitas Miguel Hernández; 2002.
2. Bannerman A. Processing codes. Ministry of Agriculture, Fisheries and Food. Edinburgh: Majesty's Stationery office at HMSO Press; 1977.
3. Beirão LH, Teixeira E, Batista CRV, Espírito Santo MLP, Damian C, Meinert E. Aquicultura – Experiências Brasileiras – Tecnologia pós-captura de pescado e derivados. Santa Catarina: Multitarefa Ed Ltda; 2004.
4. Bledsoe GE, Bledsoe CD, Rasco B. Caviars and Fish Roe Products. Crit Rev Food Sci Nutr. 2003; 43(3):317-56.
5. Catarci C. Sturgeons (*Acipenseriformes*). In: World Markets and Industry of Selected Commercially-Exploited Aquatic Species with an International Conservation Profile. FAO Fisheries Circulars C990. FAO Corporate Document Repository, Fisheries and Aquaculture Department; 2004.
6. Código Alimentario Argentino. Alimentos carneos y afines. Capítulo VI, atualizado em 27/7/2005. Disponível em: http://www.anmat.gov.ar.
7. Comité del Codex Alimentarius. Anteprojecto de norma para el caviar de esturión. Noruega. 2003.
8. Departament of Homeland Security. What every member of the trade community should know about: Caviar. U. S. Customs and Border Protection; 2004. 20 p.
9. Ferreira FA. Desenvolvimento de produto tipo caviar a base de ovas de tainha (*Mugilplatanus*) [dissertação de mestrado]. Fundação Universidade Federal do Rio Grande – FURG; 2006. 77 p.
10. Geramisov GV, Antanova MT. The Fish Processing Industry. New Delhi: Amerind Publishing Co Pvt Ltd; 1972.
11. Servicio Nacional de Sanidad Animal Argentino. Regulamento de inspeción de productos, subproductos y derivados de origen animal. Buenos Aires. 1991. Disponível em: http://www.senasa.gov.ar.
12. Wirth M, Kirschbaum F, Gessner J, Krüger A, Patriche N, Billard R. Chemical and biochemical composition of caviar from different sturgeon species and origins. Nahrung. 2000; 44(4):233-7.

31 Produção de Bottarga

Sergio Marcos Arins ▪ Alex Augusto Gonçalves

A tainha

Peixe de escamas cujo corpo é alongado e fusiforme, cabeça um pouco deprimida, boca pequena. As escamas são grandes e apresentam pequenas máculas escuras que formam listas longitudinais ao longo do corpo. Não possui linha lateral. A coloração é prata azulada nos flancos, sendo o dorso mais escuro. Espécie pelágica, que vive nas proximidades dos costões rochosos e recifes, nas praias de areia e nos manguezais onde se alimenta de grandes quantidades de algas. É uma espécie que forma grandes cardumes, principalmente durante a migração reprodutiva quando entra nos estuários (Figura 31.1). Alimenta-se de plâncton, pequenos organismos e material vegetal. Existem registros que os habitantes do Império Romano, já no século III a.C., consumiam um tipo de peixe existente em abundância no mar Mediterrâneo. A espécie pelágica (que habita as profundezas do alto mar) é a tainha. Peixe da família dos mugilídeos, sendo que a maior parte das espécies pertence ao gênero *Mugil*. A tainha pode ser encontrada em todo o mundo, em águas costeiras temperadas ou tropicais. Entretanto, existem algumas espécies que vivem em água doce. A safra da tainha ocorre em período sazonal (no inverno) em diversos países, sendo as mais tradicionais nos Estados Unidos (Flórida), na Austrália, na África (Senegal e Mauritânia), no Brasil (Sul do Brasil), e algumas safras com menores volumes na Itália (Ilha de Cabras), no México e em Taiwan.

A tainha no Brasil

Características biológicas

A tainha (*Mugil liza*) tem um ciclo de vida que a torna particularmente frágil à pesca intensa. Depois de viver seu primeiro ano no mar, ela entra nos estuários e lagoas costeiras onde cresce até 4 a 6 anos, quando atinge a idade adulta. A partir daí, a cada outono, machos e fêmeas formam grandes cardumes para empreender uma longa jornada: a migração reprodutiva no mar. Cada tainha vai desovar até 5 milhões de ovos, que dependerão do acaso para serem fecundados, formarem pequenos juvenis que se dirigirão para os estuários onde crescerão e fecharão o ciclo da vida. A chamada safra da tainha é a pesca entre abril e julho, durante a migração reprodutiva da espécie, quando se capturam os peixes adultos. Isso porque as ovas das fêmeas, antes da desova e fecundação no mar, são muito valorizadas no mercado exterior, principalmente em países da Europa e da Ásia. O estoque sul dessa espécie migra anualmente de estuários na Argentina, Uruguai e Rio Grande do Sul, no Brasil, podendo chegar até o Espírito Santo, dependendo das condições climáticas. Há estudos que reconheceram

---

Nota ao Leitor: Este capítulo apresenta algumas figuras coloridas e para visualizar basta acessar o QR *code* disponível na página XIX, "Material Suplementar".

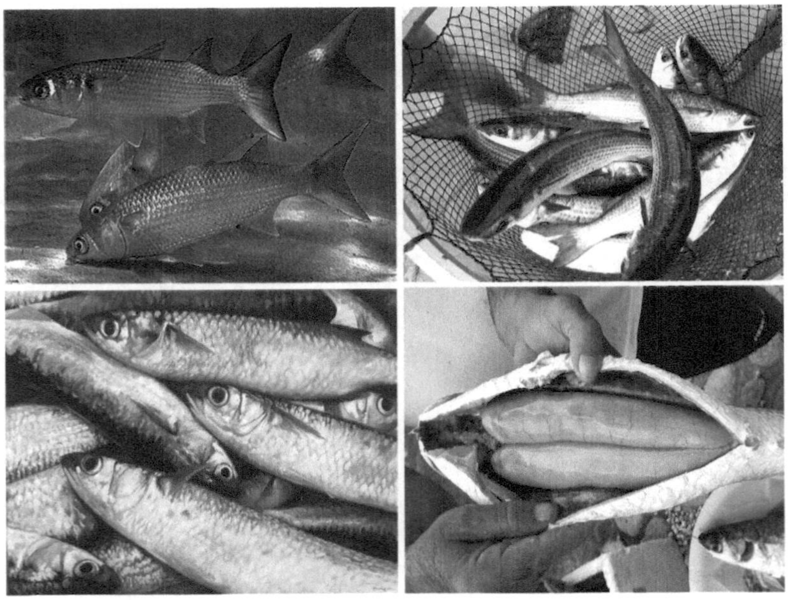

Figura 31.1 ▪ Tainha (*Mugil liza*): além da excelente carne, o aproveitamento das ovas é um diferencial.

animais deste estoque no Nordeste Brasileiro. Após a desova, as larvas e pré-juvenis de tainha, assim como a maioria dos adultos, retornam para os estuários, onde permanecem até a idade de maturação, quando realizam, novamente, a migração reprodutiva. A espécie é explorada, ao longo do ano, por pescadores artesanais, em ambientes estuarinos, que são suas áreas de berçário e alimentação. No período de migração reprodutiva, entre abril e julho, por pescadores artesanais e industriais, que exploram esses cardumes no mar, que é sua área de desova (Figura 31.1). A história da pesca da tainha no litoral brasileiro remete ao período da colonização, tendo seu primeiro relato em 1577 pelo alemão Hans Staden (1524-1579).

A pesca artesanal da tainha ocorre com maior frequência e relevância no litoral catarinense, entre Laguna e São Francisco do Sul, durante os meses de maio e junho, e hoje é patrimônio histórico, artístico e cultural do Estado de Santa Catarina, Lei n. 15.922/2012. A tainha brasileira tem origem na Lagoa dos Patos, no estado do Rio Grande do Sul, e também na bacia do Rio da Prata, no Uruguai. Sua alimentação é à base de plâncton e pequenos organismos vivos. No período da reprodução elas procuram águas mais quentes. É nessa época que formam grandes cardumes, principalmente na costa de Santa Catarina. O período de pesca da tainha é determinado por um curto período no ano. Durante os meses de liberação da pesca da tainha, os pescadores dedicam tempo na sua captura. Desde o amanhecer até o entardecer, dia após dia, um vigia com olhos experientes permanece em um ponto alto à beira do mar ou, ainda hoje, nas embarcações de grande porte, com a missão de localizar o cardume. Avisados da presença do cardume, os barcos lançam suas redes na água para o cerco aos peixes. Feito isso, as tainhas são colocadas nos porões dos barcos para refrigeração. Na pesca artesanal (Figura 31.2A),

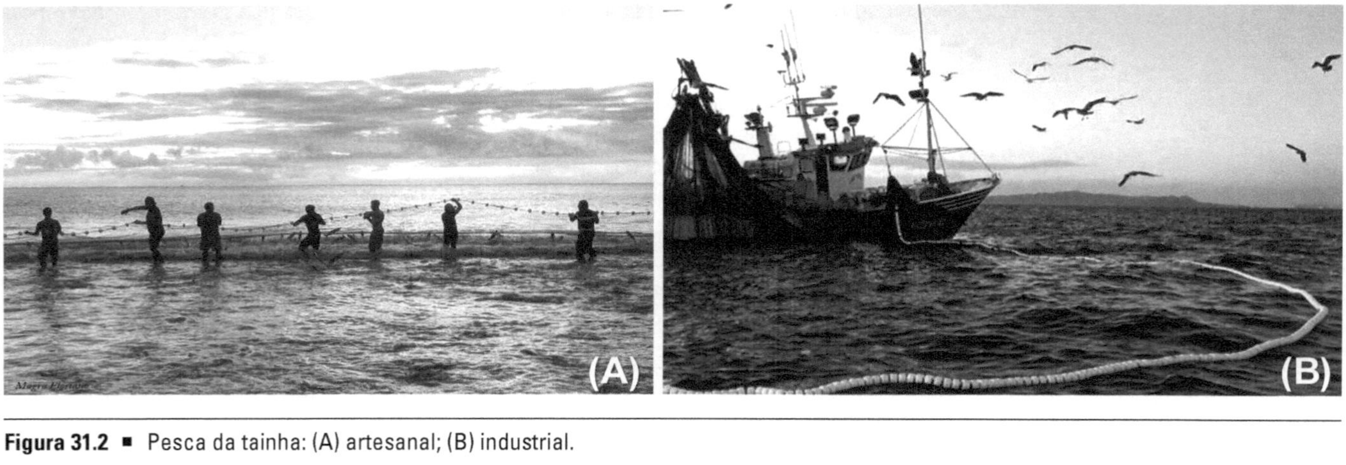

Figura 31.2 ▪ Pesca da tainha: (A) artesanal; (B) industrial.

um mutirão é convocado para puxar as redes até a praia. Esse processo é chamado arrasto pelos pescadores. Após a passagem por Santa Catarina, a pescaria continua no restante do litoral brasileiro até o final do período estipulado pelo Ministério. Quando os cardumes chegam ao litoral norte eles literalmente somem. Segundo o IBAMA, que monitora os cardumes, o destino das tainhas é desconhecido e ainda é um mistério. A pesca da tainha no Brasil se profissionalizou e hoje os pescadores ganham os mares com grandes embarcações (traineiras – Figura 31.2B) em busca de grandes cardumes do peixe, mantendo viva a tradição e o consumo e, assim, sustentando inúmeras famílias com a renda que é gerada, sendo Itajaí (SC) a cidade com o maior volume de tainha descarregado no Brasil nos últimos anos.

A qualidade da tainha catarinense está entre as melhores do mundo devido a sua migração ocorrer em uma região de águas limpas. À medida que a tainha sai dos estuários do sul (Lagoa dos Patos) e segue em direção ao Sudeste, ela vai suavizando seu sabor e, ao chegar a Santa Catarina alcança o seu auge. Este é o motivo do sucesso da tainha catarinense e, agora, da sua Bottarga. Por isso, no Brasil, historicamente, as ovas da tainha eram disputadas por compradores italianos, espanhóis e asiáticos para serem transformadas em Bottarga longe de sua terra natal. Mas, há alguns anos, esta especialidade já é produzida no Brasil com alta qualidade e exportada para diversos países.

Sustentabilidade

Para garantir à preservação da espécie, a captura da tainha é proibida em seu berçário na Lagoa dos Patos, e é feita de forma controlada há muitos anos pelo governo brasileiro, que vem intensificando ano a ano o controle da pesca da tainha pelo Plano de Gestão da Tainha, aprovado em 14 de maio de 2015 pelos Ministérios do Meio Ambiente (MMA) e da Pesca e Aquicultura (MAPA), liberando o início em 1º de maio somente a pesca artesanal, estendendo até o final de julho. Algumas praias de Laguna, Florianópolis, Bombinhas e Balneário Camboriú transformam-se em áreas exclusivas de pesca. O *surf* e outros esportes aquáticos devem ser evitados para facilitar a aproximação dos cardumes. Para a pesca industrial, o controle é ainda maior, limitando o número de embarcações (que passam por rigorosas vistorias para serem liberadas), e a captura da tainha só pode ocorrer a partir do dia 1º de junho até 31 de julho, dentro dos limites exigidos (após dez milhas da costa no Rio Grande do Sul e cinco milhas da costa a partir de Santa Carina), sendo rastreadas via satélite e apresentando o mapa de bordo ao chegar ao cais. No último ano, na safra de tainha de 2018, foi estabelecido o limite de cota de captura pela Secretaria Especial da Aquicultura da Pesca da Presidência da República, sendo permitidas 2.221 toneladas para pesca industrial e 1.196 toneladas para pesca artesanal, e desde então, todo ano uma nova cota é limitada. Todo o processo produtivo é rastreado seguindo rigorosos protocolos que garantem a segurança do alimento e satisfazem os mais exigentes mercados mundiais, como a Europa e os Estados Unidos.

O que é Bottarga

O nome Bottarga vem da Itália, que traduzido para o português é chamado ova. Trata-se de uma iguaria milenar feita por meio de um processo artesanal sem conservantes e corantes, utilizando a ova de peixe como matéria-prima e o cloreto de sódio para desidratar. A Bottarga pode ser feita pelas ovas dos mais diversos peixes, sendo que as mais tradicionais são as Bottarga de tainha (ao qual conheceremos em detalhes a seguir), Bottarga de atum, Bottarga de maruca, Bottarga de dourado, Bottarga de merluza etc. (Figura 31.3).

Bottarga, *butarga* ou *karasumi*: você sabe o que é?

Há mais de 3.500 anos, os antigos egípcios e os romanos descobriram o sabor das ovas da tainha. No entanto, a propagação desse hábito alimentar ao longo da costa do mar Mediterrâneo se deve aos pescadores fenícios. Foram eles que desenvolveram essa iguaria que hoje é conhecido como o caviar do Mediterrâneo pelos países do Mediterrâneo, e

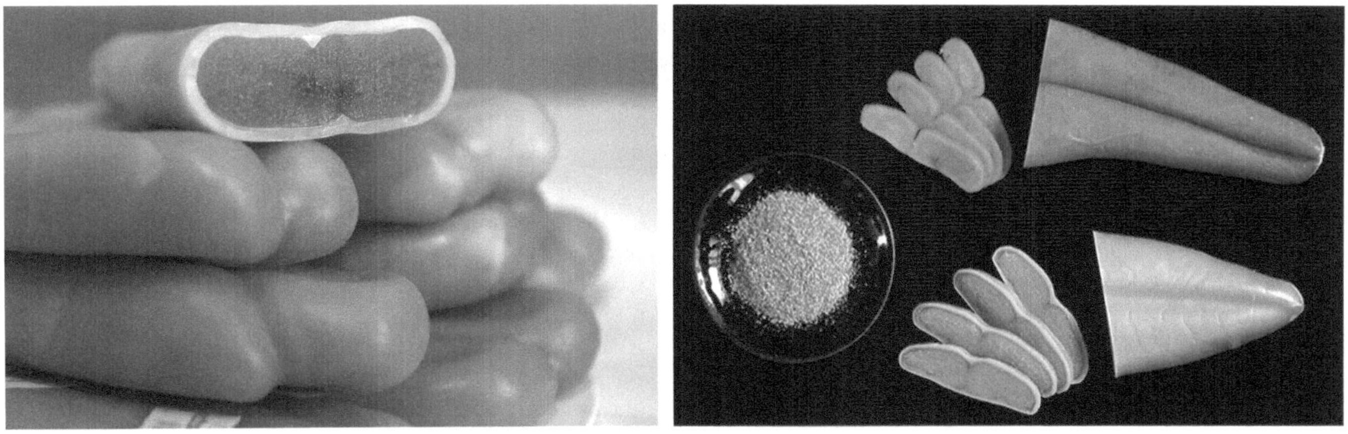

Figura 31.3 ■ Bottarga pronta para consumo com revestimento de cera (ralado ou fatiado).

também Bottarga di Muggine pelos italianos, Poutargue ou Boutargue pelos franceses, Huevas de Mujol pelos espanhóis, Butarga pelos libaneses, Αυγοτάραχο pelos gregos, ب ط خرخ pelos árabes, Cured Mullet Roe pelos americanos, *karasumi* pelos asiáticos, 烏 魚 子 pelos taiwaneses, カラスミ pelos japoneses e, no Brasil, é conhecida como Bottarga de tainha ou Caviar Brasileiro. Com ovas de outros peixes também é possível se fazer a Bottarga, mas os italianos mais exigentes vão dizer que somente as feitas com ovas de tainha são as legítimas Bottargas. A Bottarga também é um produto e um ingrediente bastante valorizado na culinária mundial, e que está ganhando mercado cada vez mais ao redor do mundo, inclusive no Brasil. Gregos, italianos, franceses e russos são os principais adoradores da iguaria, tendo em vista que cada cultura prepara a Bottarga de uma maneira.

A *butarga* (em italiano) é um produto característico de vários países do Mediterrâneo (Itália, França, Espanha e Grécia), da região do Magrebe (Marrocos, Argélia e Tunísia), e é feita a partir de ovas de peixes (sargo, atum, tainha etc.) salgada, seca e revestida com cera (parafina ou cera de abelha), a fim de garantir sua maturação, conservação e proteção do contato externo. No Japão, existe uma preparação muito similar chamada *karasumi*. Já o *karasumi* é um produto elaborado a partir da salga das ovas de tainha e com o uso de saquê (o que se diferencia da Bottarga), além de serem prensadas e, posteriormente, desidratadas (geralmente à luz do sol).

Consumo

Quando os egípcios e os romanos descobriram o sabor das ovas de tainha e começaram a transformá-la em Bottarga, o consumo se dava pelo fato da necessidade de ter um alimento de longa conservação, que não necessitava de refrigeração e que servia para alimentá-los em suas longas jornadas. Posteriormente, os fenícios começaram a notar que a Bottarga além de ser um alimento utilizado em grandes viagens poderia ser mais explorada, por ser um alimento prático (que já está pronta para o consumo) e podendo facilmente ser agregada com outros preparos do dia a dia, e então começaram a propagar seu consumo aos países que banham o mar Mediterrâneo.

Uma iguaria que atravessou gerações e ganhou o respeito dos grandes *chefs* da gastronomia internacional. Para o *chef* espanhol Ferran Adrià, a Bottarga está entre os 30 itens de luxo da gastronomia mundial. Não é por acaso, pois a Bottarga é de sabor único e marcante e agrega aos pratos um sabor do mar que, ao ser degustado, explode na boca ficando por longo tempo no paladar. Degustar essa iguaria é sem dúvida um privilégio que oferece um misto de satisfação sensorial e amor ao mar. Esse é o sabor da Bottarga, o sabor umami. Além do sabor, praticidade, tradição e simbologia, a Bottarga têm muitos benefícios para a saúde e, por tudo isso, o consumo vem aumentando ao longo da história.

Os maiores consumidores *per capita* da Bottarga são os italianos que vivem na ilha da Sardenha (ilha do mar Mediterrâneo ocidental com 1,653 milhão de habitantes/2017) e na Sicília (região autônoma com estatuto especial da Itália com 5 milhões de habitantes/2015) onde chegam a consumir 400 toneladas do produto por ano. Também o maior consumo de Bottarga no mundo está em Taiwan (República da China localizada na Ásia Oriental com 23,58 milhões de habitantes/2018), onde a produção chega a 2000 toneladas por ano. No Brasil, o consumo da Bottarga não é como nos países europeus e asiáticos, mais está ganhando força, e cada vez mais os brasileiros estão descobrindo o sabor desta iguaria, principalmente com a utilização dos principais *chefs* da gastronomia brasileira como, por exemplo, o renomado *chef* Alex Atala.

Benefícios

As ovas de peixe têm um alto valor nutricional (vitaminas C, B1, E, E2, A, K e proteínas ~22%), e uma das vantagens é que, em pequena quantidade, você pode consumir uma boa quantidade de proteína e gordura (vitaminas lipossolúveis) de qualidade. Além do valor nutricional, o valor sensorial é indiscutivelmente o mais intrigante, seu sabor é delicioso e saciante. Ovas de peixe são ótimos aperitivos, e é possível comer essas ovas como um complemento a um prato principal. A Bottarga é uma rica fonte de proteínas e ômega-3, que reforçam a saúde do corpo, agindo positivamente sobre o sistema cardiovascular e fortalecendo o sistema imunológico, diminuindo o colesterol ruim e o nível de triglicerídeos. Rica em ferro e cálcio, no Japão, é muito indicada para os três primeiros meses de gravidez. Além disso, a Bottarga também é adequada para aqueles com intolerância à lactose e por seu baixo nível de carboidrato. Atualmente, a Bottarga está sendo muito utilizada na dieta *low carb* que tem o objetivo principal reduzir os carboidratos da dieta, aumentando proteína e gorduras boas.

O Departamento de Ciências Biomédicas da Universidade de Cagliari (Cagliari, Itália), estudou a Bottarga com potenciais benefícios na prevenção do câncer de cólon, conforme descrito a seguir: "O produto de ovário de tainha salgado-*semidried*, Bottarga, é um alimento mediterrâneo rico em n-3 PUFA EPA e DHA. Estudamos e comparamos os efeitos sobre a viabilidade celular, sensibilidade à droga antitumoral 5-fluorouracil e composição lipídica, em células Caco-2 de câncer de cólon após 24 horas de incubação com óleos e extratos hidrofílicos obtidos de duas amostras Bottarga armazenadas em diferentes condições. A absorção celular de lipídios Bottarga foi avaliada em células cancerígenas pela avaliação do acúmulo de lipídios em gotículas lipídicas citoplasmáticas por microscopia de fluorescência. O óleo de Bottarga apresentou um significativo efeito inibitório *in vitro* sobre o crescimento de células cancerígenas Caco-2 e a capacidade de potenciar, em concentrações não tóxicas, o efeito inibitório do crescimento do 5-fluorouracil. Além disso, o óleo da Bottarga induzido em células cancerígenas Caco-2 marcou mudanças na composição de ácidos graxos, com uma acumulação significativa de n-3 PUFA EPA e DHA, e formação de gotículas lipídicas citoplasmáticas. Também o extrato hidrofílico de Bottarga, caracterizado por espectroscopia de ^1H NMR, exibiu redução na viabilidade de células cancerígenas, sem afetar o perfil lipídico das células. Os níveis de colesterol celular não foram modificados por todos os tratamentos. Os resultados mostraram propriedades antitumorais interessantes dos lipídios Bottarga, e qualificaram este produto de peixe como um alimento com propriedades nutracêuticas e potenciais benefícios na prevenção do câncer de cólon."

Tradição e simbologia

Nos países asiáticos, especialmente no Japão e Taiwan onde são grandes consumidores dessa iguaria, é uma tradição presentear com Bottarga nas festas, aniversários, casamentos e abertura de negócios, pois simboliza o desejo de boa sorte, união, fecundidade, felicidade, prosperidade e riqueza. Pois só se presenteia ou convida para consumo aqueles que têm grande importância para quem esta ofertando e, portanto, quanto maior a Bottarga que é presenteada, maior o desejo de que tudo dê certo no seu novo negócio, no seu casamento e no novo ano que se inicia. Por ser uma ova, simboliza a fecundidade e o nascimento de uma vida, por ser um par simboliza a união, por ser de cor dourada, simboliza a riqueza e prosperidade. Para os italianos, especialmente os que vivem na Ilha da Sardenha, que são os maiores consumidores de Bottarga no mundo, consideram o prato "Spaguetti Allá Bottarga" um patrimônio cultural, parte do menu diário da população.

Produção da Bottarga

No Brasil, a Bottarga e o *karasumi* são produzidos industrialmente (empresa Caviar Brasil Produtos Alimentícios Ltda., produto Bottarga Gold) e artesanalmente (Projeto A.MAR, produtos Bottarga e *karasumi*), tomando-se todo cuidado, principalmente no que se refere a sustentabilidade e garantia de preservação da espécie tainha (*Mugil* sp.). A produção da Bottarga requer cuidados específicos para manter a alta qualidade do produto. Inicialmente, todo cuidado para a garantia da qualidade da tainha, desde a captura até o desembarque deve ser feito, isto é, manutenção das boas práticas de higiene e, principalmente, a manutenção em baixas temperaturas (gelo) (Figura 31.4).

Basicamente, as ovas da tainha (fêmea) são cuidadosamente retiradas inteiras (sem rompê-la) e passam por todo um cuidadoso processo de limpeza para remoção de impurezas e resíduos de sangue, e depois são salgadas e desidratadas ou secas ao sol, ou ainda em estufas de desidratação (20-30 °C), o que garante mais uniformidade da cura e excelente apresentação final. O resultado é um produto de cor dourado-escuro e sabor vibrante de mar. A fase final consiste na modelagem do produto e, em seguida, a embalagem. A Bottarga é bem alongada, enquanto o *karasumi* é prensado, sendo possível encontrar inteiras, precisando apenas fatiar ou ralar para consumo. Apesar de cada produtor ter uma formulação e processo diferenciado, pode-se recomendar as seguintes etapas do processo de obtenção da Bottarga:

- **Separação do sexo**: depois que o peixe foi capturado, cada espécime deve ser separado por sexo, onde a parte abdominal do peixe deve ser pressionada para extrair o material genético (machos, líquido branco leitoso; fêmeas, líquido amarelo). As fêmeas são geralmente maiores que os machos.
- **Extração de gônadas**: a parte do abdome do peixe deve ser cuidadosamente aberta com faca específica, através das barbatanas ventrais (abaixo das brânquias) até o ânus, e as gônadas removidas da cavidade visceral.

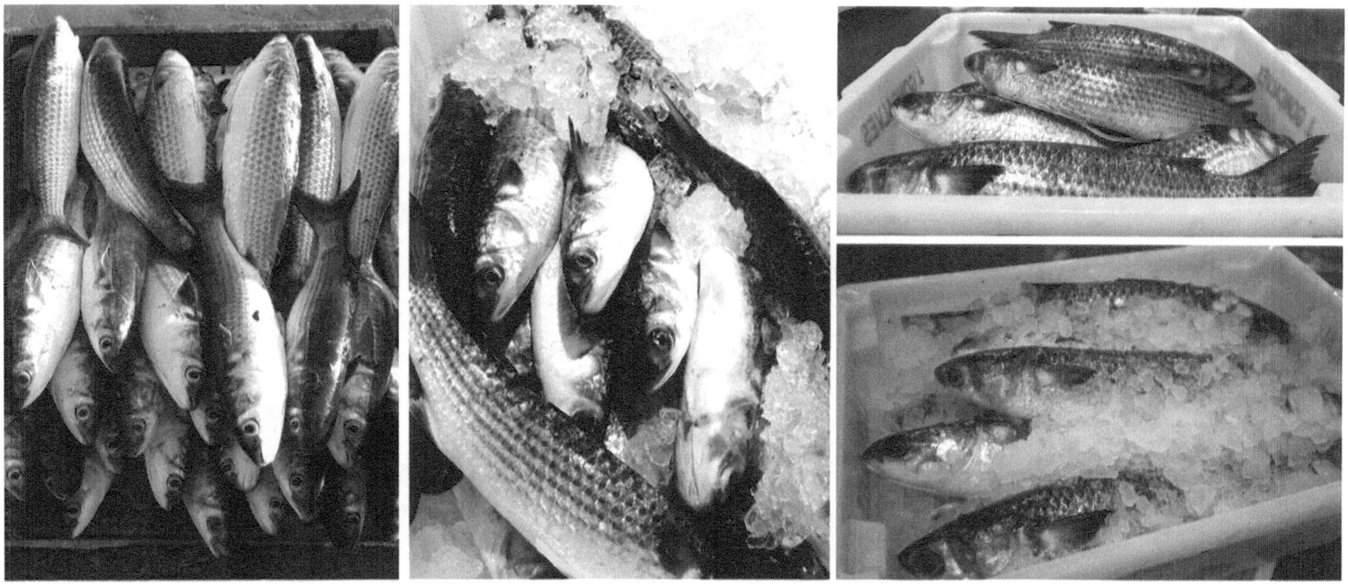

Figura 31.4 ▪ Recebimento da tainha fresca armazenada em gelo.

- **Limpeza**: o sangue e outros resíduos (partes estranhas dos órgãos viscerais) nas ovas devem ser removidos pela imersão em salmoura (10%) fria, por 15 minutos. Em alguns processos, a limpeza é feita pela retirada do sangue e as vísceras em água fria sem a imersão em salmoura.
- **Salga**: a umidade da superfície das ovas deve ser removida com a ajuda de um pano limpo, e depois colocadas em caixas de poliestireno com uma camada de sal e uma camada de ova. Em seguida, devem ser colocados sequencialmente em caixas, nas quais as camadas de sal intercaladas com as gônadas são preparadas por aproximadamente 2-6 horas de acordo com seu peso. O tempo médio de cura para tamanhos pequenos (entre 200-300 g) é de 2h30 min, e para tamanhos maiores (> 300 g) é de aproximadamente 6 horas. Durante esse período, as ovas devem ser pressionadas uma vez por cinco minutos e depois imersas em água e cobertas com um pano úmido por 4-4,5 horas. Em seguida, as gônadas curadas são retiradas, lavadas com água para a remoção do excesso de sal. No processo da salga, a ova perde cerca de 30% do peso.
- **Secagem**: em seguida, as gônadas devem ser colocadas em superfície limpa, seca e fresca (~ 20 °C) para secagem na temperatura ambiente. Para evitar contaminação por insetos, redes de insetos devem ser colocadas em todo o produto. Após 36-48 horas, as gônadas são invertidas e o processo continua. Blocos de madeira de 250 g podem ser usados para dar forma à Bottarga tradicional. Espera-se que a Bottarga perca em torno de 10% de umidade.
- **Produto final**: as ovas de peixe estão prontas para consumo imediato ou para manter em congelamento por período longo (> 1 ano), todo coberta com uma fina camada de cera. As ovas de tainha salgadas possuem os seguintes valores nutricionais: 55,3% de proteína, 33,6% de lipídios e 5,9% de cinzas (minerais).

A produção da Bottarga Gold

O processo de produção que transforma as ovas de tainha em Bottarga começa com a seleção das tainhas (Figura 31.5A), pois somente a tainha fêmea é que possui a ova. Esse processo de seleção se dá ao efetuar uma pressão abdominal sobre as ovas para saber qual o sexo da tainha, sendo que o macho (Figura 31.5B) tem a saída de ova branca/esperma e a fêmea tem a saída de ova amarela (Figura 31.5C). Posteriormente, as ovas são extraídas da tainha (Figura 31.5D-E) com o máximo de cuidado, utilizando uma faca especial para não romper a membrana fina que protege as ovas.

Depois de uma lavagem inicial com água resfriada, com o objetivo de retirar o sangue das veias (Figura 31.6F) e as aderências intestinais, as ovas são cobertas por cloreto de sódio (Figura 31.6A-C) (dependendo do tamanho, do peso da ova e do teor de cloreto de sódio desejado no produto final, a cura poderá ser de 1h30 min a 5h00 min), processo este que tem por objetivo desidratá-las perdendo em torno de 30% do peso (Figura 31.6C). Posteriormente, o cloreto de sódio remanescente na superfície das ovas pode ser removido por lavagem com água resfriada (Figura 31.6D-E) para então as ovas serem dispostas sobre uma tela e serem comprimidas, ganhando o formato desejado (Figura 31.6F), e então levadas à estufa (Figura 31.6G-H) ou ao sol (Figura 31.7) para secagem.

A diferença entre secar a Bottarga na estufa (Figura 31.6G-H) ou ao sol (Figura 31.7) está na qualidade e no

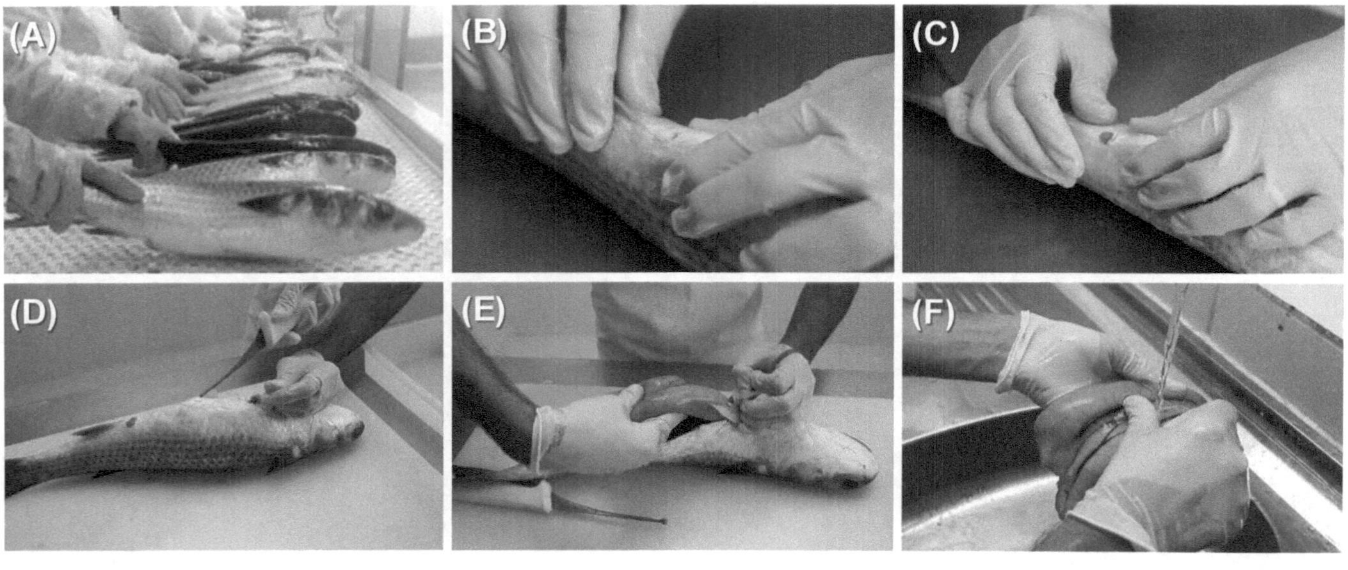

Figura 31.5 ▪ A produção da Bottarga Gold (Parte 1): (A) seleção; (B) tainha macho; (C) tainha fêmea; (D) abertura; (E) retirada das ovas; (F) lavagem/retirada do sangue.

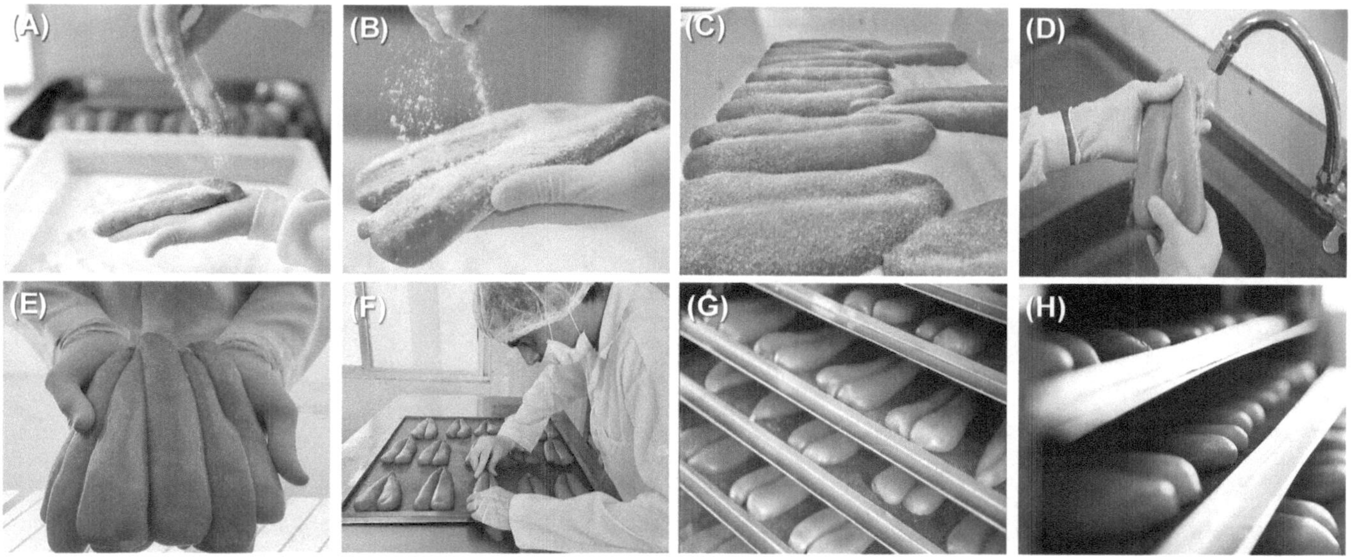

Figura 31.6 ▪ A produção da Bottarga Gold (Parte 2): (A-B) salga; (C) desidratação osmótica; (D) retirada do sal; (D-E) ganhando forma sob telas; (G-H) secando em estufa.

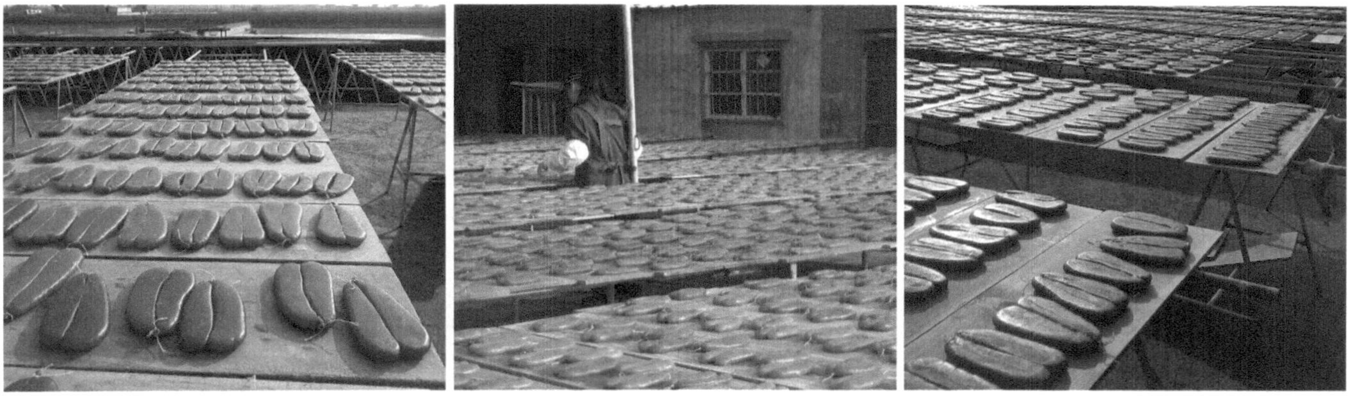

Figura 31.7 ▪ A secagem da Bottarga ao sol.

tempo de cura. Pois ao secar na estufa, a Bottarga mantém um padrão de cura uniforme, haja visto que o vento e o calor da estufa podem ser controlados mantendo sempre a mesma temperatura e a umidade. O tempo que a ova permanece na estufa para ficar pronta varia de acordo com o seu tamanho e sua cura, podendo ficar de quatro a sete dias, e se for seca ao sol pode variar de cinco a dez dias. Após esse tempo em que as ovas permanecem secando, a Bottarga sai pronta para o consumo (Figura 31.8), e sua coloração antes amarela transforma-se em âmbar e sua textura fica firme podendo ser facilmente cortada em finas lâminas ou ralada. Nesse processo de secagem, a ova pode perder aproximadamente mais de 10% de peso.

Os grandes produtores de Bottarga no mundo são os taiwaneses, que por ter um clima seco e vento em abundância têm sua produção seca ao sol. Já os italianos, franceses e espanhóis têm sua produção seca em sua grande maioria na estufa. No Brasil, a produção de Bottarga vem aumentando ano após ano, existindo pequenas produções caseiras e também de pequenos produtores.

Bottarga revestida na cera de abelha

Cera de abelha

As propriedades da cera natural são conhecidas desde os primórdios da humanidade. Os egípcios, há mais de 6.000 anos, utilizavam a cera de abelha no processo de embalsamento de suas múmias, inclusive, foram encontrados blocos de cera inalterados em túmulos egípcios e em navios naufragados.

Como a cera possui oxidação lenta, dura por muito tempo, desde que não seja atacada por traças da cera ou

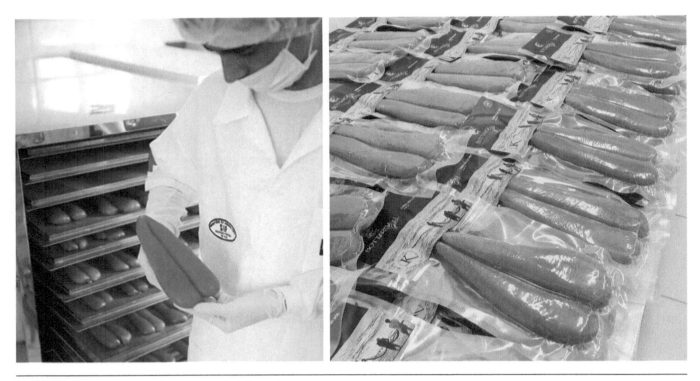

Figura 31.8 ▪ A Bottarga Gold pronta e embalada a vácuo.

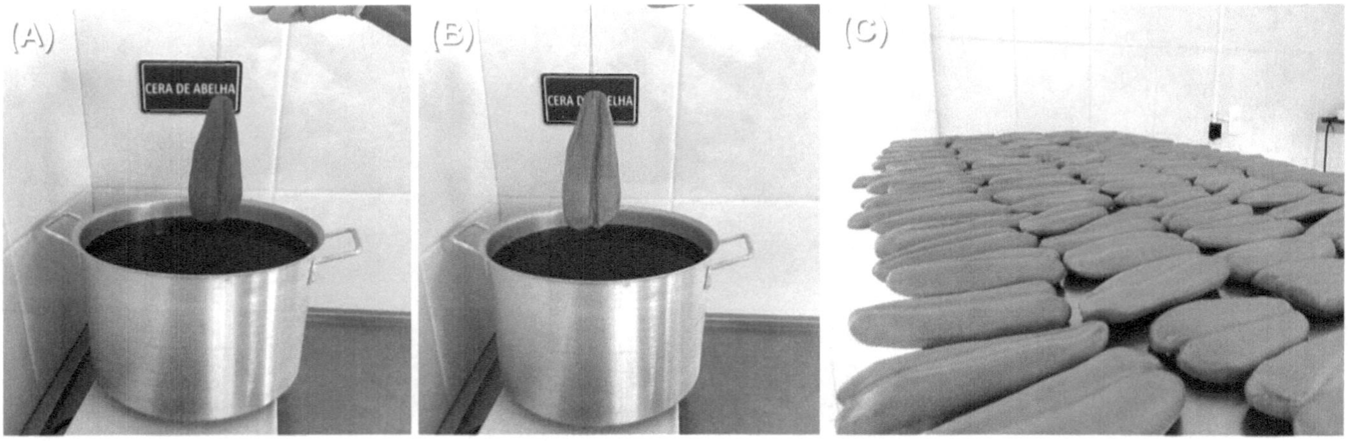

Figura 31.9 ▪ Revestimento da Bottarga com cera de abelha: (A) antes da imersão na cera; (B) após a imersão na cera; (C) após a imersão (três vezes).

exposta a altas temperaturas. A cor da cera de abelha pode variar de acordo com a região geográfica, o tipo de abelha e a florada (flores da época em que as abelhas estão produzindo a cera), apresentando tonalidades que variam entre o amarelo, verde e marrom. Além disso, a cera de abelha tem propriedades antibacterianas e também contribui para a preservação dos alimentos.

A Bottarga na cera de abelha é uma tradição milenar mediterrânea. Antigamente, os fenícios utilizavam a cera de abelha para conservar a Bottarga por mais tempo, permanecendo saudável e mantendo o aroma e o sabor inigualáveis. O processo de produção da Bottarga revestida com cera de abelha é o mesmo, sendo que, após o processo de secagem a Bottarga recebe um banho de cera de abelha, o que dá um toque ainda mais especial ao produto (Figura 31.9). O revestimento com cera de abelha é uma das formas de deter a maturação da Bottarga no momento certo e também para conservá-la e protegê-la do contato externo. Essa tradição é utilizada até os dias atuais pelos países que banham o mar Mediterrâneo.

Conservação

Muitas vezes, a coloração da Bottarga pode variar da cor laranja-âmbar até marrom-escuro. As ovas de tainha extraídas do mesmo local, na mesma época, apresentam diferentes nuances em sua cor devido à vascularização das mesmas que variam de peixe para peixe. Outro fator determinante é o diferente teor de gordura presente em cada ova que incide diretamente no processo de oxidação (escurecimento). Assim como um bom queijo e outros produtos curados, sua maturação, além de modificar sua cor com o passar do tempo, também empresta sabores mais complexos e degustações únicas. Para os apreciadores da Bottarga, as ovas com maior tempo de cura são ainda mais apreciadas. Muitas vezes a Bottarga pode adquirir uma coloração esbranquiçada ao seu redor. Como nos salames e similares, trata-se do bolor natural formado a partir do processo de maturação do produto. Se a Bottarga apresentar essa coloração, basta retirar a película protetora da Bottarga. É uma fina membrana que envolve o ovário do peixe e, após a remoção, a Bottarga encontra-se perfeita para o consumo. Para melhor armazenamento da Bottarga, envolva a mesma em um papel filme e mantenha refrigerada.

A Bottarga Gold

O Sul do Brasil tem um extenso litoral dotado de águas puras e cristalinas, o ambiente perfeito para a reprodução da tainha, e por décadas vem produzindo uma Bottarga com sabor e qualidade impecáveis. Cassiano Fuck, Sergio Arins e Bernardo Fuck, têm vislumbrado o potencial de produzir aqui uma Bottarga de excelência. Juntos, somam mais de 50 anos de experiência no setor pesqueiro, levando à criação da empresa Caviar Brasil, produtora de produtos Bottarga Gold, localizada na cidade de Itajaí (Santa Catarina), com o objetivo de fornecer um produto com foco na qualidade, textura e sabor. A Bottarga Gold é um produto de excelência elaborado de forma totalmente artesanal, respeitando a tradição milenar dessa iguaria e baseada em criteriosos padrões de qualidade sensorial e higiênico-sanitária utilizando o programa APPCC.

O programa APPCC (visto no Capítulo 9) é um controle sistemático que visa garantir a qualidade desejada pelo consumidor e assegurar a saúde pública. As etapas para implantação do APPCC são: (a) efetuar uma análise de perigos e identificar as respectivas medidas de controle; (b) identificar os pontos críticos de controle (PCC); (c) estabelecer limites críticos para as medidas preventivas associadas com todos os PCC; (d) controlar (monitorar) todos os PCC; (e) estabelecer ações corretivas para caso de desvio dos limites críticos; (f) estabelecer procedimentos de verificação; e (g) estabelecer um sistema para registro de todos os controles.

A política de implantação do Programa de Seguridade da Qualidade, feito dentro do sistema APPCC, é um trabalho voltado para a seguridade do alimento, higiene da fábrica e do alimento, salubridade e integridade econômica, tendo o objetivo de eliminar o risco de um produto inseguro, contaminado e livre de fraudes. O programa estabelece caminhos a serem seguidos dentro dos requisitos tecnológicos modernos e da higiene alimentar, estabelecendo uma regulamentação sanitária mais efetiva, possibilitando maior segurança no controle da qualidade total em todas as jornadas que atravessa o pescado, compreendendo desde a sua captura até a sua comercialização.

O Sistema APPCC apresenta vantagens de ser um sistema preventivo, mediante enfoque dinâmico na cadeia de produção, de garantir a segurança e a qualidade dos produtos, de incrementar a produtividade e a competitividade, de atender as exigências dos mercados internacionais e da legislação brasileira.

Produzido a partir de ovas provenientes de uma das únicas espécies brasileiras regulamentadas pelo sistema de cotas de captura, a Bottarga Gold conecta a inovação na elaboração de produtos da pesca à sustentabilidade dos recursos marinhos. Todo o processo produtivo é rastreado, seguindo rigorosos protocolos que garantem a segurança do alimento e satisfazem os mais exigentes mercados mundiais, como a Europa e Estados Unidos.

A Caviar Brasil, responsável pela entrega dessa magnífica iguaria, mantém programas de qualidade e o Plano de Análise de Perigos e Pontos Críticos de Controle (APPCC) atualizados e baseados nas mais recentes publicações científicas, assim como apresenta um histórico de atendimento total às missões sanitárias internacionais e às sistemáticas fiscalizações do Serviço de Inspeção Federal (SIF). Cada lote de Bottarga Gold é elaborado com exclusividade, respeito e atenção a cada detalhe, conquistando o paladar de grandes *chefs* nacionais e internacionais.

Memorial descritivo da Bottarga Gold

A matéria-prima, ova de tainha congelada retirada do peixe fêmea adulto, sendo espécies de tainhas (*Mugil* spp.) e outras, chega à empresa por meio de caminhões refrigerados ou baú isotérmico (Figura 31.10). A matéria-prima é comprada somente de fornecedores que possuam SIF. Ainda na área de recepção da indústria, as caixas com ovas de peixes congeladas devidamente rotuladas são abertas para fazer a verificação da temperatura (-18 °C), integridade do produto e, em seguida, são encaminhadas para armazenagem em câmara frigorífica (PCC 01) com temperatura -25 °C.

Na área de produção, as ovas são colocadas para descongelar em bandejas de inox em temperatura ambiente por 1 hora. Após o descongelamento, as ovas são lavadas em água corrente e cloradas a 2 ppm para retirada de sangue e restos de aderências intestinais. Após esta lavagem, as ovas irão passar por um processo de salga, cobrindo a ova totalmente com sal fino (NaCl) para ocorrer a desidratação parcial (com perca de peso de até 30%), e esse processo leva em torno de

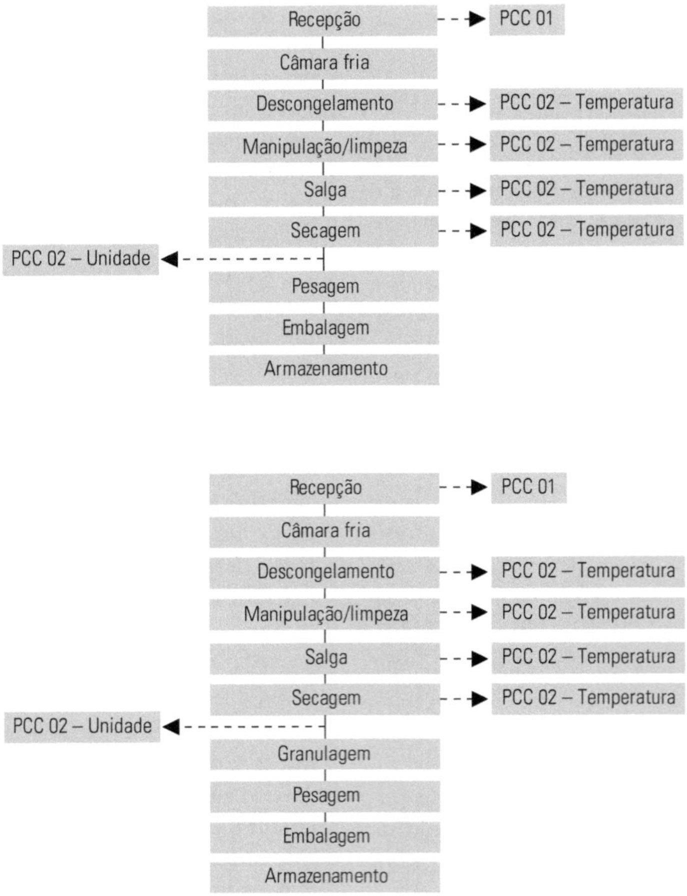

Figura 31.10 ■ Fluxograma operacional de ova de peixe salgada seca inteira e ralada.

2 horas. Passado esse período, as ovas já desidratadas passarão por um processo de secagem em estufa com vento constante por parte de ventiladores e temperatura de entre 15 °C e 30 °C controlada por resistência.

A Bottarga fica por um período de 4 a 7 dias (dependendo do tamanho da ova e da umidade) no interior da estufa sendo constantemente virada de lado permitindo uma secagem uniforme. Durante o processo de secagem na estufa, também é controlada, por meio de desumidificador, a umidade do ar fora da estufa, devendo permanecer entre 40% e 50% de umidade fazendo com que a Bottarga permaneça com uma textura perfeita. Após a secagem em estufa, é realizada uma seleção onde as ovas sem defeito irão ser embaladas inteiras, podendo também ser raladas em pó ou granuladas, e as ovas com defeito serão raladas em pó ou granuladas.

O processo de granulação (ralar) é feito em uma espécie de ralador onde as peças são raladas e, posteriormente, o produto segue para a balança de pesagem onde é pesado e embalado. Os parâmetros utilizados para avaliar a qualidade do produto final são coloração e peso, no caso específico, a redução de peso deve ser de, no mínimo, 30% para que o produto esteja pronto para a expedição. O teor de umidade do produto final é de aproximadamente 17% e a Atividade de Água (Aw) 0,801, conforme análises realizadas nos produtos e medição feita no momento da secagem (PCC 02). No processo de embalagem, as ovas inteiras são pesadas e embaladas em embalagens plásticas de polipropileno a vácuo e, posteriormente, etiquetadas. As ovas raladas são pesadas e embaladas em embalagens plásticas de polipropileno a vácuo ou em vidro, posteriormente etiquetadas e submetidas a detector de metais.

O produto final Bottarga (ova de tainha salgada seca – Figura 31.11) com peso de 50 g a 300 g é acondicionado em embalagens secundárias (caixa *box*). O produto final Bottarga terá um prazo de validade de 12 meses após a data de produção e a conservação em temperatura ambiente em local fresco e arejado. Os produtos embalados seguem para a área de armazenamento, conforme planta da indústria, a temperatura de 20 °C em caixas de papelão (*box*) até serem expedidos. A expedição ocorre sob demanda, conforme pedido dos clientes, e é realizada em carros e vans com compartimentos para carregamento de cargas em temperatura ambiente.

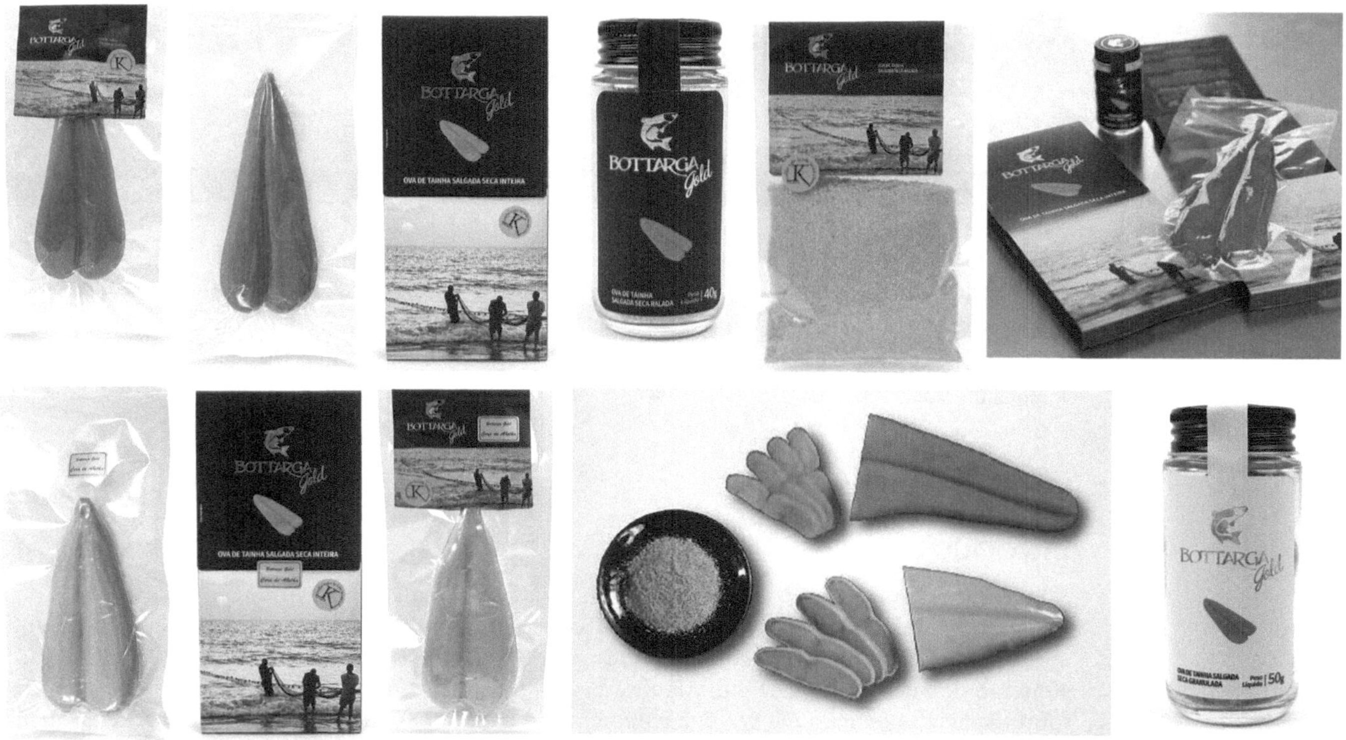

Figura 31.11 ■ Bottarga Gold em suas embalagens.

Comentários finais Bottarga *vs. karasumi*

Tradicionalmente, a Bottarga fica exposta ao processo de salga por um período maior que o *karasumi*. Como o *karasumi* passa por um processo de desidratação mais lento e com saquê, que contém 12% de álcool e Saquê Licoroso Mirin (saquê doce) que contém açúcar, acaba se beneficiando desses dois elementos no processo de conservação enquanto se desidrata. Já a Bottarga, depende somente da perda de líquidos e do sal. Normalmente, o *karasumi* recebe o sal diretamente na ova, por apenas 30 minutos, e desidrata em temperatura de 30 °C durante 7 dias recebendo o tempero saquê + *dashi* (caldo rico em umami utilizado na culinária japonesa, que normalmente contém ácido glutâmico, ácido inosínico e ácido de guanosina), mais Saquê Licoroso Mirin a cada 2 horas, com pincel, sempre alternando a face da ova. A Bottarga desidrata em temperatura bem mais alta, e por menor tempo. Sensorialmente, o *karasumi* é mais doce e precisa de refrigeração, pois o resultado final contém muito mais atividade de água que a Bottarga.

Referências bibliográficas

1. Çelik U, Altınelataman C, Dinçer T, Acarlı D. Comparison of fresh and dried flathead Grey Mullet (Mugil cephalus, Linnaeus 1758) caviar by means of proximate composition and quality changes during refrigerated storage at 4±2°C. Turkish J Fish Aqu Sci. 2012; 12:1-5.
2. Chiou T-K, Konosu S. Changes in extractive components during processing of dried Mullet Roe. Nippon Suisan Gakkaishi. 1988; 54(2):307-13.
3. Dimitriou E, Katselis G, Moutopoulos DK, Milios K, Malamis A, Koutsikopoulos C. Description of the processing stages of a Protected Designation of Origin Fish Product: The Greek Caviar "Avgotaracho Messolongiou". Agric Economics Rev. 2016; 17(1):50-62.
4. Scano P, Rosa A, Locci L, Dessi MA, Lai A. NMR study of the lipid profile of mullet raw roe and bottarga. Eur J Lipid Sci Technol. 2009; 111:505-12.
5. Gonçalves AA. Butarga ou Bottarga ou Karasumi: você sabe o que é? Aquaculture Brasil. 2019; 68-9.

32 Aproveitamento de Conchas de Moluscos Bivalves

Alex Augusto Gonçalves

Introdução

A maricultura, ramo específico da aquicultura, está relacionada à produção de organismos aquáticos em águas marinhas (peixes, moluscos, crustáceos e algas). No Brasil, a maricultura é uma prática que apresenta crescimento acentuado, verificado desde a década de 1990, com o objetivo de produzir alimento de maior qualidade e diminuir a pesca predatória, que ocorre com o intuito de garantir a sobrevivência humana, uma vez que o alimento retirado do ambiente aquático é fonte de proteínas e apresenta baixo custo. Atualmente, a maricultura representa um dos setores que mais cresce no cenário global de produção de alimentos.[40] O desenvolvimento da aquicultura, principalmente da malacocultura, está concentrado nas regiões Sudeste e Sul do país, sendo o estado de Santa Catarina o responsável por 90% da produção de ostras e mexilhões. Levando-se em consideração que as conchas dos moluscos representam em média 70% do peso do animal, a produção de resíduos (conchas) oriundos desta atividade pode ter um lado negativo (impacto ambiental) e, ao mesmo tempo, uma grande oportunidade para quem souber melhor aproveitá-la (Figura 32.1). As conchas

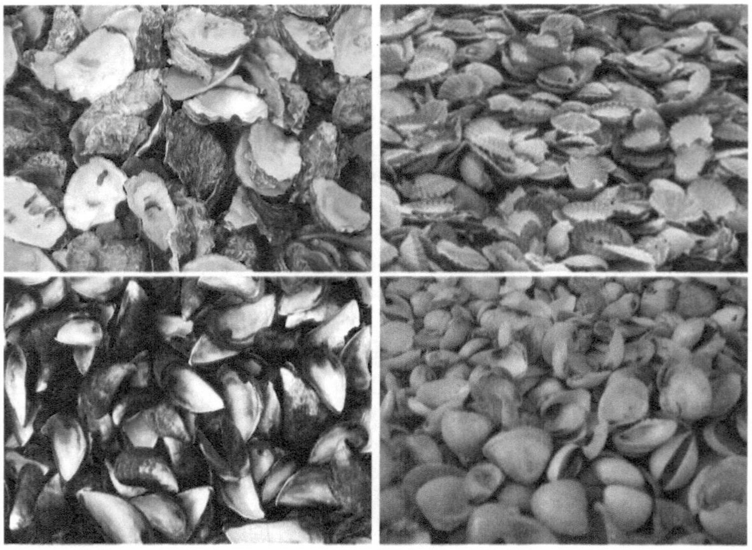

Figura 32.1 ▪ Descarte do processamento de moluscos bivalves (ostras, vieiras, mexilhões, vôngoles): o que fazer? (Cortesia de Alex Augusto Gonçalves.)

Nota ao Leitor: Este capítulo apresenta algumas figuras coloridas e para visualizar basta acessar o QR *code* disponível na página XIX, "Material Suplementar".

desses bivalves não são consideradas resíduos tóxicos ou periculosos e, como consequência, não lesivo. O maior problema que representam é a emanação de odores originada pela decomposição da matéria orgânica. Trata-se, portanto, de um problema de especial gravidade tendo em vista que a maioria dos produtores artesanais e empresas da área se encontra em municípios eminentemente turísticos, sendo fácil compreender as repercussões econômicas que podem ocasionar.[33] O não aproveitamento das conchas de moluscos bivalves pode ser considerado como desperdício dessa matéria-prima. A busca de alternativas ao uso das conchas é uma necessidade emergente, e a simples obtenção do carbonato de cálcio pode agregar valor e ser mais uma fonte de renda para as famílias voltadas a essa atividade.

A gestão dos resíduos sólidos provenientes dessa atividade é fator fundamental para a eficácia de seu aproveitamento, pois a melhoria desse sistema de gestão está intrinsecamente ligada a um dimensionamento real do problema, por meio da utilização de indicadores que refletem o estado atual do meio ambiente a fim de fundamentar tomadas de decisões, além de contribuir fortemente ao desenvolvimento sustentável. Junto à noção de desenvolvimento sustentável terão que ser consideradas dimensões ecológicas, econômicas e sociais. Sustentabilidade ecológica no sentido que o ecossistema utilizado deve manter suas características e inter-relações fundamentais; econômica, no sentido de tornar possíveis as rendas constantes e estáveis; e social no sentido que o manejo dos recursos naturais deva estar em harmonia com os valores culturais das comunidades e grupos envolvidos, devendo todas essas dimensões se manterem através do tempo.[8,44]

Produção (extração e cultivo)

O Estado de Santa Catarina é o líder nacional na produção de moluscos bivalves (principalmente ostras e mexilhões), sendo o município de Florianópolis o responsável por 83,3% da produção do Estado. O manejo de ostras é uma etapa importante do processo de produção, pois garante a sustentabilidade ambiental, colaborando na conservação dos manguezais e do ecossistema estuarino. A Tabela 32.1 apresenta a produção de moluscos bivalves no Brasil no ano de 2006. Levando-se em consideração que, em média, 80% do peso desses moluscos são suas respectivas conchas, então o peso médio de resíduos sólidos seria de 19.622,4 toneladas/ano que não são utilizados.

Resíduos de moluscos bivalves

O sistema ambiental tem sofrido interferência negativa por meio do manejo inapropriado dos resíduos de moluscos bivalves. Para amenizar os problemas causados pelo descarte de rejeitos em locais inadequados, é necessária uma política que faça uma análise da dimensão dos transtornos e utilize indicadores que apontem as causas e os efeitos de uma má gestão.[24,33,44] Esses problemas causados pela gestão inadequada dos resíduos sólidos interfere negativamente no sistema social e ambiental. A melhoria desse sistema de gestão está intrinsecamente ligada a um dimensionamento real do problema por meio da utilização de indicadores que reflitam o estado atual do meio ambiente a fim de fundamentar as tomadas de decisões.[20,23,33] Os resíduos de moluscos bivalves geralmente são de ostras e mexilhões, e até mesmo de outros mariscos menores. Considerando que as conchas representam 75-90% do peso total, o volume final do processamento dos mesmos durante um ano pode ser representativo. Pesquisas revelaram que as maiores fontes produtoras de resíduos são os restaurantes e as unidades de cultivo, em menor e maior escala, respectivamente, e em picos de produção a quantidade descartada pela malacocultura pode ser superior a noventa vezes que a dos restaurantes.[26,35] A quantidade de resíduo gerado pelos cultivos é elevada não somente pelo fato que em algumas regiões o alimento é comercializado sem concha e processado, mas também pelo processo de morte ocasional do animal ainda no ambiente de cultivo. Nesses casos, pode ocorrer a esse animal ser considerado "lixo" ainda vivo e descartado com a parte mole, elevando mais ainda o nível do odor.

Destino dos resíduos de moluscos bivalves

As opções atuais adotadas no destino final desses resíduos não são compatíveis à preservação do meio ambiente, considerando que mais da metade das conchas são devolvidas ao mar e/ou depositada em lixões, praias e aterros sanitários. A opção pelos aterros sanitários não elimina a problemática dos odores. A decomposição da matéria orgânica permite a colonização de microrganismos patogênicos, podendo ser transmitidos, pelos insetos, ao homem e aos animais. Os lixiviados desses depósitos podem carrear matéria orgânica para cursos d'água, ocorrendo o fenômeno de eutrofização ou *blooms* fitoplantônicos com diminuição do oxigênio dissolvido. A decomposição dessa matéria orgânica consome grande quantidade de oxigênio. A segunda opção é por deposição em fundo marinho, o que pode modificar o *habitat* dos organismos bentônicos, com consequente risco de alteração do equilíbrio ecológico. A opção por reciclagem pode apresentar-se como modelo de gestão ecologicamente correta para destinação final dos resíduos provenientes dessa atividade.[33] O material sólido constituinte dos moluscos bivalves representa em média 80% do peso dos animais. Pesquisas realizadas com malacocultores do Estado de Santa Catarina apontam que 39% das conchas coletadas são jogadas junto à limpeza urbana do local, 39% lançadas ao mar e outras 22% são despejadas em terrenos baldios ou enterrados na areia da praia.[19] Há ainda quem utilize esse resíduo como aterro sanitário, e uma quantidade muito pequena vende o material a quem se interesse em aproveitá-los. De acordo com Machado,[19] os maricultores do Estado de Santa Catarina informaram que 39% das conchas coletadas são lançadas ao mar. Outros 22% são dispostos em terrenos baldios ou enterrados diretamente na praia. A maior parte dos mari-

TABELA 32.1 Estatística da pesca (extrativa e aquicultura, em toneladas).

Estado	Pesca extrativa	Cultivo	Total (toneladas)
Pará	Mexilhão (376,5 t) Ostra (1,5 t)	–	378
Maranhão	Ostra (115 t) Sarnambi (0,5 t)	–	115,5
Piauí	Ostra (95 t)	–	95
Paraíba	Maçunim (2.143,5 t) Ostra (32 t) Sururu (0,5 t) Unha-de-velho (7,5 t)	–	2.183,5
Pernambuco	Marisco (2.475 t) Ostra (925 t) Sururu (829 t)	–	4.229
Alagoas	Maçunim (317,5 t) Ostra (96 t) Sururu (218 t)	–	631,5
Sergipe	Ostra (0,5 t) Sururu (264,5 t)	Ostra (0,5 t)	265,5
Bahia	Marisco (597 t) Ostra (59,5 t) Sururu (5,5 t)	–	662
Espírito Santo	Mexilhão (0,5 t)	Mexilhão (365 t) Ostra (21 t) Vieiras (0,5 t)	387
Rio de Janeiro	Mexilhão (318 t)	Coquile (15,5 t) Mexilhão (11 t) Ostra (3 t)	347,5
São Paulo	Mexilhão (1,5 t) Vieira (0,5 t) Ostra (82 t)	Mexilhão (90 t) Ostra (82,5 t)	256,5
Paraná	Mexilhão (1 t)	Mexilhão (12 t) Ostra (154 t)	167
Santa Catarina	Berbigão (53 t)	Mexilhão (11.604,5 t) Ostra (3.152,5 t)	14.810
TOTAL =			24.528

cultores, dispondo de maneira incorreta desse resíduo, gera impactos ambientais negativos: assoreamento da orla, mau cheiro nos terrenos baldios e acúmulo de cascas nas áreas de praia, com um custo social que acaba sendo assumido pela população em geral.

Impactos ambientais

As conchas são resíduos naturais no ambiente marinho e possuem diversas funções benéficas nesse ambiente. Entretanto, o processamento dos moluscos bivalves gera quantidade muito maior de conchas e outros resíduos quando comparada com a produção natural. Isso causa inúmeros impactos não benéficos a esses ambientes, como: poluição visual, odores em terrenos de acumulação do material descartado, danos à atividade turística, assoreamento de áreas de cultivo, entre outros. Esse assoreamento é, inclusive, relatado como veículo para o crescimento de parasitas nas espécies cultivadas.[7,26,33] De acordo com o artigo 1º, da Resolução 1 de 23 de janeiro de 1986, do Conselho Nacional do Meio Ambiente (CONAMA), é considerado impacto ambiental quando há qualquer alteração das propriedades físicas, químicas e biológicas do meio ambiente, causada por qualquer forma de matéria ou energia resultante das atividades humanas que direta ou indiretamente afetam: i) a saúde, a segurança e o bem-estar da população; ii) as atividades sociais e econômicas; iii) a biota; iv) as condições estéticas e sanitárias do meio ambiente; v) a qualidade dos recursos ambientais. Os impactos gerados ao meio ambiente podem ser observados e analisados nos ambientes terrestre e aquático. Alguns exemplos de descarte de conchas de moluscos estão apresentados na Figura 32.2. Imagina-se que uma atividade produtora de ostras, que requer disponibilidade de água, energia elétrica e combustível, equipamentos e mão de obra para o seu bom funcionamento, obtém resposta rápida da natureza que está sofrendo modificações. No meio terrestre, o resultado do manejo de ostras libera resíduos líquidos da lavagem das ostras, lodo marinho (finos e argilas), além do resíduo das próprias ostras mortas e suas conchas, e outros animais marinhos. Outro ponto negativo do descarte inadequado de resíduo sólido da malacocultura são os odores desagradáveis, a atração de vetores e o aspecto visual do local, que não agrada moradores e visitantes.

No ambiente marinho, sabe-se que a contaminação de águas naturais é um problema real e na prática existe dificuldade nos tratamentos dos efluentes. Segundo Petrielli,[26] a maior parte das propriedades ostreicultoras lança seus resíduos sem tratamento (pseudofezes, ostras mortas) diretamente ao mar, o que acarreta um acúmulo de matéria orgânica no fundo e, em resposta, o nível de oxigênio dissolvido na água decresce, ocorre a formação do gás sulfídrico (indicador de ambientes poluídos) e há alteração das correntes locais (pouca circulação de água), além de desequilibrar as comunidades naturais de fitoplâncton e, possivelmente, contaminar outros estoques naturais de organismos existentes, prejudicando o ecossistema marinho. De acordo com Petrielli,[26] os impactos ambientais podem ser classificados quanto ao efeito causado, como reversível e irreversível, e a duração do efeito (curto ou longo prazo). Os efeitos considerados como reversíveis são aqueles que não afetam diretamente o mar ou baía, e os irreversíveis são quando o descarte sólido é liberado diretamente no mar, não tendo como desagregá-lo da água.

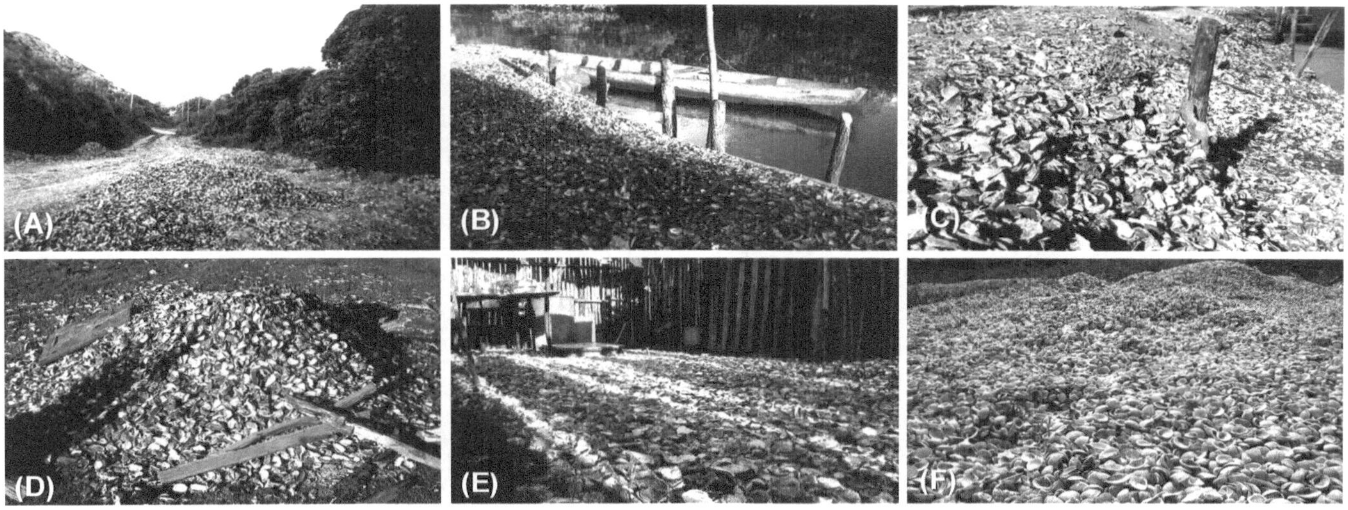

Figura 32.2 ▪ Exemplos de descarte de conchas de moluscos: (A) conchas de mexilhão (*Perna perna*) utilizadas como pavimentação em estradas vicinais do município de Penha (SC);[36] (B) conchas de sururu (*Mytella charruana*) descartadas à beira do manguezal em Canguaretama (RN); (C) conchas de ostras do mangue (*C. rhizophorae* e *C. brasiliana*) descartadas à beira do manguezal em Canguaretama (RN); (D) descarte de conchas de ostras do mangue após o processamento por moradores da comunidade pesqueira de Canguaretama (RN); (E) conchas de ostras do mangue utilizado como pavimentação no quintal dos moradores da comunidade pesqueira de Canguaretama (RN); (F) conchas do marisco-pedra (*A. brasilianana*) descartado no terreno baldio em Grossos (RN).

Concha dos moluscos

A composição química das conchas de moluscos geralmente é muito semelhante. Apesar da variedade dos aspectos interno e externo, todas elas são compostas por dois elementos fundamentais: um de natureza proteica denominada conchiolina (que apresenta relação com a quitina, na composição de carapaças de crustáceos) e um depósito orgânico de carbonato de cálcio cristalizado.[2,33] A concha de ostra consiste principalmente em carbonato de cálcio, compondo mais de 95% do peso total, e os 5% restantes de matéria orgânica e metais, podendo variar de uma espécie a outra (Tabela 32.2).

A caracterização química e física das conchas utiliza diversas técnicas analíticas instrumentais, como forma de obter uma radiografia completa dos constituintes presentes. Para caracterização das conchas, consideram-se os teores de metais majoritários, metais minoritários, matéria orgânica e análise elementar. Os metais na forma de óxidos são determinados por técnicas de espectrometria de fluorescência de raios X (FRX). As fases cristalinas existentes na estrutura por difratometria de raios X (DRX). Os cátions (metais) majoritários por técnica de espectrometria de absorção atômica e os minoritários por técnica de espectrometria de absorção atômica acoplada a forno de grafite. Como parâmetros físicos, ensaios de densidade aparente, densidade real e pH em solução aquosa a 10%, as cinzas e a umidade são os mais comuns; e as informações estruturais, obtidas por técnica de microscopia eletrônica de varredura (Mev).[33] A técnica de análise termogravimétrica auxilia na obtenção dos parâmetros de tratamento térmico das conchas, como taxa de aquecimento, temperatura de pirólise e degradação do carbono inorgânico (carbonatos). No caso das ostras, a primeira perda de massa é de 1% a 3%, ocorrendo entre 250 °C e 500 °C, correspondente à perda da fração orgânica (proteínas, glicoproteínas e aminoácidos). O segundo evento ocorre entre 700 °C e 800 °C com perda em torno de 40% a 42%. Isso ocorre devido à degradação dos carbonatos, principalmente carbonato de cálcio com formação de CO_2, segundo a reação: $CaCO_3$ (Pirólise) → CaO (óxido de cálcio) + $CO_2 \nearrow$. Acima de 800 °C ocorre formação de óxidos, cessando a perda de massa. A cinza resultante pode ser considerada como óxido de cálcio para o residual de queima entre 55% e 57%. Verificam-se valores superiores nas perdas de massa quando o processo de queima é com ar e quando comparado com a atmosfera de nitrogênio. Segundo Silva,[33] os teores de óxidos nas amostras de ostra e mexilhão, determinados por técnica de espectrometria de fluorescência de raios X, revelam o óxido majoritário de óxido de cálcio (CaO – conhecido comercialmente como cal virgem) presente tanto nas conchas de ostras quanto nas de mexilhões com teores próximos a 48%. O óxido de cálcio pode ser hidratado para se obter o hidróxido de cálcio (conhecido comercialmente como cal hidratada): $CaO + H_2O \rightarrow Ca(OH)_2$.[26,33,44]

Cálcio: propriedades funcionais e nutricionais

O cálcio é o mineral inorgânico mais abundante no corpo humano, encontrando-se cerca de 99% no tecido ósseo (armazenado no retículo endoplasmático das células). É também o componente mais abundante da concha de moluscos na forma de carbonato de cálcio. Além do papel estrutural em vegetais e animais, desempenha um papel fundamental em numerosos processos bioquímicos e fisiológicos, como: fosforilação oxidativa, coagulação sanguínea, atua como mediador celular na contração muscular, na divisão celular, na

TABELA 32.2 Composição química (%) da concha de molusco.[1,33]

Constituinte	*Ostrea edulis*	*Crassostrea angulata*	*Crassostrea gigas*	Ostras[43]	Vieiras[32]
$CaCO_3$	97,45	97,30	97,60	95,99	97,93
$Ca_3(PO_4)_2$	1,21	–	–	–	–
$MgCO_3$	0,61	0,50	0,57	–	–
P_2O_5	0,22	–	–	0,204	1,80
$(Al, Fe)_2O_3$	0,03	–	–	0,419	–
Fe_2O_3	0,07	–	0,20	–	–
$CaSO_4$	1,73	–	–	–	–
SiO_2	0,81	–	–	0,696	–
Na	–	2,0	1,7	–	–
K	–	0,1	0,1	–	–
Matéria orgânica	0,5-4,5	–	–		–

transmissão de impulsos nervosos, na atividade enzimática, na função da membrana celular e na secreção hormonal, além de ajudar a metabolizar o ferro do organismo.[1] Existem deficiências dietéticas humanas para vários minerais, entre eles o cálcio, que se encontram ligadas aos alimentos e sua biodisponibilidade é baixa, dependendo da composição do alimento ou da comida. Por isso, a deficiência deste mineral é o resultado da combinação de uma biodisponibilidade pobre e uma ingestão insuficiente. Por ser essencial para o funcionamento do organismo, quando existe deficiência de cálcio na corrente sanguínea (por má alimentação, questões hormonais ou outros motivos) o corpo tende a repor a deficiência retirando cálcio dos ossos. A deficiência do cálcio pode levar a osteopenia (diminuição da densidade mineral dos ossos, precursora da osteoporose) e osteoporose, na qual os ossos se deterioram e há um aumento no risco de fraturas, especialmente nos ossos mais porosos.[1,12] Sua deficiência também pode causar: agitação, unhas quebradiças, propensão a cáries, depressão, hipertensão, insônia, irritabilidade, dormência no corpo e palpitações. No entanto, o excesso pode ocasionar as conhecidas "pedras" no rim, que são na verdade pequenos aglomerados de uma substância conhecida como oxalato de cálcio.[1] O consumo de uma quantidade adequada de cálcio tem demonstrado que há uma redução considerável de doenças causadas pela sua deficiência. As necessidades de cálcio no organismo variam de acordo com a idade e o peso do indivíduo, bem como sua absorção, que pode ser favorecida pela existência de vitamina D e prejudicada pela presença de fosfatos e oxalatos.[25] Segundo Nunes *et al.*,[25] vários estudos evidenciaram um declínio na eficiência da absorção de cálcio e consequente perda de massa óssea com o aumento da idade do indivíduo. Mulheres, especialmente durante e após o período da menopausa, parecem requerer ingestões de cálcio maiores que as usuais (de 400 a 600 mg/dia) para alcançar um balanço de cálcio favorável. Assim, suplementos de cálcio na forma de carbonato de cálcio têm mostrado aumento no balanço de cálcio e redução da perda óssea em mulheres idosas.

Biodisponibilidade de cálcio (fontes de Ca)

A biodisponibilidade de um nutriente pode ser definida como a proporção de nutriente no alimento ingerido que resulta da forma acessível para sua utilização em processos metabólicos. No caso dos nutrientes minerais, a biodisponibilidade está determinada, na primeira instância, pela eficiência da absorção desde o lúmen intestinal ao sangue. O cálcio é nutriente essencial para todas as células vivas; aproximadamente 99% do cálcio corporal está depositado no tecido ósseo. A biodisponibilidade de cálcio é influenciada por alguns alimentos: as gorduras reduzem a absorção de cálcio, e as proteínas e o fósforo aumentam sua absorção. A biodisponibilidade do cálcio do leite e produtos lácteos é de aproximadamente 30% comparado ao espinafre que, apesar de ser fonte relativamente grande de cálcio, apresenta biodisponibilidade de 5%, devido à alta concentração de ácido oxálico, o qual inibe a absorção de cálcio. A absorção dos diferentes sais de cálcio presentes nos suplementos (fosfato de cálcio, cloreto de cálcio e carbonato de cálcio) é similar à encontrada no leite.[1,39] Dos suplementos de cálcio comercialmente disponíveis, o carbonato de cálcio possui a maior proporção (40%) do elemento cálcio (Tabela 32.3).

O pó de conchas de ostras já se mostrou bastante eficaz como suplemento mineral de cálcio, possuindo elevado percentual de carbonato de cálcio. O Brasil, apesar de possuir uma grande extensão litorânea, importa suplementos de cálcio, inclusive pó de conchas de ostras. As formas farmacêuticas sólidas são as mais prescritas, devido à conveniência da administração e ao conforto do paciente; no entanto, são as que apresentam maiores problemas de biodisponibilidade, pois implicam processos farmacêuticos adequados que provam uma boa desintegração e dissolução, que levam à liberação e à absorção da substância ativa.[25,37]

Nunes *et al.*,[25] trituraram a concha de ostra (*Crassostrea rhizophorae*) na granulometria de 0,5 mm e produziram comprimidos de pó de concha de ostra (PCO) com a seguinte composição química: cálcio (52,47%), magnésio (0,87%), ferro (0,23%), sódio (0,23%) e potássio (0,04%), os quais apresentaram qualidade satisfatória quando comparado com o medicamento de referência OS-CAL® (carbonato de cálcio, equivalente a 500 mg de cálcio elementar). Algumas empresas comercializam pó de ostra como suplemento de cálcio e ainda para o tratamento de doenças vasculares, osteoporoses, distúrbios circulatórios cerebrais, rendimento intelectual, antioxidante, utilizado contra vertigens, pacientes com labirintite, previne tromboses, arteriosclerose, cansaço das pernas e artrite.

Deve-se lembrar que a absorção do cálcio dos alimentos está determinada pela concentração de cálcio do alimento

TABELA 32.3 Principais fontes e conteúdos de cálcio.[1]

Sais de cálcio	Cálcio (mg/g)	Cálcio (mEq/g)	% Cálcio
Carbonato	400	20	40
Cloreto	272	13,6	27,2
Citrato	211	10,5	21,1
Glubionato	65	3,2	6,5
Gluceptato	82	4,1	8,2
Gluconato	90	4,5	9,0
Lactato	130	6,5	13,0
Fosfato dibásico	230	11,5	23,0
Fosfato tribásico	380	19,0	28,0

e a presença de inibidores ou potenciadores da absorção do mesmo. A absorção do Ca relaciona-se inversamente com o *log* da concentração de Ca ingerido dentro de um amplo intervalo de ingestão. Os principais inibidores da dieta na absorção do cálcio são os oxalatos e fitatos, sendo o oxalato o mais potente dos dois.[1,12]

Uso e valorização das conchas

Pesquisas abordando o uso das conchas de ostra ainda são poucas, principalmente no Brasil, onde a atividade de cultivos destes moluscos é muito recente. Na Coreia, desde o início dos anos 1980, pesquisadores procuram uma solução para a utilização das conchas de ostras. Devido à grande quantidade produzida no país, o problema é realmente grave e o governo coreano incentiva os pesquisadores a buscarem soluções viáveis.[26] Yoon *et al.*[43] e Yang *et al.*[42] pesquisaram a eficiência do uso de conchas de ostras para a construção civil. Estes autores avaliaram a possibilidade da substituição de agregados na fabricação de cimento por conchas de ostras moídas, fazendo uma mistura de areia e concha de ostra moída. Essa mistura foi considerada uma boa alternativa em casos de pouca disponibilidade de areia.

Batista e Silva[3] estudaram a incorporação de pó de ostra e marisco na reciclagem de entulho de construção civil para obter o "bloco verde" (Figura 32.3). Os blocos feitos com incorporação de resíduos de construção civil e conchas de ostras e mariscos apresentaram valores de resistência compatíveis com a categoria classe D (blocos de vedação sem função estrutural – resistência de 2,0 MPa). Todas as amostras dos blocos de concreto apresentaram valores de absorção dentro da norma (10%), indicando que os blocos podem ser usados na construção civil.

Os pavimentos fabricados apenas com a incorporação de resíduos de quebra de blocos não alcançaram a resistência de 25 MPa para a aplicação na construção de passeios e pátios de circulação. Já aqueles com incorporação de ostras e mariscos apresentaram excelentes resultados para esta categoria. Os resultados de absorção de água das amostras de pavimentos que continham cascas de ostras e mariscos apresentaram valores bem abaixo da norma, indicando que se pode melhorar as propriedades do material convencional.

Jung *et al.*[16] também pesquisaram o uso das conchas para remoção do fosfato. A combinação de um biorreator de membrana microfiltrante com um leito de adsorção composto de conchas de ostras moídas e zeólitos, como tratamento terciário, resultou em uma remoção de 90% de fosfato total e 53% de fósforo total. Alguns autores relataram que o pó da concha de ostra aquecida a mais de 700 °C apresentou uma atividade bactericida.[30,31] Portanto, espera-se que o uso desse material no processamento de alimentos possa, não apenas prolongar a vida de prateleira, como também ser fonte de sais minerais.[5,17] Pó da concha de ostra já foi aplicado no preparo de macarrão, frango frito e bolinhas de sardinha[38] para a melhoria da qualidade ou a extensão de vida de prateleira.

Nesse sentido, Choi *et al.*[5] adicionaram 0,5% de pó de ostra (93% de cinzas: 60% de cálcio; magnésio 476 mg/100 g; ferro 53 mg/100 g; fósforo 21 mg/100 g; potássio 7 mg/100 g; e sódio 2 mg/100 g) aumentando a qualidade e vida de prateleira do *kimchi* (produto fermentado a base de vegetais).

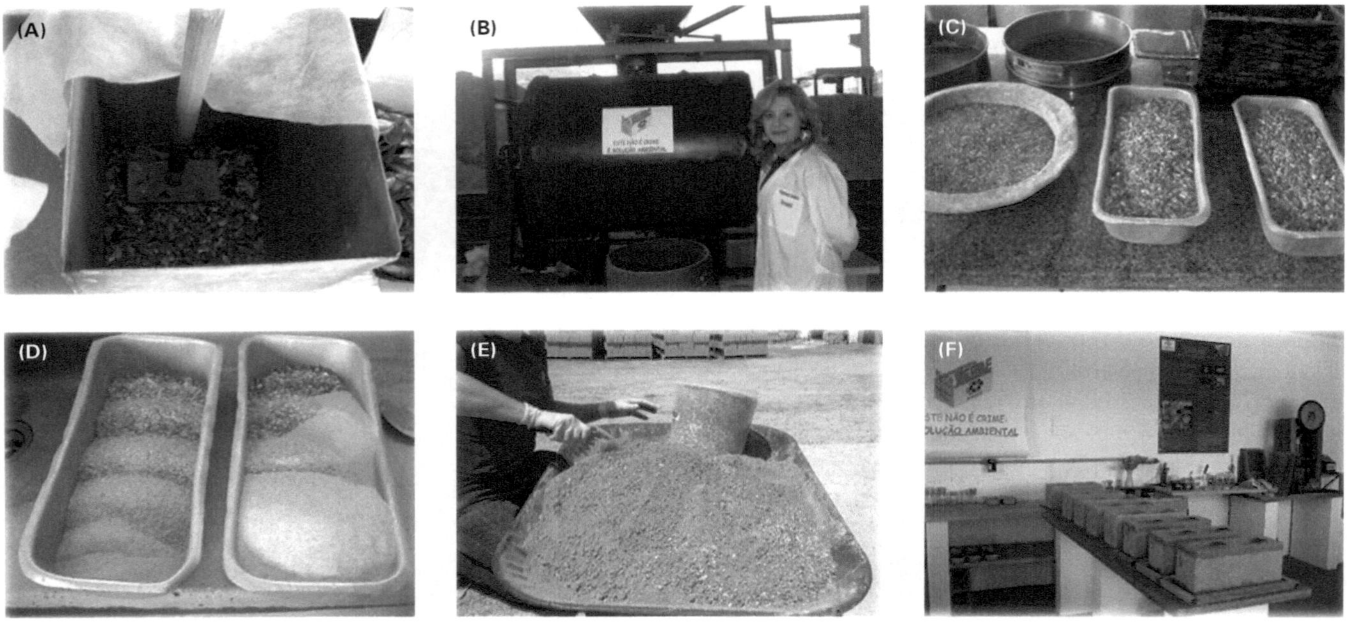

Figura 32.3 ■ Uso de concha de molusco na construção civil: (A) processo de trituração de conchas de ostras e mariscos; (B) moinho de bola; (C) separação por granulometria das conchas de ostras; (D) separação por granulometria das conchas de mariscos; (E) mistura dos agregados; (F) "bloco verde".[3]

Kim *et al.*[17] adicionaram pó de concha de ostra (0,05% e 0,1%) no processamento de *tofu*, o que resultou numa excelente avaliação sensorial e no aumento da vida de prateleira em, pelo menos, dois dias. Nakatani *et al.*[22] demonstraram que a concha da ostra incinerada (transformada em óxido de cálcio) pode ser utilizada como um catalisador na produção de biodiesel de óleo de soja. De fato, o óxido de cálcio foi capaz de catalisar a reação de transesterificação do óleo de soja com metanol. Nas condições ótimas obtidas, a produção de biodiesel com relação à quantidade de óleo de soja foi de 73,8% com biodiesel de alta pureza (98,4% em peso).

Desde o início dos anos 1980, pesquisadores japoneses investigam a utilização de resíduos do processamento da ostra (casca) como potencial material na construção civil. A maioria das pesquisas envolveu estudos sobre as propriedades físicas da ostra que ocorrem no porto de Isamaki, como materiais de construção (materiais de enchimento), e métodos de processamento da casca de ostra incluíram ostra não triturada, triturada e mistura de ostra triturada com outras partículas, como areia.[14,21,43]

Uma linha de pesquisa extensa[4,11,27,29] relacionou a qualidade da casca dos ovos com a avaliação de fontes de cálcio, granulometria das partículas e solubilidade do cálcio conforme a origem. Os resultados mostraram que partículas grandes de farinha de ostras resultam em benefícios da qualidade da casca devido à sua baixa solubilidade, permanecendo no papo e na moela durante o dia e sendo lentamente liberada durante a noite, quando da formação da casca dos ovos. Silva e Santos[34] indicaram que os níveis de cálcio recomendados para as rações de poedeiras leves no período de repouso, após a muda forçada, e no período de produção do segundo ciclo de postura são, respectivamente, 2,0% e 3,5% de cálcio.

Um material plástico, feito de polietileno reciclado e pó de casca de ostra, foi desenvolvido na Coreia do Sul para retardar as chamas de fogo na incineração. O uso da concha de ostra mostrou ser eficiente na transformação de carbonato de cálcio em óxido de cálcio e dióxido de carbono em temperaturas superiores a 800 °C, o que faz diminuir o acesso do fogo ao oxigênio. Esse mecanismo diminui a geração de compostos tóxicos durante a incineração.[6] O carbonato de cálcio extraído das conchas de ostras vem sendo muito utilizado como suplemento alimentar para reposição de cálcio no organismo. Estudos feitos com pessoas idosas, no Japão, confirmam que o carbonato extraído das conchas é mais bem absorvido com maior eficiência pelo intestino e aumenta a densidade mineral dos ossos, principalmente na região lombar, em pessoas com deficiência em cálcio.

No Brasil já existem alguns medicamentos à base de cálcio de ostras para prevenir e combater a osteoporose, como: cálcio de ostras (Vitalnatus®), cálcio de ostras (Fontovit®), cálcio de ostras (Tiaraju®), cálcio fort (Bionatus®), fixa-cal (Vitamed®), cálcio de ostras (Herbarium®), cálcio de ostras e cálcio de ostras enriquecido (Phytomare®), e suplemento de cálcio à base de ostra (Catarinense SPA®).[26] As conchas de moluscos não aproveitadas constituem um desperdício à sua matéria-prima principal, o carbonato de cálcio, uma vez que este composto pode ser utilizado na complementação da alimentação humana e animal (rações), atuando como agente fortificante; como material de enchimento na composição de outros materiais de construção, como cimento, argamassas, concretos, plásticos, misturas asfálticas etc.; como matéria-prima na fabricação de outros materiais de construção, como cimento e cal; pasta de papel (substituindo em parte a matéria-prima vegetal); mármore compacto para pavimentos e revestimentos; corretor de pH em solos agrícolas; na indústria de adubos e pesticidas; na indústria de alimentos (suplemento alimentar) e aditivos (atividade bactericida); indústria da cerâmica (matéria-prima para cerâmica de pasta calcária); indústria dos tijolos; indústria das tintas; espumas de polietileno; indústria dos talcos; indústria dos vidros; indústria dos vernizes e borrachas; impermeabilização de lagoas; selagem de lixeiras (material impermeabilizante) e em sistemas de tratamento de efluentes (redução de fosfato em efluentes); e cosméticos.[1,5,9,11,13,17,18,26,28,32,33,41,42]

Utilização racional da concha de *Anomalocardia brasiliana*

No Brasil, a família *Veneridae* (*Bivalvia*) conta com 38 espécies distribuídas em 17 gêneros, sendo o marisco-pedra (*Anomalocardia brasiliana*) a espécie com mais ampla distribuição (Figura 32.4). Na região litorânea do município de Grossos (RN), parte das comunidades sobrevive do extrativismo de moluscos e crustáceos, e o marisco-pedra faz parte da dieta familiar da maioria dos pescadores da região, além de ser uma importante fonte de renda. No entanto, vale ressaltar, que a exploração desse marisco não conta com procedimentos tecnológicos eficientes, além da própria desinformação das comunidades, principalmente com relação ao descarte dos resíduos gerados no processamento (em média 120 kg de conchas/dia), o que contribui para o aumento desse problema. Tais materiais são descartados de forma imprópria, em terrenos na própria comunidade ou no mar, o que pode causar grandes danos. De modo a transformar essa situação, sugeriu-se uma estratégia para o aproveitamento de resíduos gerados pelo processamento do marisco na região de Grossos (RN) de forma sustentável, articulando comunidade local (marisqueiras) com vistas à geração de valor, à elevação da renda dos trabalhadores e a melhores condições de vida da população.

No estudo realizado por Gonçalves e Silva[44] (Figura 32.5), as amostras de conchas foram imersas em solução de hipoclorito de sódio 1% durante 24 horas, e posteriormente submetidas à secagem em estufa (105 °C por 24 horas) e resfriadas por 3 horas à temperatura ambiente em dessecador. A remoção da fração orgânica presente nas conchas foi feita por meio do forno mufla (600 °C por 1 hora). As conchas na temperatura ambiente foram trituradas e moídas em moinho faca e martelo (Marconi), em média de três minutos por batelada (1.500 g). Após a moagem, o pó obtido foi tamisado (peneirado) em agitador eletromagnéti-

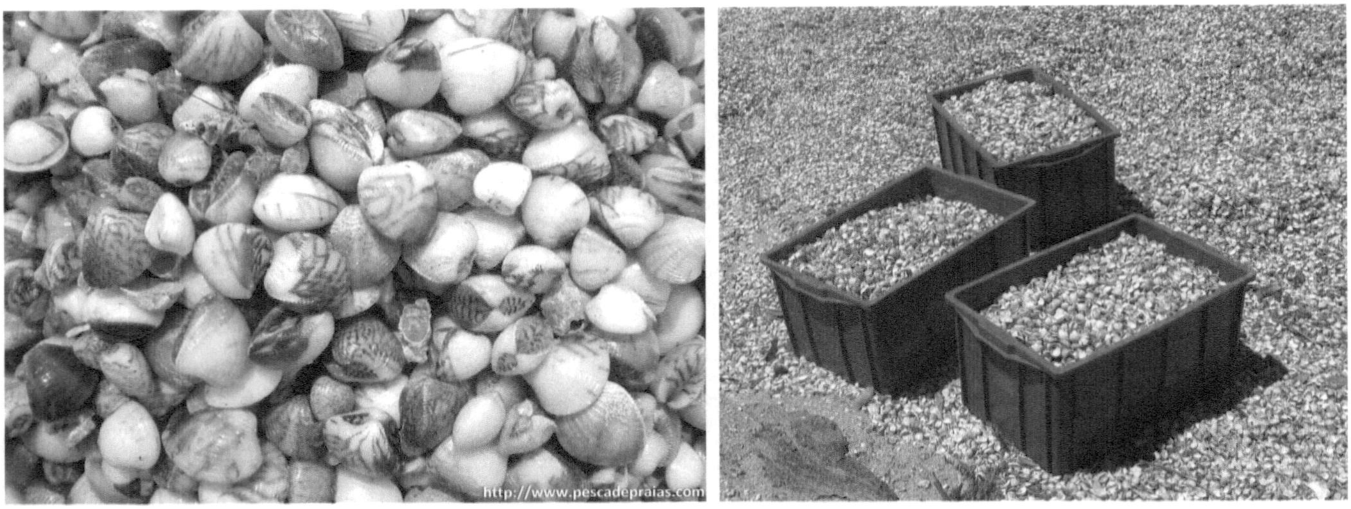
http://www.pescadepraias.com

Figura 32.4 ▪ Marisco-pedra (*Anomalocardia brasiliana*) e o descarte (conchas) após o processamento. (Cortesia de Alex Augusto Gonçalves.)

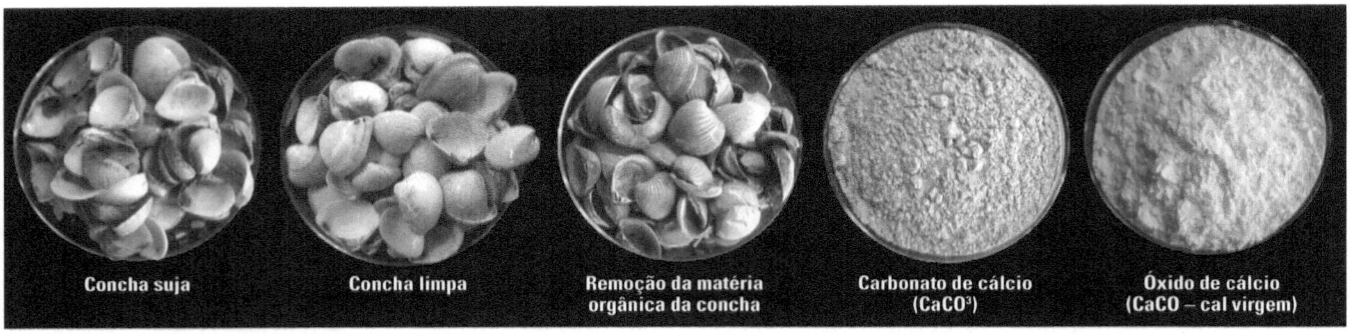
Concha suja
Concha limpa
Remoção da matéria orgânica da concha
Carbonato de cálcio (CaCO³)
Óxido de cálcio (CaCO – cal virgem)

Figura 32.5 ▪ Etapas do processamento das conchas do marisco-pedra (*Anomalocardia brasiliana*). (Cortesia de Alex Augusto Gonçalves.)

co com peneiras granulométricas (diâmetros de 4,75 mm, 1,70 mm, 1,18 mm, 1,00 mm, 0,425 mm, 0,250 mm, 0,075 mm e 0,045 mm) durante dez minutos no nível de vibração 7. O pó resultante da tamisação foi esterilizado em estufa à temperatura de 105 °C durante duas horas. A quantificação do carbonato de cálcio presente nas conchas foi feita por meio da metodologia utilizada por Petrielli[26] para conchas de ostra. As amostras foram pesadas antes e depois de serem submetidas a pirólise (1.000 °C/10 min.), isto é, transformação do carbonato de cálcio ($CaCO_3$) em óxido de cálcio (CaO).

Os dados sobre a flutuação de extração do marisco ao longo de três anos, bem como o total de descarte das conchas, mostraram um acréscimo na exploração desse recurso (marisco-pedra), e consequentemente um aumento no descarte das conchas (em média 18 toneladas de conchas descartadas no meio ambiente ao ano), o que auxiliou no estudo de viabilidade econômica (Tabela 32.4).

TABELA 32.4 Extração do marisco e produção dos descartes de conchas.

Ano	Marisco inteiro (kg)	Marisco limpo (kg)	Concha do marisco (kg)
1	14.897,50	893,85	14.003,65
2	17.358,83	995,00	16.363,83
3	26.173,05	1.592,00	24.581,05
Total	57.653,88	3.480,85	54.173,03

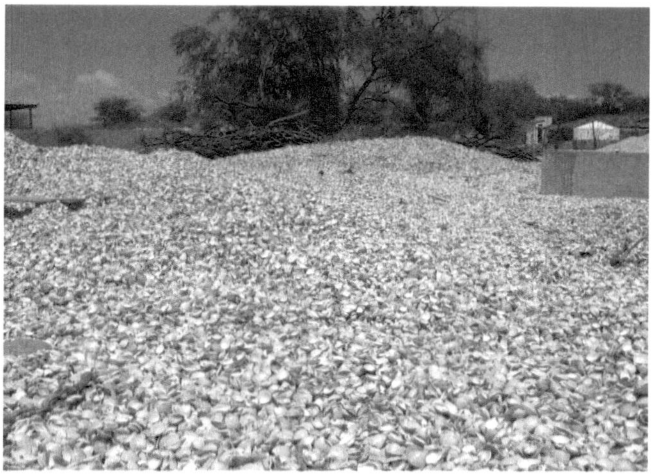

Figura 32.6 ▪ Descarte (conchas) do processamento do marisco-pedra (*A. brasiliana*). (Cortesia de Alex Augusto Gonçalves.)

Em reunião com as marisqueiras, as mesmas comentaram que não haveria outro local para o despejo (hoje feito no terreno da própria Associação, Figura 32.6) – pensaram até em deixar na beira mar, mas acabaram não fazendo por falta de transporte. Grande parte dos impactos relacionados ao descarte inadequado das conchas (geração de odores ofensivos; veiculação de doenças infectocontagiosas; geração de efluentes – líquidos percolados; perda da qualidade estética do local) é de curto prazo e reversível, o que é positivo, pois com a mudança de atitude, principalmente no sentido de aproveitamento desses resíduos, os impactos ambientais relacionados a esta prática serão amenizados ou desaparecerão. Uma alternativa que elas estão fazendo é o uso de uma pequena parte das conchas para artesanato, mas que ainda precisa ser aprimorado.

Com o peso resultante da calcinação, foi possível realizar o cálculo da perda de massa e verificou-se que as conchas possuem em média 71% de carbonato de cálcio em sua composição. Os valores de rendimento da tamisação foram: 76% (peneira 0,15 mm), 69,44% (0,12 mm), 82,7% (0,07 mm) e 84,92% (0,03 mm). Após a pirólise, os rendimentos obtidos foram: 60,68% (peneira 0,15 mm), 61,34% (0,12 mm), 75,65% (0,07 mm) e 85,88% (0,03 mm). Por meio dos dados de rendimento após pirólise, pode-se estimar a quantidade de carbonato de cálcio ($CaCO_3$) presente nas conchas de *Anomalocardia brasiliana* em média de 71%. O produto resultante da pirólise (calcinação) foi o óxido de cálcio (CaO), popularmente conhecido como cal virgem e, combinado com água, transforma-se em cal hidratada ($Ca(OH)_2$). Estes produtos podem ser facilmente comercializados e requerem apenas as conchas como matéria-prima. De modo geral, sabe-se que pesquisas que contribuam para dar um destino adequado aos resíduos (descartes) do processamento do marisco são de fundamental importância, dadas as condições de crescimento da atividade e, consequentemente, da quantidade de conchas que está sendo tratada como rejeito. As conchas descartadas podem ser beneficiadas e transformadas por meio de um processo relativamente simples (viável tecnicamente). Para produzir carbonato de cálcio é necessário retirar a matéria orgânica e moer a concha na granulometria desejada. Para a produção do óxido de cálcio é necessário calcinar as conchas a uma temperatura de 1.000 °C e, por meio da hidratação deste, pode-se chegar ao hidróxido de cálcio.

Referências bibliográficas

1. Agripino AA. Contributo para a valorização da concha de ostra como suplemento alimentar: caracterização química da concha [dissertação]. Lisboa (Portugal): Universidade Nova de Lisboa; 2009.
2. Angel CL. The biology and culture of tropical oysters. Manila (Philippines) ICLARM Studies and Reviews. 1983; 13:42.
3. Batista BB, Silva HRT. Santa Catarina: Universidade do Sul de Santa Catarina – UNISUL (Divulgação Técnica – Pôster), sd.
4. Cheng TK, Coon C. Effect of calcium source, particle size, limestone solubility in vitro, and calcium intake level on layer bone status and performance. Poultry Sci. 1990; 69(12):2214-9.
5. Choi YM, Whang JH, Kim JM, Suh HJ. The effect of oyster shell powder on the extension of the shelf-life of Kimchi. Food Control. 2006; 17:695-9.
6. Chong MH, Chun BC, Chung YC Cho BG. Fire-retardant plastic material from oyster-shell powder and recycled polyethylene. J Applied Polymer Sci. 2005; 99:1583-9.
7. Delmendo MN. Bivalve Farming: an alternative economic activity for small-scale coastal fishermen in the ASEAS Region. ASEAN/UNDP/FAO Regional Small-Scale Coastal Fisheries Development Project. ASEAN/SF/89/Tech. 11. FAO Fisheries Tech, Pap, series, 1989; 308.
8. Ehlers E. Agricultura sustentável: origens e perspectivas de um novo paradigma. 2 ed. Guaíba: Agropecuária; 1999.
9. Espíndola-Filho A, Oetterer M, Trani PE. Processamento agroindustrial de resíduos de peixes, camarões, mexilhões e ostras pelo sistema cooperativo, em setor de pescado. In: Workshop Tecnologia de Pescado. Campinas: Ital; 2000.
10. FAO. The State of World Fisheries and Aquaculture 2018. Rome: FAO Fisheries and Aquaculture Department, Food and Agriculture Organization of the United Nations; 2018.
11. Faria DE, Junqueira OM, Sakomura NK, Santana AE. Sistemas de alimentação e suplementação de farinha de casca de ostras sobre o desempenho e a qualidade da casca dos ovos de poedeiras comerciais. Rev Bras Zootec. 2000; 29(5): 1394-401.
12. Fennema OR. Food Chemistry. 3 ed. New York: Marcel Dekker. 2000; 745-70.

13. FitzGerald A. Shell waste in aggregates project report. The Seafish Industry Authority; 2007.

14. Hashidate YT. Application to sand compaction pile and characteristics of sand mixed with crushed oyster-shell. In: 29th Proceeding of Japan Geotechnical Society. 1993; 717-20.

15. Instituto Brasileiro do Meio Ambiente e dos Recursos Naturais Renováveis. Estatística da pesca 2006 Brasil: grandes regiões e unidades da federação. Brasília: Ibama; 2008.

16. Jung YJ, Koh HW, Shin WT, Sung NC. A novel approach to an advanced tertiary wastewater treatment: Combination of a membrane bioreactor and an oyster-zeolite column. Desalination. 2006; 190:243-55.

17. Kim YS, Choi YM, Noh DO, Cho SY, Suh HJ. The effect of oyster shell powder on the extension of the shelf life of tofu. Food Chemistry. 2007; 103:155-60.

18. Kwon HB, Lee CW, Jun BS, Yun JD, Weon SY, Koopman B. Recycling waste oyster shells for eutrophication control. Resources, Conservation and Recycling. 2004; 41:75-82.

19. Machado M. Maricultura como base produtiva geradora de emprego e renda: estudo de caso para o distrito de Ribeirão da Ilha no município de Florianópolis, SC – Brasil, (tese). Universidade Federal de Santa Catarina; 2002.

20. Malheiros T, Philippi A, Viggiani S, Carvalho F. Modelos para a construção de indicadores de desenvolvimento sustentável para gestão e gerenciamento de resíduos. In: Congresso Brasileiro de Ciência e Tecnologia em Resíduos e Desenvolvimento Sustentável – Florianópolis, SC; 2004.

21. Miyaji Y, Okamura T. Geo-material properties of wasted oyster-shell-sand mixture and its application as material for sand compaction pile. In: Proc. of Coastal Geotechnical Engineering in Practice. Balkema, Rotterdam. 2000; 675-80.

22. Nakatani N, Takamori H, Takeda K, Sakugawa H. Transesterification of soybean oil using combusted oyster shell waste as a catalyst. Bioresource Technology. 2009; 100:1510-3.

23. Nalesso RC, Paresque K, Piumbini PP, Tonini JFR, Almeida LG, Níckel VM. Oyster spat recruitment in Espírito Santo State, Brazil, using recycled materials. Braz J Oceanography. 2008; 56(4):281-8.

24. Nawawi AYBA. Guide to oyster culture in Malaysia. Bay of Bengal Programme for Small Scale Fisherfolk Communities. Penang (Malaysia): Fisheries Research Institute, Dept Fisheries; 1993.

25. Nunes LCC, Santana AKM, Sobrinho JLS, La Roca MF, Lima EQ, Neto PJR. Obtenção de comprimidos contendo cálcio de conchas de ostras: pré-formulação e liodisponibilidade comparativa. Acta Sci Health Sci. 2006; 28(1):49-55.

26. Petrielli FAS. Viabilidade técnica e econômica da utilização comercial das conchas de ostras descartadas na localidade do Ribeirão da Ilha, Florianópolis, Santa Catarina (dissertação). Florianópolis (SC): Universidade Federal de Santa Catarina; 2008.

27. Rao KS, Roland SR DA, Adams JL, et al. Improved limestone retention in gizzard of commercial leghorn hens. J Applied Poultry Res. 1992; 1(1):6-10.

28. Roland SR DA. Eggshell quality. IV – Oystershell versus limestone and the importance of particle size or solubility of calcium source. World's Poult Sci J. 1986; 42(2):166-71.

29. Roland SR DA, Farmer M. Egg shell quality. II – Importance of time of calcium intake with emphasis on broiler breeders. World's Poult Sci J. 1984; 40(3):255-60.

30. Sawai J, Shiga H, Kojima H. Kinetic analysis of the bacterial action of heated scallop-shell powder. Int J Food Microbiology. 2001; 71:211-8.

31. Shiga H, Sawai J, Kojima H. Utilization of heated shell powder in biocontrol. Transactions of Materials Research Society of Japan. 1999; 24:557-60.

32. SEAFISH. Review of the application of shellfish by-products to land. The Seafish Industry Authority, August 2006; 2006.

33. Silva D. Resíduo sólido da malacocultura: caracterização e potencialidade de utilização de conchas de ostras e mexilhão (dissertação). Florianópolis (SC): UFSC; 2007.

34. Silva JHV, Santos VJ. Efeito do carbonato de cálcio na qualidade da casca dos ovos durante a muda forçada. Rev Bras Zootecnia. 2000; 5(29):1440-5.

35. Souza Filho J. Custo de produção da ostra cultivada. Florianópolis: Instituto Cepa/SC, 23 p. (Cadernos de indicadores agrícolas, 3); 2003.

36. Stori FT. Avaliação dos resíduos da industrialização do pescado em Itajaí e Navegantes (SC), como subsídio à implementação de um sistema gerencial de bolsa de resíduos (TCC) Itajaí (SC): UNIVALI – CCTMar; 2000.

37. Storpirtis S. Avaliação biofarmacotécnica de medicamentos. Aspectos tecnológicos de garantia de qualidade. Rev Racine. 1998; 47:53-7.

38. Suhara H. Application of antimicrobial calcium agent in food products. Food Industry. 1995; 38:32-44.

39. Theobald HE. Dietary calcium and health. Nutrition Bulletin. 2005; 30:237-77.

40. Valenti WC, Poli CR, Pereira JA, Borguetti JR. Aquicultura no Brasil. Bases para um desenvolvimento sustentável. Brasília: CNPq; 2000.

41. Wheaton F. Review of oyster shell properties Part II. Thermal properties. Aquacultural Engineering. 2007; 37:14-23.

42. Yang EI, Yi ST, Leem YM. Effect of oyster shell substituted for fine aggregate on concrete characteristics: Part I. Fundamental properties. Cement & Concrete Res. 2005; 35:2175-82.

43. Yoon GL, Kim BT, Kim BO, Han SH. Chemical-mechanical characteristics of crushed oyster-shell. Waste Management. 2003; 23:825-34.

44. Gonçalves AA, Silva JSB. Viabilidade técnica para o aproveitamento do descarte (conchas) do processamento do marisco pedra *A. brasiliana*. Aquaculture Brasil. 2017; 63-7.

5 parte Sanitização e Higiene

33 Limpeza e Higienização na Indústria de Pescado

Uilians Emerson Ruivo ▪ Alex Augusto Gonçalves

Introdução

De nada valeria um hospital ter equipamentos de tomografia, raios X, gerador diesel para suprimento na falta de energia, médicos e enfermeiros e outros recursos, sem ter uma eficiente limpeza e higienização ou, ainda, um estágio superior a tudo isso, que seria a garantia da esterilização instrumental.

Poderia a indústria de laticínios sobreviver sem o controle perfeito de um sistema de higienização que permita o processamento asséptico de bebidas e produtos lácteos, por exemplo? Como a indústria de *chips* eletrônicos poderia produzir seus componentes sem o controle absoluto de limpeza da "Sala Limpa"? Quais os riscos à saúde respiratória dos funcionários que trabalham em um escritório que não faz a limpeza nos dutos de ar-condicionado? Como a produção e o envase de alimentos infantis entre outros tantos alimentos, poderiam ser oferecidos aos consumidores e prosperar, sem o controle da sanificação ambiental, das matérias-primas e dos manipuladores nas indústrias?

Assim, também se constitui a importância da limpeza e higienização nas empresas de pescado. Este setor dentro da unidade fabril deve estar ligado diretamente ao Controle de Qualidade, para que possa cumprir exemplarmente o seu papel de modo integrado e sincronizado com os outros departamentos. Uma empresa só sobrevive e opera com garantia se o ser humano estiver sensibilizado para a qualidade, treinado, monitorado e retreinado para cada diferente tarefa. Afinal, ele está presente em todos os setores da fábrica.

Uma indústria de pesca que custou milhões de reais e tem uma marca por zelar perante o consumidor não pode se arriscar. Não pode permitir a falta de uma tela mosquiteiro, descuidar da repo-

---

Nota ao Leitor: Este capítulo apresenta algumas figuras coloridas e para visualizar basta acessar o QR *code* disponível na página XIX, "Material Suplementar".

sição do estoque de produtos de limpeza, nem permitir que funcionários enfermos ou machucados manipulem o pescado ou usar, por exemplo, bandejas e caixas mal higienizadas para transportar, congelar ou acondicionar os peixes. Assim, também a falta de manutenção ou o seu não monitoramento podem afetar enormemente a empresa. Seria inteligente não realizar ou postergar para outro dia uma despesa de manutenção de 500,00 a 1.000,00 reais e, com isso, introduzir um risco que possa comprometer o patrimônio e a imagem da empresa? A cada hora e a cada dia estão sendo produzidos lotes dentro da indústria e não se pode arriscar ou menosprezar nenhum pacote embalado!

A segurança sanitária dos produtos só pode ser assegurada pela qualidade intrínseca das matérias-primas utilizadas, pela inocuidade dos processos, ao se respeitar o tempo e temperatura, pela adequação das embalagens, pelas condições de estocagem, pela limpeza e higienização dos equipamentos e utensílios, pela saúde dos colaboradores que entram em contato com os produtos, pelo controle de pragas (insetos e roedores) e pelo treinamento dos técnicos da oficina de manutenção, que não devem contaminar com óleo, graxa, desincrustante ou mão suja, as máquinas, balanças, mangueiras e esteiras utilizadas no processo produtivo, bem como procurar atender à necessidade no momento devido.

Como comenta Calil,[3] a cultura na maioria das empresas de alimentos apresenta uma distância considerável entre o necessário e o realizado. Não existe mais ou menos higiene, isto é, ou tem ou não tem. A higiene, de modo geral, não é levada a sério.

Importância da higiene e sanitização

Muitas empresas modernas de processamento de pescado já são construídas para serem higiênicas, mas se o método sanitário proposto não for utilizado (aplicado), o pescado e os produtos à base de pescado continuam sendo alvos de contaminação microbiana, o que pode acarretar no prejuízo sanitário do produto ou, ainda, para o consumidor.[5,8]

Entretanto, se metodologias de higiene e sanitização forem aplicadas, produtos limpos e seguros poderão ser produzidos mesmo em plantas antigas que não possuem um desenho (*design*) ideal. Práticas de higiene de alimentos são tão importantes como o desenho da planta física na produção de alimentos seguros.[10]

A melhoria dos métodos de processamento de alimentos, preparação e embalagens têm ajudado a melhorar a qualidade e a segurança do fornecimento de alimentos, e reduzindo o custo dos mesmos. Alimentos de conveniência e outros alimentos processados ainda apresentam alguns problemas com a contaminação e eliminação de resíduos, especialmente quando grandes volumes de alimentos são produzidos. Para manter as instalações seguras e higiênicas, os processadores de pescado precisam de um conhecimento prévio sobre: 1) os microrganismos que causam deterioração e intoxicação; 2) tipos de sujidade que será necessário remover; 3) bons produtos de limpeza e desinfetantes; 4) tipos de equipamentos de limpeza que podem usar; e 5) bons procedimentos de limpeza. Além disso, os processadores necessitam conhecer a legislação federal, estadual e municipal sobre os sanitizantes e saneantes permitidos e seu uso específico para a indústria do pescado.[5,6,8,10,13]

Um programa de sanitização é uma forma planejada de praticá-la, e os benefícios de um bom programa de sanitização incluem: conformidade com a legislação; prevenção de catástrofes (intoxicações); melhorar a qualidade e vida de prateleira do produto; redução de energia, manutenção e custos de seguros; e, por final, o aumento da qualidade e confiança por parte do consumidor.[10]

Definições

- **Agentes sanitizantes:** substâncias químicas utilizadas no preparo de soluções desinfetantes, de variadas composições e com atividades específicas, capazes de reduzir e/ou controlar uma população potencial microbiana em instalações e linhas de processo de alimentos. Elimina as formas vegetativas dos microrganismos, mas não, necessariamente, as formas esporuladas dos mesmos.
- **Antissepsia:** redução do número de microrganismos presentes na pele por meio do uso de antissépticos.
- **Antissépticos:** substâncias ou preparações químicas que, quando aplicadas na pele, tornam os microrganismos inócuos, eliminando-os ou impedindo o seu crescimento. Usualmente, estão associados com substâncias aplicadas ao corpo humano.
- **Bactericida:** agente químico que destrói as bactérias.
- **Bacteriostático:** agente químico que inibe a multiplicação das bactérias sem destruí-las.
- **Desinfecção:** ato ou efeito de eliminar os microrganismos presentes na forma vegetativa.
- **Detergente:** formulação de agentes químicos sintéticos usada para remover sujidades e promover a limpeza por meio de mecanismos de umectação, emulsão, suspensão, defloculação, dissolução, saponificação, sequestração e peptização.
- **Higienização:** procedimento de limpeza e desinfecção necessárias para assegurar que os alimentos cheguem ao consumidor em condições apropriadas para o consumo.
- **Limpeza:** é a remoção de sujidades sobre as superfícies.
- **Sanitização:** procedimento de vários estágios, empregado para propiciar a uma superfície condições de se encaixar dentro dos padrões de controle microbiológico estipulados. É a redução do número de bactérias causadoras de enfermidades em níveis seguros.[1] Podem-se empregar para este objetivo, meios físicos (vapor, água quente, ar quente ou radiação UV) ou químicos (compostos clorados, iodados, peracéticos, biguanidas, quaternários de amônia etc.).
- **Sanitizado:** é um estado acima de limpo (ausência de sujidades) e um estágio abaixo de estéril.

- **Práticas de sanificação:** podem ser definidas como consistindo no controle sistemático das condições ambientais durante o transporte, armazenamento e processamento dos alimentos, de maneira a evitar a sua contaminação por microrganismos, insetos, roedores e outros animais, bem como por substâncias químicas.[9]

Sanitizantes e desinfetantes na indústria do pescado

Atualmente, é imprescindível que tenhamos ótimas condições sanitárias nas indústrias de alimentos, principalmente às de pescado. O primeiro passo para essa condição seria proceder a uma limpeza adequada das instalações, equipamentos e utensílios na produção dos produtos pesqueiros. Uma boa limpeza é responsável por até 99,9% da remoção de partículas indesejáveis, enquanto o 0,1% restante inclui os microrganismos que podem deteriorar os alimentos ou causar uma intoxicação alimentar aos indivíduos que os utilizem.[5,6,8,10,13]

Os sanitizantes devem ser os responsáveis pela remoção desses microrganismos, pois não existem sanitizantes que atuem adequadamente em superfícies onde existirem resíduos de matéria orgânica. Os sanitizantes seriam inativados por esses resíduos, sendo assim desperdiçados.

Então, podemos concluir que a primeira medida para conseguirmos uma ótima remoção dos microrganismos é uma limpeza muito bem conduzida, ficando para o sanitizante a função de garantir o processo de limpeza.[5,10]

Um bom sanitizante deve preencher alguns requisitos, como: a) possuir amplo espectro de atividade, ou seja, atuar sobre todos os tipos de microrganismos e seus esporos; b) ser biocida, e não somente biostático, para realmente garantir o processo de limpeza; c) não ser corrosivo às superfícies dos materiais encontrados nas indústrias de alimentos; d) ser compatível com resíduos de produtos de limpeza, quando, em caso de algum descuido, o enxágue não for sido bem executado; e) não ser tóxico ao operador ou meio ambiente; possuir uma ação rápida, pois nem sempre é possível deixar o produto em contato com a superfície a ser sanitizada por um longo período; f) também deve ser fácil de enxaguar, quando for necessário este procedimento; e g) deve ser facilmente titulável para possibilitar um maior controle da dosagem.[5,6,7,10]

Porém, não existe um sanitizante que reúna todas essas características, assim temos que usar nosso bom senso e analisar entre as vantagens e desvantagens de cada um, qual dos sanitizantes é o mais adequado para cada caso. Para que uma sanitização seja efetiva, é necessário escolher o sanitizante respeitando alguns parâmetros:[6,10]

- **Tempo de contato**: é importante respeitar o tempo mínimo em que o sanitizante deve ficar em contato com a superfície a ser sanitizada para que este possa agir de maneira a não permitir que algum microrganismo sobreviva.
- **Concentração**: devemos sempre respeitar a concentração indicada pelo fabricante para evitar um mal desempenho do sanitizante ou até mesmo proporcionar uma resistência do microrganismo ao biocida.
- **Temperatura**: alguns sanitizantes são termossensíveis, pois têm sua ação potencializada pela elevação da temperatura; temos que estudar qual combinação temperatura + sanitizante é a mais indicada para cada processo.
- **Níveis de pH da solução de uso**: muitos sanitizantes têm seu princípio ativo neutralizado dependendo do pH da solução de uso. Por exemplo, um sanitizante ácido utilizado em uma solução alcalina inativaria a atividade biocida.
- **Natureza da superfície**: o sanitizante deve ser compatível com a superfície em que vai ser aplicado, não promovendo a corrosão da superfície e, por outro lado, não sendo inativado pelo material componente da mesma.
- **Método de aplicação**: o sanitizante deve ser aplicado de maneira correta respeitando as características físico-químicas do produto.
- **Carga de sujeira orgânica**: para ser efetivo, o sanitizante somente pode ser aplicado em superfícies perfeitamente limpas, pois interage com a matéria orgânica sendo inativado por ela (Tabela 33.1).
- **Estabilidade**: sempre devemos respeitar o prazo de validade do sanitizante para não utilizarmos um produto de título reduzido, e também devemos armazená-lo de maneira correta respeitando as indicações do fabricante.
- **Atividade residual**: devemos selecionar o sanitizante respeitando sua característica de ter ou não atividade residual. Utilizando os que têm esta propriedade em superfícies que não têm contato com o alimento, é necessário aproveitarmos esta característica onde precisamos de uma ação prolongada (ralos, pedilúvios etc.).

TABELA 33.1 Diferentes tipos de sujidades orgânicas e inorgânicas.[4,10]

Sujidade	Tipo de sujidade	Exemplos
Inorgânica	Resíduos de água dura	Carboidratos de Ca^+ e Mg^+
	Resíduos metálicos	Ferrugem e outros óxidos
	Resíduos alcalinos	Películas que se formam quando um detergente alcalino não é devidamente enxaguado
Orgânica	Resíduos de alimentos	Restos de alimentos
	Resíduos de lubrificantes	Óleos lubrificantes, gorduras, lubrificantes
	Resíduos naturais de gordura	Gordura animal e óleos vegetais

Agentes de lavagem, sanitizantes e suas aplicações

Água

O método mais seguro para a remoção da sujidade deveria ser pela simples utilização da água. Esta é amplamente conhecida como "solvente universal", por suas características de "varrer" superfícies, dissolver substâncias e de manter em solução elementos heterogêneos. Contudo, a água não constitui um eficiente agente de limpeza. Por estranho que pareça, ela não umedece muito bem as superfícies por possuir tendência de se aglomerar e formar gotas esféricas (tensão superficial). A água natural também vem acompanhada de uma série de minerais e outros compostos que dificultam a ação das soluções de detergente.[6]

A qualidade da água depende de propriedades que têm grande influência no resultado final da limpeza e sanitização. A análise da água, de modo a determinar suas características e os tratamentos prévios necessários, é de fundamental importância, sendo as principais análises efetuadas e que fornecem informações essenciais: (1) **Dureza**: a dureza da água expressa globalmente a concentração de sais de cálcio e magnésio dissolvidos. A formação de depósitos de calcários prejudica a ação dos detergentes e o desenvolvimento de incrustações em equipamentos e tubulações (altas temperaturas) podendo acarretar problemas de limpeza e sanitização; (2) **Alcalinidade total**: teor global de hidróxidos, carbonatos e bicarbonatos; (3) **Alcalinidade livre**: teor total em hidróxidos alcalinos e a metade do teor em carbonatos. O excesso de alcalinidade na água pode provocar corrosão nos equipamentos; (4) **Ferro**: é o excesso de sais de ferro dissolvidos na água, oriundos de poços, rios e nascentes que passam por regiões ricas em minério de ferro. Como consequência, há o aparecimento de manchas amarelas na superfície dos equipamentos e incrustações de óxido de ferro (ferrugem) pela ação da temperatura e evaporação da água; e (5) **Conteúdo de microrganismos**: a água possui uma flora normal e pode conter outra patogênica, sendo que a contaminação da água é indicada pela quantificação de microrganismos do grupo *Coliformes*. Como consequência, pode provocar a contaminação das superfícies dos equipamentos e utensílios através do enxágue, após a limpeza.

Detergentes

O detergente desempenha papel básico nos processos de limpeza, reduzindo o tamanho e separando as partículas de resíduos e removendo as sujidades sem induzir a corrosão dos materiais submetidos à limpeza. É fundamental o conhecimento do tipo de resíduo a ser removido. Basicamente, esse conhecimento vai determinar a técnica, o equipamento e o agente de limpeza a ser empregado. Em linhas gerais, os resíduos encontrados nas superfícies dos equipamentos são proteínas, carboidratos, lipídios e sais minerais, cada um apresentando características próprias para serem removidos.[6]

O conhecimento dos materiais que constituem a superfície a ser limpa é essencial para a escolha correta dos produtos de limpeza e sanitização. As características ideais do detergente são: solubilidade rápida e completa, não ser corrosivo, capacidade de abrandar a água, capacidade umectante ou ação penetrante, poder emulsionante, capacidade de dissolver resíduos sólidos, ação de lavagem, ação dispersante, ser econômico, atóxico e estabilidade durante o armazenamento.

Por força dos componentes que contêm, os detergentes exercem as seguintes funções:[6] (1) **Umectante**: capacidade de reduzir a tensão superficial da água, facilitando a umectação e a remoção das sujidades; (2) **Emulsificante**: capacidade de dividir o óleo e a gordura na água em gotículas, facilitando a posterior operação de limpeza; (3) **Suspensão**: capacidade de evitar que os resíduos de sujeira, após serem removidos da superfície, voltem a se depositar; (4) **Defloculante**: capacidade de produzir dispersão de aglutinados em flóculos, reduzindo a partículas primitivas; (5) **Saponificante**: por ação química entre o detergente e as gorduras, estas são saponificadas, produzindo sabão que, em seguida, é removido do meio; (6) **Sequestrante**: capacidade de sequestrar inativando os íons (cálcio, magnésio, ferro) das sujidades; (7) **Peptizante**: atuam sobre proteínas formando partículas coloidais de fácil dispersão na água; e (8) **Dissolução**: capacidade de transformar as sujidades de insolúveis em solúveis em água.

Os componentes dos detergentes podem ser classificados em:

- **Componentes tensoativos**: estes componentes denominados "surfactantes" são compostos por vários agentes ativadores de superfície, com a finalidade de consignar ao produto melhores qualidades umectantes e de penetração. Estes tensoativos são agrupados em três tipos: aniônicos, catiônicos e não iônicos.
- **Componentes álcalis**: a presença de álcalis nos detergentes proporciona ação dissolvente sobre alimentos sólidos e demonstra boa capacidade emulsionante.
- **Componentes fosfatados**: a presença dos fosfatos nos detergentes tem a finalidade de peptizar e dispersar a sujidade proteica, bem como a de possuir ação sequestrante que reduz a precipitação dos sais minerais, impedindo a formação de crostas nas superfícies.
- **Componentes sequestrantes**: os agentes são compostos orgânicos que têm a propriedade de evitar que os sais de magnésio, cálcio e ferro se aglomerem nas superfícies.
- **Componentes ácidos**: os ácidos são utilizados na formulação dos detergentes para dissolver incrustações de natureza inorgânica insolúveis em água e em detergentes alcalinos.

Cloro

Cloro inorgânico

O cloro é um dos sanitizantes mais utilizados e de mais longa história. Na água, o cloro age de duas formas principais: a) como desinfetante, destruindo ou inativando os microrganismos patogênicos, algas e bactérias de vida livre; e b) como oxidante de compostos orgânicos e inorgânicos presentes.[6,11] Quando o cloro é adicionado a uma água isenta de impurezas, ocorre a seguinte reação:

$$Cl_2(g) + 2H_2O(l) \rightarrow HClO(aq) + H_3O^+(aq) + Cl^-(aq)$$

Dependendo do pH da água, o ácido hipocloroso (HClO) se ioniza, formando o íon hipoclorito (OCl^-), segundo a reação a seguir:

$$HClO(aq) + H_2O(l) \rightarrow H_3O^+(aq) + OCl^-(aq)$$

Estudos realizados demonstraram que, para valores de pH superior a 6,0, a quantidade de HClO é menor e a de íon OCl^- é maior. O pH das águas naturais encontra-se normalmente na faixa em que há presença tanto do ácido hipocloroso quanto do íon hipoclorito. Ambos os compostos possuem ação desinfetante e oxidante; porém, o ácido hipocloroso é mais eficiente do que o íon hipoclorito na destruição dos microrganismos em geral. O íon OCl^- também pode estar em equilíbrio com os íons H_3O^+ (o que depende do pH) e, portanto, uma parcela do cloro disponível tende a reagir com a água para formar o ácido hipocloroso, o íon hipoclorito e o ácido clorídrico. Os íons hidrônio formados reagem com as hidroxilas presentes na água, influindo dessa maneira no pH, o qual, por sua vez, altera a ionização do ácido hipocloroso.[6,11]

Como todos os hipocloritos, o hipoclorito de sódio (NaOCl) também se dissocia em água, em ácido hipocloroso e hipoclorito ($NaOCl + H_2O \rightarrow HClO + NaOH/HClO \rightarrow H^+ + OCl^-$). No entanto, o ácido hipocloroso possui maior atividade biocida que o hipoclorito de sódio, e relação HOCl/OCl é dependente do pH, à medida que diminui o pH forma-se mais HOCl, porém a solução torna-se altamente corrosiva e aumenta o risco de formação de gás cloro. O pH efetivo encontra-se na faixa de 8,0 a 10,0, a temperatura deve ser inferior a 40 ºC e o tempo mínimo de contato é de 10 a 15 minutos. Inibe os sistemas enzimáticos essenciais à vida da célula.

Dióxido de cloro

O dióxido de cloro (ClO_2) é um agente de desinfecção utilizado em vários países, e é uma ligação gasosa de cloro e oxigênio e não pode ser liquefeito por meios físico-químicos, como é possível com o cloro gás. Por essa razão, é produzido no local de utilização pelo processo clorito de sódio e ácido clorídrico, utilizando equipamento especificamente construído que obedece a rígidas normas de segurança.[11] Os geradores de dióxido de cloro pelo processo clorito-ácido clorídrico podem ser utilizados, por exemplo, em tempos de produção fortemente variáveis (8, 16, 24 horas por 5 ou 7 dias por semana). A reação para obtenção do dióxido de cloro é:

$$4\ HCL + 5\ NaClO_2 \rightarrow 4\ ClO_2 + 5\ NaCl + 2\ H_2O$$

O dióxido de cloro produzido encontra-se em solução aquosa e pode, por isso, ser dosado de modo simples, seguro e exato de acordo com a necessidade. O dióxido de cloro, ao contrário do cloro, não forma clorofenóis e tri-halometanos. Possui ação desinfetante mesmo em faixas de pH mais elevadas. Pode também ser eliminado por meio de raios ultravioleta, dispensando o uso de carvão ativado.[11]

Cloro orgânico

São sanitizantes formulados com sais de compostos orgânicos que contêm cloro nas moléculas, como:

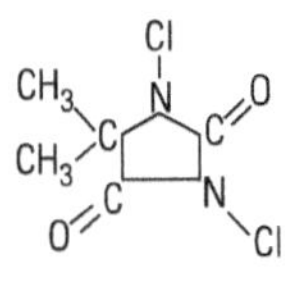

Dicloro dimetil hidantoína

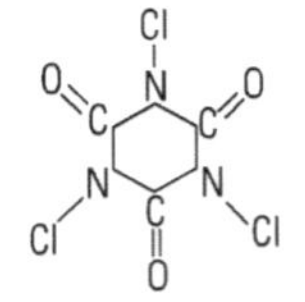

Ácido tricloroisocianúrico

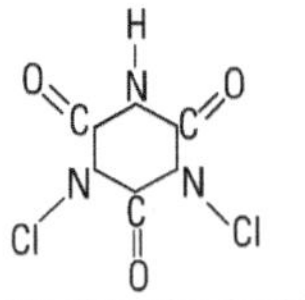

Ácido dicloroisocianúrico

Os cloroisocianuratos são compostos muito estáveis e solúveis, liberando um ou dois íons Cl para formar hipoclorito, sendo que esta reação vai depender do pH.

- **Mecanismos de ação sanificante do ácido hipocloroso:** inativa as permeases da parede celular da bactéria, interferindo na permeabilidade celular; liga-se com grupos nitrogenados da parede e membrana celular formando cloraminas tóxicas e desnaturando proteínas celulares; o hipoclorito penetra nas células e reage com os grupos sulfídricos das proteínas.
- **Vantagens do uso de cloro como sanitizante:** baixa toxicidade; rápida ação sanitizante; amplo espectro de ação incluindo esporos e alguns tipos de vírus; encontrado na forma líquida e em pó; apresenta baixo custo; pode ser utilizado em água de dureza elevada.
- **Desvantagens do uso de cloro como sanitizante:** é altamente corrosivo em altas concentrações (principalmente em ligas de aço-carbono). Os hipocloritos são mais corrosivos que os compostos orgânicos liberados de Cl. Atacam juntas ou peças de borracha natural ou sintética; sensível à presença de matéria orgânica; é irritante à pele e às mucosas; instabilidade: os compostos de cloro têm sua efetividade diminuída à medida que aumentamos o pH. O cloro disponível nos líquidos decai quando expostos à luz, porém, o cloro orgânico é estável por um ano. O cloro ativo dissipa-se à medida que aumentamos a temperatura; a ação sanitizante é afetada por sais de cobre, ferro, níquel e cromo presentes na água; baixa estabilidade na estocagem (NaClO – máximo 30 dias); difícil manuseio (requer constante controle do teor de cloro ativo); incompatível com qualquer tipo de tensoativo.

Iodóforos

Iodóforos são compostos de adição entre iodo elementar e tensoativos não iônicos em meio ácido. O tensoativo age como um transportador de iodo e solubilizante na fase aquosa. O pH efetivo é entre 4,0 e 5,0, temperatura inferior a 40 °C e tempo de contato de 10 a 15 minutos.[6]

$$O-(CH_2CH_2O)_{n-1}CH_2CH_2OH \cdot I_2$$

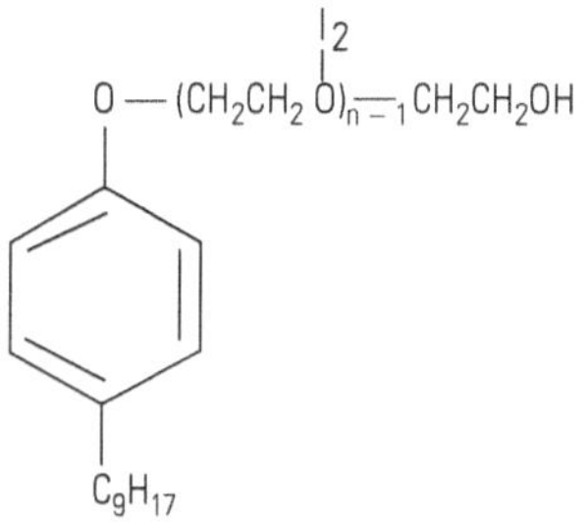

Complexo iodóforo

- **Mecanismo de ação dos iodóforos:** penetra na parede celular, reage com os grupos NH dos aminoácidos provocando alterações nas proteínas; oxida os grupos SH das proteínas interferindo na síntese das proteínas; destrói as ligações C=C dos ácidos graxos insaturados, causando danos estruturais às paredes e membranas celulares.

- **Vantagens do uso de iodóforos:** o iodo titulável apresenta cor amarelo-escura que é indicativa do princípio ativo; as soluções não são afetadas pela dureza de água; baixa toxicidade, são menos irritantes à pele e menos corrosivos aos metais; apresentam amplo espectro de atividade (em determinados tipos de vírus e bactérias); a atividade de um iodóforo não decresce tão rapidamente na presença de matéria orgânica; compatível com todo tipo de tensoativo.

- **Desvantagens do uso de iodóforos:** a eficiência como sanitizante diminui com a elevação do pH; não é muito efetivo contra esporos e bacteriófagos; ação sanitizante reduzida pela presença de matéria orgânica; iodóforos são sensíveis à temperatura, não podem ser utilizados acima de 40 °C; libera vapor de iodo a temperaturas acima de 43 °C; pode favorecer corrosão em alumínio, cobre e ferro; e podem alterar o sabor ou o odor do alimento, assim como atingir materiais plásticos.

Compostos quaternários de amônio

Compostos quaternários de amônio são tensoativos catiônicos. Os grupos R podem ser homogêneos ou heterogêneos, alquílicos ou arílicos. O X é geralmente um cloreto, podendo ser também brometo ou sulfato. Apresentam pH efetivo entre 9,5 e 10,5 sob temperatura ambiente e com tempo de contato mínimo de 10 a 15 minutos.[6]

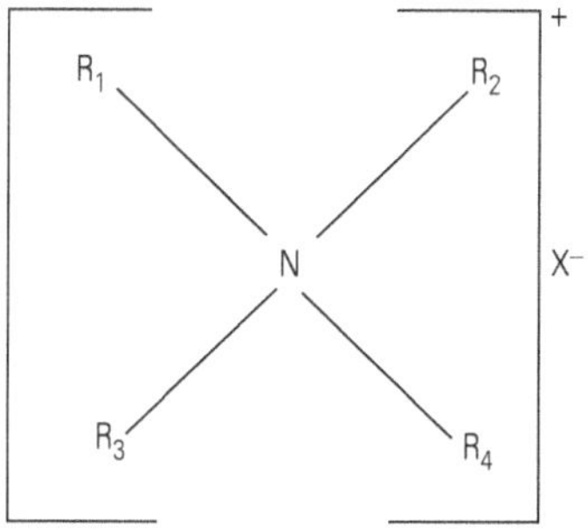

- **Mecanismo de ação dos quaternários:** o mecanismo de ação dos quaternários relaciona-se com as propriedades químicas dos tensoativos catiônicos. Interfere nas membranas celulares alterando a permeabilidade, estimulando a glicose, causando esgotamento celular.

- **Vantagens do uso dos sais quaternários de amônio:** baixa toxicidade e irritabilidade à pele; inodoros, incolores e não corrosivos à maioria dos metais; os quaternários são estáveis à temperatura (estocagem) e matéria orgânica; não requer enxágue em superfícies que não entram em contato com o alimento; associado a tensoativos não iônicos, sequestrantes e tamponantes, tem sua ação sanitizante aumentada; biologicamente ativos em uma ampla faixa de pH (6,0 a 10,0).

- **Desvantagens do uso dos sais quaternários de amônio:** baixa atividade contra bactérias Gram-negativas esporuladas e alguns vírus; incompatíveis com detergentes aniônicos, dureza de água, fosfatos e silicatos; inativam-se em contato com matéria orgânica (proteínas); deixam níveis residuais em todas as superfícies, o que pode ser uma vantagem em superfícies onde o alimento não tem contato (Tabela 33.2).

Biguanidas

$$[CH_2CH_2CH_2HN-\overset{NH}{\overset{\|}{C}}-NH-\overset{NH}{\overset{\|}{C}}-NH-CH_2CH_2CH_2]_6 \cdot 9\,HCl$$

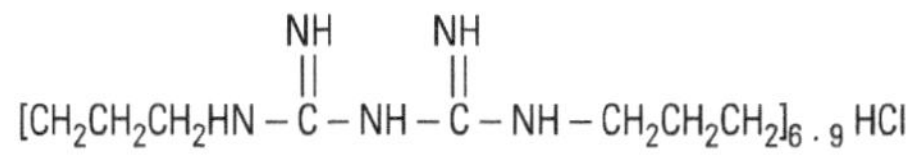

TABELA 33.2	Concentrações de desinfetantes recomendados para algumas aplicações.[4]
Desinfetante	**Aplicações nas empresas (concentrações recomendadas em mg/kg ou ppm)**
Hipoclorito	Superfícies em aço inox (200); esteira transportadora de cinta (300-500); superfície teflon (100-200); superfície com epóxi (100-200); azulejo (100-200); superfície em concreto (1.000-5.000); água de lavagem e resfriamento (2-7)
Iodóforos	Superfícies em aço inox (25); superfície em alumínio (25); esteira transportadora (25); superfície em teflon (25); superfície de contato intenso (25); superfície de concreto (500-800); limpeza das mãos (25); prevenção biofilme (25)
Quaternários	Superfície inox (200); superfície alumínio (25); superfícies interiores frias (500-800); superfícies em epóxi (200); superfícies porosas (200); azulejos (200); filmes bacteriostáticos (200); controle de odores (200)

Apresentam mecanismo de ação semelhante ao do quaternário, com destruição parcial das membranas celulares e alteração dos equilíbrios de transporte metabólicos.[6]

- **Vantagens do uso das biguanidas:** efeito residual menor que o dos quaternários; ótima propriedade umectante; podem ser utilizados sobre tecidos biológicos; não são irritantes à pele; não são corrosivos, mas podem amolecer borracha de má qualidade; são ativos contra bactérias Gram-negativas.
- **Desvantagens do uso das biguanidas:** perdem atividade em pH inferior a 4,0 e superior a 10,0; não são efetivos contra esporos.

Ácido peracético

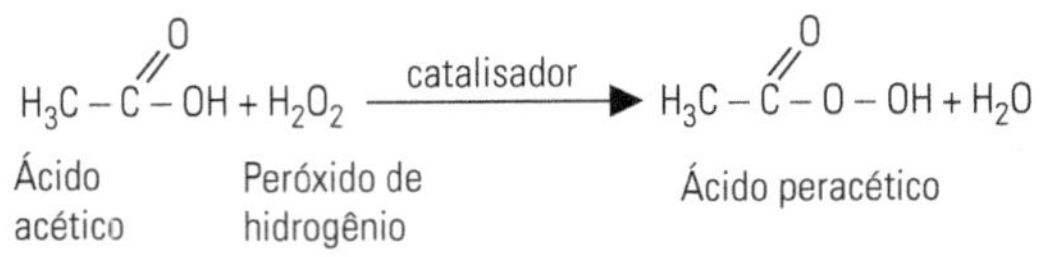

O sanitizante é uma solução em equilíbrio dos quatro componentes onde o catalisador garante a estabilidade do ácido peracético. O pH efetivo encontra-se abaixo de 8,0 em temperaturas de 8 °C a 30 °C, durante um tempo de contato de 10 a 15 minutos.

- **Mecanismo de ação:** devido ao seu alto poder oxidante, o ácido peracético promove a oxidação energética dos componentes celulares, agindo sobre a membrana citoplasmática, desativando as funções fisiológicas (p. ex., a barreira osmótica).
- **Vantagens do uso do ácido peracético:** excelente ação sanitizante; ativo a baixas concentrações; apresenta amplo espectro de ação atuando contra bactérias, vírus, fungos, algas, inclusive esporos (atividade esporocida); não altera o sabor ou odor dos alimentos, não havendo a necessidade de ser enxaguado (baixo efeito residual); nas concentrações de uso não é corrosivo ao aço inox; mantém a atividade à temperatura de 0 °C a 90 °C.
- **Desvantagens do uso do ácido peracético:** não é facilmente titulável; o produto puro é corrosivo à pele e por liberar vapores (odor pungente), é irritante aos olhos e sistema respiratório; pode atacar borracha de baixa qualidade e metais (cobre, ferro e alumínio); é instável à ação da luz e matéria orgânica (baixa estabilidade na estocagem); requer precaução no manuseio e dosagem (Tabela 33.3).

Peróxido de hidrogênio (H_2O_2)

A concentração aproximada de uso fica em torno de 0,3% a 6%. O pH efetivo encontra-se entre 2,0 e 6,0 e atua em temperaturas superiores a 40 °C, durante um tempo de contato de 5 a 20 minutos.

- **Mecanismo de ação:** devido ao seu alto poder oxidante, o peróxido de hidrogênio promove a oxidação energética dos componentes celulares.
- **Vantagens do uso do peróxido de hidrogênio:** baixa toxicidade e baixo efeito residual.
- **Desvantagens do uso do peróxido de hidrogênio:** pode favorecer a corrosão de metais; sofre decomposição em presença de cobre, bronze e níquel; baixa estabilidade na estocagem; requer temperatura a 40 °C para ser eficaz; requer precaução no manuseio e dosagem.

Ativação eletroquímica (ECA)

Esse sistema desenvolvido e patenteado por uma empresa americana utiliza a tecnologia de ativação eletroquímica (ECA) para produzir soluções de limpeza e higienização que podem substituir produtos químicos tradicionais (Figura 33.1). O sistema é instalado em cada empresa para produzir soluções de acordo com a necessidade de uso, utilizando apenas sal, água e eletricidade.

- Uma corrente elétrica separa os íons com carga positiva e negativa de uma solução salina de cloreto de sódio.
- Os íons são atraídos através de membranas de troca iônica para produzir duas soluções: uma de hidróxido de sódio (com a função de limpeza) e uma de ácido hipocloroso, com a função de sanitizar.
- Essa tecnologia produz soluções puras e sem sal, separando a fonte de sal no caminho do fluxo de líquido na célula eletrolítica, podendo, portanto, serem utilizadas em superfícies de aço inoxidável com risco mínimo de corrosão.

As soluções produzidas por esse sistema são eficazes, e muitas vezes mais eficazes do que os produtos químicos tradicionais. Nenhuma alteração é necessária no seu Procedimento Padrão Operacional de Higiene (PPHO) atual. A solução com o efeito "limpador" e a "desinfetante" têm um prazo de validade de 30 dias e podem ser utilizadas em tanques portáteis ou em sistemas CIP (*clean-in-place*).

Outras vantagens são de não haver o custo com compra, frete, gestão do estoque e tempo de negociação para a aquisição de produtos de sanitização, além de local para a guarda de produtos, não ser agressiva aos olhos e pele minimizando o uso de EPI's, não necessitar de disposição de água servida, reduzir ou eliminar a reclamação dos empregados do setor de limpeza e não ter perfume.

O produto com a função limpadora, produzido pelo sistema ECA, substitui produtos químicos cáusticos concentrados. O produto com a função desinfetante é tão eficaz quanto o dobro da concentração de produtos alvejantes. Por exemplo, 200 ppm de desinfetante ECA fazem o trabalho de 400 ppm de alvejante. O "limpador" e o "desinfetante" não contêm resíduos.

Os produtos químicos tradicionais contêm altos níveis de ingredientes ativos para garantir a eficácia, mesmo quan-

TABELA 33.3 Comparação de desinfetantes usuais.[4]

Propriedades	Vapor	Compostos de cloro	Compostos de iodo	Amônia	Ácidos aniônicos
Bac. Gram-positivas lácticas, *Clostridium, Bacillus, Staph.*	Ótimo	Bom	Bom	Bom	Bom
Bac. Gram-negativa *E. coli, Salmonella,* bac. psicrotróficas	Ótimo	Bom	Bom	Bom	Bom
Esporos	Bom	Bom	Mau	Regular	Regular
Corrosividade	Não	Sim	Ligeira	Não	Ligeira
Afetado pela dureza da água	Não	Não	Ligeira	Tipo A, não Tipo B, sim	Ligeira
Irritante para a pele	Sim	Sim	Sim para algumas pessoas	Não	Sim
Afetado por material orgânico	Não	Muito	Um pouco	Pouco	Um pouco
Incompatível com:	Materiais sensíveis a altas temperaturas	Fenóis, aminas, metais moles	Amido, prata	Agentes umectantes aniônicos, sabão, madeira, tela, celulose, náilon	Surfactantes catiônicos e detergentes alcalinos
Estabilidade da solução de uso		Dissipa-se rapidamente	Dissipa-se lentamente	Estável	Estável
Estabilidade da solução +66 °C		Instável	Muito instável, usar até 45 °C	Estável	Estável
Deixa resíduos ativos	Não	Não	Sim	Sim	Sim
Testes para detectar resíduos	Não necessário	Simples	Simples	Difícil	Difícil
Custo	Caro	Barato	Barato	Caro	Caro
Efetivo a pH 7	Sim	Sim	Não	Sim	Não

do armazenados por longos períodos de tempo. As soluções do sistema ECA são produzidas no local e sob demanda, e ficam disponibilizados em potência máxima quando usadas. Como resultado, os microrganismos podem ser efetivamente eliminados pelas soluções produzidas pelo sistema ECA que contém níveis mais baixos de substâncias químicas ativas.

Importante observar que todo produto de higienização (independente da metodologia) só será efetivo se a superfície a ser tratada for previamente limpa com a remoção das sujidades aparentes.

Em testes realizados para avaliar a eficácia do desinfetante verificou-se o tempo de contato necessário entre 10 e 60 segundos. Essa tecnologia foi registrada nos Estados Unidos, pela EPA (Agência de Proteção Ambiental), e regulamentada pelos testes de desempenho, como um dispositivo pesticida/controle microbiológico (Figura 33.1).

Processo de higiene e sanitização na indústria do pescado

Segundo Harvie,[7] há um grande número de razões pelas quais o sucesso do processo de higiene e sanitização é desejável na indústria do pescado. Primeiro, e o mais importante, é a minimização do risco de contaminação cruzada. A contaminação pode incluir microrganismos patogênicos, os quais são transferidos ao pescado e, consequentemente, podem aumentar significativamente a velocidade de deterioração e

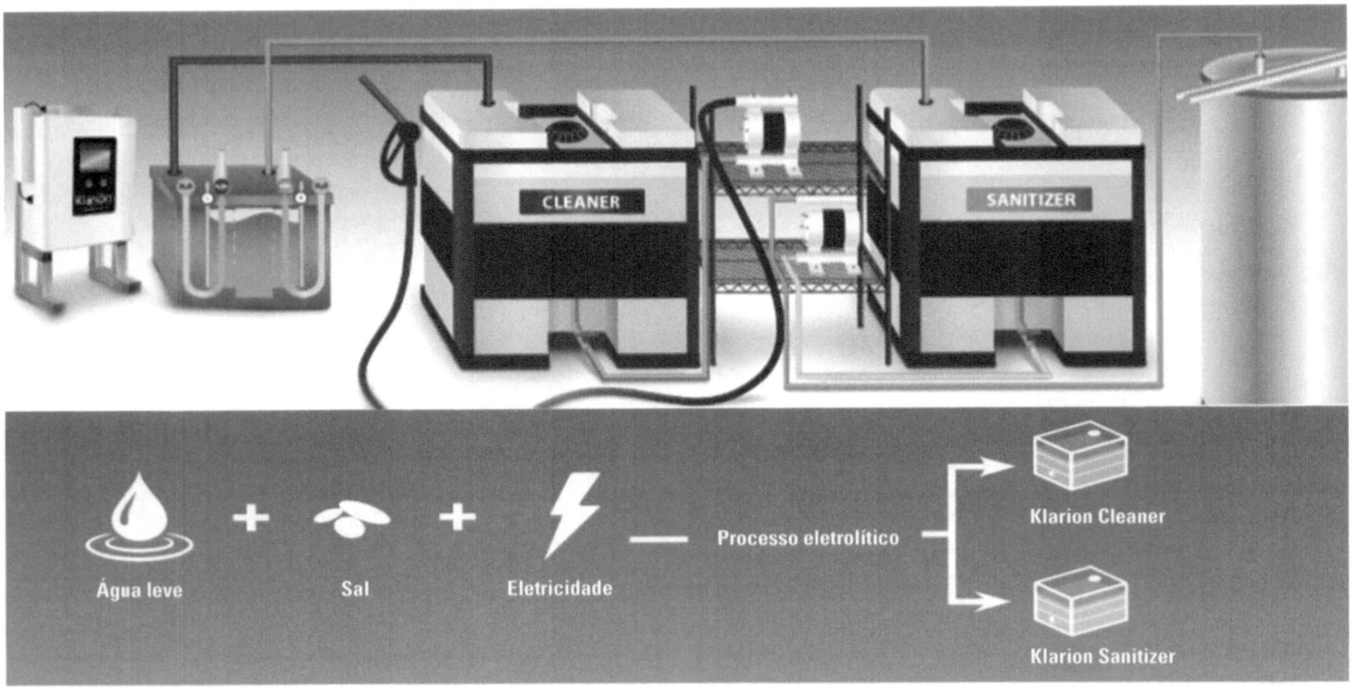

Figura 33.1 ▪ Esquema da tecnologia de ativação eletroquímica (ECA) para a produção de soluções de limpeza e higienização. (Fonte: Klarion Seafer Cleaning Solution.)

perda de qualidade. A contaminação pode também incluir materiais químicos e físicos (vidros, metais, óleos etc.), que podem ser controlados pela limpeza. Na indústria do pescado, a limpeza "pobre" ou ineficiente pode levar rapidamente a sérios problemas de odores indesejáveis, e nenhum profissional ou até mesmo visitantes devem estar expostos a esse problema. Além disso, a presença do forte odor de peixe pode indicar que ambos, resíduos de pescado e microrganismos, ainda estavam presentes no final do processo de limpeza e sanitização. A diminuição desses fortes odores pode criar um ambiente prazeroso para o trabalhador e o visitante.[7,8,13]

Liderança e postura

Ter conhecimento é desejável, e estar treinado é importante. Porém, estar comprometido e ser proativo é o que faz toda a diferença. Planejar a produção, saber lidar com os colaboradores, identificar prioridades, corrigir processos, monitorar pontos críticos, reunir-se com os encarregados de cada setor para ouvir e dar as diretrizes a seguir para cada dia, e ter objetividade e clareza nas colocações é fundamental.

Problemas ou não conformidades podem acontecer, porém, ao serem detectadas, devem ser resolvidas de imediato!

Sempre que possível, realizar palestras e treinamentos com os gestores da indústria ou por meio de consultores ou, ainda, pelos técnicos das empresas fornecedoras de produtos de limpeza e higienização. É fundamental elevar o padrão de conhecimento dos colaboradores e mostrar como o trabalho deles é importante, como se insere no contexto e o que seus erros podem custar.

Funcionários novos, depois de visitar a empresa e receber o treinamento básico, devem ser "adotados" pelos mais velhos, que deverão ajudá-los na realização e assimilação de suas tarefas.

É preciso ter procedimentos escritos para cada atividade e produtos a serem elaborados, como Fichas Operacionais e Fichas de Identidade e Qualidade, para poder medir, auditar, conferir, registrar e, assim, avaliar o grau de acerto, de modo a garantir o processo.

Cabe ao líder, conhecendo a natureza humana de seus colaboradores, reunir as necessárias condições materiais (equipamentos e produtos) e manter a equipe de limpeza treinada e motivada, para que não ocorra ineficiência e desmotivação na atividade de limpeza e higienização.[1] Isso pode acontecer caso falte manutenção nos equipamentos de água pressurizada, vassouras, rodos, mangueiras, ar comprimido e produtos de higienização.

O custo da higienização é facilmente calculado mensalmente pela empresa, e representa alguns poucos centavos com relação a cada quilo de produto acabado.

As perguntas que devem ser feitas são: Qual o custo da má higienização? Qual o custo da não qualidade? Isso sim representará certamente muito dinheiro!

A água e o gelo são utilizados em larga escala na indústria de pescado e precisam ser de boa qualidade, devidamente clorados e estocados em silo limpo e sem ferrugem. Pisar sobre o gelo para carregar caminhão ou para abastecer o salão é uma prática que deve ser combatida.

Gabinete de higienização ou barreira sanitária

É o local de entrada dos colaboradores ao salão de produção, contendo escovas giratórias com água para a lavação de botas e torneiras, com acionamento por pedal ou por fotocélula, para a lavagem das mãos. Dispõe ainda de água corrente e clorada além de sabonete líquido bactericida. O enxugamento das mãos ainda necessita de normas pelas autoridades. O que se vê é o uso de toalha em toalheiro de pano retrátil, papel de boa qualidade ou soprador de ar a temperatura ambiente. Este último acaba gerando fila e quando molhado durante a limpeza, pode vir a queimar.

Independentemente disso, o álcool-gel deve ser implantado na portaria, recepção, escritório, refeitório, almoxarifado, recepção de matérias-primas, sanitários, vestiários e no gabinete de higienização.

O uso do ozônio e de ácido peracético para fins de desinfecção tem acontecido em alguns países e ainda não tem normatização no Brasil. Poderiam ser desenvolvidos trabalhos por universidades voltados a estes dois recursos, inicialmente para a higienização de equipamentos, caminhões, esteiras sanitárias, paredes internas, caixas plásticas etc., para se avaliar a eficácia e apresentar ao SIF essas novas opções.

O pedilúvio nesse local deve ser construído de tal modo que todos os colaboradores passem obrigatoriamente com suas botas por dentro dessa pequena "piscina", que recebe uma dosagem mais forte de cloro ou de quaternário de amônia. A norma do SIF estabelece que se coloque, nesse ambiente, uma placa com o nome do produto desinfetante que está sendo utilizado e sua diluição.

Algumas empresas dividem o pedilúvio em duas partes (lavagem e enxágue) e outras usam tapetes apropriados e impregnados de cloro ou outro agente sanificante.

Esse é um local que, após a entrada do pessoal no início da jornada, após o almoço e depois do café da tarde, deve ser mais intensamente limpo, devido ao elevado tráfego de pessoas nesses momentos.

Nesse ambiente aproveita-se para fazer a inspeção das mãos e unhas, se estão usando anéis ou joias, se há ferimentos e, vez por outra (dentro de uma programação do HACCP), fazer um teste de esfregaço (*swab test*), escolhendo-se colaboradores de diferentes setores a cada vez.

Segundo Vasconcelos *et al.*,[14] o *swab test* é importante para a empresa conhecer, registrar e corrigir parâmetros de controle e, mais que isso, demonstrar ao colaborador na prática (depois da incubação do material recolhido), como as mãos são veículos de contaminação, assim como os cabelos, espirro, tosse, contato com o nariz, boca e orelhas. É uma maneira muito didática de ilustrar e conscientizar. Lavar as mãos com água remove a sujeira e reduz o número de bactérias, mas isso não é suficiente. Lavar as mãos com água, seguida de detergente e enxaguar novamente com água, tem ainda maior eficiência. Porém, lavar com água, sabonete bactericida, enxaguar ou passar álcool-gel mostra-se ainda mais eficiente (Figura 33.2).

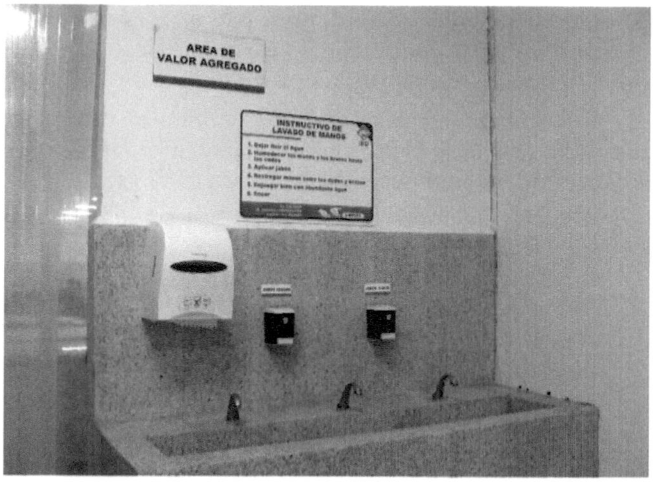

Figura 33.2 ▪ Gabinete de higienização na indústria do pescado. (Cortesia de Alex Augusto Gonçalves.)

Ao invés de instalar várias saboneteiras independentes, o que obrigaria a frequente reposição do sabonete em todas elas, o ideal é instalar um reservatório transparente comum e fixo na parede a cerca de dois metros de altura, para que, por gravidade, possa liberar este líquido aos bicos de saída próximos as torneiras (consulte o seu fornecedor sobre essa facilidade).

Equipes de limpeza

O gerente de produção, seu encarregado e o gerente de controle de qualidade devem organizar as equipes diurnas de limpeza para que iniciem a jornada em horários diferenciados, de modo que possam atuar nos horários de intervalo de almoço de seus outros colegas. Ao final do dia de trabalho, outra equipe iniciará a limpeza e higienização de maneira mais profunda.

Algumas indústrias chegaram a utilizar uma estratégia errônea, deixando no sistema de rodízio parte de seus colaboradores para fazer essa tarefa ao final do expediente, pois acreditam que ter uma equipe só para a limpeza parecia ser um luxo ou um gasto a mais.

Pessoas que haviam iniciado sua jornada no mesmo horário de seus outros colegas e ainda tinham de ficar até mais tarde para a limpeza, por mais cuidadosas que fossem, nunca poderiam fazer esse trabalho com o rigor e a eficiência necessária. É preciso ter uma equipe exclusiva para isso.

No intervalo do almoço, quando parte de uma linha de produção interrompe seu trabalho, deve-se evitar que o pescado fique sem gelo esperando o retorno do colaborador. Esse momento deve ser aproveitado para se fazer uma limpeza mais intensa nas mesas de filetamento e todos os demais setores onde houver essa possibilidade, sem que esse procedimento respingue sujidade de um local para outro, sobre o pescado ou seus filés. "Jato de água não deve fazer o papel da vassoura ou do rodo", como, às vezes, é possível ver. É preciso educar os colaboradores para o uso racional da água.

Todos os integrantes da equipe de limpeza devem ser instruídos para lavar bem as mãos antes de ir ao sanitário ou ao refeitório, mesmo que trabalhem com os EPI's.

História para integração da equipe: história sobre quatro pessoas – Todo Mundo, Alguém, Qualquer Um e Ninguém.

> "*Havia um importante trabalho a ser feito e Todo Mundo tinha certeza que Alguém o faria. Qualquer Um poderia tê-lo feito, mas Ninguém o fez. Alguém se zangou porque era um trabalho de Todo Mundo. Todo Mundo pensou que Qualquer Um poderia fazê-lo, mas Ninguém imaginava que Todo Mundo deixasse de fazê-lo. Ao final Todo Mundo culpou Alguém quando Ninguém fez o que Qualquer Um poderia ter feito*".
>
> (Autor desconhecido).

Local e guarda específica dos materiais de limpeza

De acordo com o bom-senso e normas tanto da Segurança do Trabalho como do SIF, é preciso ter um local na empresa adequado e identificado para a guarda de vassouras, escovas e rodos, além dos produtos químicos para a sanitização. É desejável que esse local seja escuro e não sofra com altas temperaturas.

O manuseio desses produtos, suas diluições, a sequência no uso, os Equipamentos de Proteção Individual (EPI's) para a manipulação e as medidas de atendimento a emergências no caso de ingestão involuntária, intoxicação ou contato com os olhos, devem ser claras, afixadas em local visível e disponíveis para acompanhar o colaborador até o pronto-socorro em caso de acidente.

É importante manter o rótulo legível em cada tambor ou recipiente de produtos. Se necessário, colocar na alça do frasco ou do recipiente um cordão de náilon e placa plástica, escrevendo com caneta de tinta indelével para criar uma marcação adicional com o nome do produto.

A equipe de limpeza deve ser orientada para "jamais misturar produtos". Todos eles são desenvolvidos pelas empresas fabricantes em concentrações e finalidades específicas. Os produtos de limpeza a serem utilizados na indústria de alimentos devem ter, obrigatoriamente, o número de registro aprovado pelo Ministério da Agricultura e ANVISA em sua rotulagem.

O processo de limpeza ao final do expediente

Durante o dia, muitos procedimentos de limpeza e organização do ambiente devem acontecer dentro do salão da indústria, no gabinete de higienização, nos vestiários e sanitários, sendo divididos entre "leves" e "pesados" e de modo constante. Essa operação pode seguir as seguintes etapas sugeridas:

- Remoção de todas as caixas plásticas, tanques, estrados e paletes que possam estar espalhados pelo salão de produção e setor de embalagem (Figura 33.3).
- Desmontagem dos equipamentos que, pelo seu aspecto construtivo, requeiram uma limpeza mais cuidadosa e profunda em seus pontos obscuros e de difícil acesso (Figura 33.4).

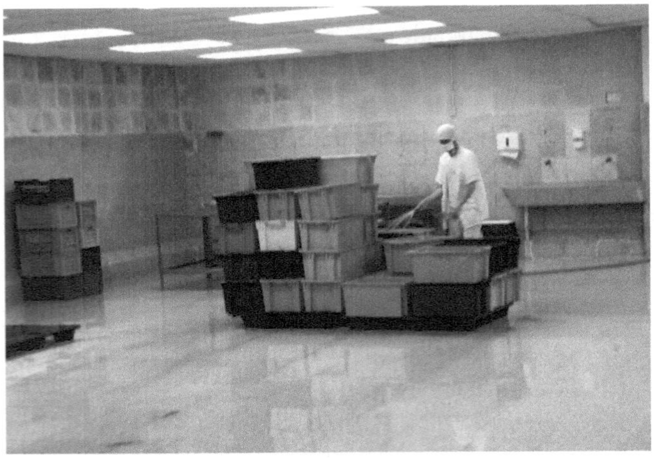

Figura 33.3 ▪ Higienização de caixas plásticas na indústria do pescado. (Cortesia de Alex Augusto Gonçalves.)

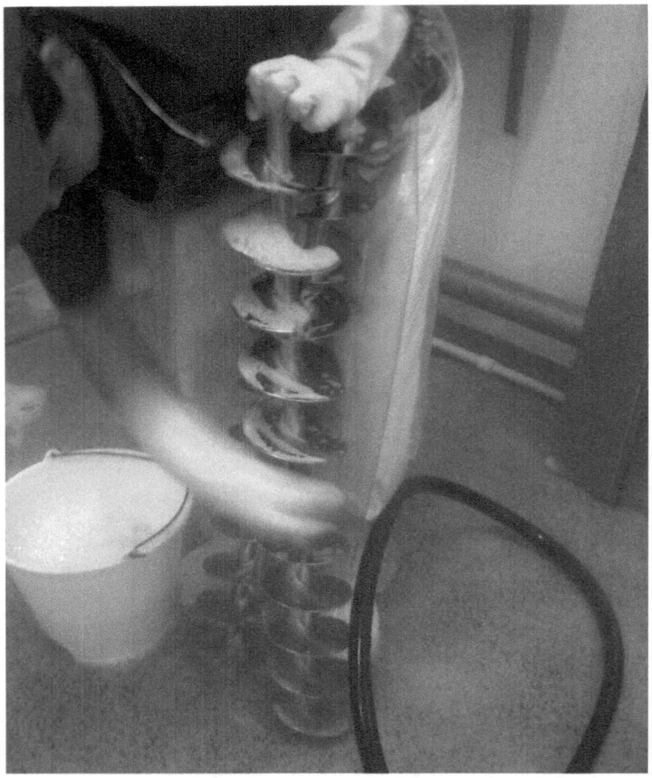

Figura 33.4 ▪ Higienização de equipamentos na indústria do pescado. (Cortesia de Alex Augusto Gonçalves.)

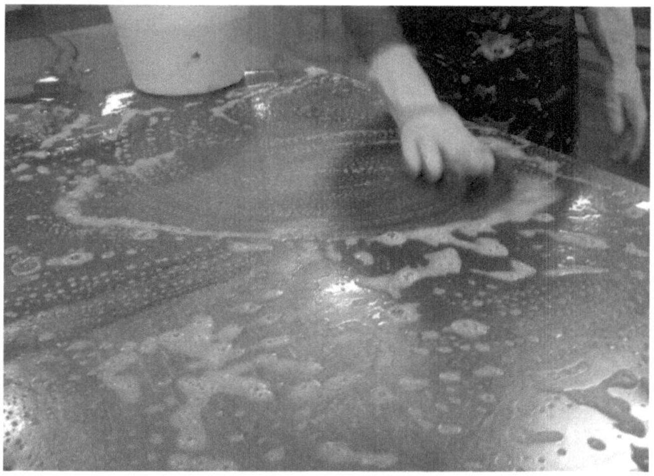

Figura 33.5 ▪ Higienização de superfície de contato na indústria do pescado. (Cortesia de Alessandra Regina Zanotto.)

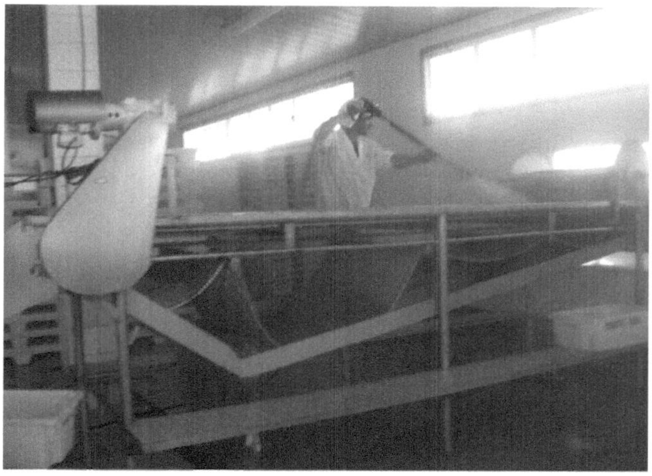

Figura 33.6 ▪ Higienização de equipamentos com água pressurizada na indústria do pescado. (Cortesia de Alessandra Regina Zanotto.)

- Remoção na linha de filetagem, das "tábuas brancas" de polipropileno usadas para apoio do pescado. Elas devem ser lavadas, jateadas, esfregadas, se necessário, com detergente neutro, enxaguadas e sanitizadas com quaternário de amônia ou ficarem imersas em água clorada a 50 ppm até o dia seguinte, quando deverão ser enxaguadas antes de seu uso (Figura 33.5).
- Varrição do piso, com remoção das grelhas das canaletas de escoamento de água e limpeza da rosca-sem-fim utilizada na remoção dos resíduos; ou seja, devem ser removidas todas as sujidades de plásticos e papelão, além dos resíduos visíveis de pescado para se começar a fase da lavação, que pode ser com ducha com a mangueira de água para remover mais resíduos visíveis, ou lavação com água pressurizada (WAP ou Karcher) gera uma grande economia em consumo e seu jato faz a remoção pelo atrito, do sangue, minúsculos resíduos, proteína e gordura que acabam fixados nas estruturas formando um "filme" ou película de sujidade aderida nas mais diversas superfícies (Figura 33.6).
- Aplicação de detergente sanitizante/desengordurante (com equipamento específico para isso, com ou sem o auxílio de ar comprimido), para quebrar a adesividade desses resíduos nas estruturas e superfícies dos equipamentos. O tempo que esse produto precisa ficar em contato com o equipamento deve ser respeitado pela orientação do fornecedor, para que possa simultaneamente ter tempo de ação e não ficar difícil de remover posteriormente.
- Lavação com água pressurizada para remover o detergente e todas as demais sujidades que foram liberadas nessa segunda fase (Figura 33.7).

Paralelamente a isso, outros colaboradores estarão escovando, limpando, jateando com água pressurizada, aplicando desengordurante, lavando novamente com água pressurizada e deixando imersas as peças e partes dos equipamentos que foram desmontados, para depois serem montadas em seus devidos lugares e novamente lavadas antes de seu uso. As paredes devem ser sempre lavadas de cima para baixo.

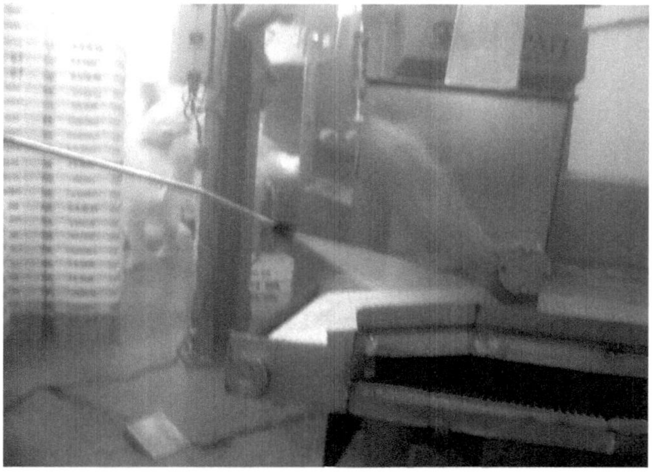

Figura 33.7 ▪ Higienização de equipamentos com água pressurizada na indústria do pescado. (Cortesia de Alessandra Regina Zanotto.)

É claro que todos esses processos devem estar descritos nos Procedimentos Padrão de Higiene Operacional (PPHO) de cada unidade fabril, na forma de normas a serem seguidas e procedimentos que possam ser medidos ou auditados. As indústrias de conservas utilizam recipientes de alumínio ou de folha de flandres para embalar seus produtos. Esses "canecos", como são chamados, são lavados minutos antes de seu uso, passando por uma esteira de vapor de água para desinfecção e, na sequência, automaticamente encaminhados por esteira para o seu enchimento.

Os molhos e óleo que possam transbordar das embalagens sobre os equipamentos e piso, geram um tipo de sujidade diferente da indústria de congelamento de pescado. Após o fechamento das latas, elas são lavadas com detergente, conduzidas para esterilizar, novamente lavadas com detergente e secas em túnel de vento, para então serem acondicionadas em caixa de papelão (embalagem secundária).

Esse tipo de "sujeira" na indústria de conservas requer um tratamento específico com detergente alcalino aplicado com gerador de espuma sobre os equipamentos e um maior tempo de exposição/reação com água pressurizada para remoção. Da mesma maneira, uma linha de produtos empanados, pré-cozidos ou pré-fritos, também estará produzindo um tipo particular de "sujeira", que estará aderindo diferentemente na superfície dos equipamentos, e que requer um procedimento adequado para esta limpeza e higienização.

Lavagem e desinfecção de facas e chairas

Normalmente, as indústrias têm entre dois e três jogos de facas para o filetamento, com cabo de cor diferenciada, para que ao longo do dia sejam recolhidas, afiadas, higienizadas quimicamente, imersas em água aquecida a 80 °C, acondicionadas em local protegido contra poeira e insetos e, novamente reutilizadas por seus colaboradores. O cloro na temperatura de 80 °C ou até menos é volatilizado e não tem ação bactericida, sendo que caberá ao calor cumprir o principal papel na redução dos microrganismos. Para facilitar o controle, todos os funcionários de um setor devem usar ao mesmo tempo as facas de uma só cor. Cada faca também tem um número gravado no cabo e associado ao seu usuário, para que seja monitorado quanto ao descuido.

Lavagem e desinfecção de luvas de malha de aço

As luvas de malha de aço, utilizadas na proteção das mãos dos colaboradores das linhas de filetamento e do postejamento em serra-fita, são lavadas diariamente seguindo um critério de enxágue sob torneira com água corrente e clorada, colocação em um tambor rotativo com detergente sanitizante para liberar outras sujidades aderidas, novo enxágue e imersão em água a 80 °C para a desinfecção final. Em seguida, devem ser guardadas em local seco e fechado a espera de seu uso no dia seguinte. Cada luva também tem uma pequena plaquinha numerada, que pode ser associada ao seu usuário. Há também, no mercado brasileiro, equipamento para realizar a lavação e remoção de sujidades em luva, ainda vestidas nas mãos do usuário. Isso permite que na troca de atividades ou a cada 30 minutos ele possa fazer uma limpeza deste EPI, reduzindo as possibilidades de contaminação (Figura 33.8).

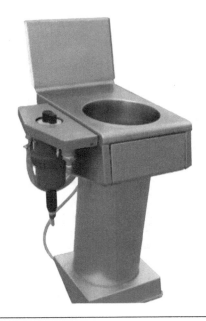

Figura 33.8 ▪ Equipamento de lavagem de luvas ainda vestidas nas mãos do usuário. (Fonte: Brusinox.)

Diferenciação de caixas plásticas pela cor

As caixas que recebem a matéria-prima bruta no cais podem ou devem ser de uma cor diferente das demais utilizadas na empresa. Isso porque, por mais que sejam lavadas, sempre acabam ficando com uma ou outra escama aderida e apresentam mais riscos e cortes em sua superfície, que acabam se tornando pontos de acúmulo de sujidades. Essas caixas podem se constituir em risco desnecessário se utilizadas dentro do salão ao recolher filés ou camarões já descascados, que acabam sendo congelados, e no momento da inspeção pelo controle de qualidade, pelo importador ou durante o consumo pelo cliente poderão aparecer escamas, pedaços de nadadeiras, cascas e outras sujidades aderidas aos produtos. São estratégias simples que somadas a outras atitudes e boas práticas, auxiliam nos objetivos de se alcançar e de manter a qualidade.

Lavagem automática de caixas para pescado

Devido ao seu uso diário em grande número, a lavagem dessas caixas é feita normalmente por equipamento próprio para esse fim e de modo contínuo. Ela é dividida em três estágios, introduzindo-se as caixas viradas para baixo. Na entrada, a caixa recebe fortes jatos de água a temperatura ambiente por todos os lados para a remoção de sujidades (escama, pedaços de nadadeiras, cascas de camarão, vestígios de vísceras), limo e "filme" de sujeira (proteína e gordura), que tenham ficados aderidos. Essas sujidades vão sendo retidas em telas metálicas laterais que devem ser removidas e limpas frequentemente; no segundo estágio, ocorre a aplicação de detergente sanitizante por forte aspersão e a 65 °C; e no terceiro e último estágio, o enxágue final com água a temperatura ambiente e amônia quaternária. Na saída do equipamento, o colaborador responsável por recolher essas caixas deve fazer uma fiscalização visual empilhando as que estiverem limpas e separando as que, eventualmente, ainda precisem de uma nova limpeza. Não pode e nem deve voltar caixa "semilimpa" para o processo. Depois das caixas empilhadas, é recomendável dar uma pequena inclinação para que a água aderida em suas paredes e dobras possa escorrer. Toda fábrica deve ter uma área específica e protegida para a guarda dessas caixas.

Lavagem de uniformes

Em atendimento às normas do SIF, às boas práticas de fabricação e à comunidade europeia (para as empresas exportadoras), tem sido rotina a troca diária do uniforme dos colaboradores da indústria do pescado. Nos setores de aves, bovinos e suínos, essa prática já é antiga. Algumas empresas optaram por instalar sua própria lavanderia (usualmente acima de 100 funcionários) e outras em terceirizar esse serviço. Independentemente da alternativa adotada, a escolha dos produtos para lavar e higienizar essas roupas é muito importante sob o aspecto da eficiência. Por sua vez, a qualidade do tecido escolhido deve ser tal (brim para calça, tergal para o guarda-pó e malha de algodão para a touca do tipo ninja), para resistir às repetidas lavagens e alcançar uma vida útil compensadora em termos de custo × benefício. A lavagem de uniformes na forma terceirizada elimina das tarefas a preocupação das empresas com a manutenção das roupas (remendos etc.), que necessitaria de um grupo de colaboradoras para realizar essa tarefa. Além disso, deixa de enviar para o Tratamento de Efluentes uma carga de água com resíduos de sabão sanitizante e amaciantes, que fica sob a responsabilidade da Lavanderia, e que deve demonstrar esses cuidados às empresas de pescado. Todos os produtos químicos utilizados são notificados na ANVISA, sendo enviados às indústrias e aos clientes as fichas técnicas dos mesmos.

No caso de terceirizar a lavação, o ideal é que a empresa possa ter três conjuntos de roupas, compostos por: calça, jaleco (ou camiseta) e touca do tipo ninja, para aquelas empresas que tiveram essa opção de proteção dos cabelos. Há algumas lavanderias que trabalham com locação dos uniformes, realizando a manutenção dos mesmos para disponibilizá-los sempre em boas condições de apresentação e uso. Em média, o tempo de reposição dos uniformes é de 18 meses, devido a frequente lavação, considerando o uso de produtos químicos de boa qualidade, bem como os tecidos.

Os tecidos mais resistentes e recomendáveis, levando em consideração custo × benefício, são: camiseta e jaleco (poliéster com algodão), meia até os joelhos para uso com a bota e touca ninja (algodão) e roupa térmica (náilon). Fica opcional para as indústrias comprar os uniformes e aplicar neles a sua logomarca, ou fazer a locação dos uniformes da lavanderia industrial, que aplica um código de barras em cada peça para poder identificar, separar por cliente e realizar a rastreabilidade. Se o uniforme do cliente é rasgado ou danificado na Lavanderia, ela repõe. Se vier danificado do cliente, ela informa e não se responsabiliza.

Com esse controle, é possível saber quantas vezes o uniforme foi lavado, se está na lavanderia ou na empresa, entre outros diagnósticos. As roupas da indústria que serão encaminhadas para serem lavadas fora da empresa precisam ser separadas (por cor, setor, tipo de tecido e se estiverem sujas de gordura, sangue ou graxa) das demais que estão sem sujeira ou manchas visíveis. Os bolsos devem ser revistados, pois uma caneta esferográfica esquecida poderá manchar muitas roupas.

Muitas lavanderias industriais fazem uso do cloro para branquear e desinfetar as roupas, e outras já utilizam um sistema menos agressivo, chamado termodesinfecção. Antes de iniciar o procedimento de lavagem, as roupas são pesadas, separadas por lotes bem identificados para não misturar uma empresa com outra, segue-se a lavagem, centrifugação, pré-secagem, secagem, calandragem ou prensagem, conferência, classificação por tamanho, eventuais consertos, embalamento e devolução ao cliente.[2]

A título de referência, 100 kg de roupas não úmidas podem representar um pouco mais de 300 peças. A separação das roupas por tecido, procedimento correto de lavagem e uso de produtos adequados com tensoativos que reduzem a tensão superficial fase líquido-líquido-sólido-gordura, ajudam a aumentar em até 40% o tempo de vida útil dos uniformes.

Sobre o uniforme, para prevenir os respingos de água e encharcamento da vestimenta, muitos colaboradores utilizam um "avental plástico" (normalmente de napa) sobre o uniforme. Foi desenvolvido um equipamento para lavar rapidamente esse avental, introduzindo e tirando verticalmente o avental do dispositivo, como se fosse um "picador de papel". Depois, é só dependurar em local apropriado, fechado com tela contra o acesso de insetos e com ventilador e calor, para promover a secagem dos mesmos.

Estufa para secagem de roupa térmica

O setor de embalagem de produtos congelados tem a sua temperatura entre 8 °C e 15 °C. Os colaboradores que trabalham nesse setor usam roupa térmica (calça e japona), que acabam umedecendo durante o expediente. É preciso ter uma sala com estruturas de cano para dependurar os cabides, e resistência elétrica para que os funcionários possam pendurar, obrigatoriamente, essas roupas antes de ir ao sanitário ou ao refeitório. Essa estufa de roupa térmica serve para secar a roupa, criar conforto ao seu usuário, evitar a contaminação dessas vestimentas e não permitir a transferência dessa contaminação aos produtos. Essa sala deve ter porta de fechamento automático com mola, para permanecer sempre fechada. Essas roupas também devem ser lavadas com frequência tanto quanto necessário.

Lavagem de avental plástico

Muitos setores fazem uso de avental plástico para evitar molhar o uniforme. Alguns colaboradores têm a tendência em colocar esse avental estendido no chão ou "colado" esticado na parede, gotejar cloro e esfregar com vassoura. Essa não é uma prática recomendada. Já existem equipamentos para lavar esse tipo de avental, de fácil uso individual, mas mesmo assim o pessoal de segurança do trabalho deverá fornecer treinamento. Nele, o colaborador coloca o seu avental que será lavado e enxaguado em segundos por escovas horizontais que têm giro com inversão de sentido (ora para cima, ora para baixo). A fábrica deve dispor de um local para que esses aventais possam ser depois dependurados e secos, protegidos contra o acesso de insetos. Esse equipamento torna-se um Ponto de Controle (PC) anexado ao PPHO (Programa de Prevenção de Higiene Operacional) e dentro da empresa, por necessitar ser acompanhado com relação à limpeza, higienização, reposição dos produtos químicos e verificação das escovas para lavação automática dos aventais (Figura 33.9).

Condensação de água no teto

O calor gerado pelas lâmpadas, pelos motores dos equipamentos, pelos próprios colaboradores, pelas trocas de ar entre ambientes e pelas fugas de frio dos túneis e câmaras de estocagem, acaba resultando na formação de gotas no teto do salão de embalagem e, por vezes, no salão de produção. Essa condensação do vapor de água pode permitir que gotas venham a cair nos produtos e contaminá-los. A condensação deve ser removida diariamente durante a limpeza e higienização. Um método preventivo é o de instalar resistências térmicas posicionadas próximas ao forro para evitar que esse problema aconteça ou fazer uso de desumidificadores. Nessas gotas, já foram relatadas a ocorrência de *Listeria monocytogenes*.

Limpeza de caixa d'água e cisterna

Essa limpeza deve ser programada com antecedência, recrutando-se pedreiro, encanador e pintor que possam fazer uma boa inspeção depois da limpeza para identificar pontos que necessitem de remendos e impermeabilização. Dependendo das características físico-químicas da água utilizada, é recomendável fazer essa limpeza a cada seis meses ou anualmente. É importante que uma empresa terceirizada também acompanhe o processo e possa emitir um Certificado de Limpeza para ser anexado ao Plano HACCP.

Controle integrado de pragas

Uma indústria com pátio limpo e com boa drenagem de água, com lixeiras distribuídas estrategicamente, com o local da guarda dos resíduos de peixe bem fechado e limpo, com canaletas e ralos adaptados com telas, tendo janelas com tela mosquiteiro e portas com mola, com calçada lateral em todo o prédio, com a adequada disposição das sobras do refeitório e banheiros, com armadilhas espalhadas externamente por toda a empresa e que passa diariamente por uma rotina de limpeza e higienização, alcançará facilmente um bom nível no controle de pragas. Caixas de papelão e plásticos separados para a reciclagem por terceiros também devem ser colocados em local afastado, seguro e alto do piso, para não atrair insetos e roedores. Paletes sujos ou molhados também devem ser higienizados antes de permanecerem no pátio e ao abrigo da chuva. O Plano HACCP também prevê que na planta baixa da indústria sejam localizados todos os pontos onde serão colocadas externamente as armadilhas com isca artificial, para que o controle de qualidade possa monitorar diariamente e, então, avaliar se está havendo a ocorrência de roedores e insetos, e o grau de infestação. No interior da empresa, é proibido qualquer tipo de armadilha, exceto os atratores luminosos com descarga elétrica (usualmente instalados no gabinete de higieniza-

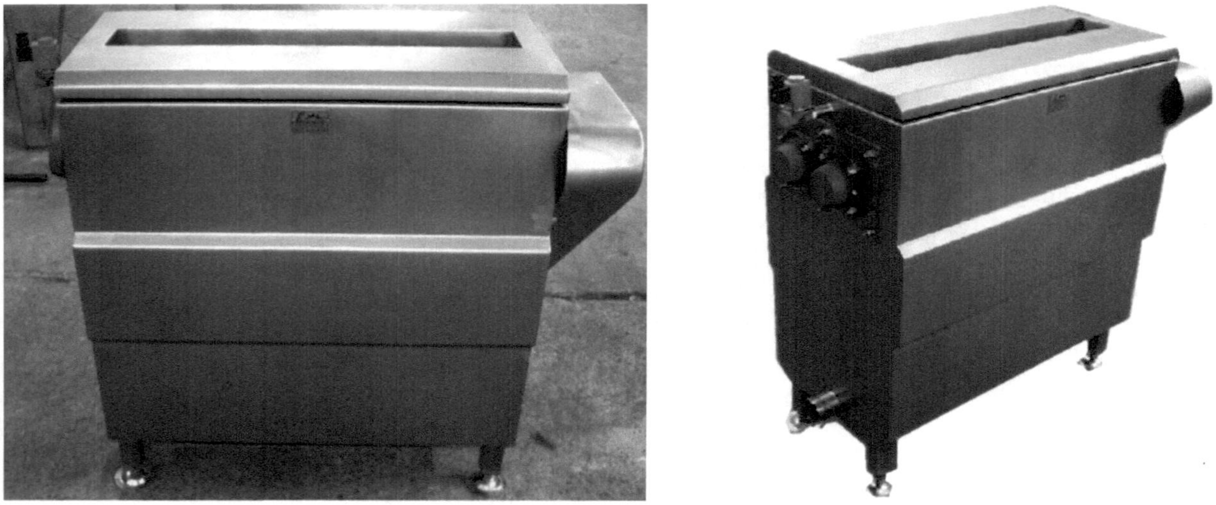

Figura 33.9 ▪ Equipamento para lavagem de avental plástico. (Fonte: Frigomaq.)

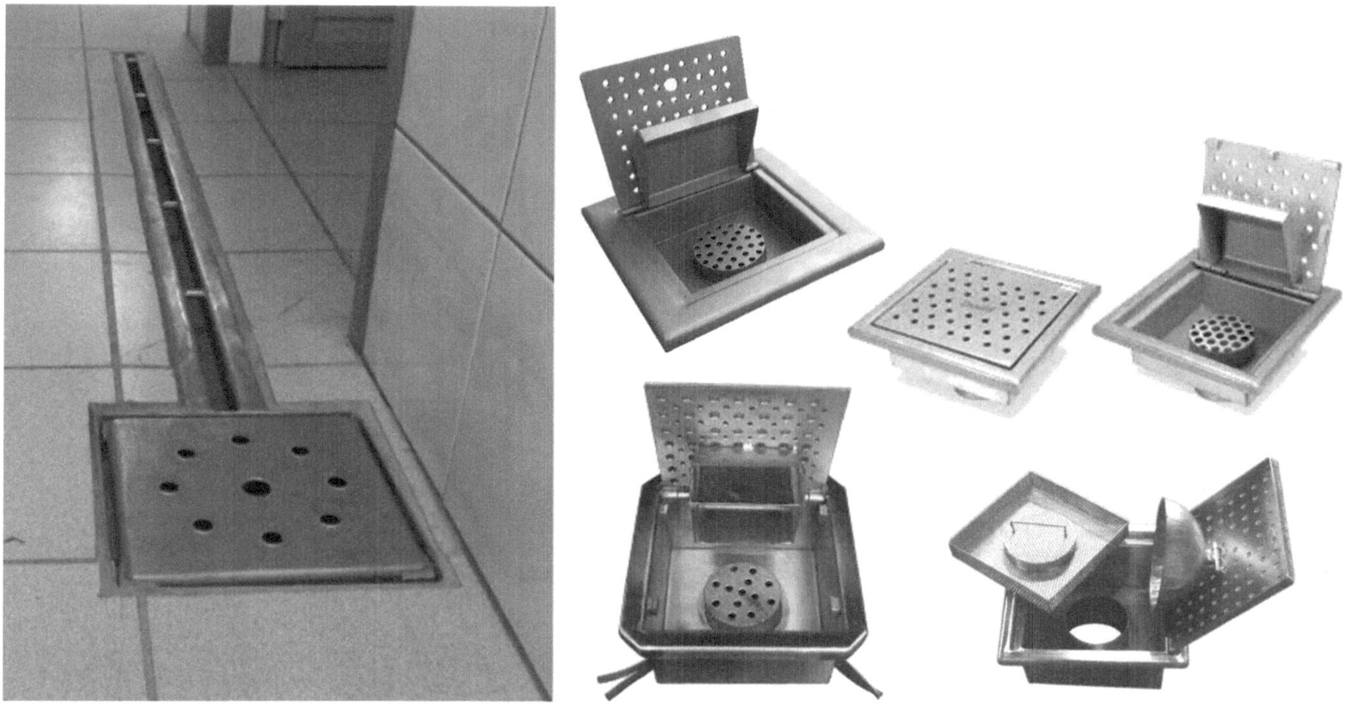

Figura 33.10 ▪ Modelos de ralos em inox no conceito sifonado. (Fonte: Uilians E. Ruivo, RW Inox, Engemaq, ZaMetal.)

ção) e nunca sobre os produtos, assim como fitas ou placas adesivas com feromônio. As empresas especializadas nessa atividade têm uma série de recursos (inclusive ultrassom) e devem usar somente produtos aprovados para esse fim, mas dependem essencialmente das boas práticas de cada indústria para ter efetividade.

Limpeza de pisos

Para se fazer a correta limpeza de canaletas e ralos é preciso que sejam removíveis, e a construção tanto da estrutura metálica como de sua junção com o piso devem ser bem concebidas para durar, não entortar e nem impedir o trânsito de transpaleteiras ou de carrinhos com rodas. Dependendo do volume e grau de utilização da água, o piso, ao invés de canaletas, poderá ter algumas partes rebaixadas com a instalação de ralos. É sempre recomendável discutir isso previamente com o SIF. Como técnica auxiliar na remoção de eventuais "odores de esgoto", já existem produtos naturais a base de bactérias que digerem as sujidades aderidas em encanamentos e outros locais de difícil acesso, e que ajudam a evitar o mau cheiro. Os ralos devem ser construídos em inox dentro do conceito "sifonado" (Figura 33.10).

A escolha malfeita do tipo de piso, o uso concentrado de produtos químicos acima do necessário, bem como o jato de água pressurizada de alta pressão, muitas vezes prejudicam o piso, chegando a desgastá-lo de uma maneira tal que se faz necessária a sua recuperação, para evitar contaminação (respingos de diminutas pedras ou da massa de concreto), conforme Figura 33.11.

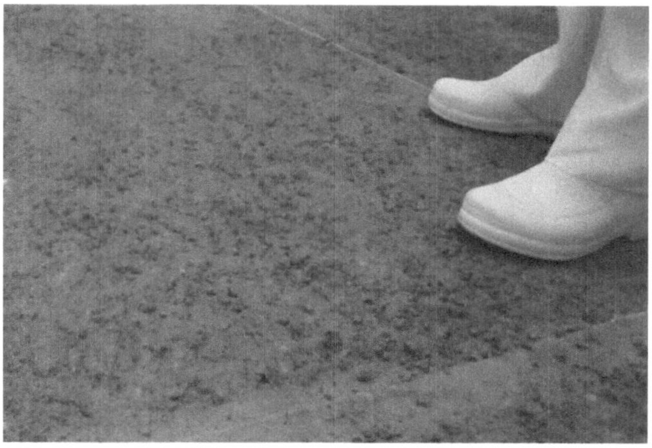

Figura 33.11 ▪ Piso inadequado para a indústria do pescado. (Fonte: Uilians E. Ruivo.)

Checagem da limpeza

É algo que deve ser feito em detalhes pelo controle de qualidade antes do início da atividade no dia seguinte, pelo gerente de produção e, também, pelo gerente industrial, cada um em sua profundidade e corresponsabilidade. Ela se dá tanto visualmente, como esfregando um pano branco sobre a superfície, usando placas de contato com meio de cultura (incubando-as depois em estufa), passando um cotonete esterilizado em superfície de 10 cm^2 (incubando posteriormente em estufa) ou com aparelho de luz ultravioleta. Esse

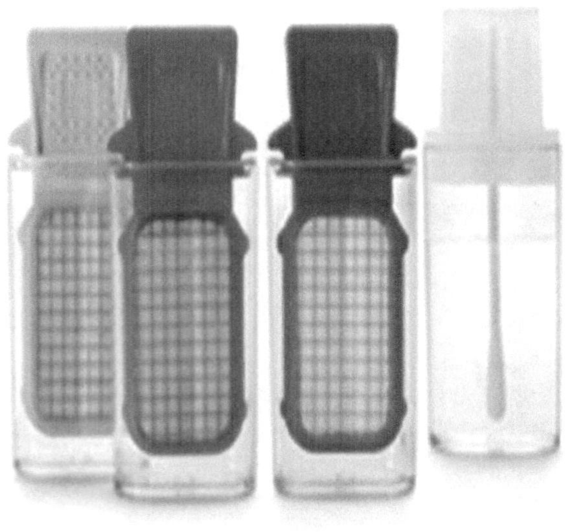

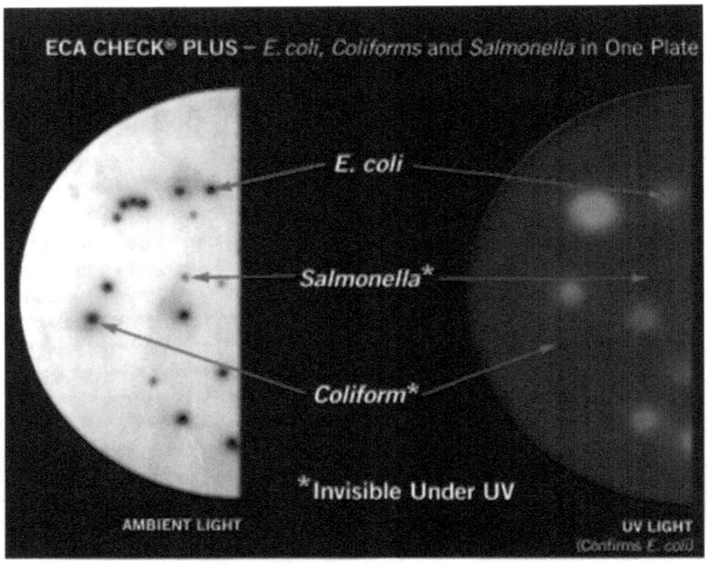

Figura 33.12 ▪ Teste rápido de higienização. (Fonte: Merck e Weber Scientific.)

equipamento capta a bioluminescência da ATP refletida por sujidades e bactérias através de seus sistemas enzimáticos. Um fotômetro associa o nível de sujidade dando a leitura instantânea desses eventuais resíduos. A quantidade de Unidades Formadoras de Colônias (UFC) de mesófilos aeróbios enquadrada como satisfatória é de 50 UFC/cm^2 para superfícies higienizadas, segundo Silva (Figura 33.12).[12]

O meio de cultivo foi desenvolvido e formulado para aumentar a versatilidade e possibilitar clareza, facilidade de uso e interpretação. Para amostras de testes normais de muitos tipos, elas irão crescer, diferenciar, identificar e quantificar *E. coli*, outros coliformes, *Salmonella* spp. e *Aeromonas* spp., enquanto inibem organismos Gram-positivos e alguns outros tipos de Gram-negativos. As instruções especificam um período de incubação de 24 horas. Na verdade, a maioria das amostras pode ser lida com precisão a partir das 18 horas de incubação. A interpretação se dá com o uso de uma lupa de 10× facilitando a leitura precisa dos resultados (Figura 33.13).

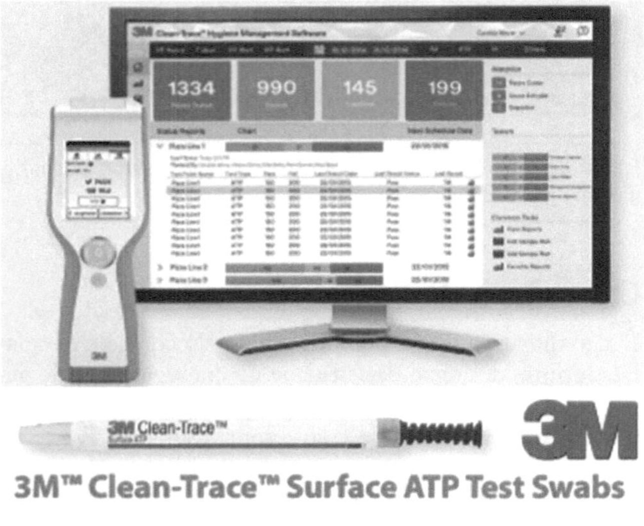

Figura 33.13 ▪ Teste microbiológico (*swab*) rápido de superfície. (Fonte: 3M.)

Considerações finais

Trabalho realizado pela EMBRAPA Suínos e Aves, de Concórdia (SC), em unidade móvel de abate (montada no interior de uma estrutura assemelhada a um container de 40 pés), procurou avaliar a adequação desse sistema e os níveis microbiológicos. Essas unidades são projetadas para o abate e corte/fracionamento de mamíferos, havendo uma específica para peixes. A Nota Técnica elaborada pela EMBRAPA com relação aos resultados microbiológicos nos produtos demonstrou total adequacidade da unidade móvel, em nível melhor ou equiparado aos das indústrias convencionais. Isso demonstra igualmente que os equipamentos, sua forma construtiva e sistema de limpeza e higienização foram adequadamente concebidos.

Para realizar a limpeza e higienização é preciso antes de tudo:

- Remover as sujidades aparentes, escovar, desmontar os equipamentos ou partes críticas deles.
- Estabelecer um plano de como isso será feito, com quais produtos, diluições, métodos, frequência e equipe.
- Executar ou pôr em prática tudo o que foi planejado.
- Validar, ou seja, confirmar se o que foi planejado e executado está dando os resultados esperados.

- Verificar ou auditar, checando não só as planilhas de controle como a frequência da realização e *in loco* checando cada equipamento e setor da indústria.
- Revisar o plano em execução e fazer os eventuais ajustes necessários, explicando aos envolvidos as razões dessas alterações.

Agradecimentos

Os autores agradecem aos seguintes profissionais: Pinheiro ER, Karsten EPS, Milaski I e Renê Romão (lavanderia industrial) pelas valiosas contribuições práticas em higienização industrial.

Referências bibliográficas

1. National Institute for the Foodservice Industry, Applied Foodservice Sanitation. New York: William C Brown Co. 1974; 10:153-68.
2. Belchior F. Higiene começa pela roupa. Revista Nacional da Carne. 2003; 320:68-78.
3. Calil RM. Higiene para todos. Revista Nacional da Carne. 2010; 395:24-5.
4. Código de Boas Práticas, Manual de Higienização da Indústria Alimentar, Direção Geral de Veterinária do Ministério da Agricultura, Portugal; 2008.
5. Ganowiak ZM. Sanitation in marine food industry (Chap. 13). In: Seafood: Resources, Nutritional Composition and Preservation. Sikorski ZE (ed.). Boca Raton: CRC Press. 1991; 248p.
6. Hackney CR, Porter J. Cleaning and Sanitation (Chap. 17). In: The Seafood Industry. Martin RE, Flick G (eds.). New York: An Osprey Book. 1990; 445p.
7. Harvie R. Fish for Food – An introduction to seafood quality and spoilage. Seafood Industry Trainning Organisation (SITO). 1998; 68p.
8. Hull YH, Bruinsma BL, Gorham JR, Nip WK, Tong PS, Ventresca P. Food plant sanitation. New York: Marcel Dekker. 2003; 752p.
9. Leitão MFF. Controle de sanificação na indústria de alimentos. Instruções Técnicas ITAL. 1976; 11:71.
10. Marriott NG. Essentials of food sanitation. New York: Chapman & Hall. 1997; 355p.
11. Sanches SM, Silva CHTP, Vieira EM. Agentes desinfetantes alternativos no tratamento de água. Química Nova na Escola – Atualidades em Química. 2003; 17:8-12.
12. Silva Jr. EA. Manual de controle higiênico sanitário em alimentos. São Paulo: Varela. 1995; 397 p.
13. Stanfield P. Seafood Processing: basic sanitation practices (Chap 32). In: Food Plant Sanitation. Hull YH, Bruinsma BL, Gorham JR, Nip WK, Tong PS, Ventresca P (eds). New York: Marcel Dekker. 2003; 752p.
14. Vasconcelos MAA, Castro AMV, Queiroz ALM, Araújo ELB, Nascimento GSM, Jesus IA, et al. Qualidade higiênico-sanitário de manipuladores de algumas indústrias de alimentos do município de João Pessoa, PB. In: IX Encontro de Extensão, X Encontro de Iniciação à Docência, Universidade Federal da Paraíba, Pró-Reitoria de Graduação, João Pessoa (PB), 09 a 11 de maio de 2007, 5 p. Disponível em: http://www.prac.ufpb.br/anais/IXEnex. Acessado em: 15 abr 2010.

34 Processos Oxidativos Avançados: Ozônio

Alex Augusto Gonçalves

Processos oxidativos avançados

A utilização de oxidantes fortes para o tratamento e desinfecção de água é antiga, sendo que o primeiro trabalho utilizando ozônio como desinfetante foi feito, em 1886, por De Meritens. Entretanto, somente em 1973, durante o primeiro Simpósio Internacional em Ozônio para Tratamento de Águas e Efluentes, foi usada a terminologia *Tecnologias de Oxidação Avançada*, onde utilizaram a combinação de ozônio e radiação ultravioleta para oxidar complexos de cianeto.[17,48]

Os processos oxidativos avançados (POA) têm sido descritos como um conjunto de procedimentos de tratamentos químicos projetados para remover materiais orgânicos e inorgânicos em águas residuais pela oxidação e, também, como alternativa para a remoção de poluentes persistentes e de efluentes com elevada carga orgânica, quando os tratamentos convencionais não alcançam a eficiência necessária. Os POA se baseiam em processos físico-químicos capazes de produzir alterações profundas na estrutura química dos poluentes, e são definidos como processos envolvendo a geração e uso de agentes oxidantes fortes, principalmente radicais hidroxilas (HO•).[2,103] Devido ao elevado poder oxidante dos radicais hidroxilas (2,80 mV), inferior apenas ao flúor (3,03 mV), os POA têm sido utilizados com um interesse crescente. A característica comum de todos os POA é o uso dos radicais livres reativos, principalmente os radicais hidroxilas, que podem ser gerados por meio de reações envolvendo oxidantes fortes, como ozônio (O_3) e peróxido de hidrogênio (H_2O_2), semicondutores, como dióxido de titânio (TiO_2), óxido de zinco (ZnO) e irradiação ultravioleta (UV) em diferentes dosagens, sequências e combinações. Também podem ser utilizados em combinação com a luz UV, garantindo maior eficácia no processo.[2,64,103]

Esses radicais atacam moléculas orgânicas pela abstração de um átomo de hidrogênio ou pela adição às duplas ligações. O mecanismo mais aceito para a degradação de um composto orgânico genérico (R) pelo radical hidroxila pode ser representado de acordo com as Equações 1 a 4.

$$HO\bullet + RH \rightarrow H_2O + R\bullet \quad (1)$$

$$R\bullet + H_2O_2 \rightarrow ROH + HO\bullet \quad (2)$$

$$R\bullet + O_2 \rightarrow ROO\bullet \quad (3)$$

$$ROO\bullet + RH \rightarrow ROOH + R\bullet \quad (4)$$

Esses radicais podem ser produzidos utilizando-se agentes oxidantes como o ozônio, o peróxido de hidrogênio, além da radiação UV, ou de combinações como O_3/H_2O_2, O_3/UV, H_2O_2/UV, O_3/

Nota ao Leitor: Este capítulo apresenta algumas figuras coloridas e para visualizar basta acessar o QR *code* disponível na página XIX, "Material Suplementar".

H_2O_2/UV, e da combinação de peróxido de hidrogênio com íons ferrosos no chamado Reagente de Fenton.[2,103]

Ozônio

O ozônio (O_3) é uma forma alotrópica de oxigênio (O_2), ou seja, é composto dos mesmos átomos, porém combinados de forma diferente. A diferença é a presença de três átomos de oxigênio, enquanto o "oxigênio comum" tem apenas dois átomos, sendo por isso considerado como oxigênio enriquecido (O_3). Além disso, o ozônio em baixo peso molecular (PM = 48) e seus três átomos de oxigênio são arranjados em cadeia.[17,26,37-45,93]

O processo de ozonização vem sendo utilizado há muito tempo na Europa com a proposta de desinfecção de água potável. Um grande número de aplicações comerciais têm sido encontradas, incluindo o engarrafamento de água, esterilização das águas de piscinas públicas, prevenção de sujidades em torres de resfriamento e tratamento de efluentes,[26,41,45,86,97] no entanto, no Brasil, o uso do ozônio para esse ou outros fins, é inexpressivo. Em 1997, o ozônio recebeu, nos Estados Unidos, a classificação GRAS (*Generally Recognized as Safe* – geralmente reconhecido como seguro) e, em 2001, o órgão Food and Drug Administration (FDA) oficializou o ozônio para uso na indústria de alimentos, assim como para contato direto no alimento, incluindo os produtos cárneos e pescado.[27,28,41]

No Brasil, o cloro ainda é o sanificante mais utilizado nas indústrias de alimentos, seja no tratamento de água quanto na higienização de alimentos. Porém, durante essas operações, pode ocorrer formação de compostos tóxicos pela reação do cloro com outras substâncias, produzindo contaminantes indesejáveis. Esses compostos acabam sendo liberados na água, sendo mutagênicos e carcinogênicos, afetando a saúde humana e contaminando o meio ambiente.

Como o ozônio é formado?

A produção de ozônio ocorre, geralmente, pela ventilação de descargas elétricas de alta tensão no ar ou no oxigênio puro.[40-42,93] Essa radiação afeta o oxigênio diatômico que se encontra na atmosfera, promovendo a formação de átomos de oxigênio livre. O radical livre de oxigênio resultante reage com outros oxigênios diatômicos para formar a molécula triatômica do ozônio (Figura 34.1). Contudo, para quebrar a ligação O=O uma grande quantidade de energia é necessária.[6,17,26,41,54,86]

Os métodos utilizados para geração de ozônio são radiação ultravioleta (comprimento de onda 188 nm) e a descarga corona. Comercialmente, o método de descarga por efeito corona é o mais usado.[6,26,40,41,45]

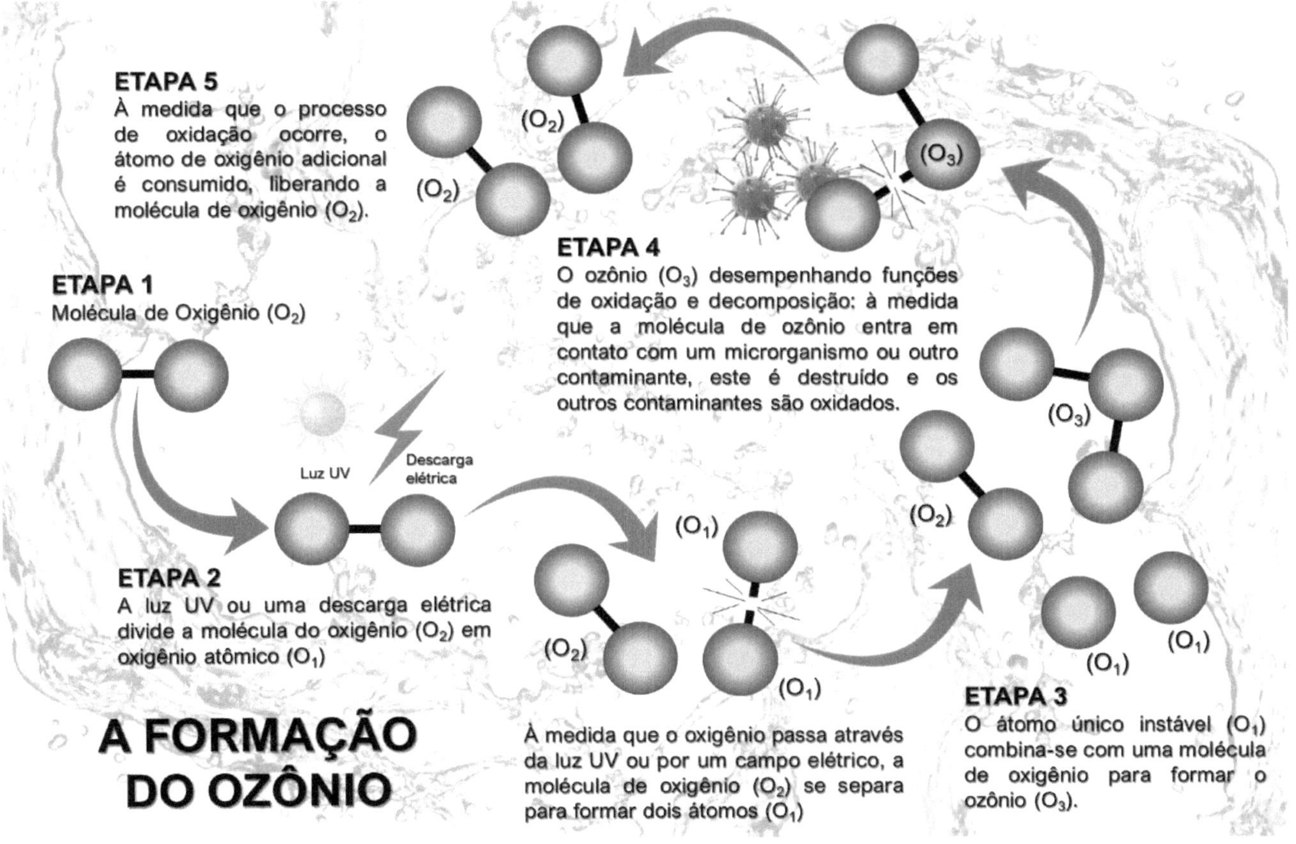

Figura 34.1 ▪ Diagrama geral da formação do ozônio:[41] formação da molécula triatômica do ozônio que por ser altamente instável libera um átomo de oxigênio ao encontrar qualquer forma de matéria orgânica oxidável. (Cortesia de Alex Augusto Gonçalves.)

Método através de descarga por efeito corona

O equipamento empregado para esse processo de formação de ozônio é constituído por dois eletrodos de descarga corona, um de alta tensão elétrica e o outro de baixa tensão elétrica (Figura 34.2), separados por um meio dielétrico de cerâmica, onde a descarga elétrica é aplicada. Quando os elétrons dos átomos de oxigênio da molécula de oxigênio adquirem energia cinética suficiente (aproximadamente 6-7 eV), os átomos se dissociam e, ao colidirem com as moléculas de oxigênio íntegras, formam a molécula de ozônio.[40,41,45]

No caso de se empregar o ar atmosférico através do gerador, a produção de ozônio chega de 1% a 4%, e ao se utilizar oxigênio puro, os rendimentos podem alcançar de 6% a 14%. No entanto, a concentração de ozônio não pode ser aumentada para além do ponto em que as taxas de formação e destruição se equilibram. Além disso, o gás ozônio não pode ser armazenado, uma vez que se degrada espontaneamente, retornando para átomos de oxigênio livre.[45] As vantagens do método de descarga corona são: possibilidade de produção de altas concentrações de ozônio; ser adequada para aplicações em soluções aquosas; promover a remoção rápida de odores orgânicos; e o equipamento pode permanecer por alguns anos sem manutenção.

Método através de luz ultravioleta

Esse método é baseado na conversão do oxigênio em moléculas de ozônio pela luz ultravioleta no comprimento de onda de 188 nm (Figura 34.3). Essa tecnologia é menos eficiente do que a descarga por efeito corona, e é mais facilmente realizada a baixas temperaturas. O gás ozônio formado, após certo período de tempo, é degradado espontaneamente em oxigênio.[40,41] As vantagens do método que emprega luz ultravioleta sobre o de descarga por efeito corona são: a simplicidade do equipamento, menor custo, a saída do ozônio dificilmente é afetada pela umidade e menos formação de subprodutos.

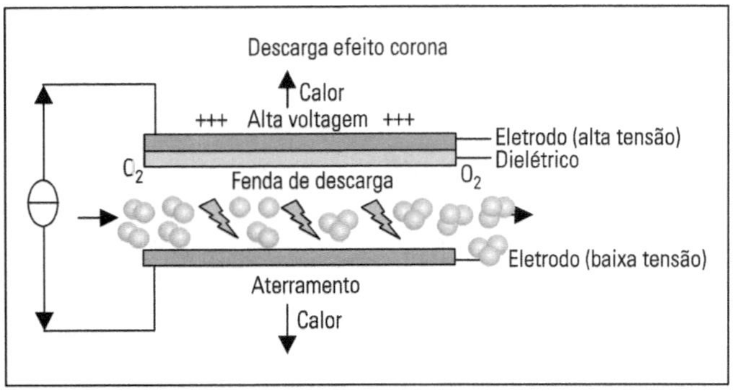

Figura 34.2 ▪ Esquema do método de descarga por efeito corona: o oxigênio é forçado entre duas placas de alta voltagem para estimular a descarga corona. O oxigênio é quebrado e recombinado na forma de ozônio.[40]

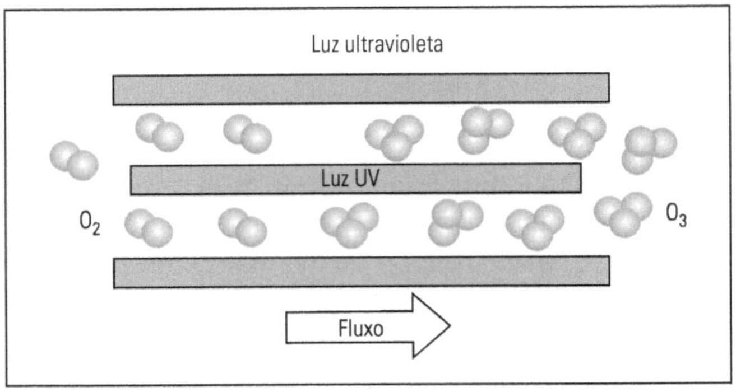

Figura 34.3 ▪ Método de produção de ozônio pela ação da luz ultravioleta: o oxigênio transforma-se em ozônio após contato com a luz UV.[40]

Histórico do emprego de ozônio

O ozônio tem sido utilizado continuamente no tratamento de água potável há mais de 100 anos. Sua utilização teve início em Nice (França) nos anos 1906, a partir de onde se difundiu para as diversas plantas de tratamento de água do mundo.[83] Na indústria de alimentos, a utilização de ozônio ainda não está amplamente difundida, porém, após o reconhecimento concedido pelo FDA como uma substância segura, quando usado em conformidade com boas práticas de fabricação, a multifuncionalidade do ozônio tornou-se um agente promissor.[40,41]

O ozônio foi utilizado pela primeira vez nos Estados Unidos em 1908, com crescimento mínimo até 1985. Em 1980, havia menos de dez centrais de tratamento de ozônio conhecidos. No entanto, nas últimas duas décadas, mais de 300 estações de tratamento com ozônio foram concebidas, construídas e estão em operação para atender desinfecção, desinfecção de subprodutos (*disinfection by-products* – DBP's), sabor e odor, cor, microcoagulação (microfloculação), sulfeto de hidrogênio e outras necessidades de tratamento de água potável.[36] Desde 1920, cientistas têm tentado tirar proveito das características da desinfecção de longo alcance do ozônio (como retardar a decomposição ou como melhorar a segurança dos produtos da pesca). Os recentes avanços na eletrônica e tecnologia de geração de ozônio têm permitido o desenvolvimento de novas linhas de geradores compactos de ozônio.

Propriedades e características do ozônio

O ozônio é um dos oxidantes mais poderosos do que aqueles conhecidos e, por esta razão, tem uma forte capacidade de desinfecção e esterilização. Suas propriedades desinfetantes são superiores aos de oxigênio, ou seja, é um poderoso germicida que destrói todas as classes de bactérias e fungos, não permitindo o seu desenvolvimento (Tabela 34.1).

A alta reatividade química do ozônio está relacionada ao fato de que sua configuração eletrônica estável impele a procura de elétrons de outras moléculas. Durante a reação

TABELA 34.1 Propriedades do ozônio *vs.* oxigênio.[40,45]

Propriedades	Ozônio	Oxigênio
Fórmula molecular	O_3	O_2
Peso molecular	48 g/mol	32 g/mol
Cor	Luz azulada	Incolor
Cheiro	Semelhante a roupa, após serem retiradas do armário; equipamentos de fotocópia; cheiro após tempestades	Inodoro
Densidade	2,141 kg/m³	1,429 kg/m³
Solubilidade em água (LO_3/LH_2O)	0,64 (190 mg/L)	0,049 (14,6 mg/L)

com outras moléculas, o ozônio é destruído. Os produtos finais da oxidação da molécula orgânica com ozônio são o dióxido de carbono e a água.[13,14,17,93,104] Ao contrário de outros agentes biocidas, como cloro, o tempo necessário para fazer a desinfecção é menor (Tabela 34.2). Por esse motivo, é muito eficaz na destruição de microrganismos resistentes ao cloro devido a um poder de reação três mil vezes superior ao mesmo, que o transforma em um eventual agente biocida tanto para o tratamento da água como para o tratamento de ar em câmaras com atmosferas fechadas.[11,26,41]

Por outro lado, sua forte capacidade oxidante o torna muito adequado para o tratamento da água com alto conteúdo orgânico (Tabela 34.3). Sobre essa forma, um tratamento de resíduos orgânicos com ozônio pode ser considerado mais rápido e eficaz que outros tratamentos com cloro ou peróxido de hidrogênio.[13,53,86]

TABELA 34.2 Ozônio *vs.* cloro.[22,45]

Ação na água	Cloro	Ozônio
Potencial de oxidação (Volts)	1,36	2,07
Desinfecção: ▪ Bactéria ▪ Vírus	 Moderado Moderado	 Excelente Excelente
Ambientalmente amigável	Não	Sim
Remoção de cores	Bom	Excelente
Formação de compostos cancerígenos	Suscetível	Não suscetível
Oxidação de compostos orgânicos	Moderado	Alto
Microfloculação	Não	Moderado
Efeito do pH	Variável	Baixo
Meia-vida em água	2-3 h	20 min
Perigos potenciais: ▪ Toxicidade por contato com a pele ▪ Toxicidade por inalação	 Alto Alto	 Moderado Alto
Complexidade	Baixo	Alto
Custo de capital	Baixo	Alto
Custo mensal	Moderado-alto	Baixo
Pré-tratamento do ar	Não	Extensa

TABELA 34.3 Potencial oxidativo de vários reagentes.[45]

Agente oxidante	Potencial de oxidação (mV)	Poder reativo de oxidação
Flúor	3,06	2,25
Ozônio	2,07	1,52
Peróxido de hidrogênio	1,77	1,30
Ácido hipoclórico	1,49	1,10
Cloro gasoso	1,36	1,00

Além disso, o tratamento com ozônio não é exclusivo e pode ser combinado com a utilização de peróxido de hidrogênio ou a radiação ultravioleta, melhorando ainda os resultados pelo efeito sinérgico.[53] Outra das propriedades surpreendentes do ozônio é a capacidade de absorção de sabores e odores estranhos na água. Isto se deve simplesmente à rápida destruição dos compostos orgânicos responsáveis pelo cheiro. Da mesma maneira, o ozônio tem um papel desodorizante do ar.[88] Em águas, também é útil para a eliminação de metais pesados como o ferro e o manganês que precipitam rapidamente na forma de óxido.

Em condições normais de pressão e temperatura, o ozônio é instável. Essa instabilidade aumenta com a temperatura e umidade, chegando ao total de mais de 200 °C. Pelo contrário, o seu maior grau de estabilidade chega à –50 °C e 38 mmHg de pressão, em outras palavras, uma vigésima parte da pressão atmosférica. À temperatura ambiente, o ozônio ataca lentamente composto orgânico saturado. Essa capacidade ofensiva aumenta a temperaturas ≤ 78 °C.[4,45]

O ozônio tem meia-vida maior no estado gasoso que em solução aquosa. Na água pura, o ozônio não se degrada rapidamente a oxigênio, e ainda mais rapidamente em soluções impuras. A solubilidade do ozônio na água é 13 vezes a de oxigênio a 0-30 °C, e é progressivamente mais solúvel em água mais fria. A decomposição do ozônio é mais rápida em água com altas temperaturas.[41,45,102]

A solubilidade do ozônio depende da temperatura da água e concentração do ozônio na fase gasosa (Tabela 34.4). As propriedades de maior interesse do ozônio são sua solubilidade em água e sua estabilidade nos meios líquidos e gasosos, uma vez que são aqueles que permitem sua aplicação como desinfetante.[41,45] A concentração final do ozônio na água é função da tecnologia de geração de ozônio, da concentração na fase gasosa, da pressão do gás, da temperatura da água e da tecnologia de transferência gás/líquido.

Propriedades antimicrobianas do ozônio

O ozônio age por oxidação direta ou indireta, pela ozonólise e pela catálise. As três principais vias de ação ocorrem da seguinte forma:[13,93]

- Reações de oxidação direta do ozônio, resultantes da ação de um átomo de oxigênio, são típicas de primeira ordem com reações de elevado potencial redox.
- Nas reações de oxidação indireta do ozônio, a molécula de ozônio se decompõe para formar radicais livres (radicais hidroxilas) que reagem rapidamente para oxidar compostos orgânicos e inorgânicos.
- O ozônio pode igualmente agir por ozonólise, pela fixação de moléculas nos átomos de ligação dupla, produzindo duas moléculas simples com diferentes propriedades e características moleculares.

A segurança do ozônio

Até agora, o cloro tem sido o sanificante escolhido na indústria de processamento de alimentos, seja por eficácia, por razões econômicas ou, ainda, pela existência de uma legislação específica. Mas especialistas partilham uma preocupação crescente quanto aos subprodutos perigosos (como tri-halometanos ou dioxinas), que são produzidos quando o clo-

TABELA 34.4 Meia-vida do O_3 *vs.* temperatura.[40,45]

Forma gasosa		Dissolvida em água (pH 7)		Solubilidade (v/v)	
Temperatura (°C)	Meia-vida*	Temperatura (°C)	Meia-vida	Temperatura (°C)	(LO_3/LH_2O)
–50	3 meses	15	30 min	0	0,640
–35	18 dias	20	20 min	15	0,456
–25	8 dias	25	15 min	27	0,270
20	3 dias	30	12 min	40	0,112
120	1,5 h	35	8 min	60	0
250	1,5 s	–	–	–	–

*Estes valores são baseados somente na decomposição térmica. Nenhum efeito paralelo, como umidade, carga orgânica ou outros efeitos catalíticos são considerados.
(v/v): volume/volume.

TABELA 34.5 Níveis de referência de exposição ao ozônio.[40]

Instituição	Máxima concentração permitida no ar (ppm ou mg/L)	Tempo de exposição de humanos ao ar ozonizado
Food and Drug Administration (FDA)	0,05	8 h
Occupational Safety and Heath Administration (OSHA)	0,10	8 h
National Institute of Occupational Safety and Health (NIOSH)	0,10	Permanente
Environmental Protection Agency (EPA)	0,08	8 h
Ministério do Trabalho e Emprego (Brasil) – Portaria nº 3.214/78	0,08	48 h/semana

ro reage com a matéria orgânica encontrada na água. Estes subprodutos são conhecidos como cancerígenos e, quando encontrados na água potável, seus níveis são estritamente regulamentados pela EPA.[6,11,47,60]

Quando o ozônio reage com a matéria orgânica não há a formação de qualquer subproduto tóxico. De fato, a água em que é liberado o ozônio pode ser filtrada e mesmo reutilizada (boa notícia para reduzir a quantidade de água em uma planta industrial). Além disso, os sistemas de lavagens com água clorada exigem sistemas de transporte e armazenagem das substâncias químicas tóxicas e potencialmente perigosas.[11,13]

O ozônio por si só não é tóxico em baixas concentrações, mas é um gás irritante com efeitos tóxicos para o homem. Ozônio é tóxico por via inalatória, mas nunca foram observados efeitos indesejáveis se prestado corretamente por outras vias (efeitos secundários devido a erros na técnica de abastecimento, na maior parte dos casos), nas doses adequadas (1-40 mg/mLO_2) e dentro dos limites de exposição estabelecidos na legislação (Tabela 34.5). A dose fornecida não tem que ser maior do que a capacidade de prevenir a acumulação do ânion superóxido e peróxido de hidrogênio por parte das enzimas antioxidantes (superóxido desmutase e catalase). O ozônio provoca a formação de radicais livres em pH > 8, porém, no pH mais baixo, o mecanismo da reação iônica predomina (ozonólise) e gera a produção de peróxido.[6,45,47,93]

Vantagens e limitações

A tecnologia do ozônio tem várias vantagens significativas sobre suas alternativas químicas: i) pode ser gerado no local; ii) é um dos mais ativos agentes oxidantes, prontamente disponível; iii) decompõe rapidamente em oxigênio sem deixar resíduos; iv) as reações não produzem compostos halogenados tóxicos; v) age mais rapidamente e mais completamente do que os outros agentes comuns de desinfecção; e vi) reage com rapidez e eficácia em todas as estirpes de vírus.[17,41,48,102]

O ozônio possui muitas vantagens:[6,11,41,53,93]

1) É o mais forte oxidante e desinfetante disponível comercialmente para o tratamento de soluções aquosas e misturas gasosas contaminadas com poluentes oxidáveis e/ou microrganismos.
2) Embora apenas parcialmente solúvel em água, é suficientemente solúvel e estável, assim suas propriedades de oxidação e/ou desinfecção podem ser utilizadas com grande vantagem.
3) Quando o ozônio faz seu trabalho de oxidação/desinfecção ou quando se autodecompõe, o subproduto do ozônio é o oxigênio, e reage com uma grande variedade de compostos orgânicos, embora a taxas sejam variáveis.
4) Subprodutos orgânicos oxidados da ozonização são os compostos que contêm o oxigênio. Compostos orgânicos halogenados não podem ser produzidos durante a ozonização, a menos que o íon brometo esteja presente. A capacidade do ozônio em produzir compostos "livres de bromo" por oxidação do íon brometo é uma vantagem no tratamento de piscinas e torres de resfriamento.
5) O manuseio do ozônio é seguro, e como não pode ser armazenado, deve ser gerado e utilizado no local. No caso do ozônio ser liberado, o mesmo pode ser detectado, cessando o fluxo de corrente elétrica para o gerador de ozônio e também a produção adicional de ozônio.

Porém, o ozônio também possui algumas limitações, como:[22,40,41]

1) Alto custo de capital em comparação com outras técnicas de oxidação/desinfecção, devido ao fato do ozônio ter que ser gerado no local, eliminando assim o costume de centralizar os produtos químicos produzidos.
2) Atualmente, a mais econômica forma de geração de ozônio em quantidades comercialmente significativas (por descarga corona) é um processo elétrico ineficiente devido ao fato que mais de 75% da energia elétrica enviada para um gerador de descarga corona é transformada em calor e luz. Além disso, o principal custo operacional de produção de ozônio é a energia elétrica. Mesmo tendo em conta essa realidade, o ozônio pode ser e é, muitas vezes, mais eficiente em termos de custos que técnicas de tratamento alternativo. No entanto, o ozônio só poderá ser utilizado onde existe energia elétrica.

3) Enquanto o ozônio é um potente oxidante e pode reduzir níveis bacterianos em culturas puras, a utilização nas operações de processamento de alimentos, onde existem bactérias no material orgânico, é mais difícil.
4) Desde que o ozônio é considerado o mais poderoso agente oxidante disponível, também é potencialmente o mais perigoso dos oxidantes. Esse risco foi reconhecido nas fases iniciais das pesquisas e novas técnicas foram desenvolvidas para garantir a ausência de acidentes.

Resumo cronológico da aplicação na indústria do pescado

O uso de ozônio na indústria do pescado teve como objetivo inicial ampliar a vida de prateleira de produtos armazenados em gelo. Ao longo dos anos, os equipamentos de geração e o conhecimento mais aprofundado de suas aplicações tornaram viáveis as aplicações de água ozonizada no processamento do pescado (Figura 34.4).

Desde a década de 1980 até o presente, os pesquisadores se interessaram na aplicação do ozônio na indústria de alimentos, por melhorar a segurança microbiológica, a qualidade e a melhoria da vida útil. Algumas dessas publicações (revisões) sobre o uso do ozônio no processamento de alimentos são apresentadas na Tabela 34.6.

Aplicação na indústria do pescado

O ozônio (O_3) já está sendo utilizado na aquicultura e na indústria de pescado, e tem demonstrado ser promissor como sanitizante e para melhorar as qualidades sensoriais, apesar de uma maneira predominantemente experimental.[36,37,40,41,87,101]

A utilização do ozônio na sanificação do pescado pode ser limitada pela variabilidade na concentração durante a operação e os seus potenciais perigos para a saúde. Aparentemente, esse é um sistema difícil de controlar nas plantas processadoras de pescado. Alguns autores recomendam o ozônio como um sanitizante só para contato de superfícies limpas, mas não podem recomendar a sua utilização em pescado *in natura*, especialmente aqueles com alto teor de gordura.[22,41] Por outro lado, outros autores recomendam o uso de ozônio para aumentar a vida de prateleira (*shelf life*), seja em água de lavagem ou na fabricação de gelo em escamas ou gelo líquido.

A Tabela 34.7 resume os dados da literatura (em ordem cronológica) de algumas aplicações de ozônio no processamento de pescado.

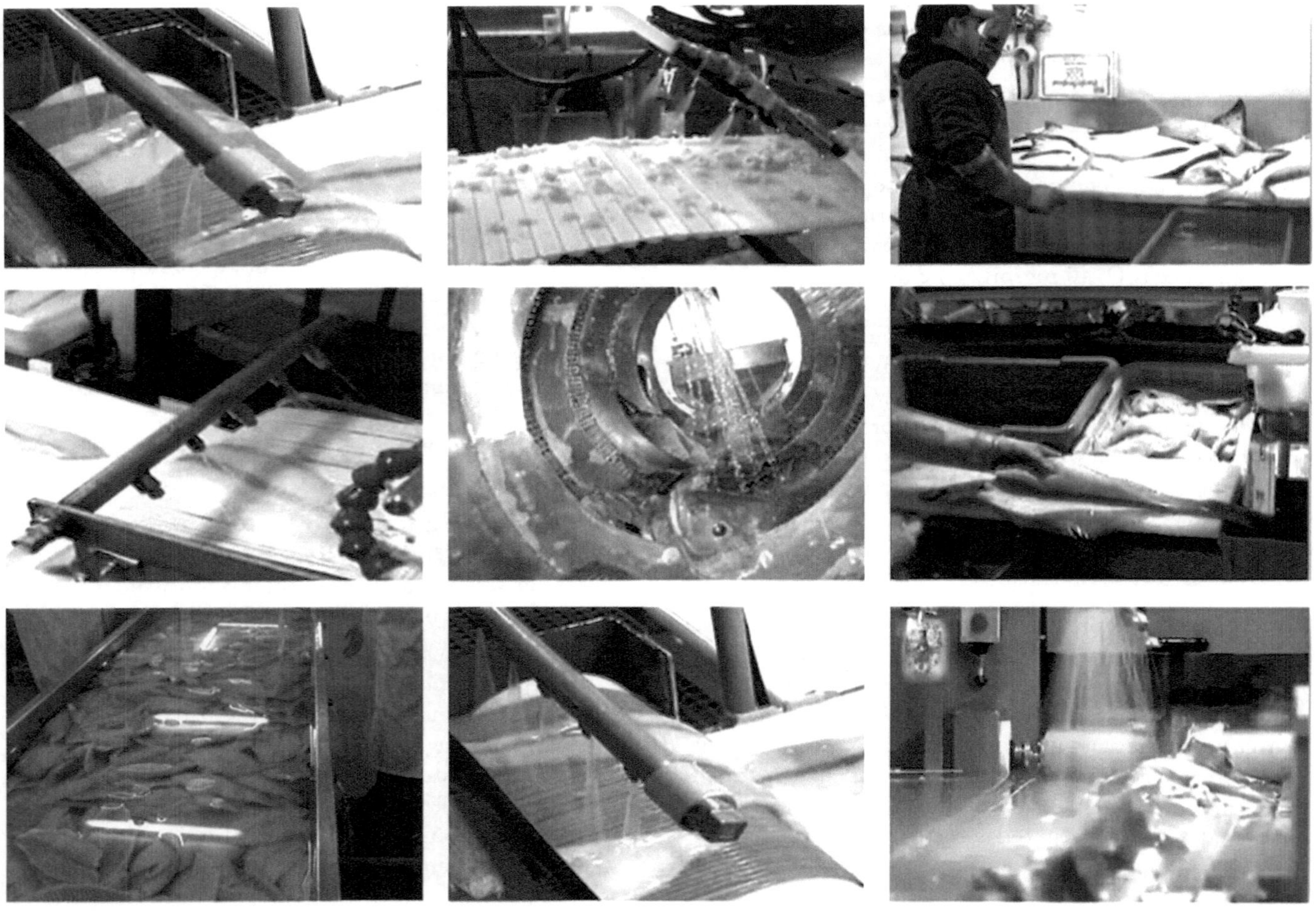

Figura 34.4 ▪ Diferentes aplicações de água ozonizada no processamento do pescado.

TABELA 34.6 Publicações sobre o uso de ozônio na indústria de alimentos.

Ano	Documento	Referência
1982	Handbook of ozone technology and applications (livro)	Rice e Netzer (1982)
1982	Review of the applications of ozone for increasing storage times of perishable foods (artigo)	Rice *et al.* (1982)
1997	Use of ozone in the fish industry (ficha de informação técnica)	Seafish (1997)
1999	Application of ozone for enhancing the microbiological safety and quality of foods: a review (artigo)	Kim e Yousef (1999)
2001	Use of ozone in seafood processing (artigo)	Nelson (2001)
2004	Sanitizer, disinfectant for seafood processing (artigo)	Flick (2004)
2004	Use of ozone in the food industry (artigo)	Guzel-Seydim *et al.* (2004)
2005	Improving the quality of raw fishery products (artigo)	Jancke (2005)
2005	Applications of ozone, bacteriocins, and irradiation in food processing: a review (artigo)	Mahapatra *et al.* (2005)
2006	Ozone as an alternative disinfectant – a review (artigo)	Wysok *et al.* (2006)
2006	Ozone contribution in food industry in Japan (artigo)	Naito e Takahara (2006)
2007	Use of ozone in food industries for reducing the environmental impact of cleaning and disinfection activities (artigo)	Pascual *et al.* (2007)
2007	El ozono como agente antiséptico en la industria pesquera (artigo)	Gonçalves e Paiva (2007)
2008	Ozone – clean technology in the fishery industry (artigo)	Gonçalves e Paiva (2008)
2009	Ozone – an emerging technology for the seafood industry (artigo)	Gonçalves (2009)
2011	Some ozone applications in seafood (artigo)	Blogoslawski e Stewart (2011)
2011	Ozone technology in the food industry (capítulo de livro)	Gonçalves e Kechinski (2011)
2012	Ozone in food processing (livro)	O'Donnell *et al.* (2012)
2012	Ozone in seafood processing (capítulo de livro)	Naito (2012)
2014	A review on application of ozone in the food processing and packaging (artigo)	Nath *et al.* (2014)
2014	Potencialidade do uso de água ozonizada no processamento de peixes (artigo)	Silva e Gonçalves (2014)
2015	Ozone technology in food processing: a review (artigo)	Prabha *et al.* (2015)
2016	Ozone as a safe and environmentally friendly tool for the seafood industry (artigo)	Gonçalves (2016)
2016	Aplicação de *sprays* de ozônio como estratégia para melhorar a qualidade e segurança microbiológica do pescado (artigo)	Geraldo Neto e Gonçalves (2016)
2017	Application and kinetics of ozone in food preservation (artigo)	Pandiselvam *et al.* (2017)
2017	A comprehensive overview of the utilization of ozone in food processing (artigo)	Srinath and Swaroopa (2017)
2017	Fish processing by ozone treatment – is further investigation of domestic application needful? (artigo)	Okpala (2017a)
2017	Home ozone processing: protecting healthful lipids in seafood (artigo)	Okpala (2017b)
2017	Ozone delivery on food materials incorporating some bio-based processes: a succinct synopsis (artigo)	Okpala (2017c)
2017	Ozone in the food industry: principles of ozone treatment, mechanisms of action, and applications. An overview (artigo)	Brodowska *et al.* (2017)
2020	Ozone application in seafood processing (capítulo de livro)	Gonçalves (2020)

TABELA 34.7 Resumo dos dados da literatura – aplicação de ozônio no processamento de pescado.[41]

Proposta	Espécie	Tratamento	Resultados e conclusões	Referência
Efeito do tratamento do ozônio na preservação de peixe fresco	Cavala (*Trachurus trachurus*)	Água ozonizada (0,6 ppm) por 30-60 min; e 3% NaCl + ozônio (0,6 ppm), 5 °C, 30-50 min	Mofos, leveduras e bactérias aeróbicas foram eliminadas após o tratamento com ozônio. A solução salina ozonizada também diminui as contagens bacterianas viáveis. O tempo de armazenamento foi prolongado em 1,2~1,6 vezes, pelo tratamento com O_3 uma vez a cada 2 dias	Haraguchi *et al.* (1969)
Efeito da água ozonizada na qualidade e estabilidade do salmão	Salmão (*Oncorhynchus nerka*)	Água clorada (2 mg/L^{-1}) e água ozonizada (0,86 e 2,32 mg/L^{-1}), e armazenamento com gelo ozonizado (0,86 e 2,32 mg/L^{-1}) por 21 dias	O ozônio foi igualmente eficaz quando comparado ao cloro	Lee and Kramer (1984)
Gelo ozonizado *vs.* qualidade do camarão	Camarão	Gelo ozonizado (0,5 e 2 mg/L^{-1}) armazenado por 17 dias	O gelo ozonizado não teve efeito na vida útil do camarão (aumentou 1-2 dias) e não teve efeito na incidência de melanose – o principal problema era se o gelo continha ozônio residual	Dewitt *et al.* (1984)
O efeito do ozônio na esterilização da água em diferentes condições na indústria de produtos congelados	Camarão	Ozonização em diferentes temperaturas 0 °C (0-1,63 mg/L^{-1}), 5 °C (0-1,49 mg/L^{-1}), 15 °C (0-1,02 mg/L^{-1}), 25 °C (0-0,58 mg/L^{-1})	O efeito de esterilização do ozônio sobre as bactérias na carne de camarão não foi eficaz. O tratamento por 1 hora de lavagem reduziu a *E. coli* na carne de camarão em 98,5%	Chen *et al.* (1987)
O efeito do ozônio sobre a vida útil do bacalhau fresco em gelo	Bacalhau-do--atlântico (*Gadus morhua*)	1) controle (armazenada em gelo em escamas); 2) lavadas por 1 min com 500 mL de água ozonizada (0,6 mg/L^{-1}), suspensas por suas caudas, em seguida armazenadas em gelo em escama; e 3) armazenadas em gelo ozonizado (cubos de 5 cm)	A vida útil (avaliada por testes sensoriais, químicos e microbiológicos) não foi suficientemente estendida por nenhum dos tratamentos	Ravesi *et al.* (1987)
Estudar a solubilidade e estabilidade do ozônio na fase líquida e seu efeito na inativação de algumas cepas bacterianas na carne de camarão	Camarão (*P. monodon*)	Solução 2% NaCl; extrato de carne de camarão 1%; ozônio (5,2 mg/L^{-1}, 5 °C e 25 °C, 120 min)	Entre nove cepas bacterianas testadas, *Salmonella typhimurium* foi a mais resistente ao ozônio. A imersão do camarão em solução salina + ozônio não induziu mutagênicos. O ozônio exibiu a mesma taxa de decomposição (2,7% por min) no extrato de carne de camarão a 5 °C e 25 °C	Chen *et al.* (1992)
Efeito do gelo tratado com cloro e ozônio no armazenamento de bacalhau	Bacalhau	Bacalhau eviscerado + gelo ozonizado (2 mg/L^{-1}) ou gelo clorado (20 mg/L^{-1} e 80 mg/L^{-1}) + armazenamento (2 °C) por 12 dias	Nem o gelo tratado com ozônio ou tratado com cloro tiveram efeito significativo na qualidade microbiológica ou sensorial do bacalhau eviscerado	Watson (1996)

(continua)

TABELA 34.7 Resumo dos dados da literatura – aplicação de ozônio no processamento de pescado.[41] (continuação)

Proposta	Espécie	Tratamento	Resultados e conclusões	Referência
A eficácia da ozonização no controle de bactérias desde o momento em que o peixe foi capturado até o descarregamento na planta de processamento	Peixe-vermelho (*Sebastes* spp.)	Não está clara a concentração de ozônio utilizada	O uso de gelo ozonizado a bordo deve ser usado imediatamente após a captura para diminuir as contagens bacterianas iniciais, e o tratamento intermitente e contínuo durante o armazenamento torna-se eficaz para prolongar a vida útil	Kötters *et al.* (1997)
O efeito da dosagem de ozônio no armazenamento de bacalhau e cavala em um tanque com água do mar resfriada (RSW) em escala piloto	Bacalhau e cavala	Tanque com RSW (12 mg/L^{-1} a cada 48 h)	O ozônio não teve efeito significativo na qualidade sensorial ou microbiológica do peixe. A alta concentração de material orgânico (sangue, muco, escamas etc.) na RSW neutralizou o ozônio antes que ele tivesse a chance de reagir com o peixe	Watson (1997)
O efeito sobre a qualidade sensorial e microbiana de peixes armazenados a frio contendo nível muito alto de ozônio	Bacalhau e cavala	Armazenamento frio (0 °C) contendo 2 mg/L^{-1} O_3 por 11 dias	O gás ozônio não teve efeito significativo sobre a qualidade sensorial e microbiológica do bacalhau ou da cavala armazenados em gelo. A exposição direta prolongada ao ozônio danificou o tecido branquial dos dois peixes, causando odor atípico	
A eficácia do ozônio gasoso na qualidade sensorial, microbiana e físico-química do peixe	Carapau ou xixarro fresco (*T. trachurus*)	Ozônio gasoso (0,328 × 10^{-3} g/L^{-1}); 6 culturas bacterianas; ozônio atmosférico a bordo (0,25 × 10^{-3} g/L^{-1}); T1: peixe em gelo; T2: peixe tratado por ozônio por 60 min; T3: peixe tratado por ozônio por 60 min + exposição diária O_3 (30 min)	O uso do sistema de ozônio gasoso (atmosférico) em condições práticas parece ser uma opção viável para a melhora da qualidade pós-captura e na comercialização	Silva *et al.* (1998)
Efeito do ozônio na qualidade e vida útil de peixe inteiro	Salmão cultivado	Água ozonizada (5 mg/L^{-1} por 5 min, 10 °C)	O ozônio mantém a qualidade do peixe, melhora a qualidade microbiológica e parece ser um promissor agente desinfetante de amplo espectro	Mairs *et al.* (1999)
Efeito do O_3, H_2O_2, NaCl na flora microbiana e na manutenção dos tributos de qualidade de filés de bagre armazenados a 4 °C	Bagre (*I. punctatus*)	Ozônio gasoso (5 e 10 mg/L^{-1}) por 10 min (~20 °C)	Todos agentes sanitizantes testados mostraram-se eficazes e considerados potenciais auxiliares na preservação de filés de bagre fresco. O prazo de vida útil foi aumentado em 1,5 a 3 dias, e o ozônio (10 mg/L^{-1}) prolongou a vida útil em mais de 25%	Kim *et al.* (2000)
A eficácia do ozônio e do H_2O_2 contra uma variedade de esporos bacterianos de origem alimentar	*Bacillus* spp.	Ozônio aquoso (11 µg/L-1) 2 10% H_2O_2 foram testados contra esporos de *Bacillus* spp.	H_2O_2 foi menos efetivo que ozônio contra os esporos de *Bacillus*	Khadre e Yousef (2001)

(continua)

TABELA 34.7 Resumo dos dados da literatura – aplicação de ozônio no processamento de pescado.[41] (continuação)

Proposta	Espécie	Tratamento	Resultados e conclusões	Referência
A eficácia da água ozonizada como agente bactericida na higienização de superfícies de contato com alimentos	Superfícies de corte (tábuas de polietileno e mesa de aço inox)	Água ozonizada (0,6-0,8; 1; 1,5 mg/L^{-1}) foi pulverizada sobre as superfícies de corte	A água tratada com ozônio reduziu efetivamente as bactérias nas superfícies de processamento do pescado, mas foi muito menos eficaz nas matérias-primas	Crapo *et al.* (2004)
A eficácia da água ozonizada como agente bactericida no tratamento do pescado *in natura*	Salmão-do-alasca	Ovas de salmão fresco e filés de salmão (inoculadas com *L. innocua*) e lavadas com água ozonizada (1,5 mg/L^{-1} por 1 min)	A presença de material orgânico (proteínas na superfície dos filés ou ovas, e muco) pode reagir rapidamente com o ozônio na água, reduzindo sua eficácia	
A evolução da qualidade sensorial e microbiana das sardinhas afetadas pelo armazenamento em gelo líquido, isoladamente ou em combinação com o ozônio	Sardinha (*Sardina pilchardus*)	Gelo líquido ozonizado (0,17 mg/L^{-1}) por 22 dias (2 °C)	O uso do gelo líquido (sem ou com O_3) produziu um aumento significativo na vida útil; redução adicional na contagem microbiana e um melhor controle das bactérias alcalinizantes e produtoras de TMA	Campos *et al.* (2005)
Efeito do pré-tratamento de peixes vivos com ozônio na vida útil	Tilápia (*O. niloticus* × *O. aureus*)	Água ozonizada (6 mg/L^{-1}, 20 °C) por 1 h (peixe vivo) + embalagem e armazenamento (0 °C e 5 °C) por 30 dias	O pré-tratamento da tilápia viva com ozônio prolongou sua vida útil de armazenamento em 12 dias (40%) e melhorou a qualidade do peixe (0 °C por 30 dias)	Gelman *et al.* (2005)
Efeito do ozônio aquoso na extensão do prazo de validade de mexilhões desconchados	Mexilhão (*Mytilus galloprovincialis*)	Água ozonizada (1 mg/L^{-1}) por 60 min e 90 min + mexilhão desconchado + embalagem ATM e armazenamento (4 °C)	Vida útil de 11 a 12 dias (1 mg/L^{-1} por 90 min) e 8 a 9 dias (não ozonizado) – 35% de extensão no prazo de validade por ozonização	Manousaridis *et al.* (2005)
A eficácia da combinação de ozônio e gelo líquido na qualidade de peixes	Linguado de cultivo (*Psetta maxima*)	Gelo líquido ozonizado (0,2 mg/L^{-1}) + 35 dias (2 °C)	A combinação de um gerador de ozônio com um sistema de gelo líquido permitiu uma melhor manutenção da qualidade sensorial e microbiológica	Campos *et al.* (2006)
Tratamento com ozônio na sobrevivência e no armazenamento	Tilápia (*O. niloticus* × *O. aureus*)	Baixo nível em longo prazo (0,1-0,12 mg/L^{-1}; 5 e 11 dias); peixe vivo tratado com O_3 (6 mg/L^{-1}, 1 h); armazenado (30 dias a 0 °C ou 5 °C)	O tratamento da tilápia ainda viva com ozônio prolongou sua vida útil refrigerada por 12 dias (40%) e melhorou sua qualidade quando armazenado a 0 °C, mas teve pouco efeito a 5 °C	Glatman *et al.* (2006)
Efeito do ozônio na composição centesimal, perfil de ácidos graxos em filé de tilápia	Tilápia-do-nilo (*O. niloticus*)	Água ozonizada (3 e 3,5 mg/L^{-1}, 5 °C por 20 min) e água ozonizada + cuba de ultrassom (20 min)	Todos os tratamentos preservam a qualidade química; o ozônio promoveu a redução do teor de umidade; o perfil de ácidos graxos foi alterado em todos os tratamentos	Oliveira *et al.* (2006)
A eficácia da exposição ao ozônio gasoso no crescimento de *Listeria innocua* durante o processamento de defumação a frio	Truta salmonada (*O. mykiss*)	O_3 gasoso (0,1 × 10^{-3} g/L^{-1}) 1) filé inoculado sem O_3; 2) filé inoculado (O_3 por 20 min); 3) filé não inoculado (O_3 por 20 min); e 4) filé não inoculado, não tratado com ozônio	O tratamento com ozônio não teve efeito significativo nas contagens de *L. innocua* e pela avaliação sensorial entre amostras tratadas/não tratadas com ozônio	Vaz-Velho *et al.* (2006)

(continua)

TABELA 34.7 Resumo dos dados da literatura – aplicação de ozônio no processamento de pescado.[41] (continuação)

Proposta	Espécie	Tratamento	Resultados e conclusões	Referência
Otimização do tratamento da água ozonizada na destruição microbiana e qualidade do camarão descascado	Camarão-branco descascado (*Penaeus setiferus*)	Imersão e *spray* de água ozonizada (1, 2 e 3 mg/L^{-1}) – 10 °C (20, 40 e 60 s, respectivamente)	A imersão em água ozonizada foi mais eficaz que o *spray*, e concentrações mais altas de ozônio foram mais eficazes na redução dos níveis de bactérias deteriorantes no camarão. A água ozonizada não produziu oxidação na carne de camarão. A vida útil do camarão armazenado no gelo foi ligeiramente prolongada em 3 mg/L^{-1} O_3	Chawla *et al.* (2007)
Água e gelo ozonizados *vs.* melhoria da qualidade	Filés de bagre americano	Filés de peixe (antes do corte) lavados em água gelada ozonizada (2,5 mg/L^{-1}), reembalados em bolsas plásticas higienizadas com ozônio, com gelo ozonizado e selado em embalagem de barreira estéril (uma mistura de CO_2 e N_2)	O ozônio forneceu controle constante de bactérias aeróbicas na planta processadora. A sanitização foi significativamente melhorada. A lavagem com água com ozônio + ATM permitiu que todos os produtos permaneçam frescos por 10 dias, desde que sejam armazenados abaixo de 4 °C	Rice e Wrenn (2007)
Eficácia do ozônio na qualidade do peixe, na limpeza de equipamentos e na redução de odor (sala de evisceração)	Filés de bagre-americano	Água ozonizada: 4,5 mg/L^{-1} por 10 s (peixe inteiro, filés), 5 mg/L^{-1} por 10 s (equipamentos, tábuas de corte) e 0,045 mg/L^{-1} (no ambiente)	A água ozonizada reduz a quantidade de bactérias, e o ozônio gasoso reduz os odores e criam um ambiente de trabalho mais agradável	Sopher *et al.* (2007)
A eficácia da água estéril e água ozonizada na conservação do peixe fresco	Pescada (*Merluccius merluccius*)	Petfrost® + peixe (armazenado 3 °C, 18 dias) + 12 dias (2 °C) em terra	Pescada tratada manteve-se em melhor estado de frescor do que a pescada tratada pelo tratamento tradicional (água e gelo de origem marinha)	Pastoriza *et al.* (2008a)
A eficácia da água ozonizada e do gelo em escamas na qualidade e estabilidade dos peixes a bordo	Linguado (*Lepidorhombus whiffiagonis*)	Gelo em escamas (Petfrost®): solução salina (0,1-0,15%) e ozônio (2 mg/L^{-1}) + peixe (armazenado 2 °C, 14 dias) + 11 dias em terra (desembarcado)	O tratamento com ozônio mantém a qualidade superior ao peixe não tratado (água do mar para lavar e fazer gelo), permite uma melhor aceitação nos pontos de venda e aumenta sua vida útil	Pastoriza *et al.* (2008b)
Água ozonizada + quitosana *vs.* vida útil	Ostra-do-pacífico (*C. gigas*)	Água ozonizada (5 × 10^{-6} g/L^{-1} por 2 min) + solução de quitosana (5,0 g/L^{-1} por 10 min) armazenado a 5 °C	Vida útil: 8-9 dias (controle), 10-12 dias (água ozonizada), 14-15 dias (quitosana), 20-21 (tratamento combinado)	Rong *et al.* (2010)
O efeito combinado do tratamento com ozônio e ATM para maximizar a qualidade e o prazo de validade	Salmonete (*Mullus surmuletus*)	Água ozonizada (0,3 mg/L^{-1} 5 °C por 10 min) + ATM (50% O_2; 50% CO_2) armazenada a 1 °C (21 dias)	O tratamento combinado (O_3 + ATM) reduziu significativamente a microbiota deteriorativa e formação de N-TMA. Nenhum efeito pró-oxidante foi detectado na degradação lipídica	Bono e Badalucco (2012/2014)

(continua)

TABELA 34.7 Resumo dos dados da literatura – aplicação de ozônio no processamento de pescado.[41] (continuação)

Proposta	Espécie	Tratamento	Resultados e conclusões	Referência
A eficácia do *spray* de água ozonizada na qualidade do filé de salmão	Salmão-do-atlântico de cultivo	*Spray* de água ozonizada (1 e 1,5 mg/L^{-1}) + filés de salmão inoculados com *Listeria innocua*	O spray de água ozonizada (até 1,5 mg/L^{-1}) foi eficaz na redução da contagem inicial de populações bacterianas aeróbicas e na redução significativa da contagem de *L. innocua* sem causar aumentos significativos de oxidação lipídica em filés de salmão durante armazenamento refrigerado a 4 °C	Crowe *et al.* (2012)
Efeito do ozônio no saneamento e na vida útil de ostras desconchadas sob refrigeração (4 ± 1 °C)	Ostras (*Crassostrea plicatula*)	Água ozonizada (7 e 9 mg/L^{-1}) a 5 °C e 10 °C por 8 e 10 min	Ostras tratadas com 9 mg/L^{-1} por 10 min a 5 °C reduziram significativamente a APC total e não causou alterações significativas no N-BVT, TBA. A vida útil foi de 20 a 25 dias, e para amostras não tratadas (controle) a vida útil foi de 5 a 10 dias	Chen *et al.* (2014)
Ozônio *vs.* qualidade do peixe	Tilápia-vermelha	Ozônio gerado pela tecnologia DBDP (0,5-4,5 mg/L^{-1})	A qualidade sensorial permaneceu fresca; manteve o valor N-BVT; reduziu o crescimento de microrganismos	Nur *et al.* (2014)
Os atributos de qualidade do camarão-branco-do-pacífico armazenado em gelo submetido ao tratamento mínimo com ozônio	Camarão-branco-do-pacífico (*L. vannamei*)	Tratamento mínimo de ozônio (30-60 s) para camarão-branco-do-pacífico armazenado em gelo aos 11 dias de armazenamento	As reduções visíveis em APC, N-BVT, N-TMA-N e PV mostraram o tratamento mínimo sequencial de ozônio como um anti-oxidante e, portanto, poderia, dentro dos respectivos limites de aceitabilidade, garantir a segurança do camarão para consumo	Okpala (2014)
Qualidade do camarão e vida útil após tratamento mínimo com ozônio	Camarão-branco-do-pacífico (*L. vannamei*)	Tratamento com ozônio (descarga de ozônio: 100 mg/h^{-1}; tempo de lavagem: 1 min) logo após a despesca + armazenado em gelo	O prazo de vida útil foi estimado em ~1,75 dias, com base em limites aceitáveis cumulativos de TVC, N-BVT, N-TMA e PV	Okpala (2015)
Gelo líquido com ozônio *vs.* frescor durante o armazenamento a frio	Corvina	Gelo líquido ozonizado (0,2 mg/L^{-1}) e mistura renovada (0,1 mg/L^{-1}) + 21 dias de armazenamento	A combinação de ozônio e gelo líquido permitiu boa manutenção da qualidade e possibilitou a extensão da vida útil do produto	Chen *et al.* (2016)
Gelo líquido com ozônio (O-SI) *vs.* frescor durante o armazenamento a frio	Cavala e tilápia-vermelha	O-SI (3,5 mg/L^{-1}) por 90 min + 16 dias de armazenamento	O-SI mantém o frescor das amostras durante o armazenamento. Houve redução de TVC; uma tendência crescente de N-BVT e PV	Agustini *et al.* (2017)
A eficácia do ozônio como desinfetante para peixes contaminados com *Salmonella* sp.	Tambaqui (*Colossoma macropomum*)	Água ozonizada (21 °C, 0,35 mg/L^{-1}; 20 °C, 0,45 mg/L^{-1}; 21 °C, 0,60 mg/L^{-1}; 20 °C, 0,80 mg/L^{-1}; 19 °C, 1,7 mg/L^{-1}; 6 °C, 5,1 mg/L^{-1}; 4 °C, 7,2 mg/L^{-1}; 2 °C, 9,1 mg/L^{-1}) + peixe contaminado por *Salmonella* + 3 min	Os testes de ozônio não foram eficientes na erradicação de *Salmonella* nas condições experimentais	Luiz *et al.* (2017)

(continua)

TABELA 34.7 Resumo dos dados da literatura – aplicação de ozônio no processamento de pescado.[41] (continuação)

Proposta	Espécie	Tratamento	Resultados e conclusões	Referência
Ozônio × qualidade microbiana e físico-química da tilápia	Tilápia-do-nilo (inteira e filé)	Água ozonizada (0,5, 1,0 e 1,5 mg/L^{-1}) por 5, 10 e 15 min de contato (imersão)	Redução microbiana entre 77,2% e 79,49%; estabilidade de pH e cor; um baixo aumento de TBARS	Silva e Gonçalves (2017)
O impacto do pré-tratamento da água ozonizada na qualidade do peixe	Tilápia-do-nilo (*Oreochromis niloticus*)	Água ozonizada (4,5 mg/L^{-1} por 30 min) e armazenada a -18 °C por 180 dias	Os valores de MA e K aumentaram no tratamento com ozônio após 180 dias (-18 °C). A qualidade dos filés de tilápia pôde ser parcialmente melhorada; o prazo de validade pode ser estendido após o pré-tratamento com ozônio	Zhao *et al.* (2017)
Ozônio + ATM como alternativa para garantia da segurança, melhora da qualidade do camarão e aumento de sua vida útil	Camarão-branco-do-pacífico (*Litopenaeus vannamei*)	Pré-tratamento: água ozonizada (OW) (1 mg/L^{-1} por 10 min, 15 °C), água clorada (CW) (5 mg/L^{-1} por 10 min, 15 °C). ATM (100% CO_2), armazenamento (4 ± 0,5 °C) por 12 dias	OW + ATM aumentaram a vida útil (até 24 dias), CW (até 11 dias) e grupo de controle (até 9 dias). Atributos sensoriais aceitáveis, baixo índice de melanose, baixa contagem microbiana e preservação dos parâmetros físico-químicos	Gonçalves e Santos (2019)

APC: contagem de placas aeróbicas; CW: água clorada; DBDP: tecnologia de plasma dielétrico de descarga de barreira; MA: malonaldeído; ATM: embalagem em atmosfera modificada; OTFIS: sistema de armazenamento de peixes com tecnologia de ozônio; O-SI: gelo líquido ozonizado; OW: água ozonizada; PV: valor de peróxido; RSW: água do mar refrigerada; PME: extrato de carne de camarão; TBARS: substâncias reativas ao ácido tiobarbitúrico; N-BVT: nitrogênio da base volátil total; N-TMA; nitrogênio de trimetilamina; TVC: contagem total viável.

Outras aplicações do ozônio

Além das importantes aplicações do ozônio na indústria de alimentos, o ozônio tem sido alvo de novas estratégias como agente oxidante na área da saúde, bem como nas diversas áreas do setor industrial (química, farmacêutica, couros etc.):

- **Medicina/odontologia:** como medicina ativa, apresentando e/ou exibindo inativação viral, efeito bactericida e fungicida.[4,6,107]
- **Processos industriais:** para reduzir o uso de agentes químicos, como o cloro; para reduzir os resíduos de pesticidas no alimento; substituição do cloro em piscinas (clubes); sistemas de reuso de água.[11,108,110]
- **Tratamento de efluentes líquidos:** a desinfecção de efluentes líquidos é uma das primeiras alternativas de saúde pública para evitar doenças infecciosas pelo contato com a água infectada,[40] e o ozônio aparece como uma alternativa de agente de desinfecção.[3]
- **Tratamento do ar:** purificar ambientes contaminados por compostos orgânicos voláteis e microrganismos.
- **Aquicultura:** aplicação em sistemas de recirculação de água em cultivos e em sistemas de depuração de moluscos; eliminação de vírus, bactérias e biotoxinas.[12,34,58,92,101]

No sistema de cultivo de pescado, Sharrer e Summerfelt[94] e Liltved *et al.*[58] demonstraram que a combinação do processo de ozonização e irradiação UV podem efetivamente desinfetar a água de recirculação antes que retorne aos tanques de cultivo de peixes. O mesmo foi verificado por Schneider *et al.*[91] no sistema de depuração de moluscos bivalves. Caso a aplicação do ozônio e radiação UV no fluxo total atinja quase completa inativação das bactérias, a sua utilização pode reduzir o risco de perda epidêmica em sistemas de recirculação de escala comercial.[56]

Outros autores têm publicado sobre o potencial do uso de ozônio na eliminação de células de algas e suas toxinas em cultivos de peixe e moluscos,[42] em sistemas de recirculação de água em cultivos,[34] e em tratamento de água de lastro de navios.[35]

Buchan *et al.*[12] investigaram a tolerância de ozônio dissolvido no sistema de incubação de ovos de *haddock* recém-fertilizados e se essa exposição foi suficiente contra o nodavírus. Os resultados indicaram que o ozônio pode ser utilizado com sucesso na concentração estudada.

Segundo Tango e Gagnon,[101] os módulos ozonizados mostraram redução de 15% do carbono orgânico total e concentração inferior a 25 μg/L de brometo foi formada. Além disso, módulos ozonizados apresentaram redução em nitrato, cor e sólidos em suspensão em comparação com aqueles que não utilizam ozônio. O resultado desse estudo elucida a formação de brometo em sistema de recirculação de águas marinhas.

Legislação em diferentes países

A utilização do ozônio como um eficaz sanificante e desinfetante mundial começou na França, em 1902, e tem sido apresentado em relatórios de especialistas intitulado "Avaliação da história e segurança do ozônio no processamento de alimentos para consumo humano" (*Evaluation of the History and Safey of Ozone in Processing Food for Human Consuption*) e publicado, subsequentemente, na literatura científica como base para a aprovação de legislação específica.[15] No entanto, a legislação específica sobre a aplicação de ozônio em alimentos ainda permanece obscura, onde apenas os Estados Unidos e Canadá possibilitam o acesso à legislação.

- Nos Estados Unidos, o FDA aprovou o uso do ozônio como agente antimicrobiano para o contato direto com todos os alimentos e produtos alimentícios.[27]
- O Ministério da Agricultura dos Estados Unidos aprovou o ozônio como agente antimicrobiano para o contato direto com carnes, aves, peixes, moluscos e crustáceos.[27]
- A Canadian Food Inspection Agency aprovou o uso de ozônio para limpeza de superfícies de contato com o alimento.[15]
- No Brasil, ainda não existe legislação específica para o uso de ozônio no processamento de alimentos. No entanto, cabe aos pesquisadores mostrarem as vantagens/desvantagens e viabilidade técnica/econômica do ozônio para serem aplicados nos produtos de origem animal e vegetal, com o objetivo de obter uma legislação para esse uso.
- A Instrução Normativa n. 002, de 3 de janeiro de 2008, do Ministério da Agricultura e Pecuária[9] aprova as normas de trabalho da aviação agrícola, em conformidade com os padrões técnicos operacionais e de segurança para aeronaves agrícolas, pistas de pouso, equipamentos, produtos químicos, operadores aeroagrícolas e entidades de ensino, objetivando a proteção às pessoas, bens e ao meio ambiente, por meio da redução de riscos oriundos do emprego de produtos de defesa agropecuária. O sistema de oxidação de agrotóxicos da água de lavagem das aeronaves agrícolas deverá conter um ozonizador com capacidade mínima de produzir um grama de ozônio por hora.

Conclusões

Todos os dados resumidos no presente capítulo demonstraram a surpreendente eficácia do ozônio como um promissor agente de desinfecção de amplo espectro (ganhos significativos na vida de prateleira de produtos perecíveis), que deve ser considerada como parte de qualquer protocolo de sanificação das empresas de alimentos, mas na forma de gás apresenta riscos consideráveis de segurança e saúde.

A evidência empírica dos dados aqui apresentados oferece uma multiplicidade de benefícios para a indústria como um todo. A eliminação de cloro como o principal bactericida é agora possível, fornecendo aos consumidores produtos que têm um valor agregado, assim como benefício racional de saúde.

Com base no exposto, observa-se que a eficácia do ozônio varia de acordo com o tempo de contato e sua concentração, as condições do meio (tipo de alimento, quantidade de matéria orgânica, pH, temperatura), entre outros, o que demonstra que novos estudos nesse campo de pesquisa ainda se fazem necessários para que se tenha um efetivo conhecimento das potencialidades do ozônio, seus benefícios e melhores formas de aplicação tecnológica.

É uma nova oportunidade de garantir a qualidade e vida de prateleira dos alimentos, porém, não existe um substituto para os princípios básicos da manipulação correta e cuidadosa do produto.

Referências bibliográficas

1. Agustini TW, Nur M, Kusdiyantini E. Application of ozone-slurry ice combined system for maintaining the freshness of red tilapia and short-bodied mackerel during cold storage. J Pengolahan Hasil Perikanan Indonesia. 2017; 20(2):424-31.
2. Amorim CC, Leão MMD, Moreira RFPM. Comparação entre diferentes processos oxidativos avançados para degradação de corante azo. Eng Sanit Ambient. 2009; 14(4):543-50.
3. Arana I, Santorum P, Muela A, Barcina I. Chlorination and ozonation of waste-water: comparative analysis of efficacy through the effect on *E. coli* membranes. J Applied Microbiol. 1999; 86:883-8.
4. Azarpazhooh A, Limeback H. The application of ozone in dentistry: A systematic review of literature. J Dentistry. 2008; 36:104-16.
5. Blogoslawski WJ, Stewart ME. Some ozone applications in seafood. Ozone: Science & Engineering. 2011; 33:368-73.
6. Bocci V. Is it true that ozone is always toxic? The end of a dogma. Toxicol Applied Pharmacol. 2005; 216(3):493-504.
7. Bono G, Badalucco C. Combining ozone and modified atmosphere packaging (MAP) to maximize shelf life and quality of striped red mullet (Mullus surmuletus). LWT – Food Science and Technology. 2012; 47(2):500-4.
8. Bono G, Badalucco C. Corrigendum to "combining ozone and modified atmosphere packaging (MAP) to maximize shelf life and quality of striped red mullet (Mullus surmuletus)". LWT – Food Science and Technology. 2014; 57(1):452.
9. Brasil. Ministério da Agricultura, Pecuária e Abastecimento. Instrução Normativa n. 2, de 3 de janeiro de 2008, que aprova as normas de trabalho da aviação agrícola. Diário Oficial da União de 8 de janeiro de 2008.
10. Brodowska AJ, Nowak A, Śmigielski K. Ozone in the Food Industry: Principles of ozone treatment, mechanisms of action, and applications. An overview. Crit Rev Food Sci Nutr. 2017; 58(13):2176-201.
11. Brooks GM, Pierce SW. Ozone applications for commercial catfish processing. In: 15th Annual Tropical and Subtropical Fi-

sheries Technological Conference of the Americas, December 2-5, Orlando, Florida, 1990. Retrieved September 25, 2008. Disponível em: http://sst.ifas.ufl.edu/AnnPdf/15th_180.pdf.

12. Buchan KAH, Martin-Robichaud DJ, Benfey TJ, Mackinnon AM, Boston L. The efficacy of ozonated seawater for surface disinfection of haddock (*Melanogrammus aeglefinus*) eggs against piscine nodavirus. Aquacultural Engineering. 2006; 35:102-7.
13. Campos CA, Losada V, Rodríguez O, Aubourg SP, Barros-Velázquez J. Evaluation of an ozone-slurry ice combined refrigeration system for the storage of farmed turbot (*Psetta maxima*). Food Chemistry. 2006; 97:223-30.
14. Campos CA, Rodríguez O, Losada V, Aubourg SP, Barros-Velázquez, J. Effects of storage in ozonised slurry ice on the sensory and microbial quality of sardine (*Sardina pilchardus*). Int J Food Microbiol. 2005; 103(2):121-30.
15. Canadian Food Inspection Agency, CFIA. Fish Inspection Program, Facilities Inspection Manual, Chapter 5, Subject 1, Facility Compliance Requirements, Fish Inspection Regulations, Schedules I and II, Disponível em: http://www.inspection.gc.ca/english/anima/fispoi/manman/fimmii/chap5su1e.shtml. Acessado em: 25 set 2008.
16. Cantalejo MJ. Effect of gaseous ozone on the quality and shelf-life of fresh cod (*Gadus morhua*). In: IOA Conference and Exhibition 2007, Valencia, Spain, n. 4.3, p. 1-7.
17. Chawla AS, Bell JW, Marlene EJ. Optimization of ozonated water treatment of wild-caught and mechanically peeled shrimp meat. J Aquatic Food Product Technol. 2007; 16(2):41-56.
18. Chen H, Wang M, Chen S, Chen T, Huang N. Effects of ozonated water treatment on the microbial population, quality, and shelf life of shucked oysters (*Crassostrea plicatula*). J Aquatic Food Product Technol. 2014; 23(2):175-85.
19. Chen HC, Chang SO, Ing ST. A study of the sterilization effect of ozone and its application for marine food processing. J Fisheries Soc Taiwan. 1987; 14(2):79-9.
20. Chen HC, Huang SH, Moody MW, Jiang ST. Bactericidal and mutagenic effects of ozone on shrimp (*Penaeus monodon*) meat. J Food Sci. 1992; 57(4):923-7.
21. Chen J, Huang J, Deng S, Huang Y. Combining ozone and slurry ice to maximize shelf-life and quality of bighead croaker (*Collichthys niveatus*). J Food Sci Technol. 2016; 53(10):3651-60.
22. Crapo C, Himelbloom B, Vitt S, Pedersen L. Ozone efficacy as a bactericide in seafood processing. J Aquatic Food Product Technol. 2004; 13:111-23.
23. Crowe KM, Skonberg D, Bushway A, Baxter S. Application of ozone sprays as a strategy to improve the microbial safety and quality of salmon fillets. Food Control. 2012; 25:464-8.
24. Dewitt BJ, McCoid V, Holt BL, Ellis DK, Finne G, Nickelson R. The potential use of ozonated ice for onboard storage of Gulf of Mexico shrimp. In: Proceedings of the 9th Annual Tropical and Subtropical Fisheries Technological Conference of the Americas. 1984; p. 269-80.
25. Dondo AC, Nachtman C, Doglione L, Rosso A, Genetti A. Foods: Their preservation by the combined use of refrigeration and ozone. Ingegneria Alimentare le Conserve Animali. 1992; 8(3):16-25.
26. Duguet JP. Basic concepts of industrial engineering for the design of new ozonation processes. Ozone News. 2004; 32(6):15-9.
27. FDA – Food and Drug Administration. Federal Register 21CFR Part 173, Secondary Direct Food Additives Permitted in food for human consumption; 2001.
28. FDA – Food and Drug Administration. Use of ozone as an antimicrobial agent for the treatment, storage and processing of foods in gas and aqueous phases. FDA Approval Support for Ozone – Direct Food Additive Petition, 1577 pages, 2 August 2000.
29. Flick GJ. Ozone: sanitizer, disinfectant for seafood processing. Global Aquaculture Advocate. Food Safety and Technology Section. 2004; 34-6.
30. Gálvez JB, Rodríguez SM, Gasca CAE, Bandala ER, Gelover S, Leal T. Purificación de aguas por fotocatálisis heterogénea: estado del arte. In: CYTED. Eliminación de contaminantes por fotocatálisis heterogênea; 2001.
31. Gelman A, Sachs O, Khanin Y, Drabkin V, Glantman L. Effect of ozone pretreatment on fish storage life at low temperature. J Food Protection. 2005; 68:778-84.
32. Geraldo Neto AS, Gonçalves AA. Aplicação de sprays de ozônio como estratégia para melhorar a qualidade e segurança microbiológica do pescado. Aquaculture Brasil. 2016; 2:56-62.
33. Glatman L, Sachs O, Khanin Y, Drabkin V, Gelman A. Ozone action on survival and storage life of live and chilled tilapia. Israeli J Aquaculture. 2006; 58(3):147-56.
34. Gonçalves AA, Gagnon GA. Ozone application in recirculating aquaculture system: an overview. Ozone: Science & Engineering. 2011; 33(5):345-67.
35. Gonçalves AA, Gagnon GA. Recent Technologies for Ballast Water Treatment. Ozone: Science & Engineering. 2012; 34(3):174-95.
36. Gonçalves AA, Kechinski CP. Ozone technology in the food industry. In: Food Engineering. 4 ed. 423 p., (Chapter 2). Siegler BC (ed.). Hauppauge: Nova Science Publishers, 2011; 85-146.
37. Gonçalves AA, Paiva FG. El ozono como agente antiséptico en la industria pesquera. Rev Infopesca Int. 2007; 31:32-7.
38. Gonçalves AA, Paiva FG. Ozone – Clean technology in fishery industry. Rev INFOFISH Int 2008; 1:25-8.
39. Gonçalves AA, Santos TCL. Improving quality and shelf-life of whole chilled Pacific white shrimp (*Litopenaeus vannamei*) by ozone technology combined with modified atmosphere packaging. LWT – Food Science and Technology. 2019; 99:568-75.
40. Gonçalves AA. Ozone – An emerging technology in the seafood industry. Braz Arc Biol Technol. 2009; 52(6):1527-39.
41. Gonçalves AA. Ozone application in seafood processing. In: Innovative Technologies in Seafood Processing. Ozogul Y (ed.). CRC Press | Taylor & Francis Group. 2020; 10:191-217.
42. Gonçalves AA. Ozone as a safe and environmentally friendly tool for the seafood industry. J Aquatic Food Product Technol. 2016; 25(2):210-29.
43. Gonçalves AA. Ozone use on seafood industry. INFOSAMAK Int. 2010; 3:40-4.
44. Gonçalves AA, Kechinski CP. Ozone technology in the food industry. In: Food Engineering. 4 ed. Siegler BC (ed.). Hauppauge: Nova Science Publishers. 2011; 85-146.

45. Güzel-Seydim ZB, Greene AK, Seydim AC. Use of ozone in the food industry. LWT – Food Science and Technology. 2004; 37(4):453-60.
46. Haraguchi T, Simuda U, Aiso K. Preserving the effect of ozone on fish. Bull Jap Soc Scie Fisheries. 1969; 35(9):915-9.
47. Hoof FV. Professional risks associated with ozone. In: Ozonation manual for water and wastewater treatment. Masschelein WJ (ed.). New York: Wiley-Interscience. 1982; 200-1.
48. Ibanoglu S. Wheat washing with ozonated water: effects on selected flour properties. Int J Food Sci Techol. 2002; 37:579-84.
49. Jahncke M. Improving quality of raw fishery products. Global Aquaculture Advocate Processing Section. 2005; 38-40.
50. Khadre MA, Yousef AE. The sporicidal action of ozone and hydrogen peroxide: a comparative study. Int J Food Microbiol. 2001; 71(2/3):131-8.
51. Kim JG, Yousef AE, Dave S. Application of ozone for enhancing the microbiological safety and quality of foods: a review. J Food Protection. 1999; 62(9):1071-87.
52. Kim TJ, Silva JL, Chamul RS, Chen TC. Influence of ozone, hydrogen peroxide, or salt on microbial profile, tbars, and color of channel catfish fillets. JFS: Food Microbiology and Safety. 2000; 65(7):1210-3.
53. King RK. The presence of bacterial pathogens in biofilms of recirculating aquaculture systems and their response to various sanitizers. PhD Thesis, Faculty of the Virginia Polytechnic Institute and State University, Virginia, 2001. Disponível em: http://scholar.lib.vt.edu/theses/available/etd-04242001-00624/unrestricted/dissertation.pdf. Acessado em: 25 set 2008.
54. Kogelschtz U, Eliasson B, Hirth M. Ozone generation from oxygen and air: Discharge physics and reaction mechanisms. Ozone Science and Engineering. 1998; 10:367-78.
55. Kötters J, Prahst A, Skura B, Rosenthal H, Black EA, Rodrigues-Lopez J. Observations and experiments on extending shelf-life of 'rockfish' (*Sebastes* spp.) products with ozone. J Applied Ichthyology. 1997; 13:1-8.
56. Lee R, Lovatelli A, Ababouch L. Bivalve depuration: fundamental and practical aspects. Rome: Food and Agriculture Organization of the United Nations. FAO Fisheries Technical Paper 511. 2008; 140p.
57. Lee JS, Kramer DE. Effectiveness of ozone-treated wash water and ice on keeping quality and stability of sockeye salmon. Alaska Sea Grant College Program, Report FITC 84/T-1. 1984; 36 p.
58. Liltved H, Vogelsang C, Modahl I, Dannevig BH. High resistance of fish pathogenic viruses to UV irradiation and ozonated seawater. Aquacultural Engineering. 2006; 34:72-82.
59. Luiz DB, Silva CDF, Campelo SR, Santos VRV, Lima LKF, Chicrala PCMS, Iwashita MKP. Evaluation of the effectiveness of ozone as a sanitizer for fish experimentally contaminated with *Salmonella* sp. Braz J Food Technol. 2017; 20:e2016150.
60. Macêdo JAB, Andrade NJ, Chaves JBP, Araújo JMA, Silva MTC, Jordão CP. Formação de trihalometanos em soluções sanificantes utilizadas no processo de desinfecção de indústrias de alimentação. SANARE – Revista Técnica da Senapar. 2003; 17(17):43-69.
61. Mahapatra AK, Muthukumarappan K, Julson JL. Applications of Ozone, Bacteriocins, and Irradiation in Food Processing: A Review. Crit Rev Food Sci Nutrition. 2005; 45(6):447-61.
62. Mairs P, Nash B, Blakistone B, Yuan J, Bolton G. Evaluation of ozone as a disinfecting agent to enhance the quality and extend the shelf life of raw, vacuum-packed fish. North Carolina Fishery Resource Grant Program, Project FRG 99-ST-04. 1999; 37 p.
63. Manousaridis G, Nerantzaki A, Paleologos EK, Tsiotsias A, Savvaidis IN, Kontominas MG. Effect of ozone on microbial, chemical and sensory attributes of shucked mussels. Food Microbiology. 2005; 22:1-9.
64. Mansilla HD, Yeber MC, Freer J, Rodríguez JB, Aeza J. Homogeneous and heterogeneous advanced oxodation of a bleaching effluent from the pulp and paper industry. Water Science and Technology. 1997; 35(4):273-8.
65. Naito S. Ozone in Seafood Processing. In: Ozone in Food Processing. O'Donnell C, Tiwari BK, Cullen PJ, Rice RG (ed.). Wiley-Blackwell. 2012; 137-62.
66. Naito S, Takahara H. Ozone contribution in Food Industry in Japan. Ozone: Science & Engineering. 2006; 28(6):425-9.
67. Nash B. Ozone effective in preserving seafood freshness. Marine Extension News, North Carolina Sea Grant, Spring; 2002,
68. Nath A, Mukhim K, Swer T, Dutta D, Verma N, Deka BC, Gangwar B. A review on application of ozone in the food processing and packaging. J Food Product Dev Packaging. 2014; 1:7-21.
69. Nelson B. Use of ozone in seafood processing. The Advocate. 2001; 91-2.
70. Nur M, Resti M, Arianto F, Muhlisin Z, Teke S, Susan AI, Kusdiyantini E, Wuryanti Winarni TA, Susilo Muharam H. Development of ozone technology fish storage systems for improving quality fish production. In: 2014 International Symposium on Technology Management and Emerging Technologies (ISTMET 2014), May 27-29, 2014, Bandung, Indonesia.
71. O'Donnell C, Tiwari BK, Cullen PJ, Rice RG. Ozone in food processing. Wiley-Blackwell. 2012; 312 p.
72. Okpala COR. Investigation of quality attributes of ice-stored Pacific white shrimp (Litopenaeus vannamei) as affected by sequential minimal ozone treatment. LWT – Food Science and Technology. 2014; 57:538-47.
73. Okpala COR. Quality evaluation and shelf life of minimal ozone-treated Pacific white shrimp (*Litopenaeus vannamei*) stored on ice. J Consumer Protection and Food Safety. 2015; 10(1):49-57.
74. Okpala COR. Fish processing by ozone treatment – is further investigation of domestic applications needful? Chemical Engineering Transactions. 2017; 57:1813-8.
75. Okpala COR. Home ozone processing: protecting healthful lipids in seafood. INFORM. 2017; 28(2):28-31.
76. Okpala COR. Ozone delivery on food materials incorporating some bio-based processes: A succinct synopsis. Advanced Materials Proceedings. 2017; 2(8):469-78.
77. Oliveira NMS, Oliveira WRM, Nascimento LC, Silva JMSF, Vicente E, Fiorini JE, et al. Efeito de métodos sanificantes sobre a composição centesimal, perfil de ácidos graxos em filés de tilápia. Rev Higiene Alimentar. 2006; 21(150):152-3.
78. Pandiselvam R, Sunoj S, Manikantan MR, Kothakota A, Hebbar KB. Application and kinetics of ozone in

food preservation. Ozone: Science & Engineering. 2017; 39(2):115-26.

79. Pascual AL, Llorca I, Canut AB. Use of ozone in food industries for reducing the environmental impact of cleaning and disinfection activities. Trends in Food Science & Technology. 2007; 18(1):S29-S35.

80. Pastoriza L, Bernárdez M, Sampedro G, Cabo ML, Herrera JJR. Use of sterile and ozonized water as a strategy to stabilize the quality of stored refrigerated fresh fish. Food Control. 2008; 19(8):772-80.

81. Pastoriza L, Bernárdez M, Sampedro G, Cabo ML, Herrera JJR. The use of water and ice with bactericide to prevent onboard and onshore spoilage of refrigerated megrim (*Lepidorhombus whiffiagonis*). Food Chemistry. 2008; 110:31-8.

82. Prabha V, Barma RD, Singh R, Madan A. Ozone technology in food processing: A review. Trends in Biosciences. 2015; 8(16):4031-47.

83. Rakness KL. Ozone in drinking water treatment: Process design, operation and optimization. ISBN 1-58321-379-1 Catalog Number 20589, Published by American Water Works Association, Denver. 2005; 302p.

84. Ravesi EM, Licciardello JJ, Racicot LD. Ozone treatments of fresh Atlantic Cod, *Gadus morhua*. Marine Fisheries Review. 1998; 49(4):37-42.

85. Rice RG, Netzer A. Handbook of ozone technology and applications. Ann Arbor Science. 1982; 386 p.

86. Rice RG, Applications of ozone for industrial wastewater treatment. Ozone: Science and Engineering. 1997; 18:477-515.

87. Rice RG, Farquhar JW, Bollyky LJ. Review of the applications of ozone for increasing storage times of perishable foods. Ozone: Science and Engineering. 1982; 4:147-63.

88. Rice RG, Wrenn RH. Improving fish quality by means of ozone at fresher than fresh. IOA Conference and Exhibition. 2007; 6.8:1-8.

89. Rong C, Qi L, Bang-Zhong Y, Lan-Lan Z. The combined effect of ozonated water and chitosan on the shelf-life of Pacific oyster (*Crassostrea gigas*). Innovative Food Science and Emerging Technologies. 2010; 11:108-12.

90. Ruiz B, Bauzá J, Benito J, Pascual A. Use of ozone for *Legionella* reduction in water systems. IOA Conference and Exhibition. 2007; 6.4:1-7.

91. Schneider KR, Cevallos J, Rodrick GE. Molluscan shellfish depuration. In: Shellfish safety and quality. Shumway SE, Rodrick GE (eds.). Woodhead Publishing. 2009; 20: 516-8.

92. Schneider KR, Pierce RH, Rodrick GE. The degradation of *Karenia brevis* toxins utilizing ozonated seawater. Harmful Algae. 2003; 2:101-7.

93. Seafish. Use of Ozone in the Fish Industry. Seafish Fish Technology Department, Sea Fish Industry Authority, St. Andrew's Dock, East Yorkshire, 1997. Disponível em: http:// www.seafish.org/ /resources/publications.asp?a=U. Acessado em: 20 nov 2007.

94. Sharrer MJ, Summerfelt ST. Ozonation followed by ultraviolet irradiation provides effective bacteria inactivation in a freshwater recirculating system. Aquacultural Engineering. 2007; 37:180-91.

95. Silva AMM, Gonçalves AA. Effect of aqueous ozone on microbial and physicochemical quality of Nile tilapia processing. J Food Processing and Preservation. 2017; 41(6):e13298.

96. Silva AMM, Gonçalves AA. Potencialidade do uso de água ozonizada no processamento de peixes. ACTA Fisheries and Aquaculture. 2014; 2(1):1-14.

97. Silva MV, Gibbs PA, Kirby RM. Sensorial and microbial effects of gaseous ozone on fresh scad (*Trachurus trachurus*). J Applied Microbiology. 1998; 84:802-10.

98. Sopher CD, Battles GT, Knueve EA. Ozone applications in catfish processing. Ozone: Science & Engineering. 2007; 29(3):221-8.

99. Srinath D, Swaroopa G. A comprehensive overview on utilization of ozone in food processing. Int J Agricultural Sci Res. 2017; 7(5):25-30.

100. Steffen H, Duerst M, Rice RG. User experiences with ozone, electrolytic water (Active Water) and UV-C light (Ventafresh Technology) in production processes and for hygiene maintenance in a Swiss Sushi Factory. Ozone: Science and Engineering. 2010; 32:71-8.

101. Tango MS, Gagnon GA. Impact of ozonation on water quality in marine recirculation systems. Aquacultural Engineering. 2003; 29:125-37.

102. Tapp C, Sopher CD. Ozone Applications in Fish and Seafood Processing – Equipment Suppliers Perspective – Summary Paper. In: Ozone Applications in Fish Farming, EPRI, Palo Alto, CA: 2002; 4 pages.

103. Vaz-Velho M, Silva M, Pessoa J, Gibbs P. Inactivation by ozone of *Listeria innocua* on salmon-trout during cold-smoke processing. Food Control. 2006; 17:609-16.

104. Velano HE, Nascimento LC, Barros LM, Panzeri H. Avaliação *in vitro* da atividade antibacteriana da água ozonizada frente ao *Staphylococcus aureus*. Pesquisa Odontológica Brasileira. 2001; 15(1):18-22.

105. Watson R. Initial trials to extend the storage-life of cod and mackerel using sodium hypochlorite or ozone to treat ice and refrigerated seawater. Seafish Report, n. SR498, July, 1996.

106. Watson R. Further trials to extend the storage life of cod and mackerel using sodium hypochlorite or ozone. Seafish Report, n. SR501, March, 1997.

107. Wu JG, Luan TG, Lan CY, Lo TWH, Chan GYS. Efficacy evaluation of low-concentration of ozonated water in removal of residual diazinon, parathion, methyl-parathion and cypermethrin on vegetable. J Food Engineering. 2007; 79:803-9.

108. Wu JG, Luan TG, Lan CY, Lo TWH, Chan GYS. Removal of residual pesticides on vegetable using ozonated water. Food Control. 2007; 18:466-72.

109. Wysok B, Uradziński J, Gomółka-Pawlicka M. Ozone as an alternative disinfectant. Polish J Food Nutr Sci. 2006; 56(1):3-8.

110. Young SB, Setlow P. Mechanisms of *Bacillus subtilis* spore resistance to and killing by aqueous ozone. J Applied Microbiol. 2004; 96(5):1133-42.

111. Zhao Y, Yang X, Li L, Hao S, Wei Y, Cen J, Lin H. Chemical, microbiological, color and textural changes in Nile tilapia (*Oreochromis niloticus*) fillets sterilized by ozonated water pre-treatment during frozen storage. J Food Proc Pres. 2017; 41:e12746.

6 parte Legislação do Pescado

35 Legislação do Pescado

Alex Augusto Gonçalves ▪ Francisco Ives Tavares Pereira ▪ Soraya Nassereddine Cheung

Introdução

Os principais componentes da legislação sobre o processamento dos produtos da pesca e aquicultura são: a saúde do consumidor, a segurança dos produtos processados e a sua influência sobre a comercialização. O comércio internacional de pescado tem crescido muito rapidamente nas últimas décadas. Estima-se que 45% das capturas mundiais são comercializados internacionalmente, e aproximadamente 77% do pescado consumido em todo o mundo é fornecido por países em desenvolvimento. O comércio internacional de produtos da pesca é regido pelos termos do acordo sobre medidas sanitárias e fitossanitárias – MSFS (Sanitary and Phytosanitary Measures Agreement – SPMA), sob a estrutura da Organização Mundial do Comércio – OMC (World Trade Organization – WTO). Da mesma forma, as nações importadoras (ou blocos comerciais) estão autorizadas a estabelecer seus próprios requisitos de acesso ao mercado. Essas medidas estão entre as mais relevantes para o comércio de produtos de pescado, já que muitas são vistas como barreiras para o acesso ao mercado e comercialização. O setor pesqueiro mundial deve programar complexos sistemas de requisitos regulatórios e novas legislações que serão controladas por agentes reguladores. Isso desafia também os governos, já que qualquer programa eficaz de controle exige recursos, gestão institucional, com formação adequada do pessoal capacitado e o acesso a instalações laboratoriais adequadas.

Legislação brasileira

INMETRO – ME

O Instituto Nacional de Metrologia, Normalização e Qualidade Industrial (INMETRO) é uma autarquia federal, vinculada à Secretaria Especial de Produtividade, Emprego e Competitividade, do Ministério da Economia, que atua como Secretaria Executiva do Conselho Nacional de Metrologia, Normalização e Qualidade Industrial (CONMETRO), colegiado interministerial, que é o órgão normativo do Sistema Nacional de Metrologia, Normalização e Qualidade Industrial (SINMETRO), e em sintonia com o Instituto Nacional de Pesos e Medidas (INPM). No âmbito de sua ampla missão institucional, o INMETRO objetiva fortalecer as empresas nacionais, aumentando sua produtividade por meio da adoção de mecanismos destinados à melhoria da qualidade de produtos e serviços. Sua missão é prover confiança à sociedade brasileira nas medições e nos produtos, por meio da metrologia e da avaliação da conformidade, promovendo a harmonização das relações de consumo, a inovação e a competitividade do país. O INMETRO/ME disponibiliza em seu website as informações sobre regulamentação técnica referentes às suas atividades (Regulamentos Técnicos Metrológicos e de Avaliação da Conformidade), favorecendo o incremento do comércio nacional e internacional por meio de uma visão panorâmica das atividades regulamentadas no âmbito da metrologia e avaliação da conformidade. Na opção "Informações Complementares" se encontra: o texto completo dos Regulamentos Técnicos Metrológicos e de Avaliação da Conformidade publicados no Diário Oficial da União a partir do ano de 1995, as respectivas portarias correlacionadas e outras informações que eventualmente possam modificar a efetividade da portaria consultada, como disponibilizado na Tabela 35.1.

ANVISA – MS

A finalidade institucional da Agência Nacional de Vigilância Sanitária (ANVISA), do Ministério da Saúde (MS), é promover a proteção da saúde da população por intermédio do controle sanitário da produção e da comercialização de produtos e serviços submetidos à vigilância sanitária, inclusive dos ambientes, dos processos, dos insumos e das tecnologias a eles relacionados. A missão da ANVISA/MS é "Proteger e promover a saúde da população garantindo a segurança sanitária de produtos e serviços e participando da construção de seu acesso". A ANVISA está organizada da seguinte forma: Diretoria Colegiada – DICOL, e suas cinco diretorias, dentre as quais estão inseridas as seguintes gerências: Gerência-Geral de Alimentos – GGALI, Gerência-Geral de Regulamentação e Boas Práticas Regulatórias – GGREG, Gerência de Produtos de Higiene, Perfumes, Cosméticos e Saneantes – GHCOS, Gerência-Geral de Inspeção e Fiscalização Sanitária – GGFIS, Gerência-Geral de Monitoramento de Produtos sujeitos à Vigilância Sanitária – GGMON, e Gerência-Geral de Portos, Aeroportos, Fronteiras e Recintos Alfandegados – GGPAF. A ANVISA/MS disponibiliza em seu website as informações sobre legislação, no qual o cidadão pode acessar as normas por assuntos regulados nas bibliotecas temáticas ou baixar a planilha com a lista de atos normativos. Esse sistema tem como ferramenta principal um banco de dados com textos completos para pesquisa e consolidação das normas. É possível fazer pesquisa combinada de "Legislação por tipo de ato" em ordem de data. Lembramos que o texto da legislação não substitui o publicado no Diário Oficial da União – DOU. Algumas informações podem ser consultadas na Tabela 35.2.

DIPOA/SDA/MAPA

No Brasil, o controle governamental da qualidade e inocuidade dos produtos da pesca e da aquicultura possui uma estrutura consistente. No âmbito federal, a inspeção sanitária e industrial de pescado e derivados é uma obrigação estatutária do Ministério da Agricultura desde 1933. Em 18 de dezembro de 1950, a atividade foi estabelecida pela Lei n.º 1.283, a qual foi inicialmente regulamentada pelo RIISPOA (Regulamento de Inspeção Industrial e Sanitária de Produtos de Origem Animal) por meio do Decreto n.º 30.691 de 29 de março de 1952, agora atualizado e revogado pelo Decreto n.º 9013, de 29 de março de 2017. Em 1951, a atividade regida pelo RIISPOA passou a ser executada pela então Divisão de Inspeção de Produtos de Origem Animal (DIPOA). O DIPOA é responsável pela inspeção dos estabelecimentos de pescado e derivados que destinam sua produção ao mercado interestadual e internacional. Após uma reforma administrativa da estrutura da Secretaria de Defesa Agropecuária em 2016, com a publicação do Decreto n.º 8.701, de 31 de março de 2016, regulamentado pela Portaria n.º 99, de 12 de maio de 2015, o Departamento de Inspeção de Produtos de Origem Animal (DIPOA) sofreu alterações no sentido de verticalizar os processos e centralizar as decisões técnicas dentro das coordenações do DIPOA: Coordenação-Geral de Inspeção (CGI), Coordenação-Geral de Programas Especiais (CGPE) e Coordenação-Geral de Controle e Avaliação (CGCOA), todas ligadas diretamente à diretoria do DIPOA. Não mais existem as divisões de inspeção temáticas por área, como a DICAR (carnes de bovinos etc.) e DILEI (leite e derivados), entre elas a DIPES (Divisão de Inspeção de Pescado). Atualmente existem divisões e coordenações para cada tema em específico, como: Divisão de Auditorias em Estabelecimentos (DAE), Divisão de Registro de Produtos (DREP), Divisão de Registros e Cadastro (DREC), Divisão de Aperfeiçoamento Técnico (DTEC), Divisão de Equivalência (DEQ), tratando das várias áreas técnicas, sem subdivisões por tipo de alimento, como era antes. Quanto à inspeção industrial e sanitária dos estabelecimentos que fazem o comércio interestadual e internacional, bem antes da DIPES, por volta da década de 1930, com a instituição do Estado Novo, na era Vargas, por meio do Decreto n.º 23.134/33, foi criada a Divisão de Caça e Pesca. Essa instituição passou a gerenciar a pesca no país, incluindo as atividades de inspeção industrial e sanitária; muito embora as firmas brasileiras ainda não fizessem comércio internacional. Assim, até mesmo os pescadores deixaram de estar subordinados ao Ministério da Marinha e passaram para o Ministério da Agricultura (é bom lembrar que coube ao MAPA, por meio da Divisão de Caça e Pesca, elaborar o Primeiro Código de Pesca em 1934). Com a extinção da Divisão de Caça e Pesca, as ações de inspeção industrial e sanitária do pescado passaram para o DIPOA, hoje afeitas a uma de suas divisões, ou seja, a DIPES, sendo importante registrar, ainda, as legislações que caracterizam os passos dados pelo RIISPOA, a partir de 1952, hoje com os trabalhos de revisão já concretizados (dependendo da avaliação final por parte da Presidência da República). As ações da DIPES também estão amparadas no Art. 31, parágrafo único, da Lei n.º 11.959, de 29/6/2009. Em termos de capacitação dos inspetores de pescado dos quadros do RIISOA, lembramos o papel importante dos treinamentos efetuados na cidade de

TABELA 35.1 Instituto Nacional de Metrologia, Normalização e Qualidade Industrial (INMETRO). (http://www.inmetro.gov.br/legislacao/)	
Portaria INMETRO/ME n.º 34, de 29 de janeiro de 2020	Dispõe sobre a revogação da Portaria Inmetro n.º 38/2010, sobre a necessidade de definir claramente o peso líquido de pescado, molusco e crustáceos glaciados.
Portaria INMETRO/ME n.º 485, de 25 de novembro de 2019	Estabelece a internalização do Regulamento Técnico MERCOSUL sobre a "Metodologia para efetuar o controle metrológico em pescados, moluscos e crustáceos glaciados, para efeitos de determinar o conteúdo efetivo".
Portaria INMETRO/ME n.º 284, de 10 de junho de 2019	Estabelece a forma de expressar o conteúdo nominal para os pescados congelados pré-medidos ou pré-embalados com conteúdo nominal desigual.
Portaria INMETRO/MDIC n.º 69, de 15 de fevereiro de 2016	Alteração da Portaria Inmetro n.º 153/2008 sobre filé de pescado.
Portaria INMETRO/MDIC n.º 38, de 11 de fevereiro de 2010 (revogada)	Aprovar o Regulamento Técnico Metrológico que define a metodologia a ser utilizada na determinação do peso líquido de pescado, molusco e crustáceos glaciados.
Portaria INMETRO/MDIC n.º 128, de 14 maio de 2009 (revogada pela Portaria INMETRO/MDIC n.º 186 de 21/5/2010)	Prorroga, até 31 de maio de 2010, o prazo para a entrada em vigor da Portaria Inmetro n.º 248, de 17 de julho de 2008 (revoga a Portaria INMETRO/MDIC n.º 398 de 10/11/2008).
Portaria INMETRO/MDIC n.º 153, de 19 maio de 2008 (em vigor)	Determinar a padronização do conteúdo líquido dos produtos pré-medidos acondicionados de acordo com o anexo da presente Portaria (entre eles filé de pescado congelado). Essa Portaria revoga a Portaria Inmetro 70, de 14/4/1993 (em vigor). Alterada pela Portaria 103, de 12 de março de 2019 (suspende a aplicação de conteúdo pré-medidos em filés de pescado por 36 meses).
Portaria INMETRO n.º 248, de 17 de julho de 2008 (em vigor)	Regulamento Técnico Metrológico que estabelece os critérios para a verificação do conteúdo líquido de produtos pré-medidos com conteúdo nominal igual, comercializados nas grandezas de massa e volume.
Portaria INMETRO/MDIC n.º 398, de 10 de novembro de 2008 (revogada por INMETRO/MDIC n.º 128 de 14/5/2009)	Prorrogar, até 31 de maio de 2009, o prazo para a entrada em vigor da Portaria Inmetro n.º 248, de 17 de julho de 2008.
Portaria INMETRO/MDIC n.º 5, de 12 de janeiro de 2006 (revogada)	Aprovar o Regulamento Técnico Metrológico, estabelecendo critérios para determinação do peso líquido em pescado, moluscos e crustáceos glaciados.
Portaria INMETRO n.º 124, de 21 de junho de 2005	Proposta de Regulamento Técnico Mercosul para a determinação do peso líquido em pescado, moluscos e crustáceos glaciados. Deu origem à Portaria INMETRO/MDIC n.º 5 de 12/1/2006 (projeto aprovado).
Portaria INMETRO n.º 142, de 24 de julho de 2002 (revogada pela Portaria INMETRO/MDIC n.º 5 de 12/1/2006)	Regulamento Técnico Metrológico que estabelece os critérios para a determinação do peso líquido em pescado, moluscos e crustáceos glaciados. Menciona a Resolução CONMETRO/MDIC n.º 11 de 12/10/1988.
Portaria INMETRO/MICT n.º 74, de 25 de maio de 1995 (revogada)	Regulamento Técnico que estabelece os critérios para a verificação do conteúdo líquido de produtos pré-medidos com conteúdo nominal igual e comercializados nas grandezas de massa e volume.
Portaria INMETRO/MICT n.º 70, de 14 de abril de 1993 (revogada)	Acondicionamento e comercialização de filé de pescado congelado (o acondicionamento de filé de pescado congelado deve obedecer aos seguintes valores para o peso líquido: 500 g, 800 g, 900 g e 1 kg).
Resolução CONMETRO/MDIC n.º 11, de 12 de outubro de 1988	Aprovação da Regulamentação Metrológica das Unidades de Medida.
Portaria INPM/MDIC n.º 99, de 22 de novembro de 1977 (revogada)	Tolerância para o peso líquido de pescado, em conserva, acondicionado com molho de tomate ou óleo. É totalmente revogada pela Portaria INMETRO/MICT n.º 74 de 25/5/1995 (revista).

TABELA 35.2 Agência Nacional de Vigilância Sanitária (ANVISA). (http://portal.anvisa.gov.br/legislacao#/)	
Consulta a bancos de dados – alimentos	Nesse banco de dados, você encontra relação de produtos dispensados de registro antes e depois da implantação do sistema Prodir. Além disso, você pode obter informações sobre alimentos, como o nome da empresa fabricante, os números do registro e do processo e o prazo de validade: Alimentos Dispensados de Registro até a Implantação do Prodir; Produtos Dispensados de Registro (Prodir); Produtos com Registro das Empresas de Alimentos (consulta com dados atualizados até 25/3/2002; consulta com dados atualizados após 25/3/2002).
Consulta a bancos de dados – saneantes	Esse banco de dados oferece informações sobre saneantes, como o nome da empresa fabricante, o nome do produto, a forma física, o tipo de embalagem, além dos números do registro e do processo. Saneantes notificados também podem ser encontrados nessa seção. Se não encontrar a informação desejada, envie mensagens para saneantes@anvisa.gov.br. Consulte os Saneantes Registrados: consulta com dados atualizados até 25/3/2002; consulta com dados atualizados após 25/3/2002; consulte os saneantes notificados.
Resolução da Diretoria Colegiada RDC n.º 331, de 23 de dezembro de 2019	Dispõe sobre os padrões microbiológicos de alimentos e sua aplicação.
Instrução Normativa – IN n.º 60, de 23 de dezembro de 2019	Estabelece as listas de padrões microbiológicos para alimentos.
Resolução da Diretoria Colegiada RDC n.º 329, de 19 de dezembro de 2019	Estabelece os aditivos alimentares e coadjuvantes de tecnologia autorizados para uso em pescado e produtos de pescado.
Resolução da Diretoria Colegiada RDC n.º 322, de 29 de novembro de 2019	Autoriza o uso de aditivos alimentares e coadjuvantes de tecnologia em diversas categorias de alimentos.
Resolução da Diretoria Colegiada RDC n.º 316, de 17 de outubro de 2019	Dispõe sobre os requisitos sanitários da água do mar dessalinizada, potável e envasada.
Resolução da Diretoria Colegiada RDC n.º 285, de 21 de maio de 2019	Proíbe o uso de aditivos alimentares contendo alumínio em diversas categorias de alimentos.
Resolução da Diretoria Colegiada RDC n.º 281, de 29 de abril de 2019	Autoriza o uso de aditivos alimentares e coadjuvantes de tecnologia em diversas categorias de alimentos.
Informe técnico n.º 29, de 24 de julho de 2007	Cartilha Orientativa – Comercialização de Pescado Salgado e Pescado Salgado Seco. Padrão Internacional para Pescado Salgado e Pescado Salgado Seco da Família Gadidae. Nota Técnica DIPES – Bacalhau salgado e salgado-seco e afins. http://www.agricultura.gov.br/assuntos/inspecao/produtos-animal/arquivos-publicacoes-dipoa/comprando-bacalhau
Resolução da Diretoria Colegiada RDC n.º 216, de 15 de setembro de 2004	Estabeleceu procedimentos de Boas Práticas (BP) para serviços de alimentação, visando garantir as condições higiênico-sanitárias dos alimentos preparados.
Portaria de Consolidação n.º 5, de 28 de setembro de 2017	Consolidação das normas sobre as ações e os serviços de saúde do Sistema Único de Saúde. Inclui no Capítulo V, Seção II, Anexo XX.
Portaria n.º 518 – MS/ANVISA, de 25 de março de 2004 (revogada)	Aprovar a Norma de Qualidade da Água para Consumo Humano, na forma do anexo dessa portaria, de uso obrigatório em todo o território nacional.
Resolução Normativa n.º 2 – MS/ANVISA, de 9 de janeiro de 2004	Aprova o uso do ácido peracético como coadjuvante de tecnologia na função de agente de controle de microrganismos na lavagem de ovos, carcaças e/ou partes de animais de açougue, peixes e crustáceos e hortifrutícolas em quantidade suficiente para obter o efeito desejado, sem deixar resíduos no produto final (ementa elaborada pela biblioteca/MS).

(continua)

TABELA 35.2 Agência Nacional de Vigilância Sanitária (ANVISA). (http://portal.anvisa.gov.br/legislacao#/) (continuação)	
Resolução da Diretoria Colegiada RDC n.º 275, de 21 de outubro de 2002	Essa resolução foi desenvolvida com o propósito de atualizar a legislação geral, introduzindo o controle contínuo das Boas Práticas de Fabricação (BPF) e os Procedimentos Operacionais Padronizados, além de promover a harmonização das ações de inspeção sanitária por meio de instrumento genérico de verificação das BPF. Portanto, é ato normativo complementar à Portaria SVS/MS n.º 326/97.
Resolução Normativa n.º 11 – MS/ANVISA, de 14 de janeiro de 2002 (revogada)	Aprova a inclusão do ácido peracético como coadjuvante de tecnologia na função de agente de controle de microrganismos na lavagem de ovos, carcaças e ou partes de animais de açougue, peixes e crustáceos em quantidade suficiente para obter o efeito desejado, sem deixar resíduos no produto final.
Resolução Normativa 12 – MS/ANVISA, de 2 de janeiro de 2001 (revogada)	Aprova o Regulamento Técnico Sobre Padrões Microbiológicos para Alimentos (grupo de alimentos 7, Pescado e Produtos de Pesca).
Portaria n.º 106, de 22 de janeiro de 1999	Regulamenta, por meio de Normas Técnicas Especiais, o funcionamento de açougues, peixarias, casas de carnes, casas de aves abatidas e similares, disposto no artigo 3º do Decreto n.º 680 de 23 de novembro de 1998, publicado no Diário Oficial do Estado n.º 744 Suplemento, que institui o Código Sanitário do Estado do Tocantins.
Resolução – CNS/MS n.º 4, de 24 de novembro de 1998 (revogada)	Aprovar a revisão das Tabelas I, III, IV e V referente a Aditivos Intencionais, bem como os Anexos I, II, III e VII, todos do Decreto n.º 55.871, de 26 de março de 1965 (Aditivos Alimentares e Coadjuvantes de Tecnologia – Pescado e Produtos da Pesca).
Portaria SVS/MS n.º 326, de 30 de julho de 1997	Baseada no Código Internacional Recomendado de Práticas: Princípios Gerais de Higiene dos Alimentos CAC/VOL. A, ed. 2 (1985), do *Codex Alimentarius*, e harmonizada no Mercosul, essa portaria estabelece os requisitos gerais sobre as condições higiênico-sanitárias e de Boas Práticas de Fabricação para estabelecimentos produtores/industrializadores de alimentos.
Resolução Normativa – MS/CNS/CTAL, de 16 de janeiro de 1979	Atualizar a Resolução n.º 21/73 da Antiga Comissão Nacional de Normas e Padrões para Alimentos, que passa a vigorar com o seguinte teor: permitir o uso de dióxido de cloro (ClO_2) como coadjuvante tecnológico nos seguintes produtos, no limite máximo e nas seguintes condições: (a) no sal e na salmoura para tratamento de carnes e de pescado (1 ppm); (b) no gelo para conservação destinado à industrialização (1 ppm); (c) na água para lavagem de aves e do pescado destinado à industrialização (5 ppm); (d) resíduos nos produtos de carnes, aves e de pescado (sem resíduos).
Resolução Normativa n.º 18 – MS/CNNPA, de 9 de dezembro de 1975 (revogada)	Fixa para o mercúrio de qualquer origem, ocorrente em alimentos como contaminante, as seguintes tolerâncias, expressas como mercúrio (Hg): peixes, crustáceos e moluscos – 0,5 ppm; qualquer outro alimento – 0,001 ppm (ementa elaborada pelo CD/MS).
Resolução da Diretoria Colegiada RDC n.º 42, de 29 de agosto de 2013	Dispõe sobre o Regulamento Técnico MERCOSUL sobre Limites Máximos de Contaminantes Inorgânicos em Alimentos
Resolução Normativa n.º 8 – MS/CNNPA, de 16 de setembro de 1970	Nega o emprego do ácido benzoico em conservas de pescado (ementa elaborada pela CDI/MS).
Resolução Normativa n.º 8 – MS/CNNPA, de 16 de setembro de 1970 (revogada)	Estende o emprego dos tripolifosfatos para o revestimento externo de pescado congelado (glaciamento) observados os limites constantes da Tabela I do Decreto 55.871/65 (ementa elaborada pela CDI/MS).
Resolução Normativa n.º 7 – MS/CNNPA, de 16 de setembro de 1970	Tolera o emprego do ácido lático em pescado salgado, salgado e prensado e salgado seco; na salga a seco ou na salmoura destinada a sua elaboração na dose máxima de 2% sobre o peso do sal empregado (ementa elaborada pela CDI/MS).
Resolução Normativa n.º 4 – MS/DNS/CPAA, de 29 de agosto de 1966	Tolera o emprego do processo de imersão para tratamento de pescado com o antibiótico clortetraciclina (ACRONIZE), fixando-se o limite máximo residual por cento em 0,0005, ou seja, 5 ppm (ementa elaborada pela CDI/MS).

Rio Grande (RS), um centro de formação para todos nós, com a participação efetiva, como coordenadores e instrutores, do Dr. Carlos Alberto Lima dos Santos e do Prof. Ernani Pedro do Valle Zogbi (o velho Zogbi, de saudosa memória). Atualmente o MAPA possui a Escola Nacional Agropecuária (ENAGRO), criada e aprovada pelo Decreto n.º 8.701, de 31 de março de 2016. A ENAGRO é responsável pela condução das capacitações dos servidores do MAPA e dos técnicos abrangidos dentro do sistema SUASA, no qual o MAPA é o coordenador, tendo como outros entes os servidores ligados a temas afeitos à política agrícola introduzida pela Lei 8.171, de 17 de janeiro de 1991, dos municípios, estados e o Distrito Federal. Em 30/3/2006 foi publicado o Decreto 5.741, que regulamenta os artigos 27-A, 28-A e 29-A, da Lei 8.171/91 que organiza o Sistema Unificado de Atenção à Sanidade Agropecuária (SUASA) e dá outras providências. Como parte do SUASA, foi instituído o Sistema Brasileiro de Inspeção de Produtos de Origem Animal (SISBI), sendo coordenado pelo DIPOA com o objetivo de padronizar os procedimentos de inspeção, nas esferas municipal e estadual, a fim de garantir a inocuidade e a segurança dos alimentos. Em suma, abriram as portas para que os estados e municípios, ou consórcio destes, possam pedir equivalência ao DIPOA por intermédio dos seus serviços de inspeção.

SAP/MAPA

A Secretaria de Aquicultura e Pesca (SAP) do Ministério da Agricultura, Pecuária e Abastecimento (MAPA) é outra secretaria de grande importância para o setor aquícola e pesqueiro, que se divide em: Departamento de Ordenamento e Desenvolvimento da Aquicultura (DEPOA), Departamento de Ordenamento e Desenvolvimento da Pesca (DEPOP), e Departamento de Registro e Monitoramento da Aquicultura e Pesca (DRM). Dentro de cada departamento, toda legislação relacionada ao ordenamento das atividades de aquicultura e pesca, bem como registro de aquicultor e pescador, e monitoramento (dados estatísticos) podem ser acessados via SISLEGIS do MAPA.

No site do Ministério da Agricultura, Pecuária e Abastecimento, encontra-se o Sistema de Consulta à_Legislação SISLEGIS[6] e o SISLEGIS – Módulo Cidadão,[7] que disponibilizam uma série de legislações afins ao agronegócio (inspeção de pescado, pesca e aquicultura), por meio da pesquisa por: tipo de norma, número do ato, data de assinatura ou publicação, ou palavra-chave (assunto a ser pesquisado). Além dessas duas bases de informações, podemos consultar as portarias em Consulta Pública e as publicações do Diário Oficial da União (DOU). O objetivo do SISLEGIS é dotar o Ministério da Agricultura, Pecuária e Abastecimento de uma fonte única de consulta à legislação, disponibilizando o maior acervo em meio digital, recuperando textos legais atualizados de forma fácil, rápida e confiável, e trazendo, ainda, por meio das consultas pelas árvores temáticas, facilidades para a recuperação da legislação por assuntos indexados. Nele há, ainda, informação sobre o histórico (publicação, republicação, alteração e revogação) e a situação dos atos (vigente ou revogado), além do texto na íntegra de leis ordinárias, decretos, decretos-lei, medidas provisórias, instruções normativas, portarias, resoluções, instruções de serviço, entre outros (Tabela 35.3).

Legislação do Mercosul

O banco de dados de documentos da secretaria do MERCOSUL foi concebido como uma ferramenta de preservação de toda a documentação oficial do MERCOSUL em meio eletrônico, e, entre outras funções, permite o acesso, por meio do Portal Oficial do MERCOSUL, a toda a documentação oficial pública. No módulo "Normativas dos órgãos decisórios do MERCOSUL" é possível acessar as Decisões do Conselho do Mercado Comum, as Resoluções do Grupo Mercado Comum, as Diretrizes da Comissão de Comércio, as Recomendações do Conselho do Mercado Comum, e a Busca de Normativas (Tabela 35.4).

Legislação dos Estados Unidos

U.S. Food and Drug Administration (FDA)

O US FDA é uma agência dentro do Departamento de Saúde e Serviços Humanos dos Estados Unidos da América (EUA), responsável por proteger a saúde pública, garantindo a segurança e eficácia dos medicamentos de uso humano e veterinário, produtos biológicos, dispositivos médicos, fornecimento de alimentos da nação, cosméticos e produtos que emitem radiação. A agência usa todas as ferramentas disponíveis para identificar ameaças imediatas ou potenciais. Também determina o melhor curso de ação para proteger a saúde e a segurança pública. A FDA é responsável por garantir que o suprimento de pescado do país, doméstico e importado, seja seguro, sanitário, saudável e honestamente rotulado. A página https://www.fda.gov/food/resources-you/seafood fornece acesso ao conteúdo sobre o pescado, de toda a seção de alimentos do fda.gov. Agrupados de acordo com o público-alvo, esses *links* incluem acesso a informações e conselhos atualizados do consumidor, documentos de orientação, regulamentação e conteúdo de ciência e pesquisa. Estão disponíveis também informações e orientações sobre pescado, regulamentos relativos a importações e exportações, conforme apresentado nas Tabelas 35.5 e 35.6.

Legislação do Canadá

Canada Border Services Agency (CBSA)

O Canada Border Services Agency (CBSA) garante a segurança e a prosperidade do Canadá pela gestão do acesso de pessoas e mercadorias para e do Canadá. É responsável pela prestação de serviços integrada das fronteiras que apoiam as prioridades de segurança nacional e saúde pública e também facilita a livre circulação de pessoas e bens, incluindo animais e plantas que satisfaçam os requisitos previstos na legislação, como os Regulamentos de Inspeção de Pescado.

TABELA 35.3 Ministério da Agricultura, Pecuária e Abastecimento (MAPA). (http://sistemasweb.agricultura.gov.br/sislegis)

Instrução Normativa n.º 10, de 17 de abril de 2020	Estabelece no âmbito do Ministério da Agricultura, Pecuária e Abastecimento normas, critérios e padrões para o uso sustentável de peixes nativos de águas continentais, marinhas e estuarinas, com finalidade ornamental e de aquariofilia.
Instrução Normativa n.º 57, de 31 de outubro de 2019	Estabelece os critérios de Controle Oficial de Conformidade das Condições Higiênico-Sanitárias de Embarcações Pesqueiras, que fornecem matéria-prima para o processamento industrial de produtos da pesca destinados à União Europeia.
Instrução Normativa n.º 23, de 20 de agosto de 2019	Aprova o Regulamento Técnico que fixa a identidade e os requisitos de qualidade que devem apresentar o camarão fresco, o camarão resfriado, o camarão congelado, o camarão descongelado, o camarão parcialmente cozido e o camarão cozido, na forma dessa instrução normativa e de seus anexos.
Instrução Normativa n.º 5, de 23 de abril de 2019	Plano de amostragem e os limites de referência para o Plano Nacional de Controle de Resíduos e Contaminantes em Produtos de Origem Animal – PNCRC de 2019.
Instrução Normativa n.º 3, de 14 de março de 2019	Ficam estabelecidos os procedimentos de aprovação prévia de projeto, reforma e ampliação, registro de estabelecimento, alterações cadastrais e cancelamento de registro de estabelecimento junto ao Departamento de Inspeção de Produtos de Origem Animal – DIPOA, e relacionamento de estabelecimentos junto ao Serviço de Inspeção de Produtos de Origem Animal – SIPOA, na forma dessa instrução normativa (vigente).
Instrução Normativa MAPA n.º 4, de 28 de fevereiro de 2019	Altera a Instrução Normativa MPA n.º 4, de 4 de fevereiro de 2015 (Institui o Programa Nacional de Sanidade de Animais Aquáticos de Cultivo – "Aquicultura com Sanidade").
Instrução Normativa n.º 1, de 15 de janeiro de 2019	Fica aprovado o Regulamento Técnico que fixa a identidade e as características de qualidade que deve apresentar o peixe salgado e o peixe salgado seco, na forma dessa instrução normativa e dos seus anexos.
Instrução Normativa SEAP n.º 2, de 27 de setembro de 2018	Dispõe sobre análise de risco de importação de organismos aquáticos e seus derivados.
Instrução Normativa MAPA n.º 30, de 26 de junho de 2018	Estabelece como oficiais os métodos constantes do Manual de Métodos Oficiais para Análise de Alimentos de Origem Animal, indexado ao International Standard Book Number (ISBN) e apresenta prazos para implementação por laboratórios credenciados.
Instrução Normativa n.º 21, de 31 de maio de 2017	Regulamento técnico que fixa a identidade e as características de qualidade que deve apresentar o peixe congelado, na forma dessa instrução normativa e do seu anexo.
Decreto n.º 9.013, de 29 de março de 2017	Revoga o Decreto 30.691, de 29 de março de 1952, e aprova o novo Regulamento da Inspeção Industrial e Sanitária de Produtos de Origem Animal; regulamenta a Lei n.º 1.283, de 18 de dezembro de 1950, e a Lei n.º 7.889, de 23 de novembro de 1989, que dispõem sobre a inspeção industrial e sanitária de produtos de origem animal.
Instrução Normativa n.º 1, de 11 de janeiro de 2017	Ficam estabelecidos os procedimentos para registro, renovação, alteração, auditoria e cancelamento de registro de produtos de origem animal produzidos por estabelecimentos registrados ou relacionados no Serviço de Inspeção Federal – SIF, e por estabelecimentos estrangeiros habilitados a exportar para o país.
Portaria MAPA n.º 48, de 24 de maio de 2016	Altera o Art. 2 da Portaria MPA n.º 204, de 28 de junho de 2012, modificando a periodicidade mínima de coleta de amostras de moluscos e de água marinha para o PNCMB – Programa Nacional de Controle Higiênico-Sanitário de Moluscos Bivalves.
Portaria MPA n.º 20, de 4 de fevereiro de 2015	Designa os laboratórios da RENAQUA como instituições capacitadas e autorizadas pelo MPA para ministrar treinamento de coleta e remessa de amostras oficiais
Portaria MPA n.º 19, de 4 de fevereiro de 2015	Define a lista de doenças de notificação obrigatória de animais aquáticos ao Serviço Veterinário Oficial (SVO).

(continua)

TABELA 35.3 Ministério da Agricultura, Pecuária e Abastecimento (MAPA). (http://sistemasweb.agricultura.gov.br/sislegis) (continuação)

Instrução Normativa MPA n.º 4, de 4 de fevereiro de 2015 (alterada em 2019)	Institui o Programa Nacional de Sanidade de Animais Aquáticos de Cultivo – "Aquicultura com Sanidade".
Instrução Normativa MPA n.º 30, de 30 de dezembro de 2014	Institui o Programa Nacional de Monitoramento de Resistência a Antimicrobianos em recursos pesqueiros.
Instrução Normativa MPA n.º 26, de 12 de dezembro de 2014	Estabelece normas para habilitação de profissionais privados para a realização de coleta e remessa de amostras oficiais para laboratórios da Rede Nacional de Laboratórios do Ministério da Pesca e Aquicultura – RENAQUA.
Instrução Normativa MPA n.º 22, de 11 de setembro de 2014	Institui o Plano Nacional de Certificação Sanitária de Estabelecimentos de Aquicultura Produtores de Formas Jovens de Animais Aquáticos – "Plano Forma Jovem Segura".
Instrução Normativa Interministerial MAPA/MPA n.º 32, de 16 de agosto de 2013	Estabelece o regulamento sanitário para importação de materiais de origem animal e agentes de interesse veterinário destinados à pesquisa ou diagnóstico pelos laboratórios constitutivos da Rede Nacional de Laboratórios Agropecuários do Ministério da Agricultura, Pecuária e Abastecimento (MAPA), pela Rede Nacional de Laboratórios do Ministério da Pesca e Aquicultura (RENAQUA) e por instituições de pesquisa ou diagnóstico.
Norma Interna SDA n.º 4/2013	Aprova o programa de avaliação de conformidade de padrões físico-químicos e microbiológicos de produtos de origem animal comestíveis e água de abastecimento de estabelecimentos registrados e relacionados no Serviço de Inspeção Federal (SIF) e de produtos de origem animal comestíveis importados (vigente).
Portaria MPA n.º 204, de 28 de junho de 2012	Estabelece os procedimentos para coleta de amostras para realização de análises de microrganismos contaminantes e de toxinas em moluscos bivalves e de análises para o monitoramento de espécies de microalgas potencialmente produtoras de toxinas.
Instrução Normativa Interministerial MPA/MAPA n.º 7, de 8 de maio de 2012	Institui o Programa Nacional de Controle Higiênico-Sanitário de Moluscos Bivalves – PNCMB.
Instrução Normativa MPA n.º 3, de 13 de abril de 2012	Institui a Rede Nacional de Laboratórios do Ministério da Pesca e Aquicultura – RENAQUA, responsável pela realização de diagnósticos e análises oficiais, bem como o desenvolvimento contínuo de novas metodologias analíticas (www.renaqua.gov.br).
Instrução Normativa n.º 46, de 15 de dezembro de 2011	Aprovar o regulamento técnico de identidade e qualidade para conservas de atuns e de bonitos.
Instrução Normativa n.º 45, de 13 de dezembro de 2011	Aprova o regulamento técnico de identidade e qualidade de conservas de peixes.
Instrução Normativa n.º 22, de 11 de novembro de 2011	Estabelece o regulamento técnico que fixa a identidade e as características mínimas de qualidade que deve apresentar o produto "conservas de sardinhas" para a sua comercialização.
Instrução Normativa n.º 22 – MAPA/Gabinete Ministro, de 24 de novembro de 2005	Regulamento técnico para rotulagem de produto de origem animal embalado, em anexo.
Portaria n.º 46 – MAPA/Gabinete Ministro, de 10 de fevereiro de 1998	Institui o Sistema de Análise de Perigos e Pontos Críticos de Controle – APPCC a ser implantado, gradativamente, nas indústrias de produtos de origem animal sob o regime do serviço de inspeção federal – SIF, de acordo com o manual genérico de procedimentos.
Portaria n.º 185 – MAPA/SDA, de 13 de maio de 1997	Aprovar o Regulamento Técnico de Identidade e Qualidade de Peixe Fresco (Inteiro e Eviscerado) em anexos: Anexo – Regulamento técnico de identidade e qualidade de peixe fresco (inteiro e eviscerado); Anexo – Método de análise.

TABELA 35.4 Mercosul. (https://www.mercosur.int/pt-br/documentos-e-normativa/normativa/)	
Resolução 40/2009	Regulamento Técnico Mercosul sobre a Metodologia para Efetuar o Controle Metrológico em Pescados, Moluscos e Crustáceos Glaciados, a fim de Determinar o Peso Líquido (revogação da Resolução GMC n.º 39/05).
Resolução 11/2006	Regulamento Técnico Mercosul sobre "Lista Geral Harmonizada de Aditivos Alimentares e suas Classes Funcionais".
Resolução 39/2005	Regulamento Técnico Mercosul para Determinação do Peso Líquido em Pescados, Moluscos e Crustáceos Glaciados (revogação da Resolução GMC n.º 08/02).

TABELA 35.5 U.S. Food and Drug Administration (FDA).	
Imported Seafood Safety Program: Programa de Segurança dos Produtos Importados.	https://www.fda.gov/food/importing-food-products-united-states/imported-seafood-safety-program
The Seafood List – Fish Naming: a lista de pescado é o guia da FDA para nomes do pescado aceitáveis comercializados no comércio interestadual.	https://www.accessdata.fda.gov/scripts/fdcc/?set=seafoodlist
Seafood Regulation & Guidance: essa seção contém informações regulamentares e de orientação do FDA sobre programas de segurança alimentar, processos de fabricação, sistemas industriais e atividades de importação/exportação.	https://www.fda.gov/food/guidance-regulation-food-and-dietary-supplements
Seafood Industry Resources: informações para a indústria do pescado, como o Programa APPCC.	https://www.fda.gov/food/hazard-analysis-critical-control-point-haccp/seafood-haccp
Hazards & Controls Guidance (Orientação sobre Riscos e Controles): essa orientação pode ajudar os processadores de pescado e produtos da pesca no desenvolvimento de seus planos de Pontos Críticos de Controle de Análise de Perigos (APPCC). Também pode fornecer aos processadores informações que os ajudarão a identificar os perigos associados aos seus produtos e a documentar suas medidas de controle.	https://www.fda.gov/food/seafood-guidance-documents-regulatory-information/fish-and-fishery-products-hazards-and-controls-guidance-4th-edition
The National Shellfish Sanitation Program (NSSP – Programa Nacional de Saneamento de Mariscos): é o programa cooperativo federal/estadual reconhecido pela FDA e pela Conferência Interestadual de Saneamento de Mariscos (Interstate Shellfish Sanitation Conference – ISSC) para o controle sanitário de mariscos produzidos e vendidos para consumo humano.	https://www.fda.gov/food/federalstate-food-programs/national-shellfish-sanitation-program-nssp
The Interstate Certified Shellfish Shippers List (ICSSL): a Lista Interestadual de Transportadores Certificados de Marisco (ICSSL) é publicada mensalmente para informações e uso por autoridades de controle de alimentos, indústria de pescado e outras pessoas interessadas.	https://www.fda.gov/food/federalstate-food-programs/interstate-certified-shellfish-shippers-list

O CBSA administra mais de noventa leis, regulamentos e acordos internacionais em nome de outros departamentos e agências federais, províncias e territórios. As legislações a seguir se aplicam à importação de produtos da pesca para o Canadá para consumo humano: Fish Inspection Act e Food and Drugs Act (Tabela 35.7).

Canadian Food Inspection Agency (CFIA)

A CFIA é responsável pela salvaguarda dos alimentos, animais e plantas, o que reforça a saúde e o bem-estar das pessoas do Canadá, meio ambiente e economia. A CFIA é dirigida por um presidente que reporta ao ministro da Agricultura e é responsável pela administração e execução dos seguintes atos e regulamentos que dizem respeito aos produtos de pesca destinados ao consumo humano (Tabela 35.8).

Measurement Canada

O Measurement Canada é uma Agência da Indústria do Canadá responsável por garantir a integridade e a preci-

TABELA 35.6 U.S. Food and Drug Administration (FDA).

Agência federal	U.S. Customs and Border Protection (CBP).
Autoridade legal	Tariff Act Customs Modernization Act Bioterrorism Act SAFE Port Act.
Referência	Executive Order 13659 (http://www.gpo.gov/fdsys/pkg/DCPD-201400104/pdf/DCPD-201400104.pdf). 19 USC (https://www.law.cornell.edu/uscode/text/19).
Jurisdição	Importing and Exporting Community.
Execução	U.S. Customs and Border Protection (CBP) inspects and can seize or refuse entry for offending cargo through the authorities provided under U.S. Code Title 19. Offenses can include falsely declared merchandise and other Government Agency requirements, such as seafood that might pose a health risk. Note: CBP Title 19 authorities pertain to goods either imported to (and in some situations being exported from) the United States. Commercial Targeting & Analysis Center (CTAC), International Trade Data System (ITDS) and Automated Commercial Environment (ACE) allows businesses to submit data required by CBP and its Partner Government Agencies (PGAs) to import or export cargo through a "single window" concept.
Contato	Jeffrey Nii, Director, Interagency. Collaboration Division. jeffrey.c.nii@cbp.dhs.gov. Phone: (202) 863-6011. William (Bill) Scopa, Chief, PGA Branch. william.r.scopa@cbp.dhs.gov. Phone: (202) 863-6554.
Agência federal	Food and Drug Administration (FDA).
Autoridade legal	Food, Drug, and Cosmetic Act.
Referência	Seafood Guidance Documents & Regulatory Information: http://www.fda.gov/Food/GuidanceRegulation/GuidanceDocumentsRegulatoryInformation/Seafood/ucm2006751.htm The Seafood List: http://www.fda.gov/Food/GuidanceRegulation/GuidanceDocumentsRegulatoryInformation/Seafood/ucm113260.htm
Jurisdição	Seafood Safety and Seafood Inspections.
Execução	Center for Food Safety and Applied Nutrition (CFSAN) Division of Seafood Safety examines and appraises the implementation of seafood regulations, domestic and foreign programs, and bilateral agreements; reviews industry petitions and regulatory actions; and provides scientific/technical support, training, evaluation and certification for State and international shellfish programs. Office of Regulatory Affairs (ORA) performs import security reviews on food/feed identified as high risk for intentional contamination based on prior notice screening criteria. ORA field compliance activities include detentions, releases, hearings and review, reconditioning, supervision & review, and refusals.
Contato	Peter Koufopoulos, Director. Seafood Safety Division. peter.koufopoulos@fda.hhs.gov. Domenic Veneziano, Director. Division of Import Operations. domenic.veneziano@fda.hhs.gov.
Agência federal	National Oceanic Atmospheric Administration (NOAA).
Autoridade legal	Agricultural Marketing Act.
Referência	50 CFR Part 260: http://www.ecfr.gov/cgi-bin/retrieveECFR?gp=1&SID=69d632107dcd72cd8f19b3efeb019f33&ty=HTML&h=L&mc=true&r=PART&n=pt50.11.260
Jurisdição	Domestic and International Harvester to Retail Sale.
Execução	The Seafood Inspection Program performs inspection, grading, and certification of seafood safety and quality; auditing and approval of food safety and quality systems; export health certification; catch certification; training; and consultation services. The Seafood Inspection Program issues some criminal violations, but relies heavily on civil court actions. The program oversees Registration of U.S. Grade A mark and Processed Under Federal Inspection mark.
Contato	Steven Wilson, Deputy Director, Seafood Inspection Program. steven.wilson@noaa.gov. Phone: 301-427-8300.

(continua)

TABELA 35.6 U.S. Food and Drug Administration (FDA).

Agência federal	U.S. Department of Agriculture (USDA) Agricultural Marketing Service (AMS) Country of Origin Labeling (COOL).
Autoridade legal	Agricultural Marketing Act.
Referência	7 CFR Part 60: http://www.ecfr.gov/cgi-bin/text-idx?c=ecfr&sid=0bfba9505f9e71f6ad1b482c1fc1c99a&rgn=div5&view=text&node=7:3.1.1.1.7&idno=7
Jurisdição	Domestic Only: Importer or U.S. Harvester to Retail Sale.
Execução	USDA's Country of Origin Labeling (COOL) Division performs audits of the supply chain from retailer back to domestic producer or importer to verify origin accuracy. COOL has statutory authority to issue fines up to $1,000 per violation when the intermediary supplier or retailer willfully disregarded information establishing that the country of origin and/or method of production (wild and/or farm-raised) declaration was false.
Contato	Julie Henderson, Director, Country of Origin Labeling Division. cool@ams.usda.gov. Phone: (202) 720-4486.
Agência federal	U.S. Department of Agriculture (USDA) Food Safety Inspection Service (FSIS).
Autoridade legal	Federal Meat Inspection Act.
Referência	9 CFR Parts 300, 441, 530, 531, 532, 533, 534, 537, 539, 540, 541, 544, 548, 550, 552, 555, 557, 559, 560, and 561: http://www.fsis.usda.gov/wps/wcm/connect/878aa316-a70a-4297-b352-2d41becc8f73/2008-0031F.pdf?MOD=AJPERES
Jurisdição	Domestic Production and All Imports.
Execução	Mandatory inspection program for fish of the order Siluriformes (aka, "catfish") and products derived from these fish as a result of the 2008 and 2014 Farm Bills. FSIS published its final rule on December 2, 2015. Regulations took effect March 1, 2016. FSIS has an 18-month transition period to assist industry before they must meet all regulatory requirements on September 1, 2017. For more information on regulatory requirements see: www.fsis.usda.gov/siluriformes.
Contato	Janell Kause, Special Assistant, Office of the Administrator. janell.kause@fsis.usda.gov. Phone: (202) 690-0286.

são das medições no mercado canadense. A Measurement Canada desenvolve e administra as leis e regras de metrologia; avalia, aprova e certifica dispositivos de medição e investiga denúncias de suspeitas de medição inexatas (fraudes). O regulamento de pesos e medidas[47] inclui: Parte I: Dispositivos; Parte II: Mercadorias e serviços; Parte III: Padrões locais; Parte IV: Taxas e encargos; Parte V: Especificações relativas aos dispositivos (Parte I); Parte VI: Autorização do uso de unidades de medida; Parte VII: Conversão métrica.

Fisheries and Oceans Canada

O departamento Fisheries and Oceans Canada (DFO) e sua agência especial de operação, o Canadian Coast Guard, oferecem programas e serviços que apoiam o uso sustentável e desenvolvimento de canais e recursos aquáticos do Canadá. Incluem atos, despachos e outros atos de interesse que regem a pesca em águas interiores e marítimas do Canadá, as espécies aquáticas, oceanos, portos de pesca recreativa, portos marítimos e taxas de serviços.

Codex Alimentarius

A Comissão do *Codex Alimentarius* foi criada em 1963 pela FAO e OMS para desenvolver normas alimentares, orientações e textos relacionados, como códigos de boas práticas no âmbito do Comitê Misto FAO/OMS no programa de padronização de alimentos. Os objetivos principais desse programa são proteger a saúde dos consumidores, assegurar práticas comerciais justas no comércio de alimentos e, ainda, promover a coordenação de todos os trabalhos que envolvam as normas alimentares realizados por organizações governamentais e não governamentais. A seguir apresentamos as legislações elencadas pelo *Codex Alimentarius* para o pescado (Tabela 35.9).

União Europeia

A Direção Geral da Saúde e Segurança Alimentar (Directorate-General for Health and Food Safety – DG SANTE) é a agência responsável pela segurança alimentar na UE e pelas exigências para a importação de produtos da pesca e da aqui-

TABELA 35.7 Canada Agencies.

Health Portfolio: o ministro da Saúde é responsável por manter e melhorar a saúde dos canadenses. Isso é apoiado pelo Portfólio de Saúde, que inclui a Health Canada, a Agência de Saúde Pública do Canadá, os Institutos Canadenses de Pesquisa em Saúde, o Conselho de Revisão de Preços de Medicamentos Patenteados e a Agência Canadense de Inspeção de Alimentos. O Portfólio de Saúde consiste em aproximadamente 12 mil funcionários equivalentes em período integral e um orçamento anual de mais de US$ 3,8 bilhões.	https://www.canada.ca/en/health-canada/corporate/health-portfolio.html
Canadian Food Inspection Agency (CFIA): mitigar riscos à segurança alimentar é a maior prioridade da CFIA, e a saúde e a segurança dos canadenses são a força motriz por trás do desenvolvimento dos programas da CFIA. A CFIA, em colaboração e parceria com a indústria, consumidores e organizações federais, provinciais e municipais, continua trabalhando para proteger os canadenses de riscos evitáveis à saúde relacionados a alimentos e doenças zoonóticas.	http://www.inspection.gc.ca/eng/1297964599443/1297965645317
Health Canada: é o departamento federal responsável por ajudar os canadenses a manter e melhorar sua saúde, respeitando as escolhas e circunstâncias individuais.	https://www.canada.ca/en/health-canada.html
Public Health Agency of Canada: a Agência de Saúde Pública do Canadá foi criada para cumprir o compromisso do Governo do Canadá de ajudar a proteger a saúde e a segurança de todos os canadenses. Suas atividades se concentram na prevenção de doenças crônicas, como câncer e doenças cardíacas, prevenção de lesões e resposta a emergências de saúde pública e surtos de doenças infecciosas.	https://www.canada.ca/en/public-health.html

TABELA 35.8 Canadian Food Inspection Agency (CFIA).

Lei do Consumidor para Embalagem e Rotulagem (Consumer Packaging and Labelling Act)	Essa lei diz respeito a embalagem, rotulagem, comercialização, importação e propaganda de outros produtos predeterminados e outros produtos. A CFIA é responsável pela execução da lei no que se refere aos alimentos, como é definido na Seção 2 da Food and Drugs Act. Esse regulamento inclui: etiquetas, padronização de embalagens, pesquisas e estudos, execução, regulamentação, publicação dos regulamentos propostos, os crimes e a punição.
Lei sobre ração (Feeds Act)	Lei para controlar e regular a venda de ração (podem envolver a ração a ser utilizada por peixes de criação no Canadá) e inclui: proibições, regulamentos, cumprimentos, delitos e penas.
Lei sobre os alimentos seguros para os canadenses e Regulamentos sobre os alimentos seguros para os canadenses (Safe Food for Canadians Act (S.C. 2012, c. 24) and Safe Food for Canadians Regulations (SOR/2018-108))	Uma lei que respeite os produtos alimentícios, incluindo inspeção, segurança, rotulagem e publicidade, importação, exportação e comércio interprovincial, estabelecimento de padrões para eles, registro ou licenciamento de pessoas que realizam determinadas atividades relacionadas a eles, estabelecimento de normas que regem os estabelecimentos onde essas atividades são realizadas e o registro de estabelecimentos onde essas atividades são realizadas.
Lei de alimentos e medicamentos (Food and Drug Act)	Lei relacionada aos alimentos, drogas/medicamentos, cosméticos e dispositivos terapêuticos. Todas as normas de segurança e saúde no âmbito desse regulamento são reforçadas pela CFIA, que também é responsável pela administração de regulamentos relativos ao acondicionamento de alimentos, rotulagem e publicidade. A CFIA fornece todos os serviços de inspeção federal relacionados ao alimento e reforça a segurança alimentar e padrões de qualidade nutricional estabelecidos pelo Ministério da Saúde do Canadá.
Autorizações provisórias de mercado (Interim Market Authorizations – IMA)	Uma ponte entre o tempo e a conclusão da avaliação científica de certas alterações de habilitação (por exemplo, a expansão do uso de aditivos alimentares já listados na divisão 16 da Food and Drug Regulations) e publicação das alterações aprovadas no Diário Canadá, Parte II.

TABELA 35.9 International Food Standards. (http://www.fao.org/fao-who-codexalimentarius/codex-texts/list-standards/en/)

Referência	Título	Comitê	Última modificação
GUIDELINES			
CAC/GL 1-1979	General Guidelines on Claims	CCFL	2009
CAC/GL 2-1985	Guidelines on Nutrition Labelling	CCFL	2017
CAC/GL 4-1989	General Guidelines for the Utilization of Vegetable Protein Products (VPP) in Foods	CCVP	1989
CAC/GL 9-1987	General Principles for the Addition of Essential Nutrients to Foods	CCNFSDU	2015
CAC/GL 17-1993	Guidelines Procedures for the Visual Inspection of Lots of Canned Foods for Unacceptable Defects	CCPFV	1993
CAC/GL 19-1995	Principles and Guidelines for the Exchange of Information in Food Safety Emergency Situations	CCFICS	2016
CAC/GL 20-1995	Principles for Food Import and Export Inspection and Certification	CCFICS	1995
CAC/GL 21-1997	Principles and Guidelines for the Establishment and Application of Microbiological Criteria Related to Foods	CCFH	2013
CAC/GL 23-1997	Guidelines for Use of Nutrition and Health Claims	CCFL	2013
CAC/GL 25-1997	Guidelines for the Exchange of Information between Countries on Rejections of Imported Foods	CCFICS	2016
CAC/GL 26-1997	Guidelines for the Design, Operation, Assessment and Accreditation of Food Import and Export Inspection and Certification Systems	CCFICS	2010
CAC/GL 27-1997	Guidelines for the Assessment of the Competence of Testing Laboratories Involved in the Import and Export Control of Food	CCMAS	2006
CAC/GL 30-1999	Principles and Guidelines for the Conduct of Microbiological Risk Assessment	CCFH	2014
CAC/GL 31-1999	Guidelines for the Sensory Evaluation of Fish and Shellfish in Laboratories	CCFFP	1999
CAC/GL 32-1999	Guidelines for the Production, Processing, Labelling and Marketing of Organically Produced Foods	CCFL	2013
CAC/GL 33-1999	Recommended Methods of Sampling for the Determination of Pesticide Residues for Compliance with MRLs	CCPR	1999
CAC/GL 34-1999	Guidelines for the Development of Equivalence Agreements Regarding Food Imports and Export Inspection and Certification Systems	CCFICS	1999
CAC/GL 38-2001	Guidelines for Design, Production, Issuance and Use of Generic Official Certificates	CCFICS	2009
CAC/GL 47-2003	Guidelines for Food Import Control Systems	CCFICS	2006
CAC/GL 48-2004	Model Certificate for Fish and Fishery Products	CCFFP	2004
CAC/GL 50-2004	General Guidelines on Sampling	CCMAS	2004
CAC/GL 53-2003	Guidelines on the Judgement of Equivalence of Sanitary Measures associated with Food Inspection and Certification Systems	CCFICS	2008
CAC/GL 60-2006	Principles for Traceability/Product Tracing as a Tool Within a Food Inspection and Certification System	CCFICS	2006
CAC/GL 61-2007	Guidelines on the Application of General Principles of Food Hygiene to the Control of Listeria Monocytogenes in Foods	CCFH	2009

(continua)

TABELA 35.9 International Food Standards. (http://www.fao.org/fao-who-codexalimentarius/codex-texts/list-standards/en/) (continuação)

Referência	Título	Comitê	Última modificação
CAC/GL 71-2009	Guidelines for the Design and Implementation of National Regulatory Food Safety Assurance Programmes Associated with the Use of Veterinary Drugs in Food Producing Animals	CCRVDF	2014
CAC/GL 73-2010	Guidelines on the Application of General Principles of Food Hygiene to the Control of Pathogenic *Vibrio* Species in Seafood	CCFH	2010
CAC/GL 75-2010	Guidelines on Substances used as Processing Aids	CCFA	2010
CAC/GL 79-2012	Guidelines on the Application of General Principles of Food Hygiene to the Control of Viruses in Food	CCFH	2012
CAC/GL 82-2013	Principles and Guidelines for National Food Control Systems	CCFICS	2013
CAC/GL 83-2013	Principles for the Use of Sampling and Testing in International Food Trade	CCMAS	2015
CAC/GL 84-2012	Principles and Guidance on the Selection of Representative Commodities for the Extrapolation of Maximum Residue Limits for Pesticides to Commodity Groups	CCPR	2017
CAC/GL 88-2016	Guidelines on the Application of General Principles of Food Hygiene to the Control of Foodborne Parasites	CCFH	2016
CAC/GL 89-2016	Principles and guidelines for the exchange of information between importing and exporting countries to support the trade in food	CCFICS	2016
CAC/GL 90-2017	Guidelines on Performance Criteria for Methods of Analysis for the Determination of Pesticide Residues in Food and Feed	CCPR	2017
CAC/GL 91-2017	Principles and Guidelines for Monitoring the Performance of National Food Control Systems	CCFICS	2017
CAC/MRL 2	Maximum Residue Limits (MRLs) and Risk Management Recommendations (RMRs) for Residues of Veterinary Drugs in Foods	CCRVDF	2018
	CODE OF PRACTICE		
CAC/RCP 1-1969	General Principles of Food Hygiene	CCFH	2003
CAC/RCP 8-1976	Code of Practice for the Processing and Handling of Quick Frozen Foods	TFPHQFF	2008
CAC/RCP 19-1979	Code of Practice for Radiation Processing of Food	CCFH	2003
CAC/RCP 23-1979	Code of Hygienic Practice for Low and Acidified Low Acid Canned Foods	CCFH	1993
CAC/RCP 40-1993	Code of Hygienic Practice for Aseptically Processed and Packaged Low-Acid Foods	CCFH	1993
CAC/RCP 46-1999	Code of Hygienic Practice for Refrigerated Packaged Foods with Extended Shelf Life	CCFH	1999
CAC/RCP 47-2001	Code of Hygienic Practice for the Transport of Food in Bulk and Semi-Packed Food	CCFH	2001
CAC/RCP 49-2001	Code of Practice Concerning Source Directed Measures to Reduce Contamination of Foods with Chemicals	CCCF	2001
CAC/RCP 52-2003	Code of Practice for Fish and Fishery Products	CCFFP	2016
CAC/RCP 56-2004	Code of Practice for the Prevention and Reduction of Lead Contamination in Foods	CCCF	2004
CAC/RCP 60-2005	Code of Practice for the Prevention and Reduction of Inorganic Tin Contamination in Canned Foods	CCCF	2005

(continua)

TABELA 35.9 International Food Standards. (http://www.fao.org/fao-who-codexalimentarius/codex-texts/list-standards/en/) (continuação)

Referência	Título	Comitê	Última modificação
CAC/RCP 61-2005	Code of Practice to Minimize and Contain Antimicrobial Resistance	CCRVDF	2005
CAC/RCP 62-2006	Code of Practice for the Prevention and Reduction of Dioxin, Dioxins-like PCBs and non-Dioxin-like PCBs in Food and Feed	CCCF	2018
CAC/RCP 68-2009	Code of Practice for the Reduction of Contamination of Food with Polycyclic Aromatic Hydrocarbons (PAH) from Smoking and Direct Drying Processes	CCCF	2009
STANDARDS			
CODEX STAN 1-1985	General Standard for the Labelling of Prepackaged Foods	CCFL	2018
CODEX STAN 3-1981	Standard for Canned Salmon	CCFFP	2013
CODEX STAN 36-1981	Standard for Quick Frozen Finfish, Uneviscerated and Eviscerated	CCFFP	2017
CODEX STAN 37-1991	Standard for Canned Shrimps or Prawns	CCFFP	2018
CODEX STAN 70-1981	Standard for Canned Tuna and Bonito	CCFFP	2018
CODEX STAN 90-1981	Standard for Canned Crab Meat	CCFFP	2018
CODEX STAN 92-1981	Standard for Quick Frozen Shrimps or Prawns	CCFFP	2017
CODEX STAN 94-1981	Standard for Canned Sardines and Sardine-Type Products	CCFFP	2018
CODEX STAN 95-1981	Standard for Quick Frozen Lobsters	CCFFP	2017
CODEX STAN 119-1981	Standard for Canned Finfish	CCFFP	2018
CODEX STAN 165-1989	Standard for Quick Frozen Blocks of Fish Fillets, Minced Fish Flesh and Mixtures of Fillets and Minced Fish Flesh	CCFFP	2017
CODEX STAN 166-1989	Standard for Quick Frozen Fish Sticks (Fish Fingers), Fish Portions and Fish Fillets – Breaded or in Batter	CCFFP	2017
CODEX STAN 167-1989	Standard for Salted Fish and Dried Salted Fish of the Gadidae Family of Fishes	CCFFP	2018
CODEX STAN 189-1993	Standard for Dried Shark Fins	CCFFP	1993
CODEX STAN 190-1995	Standard for Quick Frozen Fish Fillets	CCFFP	2017
CODEX STAN 191-1995	Standard for Quick Frozen Raw Squid	CCFFP	1995
CODEX STAN 192-1995	General Standard for Food Additives	CCFA	2018
CODEX STAN 193-1995	General Standard for Contaminants and Toxins in Food and Feed	CCCF	2018
CODEX STAN 222-2001	Standard for Crackers from Marine and Freshwater Fish, Crustaceans and Molluscan Shellfish	CCFFP	2018
CODEX STAN 236-2003	Standard for Boiled Dried Salted Anchovies	CCFFP	2003
CODEX STAN 244-2004	Standard for Salted Atlantic Herring and Salted Sprat	CCFFP	2018
CODEX STAN 291-2010	Standard for Sturgeon Caviar	CCFFP	2018
CODEX STAN 292-2008	Standard for Live and Raw Bivalve Molluscs	CCFFP	2015
CODEX STAN 302-2011	Standard for Fish Sauce	CCFFP	2018
CODEX STAN 311-2013	Standard for Smoked Fish, Smoke-Flavoured Fish and Smoke-Dried Fish	CCFFP	2018
CODEX STAN 312-2013	Standard for Live Abalone and for Raw Fresh Chilled or Frozen Abalone for Direct Consumption or for further Processing	CCFFP	2016
CODEX STAN 315-2014	Standard for Fresh and Quick Frozen Raw Scallop Products	CCFFP	2017
CODEX STAN 329-2017	Standard for Fish Oils	CCFO	2017

cultura (PPA). Tem por objetivo assegurar que esses produtos cumpram as mesmas regras que os produzidos em países-membros, com relação a sua higiene, saneamento e, quando for o caso, a saúde animal. As condições complementares para a importação de alimentos de origem animal e vegetal são reguladas pela Comunidade Europeia (CE), tendo em conta a necessidade de proteger a saúde de seu povo e seu território contra a introdução de doenças animais e vegetais. É importante compreender que a União Europeia baseia seu sistema em garantias oficiais de governo a governo, sem a intervenção de qualquer tipo de certificação privada ou das normas ISO. Portanto, os esforços dos produtores para exportação estão condicionados à boa gestão por parte de uma autoridade governamental (a Autoridade Competente – AC) no país de origem, assumindo a responsabilidade de oferecer para a UE a garantia governamental exigida em relação à legislação europeia. Para todos os produtos da pesca, os países de origem devem estar em uma lista positiva de países elegíveis para o produto relevante. Os principais critérios de elegibilidade são:

- Os países exportadores devem ter uma autoridade competente responsável por executar controles oficiais em toda a cadeia produtiva.
- O peixe vivo, seus ovos e gametas destinados à reprodução e moluscos bivalves vivos devem cumprir as normas de saúde animal da UE pertinentes.
- A autoridade competente deve garantir que os requisitos relevantes de higiene e saúde pública sejam atendidos, como requisitos de estrutura de embarcações, locais de desembarque, estabelecimentos de processamento e processos operacionais, congelamento e armazenamento.
- Condições específicas aplicam-se à importação de moluscos bivalves vivos ou processados (por exemplo, mexilhões e amêijoas), equinodermos (por exemplo, ouriços do mar) ou gastrópodes marinhos (por exemplo, caracóis e conchas). Esses produtos só podem ser importados para a UE se forem provenientes de áreas de produção que tenham sido aprovadas pela autoridade competente e listadas pela comissão em seu site.
- No caso de produtos da aquicultura, um plano de monitoramento de resíduos que inclua testes de resíduos de medicamentos veterinários, pesticidas, metais pesados e contaminantes deve estar em vigor para verificar a conformidade com os requisitos da UE.
- As importações são autorizadas apenas a partir de embarcações e estabelecimentos aprovados (por exemplo, plantas de processamento, embarcações congeladoras ou de fábrica, câmaras frigoríficas) que foram inspecionados pela autoridade competente do país exportador e cumprem os requisitos da UE.
- Quando o certificado sanitário de exportação é assinado, a autoridade está certificando que fornece as garantias necessárias, realiza inspeções regulares em embarcações e estabelecimentos e toma as medidas corretivas, se necessário.
- Uma lista das embarcações e estabelecimentos aprovados é mantida pela Comissão Europeia e publicada em seu site.
- Auditorias da Diretoria de Auditoria e Análise de Saúde e Alimentação da Comissão são realizadas para verificar a conformidade com os requisitos acima.

A importação de PPA para a União Europeia está sujeita à certificação sanitária dos produtos enviados. A "credibilidade" do certificado é baseada em um reconhecimento formal da AC no país de exportação da UE. Esse reconhecimento formal da "concorrência" do AC é um pré-requisito para que o país seja elegível e autorizado a exportar para a UE. A AC nos países de origem é a responsável por assegurar que as regras sanitárias de produção sejam implementadas e monitoradas em todas as fases da cadeia produtiva conforme exigido pela legislação europeia. Uma maneira de entender quais são alguns dos pontos-chave a respeito da legislação e do sistema de garantias oficiais que condicionam o acesso ao mercado da UE baseia-se nas "declarações" que a AC assina e no certificado sanitário exigido para acesso ao mercado da UE.

O certificado sanitário

Os PPA a serem exportados para a UE devem estar acompanhados de um certificado sanitário emitido pela AC do país de origem. Esse certificado é o "documento oficial" entre os países exportadores e da UE sobre a conformidade do produto e as garantias oficiais exigidas. Inclui uma série de "declarações", que são uma ferramenta muito eficaz para facilitar a compreensão dos requisitos, já que o formato e o conteúdo do certificado são baseados na legislação da UE que deve, portanto, ser respeitada. Como parte das condições de acesso ao mercado da UE, peritos do Serviço Alimentar e Veterinário (mais conhecido como FVO), avaliam a equivalência do sistema de controle de salubridade dos produtos da pesca e determinam as condições de cada país, para que possam exportar para a UE. O FVO determina a capacidade da AC para dar as garantias exigidas pelos oficiais da UE. As missões do FVO são a base sobre a qual se baseia a confiança entre a UE e a AC do país para o cumprimento das regulamentações. A UE adota três critérios fundamentais para entrar ou manter um país na lista dos países autorizados: (1) reconhecimento da equivalência (em todos os aspectos operacionais) do AC do país em questão, com as AC dos países-membros; (2) o *status* zoossanitário e epizoótico do país para enfermidades transmissíveis por via de produtos de origem animal; (3) a apresentação e execução do plano anual de vigilância de resíduos.* A UE espera que a AC do país possa garantir em três tipos de obrigações: (1) obrigações dos recursos, por exemplo, instrumentos de produção e condições de processamento, APPCC e programas de apoio (SSOP, GMP etc.), rastreabilidade etc.; (2) obrigações de resultados: níveis não patogênicos em produtos (ex.: histamina, contaminantes, biotoxinas, resíduos, micro-

*Versões atualizadas dessa legislação: https://europa.eu/european-union/index_en

biológicos etc.); (3) obrigações de controle, por exemplo, monitoramento e verificação oficial (inspeção) efetivamente implementada pela AC, controle rigoroso no processo de certificação etc. Portanto, se um país está "aprovado" para exportar para a UE, isso significa que a AC tem a posse da legislação, infraestrutura, conhecimento e sistemas necessários para fornecer as garantias oficiais exigidas.

Requisitos zoossanitários

A partir de agosto de 2008, entrou em vigor a Diretiva 2006/88/CE, de 24 de outubro de 2006, relativa aos requisitos zoossanitários aplicáveis aos animais e produtos derivados, bem como a prevenção e controle de certas enfermidades nos animais aquáticos. Essa diretiva estabelece a necessidade de uma AC reconhecida sob os mesmos princípios de a sanidade ter, para a saúde animal em termos da aquicultura, em particular às enfermidades, notificação obrigatória como as listadas pela Organização Mundial de Saúde Animal (OMSA). A diretiva exige, ainda, dos países de terceiro mundo, uma grande capacidade de controle, incluindo, entre outras obrigações: o zoneamento em termos de enfermidades, o registro dos estabelecimentos, a acreditação de laboratórios e vários requisitos, mas que excedem a competência dessa publicação. Esses requisitos específicos de sanidade animal são aplicáveis aos animais vivos, ovos e gametas para a aquicultura no território da UE, bem como produtos e matérias-primas de origem aquícola a serem processadas na UE. No entanto, não se aplicam aos produtos da aquicultura destinados diretamente para o mercado e o consumidor. É importante entender que essas obrigações podem ou não estar sob a jurisdição da mesma organização responsável pelos controles oficiais sobre as condições de processamento e rastreabilidade.

Países que aceitaram o certificado sanitário

Até abril de 2019, os seguintes países-membros da UE eram: Áustria, Bélgica, Bulgária, Chipre, República Checa, Croácia, Dinamarca, Estônia, Finlândia, França (incluindo Guiana, Martinica, Guadalupe e Réunion), Alemanha, Grécia, Holanda, Hungria, Irlanda, Itália, Letônia, Lituânia, Luxemburgo, Malta, Polônia, Portugal, Romênia, Eslováquia, Eslovênia, Espanha (incluindo Andorra e Ilhas Canárias), Suécia e Reino Unido. A Suíça, Noruega e Islândia não são Estados membros oficiais da UE, mas já adotaram os requisitos da UE e os produtos exportados para esses países devem cumpri-los. Os produtos enviados para a Noruega ou para a Islândia podem ser procedentes dos Estados membros da UE, sem quaisquer restrições adicionais.

Certificação, rastreabilidade e elegibilidade

Um critério muito importante, que não é muito evidente no próprio certificado por causa dos controles oficiais na cadeia e na rastreabilidade da produção, é a elegibilidade dos produtos e matérias-primas para a UE. O princípio fundamental dos controles oficiais é a implicação de que todos os elementos da cadeia produtiva precisam ser aprovados pela AC, porém possuem ramificações importantes, pois várias etapas de produção podem estar controladas por diversas autoridades. Nesse caso, as várias sub-AC ou a AC central devem agir como uma só em termos de prestação de garantias oficiais para a UE. Se um país tem quatro diferentes autoridades sobre a cadeia de produção do pescado, isso não pode ser usado como uma desculpa para não cumprir os requisitos, já que deveriam impor os mecanismos necessários para coordenar os controles oficiais, sempre que necessários. Se a fonte de matérias-primas ou qualquer fase da produção for realizada em um estabelecimento não verificado pela AC ou em não conformidade, essa matéria-prima ou produtos não são elegíveis para exportação para a UE, portanto não podem receber um certificado sanitário que permita seu acesso. Além disso, o fato de que um produto seja processado em um estabelecimento com apenas um "número UE" não garante a sua elegibilidade para o mercado europeu.

Pesca ilegal, não declarada e não regulamentada

Esses requisitos têm um impacto além das questões de segurança alimentar. Navios que exercem atividades de pesca ilegal, não declarada e não regulamentada (IUU) dificilmente estão sob o controle de qualquer AC e, portanto, seus produtos não são imediatamente elegíveis para a UE, e o mercado para eles será reduzido. Em 29 de setembro de 2009, o Conselho de Ministros da UE aprovou uma nova lei que estabelece um regime comunitário para prevenir, impedir e eliminar a pesca ilegal, não declarada e não regulamentada. Desde 1º de janeiro de 2010, as importações de produtos da pesca (com exceção das espécies de água doce e da aquicultura, como alguns bivalves) devem ser acompanhadas de um documento de captura que comprove que os produtos foram capturados em conformidade com as leis do Estado de bandeira do navio de origem. Os Estados de bandeira devem tomar disposições para a verificação dos certificados de captura e assegurar que os produtos possam ser rastreados para o navio de origem, embora haja transferências (desembarques) e processamento. Essa iniciativa baseia-se em duas áreas principais: (i) exigir dos Estados o aumento do controle sobre a pesca, pois na falta de cooperação os produtos são rejeitados nos portos da UE; (ii) alterar o quadro jurídico, ou seja, ao mover-se para os Estados de bandeira, há o direito da prova.

Condições de importação da UE para pescado e outros produtos da pesca

A União Europeia (UE) é de longe o maior importador mundial de pescado e produtos da aquicultura. As regras de importação para esses produtos são harmonizadas, o que significa que as mesmas regras se aplicam a todos os países da UE. A Comissão Europeia, em nome dos Estados membros da UE, é o único parceiro de negociação de todos os países não pertencentes à UE em questões relacionadas às condições de importação de pescado e produtos de pescado. A Direção Geral de Saúde e Segurança Alimentar da Comissão Europeia estabelece condições de importação de produtos da pesca e moluscos (moluscos bivalves) no que diz respeito à higiene, segurança do consumidor e saúde animal.

Inspeção de produtos da pesca na fronteira da UE

As importações de produtos da pesca de países não pertencentes à UE devem entrar na UE por meio de um posto de inspeção de fronteira aprovado sob a autoridade de um veterinário oficial no Estado membro da UE em questão. Cada remessa está sujeita a uma verificação sistemática de documentos, identificação e verificação física, conforme apropriado. A frequência das verificações físicas depende do perfil de risco do produto e dos resultados de verificações anteriores. As remessas consideradas não conformes com a legislação da UE devem ser destruídas ou remetidas no prazo de 60 dias.

Outros requisitos

Outros requisitos importantes a se considerar para ter ou manter o acesso ao mercado da UE são apresentados na Tabela 35.10.

TABELA 35.10 União Europeia (EU)

Rotulagem Regulation (EU) n.º 1.169/2011	Fornecimento de informações alimentares aos consumidores.
Zona de Captura FAO	O produtor/exportador deverá fornecer ao importador na UE os dados das áreas de captura das espécies enviadas. Uma maneira de informar a zona de captura é expressar em termos da classificação internacional padrão das Zonas Estatísticas de Pesca da FAO54. Porém, essa informação não deve estar sobre o certificado sanitário, e é uma decisão comercial de como o exportador fornece essas informações ao importador na UE.
Laboratórios a serem utilizados para os controles oficiais	Para um resultado analítico ter validade "oficial", deve ser proveniente de um laboratório que é acreditado pela a norma ISO/IEC 17025 para o parâmetro a ser analisado.[51] Essa norma estabelece os requisitos para a competência de laboratórios de ensaio e/ou calibração, e seus requerimentos cobrem tanto as exigências de gestão como os requisitos técnicos, sendo seu objetivo principal assegurar a garantia da qualidade dos resultados emitidos. O padrão de acreditação é o que permite que a AC possa ter "confiança" na precisão e na imparcialidade dos resultados do laboratório e, portanto, "adotá-lo" para análise "oficial". Como resultado, o *status* de laboratório "aprovado" só pode ser mantido para o laboratório que mantém a acreditação. Essa exigência aplica-se, igualmente, aos laboratórios governamentais e privados, sendo os últimos cada vez mais utilizados no mundo inteiro para propósitos dos controles oficiais. Até 31 de dezembro de 2009, a UE permitiu que os laboratórios que ainda não haviam conquistado a acreditação poderiam emitir resultados "oficiais" provisórios, desde que estivessem em um processo de verificação da acreditação com datas bem definidas.
Água potável	Uma questão importante, mas à qual se dá pouca atenção, é a água que entra em contato com o produto ou operadores. A Diretiva 98/83/CE do Conselho, de 3 de novembro de 1998, sobre a qualidade da água destinada ao consumo humano, determina as características da água a ser utilizada em uma empresa do setor alimentício e a frequência mínima de amostragem com base nos volumes utilizados. É essencial observar que, do ponto de vista da UE, o produto só pode entrar em contato com água e gelo fabricado com água potável (ou de mar, limpa, no caso de embarcações), e a adição de cloro à água em valores acima dos definidos para a água potável é uma não conformidade e torna o produto impróprio, não elegível para a UE.

Referências bibliográficas

1. ANVISA – Agência Nacional de Vigilância Sanitária (ANVISA), Ministério da Saúde (MS). Disponível em: http://portal.anvisa.gov.br. Acessado em: 5 mai 2020.
2. ANVISA – Agência Nacional de Vigilância Sanitária (ANVISA/MS). Legislação em Vigilância Sanitária. Disponível em: http://portal.anvisa.gov.br/legislacao#/. Acessado em: 5 mai 2020.
3. Canada Border Services Agency. Disponível em: https://www.cbsa-asfc.gc.ca/menu-eng.html. Acessado em: 5 mai 2020.

4. Canadian Food Inspection Agency Act. An Act to establish the Canadian Food Inspection Agency. 1997. Disponível em: https://www.canlii.org/en/ca/laws/stat/sc-1997-c-6/latest/sc-1997-c-6.html. Acessado em: 5 mai 2020.

5. Canadian Food Inspection Agency Fees Notice. Part 16 – Fish Inspection Fees (Fish Inspection Act). Disponível em: https://www.inspection.gc.ca/about-cfia/acts-and-regulations/list-of--acts-and-regulations/fees-notice/fish/eng/1306426982307/1307805788721. Acessado em: 5 mai 2020.

6. Canadian Food Inspection Agency. Disponível em: https://www.inspection.gc.ca/. Acessado em: 5 mai 2020.

7. Codex Alimentarius. Disponível em: http://www.fao.org/fao-who-codexalimentarius/home/en/. Acessado em: 5 mai 2020.

8. Codex Alimentarius – FAO/WHO Food Standards. Disponível em: http://www.fao.org/fao-who-codexalimentarius/codex-texts/list-standards/en/. Acessado em: 5 mai 2020.

9. Consumer Packaging and Labelling Act (R.S., 1985, c.C-38). An Act respecting the packaging, labelling, sale, importation and advertising of prepackaged and certain other products. Disponível em: https://laws.justice.gc.ca/eng/acts/C-38/page-1.html. Acessado em: 5 mai 2020.

10. FAO – Food and Agriculture Organization of the United Nations. Fishery statistics. Disponível em: http://www.fao.org/fishery/statistics/en. Acessado em: 5 mai 2020.

11. Fish Health Protection Regulations (C.R.C., c. 812). Fisheries Act – Regulations Respecting the Protection of Health of Fish. Disponível em https://laws-lois.justice.gc.ca/eng/regulations/C.R.C.,_c._812/FullText.html. Acessado em: 5 mai 2020.

12. Fish Inspection Act (R.S., 1985, c. F-12). An Act respecting the inspection of fish and marine plants. Disponível em: https://laws-lois.justice.gc.ca/eng/acts/f-12/FullText.html. Acessado em: 5 mai 2020.

13. Fish Inspection Regulations (C.R.C., c. 802). Regulations Respecting the Inspection of Processed Fish and Processing Establishments. Disponível em: https://laws-lois.justice.gc.ca/eng/regulations/c.r.c.,_c._802/FullText.html. Acessado em: 5 mai 2020.

14. Fisheries and Oceans Canada. Disponível em: https://www.dfo-mpo.gc.ca/index-eng.htm. Acessado em: 5 mai 2020.

15. Food and Drug Regulations (C.R.C., c. 870). Regulations Respecting Food and Drugs. Disponível em: https://laws-lois.justice.gc.ca/eng/regulations/c.r.c.,_c._870/FullText.html. Acessado em: 5 mai 2020.

16. Food and Drugs Act (R.S., 1985, c. F-27). An Act respecting food, drugs, cosmetics and therapeutic devices. Disponível em: https://laws-lois.justice.gc.ca/eng/acts/f-27/FullText.html. Acessado em: 5 mai 2020.

17. Health Canada. Disponível em: https://www.canada.ca/en/health-canada.html. Acessado em: 5 mai 2020.

18. INMETRO – Instituto Nacional de Metrologia, Normalização e Qualidade Industrial. Disponível em: https://www4.inmetro.gov.br/. Acessado em: 5 mai 2020.

19. INMETRO – Instituto Nacional de Metrologia, Normalização e Qualidade Industrial. Bases Legislativas. Disponível em: http://www.inmetro.gov.br/legislacao/. Acessado em: 5 mai 2020.

20. MAPA – Ministério da Agricultura, Pecuária e Abastecimento. Disponível em: https://www.gov.br/agricultura/pt-br. Acessado em: 5 mai 2020.

21. MAPA – Ministério da Agricultura, Pecuária e Abastecimento. Secretaria de Defesa Agropecuária, Departamento de Inspeção de Produtos de Origem Animal – DIPOA. https://www.gov.br/agricultura/pt-br/assuntos/inspecao/produtos-animal/dipoa. Acessado em: 5 mai 2020.

22. MAPA – Ministério da Agricultura, Pecuária e Abastecimento. Secretaria de Aquicultura e Pesca – SAP. Disponível em: https://www.gov.br/agricultura/pt-br/assuntos/aquicultura-e--pesca. Acessado em: 5 mai 2020.

23. MAPA – Ministério da Agricultura, Pecuária e Abastecimento. Sistema de Legislação Agrícola federal – SISLEGIS. Disponível em: http://sistemasweb.agricultura.gov.br/sislegis/loginAction.do?method=exibirTela. Acessado em: 5 mai 2020.

24. MAPA – Ministério da Agricultura, Pecuária e Abastecimento. Sistema de Legislação Agrícola federal – SISLEGIS (Sistema de Consulta à Legislação – MÓDULO CIDADÃO). Disponível em: http://sistemasweb.agricultura.gov.br/sislegis/action/detalhaAto.do?method=abreLegislacaoFederal&chave=50674&tipoLegis=A. Acessado em: 5 mai 2020.

25. Measurement Canada. Disponível em: https://www.ic.gc.ca/eic/site/mc-mc.nsf/eng/home. Acessado em: 5 mai 2020.

26. MERCOSUR. Normativas dos órgãos decisórios do MERCOSUL. Disponível em: https://www.mercosur.int/pt-br/documentos-e-normativa/normativa/. Acessado em: 5 mai 2020.

27. MERCOSUR. Disponível em: https://www.mercosur.int/pt--br/. Acessado em: 5 mai 2020.

28. U.S. Food and Drug Administration (US FDA). Disponível em: http://www.fda.gov/. Acessado em: 5 mai 2020.

29. U.S. Food and Drug Administration (US FDA). Code of Federal legislation Title 21 Food and Drug Administration. Chapter I – Food and Drug Administration, Department of Health and Human Services, Subchapter B – Food for Human Consumption, Part 123 – Fish and Fishery Products. Disponível em: https://www.accessdata.fda.gov/scripts/cdrh/cfdocs/cfcfr/CFRSearch.cfm?CFRPart=123. Acessado em: 5 mai 2020.

30. U.S. Food and Drug Administration (US FDA). Code of Federal Legislation Title 21 – Part 161. Food and Drug Administration, Chapter I – Food and Drug Administration, Department of Health and Human Services, Subchapter B – Food for Human Consumption, Part 161 – Fish and Shellfish. Disponível em: https://www.accessdata.fda.gov/scripts/cdrh/cfdocs/cfcfr/CFRSearch.cfm?CFRPart=161. Acessado em: 5 mai 2020.

31. U.S. Food and Drug Administration (US FDA). Consumer information about seafood. Disponível em: https://www.fda.gov/food/resources-you-food/seafood. Acessado em: 5 mai 2020.

32. U.S. Food and Drug Administration (US FDA). Federal Food, Drug and Cosmetic Act – Act pertaining to Food, Drug and Cosmetics. Disponível em: https://www.fda.gov/regulatory-information/laws-enforced-fda/federal-food-drug--and-cosmetic-act-fdc-act. Acessado em: 5 mai 2020.

33. U.S. Food and Drug Administration (US FDA). Fish and Fisheries Products Hazards and Controls Guidance. 4 ed. 2020 mar.

Disponível em: https://www.fda.gov/food/seafood-guidance-documents-regulatory-information/fish-and-fishery-products--hazards-and-controls. Acessado em: 5 mai 2020.

34. U.S. Food and Drug Administration (US FDA). Food Defense. Disponível em: https://www.fda.gov/food/food-defense. Acessado em: 5 mai 2020.
35. U.S. Food and Drug Administration (US FDA). Food Labeling & Nutrition. Disponível em: https://www.fda.gov/food/food-labeling-nutrition. Acessado em: 5 mai 2020.
36. U.S. Food and Drug Administration (US FDA). Foodborne Pathogens. Disponível em: https://www.fda.gov/food/outbreaks-foodborne-illness/foodborne-pathogens. Acessado em: 5 mai 2020.
37. U.S. Food and Drug Administration (US FDA). Guidance for Industry. Disponível em: https://www.fda.gov/animal-veterinary/guidance-regulations/guidance-industry. Acessado em: 5 mai 2020.
38. U.S. Food and Drug Administration (US FDA). Guidance, Compliance & Regulatory Information (Biologics). Disponível em: https://www.fda.gov/vaccines-blood-biologics/guidance-compliance-regulatory-information-biologics. Acessado em: 5 mai 2020.
39. U.S. Food and Drug Administration (US FDA). Imports and Exports. Disponível em: https://www.fda.gov/international--programs/imports-and-exports. Acessado em: 5 mai 2020.
40. U.S. Food and Drug Administration (US FDA). Registration of Food Facilities. Disponível em: https://www.fda.gov/food/guidance-regulation-food-and-dietary-supplements/registration-food-facilities-and-other-submissions. Acessado em: 5 mai 2020.
41. U.S. Food and Drug Administration (US FDA). Regulatory Fish Encyclopedia (RFE). Disponível em: https://www.fda.gov/food/science-research-food/regulatory-fish-encyclopedia--rfe. Acessado em: 5 mai 2020.
42. U.S. Food and Drug Administration (US FDA). Seafood Guidance Documents & Regulatory Information. Disponível em: https://www.fda.gov/food/guidance-documents-regulatory-information-topic-food-and-dietary-supplements/seafood-guidance-documents-regulatory-information. Acessado em: 5 mai 2020.
43. U.S. Food and Drug Administration (US FDA). Seafood HACCP. Disponível em: https://www.fda.gov/food/hazard-analysis-critical-control-point-haccp/seafood-haccp. Acessado em: 5 mai 2020.
44. U.S. Food and Drug Administration (US FDA). Seafood Species Substitution and Economic Fraud. Disponível em: https://www.fda.gov/food/seafood-guidance-documents-regulatory-information/seafood-species-substitution-and-economic-fraud. Acessado em: 5 mai 2020.
45. União Europeia. Animal Health and Welfare. Disponível em: https://ec.europa.eu/food/animals/health/regulatory_committee_en. Acessado em: 5 mai 2020.
46. União Europeia. Reglamento comunitario no. 1664/2006 del 6 noviembre 2006. El modelo de certificado (Anexo IV). Disponível em: https://eur-lex.europa.eu/legal-content/PT/TXT/PDF/?uri=CELEX:32006R1664&from=ES. Acessado em: 5 mai 2020.
47. União Europeia. EU import conditions for seafood and other fishery products. Disponível em: https://ec.europa.eu/food/sites/food/files/safety/docs/ia_trade_import-cond-fish_en.pdf. Acessado em: 5 mai 2020.
48. União Europeia. Food information to consumers – legislation. Disponível em: https://ec.europa.eu/food/safety/labelling_nutrition/labelling_legislation_en. Acessado em: 5 mai 2020.
49. União Europeia. Reglamento (CE) no. 1005/2008 Del Consejo de 29 de septiembre de 2008. Establece un sistema comunitario para prevenir, desalentar y eliminar la pesca ilegal, no declarada y no reglamentada. Disponível em: https://eur-lex.europa.eu/legal-content/PT/TXT/PDF/?uri=CELEX:32008R1005&from=EN. Acessado em: 5 mai 2020.
50. União Europeia. Reglamento (CE) no. 2065/2001 de la Comisión de 22 de octubre de 2001. Establece las disposiciones de aplicación del Reglamento (CE) no 104/2000 del Consejo en lo relativo a la información del consumidor en el sector de los productos de la pesca y de la acuicultura. Disponível em: http://eur-lex.europa.eu/LexUriServ/LexUriServ.do?uri=-CONSLEG:2001R2065:20070101:ES:PDF. Acessado em: 5 mai 2020.
51. União Europeia. Regulamento (CE) n.º 882/2004 do Parlamento Europeu e do Conselho de 29 de abril de 2004. Controles oficiais realizados para assegurar a verificação do cumprimento da legislação relativa aos alimentos para animais e aos gêneros alimentícios e das normas relativas à saúde e ao bem-estar dos animais. Alterado por: Regulamento (CE) 776/2006 da Comissão de 23 de maio de 2006. Disponível em: https://eur-lex.europa.eu/LexUriServ/LexUriServ.do?uri=CONSLEG:2004R0882:20060525:PT:PDF. Acessado em: 5 mai 2020.
52. Weights and Measures Regulations (C.R.C., c. 1605). Regulations Respecting Weights and Measures. Disponível em: https://laws-lois.justice.gc.ca/eng/Regulations/C.R.C.,_c._1605/FullText.html. Acessado em: 5 mai 2020.

Anexos

ANEXO 1

Principais Espécies de Peixes Comerciais do Brasil

José Milton Barbosa ■ Marina Feitosa Carvalho

Introdução

É preciso ter muito cuidado como a os nomes vulgares e, especialmente, com a prática comum que induz ao erro, a partir do nome vulgar, buscar o nome científico na literatura. Veja, por exemplo, o que ocorre no Piauí, onde o nome "matrinchã" ou "fidalgo-matrinchã" é aplicado a um peixe de couro do gênero *Ageneiosus* que no resto do país é chamado "mandubé". O nome "matrinchã" é aplicado em todo Brasil para Characiformes do gênero *Brycon* – peixes com o corpo coberto por escamas. O nome "mandubé" no Piauí é aplicado a *Hemisorubim plathyrhinchus*, que é a jurupoca em outros estados do Brasil. Outros exemplos são os nomes comuns aplicados às espécies do gênero *Mugil*, que utiliza o termo "curimã", no Nordeste, para a espécie chamada "tainha" no Sul e Sudeste, enquanto nessas regiões usa-se o termo "parati" para espécies que nominamos "tainha" no Nordeste.

Outro problema é o uso de nomes relacionados com a forma ou a aparência do animal. Neste caso, o nome nada tem a ver com a sistemática do animal, como alguns imaginam. O nome "branquinha" é usado para peixes de cor branca, por exemplo: espécie da família Curimatidae e espécies do gênero *Hemiodus*. O nome "charuto", usado para diversas espécies de peixes roliços e compridos, como espécies dos gêneros *Characidium* e *Leporellus* ou pequenas tainhas na Bahia. O nome "pescada-branca" é usado para cienídeos de cor branca, nem sempre se referindo a mesma espécie.

Alguns nomes podem se referir a grupos totalmente distintos, como o nome "cambeva" ou "cambeba" aplicado a bagres marinhos da família Ariidae, no Nordeste, e cações do gênero *Sphyrna*, no Sul. Dessa maneira, o uso dos termos compostos "bagre-cambeba" e "cação-cambeva" revolveria o problema em parte. Alguns nomes são tão amplos que podem determinar diversas espécies, como: "sardinha" (usado para clupeídeos marinhos e para caracídeos de água doce), "manjuba", "bagre", "pipitinga" ou "piquitinga" (nome usado para o clupeídeo *Lile piquitinga* e para pequenos camarões), "cação", "pescada", "xáreu", "piaba", "bagre", "cascudo", "mandi", "acará", "cação", "piau" etc. Nestes casos, torna-se imprescindível o uso de sobrenomes (p. ex., "sardinha-mimosa", "cação-fidalgo", "bagre-urutinga", "xáreu-preto" etc.).

O uso de sobrenomes ajuda a melhor expressar, ou pelo menos aproximar, o nome comum à espécie. Outros nomes são gerais para o mesmo grupo, como "cascudo", "bodó" e "acari", nomes que servem para diversas espécies da família Loricariidae. É bom lembrar que grande parte dos nomes vulgares de nossos peixes é de origem Tupi, o que sugere a ocorrência de dialetos por outros povos não indígenas, pouco conhecedores da língua. Alguns grupos de espécies têm nomes comuns distintos por região, todos com origem comum, como: os Tetragonopteríneos – piaba no Nordeste, nome originado do tupi "pi'aua", matupiri na Amazônia, do tupi "matupi'ri" e lambari no Sul e Sudeste, do tupi "araue'ri", e "camurim" e "robalo", o primeiro usado no Norte/Nordeste e o segundo no Sul/Sudeste para espécies do gênero *Centropomus*, de modo que podem ser considerados sinônimos.

Esses nomes, de uso regional para espécie ou grupo, podem ser utilizados ao mesmo tempo sem necessidade de uniformização. Da mesma maneira, os dialetos, pois se tratam de modificações regionais estáveis, como: curamatã, curimbatá e curimba, bem aplicados a espécies do gênero *Prochilodus*; cambeba, cambeva, campeva, cambeja, cambeua, aplicados a bagres e cações do gênero *Sphyrna*. No entanto, faz-se necessário a atenção dos técnicos e pesquisadores para evitar que os mesmos sejam considerados distintos quando na compilação de dados, especialmente, de estatística pesqueira.

O termo "mistura" é utilizado para diversas espécies de peixes pequenos. Enquanto "caico" é usado para peixes pequenos salgados no Nordeste, enquanto no Sul usa-se a expressão "mulato-velho" para este fim.

Sugestões

Alguns procedimentos podem minorar a difícil missão de aplicar um nome vulgar correto a uma espécie ou grupo de espécies semelhantes, dentre eles podemos destacar: sempre que possível deve-se usar nomes compostos, este procedimento poder evitar erros grosseiros e ajudar a separar as espécies. Como o exemplo, já citado, do nome "cambeva" ou "cambeba", em que o uso de nomes compostos "bagre-cabeva" e "cação-cambeva" reduz o erro, pois os nomes "bagre" e "cação" por si só já remetem o interlocutor ao grupo de espécies a que se referem. O uso de nomes comuns a outros animais, objetos ou ações, também deve ser composto para evitar confusões. Por exemplo: para os nomes "galo", "cadela", "cachorro", "graviola", "arqueiro", "martelo" etc. é sugerido usar: "peixe-galo", "peixe-cadela", "peixe-cachorro", "mandi-graviola", "peixe-arqueiro" e "cação-martelo".

A seguir, é apresentada uma lista de nomes de peixes de água doce e marinhos, com sugestões de nome nacionais (nome sugerido), na esperança de minorar boa parte dos problemas que ocorrem no dia a dia dos que lidam no setor pesqueiro. Certamente, não se terá uma solução para o problema de nosso vocabulário zoológico em curto prazo, mas pelo menos podemos lançar um alerta sobre a necessidade de se buscar o acerto dos nomes vulgares de nossos peixes, tornando nossos dados mais fidedignos e visando facilitar o diálogo entre a academia e a sociedade, e prover a fidelidade das nossas estatísticas de produção pesqueira.

PEIXES DO BRASIL – LISTA DE ESPÉCIES DULCIAQUÍCOLAS COMERCIAIS

Nome sugerido*	Nome científico	Família	Sinônimos**
		A	
A letra "A" é muitas vezes usada para duplicar o nome comum como: abotado/botoado; arraia/raia; acará/cará; acari/acari etc.			
Abotoado	*Pterodoras granulosus*	Doradidae	Abotoado, botuado (MT; MS)
ACARÁ – Nome de várias espécies da família Cichlidae (usar sobrenome)			
Acará-açu – Ver APAIARI			
Acará-bicudo	*Satanoperca jurupari*	Cichlidae	Acará; papa-terra
Acará-cascudo	*Cichlasoma bimaculatum*	Cichlidae	Acará-comum
Acará-comum	*Geophagus* spp. *Cichlasoma* spp.	Cichlidae	Acará, cará; carito; papa-terra
Acará-papa-terra – Ver ACARATINGA			
Acará-pitanga	*Geophagus surinamensis*	Cichlidae	–
Acará-rói-rói – Ver ACARATINGA			
Acará-topete	*Geophagus brasiliensis*	Cichlidae	Acará; carito (PE); papa-terra
Acaratinga	*Geophagus proximus*	Cichlidae	Acará-papa-terra; acará-rói-rói
ACARI (1)	*Hypostomus* spp. *Loricaria* spp. *Pterygoplichthys pardalis*	Loricariidae	Acarí-bodó; bodó; cascudo
Acari (2) – Ver CASCUDO			
Acari-bodó	*Hypostomus* spp. *Pterygoplichthys* spp.	Loricariidae	Bodó; cascudo
Acari-chicote – Ver ACARI-VIOLA			
Acari-viola	*Loricariichthys* spp.	Loricariidae	Acari-chicote; cari; viola (RS)

PEIXES DO BRASIL – LISTA DE ESPÉCIES DULCIAQUÍCOLAS COMERCIAIS

Nome sugerido*	**Nome científico**	**Família**	**Sinônimos****
Apaiari	*Astronotus ocellatus*	Cichlidae	Acará-açu
	A. crassipinnis		Acará-açu (RO)
Apapá	*Pellona castelnaeana* *P. flavipinnis*	Pristigasteridae	Sarda (PA); sardinhão (MA; PI)
Aracu	*Schizodon* spp.	Anostomidae	Campineiro, taguara (SP); chimboré (Sudeste/Sul); piau-de-vara (Nordeste)
Aracu-comum	*Schizodon fasciatus*	Anostomidae	Aracu-comum (RO)
Aracu-flamengo	*Leporinus tigrinus*	Anostomidae	Aracu-flamengo (RO)
Arenque	*Lycengraulis* spp.	Engraulidae	Manjubão; sardinha-prata (Nordeste)
Aragu – Ver Saguiru			
Armado – Ver Abotoado			
Arraia	*Potamotrygon* spp. *Paratrygon aiereba*	Potamotrygonidae	Raia
Aruanã	*Osteoglossum bicirrhosum* *O. ferreirai*	Osteoglossidae	–
Avoador – Ver Peixe-voador			
B			
Babão	*Brachyplatystoma platynemum*	Pimelodidae	Babão (PA; RO)
Bacu (1)	*Platydoras costatus* *Megalodoras uranoscopus*	Doradidae	Graviola (MA; PI)
Bacu (2) – ver Cuiu-cuiu			
Bagre – Espécies das famílias Pimelodidae e Heptapteridae			
Bagre-africano	*Clarias gariepinus*	Clariidae	–
Bagre-amarelo – Ver Mandi-amarelo			
Bagre-americano	*Ictalurus punctatus*	Ictaluridae	Bagre-de-canal
Bagre-de-canal – Bagre-americano			
Bagre-mandi	*Pimelodus* spp.	Pimelodidae	Mandi
Bagre-sapo (1)	*Pariolius* sp.	Heptapteridae	
Bagre-sapo (2) – Ver Jundiá			
Barba-chata – Ver Piranambu			
Barbado – Ver Piranambu			
Barbudo – Ver Piranambu			
Beiru ou Biru – Ver Saguiru			
Bico-de-pato – Ver Surubim-lima			

PEIXES DO BRASIL – LISTA DE ESPÉCIES DULCIAQUÍCOLAS COMERCIAIS			
Nome sugerido*	**Nome científico**	**Família**	**Sinônimos****
Bocudo – Ver MANDUBÉ			
Bodeco – Ver PIRARUCU (de pequeno porte)			
Bodó (N, NE) – Ver CASCUDO			
Boi-de-carro	*Pterygoplichthys lituratus*	Loricariidae	Cascudo-abacaxi
Botoado – Ver ARMADO			
Branquinha (1) – Ver SAGUIRU			
BRANQUINHA (2)	*Anodus* spp.	Hemiodontidae	Charuto (PA); Cubiu (AM)
Branquinha-cascuda	*Psectrogaster* spp.	Curimatidae	
		C	
Cachorro (1) – Ver PEIXE-CACHORRO			
Cachorro (2) – Ver PEIXE-CACHORRA			
Campineiro – Ver ARACU			
Cangati	*Trachelyopterus galeatus*	Auchenipteridae	Capadinho (MA); morrudo
Capadinho – Ver CANGATI			
Cará – Ver ACARÁ			
Cara-de-gato	*Platynematichthys notatus*	Pimelodidae	Capadinho (MA); morrudo
Caranha – Ver PACU-CARANHA			
Carapari – Ver SURUBIM-TIGRE			
Cari – Ver ACARI			
Carito – Ver ACARÁ			
Carpa – Ver CARPA-COMUM			
Carpa-comum	*Cyprinus carpio*	Cyprinidae	Carpa
CASCUDO – Nome de várias espécies da família Loricariidade também chamados de Acari e Bodó			
Cascudo-abacaxi (1)	*Megalancistrus paranaus*	Loricariidae	–
Cascudo-chinelo	*Loricaria* spp.	Loricariidae	–
Cascudo-preto	*Rhinelepis aspera*	Loricariidae	–
CHARUTO (1)	*Leporellus* spp.	Anostomidae	Solteira (PR; SP)
Charuto (2) – Ver BRANQUINHA (1)			
Chimboré – Ver ARACU			
Choradeira (MA)	*Psectrogaster amazonica*	Curimatidae	Branquinha
Corró – Ver PIAU			
CORVINA OU CURVINA (1)	*Pachypops* spp. *Pachyurus* spp. *Plagioscion* spp.	Sciaenidae	Pescada

PEIXES DO BRASIL – LISTA DE ESPÉCIES DULCIAQUÍCOLAS COMERCIAIS

Nome sugerido*	**Nome científico**	**Família**	**Sinônimos****
Corvina ou Curvina (2) – Ver Pescada-do-piauí			
Corvina-são-francisco	*Pachyurus francisci*	Sciaenidae	Curvina (1)
Cruvina – Ver Pescada-preta			
Cubiu – Ver Branquinha (2)			
Cuiu-cuiu	*Oxydoras niger*	Doradidae	Cujuba (MA); Bacu (2)
Cujuba – Ver Cuiu-cuiu			
Curimatã ou curimatá	*Prochilodus* spp.	Prochilodontidae	Curimba (MT; PR; SP); curimbatá (Sudeste); grumatã (MG; RS; SC)
Curimatã-pacu	*Prochilodus argenteus*	Prochilodontidae	Xira
Curimbatá ou curimba – Ver Curimatã			
	D		
Dentudo – Ver Peixe-cachorro			
Dourada	*Brachyplatystoma rousseauxii* *Brachyplatystoma flavicans*	Pimelodidae	–
Dourada-zebra	*Brachyplatystoma juruense*	Pimelodidae	–
Dourado	*Salminus brasiliensis* *S. franciscanus*	Bryconidae	Piraju ou pirajuba
Dourado-cachorro	*Raphiodon vulpinus*	Cynodontidae	Pirá-andirá; saranha
	F		
Filhote – Ver Piraíba			
Fidalgo – Ver Mandubé (1)			
Flexeira ou flecheiro – Ver Peixe-voador			
	G		
Graviola – Ver Bacu			
Grumatã – Ver Curimatã			
	I		
Ituí – Ver Tuvira (2)			
Iuiu – Ver Jeju			
	J		
Jacundá	*Crenicichla* spp.	Cichlidae	Joaninha; peixe-sabão
Jaraqui	*Semaprochilodus* spp.	Prochilodontidae	–
Jaraqui-escama-fina	*Semaprochilodus taeniurus*	Prochilodontidae	Jaraqui
Jaraqui-escama-grossa	*Semaprochilodus insignis*	Prochilodontidae	Jaraqui

PEIXES DO BRASIL – LISTA DE ESPÉCIES DULCIAQUÍCOLAS COMERCIAIS

Nome sugerido*	**Nome científico**	**Família**	**Sinônimos****
Jatuarana	*Argonectes* spp. *Hemiodus* spp.	Hemiodontidae	Peixe-voador; voador
Jatuarana-escama-grossa	*Hemiodus unimaculatus*	Hemiodontidae	–
Jau	*Zungaro jahu*	Pimelodidae	Pacamon (AM); zungaro (RS; SC)
Jau-poca – Ver Zungaro			
Jeju	*Hoplerythrinus unitaeniatus*	Erythrinidae	Iuiu (PI); traíra-pixuna
Joaninha – Ver Jacundá			
João-duro	*Steindachnerina bimaculata*	Curimatidae	Saguiru; branquinha
Jundiá (1)	*Rhamdia* spp.	Heptapteridae	–
Jundiá (2)	*Rhamdia quelen*	Heptapteridae	Bagre-sapo (2)
Jundiá (3)	*Rhamdia sapo*	Heptapteridae	Bagre-sapo (2)
Jundiá-açu – Ver Zungaro (1)			
Jurupesén (1) – Ver Surubim lima			
Jurupesén (2) – Ver Mapará			
Jurupoca	*Hemisorubim platyrhynchos*	Pimelodidae	Mandubé (2) (PI); lírio (MA)
		L	
Lambari	*Astyanax* spp.	Characidae	Piaba (Nordeste)
Lambari-do-rabo-amarelo	*Astyanax bimaculatus*	Characidae	Piaba; tambiu (SP)
Lambari-do-rabo-vermelho	*Astyanax fasciatus*	Characidae	Piaba-do-rabo-vermelho
Leiteiro – Ver Mandubé			
Linguado – Ver Solha			
Lírio – Ver Mandubé			
Lobó – Ver Traíra			
Luz-baixa – Ver Surumanha			
		M	
Mandi – Espécies das famílias Pimelodidae e Heptapteridae			
Mandi-amarelo	*Pimelodus maculatus*	Pimelodidae	Bagre-amarelo; mandi-guaçu (SP)
Mandi-guaçu – Ver Mandi-amarelo			
Mandubé (1)	*Ageneiosus* spp.	Auchenipteridae	Bocudo (SC); fidalgo; matrinchã (PI); leiteiro; lírio (MA)
Mandubé (2) – Ver Jurupoca			

PEIXES DO BRASIL – LISTA DE ESPÉCIES DULCIAQUÍCOLAS COMERCIAIS			
Nome sugerido*	**Nome científico**	**Família**	**Sinônimos****
MANJUBA – Espécies da família Engraulidae			
Manjubão – ARENQUE			
Manjubinha	*Anchoviella vaillanti*	Engraulidae	Manjuba
Mapará	*Hypophthalmus edentatus*	Pimelodidae	Jurupesén (MG; MS); perna-de-moça (PR)
MATRINCHÃ (1)	*Brycon* spp.	Bryconidae	Piabanha; piracanjuba (2); pirapitinga; piraputanga
Matrinchã (2) – Ver MANDUBÉ (1)			
Matupiri	*Tetragonopterus chalceus*	Characidae	–
Morenita – Ver SARAPÓ			
Morrudo – Ver CANGATI			
Muçum	*Synbranchus marmoratus*	Synbranchidae	–
N			
Niquim	*Lophiosilurus alexandri*	Pseudopimelodidae	Pacamão
P			
Pacamão – Ver NIQUIM			
Pacamon – Ver JAU			
PACU (1) – Espécies dos gêneros *Metynnis*; *Myleus*; *Myloplus; Mylossoma*			
Pacu (2) – Ver PACU-CARANHA			
Pacu-caranha	*Piaractus mesopotamicus*	Serrasalmidae	Caranha; pacu (2)
Palomenta – Ver PIRANHA			
Papa-terra – Espécies da família Cichlidae			
Pati	*Luciopimelodus pati*	Pimelodidae	–
Peixe-cachorra	*Hydrolycus scomberoides*	Cynodontidae	Cachorra (RO; TO); peixe-cachorro (2) (AM); saicanga
PEIXE-CACHORRO (1)	*Acestrorhynchus* spp.	Acestrorhynchidae	Cachorro (1); bicuda (MG)
Peixe-cachorro (2) – Ver PEIXE-CACHORRA			
Peixe-cigarra – Ver SAICANGA			
Peixe-espada	*Rhamphichthys rostratus*	Rhamphicthyidae	Peixe-tatu
Peixe-gato – Ver SURUMANHA			
Peixe-lenha – Ver SURUBIM-LENHA			
Peixe-rei	*Odontesthes bonariensis*	Atherinopsidae	–
Peixe-sabão – Ver JACUNDÁ			
Peixe-tatu – Ver PEIXE-ESPADA			
Peixe-voador	*Hemiodus* spp.	Hemiodontidae	Charuto, flexeira (PA); flecheiro (MA; PI); jatuarana (AM); voador

PEIXES DO BRASIL – LISTA DE ESPÉCIES DULCIAQUÍCOLAS COMERCIAIS

Nome sugerido*	**Nome científico**	**Família**	**Sinônimos****
Perna-de-moça – Ver MAPARÁ			
PESCADA (1) – Espécies do gênero *Plagioscion* (usar sobrenome)			
PESCADA (2) – Ver Corvina (1)			
Pescada-branca (2) – Ver PESCADA-DO-PIAUÍ			
Pescada-do-piauí	*Plagioscion squamosissimus*	Sciaenidae	Corvina (2) (MA; Sudeste); pescada; pescada-branca (2)
Pescada-preta	*Plagioscion auratus*	Sciaenidae	Cruvina (AM; PA)
Piaba – Ver LAMBARI			
Piabanha (1)	*Brycon insignis*	Bryconidae	Matrichã
Piabanha (2) – Ver MATRINCHÃ (1)			
Piapara	*Megaleporinus elongatus*	Anostomidae	–
PIAU – Espécies do gênero *Leporinus*			
Piau-de-vara – Ver ARACU			
Piau-três-pintas	*Leporinus piau*	Anostomidae	–
Piauçu	*Megaleporinus macrocephalus*	Anostomidae	Piavuçu (MS)
Piava – Ver PIAU			
Piavuçu – Ver PIAUÇU			
Pintado – Ver SURUBIM-PINTADO			
Pirá	*Conorhynchos conirostris*	Pimelodidae	
Pirá-andirá – Ver DOURADO-CACHORRO			
Piracanjuba (1)	*Brycon orbignyanus*	Bryconidae	–
Piracanjuba (2) – Ver MATRINXÃ (1)			
Piracatinga	*Calophysus macropterus*	Pimelodidae	–
Piraíba	*Brachyplatystoma filamentosum*	Pimelodidae	Filhote
Piraju ou Pirajuba – Ver DOURADO			
Piramutaba	*Brachyplatystoma vaillantii*	Pimelodidae	Branquinho (PI)
Pirambeba	*Serrasalmus* spp.	Serrasalmidae	Piranha (PR; SP)
Piranambu	*Pinirampus pirinampu*	Pimelodidae	Barbado (AM; MS: MT; PR); barbudo; barba-chata (AM; RR)
Piranha	*Pygocentrus* spp.	Serrasalmidae	
Piranha-caju	*Pygocentrus nattereri*	Serrasalmidae	Piranha-vermelha
Piranha-preta	*Pygocentrus piraya*	Serrasalmidae	
Pirapitinga (1)	*Piaractus brachypomus*	Serrasalmidae	–

PEIXES DO BRASIL – LISTA DE ESPÉCIES DULCIAQUÍCOLAS COMERCIAIS

Nome sugerido*	**Nome científico**	**Família**	**Sinônimos****
Pirapitinga (2) – Ver matrichã (1)			
Pirapitinga-do-Sul	*Brycon opalinus*	Bryconidae	–
Piraputanga	*Brycon microlepis*	Bryconidae	Matrichã (1)
Piraputanga – Ver matrinxã (1)			
Pirarara	*Phractocephalus hemiliopterus*	Pimelodidae	–
Pirarucu	*Arapaima gigas*	Arapaimidae	Bodeco (AM) (pequeno porte)
R			
Raia – Ver Arraia			
Ruelo – Ver Tambaqui (pequeno porte)			
S			
Saguiru	Várias espécies	Curimatidae	Aragu (BA); beiru ou biru (NE); branquinha (3) (AM; MA; PA; PI)
Saicanga	*Galeocharax knerii* *Acestrorhynchus falcirostris*	Characidae Acestrorhynchidae	Peixe-cigarra (MG; SP); peixe-cachorro (1)
Saranha – Ver Dourado Cachorro			
Sarapó	*Gymnotus carapo*	Gymnotidae	Morenita (Sul); tuvira (2) (PR; SP)
Sarda – Ver Apapá			
Sardinha	*Triportheus* spp.	Triportheidae	Sardinha-de-água-doce
Sardinha-de-água-doce – Ver Sardinha			
Sardinha-prata – Ver Arenque			
Sardinhão – Ver Apapá			
Solha	*Catathyridium jenynsii*	Achiridae	Linguado
Solteira – Ver Charuto (1)			
Sorubim ou Surubim (1) – Espécies do gênero *Pseudoplatystoma*			
Surubim (2) – Ver Surubim-cachara			
Surubim (3) – Ver Surubim-pintado			
Surubim-cachara	*Pseudoplatystoma fasciatum*	Pimelodidae	Cachara (MS; MT); surubim (2)
Surubim-lenha	*Sorubimichthys planiceps*	Pimelodidae	Peixe-lenha (PA)
Surubim-lima	*Sorubim lima*	Pimelodidae	Bico-de-pato (AM; PA; PI); jurupesén (MS; MT; SP); tubajara (MA)
Surubim-pintado	*Pseudoplatystoma corruscans*	Pimelodidae	Pintado; surubim (3) (MG)
Surubim-tigre	*Pseudoplatystoma tigrinum*	Pimelodidae	Carapari (PA)

PEIXES DO BRASIL – LISTA DE ESPÉCIES DULCIAQUÍCOLAS COMERCIAIS			
Nome sugerido*	**Nome científico**	**Família**	**Sinônimos****
Surumanha	*Auchenipterus nuchalis*	Auchenipteridae	Cabeça-gorda (MA); peixe-gato (PI); luz-baixa (Norte)
T			
Tabarana	*Salminus hilarii*	Bryconidae	Tubarana (GO); urubarana
Taguara – Ver Aracu			
Tambacu ou Tambicu	Híbrido (tambaqui × pacu)	Serrasalmidae	–
Tambaqui	*Colossoma macropomum*	Serrasalmidae	Ruelo (AM) (pequeno porte)
Tambatinga	Híbrido (tambaqui × pirapitinga)	Serrasalmidae	–
Tambiu – Ver Lambari-do-rabo-amarelo			
Tamboatá ou Tamuatá	*Callichthys callichthys* *Hoplosternum littorale*	Callichthyidae	Caboja ou caboge
Tapiaca (MA)	*Curimata cyprinoides*	Curimatidae	Saguiru; branquinha
Tilápia – Espécies da família Cichlidae			
Tilápia-do-nilo	*Oreochromis niloticus*	Cichlidae	Tilápia
Tilápia-rendali	*Coptodon rendalli*	Cichlidae	Tilápia
Traíra	*Hoplias* spp.	Erythrinidae	Lobó
Traíra-comum	*Hoplias malabaricus*	Erythrinidae	
Traíra-pixuna – Ver Jeju			
Trairão	*Hoplias lacerdae* *H. macrophthalmus*	Erythrinidae	–
Truta	*Oncorhynchus mykiss*	Salmonidae	–
Tubajara – Ver Surubim-lima			
Tubarana – Ver Tabarana			
Tucunaré	*Cichla* spp.	Cichlidae	–
Tucunaré-comum	*Cichla monoculus*	Cichlidae	
Tucunaré-paca	*Cichla temensis*	Ciclhidae	
Tuvira (1)	*Sternopygus macrurus*	Sternopygidae	Ituí
Tuvira (2) – Ver Sarapó			
U			
Ubarana	*Anodus elongatus*	Hemiodontidae	–
Urubarana (1) – Ver Tabarana			
Urubarana (2)	*Hemiodus argenteus*	Hemiodontidae	Charuto (PA); cubiu (AM)

PEIXES DO BRASIL – LISTA DE ESPÉCIES DULCIAQUÍCOLAS COMERCIAIS			
Nome sugerido*	**Nome científico**	**Família**	**Sinônimos****
		V	
Viola – Ver ACARI-VIOLA			
Voador – Ver PEIXE-VOADOR			
		X	
Xira – Ver CURIMATÃ-PACU			
		Z	
Zebra	*Brachyplatystoma tigrinum*	Pimelodidae	–
Zungaro (1)	*Zungaro zungaro*	Pimelodidae	Bagre-sapo; jau-poca; jundiá-açu
Zungaro (2) – Ver JAU			

*As nomes válidos (sugeridos) encontram-se em CAIXA ALTA.
**Nomes locais utilizados em Estados ou Regiões.

PEIXES DO BRASIL – LISTA DE ESPÉCIES MARINHAS COMERCIAIS			
Nome sugerido*	**Nome científico**	**Família**	**Sinônimos****
		A	
Abrótea	*Urophycis* spp.	Phycidae	Brota ou brótea
Agulha – Espécies da famílias Belonidae (Ver PEIXE-AGULHA) e Hemirhamphidae (Ver AGULHINHA)			
AGULHÃO (1) – Espécies da família Istiophoridae			
Agulhão (2) – Nome utilizado para espécies das famílias: Belonidae (Ver PEIXE-AGULHA) e Xiphiidae (Ver ESPADARTE)			
Agulhão-bandeira – Ver AGULHÃO-VELA			
Agulhão-branco	*Kajikia albida*	Istiophoridae	Agulhão-prata; marlim-branco
Agulhão-negro	*Makaira nigricans*	Istiophoridae	Agulhão-preto
Agulhão-preto – Ver AGULHÃO-NEGRO			
Agulhão-vela	*Istiophorus albicans*	Istiophoridae	Agulhão-bandeira
Agulhão-prata – Ver AGULHÃO-BRANCO			
AGULHINHA – Espécies das famílias: Hemirhamphidae (usar sobrenome)			
Agulhinha-branca	*Hyporhamphus* spp.	Hemiramphidae	Agulha-branca
Agulhinha-preta	*Hemiramphus* spp.	Hemiramphidae	Agulha-preta
ALBACORA – Nome utilizado para espécies do gênero *Thunnus*			
Albacora-bandolim	*Thunnus obesus*	Scombridae	Atum-cachorra
Albacora-branca	*Thunnus alalunga*	Scombridae	Atum-voador
Albacora-laje	*Thunnus albacares*	Scombridae	Atum-galha-amarela
Albacorinha	*Thunnus atlanticus*	Scombridae	Binta

PEIXES DO BRASIL – LISTA DE ESPÉCIES MARINHAS COMERCIAIS

Nome sugerido*	Nome científico	Família	Sinônimos**
Amoreia – Ver Guavina			
Anequim – Ver Cação-anequim			
Anjo – Ver Cação-anjo			
Arabaiana – Espécies do gênero *Seriola* (Nordeste); olhete e olho-de-boi (Sul/Sudeste); *Elagatis bipinnulata* (CE; MA; PI) – Ver Arabaiana-rei)			
Arabaiana-pintada (1)	*Seriola fasciata*	Carangidae	Arabaiana
Arabaiana-pintada (2) – Ver Olho-de-boi			
Arabaiana-rei	*Elagatis bipinnulata*	Carangidae	Arabaiana (CE; MA; PI); peixe-rei (2) (PE)
Aracimbora ou Araximbora	*Caranx latus*	Carangidae	Guaracimbora (NE); xarelete (Sul/Sudeste)
Arenque	*Lycengraulis* spp.	Engraulidae	–
Ariacó	*Lutjanus synagris*	Lutjanidae	Vermelha (SE)
Arraia (= Raia) – Nome utilizado para várias espécies das famílias: Rajidae, Myliobatidae, Gymnuridae, Narcinidae e Dasyatidae			
Arraia-viola	*Rhinobatos* spp.	Rhinobatidae	Cação-viola; viola
Atum (1)	*Thunnus thynnus*	Scombridae	Atum
Atum (2) – Ver Albacora e Bonito (este termo deve utilizado apenas para *Thunnus thynnus*)			
Atum-cachorra – Ver Albacora-bandolim			
Atum-galha-amarela – Ver Albacora-laje			
Atum-voador – Ver Albacora-branca			
B			
Badejo	*Mycteroperca* spp.	Serranidae	–
Bagre – Espécies da família Ariidae			
Bagre-bandeira	*Bagre* spp.	Ariidae	Bagre-fita (NE); bandeirado
Bagre-cambeba	*Notarius grandicassis*	Ariidae	Cambéu (MA); cambeua
Bagre-cangatã	*Aspistor quadriscutis*	Ariidae	Cangatã ou cangatá
Bagre-fita – Ver Bagre-bandeira			
Bagre-gurijuba	*Sciades parkeri*	Ariidae	Gurijuba
Bagre-jurupiranga	*Amphiarius rugispinis*	Ariidae	Jurupiranga
Bagre-sapo – Ver Zungaro			
Bagre-uricica	*Notarius bonillai*	Ariidae	Uriacica (MA); uricica (PA)
Bagre-urutinga	*Sciades proops*	Ariidae	Uritinga ou urutinga
Baiacu – Espécies da ordem Tetraodontiformes			
Baiacu-arara	*Lagocephalus laevigatus*	Tetraodontidae	Baiacu
Baiacu-guara – Ver Baiacu-arara			

PEIXES DO BRASIL – LISTA DE ESPÉCIES MARINHAS COMERCIAIS			
Nome sugerido*	**Nome científico**	**Família**	**Sinônimos****
Bandeirado – Ver Bagre-bandeira			
Barracuda (1)	*Sphyraena barracuda*	Sphyraenidae	
Barracuda (2) – Ver Bicuda			
Batata-de-pedra	*Caulolatilus chrysops*	Malacanthidae	Batata-de-pedra
Batata-do-alto	*Lopholatilus villarii*	Malacanthidae	Batata-do-alto
Bauna- Ver Dentão			
Bauna-de-fogo	*Lutjanus alexandrei*	Lutjanidae	–
Beijupirá ou Bijupirá	*Rachycentron canadum*	Rachycentridae	Cação-de-escama
Betara	*Menticirrhus* spp.	Sciaenidae	Judeu; papa-terra
Bicuda	*Sphyraena* spp.	Sphyraenidae	Barracuda (2)
Binta – Ver Albacorinha			
Biquara	*Haemulon* spp.	Haemulidae	–
Boca-mole – Ver Goete			
Boca-torta (1) – Ver Manjuba-boca-torta			
Boca-torta (2) – Ver Oveva			
Bonito – Espécies da família Scombridae (usar sobrenome)			
Bonito-cachorro	*Auxis thazard*	Scombridae	Bonito
Bonito-listrado	*Katsuwonus pelamis*	Scombridae	Gaiado (Sul/Sudeste)
Bonito-pintado	*Euthynnus alletteratus*	Scombridae	Bonito (Nordeste)
Brota ou Erótea – Ver Abrótea			
Budião	*Sparisoma* spp.	Scaridae	Budião
C			
Cabeçudo – Ver Cangoá			
Cabra – Ver Peixe-cabra			
Cabrinha – Ver Peixe-cabra			
Cação – Espécies das famílias Lamnidae, Carcharhinidae, Triakidae; Odontaspididae, Sphyrnidae, Alopiidae, Hexanchidae e Squalidae			
Cação-anequim	*Isurus oxyrinchus*	Lamnidae	Anequim, mako
Cação-anjo	*Squatina* spp.	Squatinidae	Anjo
Cação-azul	*Prionace glauca*	Carcharhinidae	
Cação-baia	*Hexanchus griseus*	Hexanchidae	
Cação-cambeva – Ver Cação-martelo			
Cação-mangona	*Carcharias taurus*	Odontaspididae	
Cação-martelo	*Sphyrna* spp.	Sphyrnidae	Cação-cambeva (Sul/Sudeste); panã (Nordeste)

PEIXES DO BRASIL – LISTA DE ESPÉCIES MARINHAS COMERCIAIS			
Nome sugerido*	**Nome científico**	**Família**	**Sinônimos****
Cação-de-escama – Ver Beijupirá			
Cação-viola – Ver Arraia-viola			
Cambeua ou Cambéu – Ver Bagre-cambeba			
Cambuba	*Haemulon flavolineatum*	Haemulidae	–
Camorim ou Camurim – Ver Robalo			
Camorim-flexa – Ver Robalo-flexa			
Camorim-peva – Ver Robalo-peva			
Camurupim	*Megalops atlanticus*	Megalopidae	Pema; pirapema (AP; PA)
Cangatã ou Cangatá – Ver Bagre-cangatã			
Cangoá ou Canguá	*Stellifer* spp.	Sciaenidae	Cabeçudo (MA; PI)
Canguira – Ver Pampo			
Canguiro – Ver Gordinho			
Cangulo	*Balistes vetula*	Balistidae	Peixe-porco (Sul/Sudeste)
Caranha ou Caranho – Ver Vermelho-caranha			
Carapau – Ver Garajuba			
Carapeba	*Diapterus* spp.	Gerreidae	–
Carapeba-listrada	*Eugerres brasilianus*	Gerreidae	–
Carapicu	*Eucinostomus* spp.	Gerreidae	
Carapitanga	*Rhomboplites aurorubens* *Lutjanus* spp.	Lutjanidae	
Cascote – Ver Corvina			
Castanha	*Umbrina canosai*	Sciaenidae	
Catana – Ver Peixe-espada			
Cavala	*Scomberomorus cavalla*	Scombridae	Cavala-verdadeira
Cavala-aipim – Ver Cavala-empinge			
Cavala-branca – Ver Cavala-empinge			
Cavala-empinge	*Acanthocybium solandri*	Scombridae	Cavala-aipim; cavala-branca
Cavala-verdadeira – Ver Cavala			
Cavalinha	*Scomber japonicus*	Scombridae	
Cherne	*Epinephelus* spp.	Serranidae	Cherne (usar sobrenome)
Cherne-galha-amarela	*Hyporthodus flavolimbatus*	Serranidae	
Cherne-poveiro	*Polyprion americanus*	Polyprionidae	–
Cherne-verdadeiro	*Hyporthodus niveatus*	Serranidae	–

PEIXES DO BRASIL – LISTA DE ESPÉCIES MARINHAS COMERCIAIS			
Nome sugerido*	**Nome científico**	**Família**	**Sinônimos****
Chicharro	*Trachurus lathami*	Carangidae	Xixarro
CIOBA (1)	*Lutjanus analis*	Lutjanidae	–
Cioba (2) – Ver GUAIÚBA			
Congro	*Conger* spp.	Congridae	–
Congro-rosa	*Genypterus brasiliensis*	Ophidiidae	–
Coró – Ver CORÓ-RONCADOR			
Coró-roncador	*Conodon nobilis*	Haemulidae	Coró (Nordeste); roncador (Sul)
Corcoroca	*Haemulon* spp.	Haemulidae	–
CORVINA (1)	*Micropogonias furnieri* *M. undulatus*	Sciaenidae	Cascote, cururuca (PI)
Corvina (2) – Ver PESCADA-CAMBUÇU			
Curimã – Ver TAINHA			
Cururuca – Ver CORVINA (1)			
D			
Dentão	*Lutjanus jocu*	Lutjanidae	Bauna (NE) (pequeno porte)
Dourado	*Coryphaena hippurus*	Coryphaenidae	–
E			
Enchova	*Pomatomus saltatrix*	Pomatomidae	–
Espada – Ver PEIXE-ESPADA			
Espadarte	*Xiphias gladius*	Xiphiidae	Meka
G			
Gaiado – Ver BONITO-LISTRADO			
Galo – Ver PEIXE-GALO			
Garajuba	*Caranx crysos*	Carangidae	Guarajuba; carapau (Sul/Sudeste)
Garapau	*Selar crumenophthalmus*	Carangidae	–
Garoupa	*Epinephelus* spp.	Serranidae	Garoupa (usar sobrenome)
Goete	*Cynoscion jamaicensis*	Sciaenidae	Pescadinha-goete
Golosa – Ver PEIXE-PEDRA			
Gordinho	*Peprilus paru*	Stromateidae	Canguiro (MA); paru (2) (RS)
Guaiúba	*Ocyurus chrysurus*	Lutjanidae	Cioba (2) (ES)
Guaivira	*Oligoplites* spp.	Carangidae	Salteira (RJ; SP); timbira (PA); tibiro (Nordeste)
Guavina	*Guavina guavina*	Eleotridae	Amoreia

PEIXES DO BRASIL – LISTA DE ESPÉCIES MARINHAS COMERCIAIS			
Nome sugerido*	**Nome científico**	**Família**	**Sinônimos****
Guarajuba – Ver Garajuba			
Guaracimbora – Ver Aracimbora			
Gurijuba – Ver Bagre-gurijuba			
		J	
Jurupiranga – Ver Bagre-jurupiranga			
		L	
Linguado	*Paralichthys* spp.	Paralichthyidae	–
Lua – Ver Peixe-lua			
		M	
Mako – Ver Cação-anequim			
Manjuba (1) – Espécies das famílias Engraulidae e Clupeidae – o termo deve ser usado apenas para espécies da família Engraulidae (usar sobrenome)			
Manjuba (2)	*Anchoviella* spp. *Anchoa* spp.	Engraulidae	Pilombeta (AL; SE)
Manjuba (3) – Ver Sardinha-laje			
Manjuba-boca-torta	*Cetengraulis edentulus*	Engraulidae	Boca-torta (1); sardinha-boca-torta
Manjuba-do-Iguape	*Anchoviella lepidentostole*	Engraulidae	Manjuba; pilombeta (AL; SE)
Maria-mole – Ver Pescada-olhuda			
Marlim-branco – Ver Agulhão-branco			
Marlim-bicudo	*Tetrapturus pfluegeri*	Istiophoridae	–
Meka – Ver Espadarte			
Merluza	*Merluccius hubbsi*	Merlucciidae	–
Mero	*Epinephelus itajara*	Serranidae	–
Moreia	*Gymnothorax* spp.	Muraenidae	Mororó (AL); mututuca (PE)
Mororó – Ver Moreia			
Mututuca – Ver Moreia			
		N	
Namorado	*Pseudopercis numida*	Pinguipedidae	–
		O	
Olhete	*Seriola* spp.	Carangidae	Arabaiana (Nordeste)
Olho-de-boi	*Seriola* spp.	Carangidae	Arabaiana-pintada (2)
Olho-de-cão	*Priacanthus* spp.	Priacanthidae	–
Oveva	*Larimus breviceps*	Sciaenidae	Boca-torta (2)

PEIXES DO BRASIL – LISTA DE ESPÉCIES MARINHAS COMERCIAIS

Nome sugerido*	Nome científico	Família	Sinônimos**
P			
Pacamão	*Amphichthys cryptocentrus*	Batrachoididae	Peixe-sapo
Palombeta	*Chloroscombrus chrysurus*	Carangidae	–
Pampo	*Trachinotus* spp.	Carangidae	Canguira (PA)
Panã – Ver Cação-martelo			
Papa-terra – Ver Betara			
Parati – Ver tainha			
Pargo (1) – Ver Pargo-rosa			
Pargo (2) – Ver Pargo-verdadeiro			
Pargo-rosa	*Pagrus pagrus*	Sparidae	Pargo (1) (Sudeste/Sul)
Pargo-verdadeiro	*Lutjanus purpureus*	Lutjanidae	Pargo (2) (Norte/Nordeste)
Paru (1) – Ver Paru-branco			
Paru (2) – Ver Gordinho			
Paru-branco	*Chaetodipterus faber*	Ephippidae	Paru (1) (RJ; SP)
Peixe-agulha	*Strongylura* spp.	Belonidae	Agulha
Peixe-cabra	*Prionotus* spp.	Triglidae	Cabra, cabrinha
Peixe-espada	*Trichiurus lepturus*	Trichiuridae	Catana (AL; SE); espada
Peixe-galo	*Selene* spp.	Carangidae	Galo
Peixe-lua	*Mola mola* *Ranzania laevis* *Masturus lanceolatus*	Molidae	Lua
Peixe-pedra	*Genyatremus luteus*	Haemulidae	Golosa (PI)
Peixe-pescador	*Lophius gastrophysus*	Lophiidae	Peixe-rape (RS; SC); peixe-sapo (Sul/Sudeste)
Peixe-porco – Ver Cangulo			
Peixe-rape – Ver Peixe-pescador			
Peixe-rei (1)	*Atherinella brasiliensis* *Odontesthes bonariensis*	Atherinopsidae	–
Peixe-rei (2) – Ver Arabaiana-rei			
Peixe-sapo (1) – Ver Peixe-pescador			
Peixe-sapo (2) – Ver Pacamão			
Peixe-voador	*Hirundichthys affinis*	Exocoetidae	Voador (1)
Pema – Ver Camurupim			
Peroá	*Balistes capriscus*	Balistidae	Peixe-porco
Peroá – Ver Cangulo			

PEIXES DO BRASIL – LISTA DE ESPÉCIES MARINHAS COMERCIAIS

Nome sugerido*	Nome científico	Família	Sinônimos**
PESCADA – Espécies do gênero *Cynoscion* (usar sobrenome)			
Pescada-amarela	*Cynoscion acoupa*	Sciaenidae	Selvagem (SE)
Pescada-banana	*Nebris microps*	Sciaenidae	–
Pescada-branca	*Cynoscion leiarchus*	Sciaenidae	–
Pescada-cambuçu ou Pescada-cambucu	*Cynoscion virescens*	Sciaenidae	Cambuçu; corvina (MA; PA)
Pescada-foguete – Ver PESCADINHA-REAL			
Pescada-gó – Ver PESCADINHA-REAL			
Pescada-olhuda	*Cynoscion striatus* *C. guatucupa*	Sciaenidae	Maria-mole
Pescadinha – Ver PESCADINHA-REAL			
Pescadinha-gó – Ver PESCADINHA-REAL			
Pescadinha-goete – Ver GOETE			
Pescadinha-real	*Macrodon ancylodon*	Sciaenidae	Pescadinha; pescada-gó (MA; PA); pescada-foguete (CE; SP)
Pez-palo – Ver TIRA-VIRA			
Pilombeta – Ver MANJUBA (2)			
Pilombeta	*Anchoviella vaillanti* *A. sanfranciscana*	Engraulidae	Manjuba Pilombeta (AL; SE)
Pirajica	*Kyphosus* spp.	Kyphosidae	–
Pirapema – Ver CAMURUPIM			
Prejereba	*Lobotes surinamensis*	Lobotidae	Xancarrona (Nordeste)
R			
Raia – Ver ARRAIA			
Raia-viola – Ver ARRAIA-VIOLA			
Robalo	*Centropomus* spp.	Centropomidae	
Robalo-flexa	*Centropomus undecimalis*	Centropomidae	Camorim-flexa (Nordeste)
Robalo-peva	*Centropomus parallelus*	Centropomidae	Camorim-peba (Nordeste)
Roncador – Ver CORÓ-RONCADOR			
S			
Salmonete – Ver TRILHA			
Salteira – GUAIVIRA			
Sapuruna	*Haemulon* spp.	Haemulidae	–
Saramunete	*Pseudupeneus maculatus*	Mullidae	–

PEIXES DO BRASIL – LISTA DE ESPÉCIES MARINHAS COMERCIAIS

Nome sugerido*	**Nome científico**	**Família**	**Sinônimos****
Sarda	*Sarda sarda*	Scombridae	
Sarda (2) – Ver SERRA			
SARDINHA – Espécies das famílias Clupeidae			
Sardinha-boca-torta – Ver MANJUBA-BOCA-TORTA			
Sardinha-cascuda	*Harengula clupeola*	Clupeidae	–
Sardinha-laje	*Opisthonema oglinum*	Clupeidae	Sardinha-bandeira; manjuba (3) (pequeno porte (PE)
Sardinha-verdadeira	*Sardinella brasiliensis*	Clupeidae	Sardinha
Sauna – Ver TAINHA			
Savelha	*Brevoortia* spp.	Clupeidae	–
Selvagem – Ver PESCADA-AMARELA			
Serigado ou Sirigado	*Mycteroperca* spp.	Serranidae	–
Serra	*Scomberomorus brasiliensis*	Scombridae	Sarda (2) (ES; RJ); sororoca (Sudeste/Sul)
Sororoca – Ver SERRA			
T			
Tainha	*Mugil* spp.	Mugilidae	Parati (Sul/Sudeste); curimã (PE); sauna (Nordeste, pequeno porte)
Tibiro ou Timbiro – Ver GUAIVIRA			
Timbira – Ver GUAIVIRA			
Tira-vira	*Percophis brasiliensis*	Percophidae	Pez-palo
Tortinha	*Isopisthus parvipinnis*	Sciaenidae	–
Trilha	*Mullus argentinae*	Mullidae	Salmonete
Tubarão – Este termo deve ser evitado para fins comerciais (Ver CAÇÃO)			
U			
Ubarana	Elops saurus	Elopidae	–
Uriacica ou Uricica – Ver BAGRE-URICICA			
Uritinga ou Urutinga – Ver BAGRE-URUTINGA			
V			
Vermelha ou Vermelho	*Rhomboplites aurorubens* *Lutjanus* spp.	Lutjanidae	Usar nome específico
Vermelho-caranha	*Lutjanus griseus* *Lutjanus cyanopterus*	Lutjanidae	Caranha, vermelha (SE)
Vermelha – Espécies da família Lutjanidae			
Viola – Ver ARRAIA-VIOLA			

PEIXES DO BRASIL – LISTA DE ESPÉCIES MARINHAS COMERCIAIS			
Nome sugerido*	**Nome científico**	**Família**	**Sinônimos****
Voador (1) – Ver PEIXE-VOADOR			
Voador (2) – VOADOR-HOLANDÊS			
Voador (2)			
Voador-holandês	*Cheilopogon cyanopterus*	Exocoetidae	
		X	
Xancarrona – Ver PREJEREBA			
Xarelete – Ver ARACIMBORA			
XARÉU – Nome espécies dos gêneros *Caranx* e *Carangoides* (usar sobrenome)			
Xaréu-branco	*Caranx* spp.	Carangidae	–
Xaréu-preto	*Caranx lugubris*	Carangidae	–
Xira	*Haemulon* spp.	Haemulidae	–
Xixarro – Ver CHICHARRO			

*As nomes válidos (sugeridos) encontram-se em CAIXA ALTA.
**Nomes locais utilizados em Estados ou Regiões.

ANEXO 2

Composição Química e Valor Calórico das Principais Espécies de Pescado

Márcia Menegassi ▪ Alex Augusto Gonçalves

Introdução

Ao utilizar um banco de dados sobre a tabela de composição de alimentos, deve-se ter o senso crítico e conhecimento sobre a possibilidade de haver significativa variação na composição nutricional decorrente das diferenças naturais (p. ex., solo, genética, clima) ou das diferenças artificiais (p. ex, definições ou expressões de nutrientes, enriquecimento, fortificação).

Segundo a Food and Agriculture Organization of the United Nations (UN FAO), existem três pilares para obter-se alta qualidade nos dados sobre a composição dos alimentos: (1) normas e diretrizes internacionais para a geração e compilação de dados de composição de alimentos; (2) existência de programas nacionais e/ou regionais de composição de alimentos e a atualização frequente e regular das tabelas/bancos de dados referente a composição de alimentos; (3) profissionais adequadamente treinados em todos os aspectos relacionados à composição dos alimentos

Atenção cuidadosa deve-se ter, conforme o International Network of Food Data Systems (INFOODS), com a variabilidade no conteúdo de nutrientes nos alimentos, visto que ela pode diferenciar significativamente devido a: (a) influências ambientais, genéticas e de processamento, como ração, solo, clima, recursos genéticos (variedades/cultivares, espécies), condições de armazenamento, processamento, fortificação e participação de mercado; (b) cada país tem seu próprio padrão de consumo, resultando em alimentos, receitas e alimentos de marca específicas do país (os alimentos comerciais com a mesma marca podem ter composição variável devido a regulamentos de sabor ou fortificação além-fronteiras); (c) a biodiversidade dos alimentos influencia fortemente na composição dos alimentos: os valores dos nutrientes podem variar até 1.000 vezes entre diferentes variedades e/ou espécies dos mesmos alimentos. Isso significa que o conteúdo de nutrientes dos alimentos pode variar tanto entre os alimentos quanto entre as variedades do mesmo alimento.

Por isso, cada país tem necessidades específicas de dados, pois possui diferentes composições de seus alimentos, mesmo que algumas pessoas pensem que os alimentos têm composição semelhante entre os países devido à globalização.

Descrição do alimento/produto	Umidade (g/100 g)	Proteína (g/100 g)	Relação umidade/ proteína	Lipídios (g/100 g)	Colesterol (mg/100 g)	Carboidratos totais (g/100 g)	Cinzas (g/100 g)	Fosfato (g P_2O_5 /100 g)	Energia (kcal)
Abadejo, filé congelado, cru[2]	86,4	13,1	6,6	0,4	31,0	–	0,6	n.a.*	59
Acari-bodó (*Pterygoplichthys multiradiatus***)[10]	82,4	16,2	5,1	0,3	n.a.*	0,34***	0,8	n.a.*	70
Anchova, filé cru (*Pomatomus saltatrix*)[3]	69,4	16,8	4,1	12,4	n.a.*	0,30***	1,1	n.a.*	180
Anchova, filé defumado (*P. saltatrix*)[3]	59,8	22,3	2,7	15,2	n.a.*	0,25***	2,5	n.a.*	227
Aracú, inteiro, cru (*Schizodon* sp.**)[1]	69,2	18,0	3,8	9,7	n.a.*	–	3,1	n.a.*	159
Aracú comum, cru (*Schizodon fasciatum***)[9]	73,6	20,2	3,6	3,1	n.a.*	2,18***	0,9	n.a.*	118
Aruanã, filé, cru (*Osteoglossum bicirrhosum***)[1]	77,9	19,3	4,0	1,8	n.a.*	–	1,0	n.a.*	93
Aruanã, cru (*O. bicirrhosum***)[10]	77,3	19,3	4,0	0,5	n.a.*	1,85***	0,9	n.a.*	89
Atum, fresco, cru[2]	73,1	25,7	2,8	0,9	48,0	–	1,3	n.a.*	118
Atum, ralado em conserva[1]	63,9	23,6	2,7	9,8	n.a.*	1,2	1,4	n.a.*	188
Atum, c/ salada, c/ maionese e vegetais em conserva[1]	71,6	9,2	7,8	4,3	n.a.*	12,9	2,1	n.a.*	120
Atum, sólido em conserva[1]	67,0	26,2	2,6	4,1	n.a.*	1,4	1,4	n.a.*	147
Atum, em conserva, em óleo[2]	64,5	26,2	2,5	6,0	53,0	–	1,5	n.a.*	166
Atum, sólido em conserva, *light*[1]	70,8	25,8	2,7	0,6	n.a.*	1,7	1,2	n.a.*	115
Bacalhau, salgado e cru[2]	47,9	29,0	1,7	1,3	139,0	–	22,5	n.a.*	136
Betara, cru (*Menticirrhus americanus*)[1]	80,4	17,0	4,7	1,4	n.a.*	–	1,3	n.a.*	80
Branquinha, filé, cru (*Curimata* sp.**)[1]	62,3	21,0	3,0	15,5	n.a.*	–	1,2	n.a.*	224
Branquinha, inteiro, cru (*Curimata* sp.**)[1]	64,2	17,4	3,7	16,4	n.a.*	–	2,0	n.a.*	217
Branquinha (*Potamorhina* sp.**)[9]	75,4	19,2	3,9	3,2	n.a.*	1,0***	1,2	n.a.*	110
Cabrinha, filé, cru (*Prionotus punctatus*)[17]	81,4	15,8	5,2	n,a*	n.a.*	n.a.*	n.a.*	0,1	n.a.*
Cação anequim, fígado, cru (*Isurus oxyrinchos*)[1]	25,9	6,5	4,0	62,9	n.a.*	–	4,7	n.a.*	592
Cação anjo, filé, cru (*Squatina* sp.)[1]	77,9	20,2	3,9	1,0	n.a.*	0,0	1,0	n.a.*	90

(continua)

Descrição do alimento/produto	Umidade (g/100 g)	Proteína (g/100 g)	Relação umidade/ proteína	Lipídios (g/100 g)	Colesterol (mg/100 g)	Carboidratos totais (g/100 g)	Cinzas (g/100 g)	Fosfato (g P_2O_5 /100 g)	Energia (kcal)
Cação azul, fígado, cru (*Prionace glauca*)[1]	31,7	8,2	3,9	54,8	n.a.*	5,3	0,3	n.a.*	547
Cação azul, filé cozido (*P. glauca*)[1]	77,7	19,6	4,0	1,1	n.a.*	0,0	1,6	n.a.*	88
Cação azul, filé cru (*P. glauca*)[1]	85,3	13,3	6,4	0,3	n.a.*	0,0	1,1	n.a.*	56
Cação machote, filé, cru (*Carcharhinus* sp.)[1]	80,6	17,9	4,5	0,7	n.a.*	0,0	0,9	n.a.*	77
Cavalinha, molho escabeche (*Scomber japonicus H.*)[1]	63,8	24,3	2,6	9,7	n.a.*	–	2,2	n.a.*	185
Camarão, cru (*Penaeus brasiliensis*)[23]	88,3	10,6	8,3	0,4	n.a.*	n.a.*	1,1	n.a.*	46
Camarão, cozido (*Penaeus brasiliensis*)[23]	81,6	16,8	4,9	1,6	n.a.*	n.a.*	1,3	n.a.*	81
Camarão branco, cru (*Litopenaeus vannamei*)[14]	78,6	19,2	4,1	0,3	n.a.*	0,3	1,6	n.a.*	81
Camarão branco, cru (*Litopenaeus vannamei*)[25]	77,2	18,8	4,1	1,3	n.a.*	n.a.*	1,5	n.a.*	n.a.*
Camarão tigre preto, cru (*Penaeus monodon*)[25]	80,5	17,1	4,7	1,2	n.a.*	n.a.*	1,0	n.a.*	n.a.*
Camarão vermelho, cru (*Pleoticus muelleri*)[11]	81,8	12,0	6,8	n.a.*	n.a.*	n.a.*	n.a.*	0,3	n.a.*
Camurim, filé, cru (*Centropomus undecimalis*)[39]	79,6	18,3	4,3	2,5	187,5	n.a.*	1,1	n.a.*	96
Caranguejo, cru (*Ucides cordatus*)[23]	84,4	13,3	6,3	0,5	n.a.*	*	0,7	n.a.*	62
Caranguejo, cozido (*Ucides cordatus*)[23]	82,8	15,0	5,5	0,3	n.a.*	n.a.*	1,0	n.a.*	66
Carapeba listrada, filé, cru (*Eugerres plumieri*)[39]	79,0	20,9	3,8	2,5	159,3	n.a.*	1,1	n.a.*	106
Cavala, filé, cru (*Scomberomorus cavalla*)[39]	76,0	23,7	3,2	2,5	175,2	n.a.*	1,3	n.a.*	117
Congrio-rosa, filé, cru (*Genypterus brasiliensis*)[13]	82,0	16,7	4,9	n.a.*	n.a.*	n.a.*	n.a.*	0,1	n.a.*
Corimba, cru[2]	75,6	17,4	4,3	6,0	40,0	–	1,0	n.a.*	128
Corvina, de água doce, cru[1]	78,4	17,4	4,5	3,0	n.a.*	0,1	1,1	n.a.*	97
Corvina de água doce, cru[2]	79,2	18,9	4,2	2,2	73,0	–	1,0	n.a.*	101
Corvina do mar, cru[2]	79,4	18,6	4,3	1,6	67,0	–	1,1	n.a.*	94
Corvina, filé, cru (*Micropogon furnieri*)[1]	80,0	17,9	4,5	0,9	n.a.*	0,3	1,0	n.a.*	80

(continua)

Descrição do alimento/produto	Umidade (g/100 g)	Proteína (g/100 g)	Relação umidade/proteína	Lipídios (g/100 g)	Colesterol (mg/100 g)	Carboidratos totais (g/100 g)	Cinzas (g/100 g)	Fosfato (g P_2O_5 /100 g)	Energia (kcal)
Corvina, filé, cru (*Micropogon furnieri*)[18]	79,6	18,5	4,3	0,6	n.a.*	n.a.*	1,1	n.a.*	80
Corvina, polpa, cru (*Micropogon furnieri*)[18]	80,4	17,4	4,6	1,5	n.a.*	n.a.*	0,9	n.a.*	80
Curimatã comum, cru (*Prochilodus cearensis*)[30]	76,3	18,6	4,1	3,8	n.a.*	n.a.*	1,3	n.a.*	n.a.*
Curimatã, filé, cru (*Prochilodus cearensis*)[38]	76,4	18,7	4,1	3,2	93,5	2,0	0,8	n.a.*	108
Curimatã, filé, cru (*Prochilodus nigricans A.***)[1]	71,6	17,2	4,2	10,1	n.a.*	–	1,1	n.a.*	160
Curimatã, inteiro, cru (*Prochilodus nigricans A.***)[1]	62,0	16,1	3,9	20,7	n.a.*	–	1,2	n.a.*	251
Curimatã (*Prochilodus nigricans***)[9]	74,6	20,3	3,7	2,5	n.a.*	1,5***	1,2	n.a.*	109
Curimbatás, filé, cru (*Prochilodus lineatus*)[21]	77,3	18,7	4,1	3,2	n.a.*	n.a.*	1,2	n.a.*	136
Dourado, filé, cru (*Brachyplatistoma flavicans*)[1]	80,5	18,4	4,4	0,3	n.a.*	–	0,8	n.a.*	76
Goete, filé, cru (*Cynoscion petranus*)[1]	78,7	19,0	4,1	1,2	n.a.*	–	1,1	n.a.*	87
Goete, filé, cru (*Cynoscion petranus*)[18]	78,5	19,4	4,1	1,0	n.a.*	n.a.*	1095,0	n.a.*	86
Goete, polpa, cru (*Cynoscion petranus*)[18]	79,0	18,7	4,2	1,5	n.a.*	n.a.*	1,1	n.a.*	88
Jaraqui, filé, cru (*Semaprochilodus* sp.**)[1]	74,4	18,4	4,0	5,6	n.a.*	–	1,6	n.a.*	124
Jaraqui, inteiro, cru (*Semaprochilodus* sp.**)[1]	67,0	18,6	3,6	11,4	n.a.*	–	3,0	n.a.*	117
Jaraqui (*Semaprochilodus* sp. **)[9]	76,6	20,2	3,8	1,4	n.a.*	1,07***	0,8	n.a.*	98
Jundiá, filé, cru (*Rhamdia quelen*)[15]	71,1	14,7	4,8	2,4	n.a.*	n.a.*	2,6	n.a.*	n.a.*
Jundiá, filé defumado a quente (*R. quelen*)[15]	57,4	28,9	2,0	2,7	n.a.*	n.a.*	3,6	n.a.*	n.a.*
Jundiá, filé defumado com fumaça líquida (*R. quelen*)[15]	58,9	31,6	1,9	2,7	n.a.*	n.a.*	3,6	n.a.*	n.a.*
Lagosta, cru (*Panulirus argus*)[23]	76,3	21,4	3,6	0,7	n.a.*	n.a.*	1,6	n.a.*	92
Lagosta, cozida (*Panulirus argus*)[23]	78,3	19,0	4,1	0,7	n.a.*	n.a.*	1,8	n.a.*	83
Lambari, congelado, cru[2]	71,9	16,8	4,3	6,5	159,0	–	3,6	n.a.*	131
Linguado, cru (*Hippoglossus hippoglossus*)[27 *BS]	–	59,3	–	26,5	n.a.*	n.a.*	11,3	n.a.*	n.a.*

(continua)

Descrição do alimento/produto	Umidade (g/100 g)	Proteína (g/100 g)	Relação umidade/ proteína	Lipídios (g/100 g)	Colesterol (mg/100 g)	Carboidratos totais (g/100 g)	Cinzas (g/100 g)	Fosfato (g P_2O_5 /100 g)	Energia (kcal)
Linguado, cru (*Pleuronectes ferruginea*)[27 *BS]	–	58,8	–	22,4	n.a.*	n.a.*	16,0	n.a.*	n.a.*
Linguado, cru (*Paralichthys olilaceus*)[27 *BS]	–	70,1	–	11,6	n.a.*	n.a.*	16,8	n.a.*	n.a.*
Lula, cru (*Loligo vulgaris*) – primavera[26]	78,5	18,6	4,2	1,3	n.a.*	n.a.*	1,5	n.a.*	n.a.*
Lula, cru (*Loligo vulgaris*) – outono[26]	79,4	17,4	4,6	1,7	n.a.*	n.a.*	1,3	n.a.*	n.a.*
Lula, cru (*Loligo vulgaris*) – inverno[26]	77,9	18,2	4,3	1,9	n.a.*	n.a.*	1,9	n.a.*	n.a.*
Mandi, em conserva, em molho tomate (*Pimelodus clarias*)[1]	66,9	20,4	3,3	11,6	n.a.*	–	1,2	n.a.*	186
Mandi, em conserva, em óleo (*P. clarias*)[1]	62,7	20,4	3,1	15,0	n.a.*	0,0	1,9	n.a.*	219
Mandi, cru (*P. clarias*)[1]	65,2	17,9	3,6	15,5	n.a.*	0,1	1,3	n.a.*	212
Mapará, filé cru (*Hypophthalmus edentatus***)[1]	70,5	12,6	5,6	16,0	n.a.*	–	0,8	n.a.*	195
Mapará, filé salgado, seco (*H. edentatus***)[1]	34,2	20,1	1,7	24,3	n.a.*	–	21,5	n.a.*	299
Mapará (*H. edentatus***)[9]	64,9	11,4	5,7	20,9	n.a.*	1,9***	0,9	n.a.*	242
Maria Luísa, cru (*Parolonchurus brasiliensis*)[1]	80,1	18,4	4,4	1,0	n.a.*	–	0,6	n.a.*	82
Matrinchã, filé, cru (*Brycon* sp.**)[1]	66,8	20,4	3,3	11,8	n.a.*	–	1,0	n.a.*	168
Matrinchã, inteiro, cru (*Brycon* sp.**)[1]	60,0	19,3	3,1	18,7	n.a.*	–	2,0	n.a.*	246
Matrinxã[2] (*Brycon cephalus***)[6]	72,3	18,4	3,9	7,5	n.a.*	0,8***	0,9	n.a.*	144
Marisco-pedra, cru (*Anomalocardia brasiliana*)[23]	81,6	12,7	6,4	1,1	n.a.*	n.a.*	2,1	n.a.*	71
Marisco-pedra, cozido (*Anomalocardia brasiliana*)[23]	83,9	11,2	7,5	0,9	n.a.*	n.a.*	1,8	n.a.*	62
Marisco-pedra, cru (*Anomalocardia brasiliana*)[40]	77,7	13,0	6,0	1,1	n.a.*	5,8	2,4	n.a.*	85
Marisco-pedra, cozido (*Anomalocardia brasiliana*)[40]	73,2	16,8	4,4	1,9	n.a.*	6,1	1,9	n.a.*	109
Marisco-pedra, defumado (*Anomalocardia brasiliana*)[40]	47,6	21,9	2,2	14,6	n.a.*	12,5	3,5	n.a.*	268
Merluza, filé, cru[2]	82,1	16,6	4,9	2,0	57,0	–	0,9	n.a.*	89
Mexilhão, pré-cozido (*Perna perna*)[12]	78,2	16,4	4,8	n.a.*	n.a.*	n.a.*	n.a.*	0,1	n.a.*

(continua)

Descrição do alimento/produto	Umidade (g/100 g)	Proteína (g/100 g)	Relação umidade/proteína	Lipídios (g/100 g)	Colesterol (mg/100 g)	Carboidratos totais (g/100 g)	Cinzas (g/100 g)	Fosfato (g P_2O_5 /100 g)	Energia (kcal)
Mexilhão (*P. perna*)[20]	72,1	20,5	3,5	3,2	n.a.*	1,7	2,4	n.a.*	118 ±7
Michole, cru (*Diplectrum radiale*)[1]	78,7	19,3	4,1	0,7	n.a.*	–	1,3	n.a.*	84
Ostra, cru (*Crassostrea rhizophorae*)[23]	79,7	14,2	5,6	1,8	n.a.*	n.a.*	1,4	n.a.*	85
Ostra, cru (*Crassostrea rhizophorae*)[23]	77,0	15,8	4,9	2,6	n.a.*	n.a.*	1,7	n.a.*	98
Ostra, crua (*Crassostrea rhizophorae*) – primavera[28]	81,0	10,2	7,9	1,5	n.a.*	4,4[GG]	2,8	n.a.*	n.a.*
Ostra, crua (*Crassostrea rhizophorae*) – verão[28]	82,0	9,9	8,3	1,6	n.a.*	2,7[GG]	3,7	n.a.*	n.a.*
Ostra, crua (*Crassostrea rhizophorae*) – outono[28]	83,0	9,3	8,9	1,5	n.a.*	2,9[GG]	3,3	n.a.*	n.a.*
Ostra, crua (*Crassostrea rhizophorae*) – inverno[28]	81,0	9,6	8,4	2,0	n.a.*	4,2[GG]	2,8	n.a.*	n.a.*
Pacu, filé, cru (*Mylossoma* sp.**)[1]	71,5	18,3	3,9	8,0	n.a.*	–	2,2	n.a.*	145
Pacu, inteiro, cru (*Mylossoma* sp.**)[1]	56,1	17,0	3,3	24,9	n.a.*	–	2,0	n.a.*	292
Pacú-comum (*Metynnis hypsauchen***)[9]	74,6	18,4	4,1	3,0	n.a.*	2,9***	1,1	n.a.*	112
Pargo, cru (*Lutjanus purpureus*)[24]	77,4	19,3	4,0	1,2	n.a.*	n.a.*	1,0	n.a.*	n.a.*
Pargo, filé, cru (*Lutjanus purpureus*)[38]	80,7	18,4	4,4	1,0	33,5	0,5	0,7	n.a.*	84
Peixe na telha (pintado, tomate, cebola), típico de Goiás[1]	74,6	15,1	4,9	4,5	n.a.*	3,3	2,5	n.a.*	114
Peixe-porco, filé, cru (*Balistes caro Linensis*)[18]	78,2	20,2	3,9	0,7	n.a.*	n.a.*	1,2	n.a.*	87
Peixe-porco, polpa (*Balistes caro Linensis*)[18]	78,8	19,5	4,0	0,8	n.a.*	n.a.*	2,5	n.a.*	85
Pescada branca, cru[2]	79,6	16,3	4,9	4,6	51,0	–	0,9	n.a.*	111
Pescada, filé, cru[2]	79,5	16,7	4,8	4,0	65,0	–	0,9	n.a.*	107
Pescada, filé, cru (*Plagioscion* sp.)[1]	77,5	19,4	4,0	1,3	n.a.*	–	1,8	n.a.*	89
Pescada, inteiro, cru (*Plagioscion* sp.)[1]	75,9	20,1	3,8	1,8	n.a.*	–	2,2	n.a.*	97
Pescada do Piauí, filé, cru (*Plagioscion squamosissimus*)[20]	78,9	17,6	4,5	2,0	n.a.*	n.a.*	1,1	n.a.*	n.a.*
Pintado, cru[2]	80,3	18,6	4,3	1,3	50,0	–	1,1	n.a.*	91

(continua)

Descrição do alimento/produto	Umidade (g/100 g)	Proteína (g/100 g)	Relação umidade/ proteína	Lipídios (g/100 g)	Colesterol (mg/100 g)	Carboidratos totais (g/100 g)	Cinzas (g/100 g)	Fosfato (g P_2O_5 /100 g)	Energia (kcal)
Piramutaba (*Brachyplatystoma vaillantii***)[8]	79,4	18,4	4,3	1,3	n.a.*	–	0,9	n.a.*	86
Pirapitinga (*Piaractus brachypomum***)[9]	74,7	20,0	3,7	2,1	n.a.*	2,0***	1,2	n.a.*	107
Pirarucu, filé, cru (*Arapaima gigas***)[1]	77,0	19,6	3,9	2,2	n.a.*	–	1,3	n.a.*	98
Pirarucu (*A. gigas***)[7]	80,4	18,1	4,4	0,5	n.a.*	0,2***	0,8	n.a.*	78
Polvo, cru (*Eledone moschata*) – primavera[26]	84,6	12,2	6,9	0,6	n.a.*	n.a.*	1,4[	n.a.*	n.a.*
Polvo, cru (*Eledone moschata*) – outono[26]	83,1	14,3	5,8	0,7	n.a.*	n.a.*	1,6	n.a.*	n.a.*
Polvo, cru (*Eledone moschata*) – inverno[26]	82,8	14,5	5,7	0,7	n.a.*	n.a.*	1,9	n.a.*	n.a.*
Polvo, cru (*Octopus vulgaris*) – primavera[26]	83,4	14,8	5,6	0,5	n.a.*	n.a.*	1,2	n.a.*	n.a.*
Polvo, cru (*Octopus vulgaris*) – outono[26]	82,5	14,9	5,5	0,9	n.a.*	n.a.*	1,7	n.a.*	n.a.*
Polvo, cru (*Octopus vulgaris*) – inverno[26]	80,7	15,3	5,3	0,9	n.a.*	n.a.*	2,0	n.a.*	n.a.*
Porco, cru (*Balistes carolinensis*)[1]	79,6	18,6	4,3	0,7	n.a.*	–	1,1	n.a.*	81
Porquinho, cru[2]	79,2	20,5	3,9	0,6	49,0	–	1,3	n.a.*	93
Rã–touro, cru (*Rana catesbeiana*)[16]	79,2	16,6	4,8	0,3	n.a.*	n.a.*	0,2	n.a.*	69
Roncador, cru (*Anisotremus virginicus*)[1]	80,1	17,9	4,5	1,4	n.a.*	–	0,6	n.a.*	84
Sardinha, inteira, crua[2]	76,6	21,1	3,6	2,7	61,0	–	1,6	n.a.*	114
Sardinha, em conserva, em óleo[2]	55,1	15,9	3,5	24,0	73,0	–	2,9	n.a.*	285
Sardinha, filé assado/45 min. (*Sardinella brasiliensis*)[1]	71,3	21,7	3,3	4,0	n.a.*	1,0	2,0	n.a.*	127
Sardinha, filé c/ cebola e louro em conserva[1]	65,4	26,4	2,5	4,4	n.a.*	1,8	2,1	n.a.*	152
Sardinha, filé c/ molho de tomate temperado em conserva[1]	66,0	25,2	2,6	4,1	n.a.*	3,1	1,6	n.a.*	149
Sardinha, filé cozido por 30 min (*Sardinella brasiliensis*)[1]	63,4	27,3	2,3	3,1	n.a.*	1,9	4,4	n.a.*	144
Sardinha, filé, cru (*S. brasiliensis*)[1]	74,7	20,3	3,7	2,8	n.a.*	0,5	1,7	n.a.*	108
Sardinha, filé, cru (*Triportheus* sp.)[1]	71,0	18,3	3,9	8,7	n.a.*	–	2,0	n.a.*	152

(continua)

Descrição do alimento/produto	Umidade (g/100 g)	Proteína (g/100 g)	Relação umidade/ proteína	Lipídios (g/100 g)	Colesterol (mg/100 g)	Carboidratos totais (g/100 g)	Cinzas (g/100 g)	Fosfato (g P_2O_5 /100 g)	Energia (kcal)
Sardinha, filé, cru (*Triportheus angulatus*)[38]	77,2	17,6	4,4	4,6	61,2	0,3	1,0	n.a.*	112
Sardinha, filé micro-ondas por 10 min (*S. brasiliensis*)[1]	46,7	44,7	1,0	6,0	n.a.*	–	2,5	n.a.*	233
Sardinha, inteiro, cru (*S. brasiliensis*)[1]	58,5	18,5	3,2	20,7	n.a.*	–	2,3	n.a.*	260
Sardinha-verdadeira, filé, cru (*S. brasilensis*)[18]	75,0	21,4	3,5	1,7	n.a.*	n.a.*	1,7	n.a.*	101
Sardinha-verdadeira, polpa (*S. brasilensis*)[18]	76,2	19,5	3,9	2,5	n.a.*	n.a.*	1,7	n.a.*	102
Sepia, cru (*Sepia officinalis*) – primavera[26]	81,0	16,9	4,8	1,0	n.a.*	n.a.*	1,1	n.a.*	n.a.*
Sepia, cru (*Sepia officinalis*) – outono[26]	78,0	18,8	4,1	1,5	n.a.*	n.a.*	1,7	n.a.*	n.a.*
Sepia, cru (*Sepia officinalis*) – inverno[26]	79,5	16,9	4,7	1,3	n.a.*	n.a.*	2,1	n.a.*	n.a.*
Surimi, músculo, cru[1]	74,7	14,3	5,2	3,4	n.a.*	7,4	0,2	n.a.*	117
Tainha, filé assado por 45 min (*Mugil cephalus*)[1]	64,7	21,5	3,0	8,8	n.a.*	3,3	1,6	n.a.*	117
Tainha, filé cozido por 30 min (*M. cephalus*)[1]	61,3	29,2	2,1	80,0	n.a.*	–	1,5	n.a.*	189
Tainha, filé, cru (*M. cephalus*)[1]	68,0	25,2	2,7	5,5	n.a.*	–	1,3	n.a.*	150
Tainha, filé, cru (*M. cephalus*)[39]	78,4	20,6	3,8	2,5	188,0	n.a.*	1,1	n.a.*	106
Tainha, filé, micro-ondas por 10 min (*M. cephalus*)[1]	59,1	32,0	1,8	5,7	n.a.*	1,3	1,9	n.a.*	185
Tainha, filé, cru (*Mugil* sp.)[18]	77,3	21,8	3,6	0,7	n.a.*	n.a.*	1,1	n.a.*	89
Tainha, polpa, cru (*Mugil* sp.)[18]	78,1	19,3	4,1	1,4	n.a.*	n.a.*	0,6	n.a.*	91
Tambaqui, filé, cru (*C. macropomum*)[1]	66,3	24,8	2,7	5,8	n.a.*	–	3,1	n.a.*	151
Tambaqui, inteiro, cru (*C. macropomum*)[1]	72,7	19,0	3,8	6,9	n.a.*	–	1,4	n.a.*	138
Tambaqui (*C. macropomum***)[5]	74,3	17,0	4,4	7,6	n.a.*	0,1	1,0	n.a.*	137
Tilápia, filé, cru (*Sarotherodon niloticus*)[1]	81,3	16,2	5,0	0,2	n.a.*	1,3	1,0	n.a.*	72
Tilápia, filé, cru[19]	76,7	16,6	4,6	3,1	47,1	2,7	0,9	n.a.*	105
Tilápia, inteiro, cru (*S. niloticus*)[1]	75,7	16,0	4,7	3,7	n.a.*	0,4	4,1	n.a.*	99

(continua)

Descrição do alimento/produto	Umidade (g/100 g)	Proteína (g/100 g)	Relação umidade/ proteína	Lipídios (g/100 g)	Colesterol (mg/100 g)	Carboidratos totais (g/100 g)	Cinzas (g/100 g)	Fosfato (g P_2O_5 /100 g)	Energia (kcal)
Tilápia-do-nilo, cru (*Oreochromis niloticus*)[24]	77,6	18,3	4,2	0,9	n.a.*	n.a.*	0,9	n.a.*	n.a.*
Tilápia tailandesa chitralada, filé, cru[29]	76,9	18,5	4,2	2,9	n.a.*	n.a.*	1,4	n.a.*	n.a.*
Tilápia local, filé, cru (Norte do Paraná)[29]	78,2	19,3	4,1	1,9	n.a.*	n.a.*	1,4	n.a.*	n.a.*
Tilápia híbrida, filé, cru (tailandesa × local)[29]	75,9	18,5	4,1	2,4	n.a.*	n.a.*	1,3	n.a.*	n.a.*
Tilápia-do-nilo, filé, cru (*Oreochromis niloticus*)[32]	76,8	18,0	4,3	4,0	n.a.*	n.a.*	1,2	n.a.*	n.a.*
Tilápia-do-nilo, patê (*Oreochromis niloticus*)[32]	60,5	9,4	6,4	25,4	n.a.*	2,6	2,1	n.a.*	276
Tilápia-do-nilo, patê (*Oreochromis niloticus*)[32]	53,4	7,7	7,0	32,6	n.a.*	4,3	2,0	n.a.*	341
Tilápia-do-nilo, patê (*Oreochromis niloticus*)[32]	60,7	12,7	4,8	17,3	n.a.*	7,0	2,3	n.a.*	234
Tilápia-do-nilo, cru (*Oreochromis niloticus*)[33]	76,6	17,1	4,5	3,6	n.a.*	n.a.*	2,3	n.a.*	n.a.*
Tilápia-do-nilo, cru (*Oreochromis niloticus*)[34]	82,6	17,1	4,8	0,8	n.a.*	n.a.*	1,0	n.a.*	n.a.*
Tilápia-do-nilo, cru (*Oreochromis niloticus*)[35]	78,2	16,1	4,9	2,1	n.a.*	n.a.*	0,7	n.a.*	n.a.*
Tilápia-do-nilo, cru (*Oreochromis niloticus*)[36]	78,9	12,9	6,1	3,1	n.a.*	n.a.*	2,1	n.a.*	n.a.*
Tilápia-do-nilo, cru (*Oreochromis niloticus*)[37]	73,2	18,4	4,0	7,0	n.a.*	n.a.*	1,0	n.a.*	n.a.*
Tilápia-do-nilo, filé, cru (*Oreochromis niloticus*)[38]	80,2	17,7	4,5	1,2	28,4	0,6	0,8	n.a.*	84
Tortinha, cru (*Isopisthus parvipinnis*)[1]	80,6	17,0	4,7	1,3	n.a.*	–	1,1	n.a.*	80
Traíra, filé, cru (*Hoplias malabaricus*)[31]	77,0	20,3	3,8	0,8	n.a.*	n.a.*	1,4	n.a.*	n.a.*
Tucunaré, filé, cru (*Cichla* sp.**)[1]	76,0	20,4	3,7	2,3	n.a.*	–	1,3	n.a.*	102
Tucunaré, filé congelado, cru[2]	79,9	18,0	4,4	1,2	47,0	–	1,0	n.a.*	88
Tucunaré, inteiro, cru (*Cichla* sp.**)[1]	69,2	22,0	3,1	6,0	n.a.*	–	2,8	n.a.*	142
Tucunaré (*Cichla* sp. **)[4]	76,0	20,4	3,7	2,3	n.a.*	–	1,3	n.a.*	108

*Não avaliado; **peixes amazônicos; ***calculado por diferença; ✧: piscicultura; °BS: em base seca; GG: glicogênio.

Todas análises em 100 g de pescado; média ± desvio-padrão (n = 3).

BASES CIENTÍFICAS DE COMPOSIÇÃO DE ALIMENTOS DISPONÍVEIS NA *WEB*

ARGENTINA

ARGENFOODS – Tabla de Composición de Alimentos
http://www.unlu.edu.ar/~argenfoods/Tablas/Tabla.htm

ALEMANHA

German Nutrient Database: BLS online portal
https://www.blsdb.de

Souci-Fachmann-Kraut Online Database
https://www.sfk.online/#/home

Information System for Agriculture and Food Research
Information platform of the Federal and State Governments –
https://www.fisaonline.de/en/

ARMÊNIA

Food Composition Table for Armenia by Karine Babikyan
(disponível em FAO INFOODS website)
http://www.fao.org/fileadmin/templates/food_composition/documents/ArmenianFoodCompositionTable2010.pdf

ASEAN

ASEAN Food Composition Tables
http://www.inmu.mahidol.ac.th/aseanfoods/composition_data.html

AUSTRÁLIA

FSANZ – Australian Food Composition Program
http://www.foodstandards.gov.au/science/monitoringnutrients/Pages/default.aspx

BAHRAIN

Food Composition Tables for Kingdom of Bahrain
http://www.fao.org/fileadmin/templates/food_composition/documents/pdf/FOODCOMPOSITONTABLESFORBAHRAIN.pdf

BANGLADESH

University of Dhaka – Food Composition Table for Bangladesh
(printed table – pdf file)
http://www.fao.org/fileadmin/templates/food_composition/documents/FCT_10_2_14_final_version.pdf

BÉLGICA

INTERNUBEL – Belgian food composition brand name database
http://www.internubel.be/

NUBEL – Belgian Food Composition Data
http://www.nubel.com/

BRASIL

Tabela Brasileira de Composição de Alimentos – TBCA –
version 7.0
http://www.tbca.net.br/

TACO – Tabela Brasileira de Composição de Alimentos 4 ed.
revisada e ampliada
http://www.unicamp.br/nepa/taco/tabela.php?ati =tabela

BRASIL (continuação)

Tabelas de Composição Nutricional dos Alimentos Consumidos
no Brasil
https://biblioteca.ibge.gov.br/visualizacao/livros/liv50002.pdf

CANADÁ

CINE's Arctic Nutrient File
http://www.mcgill.ca/cine/resources/nutrient/

Health Canada – Canadian Nutrient File (CNF)
https://food-nutrition.canada.ca/cnf-fce/

Traditional Animal Foods of Indigenous Peoples of Northern
North America
http://traditionalanimalfoods.org/

CHILE

Composición química de alimentos chilenos
https://www.minsal.cl/composicion-de-alimentos/

COLÔMBIA

Tabla de composición de alimentos colombianos
https://www.icbf.gov.co/sites/default/files/tcac_web.pdf

COST ACTION 99

COST Action 99 – Eurofoods Research Action on Food
Consumption and Composition Data (1995-1999)
http://www.danfood.info/CostAction99.asp

COSTA RICA

Inciensa – Tabla de Composición de Alimentos de Costa Rica
https://www.inciensa.sa.cr/actualidad/Tabla%20Composicion%20Alimentos.aspx

CYPRUS

Cyprus Food Composition Tables – Food Composition, Quality
and Nutritional Value Laboratory State General Laboratory – 3
edition, December 2013
https://www.moh.gov.cy/MOH/SGL/sgl.nsf/All/72C8C9F6F124F979C22583C5003E694F/$file/Cyprus%20Food%20Composition%20Tables%20%203rd%20Edition.pdf

DINAMARCA

Frida fooddata.dk
https://frida.fooddata.dk

ESPANHA

Base de Datos Española de Composición de Alimentos
– BEDCA
http://www.sennutricion.org/es/2013/05/15/base-de-datos-espaola-de-composicin-de-alimentos-bedca

ESTÔNIA

NutriData – Estonian food composition database
http://tka.nutridata.ee/

BASES CIENTÍFICAS DE COMPOSIÇÃO DE ALIMENTOS DISPONÍVEIS NA *WEB*

EUROPA

Eurofir – european food information resource network
http://www.eurofir.org/

European Food Safety Authority – EFSA Food composition data
https://www.efsa.europa.eu/en/data/food-composition

FAO

FAO/INFOODS global food composition database for fish and shellfish version 1.0- uFiSh1.0
http://www.fao.org/fileadmin/templates/food_composition/documents/uFiSh1.0.xlsx

FILIPINAS

Philippine Food Composition Tables
https://i.fnri.dost.gov.ph/fct/library

FINLÂNDIA

Finnish Food Composition Database – FINELI
https://fineli.fi/fineli/en/elintarvikkeet

FRANÇA

ANSES/Ciqual French food composition table version 2017
https://ciqual.anses.fr/

OQALI – Observatoire de la qualité de l'alimentation
https://www.oqali.fr/

GRÉCIA

Hellenic Health Foundation: Composition tables of foods and Greek dishes
http://www.hhf-greece.gr/tables/Home.aspx?l=en

HOLANDA

Dutch Food Composition Database (NEVO)
https://www.rivm.nl/en

ILHAS FAROE

Marita Poulsen – Faroese Food Composition Tables, The Food, Veterinary and Environmental Agency, 1995.
https://www.hfs.fo

ILSI

International Life Sciences Institute – Crop Composition Database
http://www.cropcomposition.org/

INCAP

Tabla de Composición de los Alimentos de Centroamérica
http://www.incap.int/mesocaribefoods/dmdocuments/TablaCAlimentos.pdf

ÍNDIA

Indian Food Composition Database
http://www.ifct2017.com/frame.php?page=food

INTERNATIONAL

International Nutrient Databank Directory
http://www.nutrientdataconf.org/

ISLÂNDIA

Icelandic food composition database – ÍSGEM [Matís]
http://www.matis.is/

ITÁLIA

Food Composition Database for Epidemiological Studies in Italy (Banca Dati di Composizione degli Alimenti per Studi Epidemiologici in Italia – BDA)
http://www.bda-ieo.it/wordpress/en/

JAPÃO

Ministry of education, culture, sports science and technology of Japan (MEXT) – Standard Tables of Food Composition in Japan – 2015 – (Seventh Revised Version)
http://www.mext.go.jp/en/policy/science_technology/poli cy/title01/detail01/1374030.htm

KOREA

Korean Standard Food Composition Tables, 8th revision, 2011
http://www.naas.go.kr/english/

MALÁSIA

Malaysian Food Composition Database (MyFCD)
http://myfcd.moh.gov.my/

NOVA ZELÂNDIA

The New Zealand Institute of Plant & Food Research Limited – New Zealand Food Composition Database (NZFCDB)
https://www.foodcomposition.co.nz/search/food

NORUEGA

The Norwegian Food Composition Database 2017. Norwegian Food Safety Authority, The Norwegian

Directorate of Health and University of Oslo
http://www.matvaretabellen.no/

POLÔNIA

National Food and Nutrition Institute – Polish Food Composition Database
http://www.izz.waw.pl/en/food-omposition-ata-ase

PORTUGAL

Tabela da Composição de Alimentos
http://portfir.insa.pt/

REINO UNIDO

Food Databanks National Capability extended dataset based on PHE's McCance and Widdowson's Composition of Foods Integrated Dataset
https://quadram.ac.uk/UKfoodcomposition/foods/squid-raw/

BASES CIENTÍFICAS DE COMPOSIÇÃO DE ALIMENTOS DISPONÍVEIS NA *WEB*

Food Standards Agency – McCance and Widdowson's The Composition of Foods integrated dataset
https://www.gov.uk/government/publications/composition-of-foods-integrated-dataset-cofid

FSA – Food Standards Agency (UK) – The Composition of Foods Series
https://www.food.gov.uk/

REPÚBLICA TCHECA

Czech Centre for Food Composition Database (2013) – On-line Czech Food Composition Database, V. 4.13
http://www.nutridatabaze.cz/en/

SUÍÇA

Swiss Federal Office of Public Health FOPH – Swiss Food Composition Database
https://www.naehrwertdaten.ch/en/

URUGUAI

MTSS – Tabla de Composición de Alimentos de Uruguay
http://www.mercadomodelo.net/c/document_library/get_file?uuid=4b90584d-ab86-4546a5c8fca03188a4b1&groupId=10157

USA

USDA – National Nutrient Database for Standard Reference
http://ndb.nal.usda.gov/

Alaska Traditional Knowledge and Native Foods Database
http://www.nativeknowledge.org/start.htm

VENEZUELA

Tabla de Composición de Alimentos de Venezuela
https://drive.google.com/file/d/11Ei-pMm6gykAaeb-HQbAbtHMIOMI9nKY/view

VIETNÃ

Vietnamese Food Composition Table
https://docs.google.com/r?a=v&pid=sites&srcid=ZGVmYXVsdGRvbWFpbnxjbnRodWNwaGFtfGd4OjcOMjI5MDcwOGNINTFjMWM

WEST AFRICA

West African Food Composition Table
http://www.fao.org/3/a-i2698b.pdf

Referências bibliográficas

1. Universidade de São Paulo (USP). Faculdade de Ciências Farmacêuticas. Departamento de Alimentos e Nutrição Experimental/BRASILFOODS (1998). Tabela Brasileira de Composição de Alimentos – USP. Versão 4.1. Disponível em: http://www.fcf.usp.br/tabela/buscar_alim.asp. Acesso em: 03/08/2006.
2. Universidade Estadual de Campinas (UNICAMP). Tabela Brasileira de Composição de Alimentos – UNICAMP. Disponível em: http://www.unicamp.br/nepa/taco/home. Acesso em: 04/08/2006.
3. Gonçalves AA. Estudo do processamento da anchova, Pomatomus saltatrix (Pisces: Pomatomidae) utilizando aroma natural de fumaça. Rio Grande: Universidade do Rio Grande, Dissertação (Mestrado Engenharia de Alimentos). 1998; 106 p.
4. Aguiar JP. Tabela de composição de alimentos da Amazônia. INPA/CPCS, 1998. (Folder)
5. Almeida NM. Alterações post-mortem em Colossoma macropomum (Cuvier, 1818) procedentes da piscicultura e conservados em gelo. Manaus, FUA/INPA, 1998. 90p. Dissertação de Mestrado.
6. Batista GM. Alterações bioquímicas post-mortem de matrinxã, Brycon cephalus (Gunther,1869) procedente da piscicultura, mantido em gelo. Manaus, FUA/INPA, 2002. 111p. Dissertação de Mestrado.
7. Carvalho MAF. Produção de defumado a frio de filé de pirarucu, Arapaima gigas (Cuvier, 1829) em forno mecânico Fischer. Manaus, FUA/INPA. 1999; 93 p. Dissertação de Mestrado.
8. Filgueiras LA. Determinação da vida de prateleira de filés congelados de piramutaba, Brachyplatystoma vaillantii (Valenciennes, 1940). Manaus, INPA. 2002; 56 p. Dissertação de Mestrado.
9. Jesus RS. Estabilidade de minced fish de peixes amazônicos durante o congelamento. São Paulo, USP/FCF-Bloco 14, 1999; 105 p. Tese de Doutorado.
10. Peixoto Castro FC, Produção e estabilidade durante a estocagem de concentrado protéico de pescado (Piaracuí) de acarí-bodó, Pterygoplichthys multiradiatus (Hancock, 1928) e aruanã, Osteoglossum bicirrhosum (Vandelli, 1829). Manaus, FUA/INPA. 1999; 108 p. Dissertação de Mestrado.
11. Gonçalves AA. Estudo do processo de congelamento do camarão associado ao uso do aditivo fosfato. Porto Alegre: Universidade Federal do Rio Grande do Sul, Tese de Doutorado em Engenharia de Produção. 2005; 170 p.
12. Rech BT. Aplicação de fosfatos em mexilhão (Perna perna). São Leopoldo: Universidade do Vale do Rio dos Sinos (UNISINOS). Trabalho de conclusão de curso (Engenharia de Alimentos). 2005; 69 p.
13. Rodrigues PM. Aplicação de fosfato em filé de congrio-rosa (Genypterus brasiliensis). São Leopoldo: Universidade do Vale do Rio dos Sinos (UNISINOS). Trabalho de conclusão de curso (Engenharia de Alimentos). 2005; 64 p.
14. Gomes PA. Desenvolvimento de um produto de valor agregado à base de camarão empanado corte butterfly. São Leopoldo: Universidade do Vale do Rio dos Sinos (UNISINOS).

Trabalho de conclusão de curso (Engenharia de Alimentos). 2005; 63 p.

15. Cezarini R. Agregando valor ao pescado de água doce: defumação de filés de jundiá (Rhamdia quelen). São Leopoldo: Universidade do Vale do Rio dos Sinos (UNISINOS). Trabalho de conclusão de curso (Engenharia de Alimentos). 2005; 52 p.
16. Otta MCM. Desenvolvimento de formulação de hambúrguer à base de carne de rã. São Leopoldo: Universidade do Vale do Rio dos Sinos (UNISINOS). Trabalho de conclusão de curso (Engenharia de Alimentos). 2006; 53 p.
17. Pucci DMT. Aplicação de fosfato em filé de cabrinha (Prionotus punctatus). São Leopoldo: Universidade do Vale do Rio dos Sinos (UNISINOS). Trabalho de conclusão de curso (Engenharia de Alimentos). 2006; 69 p.
18. Badolato ESG, Carvalho JB, Amaral Mello MRP, Tavares M, Campos NC, Aued-Pimentel S, Morais C. Composição centesimal, de ácidos graxos e valor calórico de cinco espécies de peixes marinhos nas diferentes estações do ano. Rev Inst Adolfo Lutz. 1994; 54(1):27-35.
19. Moraes RM, Vicente E, Morgano MA, Mantovani DMB, Baidini VLS. Análises físico-químicas de filé de tilápia. Agência Paulista de Tecnologia dos Agronegócios. Instituto de Tecnologia de Alimentos, Laudo de Análise CQ 7002/2004.
20. Tavares M, Amaral Mello MRP, Campos NC, Morais C, Ostini S. Proximate composition and caloric value of the mussel Perna perna, cultivated in Ubatuba, São Paulo State, Brazil, Food Chemistry. 1998; 62(4):473-5.
21. Machado MRF, Foresti F. Rendimento e composição química do filé de Prochilodus lineatus do rio Mogi Guaçu, Brasil. Arch Zootec. 2009; 58:663-70.
22. Sanchez L, Gomes MI, Sase LE. Armazenamento da pescada do Piauí, Plagioscion squamosissimus (Heckel, 1840), resfriadas. I. Evolução da composição química e alguns indicadores de frescor. Alimentos e Nutrição. 1990; 2:73-82.
23. Pedrosa LFC, Cozzolino SMF. Composição centesimal e de minerais de mariscos crus e cozidos da cidade de Natal, RN. Ciênc Tecnol Aliment. 2001; 21(2):154-7.
24. Vila Nova CMVM, Godoy HT, Aldrigue ML. Composição química, teor de colesterol e caracterização dos lipídios totais de tilápia (Oreochromis niloticus) e pargo (Lutjanus purpureus). Ciênc Tecnol Aliment. 2005; 25(3):430-6.
25. Sriket P, Benjakul S, Visessanguan W, Kijroongrojana K. Comparative studies on chemical composition and thermal properties of black tiger shrimp (Penaeus monodon) and white shrimp (Penaeus vannamei) meats. Food Chemistry. 2007; 103:1199-207.
26. Ozogul Y, Duysak O, Ozogula F, Özkütük S, Türeli C. Seasonal effects in the nutritional quality of the body structural tissue of cephalopods. Food Chemistry. 2008; 108:847-52.
27. Kim JD, Lall SP. Amino acid composition of whole body tissue of Atlantic halibut (Hippoglossus hippoglossus), yellowtail flounder (Pleuronectes ferruginea) and Japanese flounder (Paralichthys olilaceus). Aquaculture. 2000; 187:367-73.
28. Martino RC, Cruz GM. Proximate composition and fatty acid content of the mangrove oyster Crassostrea rhizophorae along the year seasons. Braz Arc Biol Technol. 2004; 47(6):955-60.
29. Leonhardt JH, Caetano Filho M, Frossard H, Moreno AM. Características morfométricas, rendimento e composição do filé de tilápia do Nilo, Oreochromis niloticus, da linhagem tailandesa, local e do cruzamento de ambas. Semina: Ciências Agrárias. 2006; 27(1):125-32.
30. Maia EL, Oliveira CC, Santiago AP. Composição química e classes de lipídios em peixe de água doce curimatã comum, Prochilodus cearensis. Ciênc Tecnol Aliment. 1999; 19(3):433-7.
31. Santos AB, Melo JFB, Lopes PRS, Malgarim MB. Composição química e rendimento do filé da traíra (Hoplias malabaricus). Rev Fac Zootec Vet Agro. 2001; 7/8(1):33-9.
32. Minozzo MG. Elaboração de patê cremoso a partir de filé de tilápia do Nilo (Oreochromis niloticus) e sua caracterização físico-química, microbiológica e sensorial. Curitiba: Universidade Federal do Paraná. Dissertação de Mestrado em Tecnologia de Alimentos. 2005; 127 p.
33. Sales R., Processamento da Tilápia do Nilo (Oreochromis niloticus) em dietas experimentais com ratos. Campinas: Universidade Estadual de Campinas. Tese (Doutorado); 1995.
34. Vivanco MLM. Estudo da difusão do cloreto de sódio no filé de tilápia (Oreochromis niloticus) utilizando volumes limitados de salmoura. Campinas: Universidade Estadual de Campinas, Dissertação (Mestrado); 1998.
35. Codebella A, Gentelini AL, Signos A, Martins CVB, Boscolo WR. Caracterização bromatológica do filé e pasta proteica da carcaça de Tilápia do Nilo. In: Encontro Anual de Iniciação Científica, 11, 2002, Maringá. Anais... Maringá: Universidade Estadual de Maringá; 2002.
36. Minozzo MG, Vaz SK, Gubiani EA, Johann AP, Lamperti PM, Massago H, Boscolo WR. Composição química do filé de tilápia (Oreochromis niloticus L.), submetidos ao congelamento com e sem glazeamento ou resfriados. In: Encontro Anual de Iniciação Científica, 11, 2002, Maringá. Anais... Maringá: Universidade Estadual de Maringá; 2002.
37. Visentainer JV, Matsushita M, Souza NE, Catharino RR, Franco MRB. Composição química e de ácidos graxos em tilápias (Oreochromis niloticus) submetidas à dieta prolongada. Rev Nac Carne. 2003; n. 313.
38. Caula FCB, Oliveira MP, Maia EL. Teor de colesterol e composição centesimal de algumas espécies de peixes do estado do Ceará. Ciênc Tecnol Aliment. 2008; 28(4):959-63.
39. Menezes MES. Valor nutricional de espécies de peixes (água salgada e estuário) do Estado de Alagoas. Maceió (AL): Universidade Federal do Alagoas, Dissertação (Mestrado). 2006; 119 p.
40. Rebouças AM. Processamento do marisco pedra (Anomalocardia brasiliana) submetido à defumação: tradicional e com fumaça líquida. Trabalho de Conclusão de Curso (Engenharia de Pesca). Mossoró, RN: UFERSA. 2010; 44 p.

ANEXO 3

Fluxogramas dos Principais Processamentos de Pescado

Alex Augusto Gonçalves

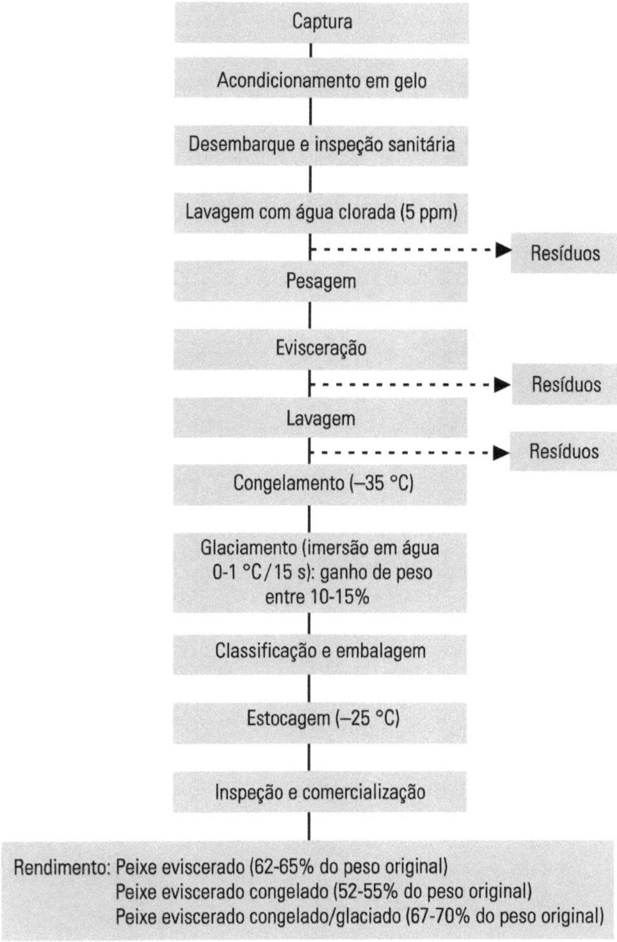

Processamento de peixe inteiro eviscerado congelado.

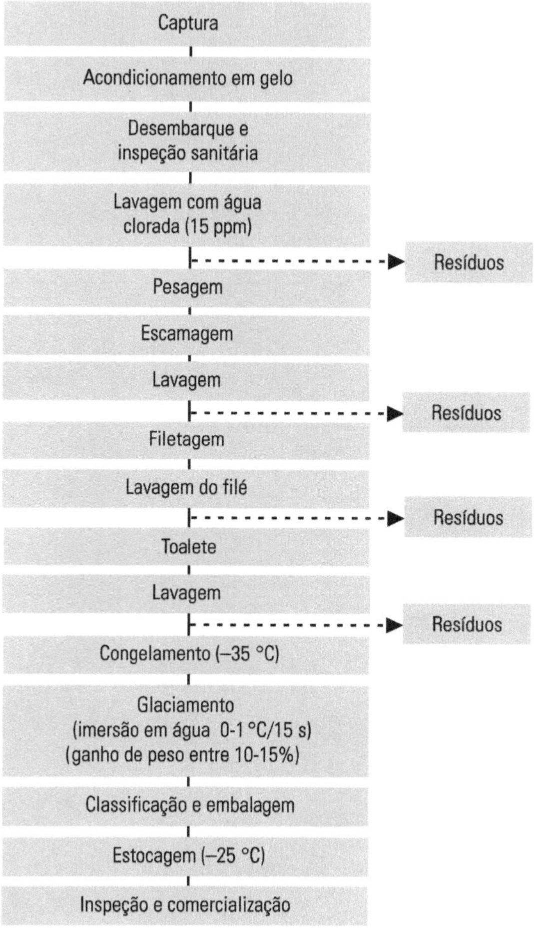

Processamento de filé congelado.

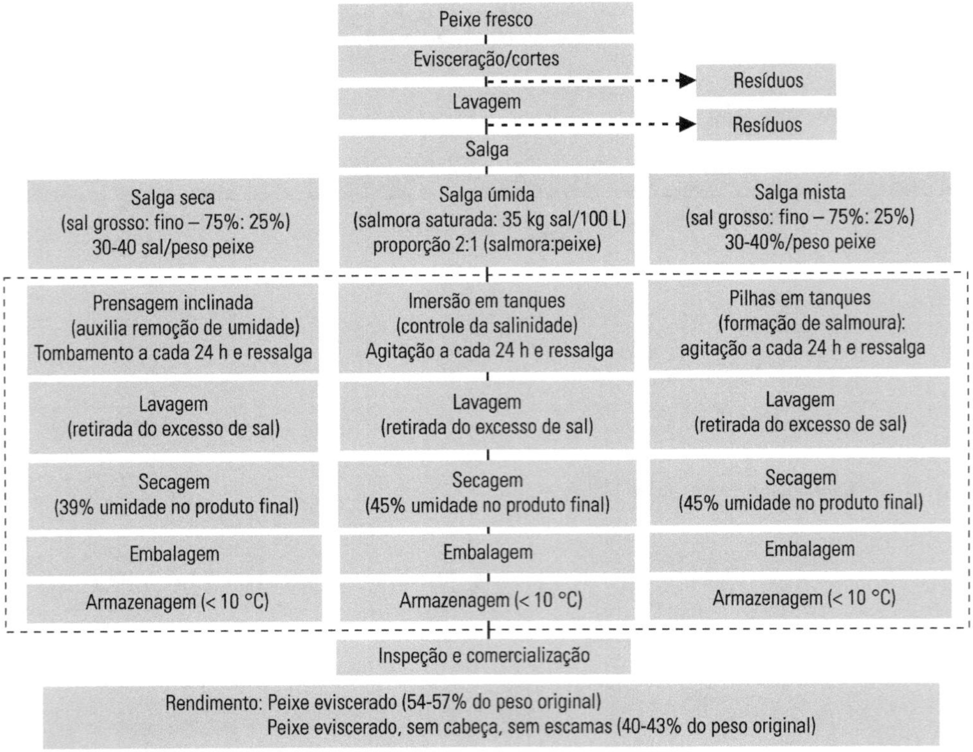

Processamento de salga.

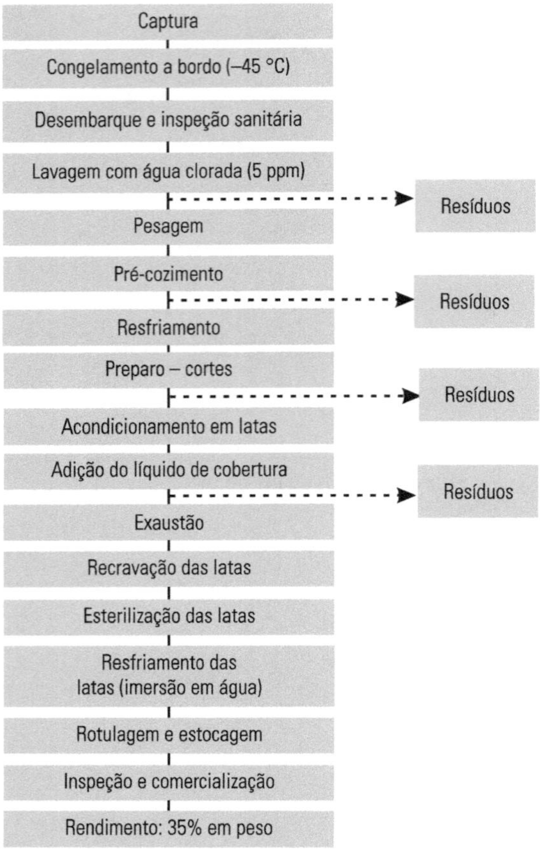

Figura do processamento de atum enlatado.

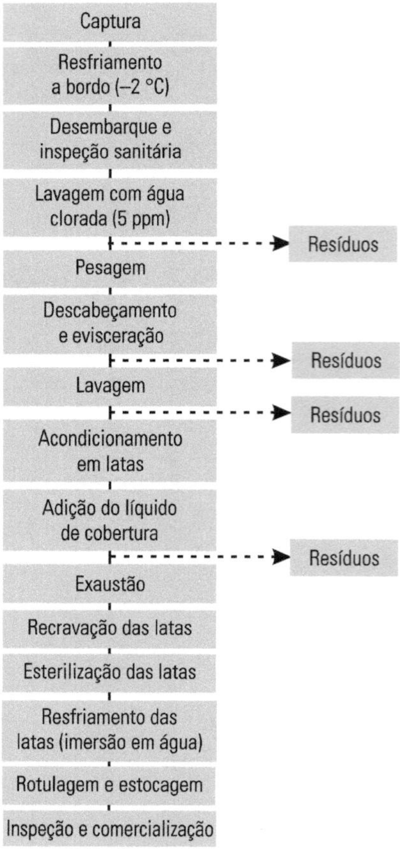

Figura do processamento de sardinha enlatada.

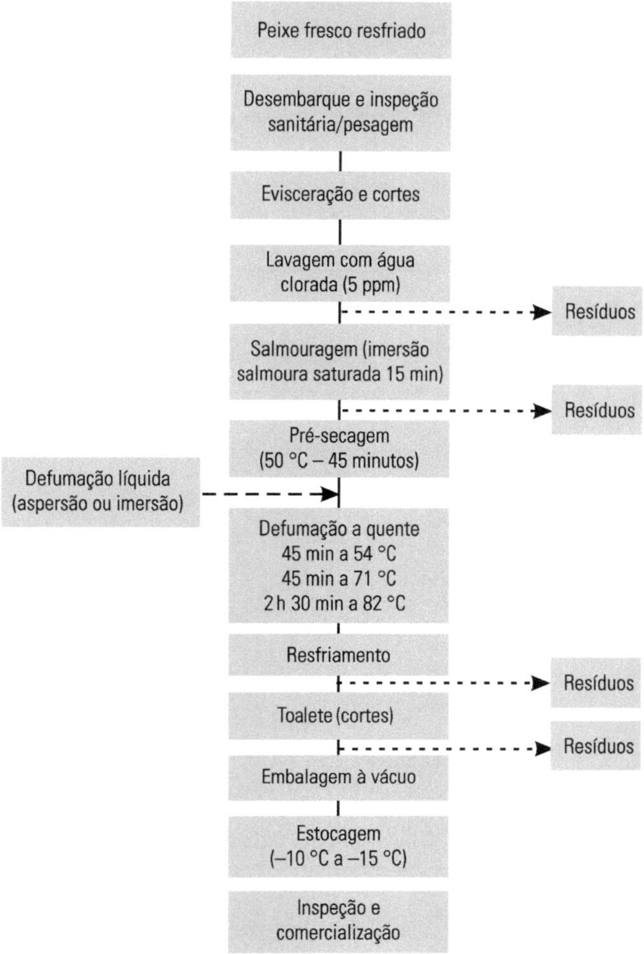

Processamento de anchova (*Pomatomus saltatrix*) defumada.[1]

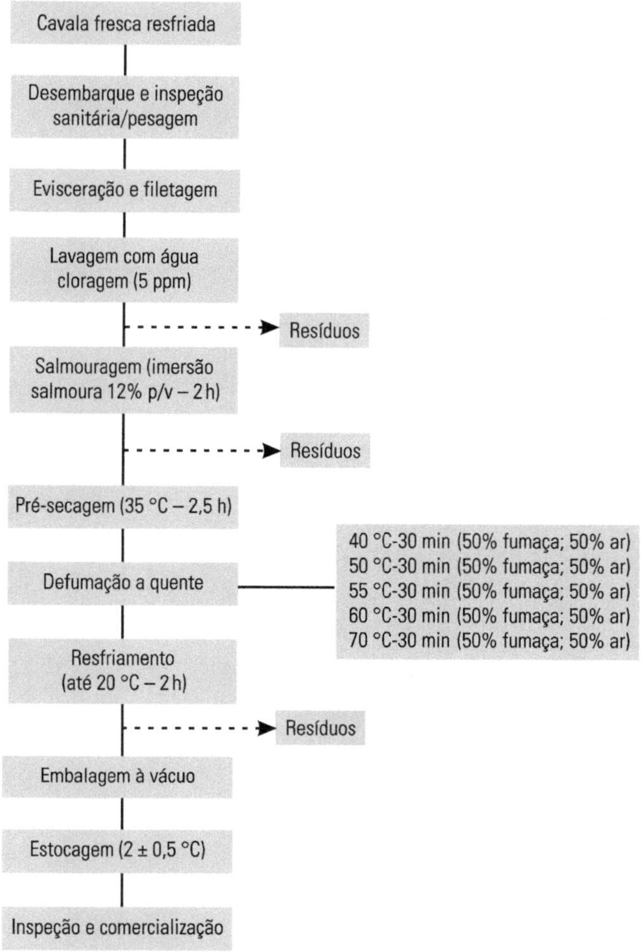

Figura básica para defumação a quente de filé de cavala (*Scomber japonicus*).[2]

1 Gonçalves AA. Estudo do processamento da anchova, Pomatomus saltatrix (*Pisces: Pomatomidae*) utilizando aroma natural de fumaça. Rio Grande: Universidade do Rio Grande, Dissertação (Mestrado em Engenharia de Alimentos), 106 p., 1998.

2 Goulas AE, Kontominas MG. Effect of salting and smoking-method on the keeping quality of chub mackerel (*Scomber japonicus*): biochemical and sensory attributes. Food Chemistry. 2005; 93: 511-20.

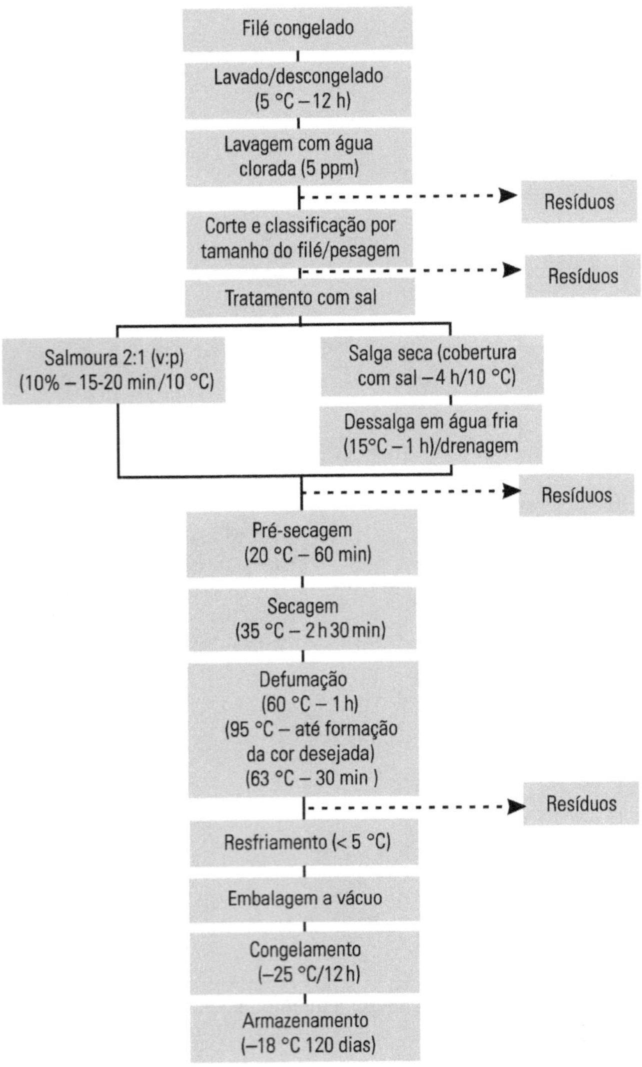

Figura básica para defumação a quente de filés de esturjão (*Acipencer* spp).[3]

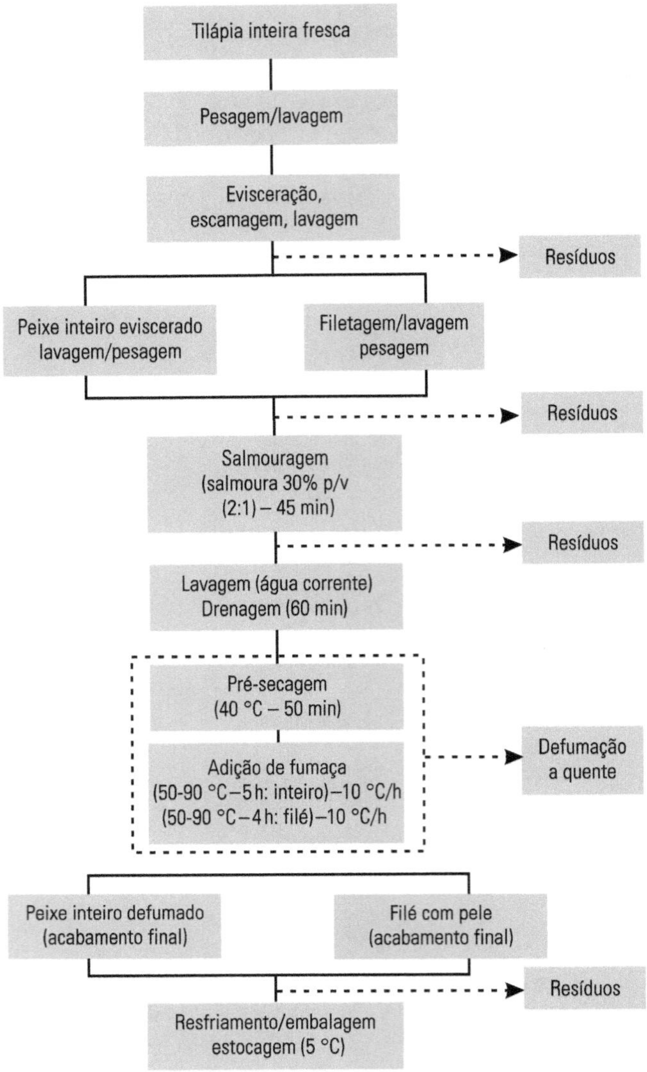

Figura básica para defumação a quente de tilápia inteira e em filé (*Oreochromis niloticus*).[4]

3 Bertullo E, Campot J, Fernández S, Gómez F, Pollak A. Desarrollo tecnológico de carne ahumada de esturión (*Acispenser* spp.). Revista Brasileira de Engenharia de Pesca. 2008; 3(2):150-62.

4 Souza MLR, Baccarin AE, Macedo-Viegas EM, Kronka SN. Defumação da tilápia-do-nilo (*Oreochromis niloticus*) inteira eviscerada e filé: aspectos referentes às características organolépticas, composição centesimal e perdas ocorridas no processamento. Revista Brasileira de Zootecnia. 2004; 33(1):27-36.

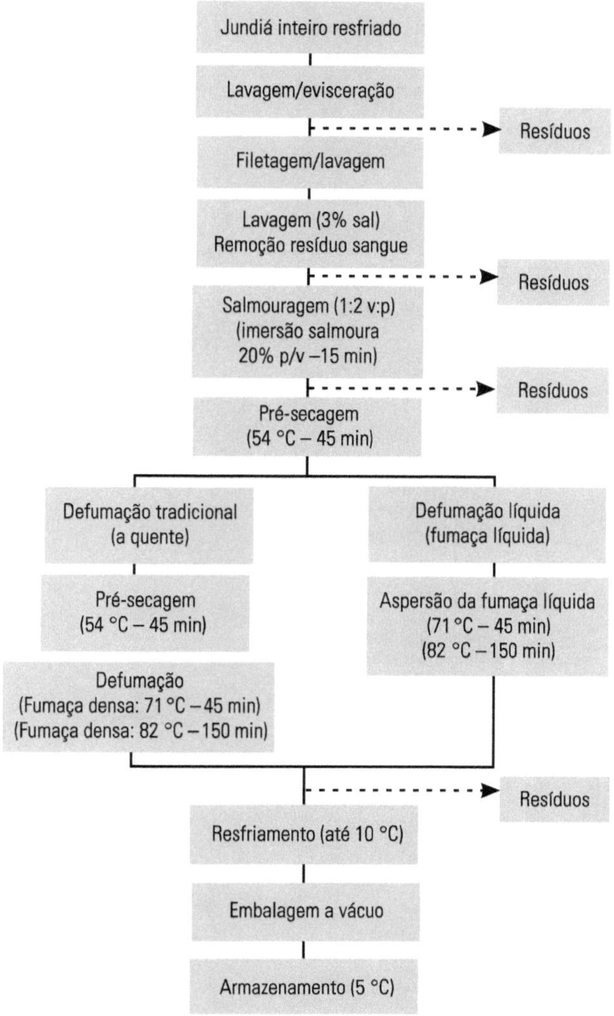

Figura básica para defumação a quente de filé de jundiá (*Rhamdia quelen*).[5]

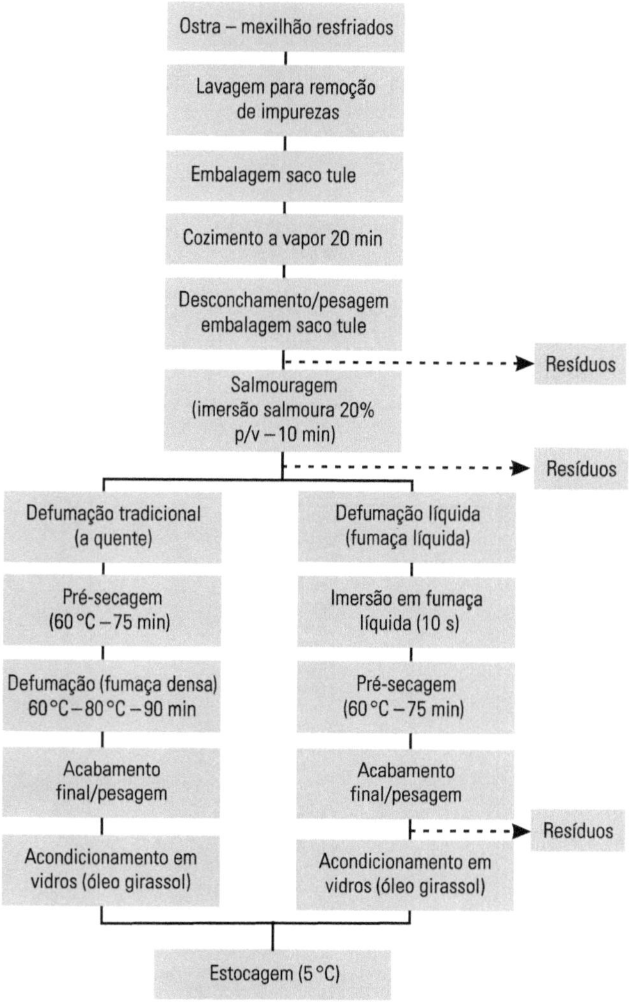

Figura básica para defumação tradicional (a quente) e líquida de ostra (*Crassostrea gigas*)[6] e mexilhão (*Perna perna*).[7]

5 Gonçalves AA, Cezarini R. Agregando valor ao pescado de água doce: defumação de filés de jundiá (Rhamdia quelen). Revista Brasileira de Engenharia de Pesca. 2008; 3(2):63-79.

6 Emerenciano MGC, Souza MLR, Franco NP. Defumação de ostras *Crassostrea gigas*: A quente e com fumaça líquida. Ciência Animal Brasileira. 2007; 8(2):235-40.

7 Emerenciano MGC, Souza MLR, Franco NP. Avaliação de técnicas de defumação para mexilhão Perna perna: Análise sensorial e rendimento. Boletim do Instituto de Pesca. 2008; 34(2):213-9.

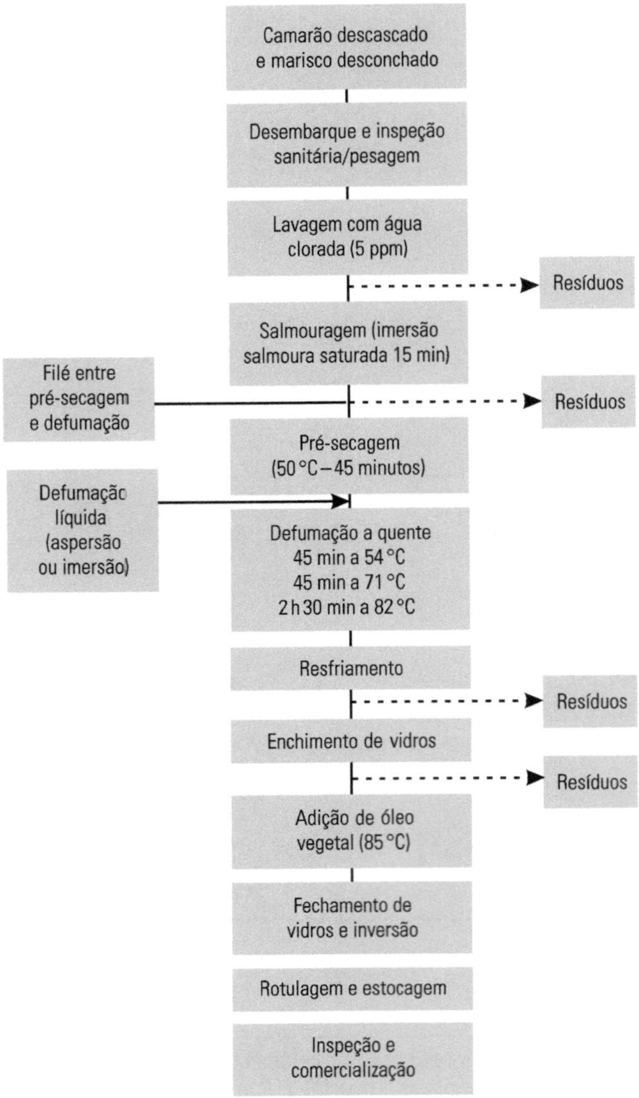

Figura do processamento de camarão e marisco defumado.

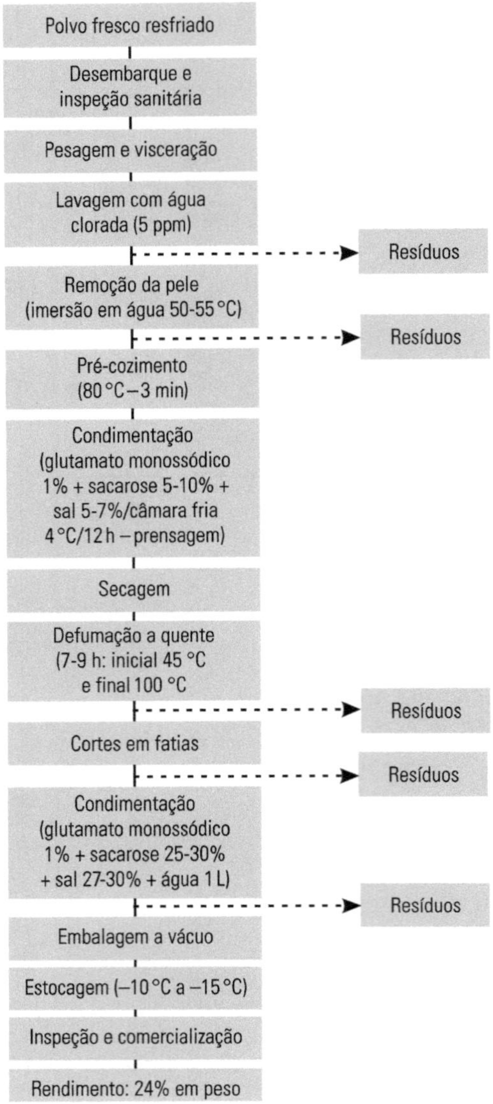

Figura do processamento de polvo defumado.

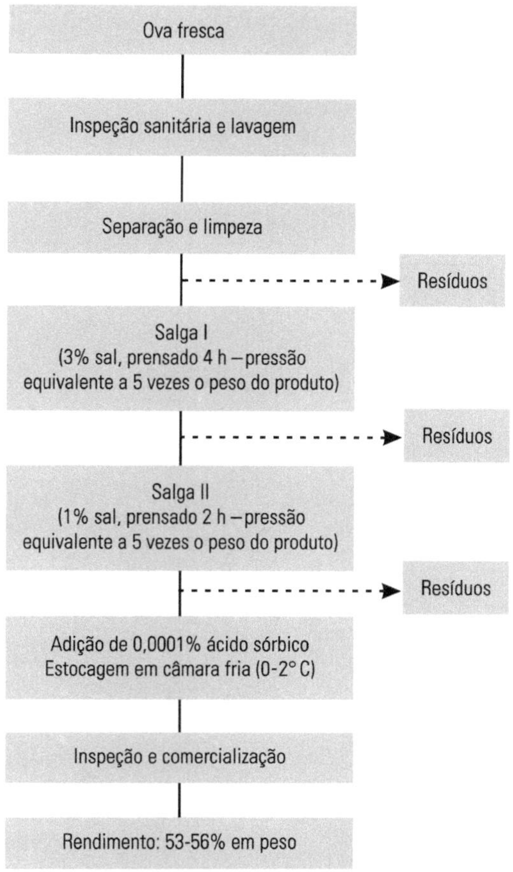

Figura do processamento de ova – tipo caviar.

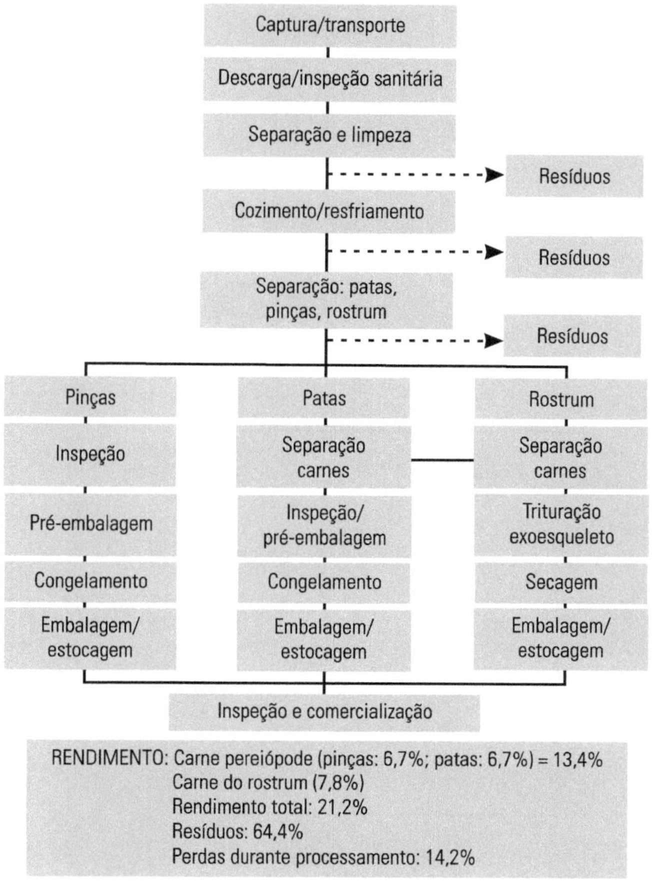

Figura do processamento de siri e/ou caranguejo.

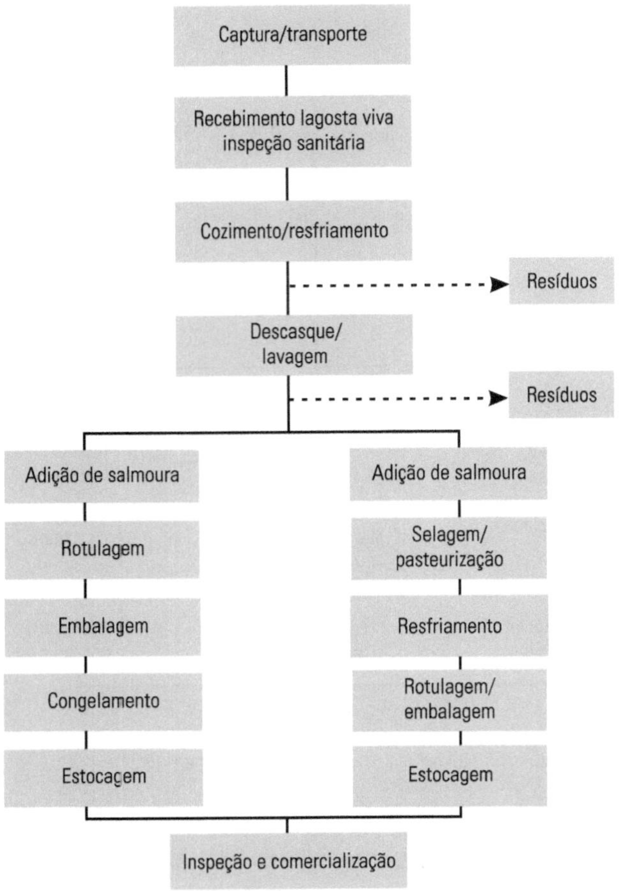

Figura do processamento de lagosta cozida.

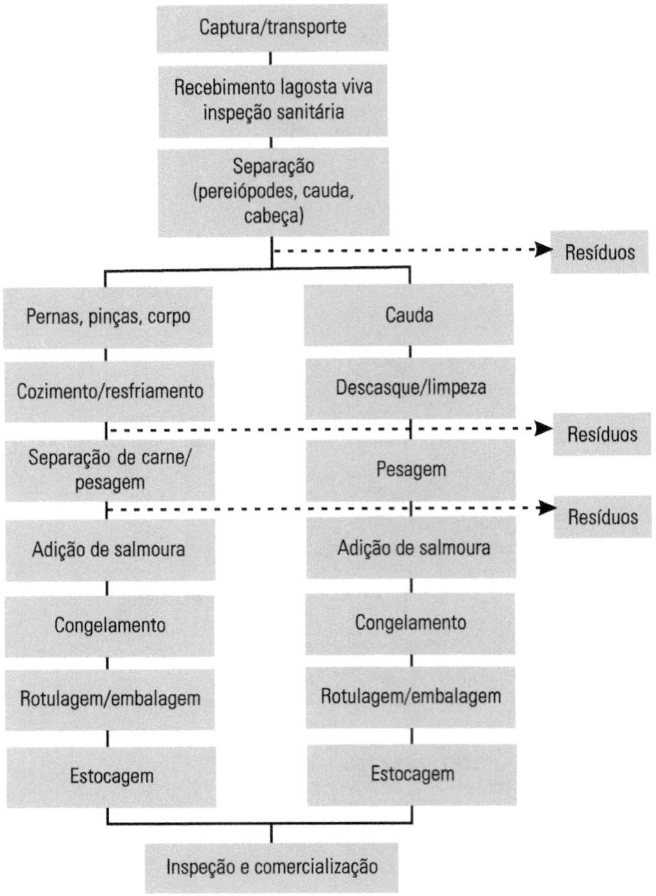

Figura do processamento de cauda de lagosta cozida.

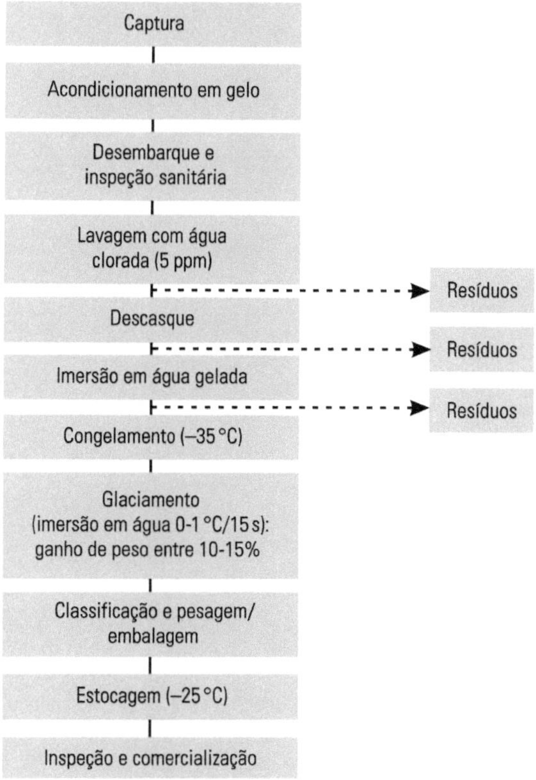

Figura do processamento de camarão congelado.

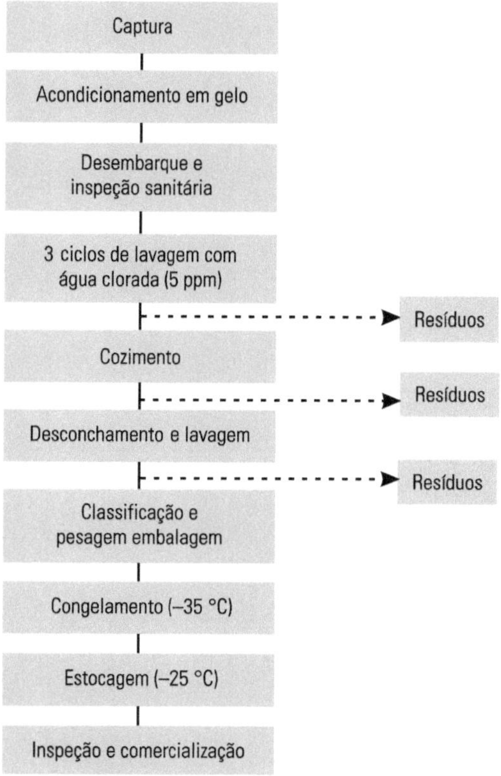

Fluxograma do processamento de marisco congelado.

Índice Remissivo

B

C

F

G

H

I

K

L

M

N

O

P

Q

R

S

T

U

V